肾病综合征

Nephrotic Syndrome

第 2 版

主　编　梅长林　徐　岩　毛志国
副主编　薛　澄　陈惠萍

科 学 出 版 社
北　京

内 容 简 介

本书是作者在第 1 版的基础上，总结临床经验，广泛收集国内外最新进展后的再次出版。全书共分六篇四十九章。第一篇为肾病综合征总论，涉及定义、流行病学、病因及发病机制、临床表现及治疗原则等；第二篇至第四篇分别介绍原发性肾病综合征、遗传性及先天性肾脏病、继发性肾病综合征；第五篇讲述特殊人群肾病综合征；第六篇介绍治疗肾病综合征常用药物。全书详尽介绍了肾病综合征的基础理论和该领域的新理论、新技术和新疗法，图文并茂且贴近临床实践，所有常见相关疾病的肾损害章节均附有典型病例介绍和专家点评经验分享，临床实用性强。

本书适宜肾脏病专业各级医师、研究生及专科培训生参考使用。

图书在版编目（CIP）数据

肾病综合征 / 梅长林，徐岩，毛志国主编. -- 2版. 北京 : 科学出版社，2025. 5. -- ISBN 978-7-03-081792-1

Ⅰ. R692

中国国家版本馆 CIP 数据核字第 2025KM6929 号

责任编辑：张艺璇　杨小玲　许红霞 / 责任校对：张小霞
责任印制：肖　兴 / 封面设计：吴朝洪

科学出版社 出版
北京东黄城根北街16号
邮政编码:100717
http://www.sciencep.com
北京中科印刷有限公司印刷
科学出版社发行　各地新华书店经销
*
2012年1月第　一　版　开本：889×1194　1/16
2025年5月第　二　版　印张：45
2025年5月第十五次印刷　字数：1 437 000

定价：358.00元

（如有印装质量问题，我社负责调换）

编写人员

主　编　梅长林　徐　岩　毛志国

副主编　薛　澄　陈惠萍

编　者　（按姓氏笔画排序）

丁　峰　上海交通大学医学院附属第九人民医院
万　程　华中科技大学同济医学院附属协和医院
马瑞霞　青岛大学附属医院
马熠熠　海军军医大学第二附属医院（上海长征医院）
王　玲　上海交通大学医学院附属第一人民医院
王　奕　上海市东方医院
王成玉　中国人民解放军东部战区总医院
毛志国　海军军医大学第二附属医院（上海长征医院）
毛惠娟　江苏省人民医院
卞蓉蓉　海军军医大学第二附属医院（上海长征医院）
方正滢　上海交通大学医学院附属瑞金医院
邓宇菲　海军军医大学第二附属医院（上海长征医院）
厉　娜　海军军医大学第二附属医院（上海长征医院）
田茂露　贵州省人民医院
边　琪　海军军医大学第一附属医院（上海长海医院）
邢国兰　郑州大学第一附属医院
达静静　贵州省人民医院
吕佳颐　海军军医大学第二附属医院（上海长征医院）
刘　娜　上海市东方医院
刘　楠　中国医科大学附属第一医院
刘正钊　中国人民解放军东部战区总医院
刘立军　北京大学第一医院
刘亚伟　海军军医大学第二附属医院（上海长征医院）
刘光军　浙江大学医学院附属第一医院
刘春艳　大连医科大学附属第二医院
刘森炎　上海市中医医院
刘雯瑜　海军军医大学第二附属医院（上海长征医院）

关天俊　厦门大学附属中山医院
汤晓静　海军军医大学第二附属医院（上海长征医院）
许　晶　海军军医大学第二附属医院（上海长征医院）
阮梦娜　海军军医大学第二附属医院（上海长征医院）
孙世仁　空军军医大学西京医院
孙丽君　上海四一一医院
苏　震　温州医科大学附属第一医院
李　林　海军军医大学第二附属医院（上海长征医院）
李志盈　北京大学第一医院
李春梅　青岛大学附属医院
李贵森　四川省人民医院
杨　杨　中国人民解放军联勤保障部队第九八一医院
杨　明　同济大学附属上海市第四人民医院
杨　博　中国人民解放军海军特色医学中心
杨　霞　贵州省人民医院
杨成宇　青岛大学附属医院
吴　俊　海军军医大学第二附属医院（上海长征医院）
吴恒兰　嘉兴市第一医院
余舒文　上海交通大学医学院附属瑞金医院
沈　茜　复旦大学附属儿科医院
沈学飞　青岛大学附属医院
张　春　华中科技大学同济医学院附属协和医院
张　涛　河北医科大学第三医院
张爱华　南京市儿童医院
张敏敏　复旦大学附属华山医院
陈　旻　北京大学第一医院
陈　崴　中山大学附属第一医院
陈　靖　复旦大学附属华山医院
陈孟华　宁夏医科大学总医院
陈惠萍　中国人民解放军东部战区总医院肾脏病研究所
郁胜强　海军军医大学第二附属医院（上海长征医院）
欧阳彦　上海交通大学医学院附属瑞金医院
罗从娟　青岛大学附属医院
周　巍　上海交通大学医学院附属第一人民医院
周晓玲　宁夏医科大学总医院

赵景宏　陆军军医大学第二附属医院
郝传明　复旦大学附属华山医院
胡伟新　中国人民解放军东部战区总医院
胡章学　四川大学华西医院
查　艳　贵州省人民医院
俞佳丽　贵州省人民医院
姚　丽　中国医科大学附属第一医院
袁　莉　南通大学附属医院
袁伟杰　上海交通大学医学院附属第一人民医院
顾乐怡　上海交通大学医学院附属仁济医院
徐　岩　青岛大学附属医院
徐　钢　华中科技大学同济医学院附属同济医院
徐德超　海军军医大学第二附属医院（上海长征医院）
栾　弘　青岛大学附属医院
高　翔　海军军医大学第二附属医院（上海长征医院）
郭云珊　上海交通大学医学院附属第一人民医院
唐　琳　郑州大学第一附属医院
黄耀禹　江苏省人民医院
梅长林　海军军医大学第二附属医院（上海长征医院）
梅淑钦　海军军医大学第二附属医院（上海长征医院）
崔方正　海军军医大学第二附属医院（上海长征医院）
崔琳琳　海军军医大学第二附属医院（上海长征医院）
梁　春　海军军医大学第二附属医院（上海长征医院）
董哲毅　中国人民解放军总医院
蒋　伟　青岛大学附属医院
韩　飞　浙江大学医学院附属第一医院
景　颖　中国人民解放军联勤保障部队第九六〇医院
谢琼虹　复旦大学附属华山医院
谢静远　上海交通大学医学院附属瑞金医院
赖凌云　复旦大学附属华山医院
蔡　彦　扬州大学附属医院
潘　瑜　上海交通大学医学院附属第九人民医院
薛　澄　海军军医大学第二附属医院（上海长征医院）
戴　兵　海军军医大学第二附属医院（上海长征医院）

第2版前言

肾病综合征是最常见的肾脏病症候群，发病率高，部分患者治疗困难。熟练掌握肾病综合征的病因、病理生理、诊断及治疗是肾科医师必备的知识和技能。为提高我国肾科医师诊治肾病综合征水平，我们编写了《肾病综合征》一书，由科学出版社于2012年出版发行，受到读者欢迎。十余年来，对肾病综合征的发病机制、病理诊断、治疗药物的研究及临床实践指南在不断进展和更新，为系统介绍国内外肾病综合征最新进展，受科学出版社之邀，我们重新编写了《肾病综合征》第2版，以飨读者。

十年磨一剑，新版书共分六篇四十九章。第一篇为肾病综合征总论，涉及定义、流行病学、病因、发病机制、临床表现及治疗原则等；第二篇至第四篇分别介绍原发性肾病综合征、遗传性及先天性肾脏病、继发性肾病综合征；第五篇讲述特殊人群肾病综合征；第六篇介绍治疗肾病综合征常用药物。本书编写体现以下3个特点：①内容新颖、全面。本书收集了肾病综合征领域的最新进展，包括新理论、新技术和新疗法。②图文并茂。本书配置大量图表，生动反映了各种疾病的发病机制和诊治过程。③实用且贴近临床实践。常见肾脏病章节均附有典型病例诊治过程及专家经验分享，读者在掌握基本知识和原则基础上，通过病例介绍可得到更深理解。因此，此书适宜肾脏病专业各级医师、研究生及专科培训生参考使用。

参加本书编写的专家来自全国21所大学的附属医院及多个省市级医院，他们学识渊博，经验丰富；更难能可贵的是他们在繁忙医疗、教学和科研工作中挤出时间，笔耕不辍，赐稿本书；科学出版社老师为本书出版做了大量编辑和校正工作；今天，借《肾病综合征》（第2版）出版发行之际，我们谨向各位编者及出版社老师一并表示诚挚的谢意。

虽然我们为编好此书尽了最大努力，但鉴于知识水平有限，仍存在不足之处，敬请读者斧正，希望我们的专业水平今后与时俱进，此书也能不断修订，使之真正成为肾脏病专业领域最受欢迎的精品图书之一。

编　者

2025年1月

第1版前言

肾病综合征是由不同病因引起的常见临床症候群。近年来，肾病综合征基础及临床研究有了较大进展，形成了诊治不同病因肾病综合征的专家共识或临床实践指南。这些基于循证医学的新知识、新疗法在我国一、二级医院，甚至部分三级医院尚不普及，临床实践也欠规范。因此，需要一本反映肾病综合征最新诊治进展的专著，以普及和提高我国肾脏病的诊治水平。受科学出版社委托，我们邀请了17所大学20余家医院的肾病专家参加本书的编写工作。

本书5篇，44章，第一篇至第四篇分别阐述了肾病综合征概论，原发性、继发性及特殊人群肾病综合征；第五篇为肾病综合征治疗常用药物。本书具有以下特点：

1. 内容新颖 编者参考了国内外最新发表的文献，体现了现代肾病综合征的诊治水平；

2. 系统全面 本书收集了引起肾病综合征的肾脏及肾外各系统的疾病，对各种疾病的病因、发病机制、诊断和治疗均有详尽的阐述；

3. 实用 从本书中不仅可了解最新的理论知识，而且可找到实用的治疗方案及经验体会。在引起肾病综合征最常见疾病的章节里，均附有一个典型病例的病史、诊治过程及专家点评，这有助于作者与读者之间的相互交流，更有益于启迪年轻肾脏病医师的临床思维。

参加本书编写的有临床经验丰富的国内知名肾脏病专家，有风华正茂的中青年肾脏病学者。他们在繁忙的医疗、教学和科研工作中，挤出时间、埋头苦读、笔耕不辍，用两年时间完成了本书的编写工作，这是一部凝聚了72位老中青肾病专家心血和智慧的专著，我国著名肾脏病学家、中国工程院陈香美院士欣然作序，为本书增添了光辉。谨此，我向尊敬的陈香美院士，向参与本书编写的各位同仁及为本书做了大量幕后工作的主编助理刘森炎讲师，一并表示诚挚的谢意！

本书完稿后虽经多次审稿，但由于时间和水平有限，不妥及错误之处在所难免，恳请广大读者不吝指正，以求再版时修正。

梅长林

2011年10月

目　录

第一篇　肾病综合征总论

第二篇　原发性肾病综合征

第三篇　遗传性及先天性肾脏病

第四篇　继发性肾病综合征

第五篇　特殊人群肾病综合征

第六篇　治疗肾病综合征常用药物

第一篇　肾病综合征总论

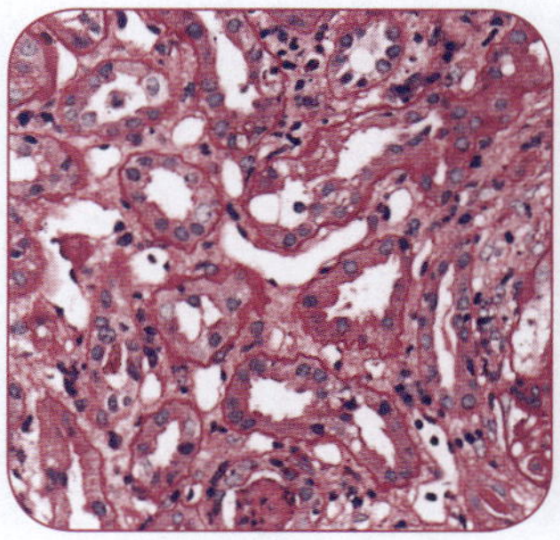
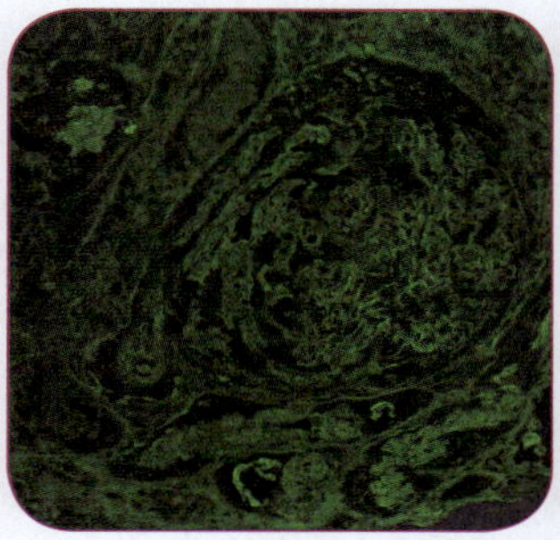
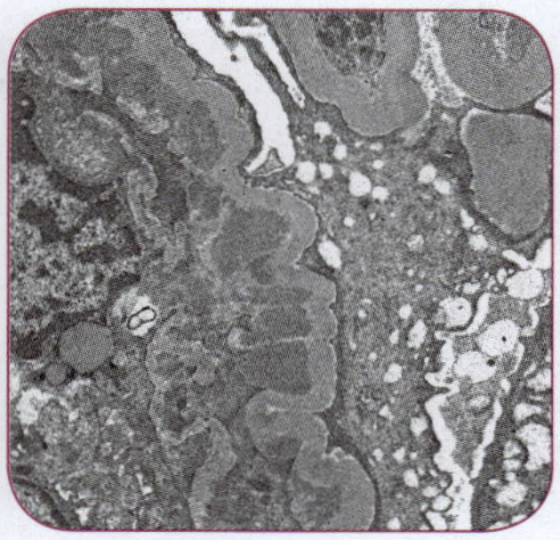
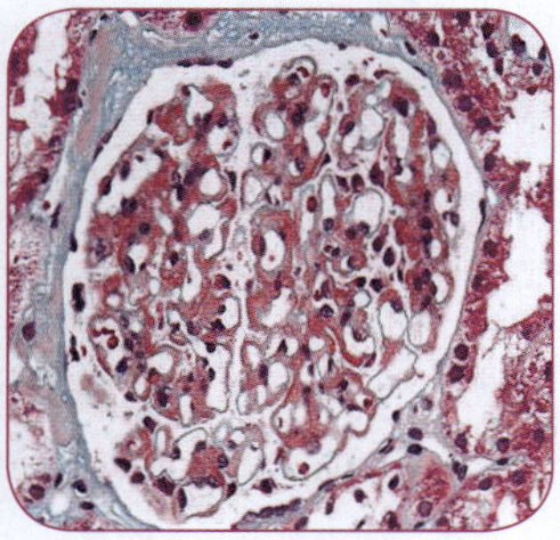

第一章　肾病综合征的定义

肾病综合征（nephrotic syndrome，NS）不是一个独立的肾脏疾病，而是由一组有类似临床表现、不同病因及病理改变的肾脏疾病构成的临床综合征[1]。它可以是原发肾小球疾病，也可以是全身疾病的肾脏表现。肾病综合征通常表现为大量蛋白尿、低白蛋白血症、水肿，伴或不伴高脂血症。大量蛋白尿是肾病综合征的特征性表现和始动因素，后三者是其引起的结果，因此有学者认为用“肾病范围（nephrotic range）蛋白尿”来描述更为准确。关于大量蛋白尿曾有许多不同的标准，目前一般认为成人尿蛋白量≥3.5g/（$1.73m^2$·d）或≥3.5g/d为大量蛋白尿[1]；对于儿童则要根据体重计算，尿蛋白量≥50mg/（kg·d）；也可以用随时尿的尿蛋白/肌酐比值（urinary protein creatinine ratio，UPCR）≥2000mg/g作为标准[2]。

人们对任何疾病的认识都是逐步加深的，肾病综合征也不例外。2000多年前希波克拉底曾这样写道，“当尿的表面浮现泡沫，即表明肾脏发生了疾病，并且这种状态会持续很长时间”，这可能是西方医学最早对蛋白尿的描述。1484年，比利时医生Roelans在他的儿科学著作里将“儿童全身性水肿”单独列为一章，从其描述看，非常类似现在的儿童肾病综合征，但他并没有将其和肾脏联系起来。1722年，瑞士儿科医生Zwinger描述了“水肿、皮肤苍白、少尿、口渴”等一系列症状，并将其原因定位在肾脏，这已经非常接近现代肾病综合征，但Zwinger并没有对尿液做任何检验，他的理论也没有得到重视。1770年，Cotugno首先将蛋白尿和水肿放在一起进行了描述。1827年，英国学者Bright在著作中明确地将蛋白尿、水肿和肾脏联系在一起，这是非常重要的进步；他的同事Bostock进一步测定了血和尿蛋白质含量，认为尿蛋白越多则血中蛋白水平越低。1829年，苏格兰医生、爱丁堡大学教授Christison证实了这个发现并指出尿蛋白是从血液中渗漏出来的。至此，血中蛋白通过受损的肾脏渗漏到尿液中，导致蛋白尿、低蛋白血症、水肿这几个肾病综合征的基本概念就建立起来了，但其机制没有得到系统的研究。

1905年，德国病理学家Muller提出“肾病”（nephrosis）这个概念，与“肾炎”（nephritis）相对应，用来指非炎症性的肾脏疾病。直到1924年才由美国医生Christian首次提出“肾病综合征”（nephrotic syndrome）这一名词。1931年芝加哥的Calvin和Goldberg医生在他们的论文里正式使用了这个名词，此后“肾病综合征”逐渐得到肾脏病学界的认可并沿用至今[3]。

肾病综合征是一个临床诊断，它有多种病因，涉及许多不同的疾病，不能作为患者的最后诊断。不同疾病有各自的特点，诊断肾病综合征之后必须进一步明确其病因及病理类型，有针对性地进行治疗。“肾病综合征”这个概念使用至今，并且在可预见的未来将继续使用下去。因为这一组疾病尽管病因不一，但都具有大量蛋白尿这一特征，从而导致在临床表现、并发症、治疗等多方面的相似之处，归为一类对临床仍然具有实践意义。

（吴恒兰　梅长林）

参考文献

[1] Orth S R，Ritz E. The nephrotic syndrome[J]. N Engl J Med，1998，338（17）：1202-1211.

[2] Noone D G，Iijima K，Parekh R. Idiopathic nephrotic syndrome in children[J]. Lancet，2018，392（10141）：61-74.

[3] Cameron J S，Hicks J. The origins and development of the concept of a ‘nephrotic syndrome’[J]. Am J Nephrol，2002，22（2/3）：240-247.

第二章　肾病综合征的流行病学

虽然肾病综合征是一种常见的肾脏疾病，但其流行病学数据相当缺乏。研究者很少直接统计肾病综合征的发病率，而常常分析肾病综合征各种原发病的发病率。Llach报道成人肾病综合征的年发病率为3/100 000[1]。在肾穿刺活检病理数据库中，来自欧美及亚洲一些国家和地区报道的肾病综合征所占比例平均为40.4%，具体见表2-1，其中伊朗占比最高，为70.0%，芬兰最低，占16.4%[2]。

表2-1　部分国家或地区肾穿刺活检病理数据库中肾病综合征占比

国家或地区	时间（年）	肾穿刺活检病例数	平均年龄（岁）	肾病综合征占比（%）
西班牙	1994～2001	9378	–	35.5
意大利	1987～1993	13 835	–	27.1
捷克	1994～2011	10 472	44.5	39.3
日本	2007～2010	7034	47.9±20.9	24.2
巴西	1993～2007	9062	35.1±18.7	39.0
乌拉圭	1980～2003	2054	39.1±19.6	30.0
法国	1976～2002	1742	41	23.2
芬兰	1980～2000	3310	44	16.4
罗马尼亚	1995～2004	635	38.5±15.2	52.0
塞尔维亚	1987～2006	1626	39.1±13.8	53.6
南非	2000～2009	1284	36.8±14.0	52.5
印度	1986～2002	5415	–	65.0
伊朗	1998～2001	407	33.6±15.7	70.0
中国香港	1993～1997	1629	38.7	23.3

注："–"为数据库中未登记年龄。

肾病综合征是原发性肾小球疾病患者就诊的主要表现。国外报道原发性肾小球疾病表现为肾病综合征者占34.0%～49.5%，我国报道邯郸地区为64.8%，豫北地区为49.7%，海南为40.5%[3-5]。肾病综合征病理类型有很大地区差异，多数研究认为在成人肾病综合征中最常见的是膜性肾病，随后是局灶节段性肾小球硬化（FSGS）和微小病变肾病。Kitiyakara等报道膜性肾病和局灶节段性肾小球硬化各占原发性肾病综合征的1/3，微小病变肾病和IgA肾病约占1/4，膜增生性肾炎比较少见[6]。来自东亚的研究数据则有很大差异，如日本报道IgA肾病占肾病综合征1/3以上，局灶节段性肾小球硬化仅占10%[7]。北京的一项研究显示原发性肾病综合征中按所占比例由高到低依次为膜性肾病（29.5%）、微小病变肾病（25.3%）、IgA肾病（20.0%）、系膜增生性肾小球肾炎（MsPGN，12.7%）、局灶节段性肾小球硬化（6.0%）、膜增生性肾小球肾炎（1.5%）等[3]。浙江一项研究报道膜性肾病占原发性肾病综合征的28.8%，系膜增生性肾小球肾炎占26.8%，微小病变肾病占6.6%，IgA肾病占4.6%，局灶节段性肾小球硬化占5.6%等。这些差异可能和种族、环境及肾活检指征等因素相关。值得注意的是，肾病综合征的疾病谱也在不断变化，多项研究指出在肾病综合征中局灶节段性肾小球硬化所占比例在不断上升，膜增生性肾小球肾炎比例在下降，关于微小病变肾病和IgA肾病的报道差别较大。继发性肾病综合征中糖尿病肾病（DN）所占比例最高，并随着糖尿病发病率的增长而升高，此外，狼疮肾炎、乙型肝炎病毒相关性肾炎（HBV-GN）、肾淀粉样变性也比较常见。2018年Yang等[8]的一项荟萃分析纳入了23项研究，涉及来自中国15个省/市的176 355例肾小球肾炎患者，结果发现，近30年来，我国原发性肾小球肾炎发病率前五位的类型依次为IgA肾病（24.3%）、MsPGN（10.5%）、膜性肾病（12.6%）、微小病变肾病（9.8%）、局灶节段性肾小球硬化（4.6%）；继发性肾小球肾炎前四大类型分别为狼疮肾炎（LN，8.6%）、过敏性紫癜肾炎（4.1%）、HBV-GN（2.6%）和糖尿病肾病（1.6%）。膜性肾病、微小病变、HBV-GN、糖尿病肾病所占比例呈上升趋势，IgA肾病、MsPGN、局灶节段性肾小球硬化、狼疮肾炎所占比例呈下降趋势。

肾病综合征是老年肾小球疾病中最常见的临床类型，占老年慢性肾脏病肾穿刺患者的25%～61%，我国这一比例高达59.5%，其中最常见的病理类型为原发性膜性肾病及微小病变肾病[9, 10]。在日本老年（＞65岁）肾穿刺患者中肾病综合征占36.3%，而80岁以上患者占50.7%[11]。

儿童肾病综合征相对比较单纯，其年发病率为（2～7）/100 000，患病率为（12～16）/100 000。其中原发性占95%以上，病理类型也较成人单一，微小病变肾病最常见，占80%以上，其次是局灶节段性肾小球硬化和膜性肾病。继发因素主要包括系统性红斑狼疮、过敏性紫癜、淀粉样变性、乙型肝炎及人类免疫缺陷病毒（HIV）感染等。近年来，儿童肾病综合征的发病率基本稳定，但中国儿童肾小球疾病谱存在性别、年龄、地区差异变化较大的特点。一项全国性肾活检调查[12]纳入了2004～2014年71 151例来自中国115家医院的7962例18岁以下儿童，结果发现肾病综合征（50%）是儿童肾活检最常见的指征。微小病变肾病是最常见的原发性肾小球疾病（29%），其次是IgA肾病（17%）。过敏性紫癜肾炎（13%）和狼疮肾炎（9%）是最常见的继发性肾小球疾病。男孩的微小病变比例（38%）显著高于女孩（13%），而狼疮肾炎在女孩（20%）中的患病率高于男孩（3%）。紫癜性肾炎（23%）是年幼儿童（0～12岁）的主要病理类型，而微小病变肾病（33%）是青少年（13～18岁）最常见的肾小球疾病。

（吴恒兰　梅长林）

参考文献

[1] Llach F. Thromboembolic complications in nephrotic syndrome[J]. Postgrad Med，1984，76（6）：111-123.
[2] Heron M. Deaths：leading causes for 2007[J]. Natl Vital Stat Rep，2011，59（8）：1-95.
[3] Zhou F D，Zhao M H，Zou W Z，et al. The changing spectrum of primary glomerular diseases within 15 years：a survey of 3331 patients in a single Chinese centre[J]. Nephrol Dial Transplant，2009，24（3）：870-876.
[4] 田琨，段丽萍，李芸，等. 单中心成人原发性肾小球疾病病理类型及流行病学15年演变分析[J]. 临床肾脏病杂志，2019，19（6）：401-406.
[5] 尚瑞华，朱永俊，林子艳，等. 豫琼两地原发性肾小球疾病病理类型的变迁对比及临床分析[J]. 临床肾脏病杂志，2021，21（2）：111-118.
[6] Kitiyakara C，Kopp J B，Eggers P. Trends in the epidemiology of focal segmental glomerulosclerosis[J]. Semin Nephrol，2003，23（2）：172-182.
[7] Anon. Nationwide and long-term survey of primary glomerulonephritis in Japan as observed in 1，850 biopsied cases[J]. Nephron，1999，82（3）：205-213.
[8] Yang Y，Zhang Z，Zhuo L，et al. The spectrum of biopsy-proven glomerular disease in China：A Systematic Review[J]. Chin Med J（Engl），2018，131（6）：731-735.
[9] 应漂. 肾穿刺活检术在肾病综合征诊断中意义及病理类型研究[J]. 中国药物与临床，2020，20（4）：549-551.
[10] Zhu P，Zhou F D，Zhao M H. The renal histopathology spectrum of elderly patients with kidney diseases：a study of 430 patients in a single Chinese center[J]. Medicine（Baltimore），2014，93（28）：e226.
[11] Yokoyama H，Sugiyama H，Sato H，et al. Renal disease in the elderly and the very elderly Japanese：analysis of the Japan renal biopsy registry（J-RBR）[J]. Clin Exp Nephrol，2012，16（6）：903-920.
[12] Nie S，He W J，Huang T，et al. The spectrum of biopsy-proven glomerular diseases among children in China：A National，Cross-Sectional Survey[J]. Clin J Am Soc Nephrol，2018，13（7）：1047-1054.

第三章　肾病综合征的病因及发病机制

肾病综合征病因多样，发病机制复杂，至今尚未完全阐明。

一、病　　因

迄今为止大多数肾小球疾病的原因仍不明确，肾病综合征也不例外，遗传、免疫、感染、药物及环境等诸多因素都可能参与其中。从病因学角度可以将肾病综合征分为原发性和继发性两大类。原发性肾病综合征的诊断必须在排除继发因素以后方能做出。常见的继发因素见表3-1。

表3-1　肾病综合征的常见继发因素

1. 感染
·细菌感染：链球菌感染后肾小球肾炎、感染性心内膜炎、分流性肾炎、梅毒、支原体感染、肺结核、伴输尿管反流的慢性肾盂肾炎等
·病毒感染：乙型肝炎病毒、丙型肝炎病毒、巨细胞病毒、EB病毒、带状疱疹病毒、人类免疫缺陷病毒等引起的感染
·寄生虫感染：四日疟、弓形虫病、锥虫病、丝虫病等
2. 金属或药物
·如金属（汞、金、银、锂、铋），非甾体抗炎药（NSAID），对比剂，青霉胺，利福平，海洛因，丙磺舒，华法林，可乐定，帕米膦酸，甲苯磺丁脲，干扰素，高氯酸盐，三氯乙烯等
3. 过敏、毒素、免疫性
·蜂蜇，花粉，毒藤和毒栎，蛇毒，白喉、百日咳、破伤风类毒素，疫苗，抗毒素（血清病）
4. 系统性疾病
·系统性红斑狼疮，类风湿关节炎，混合性结缔组织病，干燥综合征，皮肌炎，原发和继发淀粉样变，Goodpasture综合征，过敏性紫癜，系统性血管炎，多发性大动脉炎，混合型冷球蛋白血症，轻、重链沉积病，结节病，溃疡性结肠炎等
5. 遗传性及代谢性疾病
·代谢性疾病：糖尿病、甲状腺功能减退症（黏液性水肿）、Graves病等
·遗传性疾病：先天性肾病综合征（芬兰型），Alport综合征，Fabry病，足细胞基因突变（FAT2、Podocin、CD2AP、WT1、ACTN4），指甲-髌骨综合征，脂蛋白肾病，镰状红细胞贫血，α1-抗胰蛋白酶缺乏症等
6. 新生物
·实体肿瘤（癌和肉瘤）：肺癌、结肠癌、胃癌、乳腺癌、宫颈癌、肾癌、甲状腺癌、卵巢癌、黑色素瘤、嗜铬细胞瘤、肾上腺肿瘤、肾母细胞瘤、前列腺癌、间皮瘤、嗜酸细胞瘤
·白血病和淋巴瘤：霍奇金病、慢性淋巴性白血病、多发性骨髓瘤（淀粉样变）、华氏巨球蛋白血症、淋巴瘤
·骨髓移植后的移植物抗宿主病
7. 其他
·妊娠相关性肾病、肾移植慢性排斥、高血压急症、肾动脉狭窄、反流性肾病、肥胖、心力衰竭等

尽管引起肾病综合征的疾病繁多，但最常见病因是原发性肾小球疾病，包括微小病变肾病、局灶节段性肾小球硬化、膜性肾病、IgA肾病、膜增生性肾小球肾炎、C1q肾病、快速进展性肾小球肾炎及抗基底膜肾小球肾炎等。肾病综合征的疾病谱与地域、人种和年龄都有密切关系，且随着时代不同而发生变化。例如，儿童以微小病变肾病为主，老年人膜性肾病较多；黑种人局灶节段性肾小球硬化占50%以上，我国IgA肾病的发病率很高。邢国兰、周新津等[1]回顾性分析2009～2018年接受肾活检的34 630例住院患者，分析了肾活检的指征和病理诊断，以描述肾活检各

肾小球疾病的患病率，对第1期（2009～2013年）和第2期（2014～2018年）患病率的变化进行了分析，肾病综合征是肾活检最常见的指征。膜性肾病（24.96%）和IgA肾病（24.09%）是最常见的原发性肾小球肾炎，微小病变肾病占比居第3位（10.71%）。膜性肾病在成人中最常见，而IgA肾病在儿童中更为普遍。狼疮肾炎是成人中最常见的继发性肾小球肾炎，而儿童则为过敏性紫癜肾炎。其中膜性肾病的患病率显著增加，从第1期的15.98%升至第2期的30.81%。同样的趋势出现在膜增生性肾小球肾炎、糖尿病肾病和肥胖相关性肾小球病中，而微小病变、局灶节段性肾小球硬化、狼疮肾炎和乙型肝炎相关性肾小球肾炎的患病率在两个时间间隔之间显著下降。中美两国统计结果表明，导致肾病综合征的原发性肾小球疾病情况见表3-2[1,2]。

表3-2　原发性肾小球疾病占肾病综合征比例

原发性肾小球疾病	中国占比（%）	美国占比（%）
膜性肾病	38.4	33
微小病变肾病	16.5	15
IgA肾病	36.9	14
局灶节段性肾小球硬化	3.8	35
膜增生性肾病	1	1
其他	2	2

二、发病机制

（一）免疫

不管是在原发性还是继发性肾小球疾病中，免疫因素都是十分重要的。例如，膜性肾病常用的动物模型为Heymann肾炎模型，其制作是使用大鼠肾小管刷状缘蛋白免疫大鼠，随后可以在肾小球足细胞表面形成免疫复合物，损伤肾小球滤过屏障，导致大量蛋白尿。以膜性肾病为例，2009年Beck等以肾小球的提取物作为抗原，以患者血清作为抗体，在非还原的状态下发现抗足细胞上磷脂酶A2受体（PLA2R）的自身抗体，该抗体存在于70%的原发性膜性肾病患者的循环中[3]。在正常人或非膜性肾病患者的肾组织中，采用常规免疫组化/荧光的方法检测不到PLA2R，但在血清PLA2R抗体阳性的膜性肾病患者中，组织PLA2R基本为阳性。肾组织PLA2R在原发性膜性肾病中的阳性率为80%～85%，高于血清抗体的阳性率，这可能与抗体大多数沉积于基底膜（Sink学说）或者疾病缓解后抗体消失有关。在足细胞转入*PLA2R*基因的小鼠中注入兔源性抗PLA2R抗体可以诱导小鼠产生蛋白尿，免疫荧光见兔IgG沿肾小球基底膜颗粒状沉积，电镜见上皮下电子致密物沉积，即出现膜性肾病表型[4]。更直接的如抗基底膜肾病，使用抗基底膜的抗体可以引发肾病综合征，可见免疫因素在肾病综合征中的重要作用。

（二）遗传因素

近年来，遗传性肾病综合征研究进展较快，许多致病基因得到确认，这些基因缺陷可引起肾病综合征。例如，*nephrin*基因变异引起芬兰型先天性肾病综合征，*NPSH2*可能与儿童激素抵抗型肾病综合征有关。因此，近年来将基因变异检测作为肾病综合征儿童患者诊断技术已成为一种趋势，如要测试的最小基因集应包括*NPHS1*、*NPHS2*、*WT1*、*PLCE1*和*LAMB2*。这些基因变异检测可发现80%以上肾病综合征患儿存在潜在的遗传异常[5-10]。其他十几个不太常见的基因突变占诊断的另外5%。

（三）药物

药物和肾脏疾病的关系非常密切，许多药物可引起肾脏损伤，常见的有抗生素、非甾体抗炎药（NSAID）、血管紧张素转换酶抑制剂（angiotensin-converting enzyme inhibitor，ACEI）和血管紧张素受体拮抗剂（angiotensin receptor blocker，ARB）、对比剂、抗癌药及抗风湿药物等，肾脏损伤的形式包括急性肾小管坏死、急慢性肾小管间质性肾炎、肾前性急性肾损伤、梗阻性肾病及肾小球疾病。虽然肾病综合征只占了很少的部分，但也不能忽略。可引起肾病综合征的药物很多，主要有金制剂、NSAID、青霉胺及抗肿瘤药等；长期使用双膦酸盐可导致局灶节段性肾小球硬化，患者肾功能逐渐恶化[11]。药物性肾病综合征的病理类型主要是膜性肾病，治疗上一般不需要糖皮质激素，在停用相关药物及对症治疗后大多能缓解。

（四）感染

过去链球菌感染引起的急性肾炎比较常见，

但很少引起肾病综合征。而现在病毒相关性肾炎越来越多见，引起肾病综合征的病毒主要有乙型肝炎病毒、丙型肝炎病毒和人类免疫缺陷病毒。乙型肝炎病毒相关性肾炎的常见病理类型有膜性肾病、IgA肾病和膜增生性肾炎；人类免疫缺陷病毒主要引起局灶节段性肾小球硬化；丙型肝炎病毒常与冷球蛋白血症合并存在，可引起膜增生性肾炎及膜性肾病。此外，一些先天性感染，如梅毒螺旋体、弓形体、巨细胞病毒、风疹病毒、HIV等感染已成为先天性肾病综合征的一大原因，筛查婴儿先天性感染是评估先天性肾病综合征（congenital nephrotic syndrome，CNS）的一个重要组成部分[12]。

三、蛋白尿的发生机制

很难简单地描述肾病综合征的发病机制，因为肾病综合征不是一个单独的疾病，依据其病因不同，发病机制也不一样；此外引起肾病综合征的疾病有很多本身的发病机制也未完全阐明。本章初步探讨蛋白尿的发生机制。不管引起肾病综合征的原发疾病是什么，肾病综合征的基本病理特点仍然是肾小球滤过屏障受损、对蛋白质通透性增加导致的大量蛋白尿。

（一）蛋白尿的来源

尿中蛋白质主要有以下4个来源。①血浆中的蛋白质可通过受损的肾小球滤过屏障进入尿液，当超过肾小管重吸收能力时，就从尿中排出；②血液中某些蛋白可以通过肾小管分泌出来；③小管细胞可合成某些蛋白并释放到尿中；④在排尿过程中带来部分蛋白（如男性前列腺分泌或尿路感染时膀胱上皮细胞分泌等）。显然，肾病综合征蛋白尿是第一种来源。

近年来，有学者提出白蛋白回收学说[13, 14]。该学说认为糖尿病肾病和某些类型的肾病综合征中并不只是肾小球滤过膜通透性出了问题，并且肾小管系统存在重吸收功能障碍。通常情况下，肾小球过滤后的白蛋白负荷会被近端小管结合和回收，而肾病综合征时近端小管摄取白蛋白的速率降低，进而导致蛋白尿。

（二）肾小球滤过屏障的结构

肾小球滤过屏障也称为肾小球毛细血管壁（glomerular capillary wall，GCW），其经典结构包含三层：内层的肾小球毛细血管内皮细胞、外层的肾小球上皮细胞（足细胞）及中间的基底膜（图3-1）。每层都有自己独有的特点，共同维持肾小球的选择通透性[15]。其中足细胞延伸出来的足突构成的裂孔隔膜（slit diaphragm）是一个非常特殊的结构，在肾小球滤过中扮演着重要角色，近年来尤其受到重视。

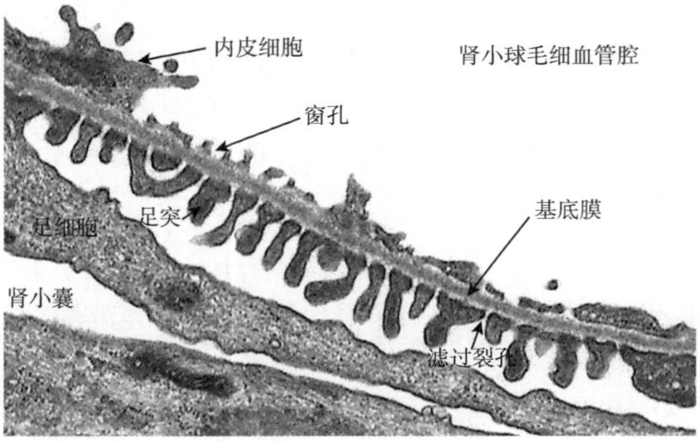

图3-1 肾小球滤过屏障结构示意图

肾小球滤过屏障对水有着高度通透性，其中基底膜和裂孔隔膜对水有一定的阻力。在实验性肾病综合征中发现足突融合使得肾小球滤过屏障对水的通透性明显降低[16]。而肾小球滤过屏障通过分子大小、电荷、分子形状三方面来选择性限制大分子物质通过。电荷选择性是基于基底膜、内皮细胞及足细胞表面覆盖的大量带负电荷的蛋白聚糖。分子大小选择性部分取决于基底膜的致密胶原网络，但主要在于裂孔隔膜部位。有效半径＜1.8nm的分子可以自由通过，半径＞4nm的分子完全受阻（白蛋白有效半径为3.6nm）。基底膜及裂孔隔膜对肾小球选择通透性的重要性早已被证明；针对两者结构蛋白，如蛋白多糖、Ⅳ型胶原蛋白、nephrin等特异性抗体可诱发严重蛋白尿[17]。早期有关不同电荷及分子大小的筛选系数研究表明，基底膜既是分子大小也是电荷选择性屏障[18]。基底膜上Ⅳ型胶原蛋白α3～α5链的基因突变可导致Alport综合征和薄基底膜肾病，而硫酸肝素链的基因突变并不引起肾病范围的蛋白尿[19]。随着研究的进展，裂孔隔膜被认为是更重要的屏障。但近年来这种以足细胞为中心的观点又受到挑战，研究发现基底膜上层黏蛋白β2基因的突变可引起大量蛋白尿，尽管裂孔隔膜结构完好[20]。以上研究结果加深了人们对肾小球滤过屏障的认识，这三个部分是相互联系、共同发挥作用的，很难说哪层结构更重要。

目前仍然不清楚生理状况下基底膜和裂孔隔膜怎样将截留的白蛋白送回血液循环，以及如何防止被堵塞。提出的假说包括肾小管和肾小球重吸收、细胞内吞等。在严重蛋白尿患者发现足细胞出现蛋白空泡，证实足细胞可以内吞蛋白，他汀类药物可以抑制体外培养的足细胞内吞白蛋白[21]。足细胞的内吞有助于防止肾小球滤过屏障被堵塞。

1. 肾小球血管内皮细胞　是肾小球滤过的第一道屏障，肾小球毛细血管内皮细胞上布满了窗孔，占毛细血管表面积的60%，而其他组织的血管内皮细胞大多是连续的，这种结构通常使得水和小分子物质容易通过[22]。人肾小球毛细血管窗孔直径在70～100nm，而白蛋白直径仅有3.6nm，故以往认为内皮细胞对肾小球滤过屏障不起重要作用。但是内皮细胞腔侧表面覆盖带大量负电荷的多阴离子糖蛋白（可厚达60nm），如唾液酸糖蛋白和足萼糖蛋白（podocalyxin），这使得内皮细胞层具有高度电荷选择性，在肾小球选择通透性上也发挥着重要作用，现在内皮细胞表面的糖蛋白结构越来越引起研究者的兴趣。有研究表明，窗孔上有薄的隔膜，还有高密度纤维丝插入，可能含有带负电荷的蛋白聚糖[23]，但隔膜是否能阻挡大分子物质通过还存在疑问。此外，某些特发性肾病综合征会产生针对血管内皮细胞的自身抗体，这些自身抗体可引起内皮细胞损伤，从而导致肾小球滤过屏障破坏，产生蛋白尿[24]。

内皮细胞膜上分布有血管内皮生长因子（vascular endothelial growth factor，VEGF）受体，VEGF由肾小球脏层上皮细胞分泌，是微血管通透性的重要调节因子。研究证实，VEGF的主要作用是参与内皮细胞的分化、存活及损伤修复，刺激内皮细胞窗孔的形成。因此，VEGF在维持内皮细胞功能上起重要作用。

2. 基底膜　研究表明，当静脉注射各种大小的中性示踪剂时，大于白蛋白的分子被限制在肾小球毛细血管袢的内部，并且无法穿越基底膜。同样，当注入中性、阴离子和阳离子示踪剂时，带负电荷的分子最难穿过基底膜[25]。这是由于肾小球基底膜是一个复杂的纤维网络状结构，它主要由非极性的类胶原成分和有极性的天冬酰胺连接的多糖非胶原片段构成，分为内疏松层、外疏松层及中间的致密层。它的厚度在280～370nm，依测量方法不同存在差异，要远厚于其他血管床的基底膜（40～80nm）。肾小球脏层上皮细胞可以合成基底膜的所有主要成分，包括Ⅳ型胶原蛋白、层粘连蛋白、内动蛋白/巢蛋白（entactin/ nidogen）及大量蛋白聚糖和糖蛋白。Ⅳ型胶原是基底膜的骨架，它主要限制电中性的大分子通过基底膜。编码胶原蛋白的基因突变可导致严重的疾病。在敲除Ⅳ型胶原α3链基因小鼠模型中发现Ⅳ型胶原结构异常，引起基底膜结构的破坏及大量蛋白尿，而足细胞和内皮细胞没有损伤。一些人类疾病研究也证明基底膜的重要性。Goodpasture综合征由抗Ⅳ型胶原α3链的抗体介导，Alport综合征是由编码Ⅳ型胶原α5链的基因突变导致的一种遗传性肾小球肾炎[26]，薄基底膜肾病是另一种遗传性肾小球疾病，其致病基因定位在Ⅳ型胶原α3链和α4链[27]。这几种疾病通常表现为血尿和蛋白尿，但较少导致肾病范围的蛋白尿。此外，基底膜含有大量带硫酸肝素链的蛋白聚糖，它们携带大量负电荷，能阻止带负电荷的蛋白通过，是构成电荷屏障的主要成分之一。正常情况下这些负电荷防止血浆蛋白吸附到滤过屏障，使得超滤顺利进行[28]。

基底膜在肾小球滤过中的重要性有一个反复认识的过程，以往一直认为基底膜是肾小球滤过屏障的主要结构，但不少研究质疑。体外研究发现，分离出的基底膜还需要其他成分才能维持肾小球的选择通透性[29]。另一项研究将中性聚蔗糖和带负电荷的硫酸聚蔗糖插入基底膜，结果发现两者的筛选曲线没有显著差异，这表明肾小球电荷屏障的电荷密度可能主要依赖血管内皮细胞和足细胞[30]。但最近在基底膜层粘连蛋白上又证实基底膜的重要性；当然也不能排除基底膜的改变影响内皮细胞及足细胞的功能。

3. 足细胞　近年来，足细胞在肾小球疾病中的作用越来越受到重视，并成为研究的热点，以至出现了“足细胞病”（podocytopathy）的概念。足细胞位于肾小球毛细血管外，是一种高度分化的终末细胞。足细胞延伸出来的足突相互交错构成了25～60nm宽的裂隙，并被隔膜覆盖。裂孔隔膜距离基底膜约60nm，其上可见直径约11nm的纤维丝，这些纤维丝连接邻近的细胞膜构成了拉链样结构。形成的孔径约4nm×14nm，对维持肾小球选择通透性有重要意义。近年来，裂孔隔膜的结构已得到深入研究，发现并明确了nephrin、CD2-associated protein（CD2AP）、podocin、zonula occludens-1（ZO-1）等多种蛋白分子的作用。1998年Kestila等首次发现先天性肾病综合征（芬兰型）的突变基因，它编码裂孔隔膜上的nephrin蛋白，正是它的突变导致了裂孔隔膜的缺陷，从而引起大量蛋白尿。实验研究中敲除*nephrin*的小鼠在出生时即表现为大量蛋白尿，很快死亡；临床上*nephrin*缺陷可见于很多表现为大量蛋白尿的肾脏疾病，包括糖尿病肾病。CD2AP也是近年确定的裂孔隔膜功能蛋白，它可以将nephrin连接到细胞内骨架，敲除*CD2AP*基因引起足突融合及先天性肾病综合征。现在发现引起遗传性肾病综合征的致病基因越来越多，它们主要定位在裂孔隔膜上。这些研究进展使人们对裂孔隔膜结构及蛋白尿发病机制的认识逐渐加深。常见的遗传性肾病综合征及致病基因见表3-3。

表3-3 常见的遗传性肾病综合征及致病基因

基因	蛋白	疾病名称	遗传方式	病理表现
NPHS1	nephrin	肾病综合征芬兰型	AR	MCD
NPHS2	podocin	肾病综合征2型	AR	MCD、FSGS
PLCE1	phospholipase Cε1	肾病综合征3型	AR	FSGS
CD2AP	CD2AP	FSGS	AR	FSGS
TRPC6	TRPC6	FSGS	AD	FGGS
ACTN4	α-actinin-4	FSGS	AD	FSGS
LMX1B	LIM1B	指甲-髌骨综合征	AD	FSGS
SMARCAL1	hHARP	Schimke免疫性骨发育不良	AR	FSGS
WT1	Wilms tumour 1	Denys-Drash综合征	AD	FSGS
LAMB2	laminin-β2	Pierson综合征	AR	FSGS
COQ2	polyprenyl transferase	辅酶Q10缺陷	AR	塌陷性肾小球病、FSGS
PDSS2	decaprenyl diphosphate synthase-2	辅酶Q10缺陷	AR	塌陷性肾小球病、FSGS
MTTL1	tRNA-LEU	线粒体功能障碍	AR	FSGS

注：AR，常染色体隐性遗传；AD，常染色体显性遗传；MCD，微小病变肾病；FSGS，局灶节段性肾小球硬化。

足细胞表面覆盖着含有硫酸基团的蛋白-多糖复合物，最主要的唾液酸糖蛋白是podocalyxin，糖基化程度非常高。足细胞本身也能分泌glypican-1和syndecan-4等蛋白聚糖。在使用嘌呤霉素诱导的大鼠肾病综合征模型中可观察到podocalyxin的唾液酸含量降低，提示足突融合与足细胞表面负电荷减少相关[31]。在动脉注射硫酸鱼精蛋白的大鼠模型中也可见到类似的超微结构改变，而硫酸鱼精蛋白是一种多聚阳离子物质，可以与细胞膜上的阴离子结合，因此推断它是通过破坏足细胞表面的负电荷屏障而引起足突融合。由此可见足细胞表面的负电荷对维持足细胞及裂孔隔膜的结构及功能具有重要意义，是滤过屏障的组成部分之一；它还起到分隔脏层及壁层上皮细胞的作用，有助于维持肾小球的结构和功能。

此外，足细胞内吞作用也是维持足细胞功能所必需的，它是一种通过囊泡形成内化和回收质膜成分及跨膜受体的机制，囊泡形成由网格蛋白依赖性和网格蛋白非依赖性信号通路介导。其中磷脂酰肌醇4, 5-二磷酸、肌动蛋白细胞骨架在其中发挥着重要作用[32]。

4. 系膜细胞 虽然系膜细胞不直接参与肾小

球滤过屏障，但是系膜细胞及其分泌的系膜基质在维持肾小球正常结构上起着重要作用。在病理情况下，如IgA肾病和糖尿病肾病，存在比较严重的系膜细胞增殖及基质增多，这可能导致肾小球滤过面积减少，甚至堵塞毛细血管腔，这也间接影响肾小球通透性。此外，系膜细胞分泌包括转化生长因子β（transforming growth factor-β，TGF-β）、白细胞介素1（interleukin-1，IL-1）、血小板来源生长因子（platelet-derived growth factor，PDGF）等在内的多种细胞因子，可以影响足细胞的功能，也可以间接影响肾小球的滤过功能。

5. 血浆成分　血浆成分影响肾小球滤过屏障并不是一个新观念，研究较多的是可以诱导蛋白尿的血管通透因子（vascular permeability factors，VPF）。最早在20世纪70年代研究激素敏感型肾病综合征时提出VPF的概念，认为它来自免疫系统。最近发现，FSGS的发病也与血浆中的一些循环因子相关，在FSGS患者肾移植后可观察到蛋白尿复发，而血浆置换和免疫吸附可有效减少蛋白尿。研究认为VPF具有以下性质：①T细胞来源；②刀豆蛋白A（con A）可以刺激VPF的产生；③分子质量为60～160kDa；④诱导肾小球通透性改变；⑤影响肾小球电荷屏障。已经有一些因子作为VPF的候选者，如血管内皮生长因子和肝素酶等，但还缺乏足够的证据[33]。此外，血小板活化因子（platelet activating factor，PAF）可能参与类固醇反应性肾病综合征（steroid-responsive nephrotic syndrome，SRNS）的发病机制[34]。

（三）肾小球的选择通透性

与其他部位毛细血管形成的屏障相比，肾小球滤过屏障有个显著的特点，就是对水、小分子溶质和离子的通透性极高，而对白蛋白及更大的蛋白分子通透性很低，这被称为肾小球的选择通透性。

1. 分子大小的选择性　溶质通过肾小球滤过屏障主要依赖其分子大小，这已被大量试验所证实。有很多理论模型用于解释这种分子大小的选择性。双孔理论认为小孔的半径接近45～50Å，大孔半径接近80～100Å，大孔通路仅占液体通过的0.3%或更少。在对数正态分布模型中，孔径大小平均为35～45Å，分布参数为1.1～1.3；越小的孔径分布参数更宽。在电荷-纤维模型中，肾小球分子大小选择性为6%～7%。所有这些理论模型描述的溶质筛选系数或多或少有些相似，但负电荷-纤维模型似乎更符合生理情况。这些研究指出，对中性溶质分子来说，筛选系数随着分子大小的增加而下降。

2. 电荷选择性　早在1969年Areekul就报道了毛细血管壁电荷选择性的存在，此后一系列研究支持此观点[35]。这些研究一般利用带负电荷的硫酸葡聚糖进行，在正常肾脏，带负电荷的葡聚糖片段清除率在任何分子直径都低于中性葡聚糖，而带正电荷的葡聚糖更容易滤过。但Guasch等研究发现，葡聚糖可以结合血浆蛋白而被细胞摄取，这会高估清除率数据[36]。虽然不能因此否定电荷选择性的存在，但还需要更多的研究证实。此外，电荷屏障的部位也存在争议。使用阳离子探针和电子显微镜已经证实肾小球基底膜、内皮细胞及足细胞都存在阴离子位点[35, 37]。而在分离出的基底膜上进行的功能研究显示其电荷选择性较体内弱许多，可能电荷选择性定位在内皮细胞和足细胞，或者在分离过程中基底膜的电荷特性受到破坏。

3. 分子构造选择性　溶质分子的形状、构造及变形能力也影响其在肾小球滤过屏障的通透性，尽管可能不如分子大小和电荷因素重要。Bohrer等比较了中性葡聚糖和聚蔗糖片段的清除率，前者结构上更平滑、有弹性，因此更易滤过[38]。再如bikunin是一个狭长的血浆蛋白，其分子大小及电荷和白蛋白接近，但通过肾小球滤过的速度是白蛋白的80倍[39]。从研究结果来看可能狭长和无规则卷曲的蛋白结构更容易通过肾小球滤过屏障，越接近完美的球型结构则受到的影响越大。

（四）小结

肾小球滤过屏障主要由内皮细胞、基底膜和脏层上皮细胞组成，基底膜和裂孔隔膜是主要的滤过屏障。肾病综合征的大量蛋白尿源于肾小球滤过屏障受损后对大分子的通透性增加，分子大小、电荷及分子结构都是影响通透性的因素。负电荷屏障主要限制多阴离子蛋白（70～150kDa），如白蛋白的滤过。电荷选择性丢失可能是微小病变肾病选择性蛋白尿的主要原因。分子大小选择性有效地限制大于150kDa的大分子通过，它的丢失可能是膜性肾病非选择性蛋白尿的主要原因。

（吴恒兰 梅长林）

参考文献

[1] 梅长林，陈惠萍，周新津．临床肾脏病理学［M］．北京：人民卫生出版社，2021.

[2] Kodner C. Diagnosis and management of nephrotic syndrome in adults[J]. Am Fam Physician，2016，93（6）：479-485.

[3] Beck L H Jr，Bonegio R G B，Lambeau G，et al. M-type phospholipase A_2Receptor as target antigen in idiopathic membranous nephropathy[J]. N Engl J Med，2009，361（1）：11-21.

[4] Meyer-Schwesinger C，Tomas N M，Dehde S，et al. A novel mouse model of phospholipase A2 receptor 1-associated membranous nephropathy mimics podocyte injury in patients[J]. KidneyInt，2020，97（5）：913-919.

[5] Machuca E，Benoit G，Nevo F，et al. Genotype-phenotype correlations in non-Finnish congenital nephrotic syndrome[J]. J Am Soc Nephrol，2010，21（7）：1209-1217.

[6] Sadowski C E，Lovric S，Ashraf S，et al. A single-gene cause in 29.5% of cases of steroid-resistant nephrotic syndrome[J]. J Am Soc Nephrol，2015，26（6）：1279-1289.

[7] Hinkes B G，Mucha B，Vlangos C N，et al. Nephrotic syndrome in the first year of life：two thirds of cases are caused by mutations in 4 genes（NPHS1，NPHS2，WT1，and LAMB2）[J]. Pediatrics，2007，119（4）：e907-e919.

[8] Trautmann A，Bodria M，Ozaltin F，et al. Spectrum of steroid-resistant and congenital nephrotic syndrome in children：the PodoNet registry cohort[J]. Clin J Am Soc Nephrol，2015，10（4）：592-600.

[9] McCarthy H J，Bierzynska A，Wherlock M，et al. Simultaneous sequencing of 24 genes associated with steroid-resistant nephrotic syndrome[J]. Clin J Am Soc Nephrol，2013，8（4）：637-648.

[10] Wang F，Zhang Y Q，Mao J H，et al. Spectrum of mutations in Chinese children with steroid-resistant nephrotic syndrome[J]. Pediatr Nephrol，2017，32（7）：1181-1192.

[11] Morinishi T，Nawata A，Konishi R，et al. Nephrotic syndrome with acute kidney injury due to focal segmental glomerulosclerosis following long-term treatment with minodronate[J]. CEN CaseRep，2022，11（1）：120-125.

[12] Wang C S，Greenbaum L A. Nephrotic Syndrome [J]. Pediatr Clin North Am，2019，66（1）：73-85.

[13] Eppel G A，Osicka T M，Pratt L M，et al. The return of glomerular filtered albumin to the rat renal vein：the albumin retrieval pathway[J]. Ren Fail，2001，23（3-4）：347-363.

[14] Russo L M，Sandoval R M，McKee M，et al. The normal kidney filters nephrotic levels of albumin retrieved by proximal tubule cells：retrieval is disrupted in nephrotic states[J]. Kidney Int，2007，71（6）：504-513.

[15] Miner J H. A molecular look at the glomerular barrier[J]. Nephron Exp Nephrol，2003，94（4）：e119-e122.

[16] Guasch A，Myers B D. Determinants of glomerular hypofiltration in nephrotic patients with minimal change nephropathy[J]. J Am Soc Nephrol，1994，4（8）：1571-1581.

[17] Kestilä M，Lenkkeri U，Männikkö M，et al. Positionally cloned gene for a novel glomerular protein—nephrin—is mutated in congenital nephrotic syndrome[J]. Mol Cell，1998，1（4）：575-582.

[18] Caulfield J P，Farquhar M G. The permeability of glomerular capillaries to graded dextrans. Identification of the basement membrane as the primary filtration barrier [J]. J Cell Biol，1974，63（3）：883-903.

[19] Rossi M，Morita H，Sormunen R，et al. Heparan sulfate chains of perlecan are indispensable in the lens capsule but not in the kidney[J]. EMBO J，2003，22（2）：236-245.

[20] Jarad G，Cunningham J，Shaw A S，et al. Proteinuria precedes podocyte abnormalities inLamb2-/-mice，implicating the glomerular basement membrane as an albumin barrier[J]. J Clin Invest，2006，116（8）：2272-2279.

[21] Eyre J，Ioannou K，Grubb B D，et al. Statin-sensitive endocytosis of albumin by glomerular podocytes[J]. Am J Physiol Renal Physiol，2007，292（2）：F674-F681.

[22] Deen W M，Lazzara M J，Myers B D. Structural determinants of glomerular permeability[J]. Am J Physiol Renal Physiol，2001，281（4）：F579-F596.

[23] Rostgaard J，Qvortrup K. Sieve plugs in fenestrae of glomerular capillaries--site of the filtration barrier?[J]. Cells Tissues Organs，2002，170（2-3）：132-138.

[24] Ye Q，Wang D J，Zhou C，et al. A spectrum of novel anti-vascular endothelial cells autoantibodies in idiopathic nephrotic syndrome patients[J]. Clin Immunol，2023，249：109273.

[25] Brenner B M，Hostetter T H，Humes H D. Molecular basis of proteinuria of glomerular origin[J]. N Engl J Med，1978，298（15）：826-833.

[26] Barker D F，Hostikka S L，Zhou J，et al. Identification of mutations in the *COL4A5* collagen gene in Alport syndrome[J]. Science，1990，248（4960）：1224-1227.

[27] Tryggvason K，Patrakka J. Thin basement membrane nephropathy[J]. J Am Soc Nephrol，2006，17（3）：813-822.

[28] Bertolatus J A，Klinzman D. Macromolecular sieving by glomerular basement membrane *in vitro*：effect of polycation or biochemical modifications[J]. Microvasc Res，1991，41（3）：311-327.

[29] Hassell J R，Robey P G，Barrach H J，et al. Isolation of a heparan sulfate-containing proteoglycan from basement membrane[J]. Proc Natl Acad Sci U S A，1980，77（8）：4494-4498.

[30] Bolton G R，Deen W M，Daniels B S. Assessment of the charge selectivity of glomerular basement membrane using Ficoll sulfate[J]. Am J Physiol，1998，274（5）：F889-F896.

[31] Kerjaschki D，Vernillo A T，Farquhar M G. Reduced sialylation of podocalyxin—the major sialoprotein of the rat kidney glomerulus—in aminonucleoside nephrosis[J]. Am J Pathol，1985，118（3）：343-349.

[32] Tian X F，Bunda P，Ishibe S. Podocyte endocytosis in regulating the glomerular filtration barrier[J]. Front Med（Lausanne），2022，9：801837.

[33] Brenchley P E C. Vascular permeability factors in steroid-sensitive nephrotic syndrome and focal segmental glomerulosclerosis[J]. Nephrol Dial Transplant，2003，18（suppl_6）：vi21-

vi25.
[34] Xu H, Iijima K, Shiozawa S, et al. Platelet-activating factor acetylhydrolase gene mutation in japanese nephrotic children[J]. Kidney Int, 1998, 54 (6): 1867-1871.
[35] Areekul S. Reflection coefficients of neutral and sulphate-substituted dextran molecules in the isolated perfused rabbit ear[J]. Acta Soc Med Ups, 1969, 74 (3-4): 129-138.
[36] Guasch A, Deen W M, Myers B D. Charge selectivity of the glomerular filtration barrier in healthy and nephrotic humans[J]. J Clin Invest, 1993, 92 (5): 2274-2282.
[37] Goode N P, Shires M, Crellin D M, et al. Detection of glomerular anionic sites in post-embedded ultra-thin sections using cationic colloidal gold[J]. J Histochem Cytochem, 1991, 39 (7): 965-972.
[38] Bohrer M P, Deen W M, Robertson C R, et al. Influence of molecular configuration on the passage of macromolecules across the glomerular capillary wall[J]. J Gen Physiol, 1979, 74 (5): 583-593.
[39] Lindström K E, Blom A, Johnsson E, et al. High glomerular permeability of bikunin despite similarity in charge and hydrodynamic size to serum albumin[J]. Kidney Int, 1997, 51 (4): 1053-1058.

第四章　肾病综合征的病理生理与临床表现

肾病综合征特征性临床表现为大量蛋白尿、低白蛋白血症、水肿及高脂血症，简称“三高一低”。本章对肾病综合征的临床表现及其病理生理进行阐述。

一、大量蛋白尿

大量蛋白尿（＞3.5g/d）是肾病综合征的基本表现。肾病综合征蛋白尿是由血清蛋白透过肾小球毛细血管壁时滤过增加导致。关于肾小球性蛋白尿的形成存在诸多理论，近年在微小病变肾病、膜性肾病、局灶节段性肾小球硬化和先天性肾病综合征中的观察研究提示，足细胞损伤可能是特发性肾病综合征的主要机制。大量蛋白尿之所以能形成，主要涉及肾小球滤过屏障的变化和肾小管（主要是近端肾小管）对尿蛋白的重吸收与分解代谢。

（一）肾小球滤过屏障的变化

肾小球滤过屏障包括机械屏障和电荷屏障。机械屏障由具有多孔渗透能力的肾小球基底膜和足细胞裂隙膜构成一种细网格状结构，孔隙大小约为4nm×14nm，从而阻隔大分子的滤过。除分子质量外，分子的形态、韧性和变形性，以及滤过屏障血流动力学特点都影响分子是否能够通过屏障。电荷屏障主要由内皮细胞、基底膜和足细胞表面带负电荷的物质构成，主要成分是糖胺聚糖及糖胺聚糖和蛋白质组成的蛋白聚糖。在各种肾病综合征病因的作用下，滤过屏障结构病变，以及滤过孔的孔径、数目、形态发生变化，肾小球电荷屏障破坏，导致了血清蛋白质的大量滤过。

（二）肾小管对尿蛋白的重吸收与分解代谢

正常情况下，原尿中含有1～50mg/L的微量白蛋白，而终尿中白蛋白＜30mg/d，肾小球滤过的白蛋白绝大部分被近端肾小管上皮细胞通过胞饮和溶酶体分解成氨基酸，Megalin-Cubilin-Amnionless复合物对于尿白蛋白的重吸收发挥了重要作用[1]。在远端肾小管，NGAL介导的尿蛋白胞饮也发挥了尿蛋白重吸收的作用。在肾小球滤过屏障发生破坏后，随着滤过尿蛋白的显著增加，肾小管上皮细胞提高对尿蛋白的重吸收量达数倍之多，从正常状态下每天重吸收白蛋白1.9g提高到10～30g，但依然无法实现完全补偿，终尿中出现大量蛋白质。而肾小管重吸收的超负荷状态导致肾近曲小管出现一系列的病理生理改变，包括空泡变性、脂滴等形态学变化和多种促炎症因子的产生，引起肾小管间质损伤。

临床上，患者很难早期发现自己存在蛋白尿，常常在发展到显性水肿才会就医。泡沫尿是患者早期注意到的临床表现，但尿中泡沫影响因素较多，以此来怀疑蛋白尿在很多时候并不可靠。出于谨慎的目的，如果发现尿中泡沫突然增多并持续存在，应到医院进行尿液和其他相关检查以明确有无蛋白尿。

二、低蛋白血症

低蛋白血症是诊断肾病综合征的第二个必要条件，实际上它也源于尿中大量蛋白质的丢失。临床上一般测定血清白蛋白浓度来衡量蛋白水平，通常认为白蛋白浓度≤30g/L为低白蛋白血症。严格意义上讲，低蛋白血症和低白蛋白血症是两个不完全一样的概念，但临床上并未特别区分，因为肾病综合征的蛋白尿以白蛋白为主，血中蛋白降低也主要是白蛋白。本部分分别描述肾病综合征时血中白蛋白和其他蛋白成分的变化。

（一）低白蛋白血症

肾病综合征的血清白蛋白水平降低实际上有

多种因素发挥作用，并不仅仅因为尿中白蛋白丢失，血清白蛋白水平与尿蛋白丢失量并不完全平行，血清白蛋白浓度是由人体白蛋白合成与分解（丢失）诸多因素综合的结果。正常情况下肝脏每天合成12～14g白蛋白，90%在肾外分解代谢，主要是在血管内皮。10%白蛋白经过肾小球滤过后被肾小管重吸收并代谢。约150g白蛋白（占总交换池的30%～50%）分布在血管内，其余在组织间隙，主要在皮肤和肌肉组织中。每天血浆中被代谢的白蛋白占6%～10%。因此，肾病综合征时引起低白蛋白血症的原因包括尿中丢失、肝脏合成不足、白蛋白代谢增多及分布异常。据报道，肾病综合征患者肝脏白蛋白合成可以从（145±9）mg/（kg・d）增加到（213±17）mg/（kg・d），但这仍难以补偿尿蛋白的丢失。白蛋白合成的转录调节主要与尿白蛋白排泌有关，而不是与血白蛋白水平及血浆渗透压有关。一般患者尿蛋白量和低白蛋白血症存在一定的联系，但也有患者存在大量蛋白尿而血清白蛋白水平正常，提示白蛋白的合成代谢在一定程度上可以代偿尿液中白蛋白的丢失[2]。而肾病综合征时血管壁对白蛋白的通透性增加，可以使组织间液中白蛋白含量增多，而血液中白蛋白水平降低。

（二）血清其他蛋白水平的变化

除了尿中丢失白蛋白，肾小球滤过屏障通透性的改变还导致其他小分子蛋白质的丢失，而免疫球蛋白M（IgM）、巨球蛋白、脂蛋白及纤维蛋白原等大分子则很难通过肾小球滤过屏障，各种蛋白质水平的变化取决于丢失与肝脏代偿性合成的平衡。常见血浆蛋白的变化见表4-1。

表4-1　肾病综合征时常见血浆蛋白的变化

血浆蛋白		变化
免疫球蛋白	IgG、α_1球蛋白	降低
	IgA、IgM及IgE	正常或升高
	α_2及β球蛋白	升高
补体系统	因子B、C3、C1q、C2、C8、Ci	降低
	C3、C4bp	升高
	C1s、C4及C1抑制物	正常
金属结合蛋白	铁、铜、锌	丢失
转铁蛋白		丢失
激素结合蛋白		缺陷
红细胞生成素		丢失
凝血因子	β-凝血球蛋白	升高
	因子Ⅸ、Ⅺ、Ⅻ，激肽释放酶抑制物	降低
	抗纤维蛋白溶酶，纤溶酶原激活物	降低
	抗凝血酶Ⅲ，内皮环前列腺素刺激因子	降低

肾病综合征患者激素结合蛋白的丢失导致一些内分泌和代谢异常。甲状腺素结合球蛋白和甲状腺素的丢失导致游离及结合状态的T_4降低，总T_3水平也降低。总的反T_3水平基本正常，但游离的反T_3水平升高。然而，大多数肾病综合征患者临床上并没有甲状腺功能异常的表现，说明甲状腺有一定的代偿功能。部分患者出现甲状腺功能减退，但在肾病综合征缓解时也会缓解[3]。在使用激素治疗肾病综合征时可能导致促甲状腺激素水平降低，以及抑制T_4到T_3的转换。先天性肾病综合征相关的甲状腺功能减退也有报道，尿中甲状腺激素的丢失是主要原因[4]，通常推荐使用甲状腺激素进行治疗。

肾病综合征时钙和维生素D水平变化很大。因为维生素D结合蛋白的分子质量只有59kDa，容易滤过，骨化三醇的前体25-羟维生素D_3通常和蛋白结合，因此在肾病综合征时从尿中丢失。同样1, 25-二羟维生素D_3也从尿中丢失，因此有必要测定肾病综合征患者体内游离1, 25-二羟维生素D_3水平[5]。同时由于低蛋白血症导致血钙降低，因此对于肾病综合征患者要警惕由此引起的骨质减少。在血清甲状旁腺激素、活性维生素D_3及维生素D

结合蛋白基本正常的肾病综合征患者中也没有找到骨软化和甲状旁腺功能亢进的证据[6]。但在肾功能受损患者或使用大剂量激素治疗时骨质减少的风险明显增加。对于肾功能正常、未使用激素治疗的患者，一般不建议给予维生素D_3及钙剂替代治疗。也有观点认为早期补充维生素D、定期监测骨质情况有助于预防骨质丢失[7]。

因为尿中丢失免疫球蛋白及补体，所以肾病综合征患者发生感染的风险增加。由于凝血因子产生增加、抗凝血因子的丢失等因素，肾病综合征患者处于高凝状态，容易发生血栓。

三、水肿及水钠潴留

进行性下肢水肿、体重增加是肾病综合征的早期典型表现。值得注意的是，在成年人水钠潴留在4L以下时仍没有明显的凹陷性水肿，如果不监测体重很难发现。肾病水肿有自身的特点，初期早晨眼睑水肿，晚间由于重力作用出现足踝水肿。随着疾病的进展，水肿向全身蔓延，出现下肢水肿、生殖器水肿、腹水、胸腔积液乃至心包积液。新出现水肿或腹水而没有典型的充血性心力衰竭及肝硬化表现的患者要考虑肾病综合征可能。这种水肿主要是血管外水钠潴留，也就是组织间液增加所致。水肿严重程度可根据水肿范围分为1～4级：1级为足踝部水肿；2级为膝关节以下的水肿；3级为膝关节以上，累及大腿的水肿；4级为全身水肿。如果患者出现下肢不对称性水肿，要警惕水肿严重侧深静脉血栓形成。患者出现与全身水肿程度不平行的严重顽固性腹水，要怀疑肝静脉或门静脉血栓形成。

肾病综合征患者出现水钠潴留和水肿的机制复杂，至今仍存在争议[8]。早期被广泛接受的是经典“低充盈”（underfilling）学说，从20世纪40年代以来，一直占据重要地位[9]。此学说的核心观点是，在肾病综合征时尿中丢失大量蛋白，血浆白蛋白水平显著下降导致血浆胶体渗透压降低，降到一定程度时在Starling力的作用下血液中水分便向组织间液转移，导致水钠潴留，在组织间隙形成水肿。水、钠的转移同时引起血容量减少，进而引起神经、内分泌系统的代偿反应，包括肾素-血管紧张素-醛固酮系统（renin-angiotensin-aldosterone system，RAAS）激活、交感神经兴奋及抗利尿激素释放增多。这些代偿反应又进一步刺激远端肾小管增加水、钠重吸收，造成肾脏来源的水钠潴留，并可能引起肾小球血流量及滤过率下降。这个学说的推理过程看起来是相当合理的，也有临床证据的支持。例如，给予严重水肿患者静脉注射白蛋白可提高血浆渗透压，有助于减轻水肿。

但是在20世纪70年代末这个假说开始受到质疑。临床上早就知道一个事实，肾病综合征缓解时利尿效应往往早于蛋白尿缓解；为实验动物去除血浆中的白蛋白，使其达到极低水平，也不能引起低血容量和水肿。在一些患者，注射白蛋白并不能减轻水肿，也不能维持正常的血白蛋白水平；有些少见的非肾脏病患者也存在大量蛋白尿但没有水肿，某些水肿的患者血白蛋白水平又是正常的，这可能是因为血容量的降低，或其他蛋白动态增加造成新的平衡。因此，血清白蛋白不适合作为血浆胶体渗透压的标准。血容量的测定更是反对低充盈学说的直接证据，虽然测定血容量的方法还存在技术上的困难，但已经发现相当多的成人肾病综合征患者血容量正常（48%），甚至偏高（18%），减少的仅占33%。很多肾病综合征患者血压升高[10]，血清心房利尿钠肽水平也常升高[11]，这些都提示高血容量状态。此外，如果水钠潴留是RAAS系统激活的补偿反应，那么阻断RAAS系统应该导致利尿效果，而事实并非如此。Vande等对复发的儿童肾病综合征患者进行研究发现，有些严重低蛋白血症的儿童患者并没有低血容量表现，水钠潴留的发生早于血清蛋白的减少，另一些患者尿钠排泄改变在蛋白尿缓解之前[12]。有学者对急性肾小球肾炎和肾病综合征患者进行了比较[11]，两组患者水肿程度和尿钠排泄率均相似。而急性肾小球肾炎患者心房利尿钠肽水平比肾病综合征患者高5倍，血浆肾素活性（plasma renin activity，PRA）则低至1/7，说明急性肾小球肾炎的水肿可能与心房利尿钠肽有关，肾病综合征水肿则无关。在钠排泄相同的情况下，肾病综合征患者心房利尿钠肽和血浆肾素活性与正常饮食的健康人相同。这些结果说明肾病综合征的钠潴留是肾脏本身功能异常造成的，而不是血中激素作用于肾脏的结果。研究还发现，肾病综合征患者的毛细血管压力和正常人一样，并不存在毛细血管高压，因此也不支持水肿的“溢出”假说[13]。有学者提出肾脏水钠潴留是由容量或渗透压变化引起抗利尿激素过量分泌的结果[14]，这还需要进一步证实。到目前为止，肾病综合征患者血容量到底是高是低抑或有高有低并没有定论，需要根据患者的具体情况判断，这对利尿剂的合理应用很有意义。

进一步研究发现，原发性肾性钠潴留是肾病综合征水肿发生的关键机制。嘌呤霉素肾病大鼠出现大量蛋白尿时，应用微穿刺技术证实远曲小管以下的肾单位是潴留钠的部位[15]。应用分离的皮质集合管（cortical collecting duct，CCD）进行微灌注研究发现，对照大鼠的皮质集合管上的钠重吸收速度及跨膜压非常小，而在嘌呤霉素肾病大鼠的皮质集合管相当高[16]。而钠重吸收的关键是上皮钠通道（epithelial sodium channel，ENaC）和Na^+-K^+-ATP酶（Na^+-K^+-ATPase，NKA）。肾小管腔内尿液中的Na^+通过ENaC从肾小管细胞顶端进入细胞，再由NKA从细胞基底侧被泵出，完成Na^+的重吸收。ENaC活性受醛固酮、血管加压素及心房利尿钠肽（atrial natriuretic peptide，ANP）的调节，ANP抵抗被认为是肾病综合征钠潴留的重要环节之一。肾病综合征时，NKA的表达和活性都被上调，导致钠重吸收增多[17]。肾脏对水的调节主要通过水通道蛋白（aquaporin，AQP）介导，AQP2的调节功能研究较为明确，主要分布在集合管上皮细胞的管腔侧及近管腔侧的胞质囊泡内，由抗利尿激素来调节。

对于肾病综合征患者，肾脏的水钠潴留并没有明显改变患者的血容量，也不是高血压的主要原因，主要引起组织间隙水肿。这种血管与组织间隙之间的水、钠交换不正常原因可能是毛细血管壁的性质变化导致了对水和蛋白质通透性的增加，而不仅是血浆渗透压的不平衡。在动物模型和肾病综合征患者中均发现间质胶体渗透压随着血浆胶体渗透压的下降而下降，而跨毛细血管胶体渗透压没有明显改变。此外，跨毛细血管流体静压力也没有变化，但是毛细血管壁对水和白蛋白的通透性在肾病综合征患者中明显增加。

机体也有一些代偿机制可以减轻水肿。正常情况下跨膜压梯度（血浆胶体压减去间质胶体压）的作用使得液体回到血管腔内，正常人血浆胶体渗透压接近26mmHg，间质胶体渗透压在10～15mmHg；在肾病综合征患者，间质胶体渗透压可降至2.6mmHg。间质胶体渗透压随着血浆胶体渗透压的下降而下降，能缩小跨膜压的变化，这对患者有保护作用。其他代偿机制还包括淋巴回流的增加。

四、高脂血症

严重高脂血症也是肾病综合征的典型表现，包括高胆固醇血症、高甘油三酯血症，常伴有低密度脂蛋白、极低密度脂蛋白、中间密度脂蛋白及脂蛋白a[Lp(a)]的升高，以及高密度脂蛋白的降低或无明显改变。肾病综合征的高脂血症如不能及时纠正，可增加一系列心血管疾病的风险，更重要的是还能直接导致肾脏损害[18]。

高脂血症与合成增加及分解代谢减少有关。实际上，胆固醇增加主要是因为在低白蛋白血症的刺激下肝脏代偿性地过度产生脂蛋白。没有数据显示肾病综合征时脂肪代谢酶有明显的改变，渗透压可能在脂蛋白基因的转录调控上起重要作用[19]。肾病综合征患者羟甲基戊二酰辅酶A（HMG-CoA）还原酶相对升高，胆固醇7α-羟化酶下降，前者是胆固醇合成的限速酶，后者是胆固醇分解代谢的限速酶。此外，低密度脂蛋白受体缺陷限制肝脏胆固醇摄取，引起肝脏特异的胆固醇酰基转移酶-2代偿性升高，降低肝脏游离胆固醇浓度[20]。而肾病综合征时高密度脂蛋白的异常可能和卵磷脂胆固醇酰基转移酶的丢失有关，它能降低高密度脂蛋白介导的肝外多余胆固醇摄取，因此导致肝脏对胆固醇和甘油三酯的清除功能降低。高甘油三酯血症也和一系列因素有关，包括脂蛋白脂肪酶的下调、极低密度脂蛋白的下调及肝脏甘油三酯脂肪酶的损伤。

此外，肾病综合征时血浆Lp(a)明显升高，而目前认为血浆Lp(a)是冠心病、外周动脉疾病和主动脉瓣狭窄等心血管疾病的重要致病因子[21]。血浆Lp(a)通过二硫键与载脂蛋白A结合，载脂蛋白A和纤维蛋白溶酶原有高度同源性，可干扰其介导的纤维蛋白溶解反应。因此，Lp(a)升高也可导致所谓的血栓前状态。由此，肾病综合征患者更易患心血管疾病，据报道肾病综合征患者提前出现冠状动脉粥样硬化，心肌梗死的发病率也升高，其心肌梗死的发生率和死亡率分别是对照组的5.5倍和2.8倍[22]。

高脂血症本身就可以促进肾脏疾病的进展，脂质肾毒性在实验研究中得到了多方面的证实，对系膜细胞、足细胞和肾小管间质都可以造成损害[18, 23]。含有载脂蛋白B的脂蛋白可能和肾小球及肾间质损伤有关。临床上发现，糖尿病肾病和原发性肾小球疾病肾脏损伤的快速进展，与含有载脂蛋白B的脂蛋白相关[24]。

五、其他症状

在肾病综合征时，患者常见高血压，但也可出现血压偏低或正常。肾病综合征出现高血压可能与血容量增加、交感神经兴奋、RAAS激活及抗高血压物质从尿中丢失有关。一般通过降压药及利尿剂治疗后血压可下降至正常范围，大量蛋白尿患者需要更严格的血压控制。部分儿童肾病综合征患者的血压常常偏低，并容易产生直立性低血压，严重者甚至导致休克。

肾病综合征的表现还包括食欲缺乏、全身不适、腹痛、肌肉萎缩等，但由于缺乏特异性，很难引起重视。许多患者出现营养不良，头发和指甲变脆，一些患者甲床出现原因不明的水平白线，可能由低白蛋白血症导致。儿童可能出现生长发育障碍。尿量通常是减少的，严重低血容量患者可能出现少尿型急性肾衰竭。

肾病综合征的主要病理生理改变与临床表现之间的关联见图4-1。

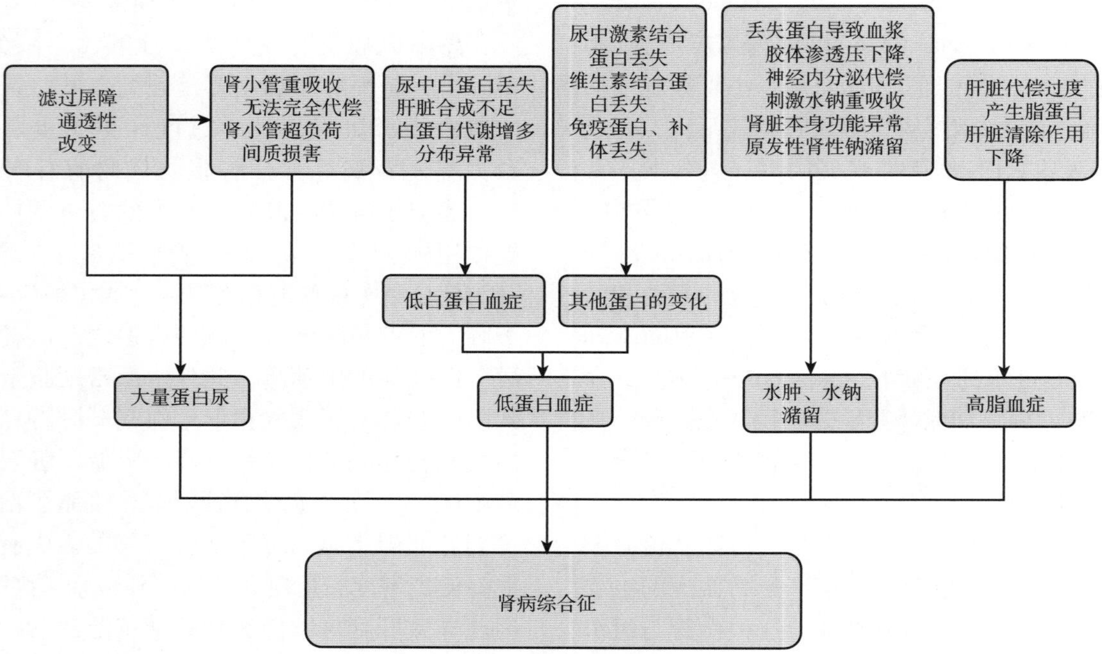

图4-1 肾病综合征的主要病理生理改变与临床表现

（毛志国）

参考文献

[1] Nielsen R, Christensen E I, Birn H. Megalin and cubilin in proximal tubule protein reabsorption: from experimental models to human disease[J]. Kidney Int, 2016, 89（1）: 58-67.

[2] Praga M, Borstein B, Andres A, et al. Nephrotic proteinuria without hypoalbuminemia: clinical characteristics and response to angiotensin-converting enzyme inhibition[J]. Am J Kidney Dis, 1991, 17（3）: 330-338.

[3] Singh S, Mishra O P, Mandal P P, et al. Thyroid function in patients with idiopathic nephrotic syndrome[J]. Int Urol Nephrol, 2021, 53（9）: 1859-1864.

[4] Chadha V, Alon U S. Bilateral nephrectomy reverses hypothyroidism in congenital nephrotic syndrome[J]. Pediatric Nephrology, 1999, 13（3）: 209-211.

[5] Koenig K G, Lindberg J S, Zerwekh J E, et al. Free and total 1, 25-dihydroxyvitamin D levels in subjects with renal disease[J]. Kidney Int, 1992, 41（1）: 161-165.

[6] Adamczyk P, Szczepanska M, Pluskiewicz W. Skeletal status assessment by quantitative ultrasound and bone densitometry in children with different renal conditions[J]. Osteoporos Int, 2018, 29（12）：2667-2675.
[7] Elder GJ. Nephrotic syndrome: don't forget the bones![J] Nephrology（Carlton）, 2008, 13（1）：43, 44.
[8] Siddall E C, Radhakrishnan J. The pathophysiology of edema formation in the nephrotic syndrome[J]. Kidney Int, 2012, 82（6）：635-642.
[9] Schrier R W, Fassett R G. A critique of the overfill hypothesis of sodium and water retention in the nephrotic syndrome[J]. Kidney Int, 1998, 53（5）：1111-1117.
[10] Sarkar S, Sinha A, Lakshmy R, et al. Ambulatory blood pressure monitoring in frequently relapsing nephrotic syndrome[J]. Indian J Pediatr, 2017, 84（1）：31-35.
[11] Rodríguez-Iturbe B, Colic D, Parra G, et al. Atrial natriuretic factor in the acute nephritic and nephrotic syndromes[J]. Kidney Int, 1990, 38（3）：512-517.
[12] Vande Walle J G, Donckerwolcke R A, van Isselt J W, et al. Volume regulation in children with early relapse of minimal-change nephrosis with or without hypovolaemic symptoms[J]. Lancet, 1995, 346（8968）：148-152.
[13] Lewis D M, Tooke J E, Beaman M, et al. Peripheral microvascular parameters in the nephrotic syndrome[J]. Kidney Int, 1998, 54（4）：1261-1266.
[14] Crew R J, Radhakrishnan J, Appel G. Complications of the nephrotic syndrome and their treatment[J]. Clin Nephrol, 2004, 62（10）：245-259.
[15] Ichikawa I, Rennke H G, Hoyer J R, et al. Role for intrarenal mechanisms in the impaired salt excretion of experimental nephrotic syndrome[J]. J Clin Invest, 1983, 71（1）：91-103.
[16] Deschênes G, Wittner M, Stefano A D, et al. Collecting duct is a site of sodium retention in PAN nephrosis: a rationale for amiloride therapy[J]. J Am Soc Nephrol, 2001, 12（3）：598-601.
[17] Deschênes G, Gonin S, Zolty E, et al. Increased synthesis and AVP unresponsiveness of Na, K-ATPase in collecting duct from nephrotic rats[J]. J Am Soc Nephrol, 2001, 12（11）：2241-2252.
[18] Agrawal S, Zaritsky J J, Fornoni A, et al. Dyslipidaemia in nephrotic syndrome: mechanisms and treatment[J]. Nat Rev Nephrol, 2018, 14: 57-70.
[19] Yamauchi A, Fukuhara Y, Yamamoto S, et al. Oncotic pressure regulates gene transcriptions of albumin and apolipoprotein B in cultured rat hepatoma cells[J]. Am J Physiol, 1992, 263（2）：C397-C404.
[20] Vaziri N D. Molecular mechanisms of lipid disorders in nephrotic syndrome[J]. Kidney Int, 2003, 63（5）：1964-1976.
[21] Kamstrup P R. Lipoprotein（a）and cardiovascular disease[J]. Clin Chem, 2021, 67（1）：154-166.
[22] Ordoñez J D, Hiatt R A, Killebrew E J, et al. The increased risk of coronary heart disease associated with nephrotic syndrome[J]. Kidney Int, 1993, 44（3）：638-642.
[23] Gyebi L, Soltani Z, Reisin E. Lipid nephrotoxicity: new concept for an old disease[J]. Curr Hypertens Rep, 2012, 14（2）：177-181.
[24] Attman P O, Samuelsson O, Alaupovic P. Progression of renal failure: role of apolipoprotein B-containing lipoproteins[J]. Kidney Int Suppl, 1997, 63: S98-S101.

第五章　肾病综合征的并发症

肾病综合征常见并发症有感染、血栓栓塞性疾病、高脂血症、营养不良、急性肾损伤、蛋白质及代谢紊乱等。

一、感　　染

在使用抗生素之前，细菌感染是肾病综合征特别是小儿患者的主要死因，以腹膜炎为主[1]。成人肾病综合征患者感染发生率高达20%[2]。最常见的感染部位是肺部（72.4%），其次是上呼吸道（12.3%）、泌尿道（6.5%）、软组织（3.6%）、胃肠道（2.1%）和中枢神经系统（1.4%），以细菌感染多见[3]。

（一）易感染机制[4]

1. 血液IgG水平明显降低　其原因如下：①尿液中丢失（非选择性蛋白尿时）伴近曲小管重吸收IgG并在细胞中分解增加；②B细胞合成IgG减少、T细胞介导IgM转化合成IgG降低；③营养不良；④合并先天性低IgG血症。

2. 补体成分C3、B因子和D因子降低　其降低程度与血浆白蛋白的下降相一致，提示分子质量为80kDa的B因子和D因子可自尿中一并漏出。

3. 白细胞功能下降　实验证明肾病综合征患者血浆可抑制正常白细胞的吞噬作用，缓解期此作用消失；T细胞活性受抑制，可能与血浆内有某些抑制因子有关。

4. 低转铁蛋白及低锌血症　实验证明转铁蛋白携带锌对淋巴细胞的功能有重要作用。肾病综合征患者尿中丢失锌，可引起锌依赖胸腺素产生不充分，导致机体抵抗力降低。

5. 药物诱导细胞免疫缺失　糖皮质激素可引起循环中淋巴细胞的重新分布，增加细菌感染，特别对结核杆菌易感性增加；应用细胞毒类药物则增强病毒如麻疹病毒、疱疹病毒的易感性。

6. 体腔及皮下积液　为感染提供了有利条件。

（二）临床表现[4]

感染起病多隐匿，临床表现不典型。$CD4^+$ T细胞计数＜300个/mm^3和较高的糖皮质激素累积剂量是原发性肾病综合征成人患者发生严重感染的重要危险因素[3]。尿中出现有核细胞时不要轻易诊断泌尿系统感染，应用沉渣涂片染色法区别尿中有核细胞是中性白细胞还是肾小管上皮细胞（肾病综合征近曲小管上皮细胞常损伤脱落），此时尿培养更有意义。

（三）治疗

1. 预防措施包括注意饮食卫生、口腔护理及皮肤清洁，使用抑制细菌及真菌的漱口液；糖皮质激素及免疫抑制剂的使用应规范，掌握好适应证、剂量及疗程；使用免疫调节药；肺炎链球菌疫苗注射及预防性使用抗生素目前没有循证医学证据，故不主张常规使用。

2. 使用糖皮质激素及免疫抑制剂的患者发生严重感染后，应尽快减量或暂停使用，因为它们不仅阻碍有效控制感染，对于治疗肾病综合征的疗效也较差，除细菌、真菌和病毒感染外，特异性感染如结核的发生也较常见，应提高警惕。

3. 一旦发生感染，应努力寻找感染灶，尽快祛除，及时选用对致病菌敏感、强效且无肾毒性的抗生素进行积极治疗。

4. 在复发和激素疗效不佳时，应加强支持疗法，对经常发生感染者可配合应用免疫增强剂。

二、血栓栓塞性疾病

（一）发生率

血栓栓塞性疾病是肾病综合征最严重的致死性并发症之一。成人肾病综合征患者较少发生动脉血栓[5]；大多数静脉血栓栓塞事件发生在肾病综合征诊断后的前6个月内[6]。研究表明，深静脉血栓、肺栓塞和肾静脉血栓的发生率分别为15%、10%～30%和25%～37%[7]。肾病综合征中不足5%的患者临床表现为典型肺梗死，不足0.5%的患者死于肺梗死。

（二）原因

发生血栓栓塞性疾病的原因有：①血液浓缩，有效循环血量减少；②高脂血症引起血液黏稠度增加；③内源性抗凝物质随大量蛋白尿丢失，其主要成分包括抗凝血酶、蛋白C和蛋白S血浓度降低，造成抗凝功能低下；④抗纤溶物质从尿中丢失，纤溶酶原水平降低，纤溶酶原激活物抑制物（PAI）升高，造成纤溶功能低下；⑤免疫损伤，凝血因子的激活；⑥血小板活化，临床常见血小板数量、血栓素2（TXA_2）及血管性血友病因子（von Willebrand factor，vWF）增加；⑦袢利尿剂的过度应用；⑧长期应用大量糖皮质激素。

（三）临床表现

血栓栓塞性疾病的发生与肾小球疾病类型有关，膜性肾病的发生率最高，为29%～60%，明显高于MCD和FSGS的20%，且急性起病，发生在主干血管内，如肾静脉、肺血管主干等，原因至今未明。

成人静脉血栓形成的最常见部位是下肢深静脉，发生率为8%，临床表现为单侧肢体的不对称肿胀，较容易判断[8]。肾静脉也可发生血栓，膜性肾病患者肾静脉血栓的发生率高达37%[9]，血栓栓塞性并发症大多数为亚临床型，但也可发生严重的蛋白尿、血尿甚至肾衰竭。肾静脉栓塞常以肾区绞痛为第一症状，肠系膜上静脉和门静脉栓塞可表现为轻中度腹痛，其他部位的深静脉血栓如腋静脉、锁骨下静脉较少见。动脉血栓更为少见，可累及各种动脉，在成人肾病综合征中发生率约为2%，有时甚至伴心肌梗死。肺动脉栓塞发生极为罕见，若发生往往是致命性的。股动脉血栓栓塞见于小儿肾病综合征，也是本综合征的急症之一，如不及时溶栓治疗将导致肢体坏死和截肢。

（四）诊断

血栓栓塞性疾病的临床表现有时隐匿，如肾静脉血栓患者多数没有明显的临床症状。因此，应对患者进行细致的观察以减少漏诊。

双侧肢体不对称水肿提示较重的一侧肢体有深静脉血栓的可能。胸闷、气短、咯血提示肺栓塞。腰痛、突发血尿、B超发现一侧肾脏肿大及其他原因不能解释的急性肾衰竭提示肾静脉血栓形成。多普勒超声有助于发现肾静脉血栓和其他深静脉血栓；肺通气灌注扫描是诊断肺栓塞较为敏感特异的无创性手段，检出率为10%～20%，且发现多数患者呈亚临床型；MRI的准确度有待进一步证实；CT血管造影术需要对比剂，易损伤肾脏，不首选；血管造影是诊断血栓栓塞性疾病的金标准，发现血栓后可立即局部溶栓，缺点是有创伤。

预测肾病综合征并发血栓性栓塞具有临床价值的指标是：①病理类型为膜性肾病；②血浆白蛋白＜20g/L；③尿蛋白＞10g/d；④高纤维蛋白原血症；⑤低血容量；⑥使用大剂量袢利尿剂治疗；⑦使用大剂量糖皮质激素治疗。

（五）治疗

血栓栓塞性疾病是直接影响肾病综合征疗效和预后的重要因素，故应重在预防。他汀类药物可降低肾病综合征相关血栓栓塞的发生风险，抗凝剂和溶栓治疗可降低血栓栓塞相关死亡率。

1. 抗凝治疗

（1）肝素：降低血液黏度和红细胞变形，还有报道称肝素具有潜在抗醛固酮作用，可缓解患者临床症状。一些学者主张血浆白蛋白＜20g/L时即给予肝素，对膜性肾病更应如此。肝素通过抗凝血酶间接发挥作用，可抑制凝血因子Ⅱa（FⅡa）和凝血因子Ⅹa（FⅩa）。首剂以5000U或80U/kg体重经静脉快速注射，后经静脉以18U/（kg·h）连续静脉滴注，根据APTT调整剂量，使APTT维持在正常值上限的1.5～3.0倍，疗程为7～10天，然后改为口服抗凝剂。

（2）低分子量肝素：也是通过抗凝血酶间接发挥作用，主要抑制凝血因子Ⅹ，但抑制凝血酶作用小，故出血风险较肝素低。预防血栓形成，每日皮下注射1次；治疗血栓栓塞，每日注射2次，延长凝血时间至正常1倍。由于低分子量肝素经肾脏代谢，严重肾功能减退者需适当减量。

（3）华法林：为口服抗凝剂，使用方便。口服2.5～5.0mg/d，使用过程中应密切监测国际标准化比值（INR），使INR维持在2.0～3.0，INR＞3.0易引起出血和抗凝剂肾病。华法林起效缓慢，开始治疗3～5天内，抗凝物质蛋白C和蛋白S表达受抑制，体内更容易形成血栓或加重血栓，所以开始需先用肝素，后加用华法林；或同时使用肝素和华法林，待华法林充分发挥抗凝效果再停用肝素。华法林经肝脏清除，因此不需要根据肾功能调整剂量。肾病综合征缓解后应继续抗凝治疗3～6个月。

（4）直接口服抗凝剂（direct oral anticoagulant，DOAC）：有直接抑制凝血酶的达比加群和直接抑制凝血因子X的利伐沙班、阿派沙班、艾德沙班和贝曲沙班等。这些DOAC具有安全性好、使用方便等特点，不需要监测，已被批准用于预防心房颤动患者的脑卒中及心脏瓣膜置换术后的抗凝。近年来，DOAC逐渐用于肾病综合征患者的抗凝，有待足够的数据来确定其在肾病人群中的安全性和有效性。

2. 抗血小板药物 同时加用阿司匹林或氯吡格雷等。阿司匹林的剂量为每次75～150mg，1次/天；氯吡格雷的剂量为每次75mg，1次/天。

3. 溶栓 已发生血栓栓塞者应尽早给予溶栓治疗，同时配合抗凝治疗。应及时给予尿激酶、链激酶或组织型纤溶酶激活剂溶栓，6小时内效果最佳。对于肾静脉血栓可试用尿激酶静脉滴注，10万～25万U/d，疗程为7～14天；或经肾动脉导管局部溶栓。

三、高脂血症

肾病综合征导致高脂血症、脂质和脂蛋白代谢的显著异常，表现为血清总胆固醇和低密度脂蛋白胆固醇（LDL）显著升高，高密度脂蛋白（HDL）的结构和功能严重异常[10]，出现长期的餐后高甘油三酯。可引起多种严重并发症，如致动脉粥样硬化的LDL、中间密度脂蛋白胆固醇（IDL）和乳糜微粒残留物的积累，加上HDL介导的逆向胆固醇转运受损，促进动脉粥样硬化，以及心血管疾病的发生和发展；由脂蛋白脂肪酶缺乏和功能障碍引起的脂质向骨骼肌和脂肪组织转运受损，导致体重下降和运动能力下降[11]；肾小球系膜细胞摄取异常脂蛋白促进肾小球硬化，滤过的白蛋白与其他含脂蛋白的重吸收导致近端肾小管上皮细胞中脂质的积累和细胞毒性，这些均可导致肾单位的丢失和慢性肾脏病的进展[12]。肾病综合征的血脂异常Lp（a）的增加是促进血栓形成和致动脉粥样硬化的重要因子[13]。

应尽早治疗高脂血症，临床医师不应被动等待肾病缓解后高脂血症自然消退。只要评估高脂血症难以迅速缓解（如激素抵抗性）、脂代谢紊乱持续较长时间，降脂治疗就应尽早开始。虽然肾病缓解前脂质代谢紊乱无法完全纠正，但降脂治疗仍可减轻高脂血症，从而减少并发症。

膳食应选择少含饱和脂肪酸及胆固醇而富含多聚不饱和脂肪酸的食物，并应当增添可溶性纤维食物。降脂药物需配合饮食治疗才能获最佳降脂效果。

血清胆固醇增高为主者，应首选羟甲基戊二酰辅酶还原酶抑制剂治疗，这类药物能明显降低总胆固醇的升高，并轻度降低甘油三酯，唯对Lp（a）无作用。常用洛伐他汀、辛伐他汀、普伐他汀、阿托伐他汀等药物，有报道瑞舒伐他汀对肾功能和蛋白尿有影响，因此对使用该药尚有争议[14]。该类药物若与去胆汁酸药物，如考来烯胺或考来替泊等并用，降脂效果会更好，但不宜与纤维酸衍生物非诺贝特等合用，否则会出现严重肌病及肝损伤。治疗时若与环孢素并用，此类药用量要小，以免加重药物毒性；此类药与双香豆素类药物并用时，因抗凝效果增强，双香豆素类药物应减量。

PCSK9抑制剂可以有效地降低肾病患者的LDL。虽然在肾病综合征患者中使用PCSK9治疗高脂血症的临床研究结果尚未发布，但由于PCSK9在肾病综合征患者中高表达，并且大型临床研究亚组分析的结果支持PCSK9在肾病综合征患者中的应用，因此PCSK9有望作为肾病综合征降脂治疗的靶点[15]。

血清甘油三酯增高为主时，应首先选择纤维酸衍生物治疗。这类药物能明显降低甘油三酯，不良反应小。可选用非诺贝特、苯扎贝特。此外该类药物不宜与还原酶抑制剂并用（氟伐他汀除外），以免导致严重肌病。

在使用降脂药时要注意，由于低蛋白血症，游离药物浓度增加，应减少剂量以防止副作用的发生，同时还应避免使用可使血脂升高的利尿剂。

四、急性肾损伤

肾病综合征时可出现少尿、尿钠增多、血尿素氮及肌酐升高等临床表现，称为急性肾损伤（acute kidney injury，AKI）。AKI常发生于微小病变肾病患者[16]，1/5～1/3的成人患者发生急性肾损伤[17]。膜性肾病患者也见AKI报道，AKI 1期、2期和3期的发生率分别为23.1%、4.8%和0.7%[18]。根据病因不同，AKI可分为多种，有时几种病因同时存在，发病机制也有所不同。

（一）病因及发病机制

1. 特发性AKI 肾病综合征引起的特发性AKI较少见，多数具有潜在的病因[2]。Smith等[19]总结历年文献报道的75例患者79次AKI发作。AKI多发生于肾病综合征起病1个月左右，尿蛋白水平平均为11.6g/d，血浆白蛋白为19g/L，但无低血容量表现。无任何诱因突发少尿、无尿、尿钠增多、肾功能急骤恶化。给予胶体液扩容不仅不能达到利尿效果，反而引起肺水肿。常需透析治疗。多能自然缓解，但恢复缓慢往往需7周左右。肾功能的恢复往往和尿蛋白排泄量减少同步。

特发性AKI的发病机制尚不明确，目前认为与以下2个方面有关。

（1）血容量减少：全身血容量不足导致肾脏血流灌注量减少，使肾小球滤过率下降，肾小管亦因缺血引起上皮细胞肿胀，产生肾前性氮质血症。当血容量进一步减少或时间过长，可引起急性肾小管坏死。例如，低血容量肾病综合征患者伴有大量失血、严重失水，临床治疗中放腹水过多和过快、利尿剂使用过量、NSAID及ACEI类药物与利尿剂合用等。在及时静脉输注血浆代用品（如低分子右旋糖酐或羟乙基淀粉，但尿量＜400ml/d时禁用）或血浆制品（如血浆或白蛋白，但不宜过多应用）扩容后，尿量常迅速增加，肾功能恢复正常。

（2）肾间质水肿：肾病综合征患者出现严重低蛋白血症，血浆胶体渗透压下降，容易出现肾间质水肿，可直接压迫肾小管，使近端肾小管和肾小囊内静水压增高，加之浓缩的蛋白管型堵塞肾小管，共同形成腔内高压状态，造成肾内梗阻，肾小管缺血、坏死，甚至发展为真性的急性肾小管坏死（ATN）。然而，也有不少学者发现ATN患者肾小管内静水压降低或正常时，肾小球滤过率也降低，认为肾小球滤过良好时，肾小管内的阻塞物被尿流冲走。推测只有当肾小球滤过衰竭时才引起肾小管堵塞。因此，浓缩蛋白管型堵塞肾小管在肾病综合征并发AKI中的作用和意义还有待进一步研究。

肾病综合征合并特发性AKI时，肾穿刺病理显示间质弥漫性水肿，肾小管上皮细胞变性、坏死、脱落伴再生；因患者多为中老年人，常伴小动脉透明样变及弹力层扩张；肾小球病理类型85%为微小病变。研究表明，微小病变肾病（MCD）患者，高血压病史，血清白蛋白下降，血清肌酐、尿素和IgE上升是发生AKI的危险因素[16]。而病变较重的膜性肾病（MN）、膜增生性肾炎（MPGN），局灶节段性肾小球硬化（FSGS）患者，临床亦有严重低蛋白血症，但高度水肿却较少合并AKI。推测其原因可能为MCD在AKI前肾间质无明显病变，在严重低蛋白血症时，血浆胶体渗透压下降，更易出现肾间质水肿；而严重的病理类型，原来已经存在肾间质的炎症细胞浸润和间质纤维化，在肾病综合征中则极少发生间质水肿，故不易发生AKI。

临床上用利尿剂或透析方法清除过多液体能显著改善氮质血症，并使肾功能恢复，支持肾间质水肿与AKI的发生相关。但肾间质水肿并未在所有肾活检病例中得到证实。有骤停肾上腺皮质激素致肾病综合征复发伴AKI的报道，分析其原因为激素骤停时，机体存在内源性肾上腺皮质激素的相对不足，引起原已缓解的肾脏免疫病变再次活动，导致肾病综合征复发，同时肾间质水肿及肾内血流动力学改变更为显著，因而促进了AKI的发生。

2. 药物引起的AKI 肾病综合征时血白蛋白下降，药物与白蛋白结合减少，血中游离药物增多，药代动力学发生改变；肾病综合征常伴有电解质紊乱；多种药物的合用（特别是与利尿剂合用）等因素均可造成药物性肾损害。药物引起的AKI种类甚多，包括：①急性肾小管坏死（氨基糖苷类、头孢菌素类、两性霉素类及化疗药物等）；②急性过敏性小管间质性肾炎（头孢菌素类、磺胺类、利福平、西咪替丁、NSAID等）；③血管舒张药物（ACEI类药物等）引起的AKI。尤其要引起注意的是目前广泛应用的ACEI类药物如与利尿剂联合使用时，可使有效血容量减少、肾小球滤过率降低，从而引起AKI。越来越多的证据表明哌拉西林-他唑巴坦与万古霉素联合使用可引起AKI[20]。

肾病综合征治疗过程中常应用中草药，尤其是具有清热利水作用的木通、防己等，这些药物含有马兜铃酸，可引起多种肾损害，包括AKI。

3. 原发性疾病加重 在原有肾小球病变的基础上其病理改变突然加重，或出现大量新月体形成而发生AKI。常见于膜增生性肾炎或IgA肾病病程中，Ⅰ型和Ⅱ型膜增生性肾炎通常表现为肾病综合征，两者有时可表现或发展为新月体型急进性肾炎。个案报道特发性膜性肾病附加抗肾小球基底膜（GBM）型新月体肾炎，产生急进性肾炎和急性肾衰竭。

4. 肾静脉血栓形成（RVT） 为肾病综合征的并发症，其发生率国外报道为20%～30%，我国报道高达40%～50%。肾病综合征患者多数处于高凝状态，由于纤溶障碍、前列环素合成减少等因素可产生肾静脉血栓，导致肾内淤血更加严重，也可加重水肿和蛋白尿，促进肾功能恶性循环。临床上过度利尿、长期大剂量应用糖皮质激素常为诱发因素。病理证实，肾病综合征并发RVT时常有肾间质水肿、纤维化和肾小管萎缩，以及小静脉微血栓形成等病理变化。RVT作为肾病综合征的常见并发症，其在肾病综合征并发AKI中的作用应被重视。

5. 肾小管功能损害 除肾小球疾病引起肾病综合征的原有基础病（如局灶节段性肾小球硬化）可引起肾小管功能损害外，由于肾小管大量重吸收及分解尿蛋白，还可引起肾小管，主要是近曲小管功能损伤。临床上常可见肾病综合征患者伴肾性糖尿和（或）氨基酸尿，严重者表现为范科尼综合征。组织学上肾小管呈局灶、节段硬化。这种损害多随蛋白尿消减而好转。近年研究观察到在原发性肾病综合征中，65%的患者尿视黄醛结合蛋白增多，75%的患者尿中β_2-微球蛋白增多，均提示近曲小管重吸收障碍，作者注意到凡出现上述近曲小管损害者对糖皮质激素治疗反应差、长期预后差。

（二）预测和预防AKI的注意事项

1. 对于急骤起病的肾病综合征或者重度肾病综合征，应注意观察有效循环血容量情况。当出现血红蛋白增高、直立性低血压、血尿素氮升高重于血肌酐升高时常提示患者血容量不足，此时应避免使用ACEI或ARB。另外，利尿剂的使用量不要过大，注意监测肾功能。

2. 肾病综合征患者要注意避免应用肾毒性药物，使用胶体液（低分子右旋糖酐或羟乙基淀粉）扩容利尿时要掌握适应证，尿量＜400ml/d时禁用，也要掌握用量及疗程。

3. 出现不易解释的肾衰竭、血尿严重时要排除双侧肾静脉血栓形成。

4. 出现不易解释的AKI时应及时进行肾穿刺病理检查以确诊，从而指导治疗。

5. 老年人肾脏已有退行性变，因此应更加密切监测肾功能。肾病综合征患者出现AKI后应积极治疗。如果已达到透析的指征，应及时进行血液透析治疗。

五、蛋白质代谢紊乱

由于大量蛋白质从尿中丢失，机体常呈负氮平衡，久之便出现低蛋白血症及营养不良，有时被存在的水肿掩盖，但净体重是降低的。肌肉萎缩是严重肾病综合征的一个主要问题。严重低蛋白血症使血浆胶体渗透压降低，血浆内水分外渗，造成组织水肿及体腔积液，可伴有胃肠道水肿引起的恶心和呕吐症状。部分患者因有效血容量不足、血液黏稠度增加，加之低蛋白血症时花生四烯酸和血浆蛋白结合减少，使血小板聚集而诱发血栓。药物结合蛋白减少可使游离态血药浓度增加，从而使药物毒性增加，游离态药物易被排泄或降解，又使药物疗效减低。金属结合蛋白及维生素结合蛋白减少可导致铁、锌、铜缺乏及钙磷代谢紊乱。营养不良可使小儿生长发育延迟，并使患者易发生感染。

因此，纠正严重的蛋白质代谢紊乱十分重要。治疗上纠正负氮平衡和低蛋白血症的关键是减少尿蛋白排泄，同时保证适量蛋白质摄入及促进肝脏合成蛋白质。若有铁、锌、铜、钙及活性维生素D_3缺乏，也应通过饮食或药物做相应补充。

六、其他并发症

1. 电解质紊乱　肾病患者可因以下原因导致电解质紊乱：大量蛋白尿导致血浆蛋白水平低下、胶体渗透压降低而发生水肿，过多应用利尿剂；感染、呕吐；患者家属对饮食治疗缺乏认识，长期禁盐或低盐饮食。

2. 甲状腺功能减退　肾病综合征时由于肾小球基底膜的通透性增加，分子质量为64kDa的甲状腺结合球蛋白（TBG）可大量滤出；同时血管壁对白蛋白的通透性增加，导致血浆中白蛋白及TBG的降低，甲状腺素蛋白结合率降低，在无甲状腺疾病、甲状腺激素分泌量正常的情况下发生甲状腺功能减退。在低蛋白饮食、蛋白摄入量不足，胃肠道严重水肿、吸收能力下降，基础代谢减低、蛋白合成不足的情况下，可因低蛋白血症加重甲状腺功能减退。低蛋白血症越严重，甲状腺功能减退越明显；随着低蛋白血症的改善，甲状腺功能逐渐恢复。

3. 急性肾上腺危象　肾病综合征患儿长期服用肾上腺皮质激素对人体下丘脑-垂体-肾上腺（HPA）系统的反馈抑制，使患儿肾上腺皮质发生萎缩，功能减退，激素分泌减少[21]。当外源性激素供给不足或处于感染、外伤、手术及劳累等应激状态时，肾上腺分泌相对不足即可出现肾上腺功能衰竭，往往发生休克，若不及时抢救则有生命危险。HPA系统受抑制与恢复的程度和肾上腺皮质激素用药的种类、剂量、用药方法及用药时间的长短密切相关。一般大剂量用药1～2周后血浆皮质醇浓度明显下降，用药时间越长，发生肾上腺皮质危象概率就越高。最好给予氢化可的松每次5～10mg/kg，病情稳定后减量并逐步过渡到肾病的常规治疗；同时及时纠正水电解质紊乱也是十分关键的。肾上腺危象可以发生在激素应用期及停药后1年的时期内，疗程越长，发生的可能性越大，故长期应用激素者尤应高度警惕。对于长期使用糖皮质激素的患儿，可进行低剂量同步试验（LDST）来评估HPA轴的状态，有肾上腺抑制证据的患儿肾病综合征复发的风险更高。

4. 心肌梗死　初诊的肾病综合征患者心肌梗死的发生率约6.0%[22]。其原因至今还不十分清楚，很可能是多因素造成的。不同病变类型、不同时期或不同程度的肾病综合征可能有不同机制或几种机制同时参与。高脂血症可能是肾病综合征患者并发急性心肌梗死最主要的独立危险因素。肾病综合征患者是否存在心血管病的高危状态取决于是否持续存在高脂血症和血中保护性脂蛋白如HDL的水平，但多数肾病综合征患者血HDL降低。越来越多的报道显示，高脂血症既是肾病综合征患者肾功能损害进展的危险因素，同时也使肾病综合征患者并发冠状动脉粥样硬化、心肌梗死的危险性增加。此外，肾病综合征患者尿中丢失大量抗凝物质、血液浓缩、纤维蛋白原增高、血液黏稠度升高、利尿剂和激素的使用，以及血小板功能亢进等进一步加重血液高凝状态，也增加了心血管病包括心肌梗死的发生率。肾病综合征患者病程中出现严重而持久的胸骨后疼痛时应想到心肌梗死的可能，但是有时其症状可不典型，疼痛可以轻微甚或没有，或以其他症状为主要表现。全面仔细体检，及时做心电图和酶学检测，以及进行临床动态观察有助于确诊。

5. 乳糜性胸腔积液、腹水　肾病综合征患者可有大量胸腔积液或腹水，为漏出液。胸腔积液、腹水外观多为淡绿色或草黄色，但很少表现为乳糜性胸腔积液、腹水。肾病综合征致乳糜性胸腔积液、腹水不常见，文献报道较少，且多见于儿童患者，成人极少见，是肾病综合征的一种特殊表现。肾病综合征所致乳糜性胸腔积液、腹水的机制尚不清楚。

（董哲毅）

参考文献

[1] Ajayan，P，Krishnamurthy S，Biswal N，et al. Clinical spectrum and predictive risk factors of major infections in hospitalized children with nephrotic syndrome[J]. Indian Pediatr，2013，50(8)：779-781.

[2] Kodner C. Diagnosis and management of nephrotic syndrome in adults[J]. Am Fam Physician，2016，93（6）：479-485.
[3] Li J，Zhang Q，Su B. Clinical characteristics and risk factors of severe infections in hospitalized adult patients with primary nephrotic syndrome[J]. J Int Med Res，2017，45（6）：2139-2145.
[4] 王海燕，赵明辉，张宏，等. 肾脏病学［M］. 4 版. 北京：人民卫生出版社，2020.
[5] Hull R P，Goldsmith D J. Nephrotic syndrome in adults[J]. BMJ，2008，336（7654）：1185-1189.
[6] Mahmoodi B K，ten Kate M K，Waanders F，et al. High absolute risks and predictors of venous and arterial thromboembolic events in patients with nephrotic syndrome：results from a large retrospective cohort study. Circulation，2008，117（2）：224-230.
[7] Glassock R J. Prophylactic anticoagulation in nephrotic syndrome：a clinical conundrum[J]. J Am Soc Nephrol，2007，18（8）：2221-2225.
[8] Kayali F，Najjar R，Aswad F，et al. Venous thromboembolism in patients hospitalized with nephrotic syndrome[J]. Am J Med，2008，121（3）：226-230.
[9] Kerlin B A，Ayoob R，Smoyer W E. Epidemiology and pathophysiology of nephrotic syndrome-associated thromboembolic disease[J]. Clin J Am Soc Nephrol，2012，7（3）：513-520.
[10] Vaziri N D. HDL abnormalities in nephrotic syndrome and chronic kidney disease[J]. Nat Rev Nephrol，2016，12（1）：37-47.
[11] Vaziri N D. Role of dyslipidemia in impairment of energy metabolism，oxidative stress，inflammation and cardiovascular disease in chronic kidney disease[J]. Clin Exp Nephrol，2014，18（2）：265-268.
[12] Moorhead J F，Brunton C，Fernando R L，et al. Do glomerular atherosclerosis and lipid-mediated tubulo-interstitial disease cause progressive renal failure in man?[J]. Blood Purif，1996，14（1）：58-66.
[13] Vaziri N D. Disorders of lipid metabolism in nephrotic syndrome：mechanisms and consequences[J]. Kidney Int，2016，90（1）：41-52.
[14] Epstein M，Vaziri N D. Statins in the management of dyslipidemia associated with chronic kidney disease[J]. Nat Rev Nephrol，2012，8（4）：214-223.
[15] Busuioc R M，Covic A，Kanbay M，et al. Protein convertase subtilisin/kexin type 9 biology in nephrotic syndrome：implications for use as therapy[J]. Nephrol Dial Transplant，2020，35（10）：1663-1674.
[16] Lin S P，Zhu F G，Meng J L，et al. Clinical features of acute kidney injury in patients with nephrotic syndrome and minimal change disease：a retrospective，cross-sectional study[J]. Chin Med J（Engl），2020，134（2）：206-211.
[17] Meyrier A，Niaudet P. Acute kidney injury complicating nephrotic syndrome of minimal change disease[J]. Kidney Int，2018，94（5）：861-869.
[18] Chen T，Zhou Y，Chen X，et al. Acute kidney injury in idiopathic membranous nephropathy with nephrotic syndrome[J]. Ren Fail，2021，43（1）：1004-1011.
[19] Smith J D，Hayslett J P. Reversible renal failure in the nephrotic syndrome[J]. Am J Kidney Dis，1992，19（3）：201-213.
[20] Luther M K，Timbrook T T，Caffrey A R，et al. Vancomycin plus piperacillin-tazobactam and acute kidney injury in adults：a systematic review and meta-analysis[J]. Crit Care Med，2018，46（1）：12-20.
[21] Abeyagunawardena A S，Hindmarsh P，Trompeter R S. Adrenocortical suppression increases the risk of relapse in nephrotic syndrome[J]. Arch Dis Child，2007，92（7）：585-588.
[22] Vestergaard S V，Birn H，Darvalics B，et al. Risk of arterial thromboembolism，venous thromboembolism，and bleeding in patients with nephrotic syndrome：a population-based cohort study[J]. Am J Med，2022，135（5）：615-625.e9.

第六章　肾病综合征的诊断及鉴别诊断

肾病综合征是常见的肾脏疾病，其定义就明确了这是一组具有相同症状和实验室检查结果的疾病，因此明确诊断非常重要。近年，随着发病机制研究的不断深入，部分疾病的病因已明确。临床上特殊致病抗体及基因检测的逐渐开展进一步帮助从分子水平进行疾病诊断。

肾病综合征诊断的总体思路包括：①按照肾病综合征的定义，确定是否存在肾病综合征。②进一步明确是继发于全身疾病还是特发性肾病综合征，抑或是先天性肾病综合征。③肾活检能帮助明确病理类型和鉴别诊断。④儿童肾病综合征、激素抵抗型肾病综合征或者临床（有家族史）病理检查提示有先天或遗传因素者应该进行基因检查，明确是否存在基因突变导致的疾病。⑤明确是否存在各种并发症。

一、临床诊断

临床上，只要符合大量蛋白尿（24小时尿蛋白定量≥3.5g）、低蛋白血症（血浆白蛋白≤30g/L）、高脂血症（血浆总胆固醇＞5.7mmol/L）和水肿即可诊断为肾病综合征，其中大量蛋白尿和低蛋白血症是诊断的必要条件。

肾病综合征在临床上主要分为三类。

1. 原发于肾小球疾病的原发性肾病综合征。

2. 继发于全身性疾病的继发性肾病综合征。

3. 由基因突变导致的遗传性肾病综合征。

通常诊断原发性肾病综合征时，需要排除继发性或遗传性肾病综合征。

二、鉴别诊断

1. 原发性肾病综合征　是指原发性肾小球疾病导致的肾病综合征。除隐匿性肾炎外，其他各种临床类型的肾小球疾病都可以在疾病过程中出现肾病综合征。病理学上主要表现为微小病变肾病、膜性肾病、局灶节段性肾小球硬化、系膜增生性肾炎或系膜毛细血管增生性肾炎最常见。部分IgA肾病患者，临床上也可以出现肾病综合征的表现。

2. 继发性肾病综合征　是指继发于全身性疾病的肾病综合征，包括代谢性疾病、自身免疫性疾病、感染性疾病、肿瘤、药物相关肾病综合征。

常见的继发性肾病综合征鉴别要点如下：

（1）糖尿病肾病：1型糖尿病起病5年，2型糖尿病确诊时都应该进行微量白蛋白尿检查，判断是否存在糖尿病肾病。典型糖尿病肾病往往有长期血糖血压控制不良病史，临床上从微量白蛋白尿、肾病综合征到慢性肾衰竭都可以发生，可以合并糖尿病视网膜病变。对于有条件的患者，建议肾活检明确诊断[1]。肾活检病理的典型表现是肾小球基底膜弥漫增厚，系膜基质增生形成典型的Kimmelstiel-Wilson（K-W）结节。

（2）肥胖相关肾病：随着肥胖的发生率增加，肥胖相关肾病也越来越常见。肥胖影响了肾脏结构、血流动力学及代谢。肾脏病理主要表现为肾小球和肾小管肥大，可以出现局灶节段性肾小球硬化[2]。

（3）系统性红斑狼疮、狼疮肾炎：育龄期女性高发，往往合并多系统累及的特点，包括发热、皮疹、血液系统和肾脏受累等。实验室检查可以观察到血清补体水平降低，抗核抗体和抗双链DNA抗体阳性。抗Smith抗体阳性的特异性非常高。未治疗的狼疮肾炎肾活检免疫荧光染色显示“满堂亮”。光镜中表现多样，从轻微病变到硬化性肾炎都可以出现，肾小管间质和血管都可以出现不同的病变[3]。

（4）显微镜下小血管炎相关肾损害：中老年

患者多见，临床上常以血尿为首发表现，贫血，快速出现肾功能减退。如果累及其他器官，可以有出血的表现。实验室检查发现抗中性粒细胞胞质抗体（ANCA）阳性。肾脏病理常表现为肾小球毛细血管袢节段坏死性病变和新月体形成。

（5）过敏性紫癜肾炎：儿童多见，近来发现老年人也经常出现紫癜性肾炎。如果有典型过敏性紫癜表现者，容易鉴别。若肾脏病起病时无紫癜表现，应详细询问病史。肾活检免疫荧光可见IgA和C3沉积，光镜中多见系膜增生性病变，部分重症患者可以表现为新月体形成。

（6）乙型肝炎病毒相关肾炎：患者血清中存在乙型肝炎抗原/抗体，或者存在乙型肝炎病毒复制的证据。最常见肾脏病理改变是膜性肾病和膜增生性肾炎。肾组织中发现HBsAg或者HBV-DNA可明确诊断。

（7）丙型肝炎病毒相关肾炎：以往认为患者需要存在丙型肝炎病毒感染的血清学证据，然而也有研究显示部分患者应用标准PCR技术无法测到丙型肝炎感染的证据[4]，那么肾组织中找到丙型肝炎病毒证据通常是诊断丙型肝炎病毒相关肾炎的必要条件。丙型肝炎病毒相关肾炎肾小球组织学通常表现为膜增生性肾炎、膜性肾病、IgA肾病、局灶节段性肾小球硬化肾炎，如果冷球蛋白阳性，还可以存在冷球蛋白肾小球损伤的表现。

（8）人类免疫缺陷病毒（HIV）导致的肾病：HIV是导致获得性免疫缺陷综合征（AIDS）的病因。患者存在HIV抗体及相关临床表现有助于鉴别诊断。但HIV感染的患者有时也合并感染其他病原体，如HBV或HCV，因此肾组织学检查非常必要。HIV导致肾小球病变主要有两种。HIV直接感染足细胞和壁层上皮细胞引起的HIV相关肾病（HIV-AN），表现为塌陷型局灶节段性肾小球硬化、肾小管微囊性扩张、间质性肾炎及小管网状包涵体。HIV感染也可以通过机体免疫反应导致免疫复合物相关肾损伤（HIVICK），可表现为感染相关肾炎、膜性肾病、IgA肾病、狼疮样弥漫增生性肾炎、膜增生性肾炎[5]。

（9）新型冠状病毒感染导致的肾损害：新型冠状病毒感染大流行时即发现新型冠状病毒可直接感染肾小球足细胞。早期报道多表现为急性肾损伤和肾病范围蛋白尿，肾小球足细胞损伤和塌陷型肾小球病是最常见的病理表现[6, 7]。

（10）多发性骨髓瘤肾损伤/具有肾脏意义的单克隆免疫球蛋白病（monoclonal gammopathy of renal significance，MGRS）：B淋巴细胞和浆细胞增殖性疾病是血液病导致肾病综合征的最常见原因，多见于中老年人，临床上可以有其他器官受累，如肝脾大、淋巴结肿大等。多发性骨髓瘤的特征性表现有高钙血症、肾衰竭、贫血和骨病变（hypercalcemia，renal failure，anemia，bone lesions，CRAB）。患者血清免疫固定电泳可以发现单克隆条带，血清中找到游离轻链。肾组织学中肾小球、肾小管间质和血管中有单克隆免疫球蛋白沉积，不同的沉积可以导致淀粉样病变、冷球蛋白血症肾脏病变、免疫触须样肾小球病、免疫球蛋白沉积病、增生性肾炎伴免疫球蛋白沉积，以及C3肾病和血栓性微血管病（TMA）[8]。多发性骨髓瘤更容易导致轻链管型肾病，即肾小管中有大量致密、均匀、分层的管型，管型中含有轻链和T-H蛋白。

（11）实体肿瘤相关肾病综合征：肺和胃肠道肿瘤是导致肾病综合征最常见的实体肿瘤，肾脏病有时是肿瘤最早出现的临床表现。对于中老年患者，以及出现淋巴结肿大，合并低热、贫血和消瘦等消耗表现的患者需要重视。肾活检中如果发现PLA2R抗体阴性的膜性肾病，也需要注意鉴别肿瘤导致的肾病综合征。

（12）靶向VEGF受体药物导致肾病综合征：肿瘤靶向治疗应用越来越广泛，靶向VEGF受体药物包括酪氨酸激酶抑制剂是最常用的肿瘤靶向药物。由于足细胞及足细胞/内皮细胞需要VEGF信号维持生理功能，因此部分使用靶向VEGF受体药物或酪氨酸激酶抑制剂治疗的患者容易出现肾病综合征。患者有用药病史非常重要，但由于肿瘤本身也可以导致肾病综合征，因此应尽量进行肾活检。靶向VEGF受体药物导致的特征性病变是肾小球内皮细胞损伤，形成类似血栓性微血管病样病变[9]。

3. 遗传性肾病综合征 是指因为遗传因素导致的肾病综合征，常见因素包括足细胞基因，如*NPHS1*、*NPHS2*、*WT1*、*PLCE1*等突变，可能导致出生3个月内起病[10]；还有一些非足细胞基因突变，如编码Ⅳ型胶原a链的基因突变导致Alport

综合征、编码半乳糖苷酶A的基因突变导致的Fabry病等。

三、病理诊断

肾病综合征患者进行肾活检以明确病理诊断可以帮助临床医师选择治疗方案，判断预后。引起肾病综合征的主要病理类型包括：①微小病变肾病（minimal changes disease，MCD）；②系膜增生性肾小球肾炎（mesangial proliferative glomerulonephritis，MsPGN）；③局灶节段性肾小球硬化（focal segmental glomerular sclerosis，FSGS）；④膜性肾病（membranous nephropathy，MN）；⑤系膜毛细血管性肾炎（mesangiocapillary glomerulonephritis，MPGN）。

1. 微小病变肾病　病理特点是免疫荧光染色阴性；光镜下，肾小球基本正常或轻度系膜细胞增生，近端小管上皮细胞可有脂肪变性。早期膜性肾病及局灶节段性肾小球硬化中的非硬化小球也可以有类似表现，需要注意鉴别。电镜下，肾小球上皮细胞足突广泛融合伴有上皮细胞空泡变性，肾小球上皮下、基底膜内均没有电子致密物沉积。各年龄段均可以发生，儿童更多见。临床上较少出现血尿、高血压。

2. 系膜增生性肾小球肾炎　病理特点是弥漫性肾小球系膜细胞增生和系膜基质增多。按照免疫荧光染色是否以IgA系膜区沉积为主，分为IgA肾病和非IgA系膜增生性肾炎。免疫荧光检查常有C3和IgG在肾小球系膜区或毛细血管壁呈颗粒状沉积，电镜下，除发现系膜细胞和基质增多外，严重者可见节段性系膜插入。在系膜区有电子致密物沉积。肾小球毛细血管上皮细胞可见足突融合。中青年发病更多，临床上血尿发生率较高。

3. 局灶节段性肾小球硬化　被认为是所有肾小球进展到肾小球硬化的共同途径。其病理特点是部分肾小球及毛细血管袢的部分小叶出现硬化性病变。免疫荧光染色可见C3不规则或呈团块状沉积；光镜下，存在上述特征性病变，受累小球不超过50%，受影响的毛细血管袢一般累及1～2个小叶。由于发现足细胞数量减少与局灶节段性肾小球硬化的发生、发展相关，因此往往硬化的毛细血管袢与邻近的肾小囊壁层上皮细胞粘连。受累小球附近的小管局灶性萎缩，间质纤维化。电镜下可见大部分肾小球毛细血管上皮细胞足突融合，上皮细胞丢失导致基底膜裸露。局灶节段性肾小球硬化可发生于各年龄段，男性多于女性。临床上常伴有血尿、高血压和肾功能减退。

4. 膜性肾病　目前发病率正在不断增加，男性多见。免疫荧光可见IgG和C3呈颗粒状沿着毛细血管袢分布。光镜下见特征性表现，即肾小球基底膜弥漫性增厚，形成钉突；晚期基底膜明显增厚，呈链环状。电镜可见上皮细胞下电子致密物沉积，晚期可见不规则增厚的基底膜中含有透亮区。由于发现抗PLA2R抗体在特发性膜性肾病发病中具有重要作用，指南推荐如果抗PLA2R抗体阳性，临床上表现为典型肾病综合征时，可以不进行肾活检即可诊断膜性肾病。

5. 系膜毛细血管性肾炎　其病理特点是肾小球基底膜增厚，系膜细胞增生，系膜基质扩张，广泛插入到肾小球基底膜和内皮细胞之间，使得毛细血管袢呈双轨征，同时肾小球被分割成不同的小叶。免疫荧光检查可见IgG、IgM、C3呈颗粒状沿基底膜和系膜区沉积，电镜发现电子致密物沉积于系膜区和内皮下。临床上青少年多见，血尿通常较明显，患者往往有严重的高血压，贫血和肾功能不全常见。大部分患者有持续的低补体血症。

四、分子和基因诊断

以原发性和继发性肾病综合征进行临床诊断，或通过肾活检组织学诊断均缺乏与肾病综合征发病机制的关联。随着检测技术的发展和疾病机制的深入研究，肾病综合征的诊断应尽可能提供发病机制的线索，有助于精准治疗。

已确定多种分子（抗体/抗原）可能与肾病综合征发病相关。近年来，研究人员发现抗M型磷脂酶A2受体（抗PLA2R）抗体是导致特发性膜性肾病的最主要致病分子[11]，《2021 KDIGO临床实践指南：肾小球疾病的管理》以实践要点的方式建议肾病综合征患者，如果抗PLA2R抗体阳性，可以不必进行肾活检诊断膜性肾病[12]。在发现抗PLA2R抗体之后还发现了更多和膜性肾病相关的其他抗原，如THSD7A、NELL1、SEMA3B、

PCDH7、NCAM1、EXT1/EXT2、HTRA1等，这些抗原与特发性或继发性膜性肾病发病相关[13]。也有研究发现，suPAR可能是导致特发性局灶节段性肾小球硬化的原因[14]。虽然目前尚无研究显示可以直接将这些抗原用于诊断，但检测这些抗原有助于判断导致膜性肾病的原因或鉴别特发性局灶节段性肾小球硬化。

另外还有一些研究应用蛋白质组学、脂代谢组学、基因芯片、代谢组学等现代实验技术比较微小病变肾病、局灶节段性肾小球硬化、膜性肾病等肾病综合征患者尿液、血清或者肾活检标本中的分子差异，发现多个蛋白质、脂质和miRNA可能与激素抵抗型肾病综合征相关[15]，但需要更多的研究来证实。

与临床病理显示肾小球毛细血管上皮细胞（足细胞）损伤是肾病综合征共同特点一致，大多数重要的基因组学研究和生物学研究都证明足细胞是肾病综合征的主要受损细胞。目前已发现至少60个基因和激素抵抗型肾病综合征相关[16]。

足细胞相关分子单基因遗传突变可导致常染色体显性、隐性遗传或X连锁遗传性肾病综合征。WT1锌指结构域的基因突变导致Denys-Drash综合征中肾小球硬化[17]。nephrin是构成足突间裂孔隔膜的主要分子，其基因（*NPHS1*）突变导致儿童发生芬兰型肾病综合征[18]。编码另一个裂孔隔膜重要分子podocin的*NPHS2*基因突变是欧洲和北美人群肾病综合征最常见的病因之一[19]。其他的裂孔隔膜蛋白如CD2AP、TRPC6、MAGI-2[20-22]的基因突变都可能和先天性肾病综合征有关。*ACTN4*、*MYO1E*、*MYH9*、*INF2*、*ANLN*、*ARHGDIA*、*ARHGAP24*、*KANK1*、*KANK2*、*KANAK4*基因编码蛋白均与足细胞骨架相关，发生突变后也可以导致肾病综合征[15]。另外编码辅酶Q10生物合成的基因*COQ2*、*COQ6*、*ADCK4*、*PDSS2*突变，影响足细胞生物学稳态，导致肾病综合征。足细胞相关基因变异导致肾病综合征的研究是肾脏病领域的研究热点，不断有新的致病基因被发现，这些单基因突变导致的肾病综合征往往表现为免疫治疗抵抗，肾脏病更容易进展，但是肾移植后复发更为少见。除足细胞外，编码基底膜胶原蛋白的基因突变有时也会在临床上产生肾病综合征表现。

（顾乐怡）

参考文献

[1] 中华医学会肾脏病学分会专家组．糖尿病肾脏疾病临床诊疗中国指南［J］．中华肾脏病杂志，2021，37（3）：255-304.

[2] Tsuboi N，Okabayashi Y，Shimizu A，et al. The renal pathology of obesity[J]. Kidney Int Rep，2017，2（2）：251-260.

[3] Bajema I M，Wilhelmus S，Alpers C E，et al. Revision of the international society of nephrology/renal pathology society classification for lupus nephritis：clarification of definitions，and modified national institutes of health activity and chronicity indices[J]. Kidney Int，2018，93（4）：789-796.

[4] Fowell A J，Sheron N，Rosenberg W M C. Renal hepatitis C in the absence of detectable serum or hepatic virus[J]. Liver Int，2008，28（6）：889-891.

[5] Kupin W L. Viral-associated GN：hepatitis C and hiv[J]. Clin J Am Soc Nephrol，2016，12（8）：1337-1342.

[6] Shetty A A，Tawhari I，Safar-Boueri L，et al. COVID-19-associated glomerular disease[J]. J Am Soc Nephrol，2021，32（1）：33-40.

[7] Kudose S，Batal I，Santoriello D，et al. Kidney biopsy findings in patients with COVID-19[J]. J Am Soc Nephrol，2020，31（9）：1959-1968.

[8] Leung N，Bridoux F，Batuman V，et al. The evaluation of monoclonal gammopathy of renal significance：a consensus report of the international kidney and monoclonal gammopathy research group[J]. Nat Rev Nephol，2019，15：45-59.

[9] Tonooka A，Ohashi R. Current trends in anti-cancer molecular targeted therapies：renal complications and their histological features[J]. J Nippon Med Sch，2022，89（2）：128-138.

[10] Boyer O，Schaefer F，Haffner D，et al. Management of congenital nephrotic syndrome：consensus recommendations of the ERKNet-ESPN working group[J]. Nat Rev Nephrol，2021，17：277-289.

[11] Beck L H Jr，Bonegio R G，Lambeau G，et al. M-type phospholipase A2 receptor as target antigen in idiopathic membranous nephropathy[J]. N Engl J Med，2009，361（1）：11-21.

[12] Kidney Disease：Improving Global Outcomes（KDIGO）Glomerular Diseases Work Group. KDIGO 2021 clinical practice guideline for the management of glomerular diseases[J]. Kidney Int，2021，100（4S）：S1-S276.

[13] Ronce P，Beck L，Debiec H，et al. Membranous nephropathy[J]. Nat Rev Dis Primers，2021，7：69.

[14] Wei C L，Trachtman H，Li J，et al. Circulating suPAR in two cohorts of primary FSGS[J]. J Am Soc Nephrol，2012，23（12）：2051-2059.

[15] Saleem M A. Molecular stratification of idiopathic nephrotic syndrome[J]. Nature Rev Nephrol，2019，15：750-765.

[16] Bierzynska A，McCarthy H J，Soderquest K，et al. Genomic and clinical profiling of a national nephrotic syndrome cohort advocates a precision medicine approach to disease management[J]. Kidney Int，2017，91（4）：937-947.

[17] Kreidberg J A，Sariola H，Loring J M，et al. WT-1 is required for

early kidney development[J]. Cell，1993，74（4）：679-691.
[18] Kestilä M，Lenkkeri U，Männikkö M，et al. Positionally cloned gene for a novel glomerular protein—nephrin—is mutated in congenital nephrotic syndrome[J]. Mol Cell，1998，1（4）：575-582.
[19] Weber S，Gribouval O，Esquivel E L，et al. NPHS2 mutation analysis shows genetic heterogeneity of steroid-resistant nephrotic syndrome and low post-transplant recurrence[J]. Kidney Int，2004，66（2）：571-579.
[20] Shih N Y，Li J，Karpitskii V，et al. Congenital nephrotic syndrome in mice lacking CD2-associated protein[J]. Science，1999，286（5438）：312-315.
[21] Winn M P，Daskalakis N，Spurney R F，et al. Unexpected role of TRPC6 channel in familial nephrotic syndrome：does it have clinical implications?[J]. J Am Soc Nephrol，2006，17（2）：378-387.
[22] Bierzynska A，Soderquest K，Dean P，et al. MAGI2 mutations cause congenital nephrotic syndrome[J]. J Am Soc Nephrol，2017，28（5）：1614-1621.

第七章　肾病综合征的治疗原则

随着临床诊疗水平的不断提高，肾病综合征已成为临床肾脏疾病的常见诊断之一；根据临床需要进行肾穿刺活检术，明确病理学诊断在临床工作中已广泛实现。因此，最关键同时也是最考验肾科医生的是如何制定合理的、有效的治疗方案。随着循证医学发展，越来越多的临床实践指南及专家共识相继推出，看似明确诊断之后，根据指南“按部就班”地进行治疗就可以了。但实际上并非如此，临床指南和专家共识可以提供参考，避免原则上的错误，但不能机械地“照搬”。在治疗过程中每位患者的情况千变万化，如何制订个体化的治疗方案、做出合理的策略调整更能体现一个肾科医师的诊疗水平。肾病综合征病因繁多，并发症复杂，其治疗是一个系统工程，涉及多个方面，原发性肾病综合征则应根据其病理类型制订相应的治疗方案，而继发性肾病综合征首要的是治疗原发疾病。本章简要介绍肾病综合征的治疗原则，而不考虑其病因，更深入的讨论参见其他具体章节。

一、一般治疗

（一）休息

一般推荐肾病综合征患者以卧床休息为主，以利于增加肾脏血流量、利尿及减轻尿蛋白，以及促进肾脏损伤的恢复。可适当抬高下肢，有利于水肿消退。严重水肿、低白蛋白血症患者本身因行动不便，不宜过多下床活动，但仍应保持适当的床上及床旁活动，以减少发生感染及血栓的风险。蛋白尿缓解、水肿消退后再逐渐增加活动量，同时应监测尿蛋白量的变化并做出相应的调整，但无论什么情况都应避免剧烈运动。

（二）饮食

肾病综合征患者常因胃肠道黏膜水肿和腹水而出现消化道症状，同时合并高脂血症等并发症，可导致食欲下降、吸收不良、恶心、呕吐乃至厌食。因此，饮食应以清淡低盐、易消化为主，同时保证足够的热量和营养。

1. 蛋白摄入　对于肾功能受损的患者，低蛋白饮食的治疗作用已经得到公认，被认为有助于保护肾功能。但肾病综合征患者应该摄入多少量的蛋白还存在争议。由于肾病综合征患者存在尿蛋白丢失、高分解代谢等病理生理改变，虽然肝脏合成蛋白质代偿性增加，但是仍不能补偿蛋白质的丢失和分解，无法保证机体需要，整体上处于负氮平衡状态，理论上应该增加饮食蛋白的摄入才能弥补。但研究表明，摄入过多蛋白并不能改善低蛋白血症[1]，甚至可能导致肾小球高滤过，加重蛋白尿，加重肾脏疾病进展。研究还发现低蛋白饮食[＜0.8g/（kg·d）]可以减轻蛋白尿[2]，但这可能加重肾病综合征患者肌肉消耗和营养不良。因此，蛋白摄入过多、过少都有不足之处。临床上，大多数情况下医师选择接近正常水平的蛋白量摄入，以求在治疗需要、营养及患者口味间达成相对平衡。尽管目前没有足够的循证医学证据支持，但在肾病综合征早期及肾功能正常时还是推荐正常水平的蛋白摄入量，即0.8～1g/（kg·d），对于慢性肾脏病3期（G3期）及以上者，蛋白摄入量应控制在0.6～0.8g/（kg·d）。同时应保证充足热量摄入，热量摄入不少于126～147kJ/（kg·d）[30～35kcal/（kg·d）]。摄入的蛋白质应以优质蛋白为主（富含必需氨基酸且易于机体吸收的动物蛋白），但植物来源蛋白也不应忽视。此外，黄芪、当归等中药可以有效地增加肝脏白蛋白合成，改善肾病综合征患者蛋白代谢紊乱。

一般情况下不主张静脉输注白蛋白，在严重低白蛋白血症导致低血容量甚至肾功能不全情况下，静脉输入适量白蛋白提高血浆胶体渗透压是有益的。但这种治疗维持时间相对短暂，输入的白蛋白大多数在24～48小时经尿液排出体外，补充白蛋白不能有效改善低蛋白血症。通常在严重低白蛋白血症、高度水肿且少尿的患者中配合利尿剂使用，短期改善患者水肿症状并减轻容量负荷，但不宜过频过多地使用。静脉输入过多白蛋白还可能加重肾小球滤过负担及肾小管上皮细胞损伤，引起所谓的“蛋白超负荷肾病”；此外，血容量增加过快，还会导致急性肺水肿的发生。因此，除非存在严重的血流动力学不稳定（低血容量、肾功能不全）和（或）难治性水肿时才考虑使用，否则不推荐静脉使用白蛋白。

2. 改善脂质代谢 肾病综合征患者往往合并脂质和脂蛋白的代谢异常。血清胆固醇、甘油三酯、极低密度脂蛋白（VLDL）、低密度脂蛋白（LDL）、中间密度脂蛋白（IDL）、脂蛋白a[Lp(a)]、总胆固醇/高密度脂蛋白（HDL）胆固醇比值升高[3, 4]，目前还不清楚限制饮食中的脂肪是否对肾病综合征相关高脂血症患者有益，亦缺乏相关的临床研究数据。只有早期、样本量较小的研究提示，蔬菜及大豆类膳食，富含单不饱和及多不饱和脂肪酸，且脂肪和蛋白质含量低，可降低患者血脂水平，但无法明确是与脂肪摄入的减少有关，还是与蛋白摄入减少所致的蛋白尿降低有关。也有研究发现，在肾病综合征患者中补充ω-3脂肪酸可降低血清甘油三酯水平[5]。因此，肾病综合征高脂血症的管理主要还是集中在肾病综合征本身的治疗上，但临床上仍建议伴有高脂血症的肾病综合征患者改善生活方式，调整饮食结构，以预防心血管事件的发生。

3. 水盐及其他元素摄入 肾病综合征低白蛋白血症导致血浆胶体渗透压降低，促使液体从血管腔内转移至组织间隙/腔隙，有效血容量不足致肾素-血管紧张素-醛固酮系统激活，这是继发性水钠潴留的重要原因，而原发性肾脏疾病可导致钠的重吸收增加，尿钠排泄显著降低，进而导致严重的钠潴留，即原发性肾性钠潴留。因此，限水、限钠是最基本的饮食要求。但低盐饮食会影响食欲，不利于患者摄入足够营养。而且临床上对患者水、钠平衡的评价也存在一定的不确定性，因此具体的限制程度应基于个体状况。一般成人患者推荐每天摄入食盐2～3g，味精、酱油、蚝油等含钠较多的调味料也应尽量少用。每天摄入液体一般不超过1500ml，少尿患者可根据前一日尿量加上500ml不显性失水来粗略估计液体摄入量。需要注意的是，“液体摄入量”不仅是指饮水，还包括其他食物中所含的水分，如水果、汤汁等。

尿中丢失的铁、锌、铜等微量元素可以通过正常的饮食得到补充，可适当补充维生素和可溶性纤维（如燕麦、谷类及豆类等）。由于肾病综合征患者常应用糖皮质激素治疗，因此建议常规补充钙和活性维生素D_3，以减少骨质疏松发生的可能[6]。

二、蛋白尿治疗

肾小球滤过屏障受损导致的大量蛋白尿是肾病综合征的基本病理改变和最主要的临床特征，因此如何减少尿蛋白是治疗肾病综合征的核心和关键。低盐饮食及适量蛋白质饮食可降低肾病综合征蛋白尿，除此之外，还包括两个主要方面：非免疫抑制治疗（non-immunosuppressive therapy）和激素及免疫抑制剂治疗。

（一）非免疫抑制治疗

非免疫抑制治疗适用于伴肾病综合征或蛋白尿的慢性肾脏病患者。主要药物包括肾素-血管紧张素-醛固酮系统抑制剂（renin-angiotensin-aldosterone system inhibitor，RAASi）和钠-葡萄糖协同转运蛋白2抑制剂（sodium-dependent glucose transporters 2 inhibitor，SGLT-2i）等。

肾素-血管紧张素-醛固酮系统（RAAS）的过度激活是肾脏疾病蛋白尿和水肿的重要发病机制。在动物实验和临床研究中都已经证实抑制RAAS的过度活化可以有效减少蛋白尿。因此在蛋白尿的治疗中，使用RAAS抑制剂是延缓肾脏疾病进展的重要治疗措施。

1. 肾素抑制剂 又称肾素直接抑制剂（direct renin inhibitor，DRI），作用于RAAS的限速酶——肾素，抑制肾素与其底物血管紧张素原的结合，从而抑制RAAS的整体激活。阿利吉仑是目前唯一获得美国FDA批准的可口服的直接肾素抑制剂。AVOID和ALTITUDE研究发现在ACEI或ARB基础上联合阿利吉仑可以进一步降低20%蛋白尿，但联合用药并未产生额外的心血管和肾脏保护效应，且有增加不良反应的倾向如高钾血症、急性肾损伤等，因此不推荐与ACEI或ARB联合应用。近期有荟萃分析结果提示，与ARB和ACEI相比，阿利吉仑在降低糖尿病肾病患者平均UACR方面更有优势，且可显著减少微量白蛋白尿进展至大量白蛋白尿[7]。

2. ACEI/ARB 在蛋白尿治疗中，在无禁忌情况下，ACEI和ARB被推荐作为降尿蛋白的一线药物，包括肾病综合征[8]。但微小病变肾病除外，因为糖皮质激素治疗通常能够缓解此病[9]。一般认为这两类药物除有效控制血压外，可通过扩张出球小动脉降低肾小球内压力和直接影响肾小球基底膜对大分子物质的通透性，有不依赖于降低全身血压而减少蛋白尿的作用。但应用ACEI或ARB降尿蛋白时，通常需要使用较大剂量，因此从小剂量起始服用，在可耐受情况下，逐步滴定至最适剂量。目前已证实ACEI/ARB有直接保护肾小球滤过屏障的作用。此外，大量临床研究证实了AECI和ARB的肾保护作用，不管是糖尿病肾病还是非糖尿病肾病，这种肾脏保护和降蛋白尿作用是相关的[10]。目前临床上可供选择的ACEI/ARB种类较多，且不同种类药物的半衰期、代谢和吸收、降压效果及对肝肾功能的要求等方面都有所不同，因此应根据每位患者的具体情况选择ACEI/ARB的种类。

但是在肾病综合征患者应用ACEI和ARB也需要谨慎。它们可能导致一过性的血肌酐升高，目前认为使用药物后血肌酐升高＜30%是可以接受的，血肌酐升高超过30%，建议停药，并且寻找可能的原因，如肾动脉狭窄或低血容量等。然而，有临床研究提示使用ACEI/ARB后，血肌酐较基线水平每升高10%，终末期肾病、心力衰竭、心肌梗死的发生风险和死亡风险逐渐增加，并不仅限于血肌酐较基线水平升高＞30%者[11]，因此使用该类药物后血肌酐升高的患者是心肾事件发生的高危人群，应密切监测心肾功能变化，权衡利弊并及时调整用药策略。此外还需警惕高钾血症的发生，当用药后血钾超过5.0mmol/L时要考虑低钾饮食，给予排钾利尿剂或降钾剂；如采取以上措施，血钾降低，可继续用药，如不降反升，需要减量或停用ACEI/ARB。同时应用β受体阻滞剂、保钾利尿剂和环孢素可能增加ACEI/ARB高血钾的风险。有双侧肾动脉狭窄、低血压者不宜应用此类药物。使用ACEI后出现显著干咳的患者，可考虑更换为ARB。

ACEI和ARB降尿蛋白的效果与应用剂量密切相关，国外研究证实大剂量应用有更好地降低尿蛋白的作用，如厄贝沙坦可以用到900mg/d，但国人很难耐受，因此在使用ACEI和ARB时应定期监测血压、血肌酐及血钾水平，逐步增加至最大可耐受剂量以达到最佳疗效。联合使用ACEI和ARB在理论上会有更好地降低尿蛋白的效果，也有荟萃分析显示两者联用确实有额外的降低尿蛋白的效果，尽管有高钾血症的趋势。然而，ONTARGET研究和VA NEPHRON D研究结果显示，两者联合使用并没有获得预期的联合治疗优势[12, 13]，两药联合治疗并不优于单药治疗。尽管联合使用后蛋白尿进一步减少，但是在生存和肾脏终点（肾衰竭或开始透析时间）上并没有显示获益。联合使用在有些患者中甚至增加了不良事件的发生，如低血压、晕厥、高血钾及AKI的发生率增加。因此，各项临床实践指南不推荐ACEI与ARB联合使用。

3. 醛固酮受体拮抗剂 研究发现，盐皮质激素受体（mineralocorticoid receptor，MR）的过度活化，通过促炎、促纤维化、促氧化应激、诱导足细胞及内皮细胞损伤等途径导致肾小球肥大、硬化及肾脏纤维化，最终促进肾脏疾病进展[14, 15]。因此，抑制MR过度活化为控制蛋白尿、延缓肾脏疾病进展提供了新的策略。盐皮质激素受体拮抗剂（mineralocorticoid receptor antagonism，MRA）分为甾体类MRA和非甾体类MRA。甾体类MRA主要包括螺内酯和依普利酮。螺内酯作为保钾利尿剂已在临床应用多年，但其除利尿作用外，也有潜在的抗蛋白尿作用。研究证实螺内酯加上ACEI和（或）ARB在减少糖尿病肾病蛋白尿上有叠加效果[16]，但相关研究样本量较小，且观察时间较短，没有监测肾功能，还需要进一步的大型长期研究证实，其应用时需严密监测血钾变化。依普利酮是第二代选择性MRA，是螺内酯化学衍生物，是一种更有效、更具有选择性的MRA，只作用于MR，而不作用于雄激素和孕酮受体，副作用较少。

非奈利酮（finerenone）是首个获批用于2型糖尿病相关慢性肾脏病治疗的非甾体类MRA，对MR的拮抗效力更强且安全性更高，近期有多个大型临床研究结果表明，对2型糖尿病合并CKD的患者，非奈利酮联合最大耐受剂量的ACEI或ARB可显著降低患者白蛋白尿，且对血钾影响较小[17-19]，改善肾脏风险结局。对于部分难治性肾病综合征患者，可考虑使用，这与其抗炎、抗纤维化、抗氧化应激、保护足细胞等作用有关。使用非奈利酮，尤其与ACEI/ARB联合使用时，应注意患者高钾血症的风险评估，定期检测血钾水平，给予低钾饮食，注意避免使用升钾药物，必要时可口服降钾剂。非奈利酮使用早期可能出现血流动力学相关且可逆的eGFR下降，这与非奈利酮扩张出球小动脉作用大于入球小动脉有关，可参考RAASi/SGLT-2i管理路径调整用药策略，即eGFR＜25ml/（min·1.73m²），立即停用；eGFR较基线下降≤30%，继续使用；eGFR较基线下降＞30%，分析是否有肾动脉狭窄、血容量不足、感染或合并使用其他肾毒性药物，并进行相应处理，如仍无缓解，则需停药。

4. SGLT-2i　是一种低亲和力、高容量的钠-葡萄糖协同转运蛋白，主要负责肾脏对葡萄糖的再吸收，并在糖尿病患者中过度表达，因此SGLT-2i作为新型降糖药应用于临床，即通过抑制SGLT-2来减少近端肾小管内葡萄糖和钠的重吸收。但其独立于降糖作用之外的肾脏保护作用越来越受到重视。SGLT-2i增加了钠向致密斑的输送，通过管球反馈加强入球小动脉的收缩，改善肾小球高滤过状态，进而降低肾小球内压，降低蛋白尿[20-23]。SGLT-2i还具有其他肾脏保护作用，包括降低局部促炎介质水平如IL-6、MCP-1、TNF-α和改善肾皮质缺氧等[24]。DAPA-CKD研究数据显示，无论基线是否合并2型糖尿病（T_2DM），达格列净均逆转CKD患者的尿白蛋白且延缓恶化，改善eGFR水平，进而保护肾脏功能[25]。CREDENCE研究显示，卡格列净显著降低T_2DM合并CKD患者的白蛋白尿（UACR）水平，延缓eGFR下降，显著降低终末期肾病风险[26]。基于多项大型临床研究结果，2023年KDIGO指南推荐SGLT-2i作为CKD患者治疗的一线药物。初始SGLT-2i治疗后可能会出现eGFR一过性下降，其机制为降低肾小球内压，引起血流动力学相关的eGFR下降，但不代表肾单位丢失，这与药物加强入球小动脉收缩有关。如eGFR＜15ml/（min·1.73m²），立即停用；eGFR较基线下降≤30%，继续使用；eGFR较基线下降＞30%，分析是否有肾动脉狭窄、血容量不足、感染或合并使用其他肾毒性药物，并进行相应处理，如仍无缓解，则需减量或停药。

（二）激素及免疫抑制剂治疗

激素及免疫抑制剂治疗仅适用于免疫机制介导的肾病综合征，如膜性肾病、狼疮肾炎等；不适用于非免疫机制介导的肾病综合征，如糖尿病肾病、高血压肾损害等。即使是免疫机制介导的肾病综合征，一般也要在非免疫抑制剂充分治疗基础上加用激素和免疫抑制剂。

常用药物包括糖皮质激素、细胞毒性药物和免疫抑制剂（钙调磷酸酶抑制剂、吗替麦考酚酯、来氟米特等）。近年，新型生物制剂在肾脏病领域的应用越来越广泛，为肾病综合征的治疗提供了新的策略。此外，中医中药在肾病综合征的治疗中同样发挥着重要作用，为治疗方案提供了多元化的选择和手段。

1. 糖皮质激素　泼尼松、泼尼松龙等属于类固醇激素，其具有强大的抑制免疫和炎症作用，因此该类药物是治疗肾病综合征的最经典药物。糖皮质激素的治疗剂量通常远超生理剂量，且用药时间相对较长，可导致感染、血糖升高、骨质疏松、消化性溃疡等副作用，严重影响治疗效果。因此，使用前应严格掌握糖皮质激素的适应证，使用过程中密切监测副作用，积极预防和处理相关并发症。糖皮质激素临床使用目前并没有一个统一的治疗方案，所用药物的组合、剂量及疗程等根据具体病因、病理类型及个体耐受情况而有所不同，儿童和成人也有很大差别，具体将在各个章节详细深入讨论。

2. 细胞毒性药物　指具有杀伤淋巴细胞并抑制其增殖的药物，常用细胞毒性药物包括烷化剂环磷酰胺和氮芥，以及嘌呤类似物硫唑嘌呤等。环磷酰胺有口服和静脉两种剂型，主要通过杀伤多种免疫细胞如T细胞、B细胞及NK细胞等，抑制机体的免疫功能，可用于原发性肾病综合征的治疗，有助于改善激素抵抗和减少复发，也可用于系统性红斑狼疮及血管炎等所致继发性肾病综合征的诱导缓解治疗，其副作用包括骨髓抑制、肝功能损害、性腺抑制、出血性膀胱炎、脱发及恶心、呕吐、腹泻等消化道反应。氮芥由于其可能导致血液系统恶性肿瘤的风险，临床已较少使用。硫唑嘌呤可用于狼疮肾炎及ANCA相关性血管炎的维持缓解治疗，其主要副作用包括胃肠道反应、骨髓抑制、肝功能异常等，因其副作用较多，疗效较弱，临床已较少使用。

3. 吗替麦考酚酯（mycophenolate mofetil，MMF）**和来氟米特**（leflunomide，LEF） MMF是一种抗代谢的免疫抑制剂。最初应用于各类实体器官移植的急性和慢性排斥反应。20世纪90年代后期MMF逐渐应用于自身免疫性疾病，如系统性红斑狼疮、血管炎、IgA肾病等。LEF属异噁唑类化合物，有一定的免疫抑制和抗增殖能力，是第一个被美国FDA批准的能改变类风湿关节炎病程及减轻骨质破坏的药物。从21世纪初，LEF逐渐在肾脏病领域（狼疮肾炎、IgA肾病）中得到应用，有一定的治疗效果。

4. 钙调磷酸酶抑制剂（CNI） 是一类以钙调蛋白为靶点的药物，通过抑制T细胞的生长和活化，发挥免疫抑制作用，环孢素（CsA）及他克莫司（FK506）是最常用的钙调磷酸酶抑制剂。2021年KDIGO指南建议有进行性肾损伤风险的原发性膜性肾病（IMN）患者接受免疫抑制剂治疗，CNI为中高风险IMN的首选联合治疗用药。环孢素可用于激素和细胞毒性药物治疗无效的难治性肾病综合征，长期使用会有肝肾毒性、高血压、高尿酸血症、齿龈增生和多毛症等副作用。他克莫司引起的齿龈增生和多毛症等副作用较少，但对血糖影响较大，可导致糖耐量异常，甚至引发糖尿病。

5. 生物治疗 目前激素联合免疫抑制剂仍是免疫性肾小球疾病最重要的治疗方案，但部分患者对于经典方案疗效不佳或无法耐受，因此新型的生物制剂给这部分患者的靶向治疗带来了新的方案。利妥昔单抗（rituximab，RTX）是目前肾脏疾病中应用最为广泛的生物制剂，是一种抗CD20的人/鼠嵌合IgG1单抗，可通过抗体和补体依赖的细胞毒作用杀伤CD20阳性的B细胞，多用于治疗CD20阳性的B细胞非霍奇金淋巴瘤、急慢性淋巴细胞白血病、多发性骨髓瘤等。近年已有多项研究证实，其在伴蛋白尿肾病的治疗中安全有效，并可降低疾病的复发，减少激素和免疫抑制剂的用量。目前RTX已被2020年KDIGO指南推荐用于膜性肾病的一线治疗，也被推荐用于部分复发性和难治性膜性肾病的治疗。此外，在一些难治性肾病综合征的治疗中，该药也取得了不错的治疗效果[27]。RTX应用的不良反应包括过敏反应、低丙种球蛋白血症等，临床使用中应予以关注，因报道研究随访时间较短，目前仍缺乏长期安全性的研究数据，因此尚需高质量的临床研究和长期随访进一步明确。奥妥珠单抗（obinutuzumab）是首个人源化Ⅱ型抗CD20单克隆抗体，因此其免疫原性更低。其抗体依赖的细胞毒及吞噬作用强于利妥昔单抗。另外，奥妥珠单抗的Fc部分经糖基化改造，增加了抗体对效应细胞的亲和力[28]，也可在出现RTX抵抗时考虑替换应用。此外有临床研究显示，贝利尤单抗在狼疮肾炎治疗中表现出较好的疗效与安全性[29]。

6. 中药治疗 雷公藤作为传统中药使用多年，其治疗蛋白尿的效果已经得到肯定，但对于肾病综合征，该药一般不作为首选，因其副作用包括肝脏损害、骨髓抑制，且其治疗剂量和中毒剂量较为接近，使用时应注意监测，必要时停药，此外该药还有性腺毒性，会导致育龄期女性患者闭经，男性患者精液减少等，应谨慎使用。

三、对症及并发症治疗

（一）水肿

水肿是肾病综合征的主要临床表现之一，在有些患者中水肿只是轻微的不适，但对另一些患者来说可能是极大的痛苦，不仅全身出现重度水肿，还会并存多浆膜腔积液如胸腔积液和腹腔积液等，严重影响生活质量，因此水肿的正确治疗非常重要。肾病综合征患者发生水肿的机制主要包括原发于肾脏疾病的水钠潴留，以及低白蛋白血症导致肾素-血管紧张素-醛固酮系统激活所致的继发性水钠潴留，不同机制所致的容量状态也有所不同，因此临床上要根据患者的具体情况确定治疗方案。限制水、钠摄入和卧床休息是最基本的要求，轻度水肿患者采取这两项措施就可能明显缓解，中重度水肿的患者往往要服用利尿剂，更严重者甚至需要住院进一步治疗，直至水肿缓解。

使用利尿剂前首先要评估患者的血容量和电解质平衡状态，低血容量状态不宜快速利尿。对单纯肾病综合征而没有高血压和肾功能异常的儿童患者使用钠通道阻滞剂阿米洛利有较好的疗效。在成人患者，钠潴留通常与肾小球滤过率下降及高血压有关，因此利尿剂和ACEI或ARB联用是有益的。如果肾功能正常，可选用阿米洛利、噻嗪类利尿剂、螺内酯及袢利尿剂。噻嗪类利尿剂和醛固酮拮抗剂常联合使用，对于难治性水肿可以考虑加用袢利尿剂等其他药物。渗透性利尿剂目前临床上使用较少，尤其是少尿患者，因其易与小管蛋白及白蛋白形成管型堵塞肾小管，且其高渗作用会导致肾小管上皮损伤，导致急性肾损伤。选择性血管加压素V2受体拮抗剂托伐普坦可用于容量负荷过重且伴有低钠血症的患者，应用时应密切监测血钠变化。使用利尿剂应从小剂量开始，逐步增加剂量，以避免造成有效血容量不足和电解质紊乱。水肿的消除速度不能太快，以每天体重减少0.5～1kg为宜。过度利尿的患者可能出现严重的血容量不足，如心动过速、外周血管收缩、直立性低血压、少尿甚至肾功能不全等症状，一旦发生需及时处理，一般可通过停止利尿、补液等手段纠正容量不足状态。对血清白蛋白水平较低的患者单纯使用利尿剂效果不佳，对尿量显著减少的患者可以考虑在静脉输注白蛋白的同时使用利尿剂，尤其是对血容量不足的患者，可获得较好的利尿效果，因为所产生的利尿剂-白蛋白复合物可将利尿剂保持在血管腔中，有利于利尿剂分泌至肾小管腔而发挥利尿作用。但应注意白蛋白使用的频率和剂量，因输入的白蛋白将从肾脏排出，可引起肾小球高滤过和肾小管上皮细胞损伤，促进间质纤维化，使用时应严格把握适应证。此外，心力衰竭患者应谨慎使用，避免加重心力衰竭症状。有一些因素可降低利尿剂的作用，如肠黏膜水肿会减少药物吸收，肾小球滤过功能受损会减少水分的滤出，尿蛋白量过大也会降低利尿剂效果等。在利尿剂效果不佳时要仔细分析原因，不能盲目加大剂量。在药物难以控制的水肿或出现急性肺水肿等紧急情况下，即使肾功能正常，也可以考虑进行临时透析治疗，清除水分。

（二）高脂血症

肾病综合征患者常见脂代谢异常，通常会出现血清胆固醇和甘油三酯水平的明显升高[30, 31]，主要是由于脂蛋白合成增加、分解代谢受损所致。高脂血症虽不如感染和血栓等并发症紧急，但不能因此而忽视。高脂血症是心血管疾病的高危因素，蛋白尿不能有效缓解的患者将长期面临这种风险。肾病综合征单纯针对高脂血症的治疗非常困难，而实际上，控制蛋白尿是最好的治疗方法，肾病综合征患者的高脂血症通常会随着肾病的缓解而好转。生活方式的改变如饮食习惯和结构的改变，以及增加运动、戒烟和减重等方式的改变尚未在肾病综合征患者中得到充分研究，但已有研究表明，上述生活方式改变可有效预防一般人群的心血管疾病的发病率和死亡率。有研究报道富含不饱和脂肪酸的大豆素可降低血脂25%～30%，而补充富含ω-3多聚不饱和脂肪酸的鱼油在动物实验中其降脂作用显著，但在肾病综合征患者中其作用还有待进一步临床研究证实。单纯肾病综合征如果在3～6个月缓解，可不给予药物降脂治疗，未缓解时可考虑给予药物降脂治疗。

所有降脂药物都可用于肾病综合征患者，但最常用的仍然是他汀类药物。对于仅有重度高甘油三酯血症且LDL-C≤2.6mmol/L的患者，可以给予ω-3脂肪酸（如二十碳五烯酸乙酯或鱼油补充剂）或贝特类药物治疗。初始治疗可以选择中等强度的他汀类药物，如阿托伐他汀或普伐他汀。在肾病综合征相关的高脂血症患者中，他汀类药物可显著降低血浆总胆固醇和LDL-C浓度，甘油三酯水平的降低程度要小一些，同时还可降低脂蛋白a水平[32]。同时使用环孢素的患者应谨慎使用他汀类药物。他汀类药物与环孢素同时使用会增加他汀类药物的血药水平和肌毒性风险。他克莫司与他汀类药物之间没有药物相互作用，可合用且无需进行剂量调整。对于经他汀类药物治疗无法耐受者，或者尽管接受了最大耐受剂量的他汀类药物治疗，血脂仍无法达标的患者，可选择或联合使用以下药物，如依折麦布、PCSK9抑制剂、贝特类药物、ω-3脂肪酸或LDL血浆分离置换。这些二线治疗药物的疗效和副作用各有不同，详见具体章节。

（三）高凝状态/血栓形成

肾病综合征患者动脉及静脉血栓形成风险显著升高，而血栓形成的风险因肾病综合征病因而异[33, 34]。常见的有深静脉血栓（deep vein thrombosis，DVT）、肾静脉血栓（renal vein thrombosis，RVT）、肺血栓栓塞性疾病、脑静脉血栓及动脉血栓形成等。研究数据表明，膜性肾病患者特别容易并发血栓栓塞性疾病，其发病率可达7.9%[34]，原因还不清楚，但这类患者大多年龄较大，可能血管本身存在一定的问题。通常认为肾病综合征患者的高凝状态与多种止血机制异常相关，包括抗凝蛋白水平降低（如抗凝血酶、纤溶酶原等）、血小板功能亢进、高纤维蛋白原血症、纤溶酶原活化抑制等，此外利尿剂和激素的使用也会加重机体的高凝状态。血栓形成风险与血清白蛋白水平密切相关，当血清白蛋白浓度降到25g/L以下时高凝倾向尤其严重，此时需常规应用小剂量肝素或低分子量肝素预防血栓的发生。此外也可服用新型口服抗凝药物（NOAC）或抗血小板药物，服用药物期间应密切监测患者的出凝血情况，避免药物过量导致出血。有临床结果表明，低白蛋白血症且出血风险低的患者，无论是否为妊娠肾病综合征患者，都可能会从预防性抗凝治疗中获益[35]。一旦发生血栓或血栓栓塞，应尽快给予相应处理，如溶栓治疗等。

临床选择给予预防性抗凝之前一定要评估患者的出血风险，风险的评估可参考心房颤动的CHA2DS2-VASC抗凝评分、抗凝危险因素ATRIA风险评分及HAS-BLED抗凝出血风险评分，对于出血风险较高的患者应避免使用预防性抗凝治疗。目前推荐对血栓风险评估高危且出血风险为低或中等的肾病综合征患者进行预防性抗凝治疗，常见的高危因素包括血清白蛋白浓度≤25g/L、低血容量、长期卧床、膜性肾病等。抗凝治疗时间尚无明确规定，但蛋白尿缓解后即可考虑停止抗凝治疗。住院期间常用皮下注射肝素或低分子量肝素，也可以选择口服华法林，但应监测凝血酶原时间及国际标准化比值。如果经华法林治疗后出现副作用或疗效不佳，且不愿使用低分子量肝素，则可考虑使用直接口服抗凝药（direct oral anticoagulant，DOAC）[36]，但因DOAC在肾病综合征中治疗研究的数据有限，因此不常规推荐使用。选择应用时，应根据不同药物的肾脏清除率、蛋白结合率等进行选择。对于妊娠肾病综合征患者，首选的抗凝药物是低分子量肝素。也可使用抗血小板药物，其使用方便且出血风险小，但预防血栓栓塞性疾病的作用不确定。对于已经出现的深静脉血栓，可以应用标准的治疗方案进行溶栓及抗凝治疗，同时应密切监测患者是否有出血情况。

（四）感染预防及治疗

严重感染一直被认为是肾病综合征最主要的、可危及生命的并发症之一。由于肾病综合征患者存在免疫球蛋白及补体丢失、免疫功能紊乱、营养不良等情况，因此患者抗感染能力下降，如同时使用激素、免疫抑制剂等药物，尤其存在不合理滥用时可能进一步降低患者抵抗力。在抗生素广泛应用之前，败血症占肾病综合征患者死亡病因的1/3，肺炎链球菌引起的败血症在儿童患者中占很大比例，腹膜炎、蜂窝织炎、消化道及泌尿道感染也是常见感染并发症，成人患者败血症相对少见，但细菌谱更广。在抗生素广泛使用的今天，感染仍然是肾病综合征患者的严重并发症之一，而且不限于普通细菌感染，各种罕见的耐药细菌、真菌及病毒等均可引起感染。

保持对肾病综合征患者感染的足够警惕是预防感染的重要前提。一般建议患者卧床休息，减少外出被感染的机会，必要时可采取戴口罩等防护措施。在正常人，接种疫苗是预防某种疾病的常规手段，但对肾病综合征患者这一存在免疫异常的特殊人群如何合理接种疫苗仍然不清楚，相关的研究非常缺乏。这对儿童患者尤其重要，因为儿童在成长过程中需要接种多种疫苗。一般认为肾病综合征儿童仍应根据年龄接种相应的疫苗，但应避免接种减毒活疫苗。接受大剂量激素或其他免疫抑制剂治疗的患者进行疫苗接种时应格外谨慎，接种前应仔细评估，权衡利弊。肺炎链球菌感染的发病率在降低，但在大量蛋白尿和严重低蛋白血症患者中仍推荐注射肺炎链球菌疫苗进行预防。研究表明，儿童微小病变肾病患者使用肺炎链球菌疫苗后反应基本正常，尽管其抗体滴度低于正常水平并且快速下降，只有不到50%的患者能维持1年的有效免疫状态。英国指南推荐儿童肾病综合征患者每年注射流感疫苗，研究证实此是有效的[37]。此外，儿童肾病综合征患者使用水痘疫苗也有一定的效果[38]。

不推荐肾病综合征患者使用抗生素来预防感染发生，免疫球蛋白、胸腺素、左旋咪唑及中药等在预防感染上的作用也有报道，但尚缺乏更多的临床研究证据。

（五）高血压治疗

严格的血压控制对于减少蛋白尿和保护肾功能都是至关重要的，肾病综合征患者的血压应尽可能控制在130/80mmHg以下。也要注意避免过度降压，尤其是对低血容量的患者，有时候需要行24小时动态血压监测来调整药物剂量。在没有特别禁忌证的情况下，所有类型降压药都可以用于肾病综合征，有时需要2种及2种以上的降压药联合应用才能控制血压。因为ACEI和ARB有独立于降压之外的肾保护作用，在没有高血钾、低血容量状态和急性肾损伤等禁忌的情况下，该类药物是首选降压药物，如患者为突发肾病综合征，应尽量避免使用，因为这些药物会引起急性肾损伤，尤其是微小病变肾病患者。钙通道阻滞剂的降压效果好且有心血管保护作用，因此较常用该药。此外，根据患者的具体情况，还可选用β受体阻滞剂、α受体阻滞剂及中枢降压药。临床已有多种复合制剂的降压药，如缬沙坦氨氯地平、奥美沙坦酯氨氯地平等，服用方便，可提高患者依从性。

（六）急性肾损伤

有相当一部分肾病综合征患者会出现急性肾损伤（AKI），如不及时处理，会进展到终末期肾病（ESRD）。有效血容量不足、过度利尿、肾静脉血栓形成等常易引发AKI。此外AKI的发生也与疾病病因密切相关，通常微小病变所致肾病综合征发生AKI的风险高于其他病因，但是通过积极的预防和治疗可以减少AKI发生和进展的机会。因此，在治疗蛋白尿的同时，不应忽视对肾功能的监测。在治疗过程中，尽量选用肾脏副作用较小的药物，根据肾功能情况及时调整药物剂量，一旦出现尿量减少或肾功能受损则应仔细查找原因，有可逆因素的尽可能通过去除诱因及对症治疗等手段使其逆转，如补充血容量、适当利尿、碱化尿液、停用相关药物等，必要时可行血液透析治疗，如进展至不可逆转阶段，则按慢性肾脏病治疗指南的要求进行治疗和管理。

四、总体治疗策略

（一）综合治疗

肾病综合征其“病”在肾，而其“害”在全身，由于大量蛋白成分如血浆白蛋白、免疫球蛋白、补体成分、抗凝及纤溶因子等从尿中丢失，可影响全身多个系统和器官，而继发性肾病综合征还要考虑原发疾病的影响。因此，对于肾病综合征的治疗，应制订全面、系统的综合治疗方案。当然治疗的首要目标是控制大量蛋白尿，针对病因治疗，但同时也要兼顾伴随症状和并发症治疗，如水肿、高脂血症、血栓栓塞、高血压和感染等，不能“顾此失彼”。此外，在治疗蛋白尿的同时应考虑机体的整体平衡，不要只顾蛋白尿的治疗，如感染是导致肾病综合征复发的常见原因，如果只是为了更好地控制蛋白尿而使用过强的免疫抑制治疗，就有可能导致患者反复出现感染，而感染又会导致肾病综合征复发，如此反复，恶性循环，加速患者肾脏疾病的进展。因此，临床上要根据患者的具体情况全面评估、综合考虑。

（二）合理选择药物

用于治疗肾病综合征的药物种类繁多，而肾病综合征涉及的治疗药物往往包括激素和免疫抑制剂等药物，其相关不良反应和副作用存在较大差异，应用前应详细了解这些药物的适应证、禁忌证、不良反应、注意事项及药代动力学等特征，根据患者的具体情况来合理选择和优化组合，制订治疗效果最佳、副作用最小、耐受性最好的治疗方案。由于肾病综合征所需使用激素或免疫抑制剂治疗的时间较长，这些药物的副作用也相对较大，因此在治疗过程中应密切监测病情变化以评估治疗效果，有条件单位还应对使用免疫抑制剂如他克莫司、环孢素等的血药浓度进行定期监测，如出现病情进展、药物浓度不达标或超标等情况，及时分析原因并做相应调整。

（三）规范化与个体化相结合

肾病综合征的病因及病理类型不尽相同，相应的推荐治疗方案也各有不同。以往肾病综合征的免疫抑制治疗多以经验性治疗为主，药物的剂量、疗程带有较大的随意性和主观性。但随着循证医学的发展，随机对照临床试验的增多，也出现了越来越多的指南与推荐。在临床实践中，应根据患者的临床表现及病理类型特征选择应用成熟且疗效确实的一线治疗方案，治疗过程中如需调整均应遵循一定的规范，切忌随意更改治疗方案。临床上常见的情况就是一种药物疗程未满便更换另一种药物治疗方案，实际上是因为前一种方案的治疗作用尚未完全显现出来。同时也应注意，每位患者的情况都是不一样的，不能机械地"照搬"指南或他人的治疗经验，规范治疗的同时，还应做到个体化治疗，并根据患者的实际情况和病情变化，及时调整治疗方案。

（四）儿童和成人肾病综合征分别对待

儿童肾病综合征患者的病理类型多以微小病变肾病为主，通常单用激素治疗可获得较满意的治疗效果，称为类固醇敏感型肾病综合征，因此临床上儿童诊断为肾病综合征时，可以先不做肾穿刺活检即可应用足量糖皮质激素治疗，以争取时间，如果患者蛋白尿迅速缓解可继续治疗。但大多数儿童类固醇敏感型肾病综合征会出现复发，需要反复使用类固醇激素。为了降低发病率和激素副作用，一些患者需要使用免疫抑制剂，包括左旋咪唑、吗替麦考酚酯、钙调磷酸酶抑制剂、抗CD20单克隆抗体和环磷酰胺，在发病和复发期间需要密切监测和预防急性并发症（如低血容量、急性肾损伤、感染和血栓形成）[39]，如果出现激素抵抗或频繁复发等情况则需考虑肾穿刺活检并调整治疗方案。先天性肾病综合征（CNS）是一组异质性疾病，其特征是肾性蛋白尿、低白蛋白血症和水肿，表现在子宫内或出生后的前3个月，通常不建议早期常规进行肾脏切除，但是已经给予最佳保守治疗仍出现严重并发症、肾移植前有持续性肾病综合征和（或）WT1显性突变的患者可以考虑进行肾脏切除[40]。

成人肾病综合征病理类型复杂多样，仅根据临床表现、年龄、实验室指标等进行经验性治疗不够准确，更达不到个体化治疗要求，建议完善肾穿刺活检，明确病理诊断，根据病理类型结合临床表现制订个体化治疗方案。但近年随着新型标志物的发现和临床应用，对特定类型肾病综合征的诊断产生了重要影响。例如，抗磷脂酶A2受体抗体（PLA2R抗体）的检测使得肾活检已经不再是特发性膜性肾病诊断的唯一方法，2021年KDIGO指南推荐，对于临床表现为肾病综合征、血清PLA2R抗体检测阳性、肾功能正常的患者无需肾活检即可诊断为特发性膜性肾病；对于血清抗体阳性且存在疾病进展的患者，仍建议尽快进行肾活检，明确病理诊断，并根据患者的危险分层决定是否给予免疫抑制剂治疗。

（杨　明　梅长林）

参考文献

[1] Mansy H, Goodship T H, Tapson J S, et al. Effect of a high protein diet in patients with the nephrotic syndrome[J]. Clin Sci (Lond), 1989, 77 (4): 445-451.

[2] Giordano M, De Feo P, Lucidi P, et al. Effects of dietary protein restriction on fibrinogen and albumin metabolism in nephrotic patients[J]. Kidney Int, 2001, 60 (1): 235-242.

[3] Vaziri N D. Disorders of lipid metabolism in nephrotic syndrome: mechanisms and consequences[J]. Kidney Int, 2016, 90 (1): 41-52.

[4] Agrawal S, Zaritsky J J, Fornoni A, et al. Dyslipidaemia in nephrotic syndrome: mechanisms and treatment[J]. Nat Rev Nephrol, 2018, 14: 57-70.

[5] Bell S, Cooney J, Packard C J, et al. The effect of Omega-3 fatty acids on the atherogenic lipoprotein phenotype in patients with nephrotic range proteinuria[J]. Clin Nephrol, 2012, 77(6): 445-453.

[6] Elder G J. Nephrotic syndrome: don't forget the bones! [J]. Nephrology (Carlton), 2008, 13 (1): 43, 44.

[7] Akbariromani H, Haseeb R, Nazly S, et al. Efficacy of direct renin inhibitors in slowing down the progression of diabetic kidney disease: a meta-analysis[J]. Cureus, 2022, 14 (8): e28608.

[8] Shimizu S, Niihata K, Nishiwaki H, et al. Initiation of renin-angiotensin system inhibitors and first complete remission in patients with primary nephrotic syndrome: a nationwide cohort study[J]. Clin Exp Nephrol, 2023, 27 (5): 480-489.

[9] Floege J, Barbour S J, Cattran D C, et al. Management and treatment of glomerular diseases (part 1): conclusions from a kidney disease: improving global outcomes (KDIGO)

controversies conference[J]. Kidney Int，2019，95（2）：268-280.
[10] Keane W F，Zhang Z X，Lyle P A，et al. Risk scores for predicting outcomes in patients with type 2 diabetes and nephropathy：the RENAAL study[J]. Clin J Am Soc Nephrol，2006，1（4）：761-767.
[11] Schmidt M，Mansfield K E，Bhaskaran K，et al. Serum creatinine elevation after renin-angiotensin system blockade and long term cardiorenal risks：cohort study[J]. BMJ，2017，356：j791.
[12] Yusuf S，Teo K K，Pogue J，et al. Telmisartan，ramipril，or both in patients at high risk for vascular events[J]. N EnglJ Med，2008，358（15）：1547-1559.
[13] Fried L F，Emanuele N，Zhang J H，et al. Combined angiotensin inhibition for the treatment of diabetic nephropathy[J]. N Engl J Med，2013，369（20）：1892-1903.
[14] Tuttle K R，Agarwal R，Alpers C E，et al. Molecular mechanisms and therapeutic targets for diabetic kidney disease[J]. Kidney Int，2022，102（2）：248-260.
[15] Alicic R Z，Johnson E J，Tuttle K R. Inflammatory mechanisms as new biomarkers and therapeutic targets for diabetic kidney disease[J]. Adv Chronic Kidney Dis，2018，25（2）：181-191.
[16] Mehdi U F，Adams-Huet B，Raskin P，et al. Addition of angiotensin receptor blockade or mineralocorticoid antagonism to maximal angiotensin-converting enzyme inhibition in diabetic nephropathy[J]. J Am Soc Nephrol，2009，20（12）：2641-2650.
[17] Bakris G L，Agarwal R，Anker S D，et al. Effect of finerenone on chronic kidney disease outcomes in type 2 diabetes[J]. N Engl J Med，2020，383（23）：2219-2229.
[18] Pitt B，Filippatos G，Agarwal R，et al. Cardiovascular events with finerenone in kidney disease and type 2 diabetes[J]. N Engl J Med，2021，385（24）：2252-2263.
[19] Agarwal R，Kolkhof P，Bakris G，et al. Steroidal and non-steroidal mineralocorticoid receptor antagonists in cardiorenal medicine[J]. Eur Heart J，2021，42（2）：152-161.
[20] Cherney D Z I，Perkins B A，Soleymanlou N，et al. Renal hemodynamic effect of sodium-glucose cotransporter 2 inhibition in patients with type 1 diabetes mellitus[J]. Circulation，2014，129（5）：587-597.
[21] Anders H J，Davis J M，Thurau K. Nephron protection in diabetic kidney disease[J]. N Engl J Med，2016，375（21）：2096-2098.
[22] Tsimihodimos V，Filippatos T D，Filippas-Ntekouan S，et al. Renoprotective effects of SGLT2 inhibitors：beyond glucose reabsorption inhibition[J]. Curr Vasc Pharmacol，2017，15（2）：96-102.
[23] Wanner C，Heerspink H J L，Zinman B，et al. Empagliflozin and kidney function decline in patients with type 2 diabetes：a slope analysis from the EMPA-REG OUTCOME trial[J]. J Am Soc Nephrol，2018，29（11）：2755-2769.
[24] Laursen J C，Søndergaard-Heinrich N，de Melo J M L，et al. Acute effects of dapagliflozin on renal oxygenation and perfusion in type 1 diabetes with albuminuria：a randomised，double-blind，placebo-controlled crossover trial[J]. eClinicalMedicine，2021，37：100895.
[25] Heerspink H J L，Stefánsson B V，Correa-Rotter R，et al. Dapagliflozin in patients with chronic kidney disease[J]. N Engl J Med，2020，383（15）：1436-1446.
[26] Perkovic V，Jardine M J，Neal B，et al. Canagliflozin and renal outcomes in type 2 diabetes and nephropathy[J]. N Engl J Med，2019，380（24）：2295-2306.
[27] Ahmed M S，Wong C F. Rituximab and nephrotic syndrome：a new therapeutic hope?[J]. Nephrol Dial Transplant，2008，23（1）：11-17.
[28] Al-Sawaf O，Fischer K，Engelke A，et al. Obinutuzumab in chronic lymphocytic leukemia：design，development and place in therapy[J]. DrugDes Devel Ther，2017，11：295-304.
[29] Barrett C，Willcocks L C，Jones R B，et al. Effect of belimumab on proteinuria and anti-phospholipase A2 receptor autoantibody in primary membranous nephropathy[J]. Nephrol Dial Transplant，2020，35（4）：599-606.
[30] Vaziri N D. Disorders of lipid metabolism in nephrotic syndrome：mechanisms and consequences[J]. Kidney Int，2016，90（1）：41-52.
[31] Agrawal S，Zaritsky J J，Fornoni A，et al. Dyslipidaemia in nephrotic syndrome：mechanisms and treatment[J]. Nat Rev Nephrol，2018，14：57-70.
[32] Kong X Y，Yuan H，Fan J M，et al. Lipid-lowering agents for nephrotic syndrome[J]. Cochrane Database yst Rev，2013，（12）：CD005425.
[33] Vestergaard S V，Birn H，Darvalics B，et al. Risk of arterial thromboembolism，venous thromboembolism，and bleeding in patients with nephrotic syndrome：a population-based cohort study[J]. Am J Med，2022，135（5）：615-625.
[34] Barbour S J，Greenwald A，Djurdjev O，et al. Disease-specific risk of venous thromboembolic events is increased in idiopathic glomerulonephritis[J]. Kidney Int，2012，81（2）：190-195.
[35] Lin R，McDonald G，Jolly T，et al. A systematic review of prophylactic anticoagulation in nephrotic syndrome[J]. Kidney Int Rep，2020，5（4）：435-447.
[36] Sexton D J，de Freitas D G，Little M A，et al. Direct-acting oral anticoagulants as prophylaxis against thromboembolism in the nephrotic syndrome[J]. Kidney Int Rep，2018，3（4）：784-793.
[37] Poyrazoğlu H M，Düşünsel R，Gündüz Z，et al. Antibody response to infuluenza a vaccination in children with nephritic syndrome[J]. Pediatr Nephrol，2004，19（1）：57-60.
[38] Furth S L，Arbus G S，Hogg R，et al. Varicella vaccination in children with nephrotic syndrome：a report of the southwest pediatric nephrology study group[J]. J Pediatr，2003，142（2）：145-148.
[39] Vivarelli M，Gibson K，Sinha A，et al. Childhood nephrotic syndrome[J]. The Lancet，2023，402（10404）：809-824.
[40] Boyer O，Schaefer F，Haffner D，et al. Management of congenital nephrotic syndrome：consensus recommendations of the ERKNet-ESPN working group[J]. Nat Rev Nephrol，2021，17：277-289.

第八章　肾病综合征的预后

肾病综合征患者的肾脏预后根据其病因、肾脏病理类型及对治疗的反应不同而存在较大差异。临床上可见少数肾病综合征患者自发缓解（如部分膜性肾病），但大多数患者都需要积极的治疗与干预，在去除病因和（或）使用药物（如激素、免疫抑制剂等）治疗后才可能获得缓解。有些类型的肾病综合征（如微小病变肾病）对治疗反应很好，但在缓解后可能出现频繁复发或激素依赖，需要反复进行治疗或调整治疗方案。另一些肾病综合征（如局灶节段性肾小球硬化、糖尿病肾脏病及淀粉样变性肾病等）对治疗反应不佳，可能长期存在大量蛋白尿，直至进展至终末期肾病（end stage kidney disease，ESKD）。

（一）原发性肾病综合征

1. 微小病变肾病（minimal change disease，MCD）是儿童肾病综合征最常见的病理类型，约占80%，通常患儿预后较好。大多数患儿对激素治疗反应良好，但较易复发。约50%的患儿在起病5年内有1～2 次复发，20%的患儿频繁复发持续到10年以后，仅有30%的患儿没有复发。激素依赖或频繁复发通常提示预后不良，如出现激素抵抗，预后更差。约3%的患儿从激素敏感变为激素抵抗，存在血尿和高血压的患儿激素抵抗率增加，预后较差。

成人MCD患者与儿童类似，对激素治疗反应较好，75%以上的成人患者在糖皮质激素治疗后能达到完全缓解。超过一半成人MCD患者可复发，约1/3患者可能反复复发或者激素依赖。约10%的成人MCD患者为激素抵抗型，需重新进行评估，以寻找肾病综合征的其他病因。尿蛋白量大、严重高血压、肾功能损害者预后较差；激素敏感者预后好，激素抵抗者预后差。总体来讲，MCD患者的预后较好，超过90%的患者生存期在10年以上，进展至ESRD的风险较小。

2. 局灶节段性肾小球硬化（focal segmental glomerulosclerosis，FSGS） 根据病因可分为原发性、遗传性和继发性。原发性FSGS多以蛋白尿起病，且大多数表现为肾病综合征，可分为非特异型、门部型、细胞型、尖端型和塌陷型。部分FSGS病例可由MCD转变而来，因此这部分FSGS被认为和MCD是同一疾病的不同阶段，但两者预后截然不同。不管是儿童还是成人，只有不足5%的患者可自发缓解，肾病综合征患者自然病程中10年肾脏存活率约为50%，经激素治疗缓解者10年肾脏存活率约为90%，无缓解者6～10年超半数进入ESKD。通常认为尖端型对激素治疗反应好，预后最佳（接近MCD），10年肾脏存活率约100%，塌陷型FSGS常伴有大量蛋白尿及急性肾损伤，约50%的患者于诊断3年后进展为ESKD，预后最差，其他各型介于两者之间[1,2]。

3. 膜性肾病（MN） 这是成人原发性肾病综合征的常见病因，好发于中老年患者。其预后差别较大，特发性膜性肾病（IMN）大约1/3的患者变为良性或惰性病程，约30%的患者可自发缓解，约1/3的患者会发展为肾病综合征，但维持正常的肾功能。15%～50%未接受免疫抑制治疗的患者在10年内进展至ESKD。2021年KDIGO指南建议依据尿蛋白水平、eGFR等进行预后危险分层给予相应治疗。对低风险MN不建议给予免疫抑制治疗，对中、高、极高风险MN建议积极给予免疫抑制治疗，且单用激素疗效不佳，推荐激素、细胞毒性药物、钙调磷酸酶抑制剂或利妥昔单抗等联合治疗。使用免疫抑制治疗可使进展为ESKD患者的数量减少约40%[3]。膜性肾病预后不良的因素包括持续大量蛋白尿、诊断时肾功能受损、男性、年龄在50岁以上、难以控制的高血压、肾小管萎缩和间质纤维化。如合并新月体形成和（或）节段性硬化，预后更差[4]。

4. IgA肾病（IgA nephropathy）　为我国肾小球源性血尿最常见的病因，也是世界范围内最常见的肾小球肾炎，其中部分患者表现为肾病综合征。因其病因不清，发病机制未明，临床预后也具有异质性。我国的一项回顾性研究发现，平均蛋白尿＞1g/d的IgA肾病患者进展至肾衰竭的风险是平均蛋白尿＜1g/d患者的9.4倍，是平均蛋白尿＜0.5g/d患者的46.5倍[5]。有研究显示，IgA肾病患者在7年内进展至ESRD的比例男性为15%，女性为8%，但发病时血肌酐≥150μmol/L的患者7年内有高达70%的患者进展至ESRD[6]。此外，肾脏病理提示肾小球硬化、间质纤维化、肾小管萎缩或伴有大量新月体形成时，提示预后不佳。也有研究提示血管紧张素转换酶（ACE）基因DD型与不良预后有关。

（二）继发性肾病综合征

1. 糖尿病肾脏病（diabetic kidney disease，DKD/DK）　这是目前导致慢性肾脏病增长最快的病因之一，大约40%的2型糖尿病患者和30%的1型糖尿病患者会发展成为DKD[7, 8]。除非合并免疫介导的肾病存在，否则不使用免疫抑制剂治疗DKD。多数早中期DKD患者对ACEI/ARB反应良好，可将蛋白尿降至较低水平，延缓肾脏疾病进展，但多数晚期患者对治疗反应差。SGLT-2i及非甾体类MRA（非奈利酮）的问世改写了DKD的治疗指南与标准，为DKD的治疗提供了新的临床策略。但DKD总体预后不佳，患者一旦出现大量蛋白尿，肾功能会迅速减退，直至ESKD。其预后不良的因素包括糖尿病类型、持续大量蛋白尿、肾功能、高血压、高血脂、冠状动脉病变等。

2. 狼疮肾炎　引起肾病综合征的狼疮肾炎病理类型主要有足细胞病、Ⅴ型狼疮肾炎、Ⅲ＋Ⅴ型狼疮肾炎，以及Ⅳ＋Ⅴ型狼疮肾炎。足细胞病对激素和免疫抑制剂反应佳，预后也较好；其余三型需要激素、免疫抑制剂和生物制剂联合长期治疗，预后较差。

3. 肾脏淀粉样变性　为系统性淀粉样变性的一种表现。肾脏淀粉样变性主要表现为蛋白尿，约50%的患者表现为肾病综合征。通常治疗效果不佳，由此引起的肾病综合征也较难缓解，肾脏淀粉样变性总体预后不良。

4. 多发性骨髓瘤（multiple myeloma，MM）　肾脏损害是MM常见和严重的并发症之一，初诊时50%以上的患者已存在肾功能不全，有时肾脏损害往往是首发改变，常在肾脏科就诊和诊断，主要临床表现以蛋白尿和肾功能不全为主。当出现肾脏损害时，多发性骨髓瘤已不处于疾病早期，但给予积极治疗后，约半数的多发性骨髓瘤肾损害患者肾功能可部分或完全恢复，且恢复多在3个月内。对治疗无反应者预后较差，多数较快进展至ESKD。

5. 乙型肝炎病毒相关性肾炎（hepatitis B virus associated glomerulonephritis，HBV-GN）　临床表现多样，主要表现为肾病综合征或肾炎综合征，在部分HBV-GN患者中，往往不需要免疫抑制治疗，单纯抗病毒治疗后蛋白尿即可明显缓解。但在部分成人HBV-GN患者中，则表现为慢性进展性疾病（如乙型肝炎病毒相关膜增殖性肾炎），可逐渐发展为肾功能不全，最终进入ESKD。

6. 肿瘤免疫治疗药物所致的肾病综合征　随着肿瘤免疫靶向治疗的人群日益增多，在临床工作中也常可出现，因此该类患者应密切监测肾功能，如考虑出现药物相关肾损害，通常停用免疫靶向药物，调整治疗方案，并给予激素等积极治疗后，蛋白尿可得到缓解，肾功能也会得到一定改善[9, 10]。

（三）先天性肾病综合征

先天性肾病综合征（congenital nephrotic syndrome，CNS）是一组异质性疾病，其特征是肾性蛋白尿、低白蛋白血症和水肿，可出现在子宫内或出生后的前3个月，最常见的病因是足细胞遗传缺陷。少数情况下，也可能由先天性感染或母体同种免疫疾病引起[11]，患儿一般出生后十几个月内即进展至ESKD，需要进行肾脏替代治疗。同种异体肾移植是治疗的最佳选择，通常在患儿1～2岁时进行，治疗效果肯定，据报道，患者5年生存率超过90%，移植物10年存活率超过80%。最大的难题仍然是慢性移植肾肾病，在青少年时期通常需要再次行肾移植[12]。

不同病因导致的肾病综合征，其预后的影响因素不同，包括原发病、年龄、人种、地域及遗传因素等，更详细的讨论将在各章节进行。如果不考虑病因，影响肾病综合征患者肾脏预后的因素主要包括尿蛋白量、对激素及免疫抑制治疗的反应、发病时肾功能水平及肾活检病理改变的严重程度。大量蛋白尿本身是影响肾脏疾病进展的独立危险因素，并可增加心血管疾病风险。在3～6个月蛋白尿部分或完全缓解能准确地预测疾病进展的风险。因此，肾病综合征治疗的首要目标是控制蛋白尿，同时积极预防和治疗相关并发症，以改善疾病预后。

过去曾经认为肾组织活检发现的慢性病理改变（如肾间质纤维化和小管萎缩）在治疗上有重要的指导意义，有这类改变的患者治疗反应性差。但机体作为一个整体，对治疗的反应才是肾脏预后的可靠判断指标。有学者报道，尽管肾脏病理上的肾小管间质纤维化、继发性局灶节段性肾小球硬化及血管病变与肾脏预后差有关，但这些病理改变并不能脱离基线血清肌酐值和蛋白尿水平而独立预测肾脏预后，存在这些病理改变也不意味着一定对治疗没有反应[13]。

因此，提高肾病综合征患者预后的关键在于“早发现、早诊断、尽治疗”，选择合适、有效的治疗方案，积极治疗，控制蛋白尿和相关并发症，减少肾功能恶化的风险，延缓肾脏疾病进展，改善患者预后。

（杨　明　梅长林）

参考文献

[1] Schrier R W，Coffman T M，Falk R J，et al. Schrier's Disease of the Kidney[M]. Philadelphia：Lippincott Williams & Wilkins，2013.

[2] D'Agati V D，Alster J M，Jennette J C，et al. Association of histologic variants in FSGS clinical trial with presenting features and outcomes[J]. Clin J Am Soc Nephrol，2013，8（3）：399-406.

[3] von Groote T C，Williams G，Au E H，et al. Immunosuppressive treatment for primary membranous nephropathy in adults with nephrotic syndrome[J]. Cochrane Database Syst Rev，2021，2021（11）：CD004293.

[4] Fervenza F C，Sethi S，Specks U. Idiopathic membranous nephropathy：diagnosis and treatment[J]. Clin J Am Soc Nephrol，2008，3（3）：905-919.

[5] Le W B，Liang S S，Hu Y L，et al. Long-term renal survival and related risk factors in patients with IgA nephropathy：results from a cohort of 1155 cases in a Chinese adult population[J]. Nephrol Dial Transplant，2012，27（4）：1479-1485.

[6] Wakai K，Kawamura T，Endoh M，et al. A scoring system to predict renal outcome in IgA nephropathy：from a nationwide prospective study[J]. Nephrol Dial Transplant，2006，21（10）：2800-2808.

[7] GBD Chronic Kidney Disease Collaboration. Global，regional，and national burden of chronic kidney disease，1990-2017：a systematic analysis for the global burden of disease study 2017[J]. Lancet，2020，395（10225）：709-733.

[8] Alicic R Z，Rooney M T，Tuttle K R. Diabetic kidney disease：challenges，progress，and possibilities[J]. Clin J Am Soc Nephrol，2017，12（12）：2032-2045.

[9] Kitchlu A，Fingrut W，Avila-Casado C，et al. Nephrotic syndrome with cancer immunotherapies：A Report of 2 cases[J]. Am J Kidney Dis，2017，70（4）：581-585.

[10] Fujii T，Kawasoe K，Tonooka A，et al. Nephrotic syndrome associated with ramucirumab therapy：A single-center case series and literature review[J]. Medicine（Baltimore），2019，98（27）：e16236.

[11] Boyer O，Schaefer F，Haffner D，et al. Management of congenital nephrotic syndrome：consensus recommendations of the ERKNet-ESPN working group[J]. Nat Rev Nephrol，2021，17（4）：277-289.

[12] Hölttä T，Jalanko H. Congenital nephrotic syndrome：is early aggressive treatment needed? Yes [J]. Pediatr Nephrol，2020，35（10）：1985-1990.

[13] Troyanov S，Roasio L，Pandes M，et al. Renal pathology in idiopathic membranous nephropathy：a new perspective[J]. Kidney Int，2006，69（9）：1641-1648.

第九章 肾穿刺活检

肾病综合征是以"三高一低"为共同特征的一组临床症状群，病理生理及临床表现相似，但其病因却涵盖了多种原发性肾脏疾病、结缔组织病、代谢性疾病、感染性疾病、遗传性疾病、肿瘤等多种疾病。各种疾病的病理改变、治疗方案及预后都不尽相同，只有通过肾穿刺活检才能相互鉴别。因此，除了青少年单纯性肾病综合征可以先试用糖皮质激素治疗外，其他没有禁忌证的患者均建议接受肾穿刺活检，根据肾脏病理结合临床表现做出准确的诊断，指导治疗，判断预后[1,2]。

肾穿刺活检是在影像学技术（如B超）的辅助下，利用肾穿刺器械取得少量肾组织进行病理学检查的技术。常规肾脏病理检查包括光学显微镜检查、免疫病理学检查和电子显微镜检查。肾脏病理检查的流程包括取材、预处理（分割、固定）、制片、染色、读片和报告。肾穿刺活检实现了"透过表象看本质"，肾脏病理成为多数肾脏疾病诊断的金标准和制订个体化治疗方案及判断预后的重要指标[3]。

肾活检技术不但对肾脏病的研究工作具有重大意义，而且对肾脏病的临床工作也具有不可替代的重要作用，其意义在于以下方面：①明确肾脏疾病的病理变化和病理类型，并结合临床做出疾病的最终诊断；②根据病理变化、病理类型和严重程度制订治疗方案；③根据病理变化、病理类型和严重程度判断患者的预后；④通过重复肾活检，探索该种肾脏疾病的发展规律，判断治疗方案的正确与否，为治疗计划的继续实施或修正提供依据。

一、适应证和禁忌证

（一）适应证

大多数原发性及继发性肾病综合征患者只要条件允许，均应考虑行肾穿刺活检以明确病理诊断[1,2]，根据肾脏病理类型进行个体化精准治疗。某些特殊类型的肾病综合征在诊断时通常无需肾活检，可先开始经验性治疗[3-5]。

1. 6岁以下儿童急性发作的肾病综合征患者 儿童和青少年不伴有血尿的单纯性肾病综合征病理类型大多是微小病变肾病或轻度系膜增生性肾炎。对于这些患者可以先采用糖皮质激素正规治疗6～8周，疗效不佳者再考虑行肾穿刺活检术。

2. 血清抗磷脂酶A2受体抗体阳性的肾病综合征患者 近年来发现抗磷脂酶A2受体（PLA2R）抗体与原发性膜性肾病高度相关，具有良好的诊断价值，且浓度与疾病预后直接相关。因此，多数学者认为抗PLA2R抗体阳性患者可诊断为原发性膜性肾病，无需肾穿刺活检即可开始治疗。但以下情况应进行肾活检：①存在其他继发性疾病标志物（如乙型肝炎抗原、抗核抗体）阳性者，需鉴别原发性与继发性疾病；②尿沉渣镜检有活动性发现或肾功能快速下降者时需排除叠加有新月体性肾小球肾炎及评估慢性肾损伤程度。

3. 原发性（AL型）或继发性（AA型）淀粉样变性导致的肾病综合征患者 根据病史和有无肾外受累，结合腹部脂肪垫活检等微创组织活检可以诊断AL型或AA型淀粉样变性，而无需承担肾穿刺活检的创伤及风险。

4. 类固醇敏感性肾病综合征在适当免疫抑制治疗停止后复发的患者 如微小病变肾病频繁复发。

5. 可能与某种药物有关的肾病综合征患者 如与使用非甾体抗炎药、帕米膦酸二钠、青霉胺、金剂或锂剂等药物有关的肾病综合征患者。停用诱发药物后长达数年才观察到恢复，如由青霉胺或金制剂导致的肾病综合征。如果肾病综合征伴中重度急性肾损伤，可行肾活检以明确病因。

6. 部分确诊恶性肿瘤的患者 实体肿瘤或血

液系统恶性肿瘤可能引发膜性肾病、微小病变肾病等肾脏病理改变，治疗肿瘤后肾病综合征通常可以缓解。但治疗期间出现肾功能受损需进行肾活检，明确是否抗肿瘤药物导致的肾毒性，以指导抗肿瘤治疗方案调整。

7. 重度肥胖患者出现随时间推移而缓慢增加的蛋白尿 这些患者多为肥胖相关性肾小球病（继发性FSGS）或糖尿病肾病，减肥常可以改善蛋白尿。而突发肾病综合征的肥胖患者需进行肾活检。

8. 多年糖尿病病史的患者出现随时间推移而缓慢增加的蛋白尿 糖尿病肾病早期多表现为轻中度白蛋白尿，随着糖尿病病程进展逐渐发展为显性蛋白尿。但以下情况考虑合并非糖尿病肾病，需行肾穿刺活检明确原因：①1型糖尿病发病5年内尿白蛋白重度升高（≥300mg/d或300mg/g）；②2型糖尿病发病前尿白蛋白重度升高持续多年；尿沉渣中检出红细胞管型、变形红细胞或白细胞管型；③有其他引起肾脏病的全身性疾病（如系统性红斑狼疮）；④尿白蛋白突然增加（1～2年内尿白蛋白持续升高5～10倍）或eGFR迅速下降［eGFR每年下降＞5ml/（min・1.73m^2）］。

（二）禁忌证

随着肾穿刺技术条件、手段的改进和医疗水平的提高，一些原先肾活检禁忌证经过积极治疗、处理也可以安全地进行肾穿刺。

1. 肾穿刺活检的绝对禁忌证[1, 2]

（1）不能纠正的明显出血倾向。

（2）精神异常等不配合操作者。

（3）固缩肾、小肾和孤立肾。

（4）肾脏血管瘤、海绵肾或多囊肾病。

2. 肾穿刺活检的相对禁忌证

（1）活动性肾脏或肾周感染，肾穿刺活检部位的皮肤感染。

（2）肾脏异位或游走、肾积水。

（3）未控制的严重高血压（收缩压＞170mmHg）。

（4）过度肥胖或大量腹水。

（5）其他：剧烈性咳嗽、腹痛及腹泻、严重贫血、心功能不全等。

二、肾活检的种类

肾活检技术始于20世纪20年代，至今人们用于获得活体肾组织的方法有以下四种[6]。

1. 经皮肾穿刺活检 是目前国内外最为广泛采用的肾活检技术，该方法于1944年由瑞典医师Alwall率先开展，我国于1958年由赵魁单、周惠英最先开展。关于经皮肾穿刺活检将在下文详细阐述。

2. 开放式肾活检 是最早采用的肾活检方法，由加拿大医生Gwyn于1923首次开展，即在全身麻醉下切开皮肤暴露肾下极，楔形切取肾组织后缝合止血。开放式肾活检在直视下取材，成功率达100%，且开放式肾活检可多部位取材，提高了对局灶性肾脏疾病的病理诊断准确率。但开放式肾活检作为外科手术，存在相应的麻醉风险、手术风险，仅适用于存在不可纠正的出血倾向的患者、孤立肾或经皮肾穿刺活检失败的患者。

3. 腹腔镜下肾活检 仍属于一种开放式肾活检，但腹腔镜手术与普通外科手术相比具有损伤小、时间短、恢复快等优点，可安全有效替代开放式肾活检。因此，腹腔镜下肾活检也逐渐被人们认识并接受。对于过度肥胖、孤立肾、凝血障碍等经皮肾穿刺活检风险或难度太大的患者，腹腔镜下肾活检是一种安全的、有效的肾穿刺技术。

4. 经静脉肾活检 1990年Mal借鉴经静脉肝活检开展了经静脉肾活检，采用导管造影技术，由右颈内静脉插入导管，在透视造影下将导管插到右肾静脉并沿静脉分支到右肾下极，然后在导管内置入穿刺针，将穿刺针刺进肾实质，通过注射器负压吸引取得肾组织。此方法的最大优点是一旦有出血，血液将直接流入血管内。但经静脉肾活检操作烦琐，穿刺过深会造成肾实质贯通伤，出现肾周血肿甚至误伤其他脏器。穿刺过浅则会造成获取肾组织样本髓质过多，皮质过少，对肾小球疾病的诊断有一定影响。同时，经静脉肾活检价格较为昂贵，通常需要使用对比剂，有诱发肾病的风险。因此，该方法主要适用于部分有肾活检必要但又存在经皮肾穿刺禁忌证的患者，如无法纠正的凝血障碍、肾脏联合肝脏或心脏活检、重度肥胖或孤立肾。

经皮肾穿刺活检方法是目前应用最广泛的标准肾活检方法，特殊情况下应根据患者情况、医疗条件、操作经验等选用其他非经皮肾穿刺活检方式，包括开放式活检、腹腔镜下肾活检及经颈静脉肾活检，不同肾活检方式的优缺点及适应证见表9-1，选择流程见图9-1[7,8]。

表9-1　不同肾活检方式的优缺点及适应证

肾活检方式	优点	缺点	适应证
经皮肾活检	微创、操作简便、普及，经验较多	不适用于出血风险高的患者或有明显的解剖学异常的患者	适合绝大部分患者
开放式肾活检	盲目性小、成功率高、伤及其他脏器的风险较小	并发症风险高、恢复时间长、相对创伤较大、费用较高	存在经皮肾穿刺禁忌证的患者
腹腔镜下肾活检	盲目性小、成功率高、伤及其他脏器的风险较小	并发症风险高、恢复时间长、费用较高	存在经皮肾穿刺禁忌证的患者
经静脉肾活检	微创、出血风险小	对比剂肾损害、普及程度低、操作烦琐，意外风险高、取样可能不充分	出血风险较高的患者、马蹄肾患者

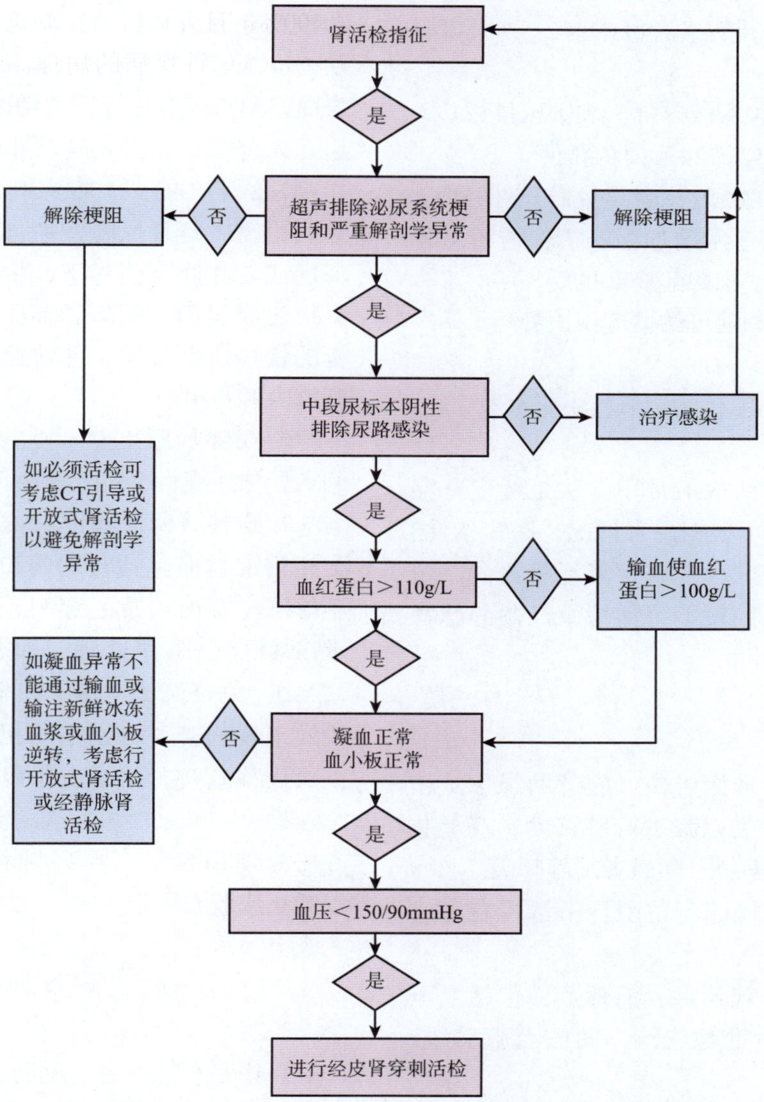

图9-1　肾活检方式选择流程

三、肾穿刺活检术前准备[7]

1. 明确肾穿刺活检适应证并选择合适肾活检方式后，向患者及家属解释肾活检的必要性及安全性并简要说明操作过程，消除其顾虑，争取最佳配合，并签署书面知情同意书。

2. 详问病史，特别注意出血病史。了解患者全身情况、心肺功能、肾功能，B超测定双肾大小、位置及活动度，以及有效控制高血压。

3. 检查血常规、出凝血指标。根据病情需要查血型、备血。

4. 术前已用抗凝治疗者应停用抗凝药物，并根据抗凝药物的半衰期考虑停药时间并复查凝血指标。出血风险大的肝病患者可术前2～3天口服或肌内注射维生素K_1。

5. 训练患者俯卧位吸气末屏气和卧床排尿。

6. 受检患者术前12～24小时内排便。

7. 非急诊肾活检的女性患者尽量避开月经期。

8. 严重肾衰竭患者术前加强透析，透析患者术前采用无肝素透析或枸橼酸局部抗凝。

9. 过度紧张者穿刺前可酌情应用镇静药。

四、肾穿刺活检操作程序[7-11]

目前临床肾穿刺活检最常用方法是经皮肾穿刺活检，特殊情况下可根据患者情况、医疗条件、操作经验等选用其他非经皮肾穿刺活检方式，包括开放式肾活检、腹腔镜下肾活检及经颈静脉肾活检。

经皮肾穿刺活检

1. 体位 受检者取俯卧位，腹部肋缘下（相当于肾区位置）垫沙袋以减少肾脏移动。双上肢置于两侧，头向一侧偏斜。嘱患者平静呼吸。

2. 穿刺点选择 B超定位引导下选择右肾或左肾下极。

3. 皮肤消毒 常规消毒，消毒范围包括上至肩胛下线，下至髂后上棘连线，两侧至腋后线，然后铺巾。

4. 穿刺点皮肤局部麻醉 沿进针途径做皮下局部麻醉，直至肾筋膜。通常将注射器造成负压的同时先进针，如无出血，边退出注射针边注射局麻药。

5. 穿刺方法[14, 15]

（1）负压吸引穿刺法：多采用16G负压Menghini穿刺针，针芯完全插入针管内，经B超穿刺针固定器的针槽及在实时B超引导下将穿刺针穿刺至肾包膜表面，取出针芯，置入针栓，连接负压。当肾脏处于最佳穿刺位置时，嘱患者屏气，造负压的同时，穿刺针穿至预定深度后，快速拔出穿刺针，用负压注射器中的生理盐水推射出肾脏组织。穿刺动作以手腕运动为主，幅度不宜过大，过程应快捷。

（2）Tru-Cut活检针穿刺法：分为手动Tru-Cut活检针穿刺法和自动穿刺枪切割法两种[16, 17]。手动Tru-Cut活检针穿刺法：肾穿刺针进入到肾包膜表面，嘱患者屏住呼吸，将内芯推入肾脏2cm，快速送入外套针，并迅速拔出穿刺针。自动穿刺枪切割法：将14G或16G穿刺针装入枪槽后，合上穿刺枪盖，打开保险按钮，根据先前测量的进针深度或者在超声引导下，将穿刺针经皮送到肾脏下极包膜表面，嘱患者屏住呼吸，术者按下穿刺枪的快速进针按钮，并快速拔出穿刺针，取出切割槽内的肾组织。

6. 局部加压止血 拔出穿刺针后，立即在穿刺点处加压止血5～10分钟。

7. 送检 所取肾组织长度通常为15～20mm。合格的取材应包括肾皮质和肾髓质。所取肾组织不够或空穿时可重复穿刺。按各项病理检查的要求分割肾组织并处理，即刻送检。通常行光镜（LM）、免疫荧光（IF）和电镜（EM）检查。光镜及电镜检查时分别采用相应的固定液固定，免疫荧光检查将肾组织置于浸有低温生理盐水敷料上送检。

8. 伤口包扎 肾穿刺术后用敷料覆盖伤口，以纱布或胶布固定。

五、肾穿刺后护理

1. 用平车把患者送返病房。

2. 将患者送回病房后小心平移至病床上，术后患者采取平卧位，严格腰部制动4小时（四肢可放松及缓慢小幅度活动，但严禁翻身及扭转腰部）。

3. 术后应常规监测血压、心率，每30分钟测1次，连续测4次，然后改每小时1次，连续测4次，观察尿色、皮肤出汗、面色、腰腹部症状及体征。

4. 出现血压下降或肉眼血尿时应立即查血常规及血细胞比容，腰腹部疼痛显著者应行B超检查，观察是否存在肾包膜下血肿等情况。

5. 避免或及时处理便秘、腹泻及剧烈咳嗽。

6. 如无高血压、肾功能不全等高危患者，肾活检术后卧床24小时。

7. 术后2～3周禁止剧烈运动或做重体力劳动。

六、并发症及处理[18]

作为有创性操作，肾穿刺活检后可能会出现轻度或严重并发症。一项包括118 064例肾活检的系统综述和荟萃分析显示，肾穿刺后约4.3%的患者出现穿刺部位疼痛，11%的患者出现血肿，约3.5%的患者出现肉眼血尿，出现需要输血的严重出血比例约1.6%，只有0.3%的患者需要介入或外科干预，死亡病例罕见，仅占0.06%。

1. 血尿　绝大多数患者术后都有镜下血尿，而肉眼血尿的发生率较低。多数肉眼血尿发生在术后第1次排尿，3～5 次排尿后尿色逐渐转清，一般不超过2天。少数患者在术后3～12天还会发生迟发性肉眼血尿。

2. 大出血　对于严重肉眼血尿患者应采取积极的止血措施，包括持续静脉泵入垂体后叶素，肌内注射或皮下注射巴曲酶及静脉输注维生素K_1等，但不主张使用容易形成血凝块的凝血药物。当患者血细胞比容下降超过6%或血红蛋白下降20g/L以上或血流动力学不稳定，必须静脉补充液体，维持正常的血液循环和较多的尿液排出，以保持泌尿道的通畅，防止血凝块堵塞泌尿道。如血细胞比容及血红蛋白继续下降，则应及时输血、行选择性肾动脉造影介入栓塞，必要时行外科手术以控制活动性大出血。

3. 肾周血肿　在肾活检术后很常见，多为小血肿。临床上常表现为肾活检3～5天后出现低热、腰痛，经B 超检查证实。肾周小血肿卧床休息可自行吸收消散，无后遗症，较大的血肿可在3个月内吸收。严重的肾周大血肿处理类似严重的肉眼血尿患者。

4. 动静脉瘘　肾活检后出现无法解释的高血压，移植肾受者的活检部位通常可闻及血管性杂音应考虑动静脉瘘，多普勒超声检查或肾动脉造影可确诊。多数患者能在1～2年自行吸收，严重者可在选择性肾动脉造影时采用栓塞治疗。

5. 肾周疼痛　多为轻度钝痛，较长时间、较剧烈的疼痛可能与血肿扩大和（或）尿路梗阻有关。对于术后出现剧烈疼痛的患者，或不伴肾周痛而出现双下肢内侧疼痛，或腹痛，且同时出现出汗严重者，应严密观察血压及心率变化并及时测定血细胞比容及血红蛋白浓度，确定有严重出血时应及时处理。

6. 尿潴留　术后部分患者因为情绪紧张而出现尿潴留，以致需要协助排尿及采用导尿措施排尿。发生明显肉眼血尿且尿中出现较多血凝块者，容易尿路梗阻导致严重的尿潴留。后者应采取经皮膀胱穿刺导尿或三腔导尿管导尿及反复冲洗膀胱，直至患者出血终止为止。

7. 其他　感染、误穿其他脏器等并发症与检查者操作不当有关，现已罕见。

七、肾脏病理检查在肾病综合征诊断中的应用

全身多个器官、多个系统的疾病都可以表现为肾病综合征（表9-2），疾病的病因多变、病理表现各异，因此除具有不能纠正的肾穿刺禁忌证患者，大部分肾病综合征患者都应接受肾穿刺病理检查。根据我国统计资料，原发性肾病综合征中儿童和青少年最常见的病理类型是微小病变肾病和IgA肾病，中老年人多见膜性肾病；而继发性肾病综合征中代谢性疾病、感染性疾病和结缔组织病多见[19]。

肾脏病理检查是诊断原发性肾病综合征和继发性肾病综合征的金标准，但要根据肾脏病理形态改变做出准确的病因诊断还需要注意以下方面。

表9-2 肾病综合征常见病因

原发性肾病综合征	继发性肾病综合征	
微小病变肾病	感染性疾病	细菌感染：链球菌感染后肾炎、结核
膜性肾病		病毒感染：乙型肝炎、丙型肝炎、HIV
局灶节段性肾小球硬化症		寄生虫感染：血吸虫、疟原虫
IgA肾病	药物	青霉胺、金制剂、干扰素、可乐定
膜增殖性肾小球肾炎	过敏、免疫	花粉、药物过敏
IgM肾病	肿瘤	实体瘤、淋巴瘤、白血病
	代谢性疾病	糖尿病、甲状腺功能亢进
	系统性疾病	系统性红斑狼疮、类风湿关节炎
	遗传性疾病	Alport综合征、先天性肾病综合征
	其他	肾移植慢性排斥、妊娠肾病

1. 不能孤立看待病理形态学改变，应与临床充分沟通，结合临床表现、实验室检查结果做出明确诊断。

2. 进行病理诊断的医师除具有扎实的病理基础、丰富的经验，还应对肾脏病有深入的认识。

3. 成熟、先进的肾脏病理检查技术如标本取材、制片、染色水平等是正确诊断的前提。

4. 光学显微镜检查、免疫病理学检查和电子显微镜检查三者各有特点，某些疾病只有通过特定检查才能诊断，如IgA肾病只有通过免疫病理学检查才能确诊，而薄基底膜肾病只有电镜检查可以确诊。但单一检查手段往往具有较大局限性，需要多种技术综合运用才能正确诊断。

肾活检技术是一项近几十年来才发展起来的技术，但已经日益成为肾脏病诊断和治疗中的必不可少的有力工具。相信随着医疗技术的改进和医疗水平的提高，肾活检病理学必将给肾脏疾病的诊断和治疗带来新的飞跃。

（李　林）

参考文献

[1] 邹万忠. 肾活检病理学 [M]. 4版. 北京：北京大学医学出版社，2017.

[2] MacGinley R，Champion De Crespigny P J，Gutman T，et al. KHA-CARI Guideline recommendations for renal biopsy[J]. Nephrology，2019，24（12）：1205-1213.

[3] Visconti L，Cernaro V，Ricciardi C A，et al. Renal biopsy：Still a landmark for the nephrologist[J]. World J Nephrol，2016，5（4）：321-327.

[4] Jennette J C（EDT），Olson J L，Silva F G，et al. Heptinstall's pathology of the kidney[M]. Array Philadelphia：Lippincott Williams & Wilkins/Wolters Kluwer，2015.

[5] Robert B. Colvin M D，Lynn D，et al. Diagnostic pathology：Kidney diseases[M]. Array Philadelphia，PA：Elsevier，2016

[6] Zhou X J，Laszik Z G，Nadasdy T，et al. Silva's Diagnostic Renal Pathology[M]. 2nd .Cambridge：Cambridge University Press，2017

[7] Luciano R L，Moeckel G W. Update on the native kidney biopsy：core curriculum 2019[J]. Am JKidney Dis，2019，73（3）：404-415.

[8] Bolufer Cardona M，Soler Romeo M J，McMahon G M. Transjugular kidney biopsy as a safe method to increase the etiological diagnosis in kidney disease[J]. Kidney Int Rep，2021，6（10）：2535-2536.

[9] Walker P D，Cavallo T，Bonsib S M. Practice guidelines for the renal biopsy[J]. Mod Pathol，2004，17（12）：1555-1563.

[10] Shetye K R，Kavoussi L R，Ramakumar S，et al. Laparoscopic renal biopsy：a 9-year experience[J]. BJU Int，2003，91（9）：817-820.

[11] Mal F，Meyrier A，Callard P，et al. Transjugular renal biopsy[J]. Lancet，1990，335（8704）：1512-1513.

[12] Mal F，Meyrier A，Callard P，et al. The diagnostic yield of transjugular renal biopsy. Experience in 200 cases[J]. Kidney Int，1992，41（2）：445-449.

[13] Fine D M，Arepally A，Hofmann L V，et al. Diagnostic utility and safety of transjugular kidney biopsy in the obese patient[J]. Nephrol Dial Transplant，2004，19（7）：1798-1802.

[14] Hojs R. Kidney biopsy and power Doppler imaging[J]. Clin Nephrol，2004，62（11）：351-354.

[15] Christensen J，Lindequist S，Knudsen D U，et al. Ultrasound-guided renal biopsy with biopsy Gun technique—efficacy and complications[J]. Acta Radiol，1995，36（3）：276-279.

[16] 刘平，杜学海，施曼珠，等. 应用Tru-Cutt针进行肾穿刺活体组织学检查 [J]. 中华内科杂志，1979，18（5）：345-348.

[17] Riehl J，Maigatter S，Kierdorf H，et al. Percutaneous renal biopsy：comparison of manual and automated puncture techniques with native and transplanted kidneys[J]. Nephrol Dial Transplant，1994，9（11）：1568-1574.

[18] Poggio ED，McClelland RL，Blank KN，et al. Systematic Review and Meta-Analysis of Native Kidney Biopsy Complications[J]. Clin J Am Soc Nephrol. 2020，15（11）：1595-1602.

[19]［美］Alan S L Y，［美］Glenn M Chertow，［瑞士］Valérie A Luyckx，等. 肾脏病学 [M]. 11版. 孙林，刘友华，杨俊伟等译. 北京：中国科学技术出版社，2022.

第十章　原发性肾小球疾病的分类

第一节　原发性肾小球疾病的临床分类

肾小球疾病是一组以血尿、蛋白尿、水肿和高血压等为临床表现的肾脏疾病。根据病因可分为原发性肾小球疾病、继发性肾小球疾病和遗传性肾小球疾病三大类[1]。原发性肾小球疾病是指原发病变在肾小球，临床上出现以肾小球病变为主的症状和体征；继发性肾小球疾病是指全身性或系统性疾病累及肾脏，在临床上除具备肾小球病变的症状与体征之外，还有全身性的其他症状和体征。遗传性肾小球疾病是指遗传基因突变所致的肾小球疾病，如Alport综合征等。现将历年来的一些主要分类和分型介绍如下。

一、Fishberg分类（1954年）

1. 类脂性肾病　主要表现为高度水肿、大量蛋白尿、高胆固醇血症及低白蛋白血症。肾功能一般正常，不伴有高血压及血尿。预后较好。

2. 急性肾小球肾炎　起病急，临床表现为血尿、蛋白尿、水肿及高血压，伴有不同程度的肾功能损害。病前1～3周常有上呼吸道或皮肤感染病史。多能自愈，预后较好。

3. 慢性肾小球肾炎　发病前3～5天可有上呼吸道感染病史，表现为水肿、高血压及尿检异常，伴有不同程度的肾功能损害。病情发展多种多样，轻者可自行缓解，重者可出现肾衰竭。病程短者数月，长者可迁延20～30年。按其病情不同又可分为6型。

（1）隐匿型：一般无自觉症状，主要表现为血尿和（或）蛋白尿。在过度劳累或感染发热时可出现轻度水肿、头晕、乏力及腰酸等症状。后期可出现高血压或水肿等肾功能损害表现。部分患者可自行缓解，为慢性肾小球肾炎中预后最好的一种。

（2）亚急性型：起病与急性肾小球肾炎相似，有血尿、少尿、水肿和（或）高血压。病情呈进行性恶化，短期内肾功能严重损害，患者多在一年半内死于肾衰竭。

（3）肾病型：临床上与类脂肾病相似，表现为水肿、大量蛋白尿、高胆固醇血症及低蛋白血症，通常伴有血尿和（或）高血压，又称肾炎肾病综合征（nephritic nephrotic syndrome）。

（4）高血压型：临床症状以高血压为主，伴有少量或中量蛋白尿及血尿，肾功能损害较常见。预后较肾病型为差。

（5）混合型：临床上既有肾病型的水肿、中量或大量蛋白尿、低白蛋白血症及高胆固醇血症等特点，又有血尿及明显高血压（有高血压症状），肾功能减退。

（6）反复发作型：劳累后或上呼吸道感染后突然发生大量或中量蛋白尿和（或）血尿，同时可有疲乏无力或腰酸痛，或出现水肿或高血压。经休息后症状完全消失，或仅遗留有少量蛋白尿或镜下血尿。如此反复发作。

二、Cameron分类及对其修改的建议

1. 急性肾炎综合征　急性起病，以血尿为突出表现。

（1）典型急性肾炎。

（2）急进性肾炎。

（3）复发性血尿。

（4）全身性血管疾病的一部分。

2. 肾病综合征　隐匿起病，水肿伴重度蛋白尿。

（1）无明确的相关病程。

（2）伴有某些感染、药物等病史。

（3）为全身性疾病的一部分。

3. 慢性肾衰竭 伴有急性肾炎综合征或肾病综合征。

4. 持续性无症状性尿异常

（1）单纯血尿。

（2）单纯蛋白尿。

（3）血尿和蛋白尿并存。

（4）为全身性疾病的一部分。

三、中华医学会北戴河肾小球肾炎座谈会倡议分类（1977年）

1. 原发性肾小球疾病（简称肾病）

（1）尿蛋白＞3.5g/24h［定性大于（+++）］。

（2）血浆蛋白低，白蛋白＜30g/L。

（3）常有高胆固醇血症。

（4）有水肿，常较明显。

（5）无持续性高血压，离心尿红细胞＜10个/HPF，无持续性氮质血症或功能减退。

（6）起病可急、可缓。

2. 原发性肾小球肾炎（简称肾炎）

（1）急性肾炎

1）起病急，病程多在1年以内。

2）有肉眼或镜下血尿、管型尿、蛋白尿，可有高血压、短期肾衰竭。

3）部分患者兼有肾病综合征表现，但伴有血尿（肉眼、镜下）和（或）高血压，和（或）肾衰竭。

（2）急进性肾炎

1）起病急骤，病情发展迅速。

2）少尿（＜400ml/24h）或无尿。

3）有蛋白尿、血尿（镜下或肉眼）、管型尿，可有水肿、高血压。

4）迅速发展的肾功能损害以致尿毒症。

5）可有迅速发展的贫血及低蛋白血症。

6）如无有效治疗，多于半年至一年内死亡。

（3）慢性肾炎

1）慢性肾炎普通型：病程迁延；尿蛋白1.5～3.5g/24h［定性为（+～+++）］。可有血压增高、离心尿红细胞＞10个/HPF、管型尿、肾功能损害。

2）慢性肾炎肾病型：除上述普通型表现外，尿蛋白＞3.5g/24h［定性大于（+++）］；血浆蛋白低：白蛋白＜30g/L；水肿可重可轻。

3）慢性肾炎高血压型：除上述普通型表现外，以持续性中度以上高血压为主要临床表现。

（4）隐匿性肾炎

1）尿蛋白＞0.2g/24h，但一般不超过1.5g/24h［定性为微量至（++）］。

2）或呈屡发性或持续性镜下血尿，偶发肉眼血尿。

3）肾功能良好。

4）无其他明显的临床症状。

对肾炎患者除做出上述分型诊断外，还必须对肾功能情况做出诊断。

1. 肾功能正常期 肌酐清除率正常、血肌酐正常；其他肾功能：尿浓缩试验、酚磺酞排泄率均正常。

2. 肾功能不全代偿期 肌酐清除率降低为正常值的50%，血肌酐＞178μmol/L，血尿素氮（非蛋白氮）升高；其他肾功能出现减退。

3. 肾功能不全失代偿期 肌酐清除率低于正常值的50%，血肌酐＞178μmol/L，血尿素氮（非蛋白氮）升高，其他各项肾功能进一步损害；出现一些临床症状，如疲乏、不安、胃肠症状、瘙痒等。

4. 尿毒症期 血尿素氮＞21.4mmol/L（非蛋白氮＞57mmol/L），常伴有酸中毒；出现严重的尿毒症临床表现。

应注意肾病时因严重水钠潴留可有一过性高血压，因水肿、尿少可有一过性氮质血症；应与急、慢性肾炎肾病型相区别，更应注意排除药物、尿路感染等因素引起的血压升高、血尿等现象，以免造成分类混乱。

四、南京肾脏病会议的修改意见

1985年南京肾脏病会议对北戴河肾小球肾炎座谈会的倡议分类又做了部分修改，并建议开展病理分型。

（一）原发性肾小球疾病

1. 急性肾小球肾炎（简称急性肾炎）

（1）起病急，病情轻重不一，大多数预后良好，一般在数月至1年内痊愈。

（2）有蛋白尿、血尿（镜下或肉眼血尿）、管型尿，常有水肿、高血压或短暂的氮质血症，B超检查肾脏无缩小。

（3）部分病例有急性链球菌感染史，在感染后1～3周发病。

2. 急进型肾炎

（1）起病急骤、病情重、发展迅速。

（2）蛋白尿、血尿、管型尿、水肿等表现均较明显，可有高血压、迅速发展的贫血及低蛋白血症。

（3）肾功能进行性减退，出现少尿或无尿。如无有效治疗，多于半年内死于尿毒症。

3. 慢性肾炎

（1）起病缓慢，病情迁延，时轻时重，肾功能逐步减退，后期可出现贫血、视网膜病变及尿毒症。

（2）有不同程度的蛋白尿、水肿及高血压等表现，轻重不一。

（3）病程中可因呼吸道感染等原因诱发急性发作，出现类似急性肾炎的表现。也有部分病例可有自动缓解期。

（4）根据临床表现可进一步区分为以下3型。

1）普通型：有肾炎的各种症状，但无突出表现。

2）高血压型：除一般肾炎症状外，有高血压的突出表现。

3）急性发作型：在慢性过程中出现急性肾炎综合征表现。

4. 肾病综合征

（1）大量蛋白尿（＞3.5g/24h）。

（2）低蛋白血症（血浆白蛋白＜30g/L）。

（3）明显水肿。

（4）高脂血症。

其中，（1）和（2）两项为必备。

肾病综合征只是一个症状诊断名词，临床不应将此作为一个疾病看待，有条件应做进一步检查，最终明确诊断。

原发性肾病综合征根据其临床表现的不同又可分为Ⅰ型及Ⅱ型。

Ⅰ型：无持续性高血压，离心尿红细胞＜10个/HPF，无贫血，无持续性肾功能不全。蛋白尿通常为高度选择性［选择性蛋白尿指数（selective proteinuria index，SPI）＜0.1］，尿FDP及C3值在正常范围内。

Ⅱ型：常伴有高血压、血尿或肾功能不全，肾病的表现可以不典型，尿FDP及C3值往往超过正常，蛋白尿通常为非选择性。

5. 隐匿性肾小球疾病　这一组疾病的特征如下：

（1）无明显临床症状，主要表现为无症状蛋白尿、多形性红细胞尿。

（2）以往无急、慢性肾炎或肾病史。

（3）肾功能良好。

（4）排除肾外原因的血尿及功能性血尿。

（5）尿检异常以少量尿蛋白为主，尿蛋白＜1.0g/24h，可称为无症状性蛋白尿。如以持续镜下血尿为主，偶发肉眼血尿，相位差镜检尿红细胞为多形性，红细胞数＞1×10^7/L（1万/ml），可称为单纯性血尿。

（二）继发性肾小球疾病

1. 狼疮肾炎。
2. 紫癜肾炎。
3. 淀粉样变肾病。
4. 糖尿病肾病。
5. 其他。

五、1992年修订后的原发性肾小球疾病临床分型

1992年6月《中华内科杂志》编委会肾病专业组举办的专题讨论会上，多数学者认为，将慢性肾炎分为“普通型”“高血压型”“急性发作型”等难以确切地反映其临床和病理特点，因此不赞成再进一步将慢性肾炎进行临床分型。对于无症状性血尿和蛋白尿，在无继发性肾小球疾病、无高血压、肾功能良好的情况下，可以诊断隐匿性肾小球疾病。认为肾病综合征Ⅰ型和Ⅱ型界限

很难分清，且无必要。因此，在原来分型的基础上进行修改并添加了病理分型，制订了新的分型方案[2]，目前该方案已被我国普遍采用，现介绍如下。

1. 急性肾小球肾炎（简称急性肾炎）

（1）起病较急，病情轻重不一。

（2）一般有血尿（镜下及肉眼血尿）、蛋白尿，可有管型尿（如红细胞管型、颗粒管型等）。常有高血压及水钠潴留症状（如水肿等），有时有短暂的氮质血症。B超检查示双肾无缩小。

（3）部分病例有急性链球菌感染或其他病原微生物的前驱感染史，多在感染后1～4周发病。

（4）大多数预后良好，一般在数月内痊愈。

2. 急进性肾小球肾炎（简称急进性肾炎）

（1）起病急，病情重，进展迅速，多在发病数周或数月内出现较重的肾功能损害。

（2）一般有明显的水肿、蛋白尿、血尿、管型尿等，也常有高血压、低蛋白血症及迅速发展的贫血。

（3）肾功能损害呈进行性加重，可出现少尿或无尿。如病情未能得到及时、有效的控制，常需替代治疗以延长存活。

3. 慢性肾小球肾炎（简称慢性肾炎）

（1）起病缓慢，病情迁延，临床表现可轻可重，或时轻时重，随着病情发展，可有肾功能减退、贫血、电解质紊乱等情况出现。

（2）可有水肿、高血压、蛋白尿、血尿及管型尿等表现中的一种（如血尿或蛋白尿）或数种，临床表现多种多样，有时可伴有肾病综合征或重度高血压。

（3）病程中可有肾炎急性发作，常因感染（如呼吸道感染）诱发，发作时有时类似急性肾炎的表现。有些病例可自动缓解，有些病例出现病情加重。

4. 隐匿性肾小球疾病（无症状性血尿或蛋白尿）

（1）无急、慢性肾炎或其他肾脏病病史，肾功能基本正常。

（2）无明显临床症状、体征，而表现为单纯性蛋白尿和（或）肾小球性血尿。

（3）可排除非肾小球性血尿或功能性血尿。

（4）以轻度蛋白尿为主者，尿蛋白定量＜1.0g/24h，但无其他异常，可称为单纯性蛋白尿。以持续或间断镜下血尿为主者，无其他异常，相差显微镜检查尿红细胞以异型为主，可称为单纯性血尿。

5. 肾病综合征

（1）大量蛋白尿（＞3.5g/24h）。

（2）低蛋白血症（血清白蛋白＜30g/L）。

（3）明显水肿。

（4）高脂血症。

上述4条中，前两条为必要条件。

所有肾小球疾病均应同时进行肾功能分型。慢性肾功能不全一般分为4期。

第1期（肾功能不全代偿期）：肾小球滤过率（GFR）为50～80ml/min，血清肌酐（Scr）为133～177μmol/L。

第2期（肾功能不全失代偿期）：GFR为50～20ml/min，Scr为178～442μmol/L。

第3期（肾衰竭期）：GFR为20～10ml/min，Scr为443～707μmol/L。

第4期（尿毒症期）：GFR＜10ml/min，Scr＞707μmol/L。

正确确定尿毒症的诊断标准（Scr＞707μmol/L，GFR＜10ml/min）对判断患者预后、制订临床治疗方案、选择透析指征等具有指导意义。尿素氮受多种因素影响，不能作为慢性肾衰竭分期的诊断依据。

六、原发性肾小球疾病的最新临床分型（2007年）

由于同一种症状或同一组症状群可由多种病因和病理类型引起，因此目前提倡用综合征代替过去的临床分型，目的是鼓励临床做出病因和病理诊断。根据世界卫生组织（WHO）《国际疾病分类》（ICD-10，2007），并参考《哈里森内科学》（第19版）相关内容，原发性肾小球疾病可分为以下临床类型。

1. 急性肾炎综合征（acute nephritic syndrome）急性起病，以血尿为主要表现，可有红细胞管型、脓尿，尿蛋白定量1～2g/24h，常伴高血压、尿量减少、液体潴留，以及一过性氮质血症，在数周内血清肌酐水平逐渐升高，肾小球滤过率下降。

需排除急性感染性肾小管间质性肾炎和肾病综合征。

2. 快速进展性肾炎综合征（rapidly progressive nephritic syndrome，RPGN） 简称急进性肾炎综合征，急性起病，表现为血尿、蛋白尿，肾功能快速进行性恶化，血清肌酐值在数天内迅速上升，可出现少尿/无尿、水肿、高血压、低蛋白血症等。组织病理学名词新月体肾炎（crescent glomerulonephritis）是指临床表现为RPGN并且肾脏病理上有典型的肾小球新月体病变。当患者表现为RPGN且合并肺出血时通常被称为肺肾综合征（pulmonary-renal syndrome），可由Goodpasture综合征、ANCA相关性小血管炎、系统性红斑狼疮、冷球蛋白血症等引起。

3. 肾病综合征（nephrotic syndrome） 表现为大量蛋白尿（＞3.5g/24h）、低白蛋白血症、水肿和高脂血症，可合并镜下血尿、高血压；如果仅有大量蛋白尿而无其他临床表现，通常称为肾病范围蛋白尿（nephrotic range proteinuria）。

4. 慢性肾炎综合征（chronic nephritic syndrome） 缓慢起病，病程迁延。尿蛋白定量多数情况下＜3.5g/24h，可有持续性镜下血尿、高血压和肾功能减退。需排除慢性肾小管间质性肾炎、弥漫性硬化性肾小球肾炎和肾病综合征。

5. 孤立性蛋白尿 反复出现或持续性蛋白尿，尿蛋白定量＜1.5g/24h，无血尿，可伴有高血压，肾功能正常，见于多种类型的肾小球疾病。

需排除继发于高血压、糖尿病、肥胖、肾小管间质性疾病的蛋白尿，排除功能性及体位性蛋白尿、本周蛋白尿（Bence-Jones proteinuria）、妊娠期蛋白尿。

6. 孤立性血尿 反复发作或持续性镜下血尿（尿红细胞为多形性），无蛋白尿、高血压，肾功能正常，可见于IgA肾病、非IgA系膜增生性肾炎、遗传性肾炎、薄基底膜肾病等。

七、慢性肾脏病定义和分期的进展

美国国家肾脏基金会（National Kidney Foundation，NKF）在1997年发表了“透析患者生存质量倡议”（*Dialysis Outcome Quality Initiative*，DOQI），重点关注终末期肾病的管理。1999年NKF对DOQI部分内容进行了更新，决定关注更早期慢性肾脏病，将DOQI重新命名为肾脏病生存质量指导（Kidney Disease Outcomes Quality Initiative，K/DOQI）工作组。2002年K/DOQI发布了慢性肾脏病评估、分类与风险分层的临床实践指南，首次正式提出了“慢性肾脏病”（chronic kidney disease，CKD）的定义和分期，涵盖了CKD的临床评估、分级及危险分层等内容，目的是通过制定较早期肾脏病管理的临床实践指南来提高诊疗质量和改善所有肾脏病患者的预后（表10-1）[3]。

表10-1 慢性肾脏病分期（K/DOQI，2002年）

分期	描述	GFR[ml/(min·1.73m²)]
1	肾损伤，GFR正常或升高	≥90
2	肾损伤，GFR轻度降低	60～89
3	GFR中度降低	30～59
4	GFR严重降低	15～29
5	肾衰竭	＜15或透析

注：慢性肾脏病（CKD）指肾损伤或GFR＜60ml/(min·1.73m²)持续时间大于3个月，其中肾损伤的定义是指肾脏病理学异常或血液、尿液、影像学检查异常。

2005年改善全球肾脏病预后组织（Kidney Disease: Improving Global Outcome，KDIGO）对K/DOQI标准略作修改，增加了肾脏移植后和透析患者的CKD分期[4]（表10-2）。

表10-2 慢性肾脏病分期修订版（KDIGO，2005年）

分期	描述	严重度分期GFR [ml/(min·1.73m²)]	相关名词	治疗分期
1	肾损伤，GFR正常或升高	≥90	蛋白尿、血尿	
2	肾损伤，GFR轻度降低	60～89	蛋白尿、血尿	
3	GFR中度降低	30～59	慢性肾功能不全、早期肾功能不全	
4	GFR严重降低	15～29	慢性肾功能不全、晚期肾功能不全、ESRD前期	T-肾移植
5	肾衰竭	＜15或透析	肾衰竭、尿毒症	D-透析（血液透析、腹膜透析）

2002年提出的慢性肾脏病的定义与分期对临床实践、研究和制定公共卫生政策产生了巨大的影响，但随着大量CKD流行病学和临床研究的发表，有关对K/DOQI指南适用性的质疑声亦不断出现，如该指南体系是否造成CKD的过度或错误诊断并导致医疗资源的浪费，用肾小球滤过率作为CKD诊断和分期标准的方法是否合适（特别是否适用于老年人和不同种族人群）等。在2009年KDIGO伦敦研讨会上，对目前K/DOQI指南中CKD定义和分期标准的不足进行了讨论和分析，同意仍然维持现有CKD定义，但对分期标准加以修改，加入蛋白尿分期，将CKD3期分成2个亚期，强调根据临床诊断、分期和其他相关危险因素判断临床预后[5]。

2012年KDIGO在K/DOQI指南基础上，就CKD的分期、进展评估与防治、转诊与诊疗模式等方面进行了细化、修订和更新，颁布了CKD评估及管理临床实践指南。该指南调整了CKD的定义（表10-3），建立了考虑病因、肾小球滤过率和尿白蛋白水平的CKD联合分期系统（CGA系统），制定了危险分层模型以判断预后，推荐应用CKD-EPI公式估算GFR（eGFR）等[6]。

2022年KDIGO指南继续沿用了CKD的诊断标准、定义和CGA系统。强调CKD分期和对应的风险类别可用于指导CKD筛查、治疗和转诊至肾脏科治疗的频次，并主张将G1A3和G2A3人群的CKD筛查频次由2次/年调整为3次/年（图10-1）[7]。

GFR和蛋白尿分级对CKD预后的影响：KDIGO 2022年				白蛋白尿分类（说明和范围）		
				A1	A2	A3
				正常-轻度升高	中度升高	重度升高
				＜30mg/g ＜3mg/mmol	30～300mg/g 3～30mg/mmol	＞300mg/g ＞30mg/mmol
eGFR分级 [ml/（min·1.73m²）]	G1	正常或升高	≥90	1	1	2
	G2	轻度下降	60～89	1	1	2
	G3a	轻-中度下降	45～59	1	2	3
	G3b	中-重度下降	30～44	2	3	3
	G4	重度下降	15～29	3	3	4+
	G5	肾功能衰竭	＜15	4+	4+	4+

图10-1 基于肾小球滤过率（GFR）和蛋白尿确定CKD分级、进展风险、就诊频率和转诊（KDIGO，2022年）

注：绿色表示低风险（无CKD），黄色表示中度风险，橙色表示高风险，红色表示非常高风险，监测频率如图中数字所示（单位：次/年）

CKD定义为肾脏结构或功能异常大于3个月，且对健康有影响。CKD诊断标准（出现以下任何一项，持续时间大于3个月）见表10-3。

表10-3 CKD定义（KDIGO，2012年）

肾损伤标志（一项或以上）	白蛋白尿（AER≥30mg/24h，ACR≥30mg/g·Cr）
	尿沉渣异常
	肾小管相关病变
	组织学异常
	影像学检查发现结构异常
	肾移植史
GFR下降	GFR≤60ml/（min·1.73m²）

第二节 原发性肾小球疾病的病理分型

原发性肾小球疾病的病理分型是根据肾穿刺活检，通过光学显微镜（光镜）、电子显微镜（电镜）及免疫荧光法（荧光）而做出的形态学分类。按肾小球病变的性质（渗出、增生、毛细血管变性、坏死、纤维化等）和病变的范围（弥漫、局限、节段），以及病变在肾小球内的部位（系膜、毛细血管壁、肾小球囊）而分型。随着肾活检的广泛开展及电子显微镜和荧光显微镜的广泛应用，肾小球疾病的病理学研究更趋完善。现按照历史的沿革，将几种主要的肾小球疾病病理分类介绍如下。

一、Volhard肾小球疾病分类（1918年）

1. 肾病（nephrosis） 无高血压的实质性肾炎，即类脂性肾病。

2. 局灶性肾炎 无高血压的出血性（无水肿）肾炎。

3. 急性弥漫性肾小球肾炎 伴有高血压的急性出血性（水肿或无水肿）肾炎。

4. 慢性弥漫性肾小球肾炎 伴有高血压的慢性实质性（水肿）肾炎。

Volhard和Fahr的分类法在当时被认为是具有高度科学根据的，直到20世纪50年代仍然广泛地被医学科学界沿用。

二、Cameron分类（1972年）

1. 微小病变型 仅在电镜下见到上皮细胞足突融合。

2. 膜性肾病 肾小球基底膜有免疫球蛋白（IgG）和C3沉积。

3. 局灶性肾小球硬化 节段性透明变性。

4. 增生性肾小球肾炎 又分为6个亚型。

（1）活动性弥漫性内皮细胞型。

（2）系膜型：肾小球系膜细胞增生，系膜基质增加，无毛细血管及球囊上皮改变。

（3）伴有大量上皮新月体增生性肾小球肾炎。

（4）系膜毛细血管型。

（5）局灶型。

（6）内皮（毛细血管内）型。

三、Kincaid-Smith对肾小球疾病的病理分类（1975年）

1. 光镜下肾小球无病变或有微小病变

（1）光镜下正常，荧光或电镜下可疑为肾炎。

（2）光镜下正常，电镜下上皮足突融合。

（3）光镜下正常或可疑病变，伴有IgA及IgG在肾小球系膜区沉积。

（4）光镜下轻度或可疑细胞增生，而电镜或荧光检查无特殊。

（5）轻微或可疑肾小球系膜增宽或基质增加和（或）基膜改变（有或无轻微或可疑的细胞增生）。

（6）肾小球正常而有血管病变。

2. 弥漫性肾小球病变

（1）弥漫性膜性肾小球肾炎。

（2）弥漫性增殖性肾小球肾炎。

1）毛细血管内增生性肾小球肾炎，中性粒细胞显著增多（即弥漫性毛细血管内渗出性和增生性肾炎）。

2）毛细血管内增生性肾小球肾炎，不伴有中性粒细胞增加。

3）系膜增生性肾小球肾炎：①伴有系膜基质显著增加；②伴有系膜增宽及系膜沉积物。

4）弥漫增生性肾小球肾炎，伴有新月体（弥漫性毛细血管内及毛细血管外肾炎）。①肾小球80%以上有新月体；②肾小球50%～80%有新月体；③少于50%肾小球有新月体。

5）弥漫性增生性肾小球肾炎，伴局灶或节段性系膜毛细血管性（膜增生性）病变。

6）弥漫系膜毛细血管性（膜增生性）肾小球肾炎。

7）弥漫系膜毛细血管性肾小球肾炎，伴有基膜内致密沉积物。

（3）弥漫系膜和基膜病变，而无增生，不同于膜性肾炎。

3. 局灶性肾小球病变

（1）局灶节段性增生性肾小球肾炎。

（2）局灶节段性透明变性。

（3）局灶节段性纤维化或硬化。

（4）球性（global）纤维化或硬化。

4. 难以分类 包括末期病变。

四、WHO制订的肾小球疾病病理分类（1982年）[8]

1. 原发性肾小球疾病

（1）肾小球微小病变（minimal change disease）。

（2）局灶和（或）节段性肾小球病变（focal/

segmental lesions with only minor abnormalities in other glomeruli）

1）局灶性肾小球肾炎（focal glomerulonephritis）

2）局灶节段性透明样变和硬化（focal and segmental hyalinosis and sclerosis）。

（3）膜性肾病（membranous nephropathy）或膜性肾小球肾炎（membranous glomerulonephritis）

（4）增生性肾小球肾炎（proliferative glomerulonephritis）

1）系膜增生性肾小球肾炎（mesangial proliferative glomerulonephritis）

2）毛细血管内增生性肾小球肾炎（endocapillary proliferative glomerulonephritis）

3）系膜毛细血管性肾小球肾炎（mesangiocapillary glomerulonephritis）或膜增生性肾小球肾炎Ⅰ型及Ⅲ型（membranopro1iferative glomerulonephritis type Ⅰ and Ⅲ）

4）致密物沉积性肾小球肾炎（dense depostit glomerulonephritis）或致密物沉积病（dense deposit disease）；膜增生性肾小球肾炎Ⅱ型（membranoproliferative glomerulonephritis type Ⅱ）

5）新月体性（毛细血管外）肾小球肾炎（crescentic glomerulonephritis or extracapillary glomerulonephritis）

6）硬化性肾小球肾炎（sclerosing glomerulonephritis）

（5）未分类肾小球肾炎（unclassified glomerulonephritis）

2. 系统性疾病所致的肾小球疾病

（1）狼疮肾炎（lupus nephritis）

（2）过敏性紫癜肾炎（nephritis of Henoch-Schonlein purpura，nephritis of anaphylactoid purpura）

（3）Berger病（IgA肾病）[Berger disease（IgA nephropathy）]。

（4）Goodpasture综合征（Goodpasture syndrome）

（5）全身感染所致肾小球病变

1）败血症（septicemia）

2）感染性心内膜炎（infective endocarditis）

3）分流性肾炎（shunt nephritis）

4）梅毒（syphilis）

（6）寄生虫性肾病

1）疟疾肾病（malarial nephropathy）

2）血吸虫肾病（schistosomal nephropathy）

3）圆线虫肾病（strongyloides nephropathy）

3. 血管性疾病所致肾小球病变

（1）结节性动脉周围炎（periarteritis nodosa）

（2）Wegener肉芽肿（Wegener granulomatosis）

（3）血栓性微血管病：包括溶血尿毒症综合征及血栓性血小板减少性紫癜（thrombotic microangiopathy，hemolytic uremic syndrome and thrombotic thrombocytopenic purpura）

（4）肾小球血栓病（血管内凝血）（glomerularthrombosis，intravenous coagulation）

（5）良性肾硬化（benign nephrosclerosis）

（6）恶性肾硬化（malignant nephrosclerosis）

（7）硬皮病（系统性硬化）[scleroderma（systemic sclerosis）]

4. 代谢疾病所致肾小球病变

（1）糖尿病肾小球硬化症（diabetic glomerulosclerosis）

（2）淀粉样变性（amyloidosis）

（3）异常蛋白血症肾病（nephropathy in dysproteinemia）

1）多发性骨髓瘤（multiple myeloma）

2）华氏巨球蛋白血症（Waldenstrom macroglobulinemia）

3）冷球蛋白血症（cryoglobulinemia）

（4）肝病性肾病（nephropathy of liver disease）

（5）镰状细胞肾病（nephropathy of sickle cell disease）

（6）先天性发绀型心脏病及肺动脉高压所致肾病（nephropathy of cyanotic congenital heart disease and in pulmonary hypertension）

5. 遗传性肾病

（1）Alport综合征（Alport syndrome）

（2）良性复发性血尿（薄基底膜综合征）（benign recurrent hematuria，thin basement membrane syndrome）

（3）甲髌综合征（骨、甲发育不良）[nail-patella syndrome（osteoonychodysplasia）]

（4）先天性肾病综合征芬兰型，弥漫性系膜硬化（congenital nephritic syndrome，Finnish type，diffuse mesangial sclerosis）

（5）婴儿肾病综合征法国型，弥漫性系膜

硬化（infantile nephritic syndrome，French type，diffuse mesangial sclerosis）

（6）Fabry病及其他脂类沉积病（Fabry disease and other lipoidosis）

6. 其他肾小球疾病

（1）妊娠中毒性肾病，先兆子痫肾病（nephropathy of toxemia of pregnancy，pre-eclamptic nephropathy）

（2）放射性肾炎（radiation nephritis）

7. 终末期肾

8. 移植后肾小球病变

五、WHO修订的肾小球疾病病理分类（1995年）

WHO于1995年对1982年发表的肾小球疾病病理分类进行了修订[9]。如将电子致密物沉积病列入了代谢性疾病；同时增加了乙型肝炎和丙型肝炎等导致的肾病。具体介绍如下：

1. 原发性肾小球疾病（肾小球肾炎及其相关状况）

（1）肾小球轻微病变（glomerular minor lesion）。

（2）局灶/节段性肾小球病变（focal segmental glomerular change）[其他肾小球轻微病变（other glomerular minor lesion）]，包括局灶性肾炎（focal nephritis）。

（3）弥漫性肾小球肾炎

1）膜性肾小球肾炎（membranous glomerulonephritis）[膜性肾病（membranous nephropathy）]。

2）增生性肾小球肾炎（proliferative glomerulonephritis）：①系膜增生性肾小球肾炎（mesangial proliferative glomerulonephritis）；②毛细血管内增生性肾小球肾炎（endocapillary proliferative glomerulonephritis）；③系膜毛细血管性肾小球肾炎（mesangiocapillary glomerulonephritis）[膜增生性肾小球肾炎Ⅰ型及Ⅲ型（membranoproliferative glomerulonephritis type I and Ⅲ）]；④新月体性（毛细血管外）（crescentic glomerulonephritis）和坏死性肾小球肾炎（necrotizing glomerulonephritis）。

3）硬化性肾小球肾炎（sclerosing glomerulonephritis）。

（4）未分类的肾小球肾炎（unclassified glomerulonephritis）。

2. 系统性疾病所致的肾小球肾炎

（1）狼疮肾炎（lupus nephritis）。

（2）IgA肾病（IgA nephropathy）（Berger病）。

（3）过敏性紫癜肾炎（nephritis of Henoch-Schönlein purpura，nephritis of anaphylactoid purpura）。

（4）抗肾小球基底膜肾炎（anti-GBM nephritis）和Goodpasture综合征（Goodpasture syndrome）。

（5）全身感染相关性肾小球病变

1）脓毒症（sepsis）。

2）感染性心内膜炎（infective endocarditis）。

3）分流性肾炎（shunt nephritis）。

4）梅毒（syphilis）。

5）人类免疫缺陷综合征（acquired immune deficiency syndrome）。

6）乙型肝炎病毒和丙型肝炎病毒感染（HBV and HCV infection）。

7）衣原体感染（chlamydia infection）。

8）立克次体感染（rickettsiosis infection）。

（6）寄生虫相关性肾病

1）疟疾。

2）血吸虫病。

3）黑热病。

4）丝虫病。

5）旋毛虫病。

6）类圆线虫病。

7）后睾吸虫病。

3. 血管病变相关的肾小球病变

（1）系统性血管炎（systemic vasculitis）。

（2）血栓性微血管病（thrombotic microangiopathy）[溶血尿毒症综合征（hemolytic uremic syndrome）和血栓性血小板减少性紫癜（thrombotic thrombocytopenic purpura）]。

（3）肾小球血栓病（血管内凝血）（glomerular thrombosis，intravenous coagulation）。

（4）良性肾硬化（benign nephrosclerosis）。

（5）恶性肾硬化（malignant nephrosclerosis）。

（6）硬皮病（scleroderma）[系统性硬化（systemic sclerosis）]。

4. 代谢疾病所致的肾小球病变

（1）糖尿病肾病（diabetic nephropathy）。

（2）致密物沉积病（dense deposit disease）。

（3）淀粉样变性（amyloidosis）。

（4）单克隆免疫球蛋白沉积病（monoclonal immunoglobulin deposition disease）。

（5）纤维样肾小球肾炎（fibrillary glomerulonephritis）。

（6）免疫触须样肾小球肾炎（免疫管状肾小球病）（immunotactoid glomerulopathy）。

（7）华氏巨球蛋白血症（Waldenstrom macroglobulinemia）。

（8）冷球蛋白血症（cryoglobulinemia）。

（9）肝病性肾病（nephropathy of liver disease）。

（10）镰状细胞肾病（nephropathy of sickle cell disease）。

（11）先天性发绀型心脏病及肺动脉高压所致肾病（nephropathy of cyanotic congenital heart disease and in pulmonary hypertension）。

（12）肥胖相关肾病（obesity-related glomerulonephropathy）。

（13）Alagille综合征（Alagille syndrome）：先天性肝内胆管发育不良症或动脉-肝脏发育不良综合征（arteriohepatic dysplasia syndrome）。

5. 遗传性肾病

（1）Alport综合征（Alport syndrome）。

（2）薄基底膜综合征（thin basement membrane syndrome）[良性反复发作性血尿（benign recurrent hematuria）]

（3）甲-髌综合征（nail-patella syndrome）。

（4）先天性肾病综合征（芬兰型）[congenital nephrotic syndrome（Finnish type）]。

（5）婴儿型肾病综合征（infantile nephritic syndrome）[弥漫性系膜硬化（diffuse mesangial sclerosis）]和Drash综合征（Drash syndrome）。

（6）Fabry病（Fabry disease）及其他脂类沉积症（other lipoidosis）。

6. 其他原因的肾小球疾病

（1）妊娠肾病或妊娠毒血症（先兆子痫性肾病）[nephropathy or toxemia of pregnancy（pre-eclamptic nephropathy）]。

（2）放射性肾病（radiation nephropathy）。

7. 终末期肾

8. 移植后肾小球病变

自从20世纪50年代Iversen及Brun在临床开展肾穿刺活检以后，随着人们对于各种肾小球疾病病理变化的认识，肾穿刺活检病理诊断已成为各种原发性和继发性肾小球疾病诊断与鉴别诊断的重要手段。但是目前使用的分类方法还存在一些缺陷，如仍使用“系膜增生性肾小球肾炎”这一诊断名称。事实上肾小球系膜增生只是一种病变，全身各系统疾病包括一过性的症状如发热、感染，甚至中毒等，这些原因不同的疾病或症状都可引起肾小球系膜反应性改变。因此，不论临床疾病背景如何，就将肾小球“系膜增生性病变”诊断为“肾小球系膜增生性肾炎”可能令临床医师满足于此诊断，而掩盖了引起肾小球系膜病变的真正原因与疾病的真实情况，使治疗缺乏针对性。再者WHO的分类法并未包括新近发现的一些肾脏疾病如脂蛋白肾病等，也未涉及肾小管-间质性疾病。总体来讲，肾小球疾病的临床表现与病理类型之间关系复杂，相同的临床表现其病理损害可以有多种表现，而相同的病理损害其临床表现也往往不尽相同。因此，完整的肾脏疾病诊断应包括以下内容：①临床诊断，如肾病综合征、肾炎综合征、急进性肾炎综合征等；②功能诊断，如急性肾衰竭、慢性肾衰竭等；③组织学诊断，如新月体肾炎、膜性病变等；④发病机制及病理生理学基础；⑤病因学诊断。需要强调的是，肾活检病理形态学变化很少具有特征性，必须结合临床、免疫荧光、光镜及电镜检查做出综合性的判断[3-5, 10-12]。

（周晓玲　陈孟华）

参考文献

[1] 黎磊石. 原发性肾小球疾病的临床分类、诊断和治疗[M]. 中华内科杂志，1978，17（2）：130-136

[2]《中华内科杂志》编辑委员会. 原发性肾小球疾病分型与治疗及诊断标准专题座谈会纪要[M]. 中华内科杂志，1993，32（2）：131，134.

[3] National Kidney Foundation. K/DOQI clinical practice guidelines for chronic kidney disease：evaluation，classification，and stratification[J]. Am J Kidney Dis，2002，39（2 suppl 1）：S1-S266.

[4] Levey A S，Eckardt K U，Tsukamoto Y，et al. Definition and classification of chronic kidney disease：a position statement from

kidney disease：improving global outcomes（KDIGO）[J]. Kidney Int，2005，67（6）：2089-2100.
[5] Eckardt K U，Berns J S，Rocco M V，et al. Definition and classification of CKD：the debate should be about patient prognosis—a position statement from KDOQI and KDIGO[J]. Am J Kidney Dis，2009，53（6）：915-920.
[6] Kidney Disease：Improving Global Outcomes（KDIGO）CKD Work Group. KDIGO 2012 clinical practice guideline for the evaluation and management of chronic kidney disease[J]. Kidney Int Suppl，2013，3（1）：S1-S150.
[7] Kidney Disease：Improving Global Outcomes（KDIGO）Diabetes Work Group. KDIGO 2022 clinical practice guideline for diabetes management in chronic kidney disease[J]. Kidney Int，2022，102（5S）：S1-S127.
[8] Churg J，Sohin LH. Renal disease，Classification and atlas of glomerular disease[M]. New York：Igaku-Shoin medical publishers Inc，1982：127-149.
[9] Churg J，Bernstcin J，Glassock R. Renal Disease Classification and atlas of glomerular disease[M]. 2nd ed. New York，Igaku-Shoin medical publishers Inc，1995：151-180.
[10] Fauci A，Kasper D，Braunwald E，et al. Harrison's Principles of Internal Medicine[M]. 17th ed. Columbus：McGraw-Hill CompaniesInc，2008.
[11] 邹万忠. 肾活检病理诊断标准指导意见 [J]. 中华肾脏病杂志，2001，17（4）：270-275.
[12] 梅长林，陈惠萍，周新津. 临床肾脏病理学 [M]. 北京：人民卫生出版社，2021.

第二篇　原发性肾病综合征

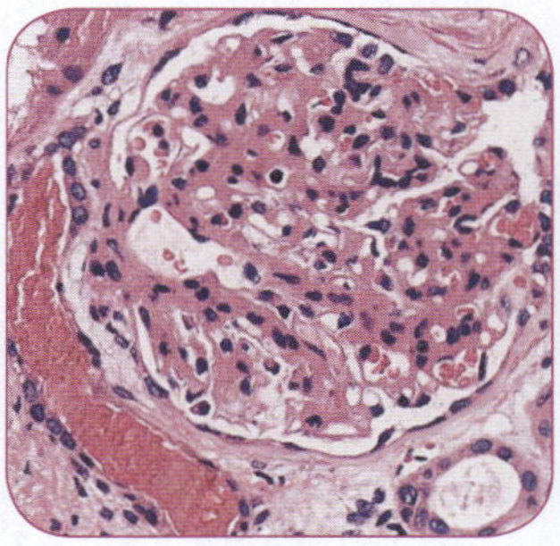
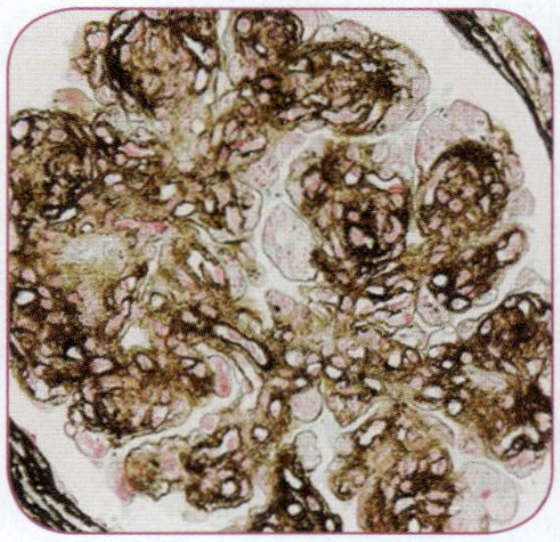
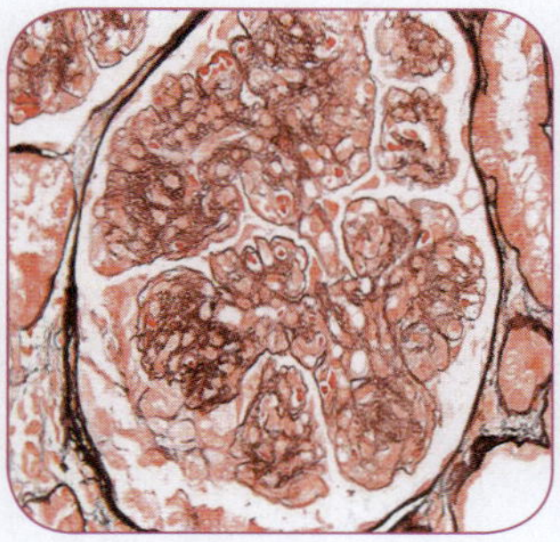
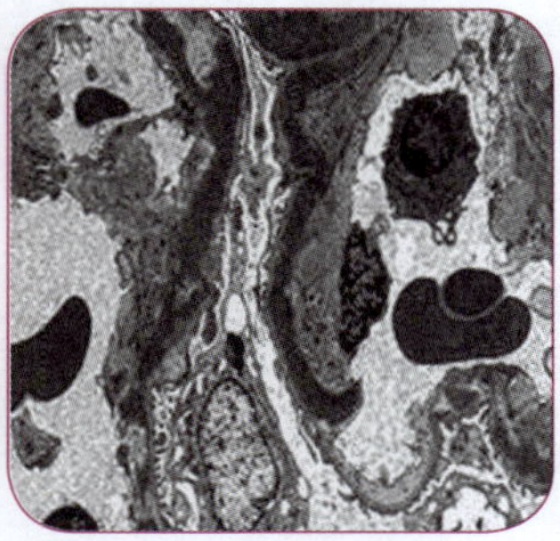

第十一章　微小病变肾病

微小病变肾病（minimal change disease，MCD）是指临床表现为肾病综合征（nephrotic syndrome，NS）、光镜下无明显病理改变、电镜下以足细胞足突融合为特点的一类肾小球疾病[1, 2]。本病最早在1913年由Munk描述，由于在患者肾小管上皮细胞和尿中可见大量脂质颗粒，曾命名为“类脂性肾病”，随着对疾病认识的加深，此名已弃用[3]。MCD的发病年龄通常较其他类型肾病要早，糖皮质激素治疗后的缓解率较高，长期肾脏预后较好[4]。

一、流行病学

MCD的发病率在儿童和成人中不尽相同，占10岁以内儿童NS的70%～90%和成人NS的10%～30%。儿童MCD发病率为（1.2～16）/10万，成人每年发病率为（0.2～0.8）/10万[5]。MCD是大于1岁儿童肾病综合征最常见病因，2～8岁为最高峰。MCD在青少年中的发病率下降，14～24岁青少年中MCD占肾病综合征肾活检33.0%。成人患者中，MCD是继膜性肾病、局灶节段性肾小球硬化症后引起原发性肾病综合征的第三大原因，占10%～15%，但60岁以后又出现增高趋势。此外，在儿童，MCD多见于男性（男性是女性的2倍）。成人男女患病率相近。

MCD在亚洲发病率较高，而在欧洲和北美相对较低，其中黑种人又较白种人的发病率低，这可能和环境、人种、不同医疗机构肾活检指征掌握的差异有关。高加索人每年发病率为（0.23～2.8）/10万，亚洲儿童每年发病率为（6.2～15.6）/10万，显示亚洲人群的发病率高于北美和欧洲人群。

二、病　　因

MCD根据其病因可分为原发性、家族性、继发性三大类，包含许多不同的疾病。霍奇金淋巴瘤、接触过敏原（如疫苗、昆虫叮咬、食物等）和非甾体抗炎药与MCD具有很强的临床相关性[4]。继发性MCD与原发性MCD在临床上较难区分，若非特别指出，本章仅指原发性MCD。

1. 原发性MCD

2. 家族遗传性MCD　*NPHS1*、*NPHS2*、*EMP2*、*KANK*等致病基因突变。

3. 继发性MCD

（1）感染：HIV、梅毒螺旋体、寄生虫等感染。

（2）药物：非甾体抗炎药、抗生素（青霉素、氨苄西林、利福平等）、α/β干扰素、锂剂、金制剂、硫普罗宁、汞制剂、疫苗、生物制剂等。

（3）肿瘤及淋巴组织疾病：霍奇金淋巴瘤、非霍奇金淋巴瘤、白血病、多发性骨髓瘤、实体肿瘤、嗜酸细胞性淋巴肉芽肿（Kimura病）等。

（4）过敏：动物毛发、食物（牛奶、鸡蛋等）、花粉、疫苗接种、粉尘、真菌、昆虫叮咬（蜂蜇伤）等。多个病例报道了食物过敏原成为MCD复发的诱因。摄入无过敏原饮食如无麸质饮食或皮肤脱敏可减少蛋白尿。

（5）自身免疫性疾病：系统性红斑狼疮、糖尿病、重症肌无力、自身免疫性胰腺炎、乳糜泻、异体干细胞移植等。

三、发病机制

迄今为止，MCD的发病机制未完全阐明，主要与免疫功能异常、循环通透因子异常、足细胞滤过屏障受损相关[6]，可能机制见图11-1。

（一）免疫功能异常

非微小病变型肾小球内常见各种免疫球蛋白和（或）补体成分沉积，提示有免疫复合物的参与，进而损伤正常的肾小球滤过屏障导致蛋白尿。而微小病变型肾小球内无免疫复合物沉积，可能有不同的发病机制。2024年《新英格兰医学杂志》一项多中心研究分析了患有肾小球疾病（包括微小病变肾病、局灶节段性肾小球硬化等）的成人患者及患有特发性肾病综合征的儿童和对照组中的抗nephrin自身抗体，循环抗nephrin抗体在微小病变肾病或特发性肾病综合征患者中很常见，并且是疾病活动的标志。抗nephrin自身抗体在裂孔隔膜处的结合诱发了足细胞功能障碍和肾病综合征，这突出了抗nephrin自身抗体的病理生理意义。1974年Shalhoub[7]提出T细胞功能紊乱及循环因子增加引起肾小球基底膜通透性增加，导致肾病综合征。主要证据有：①多数患者对肾上腺糖皮质激素和细胞毒性药物治疗反应良好。②感染或过敏后容易复发。③患者如合并麻疹（麻疹病毒可抑制细胞免疫）常可使病情缓解。与T细胞功能异常相关的霍奇金淋巴瘤及胸腺瘤可并发肾病综合征。④体外培养患者T细胞，上清液注射大鼠可诱发蛋白尿和足突消失。

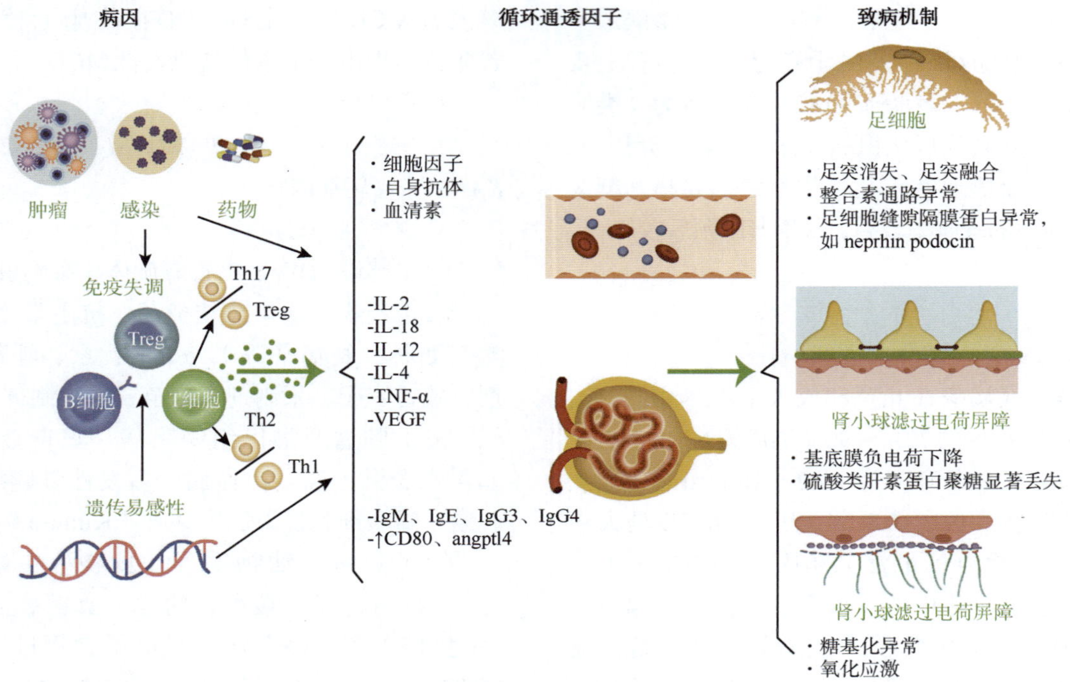

图11-1 微小病变肾病的发病机制

之后大量研究也证实，微小病变肾病患者存在T细胞亚群数量和（或）功能异常。先前在激素敏感型微小病变肾病患者中的研究发现，T细胞亚群$CD4^+$ T细胞下降，$CD8^+$ T细胞增加[4]。Frank等检测了微小病变肾病患者T细胞抗原受体上CDR3区域基因片段长度分布的偏差，发现基因片段长度多态性仅存在于$CD8^+$ T细胞，且随微小病变复发次数的增加而增加，提示患者体内存在$CD8^+$ T细胞的持续扩增，说明$CD8^+$ T细胞可能是微小病变肾病的致病因素[4]。也有作者报道MCD患者中T细胞亚群无明显变化。Neuhaus等检测到MCD复发早期患者体内同时表达CD25和CD4的T细胞，发现$CD25^+CD4^+$ T细胞较正常者高，CD25是IL-2受体的α链，表达于活化的T细胞，提示其复发早期与$CD4^+$ T细胞活化有关[4]。Yan等观察发现，初发或复发且未经治疗的MCD患者的记忆性T细胞都较正常增高，活化的记忆$CD4^+$ T细胞也增高[4]。

辅助性T细胞（helper T cell）是人体获得性免疫重要的组成细胞，可在外在抗原刺激下发生改变。MCD中可见未分化Th细胞DNA甲基化异常，Th1细胞下调，Th2细胞上调，调节性T细胞（Treg）下调和Th17细胞上调。T细胞组成异常可产生循环致病细胞因子，作用于足细胞，引起足细胞骨架重排，增加滤过膜通透性和（或）肾小球基底膜上硫酸乙酰肝素改变而产生蛋白尿。已从微小病变肾病患者尿液、单核细胞、血浆和血清中分离出引起肾小球毛细血管壁通透性增加的循环通透因子。综上所述，T细胞异常改变在微小病变肾病发病中具有重要作用，且并非是单一T细胞亚群异常的疾病，不同病程阶段可能存在不同T细胞亚群的变化，应用激素治疗、患者对激素的敏感程度及个体差异等都可能影响其变化。

MCD在体液免疫方面常伴较低的血IgG1和IgG2，而IgG3和IgG4正常或升高，主要由IgG产生异常造成，部分患者伴有IgM或IgE异常升高。但由于嗜酸性粒细胞增多症患者中MCD发病率不高，目前倾向于IgE升高是患者机体免疫紊乱的表现之一，而非MCD的致病因素。针对B细胞的CD20单抗治疗在激素依赖或频繁复发的微小病变肾病患者中取得了肯定的疗效，抑制B细胞主导的体液免疫可能与T细胞相互作用，使Th17/Treg比例恢复正常，参与MCD发病[8]。

（二）循环通透因子

最早有学者提出了循环通透因子的概念，认为在血液循环中存在此种因子，可能是微小病变的致病因子[9]。其理由包括霍奇金淋巴瘤常并发MCD，可能是肿瘤产生某种致病因子；MCD肾移植后会复发，而患者移植肾给其他人后蛋白尿可以缓解，说明致病因素在全身而不在肾脏局部。把刀豆蛋白A刺激后的MCD患者外周单核细胞培养上清液做豚鼠皮下注射，发现动物皮肤毛细血管通透性明显增加，推测上清液中存在某种循环通透因子，但目前这种因子仍未被确切分离出来，可能有血结素（Haemopexin，一种快反应蛋白）、血管内皮生长因子（VEGF）、TNF-α等[10]。研究发现，活动期MCD患儿血清TNF-α水平明显升高，同时其外周血单核细胞TNF-α mRNA表达增加，TNF-α蛋白合成增加。但MCD患者血、尿中TNF-α及IL-8明显增加，并不影响肾小球基底膜硫酸蛋白聚糖合成。血清素可通过5-HT受体影响T细胞的活化、增殖和细胞因子释放。

由于约70%的MCD复发患者有过病毒或细菌性呼吸道感染，微生物产物可能作为致病循环因子参与MCD发病。研究发现，两种Toll样受体（TLR）配体、脂多糖（LPS，革兰氏阴性细菌外膜组成部分）和病毒样颗粒多肌苷-聚胞苷酸（poly IC）分别可与足细胞上的TLR-3和TLR-4结合，引起MCD动物模型蛋白尿和尿CD80增加。

多种白细胞介素（interleukin，IL）也可能参与微小病变的发生，尤其是Th2细胞来源的白细胞介素。IL-4、IL-10、IL-13可以抑制循环通透因子的作用，而主要由单核/巨噬细胞分泌的促进Th1细胞功能的细胞因子IL-12、IL-15、IL-18可单独或协同加强刺激循环通透因子的作用[11]。IL-2在MCD中的作用尚有争议。肿瘤治疗过程中发现大剂量IL-2可引起血管渗漏综合征，也可影响肾小球毛细血管通透性。不同研究报道MCD患者淋巴细胞培养上清液中IL-2水平存在不同变化。IL-2的变化很有可能是T细胞异常活化的表现或发病的中间环节，而非直接损伤肾小球的致病因子。

由此可见，MCD患者体内存在多种细胞因子发挥作用，构成了复杂的细胞因子调控网络，这些因子的来源、性质及引起蛋白尿的机制将随着研究的深入得到进一步阐明。

（三）肾小球滤过电荷屏障受损和足细胞异常

1. 肾小球滤过电荷屏障受损　MCD与肾小球滤过屏障的电荷屏障功能紊乱、毛细血管壁净负电荷下降有关；因而，形成高度选择性蛋白尿，主要是中分子量、带负电荷的白蛋白（图11-2）。MCD患者尿白蛋白排泄明显增加，主要是电荷屏障受损。此电荷屏障主要由肾小球基底膜内外疏松层的阴离子位点［主要是硫酸肝素蛋白聚糖（HSPG）］和足细胞表面的唾液酸糖蛋白构成。硫酸肝素是硫酸肝素蛋白聚糖的阴离子多糖侧链，应用乙酰肝素酶消化硫酸肝素后或应用硫酸肝素抗体结合后，肾小球基底膜对蛋白的通透性明显增加，说明硫酸肝素对肾小球基底膜选择性通透的重要性。此外，血管生成素样蛋白-4（angiopoietin-like-4，Angptl4）是足细胞合成的一种糖蛋白，近年来认为，可进入肾小球基底膜导致负电荷消失，介导MCD蛋白尿的发生[12]。在肾小球过表达Angptl4和podocin转基因小鼠中，GBM硫酸肝素蛋白聚糖显著丢失，足细胞足突消失，并伴有蛋白尿。

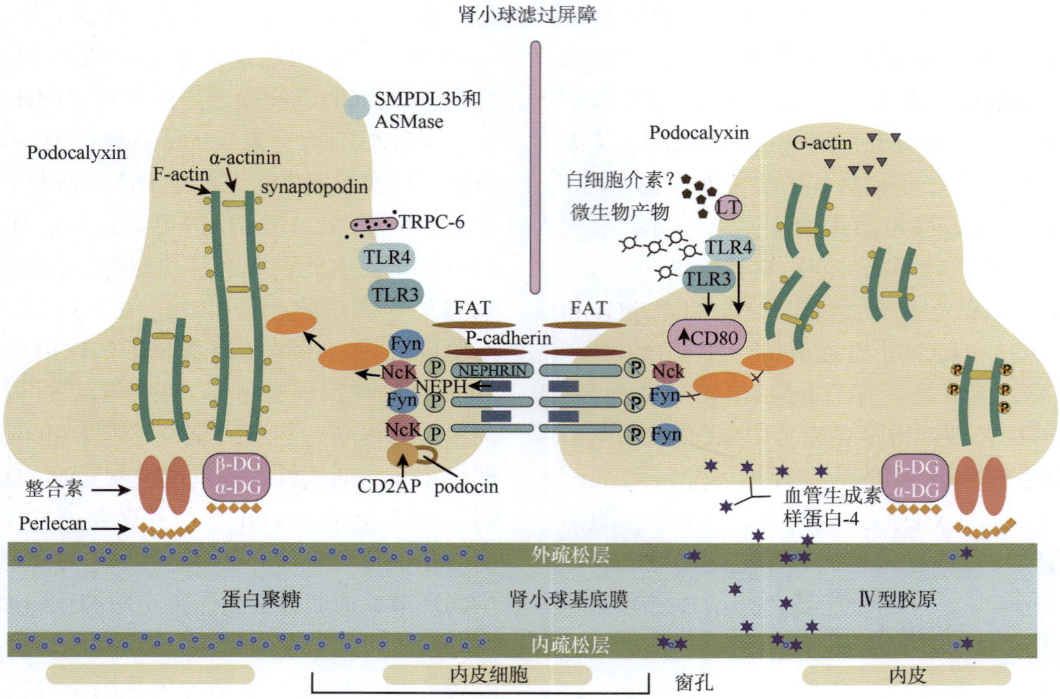

图11-2 肾小球滤过屏障

正常（左）和复发MCD（右）肾小球滤过屏障。在MCD中，微生物产物和（或）白细胞介素与Toll样受体（TLR）或导致CD80表达的白细胞介素受体结合，进而干扰nephrin的表达/磷酸化。血管生成素样蛋白-4通过减少肾小球基底膜阴离子来诱导蛋白尿。DG，蛋白聚糖

2. 足细胞功能异常 足细胞损伤在MCD蛋白尿形成中发挥了重要作用[13]。随着对先天性肾病综合征机制研究的深入，nephrin、podocin等分子的克隆，足细胞上的特异性蛋白在蛋白尿形成中的作用越来越受到重视。有研究提出，改变足细胞缝隙隔膜蛋白，如减少nephrin磷酸化和改变整合素介导的足细胞黏附可减少MCD蛋白尿[14]。此外，足突附着于基底膜的dsytroglycan常在发病时显著减少，肾病综合征缓解后恢复，可能与足突消失机制有关。

近年来研究发现，足细胞表达的CD80（B7-1，一种T细胞的协同刺激因子）可与T细胞CD28结合后共刺激抗原提呈细胞。CD80，分子质量为60kDa，表达于活化T细胞、活化B细胞、巨噬细胞、外周血单核细胞及树突状细胞，属于免疫球蛋白超家族，其受体是CD28和CD152（细胞毒性T细胞相关抗原4，CTLA4）。CD28负责传递激活信号，活化T细胞；而CTLA4负责传递抑制信号给T细胞，让T细胞不会杀伤其他细胞；CTLA4与CD80的亲和力更高，可竞争和阻断CD28的激活作用[15]。研究发现，TLR配体在体内外均可诱导足细胞表达CD80，并伴有短暂性蛋白尿和足突融合。复发的MCD患者血清可诱导培养的足细胞表达CD80，但缓解的MCD患者血清则不能。在激素敏感的MCD患儿尿液中也发现高水平CD80，其水平随着缓解而降至正常。对激素依赖的复发性MCD患儿给予CTLA4免疫球蛋白可使尿中CD80迅速减少，72小时后出现蛋白尿缓解。这些观察结果得出这样的假设：病毒感染后MCD复发可能是由于其中病毒成分刺激足细胞TLR-3受体，导致CD80的过表达。但由于足细胞自身抑制性受体CTLA4反应不足，CD80的表达增加，通过干扰nephrin磷酸化导致足细胞形态扁平化，从而影响滤过屏障，使蛋白质能够穿过足细胞中的较大裂隙。尽管CD80在其他肾小球疾病的肾小球中也有表达，但与局灶节段性肾小球硬化（FSGS）或其他疾病相比，MCD患者的尿CD80更高。

（四）遗传易感性

早在1969年就有单卵孪生双胞胎先后发生MCD的报道，提示本病可能有一定的遗传易感性[4]。之后许多学者进行了相关研究，发现微小病变肾病患者有一些基因多态性的改变，如HLA2DR7、A1、B8、DR3、DRW52、B44、DRW53、FC31等出现

频率明显增多。这种基因多态性存在人种差异，有报道在激素敏感型肾病华人儿童中有HLA-A等位基因频率明显增高，而HLA-DRB1在阿拉伯人患者中频率较高，HLA-DQB1*0302在日本患者中基因频率增高。但是也有报道在MCD家族里HLA表型完全相同的人不都会发病。

四、病　　理

大体观察，MCD患者肾脏体积增大，有时可达正常的2倍。外表苍白，被膜光滑，切面可见肾组织肿胀和水肿。

（一）光镜

肾小球毛细血管腔开放，肾小球基底膜结构无明显病变。有些肾小球可见轻度系膜基质或系膜细胞增生，光镜下足细胞多无明显病理改变（图11-3）。肾小管上皮细胞可见轻重不等的颗粒变性、空泡变性及伊红色透明滴。细小空泡表示脂质沉积，透明滴表示重吸收的蛋白质，特别在大量蛋白尿时易见。间质一般没有明显病变。少数MCD患者肾组织可见间质水肿，老年患者可见局灶肾小管萎缩、局灶间质纤维化和间质小动脉硬化。

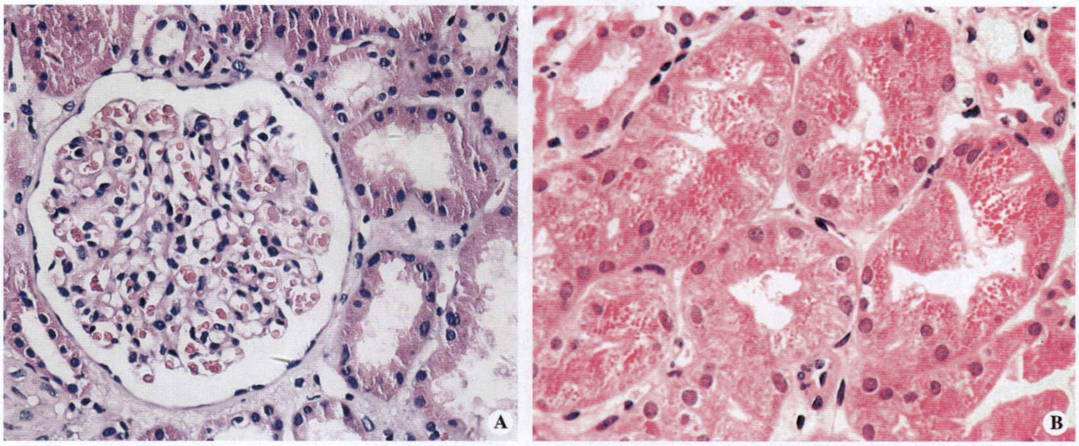

图11-3　微小病变肾病光镜表现

A. 肾小球结构基本正常，无明显增生等病变（HE，×400）；B. 肾小管上皮细胞胞质内吸收蛋白颗粒（HE，×400）

图11-3

（二）免疫荧光

肾小球无免疫球蛋白和补体沉积。部分患者系膜区可见低强度IgM，或伴C1q和补体C3沉积。免疫荧光低强度与免疫荧光阴性患者对类固醇糖皮质激素反应没有差异，因此认为这种免疫球蛋白局灶性沉积多是继发于蛋白尿的一种非特异性滞留，不是原发性致病。肾小管上皮细胞重吸收蛋白质也可产生荧光阳性。肾小球有显著免疫沉积物可排除原发性MCD的诊断。

（三）电镜

电镜下MCD特征性病理改变是足细胞广泛足突消失或弥漫性足突融合，同时因足细胞胞体常形成大量微小细长的突起而伴有微绒毛样变（图11-4）。细胞质基底膜侧微丝增多，无电子致密物沉积。虽然足突融合普遍存在于MCD中，但足突融合程度与尿蛋白量并不一定成正比。MCD患者肾病综合征的缓解与足突恢复相关。除此之外，足细胞还有肥大、空泡变性和脂质吸收滴等其他变化，有学者认为足细胞空泡变性更多见于FSGS患者，MCD足细胞空泡变性突出时，要警惕早期FSGS的可能。

通常肾小球基底膜无明显病变，由于大量蛋白的滤过，致密层与疏松层的界限模糊，但无致密物沉积及基底膜增厚或变薄。部分患者可见内皮细胞肿胀、系膜细胞脂滴等改变。系膜区和内皮下无电子致密物沉积。肾小管上皮细胞内质网扩张，溶酶体和吸收空泡增多，也可见脂肪滴。

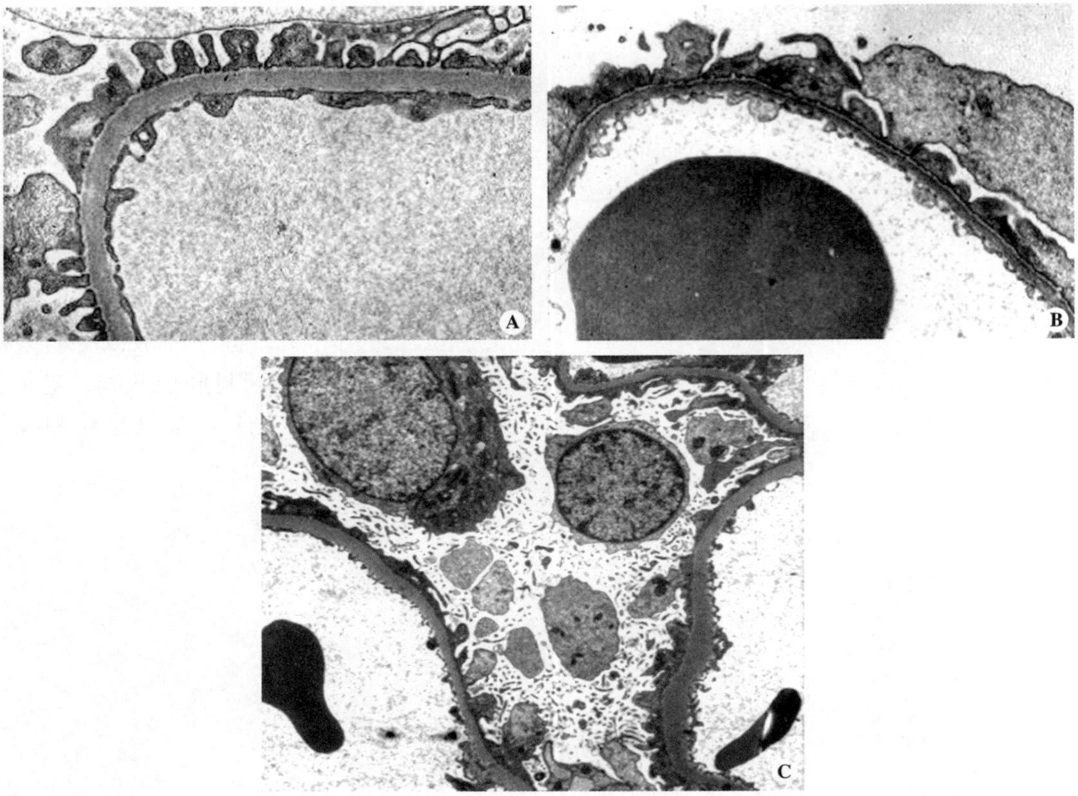

图11-4

图11-4 电镜下的正常人及微小病变肾病患者肾脏足细胞形态

A. 正常人足细胞足突；B. 微小病变肾病患者足细胞，足突融合；C. 电镜下肾小球足细胞足突广泛性融合及微绒毛改变，肾小球基底膜无明显病变，无致密物沉积（×4000）

五、临床表现

患者常突然起病，水肿常是MCD患者出现的第一个症状和就诊的主要原因，体重增加往往超过患者干体重的5%～7%[16]。水肿可能是轻度的，仅与疲劳有关，也可能是严重的，就诊时已经出现胸腔积液和腹水。低白蛋白血症造成的血浆胶体压降低、远曲小管钠离子再吸收增加导致的水钠潴留是水肿发生的可能主要机制。水肿多表现为下肢凹陷性水肿，也可伴双眼眶周水肿，需要与过敏性水肿相鉴别。肠道水肿可表现为腹泻。

MCD与其他肾小球疾病不同，血压通常正常。成年患者血压升高比例较儿童高。Waldman等报道42.9%的成人患者血压升高。一些患者可能由于MCD复发期间短暂性血容量不足和肾脏低灌注出现肾素介导的高血压，然而输注白蛋白后血压可恢复正常。高血压也可以是医源性的，如继发于糖皮质激素、环孢素或他克莫司的使用。

部分MCD患者出现腹痛和恶心，主要由大量的腹水和肠灌注不足所致，疼痛通常为钝痛，常在使用白蛋白后缓解。除非有并发症，如肾静脉血栓形成，否则在MCD中肉眼血尿少见，发生率大约为3%。MCD患者少见的症状是出现“白指甲”，有时出现与复发相关的白色波段（Muehrcke线）。成人可出现眼睑黄色瘤。

合并症可包括感染、急性肾损伤（AKI）、电解质紊乱、营养不良、血栓、甲状腺功能低下等。肾功能通常是正常的。部分患者受蛋白尿影响导致近端肾小管重吸收功能下降，约30%的患者可出现轻微肾小球滤过率下降和血肌酐升高，严重AKI少见。部分患者由于有效血容量不足导致肾灌注不良相关的肾前性AKI，无显著病因的则称为MCD合并特发性AKI[17]。合并AKI的危险因素包括使用非甾体抗炎药和对比剂、合并过敏性间质性肾炎、尿蛋白＞10g/d、高龄、白蛋白＜20g/L等。肾病综合征平均发病4周后出现AKI，随着病情缓解大都能恢复正常，但平均需要约7周。

六、实验室检查

MCD常表现为典型肾病综合征，有肾病范围的蛋白尿、低白蛋白血症、高脂血症和水肿[18]。在青少年和成人中，肾病范围蛋白尿定义为≥3.5g/24h。随机样本的UPCR与24小时尿液中测得的蛋白量有中等程度的相关性。尿检可见大量蛋白尿，24小时尿蛋白定量≥3.5g，甚至达到10g/24h以上，以白蛋白尿为主；尿液镜检可见透明或脂肪管型。在儿童中肾病范围蛋白尿定义为≥50mg/（kg·24h），或UPCR≥2000mg/g。少于15%～20%患者出现血尿，通常为轻微镜下血尿，成人患者血尿发生率高于儿童。

低白蛋白血症指血清白蛋白水平＜25g/L。MCD血清白蛋白显著降低，通常＜20g/L，严重者甚至＜10g/L，血清总蛋白也随之降低。这是肾小球滤过屏障对血浆白蛋白渗透增加的结果。近端小管细胞是否会增加滤过白蛋白的分解代谢仍有争议。目前证据表明，白蛋白在近端肾小管被上皮细胞完整吸收。MCD患者肝脏产生血清白蛋白和前白蛋白的水平增加。通常在血清白蛋白水平＜20g/L的情况下发生重度水肿。

由于血清白蛋白降低导致肝脏合成胆固醇和甘油三酯增加，脂蛋白脂酶活性降低，因此血中总胆固醇、低密度脂蛋白（LDL）、极低密度脂蛋白（VLDL）和甘油三酯水平升高。另外，卵磷脂胆固醇酰基转移酶（LCAT）从尿液中丢失，使乳糜微粒和VLDL的清除减少。此外，因为大量蛋白尿导致一些金属结合蛋白丢失，可出现血钙、铁、铜、锌等金属元素缺乏。

肾功能通常是正常的。部分患者可有轻微的肾小球滤过率下降和血肌酐升高，可能与有效血容量减少有关，随着病情缓解，大多能恢复正常。AKI少见，其危险因素包括血容量减少、使用非甾体抗炎药和对比剂、合并过敏性间质性肾炎等。研究发现，MCD合并AKI多见于年龄较大、收缩压较高、血管硬化明显的患者。推断肾小动脉硬化可能促进肾素释放，引起肾脏缺血和小管损伤。

轻度低钠血症在MCD复发期间很常见，可能是高脂血症导致的假性低钠血症。低白蛋白血症导致蛋白结合钙减少和循环维生素D结合蛋白水平降低，可引起总钙和维生素D水平降低，但离子钙通常正常，可不进行治疗。但如果需要长期服用糖皮质激素，需及时补钙。

MCD患者自身免疫学指标和补体水平通常是正常的。有持续性蛋白尿或频繁复发的患者可能存在低血清IgG（而非IgM），加之B因子和备解素从尿液流失可使MCD患者易于感染。MCD患者血清C3水平常升高，IgM水平在病情缓解时可升高，平均IgA水平较其他类型肾病患者高，尤其是复发的儿童患者。超过50%的成年患者的IgE水平升高。

严重患者出现高凝状态，甚至血栓形成。其主要机制有：①血液浓缩引起血小板计数及β-血小板球蛋白增加，导致血小板聚集增加；②血黏度增加、红细胞聚集增加；③尿蛋白丢失导致纤维蛋白原及凝血因子Ⅴ、Ⅶ、Ⅷ、Ⅹ和Ⅻ产生增加；④血纤维蛋白溶酶原、抗凝血酶、蛋白C和蛋白S降低；⑤高甘油三酯血症促进高凝。一般静脉血栓多于动脉血栓，成人患者血栓发生率高于儿童。血容量不足、感染、使用利尿剂、静脉穿刺都会增加血栓发生风险。

MCD患者尿蛋白丢失是高度选择性的，白蛋白丢失远多于免疫球蛋白。但是严重患者的免疫球蛋白也会大量丢失，这导致患者抵抗力降低，容易发生感染。其他导致感染的因素还有T细胞功能紊乱、水肿、免疫抑制剂的应用等。常见感染包括上呼吸道病毒感染、肺炎、蜂窝织炎等。细菌性腹膜炎属于严重感染并发症，据报道，儿童患者的发病率约为2%。肺炎链球菌、流感嗜血杆菌和其他荚膜菌是这些患者发生腹膜炎的常见病原体。

七、诊　　断

微小病变肾病只能通过肾活检诊断。成人肾病综合征中微小病变并不是最主要的病理类型，为进行鉴别及指导治疗，需进行肾活检。广泛足突消失可见于其他多个肾小球疾病，因此需排除其他肾小球疾病和继发因素才能诊断为原发性MCD。MCD是儿童最常见的特发性肾病综合征类型，因此对于患有特发性肾病综合征的儿童（＜10岁），常规不进行肾活检，即按MCD进行激素正规治疗。

儿童肾病综合征的诊断标准是存在肾病范围蛋白尿：晨尿或24小时UPCR≥2000mg/g（≥2000mg/mmol）或试纸尿蛋白≥+++和低蛋白血症（血清白蛋白＜30g/L），当未检测白蛋白水平时患者需存在水肿。但除肾病综合征外，如果出现高血压、红细胞管型、严重血尿或肾功能不全[eGFR持续＜80ml/（min·1.73m²）]，则应进行肾活检。对4～6周激素治疗抵抗、频繁复发及需要加用免疫抑制剂的儿童患者，也应进行肾活检。糖皮质激素抵抗的患儿很可能患有遗传性肾病综合征。儿童和成人肾病综合征的其他相关定义是基于表11-1中的临床特征制定的。

表11-1 肾病综合征相关诊断[19]

定义	儿童/青少年（≤18岁）	成人（＞18岁）
完全缓解	晨尿或连续3次或3次以上24小时UPCR≤200mg/g（或20mg/mmol或试纸阴性或微量）	尿蛋白定性转阴或定量＜0.3g/24h或UPCR＜300mg/g（或＜30mg/mmol），血肌酐稳定和血清白蛋白＞35g/L
部分缓解	晨尿或24小时UPCR＞200mg/g但＜2000mg/g（或＞20mg/mmol且＜200mg/mmol），血清白蛋白≥30g/L	蛋白尿减少到0.3～3.5g/d或UPCR 300～3500mg/g（或30～350mg/mmol），尿蛋白下降至≤基线值50%
复发	肾病范围蛋白尿复发。在儿童中，复发通常通过尿试纸来评估，因此定义为连续3天试纸尿蛋白≥3+	获得完全缓解后蛋白尿＞3.5g/d或UPCR＞3500mg/g
激素敏感	足量泼尼松或泼尼松龙治疗4周后完全缓解	足量激素治疗8周内缓解
激素依赖	泼尼松或泼尼松龙治疗期间（不论足量或减量治疗期间）或激素停药15天内复发	在激素减量时或停激素后2周内复发
激素抵抗	足量泼尼松或泼尼松龙治疗4周后，没有完全缓解	尽管给予泼尼松1mg/（kg·d）或隔日2mg/kg治疗＞16周，蛋白尿仍持续＞3.5g/d或UPCR＞3500mg/g，或较基线下降＜50%
频繁复发	6个月内复发≥2次或每12个月复发≥4次	6个月内复发2次或以上（或每12个月复发4次或以上）

诊断MCD时，理想肾活检术应取肾小球数量在25个以上，最佳组织标本取自皮髓交界处，以排除早期FSGS。光镜切片应为2～3μm薄切片，有HE、PAS、Masson三色和PASM等全套染色，而且连续观察15张切片最为理想，以免误诊。光镜下肾小球无或仅有轻微改变，免疫荧光阴性，电镜下足细胞足突出现广泛消失融合（通常＞75%）为典型MCD病理改变。

八、鉴别诊断

1. 继发性MCD 常见的继发性因素包括病毒感染、药物、肿瘤及过敏反应。引起MCD的常见药物包括非甾体抗炎药、干扰素、青霉素、利福平等。在大量蛋白尿的同时也会出现药物性小管间质损害的表现，如白细胞尿、肾功能不全。通常在撤除致病药物后病情会迅速缓解，蛋白尿减少，但肾功能恢复可能需要较长时间。与微小病变肾病关系较密切的是淋巴瘤，尤其是霍奇金淋巴瘤。有些实体瘤伴发微小病变，有时甚至出现在肿瘤发现前。因此，不论是儿童还是成人患者，进行肿瘤方面的筛查是很有必要的。部分MCD与过敏反应存在联系，常见的如花粉和食物。对这些患者，最重要的是去除过敏原，这样往往可以减轻蛋白尿。但寻找过敏原是困难的，尤其是存在于食物中的过敏原，因此应详细询问患者过敏史，找出可能的过敏原。

2. 先天遗传性肾病综合征 主要根据患儿的家族史及基因检测结果进行鉴别。先天遗传性肾病综合征在临床上绝大多数表现为激素耐药性，10年后30%～40%的患儿进展为终末期肾病。根据有无家族史可分为家族性和散发性；根据发病年龄可分为先天性、婴儿型、儿童型、青少年型及成人型肾病综合征；根据有无其他系统受累可分为非系统性（孤立性）和系统性肾病综合征。病理类型主要为FSGS和弥漫性系膜硬化。

3. 系膜增生性肾小球肾炎 表现为肾病综合征的患者与MCD临床特点相似，部分患者可有显著血尿，光镜下可见系膜细胞和基质弥漫性增生，荧光常见IgG、IgM、C3等沉积。电镜下可见系膜区电子致密物沉积，以此可与MCD相鉴别。若轻度系膜增生而无荧光和电镜异常，可归入MCD诊断，若伴荧光强度（++）及以上或电镜下见到系膜区电子致密物，则为系膜增生性肾小球肾炎。

4. 局灶节段性肾小球硬化　FSGS是一种常见的肾小球病理类型，由于病变局灶分布，取材组织中没有取到肾小球局灶性硬化灶时，给鉴别MCD与FSGS带来困难。需结合临床、病理等情况进行鉴别：①临床上，90%的MCD患者对糖皮质激素敏感，而FSGS患者对糖皮质激素反应差，需要12～16周足量激素治疗，仅40%的患者得到缓解；此外，FSGS常合并高血压，后期肾功能减退。②病理上，MCD的肾小球体积正常，但FSGS的肾小球可出现肥大，是正常的1.75倍，以及内皮细胞的泡沫化；MCD的间质无明显病变，而FSGS往往有肾小管萎缩和间质纤维化。

九、治　疗

一般治疗：低盐饮食以控制水肿。由于血栓栓塞事件风险增加，轻中度水肿应避免卧床休息。在严重低白蛋白血症（血清白蛋白＜20g/L）患者和长期肾病综合征患者中，可考虑预防血栓形成[20]。频繁复发型或激素依赖型肾病综合征患儿，或已知存在维生素D缺乏时，通过口服补充钙和维生素D可预防骨矿物质含量的降低。

（一）儿童肾病综合征的治疗

1. 儿童肾病综合征的初始治疗[21]　《2021 KDIGO临床实践指南：肾小球疾病的管理》建议口服皮质类固醇激素8周（开始4周每天服用，后4周隔天服用）或12周（开始6周每天服用激素，后6周隔天服用激素）[19]。初始治疗的标准方案：每天口服泼尼松/泼尼松龙60mg/（m^2·d）或2mg/（kg·d）（最大60mg/d），持续4周；随后隔天口服泼尼松/泼尼松龙40mg/m^2或1.5mg/kg（最大50mg），持续4周；或每天口服泼尼松/泼尼松龙60mg/（m^2·d）或2mg/（kg·d）（最大60mg/d），持续6周；随后隔天口服泼尼松/泼尼松龙40mg/m^2或1.5mg/kg（最大50mg），持续6周。

2. 儿童肾病综合征预防和复发治疗[21]

（1）KDIGO建议对于正在隔日服用激素或停用激素的频繁复发和激素敏感型、依赖型肾病综合征患儿，在上呼吸道感染和其他感染中的5～7天，每天服用0.5mg/kg泼尼松（按实际体重计），以降低复发的风险。

1）复发的初始治疗方案包括每日60mg/m^2或2mg/kg（最大60mg/d）的泼尼松，直到完全缓解至少3天。

2）达到完全缓解后，泼尼松减量至40mg/m^2，或隔日1.5mg/kg（最大60mg/d），持续≥4周。

3）对于无激素相关毒性的频繁复发或激素依赖型肾病综合征患儿，可在随后的复发中采用同样的激素方案。

4）对于无严重激素相关副作用的频繁复发患儿，可低剂量隔天服用泼尼松[≤0.5mg/（kg·d）]预防复发。

（2）对于存在严重激素相关副作用的频繁复发患儿，以及所有激素依赖的患儿，KDIGO推荐使用激素替代药物，而不是不治疗或继续激素单药治疗（表11-2）。

表11-2　儿童MCD激素替代药物及用法[21]

治疗	剂量和持续时间	临床提示
一线治疗药物		
环磷酰胺（CTX）	2mg/（kg·d），口服，持续12周，最大累积剂量168mg/kg	使用激素达缓解前，不应开始环磷酰胺治疗。不应给予第2个疗程的烷化剂；建议每周进行一次血常规检查，以评估是否存在需要减停CTX的重度白细胞减少症或骨髓抑制
左旋咪唑	隔天2.5mg/kg口服，左旋咪唑最大剂量为150mg	在左旋咪唑治疗期间，每2～3个月监测1次血常规，每3～6个月监测1次丙氨酸转氨酶和天冬氨酸转氨酶；如果可能，每6个月检查1次ANCA滴度，如果ANCA阳性、皮疹或粒细胞增多，则中断治疗；在未服用左旋咪唑期间，维持低剂量隔日激素给药可能对部分儿童有效；左旋咪唑应持续使用至少12个月

续表

治疗	剂量和持续时间	临床提示
替代药物		
吗替麦考酚酯（MMF）	起始剂量为1200mg/（m²·d）（分2次给药）	目标AUC＞50μg·h/ml。MMF应至少持续12个月，因为多数儿童停药后复发；接受MMF治疗后出现显著腹痛的儿童，可使用等效剂量的其他霉酚酸类似物MPAA（如360mg麦考酚钠相当于500mg吗替麦考酚酯）
利妥昔单抗	375mg/m²静脉注射1～4次给药	最优的联用泼尼松和其他激素替代药物方案治疗后仍然频繁复发的激素敏感型患儿和（或）有严重治疗不良反应的儿童，可使用利妥昔单抗；目前的试验采用了1～4次利妥昔单抗的给药方案，但无足够的数据建议具体的所需剂量；情况允许时监测CD20水平；给药前，须检查乙型肝炎表面抗原、乙型肝炎核心抗体和检测结核杆菌；在使用前后监测IgG水平，可能有助于尽早识别发生严重感染的风险，并确定哪些患者可能从免疫球蛋白替代治疗中获益
钙调磷酸酶抑制剂（CNI）		因多数儿童停药后会复发，CNI应持续治疗至少12个月；治疗期间监测CNI水平以降低毒性
环孢素	4～5mg/（kg·d）（起始剂量），分2次给药	有糖尿病并发症风险的患者可首选环孢素。目标12小时谷浓度为60～150ng/ml（50～125nmol/L），旨在达到维持缓解和避免毒性的最低水平
他克莫司	0.02～0.1mg/（kg·d），分2次口服，谷浓度5～10ng/ml	对于不可接受环孢素容貌相关副作用的患者，他克莫司可能优于环孢素。目标12小时谷浓度为5～10ng/ml（6～12nmol/L），旨在达到维持缓解和避免毒性的最低水平

1）在使用无激素方案（如环磷酰胺、左旋咪唑、吗替麦考酚酯、利妥昔单抗或CNI）之前，患者最好是已经通过激素治疗获得了缓解，开始治疗后建议同时服用激素≥2周。

2）从口服环磷酰胺（CTX）、左旋咪唑、吗替麦考酚酯（MMF）、利妥昔单抗和钙调磷酸酶抑制剂中选择最合适的激素替代药物，需仔细考虑与患者相关的具体问题，如费用、依从性、不良反应和患者偏好。口服环磷酰胺和左旋咪唑可能是频繁复发肾病综合征的首选激素替代药物。MMF、利妥昔单抗、钙调磷酸酶抑制剂和环磷酰胺可能更推荐用于激素依赖型肾病综合征患儿（证据等级1B）。

3. 儿童激素抵抗型肾病综合征的治疗[21] 对于激素抵抗型肾病综合征患儿，KDIGO推荐使用环孢素或他克莫司作为二线治疗药物。

4. 儿童肾病综合征诊治的一般原则[21] 见表11-3。

表11-3 儿童肾病综合征诊治的一般原则

项目	一般原则
肾活检指征	肾病综合征发病时患儿年龄≥12岁；激素抵抗型肾病综合征或对激素治疗应答欠佳的激素敏感型肾病综合征（继发性激素抵抗型肾病综合征）；高度怀疑存在其他潜在的病理类型时（肉眼血尿、血管炎全身症状、低补体血症等）；发病时即存在与低血容量无关的肾衰竭。随后接受钙调磷酸酶抑制剂治疗或长期使用钙调磷酸酶抑制剂（2～3年）时肾功能进行性下降的患儿
基因检测	激素抵抗型肾病综合征；先天性和婴儿型肾病综合征（＜1岁）；症候群相关的肾病综合征；存在激素抵抗型肾病综合征或FSGS家族史
维生素D/钙	在激素敏感型肾病综合征和维生素D水平正常的患者中，无需补充。然而，在频繁复发的肾病综合征或激素依赖型肾病综合征儿童或存在已知的维生素D缺乏的情况下，可通过口服补充钙和维生素D来预防骨矿物质含量的降低
胃肠道保护剂	对于无胃肠毒性风险因素或无胃肠症状的肾病综合征患儿，无足够的证据表明胃肠道保护时预防性使用质子泵抑制剂可以获益

（二）成人MCD的治疗

1. 成人MCD的初始治疗[21] KDIGO推荐口服大剂量糖皮质激素作为MCD初始治疗方案（证据等级1C）。一般泼尼松起始剂量为1mg/kg，总量不超过80mg/d或隔天2mg/kg（最大120mg隔天）。

（1）大剂量激素治疗时间最长16周。

（2）获得缓解后2周开始减少激素剂量。

（3）虽然每天口服激素是治疗MCD的最常用方案，但给药途径和频率可以根据患者的需求进行个体化调整。

（4）当患者存在糖皮质激素相对禁忌时，考虑使用环磷酰胺、CNI、利妥昔单抗或MMF进行初始治疗（图11-5）。

2. 激素依赖、频繁复发的成人MCD的治疗[21] 与单用泼尼松或无治疗相比，推荐使用环磷酰胺、CNI、利妥昔单抗或MMF治疗频繁复发/激素依赖MCD（图11-6）（证据等级1C）。

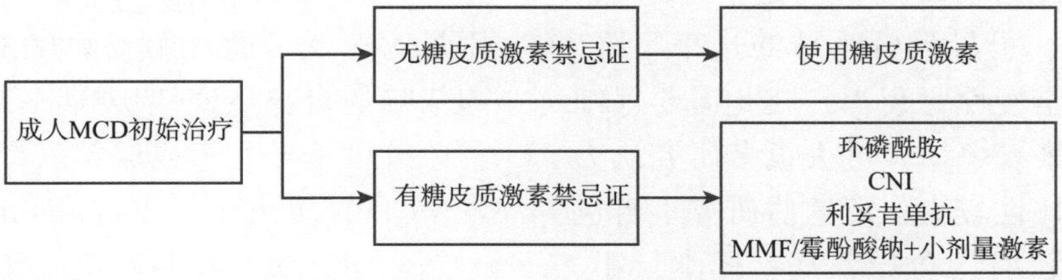

图11-5　成人MCD的初始治疗路径

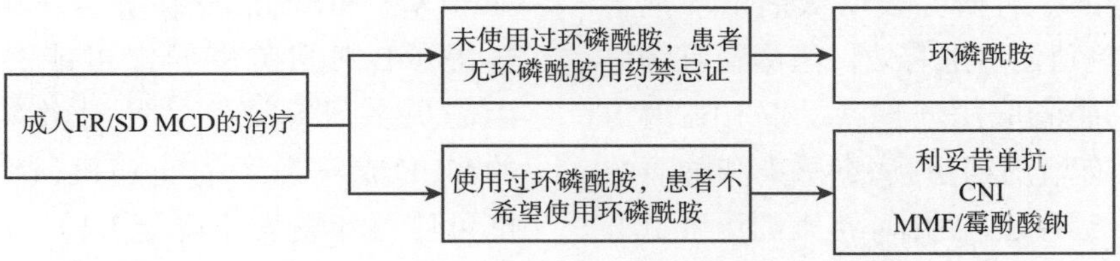

图11-6　成人频繁复发/激素依赖MCD的治疗路径

FR. 频繁复发；SD. 激素依赖

（三）二线用药

不管是儿童还是成人MCD患者，尽管大都对糖皮质激素反应良好，但是复发率通常达50%以上，约20%的复发患者会发展成激素依赖。对于首次复发的患者，通常恢复起始激素剂量，再开始一轮正规激素治疗。延长激素治疗时间可能会降低复发率，但是很多患者仍然复发，尤其是并发感染时。而且激素使用时间延长会增加激素副作用发生率，严重感染、库欣（Cushing）综合征、骨质疏松、股骨头坏死及生长发育迟缓等严重的副作用常使患者不能耐受长期激素治疗。因此，对于激素依赖、频繁复发、激素抵抗及不能耐受长期激素治疗的患者，非激素类的二线药物治疗是很有必要的，环磷酰胺、CNI、利妥昔单抗、MMF等被证实是有效的[22]。

1. 环磷酰胺　自20世纪70年代就开始应用环磷酰胺治疗肾脏疾病，目前是使用最广泛的免疫抑制剂。大量研究证实环磷酰胺具有明确的降低MCD复发率的作用。使用环磷酰胺[2～3mg/(kg·d)]可以使25%～60%激素依赖或频繁复发的儿童患者获得长期缓解。环磷酰胺常用剂量2～2.5mg/(kg·d)，时间8～12周，在激素减量过程或停止14天内开始应用，累积量不超过200mg/kg[23]。每月1次静脉注射环磷酰胺同样有效，起始量0.5g/m²，但与口服相比可减少累积剂量的毒性，持续应用3～6个月，累积量6～8g。对于激素抵抗的MCD患者，合用环磷酰胺效果有限。环磷酰胺治疗的主要副作用有脱发、骨髓抑制、出血性膀胱炎，严重细菌感染发病率为1.5%。性腺毒性也是重要的考虑因素，尤其是在青春期男性，一般认为累积量超过250mg/kg后性腺毒性显著增加。在成人中，口服环磷酰胺2～2.5mg/(kg·d)的12周疗程诱导的缓解率比儿童更高（儿童在2～5岁时分别为75%和66%）。

2. 钙调磷酸酶抑制剂（CNI）　在环磷酰胺之前使用CNI是多数年轻患者和希望最大程度保留生育能力的成人患者的选择。20世纪80年代即开始使用环孢素治疗肾病综合征。对于新发及激素敏感的MCD患者，环孢素单独应用及与激素合用都可诱导缓解；对于激素依赖、频繁复发的患者，环孢素和激素合用具有减少复发率的作用；对于激素抵抗患者，单用环孢素的缓解率为14%，合用激素可达到24%。环孢素的治疗方案较多，通常剂量为4～6mg/（kg·d），分两次服用，血药浓度保持在150～200ng/ml，持续至少12个月。环孢素可以单独使用，或同时口服小剂量激素，或在激素减量时加用，但通常在减少剂量或停药后复发。环孢素是一种良好的中短期治疗策略，50%～75%的MCD患者会缓解，但是治疗超过1年后肾毒性较常见，可导致肾小球滤过率下降、肾间质纤维化，甚至慢性肾衰竭，因此需要仔细监测。这个问题历来有争议，过去很多研究认为环孢素长期治疗肾毒性较大，但这些研究本身也存在很多问题，如没有区分原发病、样本量小、随访时间短等。目前多数学者认为长期中低剂量环孢素治疗是安全的。有研究表明低剂量环孢素［2.4mg/（kg·d）］单独使用也有效。法国肾脏病协会的研究表明成人患者服用环孢素，仅10%因为副作用停用，也没有增加细菌/病毒感染和肿瘤的发生[4]。El Husseini等报道使用环孢素的患者10%发生高血压，6%血肌酐上升超过30%，45例患者进行治疗后肾活检，仅4.4%患者发现轻微的肾间质纤维化及小管萎缩。最近有文献报道儿童患者环孢素治疗5年以上并未损伤肾功能，肾小球滤过率治疗早期下降但后来保持稳定[4]。

他克莫司（FK506）具有与环孢素相似的功效，并且可能伴有更少的副作用。初始血药浓度控制在5～10ng/ml，但可能需要更高的水平才能保持缓解[24]。早在1990年就开始用他克莫司治疗儿童频繁复发型肾病综合征（包括微小病变肾病和局灶节段性肾小球硬化），认为有减少复发的作用。一项我国随机对照试验在119例MCD成年患者中发现，先使用10天的甲泼尼龙0.8mg/（kg·d），随后使用他克莫司或单用激素，两组疗效相似，他克莫司不良事件更少[25]。他克莫司在治疗儿童激素依赖型肾病综合征时具有和环孢素相似的效果。Gulati等报道他克莫司在治疗环磷酰胺及环孢素无效的激素抵抗型肾病综合征时有一定效果。目前认为他克莫司是较好的激素替代和助减药物。

3. 吗替麦考酚酯 关于MMF用于MCD治疗的研究结果仍不确定。对于部分激素依赖或抵抗、细胞毒性药物或环孢素无效的患者，试用MMF可能会有较好的效果[26]，但是其剂量和使用时间变化很大。文献中儿童剂量250～750mg/m²，每天2次，成人剂量每次0.5～1g，每天2次，血药浓度1.2～5.9μg/ml，治疗时间6～12个月。几项随机对照试验比较MMF和环孢素治疗儿童肾病综合征的疗效，发现MMF并不优于环孢素。其确切疗效及最佳治疗剂量、时间有待更多大样本随机对照研究。

4. 抗CD20单抗 利妥昔单抗（rituximab）应用最为广泛，通常用于治疗B细胞淋巴瘤及B细胞依赖的自身免疫性疾病。多项研究报道，利妥昔单抗可诱导儿童或成年患者激素依赖或频繁复发MCD的缓解[27]。2006年François等首次报道，一例使用过激素及多种免疫抑制剂仍频繁复发的青年MCD患者，使用利妥昔单抗治疗［375mg/（m²·w）×4w］后获得完全缓解并持续2年以上。这提示B细胞免疫异常可能参与MCD发病，但尚需更多研究证实。针对激素依赖或频繁复发的MCD成年患者的非随机研究表明，利妥昔单抗可使每年复发率降至1/10。目前利妥昔单抗使用方案有多种，起始剂量可每两周静脉滴注利妥昔单抗1g，连用两次或每周静脉滴注利妥昔单抗375mg/m²，连用4次。为预防复发，以后每6个月使用利妥昔单抗500～1000mg，总疗程2年。

（四）对症治疗

1. 利尿 利尿剂很少用于儿童，但利尿剂通常用于控制成年人的细胞外液量[28]。严重水肿时可使用利尿剂，常用噻嗪类利尿剂、潴钾利尿剂和袢利尿剂。噻嗪类利尿剂主要抑制钠和氯的重吸收，增加钾的排泄利尿，常用氢氯噻嗪25mg，每天3次。潴钾利尿剂主要是排钠、排氯、保钾，适用于低钾血症的患者，常与噻嗪类利尿剂合用，常用氨苯蝶啶50mg，每天3次，或螺内酯20mg，每天3次。袢利尿剂具有强力的排钠、排氯、排钾的作用。常用呋塞米1～2mg/（kg·d），口服安全有效，应警惕低血容量性休克。如水肿非常严重，血清白蛋白≤25g/L，而患者对利尿剂耐药，可同时静脉输入呋塞米和白蛋白。水肿消退后应停用利尿剂。

2. 降压 对伴有高血压的患者，应给予降压治疗，药物首选血管紧张素转换酶抑制剂（ACEI）或血管紧张素受体拮抗剂（ARB）。而对于血压正常的患者，无需使用ACEI或ARB来降低蛋白尿。

但MCD伴有非肾病范围蛋白尿时可加用ACEI或ARB来降低蛋白尿。

3. 急性肾损伤的治疗　部分成人MCD患者可出现AKI。严重时需透析治疗，但多数患者经治疗后肾功能可明显好转。对伴发AKI的MCD患者，指南建议必要时采用肾脏替代治疗，但需合用糖皮质激素，方案同初发MCD的治疗。

4. 高脂血症的治疗　MCD患者的蛋白尿通过激素治疗通常会明显改善，而随着蛋白尿的缓解，其伴发的高血脂将自行好转，因此指南建议初发MCD患者，无需使用他汀类药物治疗高脂血症。

十、预　后

对糖皮质激素应答的成人MCD患者，其肾脏长期生存佳，但无应答的患者预后不确定。儿童肾病综合征的预后最好通过患者初始治疗的应答和治疗后一年内复发频率来预测。因此，在初次发病时通常不需要进行肾活检，但治疗耐药或临床过程不典型的儿童患者仍需肾活检。

与其他类型肾病综合征相比，MCD具有良好的长期预后，但在缺乏激素治疗的情况下，自发缓解率很低，激素治疗通常可有效诱导缓解，但复发很常见，呼吸道感染是常见的复发诱因。在感染临床发作时开始短疗程（5～7天）的泼尼松龙可降低MCD复发率（从59%降至34%）和复发次数[29]。据报道，成人MCD患者在正规激素治疗后8周缓解率为51%～76%，16周缓解率为76%～96%。成人复发率低于儿童（30%～50%）。儿童期患有MCD的成人复发率约40%。有报道成人MCD患者单独应用激素治疗时，缓解后75%会复发，25%会发展成激素依赖。与儿童相比，成人患者更易出现高血压、AKI、慢性肾功能不全。90%以上的成人患者可以保持肾功能正常10年以上。尽管成人患者对激素或细胞毒性药物反应较儿童差，但其复发率稍低，治疗缓解后比较稳定。

儿童MCD患者有25%从不复发，25%很少复发，而50%频繁复发，70%以上进入成年后没有肾功能损伤及尿检异常。儿童MCD进入青春期以后不一定会缓解，儿童在成年后复发的情况并不罕见。然而，缓解期超过5年的患者复发可能性较小。

十一、病例介绍及点评

（一）主诉

尿泡沫增多、双下肢水肿1个月；加重1周，少尿3天。

（二）病史

患者，男性，67岁。缘于2021年12月初无明显诱因出现尿泡沫增多，经久不散；双下肢水肿，晨轻暮重；伴腰酸、乏力。尿色清，尿量无明显改变，无尿频、尿急、尿痛等不适，当时未重视。入院前一周患者双下肢水肿加重，并出现颜面部水肿。患者至当地医院就诊，检验尿蛋白（++++），24小时尿量1300ml，24小时尿蛋白定量11.4g，血白蛋白21g/L，诊断“肾病综合征”。给予泼尼松60mg口服，每天1次；静脉滴注白蛋白10g和呋塞米40mg，每天1次，共2次；患者水肿稍减退。3天前患者出现尿量进行性减少，近24小时尿量不足100ml。患者自发病以来无发热、皮疹、畏光、关节疼痛、口腔溃疡等不适，食欲缺乏、进食少，大便成形，1～2次/天，睡眠欠佳，近一周体重增加3.0kg。

患者既往体健，无高血压、糖尿病、冠心病等病史，无肝炎、结核等感染病史，无外伤、手术、输血病史。无药物过敏史。久居当地，从事办公室文书工作，无疫区旅居史。无吸烟、大量饮酒病史。无家族遗传病史。

（三）入院查体

T36.9℃，R18次/分，P88次/分，BP160/100mmHg。患者神志清楚，自主体位，查体合作。全身皮肤未见皮疹、出血、黄染，浅表淋巴结触及肿大。颜面部轻度水肿。双肺叩诊清音，呼吸音正常，未闻及干、湿啰音。心浊音界无扩大，未及震颤，心率88次/分，律齐，各瓣膜区未闻及病理性杂音。腹平软，未见腹壁静脉曲张、蜘蛛痣等，叩诊鼓音，肝肾区无叩痛，Murphy征（－），移动性浊音（－），无压痛、反跳痛，肝、脾肋下未触及。双侧膝关节以下部位可凹性水肿。四肢、关节活动自如，肌力、肌张力正常。神经系统检查无异常。

（四）实验室检查

血常规：白细胞计数8.4×10⁹/L，中性粒细胞75%，血红蛋白112g/L，血小板计数147×10⁹/L。尿液检查：尿蛋白（+++），隐血（-），红细胞数5/μl，白细胞（-）。肝肾功能：总胆红素11μmol/L，丙氨酸转氨酶23U/L，血清总蛋白48g/L，白蛋白17g/L，总胆固醇12.5mmol/L，甘油三酯2.5mmol/L，尿酸574μmol/L，尿素氮25.3mmol/L，血肌酐868.4μmol/L。血电解质：钠147mmol/L，钾5.8mmol/L，钙2.45mmol/L，氯105mmol/L，HCO_3^- 24mmol/L。凝血指标：PT 33.1秒，APTT 12.4秒。自身免疫性抗体均（-），免疫球蛋白及补体未见明显异常，M蛋白电泳无异常，乙肝五项（-），AFP、CEA、CA19-9、CA125等肿瘤标志物无异常。

双肾B超：左肾10.8cm×5.7cm，右肾10.1cm×5.5cm，皮髓质界限清晰，回声未见明显异常，集合系统未见分离，双肾区未见占位性病变。CDFI显示血流良好。胸部CT、心电图及超声心动图无明显异常。

（五）住院经过

患者入院后临床诊断“肾病综合征合并急性肾损伤”，未发现继发性因素，急性肾损伤无明确肾前性和肾后性因素，考虑原发性肾病综合征基础上并发特发性急性肾损伤可能性大。为尽快控制病情，当天决定给予甲泼尼龙80mg静脉滴注，每天1次，连用3天。入院后24小时尿量仅40ml。完善检查后第2天行肾活检术，肾活检术后行右颈内静脉临时插管，枸橼酸盐体外抗凝，开始CRRT。第4天改为口服泼尼松60mg/d治疗。第6天患者尿量增至600ml/d，之后逐渐增加；同时血肌酐逐渐下降，停止CRRT。第15天时血清肌酐降至109μmol/L。第19天24小时尿蛋白定量4.3g，血清白蛋白22g/L。28天时尿蛋白定量0.6g/24h，血白蛋白35g/L，随后患者出院随访。

第4天病理结果回报：光镜下肾小球少量系膜基质增生，近端肾小管上皮细胞空泡及颗粒变性，细胞扁平，管腔略扩张，肾间质弥漫水肿。免疫荧光均阴性，电镜下可见足细胞足突融合、消失，未见电子致密物沉积。病理诊断“微小病变伴肾间质重度水肿”。

（六）点评

本病例根据血白蛋白低于30g/L，24小时尿蛋白大于3.5g，伴水肿和高脂血症，诊断为肾病综合征。老年患者出现肾病综合征，首先应排除继发因素，常见糖尿病肾脏病、淀粉样变、肿瘤、乙型肝炎病毒感染、药物及血管炎等疾病。排除继发因素后考虑原发性肾病综合征，老年人常见病理类型为膜性肾病、局灶节段性肾小球硬化、系膜增生性肾小球肾炎等，MCD少见。通常应尽快行肾穿刺活检明确病理类型，确定治疗方案。

该患者就诊时除肾病综合征之外，还合并急性肾损伤，此种情况下需分析其原因。首先应排除单纯肾前性氮质血症，本病例无大量体液丢失、休克史，血压偏高，补足白蛋白后仍出现少尿，氮质血症无改善，说明非肾前性氮质血症。一般认为，尿指标如尿钠、尿肌酐、肾衰竭指数有助于鉴别是否肾前性氮质血症，但该患者因起病时已应用呋塞米等药物，可影响这些检查结果。如测定中心静脉压低于6cmH_2O意义较大，支持肾前性氮质血症，这是有创性检查，临床上使用并不多。肾性因素包括缺血性或药物诱发肾小管坏死、急性过敏性间质性肾炎、严重肾间质水肿等，要明确病因必须尽快行肾活检术。

肾脏病理明确病因后再治疗是最安全的，但肾脏病理报告一般需2～3天，不利于及时治疗。该患者最近未使用肾毒性药物，有大量蛋白尿、严重水肿，曾使用利尿剂，可能有血容量不足、肾间质水肿因素，考虑特发性急性肾损伤可能性大。根据经验，肾病综合征合并急性肾损伤以微小病变可能性大，属于激素敏感型；即便是其他类型，如新月体肾炎等，激素治疗也是有益的。为节省时间，尽快控制病情，可在肾活检术前开始给予激素治疗，通常效果明显。该患者开始即果断使用甲泼尼龙治疗，病情迅速缓解，尿量增加，肾功能逐渐恢复正常。

关于是否应用肾脏替代治疗及选择模式问题。在血肌酐显著升高及严重水、电解质、酸碱代谢紊乱时，为了支持治疗，使患者安全度过少尿期，肾脏替代治疗是必要的。血液透析相对安全，但有引起肾脏二次损伤风险，条件允许时应行CRRT。CRRT可精确控制容量，保持血流动力学稳定。

大多数MCD并发AKI患者不需要肾脏替代治疗。因此，对于此类患者，关键在于早诊断、早治疗。早诊断就是要尽快行肾活检术，以明确病因、指导治疗；早治疗就是指根据临床经验，判断病情进展，及时、准确用药，挽救肾功能。

（薛　澄）

参考文献

[1] Feehally J，Floege J，Tonelli M，et al. Comprehensive Clinical Nephrology[J]. 6th ed. Elsevier Inc，2019.

[2] Kopp J B，Anders H J，Susztak K，et al. Podocytopathies[J]. Nat Rev Dis Primers，2020，6（1）：68.

[3] Anon. The primary nephrotic syndrome in children. Identification of patients with minimal change nephrotic syndrome from initial response to prednisone A report of the international study of kidney disease in children[J]. J Pediatr，1981，98（4）：561-564.

[4] 梅长林. 肾病综合征 [M]. 北京：科学出版社，2012.

[5] Dossier C，Lapidus N，Bayer F，et al. Epidemiology of idiopathic nephrotic syndrome in children：endemic or epidemic?[J]. Pediatr Nephrol，2016，31（12）：2299-2308.

[6] Purohit S，Piani F，Ordoñez F A，et al. Molecular mechanisms of proteinuria in minimal change disease[J]. Front Med（Lausanne），2021，8：761600.

[7] Shalhoub R J. Pathogenesis of lipoid nephrosis：a disorder of t-cell function[J]. Lancet，1974，2（7880）：556-560.

[8] Colucci M，Oniszczuk J，Vivarelli M，et al. B-cell dysregulation in idiopathic nephrotic syndrome：what we know and what we need to discover[J]. Front Immunol，2022，13：823204.

[9] Araya C E，Wasserfall C H，Brusko T M，et al. A case of unfulfilled expectations. Cytokines in idiopathic minimal lesion nephrotic syndrome[J]. Pediatr Nephrol，2006，21（5）：603-610.

[10] Bertelli R，Bonanni A，Caridi G，et al. Molecular and cellular mechanisms for proteinuria in minimal change disease[J]. Front Med（Lausanne），2018，5：170.

[11] Garin E H，West L，Zheng W. Effect of interleukin-8 on glomerular sulfated compounds and albuminuria[J]. Pediatr Nephrol，1997，11（3）：274-279.

[12] Clement L C，Avila-Casado C，Macé C，et al. Podocyte-secreted angiopoietin-like-4 mediates proteinuria in glucocorticoid-sensitive nephrotic syndrome[J]. Nat Med，2011，17（1）：117-122.

[13] Xue C，Yang B，Xu J，et al. Efficacy and safety of ritaximab in adult frequent-relapsing or steroid-dependent minimal change disease or focal segmental glomerulosclerosis：a systematic review and meta-analysis[J]. Clin Kidney J. 2020；14（4）：1042-1054.

[14] Garg P. A review of podocyte biology[J]. Am J Nephroly，2018，47（Suppl 1）：3-13.

[15] Novelli R，Benigni A，Remuzzi G. The role of B7-1 in proteinuria of glomerular origin[J]. Nat Rev Nephrol，2018，14（9）：589-596.

[16] Eckardt K U，Kasiske B L. Kidney disease：improving global outcomes[J]. Nat Rev Nephrol，2009，5：650-657.

[17] Lionaki S，Liapis G，Boletis J N. Pathogenesis and management of acute kidney injury in patients with nephrotic syndrome due to primary glomerulopathies[J]. Medicina（Kaunas），2019，55（7）：365.

[18] Wang C S，Greenbaum L A. Nephrotic Syndrome[J]. Pediatr Clin North Am，2019，66（1）：73-85.

[19] Anon. Chapter 3：Steroid-sensitive nephrotic syndrome in children[J]. Kidney Int Suppl，2012，2（2）：163-171.

[20] Siligato R，Cernaro V，Nardi C，et al. Emerging therapeutic strategies for minimal change disease and focal and segmental glomerulosclerosis[J]. Expert Opin Investig Drugs，2018，27（11）：839-879.

[21] Kidney Disease：Improving Global Outcomes（KDIGO）Glomerular Diseases Work Group. KDIGO 2021 clinical practice guideline for the management of glomerular diseases[J]. Kidney Int，2021，100（4S）：S1-S276.

[22] Tullus K，Webb H，Bagga A. Management of steroid-resistant nephrotic syndrome in children and adolescents[J]. Lancet Child Adolesc Health，2018，2（12）：880-890.

[23] Ueda N，Kuno K，Ito S. Eight and 12 week courses of cyclophosphamide in nephrotic syndrome[J]. Arch Dis Child，1990，65（10）：1147-1150.

[24] Lu J K，Xu Z X，Xu W，et al. Efficacy and safety of tacrolimus versus corticosteroid as initial monotherapy in adult-onset minimal change disease：a meta-analysis[J]. Int Urol Nephrol，2022，54（9）：2205-2213.

[25] Li X Y，Liu Z S，Wang L，et al. Tacrolimus monotherapy after intravenous methylprednisolone in adults with minimal change nephrotic syndrome[J]. J Am Soc Nephrol，2017，28（4）：1286-1295.

[26] Ravani P，Bertelli E，Gill S，et al. Clinical trials in minimal change disease[J]. Nephrol Dial Transplant，2017，32（suppl_1）：i7-i13.

[27] Xue C，Yang B，Xu J，et al. Efficacy and safety of rituximab in adult frequent-relapsing or steroid-dependent minimal change disease or focal segmental glomerulosclerosis：a systematic review and meta-analysis[J]. Clin Kidney J，2021，14（4）：1042-1054.

[28] Azukaitis K，Palmer S C，Strippoli G F，et al. Interventions for minimal change disease in adults with nephrotic syndrome[J]. Cochrane DatabaseSyst Rev，2022，3（3）：cd001537.

[29] Abeyagunawardena A S，Thalgahagoda R S，Dissanayake P V，et al. Short courses of daily prednisolone during upper respiratory tract infections reduce relapse frequency in childhood nephrotic syndrome[J]. Pediatr Nephrol，2017，32（8）：1377-1382.

第十二章　局灶节段性肾小球硬化

局灶节段性肾小球硬化（focal segmental glomerulosclerosis，FSGS）不是一种单一疾病，而是一种临床病理综合征，该综合征具有多种复杂的病因和致病机制，目前对其治疗选择也有限[1-4]。1925年德国病理学家Theodor Fahr对肾小球硬化型病变进行了描述，将其称为“类脂性肾病伴退变”。1957年，约翰·霍普金斯的Arnold Rich在类脂性肾病研究中对肾小球的局灶性硬化病变进行了详细描述。但直到1970年，Jacob Churg等对110例儿童类脂性肾病肾活检病理特点和激素治疗效果进行报道，FSGS才受到重视。在110例患者中，12例患者肾脏表现出局灶节段性肾小球硬化，与其他98例患者相比，FSGS患者更容易发生激素抵抗和进展至肾衰竭而死亡。至此，FSGS才被认为是一种独立的肾小球病。

FSGS典型的临床特征是蛋白尿，可能是肾病范围或非肾病范围蛋白尿；病理特征是局灶节段性肾小球硬化或瘢痕形成。从病理上，FSGS有不同类型，可能与不同病因、发病机制、临床表现和预后相关[1]。FSGS是激素抵抗型肾病综合征的主要原因之一[2, 4, 5]，儿童中更是如此。对1655例0～20岁的激素抵抗型肾病综合征患者进行肾脏病理活检分析发现，FSGS占56%[6]。FSGS可能是一种原发性肾小球病，也可能是由各种其他原因导致的继发性肾病。

一、流行病学

不同人种之间，FSGS发病率有显著差异。2018年发表的国际肾活检调查（International Kidney Biopsy Survey）研究对29个中心共42 603例肾小球病患者进行了分析显示，FSGS在肾小球疾病中的占比存在显著的种族和地域差异：北美为19.1%，拉丁美洲为15.8%，欧洲为14.9%，亚洲为6.9%；且北美的亚裔人较亚洲人中FSGS占比更高（13.1% vs. 7.1%），提示除遗传因素外，环境因素对其发病也发挥了重要影响[7]。对我国多中心2004～2014年71 151例肾活检病例进行分析发现，FSGS在原发性肾小球疾病中占第3位，标化比例为5.5%[8]。我国单中心报道2003～2014年40 759例肾活检病例分析显示，FSGS的占比较1979～2012年有上升趋势（7.34% vs. 6.00%）[9]。

对我国各个地区肾活检病理进行总结得出，FSGS在各省区、市的初步分布显示，FSGS在肾活检病例中的占比存在一定差异。这些差异可能与FSGS遗传背景、发病机制、诊断标准差异等有关。

FSGS占比最高的地区包括福建（11.26%）、辽宁（23.93%）、江西（10.40%）、湖南（9.91%）等，这些省份的FSGS占比显著高于全国平均水平，表明该病在这些地区的肾活检病例中较为常见。

二、FSGS的病因及临床分类

根据2021年KDIGO指南[10]的建议，结合病因及发病机制，FSGS可分为原发性、遗传性、继发性和病因未明等类型（表12-1）。

如果患者进行肾脏病理检查，光镜下表现出FSGS病灶，可以根据其病因、临床表现及病理特征进行分类（图12-1）。

（一）原发性FSGS

既往“原发性”和“特发性”FSGS常常互换使用，易使人混淆。KDIGO工作组建议取消“特发性”FSGS，使用原发性FSGS（primary FSGS）[10]。原发性FSGS被定义为光镜下为FSGS病变，电镜下呈弥漫性足突融合，临床上为肾病综合征表现的一种临床病理综合征[10]。确立原发性FSGS的诊断前需要排除任何继发因素。

表12-1 局灶节段性肾小球硬化的分类

原发性FSGS
既往也称特发性
遗传性FSGS
家族性
综合征性
散发性
继发性FSGS
病毒性（HIV、SARS-CoV-2等）
静脉注射药物滥用
其他药物（如帕米膦酸盐、干扰素、合成代谢类固醇等）
肾小球肥大：
病理性肥胖
镰状细胞病
发绀型先天性心脏病
缺氧性肺病
肾单位数量减少：
单侧肾发育不全
先天性肾单位减少伴代偿肥大
反流性间质性肾炎
局灶性皮质坏死
肾切除术后
原因未明的FSGS

（二）遗传性FSGS

多种基因变异可能导致遗传性FSGS（genetic forms of FSGS），目前已经鉴定出数十种基因的多种变异，如*NHPS1*、*NPHS2*、*ACTN4*、*TRPC6*、*INF2*等。

（三）继发性FSGS

当有明确的病因导致FSGS发病时，无论是否存在弥漫性足细胞足突融合，我们将其称为继发性FSGS（secondary FSGS）。继发性FSGS已知的或推定的病因如下：

1. 病毒感染 目前已经明确HIV感染与FSGS发病相关，尤其是塌陷型FSGS。其他可能与FSGS发病相关的病毒感染包括巨细胞病毒、细小病毒B19、EB病毒、丙型肝炎病毒等。近年研究发现，在高危*APOL1*基因变异携带者中，新型冠状病毒（SARS-CoV-2）感染可能与FSGS发病相关[11]。

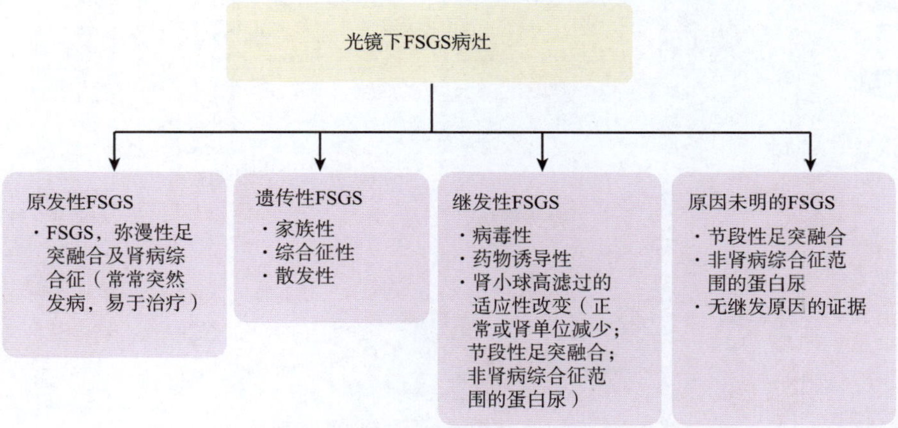

图12-1 FSGS的KDIGO建议分类[10]

2. 药物 如帕米膦酸盐、干扰素、直接作用抗病毒药物、mTOR抑制剂、钙调磷酸酶抑制剂（如环孢素）、蒽环类药、海洛因（掺杂品）、锂剂、合成代谢类固醇、非甾体抗炎药等。

3. 肾小球肥大 如病理性肥胖、镰状细胞病、发绀型先天性心脏病、缺氧性肺病等。

4. 肾单位数量减少 如单侧肾发育不全、先天性肾单位减少伴代偿肥大（oligomeganephronia）、反流性间质性肾炎、局灶性皮质坏死、肾切除术后等。

（四）原因未明的FSGS

如果FSGS患者无遗传或继发病因，临床无肾病综合征表现，肾活检电镜下无弥漫性足突融合，KDIGO指南[10]建议将这种类型FSGS称为原因未明的FSGS（FSGS of undetermined cause，FSGS-UC）。

三、发病机制

作为一种临床病理综合征，FSGS发病机制复杂。迄今为止，FSGS的发病机制未完全阐明，主要与遗传突变、循环通透因子异常、足细胞滤过屏障受损相关。相对或绝对足细胞数量减少，或者足细胞功能完整性破坏是FSGS发病和进展的中心环节。

在过去的30多年里，足细胞在FSGS中的作用引起了人们的极大兴趣。足细胞是高度分化的细胞。通过遗传学、临床病理和动物模型等研究，利用现代研究手段（如多组学技术等），已经充分证明足细胞在FSGS发病中的重要作用。

（一）遗传因素

对足细胞正常功能和蛋白尿的发生相关的几种重要蛋白质的鉴定，已经越来越多地证明一些基因的突变与FSGS的家族性和偶发性病例相关。单基因突变所致FSGS的患病率随着发病年龄的降低而升高，研究发现20%～30%的SRNS或FSGS儿童患者有致病性基因突变[2, 4, 12]。我国多中心研究分析283例儿童激素抵抗或早发肾病综合征患者，37.5%的患者（106/283）存在FSGS相关基因突变，其中*WT1*、*NPHS1*、*NPHS2*和*ADCK4*突变占73.6%。导致成人FSGS发病的最常见基因包括*COL4A3*、*COL4A4*、*COL4A5*、*TRPC6*、*ACTN4*、*INF2*、*NPHS2*、*NPHS1*和*APOL1*等。还有部分基因突变可能导致包含FSGS病变的综合征，如*COQ2*、*WT1*、*LMX1B*和*INF2*基因等。目前已经鉴定出数十种基因，并且这一清单还在不断增加[12]。这些FSGS相关基因被证明是足细胞结构或功能的重要成分。这些基因编码的蛋白包括层粘连蛋白/整合素受体（局灶性粘连）、肌动蛋白结合蛋白、肾小球裂孔膜相关蛋白、Rho/Rac/Cdc42家族的肌动蛋白调节小GTP酶、溶酶体蛋白、核转录因子和参与辅酶Q10（CoQ10）生物合成的蛋白等（图12-2）。表明FSGS的发病机制复杂。

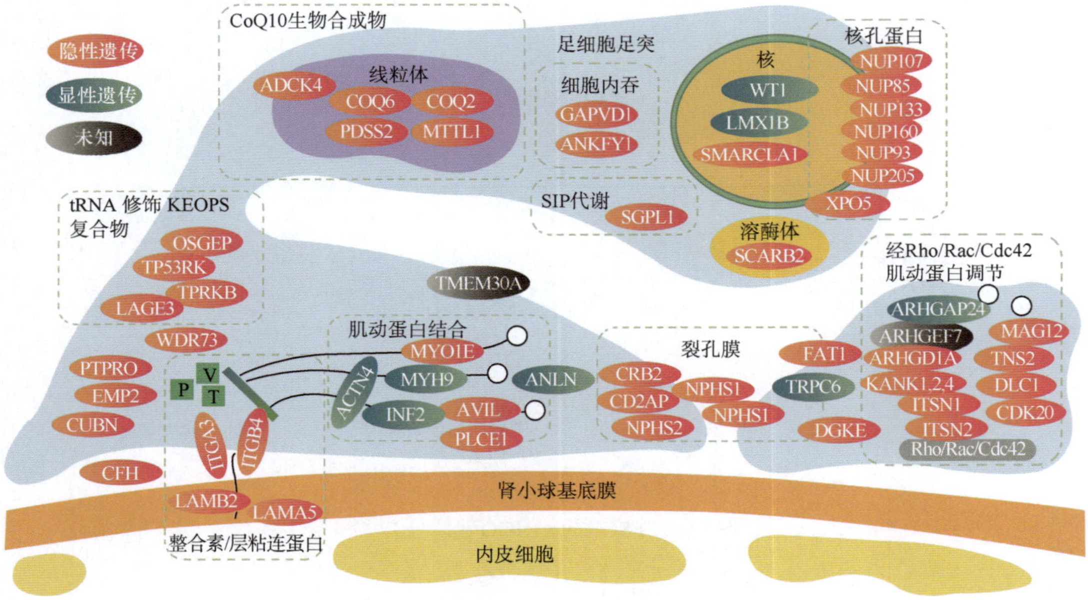

图12-2 参与FSGS发病的部分蛋白分子

引自Lovric[13]并修改

需要注意的是，尽管这些基因突变主要导致家族性FSGS，但在散发性成人FSGS患者中并不少见，有报道显示约12%。基因突变在儿童和成人散发FSGS中的意义，以及其对治疗、预后和移植后复发的影响，一直是研究的热点。通过这些研究，可以建立FSGS研究模型，探索其发病机制及寻找新的治疗药物。表12-2中列出了部分导致FSGS的基因及其遗传特点。

表 12-2　局灶节段性肾小球硬化的致病基因及其遗传特点

基因	编码蛋白	基因位置	遗传方式	表型
1. 肾小球原因				
（1）裂孔膜蛋白和滤过屏障				
NPHS1	nephrin	19q13.1	AR	CNS、SRNS、儿童FSGS
NPHS2	podocin	1q25	AR	CNS、SRNS、FSGS
TRPC6	TRPC6	11q22.1	AD	成人发病的FSGS
CD2AP	CD2相关蛋白	6p12	AD/AR	儿童和成人FSGS
CRB2	Crumbs家族成员2	9q33	AR	SRNS、儿童FSGS、脑室扩张伴囊性肾病
MAGI2	含WW和PDZ域2膜联鸟苷酸激酶	7q21	AR	CNS
PODXL	Podocalyxin样蛋白	7q32.3	AD	FSGS
（2）肌动蛋白细胞骨架和胞质蛋白				
ACTN4	α-肌动蛋白4	19q13.1	AD	成人FSGS
INF2	倒转成蛋白2	14q32.33	AD	成人FSGS、Charcot-Marie-Tooth病
MYO1E	肌球蛋白1E	15q22.2	AR	早发AR型FSGS
ARHGDIA	Arhgdia	17q25.3	AR	CNS、SRNS、DMS
ANLN	肌动蛋白结合蛋白	7p14	AD	儿童和成人FSGS
ARHGAP24	Rho GTPase活化蛋白24	4q21	AD	青少年FSGS
PLCE1	磷脂酶C ε1	10q23.33	AR	SRNS、DMS、儿童FSGS
KANK2	含蛋白2的肾锚蛋白重复序列	19p13.2	AR	SRNS
PTPRO	受体型酪氨酸蛋白磷酸酶-O	12p12.3	AR	SRNS、FSGS
ADCK4	含有aarF结构域的激酶4	19q13	AR	SRNS、FSGS、塌陷型FSGS
TBC1D8B	TBC1域家族成员8B	Xq22	XL	SRNS、FSGS
（3）核蛋白				
WT1	肾母细胞瘤1	11p13	AD	孤立性FSGS
NUP107	核孔蛋白，107kDa	12q15	AR	SRNS、DMS、FSGS
NUP93	核孔蛋白，93kDa	16q13	AR	SRNS、DMS、FSGS
NUP205	核孔蛋白，205kDa	7q33	AR	SRNS、FSGS
NUP85	核孔蛋白，85kDa	17q25	AR	SRNS
NUP133	核孔蛋白，133kDa	1q42	AR	SRNS
PAX2	配对盒2核转录因子	10q24	AD	FSGS
XPO5	exportin 5	6p21.1	AD	成人FSGS
（4）肾小球基底膜				
LAMB2	层粘连蛋白亚基β2	3p21	AR	CNS
COL4A3	Ⅳ型胶原α3	2q36-37	AR/AD	Alport综合征、孤立性FSGS
COL4A4	Ⅳ型胶原α4	2q35-37	AR/AD	Alport综合征、孤立性FSGS
COL4A5	Ⅳ型胶原α5	Xq22	XL	Alport综合征、孤立性FSGS
LMX1B	LIM同源盒核转录因子1B	9q31.1	AD	孤立性FSGS
2. 综合征性FSGS的病因				
WT1	肾母细胞瘤1	11p13	AD	Frasier综合征、DDS、Meacham综合征、孤立性DMS、孤立性FSGS、肾母细胞瘤、WAGR
LMX1B	LIM同源盒核转录因子1B	9q31.1	AD	甲髌骨综合征、孤立性FSGS
PAX2	配对盒2核转录因子	10q24	AD	乳头肾综合征、孤立性FSGS
LAMB2b	层粘连蛋白亚基β2	3p21	AR	Pierson综合征
COQ2	聚丙烯基转移酶、辅酶Q2	4q21	AR	脑肌病、SRNS
COQ6	泛素生物合成单加氧酶COQ6	14q24.3	AR	儿童FSGS、DMS、耳聋
PDSS2	癸二烯基二磷酸合酶亚基2	6q21	AR	脑肌病，SRNS
NUP107b	核孔蛋白，107kDa	12q15	AR	Galloway Mowat综合征、卵巢发育不良、SRNS

续表

基因	编码蛋白	基因位置	遗传方式	表型
WDR73	含WD重复序列的蛋白质73	15q25	AR	Galloway Mowat综合征
OSGEP	*O*-唾液酸糖蛋白内肽酶	14q11	AR	Galloway Mowat综合征、SRNS、FSGS
WDR4	含WD重复序列的蛋白质4	21q22	AR	Galloway Mowat综合征、小头畸形、癫痫发作、脑畸形、FSGS
LAGE3	L抗原家族成员3	Xq28	XL	Galloway Mowat综合征、SRNS、FSGS
SGPL1	鞘氨醇-1-磷酸裂解酶-1	10q22	AR	SRNS伴黄疸、肾上腺功能不全和免疫缺陷
MYH9	非肌性肌球蛋白重链ⅡA	22q12	AD	大血小板减少症、SRNS、FSGS
ITGA3	α3-整合素	17q21	AR	大疱性表皮松解症、间质性肺病、CNS、FSGS
SMARCAL1	SWI/SNF相关基质相关，染色质肌动蛋白依赖调节性，A样亚家族1	2q35	AR	Schimke免疫骨发育不良、SRNS、FSGS
3. FSGS的高危因素				
APOL1	载脂蛋白L1	22q12.1	AR	FSGS、塌陷型FSGS
4. 非肾小球原因				
CLCN5	氯化物通道5	Xp11	XL	Dent病、FSGS
OCRL	肌醇多磷酸5-磷酸酶	Xq26	XL	Dent病、Lowe综合征、FSGS
UMOD	尿调素	16p12	AD	ADTKD、FSGS
TTC21B	含四肽重复结构域的蛋白21B	2q24	AR	肾单位肾痨、FSGS
NPHP4	肾胱氨酸4	1p36	AR	肾单位肾痨、FSGS
CC2D2A	含螺旋和C2结构域的蛋白2A	4p15	AR	肾单位肾痨、FSGS
MTTL1	线粒体tRNA亮氨酸	MtDNA	Mito	MELAS综合征
RCAN1	Ⅰ型钙调磷酸酶调节蛋白	21q22.12	AD	FSGS

注：AD，常染色体显性遗传；ADTKD，常染色体显性肾小管间质病；AR，常染色体隐性遗传；CNS，先天性肾病综合征；DMS，弥漫性系膜硬化；SRNS，激素抵抗型肾病综合征；XL，X连锁。

*NPHS2*基因突变（编码podocin的基因）是＜6岁儿童的激素抵抗型肾病综合征最常见的遗传原因，据报道，该基因多种突变均可能致病。基于激素抵抗型肾病综合征队列和家系中的研究显示，*R138Q*突变与儿童激素抵抗型肾病综合征发病相关，而R229Q复合杂合性可能与成人发病的激素抵抗型肾病综合征有关。编码nephrin的*NPHS1*突变与出生后前3个月内出现的芬兰型先天性肾病综合征有关。但在散发的FSGS患者中也发现存在*NPHS1*基因突变，该基因存在多种突变，可能缺乏热点突变[14]。

*ACTN4*是编码α-肌动蛋白4的基因，其突变是家族性FSGS的一个原因，表现为常染色体显性遗传模式。患者足细胞损伤由细胞质电子致密聚集体所导致，这种电子致密聚集体包含肌动蛋白和突变型α-肌动蛋白4。*TRPC6*和*INF2*基因等大量突变与FSGS的发病机制之间的关系也得到较深入研究，基于多种基因突变的研究为FSGS发病机制的深入了解提供了很好的模型和独特的视角。

近年研究的热点之一是对*APOL1*基因变异与FSGS易感性增加和发病的关系。早期通过混合连锁不平衡的全基因组作图，显示多个*MYH9*单核苷酸多态性（SNP）和单倍型与FSGS密切相关。后来进一步研究揭示了*APOL1*（载脂蛋白L-1）基因（该基因与*MYH9*基因紧密相邻）的编码变异，更可能与肾脏疾病相关[15]。FSGS和高血压引起的ESKD与22号染色体上*APOL1*基因的两个独立序列变异相关（其中FSGS，OR=10.5；95% CI：6.0～18.4），并且都存在于具有阳性选择特征的单倍型中。携带两个单倍型拷贝比携带一个拷贝更容易患肾病。*MYH9*和*APOL1*中的风险变异体处于强连锁失调状态，先前归因于*MYH9*的遗传风险可能存在于*APOL1*[16]。大量研究发现*APOL1*基因的G1（S342G及I384M）和G2（388N与389Y缺失）变异大大增加了高血压相关ESKD、FSGS、HIV相关肾病和其他非糖尿病肾病的发病率[16]。但这些变异多见于非洲裔黑种人，而据报道亚裔人类似这种变异。

近年来，关于辅酶Q10生物合成通路中多个酶的编码基因突变均报道可能导致FSGS和激素抵抗型肾病综合征发病，包括*PDSS2*、*COQ2*、*COQ6*、*ADCK4*等[17-20]。例如，有作者在7个激素抵抗型肾病综合征家系的13例患者中鉴定出*COQ6*基因6个不同突变，每一个突变都与早发性SRNS伴感音神经性耳聋有关[20]。在足细胞系和斑马鱼胚胎中敲低*COQ6*导致细胞凋亡，辅酶Q10处理部分逆转了细胞凋亡[20]。临床病例观察显示，这些患者早期补充辅酶Q10可能减轻甚至部分逆转肾脏损害。而使用2，4-二羟基苯甲酸（2，4-dihydroxybenzoic acid），一种辅酶Q10前体类似物，治疗*ADCK4*缺失或*COQ6*突变的FSGS动物模型可以显著改善模型动物的足细胞损伤和蛋白尿[18, 19]。

（二）通透因子

一些FSGS患者接受肾移植后FSGS易复发，研究发现存在循环通透因子（circulating permeability factors）可能是导致FSGS复发的重要原因[2-4, 21]。有研究发现，移植后复发的FSGS患者，白蛋白通透性高于对照；血浆置换治疗后，患者的通透因子水平降低，蛋白尿明显减少。通透因子不仅存在于移植后复发的FSGS患者血清，在一些原发性FSGS患者中也明显升高。这一类FSGS被称为推定通透因子相关性FSGS（presumed permeability factor-related FSGS）[21]。研究发现，含有循环通透因子的血浆会导致足细胞肌动蛋白细胞骨架重排和活性氧自由基过度形成，从而导致足细胞损伤和丢失[22]。

目前一些分子被认为是FSGS通透因子的候选分子，包括心肌营养素样细胞因子1（cardiotrophin like cytokine factor 1，CLCF-1）、可溶性尿激酶型纤溶酶原激活物受体（soluble urokinase plasminogen activator receptor，suPAR）、抗CD40抗体、载脂蛋白A1和可溶性钙/钙调蛋白丝氨酸蛋白激酶（soluble form of calcium/calmodulin-serine protein kinase，CASK）[21]。研究较多的是循环血清可溶性尿激酶受体（suPAR）。据报道，与其他肾小球疾病患者相比，2/3的原发性FSGS患者的suPAR升高，且suPAR可以在自身肾脏或移植肾脏中诱导类似于人FSGS的组织病理学改变[23]。但后续一些研究也提示，suPAR升高不仅仅见于FSGS，在其他一些肾脏疾病中也可见到。遗憾的是，迄今为止，循环通透因子与FSGS发病或进展之间的因果关系仍然没有很好建立。

（三）感染导致足细胞损伤

许多感染导致FSGS。HIV相关的FSGS在病理上多与特发性塌陷型FSGS相同，只是前者小管上皮细胞中存在包涵体。HIV导致FSGS的机制可能是病毒直接感染足细胞；在携带HIV-1 Nef或Vpr辅助蛋白的转基因小鼠中可以复制出肾病综合征，进一步支持病毒的直接损伤[2-4]。研究发现，HIV对足细胞的影响在携带两个*APOL1*高危等位基因的个体中最强，可以增加数十倍的FSGS发生风险；大多数HIV相关肾病（HIVAN）患者携带一个或两个*APOL1*高危等位基因[4, 16]。与引起FSGS有关的其他病毒包括巨细胞病毒、细小病毒B19等，其中，巨细胞病毒的证据可能更强。近年SARS-CoV-2感染患者也有表现为塌陷型FSGS，但其具体机制还有待阐明。某些寄生虫感染也与FSGS有关，可能是通过刺激先天免疫途径损伤足细胞，包括疟原虫、曼氏血吸虫和丝虫病等。

（四）其他因素

多种机制均可能使足细胞成为受损伤的目标。在低氧血症的情况下，如镰状细胞贫血、先天性肺病或发绀型先天性心脏病患者中，可出现肾小球增大伴发FSGS。肥胖易导致FSGS发生，减轻体重和血管紧张素转换酶抑制剂（ACEI）可使尿蛋白排泄减少80%甚至更多。其他损害足细胞的机制包括暴露于某些药物（如帕米膦酸盐、干扰素）、代谢紊乱（如糖尿病）和异常蛋白沉积（如淀粉样蛋白）。这些机制可能导致裂隙膜的异常、足细胞丢失、足细胞蛋白丢失引起的负电荷丢失、硫酸肝素产生减少或GBM破坏等，从而导致足细胞损伤、FSGS发生[2-4]。足细胞对不同损伤的反应可能表现不同，这取决于损伤的性质，并可能导致不同的临床综合征。

致FSGS的药物有多种，它们诱导FSGS发生的机制还不完全清楚，但推测可能是遗传背景与药物共同作用的结果。IFN-α、IFN-β和IFN-γ的治疗与塌陷型FSGS的发生有关；双膦酸盐与足细胞损伤有关，可导致塌陷型FSGS[3, 4]。对于药物相关FSGS患者，肾小囊腔中大量增殖的细胞也来源于壁层上皮细胞。锂制剂导致的MCD和FSGS可能是可逆的。蒽环类药物，包括阿霉素和柔红霉素，已证明与FSGS有关，其中，阿霉素的足细胞毒性已被广泛用于建立FSGS的小鼠模型。

在塌陷型FSGS中，足细胞发生显著变化，成熟的足细胞标志物消失，这表明这些疾病中的足细胞表型异常。既往认为FSGS中存在足细胞增殖，这可能是细胞周期依赖性激酶抑制剂P27和P57减少的结果，使足细胞失调和增殖。然而，在塌陷型FSGS中，动物实验显示壁层上皮细胞而非足细胞参与了增殖事件。FSGS患者足细胞足突的消失可能是氧自由基过度产生和脂质过氧化物酶积累的结果。

足细胞丢失可导致GBM剥脱的局部区域的屏障功能减弱。足细胞脱落可能是肾小球硬化发展的一个主要因素，特别是在塌陷型FSGS的疾病发展过程中。此外，一些在增生性或坏死性肾小球肾炎中，导致局灶性肾小球损伤、继发节段性瘢痕形成的致损伤因素可能在产生FSGS硬化中起作用。由于急性炎症损伤，肾小球中过度产生转化生长因子-β1（TGF-β1）可能导致肾小球硬化。

FSGS也可由肾单位丢失引起，肾单位丢失导致代偿性肾小球内高血压和剩余肾小球增大。代偿性毛细血管高压导致足细胞和内皮细胞损伤，以及导致进行性的局灶性和节段性硬化的系膜改变。实验动物证实，这一过程因饮食蛋白质摄入增加而恶化，并通过蛋白质限制和抗高血压治疗而得到改善。

还有报道FSGS与淋巴增生性恶性疾病有关，如与临床意义未明的单克隆丙种球蛋白病及多发性骨髓瘤等相关。当这些疾病得到治疗时，肾脏病变可得到改善。

四、病　　理

实质上，FSGS是一种组织学病变，其特征为光镜、免疫荧光或电镜下可见整个肾活检标本中至少有1个（局灶性）肾小球部分（节段性）硬化。

在病理上，从少数切片诊断，可以得出病变呈局灶性的印象。但一项早期的研究，从41例原发性FSGS的成人肾病综合征患者中仔细选择了14例活检（尽量减少混淆非特异性肾小球瘢痕的可能），连续切取1485个2μm厚的切片，PAS染色后显示182个肾小球，从中找到57个“完整”肾小球（即包括从出现肾小球的第一张到肾小球消失的最后一张连续切片）。肾小球硬化病变的百分比在初始切片中为31.5%，在所有连续切片观察后为71.8%，仅考虑完整肾小球时为81.7%。硬化病变的体积平均仅为整个肾小球体积的12.5%。

因此，病理诊断时，应从12～15个常规切取的连续切片中选出数张连续切片，并包含至少8个肾小球，以尽量提高准确度[1]。含少量肾小球（即＜15个）的肾活检不能肯定排除FSGS诊断，导致一些病例会被错归为MCD[1]。

（一）光镜

FSGS的特点是局灶性和节段性肾小球硬化。硬化可能开始于节段性固化性病变，其原因是血浆蛋白的破坏导致透明样变，同时出现泡沫细胞积聚，上皮细胞肿胀，以及毛细血管塌陷导致毛细血管管腔闭塞。伴随着细胞外基质增加，这是导致病灶硬化的成分。

顾名思义，FSGS从局灶性病变开始。因为小球数有限，肾活检标本光镜下可能无节段性肾小球硬化，此时，局灶性肾小管间质损伤或肾小球增大（通常伴随FSGS）可作为诊断参考。

需要注意的是，多种损伤可导致肾小球局部瘢痕形成，局灶性、节段性肾小球瘢痕往往是非特异性的，在诊断FSGS之前必须排除。IgA肾病、狼疮肾炎或ANCA相关性肾小球肾炎等均可导致局灶节段性肾小球瘢痕形成，在组织学上与FSGS引起的瘢痕形成无法区分。需要结合临床、实验室检查、免疫荧光、电镜等进行鉴别。

病理上，根据病变的特征和肾小球分布，FSGS可分成五种主要病理变体，这些病理类型可能具有不同的原因和发病机制，且可能与预后相关（表12-3）[1-4]。例如，现在多认为，塌陷型FSGS不仅仅病因和病理表现特殊，其发病机制可能也与其他类型有显著差异。这些不同病理变体的FSGS在光镜下各有特点（图12-3）。

表12-3　FSGS的病理类型及特征[1]

类型	定义
非特异型FSGS	散在节段性硬化
门周型FSGS	门周型硬化和透明样变
细胞型FSGS	毛细血管内细胞增多
顶端型FSGS	小管极硬化，管腔/颈部粘连
塌陷型FSGS	毛细血管袢呈节段性或球性塌陷，伴脏层上皮细胞增生/肥大

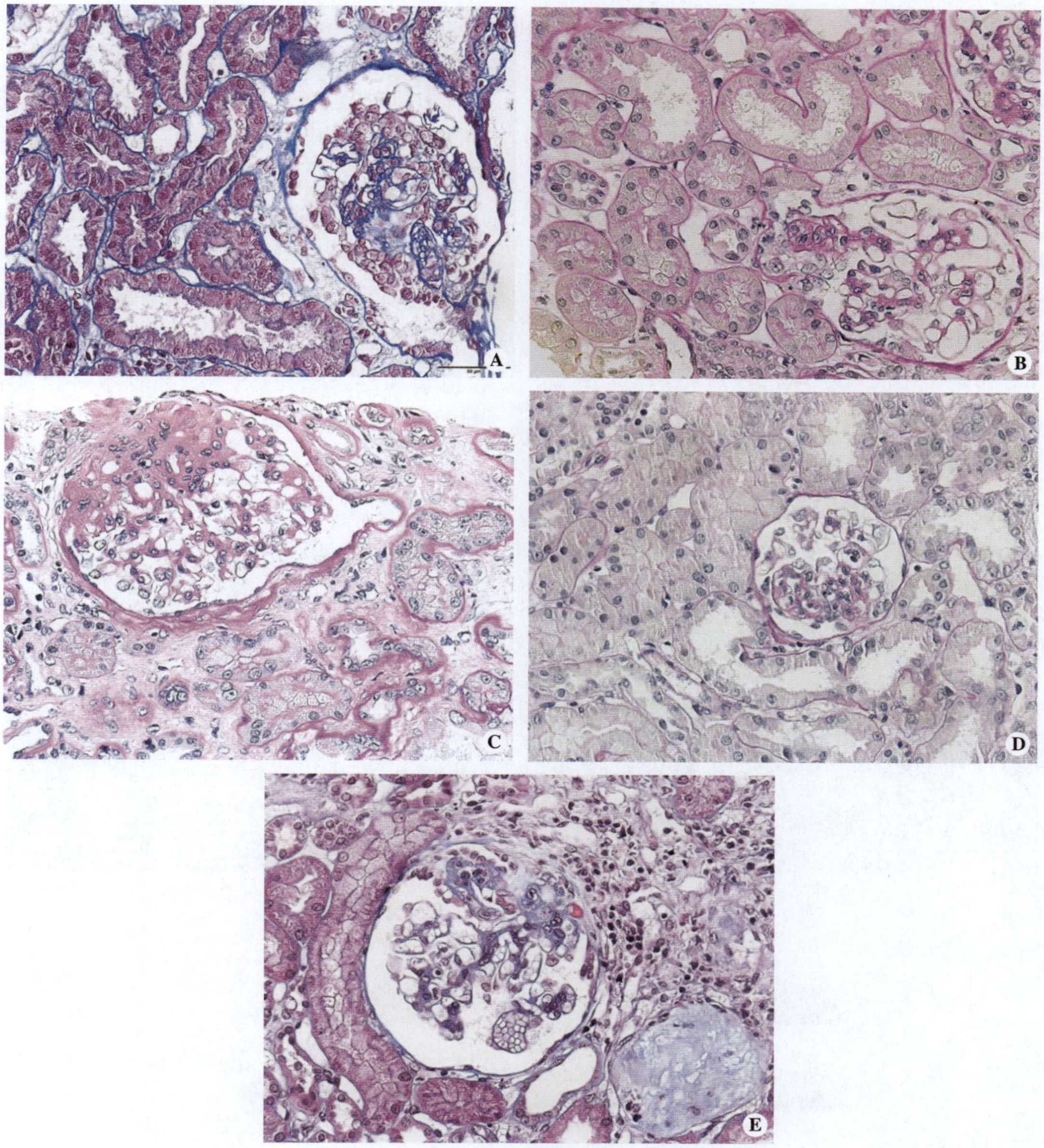

图12-3

图12-3　光镜下典型的FSGS组织学表现

A. 塌陷型FSGS呈毛细血管袢节段性塌陷，脏层上皮细胞增生肥大（Masson，×400）；B. 顶端型FSGS的节段性硬化位于肾小球尿极区域，伴足细胞肿胀（PAS，×400）；C. 门周型FSGS的节段性硬化位于肾小球门周部（PAS，×400）；D. 细胞型FSGS呈节段毛细血管内细胞增多，内皮细胞增生伴脏层上皮细胞增生（PAS，×400）；E. 非特异型FSGS呈散在节段性硬化，与球囊壁粘连，硬化灶边缘呈玻璃样变性（Masson，×400）

塌陷型FSGS的特征是肾小球毛细血管局灶节段性或球性塌陷，伴有毛细血管管腔闭塞。塌陷节段部分的足细胞通常增大，并含有明显的吸收液滴。塌陷型FSGS是HIV相关性肾病的主要病理表现，也可发生在静脉内药物滥用和特发性病变中，塌陷型肾小球疾病的肾小管间质损伤往往更严重。顶端型FSGS的特征是肾小球位于近端小管起始附近硬化，该处与肾小球门部相对，伴有细胞外胶原基质增加（硬化），病变附近的祖细胞增大，含有透明液泡和透明液滴。顶端病变甚至可伸入近端小管的管腔。细胞型FSGS具有与顶端型FSGS相似的细胞病变，但它们在肾小球中分布更广。当FSGS继发于肥胖或肾单位数量减少时，通常表现为门周型FSGS，并伴有肾小球增大。非特异型（FSGS）是一种非特异性类别，病变不具有其他4种变体的显著特征。

（二）免疫荧光

在所有组织学变体中，非硬化性肾小球或小球的节段通常没有免疫球蛋白或补体沉积。少数

FSGS患者的非硬化性肾小球可见弱的系膜区IgM非特异性沉积。弱的系膜C3沉积少见，罕见弱的IgG和IgA沉积。

（三）电镜

FSGS的超微结构表现是非特异性的，但电镜在FSGS的诊断中发挥着重要作用，它有助于确定肾小球瘢痕形成的其他原因，因为光镜检查往往易将其误认为FSGS（图12-4）。FSGS的足突消失影响硬化性和非硬化性肾小球，通常比MCD更为突出。一些继发性FSGS的足突消失范围比特发性FSGS更小。在塌陷型FSGS中，邻近塌陷节段的足细胞呈立方形。非硬化性肾小球和节段无免疫复合物型电子致密沉积物。当电子致密物存在于硬化肾小球而不是非硬化肾小球节段时，不应将其视为免疫复合物介导的肾小球疾病的证据。

根据患者肾脏病理的特征性变化，可以参考图12-5的思路，进行病理分型诊断。

肾小球疾病协作网络对1982～2001年197例FSGS患者的数据进行了分析，其中42%的患者为非特异型FSGS，26%的患者为门周型FSGS，17%的患者为顶端型FSGS，11%的患者为塌陷型FSGS，3%的患者为细胞型FSGS[24]。在日本一组304例FSGS患者中，48%的患者为非特异型FSGS，19%的患者为顶部型FSGS，15%的患者为门周型FSGS，13%的患者为细胞型FSGS，5%的患者为塌陷型FSGS[25]。

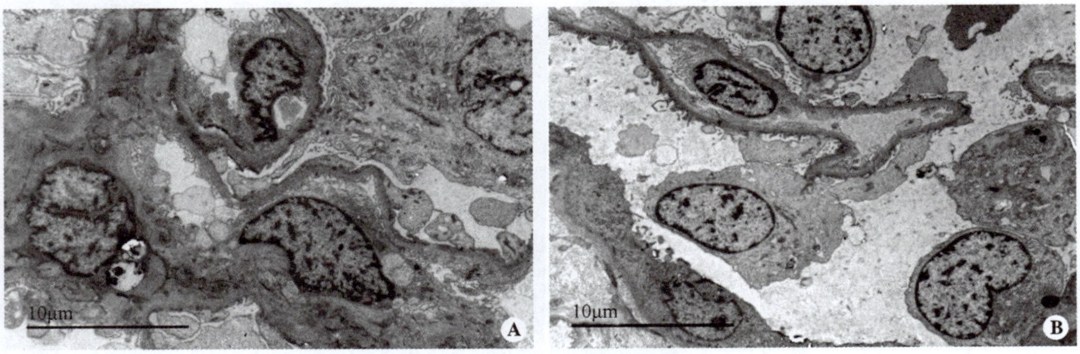

图12-4

图12-4 电镜下FSGS的典型表现

电镜下肾小球足细胞足突广泛融合（EM，×6000）

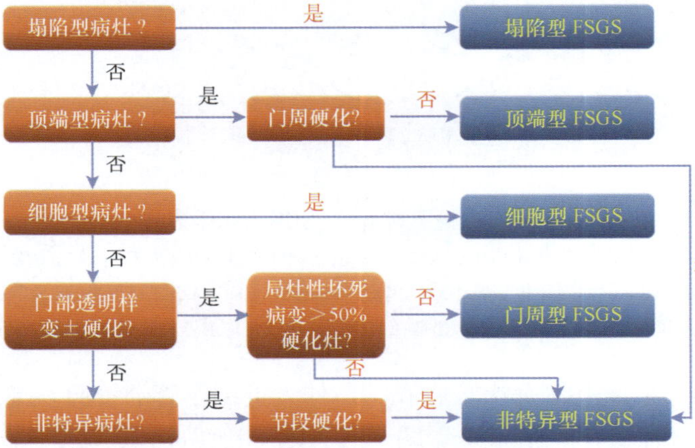

图12-5 FSGS不同病理类型的诊断思路

五、临床表现

原发性FSGS最常表现为短期内出现的肾病综合征，并伴有相关特征，即外周性水肿、低白蛋白血症及大量蛋白尿（＞3.5g/24h）[2, 4, 5]。蛋白尿是所有类型原发性FSGS的标志性特征。临床上，蛋白尿的程度从非肾病（1～2g/24h）到超过10g/24h不等。但原发性FSGS患者，70%至近100%的患者存在肾病综合征[2, 4, 5]。约50%的患者出现血尿，其发生肉眼血尿较MCD更常见。约20%的患者表现出高血压。25%～50%的患者就诊时已经存在血清肌酐升高，可能与慢性肾损伤或大量蛋白尿导致的急性肾小管坏死有关。

成人和儿童FSGS的表现存在差异，儿童蛋白尿较多，而高血压在成人中更常见。另外，临床表现的差异也与FSGS的不同病理类型相关。与无肾小球肥大的患者相比，门周型FSGS伴肾小球增大的患者更常见非肾病范围蛋白尿。塌陷型FSGS患者的蛋白尿更多，血清白蛋白水平更低，血清肌酐水平更高。顶端型和塌陷型FSGS患者的水肿与蛋白尿均很突出，但前者肾功能损害更少见，对糖皮质激素治疗反应更好。

蛋白尿、水肿或低蛋白血症可能会在数天到数周内迅速进展，但大多数典型FSGS患者蛋白尿的发展更为缓慢。伴肾功能损害的FSGS患者在肾病发作前几周常出现肾外疾病表现，如腹泻或呼吸道感染症状，这些症状可能是病毒或其他感染所致。FSGS患者全身症状少见，可能是严重水肿、高血压或肾功能损害等所致，也可能是导致继发性FSGS的原因所致。

六、实验室检查

FSGS患者常常有肾病综合征范围蛋白尿，多伴有镜下血尿。低蛋白血症在FSGS患者中很常见，血清总蛋白不同程度地降低，血清白蛋白浓度可能降至20g/L以下，尤其是在塌陷型FSGS和肾小球尖端变异患者中更突出。与其他形式的肾病综合征一样，患者免疫球蛋白水平通常降低，血脂水平升高，尤其是血清胆固醇水平。FSGS患者血清中补体成分的血清水平通常在正常范围内。在FSGS患者中可检出循环免疫复合物。对于FSGS患者，尤其是具有塌陷型FSGS的患者进行HIV感染的血清学检测。对于循环通透因子，目前还缺乏公认的可以用于临床诊断的检测指标。

七、诊　　断

目前尚无特异的生物标志物可以用于临床诊断，FSGS的诊断需要行肾活检，根据病理特征进行诊断和病理分型。

临床诊断FSGS后，除需要排除继发因素外，要重视对一些患者进行遗传检测。KDIGO指南指出，遗传检测可能对某些特定的FSGS患者有益，这些患者应被转诊到具有相关专业知识的肾病中心接受专业指导[10]，尤其对于以下情况需要考虑进行遗传检测[10]：

1. 有明确的家族史，或临床特征提示患者表现为临床综合征时。

2. 当临床特征不是FSGS的典型表现，需要协助诊断时。

3. 需要限制免疫抑制暴露，尤其患者可能对治疗产生耐药时。

4. 需要确定FSGS患者移植肾复发肾病风险时。

5. 对活体亲属供肾候选者进行风险评估，或在高度怀疑*APOL1*基因变异情况下进行风险评估。

6. 协助产前诊断。

八、鉴别诊断

对于所有FSGS患者，诊断时均应排除继发原因并考虑遗传突变的可能性。KDIGO指南推荐，对于成人FSGS无肾病综合征表现者，应当特别注意评估继发原因（图12-6）[10]。

继发性FSGS患者通常表现为蛋白尿和肾功能不全逐渐缓慢加重，其蛋白尿常常处于非肾病水平，血清白蛋白水平正常或轻度降低，常常无外周性水肿，甚至蛋白尿＞3.5g/d时亦如此。例如，肥胖相关性肾病的继发性FSGS患者，尽管多数有肾病范围的蛋白尿，但肾病综合征偶见，血清白蛋白正常或轻度降低，血清胆固醇往往轻度升高，且水肿发生率较低。药物相关性FSGS（如帕米膦酸盐）或病毒性FSGS（如HIV相关性塌陷型FSGS）患者例外，他们可表现为肾病综合征。

遗传性FSGS与原发性FSGS的鉴别较为困难，甚至不利用基因组检测分析就无法鉴别。遗传性FSGS可能在激素抵抗型FSGS患者中占很大比例，在儿童更突出。儿童期发病的遗传性FSGS患者大多存在常染色体隐性遗传基因突变，此类患者一般是完全外显，并表现为严重的肾病综合征。而成人期发病的遗传性FSGS一般是外显率不一的常染色体显性遗传病。临床上，如果患者存在肾脏病的家族史（特别有确诊FSGS的家族史）、在婴儿期或儿童早期发病、糖皮质激素耐药等，有一定提示意义。因此，详细询问家族史和治疗反应是评估这类患者的关键。

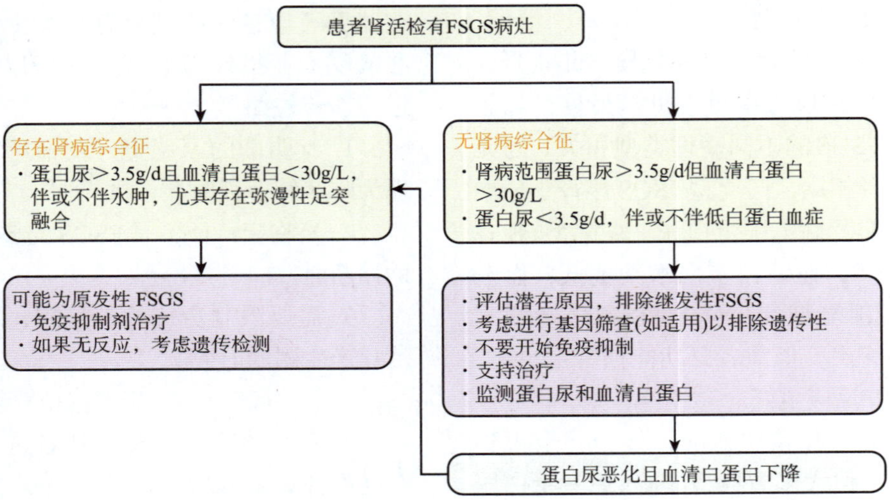

图12-6 肾活检提示存在FSGS病灶且无其他肾小球病患者的评估流程[10]

尽管塌陷型FSGS多见于病毒感染等继发性FSGS，但组织病理学表现不能很好地鉴别原发性FSGS与继发性FSGS。即原发性FSGS缺乏特征性病变，尽管弥漫性足突融合常见于原发性FSGS，但继发性或遗传性FSGS患者也可以见到类似病变。即使没有弥漫性足突融合也不能排除原发性FSGS。

九、治　　疗

（一）FSGS治疗效果的判定标准

目前的证据表明，FSGS治疗后缓解是其预后良好的最好预测指标。根据KDIGO指南[10]建议，FSGS治疗的判定根据其使用糖皮质激素或钙调磷酸酶抑制剂后蛋白尿和肾功能变化情况确定（表12-4）。

（二）对症和支持治疗

所有成年FSGS患者均应接受必要的支持治疗，包括生活方式改变、利尿消肿、优化血压控制、使用RAAS阻滞剂等。对于生活方式改变，与其他肾小球疾病相似，需要注意戒烟、控制钠盐的摄入、低脂优质蛋白饮食、合理控制体重等。患者如果出现明显水肿和尿量减少，可以适当利尿；血压升高者需要降压治疗；有高脂血症者，需要降脂治疗；严重低白蛋白血症（＜25g/L）者，如果无禁忌证，需要抗凝治疗。

表12-4 KDIGO指南中FSGS缓解、复发、抵抗和依赖的标准

完全缓解
• 蛋白尿减少到＜0.3g/d或UPCR＜300mg/g（或＜30mg/mmol），血清肌酐稳定且血清白蛋白＞35g/L
部分缓解
• 蛋白尿减少到0.3～3.5g/d或UPCR 300～3500mg/g（或30～350mg/mmol）且较基线下降＞50%
复发
• 完全缓解后，蛋白尿＞3.5g/d或UPCR＞3500mg/g（或350mg/mmol）；或部分缓解后蛋白尿增加＞50%
激素抵抗型FSGS
• 尽管足量泼尼松1mg/（kg·d）或2mg/kg隔日1次，治疗16周，蛋白尿持续＞3.5g/d或UPCR＞3500mg/g（或350mg/mmol），且较基线下降＜50%
激素依赖型FSGS
• 糖皮质激素治疗期间或结束2周内复发
CNI抵抗型FSGS
• 尽管环孢素（谷浓度100～175ng/ml）或他克莫司（谷浓度5～10ng/ml）治疗4～6个月，蛋白尿持续＞3.5g/d或PCR＞3500mg/g（或350mg/mmol），且较基线下降＜50%
CNI依赖型FSGS
• 环孢素或他克莫司治疗期间，或＞12个月的治疗结束2周内复发

RAAS阻滞剂治疗是所有进展性CKD的基础治疗，可以直接解决FSGS适应性的血流动力学异常改变。RAAS阻滞剂在遗传性FSGS患者中也发挥作用。限制饮食钠摄入和小剂量噻嗪类利尿剂可增强RAAS阻滞剂的治疗效果。

SGLT-2i在FSGS中应用的证据还比较缺乏，DAPA-CKD研究中纳入了104例FSGS患者，其中45例在达格列净治疗组，59例在对照组，治疗后患者主要复合终点（eGFR下降＞50%，ESKD，肾脏或心血管死亡）有下降趋势；肾脏复合终点也有下降趋势；慢性期，达格列净治疗组eGFR下降年平均速率是–1.9（–3.0，–0.9）ml/（min·1.73m²），较安慰剂组［–4.0（–4.9，–3.0）ml/（min·1.73m²）］低[26]。因此，该药可作为FSGS的一种治疗选择。

中医药在FSGS治疗中可能起一定作用，一些小样本临床观察提示联合中医药治疗可取得较好的疗效，但缺乏高质量的临床试验支持。

（三）原因未明FSGS和继发性FSGS的治疗

KDIGO指南[10]的实践要点建议，对于成人原因未明FSGS或继发性FSGS，不应当使用免疫抑制治疗。

对于继发性FSGS，需要针对病因、病理生理过程和FSGS临床表现进行综合管理。药物相关性FSGS则需要停用相关药物；病毒相关性FSGS可以通过启动抗病毒治疗和额外的辅助治疗帮助缓解。

对于这些患者，糖皮质激素治疗一般无效，且会增加患者治疗带来的副作用。如果患者未分类FSGS（FSGS-UC），同样考虑支持治疗，不使用激素。如果患者出现肾病范围蛋白尿但没有肾病综合征表现时，在支持治疗同时进行密切观察随访，如果出现肾病综合征或肾功能损害等变化时，应考虑再次进行肾活检。

（四）原发性FSGS的治疗

1. 糖皮质激素作为原发性FSGS的初始治疗 对于原发性FSGS患者，推荐大剂量口服糖皮质激素作为一线免疫抑制治疗[10]。

尽管缺乏高质量的证据，大量临床研究仍然支持糖皮质激素的使用。糖皮质激素治疗的潜在益处包括降低肾病综合征发病率及降低进行性肾功能丧失的风险，对患者至关重要。

在使用糖皮质激素时，一定要权衡利弊。原发性FSGS还有自发缓解的可能，但持续大量蛋白尿的患者更容易出现肾功能损害进展；而大量研究显示，不论是成人还是儿童，糖皮质激素治疗增加了缓解的可能[2, 4, 10]。因此，尽管存在使用糖皮质激素的固有风险，这种治疗的明显有效性，以及与蛋白尿不缓解所带来的肾衰竭风险，都支持推荐泼尼松作为成年原发性FSGS患者的一线治疗。但需要注意的是，缺乏RCT研究来评估原发性FSGS和肾病综合征成年患者使用大剂量糖皮质激素的效果与安全性，现有的证据多来自队列与观察性研究，证据的质量较低。儿童肾病综合征患者（包括部分FSGS）有糖皮质激素治疗的RCT试验，显示了其治疗的有效性。

临床上需要充分重视长期大剂量糖皮质激素治疗的危害与风险，包括代谢并发症、感染风险增加及对骨骼健康的影响，这些问题对患者来说非常重要。由于糖皮质激素是目前最便宜的药物之一，可及性强，且不需要进行治疗药物监测，因此糖皮质激素仍然是多数患者首要的治疗选择。但糖皮质激素的副作用在某些亚组患者中可能更高，包括肥胖患者、糖尿病患者、骨质疏松症患者或精神病患者。应与这些患者讨论长期大剂量糖皮质激素治疗的不良影响，并可探索使用CNI的替代免疫抑制治疗的可能性。

根据KDIGO指南[10]的实践要点，对糖皮质激素使用有如下建议：①初始大剂量糖皮质激素应持续使用，直到完全缓解，如果患者耐受、最多使用16周。②对糖皮质激素治疗有反应的成年原发性FSGS患者应接受糖皮质激素治疗≥6个月。

大剂量糖皮质激素治疗原发性FSGS的证据主要来源于儿童RCT研究，但在成人中大量观察性研究证实了其有效性。观察性研究证实隔日双倍剂量与每日大剂量使用，患者的缓解率相当。

原发性FSGS的治疗，一般应使用糖皮质激素直到病情缓解，然后逐渐减少剂量。为了避免快速缓解后复发的风险，需要建议最短治疗时间。相反，过长时间的治疗可能不会增加病情缓解（或降低复发）的可能性，因此需要最长的推荐治疗时间来降低糖皮质激素暴露的风险，而不会带来额外的益处。但最恰当的治疗时间现在仍然难以确定。

观察性研究表明，对于原发性FSGS，糖皮质激素治疗的反应可通过更大的初始剂量和更长的持续治疗时间来改善。成人原发性FSGS大剂量糖皮质激素的最佳治疗持续时间尚未确定；然而，患者不可能耐受大剂量泼尼松的无限期治疗。

KDIGO指南[10]建议需要维持最低治疗时间；可能大剂量过长的治疗（如超过16周）并不能带来额外获益，指南也建议控制最长治疗时间以减少糖皮质激素暴露的风险。临床观察研究表明，超过16周的额外治疗益处是不可能的。将大剂量泼尼松治疗的最长持续时间定义为16周，避免了过早给患者下治疗失败的定义，也可避免不必要的二线免疫抑制剂治疗。根据工作组的判断，高剂量糖皮质激素治疗的最长持续时间应为16周，因为超出疗程越长，益处越小，毒性越大。

在各种研究中，治疗方案从4～24个月不等，报告的完全缓解率和部分缓解率分别为28%～74%和0～50%。观察性研究显示，治疗有反应的个体，平均接受糖皮质激素治疗时间更长[10]。例如，一项研究发现，接受糖皮质激素治疗＞16周的患者，缓解率要高得多，为61%，而治疗持续时间＜16周的则为15%。值得注意的是，可能对治疗有反应的患者通常在16周前（通常在开始治疗的4～8周）表现出一定程度的蛋白尿减少。如果蛋白尿持续存在且无减少迹象，特别是如果患者出现糖皮质激素副作用，则应在16周前较早停止大剂量泼尼松治疗，考虑更换治疗方案。

有研究发现，如果患者在6个月内对糖皮质激素没有反应，超过这一时间段的治疗是没有益处的。考虑到长期糖皮质激素治疗的毒性和副作用，KDIGO指南[10]建议，糖皮质激素治疗原发性FSGS的总治疗时间为6个月。

表12-5概述了原发性FSGS患者使用糖皮质激素作为起始治疗时其剂量和方案调整的建议。

表12-5　原发性FSGS患者的起始治疗中糖皮质激素的建议剂量与方案[10]

起始剂量
• 大剂量糖皮质激素治疗泼尼松1mg/kg（最大80mg），每天1次，或2mg/kg（最大120mg）隔天1次
大剂量糖皮质激素治疗疗程
• 继续大剂量糖皮质激素治疗至少4周，直到完全缓解，或最多16周
• 在完成大剂量治疗16周前，患者蛋白尿有一定程度的减少，提示可能缓解
• 如果蛋白尿持续且无缓解，尤其副作用大的患者可不必坚持使用大剂量糖皮质激素达到16周
糖皮质激素减量
• 如果迅速获得完全缓解，继续大剂量糖皮质激素治疗2周或直到蛋白尿消失，以时间较长者为准。每1～2周减少5mg泼尼松，总疗程6个月
• 如果在大剂量糖皮质激素治疗后8～12周部分缓解，则继续治疗至16周，以确定蛋白尿是否会进一步减少并完全缓解。此后，每1～2周减少5mg泼尼松，以完成总疗程6个月
• 如果患者对类固醇抵抗或出现显著毒性，应迅速减少糖皮质激素到耐受剂量，并应考虑使用CNI等替代免疫抑制治疗

2. 钙调磷酸酶抑制剂作为原发性FSGS的初始治疗　KDIGO指南[10]的实践要点建议，对于糖皮质激素有相对禁忌证或不耐受的成年患者，可换用钙调磷酸酶抑制剂作为原发性FSGS患者的初始治疗。

成年FSGS患者可能不耐受长时间大剂量糖皮质激素治疗，且由于原发性FSGS的自然病史较长，一些患者可能无法接受糖皮质激素的副作用。此外，肥胖、糖尿病血糖难以控制、精神疾病或严重骨质疏松症患者被认为具有糖皮质激素治疗的相对禁忌证。这类患者可考虑接受糖皮质激素的替代治疗。然而，没有RCT研究免疫抑制剂作为成人原发性FSGS的一线疗法。CNI可用于减少或替代糖皮质激素治疗FSGS。

一些小样本的观察性研究显示，CNI在原发性FSGS治疗中部分有效，与糖皮质激素相当；甚至对部分糖皮质激素耐药的原发性FSGS患者，CNI使用仍然有效。这些结果支持CNI作为原发性FSGS的起始治疗，其剂量和方案调整可参考表12-6。

使用CNI类药物可采用滴定方法；通过监测血药浓度，可了解患者服药情况及避免肾毒性。如果使用过程中，患者出现血肌酐升高，可减量30%，减量后血肌酐仍然持续升高，则需要停药。

表12-6 CNI作为原发性FSGS起始治疗的剂量与方案[10]

起始剂量

- 环孢素3～5mg/(kg·d)，分2次使用；或他克莫司0.05～0.1mg/(kg·d)，分2次使用
- 可测量谷浓度以最小化肾毒性
- 环孢素目标谷浓度：100～175ng/ml(83～146nmol/L)
- 他克莫司目标谷浓度：5～10ng/ml(6～12nmol/L)

确定CNI疗效的时间

- 使用环孢素或他克莫司达到目标剂量，持续4～6个月后，如无效才考虑患者对CNI产生耐药性

CNI治疗总疗程

- 在部分或完全缓解的患者中，环孢素或他克莫司的剂量应在达到目标浓度的情况下持续至少12个月，以尽量减少复发
- 如可耐受，环孢素或他克莫司的剂量可在6～12个月疗程内缓慢减少

3. 激素抵抗型FSGS的治疗 KDIGO指南[10]推荐，对于激素抵抗的原发性FSGS患者，推荐给予环孢素或他克莫司治疗，疗程为6个月，而不是继续使用糖皮质激素单药治疗或不治疗。

该推荐目的是强调临床实践需高度重视蛋白尿的缓解，以降低肾衰竭的风险，并重视对泼尼松治疗无反应的患者继续使用糖皮质激素的过度风险。

使用CNI需要注意平衡风险与获益。FSGS患者蛋白尿的减少和病情缓解与改善肾脏预后有关，对糖皮质激素抵抗与原发性FSGS患者肾衰竭风险密切相关。因此，积极缓解FSGS蛋白尿是临床治疗的重要目标。环孢素和他克莫司等CNI类药物是对糖皮质激素抵抗患者的替代选择。两项小型RCT研究（包括激素抵抗型FSGS患者）显示，环孢素联合小剂量泼尼松治疗与单独使用泼尼松相比，前者增加部分缓解率，并降低肾衰竭风险。观察性研究也支持他克莫司可作为激素抵抗型原发性FSGS患者的治疗选择。需要注意的是，目前证据质量较低，且在使用CNI类药物治疗原发性FSGS患者时，需要注意药物导致感染增加、肾损害等风险，以及药物相关的其他副作用。

由于环孢素治疗FSGS起效较慢，一些观察性研究需要4～6个月，因此指南建议，在确定患者为环孢素耐药前，应至少治疗6个月。他克莫司作用更强一些，对少数环孢素耐药或依赖患者仍有效，但根据观察性研究结果，最短治疗持续时间也是6个月。需要注意的是，超过6个月不太可能提高治疗反应率。

糖皮质激素耐药的原发性FSGS成年患者CNI治疗方案参考表12-6。在临床研究中，环孢素起始剂量为3.5～6mg/(kg·d)，多数从5mg/(kg·d)开始。剂量增加与肾毒性的风险增高相关。需要监测血药谷浓度。考虑到药物剂量相关的肾毒性及成本等因素，可以从较低的剂量开始，并逐渐增加剂量以达到目标谷浓度水平。根据既往研究，指南推荐环孢素100～175ng/ml(83～146nmol/L)的目标谷浓度水平可能平衡蛋白尿减少的获益和GFR下降的风险，避免长时间超过225ng/ml(187nmol/L)的谷浓度水平。对于他克莫司，在移植患者中研究证实其免疫抑制效果更优于环孢素，但对于FSGS患者，缺乏头对头临床试验比较二者的差异。环孢素有引起多毛和牙龈增生的风险，因此患者更愿意选择他克莫司。目前推荐其目标谷浓度为5～10ng/ml(6～12nmol/L)。

4. 钙调磷酸酶抑制剂不耐受或抵抗的FSGS治疗 KDIGO指南[10]建议，对糖皮质激素耐药且对CNI有耐药性或不耐受性的成年原发性FSGS患者应转诊至专科中心，以便重复肾活检、更换替代治疗方案或参加临床试验。

对于CNI耐药或不耐受性的原发性FSGS患者，目前还缺乏较强的证据来推荐其他治疗方案作为临床实践指南。这些患者需要较高的专业化管理，因此应转诊至专病中心。专病中心将评估患者是否需要进一步使用或停止使用其他免疫抑制剂；可考虑使用吗替麦考酚酯、地塞米松、利妥昔单抗和ACTH等药物治疗，但使用前需要充分评估患者情况，并考虑到这些治疗方案疗效有限。同时，治疗需要个体化。

5. 复发性FSGS的治疗 对于既往糖皮质激素敏感型原发性FSGS复发的成年患者可使用与MCD复发成年患者相似方案进行治疗。但需要注

意的是，原发性FSGS复发治疗的临床证据有限，且证据质量低。对于CNI治疗有效的患者，复发后可考虑再使用CNI类药物，但需注意药物的副作用。

（五）其他治疗措施

1. 针对循环通透因子的治疗 循环通透因子被认为可能是FSGS发病的原因之一，针对循环通透因子首要的治疗措施是能够去除循环通透因子或阻止其发挥作用。可以采用体外治疗，目标是去除假定的循环通透因子。在FSGS肾移植后复发的患者中，血浆置换和免疫吸附已获得较高缓解率，已经成为这类患者标准治疗方案的一部分。选择性LDL分离虽然主要用于快速纠正肾病综合征患者的血脂异常，但已被证明可以减少FSGS患者的蛋白尿，这种效果可归因于去除了假定的循环通透因子[27]。该技术主要应用于激素或CNI抵抗的FSGS患者，效果并不确定[27]。同样，有报道称非选择性免疫吸附仅在少数难治性FSGS患者中取得成功[27]。

糖皮质激素和CNI可干扰先天或适应性免疫反应而抑制推定循环通透因子的形成。这些药物仅对可溶性通透因子相关FSGS治疗有效，对继发性或遗传性FSGS没有益处。糖皮质激素是目前推定通透因子相关FSGS治疗的基石；CNI是糖皮质激素禁忌证或不耐受患者及糖皮质激素耐药患者的替代治疗药物。糖皮质激素和CNI可降低循环通透因子水平，但其作用机制尚不清楚。

2. 雷公藤制剂 雷公藤甲素或雷公藤多苷在激素依赖或激素抵抗型FSGS患者治疗中取得一定的疗效。有报道称，在激素抵抗型FSGS患者中，雷公藤多苷治疗总体缓解率可高达80%[28]，但需要注意该药导致的副作用。

（六）FSGS 治疗进展

近年的基础研究和临床病例观察证实，辅酶Q10生物合成通路中多个酶的编码基因如*PDSS2*、*COQ2*、*COQ6*、*ADCK4*等突变导致FSGS或激素抵抗型肾病综合征，通过补充辅酶Q10或2, 4-二羟基苯甲酸，能够改善足细胞损伤，或减轻甚至部分逆转肾损害[17-19]。

生物制剂如抗CD20单克隆抗体（利妥昔单抗）在FSGS治疗中的效果还不一致，尤其是激素或CNI抵抗的原发性FSGS，还缺乏确切有效的证据。但对于激素依赖或反复复发的患者，可能是一种合理的治疗选择；而对于激素或CNI抵抗患者的疗效还需要进一步进行临床研究。

DMX-200（repagermanium）是一种C-C趋化因子受体2型（C-C chemokine receptor type 2，CCR2）拮抗剂，可以用于血管紧张素Ⅱ受体拮抗剂的辅助治疗。动物实验表明，与厄贝沙坦联合可防止足细胞丢失。最新公布的数据显示，在充分接受厄贝沙坦治疗的FSGS患者中，DMX-200联合治疗的安全性和耐受性较好；与安慰剂相比，86%接受治疗的FSGS患者出现蛋白尿下降，平均下降29%，且29%的患者尿蛋白下降＞40%。美国FDA和欧洲药品管理局（EMA）已经批准DMX-200作为FSGS治疗的孤儿药，并且正在开展Ⅲ期临床试验。

司帕生坦（sparsentan）是内皮素A型受体和血管紧张素Ⅱ受体1型双重拮抗剂，在Ⅱ期随机双盲阳性药对照试验[29]中，纳入8～75岁的FSGS患者，选择厄贝沙坦作为阳性对照。患者eGFR＞30ml/（min·1.73m²），UPCR≥1000mg/g，司帕生坦组63例（200mg/d 13例，400mg/d 26例，800mg/d 34例），厄贝沙坦300mg/d 36例。所有司帕生坦剂量组尿PCR下降显著优于厄贝沙坦（44.8% vs. 18.5%）；24小时尿蛋白下降为55.1% vs. 11.4%。这给FSGS治疗带来新的希望，Ⅲ期临床试验正在进行中。

最近在FSGS中对APOL1通道小分子抑制剂Inaxaplin进行了临床研究[30]。纳入有G1和G2两种*APOL1*突变且经肾活检证实为FSGS的患者，有蛋白尿（700mg/g≤UPCR＜10000mg/g）且eGFR≥27ml/（min/1.73m²）。患者在接受依那普利治疗的基础上，在13周内每天给予Inaxaplin治疗（15mg治疗2周，45mg治疗11周）。研究的主要终点是第13周时，在至少80%治疗依从性的患者中，基线UPCR的变化百分比。16例FSGS患者被纳入Ⅱa期研究，在13例接受依那普利治疗并达到依从性阈值的患者中，第13周基线UPCR平均变化为−47.6%（95% CI −60.0%～−31.3%）。对所有患者分析发现，15例患者均表现出相似的蛋白尿减少趋势，仅有轻到中度不良事件。临床试验证明，APOL1通道的靶向抑制剂Inaxaplin降低了有*APOL1*双突变和FSGS患者的蛋白尿，这一结果为FSGS治疗开拓了新方向。

以上新的治疗药物为延缓FSGS进展至ESKD提供了新的手段。

十、预　　后

部分FSGS患者在3年内进展至ESKD，10年内约一半以上的患者需要接受肾替代治疗。患者初始肾功能、尿蛋白水平（尤其是否达到肾病综合征范围蛋白尿）、肾脏病理严重程度和病变组织类型等不同导致明显的患者预后差异。但对于FSGS患者最有用的预后指标之一是肾病综合征是否得到缓解[2, 4, 25]。

非肾病范围蛋白尿的FSGS患者肾脏存活率更好。除了初始蛋白尿程度的影响，随访过程中肾病缓解的患者肾脏存活率要高得多，表明治疗后蛋白尿变化也显著影响患者预后。需要重视的是，患者基线时血清肌酐水平升高是进展为ESKD的重要危险因素。

无论损伤的组织学严重程度如何，塌陷型FSGS的1年和3年肾脏存活率在所有变体中都是最差的，这表明其损伤的本质可能不同。顶端型FSGS患者肾脏存活率较好。临床研究提示，组织学分型可以预测结局。对197例FSGS患者的回顾性分析显示，中位随访1.8年，23%的患者进入透析；1年和3年的肾脏存活率分别为86%与67%[24]。塌陷型FSGS患者预后最差，1年和3年肾脏存活率分别为74%与33%，而顶部型、门周型和非特异型FSGS患者的3年肾脏存活率分别为76%、75%和65%[24]。另一项对138例FSGS患者随访显示，47%的塌陷型FSGS和20%的非特异型FSGS患者在3年内进入ESKD[31]。

FSGS所有组织学亚型的预后主要取决于免疫抑制治疗的效果。若治疗有效且达到缓解，则长期肾脏预后较好。日本对2010～2013年304例FSGS患者长期随访发现，组织病理类型可能影响肾脏预后（ESKD和eGFR下降＞30%的复合终点），但相对组织病理类型、是否有肾病综合征或是否接受激素或免疫抑制剂治疗而言，治疗后患者部分或者完全缓解才是肾脏良好预后最主要的影响因素[25]。

同时，在对844例FSGS患者分析中，发现与匹配的同期1688例非FSGS患者相比，FSGS患者共患病更多，包括心肌梗死、心力衰竭、脑血管病、周围血管病、慢性肺病、糖尿病、消化性溃疡和轻度肝损害等[32]。加拿大一项包括2000～2012年1912例肾小球疾病（包括540例FSGS）长期随访（中位随访时间6.8年）发现，34.8%的患者因肾衰竭接受了肾替代治疗，其间共18.5%的患者发生了复合心血管事件（包括冠脉事件、脑血管事件和周围血管事件）[33]。FSGS患者复合心血管事件年发生率为46.3/1000，显著高于IgAN、MN和MCD[33]。因此，在FSGS患者随访过程中需要重视对其多系统共患病的预防和管理。

十一、病例介绍及点评

（一）主诉

发现双下肢水肿14年，加重伴肾功能异常2天。

（二）病史

患者女，18岁。入院前14年患者因水肿就诊笔者所在医院，查尿常规：PRO（++），RBC 2～3/HPF。诊断肾炎，给予泼尼松30mg/d，一次顿服；尿蛋白降低后逐渐减量，共服用10个月；随后尿蛋白波动在（+）～（++）。患者为进一步明确病因，9年前就诊于成都某医院，行肾活检。病理报告：①肾小球轻微病变，个别小球硬化。②肾小管上皮显著浊肿。诊断为系膜增生性肾小球肾炎，给予泼尼松50mg，1次/天，逐渐减量后联合环磷酰胺治疗（总量7.2g），24小时尿蛋白定量波动在2g左右，考虑治疗效果不佳，环磷酰胺改为他克莫司2～3mg，2次/天联合激素10mg，1次/天，治疗6个月。他克莫司浓度在7～9ng/ml，24小时尿蛋白定量波动在1～2g，上述方案治疗2年后患者自行停药，未再复查。入院前半年患者入学体检发现血清肌酐80μmol/L，尿蛋白定量3g/24h，再次给予他克莫司1.5mg，2次/天，他克莫司浓度在8～10ng/ml，患者未规律监测。入院前2天患者水肿加重，复查尿常规：PRO（+++），BLD（+），尿蛋白定量17g/24h；肾功能：血清肌酐168μmol/L，血清白蛋白26.5g/L，血脂TC 11.5mmol/L，LDL-C

8mmol/L，尿量1500ml。患者自发病来无发热、皮疹、畏光、关节疼痛、口腔溃疡等不适，大便成形，1～2次/天，睡眠欠佳，体重增加1.0kg。

患者既往体健，无高血压、糖尿病、冠心病等病史，无肝炎、结核等感染病史，无外伤、手术、输血病史。无药物过敏史。无疫区旅居史。无吸烟、大量饮酒病史。无家族遗传病史。

（三）入院查体

T 36.9℃，R 18次/分，P 88次/分，BP 135/80mmHg。患者神志清楚，自主体位，查体合作。全身皮肤未见皮疹、出血、黄染，浅表淋巴结未触及肿大。颜面部轻度水肿。双肺叩诊清音，呼吸音正常，未闻及干湿啰音。心浊音界无扩大，未及震颤，心率88次/分，律齐，各瓣膜区未闻及病理性杂音。腹平软，未见腹壁静脉曲张、蜘蛛痣等，叩诊鼓音，肝肾区无叩痛，Murphy征（–），移动性浊音（–），无压痛、反跳痛，肝、脾肋下未触及。双侧膝关节以下部位可凹性水肿。四肢、关节活动自如，肌力、肌张力正常。神经系统检查无异常。

（四）实验室检查

血常规：白细胞计数7.3×10^9/L，中性粒细胞百分比68%，血红蛋白142g/L，血小板计数236×10^9/L。尿液检查：尿蛋白（+++），隐血（+），红细胞数8～10/μl，白细胞（–）。肝肾功能：总胆红素14μmol/L，丙氨酸转氨酶19U/L，血清总蛋白48g/L，白蛋白22g/L，总胆固醇6.9mmol/L，甘油三酯2.7mmol/L，尿酸447μmol/L，尿素氮9.2mmol/L，血肌酐182μmol/L。自身免疫性抗体均（–），免疫球蛋白及补体未见异常，M蛋白电泳无异常，乙肝五项（–），AFP、CEA、CA19-9、CA125等肿瘤标志物无异常。

双肾B超：左肾11.3cm×5.9cm，右肾11.1cm×5.3cm，皮髓质界限欠清晰，皮质回声稍增强，集合系统未见分离，双肾区未见占位性病变。CDFI显示血流良好。胸部CT、心电图及超声心动图无明显异常。

（五）住院经过

患者入院后临床诊断“肾病综合征（慢性肾脏病G3期）”，未发现继发性因素。尽管患者既往曾行肾活检，但患者幼年发病，肾活检结果与临床不符，未行电镜检查，多种药物疗效差，原发病诊断未明，故建议患者行重复肾活检，并完善基因检查排除遗传因素。

第5天病理结果回报：免疫荧光均阴性，光镜下5个节段性硬化伴部分球囊粘连及节段足细胞增生，肾小管上皮细胞空泡及颗粒变性，多处小灶状肾小管萎缩及间质轻度纤维化（约15%），多处小灶状肾小管上皮细胞扁平、刷状缘脱落伴部分管腔轻度扩张，肾间质弥漫性水肿，多灶状淋巴细胞、单核细胞及少量浆细胞浸润（约25%）。电镜下基底膜未见明显病变，上皮细胞足突节段性融合，未见电子致密物沉积。病理诊断：局灶节段性肾小球硬化症（非特殊型）伴急性肾小管间质损伤，请临床除外继发性因素。

行全外显子测序提示*CD2AP* p.Met496Ile 错义突变，为患者新发突变。

因此考虑患者为遗传性FSGS，停用他克莫司，建议使用慢性肾脏病一体化治疗，避免盲目的激素及免疫抑制剂治疗。患者出院后在外院使用利妥昔单抗500mg，1周1次，共4次，患者尿蛋白无减少，血肌酐逐渐上升。半年后血肌酐787μmol/L，开始血液透析。血液透析1年后行肾移植，肾移植顺利，肾病综合征至今未复发，肌酐102μmol/L。

（六）点评

本病例根据患者病程长达10年余，肾功能不全逐渐进展，血白蛋白低于30g/L，24小时尿蛋白大于3.5g，伴水肿和高脂血症，不难诊断为“肾病综合征（慢性肾脏病G3期）”，但是最终的病因搜寻却颇为曲折。首先，肾病综合征患者通常应尽快行肾穿刺活检以明确病理类型，确定治疗方案，并且病理诊断的解读尤为重要。患者9年前初次肾活检尽管考虑系膜增生性肾小球肾炎，但是病理描述其实更应该考虑足细胞病，结合病史并不能除外早期FSGS。而且当足量激素联合免疫抑制剂治疗及CNI治疗无效后更应早期进行重复肾活检，及时修正病理诊断。

该患者二次肾活检诊断FSGS，修正了第一次的病理诊断，但是按照2021年KDIGO指南，光镜下FSGS病变应进一步分型，包括原发性、遗传性、继发性及未确定原因的FSGS四类。遗传性FSGS可分为家族性、症候群型及偶发性。在无肾病综合征表现的成人FSGS患者中一定要注意评估继发性因素。常见的继发原因包括：①病毒，如HIV、CMV、细小病毒B19、EBV、HCV、SARS-CoV-2（伴*APOL1*高危基因型）；②药物，如抗病毒药物、mTOR抑制剂、CNI、蒽环类药物、海洛因、锂剂、干扰素、合成类固醇、NSAID；③其他，肥胖相关性肾小球疾病、反流性肾病，以及系统性疾病如糖尿病、高血压肾病。本患者幼年发病，肾病综合征表现，激素、环磷酰胺、CNI治疗抵抗，故原发性和继发性因素可能小，但应高度怀疑遗传性FSGS。

近年来，越来越多的基因变异被认为与FSGS发病相关，尤其是有家族史或治疗抵抗的患者。2021年KDIGO指南也建议，基因检测对于某些FSGS患者（家族性FSGS和激素抵抗的患者）可能是有益的，应将这类患者转诊至具有此类专业条件的专科中心就诊。一般认为此类基因突变多与足细胞和肾小球基底膜蛋白的基因突变相关。在成人FSGS患者中进行基因检测应考虑如下因素：①当有明显的家族史和（或）临床特征提示有综合征疾病时；②有助于诊断，尤其是当临床特征不能代表特定疾病表型时；③限制免疫抑制剂暴露，尤其是在患者可能存在治疗抵抗的情况下；④确定肾移植术后疾病复发风险；⑤允许对活体亲属肾脏供者候选患者进行风险评估，或在高度怀疑*APOL1*高危变异的情况下进行风险评估；⑥协助产前诊断。本例患者幼年发病，肾病综合征表现，治疗抵抗，有基因检测指征。进一步全外显子测序表明*CD2AP* p.Met496Ile错义突变，故高度疑诊为遗传性FSGS。

那么，明确遗传性FSGS对治疗有何价值呢？本例患者重复肾活检前反复使用大剂量激素、环磷酰胺、CNI，肾活检后尝试使用利妥昔单抗，结果均无效。2021年KDIGO指南也指出，对于CNI抵抗的FSGS患者，一般认为缺乏任何替代药物的证据，可考虑使用吗替麦考酚酯和大剂量地塞米松、CD20单抗和ACTH。治疗需要个性化，充分考虑进一步治疗的获益和免疫抑制不良反应的风险，评估是否使用替代治疗药物或停止进一步的免疫抑制治疗。本例患者在CNI抵抗后尝试使用CD20单抗仍然失败，充分评估后认为进一步治疗的风险远大于获益，且免疫抑制治疗的不良反应风险很大，因此及时停用免疫治疗并及时进行肾脏替代治疗是合理的。

总而言之，FSGS患者在分类上应根据光镜下FSGS病变，对FSGS进一步细分，注意遗传性FSGS和病因不明的FSGS亚型。在诊断上应注意继发性FSGS病因分类、新增基因筛查可能对家族性和激素抵抗型FSGS患者有益。治疗上强调根据疾病不同分类选择治疗方式，病因不明或继发性FSGS不应使用免疫抑制治疗。激素及CNI均为一线治疗，对于一线治疗抵抗的FSGS患者一定注意除外继发性及遗传性因素，避免不必要的激素、免疫抑制剂及生物制剂治疗，减少治疗相关不良反应。选择合适的患者进行及时的基因检测，除了能够明确病因，避免不必要的治疗，也能够减少肾移植术后疾病复发风险，协助产前诊断。

（李贵森）

参考文献

[1] D'Agati V D，Fogo A B，Bruijn J A，et al. Pathologic classification of focal segmental glomerulosclerosis：a working proposal[J]. Am J Kidney Dis，2004，43（2）：368-382.

[2] D'Agati V D，Kaskel F J，Falk R J. Focal segmental glomerulosclerosis[J]. N Engl J Med，2011，365（25）：2398-2411.

[3] Fogo A B. Causes and pathogenesis of focal segmental glomerulosclerosis[J]. Nat Rev Nephrol，2015，11（2）：76-87.

[4] Rosenberg A Z，Kopp J B. Focal segmental glomerulosclerosis[J]. Clin J Am Soc Nephrol，2017，12（3）：502-517.

[5] Rydel J J，Korbet S M，Borok R Z，et al. Focal segmental glomerular sclerosis in adults：presentation，course，and response to treatment[J]. Am J Kidney Dis，1995，25（4）：534-542.

[6] Trautmann A，Bodria M，Ozaltin F，et al. Spectrum of steroid-resistant and congenital nephrotic syndrome in children：the PodoNet registry cohort[J]. Clin J Am Soc Nephrol，2015，10（4）：592-600.

[7] O'Shaughnessy M M，Hogan S L，Thompson B D，et al. Glomerular disease frequencies by race，sex and region：results from the international kidney biopsy survey[J]. Nephrol Dial Transplant，2018，33（4）：661-669.

[8] Xu X，Wang G B，Chen N，et al. Long-term exposure to air pollution and increased risk of membranous nephropathy in China[J]. J Am Soc Nephrol，2016，27（12）：3739-3746.

[9] Hou J H，Zhu H X，Zhou M L，et al. Changes in the spectrum of kidney diseases：an analysis of 40，759 biopsy-proven cases

from 2003 to 2014 in China[J]. Kidney Dis (Basel), 2018, 4(1): 10-19.
[10] Kidney Disease: Improving Global Outcomes (KDIGO) Glomerular Diseases Work Group. KDIGO 2021 clinical practice guideline for the management of glomerular diseases[J]. Kidney Int, 2021, 100(4s): S1-s276.
[11] Kudose S, Batal I, Santoriello D, et al. Kidney biopsy findings in patients with COVID-19[J]. J Am Soc Nephrol, 2020, 31(9): 1959-1968.
[12] Sambharia M, Rastogi P, Thomas C P. Monogenic focal segmental glomerulosclerosis: a conceptual framework for identification and management of a heterogeneous disease[J]. Am J Med Genet C Semin Med Genet, 2022, 190(3): 377-398.
[13] Lovric S, Ashraf S, Tan W Z, et al. Genetic testing in steroid-resistant nephrotic syndrome: when and how?[J]. Nephrol Dial Transplant, 2016, 31(11): 1802-1813.
[14] Zhuo L, Huang L L, Yang Z L, et al. A comprehensive analysis of NPHS1 gene mutations in patients with sporadic focal segmental glomerulosclerosis[J]. BMC Med Genet, 2019, 20(1): 111.
[15] Genovese G, Friedman D J, Ross M D, et al. Association of trypanolytic ApoL1 variants with kidney disease in African Americans[J]. Science, 2010, 329(5993): 841-845.
[16] Friedman D J, Pollak M R. APOL1 nephropathy: from genetics to clinical applications[J].Clin J Am Soc Nephrol, 2021, 16(2): 294-303.
[17] Park E, Ahn Y H, Kang H G, et al. COQ6 mutations in children with steroid-resistant focal segmental glomerulosclerosis and sensorineural hearing loss[J]. Am J Kidney Dis, 2017, 70(1): 139-144.
[18] Widmeier E, Yu S, Nag A, et al. ADCK4 deficiency destabilizes the coenzyme Q complex, which is rescued by 2, 4-dihydroxybenzoic acid treatment[J]. J Am Soc Nephrol, 2020, 31(6): 1191-1211.
[19] Widmeier E, Airik M, Hugo H, et al. Treatment with 2, 4-dihydroxybenzoic acid prevents FSGS progression and renal fibrosis in podocyte-specific Coq6 knockout mice[J]. J Am Soc Nephrol, 2019, 30(3): 393-405.
[20] Heeringa S F, Chernin G, Chaki M, et al. COQ6 mutations in human patients produce nephrotic syndrome with sensorineural deafness[J]. J Clin Invest, 2011, 121(5): 2013-2024.
[21] De Vriese A S, Wetzels J F, Glassock R J, et al. Therapeutic trials in adult FSGS: lessons learned and the road forward[J]. Nat Rev Nephrol, 2021, 17(9): 619-630.
[22] Veissi S T, Smeets B, van Wijk J A E, et al. Circulating permeability factors in focal segmental glomerulosclerosis: in Vitro detection[J]. Kidney Int Rep, 2022, 7(12): 2691-2703.
[23] Wei C L, El Hindi S, Li J, et al. Circulating urokinase receptor as a cause of focal segmental glomerulosclerosis[J]. Nat Med, 2011, 17(8): 952-960.
[24] Thomas D B, Franceschini N, Hogan S L, et al. Clinical and pathologic characteristics of focal segmental glomerulosclerosis pathologic variants[J]. Kidney Int, 2006, 69(5): 920-926.
[25] Kawaguchi T, Imasawa T, Kadomura M, et al. Focal segmental glomerulosclerosis histologic variants and renal outcomes based on nephrotic syndrome, immunosuppression and proteinuria remission[J]. Nephrol Dial Transplant, 2022, 37(9): 1679-1690.
[26] Wheeler D C, Jongs N, Stefansson B V, et al. Safety and efficacy of dapagliflozin in patients with focal segmental glomerulosclerosis: a prespecified analysis of the dapagliflozin and prevention of adverse outcomes in chronic kidney disease (DAPA-CKD) trial[J]. Nephrol Dial Transplant, 2022, 37(9): 1647-1656.
[27] Kronbichler A, Gauckler P, Lee K H, et al. Immunoadsorption in nephrotic syndrome: Where are we now and where are we going from here?[J]. Atheroscler Suppl, 2019, 40: 55-60.
[28] Tang X, Xu F, Chen D M, et al. The clinical course and long-term outcome of primary focal segmental glomerulosclerosis in Chinese adults[J]. Clin Nephrol, 2013, 80(2): 130-139.
[29] Trachtman H, Nelson P, Adler S, et al. DUET: a phase 2 study evaluating the efficacy and safety of sparsentan in patients with FSGS[J]. J Am Soc Nephrol, 2018, 29(11): 2745-2754.
[30] Egbuna O, Zimmerman B, Manos G, et al. Inaxaplin for proteinuric kidney disease in persons with Two *APOL1* Variants[J]. N Engl J Med, 2023, 388(11): 969-979.
[31] D'Agati V D, Alster J M, Jennette J C, et al. Association of histologic variants in FSGS clinical trial with presenting features and outcomes[J]. Clin J Am Soc Nephrol, 2013, 8(3): 399-406.
[32] Kalantar-Zadeh K, Baker C L, Copley J B, et al. A retrospective study of clinical and economic burden of focal segmental glomerulosclerosis (FSGS) in the United States[J]. Kidney Int Rep, 2021, 6(10): 2679-2688.
[33] Canney M, Gunning H M, Zheng Y Y, et al. The risk of cardiovascular events in individuals with primary glomerular diseases[J]. Am J Kidney Dis, 2022, 80(6): 740-750.

第十三章 膜性肾病

膜性肾病（membranous nephropathy，MN）是成人原发性肾病综合征的首要原因，其典型病理特征为基底膜增厚，免疫荧光IgG伴或不伴C3沿肾小球基底膜（GBM）沉积，上皮下电子致密物沉积。中国近年来原发性膜性肾病的患病率逐年增加。

一、流行病学

膜性肾病是成人非糖尿病肾病综合征的最常见病因，占成人肾病综合征的20%～37%，在60岁以上人群中可升高至40%[1]。成人每年发病率约为1.2/10万。在我国，膜性肾病目前已成为仅次于IgA肾病的第二大原发性肾小球疾病，占肾活检的28.1%[2]。可于各个年龄段发病，45～60岁为高峰，且多见于男性（男女患病比例为2：1）。儿童膜性肾病较少见，仅占儿童肾活检的1%～7%，每年发病率为（0.02～0.09）/10万，且常与乙型肝炎等继发性因素相关。不同人种膜性肾病的发病率也存在差异，高加索人的发病率较高，亚洲人次之，黑种人和西班牙裔人的发病率相对较低，北美洲年发病率为（10～12）/100万，欧洲为（2～17）/100万[3]。中国近年来原发性膜性肾病的患病率逐年增加，侯金花等报道肾活检中膜性肾病占原发性肾小球疾病的比例由2003～2006年的10.4%上升到2011～2014年的24.1%[4]。

二、病　因

膜性肾病根据病因分为原发性和继发性膜性肾病。25%～30%的膜性肾病继发于结缔组织疾病、感染、恶性肿瘤和药物/毒物等，未发现继发因素的膜性肾病称为原发性膜性肾病（primary membranous nephropathy，PMN），过去也称为特发性膜性肾病（idiopathic membranous nephropathy，IMN）。

（一）原发性膜性肾病

参见前文。

（二）继发性膜性肾病

1. 自身免疫病 如系统性红斑狼疮（SLE）、类风湿关节炎、混合性结缔组织疾病、干燥综合征、Graves病、桥本甲状腺炎、皮肌炎、原发性胆汁性肝硬化、大疱性类天疱疮、疱疹样皮炎、强直性脊柱炎、吉兰-巴雷综合征、重症肌无力。

2. 感染性疾病 如乙型肝炎、丙型肝炎、梅毒、三日疟、血吸虫病、丝虫病、包虫病、麻风、疥疮、结核。

3. 肿瘤性疾病 如肺癌、结肠癌、直肠癌、胃癌、乳腺癌、肾癌、黑色素瘤、白血病、非霍奇金淋巴瘤。

4. 药物和毒物 如金制剂、青霉胺、布西拉明、卡托普利、丙磺舒、非甾体抗炎药、硫普罗宁、锂剂、汞剂、甲醛、碳氢化合物。

5. 其他 如糖尿病、结节病、镰状细胞贫血、Kimura病、硬化性胆管炎、系统性肥大细胞增多症、Gardner-Diamond综合征。

三、发病机制

1957年David Jones采用银染的方法清晰勾画出肾小球基底膜后，发现一类以基底膜增厚伴“钉突”形成为特征的肾小球疾病，并命名为膜性肾病，同年Mellors等用免疫荧光法发现膜性肾病的IgG沿基底膜呈颗粒样沉积，1959年Movat和McGregor用电镜发现免疫复合物沉积于上皮下[5-7]，从此膜性肾病作为一类独立的疾病从肾病综合征中分离出来，其发病机制也不断被探索。

（一）原位免疫复合物

早期对膜性肾病发病机制的认识主要源于Heymann肾炎。1959年Walter Heymann将同种异体肾皮质悬浮液注射入大鼠腹腔，诱导大鼠产生与人类膜性肾病相似的病理改变，此即主动型Heymann肾炎[8]；直接注射针对自身抗原的异种抗体也能诱导出相似的疾病模型，即被动型Heymann肾炎。1978年Van Damme和Couser分别报道基底膜免疫复合物中的致病抗原存在于足细胞中网格蛋白包裹的小凹处，从而确定原发性膜性肾病中原位免疫复合物是在上皮下沉积[9, 10]。1982年Makker和Singh纯化出致病抗原，命名为megalin。Megalin为分子质量600kDa的糖蛋白，是多种脂蛋白（如低密度脂蛋白）和蛋白质的细胞膜受体，主要表达于近端肾小管上皮细胞的刷状缘处，参与肾小管中蛋白质的重吸收。足细胞表达megalin仅见于啮齿类动物，其作用尚不清楚。虽然人肾小球罕有megalin表达，但关于Heymann肾炎的研究确立了原发性膜性肾病的发病机制，即循环中存在针对足细胞膜上抗原的自身抗体，该抗体穿过肾小球基底膜，与足细胞上的自身抗原相结合，从而形成原位免疫复合物，继而激活补体，损伤足细胞。

（二）补体在膜性肾病发病中的作用

在Heymann肾炎的大鼠模型中，采用注射眼镜蛇毒清除补体C3，可防止膜攻击复合物（membrane attack complex，MAC）的形成，虽然IgG的沉积仍然存在，但蛋白尿的产生减少。此后在补体C6、C8缺陷的研究中也得到类似的结果。这些研究证实补体激活和MAC形成在足细胞损伤和蛋白尿产生过程中至关重要。在原发性膜性肾病中，肾小球基底膜IgG的主要亚型是IgG4。正常人的IgG4不能激活补体经典途径。但是，原发性膜性肾病中基底膜的沉积物中有丰富的补体成分沉积，多数患者存在C4d，但很少有C1q沉积。也有研究发现沉积物中也存在甘露糖结合凝集素（mannose-binding lectin，MBL），而抗PLA2R-IgG4抗体能与MBL结合[11]，这些结果提示凝集素（lectin）补体途径的激活参与膜性肾病的发病。随着年龄的增长，IgG的Fc段出现末端半乳糖基化缺陷或去半乳糖基化，异常糖基化的IgG能直接结合MBL并激活lectin途径[12]，故有学者提出，膜性肾病时末端半乳糖基化缺陷的IgG4亚型可能直接和MBL结合，激活补体，致足细胞损伤[11]。该研究假说近年来也得到Haddad等研究的支持。他们证实膜性肾病患者PLA2R-IgG4抗体可直接与MBL结合，进而激活lectin途径，而特异性阻断lectin途径则可抑制PLA2R-IgG4抗体诱导的突触足蛋白（synaptopodin）和NEPH1降解。进一步研究发现，来自膜性肾病患者的PLA2R-IgG4抗体具有不同的糖基化表型，尤其是半乳糖基缺陷的IgG4类型比例增加与细胞的骨架蛋白降解有关[13]。然而，也有病例报道MBL缺陷的患者仍发生PLA2R相关膜性肾病，在一些膜性肾病的病例中，肾小球同时存在C1q和MBL的沉积[14]。由此可见，膜性肾病的补体激活可能不是单一的途径。

在动物实验中通过敲除补体C6基因抑制MAC形成及在膜性肾病患者中使用C5抑制剂依库利珠单抗并不能阻止蛋白尿的发生，提示可能还存在非MAC依赖的足细胞损伤机制。Haddad等研究进一步揭示了补体激活后足细胞损伤的效应机制，发现补体激活产物C3a和C5a可通过激活其受体C3aR与C5aR，并协同MAC的形成共同诱导synaptopodin和NEPH1的降解[13]。高爽等研究发现，膜性肾病时C3aR表达上调并和蛋白尿水平呈正相关，C3aR拮抗剂可阻断这些效应，提示C3a是膜性肾病中补体介导足细胞损伤至关重要的效应因子[15]。因此，C3aR和C5aR拮抗剂有可能成为膜性肾病治疗的潜在靶点。

（三）人类膜性肾病中发现的自身抗原

2002年Debiec等报道了1例表现为肾病综合征的新生儿患者，肾活检提示膜性肾病，进一步研究发现患儿母亲体内中性内肽酶（neutral endopeptidase，NEP）表达缺失，其妊娠后NEP表达正常的胎儿产生的NEP抗原进入母体，刺激母体产生抗NEP抗体（通常是IgG4或IgG1）。再次妊娠时，NEP抗体经过胎盘进入胎儿体内，诱发膜性肾病。这是人类体内发现的第一个膜性肾病相关的抗足细胞抗体，也在人类体内通过同种异体免疫阐明膜性肾病的发病机制[16]。但是NEP相关膜性肾病的发病率极低。

2009年Beck等以肾小球的提取物作为抗原，以患者血清作为抗体，在非还原的状态下发现抗足细胞上磷脂酶A2受体（PLA2R）的自身抗体，该抗体存在于70%的原发性膜性肾病患者的循环中[17]。在正常人或非膜性肾病患者的肾组织中，采用常规免疫组化/荧光的方法检测不到PLA2R，但在血清PLA2R抗体阳性的膜性肾病患者中，组织PLA2R基本为阳性。肾组织PLA2R在原发性膜性肾病中的阳性率为80%～85%，高于血清抗体的阳性率，这可能与抗体大多数沉积于基底膜（Sink学说）或者疾病缓解后抗体消失有关。近年来，有研究表明PLA2R抗体存在表位拓展现象，抗原表位拓展越多，蛋白尿越多，自发缓解和诱导缓解率低，进入透析比例越高，利妥昔单抗（RTX）治疗后抗原表位也存在相应"缩减"[18]。但也有研究存在不同的观点，认为膜性肾病存在CysR、CTLD1、CTLD7和CTLD8四个表位，同时存在N端（CysR-CTLD1）和C端（CTLD7-8）表位抗体；N端表位抗体水平高，C端水平低；各表位抗体水平与总抗体水平呈正相关，而总水平是影响疾病缓解的独立危险因素[19]。关于PLA2R抗体的致病性，目前也得到一些研究的支持。在足细胞转入*PLA2R*基因的小鼠中注入兔源性抗PLA2R抗体，可以诱导小鼠产生蛋白尿，免疫荧光见兔IgG沿肾小球基底膜呈颗粒状沉积，电镜见上皮下电子致密物沉积，即出现膜性肾病表型。在不表达PLA2R的足细胞中加入PLA2R抗体阳性的膜性肾病患者血清不能引起足细胞损伤，也提示抗PLA2R抗体具有致病作用且需要与靶抗原结合才能致足细胞损伤[13]。

在抗PLA2R抗体阴性的原发性膜性肾病患者中，2014年Tomas等鉴定出另一足细胞自身抗体，即抗含有7A结构域的1型血小板反应蛋白（THSD7A）抗体，其阳性率在PLA2R非相关膜性肾病中约占10%[20]。Hoxha等在1例胆囊癌合并膜性肾病的患者血清中检测到抗THSD7A抗体，同时在该患者的肿瘤组织中检测到THSD7A抗原，且抗体水平和肿瘤治疗密切相关，进一步研究发现，约25%抗THSD7A抗体阳性的膜性肾病合并肿瘤，提示THSD7A阳性和肿瘤可能有关[21]。但是中国王佳等研究发现44例肿瘤相关膜性肾病患者，仅1例THSD7A阳性[22]，张昌明等研究发现36例肿瘤相关性膜性肾病，THSD7A阳性仅3例[23]；日本Sharma等研究发现31例THSD7A阳性的膜性肾病，肿瘤仅2例。因此，THSD7A阳性和膜性肾病的相关性证据仍有限。

此外，2019年Sethi等采用质谱的方法在膜性肾病患者的肾小球中检测出膜性肾病相关的神经表皮生长因子样蛋白1（Nell-1）抗原，并在循环中检测到抗Nell-1抗体，其占PLA2R/THSD7A双阴性膜性肾病的3.8%，IgG1 100%阳性，IgG4 22.4%阳性；93.4%的患者为节段/不全IgG阳性，33%存在恶性肿瘤[24]，提示Nell-1阳性可能也与恶性肿瘤有关。之后Kudose等报道17例节段膜性肾病，也有5例（29%）Nell-1阳性[25]。但是中国王国勤等研究发现43例PLA2R/THSD7A双阴性的膜性肾病15例（35%）Nell-1阳性，多数患者为女性，却均未发现肿瘤[26]。综上所述，THSD7A和Nell-1阳性提示膜性肾病可能与肿瘤相关，但和肿瘤的关系有待于进一步研究。

2019年Sethi等 在Exostosin1/2（EXT1/2） 阳性的26例膜性肾病患者中发现65%存在自身免疫指标的异常，其中9例（35%）符合狼疮肾炎的诊断，提示EXT1/2与膜性狼疮肾炎有关[27]。随后2项在膜性狼疮肾炎中的研究也发现，EXT1/2的阳性率分别为32.6%和38.4%，且EXT1/2阳性者慢性病变较轻，更少达到ESKD，但其机制尚不清楚。2022年Caza等发现转化生长因子β受体3（TGFBR3）阳性占膜性狼疮的6%，无统一的IgG亚型，非IgG4限制。但EXT1/2和TGFBR3在循环中均未检测到相应抗体，可能非膜性肾病靶抗原，两个分子在肾小球中阳性提示可能与狼疮性膜性肾病有关。神经细胞黏附分子1（NCAM1）相关膜性肾病也与结缔组织病可能相关，占膜性狼疮肾炎的6%～7%，以非IgG4为主，目前发现例数少。接触蛋白-1（contactin-1，CNTN-1）相关膜性肾病80%合并自身免疫神经病，以IgG4为主[28]，NCAM1和CNTN-1在循环中均可检测到相应的自身抗体。2023年Caza等又发现了7个新的抗原，即纤维胶凝蛋白（FCN3）、分化簇CD206、早期内体抗原（EEA1）、癫痫相关6同源物2（SEZ6L2）、利尿肽受体3（NPR3）、巨噬细胞刺激物1（MST1）和血管素（VASN）。这7个抗原均在足细胞内表达，分别占特发性膜性肾病队列（非系统性红斑狼疮继发）的3.5%和膜性狼疮肾炎队列的11.9%，其中CD206、SEZ6L2、NPR3较为罕见（＜1%）。在17例病例中进行IgG亚类染色分析发现，FCN3、VASN和MST1阳性病例中以IgG1为主，SEZ6L2阳性病例中以IgG4为主。EEA1阳性病例多为狼疮性膜性肾病，IgG亚类染色结果各异。另外在FCN3、EEA1、SEZ6L2阳性的患者体内检测出了相应的循环抗体。FCN3抗体已在系统性红斑狼疮患者体内发现，其水平与疾病活动指数、抗dsDNA和C1q抗体滴度有关；EEA1抗体和SEZ6L2抗体已分别在亚急性红斑狼疮和小脑共济失调的患者中被发现[29]。

在单克隆免疫球蛋白相关的膜性肾病中，如果以IgG1-κ沉积为特征，且存在肾小球血清淀粉样蛋白P（SAP）阳性，提示为IgG-κ隐蔽的类膜性肾病（MGMID），该病罕见，多为年轻女性，有可疑自身免疫性疾病史，＞95%的患者未发现血清单克隆免疫球蛋白，未发现血液系统恶性肿瘤，血清中不存在SAP抗体[30]；其他单克隆沉积或SAP阴性者均建议筛查血液系统肿瘤。因此，该分子的病理染色也对膜性肾病的病因筛查具有一定的鉴别意义。

除上述抗原外，目前仍有多种靶抗原在不断被发现和研究中，如丝氨酸蛋白酶HTRA1、神经生长因子（netrin G1，NTNG1）和前钙黏蛋白7（procadherin 7，PCDH7），以IgG4亚型为主；在所有造血干细胞移植（HSCT）患者中存在膜性肾病相关的原钙黏蛋白FAT1（protocadherin FAT1）自身抗体，以IgG4为主[24]；在10%的儿童膜性肾病中发现信号蛋白3B（semaphorin 3B，SEMA3B）抗体，以IgG1为主[31]。尽管目前发现了诸多抗原，但这些靶抗原的临床意义还有待于进一步研究（图13-1）。

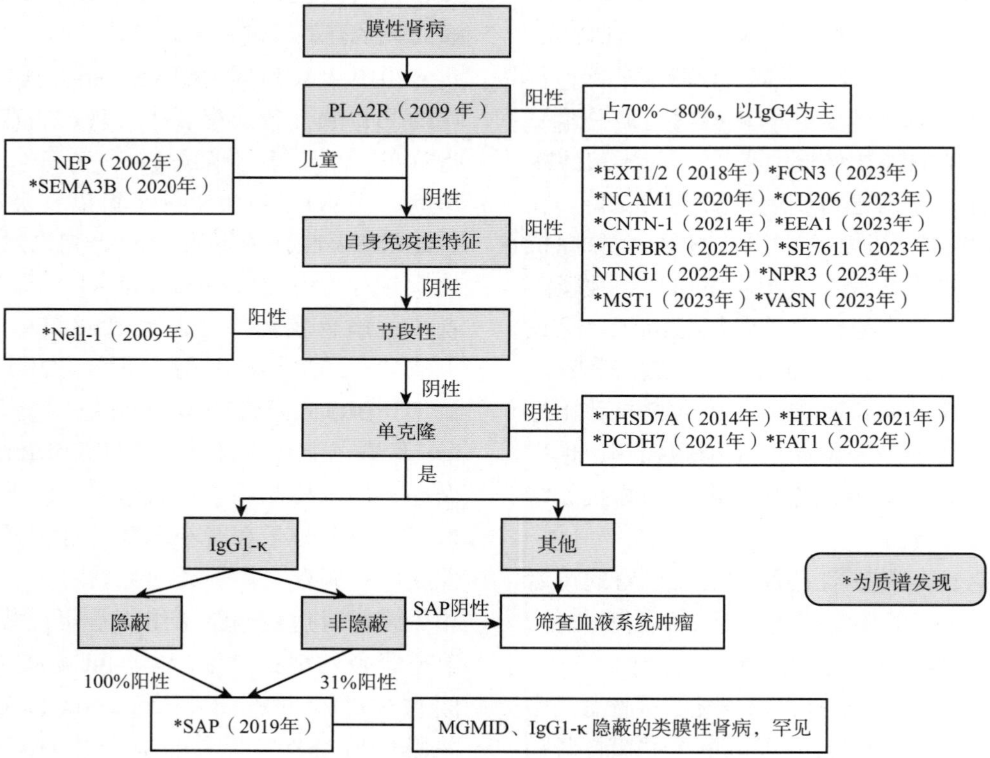

图13-1　膜性肾病相关靶抗原

（四）遗传背景

1984年第一例同卵双胞胎发生原发性膜性肾病病例及后续多个家族性膜性肾病的报道，证实原发性膜性肾病存在遗传易感性，但并不遵循简单的孟德尔遗传模式。2009年发现足细胞膜上PLA2R是原发性膜性肾病发病的关键性抗原后，2010年Liu等发现*PLA2R1*基因单核苷酸多态性

（SNP）rs35771982基因型分布在129例中国台湾原发性膜性肾病患者组与106例正常对照组之间具有显著差异，该位点G等位基因显著升高，但未检测到这些SNP对终末期肾病和死亡有显著的影响[32]。Kim等在199例韩国原发性膜性肾病患者中发现，rs35771982中CC基因型者较其他基因型具有更高的患病易感性（优势比为2.6）。

2011年3项全基因组关联研究（GWAS）在共556例原发性膜性肾病患者中发现2个显著相关的等位基因——*PLA2R1*基因的SNP rs4664308和*HLA-DQA1*基因的SNP 2187668，其中*HLA-DQA1*基因SNP 2187668在法国、荷兰、英国人群中均与原发性膜性肾病显著相关，2种风险等位基因的纯合子在原发性膜性肾患者群中优势比为78.5[33]。2013年吕继成等在1112例中国原发性膜性肾病患者中检测到*PLA2R1*中的3个SNP和*HLA-DQA1*中的1个SNP与原发性膜性肾病密切相关，并且注意到携带这2类风险等位基因与抗PLA2R抗体的存在及肾小球PLA2R表达存在相关性[34]。为研究*PLA2R*基因序列变异和抗体形成的关系，Coenen等在95例白种人原发性膜性肾病患者中进行测序，虽证实了*PLA2R1*基因序列中6个确定的常见变异与原发性膜性肾病显著相关，但未找到罕见变异能引起PLA2R1结构构象改变，罕见变异无法解释膜性肾病的发病机制[35]。

HLA-DR3与膜性肾病的关联在1979年曾被描述，2017年崔昭等在261例中国原发性膜性肾病患者和599例健康人对照组中鉴定出*HLA-DRB1**1501和*DRB1**0301为膜性肾病的独立风险基因，并与循环PLA2R抗体产生相关。*PLA2R1*基因SNP rs4664308（AA）与*HLA-DRB1**1501、*DRB1**0301之间存在较强的基因互作，构建模型发现*DRB1**1501编码的精氨酸13和丙氨酸71及由*DRB1**0301编码的酪氨酸71等氨基酸残基可能有助于与PLA2R的T细胞表位相互作用[36]。同期，乐伟波等对中国99例PLA2R抗体相关膜性肾病患者和100例正常对照组的主要组织相容性复合体（MHC）区域进行测序，发现两个HLA风险等位基因*HLA-DRB1* *15：01和*HLA-DRB3* *02：02与PLA2R相关膜性肾病的患病风险增加显著相关，支持了崔昭等所得出的研究结果[37]。

2020年，谢静远等对3782例原发性膜性肾病患者的GWAS研究结果进行了分析，报道了2个可能相关的基因位点——*NFKB1*（rs230540）和*IRF4*（rs9405102），以及3个经典血统特异的HLA等位基因*DQA1* * 0501（欧洲）、*DRB1* * 1501（东亚）、*DRB1* * 0301（2个种族），并说明这些GWAS位点及其相互作用能解释近1/3的原发性膜性肾病的风险[38]。2021年Tao等在2例原发性膜性肾病的同卵双胞胎姐妹中鉴定出*HLA-DRB1**0301、*HLA-DRB1**1501和*HLA-DQB1**0602等位基因，为前述HLA基因易感性提供了新证据。除此以外，Berchtold等通过对248例原发性膜性肾病患者的*PLA2R1*和*HLA-D*基因进行测序发现，自身免疫环境中移植物通过疾病易感性*HLA-D*和*PLA2R1* SNP促进原发性膜性肾病的复发[39]。

综上所述，原发性膜性肾病的遗传易感性可能是少数大效应位点贡献的。目前仍需要更大规模和更多种族的GWAS与测序研究去揭示相关等位基因的遗传效应、细化原发性膜性肾病基因图谱，同时需检测基因-基因和基因-环境的相互作用及提高风险基因的预测效能。

四、病　　理

膜性肾病的主要病变在肾小球基底膜，原发性膜性肾病中各肾小球病变较为均一。

（一）光镜

疾病早期，肾小球毛细血管腔开放，肾小球基底膜增厚，一般无明显的系膜细胞增生。HE、PAS和PASM染色均可见基底膜有不同程度的增厚；Masson三色染色常可在上皮下观察到嗜复红物沉积。在疾病稍后期，PASM染色可见明显的钉突及空泡形成（图13-2）。部分膜性肾病患者可观察到节段硬化，以顶端多见，在早期可能存在泡沫细胞和足细胞帽，晚期则主要是细胞外基质增多和毛细血管腔闭塞，这可能与严重的蛋白尿有关。此类患者高血压发生率较高，镜下血尿和蛋白尿较重，肾小管萎缩和间质纤维化较明显，预后相对较差。节段性硬化可能是膜性肾病的一个慢性化标志，在罕见的情况下，也可两个疾病同时发生。原发性膜性肾病也可以出现新月体，但较少见且比例低，如果发现新月体，需要除外继发性膜性肾病如狼疮肾炎，或同时合并血管炎或抗GBM病，或有感染后肾小球肾炎等。

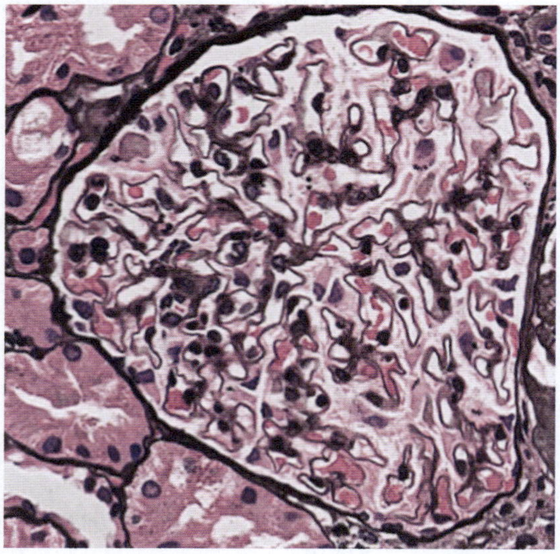

图13-2

图13-2 膜性肾病光镜表现。肾小球基底膜增厚，可见钉突形成，无明显增生等病变（PASM，×400）

图13-3

图13-4

除肾小球病变外，肾小管可见伊红均质圆形蛋白滴或脂质空泡，这与肾小管上皮细胞吸收大量滤过的血浆脂蛋白成分有关。肾小管有不同程度或灶性损伤，再加上部分肾小球硬化，可导致相应肾小管萎缩和间质纤维化。

（二）免疫荧光

典型的膜性肾病可见IgG呈细颗粒沿毛细血管袢沉积（图13-3）。在极早期或消散期，也可仅表现为节段沉积。多数患者同时有C3沉积，特点与IgG相似，但强度通常较IgG弱。原发性膜性肾病的IgG亚型以IgG4为主，而继发性膜性肾病则以IgG1或IgG2/3沉积为主。

（三）电镜

电镜对膜性肾病的明确诊断及病理分期有重要意义。在疾病早期，电镜下即可见上皮下电子致密物沉积。随着病变的进展，上皮下电子致密物可以刺激基底膜增生，增生的基底膜可将电子致密物包裹、吸收，最后恢复正常（图13-4）。

通常根据电镜下的改变将膜性肾病分为4期。

Ⅰ期：光镜下表现不明显；Masson三色染色可见上皮下有少量嗜复红物沉积；电镜可见上皮下有少量电子致密物，但基底膜本身并无明显增厚，常可见足突广泛融合。病变处于此期，光镜有时容易忽视，但免疫荧光，特别是电镜有助于明确诊断。

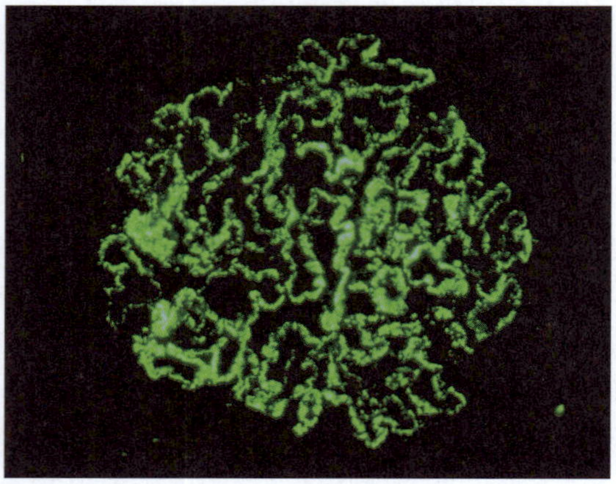

图13-3 膜性肾病的典型免疫荧光表现。IgG呈细颗粒沿毛细血管袢沉积

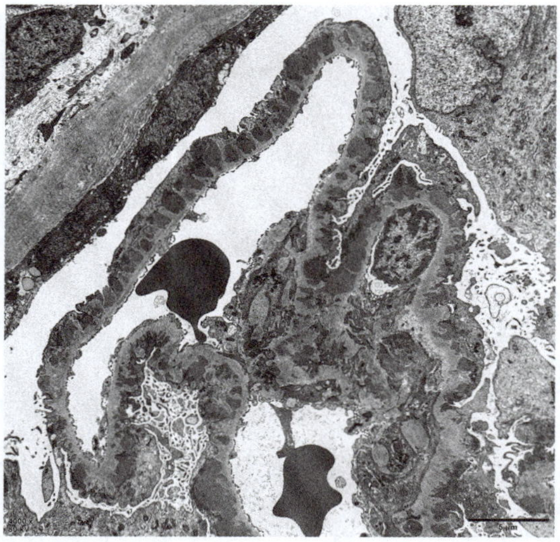

图13-4 膜性肾病的电镜表现。电镜下肾小球足细胞足突广泛融合，上皮下大量电子致密物包绕至膜内（膜性肾病Ⅱ期）

Ⅱ期：光镜下毛细血管壁明显增厚、僵硬，PASM染色常见大量钉突形成。电镜下基底膜明显增厚，增生的基底膜将上皮下颗粒状电子致密物进行分隔，增生的基底膜染色较淡，而沉积的电子致密物颜色较深。

Ⅲ期：此期的基底膜增生明显，免疫复合物被新生的基底膜包裹。光镜下可见基底膜明显增厚，PASM染色可见基底膜钉突形成或少许空泡样改变。电镜下可见电子致密物被增生的基底膜组织所包裹，少数电子致密物颗粒被吸收而出现空白区。

Ⅳ期：基底膜内电子致密物逐渐被吸收，出现较多的电子透亮区。光镜下基底膜显著增厚，钉突不明显，基底膜呈链条状或串珠样改变；少数病例PASM染色可呈不典型的假双轨样改变。免疫荧光强度在此阶段也有所减弱。

（四）特殊染色

如前所述，目前已发现的足细胞自身抗原已超过10种，在中国，80%～85%的膜性肾病为PLA2R相关膜性肾病，免疫组化或免疫荧光染色可见PLA2R沿着基底膜呈颗粒样沉积（图13-5）。其他的自身抗原染色还包括可能与肿瘤相关的THSD7A和Nell-1，可能与自身免疫性疾病相关的EXT1/EXT2和TGFBR3（这两者未发现循环中存在相应的自身抗体），NCAM1和CNTN1（这两者循环中存在相应的抗体）等。目前这些自身抗原仍在不断地被发现中，但因比例低，其临床意义尚不明确。

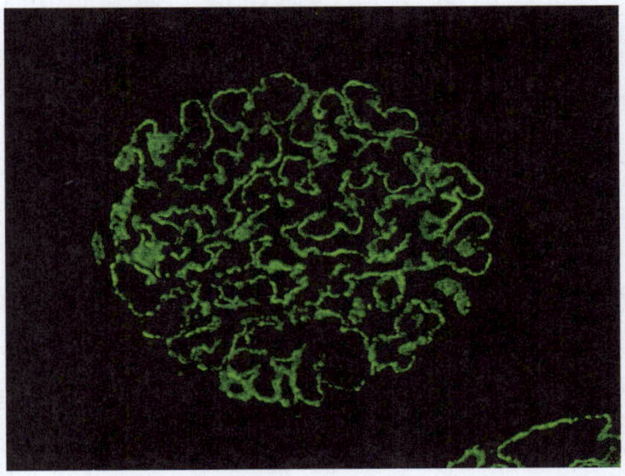

图13-5 肾组织PLA2R染色。PLA2R在肾小球沿着毛细血管袢呈颗粒样沉积

五、临床表现

膜性肾病起病多数相对隐匿，水肿逐渐加重，80%的患者表现为肾病综合征，部分患者表现为非肾病性蛋白尿。膜性肾病患者每日蛋白尿定量波动较大，可能与患者的体位和活动量有关。20%～55%的患者存在镜下血尿，肉眼血尿罕见。当患者存在肉眼血尿时，要考虑是否出现肾静脉血栓形成或合并血管炎。

肾病综合征的各种并发症均可出现在膜性肾病中，其中比较突出的是血栓及栓塞并发症。膜性肾病的肾静脉血栓形成高于其他肾小球疾病，常包括下肢静脉血栓、肾静脉血栓及肺栓塞，有研究报道发生率高达30%～60%。血栓形成的风险与患者低白蛋白血症密切相关，当血清白蛋白＜25g/L时，血栓形成风险显著升高。因此，对于严重低白蛋白血症的患者，如出现突发下肢重度水肿或者双下肢水肿不对称，或者胸闷、气促、咯血、腰痛、肉眼血尿或不明原因AKI时要考虑血栓性并发症可能。

六、实验室检查和影像学检查

（一）尿液检查

对24小时尿蛋白进行定量检测是反映膜性肾病严重程度的最重要指标之一，也是判断膜性肾病是否缓解的主要标准。膜性肾病患者的尿蛋白定量跨度比较大，可以从微量蛋白尿到蛋白尿20g/d及以上，当24小时尿蛋白定量≥3.5g时，认为存在肾病范围蛋白尿。随机尿的UPCR和24小时尿蛋白定量有中等程度的相关性。尿液中的蛋白成分以白蛋白为主，同时存在IgG。小分子尿蛋白，如尿β2-微球蛋白量往往正常或较少，如果出现显著增加往往提示存在小管间质的损伤。部分患者存在血尿，通常为镜下血尿。如合并大量血尿，要注意排查血栓并发症和血管炎。

（二）血清学检查

图13-5

血清白蛋白水平也是反映膜性肾病严重程度的关键指标之一。低白蛋白血症指血清白蛋白＜30g/L。膜性肾病的白蛋白水平常显著降低，部分患者可降低至＜20g/L。血清总蛋白水平和球蛋白水平也显著下降，这与大量血浆蛋白从尿中流失相关。由于血清白蛋白水平降低，肝脏合成胆固醇和甘油三酯增加，因此血清总胆固醇、低密度脂蛋白、极低密度脂蛋白和甘油三酯水平升高。

膜性肾病早期肾功能通常是正常的，且相对稳定，如患者短期内出现肌酐进行性上升，即急性肾损伤时，需要积极查找病因，包括：①深静脉血栓形成；②影响肾功能的可疑药物使用史；③重度水肿影响肾脏的血流动力学；④合并ANCA相关血管炎或者抗GBM病。如果不存在上述情况，肌酐升高则和膜性肾病的进展有关，提示膜性肾病高危或极高危，进展至终末期肾脏病的风险大，往往需要免疫抑制治疗。

因存在高脂血症，膜性肾病往往需要使用他汀类降脂药治疗。他汀类药物的使用、重度水肿、钙调磷酸酶抑制剂（CNI）类药物的使用是患者出现肌肉损伤或横纹肌溶解的高危因素，因此膜性肾病患者在使用这些药物初期要检查是否存在肌酸激酶的升高。

（三）凝血功能和D-二聚体

血栓形成是膜性肾病常见的并发症，其机制可能和患者长时间处于肾病综合征状态，大量蛋白尿导致血纤维蛋白溶解酶原、抗凝血酶、蛋白C和蛋白S降低，纤维蛋白原及凝血因子Ⅴ、Ⅶ、Ⅷ、Ⅹ、Ⅻ产生增加。血栓或者微血栓形成导致血D-二聚体升高。对于血栓形成高风险的患者，给予华法林预防血栓治疗。服用华法林期间要监测国际标准化比值（INR），怀疑深静脉血栓形成时，D-二聚体的检测具有较高的阴性预测值。

（四）特异性抗体检测

目前发现的膜性肾病特异性抗体已超过10种，包括抗PLA2R抗体、抗THSD7A抗体、抗Nell-1抗体、抗NCAM-1抗体和抗CNTN1抗体等。其中抗PLA2R抗体阳性的患者占原发性膜性肾病的70%～80%，临床上对抗PLA2R抗体的意义认识也比较深入。抗PLA2R抗体阳性诊断膜性肾病的特异性高于95%，且抗体水平和临床表现密切相关，抗体水平越高，肾病综合征越严重，治疗反应和预后越差。动态监测抗PLA2R抗体水平可评估免疫抑制治疗的效果，指导决策。目前该抗体的检测已在膜性肾病患者中广泛应用。其他抗体目前临床上也能检测，但尚未普及，临床意义还有待于进一步验证。

（五）其他

膜性肾病诊断后需要对继发因素进行筛查，包括结缔组织疾病（抗核抗体、抗核抗体谱、抗双链DNA抗体、类风湿因子和补体），肿瘤（肺CT、肝胆胰脾肾B超、甲状腺B超、女性乳腺B超、男性前列腺B超和胃肠镜等）及感染性疾病（包括乙型肝炎病毒、丙型肝炎病毒、梅毒和HIV）等。

七、诊　　断

在抗PLA2R抗体被发现之前，膜性肾病的诊断依赖于肾活检病理。光镜下肾小球基底膜增厚，免疫荧光见IgG沿毛细血管袢呈颗粒样沉积，电镜下大量电子致密物沉积于上皮下，可诊断为膜性肾病。病理诊断后还需对膜性肾病的病因，即继发因素进行明确。膜性肾病的继发因素包括感染（乙型肝炎、丙型肝炎、HIV感染和梅毒等）、自身免疫性疾病（系统性红斑狼疮、干燥综合征等）、肿瘤（根据年龄行与之匹配的肿瘤筛查）及药物。如患者无膜性肾病相关的继发因素，则考虑原发性膜性肾病。

血清抗PLA2R抗体是膜性肾病的自身抗体，对膜性肾病的诊断具有很高的特异性，即抗PLA2R抗体阳性可诊断膜性肾病。文献报道有5个研究检测313例健康对照，血清抗PLA2R抗体均为阴性；另一研究检测291例健康对照只有1例阳性，316例其他自身免疫性疾病，510例非膜性肾病的肾小球肾炎，血清抗PLA2R抗体均为阴性[40]。复旦大学附属华山医院的结果与文献报道相一致，健康对照、非膜性肾病肾小球肾炎的血清抗PLA2R抗体也均为阴性。但是血清抗PLA2R抗体检测能否替代肾活检观点尚不统一，支持仍需肾活检者认为肾脏病理可以提供比血清抗体更多的信息。Wiech等发现6%（12/194）的抗PLA2R抗体阳性患者有除膜性肾病以外的第二个诊断，其认为获得该额外信息的益处需与肾活检的潜在风险及费用相权衡。Bobart等发现当eGFR≥60ml/（min·1.73m²）时，肾活检可提供的额外信息很少，eGFR＜60ml/（min·1.73m²）时，额外发现包括急性间质性肾炎、糖尿病肾病、细胞性新月体等[41]。2021年KDIGO指南提出对于抗PLA2R抗体阳性的患者先进行危险度的分层，低危患者可暂不行肾活检，先给予支持治疗；拟免疫抑制治疗的患者可考虑肾活检；而存在继发迹象或肾功能下降迅速的患者则推荐肾活检。

在肾活检组织中，PLA2R阳性常见于原发性膜性肾病，但不是原发性膜性肾病的特异性标志物。在继发性膜性肾病中，复旦大学附属华山医院报道乙型肝炎相关性膜性肾病（HBV-MN）肾组织中PLA2R的阳性率为64%（25/39），与Larsen等报道的丙型肝炎相关性膜性肾病中PLA2R的阳性率接近（7/11）[42]。与PLA2R相关原发性膜性肾病相比，PLA2R相关HBV-MN存在IgA、IgM及系膜区见电子致密物的比例显著增高。后续在复旦大学附属华山医院随访的7例PLA2R相关HBV-MN患者中，6例抗病毒联合非免疫治疗达到缓解，缓解时间在12～24个月。狼疮肾炎Ⅴ型（LN-Ⅴ）是最常见的继发性膜性肾病，Garcia等采用ELISA法检测发现18.9%（7/37）的LN-Ⅴ患者血清抗PLA2R抗体和肾组织PLA2R同时阳性，该结果还有待于扩大样本进一步验证。此外，文献中报道的继发性膜性肾病包括干燥综合征、结节病、肿瘤相关膜性肾病，散在个例报道如药物相关膜性肾病（NSAID相关膜性肾病4例，3例阳性）、HIV相关膜性肾病等也存在PLA2R阳性[42]。因此，2021年KDIGO指南提出抗PLA2R抗体阳性不能除外合并感染或恶性肿瘤的可能，对于膜性肾病的患者仍需对继发因素进行筛查。其他膜性肾病相关靶抗原的检测对膜性肾病的病因鉴别可能具有一定的价值，详见后文。

八、鉴别诊断

（一）狼疮肾炎Ⅴ型

多见于青年女性，临床上除肾脏表现外，常具有系统性红斑狼疮多器官累及的表现，一般情况下血清ANA阳性，部分患者同时存在dsDNA阳性和低补体血症。肾脏病理除基底膜增厚外，还可伴有增殖性病变。免疫荧光除IgG和C3沿着基底膜颗粒状沉积以外，还常有IgA、IgM和C1q呈颗粒样在系膜区和（或）沿基底膜分布，即“满堂亮”现象。与原发性膜性肾病以IgG4沉积为主的特征不同，狼疮肾炎Ⅴ型以IgG1沉积为主，但IgG4、IgG2、IgG3也可沉积；免疫复合物除沉积在基底膜上皮细胞侧外，还可沉积于内皮细胞侧、系膜区和肾小管基膜。部分患者电镜下有时在肾小球内可发现管网状包涵物。肾组织PLA2R染色大多数阴性，部分患者EXT1/EXT2或NCAM1或TGFBR3染色阳性。

（二）乙型肝炎相关性膜性肾病

乙型肝炎病毒累及肾脏的常见病理类型是膜性肾病。该类患者血清HBsAg阳性，可伴有乙型病毒性肝炎的临床表现及血清指标异常。肾脏病理光镜下除有膜性肾病的病理特征外，常可有系膜细胞及系膜基质增生。免疫荧光多为“满堂亮”，除IgG外，还常有IgA、IgM在系膜区沉积和（或）沿基底膜呈颗粒样分布。HBeAg、HBcAg、HBsAg可同时或单独沉积于肾小球。电镜下除上皮侧外，内皮侧、系膜区也常见电子致密物沉积，有时在肾小球内可发现管网状包涵物。

（三）肿瘤相关性膜性肾病

肿瘤相关性膜性肾病见于各种恶性实体瘤及淋巴瘤，其病理表现与原发性膜性肾病无明显区别。多数患者年龄偏大，有报道50岁以上膜性肾病患者中恶性肿瘤相关性膜性肾病可达20%，其中肺癌、乳腺癌、肾癌和消化道恶性肿瘤更常见。曾有研究显示，每个肾小球中超过8个白细胞浸润的膜性肾病，对恶性肿瘤相关性膜性肾病具有提示作用，特异度为72%，敏感度为92%。肿瘤相关性膜性肾病的临床表现与原发性膜性肾病并无显著差异，肿瘤可在膜性肾病诊断之前或诊断之后12～18个月出现。肿瘤治疗后，部分膜性肾病可缓解。Ohtani等研究发现与原发性膜性肾病相比，肿瘤相关性膜性肾病中免疫荧光IgG1和IgG2的荧光强度要显著高于IgG4。

（四）药物及毒物相关性膜性肾病

患者存在相关药物或毒物接触史。潜在引起膜性肾病的药物或毒物包括金制剂、青霉胺、非甾体抗炎药、汞、甲醛等，病理表现与原发性膜性肾病往往无法鉴别，部分患者同时伴有过敏性间质性肾炎具有一定的提示作用。部分患者在停药后可自行缓解。

九、治　疗

（一）非免疫治疗

膜性肾病诊断后都应给予非免疫治疗，主要包括4个方面。

1. 使用能耐受的最大剂量的ACEI或ARB 其减少尿蛋白的效果呈剂量依赖性，有研究表明ACEI/ARB可减少蛋白尿达40%～50%，尤其是限盐的患者。目前没有证据说明ACEI和ARB存在差异，联合使用ACEI/ARB因增加AKI的风险、效益-风险比低而不推荐使用。

2. 使用袢利尿剂联合限制钠盐摄入 这是膜性肾病消肿的关键，口服利尿剂因使用方便，维持效果时间长，故优先采用。严重肾病综合征时，因胃肠道水肿、吸收不确定，需静脉使用。当出现利尿剂抵抗时，可使用袢利尿剂联合噻嗪类利尿剂。白蛋白联合利尿剂是否有益尚不明确。当患者出现急性肺水肿时需血液透析超滤治疗。使用利尿剂的同时需要严格限制钠盐的摄入（1.5～2g/d），否则利尿效果差。

3. 预防性抗栓 膜性肾病患者白蛋白＜25g/L，血栓形成风险明显增加；白蛋白越低，风险越大，需考虑预防性抗凝。2021年KDIGO指南建议预防性抗凝建议华法林，对于使用华法林有禁忌的患者也可用低分子量肝素联合阿司匹林，新型口服抗凝药在膜性肾病预防性抗凝中证据有限。当血白蛋白为25～32g/L时，动脉血栓的发生率也显著增加，建议存在心血管疾病危险因素的患者也需阿司匹林预防性治疗（图13-6）。

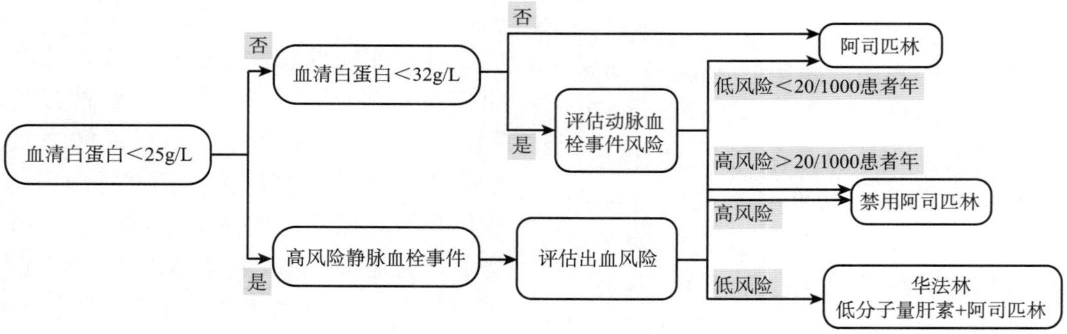

图13-6　膜性肾病患者的抗凝治疗路径

4. 低脂饮食和降脂治疗 在肾病综合征状态下，通过限制脂质的摄入，降脂治疗效果甚微，而他汀类药物的使用可有效纠正脂代谢紊乱。当使用他汀治疗时，如果患者同时使用CNI需密切关注肌痛/肌炎的发生。

此外，合并高血压的患者要积极控制血压，使血压控制在＜130/80mmHg。

（二）免疫抑制治疗的时机

原发性膜性肾病的转归存在异质性，从自发缓解、持续性肾病综合征到进入终末期肾病均可。鉴于免疫抑制治疗的副作用及风险，对于能自发缓解的患者应避免使用免疫抑制剂。因此，预测患者肾病综合征能否自发缓解对决定是否使用免疫抑制剂治疗至关重要。1992年Pei等根据蛋白尿（＞4g/d、＞6g/d、＞8g/d）及持续时间（6个月、9个月、12个月、18个月、24个月）人为选择15个水平，发现尿蛋白＞8g/d持续大于6个月对慢性肾功能不全的阳性预测值和敏感性最佳，从此很多学者根据尿蛋白4g/d和8g/d将膜性肾病分为低危、中危和高危并用于指导治疗[43]。低危患者予以非免疫治疗，中危患者非免疫治疗6个月根据病情变化决定是否用免疫抑制剂，高危患者（包括肾功能下降）直接予以免疫抑制治疗。2012年KDIGO指南建议原发性膜性肾病患者肾病综合征且满足以下条件之一可考虑使用免疫抑制治疗：①非免疫治疗半年，尿蛋白持续大于4g/d且大于基线50%，没有下降趋势；②肾病综合征相关的严重并发症；③6～12个月非并发症所导致的肌酐升高＞30%。持续血肌酐＞309μmol/L（eGFR＜30ml/（min・1.73m^2）伴双肾缩小或者伴随严重的或危及生命感染时不考虑使用免疫抑制剂治疗。但是，采用尿蛋白＞4g/d超过6个月作为需要免疫抑制治疗的标准缺乏特异性。2021年KDIGO指南修订，对于蛋白尿＜3.5g/d，血清白蛋白＞30g/L且eGFR＞60ml/（min・1.73m^2）的患者不需要免疫抑制治疗，对于无任何疾病进展危险因素或肾病综合征并发症的患者也不需要免疫抑制治疗。疾病进展因素包括：①eGFR＜60ml/（min·1.73m²）或蛋白尿＞8g/d超过6个月；②非免疫治疗6个月尿蛋白持续＞3.5g/d且下降不超过50%且伴有如下危险因素（血清白蛋白＜25g/L，PLA2R抗体＞50RU/ml，低分子量蛋白尿，尿IgG＞1μg/min，选择指数＞0.20）之一；③危及生命的严重肾病综合征并发症（如AKI、感染、血栓事件）；④无其他可解释原因的肾功能快速下降。

总之，膜性肾病的进展危险因素越多，肾功能恶化的风险越大。存在任何1项危险因素且为肾病综合征的患者可考虑使用免疫抑制剂治疗，但需要综合评估进展的风险和患者的症状、合并症及发生并发症的风险来确定治疗的时机。除非双肾明显缩小，否则即使eGFR＜30ml/（min·1.73m²），免疫抑制治疗仍可获得肾功能的稳定。对于表现为肾病综合征且肾功能稳定的患者，复旦大学附属华山医院研究显示，当白蛋白≥25g/L，尿蛋白4～8g/d时，自发缓解率6个月为20%，18个月可达45%～70%；当白蛋白＜25g/L，尿蛋白＞8g/d时，自发缓解率极低，且这类患者由于肾病综合征严重，并发症增加，因此建议尽早进行免疫抑制治疗。

（三）免疫抑制治疗的方案

1. 烷化剂方案 有两个随访超过10年的RCT研究分别证明激素和苯丁酸氮芥隔月使用6个月（Ponticelli方案），以及激素和环磷酰胺隔月使用6个月（改良Ponticelli方案）不仅能诱导肾病综合征缓解，也能延缓肾功能恶化[44, 45]。同期有研究证明，激素联合口服环磷酰胺的治疗效果可和激素联合苯丁酸氮芥方案相匹敌，但副作用较少，耐受性较好，这也确定了目前激素联合环磷酰胺方案作为膜性肾病一线治疗方案的地位。在我国，有RCT研究表明激素联合静脉环磷酰胺和他克莫司（另一膜性肾病的一线治疗方案）诱导膜性肾病缓解无明显差异，尚无静脉环磷酰胺和口服环磷酰胺方案直接比较的研究。有一小样本（18例）研究在表现为肾病综合征的肾功能恶化的膜性肾病患者中，激素联合静脉环磷酰胺冲击治疗在保护肾功能方面不如激素联合苯丁酸氮芥，但该研究随访时间仅6个月[46]。

2. 钙调磷酸酶抑制剂方案 多项RCT研究提示CNI方案，包括单药治疗或者联合激素［泼尼松1mg/（kg·d）、0.5mg/（kg·d）或0.15mg/（kg·d）均有］，均提示该方案能诱导肾病综合征的缓解，因此也被用于膜性肾病的一线治疗。2010年陈旻等比较了他克莫司和口服环磷酰胺方案［两组均联合泼尼松1mg/（kg·d）］的效果，发现在诱导肾病综合征缓解方面6个月时他克莫司方案更优，12个月时两者无明显差异。2016年Ramachandran等比较了激素［0.5mg/（kg·d）］联合他克莫司方案和激素联合口服环磷酰胺隔月方案诱导肾病综合征缓解的效果，随访12个月，结果也提示两者无明显差异；但该研究随访2年后发现停药后他克莫司方案有40%的患者复发，显著高于口服环磷酰胺方案（6.7%）[47]。由此可见，CNI方案治疗膜性肾病诱导肾病综合征缓解有效，但停药后复发率高。在肾功能进行性恶化的膜性肾病患者中，一项来自英国37个中心的RCT研究入选108例患者，入选前2年eGFR下降＞20%，分为非免疫治疗组、Ponticelli方案组和环孢素单药组，观察终点为eGFR再下降20%，随访3年，结果提示Ponticelli方案的效果显著优于非免疫治疗组（58% vs. 84%），而环孢素和非免疫治疗无差异（81% vs. 84%），因此在肾功能恶化的患者中推荐使用Ponticelli方案[48]。

3. CD20单抗（利妥昔单抗）**方案** 2002～2015年，利妥昔单抗治疗膜性肾病有许多病例报道[49]。2016年报道利妥昔单抗治疗膜性肾病的首个RCT研究（GEMRITUX），该研究纳入法国31个中心的75例原发性膜性肾病患者，在非免疫降蛋白尿治疗的基础上随机分为利妥昔单抗治疗组（利妥昔单抗375mg/m²第1天和第8天，共2次）和安慰剂组，主要终点为6个月完全缓解率和部分缓解率的复合终点，结果两组无显著差异（35.1% vs. 21.1%，P=0.21），但PLA2R抗体的清除治疗组显著优于安慰剂组（56% vs. 4.3%，P＜0.01），延长随访时间至更改治疗方案前，治疗组缓解率显著高于安慰剂组（64.9% vs. 34.2%，P＜0.01），后续观察发现利妥昔单抗对蛋白尿的缓解作用主要发生在6个月后[50]。2019年另一项RCT研究（MENTOR）比较了利妥昔单抗（静脉注射1g，每14天用1次，共用2次，6个月后如果有效则重复1次，观察12个月）和环孢素（治疗6个月，如果有效再持续6个月）的治疗效果，结果发现两者在12个月的肾病综合征诱导缓解率方面无显著性差异，但前者复发率更低[51]。因此，2021年KDIGO指南推荐利妥昔单抗作为膜性肾病的一线治疗方案。为了克服利妥昔单抗起效慢的缺点及CNI依赖的问题，有研究采用他克莫司与利妥昔单抗序贯的疗法，如STARMEN研究比较了序贯疗法［他克莫司起始剂量0.05mg/（kg·d）调整至谷浓度5～7ng/ml治疗6个月，后每个月减量25%至9个月完全停药，在第180天静脉注射1g利妥昔单抗］与改良Ponticelli方案的治疗效果，该研究结果24个月总缓解率序贯治疗组为58%，低于改良Ponticelli方案组的84%[52]。RI-CYCLO研究则比较了利妥昔单抗（1g×2次，隔2周）和改良Ponticelli方案的疗效，结果12个月总缓解率分别为62%和73%，完全缓解率为16%和32%，两组无显著性差异；24个月两组总缓解率分别为83%和82%，完全缓解率分别为42%和43%，也无显著性差异，该研究提示利妥昔单抗方案较改良Ponticelli方案没有更好，也没有更差，仍需全球多中心头对头临床试验来证明利妥昔单抗的非劣效性[53]（表13-1）。

表13-1　2021年KDIGO推荐的具体治疗方案

推荐药物方案	具体的治疗方案
环磷酰胺（周期）	·第1、3、5个月的第1～3天，静脉使用甲泼尼龙1g/d ·第1、3、5个月的第4～30天，口服泼尼松0.5mg/（kg·d） ·第2、4、6个月口服环磷酰胺2.5mg/（kg·d）‡
环磷酰胺（连续）	·第1、3、5个月的第1～3天，静脉使用甲泼尼龙1g/d ·第1～6个月隔天口服泼尼松0.5mg/kg ·第1～6个月口服环磷酰胺1.5mg/（kg·d）‡
利妥昔单抗	·利妥昔单抗1g，静脉注射，用2次，中间隔2周* ·利妥昔单抗375mg/m²，每周1次，使用1～4次
他克莫司	·他克莫司0.05～0.1mg/（kg·d），目标谷浓度3～8ng/ml（3.7～9.9nmol/L），持续12个月†
环孢素	·环孢素3.5mg/（kg·d），目标谷浓度125～225ng/ml（104～187mmol/ml）†

注：‡近期研究包括静脉注射环磷酰胺的方案，这些研究纳入了eGFR稳定的患者。目前尚无RCT去评估静脉注射环磷酰胺对肾脏终点的有效性。既往纳入eGFR下降患者评估静脉注射环磷酰胺效果的RCT结果均为阴性。对于eGFR正常并希望尽可能使用低累积剂量环磷酰胺的患者（既往使用过环磷酰胺或有生育需求的患者）或无法获得口服环磷酰胺的地区，可以考虑静脉注射环磷酰胺方案；*对于持续性肾病综合征、eGFR稳定的患者，特别是抗PLA2R抗体仍呈阳性的患者，可考虑在6个月后使用第2个疗程；†环孢素/他克莫司常与泼尼松联合用药，泼尼松剂量为10mg/d。如治疗4个月后无反应，停药；如治疗有效，12个月后考虑减少到较低水平。

4. 正在进行的研究　利妥昔单抗为人鼠嵌合CD20单抗，奥妥珠是对Fc段糖基化进行修饰的Ⅱ型人源化抗CD20单抗，较利妥昔单抗具有更强的B细胞清除作用。目前正在进行奥妥珠的全球多中心Ⅲ期RCT临床试验（MAJESTY研究），对照组为他克莫司单药治疗（clinicaltrials.gov，NCT04629248）。虽然MENTOR研究提示利妥昔单抗方案和环孢素组相比24个月的总缓解率具有优势，但是24个月的完全缓解率并不令人满意，因此目前也在进行利妥昔单抗联合贝利尤单抗治疗膜性肾病的效果研究（REBOOT研究），主要终点是104周的完全缓解率（clinicaltrials.gov，NCT03949855）。此外，在进行的关于膜性肾病的临床试验还包括抗CD38单抗（New-PLACE研究）（clinicaltrials.gov，NCT04733040）、人源CD19单抗（VB119）（clinicaltrials.gov，NCT04652570）、补体B因子（CFB）抑制剂（LNP023）（clinicaltrials.gov，NCT04154787）、MASP-2单抗Nasoplima（OMS721）（clinicaltrials.gov，NCT02682407）、Mc1r/Mc3r激动剂（AP1189）（clinicaltrials.gov，NCT04456816）等。

5. 其他方案　早在20世纪70年代，激素单药、口服环磷酰胺单药、硫唑嘌呤及咪唑立宾等即开始在膜性肾病中进行研究，其中又以激素单药的方案研究最多，历时最长。1995年Hogan等在*AJKD*上发表Meta分析，纳入3个成人原发性膜性肾病的大规模RCT研究，结果提示激素单药治疗在诱导缓解和肾功能保护方面均无益[54]。关于硫唑嘌呤，1976年即有发表其与安慰剂比较的研究，2006年Goumenos报道50例肌酐升高的高危患者，分为激素（60mg/d）联合硫唑嘌呤（每天2mg/kg）治疗组和非免疫治疗组，随访10年，结果提示两组在肾病综合征缓解和肾功能保护方面均无明显差异。关于吗替麦考酚酯（MMF），2005～2015年发表了几个治疗特发性膜性肾病的临床研究，评价了激素联合MMF或者MMF单药的治疗效果，结果提示MMF单药治疗不优于非免疫治疗，因此KDIGO指南也明确不推荐MMF单药用于特发性膜性肾病的治疗[55]。激素联合MMF对于诱导缓解可能有效，但其证据还不足以推荐作为一线方案。2018年韩国发表一项比较小剂量激素联合MMF和小剂量激素联合环孢素的研究，纳入39例严重蛋白尿的患者，随访48周，结果提示蛋白尿的缓解率两组无明显差异（76.1% vs. 66.7%），eGFR和不良事件也无明显差异。因此，这些方案目前均不被多数指南推荐作为一线或者二线的治疗。

（四）KDIGO指南对免疫抑制治疗的推荐

2021年KDIGO指南推荐原发性膜性肾病根据危险分层进行治疗，危险分层见表13-2。低危者选择非免疫治疗方案，中危者可选择非免疫治疗或利妥昔单抗或CNI单药治疗方案，高危者建议选择利妥昔单抗或激素联合环磷酰胺或利妥昔单抗联合CNI方案，极高危者仅推荐激素联合环磷酰胺的方案（图13-7）。对于治疗抵抗的患者，利妥昔单抗抵抗者更换为利妥昔单抗联合CNI方案，CNI或激素联合环磷酰胺方案抵抗者更换为抗CD20单抗方案；所有患者如治疗过程中出现eGFR进行性下降或者上述更换两次方案后仍治疗抵抗的患者均更换为激素联合环磷酰胺的方案（图13-8）。对于复发的患者，均可使用利妥昔单抗方案；如初次治疗使用CNI方案或激素联合环磷酰胺方案有效的患者也可再次使用原方案或者CNI± 利妥昔单抗方案。

（五）儿童膜性肾病的治疗

目前暂无证据去指导儿童膜性肾病的管理，2021年KDIGO指南提出了一些建议，儿童膜性肾病需执行一次肾活检；与成人相比，儿童膜性肾病的治疗具有特殊性，如在儿童群体中通常不采用单独支持性治疗“等待和观察”的策略，治疗原发性肾病综合征的泼尼松剂量至少8～12周，利妥昔单抗或CNI也使用标准剂量；在排除继发性膜性肾病（大多数为系统性红斑狼疮或乙型肝炎相关性肾病，肿瘤少见）后，测定PLA2R抗体和THSD7A抗体滴度，若阳性，它们的滴度可用于确认缓解和预测复发；若阴性，特别是＜6岁的儿童，则考虑对阳离子牛血清白蛋白的免疫反应的作用。

表13-2　膜性肾病患者肾功能进行性丧失的风险分层

风险等级	判定指标
低风险	· eGFR正常，蛋白尿＜3.5g/d和白蛋白＞30g/L 或eGFR正常，蛋白尿＜3.5g/d　或连续使用ACEI/ARB保守治疗6个月后下降＞50%
中风险	· eGFR正常，蛋白尿＞3.5g/d且连续使用ACEI/ARB保守治疗6个月后下降＞50% 且不完全符合高风险标准
高风险	· eGFR＜60ml/（min · 1.73m²）和（或）蛋白尿＞8g/d持续＞6个月 · eGFR正常，蛋白尿＞3.5g/d或使用ACEI/ARB保守治疗6个月后未能下降＞50% 和至少以下1条： · 白蛋白＜25g/L · PLA2R＞50RU/ml · 尿α1-微球蛋白＞40μg/min · 尿IgG＞1μg/min · 尿β2-微球蛋白＞250mg/d · 选择性指数*＞0.20
极高风险	· 有威胁生命的肾病综合征或无其他解释的快速肾功能恶化

注：*选择性指数=IgG清除率/白蛋白清除率。

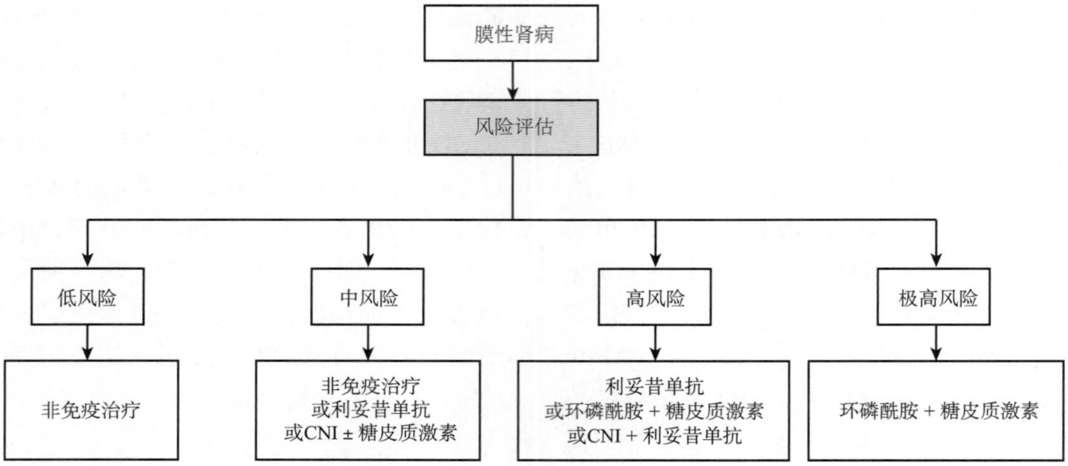

图13-7 膜性肾病患者基于风险评估的治疗路径

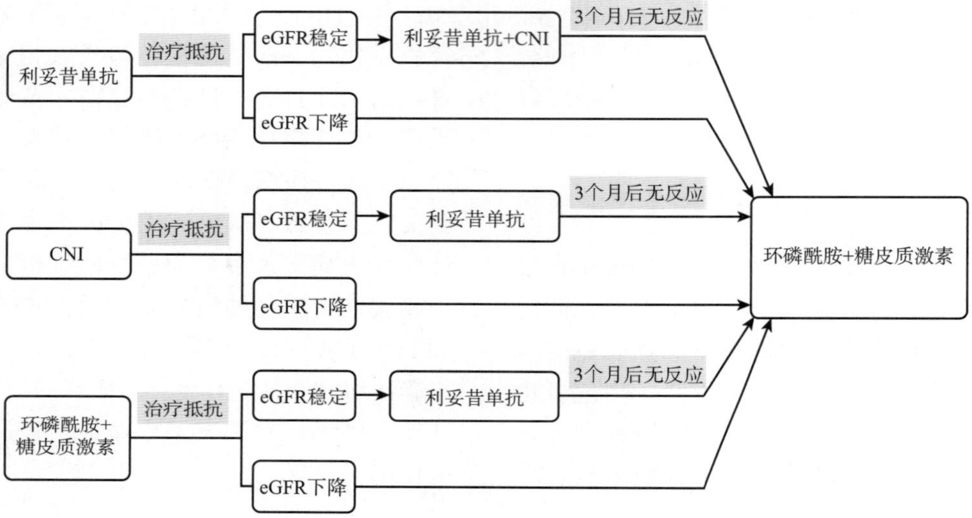

图13-8 膜性肾病治疗抵抗的管理路径

十、预　　后

原发性膜性肾病的总体预后良好，其自然疾病史的转归大致符合“三分之一规则”：约1/3的患者能自发缓解，1/3的患者保持持续性蛋白尿，1/3的患者最终进入终末期肾病。如西班牙肾小球疾病研究（GLOSEN）观察了328例表现为肾病综合征的原发性膜性肾病患者，除非出现并发症或者肾功能恶化，否则均给予非免疫治疗，随访6年，32%的患者出现自发缓解，该结果与既往多个研究相似[56]。总体而言，合并肾病综合征的膜性肾病患者若未经免疫抑制治疗，5～15年发展至终末期肾病者占30%～40%。

患者的自发缓解及对免疫抑制治疗的反应存在显著的异质性，从短期内能自发缓解到即使强化免疫抑制治疗仍迅速进入尿毒症均有可能。目前虽然发现患者的临床转归和尿蛋白、血清白蛋白、血清肌酐及PLA2R抗体的水平具有显著的相关性，但仍缺乏敏感且特异的指标来预测膜性肾病患者的预后。因此，对于肾功能稳定的患者，先使用非免疫治疗观察3～6个月可以辅助筛选出部分能自发缓解的患者，这部分患者无需免疫抑制治疗。而对于持续蛋白尿或肾功能恶化需进入免疫抑制治疗的患者，着重点在选用合适且有效的免疫抑制治疗方案。目前的研究虽因不同临床试验的入选标准存在差异，免疫抑制方案的有效率也不完全相同，但多数研究结果还是接近的。如图13-9所示，理想状态下在排除可能自发缓解的1/3患者后，剩余患者能从免疫抑制治疗中获益。与治疗开始后随访12个月的治疗有效率做比较，使用糖皮质激素联合环磷酰胺（改良Ponticelli方案）的有效率在70%～80%，激素[≥0.5mg/(kg·d)]联合CNI方案的有效率接近或略低于糖皮质激素联合环磷酰胺方案，利妥昔单抗有效率为60%～70%，CNI单药为50%～60%。需注意的是，这几种方案的有效率虽有差异，但临床应用时应综合考虑患者危险分层、医生和患者意愿、社会经济和药物可得性等因素。经过合适的处理，只有10%或更少的原发性膜性肾病的患者在随后的10年内发展为终末期肾病。

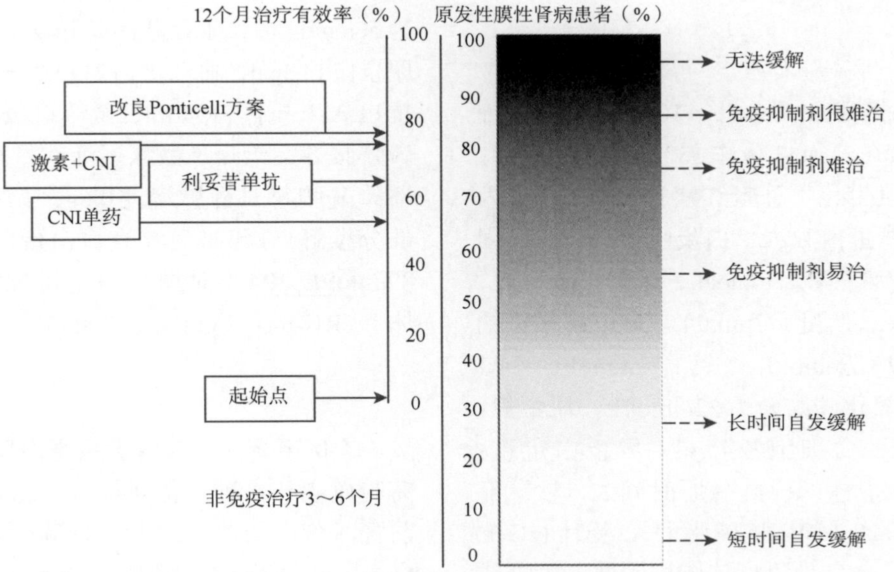

图13-9 免疫抑制治疗12个月有效率比较

十一、病例介绍及点评

（一）主诉

膜性肾病2年余，双下肢水肿4个月。

（二）病史

患者，男性，22岁，2017年11月患者无明显诱因下出现泡沫尿，外院查白蛋白41g/L，血肌酐74μmol/L，24小时尿蛋白定量1.4g，抗PLA2R抗体3RU/ml，行肾穿刺活检提示膜性肾病（肾组织PLA2R染色阳性）。应用非免疫抑制治疗，血白蛋白维持在38～48g/L，血肌酐维持在70～80μmol/L，24小时尿蛋白定量维持在1～2g。2019年12月复查血白蛋白35g/L，血肌酐76μmol/L，24小时尿蛋白定量8.2g，抗PLA2R抗体23RU/ml，加用他克莫司0.5mg，每12小时1次，2020年3月复查血白蛋白20g/L，血肌酐91μmol/L，24小时尿蛋白定量10.4g，他克莫司调整为1mg，每12小时1次，血药浓度未测。2020年4月，患者出现双下肢水肿，恶心无呕吐，查血白蛋白14g/L，血肌酐138μmol/L，24小时尿蛋白定量19.7g，抗PLA2R抗体475RU/ml，停用他克莫司，给予利妥昔单抗1g静脉滴注。2周后复查血白蛋白12g/L，血肌酐207μmol/L，24小时尿蛋白定量22.7g，抗PLA2R抗体304RU/ml，再次给予利妥昔单抗1g治疗，后血肌酐降至170μmol/L，血白蛋白维持在11g/L左右，双下肢水肿未缓解。2020年8月患者为进一步诊治住院。患病以来，患者食欲、睡眠欠佳，小便泡沫增多，尿量尚可，大便正常，近3个月体重增加5kg。

患者无高血压、糖尿病、冠心病等病史，无肝炎、结核、HIV感染、梅毒等病史，无外伤、手术、输血病史，无过敏史，无疫区疫情接触史，无吸烟、大量饮酒病史，无家族遗传病史。

（三）体格检查

体温36.5℃，呼吸25次/分，脉搏84次/分，血压153/95mmHg。患者神志清楚，回答切题，自主体位，查体合作。全身皮肤黏膜未见异常，全身浅表淋巴结无肿大。双肺呼吸音低，未闻及干湿啰音。心浊音界无扩大，未及震颤，心率78次/分，律齐，各瓣膜区未闻及病理性杂音。腹软，全腹无压痛，肝脾肋下未触及，移动性浊音阳性。双肾无叩击痛，双下肢重度凹陷性水肿。肌力、肌张力正常，生理反射正常，病理反射未引出。

（四）辅助检查

血常规：白细胞计数8.76×10^9/L，中性粒细胞计数5.73×10^9/L，血红蛋白133g/L，血小板计数438×10^9/L。血生化：总胆红素7.5μmol/L，谷丙转氨酶24U/L，总蛋白32g/L，白蛋白15g/L，总胆固醇9.6mmol/L，甘油三酯2.7mmol/L，尿酸129μmol/L，尿素氮6.1mmol/L，肌酐177μmol/L。血电解质：钠131mmol/L，钾3.1mmol/L，钙1.72mmol/L，氯105mmol/L，二氧化碳结合力22mmol/L。尿常规：红细胞数302/μl，白细胞数45/μl。尿蛋白定量：20.8g/24h。凝血指标：凝血酶原时间22.5秒，部分凝血活酶时间28.3秒。抗磷脂酶A2受体IgG抗体：1102RU/ml。余自身免疫抗体均阴性，免疫球蛋白及补体未见明显异常，血清免疫固定电泳未发现单克隆免疫球蛋白，肝炎标志物无异常。腹部B超：双肾体积大小正常，内部回声增强，另见大量腹水。胸部CT扫描：双侧胸腔积液伴两肺膨隆不全，右肺中叶及下叶炎症可能。心电图未见明显异常。

（五）诊治经过

患者诊断为"肾病综合征，膜性肾病"，使用他克莫司、利妥昔单抗治疗后均未缓解，仍存在大量蛋白尿及严重低蛋白血症，且出现血肌酐升高，抗PLA2R抗体水平不降反升。根据KDIGO指南，对利妥昔单抗、CNI方案耐药且eGFR下降的患者，推荐给予糖皮质激素联合环磷酰胺方案治疗。因未能获得环磷酰胺的口服制剂，故给予醋酸泼尼松60mg/d口服+环磷酰胺0.6g静脉滴注治疗，同时辅以利尿、抗凝、补钙、护胃治疗。两周后复查抗PLA2R抗体降至385RU/ml，但体重较前增加7kg且出现胸闷不适，查血白蛋白15g/L，血肌酐165μmol/L，尿蛋白定量17.5g/24h，肺CT示双侧胸腔积液伴右肺膨胀不全，给予胸腔穿刺+置管术引流胸腔积液，胸腔积液检验示总蛋白2g/L，乳酸脱氢酶19U/L，细菌及真菌培养阴性。调整利尿方案为氢氯噻嗪25mg，2次/天，口服；联合使用螺内酯20mg，3次/天，口服；托拉塞米60mg，1次/天，静脉注射。后来患者水肿逐渐改善，胸腔积液量减少，拔除胸腔引流管。1个月后予以第2次环磷酰胺0.6g静脉滴注治疗，醋酸泼尼松减量为50mg/d。2个月后患者双下肢水肿明显缓解，查尿蛋白14.3g/d，血白蛋白21g/L，血肌酐129μmol/L，抗PLA2R抗体3RU/ml；继续口服激素联合静脉环磷酰胺方案治疗，激素逐渐减量至1年左右停用，环磷酰胺每月静脉滴注0.6g，累计使用4.8g后达部分缓解。1年半后复查血白蛋白48g/L，血肌酐89μmol/L，24小时尿蛋白定量0.2g，抗PLA2R抗体＜2RU/ml，达到完全缓解。

（六）点评

本例患者入院时有大量蛋白尿、低蛋白血症、高脂血症及水肿，肾病综合征诊断明确。其两年前肾活检提示PLA2R相关性膜性肾病，本次住院查血清PLA2R抗体阳性，ANA抗体谱、免疫固定电泳、肝炎标志物等检查未发现继发因素，因此诊断PLA2R相关性原发性膜性肾病。

2021年KDIGO指南建议，根据临床表现和实验室指标对膜性肾病患者进行风险分层，并根据风险分层制订治疗方案：①低风险，eGFR正常，24小时尿蛋白定量＜3.5g且血白蛋白＞30g/L；或eGFR正常，蛋白尿＜3.5g/d或在接受ACEL/ARB治疗后的6个月内，蛋白尿下降率＞50%。主张给予非免疫抑制治疗并密切随访。②中风险，eGFR正常，24小时尿蛋白定量＞3.5g，在接受ACEI/ARB治疗后的6个月内，蛋白尿下降率＜50%，并且其他指标未满足高风险的标准；指南建议可继续观察，也可使用利妥昔单抗或CNI进行治疗。③高风险，eGFR＜60ml/（min·1.73m^2）和（或）24小时尿蛋白定量＞8g并持续6个月以上；或eGFR正常，24小时尿蛋白定量＞3.5g，在接受ACEI/ARB治疗后的6个月内，蛋白尿下降率＜50%，并且至少满足以下一项：血白蛋白＜25g/L，抗PLA2R抗体＞50RU/ml，尿α1-微球蛋白＞40μg/min，尿IgG＞1μg/min，尿β2-微球蛋白＞250mg/d，IgG清除率/白蛋白清除率＞0.20；对于该类患者应给予积极的免疫抑制治疗，可选择利妥昔单抗或糖皮质激素联合环磷酰胺，或利妥昔单抗联合CNI。④极高风险，有生命危险的肾病综合征，或无其他原因可解释的肾功能迅速下降，建议使用环磷酰胺联合糖皮质激素治疗。

该患者在肾活检诊断膜性肾病时为低风险人群，故采用非免疫抑制治疗，随访两年后，患者复查尿蛋白为8.2g/d，加用他克莫司治疗，治疗4个月后尿蛋白、血肌酐、血清抗PLA2R抗体水平均明显升高，免疫抑制治疗方案调整为利妥昔单抗，治疗3个月后仍有较高水平尿蛋白，属难治性膜性肾病。根据KDIGO指南，对选择利妥昔单抗或CNI为初始治疗的患者，若出现治疗抵抗且伴有eGFR下降，建议调整为糖皮质激素联合环磷酰胺治疗的方案。指南同时推荐了两种糖皮质激素联合环磷酰胺的用法，第一种为周期性方案（cyclical，即改良Ponticelli方案）：第1、3、5个月的前3天给予甲泼尼龙1g静脉注射，其余27天给予泼尼松0.5mg/（kg·d）口服；第2、4、6个月给予环磷酰胺2.5mg/（kg·d）口服。第二种为连续性方案：第1、3、5个月前3天给予甲泼尼龙1g静脉注射；在第1～6个月中不使用甲泼尼龙时，给予泼尼松0.5mg/（kg·d）隔日口服并逐渐减量；并在第1～6个月给予环磷酰胺1.5mg/（kg·d）口服。在中国，由于很多地方购买不到环磷酰胺口服制剂，常使用糖皮质激素联合静脉环磷酰胺方案替代，该方案在和他克莫司进行比较的RCT研究中表明，两者诱导膜性肾病的缓解无明显差异，但目前尚缺乏静脉环磷酰胺和口服环磷酰胺方案直接比较的研究。结合笔者所在医院治疗难治性膜性肾病的经验，给予糖皮质激素联合静脉环磷酰胺的方案，该患者在接受了8次环磷酰胺静脉滴注（累积4.8g）和口服醋酸泼尼松治疗后，最终达到完全缓解，且肾功能恢复正常。该患者在第1次环磷酰胺治疗后，胸腔积液、水肿未好转，可能和早期疾病尚未开始缓解而激素使用又加重水钠潴留有关，在胸腔穿刺置管引流、加强利尿后逐渐缓解，提示对症支持治疗在膜性肾病的治疗中具有重要的作用。

目前膜性肾病的诊治取得了很大的进展，治疗也越来越统一规范，但仍有5%～10%的患者在使用免疫抑制方案后仍不能缓解甚至迅速进入终末期肾病。针对难治性膜性肾病患者，目前也有一些药物正在探索中。有研究报道，对于其他免疫抑制方案（包括利妥昔单抗）抵抗的患者，奥妥珠单抗治疗仍然有效，这可能与奥妥珠单抗较利妥昔单抗具有更强的B细胞清除作用有关。还有一些病例报道，如硼替佐米、抗CD38单抗，也用于难治性膜性肾病的治疗，但报道例数较少，还有待于进一步研究。

（谢琼虹　郝传明）

参考文献

[1] Cattran D C，Brenchley P E. Membranous nephropathy：integrating basic science into improved clinical management[J]. Kidney Int，2017，91（3）：566-574.

[2] Xu X，Wang G B，Chen N，et al. Long-term exposure to air pollution and increased risk of membranous nephropathy in China[J]. J Am Soc Nephrol，2016，27（12）：3739-3746.

[3] Nieto-Gañán I，Iturrieta-Zuazo I，Rita C，et al. Revisiting immunological and clinical aspects of membranous nephropathy[J]. Clin Immunol，2022，237：108976.

[4] Hou J H，Zhu H X，Zhou M L，et al. Changes in the spectrum of kidney diseases：an analysis of 40，759 biopsy-proven cases from 2003 to 2014 in China[J]. Kidney Dis（Basel），2018，4（1）：10-19.

[5] Jones D B. Nephrotic glomerulonephritis[J]. Am J Pathol，1957，33（2）：313-329.

[6] Mellors R C，Ortega L G，Holman H R. Role of gamma globulins in pathogenesis of renal lesions in systemic lupus erythematosus and chronic membranous glomerulonephritis，with an observation on the lupus erythematosus cell reaction[J]. J Exp Med，1957，106（2）：191-202.

[7] Movat H Z，McGregor D D. The fine structure of the glomerulus in membranous glomerulonephritis（lipoid nephrosis）in adults[J]. Am J Clin Pathol，1959，32（2）：109-127.

[8] Heymann W，Hackel D B，Harwood S，et al. Production of nephrotic syndrome in rats by Freund's adjuvants and rat kidney suspensions[J]. Proc Soc Exp Biol Med，1959，100（4）：660-664.

[9] Van Damme B J，Fleuren G J，Bakker W W，et al. Experimental glomerulonephritis in the rat induced by antibodies directed against tubular antigens. V. Fixed glomerular antigens in the pathogenesis of heterologous immune complex glomerulonephritis[J]. Lab Invest，1978，38（4）：502-510.

[10] Couser W G，Steinmuller D R，Stilmant M M，et al. Experimental glomerulonephritis in the isolated perfused rat kidney[J]. J Clin Invest，1978，62（6）：1275-1287.

[11] Salant D J. Genetic variants in membranous nephropathy：perhaps a perfect storm rather than a straightforward conformeropathy? [J]. J Am Soc Nephrol，2013，24（4）：525-528.

[12] Malhotra R，Wormald M R，Rudd P M，et al. Glycosylation changes of IgG associated with rheumatoid arthritis can activate

complement via the mannose-binding protein[J]. Nat Med, 1995, 1 (3): 237-243.

[13] Haddad G, Lorenzen J M, Ma H, et al. Altered glycosylation of IgG4 promotes lectin complement pathway activation in anti-PLA2R1-associated membranous nephropathy[J]. J Clin Invest, 2021, 131 (5): e140453.

[14] Lhotta K, Würzner R, König P. Glomerular deposition of mannose-binding lectin in human glomerulonephritis[J]. Nephrol Dial Transplant, 1999, 14 (4): 881-886.

[15] Gao S, Cui Z, Zhao M H. Complement C3a and C3a receptor activation mediates podocyte injuries in the mechanism of primary membranous nephropathy[J]. J Am Soc Nephrol, 2022, 33 (9): 1742-1756.

[16] Debiec H, Guigonis V, Mougenot B, et al. Antenatal membranous glomerulonephritis due to anti-neutral endopeptidase antibodies[J]. N Engl J Med, 2002, 346 (26): 2053-2060.

[17] Beck L H Jr, Bonegio R G B, Lambeau G, et al. M-type phospholipase A2 Receptor as target antigen in idiopathic membranous nephropathy[J]. N Engl J Med, 2009, 361 (1): 11-21.

[18] Seitz-Polski B, Debiec H, Rousseau A, et al. Phospholipase A2 receptor 1 epitope spreading at baseline predicts reduced likelihood of remission of membranous nephropathy[J]. J Am Soc Nephrol, 2018, 29 (2): 401-408.

[19] Reinhard L, Zahner G, Menzel S, et al. Clinical relevance of domain-specific phospholipase A2 receptor 1 antibody levels in patients with membranous nephropathy[J]. J Am Soc Nephrol, 2020, 31 (1): 197-207.

[20] Tomas N M, Beck L H Jr, Meyer-Schwesinger C, et al. Thrombospondin type-1 domain-containing 7A in idiopathic membranous nephropathy[J]. N Engl J Med, 2014, 371 (24): 2277-2287.

[21] Hoxha E, Wiech T, Stahl P R, et al. A mechanism for cancer-associated membranous nephropathy[J]. N Engl J Med, 2016, 374 (20): 1995-1996.

[22] Wang J, Cui Z, Lu J, et al. Circulating antibodies against thrombospondin type-I domain-containing 7A in Chinese patients with idiopathic membranous nephropathy[J]. Clin J Am Soc Nephrol, 2017, 12 (10): 1642-1651.

[23] Zhang C M, Zhang M C, Chen D C, et al. Features of phospholipase A2 receptor and thrombospondin type-1 domain-containing 7A in malignancy-associated membranous nephropathy[J]. J Clin Pathol, 2019, 72 (10): 705-711.

[24] Sethi S, Madden B, Casal Moura M, et al. Hematopoietic stem cell transplant-membranous nephropathy is associated with protocadherin FAT1[J]. J Am Soc Nephrol, 2022, 33 (5): 1033-1044.

[25] Kudose S, Santoriello D, Debiec H, et al. The clinicopathologic spectrum of segmental membranous glomerulopathy[J]. Kidney Int, 2021, 99 (1): 247-255.

[26] Wang G Q, Sun L J, Dong H R, et al. Neural epidermal growth factor-like 1 protein-positive membranous nephropathy in Chinese patients[J]. Clin J Am Soc Nephrol, 2021, 16 (5): 727-735.

[27] Sethi S, Madden B J, Debiec H, et al. Exostosin 1/exostosin 2-associated membranous nephropathy[J]. J Am Soc Nephrol, 2019, 30 (6): 1123-1136.

[28] Le Quintrec M, Teisseyre M, Bec N, et al. Contactin-1 is a novel target antigen in membranous nephropathy associated with chronic inflammatory demyelinating polyneuropathy[J]. Kidney Int, 2021, 100 (6): 1240-1249.

[29] Caza T N, Storey A J, Hassen S I, et al. Discovery of seven novel putative antigens in membranous nephropathy and membranous lupus nephritis identified by mass spectrometry[J]. Kidney Int, 2023, 103 (3): 593-606.

[30] Larsen C P, Ambuzs J M, Bonsib S M, et al. Membranous-like glomerulopathy with masked IgG kappa deposits[J]. Kidney Int, 2014, 86 (1): 154-161.

[31] Sethi S, Debiec H, Madden B, et al. Semaphorin 3B-associated membranous nephropathy is a distinct type of disease predominantly present in pediatric patients[J]. Kidney Int, 2020, 98 (5): 1253-1264.

[32] Liu Y H, Chen C H, Chen S Y, et al. Association of phospholipase A2 receptor 1 polymorphisms with idiopathic membranous nephropathy in Chinese patients in Taiwan[J]. J Biomed Sci, 2010, 17 (1): 81.

[33] Stanescu H C, Arcos-Burgos M, Medlar A, et al. Risk HLA-DQA1 and PLA (2) R1 alleles in idiopathic membranous nephropathy[J]. N Engl J Med, 2011, 364 (7): 616-626.

[34] Lv J C, Hou W Y, Zhou X J, et al. Interaction between PLA2R1 and HLA-DQA1 variants associates with anti-PLA2R antibodies and membranous nephropathy[J]. J Am Soc Nephrol, 2013, 24 (8): 1323-1329.

[35] Coenen M J H, Hofstra J M, Debiec H, et al. Phospholipase A2 receptor (PLA2R1) sequence variants in idiopathic membranous nephropathy[J]. J Am Soc Nephrol, 2013, 24(4): 677-683.

[36] Cui Z, Xie L J, Chen F J, et al. MHC class II risk alleles and amino acid residues in idiopathic membranous nephropathy[J]. J Am Soc Nephrol, 2017, 28 (5): 1651-1664.

[37] Le W B, Shi J S, Zhang T, et al. HLA-DRB1*15: 01 and HLA-DRB3*02: 02 in PLA2R-related membranous nephropathy[J]. J Am Soc Nephrol, 2017, 28 (5): 1642-1650.

[38] Xie J Y, Liu L L, Mladkova N, et al. The genetic architecture of membranous nephropathy and its potential to improve non-invasive diagnosis[J]. Nat Commun, 2020, 11 (1): 1600.

[39] Berchtold L, Letouzé E, Alexander M P, et al. HLA-D and PLA2R1 risk alleles associate with recurrent primary membranous nephropathy in kidney transplant recipients[J]. Kidney Int, 2021, 99 (3): 671-685.

[40] Hofstra J M, Wetzels J F M. Phospholipase A2 receptor antibodies in membranous nephropathy: unresolved issues[J]. J Am Soc Nephrol, 2014, 25 (6): 1137-1139.

[41] Bobart S A, De Vriese A S, Pawar A S, et al. Noninvasive diagnosis of primary membranous nephropathy using phospholipase A2 receptor antibodies[J]. Kidney Int, 2019, 95 (2): 429-438.

[42] Larsen C P, Messias N C, Silva F G, et al. Determination of primary versus secondary membranous glomerulopathy utilizing phospholipase A2 receptor staining in renal biopsies[J]. Mod Pathol, 2013, 26 (5): 709-715.

[43] Pei Y，Cattran D，Greenwood C. Predicting chronic renal insufficiency in idiopathic membranous glomerulonephritis[J]. Kidney Int，1992，42（4）：960-966.

[44] Ponticelli C，Zucchelli P，Passerini P，et al. A 10-year follow-up of a randomized study with methylprednisolone and chlorambucil in membranous nephropathy[J]. Kidney Int，1995，48（5）：1600-1604.

[45] Jha V，Ganguli A，Saha T K，et al. A randomized，controlled trial of steroids and cyclophosphamide in adults with nephrotic syndrome caused by idiopathic membranous nephropathy[J]. J Am Soc Nephrol，2007，18（6）：1899-1904.

[46] Reichert L J，Huysmans F T，Assmann K，et al. Preserving renal function in patients with membranous nephropathy：daily oral chlorambucil compared with intermittent monthly pulses of cyclophosphamide[J]. Ann Intern Med，1994，121（5）：328-333.

[47] Ramachandran R，Yadav A K，Kumar V，et al. Two-year follow-up study of membranous nephropathy treated with tacrolimus and corticosteroids versus cyclical corticosteroids and cyclophosphamide[J]. Kidney Int Rep，2017，2（4）：610-616.

[48] Howman A，Chapman T L，Langdon M M，et al. Immunosuppression for progressive membranous nephropathy：a UK randomised controlled trial[J]. Lancet，2013，381（9868）：744-751.

[49] Ruggenenti P，Cravedi P，Chianca A，et al. Rituximab in idiopathic membranous nephropathy[J]. J Am Soc Nephrol，2012，23（8）：1416-1425.

[50] Dahan K，Debiec H，Plaisier E，et al. Rituximab for severe membranous nephropathy：a 6-month trial with extended follow-up[J]. J Am Soc Nephrol，2017，28（1）：348-358.

[51] Fervenza F C，Appel G B，Barbour S J，et al. Rituximab or cyclosporine in the treatment of membranous nephropathy[J]. N Engl J Med，2019，381（1）：36-46.

[52] Fernández-Juárez G，Rojas-Rivera J，van de Logt A E，et al. The STARMEN trial indicates that alternating treatment with corticosteroids and cyclophosphamide is superior to sequential treatment with tacrolimus and rituximab in primary membranous nephropathy[J]. Kidney Int，2021，99（4）：986-998.

[53] Scolari F，Delbarba E，Santoro D，et al. Rituximab or cyclophosphamide in the treatment of membranous nephropathy：the RI-CYCLO randomized trial[J]. J Am Soc Nephrol，2021，32（4）：972-982.

[54] Hogan S L，Muller K E，Jennette J C，et al. A review of therapeutic studies of idiopathic membranous glomerulopathy[J]. Am J Kidney Dis，1995，25（6）：862-875.

[55] Dussol B，Morange S，Burtey S，et al. Mycophenolate mofetil monotherapy in membranous nephropathy：a 1-year randomized controlled trial[J]. Am J Kidney Dis，2008，52（4）：699-705.

[56] Polanco N，Gutiérrez E，Covarsí A，et al. Spontaneous remission of nephrotic syndrome in idiopathic membranous nephropathy[J]. J Am Soc Nephrol，2010，21（4）：697-704.

第十四章　系膜增生性肾小球肾炎

系膜增生性肾小球肾炎（mesangial proliferative glomerulonephritis，MsPGN）首先报道于20世纪70年代初[1, 2]，但直至1977年才被WHO正式列为原发性肾小球肾炎的一个病理类型，肾脏病理主要表现为局灶或弥漫性肾小球系膜细胞增生，以及系膜基质增多，也是临床上表现为肾病综合征的原发性肾小球肾炎之一。随着对IgA肾病和MsPGN认识的深入，MsPGN主要特指的是非IgA肾病性系膜增生性肾炎。而随着肾穿刺病理制片技术、试剂质量的提高，以及对疾病认识的深入，肾脏疾病的诊断已经进入基于病因学和发病机制的分类方式时代。系膜增生性肾小球肾炎这种基于肾小球病变类型的疾病名称一般仅用于有些病理改变的具体病因和发病机制不明确，或多种病理形态学改变混杂在一起，或多种病因可造成同样的病理改变而暂时无法通过形态学进行鉴别，或由于当时知识的局限性并不能完全认识疾病等时，病理医师对肾脏病理形态改变进行描述性总结，提出导致损伤的可能原因，并继续完善临床和病理特殊染色检查，以辅助临床医师进行鉴别诊断。而系膜增生性肾小球肾炎这一诊断终将逐渐被病因诊断所取代[3]。

一、流行病学

根据2004年中国人民解放军东部战区总医院13 519例肾穿刺活检报告，MsPGN占肾活检病例的25.6%[4]；2009年北京大学第一医院报告，在1993～2007年3331例原发性肾小球疾病肾穿刺患者中，MsPGN所占的比例已经由10年前的19.9%下降至7.0%[5]；2017年东部战区总医院在2003～2014年40 759例肾穿刺活检报告，MsPGN仅占肾活检病例的2.7%[6]；说明随着病因及发病机制的探索，MsPGN在肾活检中的占比逐渐降低。

二、病因和发病机制

MsPGN的病因和发病机制目前尚不完全清楚。系膜细胞和系膜基质是构成肾小球的主要成分，也是导致MsPGN的基础，各种导致系膜细胞损伤的因素均可导致MsPGN，其病因及发病机制与其他病理类型的原发性肾小球肾炎有一定相似之处，本文不再赘述。

三、病　　理

（一）光镜检查

肾小球病变呈现弥漫性分布，表现为系膜细胞和（或）系膜基质增生，增生的严重程度可分为3级：①轻度系膜增生（4～5个细胞/系膜区），增生的系膜组织对肾小球毛细血管袢无明显影响，系膜区宽度不超过毛细血管袢直径，呈节段性分布；②中度系膜增生（6～7个细胞/系膜区），增生的系膜组织对肾小球毛细血管袢有一定的压迫现象，系膜区宽度略超过肾小球毛细血管袢直径，呈弥漫分布；③重度系膜增生（≥8个细胞/系膜区），增生的系膜组织严重压迫和破坏肾小球毛细血管袢的开放，系膜区呈结节状或团块状实变区，弥漫分布节段性加重，并伴有丝球体肾小囊粘连。当MsPGN为轻度系膜增生，肾小管和间质无明显改变；中度系膜增生时，可伴有肾小管局灶萎缩，肾间质中灶状淋巴细胞和单核细胞浸润，甚或纤维化；重度系膜增生伴节段性硬化乃至球性硬化时，肾小管间质损害进一步加剧（图14-1～图14-3）[5]。

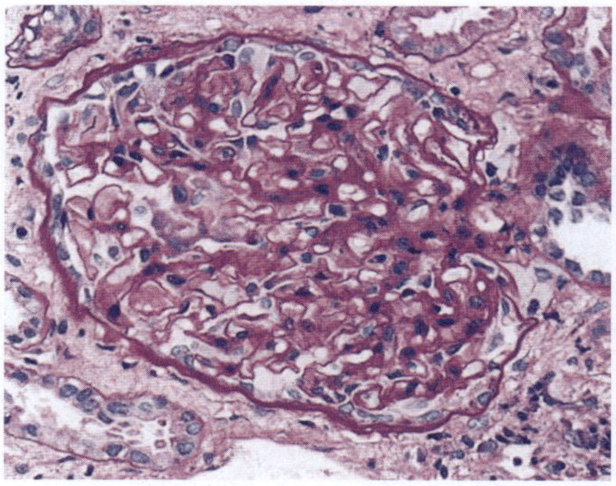

图14-1 肾小球基本正常，未见系膜区系膜细胞增生，基质增多（PAS，×400）

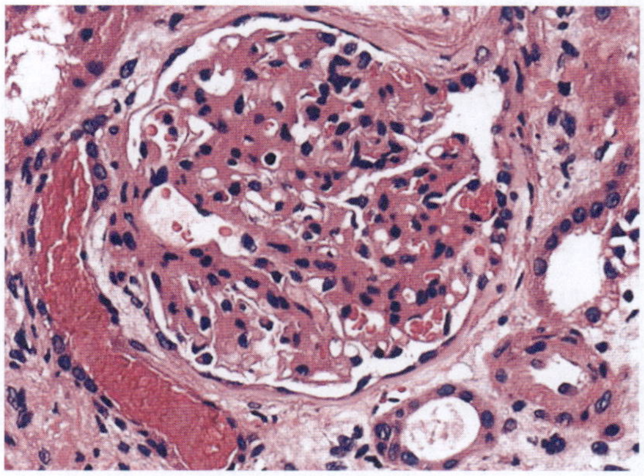

图14-2 肾小球系膜区系膜细胞增生（4～5个细胞/系膜区），基质增多呈轴性分布（HE，×400）

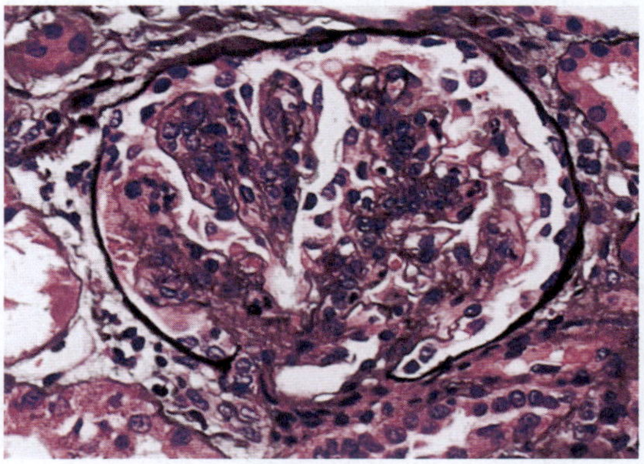

图14-3 肾小球中度系膜增生（6～7个细胞/系膜区）及重度系膜增生（≥8个细胞/系膜区：增生的系膜组织对肾小球毛细血管袢有一定的压迫现象（中度），若增生的系膜组织严重压迫和破坏肾小球毛细血管袢的开放，系膜区呈结节状或团块状的实变区则为重度增生（PAS，×400）

（二）免疫荧光

肾小球系膜区呈现一种（多为IgG）或几种（如IgG、IgM等）多寡不等的免疫球蛋白沉积，伴或不伴有补体（如C3、C1q）沉积，免疫荧光也可均为阴性。鉴于MsPGN通常只是某些疾病在特定时间段的一种改变，免疫病理检查确实是非常重要的诊断手段，尤其在病因不清的情况下，出现IgG等免疫沉积时，需将相关除外检查项目做全面，如IgG四种亚型和轻链κ、λ，乃至DNAJB9等免疫荧光检查，有条件的单位还可以利用石蜡切片进行免疫荧光标记，以排除单克隆免疫球蛋白相关疾病。

（三）电镜检查

肾小球系膜细胞增生和基质增宽，伴有低密度或云絮状电子致密物沉积，且无特殊纤维丝结构，足细胞也可呈节段性融合。肾小管间质的改变与肾小球病变的严重程度密切相关。

四、临床表现

MsPGN的患病年龄无明显特点，可见于各个年龄段。临床表现也缺乏特异性，既可隐匿起病，也可呈现急性起病，部分患者有前驱感染病史，主要表现为血尿，多为镜下血尿，少数也可出现肉眼血尿、蛋白尿及肾病综合征等，罹患时可伴有高血压、肾功能损害。临床表现的轻重与患者系膜细胞和基质增生程度密切相关。

五、实验室检查

MsPGN主要表现为血尿及蛋白尿、肾病综合征等，血清学检查对MsPGN诊断帮助不大。

六、诊　断

确诊需要肾穿刺活检，光镜检查可见系膜细胞和基质不同程度增生，免疫病理检查可以见到IgG（多克隆）和补体C3等在系膜区呈团块状沉积，电镜下可见系膜区无定形的电子致密物沉积[7]。

七、鉴别诊断

1. 微小病变肾病 两者的鉴别主要依据免疫病理检查和电镜检查，微小病变肾病免疫病理检查多为阴性，电镜下可见足细胞广泛融合。

2. 局灶节段性肾小球硬化症 中、晚期MsPGN临床表现、肾脏病理光镜下所见及免疫病理检查（寡免疫情况时）均与局灶节段性肾小球硬化症有相似之处，主要不同之处在于MsPGN存在弥漫性系膜细胞增生和基质增宽。

3. IgA肾病 目前，MsPGN已特指非IgA肾病性系膜增生性肾炎，两者临床表现和肾脏病理光镜检查难以鉴别，区分主要依赖于免疫病理检查，IgA肾病肾小球系膜区主要以IgA沉积为主，如伴有其他免疫球蛋白和（或）补体沉积，强度均弱于IgA[1]。MsPGN患者通常肾小球系膜区以IgG沉积为主，如伴有IgA或其他免疫球蛋白沉积，均弱于IgG沉积。

4. 表现为系膜增生的继发性肾小球疾病 常见的继发性肾小球疾病为狼疮肾炎、类风湿关节炎相关性肾病，鉴别依靠患者的临床表现、实验室检查和免疫病理检查，有些表现并不典型的结缔组织病也需要通过长期随访进行鉴别。少数乙型肝炎病毒相关性肾炎也可表现为MsPGN，但免疫病理检查肾活检组织中可见乙型肝炎病毒抗原沉积。恢复期的急性链球菌感染后肾炎也可表现为MsPGN，需结合临床病史、实验室检查及电镜检查上皮下电子致密物沉积进行鉴别。

八、治　疗

MsPGN的治疗目前尚缺乏共识，多以支持治疗为主，也包括抗高血压治疗、降蛋白尿治疗。可参阅IgA肾病相关章节。

九、预　后

与IgA肾病相似，MsPGN预后情况也存在较大差异性，需结合患者蛋白尿水平、肾功能状态及系膜细胞和基质增生程度进行评估。

十、病例介绍及点评

（一）主诉

双下肢水肿半年，加重1周。

（二）病史

患者，女性，52岁。半年前无明显诱因出现双下肢水肿，于当地医院检查尿蛋白（++），隐血（+++），血清肌酐71μmol/L，给予百令胶囊、血尿安及肾康宁口服治疗。此后仍间断出现双下肢水肿，熬夜后加重。近1周水肿加重明显。目前尿量约1200ml/d，无腰痛，无肉眼血尿，无尿频、尿急或尿痛，无夜尿增多；无发热，无咳嗽、咳痰，无胸痛；无明显胸闷、气短，可平卧；无恶心、呕吐；无脱发、光过敏、口腔溃疡或关节肿痛等。精神体力可，饮食睡眠正常，大便正常。体重较前增加约2kg。

既往史：高血压病史2年，最高血压为180/90mmHg，每天服替米沙坦40mg，血压维持在140/80mmHg。

（三）入院查体

一般状态可，T 36.4℃，P 60次/分，R 18次/分，BP 172/85mmHg，体重65kg。眼睑无水肿，结膜无苍白，口唇无发绀，咽不赤，颈静脉无怒张。双肺呼吸音清，未闻及干湿啰音。心率60次/分，律齐，各瓣膜听诊区未闻及病理性杂音。腹平软无压痛，肝脾肋下未触及，Murphy征（–）。双肾区无叩痛，双输尿管走行区无压痛。双下肢指压痕（+）。

（四）辅助检查

血常规：白细胞计数8.42×10^9/L，血红蛋白131g/L，血小板计数240×10^9/L。尿蛋白（++++），尿蛋白定量3.9g/24h，尿红细胞39/HPF，尿白细胞7/HPF。BUN 6.2mmol/L，血清肌酐73μmol/L，血清白蛋白26.7g/L。肾活检病理结果：13个肾小球，2个球性硬化。系膜细胞及系膜基质中度增生，未见毛细血管内增生。偶见球囊粘连，未见新月体形成。可见肾小管上皮细胞颗粒、空泡变性。肾小管小灶性（＜5%）变性萎缩、管腔狭窄，管腔内可见蛋白管型。肾间质轻度水肿，小灶性（＜5%）纤维化、单个核细胞浸润。个别肾小动脉管壁增厚。免疫荧光：IgG（+）、C3（+）、IgG1（+）、κ（+）、λ（+）少量团块状沉积于系膜区。IgG2（–）、IgG3（–）、IgG4（–）、IgM（+）、

Fib（-）、IgA（-）、C1q（-）、C4（-）。透射电镜：系膜细胞和基质增生，系膜区可见少量电子致密物沉积。上皮细胞肿胀，空泡变性，足突节段性融合。病理学诊断：以IgG沉积为主的轻度系膜增生性肾小球肾炎。

（五）诊治经过

根据患者肾脏病理结果确诊为以IgG沉积为主的轻度系膜增生性肾小球肾炎、肾病综合征、高血压3级（很高危）。除外激素及免疫抑制剂禁忌后，给予泼尼松60mg/d，一次顿服；积极控制血压，配合辅助用药。激素逐渐规律减量，定期门诊复查调整用药。治疗后水肿逐渐消退，蛋白尿、血尿逐渐下降，肾功能持续正常。

（六）点评

本病例无前驱感染史等诱因，隐匿起病，来诊时呈肾病综合征，无其他继发因素，考虑为原发性肾病综合征。肾活检后明确诊断为以IgG沉积为主的轻度系膜增生性肾小球肾炎。MsPGN的治疗目前尚缺乏共识，考虑患者大量蛋白尿、双下肢水肿，结合肾脏病理，给予患者足量激素治疗，治疗效果较好。

MsPGN临床表现缺乏特异性，主要表现为血尿，多为镜下血尿，少数也可出现肉眼血尿，以及蛋白尿、肾病综合征等。因此，完善肾活检明确肾脏病理诊断对于本病的诊治意义重大。

（姚　丽　刘　楠）

参考文献

[1] Churg J，Habib R，White R H. Pathology of the nephrotic syndrome in children：a report for the international study of kidney disease in children[J]. Lancet，1970，760（1）：1299-1302.

[2] Morel-Maroger L，Leathem A，Richet G. Glomerular abnormalities in nonsystemic diseases Relationship between findings by light microscopy and immunofluorescence in 433 renal biopsy specimens[J]. Am J Med，1972，53（2）：170-184.

[3] Sethi S，Haas M，Markowitz G S，et al. Mayo clinic/renal pathology society consensus report on pathologic classification，diagnosis，and reporting of GN[J]. Am Soc Nephrol，2016，27（5）：1278-1287.

[4] Li L S，Liu Z H. Epidemiologic data of renal diseases from a single unit in China：analysis based on 13，519 renal biopsies[J]. Kidney Int，2004，66（3）：920-923.

[5] Zhou F D，Zhao M H，Zou W Z，et al. The changing spectrum of primary glomerular diseases within 15 years：a survey of 3331 patients in a single Chinese centre[J]. Nephrol Dial Transplant，2009，24（3）：870-876.

[6] 朱慧娴，周敏林，侯金花，等. 肾脏疾病谱的变迁：基于2003—2014年中国单中心40759例肾活检病理诊断分析[J]. 肾脏病与透析肾移植杂志，2017，26（2）：101-107.

[7] Takayasu M，Hirayama K，Shimohata H，et al. *Staphylococcus aureus* infection-related glomerulonephritis with dominant IgA deposition[J]. Int J Mol Sci，2022，23（13）：7482.

第十五章　膜增生性肾小球肾炎

膜增生性肾小球肾炎（membranoprolifentive glomerulonephritis，MPGN）又称系膜毛细血管性肾小球肾炎（mesangial capillary glomerulonephritis，MCGN），其主要特征为肾小球内细胞数目增多及肾小球毛细血管壁弥漫性增厚。临床常表现为肾病综合征伴有血尿、高血压和肾功能损伤。既往主要根据电子致密物的超微结构外观和位置将MPGN分为Ⅰ型、Ⅱ型和Ⅲ型3种类型。通过进一步理解疾病潜在病因学，学者逐步认识到MPGN本身是一种损伤的组织病理学模式[1]。早期的分类给出了病理诊断，但对疾病的病理生理学机制缺乏深入了解。因此，新分类标准基于病理生理学，根据免疫荧光检查中沉积物的不同类型分为免疫复合物介导型和补体介导型等[2]。

一、流行病学

据报道，MPGN的发生率随着时间的推移从20世纪70年代的7%～10%下降到1990～2011年的约2%[3]。一项澳大利亚的流行病学研究表明，在约2%的经活检证实的肾小球肾炎患者中观察到了MPGN病变[4]。来自北京军区281医院的资料显示，在3090例肾小球疾病患儿中，MPGN占0.6%[5]。其中原发性MPGN最常见。日本的一份报告显示，在6369例肾活检中原发性MPGN的发病率占1.2%[6]。国外一项研究显示，在81例诊断为MPGN的患者中，特发性占32.10%，细菌感染占24.69%，病毒性肝炎占19.75%，自身免疫性疾病占13.58%，血液疾病占9.88%[7]。来自南京军区总院的临床病理资料显示，15.1%的MPGN患者为C3肾小球病，84.9%的为免疫复合物介导型MPGN[8]。一项包括美国、欧洲和澳大利亚/新西兰患者在内的国际比较研究表明，MPGN是肾小球肾炎中导致终末期肾病的第6位主要原因，也是原发性肾小球疾病中导致终末期肾病的第5位主要原因[9]。

二、病　　因

MPGN按病因可分为原发性和继发性两大类。在传统分型中，尤以Ⅰ型MPGN多见，可继发于多种疾病如感染、自身免疫性疾病等。狼疮肾炎是继发性MPGN的成年患者中最常见的疾病，而感染性疾病在老年患者中更为常见。新的分类依据免疫荧光检查将MPGN分为免疫复合物介导型MPGN、补体介导型MPGN、无免疫复合物型MPGN三种类型。常见的继发病因如表15-1所示。MPGN的治疗基于病因，因此诊断MPGN需积极除外各种继发因素，明确疾病性质。广泛评估后仍无法明确潜在病因的为原发性MPGN，多见于儿童、青少年及青年，成年患者以继发性MPGN多见，本章若非特别指出，仅指原发性MPGN。

三、发病机制

迄今为止，MPGN的发病机制尚未完全阐明，主要与免疫功能异常、补体异常活化相关，可能机制如下：

（一）免疫复合物介导型MPGN

免疫复合物介导型MPGN（immune-complex mediated MPGN，IC-MPGN）即传统的MPGN Ⅰ型和Ⅲ型，免疫复合物沉积导致补体经典途径持续激活是该类MPGN的主要发病机制。根据沉积物的不同可再细分为多克隆免疫球蛋白沉积MPGN、单克隆免疫球蛋白沉积MPGN。

多克隆免疫球蛋白沉积MPGN的特征表现为含有多克隆免疫球蛋白和补体（排除IgAN）的免

疫复合物沉积，常见于慢性感染性疾病，如肝炎、感染性心内膜炎等，是常见的继发性MPGN的病因之一，还可见于系统性红斑狼疮、干燥综合征和类风湿关节炎等自身免疫性疾病。

表15-1　MPGN的常见继发病因

分型	继发病因	
免疫复合物介导型MPGN	感染性疾病	病毒：HBV、HCV、HIV感染
		细菌：分流性肾炎、感染性心内膜炎、内脏脓肿
		原虫：三日疟、血吸虫病
		其他：支原体感染、分枝杆菌感染、利什曼病
	自身免疫病	系统性红斑狼疮
		干燥综合征
		类风湿关节炎
		遗传性低补体血症
		低补体性荨麻疹性血管炎
		硬皮病
		混合性冷球蛋白血症
	单克隆丙种球蛋白病（由浆细胞或B细胞异常导致）引起的单克隆免疫球蛋白沉积	
	纤维性肾小球肾炎	
补体介导型MPGN	C3肾小球肾炎和C3致密物沉积病（DDD）	
	C4肾小球肾炎和C4 DDD	
无免疫复合物介导型MPGN	抗磷脂抗体综合征	
	POEMS综合征	
	放射性肾炎	
	骨髓移植相关肾病	
	药物相关血栓性微血管病	
	镰状红细胞贫血和红细胞增多症	
	抗胰蛋白酶缺乏	

单克隆免疫球蛋白沉积MPGN可见于副蛋白沉积病、多发性骨髓瘤等。传统意义上副蛋白沉积病被认为是良性的，尽管有发展为多发性骨髓瘤的风险，然而现在发现，即使没有进展至骨髓瘤，它也可能导致肾损伤，特定的病理性B细胞或浆细胞克隆可能是造成MPGN损伤的原因[2]。一些病例与低分化B细胞淋巴瘤、淋巴浆细胞淋巴瘤或慢性淋巴细胞白血病有关。许多研究建议将其称为具有肾脏意义的单克隆丙种球蛋白病（MGRS）[10]。

补体系统是先天免疫的重要组成部分，广泛参与机体抗击微生物的防御反应及免疫调节，但不恰当的激活也可导致机体免疫损伤，补体激活包括3种途径：经典途径、甘露醇结合凝集素途径和旁路途径。

循环中抗原抗体复合物形成后沉积于肾小球毛细血管内皮下及系膜区，导致补体经典途径激活，参与该途径的成分包括C1～C9，按其在激活中的作用人为分为3组，即识别单位（C1q、C1r、C1s）、活化单位（C4、C2、C3）和膜攻击单位（C5～C9）。抗原抗体复合物作为激活物，从与C1结合后开启了一系列的级联酶促反应，通过识别、活化、膜攻击3个阶段完成整个过程，是机体介导的体液免疫应答的主要方式[11]。抗原抗体复合物通过激活经典补体途径消耗C1、C4、C3，最终产生C5a、膜攻击复合物C5b-9。C5a具有趋化作用，可刺激白细胞和血小板黏附，释放炎症因子、蛋白溶解酶、活性氧簇等导致肾小球滤过膜受损，蛋白漏出。另外这些炎症介质还可激活肾小球固有细胞如系膜细胞，刺激其增殖并产生多种细胞因子如白细胞介素等，分泌更多的基质成分积聚，最终导致MPGN的病理改变，同时出现血清中C3、C4水平明显降低。

（二）补体介导型MPGN

补体介导型MPGN比免疫复合物介导型MPGN

少见，该型为补体旁路途径调节机制异常和持续激活所致，主要表现为补体成分沿毛细血管壁沉积和在肾小球系膜区沉积。补体旁路途径由调控蛋白构成严格的活性调控机制，不由抗原抗体复合物激活，因此仅在相关调控蛋白基因突变或获得性自身抗体使补体调节蛋白异常时才能导致补体系统失调。

补体介导型MPGN可根据肾小球沉积物识别的补体再分为C3肾小球病（C3 glomerulopathy，C3G）和C4肾小球病（C4 glomerulopathy，C4G）。C3肾小球病主要包括致密物沉积病（DDD）和C3肾小球肾炎（C3GN）。C3G包括所有补体旁路途径失调所致的肾脏疾病，然而，在IC-MPGN中也发现了补体旁路途径异常。在约16%的接受重复肾活检的患者中，诊断从IC-MPGN转变为C3G，反之亦然[12, 13]。而且，在IC-MPGN患者中发现的遗传和获得性旁路途径异常与C3G患者一样频繁，这表明补体旁路途径的失调可能在两种情况下都起作用[14, 15]。初级IC-MPGN和C3G中最常见的获得性驱动因素是C3肾病因子（C3NeF），这是一组异质性的自身抗体，与C3转化酶复合物C3bBb的新表位结合，C3bBb是补体替代途径的关键扩增酶，其将C3裂解为C3a和C3b，并最终导致肾小球损伤[15]。

（三）无免疫复合物介导型MPGN

无免疫复合物介导型MPGN主要为血管内皮细胞损伤导致补体系统异常激活所致，肾脏病理光镜下虽符合膜增生性肾炎病理改变，但免疫荧光为阴性，既无免疫复合物沉积，也无补体沉积。

无免疫复合物介导型MPGN主要见于血栓性微血管病（TMA），经典的血栓性微血管病主要指溶血尿毒症综合征和血栓性血小板减少性紫癜，其他常见的血栓性微血管病病因还包括恶性高血压、抗磷脂综合征、硬皮病肾危象、妊娠相关的肾脏损害等。

四、病　理

（一）光镜

最常见的组织学表现为病变肾小球系膜细胞及基质中至重度弥漫增生，插入附近毛细血管壁的基底膜与内皮细胞之间，在过碘酸六胺银（PASM）染色时呈“双轨征”或“多轨征”表现，导致光镜下毛细血管壁弥漫性不规则增厚，管腔狭窄。传统的MPGN Ⅰ型Masson染色可见系膜区和内皮下的嗜复红蛋白沉积[11]，传统的MPGN Ⅲ型系膜区、上皮下和内皮下均可见嗜复红蛋白沉积。传统的MPGN Ⅱ型的突出病变在肾小球基底膜，PAS染色可见基底膜呈带状增厚，病变毛细血管壁显著增厚，基底膜呈强嗜复红性，病变后期可分隔肾小球呈分叶状，故又称为分叶性肾炎，少部分患者会出现新月体但受累程度很少超过整个肾小球的50%[16]。小管间质无特异性改变，病变严重程度往往和肾小球的病变相一致，可见小管上皮细胞空泡和颗粒样变性，小灶状萎缩；肾间质水肿，灶状纤维化，淋巴细胞、单核细胞浸润。严重时可有多灶状或弥漫性肾小管萎缩、间质纤维化，这时临床往往出现进行性肾功能损害。

（二）免疫荧光

免疫复合物介导型MPGN可见颗粒状IgG和C3沿毛细血管壁或基底膜内侧沉积，也可见团块状IgG和C3沿系膜区沉积，部分病例也可有C1q和C4沉积，IgM、IgA沉积较少见。补体介导型MPGN可见颗粒状或线状C3沿毛细血管壁沉积，也可见团块状C3沿系膜区沉积，而IgG、IgM及IgA仅有少量沉积或无沉积。

（三）电镜

免疫复合物介导型MPGN可见系膜细胞和基质增生，并向内皮细胞和基底膜间隙插入，双轨征形成。内皮下或上皮下可见团块样大小不等的电子致密物沉积。补体介导型MPGN可见肾小球内皮下和基底膜内电子致密物沉积，该电子致密物主要成分为补体，DDD电镜下表现为系膜区及基底膜致密层内大块条带状高密度沉积物沉积，肾小管及肾间质未见特异性改变。

不同类型的MPGN的光镜、免疫荧光及电镜表现分别见图15-1～图15-3。

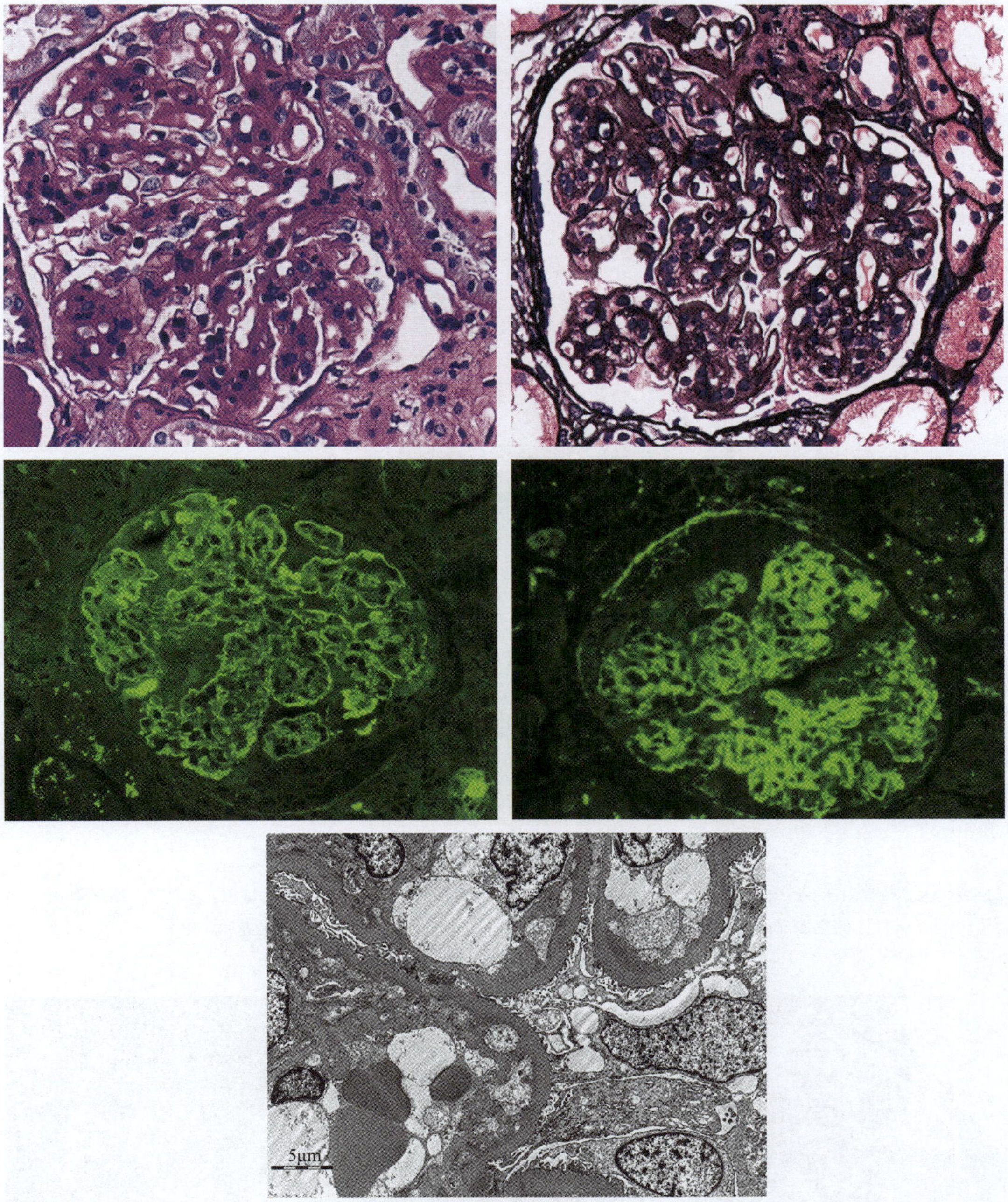

图 15-1　MPGN Ⅰ型（免疫复合物介导型）的病理表现

可见肾小球分叶状，系膜细胞及基质中至重度增生（PAS，×400），银染色系膜基质插入至基膜内皮下呈“双轨征”改变，节段内皮下嗜复红物沉积（PASM，×400），免疫荧光染色示IgG和C3沿毛细血管壁或基底膜内侧沉积，系膜区亦见阳性（IF，×400），电镜下肾小球毛细血管袢基底膜内皮下电子致密物沉积，系膜基质插入至内皮下并见新形成的基底膜（EM）

图15-1

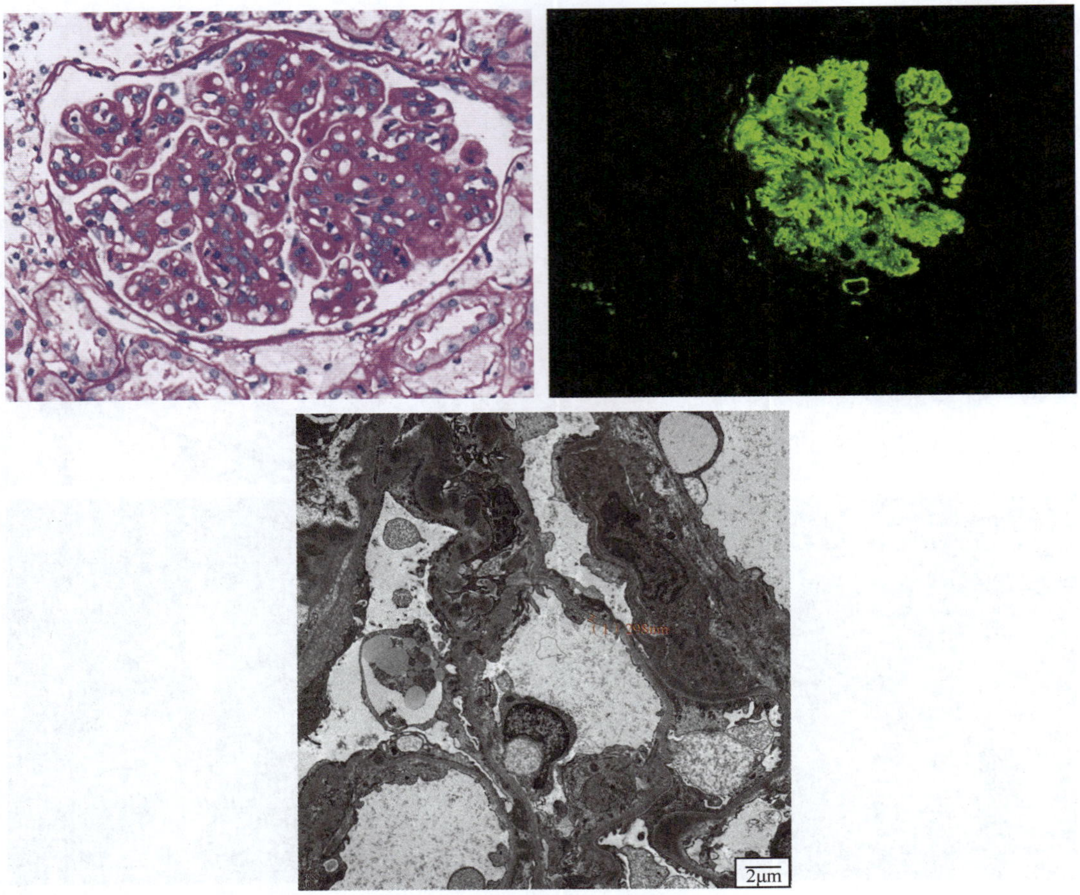

图15-2

图15-2 MPGN Ⅱ型的病理表现

可见肾小球基底膜PAS染色强阳性，均匀一致性增厚（PAS，×400），免疫荧光染色示C3沿毛细血管袢沉积，系膜区亦见阳性（IF，×400），电镜观察发现肾小球基底膜中间致密层有高密度“条状”或“块状”的电子致密物（EM）

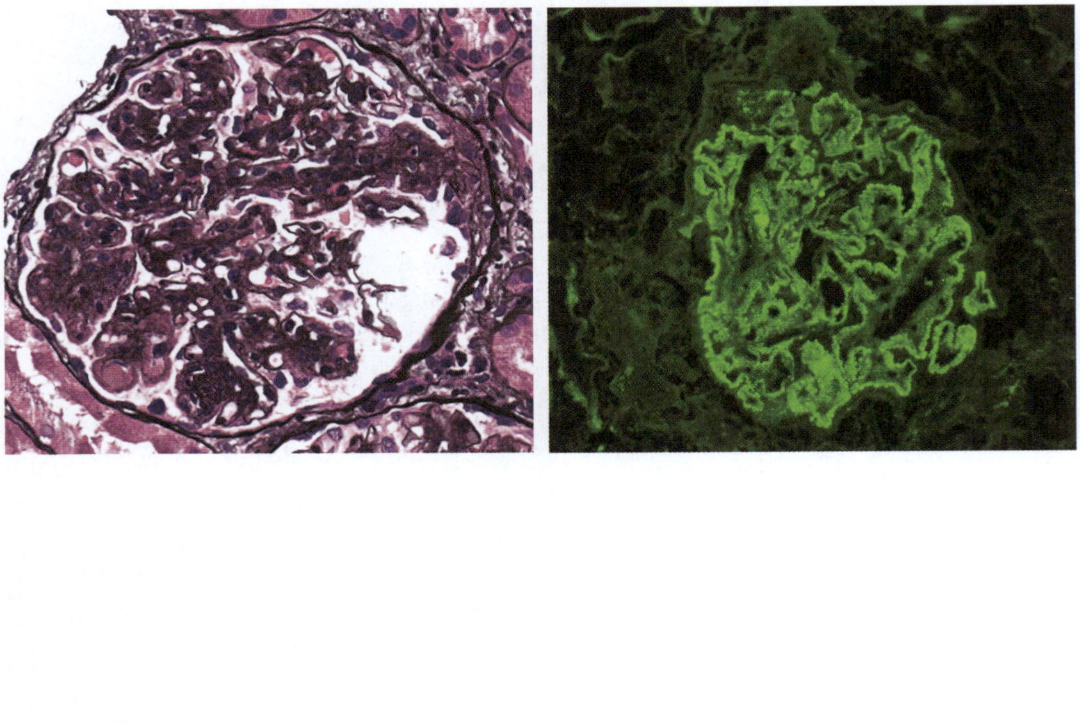

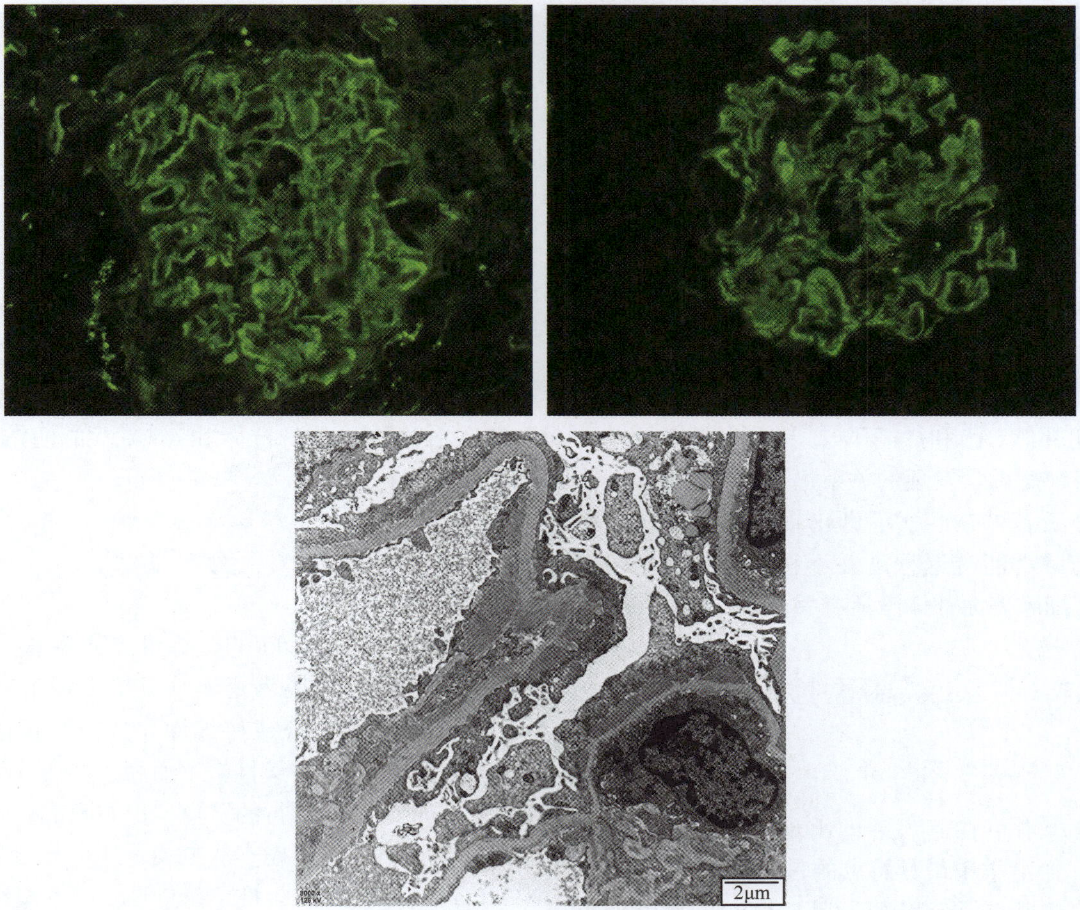

图15-3　MPGN Ⅲ型的病理表现

可见肾小球呈分叶状，毛细血管袢腔内见“血栓”，系膜基质及细胞数增加，一个小的细胞像新月体，节段外周袢基底膜上皮侧见嗜复红物及嗜银物“钉突”（PASM，×400），免疫荧光染色示IgG、C3和IgM沿肾小球毛细血管袢基底膜分布，系膜区亦见阳性（IF，×400），电镜观察发现肾小球毛细血管袢基底膜内皮下及基底膜上有电子致密物沉积（EM）

图15-3

五、临床表现

MPGN可见于各个年龄阶段的患者，男女发病率无明显差异，但以年长儿童、青少年及青年多见。儿童MPGN通常是原发性，病因不明，好发年龄为8～14岁，而成人MPGN通常为继发性，好发年龄为18～30岁，50岁以上患者少见。

MPGN 的临床表现多样，预后较差，是原发性肾小球疾病中进展最迅速的类型之一。有半数以上的MPGN患者出现肾病综合征，表现为大量蛋白尿、低蛋白血症、水肿和高脂血症，1/4～1/3的MPGN患者出现肾炎综合征，表现为血尿、蛋白尿、水肿和高血压，约1/4的患者表现为无症状性血尿和蛋白尿，继发性MPGN患者则会出现与原发病相应的临床表现。一项来自土耳其的多中心研究纳入193例MPGN患者，显示肾病综合征的发生率为54%[17]。研究显示，MPGN的具体临床表现可能与年龄有关，一组来自日本的横断面研究纳入593例MPGN患者，显示与原发性MPGN的儿童相比，原发性MPGN的成人和老年患者在活检时肾病综合征、临床高血压、重度蛋白尿和低蛋白血症的患病率更高[18]。几乎所有MPGN 的患者均有不同程度的蛋白尿，蛋白尿多为非选择性，蛋白尿量越大，持续时间越长，病变进展速度越快，肾衰竭的发生率越高。

高血压为本病较为常见的临床表现，可为MPGN的常见首发症状，多为轻度高血压，部分患者可为严重高血压，已有众多研究发现高血压及蛋白尿的程度会对 MPGN 的远期预后产生不良影响。其中合并高血压的患者肾脏存活率明显低于血压正常的患者。

几乎所有的MPGN患者均存在血尿，可为反复发作性肉眼血尿、无症状性镜下血尿或红细胞管型。绝大多数为镜下血尿，可见于起病时或疾病全程，少数表现为肉眼血尿。儿童高血压、肾功能减退虽较成人少见，但肉眼血尿发生率却明显高于成人。研究显示，肉眼血尿与MPGN的不良预后有关。约25%的MPGN患者临床表现为无症状性血尿和蛋白尿，往往预后较好。

低补体血症是MPGN最具特异性的临床表现，多数患者可出现补体水平降低，包括C3和总补体溶血活性CH50水平降低，部分患者可出现经典途径的早期补体C1q和C4下降，其发生频率及其与临床和组织病理学发现的关系仍不清楚。

部分患者可在起病后即出现正细胞正色素性贫血，与肾功能减退程度并不相符。其发生机制可能与红细胞表面补体激活有关。

六、实验室检查

（一）血液相关检查

部分患者可在起病后即出现正细胞正色素性贫血[11]。血清学中最具特点的是补体系统的异常，约75%的患者C3持续降低[19]。约80%的患者可存在低补体血症，血清补体C3和（或）总补体溶血活性CH50水平均降低，部分患者伴Clq、C4水平降低[20]。在免疫复合物/单克隆免疫球蛋白介导的MPGN中，补体由经典途径激活，因此典型表现为血清C4浓度较低，血清C3浓度正常或轻度下降。在补体介导型MPGN中，补体通过替代途径激活，因此通常表现为血清C3水平较低，而血清C4水平正常[21]。但血清C3水平正常并不能排除补体介导型MPGN，而且致密沉积物病[22]或C3肾小球肾炎成人患者的C3浓度时常正常。血清肌酐水平可能正常或升高。

（二）尿液相关检查

几乎所有的患者均存在血尿，绝大多数为镜下血尿，可见于起病时或疾病全程，少数表现为肉眼血尿。儿童肉眼血尿发生率明显高于成人[11]。约25%的患者表现为无症状性血尿和蛋白尿。蛋白尿多为非选择性，尿中有较多的大分子蛋白质，也有小分子蛋白质，如β2-微球蛋白、溶菌酶等[19]。在疾病活动期时，患者尿沉渣检查显示血尿，通常为异型红细胞，偶可见红细胞管型，处于病程晚期的患者尿沉渣检查可能无明显异常。

（三）针对继发性MPGN病因的检查

常见继发性因素包括HBV相关性肾炎、HCV相关性肾炎、多发性骨髓瘤引起冷球蛋白血症性肾损害、自身免疫性疾病如狼疮肾炎等。相关检查包括外周血和肾组织HBV感染；外周血HCV抗体、HCV-RNA阳性、冷球蛋白血症及肾活检组织典型冷球蛋白结晶；血、尿免疫固定电泳和骨髓细胞血检查；自身抗体如ANA、抗dsDNA、SSA和SSB等检查。

七、诊　　断

MPGN明确诊断的金标准是肾活检。临床上具有以下表现则需考虑本病并应及早行肾穿刺活检术：肾病综合征或持续性非选择性蛋白尿伴间断性肉眼血尿或持续性镜下血尿；持续性低补体血症；与肾衰竭不平行的贫血；伴有眼部病变和部分脂肪变性者更应考虑本病电镜下病理分型为Ⅱ型的MPGN[11]；伴有系统性、感染性、结缔组织性疾病或浆细胞病等表现者[19]。在评估有MPGN病变的患者时，第一步是根据肾活检免疫荧光结果对其进行分类；第二步根据MPGN病变分类查找病因。

1. 对于表现符合免疫复合物介导型MPGN的患者，需要评估感染（如HBV和HCV感染及慢性细菌感染）和自身免疫性疾病（如系统性红斑狼疮）。对于伴单克隆免疫球蛋白沉积的MPGN患者，评估单克隆丙种球蛋白病。

2. 对于表现符合补体介导型MPGN的患者，评估补体替代途径激活的情况，详见第十九章“C3肾小球病”。

3. 对于表现符合MPGN但无免疫球蛋白或补体沉积的患者，针对血栓性微血管病（如血栓性血小板减少性紫癜、溶血尿毒症综合征）的病因及抗磷脂抗体综合征进行评估。

八、鉴别诊断

（一）急性链球菌感染后肾小球肾炎

部分MPGN患者有前驱呼吸道感染史，且以急性肾炎综合征为主要表现，常表现为血尿、蛋白尿、高血压和低补体血症等，需要与急性链球菌感染后肾小球肾炎相鉴别。后者多在呼吸道感染1～3周后起病；病理光镜以内皮及系膜增生病变为主，电镜可见上皮下电子致密物呈驼峰样沉积；血清补体水平多在起病后6～8周恢复。但MPGN补体水平不会恢复，因此持续低补体血症患者应怀疑本病，行肾活检有助于鉴别。

（二）HCV相关性MPGN

HCV相关性MPGN的发病率随地理位置不同而异。例如，HCV感染似乎常在日本引起MPGN，而在法国和南非很少如此。HCV感染引发的MPGN通常伴有混合性（Ⅱ型）冷球蛋白血症。HCV相关性MPGN是最为常见的继发性MPGN，在无冷球蛋白血症的情况下，HCV感染与Ⅰ型MPGN的相关性尚存争议。虽然已报道过这类病例，但这些患者大多数随后被检测出冷球蛋白，不过并不一定伴有冷球蛋白血症的肾外表现。循环冷球蛋白常常难以检测，冷球蛋白血症常被漏诊。既往有HCV感染病史，血清丙型肝炎病原学检查阳性，免疫病理可见IgG、IgM、C3及HCV抗原在系膜区和毛细血管壁沉积，电镜下有时可见病毒样颗粒和冷球蛋白的结晶物质。以上均为其与原发性MPGN的鉴别点。

（三）HBV相关性肾炎

HBV相关性肾炎也可有明显的低补体血症，与其他类型的MPGN一样，HBV相关性MPGN也表现为血尿[通常伴异形红细胞和（或）红细胞管型]、不同程度的蛋白尿、GFR降低和高血压。HBV相关性MPGN的特点是循环抗原抗体复合物沉积于肾小球系膜区和内皮下间隙[23]。肾病理检查多为不典型膜性肾病，免疫荧光中乙型肝炎抗原染色阳性可以鉴别。

（四）狼疮肾炎

几乎所有活动性Ⅳ型狼疮肾炎患者都有血尿和蛋白尿，且肾病综合征、高血压及GFR降低很常见。这类患者通常存在明显低补体血症（尤其是C3）和抗dsDNA抗体水平升高，尤其是在疾病活动期[24]。临床上多有原发病的多系统受累改变，肾脏免疫病理检查呈“满堂亮”改变。以上可与原发性MPGN相鉴别。

（五）其他病理类型

在肾病理检查中还应与一些具有相似病理改变的其他病理类型相鉴别。如在中重度系膜增生性肾小球肾炎中可有局灶性或节段性系膜插入现象，而MPGN为弥漫性系膜插入，应加以鉴别。在Ⅲ期膜性肾病和不典型膜性肾病中，因肾小球基底膜内有免疫复合物沉积，PASM染色时可见双层或多层现象，但该病变无系膜细胞和基质的重度增生表现，不同于MPGN。MPGN到了后期表现为“分叶状肾炎”时应注意与结节型糖尿病肾小球硬化症、淀粉样变性肾小球病、单克隆免疫球蛋白沉积肾病相鉴别，后者以特殊蛋白沉积为主，无或仅有轻微细胞反应表现，临床表现特异可以鉴别[11]。

九、治　　疗

基于对MPGN分类和病因的新认识，所有原发性MPGN诊断前均需除外继发因素，对于继发性MPGN应针对病因进行治疗。原发性MPGN为进展性疾病，尚无有效的治疗方法，既往研究多混杂了部分继发性MPGN，故缺乏大规模循证医学研究的证据，对成人患者的治疗经验不多，多参照儿科方案。

（一）一般治疗

无论病因，所有肾活检发现MPGN的患者都应接受一般治疗，包括限制饮食中的钠和蛋白质、控制血压、通过肾素-血管紧张素系统抑制剂[如血管紧张素转换酶抑制剂（ACEI）和血管紧张素Ⅱ受体拮抗剂（ARB）]尽量降低蛋白尿，以及治疗血脂异常等。

应用ACEI能明显改善MPGN患者的临床表现、延缓肾功能损害进展。有研究表明，接受ACEI的患者5年和8年未发生肾功能损害的比例分别为89%及79%，而对照组分别为77%和50%，统计学差异显著（$P \leqslant 0.01$）。治疗组5年和8年肾脏存活率也显著高于对照组。此外，治疗组血压控制和蛋白尿减少也均明显优于对照组。中国人民解放军东部战区总医院在对MPGN患者的研究中观察到，ACEI同样能明显改善MPGN患者肾功能损害的发展速度[25]。有动物试验表明，在Ⅰ型MPGN模型TSLPtg大鼠中应用ACEI和ARB均可抑制肾小球内SMA及PAI-1的表达，从而抑制系膜细胞增生和系膜基质聚集，对免疫复合物导致肾小球肾炎具有保护作用，该效应不依赖于其降压作用[26]。除ACEI和ARB外，对膜增生性肾小球肾炎高血压患者还可联合应用钙通道阻滞剂、β受体阻滞剂或利尿剂等，同时限制钠盐摄入，力争将血压控制在理想水平：蛋白尿≥1g/24h，血压应控制在125/75mmHg或以下；尿蛋白＜1g/24h，应控制在130/80mmHg以下。

（二）糖皮质激素

对于糖皮质激素在成人MPGN中的疗效目前尚无大规模的研究予以证实，但是一些回顾性研究提示疗效并不理想。基于糖皮质激素成功治疗儿童患者的经验，成人原发性MPGN的治疗也可以试用。糖皮质激素使用过程中应严密监测药物副作用。在一项针对儿童MPGN的非对照研究中，糖皮质激素2mg/kg隔日使用1年，3～10年逐渐减少至隔日20mg维持，多数患者肾功能稳定，重复肾活检显示细胞增生减少，但是硬化增多[19]。有研究发现，对于非肾病性蛋白尿且血压正常的MPGN儿童即便不使用糖皮质激素，长期结局也极好，但疾病有进展风险[27]。质量最高的数据来自一项随机试验，其将80例存在肾病范围蛋白尿但肾功能尚可的儿童（平均年龄10岁）分配到泼尼松组或乳糖组，泼尼松用量40mg/m^2，每2天用药1次，平均持续时间41个月，其中59例（74%）患者存在Ⅰ型或Ⅲ型MPGN（目前应被归为免疫复合物介导型MPGN，也可能为C3肾小球肾炎）。入组时平均GFR为110ml/（min·1.73m^2），平均血清肌酐为0.75mg/dl（66μmol/L），平均蛋白排泄量为118mg/（h·1.73m^2）。泼尼松组的治疗失败率较低，失败定义为血清肌酐较基线增加≥30%或＞0.4mg/dl（35μmol/L）；Ⅰ型和Ⅲ型MPGN患者的失败率：治疗组33% vs. 安慰剂组58%。其他观察性研究也表明，长期隔日使用糖皮质激素治疗对儿童有效。但尚未在成人特发性MPGN患者中开展糖皮质激素治疗的随机试验，回顾性研究也未发现明显的益处。2021年KDIGO指南指出，对于血肌酐水平正常或接近正常的特发性免疫复合物介导肾小球肾炎伴肾病综合征患者，可尝试较短时间糖皮质激素治疗。起始泼尼松（或其等价药物）可以按照1mg/（kg·d）（最大剂量为60～80mg/d）维持12～16周。如果有效，可以在6～8个月逐渐减为隔天用药。如果用药12～16周后蛋白尿降低水平＜30%，推荐逐渐减量和停药。如果患者不愿服用或存在糖皮质激素禁忌证，可以使用CNI。不推荐采用糖皮质激素延长治疗，尤其是儿童患者。存在肾功能异常（但无新月体形成）、活动性尿沉渣伴或不伴有肾病范围蛋白尿的特发性免疫复合物介导型肾小球肾炎患者，在支持治疗基础上添加糖皮质激素和免疫抑制剂。免疫球蛋白和补体介导型肾小球疾病伴MPGN样损伤起始泼尼松（或其等价药物）可以按照1mg/（kg·d）（最大剂量为60～80mg/d）维持12～16周。如果患者肾功能稳定或改善，或者尿蛋白降低水平≥30%，则认为起始治疗反应性良好，则逐渐减量和停止使用泼尼松。如果用药12～16周后，患者肾功能恶化和（或）蛋白尿降低水平＜30%，则认为治疗反应性不佳，需要减量泼尼松并添加其他免疫抑制剂。

（三）免疫抑制剂

MPGN与自身免疫性疾病有关的患者应适当治疗基础疾病，此时通常需要使用免疫抑制剂。免疫抑制治疗的类型和持续时间取决于自身免疫性疾病的侵袭程度。例如，即使没有肾外疾病活动迹象，系统性红斑狼疮（Ⅳ型狼疮肾炎）患者的MPGN也应采用免疫抑制联合疗法。2021年KDIGO指南指出，目前尚无证据支持免疫抑制治疗有益于成人患者。由于疾病可能进展，因此推荐常规监测血肌酐、蛋白尿和尿液分析。在无肾病综合征的免疫复合物介导型肾小球肾炎儿童患者中，同样没有数据决定何时开始免疫抑制治疗。在儿童患者临床实践中，与成人相比，免疫抑制治疗在尿蛋白水平较低时即可开始，而吗替麦考酚酯更可能用于减少患者糖皮质激素用量。存在肾功能异常（但无新月体形成）、活动性尿沉渣伴或不伴有肾病范围蛋白尿的特发性免疫复合物介导型肾小球肾炎患者，在支持治疗基础上添加糖皮质激素治疗12～16周后疗效不佳，需要减量泼尼松至20mg/d并添加吗替麦考酚酯。如果联合治疗6～12个月后，肾功能、血尿或蛋白尿仍无改善，终止治疗并考虑重复行肾活检。如果肾活检结果继续显示活动性肾小球肾炎，考虑使用环磷酰胺或利妥昔单抗。起始用药按照每天口服环磷酰胺[2mg/（kg·d）；成人最大剂量为200mg/d]联合泼尼松龙（10mg/d）维持3～6 个月。老年人（＞60岁）环磷酰胺用量应减少25%，并适当调整肾功能异常患者用药剂量。成人患者也可使用利妥昔单抗。起始剂量为1g，14天后再应用1g，并在6个月内重复2g的用药方案。使用至少6个月吗替麦考酚酯联合低剂量泼尼松，或3～6个月每天口服环磷酰胺联合泼尼松龙或利妥昔单抗后，若患者仍持续存在疾病活动，则停用糖皮质激素和免疫抑制剂，继续给予支持治疗。对于急进性新月体性特发性免疫复合物介导型肾小球肾炎患者，采用高剂量糖皮质激素和环磷酰胺治疗。

1. 环磷酰胺 评估环磷酰胺疗效的研究尚未明确证明其有效。一项观察性研究在19例MPGN（未分类）患者中发现，每天口服环磷酰胺和糖皮质激素使15例患者完全缓解，3例部分缓解，1例进展为终末期肾病[28]。但一项规模更大的随机试验在59例Ⅰ型或Ⅱ型MPGN（致密物沉积病）患者中发现，2年时，环磷酰胺、华法林和双嘧达莫治疗组与无针对性治疗组的生存率、肾功能下降率和蛋白尿都无差异[29]。

2. 环孢素、他克莫司 小型观察性研究表明，与多种其他肾小球疾病一样，CNI可减少部分MPGN患者的蛋白尿。例如，在一项研究中，18例使用阿司匹林、双嘧达莫和（或）糖皮质激素无效的患者接受了环孢素联合低剂量泼尼松治疗[30]。平均随访2年时，除1例患者外均达到蛋白尿完全或部分缓解。仅有1例患者在停用环孢素后复发。他克莫司也有类似的效果[31]。

3. 吗替麦考酚酯 小型观察性研究表明吗替麦考酚酯可能有效，一般与口服糖皮质激素联用。一项研究纳入了5例接受吗替麦考酚酯联合泼尼松龙口服的成人，以及6例未接受免疫抑制治疗的成人[32]。吗替麦考酚酯的初始剂量为500mg/d，并逐渐增加至2000mg/d或直到蛋白尿缓解；平均剂量为1100mg/d。泼尼松龙的初始剂量为60mg/d，在2个月内逐渐减量至20mg/d，并在1年时停药。18个月时，吗替麦考酚酯组的蛋白尿从5.1g/d降至2.6g/d，而未治疗组的蛋白尿无变化。另外，吗替麦考酚酯组的肌酐清除率升高（从103ml/min升至159ml/min），而对照组降低（从108ml/min降至67ml/min）。但吗替麦考酚酯和泼尼松龙各自的作用无法确定。

（四）血浆输注或血浆置换

对于难治性MPGN患者，可考虑予以血浆置换去除免疫复合物、自身抗体、炎症介质和各种肾炎因子。血浆置换对肾移植后MPGN可延缓肾功能恶化[20]。对于H因子基因突变患者，可采用血浆输注或血浆置换疗法，补充H因子，纠正补体缺陷。Licht等[33]报道每隔14天输注新鲜冻血浆（10～15ml/kg，依据H因子的半衰期为6天），患者耐受情况良好，肾功能稳定。血浆置换法还可清除血清C3NeF，治疗后致密物沉积病患者血清肌酐下降，血清C3NeF活性降低。对肾移植术后复发致密物沉积病患者的临床研究表明，血浆置换治疗可延缓肾移植术后复发致密物沉积病患者慢性肾衰竭的发生。

（五）治疗新进展

1. 利妥昔单抗 一项开放性试验评估了利妥昔单抗的疗效[34]，其中纳入了6例Ⅰ型MPGN成人患者，4例为特发性MPGN，2例为伴有冷球蛋白血症的MPGN，在第1天和第15天静脉注射利妥昔单抗1000mg。基线平均血清肌酐为1.7mg/dl（150μmol/L），平均蛋白尿为3.9g/d。所有患者1年时的蛋白尿都有所减少（平均蛋白尿2.1g/d），平均血清肌酐没有显著变化。没有患者出现不良反应。这项研究表明，B细胞可能在这种疾病的发病机制中起作用，并建议有必要对利妥昔单抗进行Ⅰ型MPGN的其他研究。

2. 依库珠单抗 在《新英格兰医学杂志》上发表了使用依库珠单抗成功治疗膜增生性肾小球肾炎的病例，里面提到使用依库利单抗可使肾功能恢复正常、血小板减少和贫血恢复，并最终解决蛋白尿和低蛋白血症[35]。依库珠单抗是人源化单克隆抗体，其与C5蛋白以极大的亲和力结合，抑制切割成C5a和C5b并阻断C5b-9膜攻击复合物的产生。个例报道显示，治疗后MPGN改善，血清肌酐和蛋白尿降低。综上所述，依库珠单抗在这种疾病中的早期结果是有希望的，但目前的文献还不足以评估该药物的益处和风险范围，需要进行更多的研究证实[2]。

3. 针对补体替代途径的药物 该类药物正在C3G和IC-MPGN中进行测试。一些针对补体系统不同靶点的药物正在C3G和IC-MPGN中开展临床研究，疾病的异质性给这些新疗法带来了挑战。如ALXN2050是补体D因子（complement factor D，CFD）口服活性抑制剂。CFD是一种丝氨酸蛋白酶，主要由脂肪组织产生，其催化CFB的裂解。CFB是将无活性酶原转化酶C3bB转化为替代途径的活性C3转化酶C3bBb的限速步骤。目前正在对阵发性睡眠性血红蛋白尿（PNH）进行Ⅱ期研究（NCT04170023）。ALXN2050也可以在C3G和IC-MPGN中进行评估。体外和体内研究表明，需要实现非常高的CFD抑制（可能超过95%）以有效阻断补体的替代途径。根据替代途径失调的程度和CFD水平，C3G和IC-MPGN患者对CFD抑制的反应可能会有很大差异。另一种替代途径抑制药物是LNP023，这是一种与FB结合的口服活性分子。它不会阻止C3转化酶的形成，但是特异性抑制C3转化酶的酶活性，从而阻止C3向C3b转化，目前也在临床试验中。由于每种药物可能仅在特定的患者亚组中起作用，因此其在整个C3G和IC-MPGN人群中的作用会被削弱。药物的选择应根据每位患者的个体特征来决定，包括临床、组织学和生化参数，以及遗传和获得性补体异常等[36]。

十、预　　后

有关IC-MPGN预后的大部分数据来自成人文献。这些数据表明，大多数患者在诊断后的10年内达到终末期肾病[37]。一项关于232例MPGN的重新评估中提到45例单克隆免疫球蛋白沉积MPGN平均随访20.5个月，15例进入终末期肾病，肾脏存活中位时间为42个月，较多克隆组及C3组短，差异有统计学意义。单克隆免疫球蛋白相关的MPGN终末期肾病的高发生率可能归因于化疗的缺乏或不充分，以及肾活检时肾小球硬化的比例高[8]。一项关于儿童和青少年延长随访的队列研究表明约40%的患者有慢性肾脏病。随访时间为28个月的队列研究也报道了29%的终末期肾病发生率。与成人相比，儿童的既往合并症负担较低，这也可能导致更好的预后[38]。与其他肾小球疾病一样，若患者表现为非肾病性蛋白尿（＜3.5g/d，无低白蛋白血症和水肿）、无血尿，以及血清肌酐或肾小球滤过率和血压正常，预后相对较好。就诊时预后不良的征象包括肾病综合征、血清肌酐水平升高、高血压及肾活检发现新月体。血尿越严重（如红细胞≥50/HPF vs. 5～20/HPF），炎症就越严重，但无证据表明其对预后有独立影响[31]。

（张　涛）

参考文献

[1] Bomback A S，Appel G B. Pathogenesis of the C3 glomerulopathies and reclassification of MPGN[J]. Nat Rev Nephrol，2012，8（11）：634-642.

[2] Masani N，Jhaveri K D，Fishbane S. Update on membranoproliferative GN[J]. Clin J Am Soc Nephrol，2014，9（3）：600-608.

[3] Nakagawa N，Hasebe N，Hattori M，et al. Clinical features and pathogenesis of membranoproliferative glomerulonephritis：a nationwide analysis of the Japan renal biopsy registry from 2007 to 2015[J]. Clin Exp Nephrol，2018，22（4）：797-807.

[4] Briganti E M，Dowling J，Finlay M，et al. The incidence of biopsy-proven glomerulonephritis in Australia[J]. Nephrol Dial Transplant，2001，16（7）：1364-1367.

[5] 何志军，周柱亮，马路，等. 3090例儿童肾小球疾病病理资料分析[J]. 临床儿科杂志，2013，31（2）：157-158，161.

[6] Kawamura T，Usui J，Kaseda K，et al. Primary membranoproliferative glomerulonephritis on the decline：decreased rate from the 1970s to the 2000s in Japan[J]. Clin Exp Nephrol，2013，17（2）：248-254.

[7] Pavinic J，Miglinas M. The incidence of possible causes of membranoproliferative glomerulonephritis：a single-center experience[J]. Hippokratia，2015，19（4）：314-318.

[8] 李娟，张明超，梁丹丹，等. 232例膜增生性肾小球肾炎的重新评估[J]. 肾脏病与透析肾移植杂志，2018，27（4）：301-305，325.

[9] Maisonneuve P，Agodoa L，Gellert R，et al. Distribution of primary renal diseases leading to end-stage renal failure in the United States，Europe，and Australia/New Zealand：results from an international comparative study[J]. Am J Kidney Dis，2000，35（1）：157-165.

[10] Leung N，Bridoux F，Hutchison C A，et al. Monoclonal gammopathy of renal significance：when MGUS is no longer

undetermined or insignificant[J]. Blood，2012，120（22）：4292-4295.
[11] 梅长林．肾病综合征［M]．北京：科学出版社，2012.
[12] Fervenza F C，Sethi S，Glassock R J. Idiopathic membranoproliferative glomerulonephritis：does it exist?[J]. Nephrol Dial Transplant，2012，27（12）：4288-4294.
[13] Figuères M L，Frémeaux-Bacchi V，Rabant M，et al. Heterogeneous histologic and clinical evolution in 3 cases of dense deposit disease with long-term follow-up[J]. Hum Pathol，2014，45（11）：2326-2333.
[14] Iatropoulos P，Noris M，Mele C，et al. Complement gene variants determine the risk of immunoglobulin-associated MPGN and C3 glomerulopathy and predict long-term renal outcome[J]. Mol Immunol，2016，71：131-142.
[15] Donadelli R，Pulieri P，Piras R，et al. Unraveling the molecular mechanisms underlying complement dysregulation by nephritic factors in C3G and IC-MPGN[J]. Front Immunol，2018，9：2329.
[16] Brenner B M. Brenner and Rector's The Kidney[M]. 8th edition. Philadelphia，Saunders，2007：987-1066.
[17] Tatar E，Oygar D，Seyahi N，et al. p0496the importance of complement levels and clinical characteristics of primary membranoproliferative glomerulonephritis in Turkey[J]. Dial Transplant，2020，35（3）：142-496.
[18] Nakagawa N，Hasebe N，Hattori M，et al. Clinical features and pathogenesis of membranoproliferative glomerulonephritis：a nationwide analysis of the Japan renal biopsy registry from 2007 to 2015[J]. Clin Exp Nephrol，2018，22（4）：797-807.
[19] 王海燕．肾脏病学［M]. 3 版．北京：人民卫生出版社，2008.
[20] 刘伏友，孙林．临床肾脏病学［M]．北京：人民卫生出版社，2019.
[21] Smith R J，Alexander J，Barlow P N，et al. New approaches to the treatment of dense deposit disease[J]. J Am Soc Nephrol，2007，18（9）：2447-2456.
[22] Nasr S H，Valeri A M，Appel G B，et al. Dense deposit disease：clinicopathologic study of 32 pediatric and adult patients[J]. Clin J Am Soc Nephrol，2009，4（1）：22-32.
[23] Takekoshi Y，Tochimaru H，Nagata Y，et al. Immunopathogenetic mechanisms of hepatitis B virus-related glomerulopathy[J]. Kidney Int Suppl，1991，35：S34-S39.
[24] Lloyd W，Schur P H. Immune complexes，complement，and anti-DNA in exacerbations of systemic lupus erythematosus（SLE）[J]. Medicine（Baltimore），1981，60（3）：208-217.
[25] 俞雨生，陈惠萍，刘红，等．原发性膜增生性肾炎的远期预后及影响因素分析［J]．肾脏病与透析肾移植杂志，2002，11（3）：218-222.
[26] Guo S H，Kowalewska J，Wietecha T A，et al. Renin-angiotensin system blockade is renoprotective in immune complex-mediated glomerulonephritis[J]. J Am Soc Nephrol，2008，19（6）：1168-1176.
[27] Somers M，Kertesz S，Rosen S，et al. Non-nephrotic children with membranoproliferative glomerulonephritis：are steroids indicated?[J]. Pediatr Nephrol，1995，9（2）：140-144.
[28] Faedda R，Satta A，Tanda F，et al. Immunosuppressive treatment of membranoproliferative glomerulonephritis[J]. Nephron，1994，67（1）：59-65.
[29] Cattran D C，Cardella C J，Roscoe J M，et al. Results of a controlled drug trial in membranoproliferative glomerulonephritis[J]. Kidney Int，1985，27（2）：436-441.
[30] Bagheri N，Nemati E，Rahbar K，et al. Cyclosporine in the treatment of membranoproliferative glomerulonephritis[J]. Arch Iran Med，2008，11（1）：26-29.
[31] Haddad M，Lau K，Butani L. Remission of membranoproliferative glomerulonephritis type I with the use of tacrolimus[J]. Pediatr Nephrol，2007，22（10）：1787-1791.
[32] Kazory A，Racusen L C，Berliner A R，et al. Mycophenolate mofetil as a possible therapeutic option for idiopathic membranoproliferative glomerulonephritis[J]. NDT Plus，2008，1（6）：466-468.
[33] Licht C，Heinen S，Józsi M，et al. Deletion of Lys224 in regulatory domain 4 of Factor H reveals a novel pathomechanism for dense deposit disease（MPGN II）[J]. Kidney Int，2006，70（1）：42-50.
[34] Dillon J J，Hladunewich M，Haley W E，et al. Rituximab therapy for Type I membranoproliferative glomerulonephritis[J]. Clin Nephrol，2012，77（4）：290-295.
[35] Allison S J. Glomerular disease：Eculizumab for the treatment of MPGN[J]. Nat Rev Nephrol，2012，8（6）：314.
[36] Noris M，Daina E，Remuzzi G. Membranoproliferative glomerulonephritis：no longer the same disease and may need very different treatment[J]. Nephrol Dial Transplant，2023，38（2）：283-290.
[37] Nakagawa N，Mizuno M，Kato S，et al. Demographic，clinical characteristics and treatment outcomes of immune-complex membranoproliferative glomerulonephritis and C3 glomerulonephritis in Japan：a retrospective analysis of data from the Japan renal biopsy registry[J]. PLoS One，2021，16（9）：e0257397.
[38] Holle J，Berenberg-Goßler L，Wu K Y，et al. Outcome of membranoproliferative glomerulonephritis and C3-glomerulopathy in children and adolescents[J]. Pediatr Nephrol，2018，33（12）：2289-2298.

第十六章　急性感染后肾小球肾炎

感染是导致肾小球肾炎最重要的诱因之一，病毒、细菌和真菌感染都可导致感染相关的肾小球肾炎。根据感染与肾小球疾病发病的时序关系，可以将感染相关的肾小球肾炎分为两种不同的类型：感染后肾小球肾炎和与活动性感染相关的肾小球肾炎，本章将重点叙述感染后肾小球肾炎。

第一节　常见的细菌感染后肾小球肾炎

在20世纪，急性链球菌感染后肾小球肾炎是最为常见的细菌感染后肾小球肾炎，然而，从20世纪中期开始，大多数国家，特别是发达国家的急性链球菌感染后肾小球肾炎的发病率逐渐下降，这与卫生环境的改善相关，耐甲氧西林金黄色葡萄球菌（methicillin-resistant Staphylococcus aureus，MRSA）感染发病率在过去的20年里激增，使得葡萄球菌感染相关性肾小球肾炎病例逐渐增多。上呼吸道、皮肤、肺、心脏、泌尿道、牙齿、口腔黏膜、骨骼和深部内脏或全身性脓肿的患者均可发生肾小球肾炎，其中上呼吸道和皮肤感染后的肾小球肾炎最常见，以上呼吸道感染为诱因的患者以年轻人为主，而以皮肤感染为诱因的患者大多为老年人及糖尿病患者，酗酒的患者因口腔卫生较差也易导致牙齿细菌感染，最终引发肾小球肾炎。链球菌是发展中国家最常见的病原体，葡萄球菌感染在发达国家已经与链球菌感染一样普遍，特别是在老年患者中。糖尿病患者更容易出现细菌在皮肤和黏膜的定植，增加了葡萄球菌相关性肾小球肾炎发生的风险。大多数葡萄球菌相关性肾小球肾炎病例是由金黄色葡萄球菌感染所致，MRSA感染所致的发病率高于对甲氧西林敏感的金黄色葡萄球菌，少部分患者是因表皮葡萄球菌等凝固酶阴性葡萄球菌感染引起的。表皮链球菌是分流性肾炎的主要病原体。革兰氏阴性菌约占成人感染相关性肾小球肾炎的10%。在革兰氏阴性菌中，大肠杆菌最常见，其次是耶尔森菌、假单胞菌和嗜血杆菌。大多数情况下可通过细菌培养明确感染的菌属，然而少数发生感染的患者并无明显的临床表现，甚至可能出现细菌培养阴性，尤其是正在使用抗生素的患者。目前链球菌及葡萄球菌仍是感染导致的肾小球肾炎最常见的致病菌，本节将重点讲述两者导致的肾小球肾炎。

一、急性链球菌感染后肾小球肾炎

（一）发病机制

急性感染后肾小球肾炎（acute post-infectious glomerulonephritis，APIGN）是由感染引发的免疫介导的肾小球损伤，但确切的发病机制尚不清楚。多项研究报道细菌蛋白等致肾炎成分与感染相关的肾小球肾炎发病相关。这些细菌抗原和其抗体可在血液中形成免疫复合物并沉积在肾小球毛细血管簇中，导致肾小球炎症、补体激活和毛细血管损伤。免疫复合物的沉积可激活补体途径，释放趋化因子C3a和C5a，募集炎症细胞，产生细胞因子，释放活性氧物质、纤溶酶和MMP酶，这些免疫介质最终共同损害毛细血管簇。肾小球免疫复合物沉积是启动APIGN的关键。

1. 致肾炎抗原　急性链球菌感染后肾小球肾炎（acute post-streptococcal glomerulonephritis，APSGN）是链球菌感染导致的，A组链球菌为常见致病菌，C组链球菌也可引起APSGN。因此，多种链球菌可能均有同种致肾小球肾炎的抗原。

（1）链球菌组蛋白样蛋白（histone-like protein，HlpA）：具有潜在诱发APSGN的作用。化脓性链球菌的HlpA是带正电的分子，对肾脏阴离子结构具有高亲和力，并且能够与硫酸乙酰肝素蛋白聚糖结合，这些特性可促使其在肾小球中形成免疫复合物。HlpA通过促进单核/巨噬细胞合成和释放促炎因子而发挥促炎作用[1]。

（2）链激酶（streptokinase，STK）：是一种胞外蛋白，由多种β-溶血性链球菌产生，具有结合纤溶酶原或纤溶酶的能力，并可激活纤溶酶原转化为可降解细胞外基质的纤溶酶。已有报道，在APSGN患者肾组织中发现了STK，STK激活纤溶酶的能力可随着凝血和炎症的发生进一步上调，表明STK可能参与了APSGN的发病过程[2]。

（3）B型红疹毒素（erythrogenic toxin type B，ETB）：是一种主要由化脓性链球菌产生的胞外半胱氨酸蛋白酶。ETB及其前体均带正电，可与带负电的肾小球基底膜结合。这一特性使其可通过基底膜并沉积在上皮细胞下，诱导免疫复合物的形成。ETB及其前体与APSGN的发病有关；已有报道，在APSGN患者的肾组织中发现了ETB，并且可与补体C3和IgG共同定位于肾小球上皮下沉积物中。ETB及其前体也可与纤溶酶/纤溶酶原结合并通过降解细胞外基质蛋白、激活金属蛋白酶导致肾组织损伤，也可通过诱导白细胞活化来促进炎症和免疫复合物沉积[3]。

（4）肾炎相关纤溶酶受体（nephritis-associated plasmin receptor，NAPlr）：分离自A组链球菌的细胞质，血液中的NAPlr可沉积在系膜和基底膜上，可与纤溶酶及纤溶酶原特异性结合并可保护纤溶酶免被其抑制剂降解，纤溶酶又可通过降解细胞外基质蛋白，激活前基质金属蛋白酶、单核细胞和中性粒细胞引发炎症，并诱导免疫复合物沉积[4]。

（5）链球菌烯醇化酶（streptococcal enolase，SE）：存在于大多数链球菌的表面，可以在患者体内分泌，具有很强的纤溶酶及纤溶酶原结合活性，该蛋白在APSGN和链球菌自身免疫性疾病中发挥着重要作用[5]。

（6）M蛋白：作为致肾炎抗原目前仍有争议，部分M蛋白具有致病性，但并不是所有含有致病型M蛋白的菌株都能导致肾小球肾炎，这些M蛋白只是引起肾小球肾炎的潜在抗原。M蛋白可与纤维蛋白原结合并定位于肾小球，也可与肾小球基底膜发生免疫反应。

2. 体液免疫　免疫复合物的沉积可引起肾脏局部炎症、足细胞破坏和增殖，以及蛋白尿。这种免疫复合物沉积物表现为IgG、IgM和（或）IgA的沉积及与补体C3结合。在电镜下可以观察到这四种类型的免疫沉积物沉积于内皮下、上皮下或系膜内。IgG沉积于肾小球基底膜并通过不同的机制引起肾小球损伤，但是化脓性链球菌产生的IgG降解酶和内切糖苷酶S可降解与GBM结合的IgG，防止肾损伤，这可能解释了APSGN的良好预后。

3. 补体激活　链球菌抗原和抗体的相互作用导致在血液及肾小球内形成致病性的免疫复合物沉积，诱导补体和凝血级联反应的局部激活，以及白细胞浸润和细胞因子或趋化因子的产生。APSGN典型病理变化是肾小球毛细血管内增生和补体C3、IgG及IgM的沉积，并伴有白细胞浸润。肾小球中免疫球蛋白和C3的存在提示了补体激活，但其主要的补体激活途径尚不明确。可能有以下补体激活途径：①可通过经典途径和旁路途径激活补体，在病程早期经典通路被激活，表明链球菌抗原与其抗体的相互作用在发病中起到了重要作用；②与IgG的Fc片段结合的链球菌蛋白H也可激活经典途径；③IgA免疫复合物、细菌内毒素、多糖和细胞壁可激活补体的替代途径；④P因子和H因子分别通过稳定C3bBb复合物和促进C3b蛋白降解来调控旁路途径；⑤凝集素途径与APSGN的发病也相关，补体激活后可上调过敏毒素C3a和C5a并激活白细胞，也可上调调理素C3b、iC3b和C3d或形成可直接裂解病原体或受损细胞的膜攻击复合物C5b-9；⑥凝血系统和补体系统之间的相互作用在炎症反应中发挥重要作用，补体激活、凝血系统失调和链球菌蛋白之间存在相互作用，凝血因子Ⅹa、Ⅺa、凝血酶和纤溶酶可以降解补体C5及C3，产生过敏毒素C5a和C3a，因子Ⅻa可激活C1q参与补体激活的经典途径。

4. 细胞免疫　在APSGN早期即有中性粒细胞、单核/巨噬细胞和T细胞浸润，以及趋化因子和黏附分子的过度表达。对肾小球T细胞亚群的分析显示，在APSGN早期，以$CD4^+$ T细胞浸润为主，而在病程后期，以$CD8^+$ T细胞浸润为主。$CD4^+$ T细胞在肾小球肾炎中起中心作用，辅助性T细胞（helper T cell，Th）1和Th17细胞可引起肾损伤，调节性T细胞（regulatory T cell，Treg

细胞）起保护作用。然而，Th17细胞具有分化为Th1、Th2和Treg的潜能。$CD8^+$ T细胞可释放肾脏抗原，随后被树突状细胞接收并提呈给$CD4^+$ T细胞，上调促炎细胞因子和趋化因子的表达。而Treg在由转录因子Foxp3介导的肾小球肾炎中发挥着重要的保护作用。淋巴细胞浸润也与补体的膜攻击复合物有关，提示补体在APSGN的淋巴细胞浸润中起作用。除特异性免疫细胞外，中性粒细胞等非特异性免疫细胞在该病中也起着重要作用。在APSGN中，肾小球可产生IL-8，介导肾小球中性粒细胞浸润，浸润的中性粒细胞可释放APSGN发病的重要抗原。

5. 宿主易感因素 并非所有链球菌感染患者均可出现肾小球肾炎，这与宿主因素与疾病易感性有关。散发性APSGN在家系中的发病率较高，提示APSGN可能具有遗传易感性，这与基因的多态性相关，尤其与*HLA-DRB1*03011*、*HLA-DPA1*01*、*DPA1*0 201*、*DR1*和*HLA-DRW4*等位基因相关。此外，一些基因如*CFH*和*CFHR5*的突变可导致补体替代途径的异常而导致APSGN发病[6]。

（二）流行病学

PSGN是指继发于链球菌感染后出现的肾小球肾炎，是细菌感染相关性肾小球肾炎的常见类型，占APIGN的28%～47%。早在19世纪，人类就已经发现化脓性链球菌感染与肾小球肾炎的关系，急性链球菌感染可引起多种疾病，包括浅表性皮肤黏膜感染、侵袭性皮下组织及器官感染，以及其毒素引起的感染性疾病，引起不同感染部位的链球菌类型也有所不同，其中化脓性链球菌1型、4型、12型可导致咽喉感染后的肾小球肾炎，而化脓性链球菌2型、42型、49型、57型、60型可导致继发于皮肤感染的肾小球肾炎。由于人体自身强大的免疫力，并非所有的链球菌感染都可导致急性肾小球肾炎，在20世纪50年代，继发于咽喉感染的肾小球肾炎的风险约为5%，而继发于49型链球菌引起的皮肤感染的肾小球肾炎风险则高达25%。自20世纪80年代，随着社会的发展、人民生活水平的提高、卫生习惯及医疗条件的改善，APSGN发病率逐渐下降。据WHO报道，全世界每年约有47万例新发链球菌感染后肾小球肾炎病例，其中97%发生在社会经济状况较差的地区，我国在1997～2002年发病率约为13.2/100 000（人·年）。在发病人群中，3～15岁的儿童及青少年最为常见，但也有报道，随着全球人口老龄化，60岁以上的老年人发病率逐渐提高，一些基础疾病如糖尿病、高血压和动脉粥样硬化性心脏病及肾毒素暴露的增加，使老年人免疫系统受损，增加了老年人感染后肾小球肾炎的发病率[7]。

（三）临床表现

1. 典型症状 大多数APSGN病例并无明显的临床表现，就诊的患者通常表现出急性肾炎综合征及水钠潴留导致的面部水肿，临床表现的严重程度与肾功能异常的程度可不成正比。儿童可出现高血压甚至高血压急症，如高血压脑病或左心衰竭；但随着APSGN的缓解，这些并发症通常也可逆转。患者也可发生急性肾损伤，但仅有少部分患者需要透析治疗，肾病综合征和急进性肾小球肾炎在急性链球菌感染后肾小球肾炎中较为罕见。

（1）血尿：肉眼血尿为常见初起症状之一，50%～70%的患者可以表现为肉眼血尿，尿液呈洗肉水样或浓茶色，持续1～2周转为镜下血尿，镜下血尿可持续1～3个月，少数病例可持续半年或更久，但绝大多数可自愈。

（2）蛋白尿：几乎全部患者均有程度不同的蛋白尿，仅少数达肾病综合征范围［成人尿蛋白≥3.5g/24h，小儿＞50mg/（kg·24h）］，常为非选择性蛋白尿。部分患者就诊时尿蛋白已转至微量。

（3）水肿：常为起病早期症状，70%的患者有水肿，源于肾小球滤过率下降、水钠潴留。水肿为非可凹陷性，通常仅累及眼睑、颜面，偶累及全身。若水肿持续发展，常提示预后不良。

（4）高血压：70%～80%的患者出现高血压，多为轻中度血压增高，偶可见重度高血压，甚至发生高血压脑病。一般恢复较快，高血压与水肿的程度常平行，并且随利尿而恢复正常。若血压持续升高2周以上无下降趋势，表明肾脏病变较严重。

（5）少尿：多数患者起病时尿量减少，且伴一过性氮质血症，2周后尿量渐增，肾功能恢复。

（6）肾功能减退：常为一过性氮质血症，尿素氮及血肌酐轻度升高，部分可发生急性肾衰竭，经积极治疗（包括透析）度过急性期后，肾功能多可逐渐恢复，仅少数演变为慢性肾小球肾炎或慢性肾衰竭。

（7）全身表现：患者常有疲乏、厌食、恶心、呕吐、头晕、头痛，偶与风湿热并存。

2. 实验室检查

（1）尿液检查：所有患者均有血尿。急性期多为肉眼血尿，以后转为镜下血尿。尿沉渣中大多为严重变形的红细胞。新鲜尿60%～80%可检测出红细胞管型。病程早期还可检测出中性白细胞、白细胞管型、肾小管上皮细胞管型及颗粒管型。一般伴程度不一的蛋白尿，少数可达肾病综合征范围。蛋白尿属非选择性，并常含有纤维蛋白降解产物。

（2）血常规：常见轻度贫血，主要与血容量增加、血液稀释有关。白细胞计数可正常或增高，此与原发感染灶是否持续存在有关。红细胞沉降率大多增快。

（3）肾功能和血生化：肾小球滤过率降低，部分患者有一过性的血尿素氮、血肌酐增高。肾血流量正常，肾小管重吸收及浓缩功能通常正常。可有轻度高氯血症和轻度高钾血症。血浆白蛋白一般在正常范围，但大量蛋白尿者可有低白蛋白血症。血浆纤维蛋白原、纤溶酶增高，尿中纤维蛋白原降解产物增加，提示血管内凝血及纤溶作用增强。

（4）细菌学、免疫学检查：肾炎起病时大多数患者已经接受抗生素治疗，故病灶局部细菌培养阳性率不高。链球菌感染后机体产生抗体，其检测有助于证实感染并了解机体免疫状态。抗链球菌溶血素O（ASO）是常用的细菌学指标，其在APSGN急性期血清滴度中即升高，阳性率为50%～80%，感染后3～5周时滴度最高，半数患者于半年内恢复。在评价结果时应注意：①阳性仅提示以前有链球菌感染病史；②前驱感染早期有效的抗生素治疗常影响其滴度；③某些致肾炎菌株可能不产生溶血素，故ASO可为阴性；④高脂血症影响检测结果；⑤前驱感染部位影响结果，脓皮病患者ASO常常不增高（因溶血素与皮肤中脂类结合，故ASO滴度不增高），但抗DNA 酶B和抗透明质酸酶滴度升高。

（5）血清补体：病程早期90%的患者血清总补体CH50及C3、C4显著下降，这可能是由补体级联反应的激活和免疫复合物形成导致的补体因子消耗增加引起的。然后，C4首先开始恢复，继之总补体及C3也于1个月后上升，6～8周恢复正常。补体下降程度与病情严重性及最终预后无关，但持续低下，6～8周尚未恢复者提示为非链球菌感染后肾小球肾炎，应探求其他致补体低下的原因，尤应注意是否为膜增生性肾小球肾炎。

3. 复发　急性链球菌感染后肾炎罕见复发，以往认为可能是β溶血性链球菌A群中致肾炎菌株的数目相对少见，以及初发APSGN患者产生针对致肾炎菌株的保护性免疫反应。文献报道，APSGN复发的发生率为0.7%～7.0%，但复发的病理生理机制仍不清楚，有研究表明青霉素可以抑制初发APSGN患者对致肾炎菌株的保护性免疫反应，使患者易于复发。

（四）病理表现

APSGN病理学特征是弥漫性肾小球毛细血管内皮细胞增生，常伴有大量白细胞浸润，新月体并不常见，仅在严重病例中出现。

1. 光镜　APSGN最常见组织学表现是伴弥漫性细胞增多的增生性肾小球肾炎（图16-1）。在疾病早期，可见大量中性粒细胞、单核细胞浸润，也可有嗜酸性粒细胞及淋巴细胞浸润，严重时可存在毛细血管外增生，但通常呈局灶性分布，不超过50%的肾小球。使用Masson染色可观察到典型的上皮侧嗜复红的沉积物（即电镜下的驼峰），这种沉积物在PTAH或AFOG染色中可分别呈紫蓝色和红色。在疾病的后期阶段，组织学特征为不同程度的系膜增生。肾小管改变不明显，但当临床有大量蛋白尿时，近曲肾小管上皮细胞因存在蛋白吸收颗粒而出现玻璃样小滴，管腔内有红细胞管型，病变早期多形核白细胞亦可见于肾小管管腔。肾间质受累程度不一，可见间质水肿，散在多形核白细胞、单核细胞、淋巴细胞等炎症细胞浸润。多数患者，尤其儿童患者，上述病理改变可逐渐消散，但少数患者肾小球系膜细胞及基质持续增生，还可进展至局灶节段性肾小球硬化，从而转变为慢性肾小球肾炎。

2. 免疫荧光　起病早期2～3周可见IgG、C3呈颗粒状弥漫性沉积于肾小球毛细血管袢，由于发生融合，部分沉积物可在某些区域呈短线状沉积（图16-2）。IgM、C1、C4和IgA不常见。随着病程发展，IgG阳性可逐渐减弱而C3阳性相对显著。在使用免疫荧光检测补体C3时，可呈现三种类型，即花冠型、星空型和系膜型。花冠型是指颗粒状沉积物沿着肾小球毛细血管壁分布，呈现出花冠的形状，多见于有大量蛋白尿者，尤其是病程长、消散慢的年长患者，病程后期重复活检时可见节段性肾小球硬化；星空型是一种许多小的颗粒随机分布，很少有大型沉积物散布其中，此类型常转入系膜型。系膜型是免疫复合物主要沉积于系膜区，蒂部更明显，常见于消散期（4～6周），可持续数月甚至数年，也可见于亚临床患者。

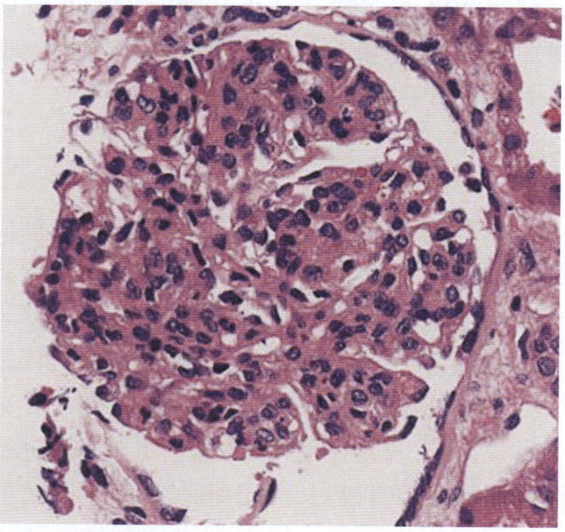

图16-1

图16-1 弥漫性肾小球毛细血管内皮细胞增生性病变，细胞数及系膜基质增生（HE，×400）

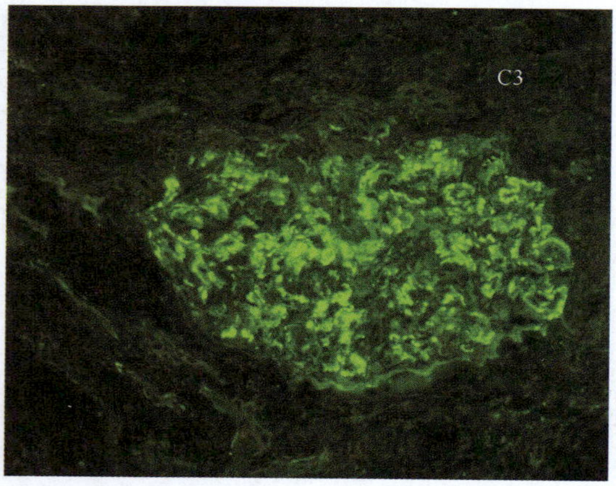

图16-2

图16-2 免疫荧光补体C3沿肾小球毛细血管袢和系膜区分布

图16-3

3. 电镜 肾小球基底膜上皮侧散在的圆顶状电子致密沉积物（即驼峰）为APSGN的典型表现（图16-3）。在疾病早期阶段，毛细血管腔被浸润的细胞封闭，驼峰常见于毛细血管壁。这些驼峰直径为1～3μm，长度可达6μm，致密度不一，正在消散者较疏松。驼峰通常位于上皮侧，与肾小球基底膜致密层以一层透明层间隔，偶可融入致密层。驼峰一般病后6周可通过自身溶解及囊泡吞噬清除而消散，覆盖于驼峰处的足细胞常可有部分足突融合和浓集的胞质微丝。此外，也可见少数沉积物散在分布形成免疫荧光中的星空型分布，这些沉积物也可以彼此靠近形成花冠型分布，在疾病的后期阶段，当上皮侧沉积物减少时，系膜中会出现新的沉积物，形成系膜型分布。

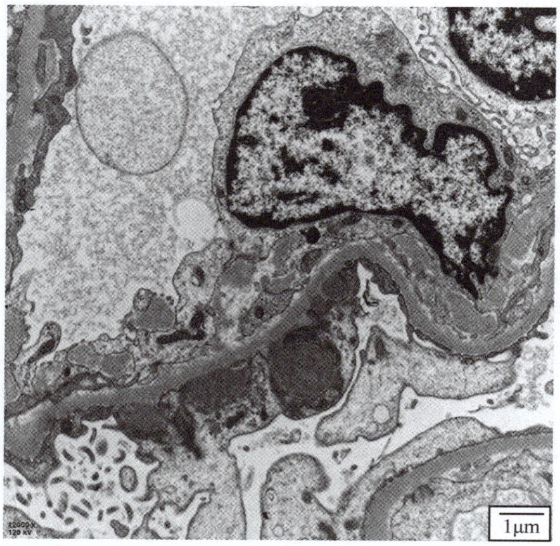

图16-3 肾小球基底膜上皮侧的圆顶状电子致密沉积物（即驼峰）

（五）并发症

1. 严重循环充血状态、心力衰竭、肺水肿 主要因水钠潴留、血容量增加及高血压所致。常以左心衰竭为主，但右心功能也常受累。表现为气急、心率快、心尖部收缩期杂音、肺底啰音，重者端坐呼吸、烦躁、奔马律、心脏扩大、肝大等；小儿患者还常诉腹痛。此类并发症尤多见于老年患者，未及时诊治可导致死亡。

2. 高血压脑病 指血压急剧增高时伴发神经系统症状。一般认为是在全身性高血压基础上颅内小血管痉挛或血管舒缩调节障碍、脑水肿、脑缺氧所致，此外水钠潴留也是重要原因。此类并发症多见于小儿患者。血压于短时间内显著增高、剧烈头痛、恶心呕吐，继之视力障碍、黑矇、嗜睡或烦躁，如未能及时治疗则可致惊厥、癫痫样抽搐、昏迷甚至死亡。

3. 急性肾损伤 发生率为1%～2%，表现为少尿或无尿，血尿素氮增高，不同程度的高钾血症及代谢性酸中毒等尿毒症改变。

（六）诊断

典型患者诊断不困难。ASO滴度升高及细菌培养等链球菌感染相关的证据有助于APSGN的诊断，但需要注意的是使用抗生素的患者ASO可正常。APSGN患者血尿素氮和血清肌酐通常在急性期升高，在急性期过后恢复正常，尿液检查可见血尿伴有蛋白尿及管型尿，血清补体C3可短暂性降低，病程第6～8周时大部分患者补体C3可恢复正常。出现以上证据及相关临床表现即可做出APSGN的诊断。

当怀疑APSGN时，通常不需要进行肾活检，根据感染病史、临床表现及实验室检查往往可以明确诊断；但是，如果患者临床表现不典型则应考虑进行肾活检。以下情况下需要考虑肾活检：①肾功能进行性下降；②补体水平正常或持续的低补体血症，超过4～6周；③缺乏链球菌感染的血清学证据；④显著的血压升高和肉眼血尿持续2～3周及以上，或持续蛋白尿伴或不伴血尿持续6个月以上。

（七）鉴别诊断

不管是急性链球菌还是其他细菌感染导致的急性肾小球肾炎，需要临床鉴别诊断的范围很广，包括狼疮肾炎、冷球蛋白性肾小球肾炎、C3肾小球病、IgA肾病和ANCA相关性肾炎等。因此，常规的检验应包括C3、C4、狼疮血清学检查、肝炎血清学检查和ANCA检测。低C3但C4正常在感染相关性肾小球肾炎或C3肾小球病中较为常见，而C3和C4均下降则在狼疮肾炎中更常见，低C4但C3正常多见于冷球蛋白性肾小球肾炎。需要注意的是，约1/3的成人感染相关性肾小球肾炎患者可同时存在C3和C4的下降。

1. 狼疮肾炎 光镜出现渗出性肾小球肾炎，以及免疫荧光染色可见以C3和IgG或C1q阴性或弱阳性等多见于狼疮肾炎，此外明确的细菌感染伴发热和细菌培养阳性病史也有助于与狼疮肾炎相鉴别。

2. 感染性心内膜炎相关性肾小球肾炎 细菌感染相关性肾小球肾炎与感染性心内膜炎相关性肾小球肾炎的主要鉴别要点是ANCA诱导的坏死和新月体肾小球肾炎。新月体和坏死性肾小球肾炎是感染性心内膜炎相关肾小球肾炎患者最常见的肾小球损伤模式。此外，部分老年细菌感染相关性肾小球肾炎患者和感染性心内膜炎相关性肾小球肾炎患者的抗MPO或抗PR3-ANCA阳性。因此，建议对所有感染性心内膜炎相关性肾小球肾炎患者进行活检，并对弥漫性新月体和（或）出现纤维蛋白样坏死样变的感染相关性肾小球肾炎患者进行ANCA检测，以排除并发ANCA介导的疾病。对于高度怀疑患有ANCA相关性肾炎者，应积极排除感染性心内膜炎。

3. IgA肾病和过敏性紫癜 细菌感染相关性肾小球肾炎肾组织免疫荧光IgA阳性需与IgA肾病和过敏性紫癜相鉴别。与IgA肾病及过敏性紫癜相比，细菌感染相关性肾小球肾炎更常见的特点包括患者高龄、可出现急性肾损伤、可并发葡萄球菌感染、低补体血症，光镜下可见明显的肾小球中性粒细胞浸润，免疫荧光显示C3阳性强于IgA，以及电镜下可见上皮下的驼峰等。需要注意的是，血管炎性皮疹可见于IgA阳性的葡萄球菌相关性肾小血管炎，与过敏性紫癜类似，因此在对患者进行免疫抑制治疗之前必须排除IgA阳性的感染相关性肾小球肾炎。

4. C3肾小球肾炎 细菌感染相关性肾小球肾炎通常很难通过病理与补体替代途径异常相关的C3肾小球肾炎进行鉴别，这种类型的C3肾小球肾炎也可见系膜和上皮下沉积物及驼峰。IgG、IgM、IgA或C1q阴性是诊断C3肾小球肾炎的主要依据，但一些消退期的细菌感染相关性肾小球肾炎患者也可出现类似现象。C3肾小球肾炎患者往往缺乏感染相关的临床证据，但可出现持续低补体C3血症超过数月、持续活动性肾小球肾炎超过数月及大的系膜或内皮下沉积物等表现。相比于C3肾小球肾炎，细菌感染相关性肾小球肾炎患者上皮下沉积物可见于系膜“腰部”，电镜可见上皮下沉积物再吸收。以上这些特点有助于两者的鉴别，但是在一些患者中仍需要进行补体替代途径相关检验才能进行鉴别[8]。

（八）治疗

根据2021年KDIGO发布的肾小球肾炎指南，细菌感染后肾小球肾炎可给予抗生素治疗相关感染，对水肿、高血压、持续性蛋白尿、进行性eGFR降低进行对症治疗，由于缺少相关RCT研究，尚不明确大量糖皮质激素治疗的作用。APSGN的治疗主要针对急性肾小球肾炎的临床症状进行对症治疗，这些症状通常在发病后1～2周开始改善，肾功能通常可在4周内恢复。具体治疗如下：

1. 休息 宜卧床休息2～3周，至肉眼血尿消失、水肿减退、血压恢复方可逐步增加活动量，3个月内避免进行剧烈的体力活动。

2. 饮食 给予含丰富维生素的低盐饮食，维持充足的热量。建议将每天钠摄入量维持在2～2.5g，每天液体摄入量维持在2000ml左右。有氮质血症者应限制蛋白质摄入量，每天0.6g/kg，并给予优质蛋白。同时应限制钾摄入量，避免食用高钾食物。

3. 清除感染灶 单纯的APSGN一般不需要使用抗生素治疗，但是在急性链球菌感染期间或感染持续存在时，建议使用抗生素去除感染灶，以抑制APSGN发生及加重。对于与A群链球菌感染患者密切接触的个人，也应考虑预防性使用抗生素，以减少疾病传播和预防疾病暴发[9]。抗感染常选用青霉素，过敏者可用红霉素、克林霉素或头孢类抗生素，疗程为7～10天。

4. 利尿剂 已控制水盐摄入的患者若仍有水肿、高血压、少尿，应给予利尿药物。可选用氢氯噻嗪25mg，每天2～3次，小儿1～2mg/(kg·d)，分2～3次口服。当肾小球滤过率＜25ml/(min·1.73m^2)或急需迅速利尿时可应用袢利尿剂，呋塞米20～40mg口服或注射。禁用保钾利尿药。

5. 控制血压 血压不超过140/90mmHg者可暂时观察。凡经休息、限盐、利尿剂治疗而血压仍高者应给予降压药。可选用钙通道阻滞剂、α1受体阻滞剂控制血压，但应避免使用ACEI和ARB，因为在急性肾小球肾炎期间，ACEI或ARB可能会进一步恶化肾功能并导致高钾血症。儿科有时使用利舍平，首剂0.07mg/kg（每次＜2mg）口服或肌内注射，继之以0.03mg/(kg·d)分次口服，也可同时合用肼屈嗪。

6. 高血压脑病的治疗 严重APSGN可导致高血压脑病和严重的急性肾损伤，在这种情况下，往往需要静脉用药来迅速降压，可选用硝普钠静脉输注，小儿以1μg/(kg·min)速度开始，成人自15μg/min开始，根据血压情况调整滴速，输液瓶需避光，应用时间长者则须监测硫氰酸浓度。此外还可应用拉贝洛尔，不良反应为眩晕及直立性低血压。高血压脑病除降压外还需给予止痉、吸氧，应用袢利尿剂减轻水钠潴留、降压。出现危及生命的神经系统并发症可给予透析治疗，治疗常需延续至APSGN消退。

7. 急性严重循环充血的治疗 严格卧床，限制钠、水摄入量。应给予利尿、降压及减轻心脏前后负荷治疗。临床上常用袢利尿剂，再配合酚妥拉明或硝普钠。急性肾小球肾炎的心力衰竭一般不用洋地黄类强心药。如药物治疗无效，则可应用透析超滤脱水。

8. 急性肾损伤治疗 一般治疗同其他原因导致的急性肾损伤。对合并新月体形成的急性肾衰竭可给予糖皮质激素、细胞毒类药物及血浆置换治疗。2021年KDIGO发布的指南指出，使用糖皮质激素和免疫抑制剂存在严重的风险，老年患者可出现严重感染。因此，在使用糖皮质激素时应权衡患者的风险和获益。当出现下列情况时应给予透析或血液超滤：①少尿或无尿2天；②血肌酐＞422μmol/L，BUN＞21mmol/L；③血钾＞6.5mmol/L；④高血容量、左心衰竭、肺水肿；⑤严重代谢性酸中毒，药物治疗难以纠正；⑥严重尿毒症。

（九）预后

细菌感染引起的大多数儿童肾小球肾炎患者可以缓解，然而很大一部分成人患者不能恢复肾功能，并出现持续性肾功能不全，甚至进展为终末期肾病。在IgA阳性的感染相关性肾小球肾炎患者急性期经常需要透析，只有不足20%的患者能恢复到病前肾功能水平。通常情况下没有基础疾病的年轻患者预后相对良好，老年患者和有潜在糖尿病肾小球硬化风险的患者预后较差。成人预后不良的因素包括高龄、肌酐升高及基础疾病，此外，大量的新月体形成的患者往往预后不佳。在各种细菌引起的肾小球肾炎中，APSGN患者相对预后良好，由APSGN引起的肾功能减退和终末期肾病非常罕见。但是，20%的APSGN患者在急性肾小球肾炎发生后5年内仍可有尿常规异常，包括镜下血尿和低水平蛋白尿。成人APSGN患者的肾脏预后通常比儿童差，在疾病的急性期，成人出现氮血症、充血性心力衰竭和蛋白尿可能性较大。老年人肾脏储备功能较少，比儿童更容易发生肾小球硬化和永久性肾损伤，而儿童在发生APSGN之前通常具有健全的肾功能，因此老年人往往较儿童预后差。

二、葡萄球菌感染相关性肾小球肾炎

（一）发病机制

在葡萄球菌感染相关性肾小球肾炎（staphylococcus infection associated glomerulonephritis）发病过程中，细菌产生的超级抗原起到了关键作用。细菌超级抗原是指细菌产生的一些能在短时间内激活大量T细胞的外毒素。超级抗原可刺激T细胞增殖，导致T细胞大量活化，随后释放IL-1、IL-2、IL-6、TNF-α及γ干扰素等因子。在特异性抗原的识别中，经抗原提呈细胞处理的特异性抗原可与主要组织相容性复合体（major histocompatibility complex，MHC）结合，而超级抗原可直接结合MHC分子。通常情况下仅有不足0.0001%的T细胞在适应性免疫应答中被激活，但超级抗原暴露可激活高达30%的T细胞[10]。已有20余种不同的葡萄球菌分泌物被确定为超级抗原，葡萄球菌产生的外毒素在感染性休克发病机制中起着重要作用。葡萄球菌释放的超级抗原肠毒素可激活T细胞，随后细胞因子的过度释放也可激活B细胞，多克隆免疫球蛋白的产生导致免疫复合物的形成，最终导致葡萄球菌感染相关性肾小球肾炎的发作，并可伴有IgA的沉积。研究表明，在大部分葡萄球菌感染相关性肾小球肾炎患者血液、尿液及痰液培养物中均可检测到葡萄球菌肠毒素（外毒素的一种），有IgA沉积的葡萄球菌感染相关性肾小球肾炎患者血清IL-2、IL-6、IL-8、IL-10和TNF-α水平可显著升高。

（二）流行病学

20世纪70～80年代有学者报道数例由急性葡萄球菌感染导致的弥漫性增生性肾小球肾炎，大多数病例继发于MRSA感染，金黄色葡萄球菌永久定植发病率约为20%，而短暂定植发病率约为60%。也有一些文献报道的葡萄球菌感染相关性肾小球肾炎涉及表皮葡萄球菌，表皮葡萄球菌是一种皮肤共生菌，但由于其能够在生物膜上存活，其能够在植入式和留置式医疗器械上长期存在，因此表皮葡萄球菌已成为一种潜在的病原体。在20世纪90年代中期，文献报道了金黄色葡萄球菌感染伴有急性肾小球肾炎，并发现了葡萄球菌超抗原。目前尚缺乏有效的大型流行病学研究，葡萄球菌感染相关性肾小球肾炎的确切发病率很难确定，一项研究报告了2年间收集的4600份肾活检样本，发现IgA阳性的葡萄球菌感染相关性肾小球肾炎占0.1%，然而这些患者的诊断依据主要为细菌培养结果，一些高度怀疑葡萄球菌感染相关性肾小球肾炎的肾活检标本因患者缺乏细菌培养的结果而不能确诊，所以葡萄球菌感染相关性肾小球肾炎的发病率可能更高。此外，葡萄球菌感染相关性肾小球肾炎患者多为老年男性，发病高峰在50～70岁[11]。

（三）临床表现及实验室检查

当患者发展为葡萄球菌感染相关性肾小球肾炎时，仍可存在葡萄球菌感染，葡萄球菌感染相关性肾小球肾炎患者通常伴有急性肾损伤，表现为镜下血尿和肾性蛋白尿。继发于皮肤感染的患者可表现为较明显的感染相关症状，但是继发于深部感染的患者早期可能很难表现出相关症状，大多数患者感染期存在发热，一部分患者可出现紫癜性皮疹。

实验室检查：葡萄球菌感染相关性肾小球肾炎患者可出现红细胞沉降率增快，白细胞计数和血清C反应蛋白水平升高，也可伴有不同程度的蛋白尿、血尿及肾功能下降，部分患者血清补体C3可正常。

（四）病理

1. 光镜　系膜增生和（或）毛细血管增生，伴有不同程度的新月体形成和肾小管间质性肾炎。有时葡萄球菌感染相关性肾小球肾炎老年患者也可见局灶节段性肾小球硬化，但往往和患者合并高血压或其他类型的慢性肾脏病有关，由于葡萄球菌感染相关性肾小球肾炎为急性病程，因此在单纯的葡萄球菌感染相关性肾小球肾炎中很少见到局灶节段性肾小球硬化。

2. 免疫荧光 可见IgA、IgG和补体C3沉积于系膜及肾小球毛细血管袢上，但并非所有葡萄球菌感染相关性肾小球肾炎病例都存在IgA沉积，补体C3沉积常与IgA的沉积同时发生，合并有肝硬化的葡萄球菌感染相关性肾小球肾炎患者，其IgA、IgG和补体C3在肾小球的免疫荧光可呈强阳性。冷球蛋白样肾小球毛细血管透明血栓在本病中较为罕见。

3. 电镜 系膜区可见电子密集沉积物，少数患者电子致密物的沉积也可见于内皮下或上皮下，与急性链球菌感染后肾炎不同，驼峰在葡萄球菌感染相关性肾小球肾炎中很少见。慢性肝功能障碍可抑制免疫复合物从循环中清除的正常机制，导致更多的免疫复合物在肾脏中沉积。

（五）诊断

葡萄球菌感染相关性肾小球肾炎不具有特异性临床表现，诊断时应考虑临床特征、肾活检病理、细菌培养和尿液分析结果。出现细菌培养证实的葡萄球菌感染，伴有IgA、补体C3的沉积，蛋白尿和镜下血尿等即可做出诊断，但并不是每个葡萄球菌感染相关性肾小球肾炎患者都符合以上标准。存在糖尿病、牙脓肿、开放性伤口、吸毒、手术或侵入性操作及植入物放置等感染的潜在危险因素，血清C3水平下降，白细胞碎裂性血管炎皮疹，ANCA阳性，免疫荧光可见肾小球系膜和毛细血管C3阳性等均有助于葡萄球菌感染相关性肾炎的诊断[9]。葡萄球菌感染相关性肾炎的鉴别诊断参见“一、急性链球菌感染后肾小球肾炎”的鉴别诊断。

（六）治疗

葡萄球菌感染相关性肾小球肾炎的治疗目的是消除潜在的感染并控制继发于急性肾小球肾炎的症状。微生物培养及抗菌药物敏感性试验对于确定抗菌药物敏感性和确定控制感染的有效疗法至关重要。在隐匿性深层感染的情况下，通常需要进行充分评估以确定感染源，包括X线、CT、MRI、经食管超声等检查有助于识别感染部位，这种深部的感染需要手术引流，并且可能需要长达6周的抗生素疗程。对于MRSA感染的患者，可使用多肽类抗生素和氨基糖苷类抗生素，但使用时也需要评估患者的肾功能。葡萄球菌感染相关性肾小球肾炎患者也需要通过利尿治疗和限制盐的摄入以控制血压并减轻液体超负荷。钙通道阻滞剂是首选的抗高血压药物，肾功能稳定的患者也可使用ACEI和ARB。出现电解质和代谢紊乱时可考虑血液透析治疗。与急性链球菌感染后肾炎不同，在葡萄球菌感染相关性肾小球肾炎活动性感染期间应避免免疫抑制治疗，在免疫抑制情况下可妨碍机体感染的清除能力甚至增加死亡风险[9]。

（七）预后

据文献报道，40%～77%葡萄球菌感染相关性肾小球肾炎患者可出现持续的肾损伤，43%的患者可进展为终末期肾病。可能导致这些患者肾脏预后不良的危险因素包括高龄、糖尿病病史、糖尿病肾小球硬化、发病前血清肌酐水平升高和肾活检中明显的间质纤维化。在由亚急性或慢性深部感染引起的葡萄球菌感染相关性肾炎病例中，由于诊断不及时及延迟使用有效抗生素治疗可导致慢性肾脏病的发生，此外，即使是及时使用抗生素的患者也需要长时间才能根除深层感染[9]。有文献报道，肾移植患者通常在移植后第1年发生感染相关性肾炎，金黄色葡萄球菌是最常见的致病菌，这部分患者预后差异很大，有些患者肾功能可恢复，而有些患者也会发生移植肾失功。

三、病例介绍及点评

（一）主诉

咽痛伴发热2周，眼睑水肿1天。

（二）病史

患者，男性，15岁。2周前剧烈活动后出现咽痛、发热，体温最高39.0℃，无畏寒、寒战，自行服用“消炎药”治疗，具体药名不详。患者1天前出现眼睑水肿，进行性加重，无下肢水肿，无咳嗽、咳痰，无腹痛、腹泻，无尿频、尿急、尿痛，无脱发、口腔溃疡，无皮疹、关节痛。遂于笔者所在医院门诊就诊，门诊测血压为159/90mmHg，为求进一步诊治收入院。患者自发病以来，神志清，精神可，饮食及睡眠可，大便正常，每日尿量1200～1500ml，体重近期无明显增减。

患者既往体健，否认肝炎病史，无结核病史，否认疟疾病史，否认高血压、心脏病病史，否认糖尿病、脑血管疾病、精神疾病病史，否认手术史，无外伤史，无输血史，否认食物药物过敏史，其他预防接种史不详。久居本地，无疫区、疫情、疫水接触史，否认新冠肺炎确诊及疑似患者接触史，无牧区、矿山、高氟区、低碘区居住史，无化学性物质、无放射性物质、无有毒物质接触史，无吸毒史，无吸烟史，无饮酒史，无特殊药物服用史，无冶游史。无家族遗传病病史。

（三）入院查体

T 36.4℃，P 80次/分，R 20次/分，BP 155/95mmHg，发育正常，营养良好，体形匀称，自主体位，正常面容，神志清楚，正常步态，语言清晰，查体合作。皮肤黏膜无黄染，无皮疹、皮下出血，无皮下结节、瘢痕，皮下无水肿，毛发分布正常，无肝掌、蜘蛛痣。全身浅表淋巴结无肿大。咽部黏膜无充血，扁桃体Ⅱ度肿大。喉咙发音清晰。呼吸运动正常，肋间隙无增宽、无变窄，呼吸规整，语颤无增强及减弱，无皮下捻发感。叩诊清音，双肺呼吸音清晰，未闻及干、湿啰音，语音传导正常，无胸膜摩擦音。心前区无隆起，心尖搏动未见增强及弥散，无震颤及心包摩擦感，心浊音界无扩大，心率80次/分，律齐，各瓣膜听诊区未闻及病理性杂音，无心包摩擦音。腹部柔软，无压痛及反跳痛，未触及异常包块。肝、脾肋下未触及，Murphy征阴性。腹部叩诊：肝上界在右锁骨中线第5肋间，肝区无叩击痛，肾区轻度叩击痛，无移动性浊音。肠鸣音正常，4次/分。四肢肌力、肌张力正常，关节活动度正常，双下肢无水肿，无静脉曲张。神经系统检查无异常。

（四）实验室检查

患者入院后完善相关检查检验，尿液检查：镜下红细胞20～30/HPF，蛋白（++）；24小时尿蛋白排泄量1.05g，24小时尿量600ml；补体C3 0.08g/L；抗链球菌溶血素O（ASO）966U/ml，白蛋白测定、肾功能、血凝常规均未见明显异常。肾穿刺活检病理示毛细血管内增生性肾小球肾炎。

（五）住院经过

患者入院后临床诊断为急性感染后肾小球肾炎、呼吸道感染，患者上呼吸道感染，结合ASO一过性升高，考虑链球菌感染后继发肾小球肾炎可能性大。入院后行肾穿刺检查，光镜：皮-髓-皮肾组织1条，15个正切体积增大的肾小球。肾小球毛细血管袢内弥漫细胞增生，单核细胞及中性粒细胞浸润＞10个/球；袢腔狭窄，见微血栓，囊壁节段增厚。PASM-Masson染色：肾小球基底膜内皮下可见少量嗜复红物沉积。轻度肾小管间质急性病变，多灶性肾小管上皮细胞肿胀、细颗粒变性，散在小管上皮细胞小空泡和粗颗粒变性，皮髓交界区小灶性单核细胞浸润。小动脉节段透明变性。电镜：观察2个肾小球，毛细血管袢内见较多增生的内皮细胞，亦见单核细胞、中性粒细胞浸润；多处基底膜上皮侧可见圆顶状电子致密沉积物，上皮侧少量电子致密物沉积，内皮下亦见团块状高密度的电子致密物沉积。多处系膜区亦见电子致密物沉积。肾小球足细胞胞质较多微绒毛化，足突节段性融合增宽50%～60%。病理诊断：毛细血管增生性肾小球肾炎。嘱患者卧床休息，低盐饮食，控制蛋白摄入量为1g/（kg・d），限制每日液体摄入量在2000ml左右。同时给予青霉素抗感染治疗。通过限盐、限制液体摄入，患者血压逐步恢复正常，尿量较前增多，眼睑水肿较前减轻，病情好转后出院。出院1个月后来我院门诊复查，尿液检查：镜下红细胞5～10/HPF，蛋白（+）；24小时尿蛋白排泄量0.3g，24小时尿量1400ml，补体C3 0.15g/L，ASO未见正常。嘱继续低盐优质低蛋白饮食，监测血压及尿量变化，门诊随诊。

（六）点评

患者为青少年男性，病程短，以上呼吸道症状、眼睑水肿起病，出现血压升高，伴蛋白尿、镜下血尿，无肉眼血尿，ASO明显升高，补体C3下降。患者肾活检病理组织学病变为肾小球毛细血管袢内内皮细胞增生，伴较多中性粒细胞、单核细胞浸润；电镜下观察肾小球基底膜上皮侧典型驼峰样电子致密物沉积，同时伴有肾小球系膜区、基底膜内皮下较多电子致密物沉积。因此，结合临床及肾活检结果诊断为急性链球菌感染后肾小球肾炎。目前认为急性链球菌感染后肾小球肾炎组织学表现主要有4种：肾小球毛细血管内增生性病变、新月体肾炎、肾小球系膜增生性病变及肾小球膜增生性病变。其中肾小球毛细血管内增生性病变最常见，早期光镜下肾小球病变均匀一致，表现为弥漫内皮、系膜细胞增生，同时毛细血管袢内大量中性粒细胞及单核细胞浸润，该患者肾活检属于肾小球毛细血管内增生性病变，伴大量细胞浸润。该患者明确诊断后，给予青霉素抗感染治疗，同时限制液体、钠及蛋白质摄入。治疗1周后，血压降至正常，同时尿量较前增多，眼睑水肿较前缓解，出院1周后随访，补体C3较前升高，ASO恢复正常。经典的感染后肾小球肾炎是一种多发于儿童，由免疫介导的肾小球肾炎与A群链球菌感染相关，通常发生在呼吸道或皮肤感染之后1～3周。本例为青少年患者，属于好发人群。大多数急性链球菌感染后肾小球肾炎病例并无明显的临床表现，就诊的患者通常表现出急性肾炎综合征及水钠潴留导致的面部水肿。急性感染后肾小球肾炎的临床表现主要有3类：急性肾炎综合征、急进性肾炎综合征和临床症状不明显的肾小球肾炎，该患者临床表现为急性肾炎综合征。针对患者临床指征，宜卧床休息2～3周，至水肿减退、血压恢复方可逐步增加活动量，3个月内宜避免进行剧烈的体力活动。饮食方面将每天钠摄入量维持在2～2.5g，每天液体摄入量维持在2000ml左右。限制蛋白质入量，为1g/（kg・d），并给予优质蛋白饮食。患者ASO升高，表明感染持续存在，使用抗生素去除感染灶，以抑制急性链球菌感染后肾小球肾炎的发生及加重，保护肾功能。

第二节　其他病原体感染引起的肾炎

一、常见病原体

除了链球菌和葡萄球菌外，其他几种细菌和非细菌微生物也可诱发免疫介导的肾小球肾炎，以下病原体常见。

1. 细菌　包括革兰氏阳性厌氧菌、痤疮丙酸杆菌，革兰氏阴性菌、淋病奈瑟菌、假单胞菌属、布鲁菌属、贝纳柯克斯体、耶尔森菌属和军团菌属。

2. 病毒　包括乙型肝炎病毒、丙型肝炎病毒、巨细胞病毒、肠道病毒、麻疹病毒、风疹病毒、水痘-带状疱疹病毒、腮腺炎病毒、细小病毒、EB病毒等。

3. 寄生虫　包括疟原虫、弓形虫、丝虫、血吸虫、毛线虫属、锥虫等。

4. 真菌　包括球孢子菌、念珠菌、组织胞质菌等。

5. 其他　包括钩端螺旋体、梅毒螺旋体、支原体、衣原体、立克次体等。

二、临床常见的疾病

（一）感染性心内膜炎

根据致病微生物及临床表现，感染性心内膜炎可分为亚急性细菌性心内膜炎和急性细菌性心内膜炎。心内膜炎相关的肾小球肾炎大多数继发于急性细菌性心内膜炎，金黄色葡萄球菌是急性细菌感染性心内膜炎的常见致病菌。急性感染性心内膜炎的危险因素包括吸毒、糖尿病、恶性肿瘤、植入物的置入及其他可导致免疫抑制的疾病，其主要累及三尖瓣并可导致破坏性瓣膜脓肿的形成，通常需要手术置换瓣膜。亚急性心内膜炎通常由毒性较低的变形链球菌和嗜血杆菌感染引起，风湿性心瓣膜病及先天性心脏病是亚急性感染性心内膜炎的危险因素。亚急性感染性心内膜炎对机体造成的危害较小，但是临床病程较长，通常累及二尖瓣。

将引起感染性心内膜炎的细菌或其产物作为抗原，刺激机体产生相应抗体，抗原抗体形成循环免疫复合物。免疫复合物在肾小球内的沉积部位与细菌的类型、感染时期有关，但主要取决于抗原抗体复合物的大小和溶解度。当抗原过剩时所形成的免疫复合物，体积较小而溶解度高，易在肾小球上皮细胞下沉积，多见于细菌性心内膜炎的败血症期，尤其是凝固酶阳性的葡萄球菌性心内膜炎，常伴有弥漫性增生性肾小球肾炎。当抗体稍多于抗原时，所形成的免疫复合物呈中等体积且溶解度差；当抗体明显多于抗原时，所产生的较大免疫复合物是不溶解的。这些中等和大体积的免疫复合物常沉积于肾小球内皮下，引起局灶性或弥漫性肾小球肾炎，多见于草绿色链球菌所致的亚急性细菌性心内膜炎。此外，在血循环中可找到抗原抗体复合物和补体激活表现。

大多感染性心内膜炎患者可有感染性心内膜炎的全身及心血管症状，如发热、乏力、多汗、皮肤黏膜出血点、脾大、心音改变或出现心杂音、进行性贫血等。其相关的肾小球肾炎最常见的临床表现包括急性肾损伤、急性肾炎综合征和肾病综合征。免疫学检查方面，约60%的患者可出现血清补体下降，一些患者也可出现ANCA、抗核抗体、冷球蛋白升高及类风湿因子和抗磷脂抗体阳性。细菌感染性心内膜炎导致的肾小球肾炎患者肾活检可出现弥漫性增生性肾小球改变、系膜增生、新月体形成及毛细血管内细胞增生。以金黄色葡萄球菌为致病菌的患者常见病理表现为膜增生性肾小球肾炎及毛细血管内增生性肾小球肾炎，可有新月体形成。亚急性心内膜炎导致的肾小球肾炎由于长期持续的肾小球损伤，常表现为系膜增生。免疫荧光可见C3、IgA及IgG的沉积，电镜可检测到一些小的免疫复合物沉积于系膜和毛细血管壁，驼峰并不常见。

感染性心内膜炎相关性肾小球肾炎患者需要长期使用抗生素以控制感染，同时需要积极地给予支持治疗，病情严重的患者需要行瓣膜置换手术。此外，需要注意的是，ANCA阳性的心内膜炎相关性肾炎要与ANCA相关性肾炎相鉴别，ANCA相关性肾炎需要积极地给予免疫抑制治疗，而免疫抑制治疗不仅不会改善感染性心内膜炎相关性肾小球肾炎的预后，还与死亡率的增加有关。感染性心内膜炎相关性肾小球肾炎患者通常预后较差，部分患者可出现持续性肾损伤或终末期肾病，年轻患者如果得到及时的诊断及适当的抗生素治疗，肾功能是可恢复的[9, 12, 13]。

（二）分流性肾炎

分流性肾炎是指脑积水患者应用Hotervalve做脑室-心房（或颈静脉）分流术后，在分流部位发生继发感染而导致的肾小球肾炎。分流性肾炎是一种典型的免疫复合物诱导的肾小球肾炎，往往出现在活动性感染期，而不是在感染潜伏期之后。

大多数患者在出现肾脏表现之前多有原发病，可有脑室分流手术史、亚急性感染症状或发热、贫血、肝脾大等全身表现。肉眼血尿和镜下血尿及不同水平的蛋白尿是常见的肾脏表现，分流性肾炎患者高血压不常见。血清学检查常见血清补体C3下降，循环免疫复合物阳性，C反应蛋白上升，类风湿因子和冷球蛋白阳性。分流性肾炎最常见的肾活检结果是弥漫增生性改变，膜增生性肾小球肾炎在该病肾活检中较为常见，新月体形成较为少见。免疫荧光通常可见IgM和C3沿毛细血管袢及系膜区呈颗粒状沉积。电镜可见散在的系膜和少量的内皮下和上皮下电子致密沉积物，可出现驼峰。

分流性肾炎的治疗通常需要移除分流装置并给予抗生素治疗。约50%的患者在感染控制后可完全缓解，部分患者死于感染和相关并发症，约20%的患者可进展为慢性肾脏病及终末期肾病，另有约20%的患者可表现出持续的尿液异常。

（三）内脏或深部感染时的肾损伤

除上述感染性心内膜炎时的肾损伤及分流性肾炎外，其他部位的感染如肺、腹腔、皮下、慢性骨髓炎等情况也可引发肾损伤。临床上肾脏受累多表现为持续数月感染后出现轻重不一的肾损伤，轻者仅尿检异常，重者可致肾衰竭，偶见肾病综合征。血中补体常降低。肾脏病理最常见的是弥漫增生性肾小球肾炎或肾小球系膜增生性病变，可有不同程度的新月体形成，亦有报道为局灶增生性或膜增生性肾小球肾炎改变。治疗主要针对基础感染、肾功能状态而定，新月体形成者预后较差。

（徐　岩）

参考文献

[1] Choi S H，Stinson M W. Binding of a Streptococcus mutans cationic protein to kidney in vitro[J]. Infect Immun，1991，59（2）：537-543.

[2] Johnston K H，Zabriskie J B. Purification and partial characterization of the nephritis strain-associated protein from Streptococcus pyogenes，group A[J]. J Exp Med，1986，163（3）：697-712.

[3] Batsford S R，Mezzano S，Mihatsch M，et al. Rodríguez-Iturbe B:

Is the nephritogenic antigen in post-streptococcal glomerulonephritis pyrogenic exotoxin B (SPE B) or GAPDH?[J]. Kidney Int, 2005, 68 (3): 1120-1129.
[4] Yamakami K, Yoshizawa N, Wakabayashi K, et al. The potential role for nephritis-associated plasmin receptor in acute poststreptococcal glomerulonephritis[J]. Methods, 2000, 21 (2): 185-197.
[5] Pancholi V, Fischetti V A. alpha-enolase, a novel strong plasmin (ogen) binding protein on the surface of pathogenic streptococci[J]. J Biol Chem, 1998, 273 (23): 14503-14515.
[6] Mosquera J, Pedreañez A. Acute post-streptococcal glomerulonephritis: analysis of the pathogenesis[J]. International Reviews of Immunology, 2021, 40 (6): 381-400.
[7] Nasr S H, Fidler M E, Valeri A M, et al. Postinfectious glomerulonephritis in the elderly[J]. J Am Soc Nephrol, 2011, 22 (1): 187-195.
[8] Nasr S H, Radhakrishnan J, D'Agati V D. Bacterial infection-related glomerulonephritis in adults[J]. Kidney Int, 2013, 83(5): 792-803.
[9] Satoskar A A, Parikh S V, Nadasdy T. Epidemiology, pathogenesis, treatment and outcomes of infection-associated glomerulonephritis[J]. Nat Rev Nephrol, 2020, 16 (1): 32-50.
[10] Tuffs S W, Haeryfar S M M, McCormick J K. Manipulation of innate and adaptive immunity by staphylococcal superantigens[J]. Pathogens, 2018, 7 (2): 53.
[11] Lavine N, Ohayon A, Mahroum N. Renal autoimmunity: The role of bacterial and viral infections, an extensive review[J]. Autoimmun Rev, 2022, 21 (5): 103073.
[12] Hunt E A K, Somers M J G. Infection-related glomerulonephritis[J]. Pediatr Clin North Am, 2019, 66 (1): 59-72.
[13] Brunet A, Julien G, Cros A, et al. Vasculitides and glomerulonephritis associated with *Staphylocococcus aureus* infective endocarditis: cases reports and mini-reviewof the literature[J]. Ann Med, 2020, 52 (6): 265-274.

第十七章 IgA 肾 病

IgA肾 病（immunoglobulin A nephropathy，IgAN）是以IgA为主的免疫球蛋白在肾小球系膜区弥漫沉积为特征的肾小球肾炎。临床表现为无症状血尿、蛋白尿，也可表现为急性肾炎综合征、急进性肾炎综合征、慢性肾炎综合征和肾病综合征。该病由法国学者Jean Berger于1968年首次报道[1]，故曾被称为Berger病。IgAN是全世界最常见的一种原发性肾小球疾病，不同地区的患病率不同，其地理分布差异也很大。IgAN的病理表现为以系膜区弥漫IgA沉积为主的改变，确诊依靠肾穿刺活检病理诊断。

一、流行病学

根据对Medline、Embase和Science Direct数据库（1968～2017年2月）的检索，涉及IgAN的流行病学调查数据显示，IgAN是原发性肾小球疾病中最常见的类型，其患病率高。该数据涵盖了来自亚洲21个国家或地区、欧洲23个国家、北美洲3个国家、南美洲4个国家、非洲4个国家和大洋洲2个国家的患者，进一步证实了该病的普遍性。在亚洲地区，特别是中国，IgAN的发病率较高，占原发性肾小球肾炎的36.6%～54.3%，而在日本为47.4%。在中国的透析和移植登记组中，IgAN是慢性肾脏病的最主要原因。相比之下，在印度，IgAN仅占原发性肾炎的6.3%，这可能与较低的肾活检比例及对于持续镜下血尿和（或）蛋白尿个体早期转诊至肾脏病专家的不足有关。研究表明，随着肾活检数量的增加，IgAN的诊断比例也会随之增加。在欧洲，IgAN在原发性肾炎中的比例也较高，达到39%～52%，尤其在法国最为显著。在美国，IgAN是年轻白种人中最常见的原发性肾炎，但在非洲裔美国人中相对较少见。与黑种人（0.7%）相比，IgAN在印第安人（13.3%）中的发病率更高。许多情况下，IgAN的发病是无症状的，因此定期尿液分析对于早期诊断至关重要[2]。

二、病 因

绝大多数IgAN为原发性。所谓继发性IgAN是指肾穿刺病理改变同原发性IgAN类似，但是患者还合并其他系统疾病，常见的有肝硬化、银屑病、强直性脊柱炎、类风湿关节炎、炎症性肠病（克罗恩病和溃疡性结肠炎）、小细胞癌、疱疹样皮炎等。一般肾活检之前患者已经确诊这些疾病。但是这些其他器官疾病与肾脏IgAN病理改变之间的发病机制并不清楚。

三、发病机制

IgAN自从被认识以来已经有60年的历史，临床研究显示，IgAN患者血清中半乳糖缺乏的IgA1（galactose-deficient IgA1，Gd-IgA1）水平高于正常人群[3, 4]。目前“4次打击学说”被广泛接受，作为IgAN可能的发病机制。这一理论包括以下方面：①Gd-IgA1的循环水平增加；②自身抗体靶向Gd-IgA1；③循环免疫复合物中含有Gd-IgA1；④Gd-IgA1-抗糖抗体免疫复合物沉积在系膜中，导致慢性炎症和肾小球受损[4-6]。尽管这一理论被广泛接受，但仍然存在许多未解之谜，如Gd-IgA1的起源及补体系统在IgAN发病机制中的作用。

1. 黏膜免疫系统和IgA肾病 IgA在体内有分泌型IgA（SIgA）和血清IgA两组，分别来源于黏膜相关淋巴组织的浆细胞和骨髓及外迁至脾脏的浆细胞。血清中的IgA主要是单体形式，分子质量为160kDa左右，占总免疫球蛋白的10%～15%，浓度仅次于IgG（12g/L），为2～3g/L，产生速率与IgG相似，但代谢速度比IgG快5倍。SIgA存在于唾液、眼泪、初乳、肠道、生殖道及呼吸道的分泌物中，大多以聚合体（pIgA）形式存在，主要由二聚体（dIgA）组成。dIgA由两个相同的IgA单体组成，通过其Fc区和J链蛋白尾部倒数第二个半胱氨酸残基通过二硫键连接而成，再与聚合免疫球蛋白受体（pIgR）结合后，dIgA被转运至上皮细胞的顶端表面，和分泌成分（SC）（一种被pIgR裂解的多肽）组成SIgA，分泌到黏膜管腔[7]。与单体相比，pIgA含有多个Fab，具有更强的抗原亲和力，更易于凝集外部分泌物中的微生物。

人类浆细胞分泌两种IgA亚型，即IgA1和IgA2。绝大多数动物只有一种IgA，结构与人类IgA2相似。IgA1是血清中主要IgA亚型，与IgA2的比例为10∶1；小肠中，该比例为3∶1；在结肠中，检测到的IgA1和IgA2比例大致相等[7-9]。IgA1和IgA2之间的主要结构差异在于IgA1分子铰链区含有23个氨基酸，其中5个常见的丝氨酸、苏氨酸能作为O-糖基化链接位点，而IgA2分子仅有10个氨基酸，且没有O-糖基化位点[5, 8]。正常IgA1的O-糖链的成分是N-乙酰基半乳糖胺，半乳糖和唾液酸6糖基化由几种酶控制，包括N-乙酰半乳糖（GalNAc）转移酶、半乳糖唾液酸（ST6GalNAcll）转移酶、半乳糖基转移酶（C1GalT1）等。Mestecky J的研究提示，IgAN患者的IgA1亚型异于常人，其铰链区O-糖链的结构缺乏半乳糖，唾液酸直接连接至N-乙酰基半乳糖胺，称为Gd-IgA1。

B细胞能够通过DNA重组将其免疫球蛋白重链的同种型从IgM改变为IgG、IgE或IgA，这一过程称为类别转换重组（CSR）。成熟B细胞中IgA的表达是通过IgH μ恒定区外显子（Cμ）到Cα的CSR获得的[9]。成熟但幼稚的B细胞向记忆B细胞、浆母细胞或浆细胞的转化是通过T细胞依赖性和T细胞非依赖性机制发生的。T细胞依赖性IgA类别转换需要生发中心内T细胞表达的CD40配体（CD40L，也称为CD154）与B细胞上的CD40结合[10]。这种相互作用导致转录因子NFκB的激活，从而驱动激活诱导的胞苷脱氨酶（AID）的表达，这对于CSR至关重要。T细胞依赖性抗体反应至少需要5～7天才能形成，为了弥补这个限制，专门的B细胞亚群可以CD4+ T细胞和CD40L独立的方式对IgA进行类别转换，如作为Toll样受体（TLR）信号转导。最近数据显示，在IgAN患者扁桃体中，TLR9具有特殊的激活作用，它可以识别细菌和病毒DNA CpG-ODN中的非甲基化DNA序列[11]。据报道，CD19+ B细胞中的TLR7可以促进肾脏中炎症细胞因子（IL-6和IL-12）的表达，并在IgAN患者的外周血中产生高水平的IgA1和Gd-IgA1[12]。在这个不依赖于T细胞的过程中，树突状细胞（DC）释放可溶性类别转换诱导因子，包括B细胞独立过程细胞激活因子（BAFF；也称为BLyS）和增殖诱导配体（APRIL）。BAFF过表达小鼠仅在共生微生物菌落存在的情况下才会产生IgAN。APRIL和BAFF细胞因子参与促进B细胞存活及黏膜和骨髓中IgA浆细胞的类别转换[13]。

外周血中的人类IgA1被认为主要是单体和半乳糖基化的IgA1。然而，IgAN患者的聚合IgA1升高，在循环和肾小球系膜免疫复合物沉积中检测到铰链区（HR）O-聚糖缺乏半乳糖（Gd-IgA1）。许多证据表明，与肠道（GALT）和鼻咽（NALT）相关的淋巴组织在IgAN发病机制和进展中发挥着关键作用。全基因组关联研究（GWAS）揭示了多个黏膜免疫和炎症相关位点对IgAN风险的重要贡献，如8p23、17p13及9q34[14, 15]。GALT衍生的IgA+ B细胞从派氏集合淋巴结处通过引流肠系膜淋巴结、胸导管和血液迁移到小肠固有层，在那里它们发育成产生IgA的浆细胞。这一过程由肠道归巢分子引导，包括α4β7-整合素、B细胞上的CC趋化因子受体9（CCR9）与其在小肠中的配体、黏膜寻址素细胞黏附分子1（MadCAM-1）和CCL25的相互作用[16, 17]。1996年，一项研究发现，IgA肾病患者的骨髓中会产生过量的二聚体IgA（dIgA）[18]。2022年，Milan Raska等研究发现，与健康对照相比，IgAN患者的外周血Gd-IgA1+细胞主要表达λ轻链、CCR9和CCR10。此后，推测可能由于其表面归巢受体的不适当表达，一些黏膜IgA分泌浆细胞在从其黏膜诱导位点迁移期间可能被错误引导至骨髓[19]。这可能是IgAN患者骨髓中产生黏膜型聚合Gd-IgA1并在血清中增加的原因。

最初，Gd-IgA1通过来自蜗牛Helix aspersa的凝集素进行定量测定，该凝集素对末端N-乙酰半乳糖胺（GalNAc）残基具有特异性[20]。最近，一种不同于HAA凝集素特性的新型人IgA1铰链区

Gd-IgA1特异性单克隆抗体KM55也被广泛使用[21]。IgA1 O-聚糖在其HR中的生物合成是一个翻译后修饰过程，与除IgD之外的大多数其他免疫球蛋白不同。IgA1 O-聚糖在其通过高尔基体的转变过程中发生，由不同的糖基转移酶控制，催化单糖顺序添加到糖蛋白上[22, 23]。在HR上，O-糖基化是由连接到Ser/Thr残基的GalNAc转移酶活性（GalNAc-Ts）启动的。IgAN患者IgA1的O-糖链半乳糖增加的一个可能解释是产生IgA1的细胞中GalNAc-T14过度表达[24]。IgAN衍生细胞中Gd-IgA1含量升高也可能是糖基转移酶的表达和活性改变所致：核心1 β1，3-乳糖基转移酶（C1GALT1）减少，α2，6-唾液酸转移酶2（ST6GalNAc-Ⅱ）增加。GWAS研究表明，中国和欧洲IgAN患者中编码C1GALT1和ST6GalNAc-Ⅱ酶的基因内存在多个SNP[22]。

dIgA在宿主抵御共生菌和病原菌的第一道防线中发挥着重要作用。高达15%的IgAN患者会出现孤立性或复发性肉眼血尿并伴有咽炎或胃肠炎[25]。与良性增生样本相比，IgAN样本的微生物群特征与复发性扁桃体炎样本的微生物群特征相似。有证据表明，IgAN患者的肾活检样本中存在针对副流感嗜血杆菌抗原的血清IgA抗体[26]。用金黄色葡萄球菌衍生抗原与弗氏不完全佐剂混合免疫Balb/c小鼠导致增生性肾小球肾炎，伴有IgA、IgG和C3沉积[27]。在小鼠IgAN模型中，过度表达BAFF的小鼠仅在具有共生微生物定植的小鼠中形成IgAN，并且在无菌环境中不会形成这种表型[13]。在另一种小鼠IgAN模型α1KI-CD89Tg中，当抗生素耗尽肠道微生物群时，小鼠可以免受蛋白尿和肾小球炎症变化的影响[28]。对IgAN患者肠道微生物群的GWAS研究发现，有九种肠道微生物相关的遗传变异与IgAN易感性相关[29]。共生细菌梭菌（Clostridium ramosum）的嵌合蛋白酶AK183（与Fc嵌合融合）被证明能够去除α1KI转基因IgAN小鼠肾小球中的慢性IgA和相关补体C3沉积物[30]。

CD89（Fc alphaRI）是在中性粒细胞、嗜酸性粒细胞和单核/巨噬细胞等细胞上表达的人骨髓IgA Fc受体，参与IgAN的致病机制。CD89结合所有分子形式的IgA亚类（即单体、二聚体和分泌型IgA）及Gd-IgA1。研究发现CD89与蛋白尿有相关性，可作为疾病活动、系膜、毛细血管内细胞增多和细胞新月体组织学标志物[31]。表达人IgA1和人CD89的转基因小鼠模型被诱导患上IgAN样疾病[32]。在该小鼠模型中，转铁蛋白受体（CD71）过度表达参与IgA1复合物在系膜中的沉积。CD71通过结合转铁蛋白来调节铁的细胞输入，转铁蛋白是系膜细胞上IgA1的受体。在正常肾脏中，CD71在肾小球中检测不到或表达水平非常低。相反，CD71在IgAN的肾小球中表达显著上调，并且与细胞增殖的强度密切相关。最近，一项儿童IgAN研究发现，游离可溶性CD89（sCD89）和IgA-sCD89与系膜沉积和系膜细胞增殖相关，部分通过CD71途径介导[33]。

2. IgAN中的补体激活 在IgAN中，尽管系膜中C1q缺失但C3沉积很常见，但补体活性是否有助于IgAN的发病尚不完全清楚。GWAS研究中有证据表明替代途径（AP）和凝集素途径（LP）变异与IgAN的发生有关[14, 15]。根据病理学和细胞实验，推测补体系统的激活可能发生在含有IgA1的循环免疫复合物上，也可能发生在肾小球局部。目前尚不清楚IgAN患者中替代途径和凝集素途径是如何被激活的。体外研究表明，甘露糖结合凝集素（MBL）以剂量依赖性方式结合微量滴定板中包被的聚合IgA，但不结合单体IgA[34]。

通过抑制C3和C5转化酶，补体因子H（CFH）抑制补体替代途径的级联反应。CFH及其相关蛋白CFHR3、CFHR1、CFHR4、CHFR2和CFHR5的基因位于同一染色体上，染色体1q31—q32.1。基于单倍型的分析表明，rs6677604-A等位基因（CFHR1和CFHR3）常见缺失（CFHR1，3Δ）可防止IgAN的产生[14]。在英国的IgAN患者队列中，CFHR5丰度与肾小球C3b/iC3b/C3c、C3dg和C5b9丰度呈正相关，与肾小球CFH丰度呈负相关[35]。北京队列遗传分析发现三种重组CFHR5蛋白，CFHR5-M（c.508G＞A/p.Val170Met）、CFHR5-S（c.533A＞G/p.Asn178Ser） 和CFHR5-D（c.822A＞T/p.Glu274Asp），显示出显著更高的C3b结合能力，这表明CFHR5是IgAN易感基因[36]。

约40%的IgAN患者显示肾小球C4d沉积，表明存在凝集素途径激活[35]。此外，在日本和荷兰的队列中，约25%的IgAN病例中发现了MBL、L-fcolin、MASP2和MASP1/3[37, 38]。在北京队列中，Collectin11与IgA共定位于37%的IgAN患者的肾小球系膜中[39]。据报道，来自个体IgAN患者的聚合而非单体IgA组分再现了强MBL结合。太高或太低MBL水平（＞3540ng/ml，＜100ng/ml）与IgAN严重程度，如蛋白尿和细胞新月体之间也存在关联[40]。另外，临床和组织学特征中IgAN的严重程度也与MASP-3降低相关，提示与补体D因子（CFD）的激活密切有关。

四、病　理

IgAN的主要病理特征是以IgA为主（也可以伴C3或IgG）的免疫复合物沉积于肾小球系膜区（图17-1）。根据IgAN 4次打击学说，包含Gd-IgA1及其抗体（多为IgG）的免疫复合物在肾小球沉积而致病。但是在普通显微镜下经常无法观察到IgG的沉积，然而，近来通过共聚焦显微镜证实，肾小球系膜区确有IgG的沉积。IgAN的组织学改变具有多样性，从不同程度的系膜增生性改变到局灶节段性肾小球硬化及严重的新月体形成等，肾小管间质病变和间质血管病变也轻重不一（图17-2）。典型超微结构改变是系膜旁区大块状电子致密物沉积（图17-3），然而，肾小球毛细血管袢基底膜内皮下及膜上也可见致密物沉积，根据临床蛋白尿的多少，肾小球足细胞损伤程度也不一致。总之，多种肾脏病理改变都可见于IgAN患者，但见到一些病变要注意鉴别继发性IgAN，如肾间质有较多浆细胞需行免疫组化染色等（图17-1）。

IgAN的病理分类系统最早有Lee和Haas分级系统，但是有欠缺，在同一级可能包含急慢性病理指标，如果只按分级诊疗可能忽略某些特殊病变，随着广泛的临床试验的开展及基础研究的不断深入，单一级别的分类已无法适应需求。

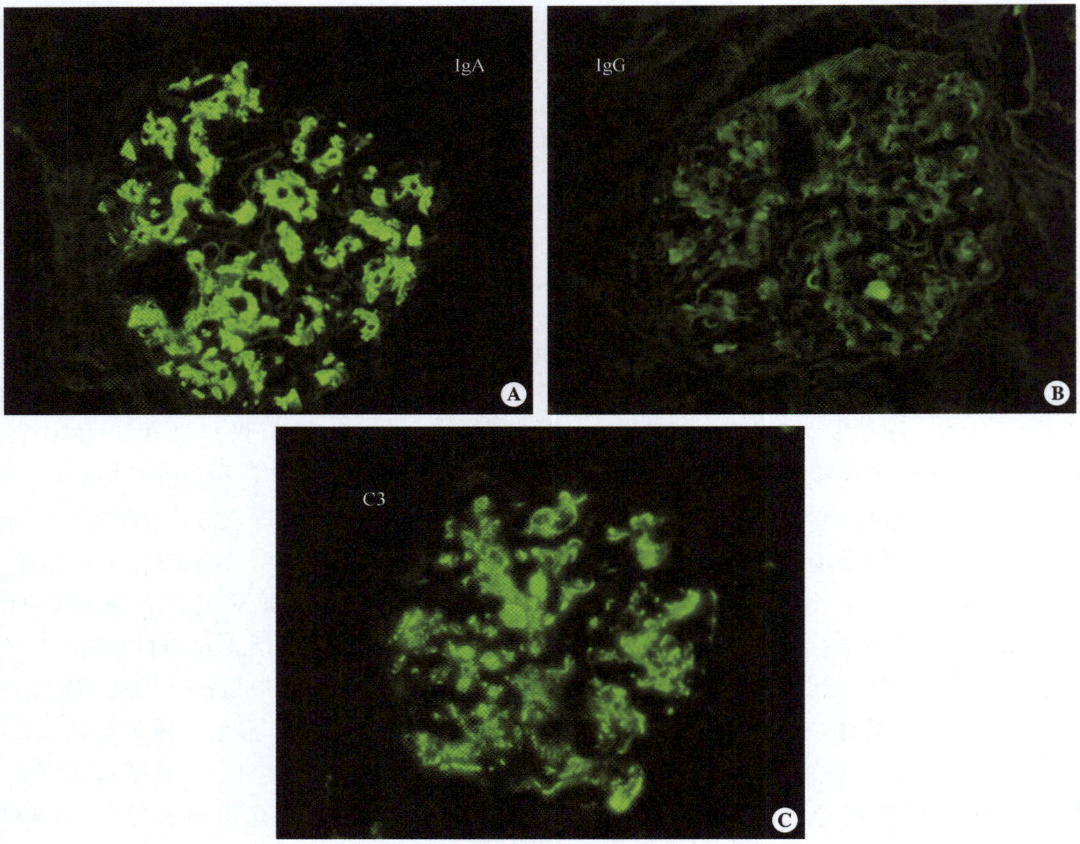

图17-1

图17-1　IgA肾病免疫荧光表现

A. 肾小球系膜区IgA呈不规则块状分布；B. 肾小球节段系膜区IgG阳性；C. 肾小球系膜区C3沉积与IgA分布一致（×400）

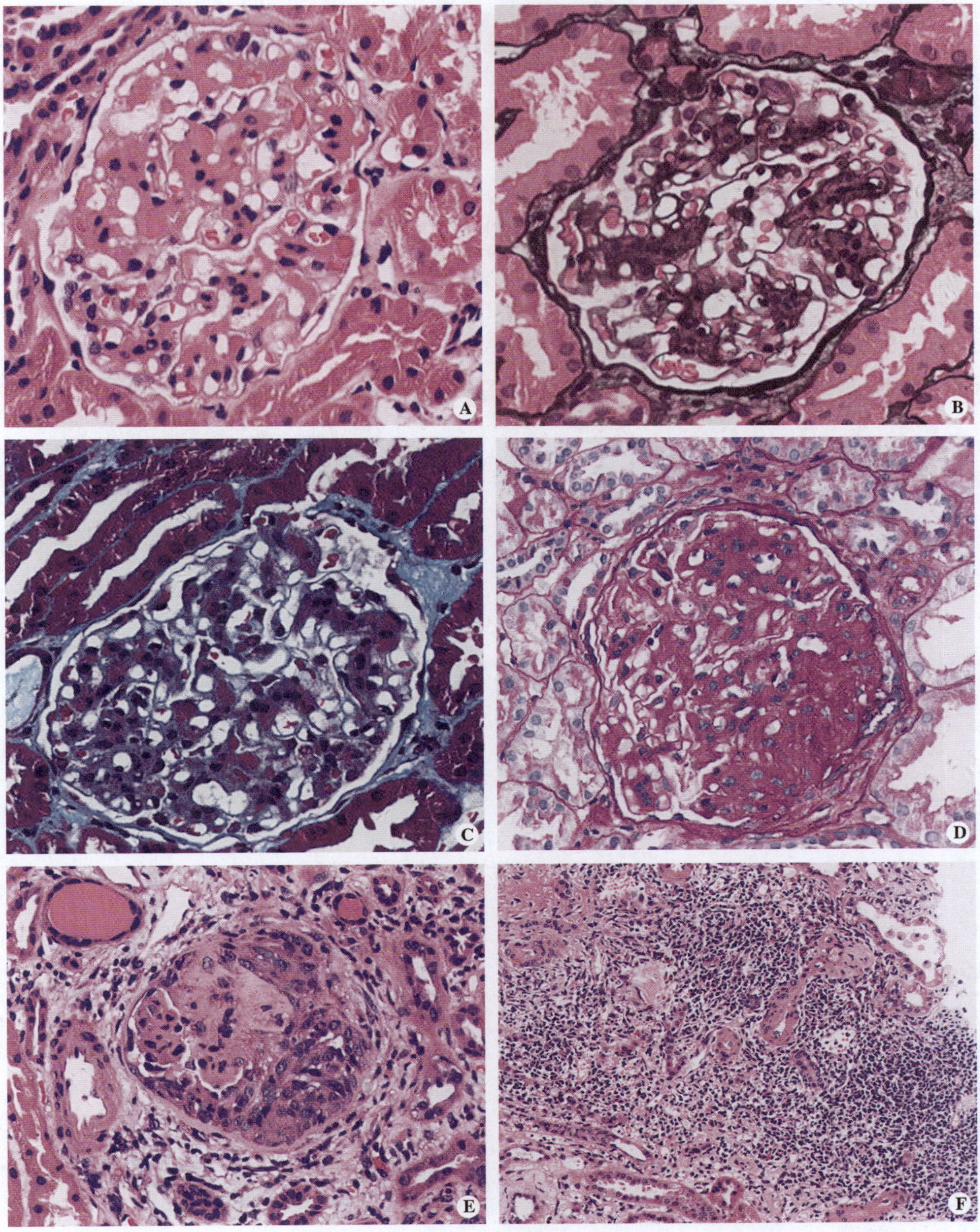
A
B
C
D
E
F

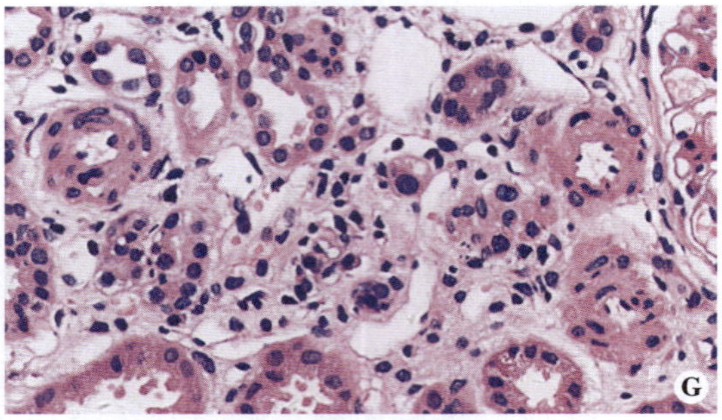

图 17-2

图 17-2 IgA 肾病光镜表现

A. 光镜下肾小球系膜细胞无增生，系膜区增宽，系膜基质增多，系膜旁区可见大块状嗜伊红增强，有“圆拱”样突出（HE，×400）；B. 肾小球系膜区轴样增宽，节段系膜区中系膜细胞≥5个（PASM，×400）；C. 增宽的肾小球系膜区见圆拱状嗜复红物沉积（Masson，×400）；D. 肾小球系膜区增宽，系膜基质增多，节段袢塌陷、闭锁（硬化性病变），节段袢与包囊壁粘连（PAS，×400）；E. 肾小球细胞性新月体形成，肾小球毛细血管袢受压，形成节段硬化区（HE，×400）；F. 肾间质弥漫浸润细胞，一处肾小管腔内较多脱落的肾小管上皮细胞（HE，×200）；G. 肾间质，出入球小动脉节段透明变性（HE，×400）

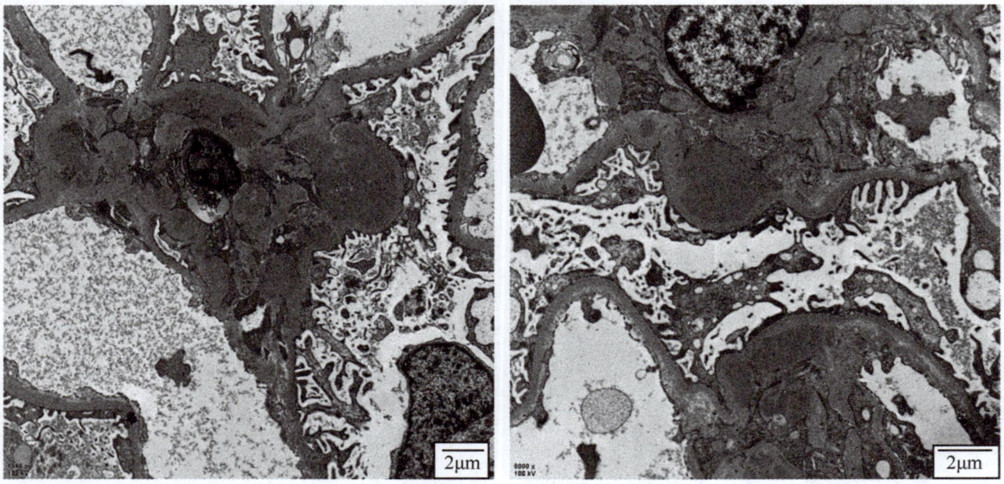

图 17-3

图 17-3 IgA 肾病超微病理

肾小球系膜旁区可见圆拱状、中-高密度的电子致密物沉积，肾小球足细胞节段融合，较多微绒毛化（EM）

2004年，国际IgA肾病组织（International IgA Nephropathy Network）联合肾脏病理学会（Renal Pathology Society）建立了国际协作组织，目标为制定统一的、有良好重复性和具有预测预后作用的IgAN病理分型。为了验证病理分型是否能预测预后，IgAN协助组纳入了来自欧洲、北美洲、南美洲和亚洲的10个国家的平均随访时间超过5年的265例原发性IgAN患者，患者24小时尿蛋白定量＞0.5g，eGFR＞30ml/（min·1.73m^2），并且除外具有急性肾小管间质性病变的患者。由于制定该分型的2次会议在英国牛津召开，因此被命名为IgAN牛津分型（Oxford classification of IgA nephropathy）[41]。相对于既往的IgAN病理分型而言，IgAN牛津分型制定过程更为科学和严密，报告为半定量的形式，但又相对简单，同时包括了一些描述性内容。

2009年IgAN协作组第一次确立的IgAN牛津分型提出了MEST标准：系膜细胞增生（M），系膜评分≤0.5为M0，＞0.5为M1；内皮细胞增生（E），不存在增生为E0，存在增生为E1；节段性硬化或粘连（S），不存在为S0，存在为S1；肾小管萎缩或间质纤维化（T），≤25%为T0，26%～50%为T1，＞50%为T2。要求光镜切片中肾小球数≥8个，否则只做描述，不进行MEST评分[41]。

2009年IgAN牛津分型提出以后，国内外发起大量验证研究。近年来，越来越多的研究发现新月体病变与患者预后相关[42]；有足细胞增生肥大或顶端型节段硬化者肾功能下降快，蛋白尿多[43, 44]。基于这些研究结果，IgA肾病牛津分型工作组2016年在原MEST分型基础上增加细胞性/纤维细胞性新月体的评分，新版IgAN牛津分类MEST标准不变，S1的定义不变，但补充说明是否存在足细胞肥大或顶部病变，增加C评分：无新月体为C0；＜25%新月体为C1；≥25%新月体为C2[45]。

VALIGA研究是众多验证牛津病理分型与预后关系的规模最大的临床研究之一，该研究包括多中心（欧洲13个国家的53家中心）1147例原发性IgAN患者。VALIGA研究发现，M1、S1和T1～T2，以及总的MEST评分都与肾脏联合终点事件独立相关（$P<0.01$），M1和E1与后续蛋白尿增加有关，T病变与整个队列人群eGFR下降的速度有关，而C病变仅仅只在未接受免疫抑制治疗的患者中与eGFR下降的速度有关，非免疫抑制剂治疗的C病变患者预后更差，足细胞损害导致的S1提示患者可能会对免疫抑制剂治疗有效[46, 47]。MEST-C评分用于预测肾脏预后而不是指导治疗或预测治疗的反应。虽然观察性数据提示E1和新月体患者治疗与不治疗预后不同，而且M1或S1患者应用糖皮质激素获益不同，但目前没有足够的证据表明免疫抑制的决策应该基于组织学指标。

五、临床表现

IgAN的临床特征范围广泛，从无症状血尿到快速进展性肾小球肾炎。表现形式根据年龄组和活检模式而有所不同。两种常见的临床表现是：①无症状血尿；②进展性肾脏疾病。筛查项目中可能会发现伴有轻度蛋白尿（如0.5g/d）的无症状血尿。一部分单纯镜下血尿和轻度蛋白尿的患者最终会出现明显的蛋白尿与高血压，提示应进行长期随访。进行性慢性肾脏病是许多人群中观察到的常见表现。根据活检时机和前置时间偏差的引入，肾脏生存率差异很大。肾脏10年生存率为57%～91%[48]。

扁桃体或咽部感染后出现肉眼血尿是一种典型的临床综合征，被视为IgAN的首发表现，临床并不常见。肉眼血尿与咽炎或其他感染相结合，促使患者立即就医。还可见复发性肉眼血尿。肾病范围蛋白尿在IgA肾病中并不罕见，多为IgA在系膜区沉积的微小病变，可能存在两种肾脏疾病[49]。

六、治 疗

IgAN可表现多种临床病程，从无症状尿检异常到快速进行性肾炎（RPGN）。由于IgAN进展缓慢且缺乏典型症状，大多数IgAN患者就诊时已经出现GFR显著降低、中度蛋白尿、持续性镜下血尿和高血压[50, 51]。尽管描述IgAN已经60年，但我们仍然对该病的病理生理缺乏全面的了解，其治疗很大程度上是经验性的。由于美国FDA接受了蛋白尿减少和年度eGFR下降斜率作为IgAN试验的主要终点，近10年在IgAN治疗领域涌现出大量的新药临床研究，为IgAN的治疗打开了局面，也引发了我们对IgAN发病机制的更深入思考[52, 53]。以下就2021年KDIGO指南未提到的新药临床研究的结果进行介绍。

（一）支持治疗

基于各种研究的证据，KDIGO指南建议IgAN的主要治疗方法是非免疫抑制治疗和优化支持治疗，包括降低血压、尽量减少生活方式危险因素及减少对肾脏的非特异性损伤。尽管对于所有蛋白尿＞0.5g/d的患者，ACE抑制剂或ARB（在耐受范围内增加剂量）是首选，近年来IgAN的非免疫抑制治疗取得了新进展[54, 55]。

1. 钠-葡萄糖协同转运蛋白2抑制剂（SGLT-2i） 在DAPA-CKD试验中，270例eGFR为43.8ml/（min·1.73m^2）且中位尿白蛋白/尿肌酐（UACR）为900mg/g的IgAN患者（大多数没有伴随糖尿病）接受达格列净和RAS抑制剂治疗，中位持续时间为2年[56]。有6例服用达格列净的患者（4%）和20例服用安慰剂的患者（15%）经历了主要复合终点：eGFR持续下降50%及以上、ESKD或因肾病相关或心血管原因死亡（风险比，0.29；95% CI 0.12～0.73）。达格列净和安慰剂的eGFR年平均下降率为–3.5ml/（min·1.73m^2）和–4.7ml/（min·1.73m^2）。与安慰剂相比，达格列净使UACR降低了26%。该研究的局限性在于没有关于患者是否正在接受最大耐受RASi剂量和优化标准护理治疗的信息，尽管所有患者在入组前都必须接受稳定的RASi剂量至少4周。有人猜测，由于达格列净组的结果似乎更接近国际IgAN风险预测工具的预测，患者可能尚未得到充分支持治疗[56]。

2. 内皮素受体拮抗剂 内皮素-1（ET-1）是导致慢性肾损伤、蛋白尿、炎症和纤维化的一个关键因素，主要通过内皮素A（ET_A）受体的激活来实现。在IgAN伴大量蛋白尿患者的肾活检组织中发现ET-1表达显著上调[57]，ddY小鼠IgAN动物研究中阻断ET_A受体（ET_AR）可起到肾脏保护作用[58]。Sparsentan是一种非免疫抑制、单分子、双重内皮素和血管紧张素受体拮抗剂，对ET_AR和血管紧张素Ⅱ受体1型（AT1R）具有高选择性。PROTECT Ⅲ期研究显示，Sparsentan组患者eGFR下降速度较慢，两年斜率（第6～110周）为每年−2.7ml/（min·1.73m^2），而厄贝沙坦组每年−3.8ml/（min·1.73m^2）（95% CI 0.1～2.1；*P*=0.037）。Sparsentan在第36周时蛋白尿显著降低，第110周时UPCR较厄贝沙坦组低40%（−42.8%，95% CI −49.8～−35.0）。Spasentan组202例患者中有18例（9%），厄贝沙坦组202例患者中有26例（13%）达到复合肾衰竭终点（相对风险0.7，95% CI 0.4～1.2）[59, 60]。另一个ET_AR选择性拮抗剂（Atrasentan）的一项全球性Ⅱ期开放标签研究（AFFINITY study），旨在评估Atrasentan治疗IgAN、FSGS、Alport综合征及糖尿病肾脏病（DKD）患者的有效性和安全性[61]。

3. Toll样受体（TLR）抑制剂 羟氯喹（HCQ）广泛用于治疗与免疫紊乱相关的疾病，如系统性红斑狼疮、类风湿关节炎和干燥综合征。通过结合体内的核酸，HCQ可以防止体内TLR与其配体相互作用，从而抑制随后的TLR激活。在一项双盲、随机、安慰剂对照的单中心研究，纳入蛋白尿0.75～3.5g/d、eGFR＞30ml/（min·1.73m^2）的IgAN患者[62]。6个月时，HCQ组中位蛋白尿水平显著低于安慰剂组，研究期间均出现严重不良事件。

（二）免疫治疗

1. 糖皮质激素治疗

（1）系统性糖皮质激素治疗：2010年以前，3项随机对照试验表明，系统性使用皮质类固醇可降低IgAN患者发生进行性肾衰竭的风险，所有试验均未提及任何其他非免疫治疗。自2010年以来，已发表两项关于高危患者使用皮质类固醇的主要随机对照试验。第一项是STOP-IgAN试验[63]，在优化支持治疗后，特别是RASi使用6个月后，持续出现24小时蛋白尿＞0.75g且eGFR＞60ml/（min·1.73m^2）的患者被随机分为安慰剂组或糖皮质激素或与环磷酰胺联合治疗。然而，在中位随访超过7年之后，并未发现对肾脏结局有任何明显的益处[64]。另一项大型试验是TESTING RCT[65, 66]。在这项试验中，患者服用RASi至少3个月，随机接受安慰剂或口服甲泼尼龙［全剂量：0.6～0.8mg/（kg·d），最大48mg/d；低剂量：0.4mg/（kg·d），最大32mg/d，并在6～8个月逐渐减少］。经过4.2年的随访，甲泼尼龙组的主要肾脏结局（eGFR降低40%、ESKD和因肾脏疾病导致的死亡）发生率较低。STOP-IgAN和TESTING之间最显著的差异是他们的种族；STOP-IgAN针对德国白种人患者，而TESTING入组患者的95%为东南亚患者。除此之外，两项研究入组患者的基线情况差异很大：TESTING患者的平均蛋白尿为2.4g/d，明显高于参加STOP-IgAN试验的患者（1.6～1.8g/d）。TESTING-IgAN安慰剂组患者年eGFR降低约7ml/（min·1.73m^2），明显高于STOP-IgAN试验1.5ml/（min·1.73m^2）。

（2）靶向释放糖皮质激素治疗：IgAN的GWAS研究发现，易感基因位点与肠黏膜免疫有关，因此应运而生了针对布地奈德回盲部缓释制剂nefecon的临床研究——在回盲部派氏集合淋巴结处特异性释放的布地奈德缓释制剂。布地奈德是第二代合成糖皮质激素，通过肝脏快速降解，血清半衰期为（2.8±1.1）小时，分布体积为（301.3±41.7）L。其代谢物对糖皮质激素受体保留微弱的结合亲和力，仅为地塞米松亲和力的3%和6%。布地奈德缓释胶囊多年来一直用于治疗免疫介导的胃肠道和肝脏疾病，特别是轻度至中度疾病，如克罗恩病和溃疡性结肠炎。Ⅲ期研究在20个国家的IgAN多中心、安慰剂对照临床试验中发现，接受nefecon治疗的患者9个月时平均UPCR降低31%，而安慰剂治疗的患者仅降低5%[67]。从随访期间的eGFR趋势来看，与安慰剂相比，nefecon组eGFR也高出7%[3.87ml/(min·1.73m²)]。与安慰剂相比，nefecon没有出现相关的严重感染，血压、糖化血红蛋白或体重也没有出现统计学显著差异。

2. 补体抑制剂 补体在IgAN的发病机制中起关键作用，无论是GWAS研究还是临床队列研究均提示旁路途径甚至凝集素途径的补体系统参与IgAN的肾小球损伤。目前几种补体抑制剂正在不同的临床试验中进行研究，主要针对凝集素途径和旁路途径的靶向抑制。OMS721（narsoplimab）是一种针对MASP-2的单克隆抗体，其在IgAN的Ⅲ期临床试验未得到统计学差异。iptacopan（LNP023）是一种补体因子B抑制剂，APPLAUSE-IgAN Ⅱ期研究显示UPCR在6个月内下降，从基线时平均1.3g/g降至0.8g/g[68]，目前正在进行的Ⅲ期临床研究的中期分析显示与安慰剂相比，接受iptacopan治疗的患者在9个月时UPCR显著降低38.3%（$P<0.0001$）。其他还在临床试验的补体抑制剂包括补体D因子抑制剂vemircopan（ALXN2050）、针对C5的小干扰RNAn（cemdisira）、补体因子B的反义抑制剂（IONIS-FB-LRx）及C5a受体拮抗剂（avacopan）等。

3. 靶向浆细胞成熟的单抗 TACI是一种Ⅲ型跨膜蛋白，高亲和力BAFF和APRIL结合。TACI主要在B细胞上表达，在记忆B细胞中的表达水平高于稳态的幼稚B细胞，可抑制B细胞扩增、促进浆细胞分化和存活。目前开发了两种药物atacicept和telitacicept（我国研发泰他西普），都是由TACI胞外区及人IgG Fc域构成的TACI-Fc融合蛋白，通过阻碍BAFF/APRIL因子与TACI的正常结合而抑制免疫球蛋白的合成，降低Gd-IgA1水平。目前两种药物均对IgAN开展了临床研究，Ⅱ期研究获得了显著降低蛋白尿的效果。telitacicept治疗与血清IgA、IgG和IgM持续，以及剂量依赖性降低相关。240mg/w高剂量组24周平均蛋白尿较基线下降49%，160mg/w低剂量组下降幅度则为25%[69]。目前正在进行telitacicept Ⅲ期临床研究。sibeprenlimab 是一种人源化IgG2单克隆抗体，可结合并中和APRIL，2024年《新英格兰杂志》公布了该药治疗IgAN的Ⅱ期临床研究结果，sibeprenlimab 2mg/kg、4mg/kg和8mg/kg组及安慰剂组治疗12个月，24小时UPCR对于基线的几何平均比降低分别为47.2%±8.2%、58.8%±6.1%、62.0%±5.7%和20.0%±12.6%，4mg/kg和8mg/kg治疗组观察到血清Gd-IgA1、IgA较基线均降低约65%，IgG降低约35%，IgM降低约75%[70]。

IgAN的发病机制中肠-肾轴可能涉及多种机制。具有不同补体沉积的IgAN患者可能对肾脏疾病严重程度表现出不同的作用。因此，单一致病机制不太可能解释IgAN的肾损伤。未来5～10年会给进展性IgAN带来更多特异性治疗，以更低的风险提供更大的益处。

4. 其他药物 包括吗替麦考酚酯、来氟米特、钙调磷酸酶抑制剂（他克莫司、环孢素）和环磷酰胺等。这些药物虽然没有得到KDIGO指南推荐，但在部分患者中有效，如激素联合吗替麦考酚酯或来氟米特治疗；单用他克莫司或他克莫司联合激素治疗；对以上药物无效及严重病例可选用激素联合环磷酰胺治疗。具体需根据患者情况个体化选择用药。

七、预　后

IgAN并不是如最初认识的是一种预后良好的疾病，研究显示10～20年随访后，20%～40%的IgAN病例会导致终末期肾病[50]。

英国国家罕见肾脏病登记处（RaDaR）的IgAN队列（2299例成人和140例儿童）分析显示，中位随访时间（Q1、Q3）为5.9年（3.0～10.5年），肾衰竭/死亡的平均年龄为48岁，大多数患者在10～15年进展为终末期肾病。50%的患者在研究期间出现终末期肾病或死亡，除非每年eGFR下降率保持≤1ml/(min·1.73m²)。30%的时间平均蛋白尿为0.44g/g至＜0.88g/g的患者和约20%的时间平均蛋白尿＜0.44g/g的患者在10年内出现肾衰竭。因此，传统上被认为蛋白尿＜0.88g/g（＜100mg/mmol）的低风险患者在10年内肾衰竭的发生率很高[51]。

北京大学第一医院1530例IgAN患者超过12个月的随访，3例患者在出现主要肾脏结局之前死亡，254 例患者（16.6%）出现复合肾脏结局，其中208例（13.6%）患者eGFR下降50%，67例（4.4%）患者出现终末期肾病。其中蛋白尿≥0.5g/d的患者风险较高。与＜0.3g/d相比，蛋白尿水平为0.3g/d至＜0.5g/d、0.5g/d至＜1.0g/d、1.0g/d至 ＜2.0g/d和 ≥2.0g/d的HR为2.22（95% CI 0.88～5.58）、4.04（95% CI 1.93～8.46）、8.46（95% CI 3.80～18.83）和38.00（95% CI 17.62～81.95）。研究表明，IgAN且蛋白尿水平＞0.5g/d的患者发生肾衰竭的风险较高，尤其是开始治疗前蛋白尿水平≥1.0g/d的患者。这些数据可能有助于IgAN治疗中蛋白尿靶标的选择[52]。

2019年一项大型的国际多中心合作纳入了欧美国家、中国、日本共3927例患者，利用其中2781例患者构建预测模型，并利用1146例其他患者进行验证。这些患者平均随访4.8年（3.0～7.6年），17.7%的患者达到终点事件。该预测模型纳入了年龄、性别、种族（白种人及中国、日本、其他地区人种）、肾脏病理（牛津MEST-C分型）、肾活检的临床信息（eGFR、尿蛋白、血压）、用药情况（是否服用肾素-血管紧张素系统抑制剂，是否使用激素及免疫抑制剂）等信息，旨在预测活检后eGFR下降50%或ESKD的风险[53]。因此，2021年KDIGO指南提出国际IgAN预测工具（International IgAN Prediction Tool，Calculate by QxMD）是预测肾活检时eGFR下降50%或肾衰竭风险的首选方法，但不清楚该预测工具是否可以在活检治疗后准确应用，因此一项利用2507例成人IgAN患者组成的国际多种族衍生队列，对活检后1年使用的预测工具进行更新，并在722例成人队列中进行外部验证。更新后的预测工具有更好的模型拟合。在外部验证中，该预测模型也得到了相似的结论。在活检后2年时，更新后的预测工具具有相似的预测性能。该研究表明，更新的预测工具可在活检后1年或2年用于风险预测[54]。目前仍然无法用该预测软件来指导临床治疗，还需进一步研究探讨是否比蛋白尿＞1.0g/d作为免疫治疗的标准更为精准[55]。

八、病例介绍及点评

（一）主诉

泡沫尿2月余，血压升高2周余。

（二）病史

患者，男性，23岁。2021年9月偶然发现尿泡沫增多，未予重视。2021年11月18日学校体检发现血压升高至175/90mmHg，自诉2020年年底血压正常。2021年11月19日为查明高血压病因至当地医院就诊，查血清白蛋白25.1g/L，尿蛋白3.4g/24h，血甘油三酯及胆固醇升高，尿红细胞数92/μl，醛固酮/肾素0.464，血肌酐110μmol/L。2021年11月23日肾脏超声检查：右肾大小112mm×50mm，左肾大小113mm×50mm。发病以来，患者无双下肢水肿，无皮肤黏膜瘀点、瘀斑等表现；患者精神好，胃纳可，睡眠好，大小便正常，无明显体重减轻。

患者既往体健，无高血压、糖尿病、冠心病等病史，无肝炎、结核等感染病史，无外伤、手术、输血病史。无药物过敏史。无疫区旅居史。无吸烟、大量饮酒病史。父亲30岁诊断为高血压，姑姑患有狼疮肾炎。

（三）入院查体

T 36.8℃，R 12次/分，P 108次/分，BP 160/101mmHg。身高168cm，体重67kg。神志清楚，发育正常，营养好，回答切题，自动体位，查体合作，步入病房，全身皮肤、黏膜未见异常，无肝掌，全身浅表淋巴结无肿大。未见皮下出血点，未见皮疹。头颅无畸形，眼睑正常，睑结膜未见异常，巩膜无黄染。双侧瞳孔等大等圆，对光反射灵敏，耳廓无畸形，外耳道无异常分泌物，无乳突压痛。外鼻无畸形，鼻通气良好，无鼻中隔偏曲，无鼻翼扇动，两侧鼻旁窦区无压痛，无口唇发绀。双腮腺区无肿大，颈软，无抵抗，颈静脉无怒张，气管居中，甲状腺无肿大。胸廓对称无畸形，胸骨无压痛；双肺呼吸音清晰，未闻及干、湿啰音。心率108次/分，律齐；腹平坦，腹壁软，全腹无压痛，无肌紧张及反跳痛，肝脾肋下未触及，肝区无叩击痛，肠鸣音3次/分。肛门及外生殖器未见异常，脊柱、四肢无畸形，关节无红肿，无杵状指（趾），双下肢无水肿。肌力及肌张力正常，生理反射存在，病理反射未引出。

（四）实验室检查

入院时查血常规：白细胞计数7.25×10⁹/L，红细胞计数5.25×10¹²/L，血红蛋白151g/L，血小板计数194×10⁹/L。尿液检查：尿蛋白（++），尿红细胞计数27/μl，尿蛋白/尿肌酐816mg/g，尿微量白蛋白肌酐比769mg/g，尿总蛋白2.00g/24h。肝肾功能：天冬氨酸转氨酶26U/L，丙氨酸转氨酶36U/L，球蛋白24g/L，白蛋白35g/L，前白蛋白371mg/L，低密度脂蛋白胆固醇3.58mmol/L，胆固醇5.9mmol/L，甘油三酯2.3mmol/L，尿酸417mmol/L，肌酐113μmol/L，eGFR（EPI公式计算）79ml/min，血清胱抑素C 1.2mg/L，血钠137mmol/L，血钾4.3mmol/L，血镁0.8mmol/L，血钙2.1mmol/L，无机磷1.23mmol/L，二氧化碳结合力26mmol/L。免疫球蛋白及补体：血免疫球蛋白M 1.08g/L，免疫球蛋白G 7.27g/L，免疫球蛋白A 4.34g/L，补体C4 0.24g/L，补体C3片段1.08g/L。自身免疫性抗体均（－），M蛋白电泳无异常，乙肝五项（－），AFP、CEA、CA19-9、CA125等肿瘤标志物无异常。

双肾B超：右肾大小104mm×37mm，左肾大小109mm×44mm，双肾形态大小正常，皮髓质分界清，集合系统无分离，内未见明显异常回声。胸部CT、心电图无明显异常。

（五）住院经过

患者入院排除禁忌后于2021年11月30日行肾穿刺活检术，病理以系膜增生和节段性硬化为主要病变，部分小管萎缩/间质纤维化，免疫荧光以IgA为主在系膜区沉积，病理诊断IgA肾病；Oxford分型（2016）：M1E0S1T1-C0。给予奥美沙坦20mg，1次/天，氨氯地平5mg，1次/天等降压及控盐治疗。2个月后患者血压控制在125/65mmHg，血清肌酐180μmol/L，尿红细胞数27/μl，24小时尿蛋白0.9g。与患者沟通后加用泼尼松60mg，1次/天，逐步减量，整个疗程7个月，患者肌酐117μmol/L，尿红细胞数20/μl，24小时尿蛋白1.0g。停用激素后1个月，患者24小时尿蛋白逐步升高到1.27g。推荐患者参加补体B因子抑制剂iptacopan治疗IgA肾病的Ⅲ期临床研究，经过双盲随机治疗6个月，患者肌酐111μmol/L，尿红细胞数118/μl，24小时尿蛋白3.06g，不排除进入安慰剂组，患者提出终止研究用药，同意患者要求。与患者商量后加用泰他西普160mg，每周1次皮下注射治疗。目前血免疫球蛋白M 0.41g/L，免疫球蛋白G4 0.173g/L，血免疫球蛋白G 7.68g/L，血免疫球蛋白A 2.66g/L，尿酸385μmol/L，尿素7.6mmol/L，肌酐102μmol/L，eGFR（EPI公式计算）87.6ml/min，24小时尿蛋白0.7g。继续门诊随访，考虑是否需要加用SGLT-2i或内皮素受体拮抗剂等新型非免疫治疗。

（六）点评

本病例为年轻患者，以血压升高首诊，同时检查发现血尿、蛋白尿，表现为肾炎综合征，血肌酐轻度升高。无面部、下肢等全身皮疹，无乙型肝炎病毒、丙型肝炎病毒感染，无关节痛、脱发、口腔溃疡、发热等症状，并且自身免疫血清学抗体阴性，根据以上特点首先考虑诊断为IgA肾病，这是临床上年轻患者最常见的肾小球肾炎。并且往往没有任何症状，多以体检或高血压首发就诊，从而确诊。

根据肾穿刺病理，以较慢性病理改变为主，但是也有系膜细胞增生，未见新月体。由于肾穿刺组织比较局限，对于年轻患者还是需要积极治疗。根据KDIGO指南，我们首先进行积极的非免疫治疗，控制血压＜130/80mmHg，收缩压可以更积极地控制到120mmHg。控制体重、低盐摄入及避免使用肾毒性药物。经过非免疫治疗，患者蛋白尿虽有所下降，但是肌酐出现了显著升高，在未完成3个月RASSi治疗就进行了积极的激素治疗。然而，停用激素后患者出现蛋白尿增多，根据KDIGO指南，推荐患者参与临床研究，参加补体B因子抑制剂的Ⅲ期临床试验，在治疗无效并且蛋白尿加重情况下终止研究用药，选用了BAFF/APRIL单抗，尽管该药还在进行IgAN的Ⅲ期临床试验，但是已经以系统性红斑狼疮作为适应证上市，安全性有保障，并且该药在IgAN治疗的Ⅱ期临床试验获得了显著疗效，我国各个中心也有使用，因此权衡使用了该药。

目前研究提示，IgAN患者24小时蛋白尿降低到0.3g以下相对预后好，该患者在积极免疫靶向治疗下，蛋白尿仍然偏高，需要考虑非免疫的多靶点治疗，同时也期待更多新靶点药物问世协同治疗IgAN。

（赖凌云）

参考文献

[1] Berger J, Hinglais N. Intercapillary deposits of IgA-IgG[J]. J Urol Nephrol (Paris), 1968, 74 (9): 694-695.

[2] Schena F P, Nistor I. Epidemiology of IgA nephropathy: a global perspective[J]. Semin Nephrol, 2018, 38 (5): 435-442.

[3] Tomana M, Novak J, Julian B A, et al. Circulating immune complexes in IgA nephropathy consist of IgA1 with galactose-deficient hinge region and antiglycan antibodies[J]. J Clin Invest, 1999, 104 (1): 73-81.

[4] Suzuki H, Kiryluk K, Novak J, et al. The pathophysiology of IgA nephropathy[J]. J Am Soc Nephrol, 2011, 22 (10): 1795-1803.

[5] Kokubo T, Hiki Y, Iwase H, et al. Evidence for involvement of IgA1 hinge glycopeptide in the IgA1-IgA1 interaction in IgA nephropathy[J]. J Am Soc Nephrol, 1997, 8 (6): 915-919.

[6] Allen A C, Bailey E M, Brenchley P E C, et al. Mesangial IgA1 in IgA nephropathy exhibits aberrant O-glycosylation: observations in three patients[J]. Kidney Int, 2001, 60 (3): 969-973.

[7] Brandtzaeg P. Secretory immunity with special reference to the oral cavity[J]. J Oral Microbiol, 2013, 5 (1): 20401.

[8] Woof J M, Russell M W. Structure and function relationships in IgA[J]. Mucosal Immunol, 2011, 4 (6): 590-597.

[9] Cerutti A. The regulation of IgA class switching[J]. Nat Rev Immunol, 2008, 8 (6): 421-434.

[10] Samitas K, Lötvall J, Bossios A. B cells: from early development to regulating allergic diseases[J]. Arch Immunol Ther Exp (Warsz), 2010, 58 (3): 209-225.

[11] Suzuki H, Suzuki Y, Narita I, et al. Toll-like receptor 9 affects severity of IgA nephropathy[J]. J Am Soc Nephrol, 2008, 19 (12): 2384-2395.

[12] Zheng N Y, Xie K F, Ye H J, et al. TLR7 in B cells promotes renal inflammation and Gd-IgA1 synthesis in IgA nephropathy[J]. JCI Insight, 2020, 5 (14): e136965.

[13] McCarthy D D, Kujawa J, Wilson C, et al. Mice overexpressing BAFF develop a commensal flora-dependent, IgA-associated nephropathy[J]. J Clin Invest, 2011, 121 (10): 3991-4002.

[14] Gharavi A G, Kiryluk K, Choi M, et al. Genome-wide association study identifies susceptibility loci for IgA nephropathy[J]. Nat Genet, 2011, 43 (4): 321-327.

[15] Kiryluk K, Li Y F, Scolari F, et al. Discovery of new risk loci for IgA nephropathy implicates genes involved in immunity against intestinal pathogens[J]. Nat Genet, 2014, 46 (11): 1187-1196.

[16] Tseng J. Migration and lodging of Peyer's patch IgA precursor cells in the gut lamina propria[J]. Adv Exp Med Biol, 1988, 237: 615-619.

[17] Jalkanen S. Lymphocyte homing into the gut[J]. Springer Semin Immunopathol, 1990, 12 (2): 153-164.

[18] Harper S J, Allen A C, Pringle J H, et al. Increased dimeric IgA producing B cells in the bone marrow in IgA nephropathy determined by in situ hybridisation for J chain mRNA[J]. J Clin Pathol, 1996, 49 (1): 38-42.

[19] Zachova K, Jemelkova J, Kosztyu P, et al. Galactose-deficient IgA1 B cells in the circulation of IgA nephropathy patients carry preferentially lambda light chains and mucosal homing receptors[J]. J Am Soc Nephrol, 2022, 33 (5): 908-917.

[20] Kiryluk K, Moldoveanu Z, Sanders J T, et al. Aberrant glycosylation of IgA1 is inherited in both pediatric IgA nephropathy and Henoch-Schönlein Purpura nephritis[J]. Kidney Int, 2011, 80 (1): 79-87.

[21] Yasutake J, Suzuki Y, Suzuki H, et al. Novel lectin-independent approach to detect galactose-deficient IgA1 in IgA nephropathy[J]. Nephrol Dial Transplant, 2015, 30 (8): 1315-1321.

[22] Li M, Foo J N, Wang J Q, et al. Identification of new susceptibility loci for IgA nephropathy in Han Chinese[J]. Nat Commun, 2015, 6: 7270.

[23] Reily C, Ueda H, Huang Z Q, et al. Cellular signaling and production of galactose-deficient IgA1 in IgA nephropathy, an autoimmune disease[J]. J Immunol Res, 2014, 2014: 197548.

[24] Jemelkova J, Stuchlova Horynova M, Kosztyu P, et al. GalNAc-T14 may contribute to production of galactose-deficient immunoglobulin A1, the main autoantigen in IgA nephropathy[J]. Kidney Int Rep, 2023, 8 (5): 1068-1075.

[25] Syrjänen J, Mustonen J, Pasternack A. Hypertriglyceridaemia and hyperuricaemia are risk factors for progression of IgA nephropathy[J]. Nephrol Dial Transplant, 2000, 15 (1): 34-42.

[26] Suzuki S, Nakatomi Y, Sato H, , et al. Haemophilus parainfluenzae antigen and antibody in renal biopsy samples and serum of patients with IgA nephropathy[J]. Lancet, 1994, 343 (8888): 12-16.

[27] Sharmin S, Shimizu Y, Hagiwara M, et al. Staphylococcus aureus antigens induce IgA-type glomerulonephritis in Balb/c mice[J]. J Nephrol, 2004, 17 (4): 504-511.

[28] Chemouny J M, Gleeson P J, Abbad L, et al. Modulation of the microbiota by oral antibiotics treats immunoglobulin A nephropathy in humanized mice[J]. Nephrol Dial Transplant, 2019, 34 (7): 1135-1144.

[29] He J W, Zhou X J, Li Y F, et al. Associations of genetic variants contributing to gut microbiota composition in immunoglobin A nephropathy[J]. mSystems, 2021, 6 (1): e00819-e00820.

[30] Xie X F, Li J Y, Liu P, et al. Chimeric fusion between *Clostridium* ramosum IgA protease and IgG fc provides long-lasting clearance of IgA deposits in mouse models of IgA nephropathy[J]. J Am Soc Nephrol, 2022, 33 (5): 918-935.

[31] Lechner S M, Papista C, Chemouny J M, et al. Role of IgA receptors in the pathogenesis of IgA nephropathy[J]. J Nephrol, 2016, 29 (1): 5-11.

[32] Berthelot L, Papista C, Maciel T T, et al. Transglutaminase is essential for IgA nephropathy development acting through IgA receptors[J]. J Exp Med, 2012, 209 (4): 793-806.

[33] Jhee J H, Nam B Y, Park J T, et al. CD71 mesangial IgA1 receptor and the progression of IgA nephropathy[J]. Transl

Res，2021，230：34-43.
[34] Roos A，Bouwman L H，van Gijlswijk-Janssen D J，et al. Human IgA activates the complement system via the mannan-binding lectin pathway[J]. J Immunol，2001，167（5）：2861-2868.
[35] Medjeral-Thomas N R，Cook H T，Pickering M C. Complement activation in IgA nephropathy[J]. Semin Immunopathol，2021，43（5）：679-690.
[36] Zhai Y L，Meng S J，Zhu L，et al. Rare variants in the complement factor H-related protein 5 gene contribute to genetic susceptibility to IgA nephropathy[J]. J Am Soc Nephrol，2016，27（9）：2894-2905.
[37] Endo M，Ohi H，Ohsawa I，et al. Glomerular deposition of mannose-binding lectin（MBL）indicates a novel mechanism of complement activation in IgA nephropathy[J]. Nephrol Dial Transplant，1998，13（8）：1984-1990.
[38] Roos A，Rastaldi M P，Calvaresi N，et al. Glomerular activation of the lectin pathway of complement in IgA nephropathy is associated with more severe renal disease[J]. J Am Soc Nephrol，2006，17（6）：1724-1734.
[39] Wei M，Guo W Y，Xu B Y，et al. Collectin11 and complement activation in IgA nephropathy[J]. Clin J Am Soc Nephrol，2021，16（12）：1840-1850.
[40] Guo W Y，Zhu L，Meng S J，et al. Mannose-binding lectin levels could predict prognosis in IgA nephropathy[J]. J Am Soc Nephrol，2017，28（11）：3175-3181.
[41] Cattran D C，Coppo R，Cook H T，et al. The Oxford classification of IgA nephropathy：rationale，clinicopathological correlations，and classification[J]. Kidney Int，2009，76（5）：534-545.
[42] Tanaka S，Ninomiya T，Katafuchi R，et al. Development and validation of a prediction rule using the Oxford classification in IgA nephropathy[J]. Clin J Am Soc Nephrol，2013，8（12）：2082-2090.
[43] Haas M，Verhave J C，Liu Z H，et al. A multicenter study of the predictive value of crescents in IgA nephropathy[J]. J Am Soc Nephrol，2017，28（2）：691-701.
[44] Bellur S S，Lepeytre F，Vorobyeva O，et al. Evidence from the Oxford Classification cohort supports the clinical value of subclassification of focal segmental glomerulosclerosis in IgA nephropathy[J]. Kidney Int，2017，91（1）：235-243.
[45] Trimarchi H，Barratt J，Cattran D C，et al. Oxford classification of IgA nephropathy 2016：an update from the IgA nephropathy classification working group[J]. Kidney Int，2017，91（5）：1014-1021.
[46] Tesar V，Troyanov S，Bellur S，et al. Corticosteroids in IgA nephropathy：a Retrospective Analysis from the VALIGA Study[J]. J Am Soc Nephrol，2015，26（9）：2248-2258.
[47] Coppo R，D'Arrigo G，Tripepi G，et al. Is there long-term value of pathology scoring in immunoglobulin A nephropathy? A validation study of the Oxford Classification for IgA Nephropathy（VALIGA）update[J]. Nephrol Dial Transplant，2020，35（6）：1002-1009.
[48] D'Amico G. Natural history of idiopathic IgA nephropathy and factors predictive of disease outcome[J]. Semin Nephrol，2004，24（3）：179-196.
[49] Herlitz L C，Bomback A S，Stokes M B，et al. IgA nephropathy with minimal change disease[J]. Clin J Am Soc Nephrol，2014，9（6）：1033-1039.
[50] Koyama A，Igarashi M，Kobayashi M. Natural history and risk factors for immunoglobulin a nephropathy in Japan[J]. Am J Kidney Dis，1997，29（4）：526-532.
[51] Pitcher D，Braddon F，Hendry B，et al. Long-term outcomes in IgA nephropathy[J]. Clin J Am Soc Nephrol，2023，18（6）：727-738.
[52] Tang C，Chen P，Si F L，et al. Time-varying proteinuria and progression of IgA nephropathy：a cohort study[J]. Am J Kidney Dis，2024，84（2）：170-178.
[53] Barbour S J，Coppo R，Zhang H，et al. Evaluating a new international risk-prediction tool in IgA nephropathy[J]. JAMA Int Med，2019，179（7）：942-952.
[54] Barbour S J，Coppo R，Zhang H，et al. Application of the International IgA Nephropathy Prediction Tool one or two years post-biopsy[J]. Kidney Int，2022，102（1）：160-172.
[55] Barbour S J，Canney M，Coppo R，et al. Improving treatment decisions using personalized risk assessment from the International IgA Nephropathy Prediction Tool[J]. Kidney Int，2020，98（4）：1009-1019.
[56] Wheeler D C，Toto R D，Stefánsson B V，et al. A pre-specified analysis of the DAPA-CKD trial demonstrates the effects of dapagliflozin on major adverse kidney events in patients with IgA nephropathy[J]. Kidney Int，2021，100（1）：215-224.
[57] Kohan D E，Barratt J，Heerspink H J L，et al. Targeting the endothelin A receptor in IgA nephropathy[J]. Kidney Int Rep，2023，8（11）：2198-2210.
[58] Nakamura T，Ebihara I，Fukui M，et al. Effect of a specific endothelin receptor A antagonist on glomerulonephritis of ddY mice with IgA nephropathy[J]. Nephron，1996，72（3）：454-460.
[59] Heerspink H J L，Radhakrishnan J，Alpers C E，et al. Sparsentan in patients with IgA nephropathy：a prespecified interim analysis from a randomised，double-blind，active-controlled clinical trial[J]. Lancet，2023，401（10388）：1584-1594.
[60] Rovin B H，Barratt J，Heerspink H J L，et al. Efficacy and safety of sparsentan versus irbesartan in patients with IgA nephropathy（PROTECT）：2-year results from a randomised，active-controlled，phase 3 trial[J]. Lancet，2023，402（10417）：2077-2090.
[61] Smeijer J D，Kohan D E，Webb D J，et al. Endothelin receptor antagonists for the treatment of diabetic and nondiabetic chronic kidney disease[J]. Curr Opin Nephrol Hypertens，2021，30（4）：456-465.
[62] Yang Y Z，Liu L J，Shi S F，et al. Effects of hydroxychloroquine on proteinuria in immunoglobulin A nephropathy[J]. Am J Nephrol，2018，47（3）：145-152.
[63] Rauen T，Eitner F，Fitzner C，et al. Intensive supportive care plus immunosuppression in IgA nephropathy[J]. N Engl J Med，2015，373（23）：2225-2236.
[64] Rauen T，Wied S，Fitzner C，et al. After ten years of follow-up，no difference between supportive care plus immunosuppression and supportive care alone in IgA nephropathy[J]. Kidney Int，2020，98（4）：1044-1052.

[65] Lv J C, Zhang H, Wong M G, et al. Effect of oral methylprednisolone on clinical outcomes in patients with IgA nephropathy: the TESTING randomized clinical trial[J]. JAMA, 2017, 318 (5) : 432.

[66] Lv J C, Wong M G, Hladunewich M A, et al. Effect of oral methylprednisolone on decline in kidney function or kidney failure in patients with IgA nephropathy: the TESTING randomized clinical trial[J]. JAMA, 2022, 327 (19) : 1888-1898.

[67] Barratt J, Lafayette R, Kristensen J, et al. Results from part A of the multi-center, double-blind, randomized, placebo-controlled NefIgArd trial, which evaluated targeted-release formulation of budesonide for the treatment of primary immunoglobulin A nephropathy[J]. Kidney Int, 2023, 103(2): 391-402.

[68] Zhang H, Rizk D V, Perkovic V, et al. Results of a randomized double-blind placebo-controlled Phase 2 study propose iptacopan as an alternative complement pathway inhibitor for IgA nephropathy[J]. Kidney Int, 2024, 105 (1) : 189-199.

[69] Lv J C, Liu L J, Hao C M, et al. Randomized phase 2 trial of telitacicept in patients with IgA nephropathy with persistent proteinuria[J]. Kidney Int Rep, 2023, 8 (3) : 499-506.

[70] Mathur M, Barratt J, Chacko B, et al. A phase 2 trial of sibeprenlimab in patients with IgA nephropathy[J]. N Engl J Med, 2024, 390 (1) : 20-31.

第十八章　新月体性肾小球肾炎

新月体性肾小球肾炎（crescentic glomerulonephritis）简称新月体肾炎，是一个病理形态学诊断，在组织学观察上可见肾小囊内大量新月体形成（占肾小球总数的50%以上）；临床主要表现为急进性肾小球肾炎（rapidly progressive glomerulonephritis，RPGN），其特点是在急性肾炎综合征的活动性尿沉渣、蛋白尿、水肿和高血压的基础上伴有快速进展的肾功能减退，患者可出现少尿或无尿。目前我国采用的新月体性肾小球肾炎的诊断标准为光镜下 50%以上的肾小球囊中有大新月体形成（新月体占肾小囊面积的50%以上）。该病是肾小球肾炎中最严重的类型之一，进展迅速，预后凶险，如未及时治疗，肾功能可在数周到数月内迅速进展至终末期肾病，严重者可导致患者死亡，但如能早期确诊并根据不同的病因及时干预，可显著改善患者预后。

一、分型及流行病学

新月体性肾小球肾炎不是一种单一性的疾病，而是由不同病因造成的有共同病理形态的一组疾病。根据新月体性肾炎的临床表现、病理形态、免疫病理和血清学检查的不同，并参照Couser等提出的RPGN分类方法[1]，最经典的分型方法将新月体性肾小球肾炎分为3型。

Ⅰ型：抗肾小球基底膜抗体型，由抗肾小球基底膜（GBM）抗体介导，特征为循环抗GBM抗体阳性，免疫病理见IgG和C3沿肾小球毛细血管袢线性沉积。

Ⅱ型：免疫复合物型，通常在多种全身性或肾小球疾病基础上发生，如感染性心内膜炎、IgA肾病、IgA血管炎（过敏性紫癜肾炎）、狼疮肾炎和C3肾小球肾炎等；免疫病理特点为免疫球蛋白和补体成分在肾小球内呈颗粒样或团块样沉积。

Ⅲ型：寡免疫复合物型，免疫病理特征为肾小球内无（或寡）免疫球蛋白沉积，多数患者血清ANCA常呈阳性。近年来，随着研究的不断深入，根据患者血清 ANCA 和抗GBM抗体的检测结果，将新月体性肾小球肾炎进一步细分：原来的Ⅰ型，依据ANCA阳性或阴性进而分成Ⅰ型（ANCA阴性）和Ⅳ型（ANCA阳性）；原Ⅲ型患者中ANCA阳性者仍为Ⅲ型，ANCA阴性者分为Ⅴ型。两种分型的关系见表18-1。

一项1997年意大利的研究发现，13 835例接受肾活检的患者中有13%表现为新月体性肾小球肾炎[2]。近年来，其他来自不同国家地区的研究发现新月体性肾小球肾炎占肾活检标本的2.6%～5.2%[3-4]。在我国，来自中国人民解放军东部战区总医院的一项研究显示，在2003～2013年的33 747例自体肾活检中，528例（1.56%）诊断为新月体性肾小球肾炎，其中61例（11.6%）为Ⅰ型新月体性肾小球肾炎；Ⅱ型最多，达331例（占62.7%，其中狼疮肾炎占34.3%，IgA肾病占17.4%）；Ⅲ型新月体性肾小球肾炎有136例（25.8%）[5]。来自山西的一项多中心研究纳入了2013～2020年共3348例肾活检患者，共109例（3.3%）新月体性肾小球肾炎，其中Ⅰ型、Ⅱ型和Ⅲ型分别占18.3%、33.1%和48.6%[6]。这个数据反映出我国新月体性肾小球肾炎疾病谱的构成似乎由免疫复合物型为主演变成寡免疫复合物性为主。这可能与肾穿刺活检水平提高、老年人接受肾活检的比例增多及医师对ANCA相关性小血管炎的认识水平的提高等有关。

表18-1　新月体肾炎的分类及病因

三型分型法	免疫病理特点	五型分型法	
Ⅰ型（抗GBM型）	IgG、C3沿GBM线性沉积	ANCA阴性	Ⅰ型
		ANCA阳性	Ⅳ型
Ⅱ型（免疫复合物型）	免疫球蛋白和补体成分呈颗粒样或团块状沉积于肾小球内		Ⅱ型
Ⅲ型（寡免疫复合物型）	无明显免疫球蛋白成分沉积	ANCA阳性	Ⅲ型
		ANCA阴性	Ⅴ型

Ⅰ型新月体性肾小球肾炎的发病年龄分布呈双峰模式，第一个高峰见于20～30岁患者，男性居多；第二个高峰见于60～70岁，女性稍多。有报道显示，在欧洲，抗肾小球基底膜抗体病的发病率为（0.5～1.0）/100万[7]。Ⅱ型新月体性肾小球肾炎是一组异质性较强的疾病，不同病因引起者不尽相同。例如，狼疮肾炎多见于育龄妇女，过敏性紫癜肾炎多见于青少年。Ⅲ型新月体性肾小球肾炎多见于老年人，它通常是ANCA相关性小血管炎累及到肾脏的表现。ANCA相关性小血管炎包括显微镜下多血管炎（MPA）、肉芽肿性多血管炎（GPA）及嗜酸细胞肉芽肿性多血管炎（EGPA），其总体患病率分别为（2.3～146）/100万，（9.0～94）/100万和（2.0～22.3）/100万。不同国家的发病率和患病率有所不同，GPA在欧美国家多见，而MPA在东亚国家如中国、日本的发病率远较GPA高[8]。

二、发病机制

（一）新月体形成机制及其转归

1. 新月体形成过程及转归　肾小球新月体的形成是多种上游病理生理机制的结果，目前认为其是肾小球完整性受到严重损伤的非特异性反应[9]。始发事件是肾小球毛细血管壁、肾小囊壁出现裂孔[10]，循环中的细胞、炎症介质和凝血因子通过这些裂孔进入肾小囊腔，导致纤维蛋白形成和细胞成分的聚集；同时，肾小囊壁的损伤可以导致肾小囊腔与周围间质之间发生物质交换。最终在凝血因子，尤其是纤维蛋白原的参与下，在多种增生细胞，包括巨噬细胞、肾小球壁层上皮细胞及间质成纤维细胞的作用下，逐渐形成新月体[8]。各种细胞尤其是上皮细胞的增生，可能导致上皮-间充质转分化，其特征是极化丧失和释放细胞外基质。这一过程的组织形态学特征是细胞成分逐渐被细胞外基质包裹，细胞外基质逐渐构成新月体面积的大部分，而细胞性新月体最终形成纤维性新月体[10]。

2. 参与新月体形成的细胞及其作用

（1）巨噬细胞：巨噬细胞在肾小球新月体的形成中发挥着重要作用，新月体中的巨噬细胞可以来自于血液循环，也可能来源于肾间质。抗GBM抗体诱导性肾小球肾炎的实验模型发现，巨噬细胞在早期新月体细胞中占42%，在晚期细胞性或纤维细胞性新月体细胞中占64%～71%[11]。已有研究表明，巨噬细胞进入肾小球依赖于多种细胞因子，包括巨噬细胞趋化蛋白-1、巨噬细胞移动抑制因子、巨噬细胞炎性蛋白-1α、趋化因子受体2B、黏附分子（如VCAM、ICAM等）、粒细胞-巨噬细胞集落刺激因子、转化生长因子、白细胞介素、肿瘤坏死因子及基质金属蛋白酶等[12]。

（2）树突状细胞：与巨噬细胞一样，树突状细胞也是肾脏单核/巨噬细胞系统的成员，在肾脏损伤的不同阶段中发挥促炎或抗炎作用。在实验室新月体性肾小球肾炎的早期，清除树突状细胞会诱发疾病加重，但在晚期则会使疾病减轻[13]。CD11b+亚群会促进新月体性肾小球肾炎，而数量较少的CD103+亚群可以促进Treg蓄积，预防肾小球肾炎[14]。

（3）T细胞：在有新月体形成的IgA肾病肾小球[15]和寡免疫复合物性新月体性肾小球肾炎[16]内，T细胞和巨噬细胞显著增多，支持T细胞免疫在新月体形成中的作用。同样，T细胞进入肾小球可能与多种细胞因子有关，如单核细胞趋化蛋白、巨噬细胞炎性蛋白-1α，白细胞介素如IL-18等，以及巨噬细胞和非淋系细胞上的共刺激配体，如CD80和CD86[17]。

（4）中性粒细胞：Miyazawa等认为中性粒细

胞进入肾小球内是SCG/Kj小鼠新月体形成始动因素[18]。肾小球内中性粒细胞的浸润和MPO-ANCA的产生导致肾脏损伤。伴随着TNF-α和MPO-ANCA的活化，中性粒细胞产生超氧化物，启动新月体形成[19]。研究发现，循环中的中性粒细胞被单克隆抗体耗竭后，实验大鼠不会发生坏死性新月体肾炎，因此减少循环中的中性粒细胞可能对治疗该类疾病有益[20]。

（5）上皮细胞：包括脏层上皮细胞（足细胞）和壁层上皮细胞。人们曾经认为上皮细胞是一种终末分化细胞，但目前的研究发现上皮细胞是新月体的主要组成成分[21]。在新月体形成的过程中，壁层上皮细胞受到细胞因子如血小板衍生生长因子等的刺激而发生增殖[22]，同时足细胞通过壁层上皮细胞的分化和增殖而募集[23]。

（6）成纤维细胞：肾小球间质中成纤维细胞从肾小囊的裂隙进入肾小囊，成为新月体中Ⅰ型胶原的主要来源，促使细胞性新月体向纤维性新月体发展。成纤维细胞的增生可能和局部产生的生长因子如酸性和碱性成纤维细胞生长因子1（FGF-1）和FGF-2有关[24]。

（二）各型新月体肾炎的发病机制

通过对肾小球内沉积的免疫复合物和新月体性肾小球肾炎动物模型的长期研究，目前对各型新月体性肾小球肾炎的发病机制有了较深了解。免疫组化分析和临床病程提示新月体性肾小球肾炎有3种不同的免疫发病机制，但3种不同免疫发病机制可同时存在，沉积于肾小球的免疫复合物也可发生相互转换，或在疾病的不同时期起不同的作用。

1. Ⅰ型新月体性肾小球肾炎　该病较罕见，病因尚未完全明确。抗GBM病发病是由于体内产生了针对Ⅳ型胶原α3链的非胶原结构域1[α3（Ⅳ）NC1]的自身抗体。正常情况下，此抗原表位被隐蔽；当感染、吸烟、烃类化合物暴露及其他环境因素等诱因的刺激下可促使抗原表位构象发生改变；当机体存在某种遗传易感性，如表达HLA-DR15且缺乏HLA-DR1时，Th细胞产生促炎细胞因子，促进B细胞分化成熟，产生抗体；抗体和GBM上抗原结合，激活炎症反应，最终导致组织损伤[7]。这些致病性自身抗体是抗GBM疾病的主要治疗靶点，通过血浆交换或特定的IgG降解酶消耗循环IgG可改善疾病活性[25]。

2. Ⅱ型新月体性肾小球肾炎　免疫复合物介导的新月体性肾小球肾炎并非单一的疾病，是由于多种疾病和病因构成的有相同组织学特点的一类疾病。因此，它具有不同的病因和发病机制。总体来说，在肾脏组织中，循环免疫复合物沉积或者原位免疫复合物形成均能活化补体、激活免疫炎症。

3. Ⅲ型新月体性肾小球肾炎　发病机制与ANCA的形成有关。中性粒细胞预致敏活化后，ANCA与细胞中的靶抗原结合，进一步产生组织损伤[26]。目前的研究发现，中性粒细胞细胞外诱捕网（NET）也可能参与了ANCA相关性小血管炎的发病机制[27]。NET还能使得中性粒细胞自身抗原沿着毛细血管壁沉积，进一步被抗原提呈细胞提取，引发T细胞反应。补体系统的激活同样在ANCA相关性小血管炎中发挥重要作用，已有针对补体活化途径的靶向药物用于治疗ANCA相关性小血管炎[28]。最近发现B细胞靶向治疗在消除血管炎和新月体肾炎方面同样有效。这可能不仅与B细胞作为分泌ANCA的浆细胞的前体有关，还与它们作为抗原提呈细胞的作用有关[29]。

三、病理改变

（一）大体改变

和大多数严重的肾小球肾炎一样，急性期新月体肾炎的体积正常或轻度增大。肾脏表面伴有点状或片状出血，呈“蚤咬肾”外观。这些出血点多由肾小囊腔或小管腔内积血导致。慢性期表现为肾脏萎缩、瘢痕形成。若见不连续的结节或空腔形成，应考虑肉芽肿性多血管炎的可能。

（二）光镜

肾小球毛细血管外细胞增多＞2层且累及肾小囊壁周长的10%以上的病灶称为新月体；按照新月体的构成成分，又分为细胞性新月体（细胞成分＞75%，纤维成分＜25%）、细胞纤维性新月体（细胞成分25%～75%）和纤维性新月体（纤维成分＞75%，细胞成分＜25%）。按照新月体肾炎的定义，新月体占受累肾小球的50%以上、病变范围占肾小囊面积片的50%以上者称为新月体性肾小球肾炎，低于此标准者，虽不直接诊断为新月体性肾小球肾炎，但仍需要进行病因诊断（如诊断为抗GBM肾小球肾炎）且需要量化新月体所占比例。

早期见肾小球囊内新月体形成，可伴有纤维素样坏死及红细胞、白细胞渗出，在PAS及PASM染色上可见基底膜断裂。随着疾病的发展，胶原纤维组织逐渐增多，从而演变成细胞纤维性乃至纤维性新月体。新月体一方面和肾小球囊腔粘连，造成囊腔闭塞；另一方面压迫毛细血管袢，同时内皮、系膜及基质轻度增生，造成毛细血管袢萎缩、坏死、出血，结构严重破坏，整个肾小球纤维化、玻璃样变，最终功能丧失。

图18-1

图18-2

肾小管的急性病变与肾小球及间质病变的严重程度相关，肾小管上皮细胞可出现颗粒变性、滴状变性、脂肪变性或空泡变性等变化。常出现肾小管的急性病变，甚至部分肾小管呈坏死性病变。间质弥漫水肿，急性期可见中性粒细胞浸润，随着疾病的进展则以淋巴细胞和单核细胞为主。晚期则出现肾小管萎缩、间质纤维化。肾小动脉壁可见纤维素样坏死，尤其易见于Ⅲ型新月体肾炎。

除以上新月体性肾小球肾炎共同病理表现外，各型新月体性肾小球肾炎另有其光镜检查特点：Ⅰ型新月体性肾小球肾炎通常是一次性骤然起病，新月体类型均一；GBM断裂、纤维素性坏死突出，但增生性病变不明显。Ⅱ型和Ⅲ型新月体性肾小球肾炎常反复发作，因此各种新月体常混合存在。Ⅱ型是免疫复合物介导型肾小球肾炎的严重形式，多伴有增生性病变，如毛细血管内增生、系膜细胞增生等。Ⅲ型新月体性肾小球肾炎增生性病变不明显，10%～20% Ⅲ型新月体性肾小球肾炎可见小动脉炎，如细动脉、小动脉甚至弓状动脉分支均可受累；少数还可见肉芽肿形成。

各型新月体性肾小球肾炎的光镜下表现见图18-1～图18-3。

（三）免疫组化

免疫组化方法可提供新月体肾炎的不同分类，更准确地确定其发病机制。

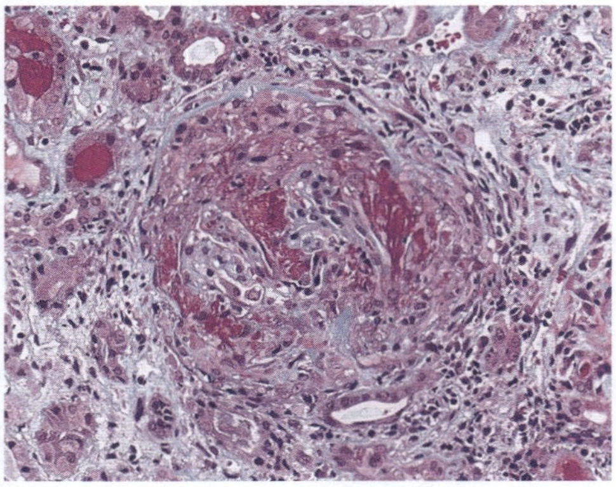

图18-1 Ⅰ型新月体性肾小球肾炎，显示肾小球环状细胞纤维性新月体，毛细血管袢纤维素性坏死，GBM及肾小球包囊壁断裂，其周炎症细胞浸润（Masson三色，×400）

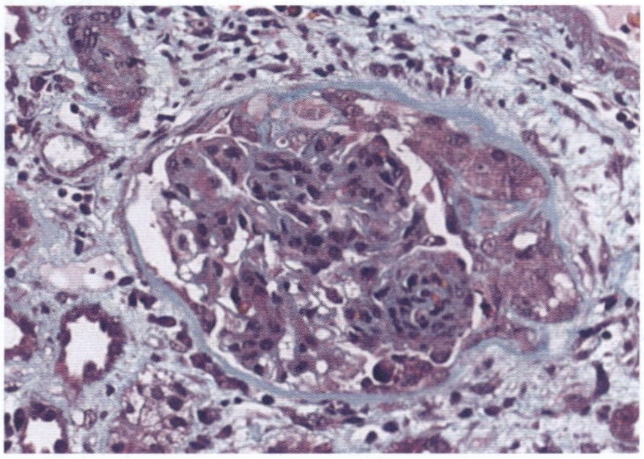

图18-2 Ⅱ型新月体性肾小球肾炎，显示肾小球毛细血管内增生性病变，系膜区、节段内皮下嗜复红物沉积，见细胞性新月体（Masson三色，×400）

Ⅰ型新月体性肾小球肾炎：可见IgG、C3沿肾小球毛细血管基底膜呈连续线条状沉积，部分病例中可见肾小管基底膜的线性沉积。

Ⅱ型新月体性肾小球肾炎：和原发性肾小球肾炎的免疫病理表现一致。例如，狼疮肾炎可见“满堂亮”现象，IgA肾病或IgA血管炎则可见以IgA为主的免疫球蛋白和C3沉积于肾小球系膜区；链球菌感染后肾小球肾炎常有IgG和C3在毛细血管袢沉积。C3沉积明显伴少量或无免疫球蛋白沉积时，需要考虑C3肾小球肾炎的可能。

Ⅲ型新月体性肾小球肾炎：为寡免疫复合物型，通常无或少量免疫球蛋白及补体沉积。各型新月体性肾小球肾炎当有纤维素性坏死病灶时，可在肾小球及肾小动脉壁见纤维素/纤维素原免疫染色阳性。

各型新月体性肾小球肾炎的免疫荧光和电镜表现见图18-4～图18-6。

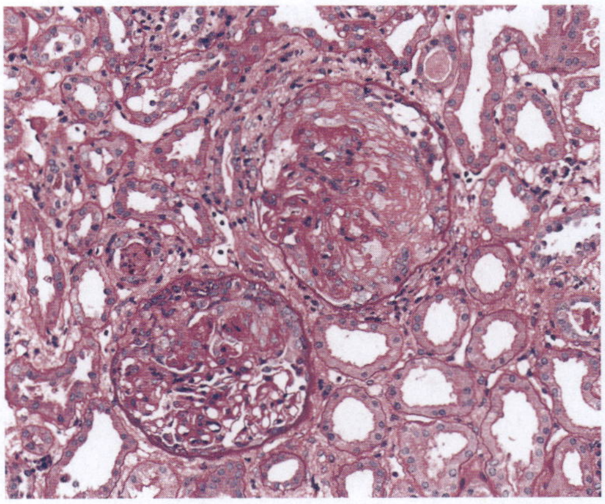

图18-3　Ⅲ型新月体性肾小球肾炎，显示肾小球增生性病变不明显，新月体新旧不一，节段纤维细胞性新月体及细胞纤维性新月体（PAS，×400）

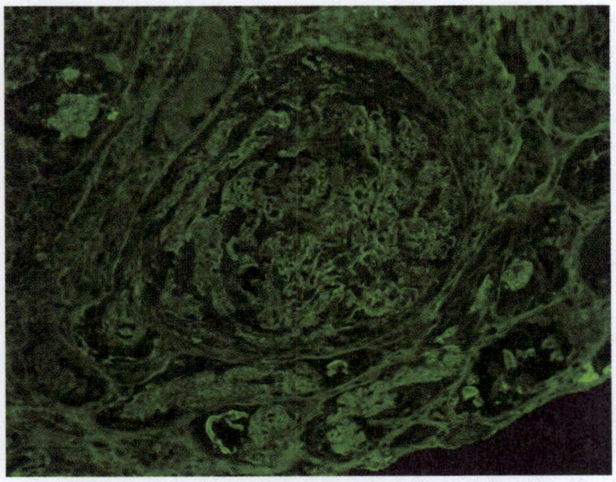

图18-4　Ⅰ型新月体性肾小球肾炎免疫荧光表现，可见IgG沿肾小球毛细血管袢呈假线样分布，肾小球见新月体残迹（IF，×400）

图18-3

图18-4

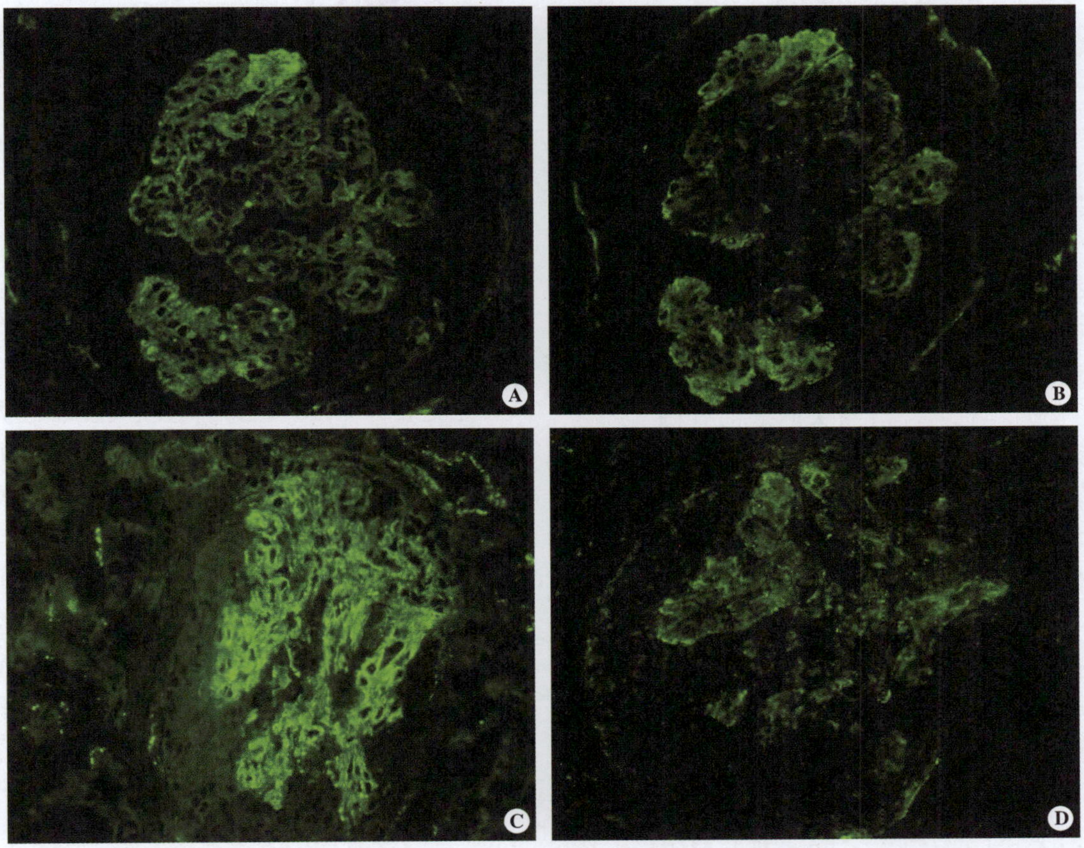

图18-5　Ⅱ型新月体性肾小球肾炎免疫荧光表现，可见肾小球毛细血管袢及节段系膜区多种免疫球蛋白和补体沉积，图A～D分别显示IgA、IgM、C3和C1q的情况（IF，×400）

图18-5

（四）电镜

电镜下的超微病理可见肾小囊内纤维素沉积、细胞增殖和浸润，进而基质增多、胶原纤维形成（图18-6）。GBM呈卷曲压缩状，可见断裂。Ⅰ型新月体性肾小球肾炎因抗体直接与基底膜结合，故可见基底膜密度不均但没有明显的电子致密物。Ⅱ型新月体性肾小球肾炎电镜检查可见与原发肾小球肾炎免疫病理特征一致部位的电子致密物沉积。Ⅲ型新月体性肾小球肾炎电镜检查未见电子致密物沉积。

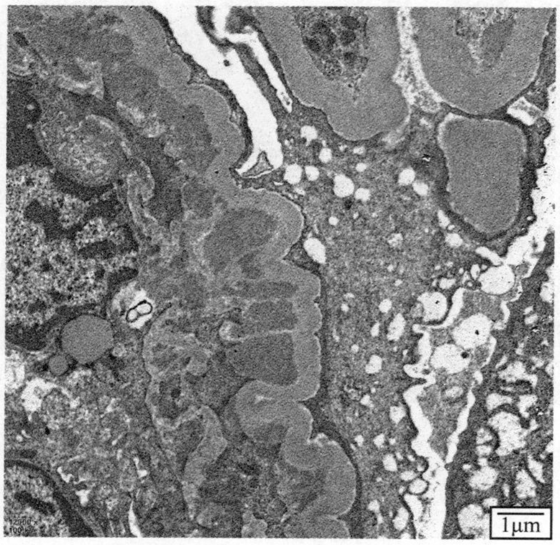

图18-6

图18-6 Ⅱ型新月体性肾小球肾炎电镜下表现，可见肾小球毛细血管基底膜内皮下电子致密物沉积（EM）

四、临床表现

通常来说，新月体性肾小球肾炎患者的临床表现多为急进性肾炎综合征，但值得注意的是，也有约20%的新月体性肾小球肾炎患者表现为慢性肾炎综合征和（或）慢性肾功能减退。新月体性肾小球肾炎的临床特征取决于具体分型。

Ⅰ型新月体性肾小球肾炎起病前有持续约数周的全身性症状和体征，如发热、关节痛、不适、体重减轻等。长期存在上述表现提示患者呈抗GBM抗体和ANCA双阳性，且有合并血管炎的特征[30]。肾脏表现多急骤起病，有明显的肾小球源性血尿、尿红细胞管型，病情严重时可出现肉眼血尿和正常形态红细胞。尿蛋白多为轻中度，部分患者可出现肾病综合征水平的蛋白尿。同时患者出现水肿和高血压，病情进展通常很迅速，短期内达到少尿、无尿，肾功能迅速恶化，数天或数月内达到尿毒症水平。少数患者起病隐匿，没有明显的临床症状，发现疾病时已进展至尿毒症期。25%～60%的患者伴有肺部受累（一般为肺泡出血），即Goodpasture综合征。极少数病例以肺部表现为主[31]。肺部表现包括呼吸急促、咳嗽、严重时咯血、胸部影像学发现肺部浸润，以及肺泡内存在血红蛋白并导致一氧化碳弥散量增加。患者可能会出现缺铁性贫血，可能由长期肺部出血引起，贫血程度可能与肾功能状态不平行。

Ⅱ型新月体性肾小球肾炎多发于青中年，临床表现取决于引起该病的原发病。例如，链球菌感染后肾炎常伴有水肿、高血压及前驱上呼吸道、皮肤或其他部位的链球菌感染病史。狼疮肾炎、IgA血管炎或感染性心内膜炎等常有原发疾病特征性的症状或体征，如典型的发病年龄、易感人群、皮疹、关节痛、心脏杂音等。

Ⅲ型新月体性肾小球肾炎通常会出现非特异性的前驱症状，包括发热、不适、厌食、体重减轻、肌痛和关节痛[32]。这些症状可能持续数周到数月，其间无特定组织器官受累的证据[33]。由于Ⅲ型新月体性肾小球肾炎是系统性ANCA相关性小血管炎的肾脏表现，因此，患者还有其他系统、器官受累的表现，如病变累及耳鼻喉时可出现鼻窦炎、中耳炎、耳痛、耳漏、持续性鼻溢、脓性/血性鼻分泌物、口腔和（或）鼻溃疡、传导性和（或）感音神经性听力损失等。其他症状可能包括鼻-鼻窦炎、咳嗽、呼吸困难和咯血。病变累及呼吸系统时可能表现为气道或肺实质受累，伴有声音嘶哑、咳嗽、呼吸困难、哮喘、咯血或胸膜炎性胸痛；影像学表现常见结节、斑片状或弥漫性阴影和短暂的肺部浸润、肺间质纤维化等。皮肤受累见紫癜、网状青斑、结节性红斑等。神经系统受累可见多发性单神经炎、脑神经异常及中枢神经异常等。眼部受累可见结膜炎、角膜溃疡、表层巩膜炎/巩膜炎、视神经病、视网膜血管炎和葡萄膜炎等。如消化系统、心脏受累等不常见，但是亦有相应的临床表现，需要仔细甄别。

实验室检查示78%～100%的患者贫血。镜下血尿甚至肉眼血尿持续存在，红细胞管型、颗粒管型和白细胞管型常见，但尿检异常与病变严重性并不密切相关。所有患者均伴有蛋白尿，表现为肾病综合征者占10%～30%。病变极严重者较少合并大量蛋白尿，这与肾小球滤过率下降有关。血清和尿中纤维蛋白降解产物增加。大部分患者血清肌酐、尿素氮和胱抑素C等反映肾小球功能的指标短期内迅速升高。

Ⅰ型新月体性肾小球肾炎血清中抗GBM抗体阳性，目前国际通行的检测方法是酶联免疫吸附法和间接免疫荧光法。Ⅱ型新月体性肾小球肾炎可有血清循环免疫复合物及冷球蛋白阳性及血清C3水平的下降。Ⅲ型新月体性肾小球肾炎间接免疫荧光法可检测c-ANCA或p-ANCA阳性，酶联免疫吸附试验可检测出抗髓过氧化物酶抗体和抗蛋白酶3抗体；常伴有红细胞沉降率增快、C反应蛋白升高。

五、诊断和鉴别诊断

（一）诊断

所有急进性肾炎综合征的患者都应考虑本病，但是近年来发现新月体性肾小球肾炎（尤其是Ⅱ型、Ⅲ型）临床上并不总是表现为急进性肾炎综合征，有的仅表现为“缓慢”肾功能减退。新月体性肾小球肾炎的确诊依赖于肾脏组织病理学。病理诊断标准必须强调两点：①新出现的新月体为闭塞肾小囊腔50%以上的大新月体，不包括小型或部分型新月体；②伴有大新月体的肾小球数必须不小于全部肾小球数的50%[34]。值得强调的是，新月体性肾小球肾炎是一组临床表现和病理改变相似但病因各异的临床综合征，因此诊断新月体性肾小球肾炎后还应做病因诊断，详细询问病史，积极寻找多系统疾病的肾外表现体征，并积极进行ANCA、抗GBM抗体和其他如抗dsDNA抗体、抗核抗体的检查。

（二）鉴别诊断

1. 急性肾小球肾炎　本病临床呈急性肾炎综合征表现，病理改变为毛细血管内增生性肾炎，可伴有新月体形成，但未达新月体性肾小球肾炎标准。由于肾小球内皮细胞及系膜细胞高度弥漫增生，致肾小球毛细血管腔狭窄，因此出现肾小球滤过率下降，患者可出现少尿/无尿及急性肾损伤，临床表现酷似急进性肾炎。急性肾小球肾炎患者有前驱感染病史，血清C3降低且多在8周内恢复正常，ASO滴度升高，肾活检可做出明确诊断。急性肾小球肾炎为自限性疾病，一般只需对症处理（包括需要短时透析者），疾病即可逐渐恢复，预后良好。

2. 急性肾小管坏死（ATN）　临床排除肾前或肾后性病因而确定为急性肾实质性肾损伤患者，若以蛋白尿为主（即24小时尿蛋白定量≥1.5g），有镜下或肉眼血尿伴或不伴高血压，并有少尿或无尿，应考虑肾小球病变所致的急性肾损伤。其与急性肾小管坏死的临床表现和演变截然不同：后者尿蛋白大多少于1g/24h，常有明确的发病诱因如失血或体液丢失过多导致血容量不足、中毒（药物、食物等）、挤压伤、异型输血等，尿钠排泄增多，超过20～30mmol/L，且尿中无肾小球源性变形红细胞，无肾性蛋白尿，血清抗GBM抗体及ANCA阴性。

3. 急性间质性肾炎（AIN）　24小时尿蛋白定量通常≤1g，尿蛋白电泳成分以中小分子蛋白为主。少数情况下如严重感染、中毒、药物引起的AIN，造成肾小球基膜通透性增加，产生大量蛋白尿甚至肾病综合征表现，临床表现类似肾小球病变，须依靠肾脏病理加以鉴别。

4. 其他原发性肾小球疾病合并新月体性肾小球肾炎　新月体性肾小球肾炎可合并其他类型肾小球疾病如膜性肾病等，亦需依赖肾脏病理加以鉴别。

六、治　　疗

新月体性肾小球肾炎是病理改变发展迅速的一组疾病，如诊断延迟、治疗不及时，肾脏预后极差，但近年来该病疗效较以往提高。血液净化技术（血浆置换和免疫吸附）的快速发展，新型免疫抑制剂、生物制剂的广泛应用，均为新月体性肾小球肾炎的治疗提供了有力武器。本病治疗关键在于：①尽可能早期诊断和治疗，以提高疗效，改善预后；②及时使用糖皮质激素冲击治疗、给予免疫抑制剂药物和进行血液净化，抑制急性炎症反应及肾小球硬化和纤维化；③同时使用抗凝、抗血小板黏附等治疗，改善预后。对于严重患者，在肾活检延迟时，应尽快开展激素冲击、血浆置换等经验性治疗，一旦确诊，再给予更特异性治疗。

新月体性肾小球肾炎的免疫抑制治疗包括急性期（诱导）治疗和慢性期（维持）治疗两个阶段。

（一）一般治疗

一般治疗包括卧床休息、无盐或低盐饮食、维持水与电解质平衡、纠正代谢性酸中毒、严格控制高血压等。病情需要时应用利尿剂和血管扩张剂。

（二）急性期治疗

对于大多数新月体性肾小球肾炎，糖皮质激素联合环磷酰胺或利妥昔单抗的冲击疗法是经典的治疗方案，部分情况下还要进行血浆置换。在新月体性肾小球肾炎急性期，初始对无禁忌证者采用甲泼尼龙500～1000mg（或15mk/kg）静脉滴注冲击治疗，每天1次，3～4次为1个疗程，注意甲泼尼龙冲击治疗时静脉滴注时间应持续20分钟。随后每天给予口服泼尼松（1mg/kg）、口服或静脉应用环磷酰胺或利妥昔单抗，某些情况下还要进行血浆置换。

糖皮质激素的减量速度和维持时间根据原发病不同而异。对于狼疮肾炎，糖皮质激素需要长期服用；对于抗GBM抗体病，一旦诱导出缓解可在6周逐渐减量至20mg，整个疗程约6个月，因为抗GBM抗体的形成在6～9个月后自然停止，根据现有的临床经验，每天口服环磷酰胺3个月，并在6个月内逐渐减少糖皮质激素，以防止新抗体的产生，似乎对大多数患者是合适的[35]。对于ANCA相关性血管炎，推荐采用快速而非标准糖皮质激素减量方案，如若泼尼松的起始剂量是60mg/d，可在1～2周后减量50%至30mg/d[36]。使用快速糖皮质激素减量方案是基于随机试验的数据，这些试验表明使用此类方案的患者与使用标准减量方案的患者相比，缓解率相近，同时不良反应更少[37]。甲泼尼龙冲击疗法对Ⅱ型和Ⅲ型新月体性肾小球肾炎的疗效较Ⅰ型更好。

联合细胞毒制剂时首选环磷酰胺，疗效肯定，但在不同疾病中用法不同，且需根据年龄及肾功能减量。例如，KDIGO指南推荐，对于抗GBM病，初始环磷酰胺剂量为每天口服2～3mg/kg（年龄大于55岁减量至2mg/kg），总疗程约3个月；而对于ANCA相关性血管炎，指南推荐每天口服2mg/kg，持续时间最多6个月[36]；或按照CYCLOPS试验中的给药方案，静脉滴注，每次15mg/kg，每2周1次，连用3次，随后每3周1次，持续3～6个月[38]。随机试验表明，口服环磷酰胺与静脉环磷酰胺冲击治疗的诱导缓解率几乎相等，静脉治疗具有环磷酰胺总暴露量更小及中性粒细胞减少率和感染率更低的优点，但在CYCLOPS试验中，静脉冲击治疗复发率更高，最新指南对口服和静脉治疗方式的选择也给出了推荐意见[39]。环磷酰胺有较明显的不良反应，包括胃肠道反应、出血性膀胱炎、膀胱纤维化、骨髓抑制、卵巢功能衰竭、膀胱癌和血液系统肿瘤等，此外，重症感染也是常见死因之一。环磷酰胺的不良反应与累积剂量相关，由于冲击疗法总累积剂量小、不良反应相对较小，故仍是目前较多采用的疗法。用药期间应定期复查血常规、肝功能，监测药物不良反应。

利妥昔单抗是一种有效的环磷酰胺替代药物，可用于新诊断或者环磷酰胺或其他免疫抑制剂治疗后复发患者的初始治疗。利妥昔单抗治疗ANCA相关性血管炎（rituximab for ANCA-associated vasculitis，RAVE）试验和“利妥昔单抗vs.环磷酰胺治疗ANCA相关性肾血管炎（rituximab versus cyclophosphamide in ANCA-associated renal vasculitis，RITUXVAS）试验是两项重要的随机试验，证实利妥昔单抗组与环磷酰胺-硫唑嘌呤组在治疗AAV时完全缓解率及不良事件发生率相似，最新指南也推荐激素联合环磷酰胺或利妥昔单抗作为AAV的初始一线治疗，但在抗GBM病中利妥昔单抗研究有限，推荐为耐药或复发时一线药物。需要注意的是，RAVE试验排除了肺出血而需机械通气或血清肌酐＞4mg/dl的患者，但其中部分患者在入组之后进展至需要机械通气或血清肌酐＞4mg/dl，因此利妥昔单抗对这类人群的疗效仍有一些不确定，尽管也没有随机试验数据支持在这类情况下使用环磷酰胺。一项事后分析纳入了RAVE试验中102例入组时有肾脏受累的患者，其中62例的eGFR＜30ml/（min·1.73m^2），结果显示两个治疗组的缓解率相近。虽然RITUXVAS试验的确纳入了少部分需要透析的肾衰竭患者，但作为试验设计的一部分，患者最初也接受了环磷酰胺治疗[40]，因此指南对优先选择环磷酰胺还是利妥昔单抗的条件做了推荐。上述两项试验很少纳入75岁以上患者，但利妥昔单抗似乎对这类患者有效。一项观察性研究纳入了66例75岁以上的GPA或MPA成人患者，经利妥昔单抗诱导治疗后，57例（86%）达到缓解，2例（3%）复发，但严重感染率较高（1年为46.6%）[41]。另一种抗CD20药物奥妥珠单抗在一项纳入了3例AAV并有利妥昔单抗严重过敏反应史的患者的研究中也被认为是可能的替代药物[42]。

补体C5a在ANCA介导的中性粒细胞活化中发挥重要作用，是AAV发病机制中的重要环节，因此针对C5a的治疗也极具潜力。补体C5a受体抑制剂avacopan作为AAV标准诱导治疗的辅助药物，临床试验证实其联用可有效替代糖皮质激素治疗AAV，缓解率相等或优于糖皮质激素组，不良反应发生率低[43]。avacopan的给药剂量为30mg，每天2次，口服，通常带来更短程的、快速糖皮质激素减量方案。此方案根据患者的反应，在4～6周逐渐减少糖皮质激素的剂量。

imlifidase（IdeS）是一种来自化脓性链球菌的IgG降解内多肽酶，可将人IgG裂解为F（ab）2和Fc片段，并抑制抗体和补体依赖的细胞毒性。在3例接受透析治疗的抗GBM患者中，IdeS治疗立即清除了血液中的抗GBM抗体，肾活检显示IgG的Fc片段染色阴性。然而，可能是因为治疗在病程晚期才开始，没有患者恢复独立的肾功能。此方法的临床实用性仍有待确定，目前有Ⅲ期临床试验正在进行（NCT05679401）。

诱导期治疗应注意个体化，宜早期治疗，治疗方案应根据患者一般情况、肾功能、出血倾向、既往对环磷酰胺治疗的反应等进行调整。对于临床及病理改变已呈慢性化（即出现大量纤维性新月体、肾小球硬化、间质纤维化），或老年、伴有感染和消化性溃疡的患者，治疗不宜太积极，采取积极控制高血压和肾衰竭的治疗措施更为妥当，而不是应用强化的免疫抑制疗法。

（三）慢性期治疗

糖皮质激素联合环磷酰胺/利妥昔单抗可诱导大多数患者获得缓解，通常是在治疗开始后3～6个月。维持治疗的选择受到疾病严重程度和患者特异性因素的影响。一般均采用糖皮质激素联合其他免疫抑制剂口服，常用免疫抑制剂如下：

1. 硫唑嘌呤　初期给予2mg/（kg·d），维持期常用，有效且耐受性好，长期使用副作用较环磷酰胺少。CYCAZAREM研究比较了环磷酰胺治疗18个月与环磷酰胺治疗6个月+硫唑嘌呤治疗12个月，两种方案的疗效（存活率、肾预后）和复发率结果均相近。硫唑嘌呤的代谢和毒性主要与硫代嘌呤甲基转移酶（TPMT）活性有关，而TPMT活性因人而异。如果治疗前检测TPMT为正常，硫唑嘌呤初始剂量可为2mg/（kg·d）；如果没有检测，硫唑嘌呤的起始剂量一般为50mg/d，然后逐渐加量至2mg/（kg·d）。在一些试验中，硫唑嘌呤在1年时减到了1.5mg/（kg·d），但复发率也相应上升，因此不推荐减量。

2. 甲氨蝶呤（MTX）　可以作为硫唑嘌呤的替代品，通过抑制酵素、二氢叶酸还原酶（嘌呤与嘧啶合成所必需）达到免疫抑制作用。用量0.3mg/kg，每周1次，可用于维持期和复发患者。甲氨蝶呤是叶酸的结构类似物，可竞争性抑制二氢叶酸（FH2）与二氢叶酸还原酶（DHFR）的结合，因此使用甲氨蝶呤时应同时给予叶酸（1～2mg/d）或亚叶酸（5～10mg/w，使用甲氨蝶呤后24小时给予），以降低潜在毒性。MTX在肾功能不全时更易发生肝及骨髓毒性，故需密切监测肝功能和血常规，不应对eGFR＜60ml/（min·1.73m^2）或有活动性肾血管炎证据的患者使用该药。

3. 吗替麦考酚酯（MMF）　其在器官移植抗排异疗法中的地位已获充分肯定，尤其是MMF能够逆转常规免疫抑制剂治疗无效的血管性排斥，预防和治疗慢性排斥反应的发生。MMF具有独特的药理作用，不良反应小，因而现已将其应用扩展到其他免疫介导的疾病，如系统性红斑狼疮、系统性血管炎等。MMF的作用具有以下特点：①高度选择性，主要作用于活化状态的淋巴细胞，而对体细胞如肝细胞及骨髓细胞的生长无明显影响；②抑制细胞性T细胞的产生；③能直接抑制B细胞产生抗体；④显著降低黏附分子的合成，减轻炎症部位白细胞的聚集；⑤抑制血管平滑肌细胞及血管内皮细胞、肾小球系膜细胞、成纤维细胞的生长；⑥对血管炎性病变疗效较好。值得关注的是，MMF长期应用仍有骨髓抑制作用，尤其在肾功能不全并联合糖皮质激素治疗时，可能会导致威胁生命的重症肺炎，需高度警惕。MMF的活性代谢产物通过肾脏排泄，药物的血浆浓度在不同个体有很大差异，为观察疗效及不同肾功能水平患者对MMF的耐受程度，应考虑监测MMF的血浆浓度。吗替麦考酚酯的目标剂量通常为1.5～3g/d，分次使用，可选择IMPROVE研究中的方案，即起始剂量2000mg/d，12个月后减至1500mg/d，18个月后减至1000mg/d，不过有研究认为这个减量方案的复发率高于硫唑嘌呤方案。目前吗替麦考酚酯多作为二线方案使用。

4. 利妥昔单抗 确认该药对部分新月体性肾小球肾炎诱导缓解有效后，又验证其可以用于维持治疗。最佳证据来源于MAINRITSAN研究，对于初次诊断的AAV患者，利妥昔单抗组的严重复发率低于硫唑嘌呤组（5% vs. 29%），两组的严重不良事件数量相似，利妥昔单抗作为AAV老年患者（年龄＞75岁）的维持治疗似乎也有效[30]。目前对于使用何种剂量及疗程尚无定论。利妥昔单抗维持治疗通常为一次500～1000mg，每6个月1次。有方案选择每4个月而非每6个月给药1次。另有部分研究者倾向于“按需”给药，该策略中需监测外周B淋巴细胞（CD19阳性细胞，可被利妥昔单抗清除）和ANCA滴度，当B淋巴细胞恢复、ANCA滴度转阳时重新给药。

5. 来氟米特 其对治疗类风湿关节炎及器官移植后防治移植物排斥已显良好疗效。近年来，有学者将其用于血管炎维持期治疗亦取得理想效果。Metzle等选择经糖皮质激素及环磷酰胺联合治疗后处于完全或部分缓解的20例韦格纳肉芽肿患者，给予来氟米特20mg/d联合小剂量糖皮质激素（≤10mg/d）治疗12周，随后来氟米特增加至30mg/d。观察1～2.5年，发现20例患者中11例病情无活动或复发；8例患者出现一过性病情活动，但来氟米特剂量增至40mg/d后，病情均再次趋于稳定；仅有1例出现复发。此研究证实来氟米特可以有效维持韦格纳肉芽肿患者的病情缓解，提示来氟米特可用于该病缓解期长期维持用药的替代方案，但应用中需考虑高血压、白细胞减少等副作用。

6. 四联疗法（又称鸡尾酒疗法） 糖皮质激素、细胞毒药、抗凝与抑制血小板聚集药物联合应用被称为四联疗法。由于在本病发病过程中，裂解的纤维蛋白原转换为纤维蛋白多肽，作为单核细胞的化学趋化物在新月体形成过程中起着重要作用，因此抗凝与抗血小板聚集药物应用具有一定的理论依据。在试验性新月体性肾炎中，已证实凝血过程的作用。在出现肾小球损伤之前予以抗凝治疗，可减少新月体的形成，并减轻肾衰竭的程度。华法林也可减少新月体形成或使其缩小。然而，在肾毒性肾炎，静脉应用肝素可减少肾小球内纤维蛋白的沉积、新月体形成和肾衰竭，但所需剂量极大。而且，尽管使用大剂量肝素，某些肾小球仍可发生纤维蛋白沉积。故有学者认为，凝血的发生机制是在肾小球内局部起作用，故全身抗凝治疗难以奏效。

具体方法为肝素剂量50～200mg/d，2～4周后改为口服抗凝药（华法林），1.25～5mg/d，调整剂量使PT延长，维持在正常1倍左右。亦可使用小剂量尿激酶（10万～30万U/d），监测血纤维蛋白原，使其低于2g/L。双嘧达莫每天剂量300～600mg。需要注意的是，急性肾损伤时凝血机制往往紊乱，Ⅰ型新月体性肾小球肾炎尤其严重，故使用强化的抗凝疗法时需严格掌握适应证。

在采用上述治疗的同时常合用下列药物：①短期广谱抗生素；②H2受体阻滞剂（尤其甲泼尼龙冲击时）；③以往有结核病史者使用抗结核药；④高血压患者可用抗高血压药物；⑤少尿、水肿、严重低蛋白血症者应用利尿剂，短期应用白蛋白；⑥肾功能不全时治疗方法同常规疗法，包括避免使用肾毒性药物、避免感染等。

7. 血浆置换 1976年Lockwood等首先将血浆置换用于各型新月体性肾小球肾炎的治疗。血浆置换对Goodpasture综合征患者具有良好疗效；但对于没有肺出血的透析依赖性肾衰竭患者，是否治疗的决策更加困难，一些专家不对这些患者进行治疗，因为肾脏有反应的可能性很低，还要承担治疗的负担及风险，尤其是当肾活检显示所有肾小球均有新月体形成时。该法是用膜式血浆分离器或离心式血浆细胞分离器分离患者的血浆和血细胞，然后用正常人血浆或血浆成分（如白蛋白）进行置换，指南推荐每天置换1次，每次置换40～50ml/kg，直至循环抗GBM抗体转阴，一般为2～3周。需要从临床和实验室检查两方面评价疗效。血浆置换有效的患者一般在治疗后约10天肾功能开始改善。血浆置换可去除血浆中的抗体、免疫复合物、纤维蛋白原及补体等。血液中免疫复合物浓度下降，可使单核巨噬细胞系统原先已经饱和的Fc受体去饱和，从而清除新形成的免疫复合物。新月体性肾小球肾炎Ⅰ型患者可首选血浆置换，治疗至血液循环中抗GBM抗体转阴。重症狼疮肾炎和新月体性肾小球肾炎Ⅲ型，如伴有肺出血、需要透析或对常规治疗无效时亦可考虑血浆置换。采用血浆置换疗法的同时，必须给予糖皮质激素冲击和环磷酰胺治疗，以防机体在丢失大量免疫球蛋白后，继发大量合成免疫球蛋白而造成“反跳”。

血浆置换虽然清除效果确切，但也有一定局限性。由于治疗时要求丢弃大量包括各种凝血因子在内的自体血浆，故需输注新鲜冰冻血浆等血液制品，易诱发过敏反应及感染等血源性传染病，并可能对机体凝血功能产生影响（如因凝血因子被清除而导致出血、因抗凝血酶Ⅲ减少而引起血栓形成等）。因此必须严格掌握适应证，并积极防治感染、防止出血等严重不良反应的发生。

8. 双重滤过血浆置换　是在强化血浆置换基础上发展起来的治疗方法。即从第1个膜式血浆分离器分离出的血浆不弃去，让其通过第2个膜式血浆分离器，此滤膜孔径较小，能阻挡免疫球蛋白等中、大分子蛋白通过，最后将滤过的不含上述成分的血浆输回体内。既能清除血中致病抗体及免疫复合物，又避免了输入大量异体血浆的弊端，安全经济。但迄今有关临床应用双重滤过血浆置换治疗 RPGN 的报道不多，疗效是否与强化血浆置换相同尚有待验证。

9. 免疫吸附治疗　免疫吸附（immunoadsorption，IA）是近年来在血浆置换基础上新发展起来的一种血液净化方法，临床上主要用于治疗自身免疫性疾病及一些传统药物和手术难以奏效的免疫介导性疾病。该法是将抗原、抗体或某些具有特定物理化学亲和力的物质作为配基与载体结合，制成吸附柱（如能特异吸附抗GBM抗体的吸附柱，或能广泛吸附IgG及免疫复合物的蛋白A吸附柱），利用其特异性吸附性能，选择性或特异性地清除患者血液中内源性致病因子，达到净化血液、缓解病情的目的。免疫吸附最早于1979年由Terman等用于治疗系统性红斑狼疮。目前，已应用于风湿病、肾脏病、血液病和心血管疾病的治疗。免疫复合物致肾脏病变的急进性肾小球肾炎，病程进展迅速，早期免疫吸附治疗可改善预后。免疫吸附可能对部分抗GBM病患者有效，甚至是对透析依赖性患者。例如，在一例抗GBM病患者中，免疫抑制联合免疫吸附使肾功能得以恢复，且肌酐浓度稳定在2mg/dl（177μmol/L）。还有其他小型观察性研究也表明了免疫吸附可能获益。

与血浆置换相比，免疫吸附治疗时患者自身血浆回输，无须替代液，杜绝了输血反应及各种血源性传染病发生的可能。吸附具有选择性和特异性，对凝血因子等正常血浆成分影响较小，不必补充大量平衡液，对血糖、电解质及酸碱平衡的影响较小。因此，免疫吸附是相对高效而安全的血液净化方法。

10. 大剂量免疫球蛋白　静脉滴注免疫球蛋白疗法［0.4g/（kg·d），5天为1个疗程］在单独治疗难治性原发性小血管炎时对部分患者有一定疗效。主要治疗机制可能是健康人γ球蛋白含有抗MPO和PR3-ANCA独特型抗体，这一独特型抗体封闭并抑制了ANCA的结合力。其他可能的机制还包括抑制T细胞功能、干扰细胞因子反应和阻断Fc受体等。目前仅有少量相关研究或病例报道，但都表明了免疫球蛋白输注可能获益，免疫球蛋白疗法尚需积累更多经验。在合并感染等无法使用糖皮质激素和细胞毒性药物的情况下，可试用此疗法。

11. 未来方向　我们对新月体性肾小球肾炎疾病发生机制的认识不断发展，相关的治疗也迅速发展。对T细胞的进一步认识，尤其是调节性T细胞的功能诱导、GBM抗原黏膜给药诱导免疫耐受、一种脾脏酪氨酸激酶fostamatinib的应用均有可能成为新的治疗方法。阐明壁层上皮细胞向足细胞表型转化的结果，在早期治疗策略中抑制凝血酶、凝血酶受体和壁层上皮细胞过度增殖将是未来十年的研究热点。人羊膜上皮细胞（hAECs）是出生后从胎盘中分离出来的一类干细胞，由于其独特的选择性免疫抑制能力，以及其良好的安全性和临床适用性，也可能成为新月体肾炎的一种新的无害治疗选择；中性粒细胞在新月体形成中具有重要作用，也会成为未来的干预靶点。

12. 透析　一般选择血液透析。如患者出现少尿、肌酐清除率＜10ml/min应尽早开始血液透析治疗，为上述免疫抑制治疗“保驾护航”。如肾小球滤过功能不能恢复者则需维持透析。

13. 肾移植　移植后再次复发是新月体性肾小球肾炎（特别是Ⅰ型）治疗中应重视的问题，Ⅰ型新月体性肾小球肾炎抗体未转阴时移植后复发率可达50%，但循环抗GBM抗体转阴后再继续用药数月，则移植后复发率小于3%，因此指南推荐在抗GBM抗体转阴6个月后再行肾移植。同样Ⅲ型新月体性肾小球肾炎亦应监测血清ANCA水平，以决定停药及移植时机。

综上所述，除非肾活检病理显示为不可逆性肾脏病变，任何新月体性肾小球肾炎均应积极治疗，治疗方法的选择取决于新月体性肾小球肾炎的类型和病因，此将在相关章节详述。免疫抑制剂可采用糖皮质激素和环磷酰胺/利妥昔单抗冲击治疗，肝素等抗凝制剂及血小板抑制剂并不常规应用。如经积极治疗而病情明显好转，则不应持续大剂量应用免疫抑制剂，以避免发生严重并发症。病情严重者，必要时在积极治疗同时，可进行透析治疗。

七、病例介绍及点评

（一）主诉

间断发热1个月，肌酐升高4天。

（二）病史

患者，女性，44岁。1月余前受凉后出现发热，体温39.3℃，尿呈洗肉水样，咳嗽、咳痰、流涕，无咯血，自行服用连花清瘟、阿莫西林，体温未能降至正常；至当地住院查尿隐血（+++），尿白细胞（+/-），尿蛋白（++），血肌酐46.9μmol/L（小于73μmol/L为正常），红细胞沉降率41mm/h，超敏C反应蛋白1.56mg/dl，ANCA、抗GBM抗体、抗核抗体、抗双链DNA抗体均为阴性，未行肾脏穿刺活检。给予头孢曲松、莫西沙星抗感染及对症治疗后咳嗽好转、体温恢复正常出院（未使用激素、免疫抑制剂）；出院1周后复查尿隐血（+++），尿白细胞（+/-），尿蛋白（+/-）。半月前无明显诱因再次出现发热，最高体温达38.5℃左右，伴有头部胀痛、干咳、食欲缺乏，无咳痰、流涕，无咯血，无皮疹、关节痛，自行服用抗生素及退热药物；1周前当地门诊予以头孢曲松静脉滴注3天，体温无好转；4天前在当地医院住院，入院检查：尿隐血（+++），尿蛋白（++），尿白细胞（+/-）；肌酐101.5μmol/L↑（小于73μmol/L为正常），血白细胞计数11.03×10^9/L，淋巴细胞数0.52×10^9/L，血红蛋白105g/L；凝血功能：纤维蛋白原6.98g/L↑（正常值2～4g/L），D-二聚体1.176mg/ml↑（正常值＜0.5mg/ml）；红细胞沉降率130mm/h↑，C反应蛋白（CRP）＞16mg/dl↑，IL-6 105.8pg/ml↑，补体C3 2.07g/L↑（正常高值1.35g/L），C4 0.42g/L↑（正常高值0.36g/L），外周血浆EB病毒DNA 3.46×10^3copy/ml；予以头孢哌酮舒巴坦、莫西沙星抗感染治疗及对症支持治疗，体温无好转；以“发热待查”至笔者所在医院感染科住院治疗。

发病以来，饮食睡眠欠佳，二便如常，体重无明显变化，乏力。

既往史：否认糖尿病、高血压、哮喘、结核病病史；否认外伤及输血史，否认药物过敏史，否认血吸虫病史，否认吸烟史。

（三）入院查体

T 38.6℃，P 115次/分，R 20次/分，BP 123/82mmHg，神志清楚，步入病房，自动体位，营养中等，查体合作，全身皮肤、巩膜无明显黄染，未见肝掌及蜘蛛痣，浅表淋巴结未触及肿大，咽部充血，扁桃体未见。左肺呼吸音稍粗，双肺未闻及干湿啰音，心律齐，心率115次/分，心音有力，心瓣膜区未闻及病理性杂音。腹软，无压痛及反跳痛，肝脾肋下未触及，肝浊音界存在，移动性浊音阴性，腹水0度，双肾区无压痛及叩击痛，双下肢不肿。生理反射存在，病理反射未引出。

（四）辅助检查

尿常规：红细胞（隐血）（+++）↑，白细胞（粒）（+）↑，尿蛋白（++）↑；尿微量白蛋白/肌酐比值422mg/g↑，24小时尿微量总蛋白798mg/24h↑，24小时尿微量白蛋白339mg/24h↑；血常规：白细胞计数10.15×10^9/L，淋巴细胞数0.48×10^9/L↓，血红蛋白92g/L，血小板计数467×10^9/L↑。

肝肾功能：丙氨酸转氨酶45U/L↑，天冬氨酸转氨酶16U/L，白蛋白33.9g/L↓，血肌酐193μmol/L（小于84μmol/L为正常），碳酸氢根14.0mmol/L↓。

相关其他血液检查：凝血功能中纤维蛋白原12.34g/L↑（正常值2～4g/L），D-二聚体2.76μg/ml↑（正常值＜0.5μg/ml）；C反应蛋白232.7mg/L

（正常值＜10mg/L）；铁蛋白791.9μg/L↑（正常值＜150μg/L）；细胞因子检查为IL-1β 6.9pg/ml↑（正常值＜5pg/ml），IL-2受体1515U/ml↑（正常值＜710U/ml），IL-6 126pg/ml↑（正常值＜7pg/ml），IL-8 260pg/ml↑（正常值＜62pg/ml），TNF-α 16.8pg/ml↑（正常值＜8.1pg/ml）；降钙素原1.76ng/ml（正常值＜0.05ng/ml）。风湿检查：抗核抗体，抗双链DNA抗体均为阴性；免疫检查：补体C3 1.45g/L↑（1.39g/L以下为正常），IgG、IgA、IgM、补体C4均正常。

抗肾小球基底膜抗体滴度1∶1000（+），ANCA呈阴性。

病毒全套：抗CMV-IgG 432U/ml↑，抗RV-IgG 44U/ml↑，抗HSV-IgG 172U/ml↑；其他呈阴性。血浆EB病毒核酸小于最低检出限，尿培养阴性、痰培养阴性、痰找抗酸杆菌阴性、血T-SPOT阴性。

外周血RNA和DNA病原微生物高通量基因检测未见异常。

骨髓穿刺、骨髓活检、流式细胞学检测未见明显异常。

胸部CT：双侧胸腔积液及双肺下叶轻度膨胀不良；右肺上叶及左肺上叶亚实性及磨玻璃微小结节，必要时复查。

超声：脾大（脾厚4.5cm）；双肾实质回声增强；少量腹腔积液；双侧胸腔积液。心脏形态结构及瓣膜活动未见明显异常。

（五）住院经过

1. 患者入感染科后立即完善相关检查，住院最高体温39.5℃，给予美罗培南、利奈唑胺和更昔洛韦抗感染治疗后体温未见下降；后给予激素（甲泼尼龙40mg，每天1次，静脉滴注）治疗后体温恢复正常；免疫学相关结果报告后，入院第3天复查血肌酐296μmol/L↑，诊断为“抗肾小球基底膜抗体病，急进性肾炎综合征”，转至肾内科继续治疗。

2. 转入肾内科后予以蛋白A免疫吸附×5天，地塞米松10mg，每天2次，×5天，环磷酰胺0.2g×5天，丙种球蛋白冲击20g×5天；后依次甲泼尼龙500mg，每天1次，×3天，血浆置换×5天（每次置换量2000ml，同时辅以CRRT治疗）；治疗期间，体温迅速恢复正常，尿量达2000～3000ml/d，但肾功能仍继续恶化。入院2周后复查肾小球基底膜抗体（IFT）阳性（1∶1000）↑，维持不变，ELISA法从＞8.0U/ml降到6.3U/ml，血肌酐上升至613μmol/L。

3. 入院15天行肾穿刺活检。光镜检查结果：肾组织1条，绝大多数为皮质。为确立诊断，24个层面行连续切片；肾小球最多的层面可见11个肾小球，其中1个肾小球球性硬化，1个肾小球节段硬化/球囊粘连；可见6个细胞性新月体形成（54.5%），新月体以大细胞性新月体为主，显著占据肾小囊腔并伴纤维素性坏死。开放的肾小球未见明显系膜细胞及内皮细胞数量增多。部分节段肾小囊断裂，可见囊周纤维化形成伴周围炎症细胞浸润。肾小球基底膜未见明显增厚及分层现象。肾小管上皮细胞颗粒样变性，可见多个红细胞管型、少数上皮细胞管型及蛋白管型。可见刷毛缘脱落基底膜裸露，伴肾小管腔扩张。未见明显肾小管萎缩及间质纤维化。肾小动脉节段性内膜增厚。免疫荧光检查结果：肾小球4个。IgG（+++），IgG1（+++），IgG（++），线状沉积于肾小球基底膜；IgA（++），C3（+），节段团块状沉积于系膜区；其中3个球FRA（++），节段沉积于肾小囊腔；κ轻链（+++），线状沉积于肾小球基底膜；λ轻链（+++），线状沉积于肾小球基底膜，节段沉积于系膜区。IgM、C1q、C4、ALB、IgG3、IgG4荧光检测均为阴性。电镜检查结果：送检肾组织电镜下可见1个肾小球。毛细血管袢排列不规则，血管腔大多塌陷或闭塞。内皮细胞无明显增生。毛细血管基底膜均质性增厚、卷曲，未见明显电子致密物沉积。足突弥漫融合。系膜细胞和系膜基质不同程度增生，少数系膜区可见小块电子致密物沉积。肾小球囊壁一侧见细胞纤维性新月体。偶见肾小管炎。肾间质灶性炎症细胞浸润，束状胶原纤维沉积（图18-7）。诊断：①主要诊断，抗肾小球基底膜肾小球肾炎；②次要诊断，IgA肾病。

4. 肾活检后继续血浆置换15次（每次置换量2000ml），入院34天开始再次给予环磷酰胺0.2g×5天，中等量激素维持治疗不变；入院48天，首次治疗44天肾小球基底膜抗体转为阴性，ELISA法从＞6.3U/ml降到0.6U/ml，血肌酐降至203μmol/L。改为口服甲泼尼龙12mg，每天1次+口服吗替麦考酚酯2片，每天2次，维持出院。

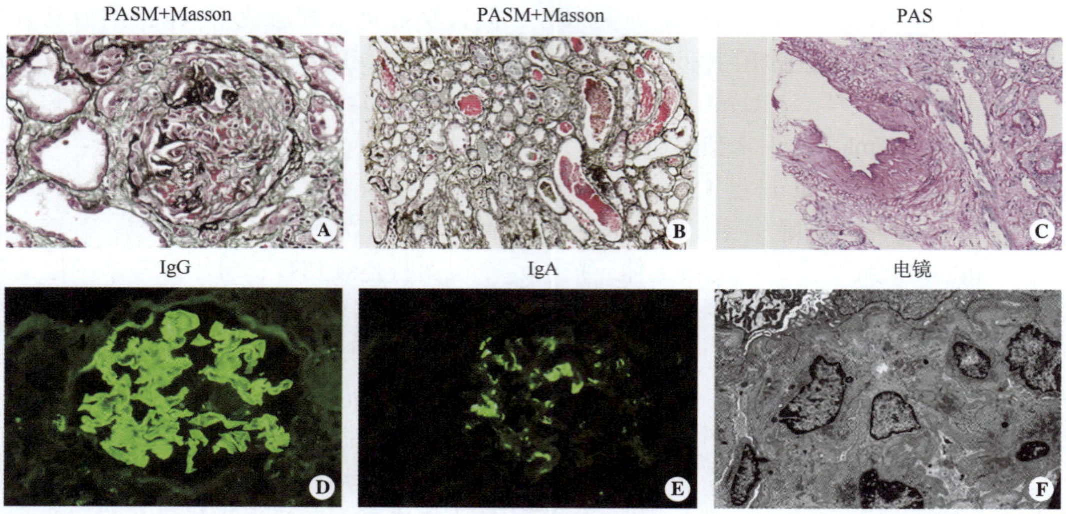

图18-7

图18-7 患者肾穿刺活检结果

A～C. 光镜下病理改变；D、E. 免疫荧光检查IgG和IgA沉积情况；F. 电镜下超微结构变化

5. 之后，每月入院行环磷酰胺（累计6g）治疗，其间肾小球基底膜抗体持续呈阴性，ELISA法数值继续缓慢下降，肾功能持续好转。首次入院治疗191天后血肌酐降至127μmol/L，肾小球基底膜抗体呈阴性，ELISA法为0.3U/ml。

（六）点评

本病例患者发热、咳嗽后出现肉眼血尿、蛋白尿，后出现肌酐升高，以发热待查转入笔者所在医院感染科，但因当地曾检测ANCA、抗GBM抗体、抗核抗体、抗双链DNA抗体均为阴性，未做肾活检，入院时考虑感染后急性肾小球肾炎、感染所致急性肾损伤或原发慢性肾炎（如IgA肾病）等急性加重，予以加强抗感染治疗，并立即完善检查排除其他继发因素。美罗培南、利奈唑胺、更昔洛韦治疗后体温无好转加用中等量激素，体温好转，咳嗽等呼吸道感染症状也好转，但肾功能进一步恶化，转入肾内科。此时笔者所在医院复查的抗GBM抗体已变成1∶1000，患者无咯血，结合血尿蛋白尿、肾功能损伤、肺部CT，考虑新月体性肾小球肾炎Ⅰ型。但患者发热以来使用多种抗生素及抗病毒药物治疗，因此还需排除药物诱发ATN、AIN可能，虽患者无皮疹、嗜酸性粒细胞升高等其他过敏表现，此诊断可能性不大，仍需肾活检来辅助确诊。

尽管肾活检确定病因后再治疗更安全，但因新月体性肾小球肾炎Ⅰ型诊断可能性极大，肾功能快速恶化，且入院时因炎症状态、高凝倾向使用抗凝治疗，患者考虑风险等原因，入肾内科后未立即行肾穿刺活检便开始第一轮的蛋白A吸附，激素、环磷酰胺、丙种球蛋白冲击，血浆置换等治疗，然而抗GBM抗体滴度未下降，肾功能仍继续恶化；此时，对于患者肾功能能否恢复，后续是否存在继续强化治疗的必要性，疑问重重，沟通后患者同意肾穿刺活检。该患者临床表现为急进性肾炎综合征，GBM抗体阳性，病理免疫荧光检查见IgG多克隆性于肾小球基底膜处呈线性沉积，光镜表现为坏死性新月体性肾小球肾炎、急性肾小管坏死，符合抗GBM肾小球肾炎特征。病变以活动性细胞性新月体及急性肾小管坏死为主。另外，患者可见IgA及λ轻链在肾小球系膜区沉积，符合IgA肾病特征，提示患者合并IgA肾病，肾损伤比率：坏死性及新月体性占33.3%～54.5%，局灶球性硬化占7.7%，节段性硬化占7.7%。肾活检结果证实了前期治疗的正确性，并提示后续仍有积极治疗的必要，后经多次血浆置换、激素等治疗，患者肾功能确实明显好转，脱离透析。

蛋白A吸附治疗属于血液净化中免疫吸附的一种方式，其选择性或特异性地清除患者血液内致病因子，治疗时仅回输自身血浆，对凝血因子、水电解质酸碱平衡影响较小，早期用于新月体性肾小球肾炎可改善预后。本病例一经临床诊断新月体性肾小球肾炎Ⅰ型即开始吸附治疗，同时还给予激素、环磷酰胺、丙种球蛋白冲击等治疗。但5次吸附后抗GBM抗体滴度下降不明显，可能患者疾病活动明显，超出吸附能力，且免疫抑制治疗需要时间发挥作用，而患者病情进展快，考虑血浆置换对抗体滴度高、病理改变明显的新月体性肾小球肾炎Ⅰ型疗效更为确切，遂继续进行血浆置换治疗，肾穿刺前后血浆置换共计20次（每次血浆2000ml，合计40 000ml），终于在入院28天后首次出现血肌酐水平下降。

关于丙种球蛋白冲击治疗，可以通过抑制T细胞、干扰细胞因子反应和阻断Fc受体来治疗免疫性疾病，但目前临床研究不多，需要更多数据及高质量临床研究来支持。本例患者合并有呼吸道感染，单独使用激素冲击及细胞毒性药物后感染加重的风险极高，于是同时使用丙种球蛋白治疗。

从最终结果观察，首次治疗44天后抗GBM抗体转阴，首次治疗29天后血肌酐水平开始出现下降，首次住院达52天，首次治疗191天后血肌酐从峰值的613μmol/L降到127μmol/L。尽管治疗过程曲折，治疗花费巨大，但治疗是成功的。在诱导期各种强化治疗的选择，在治疗陷入僵局时的肾穿刺，后期反复血浆置换，缓解后定期环磷酰胺治疗，过程中还要时刻预防各种治疗及药物可能造成的不良反应，对学科平台，医生的经验，患者人力、物力、财力及依从性都极具考验。

（徐　钢）

参考文献

[1] Couser W G. Rapidly progressive glomerulonephritis：classification，pathogenetic mechanisms，and therapy[J]. Am J Kidney Dis，1988，11（6）：449-464.

[2] Schena F P. Survey of the Italian Registry of Renal Biopsies. Frequency of the renal diseases for 7 consecutive years. The Italian Group of Renal Immunopathology[J]. Nephrol Dial Transplant，1997，12（3）：418-426.

[3] Aydin Z，Turkmen K，Dede F，et al. Demographic，clinical and laboratory characteristics of rapidly progressive glomerulonephritis in Turkey：Turkish society of nephrology-glomerular diseases（TSN-GOLD）working group[J]. Clin Exp Nephrol，2021，25（2）：173-183.

[4] Chiu H F，Chen H C，Lu K C，et al. Distribution of glomerular diseases in Taiwan：preliminary report of National Renal Biopsy Registry-publication on behalf of Taiwan Society of Nephrology[J]. BMC Nephrol，2018，19（1）：6.

[5] Chen S S，Tang Z，Xiang H Y，et al. Etiology and outcome of crescentic glomerulonephritis from a single center in China：a 10-year review[J]. Am J Kidney Dis，2016，67（3）：376-383.

[6] Su X L，Song R X，Li S J，et al. Outcomes and risk factors in patients with crescentic glomerulonephritis：a multicenter cohort study[J]. J Nephrol，2023，36（4）：1027-1035.

[7] Segelmark M，Hellmark T. Anti-glomerular basement membrane disease：an update on subgroups，pathogenesis and therapies[J]. Nephrol Dial Transplant，2019，34（11）：1826-1832.

[8] Kitching A R，Anders H J，Basu N，et al. ANCA-associated vasculitis[J]. Nat Rev Dis Primers，2020，6（1）：71.

[9] Jennette J C. Rapidly progressive crescentic glomerulonephritis[J]. Kidney Int，2003，63（3）：1164-1177.

[10] Lan H Y，Nikolic-Paterson D J，Atkins R C. Involvement of activated periglomerular leukocytes in the rupture of Bowman's capsule and glomerular crescent progression in experimental glomerulonephritis[J]. Lab Invest，1992，67（6）：743-751.

[11] Lan H Y，Nikolic-Paterson D J，Mu W，et al. Local macrophage proliferation in the pathogenesis of glomerular crescent formation in rat anti-glomerular basement membrane（GBM）glomerulonephritis[J]. Clin Exp Immunol，1997，110（2）：233-240.

[12] Ryu M，Migliorini A，Miosge N，et al. Plasma leakage through glomerular basement membrane ruptures triggers the proliferation of parietal epithelial cells and crescent formation in non-inflammatory glomerular injury[J]. J Pathol，2012，228（4）：482-494.

[13] Hochheiser K，Engel D R，Hammerich L，et al. Kidney dendritic cells become pathogenic during crescentic glomerulonephritis with proteinuria[J]. J Am Soc Nephrol，2011，22（2）：306-316.

[14] Evers B D G，Engel D R，Böhner A M C，et al. CD103^{+} kidney dendritic cells protect against crescentic GN by maintaining IL-10-producing regulatory T cells[J]. J Am Soc Nephrol，2016，27（11）：3368-3382.

[15] Lelongt B，Bengatta S，Delauche M，et al. Matrix metalloproteinase 9 protects mice from anti-glomerular basement membrane nephritis through its fibrinolytic activity[J]. J Exp Med，2001，193（7）：793-802.

[16] Goumenos D S，Kalliakmani P，Tsakas S，et al. Urinary Transforming Growth Factor-beta 1 as a marker of response to immunosuppressive treatment，in patients with crescentic nephritis[J]. BMC Nephrol，2005，6（1）：16.

[17] Odobasic D，Kitching A R，Semple T J，et al. Glomerular expression of CD80 and CD86 is required for leukocyte accumulation and injury in crescentic glomerulonephritis[J]. J Am Soc Nephrol，2005，16（7）：2012-2022.

[18] Miyazawa S，Saiga K，Nemoto K，et al. A repeat biopsy study in spontaneous crescentic glomerulonephritis mice[J]. Ren Fail，2002，24（5）：557-566.

[19] Ishida-Okawara A，Ito-Ihara T，Muso E，et al. Neutrophil contribution to the crescentic glomerulonephritis in SCG/Kj mice[J]. Nephrol Dial Transplant，2004，19（7）：1708-1715.

[20] Xiao H，Heeringa P，Liu Z，et al. The role of neutrophils in the induction of glomerulonephritis by anti-myeloperoxidase antibodies[J]. Am J Pathol，2005，167（1）：39-45.

[21] Smeets B，Uhlig S，Fuss A，et al. Tracing the origin of

glomerular extracapillary lesions from parietal epithelial cells[J]. J Am Soc Nephroly, 2009, 20(12): 2604-2615.
[22] Atkins R C, Nikolic-Paterson D J, Song Q, et al. Modulators of crescentic glomerulonephritis[J]. J Am Soc Nephrol, 1996, 7(11): 2271-2278.
[23] Appel D, Kershaw D B, Smeets B, et al. Recruitment of podocytes from glomerular parietal epithelial cells[J]. J Am Soc Nephrol, 2009, 20(2): 333-343.
[24] Kanemoto K, Usui J, Tomari S, et al. Connective tissue growth factor participates in scar formation of crescentic glomerulonephritis[J]. Lab Invest, 2003, 83(11): 1615-1625.
[25] Soveri I, Mölne J, Uhlin F, et al. The IgG-degrading enzyme of *Streptococcus pyogenes* causes rapid clearance of anti-glomerular basement membrane antibodies in patients with refractory anti-glomerular basement membrane disease[J]. Kidney Int, 2019, 96(5): 1234-1238.
[26] Van Rossum A P, van der geld Y M, Limburg P C, et al. Human anti-neutrophil cytoplasm autoantibodies to proteinase 3 (PR3-ANCA) bind to neutrophils[J]. Kidney Int, 2005, 68(2): 537-541.
[27] Nakazawa D, Tomaru U, Suzuki A, et al. Abnormal conformation and impaired degradation of propylthiouracil-induced neutrophil extracellular traps: implications of disordered neutrophil extracellular traps in a rat model of myeloperoxidase antineutrophil cytoplasmic antibody-associated vasculitis[J]. Arthritis Rheum, 2012, 64(11): 3779-3787.
[28] Jayne D R W, Bruchfeld A N, Harper L, et al. Randomized trial of C5a receptor inhibitor avacopan in ANCA-associated vasculitis[J]. J Am Soc Nephrol, 2017, 28(9): 2756-2767.
[29] McClure M, Gopaluni S, Jayne D, et al. B cell therapy in ANCA-associated vasculitis: current and emerging treatment options[J]. Nat Rev Rheumatol, 2018, 14(10): 580-591.
[30] Kluth D C, Rees A J. Anti-glomerular basement membrane disease[J]. J Am Soc Nephrol, 1999, 10(11): 2446-2453.
[31] Lazor R, Bigay-Gamé L, Cottin V, et al. Alveolar hemorrhage in anti-basement membrane antibody disease: a series of 28 cases[J]. Medicine (Baltimore), 2007, 86(3): 181-193.
[32] Jennette JC, Falk RJ. Small-vessel vasculitis. N Engl J Med, 1997, 337(21): 1512-1523.
[33] Falk RJ, Hogan S, Carey T S, et al. Clinical course of anti-neutrophil cytoplasmic autoantibody-associated glomerulonephritis and systemic vasculitis. The Glomerular Disease Collaborative Network[J]. Ann Intern Med, 1990, 113(9): 656-663.
[34] Anders H J. Diagnosis and management of crescentic glomerulonephritis: state of the art[J]. Saudi J Kidney Dis Transpl, 2000, 11(3): 353-361.
[35] Kidney Disease: Improving Global Outcomes (KDIGO) Glomerular Diseases Work Group. KDIGO 2021 clinical practice guideline for the management of glomerular diseases[J]. Kidney Int, 2021, 100(4S): S1-S276.
[36] Uhlin F, Szpirt W, Kronbichler A, et al. Endopeptidase cleavage of anti-glomerular basement membrane antibodies *in vivo* in severe kidney disease: an open-label phase 2a study[J]. J Am Soc Nephrol, 2022, 33(4): 829-838.
[37] Furuta S, Nakagomi D, Kobayashi Y, et al. Effect of reduced-dose vs high-dose glucocorticoids added to rituximab on remission induction in ANCA-associated vasculitis: a randomized clinical trial[J]. JAMA, 2021, 325(21): 2178-2187.
[38] Miloslavsky E M, Niles J L, Wallace Z S, et al. Reducing glucocorticoid duration in ANCA-associated vasculitis: a pilot trial[J]. Semin Arthritis Rheum, 2018, 48(2): 288-292.
[39] Guillevin L, Cordier J F, Lhote F, et al. A prospective, multicenter, randomized trial comparing steroids and pulse cyclophosphamide versus steroids and oral cyclophosphamide in the treatment of generalized Wegener's granulomatosis[J]. Arthritis Rheum, 1997, 40(12): 2187-2198.
[40] de Groot K, Adu D, Savage C O. The value of pulse cyclophosphamide in ANCA-associated vasculitis: meta-analysis and critical review[J]. Nephrol Dial Transplant, 2001, 16(10): 2018-2027.
[41] Thietart S, Karras A, Augusto J F, et al. Evaluation of rituximab for induction and maintenance therapy in patients 75 years and older with antineutrophil cytoplasmic antibody-associated vasculitis[J]. JAMA Netw Open, 2022, 5(7): e2220925.
[42] Amudala N A, Boukhlal S, Sheridan B, et al. Obinutuzumab as treatment for ANCA-associated vasculitis[J]. Rheumatology (Oxford), 2022, 61(9): 3814-3817.
[43] Jayne D R W, Bruchfeld A N, Harper L, et al. Randomized trial of C5a receptor inhibitor avacopan in ANCA-associated vasculitis[J]. J Am Soc Nephrol, 2017, 28(9): 2756-2767.

第十九章　C3肾小球病

C3肾小球病（C3 glomerulopathy，C3GP）是一类由于补体旁路途径遗传性或获得性调节缺陷所致补体C3在肾小球内异常沉积而导致的肾脏病，其诊断基于肾脏组织学检查，主要病理特点为肾小球内以C3沉积为主，伴少量或不伴免疫球蛋白沉积[至少较其他免疫球蛋白荧光强度≥（2+）（基于0～3+评分系统）]，并且在电镜上表现为相应部位的电子致密物沉积。C3肾小球病的病理表现比较多样，包括系膜增生型、膜增生型、毛细血管内增生型或新月体型等病理类型。其主要分为致密物沉积病（dense deposit disease，DDD）、C3肾小球肾炎（C3 glomerulonephritis，C3GN）和补体H因子相关蛋白5肾病（complement factor H-related protein 5 nephropathy，CFHR5 GN）[1, 2]。

一、流行病学

C3肾小球病的罕见性使得很难得出其准确的发病率和患病率。在美国，C3肾小球病的发病率估计为（1～3）/100万。患病率可能低至5/100万。而来自欧洲4项研究的数据，发病率估计为（0.2～1）/100万[3]。男女患病率相近[4]。

二、病因和发病机制

C3肾小球病是由补体旁路途径调节异常引起的（图19-1）。补体旁路途径在正常情况下存在低水平的自主活化，受到液相（循环蛋白）和膜相（结合在膜上的蛋白）多种补体调节因子的严密调控[5]。这些补体调节因子的基因突变或自身抗体形成都可能引起补体旁路途经的异常激活，活化产物对宿主细胞造成损伤。补体旁路途径的液相调节异常是C3肾小球病的基础。液相调节蛋白包括补体H因子（CFH）、补体I因子（CFI）、补体P因子（CFP）、C1抑制因子（C1INH）和C4结合蛋白（C4BP）等。这些补体调节蛋白的表达异常，可引起补体旁路途径过度活化。

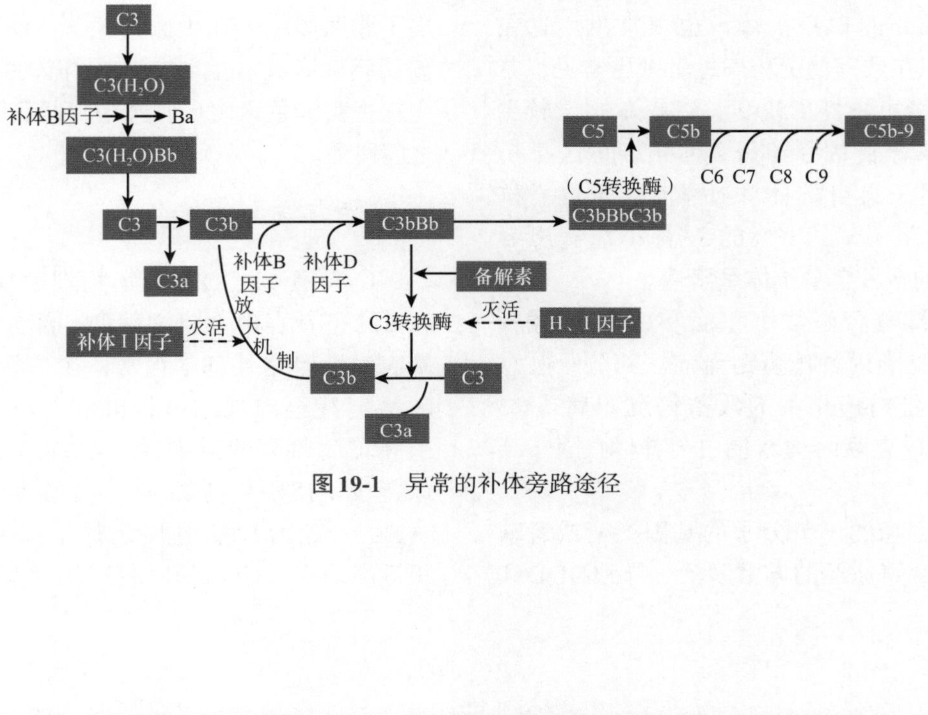

图19-1　异常的补体旁路途径

CFH是旁路途径中最重要的调节因子之一，在致密物沉积病和C3肾小球肾炎患者肾组织中发现CFH、CFI和C3转换酶的组分（CFB及C3b等）。CFH与补体B因子（CFB）竞争性结合C3b，进而抑制旁路途径C3转换酶的形成。CFH还可以加速旁路途径C3转换酶的降解，同时是CFI介导的C3b蛋白水解的辅助因子。CFH可通过CFH相关（CFHR）蛋白家族级联反应进行调控。CFHR包括CFHR1、CFHR2、CFHR3、CFHR4和CFHR5，能不同程度地结合C3b，并能和CFH竞争性地结合在宿主细胞的特定区域。目前研究发现，CFHR基因的突变、遗传缺失、重复或重排与许多疾病相关，包括非典型溶血性尿毒症综合征（aHUS）、C3肾小球病等[6, 7]。

C3肾炎因子（C3 nephritis factor，C3NeF）是循环性针对C3bBb的最常见的获得性旁路补体异常自身抗体，它与C3转换酶C3bBb结合，增强和延长其活性，引起补体旁路途径的异常激活[5, 8]。C3NeF能够将C3转化酶的半衰期从数秒延长到4～60分钟[9]。C3NeF在80%以上致密物沉积病和40%～50%的C3肾小球肾炎血清中呈阳性。然而，大多数研究并没有关于C3NeF与疾病活动性及预后的关联性阐述。另外，在无症状致密物沉积病家系患者，以及狼疮肾炎、脑膜炎球菌性脑膜炎患者及健康人血清中也发现C3NeF呈阳性，这提示仅有C3NeF并不足以导致C3肾小球病。C3NeF在C3肾小球病发病机制中的确切作用仍不清楚。

C5肾炎因子（C5 nephritis factor，C5NeF）是针对C3bBbC3b的自身抗体，也很常见。它在C3GN患者中比在致密物沉积病患者中更常见，并且可能与高血清可溶性C5b-9水平有关[10]。较少检测到的是C4肾炎因子（针对C4b2a的自身抗体）、补体H因子自身抗体和补体B因子自身抗体，它们共同存在于约10%的C3肾小球病患者中。一些患者的多种自身抗体呈阳性。

有报道称部分致密物沉积病和C3肾小球肾炎患者伴有单克隆丙种球蛋白血症。部分肾脏意义的单克隆球蛋白病相关的致密物沉积病或C3肾小球肾炎是单克隆丙种球蛋白与补体H因子结合所致[11]。

补体旁路途径的调节分子的基因突变或者缺陷也可以引起旁路途经的异常激活，导致DDD和C3肾小球肾炎[5]。目前报道的基因突变或缺陷包括备解素缺陷、C3基因突变、CFH基因突变（H402和V62等位基因）、补体I因子和辅膜蛋白（CD46）基因的杂合突变、CFHR5的基因突变等[12]。

三、致密物沉积病

国外报道致密物沉积病（dense deposit disease，DDD）的发病率占原发性肾小球疾病的1.6%～3.3%，不足MPGN的1/3；在我国，DDD只占原发性肾小球疾病的0.04%～0.2%，占MPGN的1.0%～2.8%。儿童和青年人多发，平均中位发病年龄为14岁[13]。也有学者报道，39%的成年患者超过60岁，在65岁以上的DDD患者中，部分患者临床提示为意义未明的单克隆免疫球蛋白病（MGUS）[11]。

（一）临床表现

约50%的DDD患者与上呼吸道感染有关，临床表现为急性肾炎综合征（16%～38%）、单纯肉眼血尿（21%～36%）、单纯蛋白尿（15%～41%）、镜下血尿伴非肾病综合征范围蛋白尿（15%）、肾病综合征（12%～55%）和一定程度的肾功能不全，血清补体C3水平常降低（约65%）。DDD中补体经典激活途径C1q和C4血清水平通常正常[14]；血清C3NeF在70%～80%病例中与疾病发生密切相关[15]。20%～25%的DDD患者有获得性脂代谢障碍，主要表现为面部和上部肢体的皮下脂肪萎缩。在少数情况下，DDD与眼脉络膜玻璃膜疣有关，主要是包含补体片段的脂蛋白沉积在视黄醇色素内皮和脉络膜基底膜（布鲁赫膜）之间所致。

（二）病理表现

1. 光镜 DDD的光镜病理表现多样，25%～44%的患者表现为膜增生型；部分病例除肾小球基底膜增厚之外基本正常；在一些病例中，系膜区增宽甚至出现结节样外观。也有报道表现为系膜增生性肾小球肾炎（44%）、新月体性肾小球肾炎（18%）、毛细血管内增生性肾小球肾炎（12%）。随着疾病进展，肾小球基底膜内C3沉积逐渐增多，小球基底膜广泛增厚，肾小球逐渐发生管腔闭塞、硬化。沉积物表现为PAS染色阳性；Masson染色显示具有折光性的嗜复红物沿基底膜条带样沉积；PASM-Masson染色显示基底膜嗜银性减弱，呈灰褐色，沉积物明显者基底膜呈假“双轨征”改变（图19-2～图19-4）。在肾小囊壁、近端小管和远端小管基底膜及少数病例的小动脉壁上也可见类似嗜复红物沉积。肾小管上皮细胞可见重吸收蛋白滴或者空泡变性。肾小管萎缩、肾间质纤维化及慢性炎症程度与肾小球硬化程度相平行。

2. 免疫荧光　补体C3沿肾小球毛细血管壁沉积，表现为线状、双线状、伪线状、缎带样、颗粒状或者结节状。而系膜区沉积主要表现为颗粒状或者围绕一染色阴性而周边阳性的圆环状（图19-5）。另外在肾小囊壁和肾小管基底膜也可见C3沉积。C1q和C4在免疫荧光染色中呈阴性。IgM、IgG及IgA通常呈阴性或表现为局灶节段性沉积，免疫强度至少较C3弱（2+）以上。

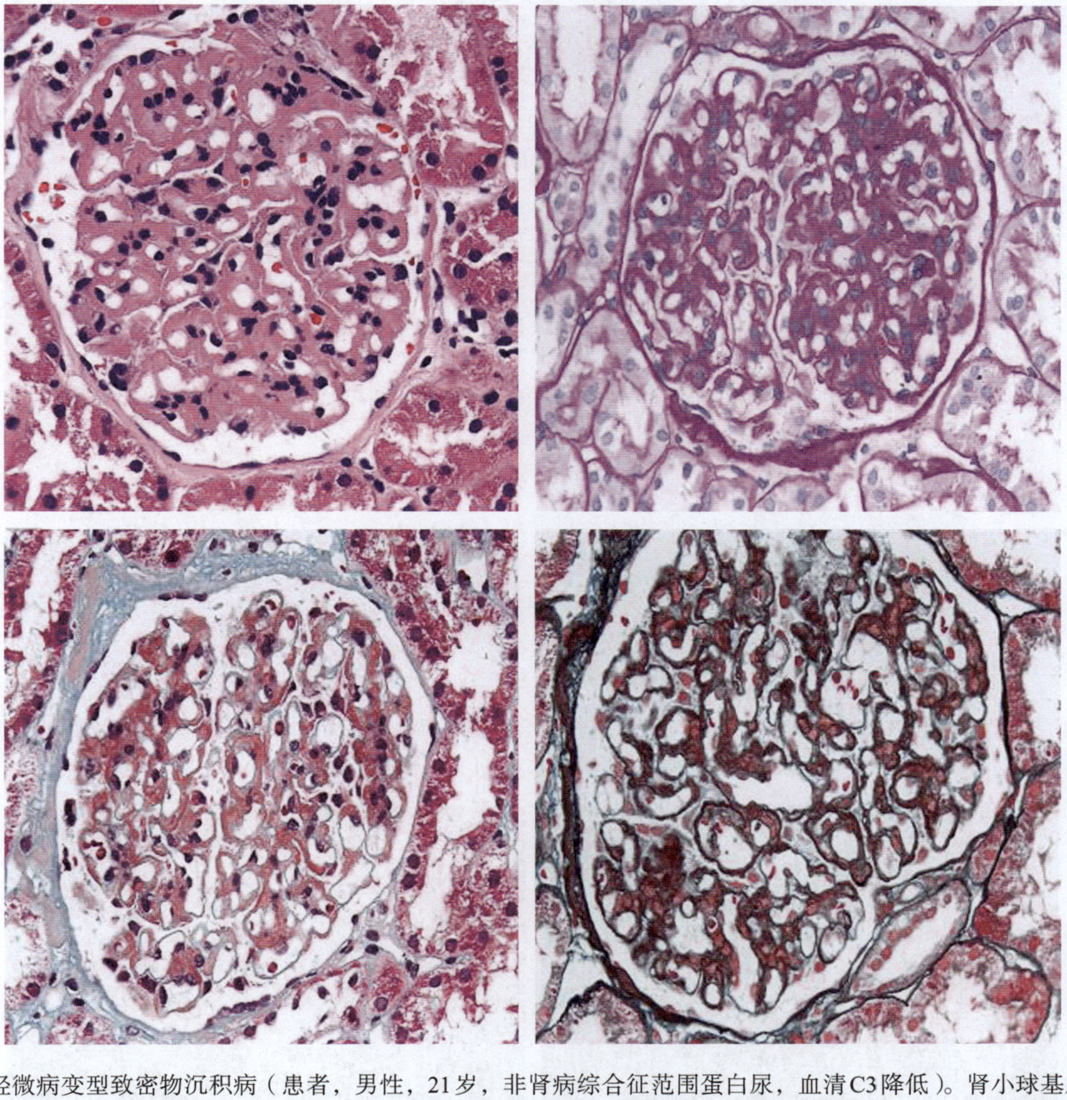

图19-2

图19-2　轻微病变型致密物沉积病（患者，男性，21岁，非肾病综合征范围蛋白尿，血清C3降低）。肾小球基底膜增厚，基底膜沉积物PAS染色阳性，Masson染色具折光性，PASM-Masson染色基底膜嗜银性减弱（HE，×400；PAS，×400；Masson，×400；PASM-Masson，×400）

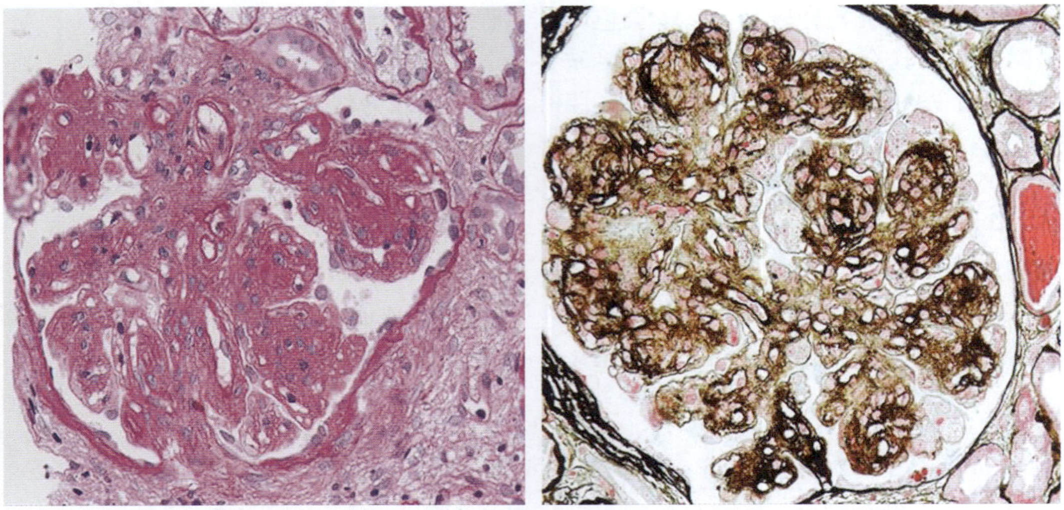

图 19-3

图 19-3 膜增生型致密物沉积病（患者，女性，12岁，蛋白尿，镜下血尿，血清C3降低）。其肾小球呈分叶状，系膜插入，“双轨”征形成（PAS，×400；PASM-Masson，×400）

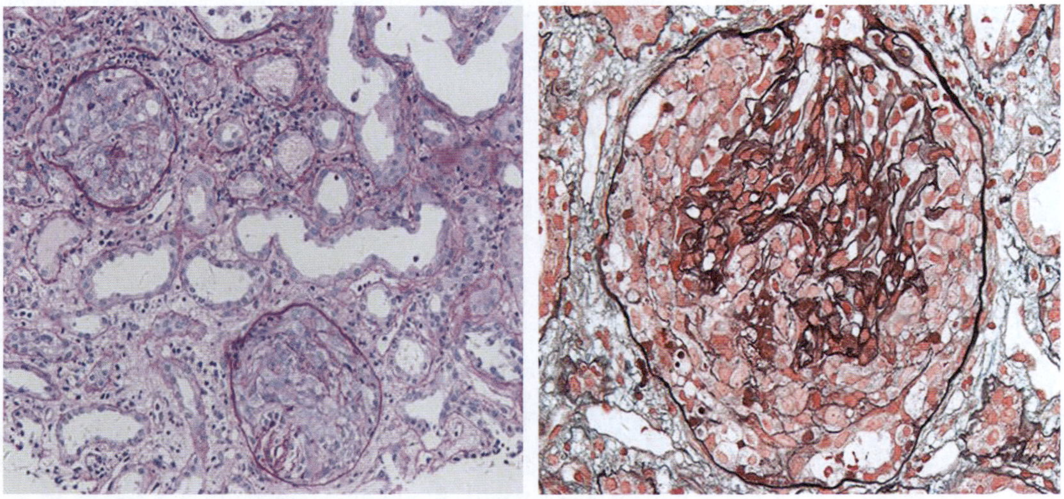

图 19-4

图 19-4 新月体型致密物沉积病（患者，男性，9岁，肾病综合征范围蛋白尿，肉眼血尿，肾功能不全，血清C3正常）。肾小球细胞性新月体形成（PAS，×200；PASM-Masson，×400）

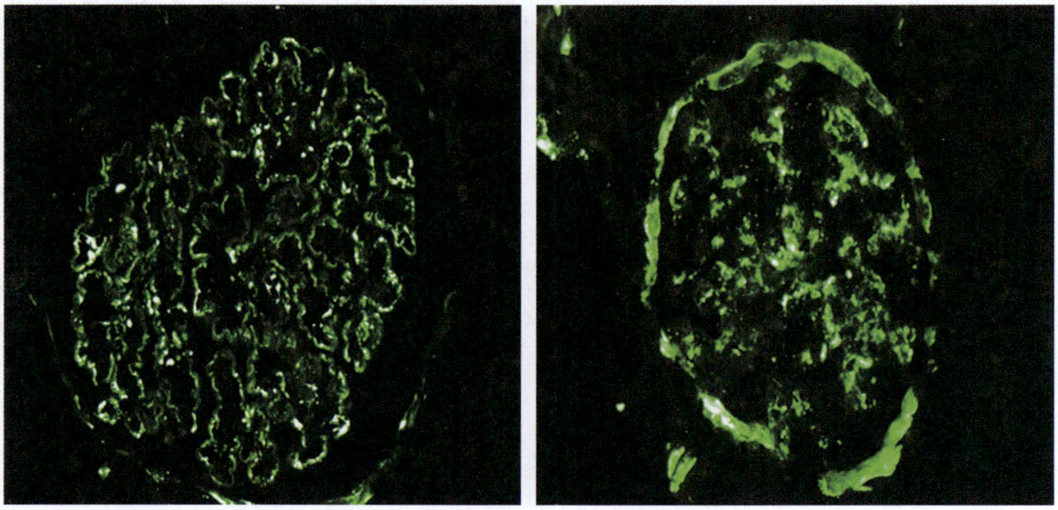

图 19-5

图 19-5 致密物沉积病免疫荧光检查。显示肾小球C3沿毛细血管壁、系膜区及肾小囊壁“线性”及颗粒状沉积（×400）

3. 电镜　DDD具有特征性的超微结构改变，因此电镜观察是确诊DDD的主要诊断依据。表现为基底膜弥漫性增厚，基底膜致密层内大量均质、连续的“缎带状”高电子致密物沉积。高电子致密物可弥漫分布在所有的基底膜或者部分基底膜，部分致密物沉积呈现不连续或者间断沉积，之间的基底膜相对正常（图19-6）。不同病例基底膜增厚程度不同，轻度增厚者仅比正常基底膜稍厚，重度增厚者基底膜明显增厚且迂曲，在病程后期致密物开始吸收，厚薄不均，呈虫蚀样改变。系膜区普遍增宽，系膜区及系膜旁区电子致密物呈小圆形结节状、环状沉积，以系膜旁区较为明显。在膜增生型病例中，内皮下可见节段性块状沉积物，但电子致密物密度较致密层内沉积物密度低；在毛细血管内增生性肾小球肾炎病例中，高电子致密物可分别沉积在内皮下或上皮下。另外，沉积物也可出现在肾小囊壁、血管壁内和小管基底膜内（图19-7），更有甚者可透过基底膜进入肾间质。上皮细胞足突融合，常伴微绒毛变性，肾小管上皮细胞胞质内可见脂滴、蛋白滴等变性。肾间质可有不同程度的纤维化及数量不等的淋巴细胞、浆细胞及泡沫细胞浸润。

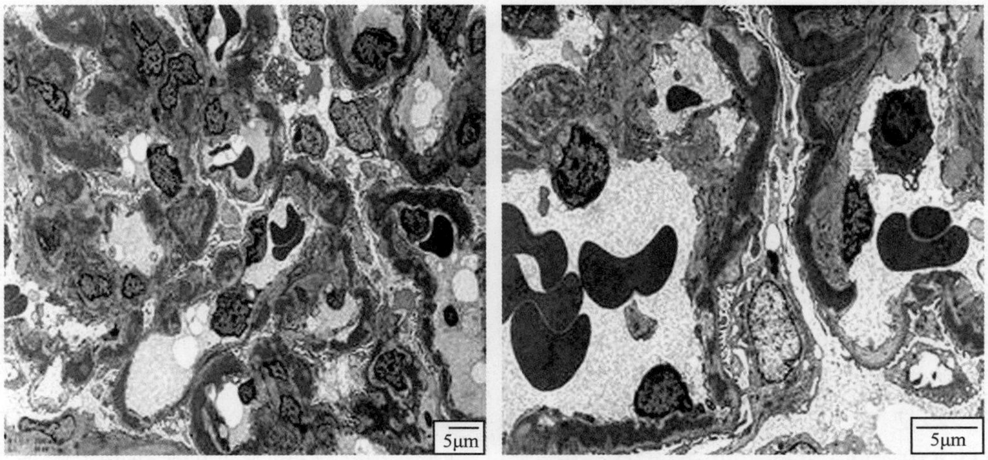

图19-6

图19-6　致密物沉积病。肾小球基底膜内高电子致密物呈缎带状沉积，部分基底膜内电子致密物不连续，其间基底膜基本正常

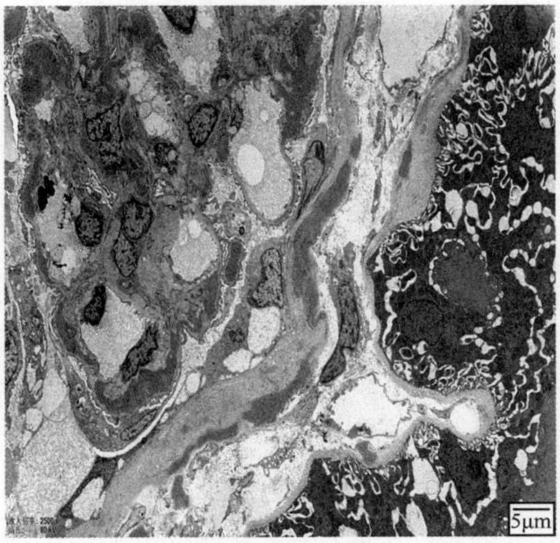

图19-7　致密物沉积病。显示肾小囊壁和肾小管基底膜内高电子致密物沉积

图19-7

（三）鉴别诊断

1. 免疫复合物介导型MPGN、系膜增生性肾小球肾炎　DDD与免疫复合物介导型MPGN、系膜增生性肾小球肾炎等在临床表现和光镜形态学方面有相似之处，但免疫病理和电镜检查与后者完全不同。电镜检查对DDD的诊断具有特异性。DDD免疫荧光检查的主要表现为以补体C3为主的复合物沿血管壁基底膜致密层内大量均质、连续的缎带状高电子致密物沉积。而免疫复合物介导型MPGN、系膜增生性肾小球肾炎免疫荧光多表现为多种免疫球蛋白沉积，电镜下肾小球基底膜没有缎带状高电子致密物沉积特征性表现。

2. 轻链型肾病　轻链型肾病电子致密物主要沉积于GBM的内疏松层，且免疫病理检查显示肾小球内有免疫球蛋白轻链（κ或λ）沉积，电镜检查表现为肾小球基底膜内侧及肾小管基底膜外侧泥沙样沉积。

3. 膜性肾病　在DDD后期致密物开始吸收，呈现虫蚀样改变，应注意与膜性肾病相鉴别。膜性肾病免疫荧光检查的主要表现为IgG（IgG亚型多以IgG4为主）和C3沿毛细血管壁呈颗粒状沉积，多数患者血清及肾组织PLA2R阳性，电镜检查主要表现为上皮下及基底膜内电子致密物沉积。

（四）治疗和预后

DDD的预后不良，大部分患者发展为终末期肾衰竭，肾脏存活中位时间为5～12年[14, 16]。影响DDD进展的临床和组织学因素包括高龄、高血压、血尿、诊断时已出现肾病综合征或者肾功能不全、新月体形成、肾小管间质性肾病、肾小球硬化[17]。在一项包括111例C3肾小球病（87例C3肾小球肾炎，24例DDD）关于进展为终末期肾病预测因子的研究中发现，诊断时肾小球滤过率和肾小管萎缩/间质纤维化是C3肾小球病进展的预测因子，且在C3肾小球肾炎和DDD之间差异无统计学意义[18]。系膜区电子致密物沉积和上皮下驼峰的出现也提示临床预后不良。在接受肾移植的DDD患者中平均复发率超过70%，有报道肾移植后12天移植肾就出现DDD复发[19]。

关于DDD的治疗，目前依然缺乏特异性治疗。ACEI和ARB类药物在控制血压和降低蛋白尿方面依然是治疗DDD的一线用药。由于DDD是罕见病，治疗数据较为有限，在病例报告方面，包括血浆输注、血浆置换及应用糖皮质激素、环磷酰胺、吗替麦考酚酯、依库珠单抗或钙调神经磷酸酶抑制剂在内的疗法中具有不同程度的疗效。西班牙研究团队发表的一项针对C3肾小球病的回顾性、多中心的队列研究包括97例患者（81例C3GN和16例DDD），其中42例接受皮质类固醇加吗替麦考酚酯治疗的患者，与接受其他免疫抑制剂治疗的患者相比，有着更高的缓解率和更低的肾衰竭概率[20]。这项研究的结果也与哥伦比亚大学之前进行的一项研究结果一致[21]。Licht等报道了血浆治疗对DDD和补体H因子缺乏病患者的疗效[22]。也有报道称DDD患者的急性肾损伤通过血浆置换得到恢复[23]。但与之相反，McCaughan等报道称，尽管有文献记载通过血浆置换去除C3NeF，但致密物沉积病无法得到缓解[19]。利妥昔单抗在C3肾小球病的治疗应用方面比较有限，选择性用于C3NeF或者CFH自身抗体阳性患者。最近有研究发现，依库珠单抗（人单克隆抗C5抗体）可用于部分C3肾小球病患者，可延缓疾病进展。在一项针对依库珠单抗治疗C3肾小球病的研究中发现，6例患者（3例C3GN和3例DDD）中有4例对依库丽单抗有反应[24]。在一些个案报道中依库丽单抗的应用能够显著改善肾功能，重复肾穿刺提示肾小球炎症得到改善，肾小球免疫荧光染色C5b-9减弱[25]。而德国最新的一项回顾性研究并没有检测到接受依库珠单抗治疗的C3肾小球病患者的肾功能得到改善或稳定[26]。同时，Koopman等建议在应用免疫抑制剂及补体抑制剂时预防性地应用抗肺炎链球菌、脑膜炎奈瑟菌和流感嗜血杆菌的治疗[27]。

四、C3肾小球肾炎

C3肾小球肾炎（C3 glomerulonephritis，C3GN）在日本占MPGN的2.3%，任何年龄均可发病，男女发病无差异，中位发病年龄为19岁[28]。

（一）临床表现

临床主要表现为血尿和（或）蛋白尿，可伴有高血压及肾功能不全。与DDD不同，尽管C3肾小球肾炎可见单克隆丙种球蛋白血症，但脂质代谢障碍和眼脉络膜玻璃膜疣却不常见。

（二）病理表现

1. 光镜 C3肾小球肾炎在光镜下主要以膜增生型、系膜增生型和弥漫毛细血管内增生型较常见，另外也有轻微病变、新月体性肾小球肾炎或硬化性肾小球病的报道。在56例样本中，71%的C3肾小球肾炎表现为膜增生型，29%的无系膜增生和基底膜增厚[29]，极少数病例光镜下肾小球基本正常。肾小管、间质及小动脉无特异改变（图19-8，图19-9）。

2. 免疫荧光 以C3沉积为主[至少较其他免疫球蛋白荧光强度≥2+（基于0～3+评分系统）]，伴或不伴其他免疫球蛋白（IgG、IgA、IgM）沉积，轻链κ和λ通常呈阴性，免疫荧光能帮助排除免疫复合物介导型肾小球肾炎。C3主要沉积在肾小球系膜区，伴或不伴毛细血管壁沉积（图19-10）。有学者认为C4d可以用来鉴别免疫复合物介导型肾小球肾炎和C3肾小球肾炎，前者C4d沿毛细血管壁呈阳性，而后者则呈阴性[30]，但是无论是哪一种肾炎，C4d在系膜区都呈阳性表达。

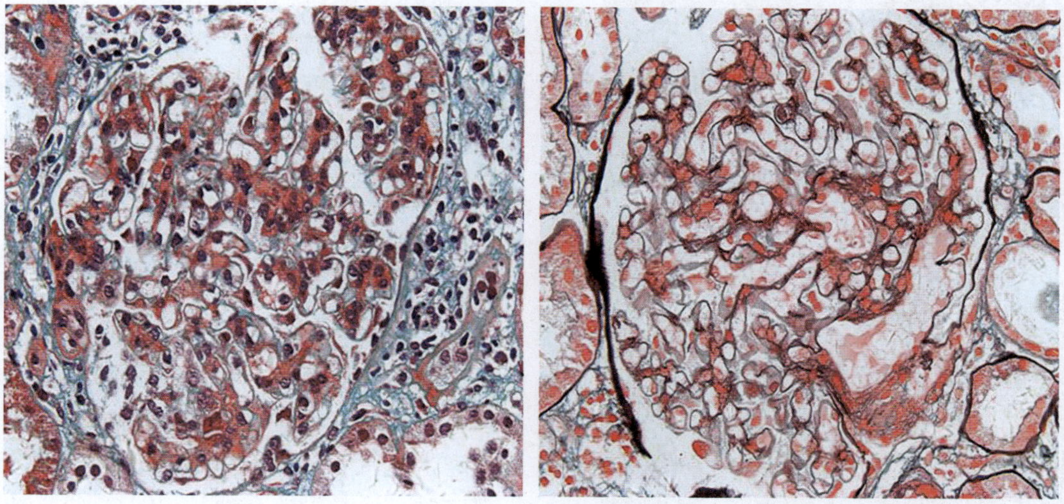

图19-8 轻度系膜增生性C3肾小球肾炎（患者，女性，48岁，非肾病综合征范围蛋白尿，镜下血尿，血清C3降低）。肾小球系膜细胞轻度增生，系膜区及偶见肾小管基底膜嗜复红蛋白沉积（Masson，×400；PASM-Masson，×400）

图19-8

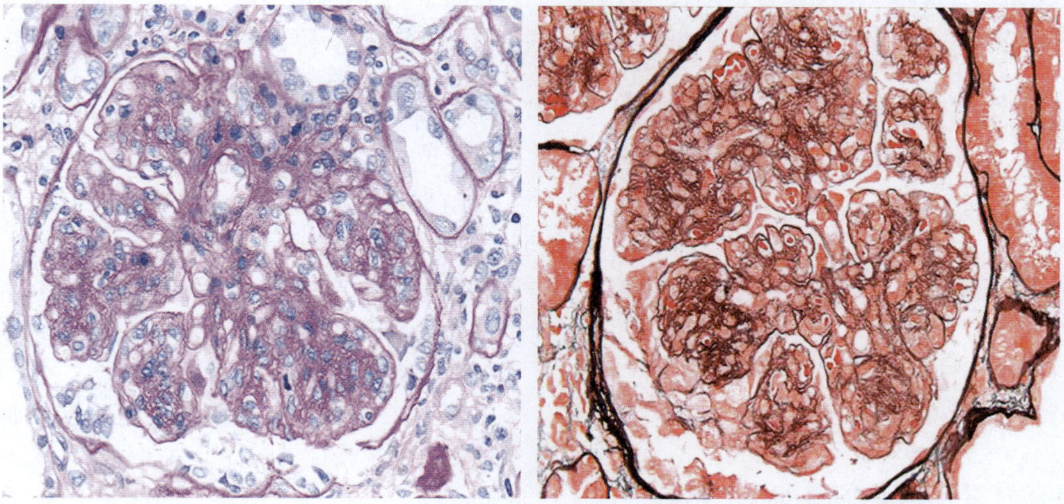

图19-9 膜增生性C3肾小球肾炎（患者，男性，52岁，肾病综合征，肾功能不全，血清C3降低）。肾小球呈分叶状，系膜基质插入至毛细血管袢基底膜内皮下形成“双轨征”（PAS，×400；PASM-Masson，×400）

图19-9

Larsen等在一项回顾性研究中发现，在13例经骨髓活检证实为浆细胞病或者B细胞淋巴增生性疾病的患者中，10例患者肾活检常规的免疫荧光染色提示单克隆免疫球蛋白呈阴性且符合C3肾小球肾炎诊断，进一步用福尔马林固定，石蜡包埋组织、经酶消化免疫荧光染色则证实其实际为单克隆免疫球蛋白血症肾损伤[31]。为避免将这类的疾病误诊为C3肾小球肾炎，对于有相应临床证据提示副蛋白血症的患者均应该应用石蜡包埋组织免疫荧光进一步证实。

3. 电镜 相对于DDD，C3肾小球肾炎沉积物电子密度低，主要沉积在系膜区和（或）内皮下、上皮下，甚至可能为驼峰样；极少情况下GBM内可见电子致密物（图19-11，图19-12）。显微微切割质谱分析显示，C3肾小球肾炎电子致密物主要是C3和末端补体成分，而非抗原抗体免疫复合物[32]。

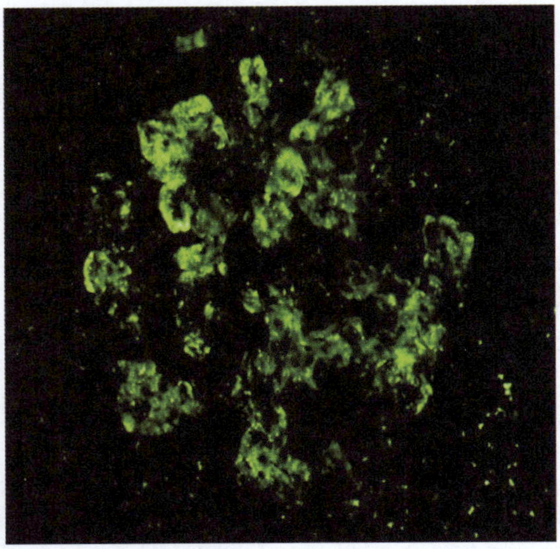

图19-10

图19-10 C3肾小球肾炎免疫荧光检查。肾小球系膜区C3颗粒状沉积（×400）

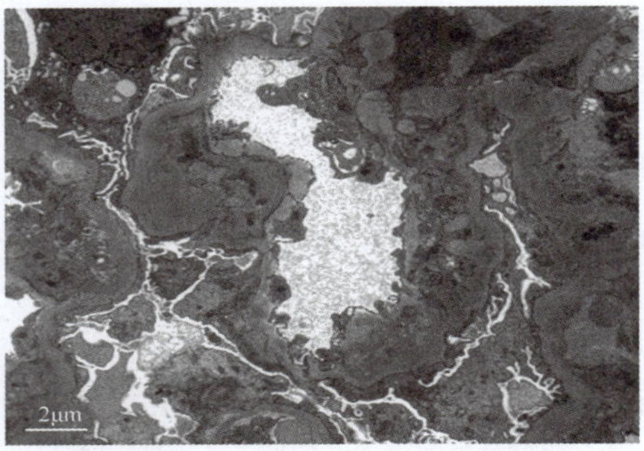

图19-11

图19-11 节段肾小球毛细血管外周袢系膜基质插入至内皮下，致基底膜增厚，肾小球系膜区、节段内皮下及基底膜内见中-高密度的电子致密物沉积

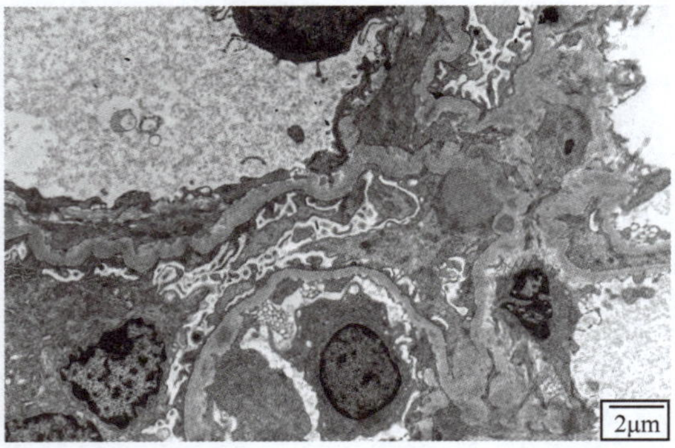

图19-12

图19-12 肾小球系膜区、节段膜内偶见膜上电子致密物沉积

（三）鉴别诊断

1. 免疫复合物介导型肾小球肾炎 包括原发性MPGN和继发性MPGN、DDD、狼疮肾炎、感染相关性肾炎等。免疫球蛋白（IgG、IgM、κ和λ）和C3染色均阳性为免疫复合物介导型肾小球肾炎，C3肾小球肾炎C3染色强度至少较其他免疫球蛋白荧光强度≥（2+）（基于0～3+评分系统）。狼疮肾炎免疫荧光除免疫球蛋白染色阳性外，常有C1q、C4阳性，使之可与C3肾小球肾炎鉴别开来。需要强调的是，对于有临床证据提示副蛋白血症而免疫荧光单克隆沉积物阴性的患者需要石蜡包埋组织免疫荧光进行确证。

2. 急性链球菌感染后肾炎 C3肾小球肾炎与急性链球菌感染后肾炎的鉴别难点：一是急性链球菌感染后肾炎在一定时相仅有C3沉积而不伴免疫球蛋白沉积，急性链球菌感染后肾炎的近期感染史对于诊断可能有帮助，但C3肾小球肾炎有时也伴有感染发作；二是电镜下急性链球菌感染后上皮下驼峰也可发生于C3肾小球肾炎。以下几点有助于鉴别C3肾小球肾炎和急性链球菌感染后肾炎：①缺乏临床感染证据；②持续性低补体血症；③持续数月的活动性肾炎表现；④病理表现为膜增生型；⑤广泛的系膜区、基底膜内或内皮下沉积[9, 33]，而急性链球菌感染后肾炎主要以上皮下沉积为主，系膜区较少沉积[33]。另外，C4d染色或许对鉴别急性链球菌感染后肾炎和C3肾小球肾炎有所帮助。C4d染色阴性不能区别二者，但C4d沿毛细血管壁阳性倾向提示急性链球菌感染后肾炎[30]。对于一些难以鉴别的病例，可诊断为以C3沉积为主的肾小球肾炎，可进一步询问感染史、检测血清学指标及补体异常表达等[1, 34]。

（四）治疗和预后

C3肾小球肾炎的治疗基本同DDD。一项针对C3肾小球肾炎的研究共纳入60例患者，其中20例患者未接受免疫抑制治疗；其余40例患者中，22例接受皮质类固醇联合吗替麦考酚酯治疗，18例接受单用皮质类固醇或皮质类固醇联合环磷酰胺治疗。与未治疗组患者相比，接受治疗的患者发生终末期肾病的数量显著降低（分别为3例和7例患者）。皮质类固醇加吗替麦考酚酯组没有患者血清肌酐加倍，也没有发生终末期肾病，而在接受其他免疫抑制方案治疗的患者中，分别有7例和3例患者血清肌酐加倍。与其他免疫抑制方案治疗的患者和未治疗的患者相比，皮质类固醇加吗替麦考酚酯治疗患者的肾脏存活率（5年时分别为100%、80%和72%）和达到临床缓解的患者数（86%、50%和25%）显著升高。因此，免疫抑制治疗，特别是皮质类固醇加吗替麦考酚酯，对C3肾小球肾炎是有益的[35]。也有相关研究发现，如果进行这种治疗后患者仍表现肾病综合征状态及肾功能损伤，可给予他克莫司或环磷酰胺，但其疗效有限[36, 37]。C3肾小球肾炎通常会在肾移植后18个月内复发[38]。

目前对于C3肾小球肾炎的预后还缺乏详细的研究。有报道与免疫复合物介导型MPGN比较，C3肾小球肾炎10年肾脏存活率大约为64%[29]。最近80例C3肾小球病（21例DDD，59例C3肾小球肾炎）研究发现，DDD和C3肾小球肾炎的临床表现存在重要区别：DDD患者更年轻，更容易发生低补体血症和新月体性肾小球肾炎；C3肾小球肾炎患者年龄较大，更容易发生血管、肾小球硬化及间质纤维化。总体来说，约30%的患者在平均中位时间28个月进展为终末期肾病。患病年龄大于16岁，DDD和新月体性C3肾小球肾炎则是终末期肾病的独立预测因子[39]。

五、补体H因子相关蛋白5肾病

补体H因子相关蛋白5肾病简称为CFHR5肾病（CFHR5 GN），是C3肾小球肾炎中的一种，为遗传性补体旁路途径异常活化所致，主要发生于希腊塞浦路斯人群。可检测到患者*CFHR5*基因突变，呈常染色体显性遗传。突变体CFHR5蛋白与C3b结合效率较低，从而提高C3转化酶活性，补体旁路途径过度活化，但血清补体水平始终正常，这提示C3过度活化仅仅发生在肾小球内而非体液循环中[40]。

（一）临床表现

通常以持续镜下血尿为主要表现，25%～50%的患者出现肉眼血尿伴呼吸道或其他部位感染；可表现为少量蛋白尿（＜1g/d），血清C3、C4水平正常，男性患者临床症状明显重于女性，性别差异原因不明，80%以上的成年男性患者出现进行性肾功能恶化，直至终末期肾病[41]。

（二）病理表现

光镜下肾小球系膜区系膜基质增多，系膜细胞增生，也可有毛细血管内增生；免疫荧光以C3为主沿毛细血管壁和系膜区分布，而IgG、IgA、κ、λ及C1q呈阴性或者弱阳性；电镜下在系膜区及内皮下或GBM内可见电子致密物沉积[41]。

（三）治疗和预后

临床过程可以是良性过程或者表现为快速恶化。快速恶性病程主要发生在男性患者，其中大部分患者进展为慢性肾衰竭，35%的患者进展为终末期肾病。几乎所有进展为终末期肾病的CFHR5肾病男性患者在儿童或者青春期都出现肉眼血尿。女性患者仅在50岁年龄组中有约20%可出现肾损伤。血浆置换对于CFHR5肾病患者有一定疗效。依库株单抗的疗效目前仍在研究中。肾移植患者在所有的同种移植物中均发现补体沉积，然而使用标准免疫抑制方案的肾移植患者远期生存良好。

（邢国兰）

参考文献

[1] Pickering M C，D'Agati V D，Nester C M，et al. C3 glomerulopathy：consensus report[J]. Kidney Int，2013，84（6）：1079-1089.

[2] Hou J，Markowitz G S，Bomback A S，et al. Toward a working definition of C3 glomerulopathy by immunofluorescence[J]. Kidney Int，2014，85（2）：450-456.

[3] Smith R J H，Appel G B，Blom A M，et al. C3 glomerulopathy—understanding a rare complement-driven renal disease[J]. Nat Rev Nephrol，2019，15：129-143.

[4] Schena F P，Esposito P，Rossini M. A narrative review on C3 glomerulopathy：a rare renal disease[J]. Int J Mol Sci，2020，21（2）：525.

[5] De Vriese A S，Sethi S，Van Praet J，et al. Kidney disease caused by dysregulation of the complement alternative pathway：An Etiologic Approach[J]. J Am Soc Nephrol，2015，26（12）：2917-2929.

[6] Chen Q，Manzke M，Hartmann A，et al. Complement factor H-related 5-hybrid proteins anchor properdin and activate complement at self-surfaces[J]. J Am Soc Nephrol，2016，27（5）：1413-1425.

[7] Skerka C，Chen Q，Fremeaux-Bacchi V，et al. Complement factor H related proteins（CFHRs）[J]. Mol Immunol，2013，56（3）：170-180.

[8] Bomback A S，Appel G B. Pathogenesis of the C3 glomerulopathies

and reclassification of MPGN[J]. Nat Rev Nephrol, 2012, 8(11): 634-642.
[9] Sandhu G, Bansal A, Ranade A, et al. C3 glomerulopathy masquerading as acute postinfectious glomerulonephritis[J]. Am J Kidney Dis, 2012, 60(6): 1039-1043.
[10] Marinozzi M C, Chauvet S, Le Quintrec M, et al. C5 nephritic factors drive the biological phenotype of C3 glomerulopathies[J]. Kidney Int, 2017, 92(5): 1232-1241.
[11] Sethi S, Sukov W R, Zhang Y Z, et al. Dense deposit disease associated with monoclonal gammopathy of undetermined significance[J]. Am J Kidney Dis, 2010, 56(5): 977-982.
[12] Zhao W W, Ding Y, Lu J P, et al. Genetic analysis of the complement pathway in C3 glomerulopathy[J]. Nephrol Dial Transplant, 2018, 33(11): 1919-1927.
[13] Lu D F, Moon M, Lanning L D, et al. Clinical features and outcomes of 98 children and adults with dense deposit disease[J]. Pediatr Nephrol, 2012, 27(5): 773-781.
[14] Cook H T, Pickering M C. Histopathology of MPGN and C3 glomerulopathies[J]. Nat Rev Nephrol, 2015, 11(1): 14-22.
[15] Zhang Y Z, Meyer N C, Wang K, et al. Causes of alternative pathway dysregulation in dense deposit disease[J]. Clin J Am Soc Nephrol, 2012, 7(2): 265-274.
[16] Walker P D, Ferrario F, Joh K, et al. Dense deposit disease is not a membranoproliferative glomerulonephritis[J]. Mod Pathol, 2007, 20(6): 605-616.
[17] Nasr S H, Valeri A M, Appel G B, et al. Dense deposit disease: clinicopathologic study of 32 pediatric and adult patients[J]. Clin J Am Soc Nephrol, 2009, 4(1): 22-32.
[18] Bomback A S, Santoriello D, Avasare R S, et al. C3 glomerulonephritis and dense deposit disease share a similar disease course in a large United States cohort of patients with C3 glomerulopathy[J]. Kidney Int, 2018, 93(4): 977-985.
[19] McCaughan J A, O'Rourke D M, Courtney A E. Recurrent dense deposit disease after renal transplantation: an emerging role for complementary therapies[J]. Am J Transplant, 2012, 12(4): 1046-1051.
[20] Caravaca-Fontán F, Díaz-Encarnación M M, Lucientes L, et al. Mycophenolate mofetil in C3 glomerulopathy and pathogenic drivers of the disease[J]. Clin J Am Soc Nephrol, 2020, 15(9): 1287-1298.
[21] Avasare R S, Canetta P A, Bomback A S, et al. Mycophenolate mofetil in combination with steroids for treatment of C3 glomerulopathy: A Case Series[J]. Clin J Am Soc Nephrol, 2018, 13(3): 406-413.
[22] Licht C, Weyersberg A, Heinen S, et al. Successful plasma therapy for atypical hemolytic uremic syndrome caused by factor H deficiency owing to a novel mutation in the complement cofactor protein domain 15[J]. Am J Kidney Dis, 2005, 45(2): 415-421.
[23] Krmar R T, Holtbäck U, Linné T, et al. Acute renal failure in dense deposit disease: complete recovery after combination therapy with immunosuppressant and plasma exchange[J]. Clin Nephrol, 2011, 75(Suppl 1): 4-10.
[24] Bomback A S, Smith R J, Barile G R, et al. Eculizumab for dense deposit disease and C3 glomerulonephritis[J]. Clin J Am Soc Nephrol, 2012, 7(5): 748-756.
[25] Le Quintrec M, Lionet A, Kandel C, et al. Eculizumab for treatment of rapidly progressive C3 glomerulopathy[J]. Am J Kidney Dis, 2015, 65(3): 484-489.
[26] Welte T, Arnold F, Westermann L, et al. Eculizumab as a treatment for C3 glomerulopathy: a single-center retrospective study[J]. BMC Nephrol, 2023, 24(1): 8.
[27] Koopman J J E, Teng Y K O, Boon C J F, et al. Diagnosis and treatment of C3 glomerulopathy in a center of expertise[J]. Neth J Med, 2019, 77(1): 10-18.
[28] Nakagawa N, Mizuno M, Kato S, et al. Demographic, clinical characteristics and treatment outcomes of immune-complex membranoproliferative glomerulonephritis and C3 glomerulonephritis in Japan: a retrospective analysis of data from the Japan renal biopsy registry[J]. PLoS One, 2021, 16(9): e0257397.
[29] Servais A, Noël L H, Roumenina L T, et al. Acquired and genetic complement abnormalities play a critical role in dense deposit disease and other C3 glomerulopathies[J]. Kidney Int, 2012, 82(4): 454-464.
[30] Sethi S, Nasr S H, De Vriese A S, et al. C4d as a diagnostic tool in proliferative GN[J]. J Am Soc Nephrol, 2015, 26(11): 2852-2859.
[31] Larsen C P, Messias N C, Walker P D, et al. Membranoproliferative glomerulonephritis with masked monotypic immunoglobulin deposits[J]. Kidney Int, 2015, 88(4): 867-873.
[32] Sethi S, Vrana J A, Theis J D, et al. Mass spectrometry based proteomics in the diagnosis of kidney disease[J]. Curr Opin Nephrol Hypertens, 2013, 22(3): 273-280.
[33] Nasr S H, Radhakrishnan J, D'Agati V D. Bacterial infection-related glomerulonephritis in adults[J]. Kidney Int, 2013, 83(5): 792-803.
[34] Sethi S, Fervenza F C, Zhang Y Z, et al. Proliferative glomerulonephritis secondary to dysfunction of the alternative pathway of complement[J]. Clin J Am Soc Nephrol, 2011, 6(5): 1009-1017.
[35] Rabasco C, Cavero T, Román E, et al. Effectiveness of mycophenolate mofetil in C3 glomerulonephritis[J]. Kidney Int, 2015, 88(5): 1153-1160.
[36] Caliskan Y, Torun E S, Tiryaki T O, et al. Immunosuppressive treatment in C3 glomerulopathy: is it really effective?[J]. Am J Nephrol, 2017, 46(2): 96-107.
[37] Rudnicki M. Rituximab for treatment of membranoproliferative glomerulonephritis and C3 glomerulopathies[J]. BioMed Res Int, 2017, 2017: 2180508.
[38] Sethi S, Fervenza F C, Zhang Y Z, et al. C3 glomerulonephritis: clinicopathological findings, complement abnormalities, glomerular proteomic profile, treatment, and follow-up[J]. Kidney Int, 2012, 82(4): 465-473.
[39] Medjeral-Thomas N R, O'Shaughnessy M M, O'Regan J A, et al. C3 glomerulopathy: clinicopathologic features and predictors of outcome[J]. Clin J Am Soc Nephrol, 2014, 9(1): 46-53.
[40] Zipfel P F, Skerka C, Chen Q, et al. The role of complement in C3 glomerulopathy[J]. Mol Immunol, 2015, 67(1): 21-30.
[41] Gale D P, Maxwell P H. C3 glomerulonephritis and CFHR5 nephropathy[J]. Nephrol Dial Transplant, 2013, 28(2): 282-288.

第三篇　遗传性及先天性肾脏病

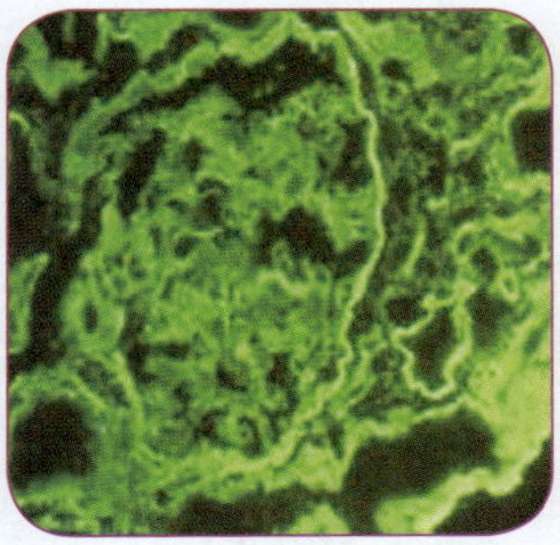
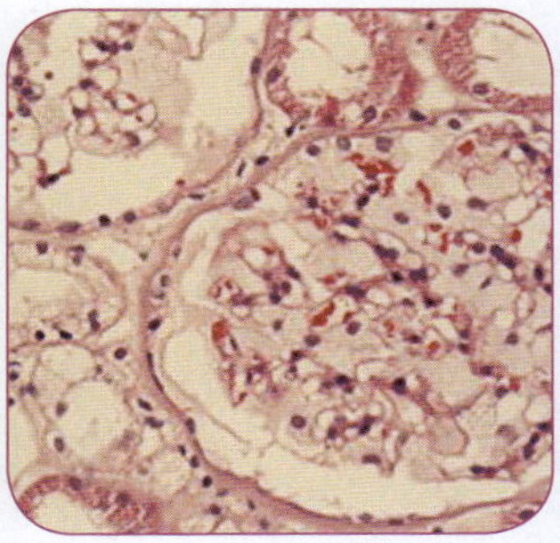
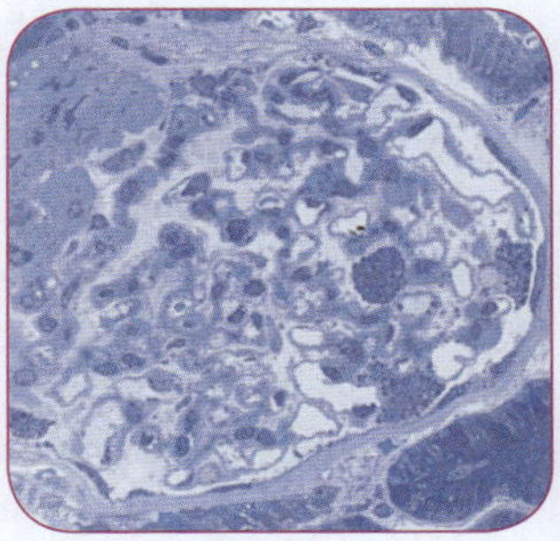
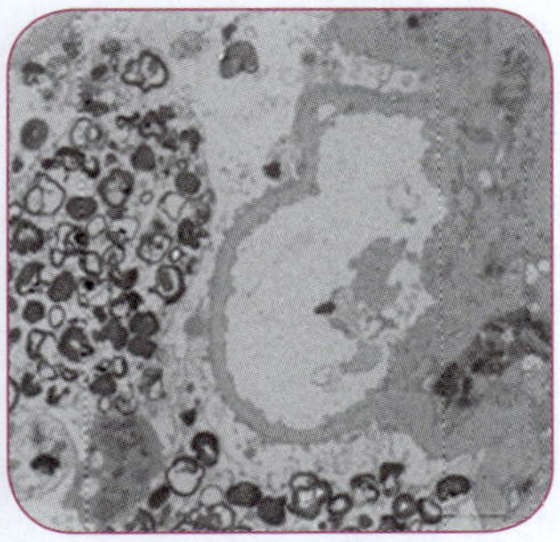

第二十章　遗传性肾脏病

第一节　遗传性肾小球基底膜病

肾小球基底膜（glomerular basement membrane，GBM）是由多种带负电荷的糖蛋白聚合物组成的三层致密凝胶网状结构，是肾小球滤过屏障中最重要的组成部分。GBM允许水和小分子滤过进入尿液中，从而保留血液中的大分子和细胞。GBM功能障碍可出现血尿、蛋白尿等异常情况。GBM相关疾病主要分为原发性GBM病和继发性GBM病。原发性GBM病是由基因缺陷导致的GBM功能障碍；继发性GBM病则是继发于自身免疫性疾病和代谢性疾病。本章主要专注于描述遗传性肾小球基底膜病。遗传性肾小球基底膜病可大致分为Alport综合征、薄基底膜肾病和其他罕见的综合征，如Pierson综合征和甲髌综合征等。

一、Alport综合征

Alport综合征又称遗传性肾炎，是一类由于编码GBM的Ⅳ型胶原不同α链基因突变导致的进行性遗传性肾脏病，临床特点是血尿、蛋白尿及进行性肾功能减退，部分患者可合并感音神经性耳聋、眼部异常、食管平滑肌瘤等肾外表现。目前尚缺乏围绕Alport综合征的大型流行病学研究，该病地域、种族分布尚不清楚。根据目前的数据，Alport综合征在我国发病率约为1/50 000[1]，是11%～27%持续性血尿患儿及0.8%肾脏病患者的致病原因，是无症状血尿中最常见的肾脏疾病。对4万例接受肾活检并确诊肾脏疾病的中国儿童数据进行分析显示，Alport综合征约占1%[2]。在美国，约3%的终末期肾病（ESKD）儿童和0.2%的肾衰竭成人罹患Alport综合征[3]。在瑞典，约每17 000例男性新生儿中有1例X连锁Alport综合征[4]。Alport综合征的发病、表型及对RAAS阻滞剂的反应与遗传方式、肾脏中Ⅳ型胶原蛋白α链的分布模式及基因型相关[5]。我国92%的患者在16岁以前起病，以血尿伴蛋白尿为首发症状，多伴有严重蛋白尿，30岁前多发展为ESKD[6, 7]。根据2021年88个中国家庭中141例X连锁显性遗传的Alport综合征患者的基因型-表型的调查，发现几乎所有患者都有血尿，86%的患者在7岁出现蛋白尿，10岁出现听力受损。28%的患儿在11岁出现眼部病变，约20岁进展为终末期肾病。男性比女性患者蛋白尿和肾功能受损更严重，约一半男性患者肾功能受损，携带缺失突变的患者发病较错义突变早，发病年龄提前为（9.1±6.0）岁，且发生听力、眼部病变及终末期肾病可能性更大，携带多种错义突变的患者表型相对较重[8]；2021年中国及欧洲遗传性肾脏疾病登记数据库101例常染色体隐性遗传型Alport综合征患者的回顾性研究及2022年187例X连锁显性遗传型Alport综合征中国男性患者的肾活检病理及遗传回顾性队列调查显示，携带截短突变的患者将更早发展至终末期肾病[9]，且对RAAS阻滞剂的反应更差[10]。

（一）病因

如前所述，Alport综合征是由编辑Ⅳ型胶原家族成员的基因突变导致的原发性基底膜病。Ⅳ型胶原是一种主要分布于基底膜的细胞外基质成分，是由3条α链相互缠绕、紧密扭曲而成的三股螺旋结构[11]。目前发现的α链至少有6种，分别命名为α1（Ⅳ）～α6（Ⅳ）链，由3对分别定位于3条染色体上“头对头”紧密连接的基因构成：其中*COL4A1*和*COL4A2*定位于13号染色体的q34，*COL4A3*和*COL4A4*定位于2号染色体的q35～q37，*COL4A5*和*COL4A6*定位于X染色体的q22。3条α链通过羧基端非胶原结构域之间的相互作用非随机相连形成3种异源三聚体，分别是α1α1α2、α3α4α5和α5α5α6。Ⅳ型胶原α1α1α2存在于所有基底膜中，Ⅳ型胶原α3α4α5存在于GBM、肾小囊、远曲小管、集合管、眼部及耳蜗的基底膜中，在肾小球系膜和血管基底膜中未见，Ⅳ型胶原α5α5α6只存在于肾小囊、远端肾小管基底膜、集合小管基底膜和皮肤基底膜。Ⅳ型胶原α3、α4和α5链出现基因突变，可导致肾小球基底膜功能障碍，引起Alport综合征[12]。

Alport综合征按遗传方式分类，可分为X连锁型Alport综合征、常染色体隐性遗传型Alport综合征和常染色体显性遗传型Alport综合征，此外还有部分存在双基因遗传模式。X连锁显性遗传型Alport综合征（X-linked Alport syndrome，XLAS）约占Alport综合征患病人群的80%，它是由*COL4A5*基因突变或*COL4A5*和*COL4A6*基因同时受累引起的[13]。其余的是*COL4A3*和（或）*COL4A4*基因突变引起的常染色体遗传型，以常染色体隐性遗传型Alport综合征（autosomal recessive Alport syndrome，ARAS）为多（10%～15%）[14]，既往认为常染色体显性遗传型Alport综合征（autosomal dominant Alport syndrome，ADAS）较为罕见（＜5%），但通过二代测序发现的常染色体显性遗传型Alport综合征的患病人数可能比之前统计的数据要多，可达20%～30%[15, 16]。双基因遗传（digenic inheritance）则是一种特殊形式，*COL4A3*、*COL4A4*和*COL4A5*基因中存在两个不同基因的突变，且通过两个基因位点组成的基因型能够比一个基因位点组成的基因型相对更清楚地解释表型，在此基础上，部分患者还携带了双基因上的三个位点的突变[17]。

（二）发病机制

一次偶然的研究发现了Alport综合征患者的GBM难以结合抗GBM抗体，从而揭示了Alport综合征的发病机制是Ⅳ型胶原的缺陷。正常情况下，α3、α4、α5链在GBM中高表达，这三股螺旋结构中任一链出现病变都会影响GBM的完整性。多数*COL4A5*基因突变的患者GBM中α3、α4、α5链均会缺失[18]，但*COL4A3*和*COL4A4*基因在肾皮质中仍有表达，这说明GBM中Ⅳ型胶原缺失是由于三条α链无法结合形成正常的结构，而非蛋白质合成缺陷[19]。α3α4α5链构成的Ⅳ型胶原蛋白结构不同于α1α1α2所组成的结构。在Alport综合征的肾小球发生过程中，Ⅳ型胶原α1α1α2无法正常转换为α3α4α5结构，导致α1α1α2结构在成熟的GBM中占主导地位[20]。Ⅳ型胶原蛋白结构的变化可能会通过盘状蛋白域受体1（discoidin domain receptor 1，DDR1）和整联蛋白α2β1影响信号通路传导，改变足细胞骨架和功能。异常的胶原蛋白通过结合酪氨酸激酶受体家族成员DDR1和DDR2，上调TGF-β，诱发肾脏纤维化，影响平滑肌细胞迁移和金属蛋白酶表达，导致Alport综合征的发生[21]。DDR1敲除的小鼠表现出GBM的增厚、足细胞足突融合和蛋白尿，而DDR1缺乏的Alport综合征小鼠模型则表现出肾功能改善和存活率升高[22]。同样，比起正常表达整联蛋白α2β1的Alport综合征小鼠，整联蛋白α2β1敲除的小鼠寿命延长20%，肾间质细胞外基质沉积减少[23]。这均揭示了胶原蛋白与DDR1和整联蛋白α2β1的互相作用在Alport综合征中的重要致病作用。

（三）临床表现

1. 肾脏表现 Alport综合征的首要肾脏表现为持续的无症状的镜下肾小球源性红细胞尿，多数在健康体检或筛查中发现。亦可出现肉眼血尿，常继发于呼吸道感染之后。Alport综合征初期患者肾功能及血压保持正常水平，随着时间进展，逐渐出现蛋白尿、高血压及肾功能恶化。基因型不同，临床表型也有差异。对于XLAS或ARAS患者，肾衰竭常发生于16～35岁。而对于ADAS患者，肾衰竭的年龄则推后到45～60岁。

2. 听力丧失 双侧感音性耳聋常见于XLAS及ARAS患者。国外报道Alport综合征患者感音神经性耳聋发生率为62.5%[24]。听力丧失一般从高频音段开始，逐渐恶化到日常对话，进展速度与肾功能恶化速度相仿。助听器可以帮助患者恢复部分听力。

3. 眼部症状 眼部病变包括前圆锥形晶状体、黄斑周围点状和斑点状视网膜病变。前圆锥形晶状体可伴随有白内障。部分患者可有黄斑裂孔、反复发作的角膜炎，影响视力。

4. 平滑肌瘤病 是呼吸道、消化道及女性生殖道平滑肌组织良性过度增生所致，据报道，在*COL4A5*基因5′端出现染色体微缺失的女性XLAS

患者中有2%～5%的罹患该病[25]。

5. 动脉瘤 部分病例报道提及部分男性Alport综合征患者存在胸主动脉瘤、腹主动脉瘤[26, 27]及罕见的颅内动脉瘤[28]。

（四）辅助检查

1. 一般指标 Alport综合征初期，肾功能维持正常水平，一般无贫血、电解质紊乱、钙磷代谢紊乱、酸碱失衡等情况，血清指标（IgA、IgG、IgM、补体、自身抗体）阴性。当肾功能进展时，可能伴有慢性肾脏病的相关指标改变，包括正细胞正色素性贫血、低钙高磷血症、代谢性酸中毒、继发性甲状旁腺功能亢进、高钾血症等异常。

2. 尿液检查和肾功能检查 几乎所有的男性XLAS患者和95%的女性XLAS患者存在无症状的持续肾小球源性血尿，多为镜下血尿。可见红细胞管型，部分可出现肉眼血尿[29]，随着疾病进展，出现尿蛋白。因此，尿沉渣、尿微量蛋白检测、24小时尿蛋白定量、尿蛋白与尿肌酐比值是必要的检查。肾功能（血肌酐、尿素氮、尿酸）需定期监测。肾小球滤过率是评价肾功能的良好指标，临床中常用24小时内生肌酐清除率或Schwartz公式估算肾小球滤过率。

3. 血清学检查 包括血清IgG、IgA、IgM和补体C3、C4，以及自身抗体检查。Alport综合征患者血清学指标大致正常，有助于和其他继发性肾脏病，如狼疮肾炎、ANCA相关性血管炎相鉴别。

4. 肾活检 Ⅳ型胶原免疫荧光染色与电镜结果是诊断Alport综合征的有力工具。对于肾活检组织病理的解读详见本节“（五）病理表现”。

5. 皮肤活检免疫荧光学检查 相比于肾活检，皮肤活检创伤更小，如α5链免疫荧光染色阴性，则高度怀疑XLAS，但是临床医生应谨慎解读皮肤活检α5链免疫荧光染色阳性的报告。因为有30%的男性XLAS可表达功能异常α5链，导致皮肤α5链免疫荧光染色阳性，同时ARAS和ADAS患者皮肤α5链可正常表达。

6. 视力检查 常规对患者进行视力、裂隙灯、散瞳眼底、彩色眼底照相等检查。

7.听力检查 常规对患者进行耳鼻咽喉专科检查和听力学检查（纯音测听、声导抗）等。

8. 分子遗传学 检测、分析Alport综合征致病基因是诊断的有力工具，也是进行遗传咨询和产前咨询的必要手段。全外显子测序及目标靶向测序是目前常用的检测手段。目标靶向测序主要是针对Alport综合征已知的突变基因进行检测，成本较小，适用于高度疑诊的Alport综合征，而全外显子测序检测范围广、成本高，适用于诊断不明的疾病。

（五）病理表现

1. 光镜 Alport综合征患者肾活检组织光镜下的常规病理染色缺乏具有诊断价值的病理改变。一般5岁前的Alport综合征患者，肾单位和血管基本正常，少部分表浅肾小球为“婴儿样”肾小球，即肾小球毛细血管丛被较大体积的立方形、染色较深的上皮细胞覆盖，而毛细血管腔较小。部分可见“三联征”，即小毛细血管袢、肾小球基底膜染色不良和婴儿样肾小球。疾病进展期可见局灶节段性肾小球硬化（FSGS）（图20-1）、肾间质纤维化、肾小管扩张及肾间质浸润大量泡沫细胞（图20-2）。值得注意的是，在散发的FSGS患者中，3%存在Ⅳ型胶原基因突变，其中一半为*COL4A5*基因突变，而在存在家族史的FSGS患者中，这一比例上升至38%[30]。因此，遇到激素耐药及肾脏病理表现为FSGS的患者，应当进一步筛查除外Alport综合征。

2. 免疫荧光 常规免疫荧光检查无特异性表现，但肾活检组织的Ⅳ型胶原免疫荧光染色常可作为诊断工具之一（表20-1）。通常来说，XLAS男性患者肾活检组织中α3α4α5链完全缺失，而XLAS女性杂合子患者的GBM上则表现为斑片状缺失（图20-3）。但仍有20%的XLAS男性患者肾活检组织免疫荧光检查可见到α3α4α5链，定量分析可发现蛋白表达量有所下降[31]。不同于XLAS，ARAS患者肾组织中缺乏α3、α4链表达，GBM中α3α4α5链亦缺失，但在肾小囊和远端肾小管基底膜上仍可见到α5链的表达。这可能是在缺失α3、α4链的情况下α5链无法在GBM上定位，而相对正常的α5链仍可结合α6链，在其他部位出现表达。表20-1是肾脏及皮肤各部位Ⅳ型胶原的染色情况。

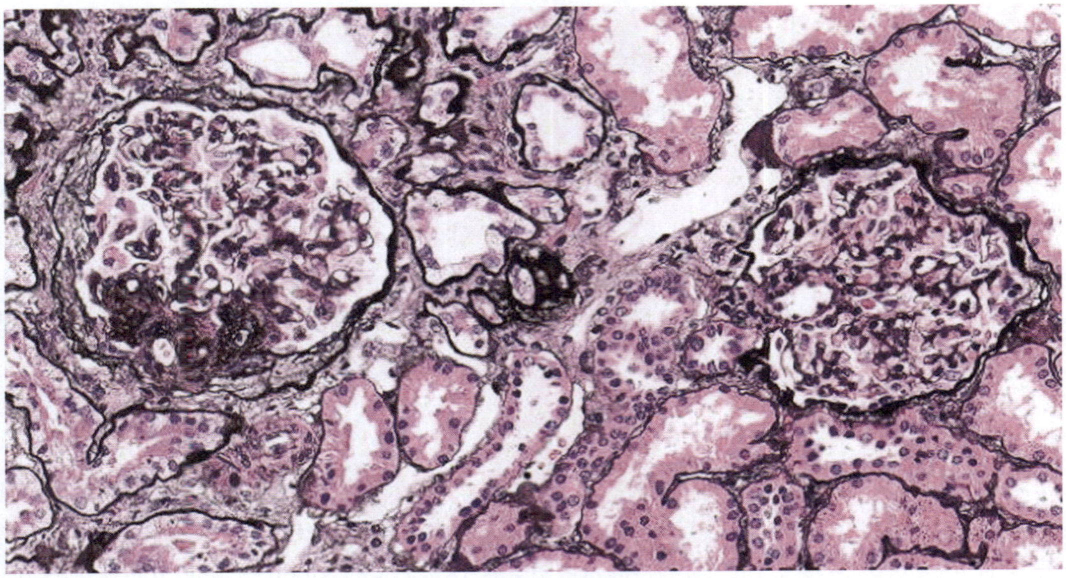

图 20-1

图 20-1 肾小球球门部节段性硬化（左侧），见无“小管”的肾小球（右侧）

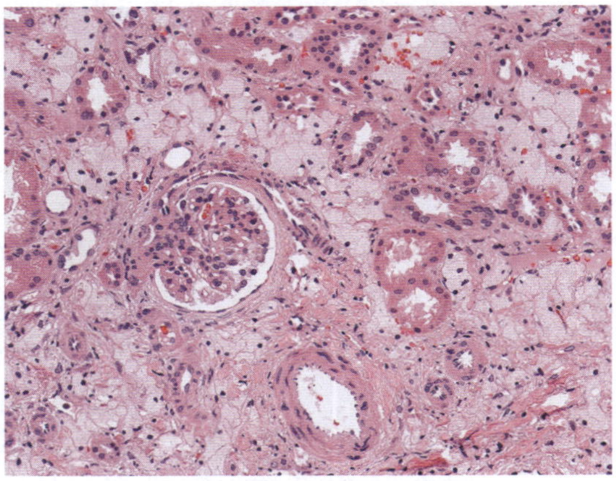

图 20-2

图 20-2 光镜下见肾间质泡沫细胞

表 20-1 肾脏及皮肤各部位Ⅳ型胶原的染色情况[32]

抗原	肾小球基底膜	肾小囊	远曲小管基底膜	皮肤基底膜
正常情况				
抗 α3（Ⅳ）单抗	阳性	阴性	阳性	阴性
抗 α4（Ⅳ）单抗	阳性	阴性	阳性	阴性
抗 α5（Ⅳ）单抗	阳性	阴性	阳性	阳性
XLAS（男性）				
抗 α3（Ⅳ）单抗	阴性	阴性	阴性	阴性
抗 α4（Ⅳ）单抗	阴性	阴性	阴性	阴性
抗 α5（Ⅳ）单抗	阴性	阴性	阴性	阴性
XLAS（女性）				
抗 α3（Ⅳ）单抗	间断阳性	阴性	间断阳性	阴性
抗 α4（Ⅳ）单抗	间断阳性	阴性	间断阳性	阴性
抗 α5（Ⅳ）单抗	间断阳性	间断阳性	间断阳性	间断阳性
ARAS				
抗 α3（Ⅳ）单抗	阴性	阴性	阴性	阴性
抗 α4（Ⅳ）单抗	阴性	阴性	阴性	阴性
抗 α5（Ⅳ）单抗	阴性	阳性	阳性	阳性

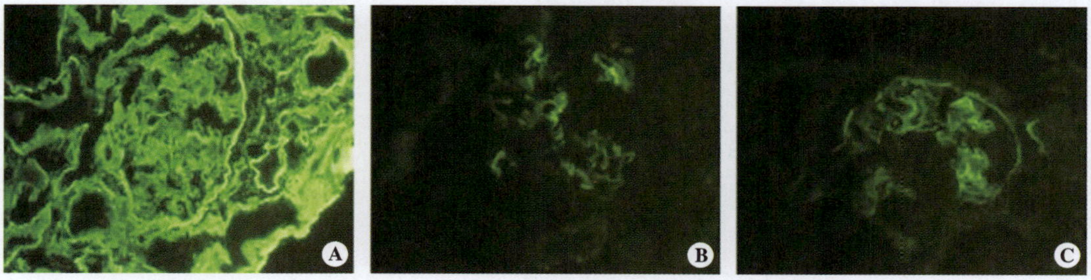

图20-3　应用抗α1链（A）、α3链（B）、α5链（C）单克隆抗体进行肾组织免疫荧光检查的结果

3. 电镜　电镜下GBM极不规则、GBM弥漫性增厚或增厚与变薄相间、致密层撕裂分层、篮网状改变是诊断Alport综合征的“金标准”[33]（图20-4，图20-5）。一方面，男性XLAS患者10周岁时出现GBM撕裂分层的比例是30%，这一比例到30岁高达90%[34]；另一方面，总体而言，此典型超微结构仅见于约60%的Alport综合征患者，因此需注意以下方面：

（1）年幼的Alport综合征男性患者、任何年龄的女性患者及个别成年男性患者的肾小球基底膜可表现为弥漫性变薄，厚度仅100nm左右[34]。

（2）同一XLAS家系的受累成员肾小球基底膜超微结构改变不一致。

（3）某些不典型家系依据肾脏病理确诊为Alport综合征，但不能确定其遗传方式。

（六）诊断

Alport综合征的诊断是结合临床表现、家族史、肾活检病理、组织基底膜Ⅳ型胶原α链免疫荧光检查及基因检测展开的。根据2018年中国Alport综合征诊断和治疗专家推荐意见，诊断标准如下[32]：

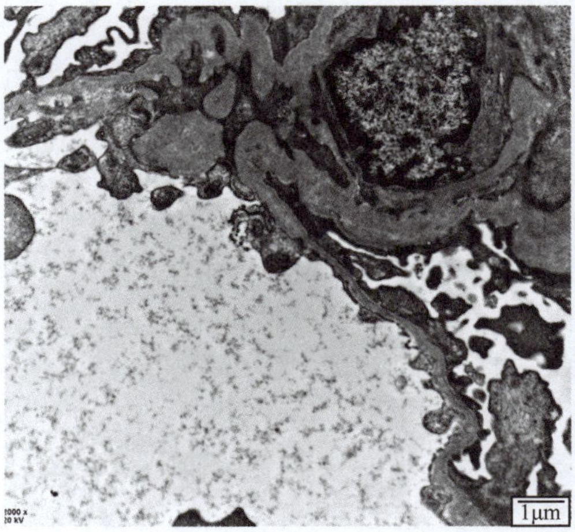

图20-4　电镜观察肾小球毛细血管袢基底膜厚薄不一

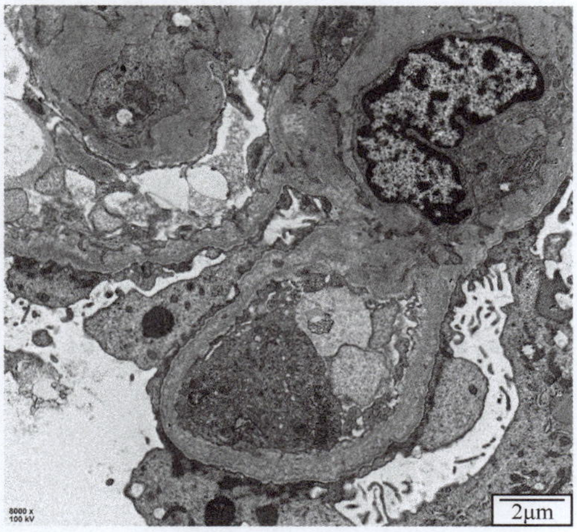

图20-5　电镜观察肾小球毛细血管袢基底膜中间致密层消失，可见网篮样改变，足细胞足突弥漫融合，少量微绒毛

疑诊标准：主要表现为持续性肾小球性血尿或血尿伴蛋白尿的患者具有以下任一条即可疑诊Alport综合征。

1. Alport综合征家族史。

2. 无明显其他原因的血尿、肾衰竭家族史。

3. 耳聋、圆锥形晶状体或黄斑周围斑点状视网膜病变。

确诊标准：主要表现为持续性肾小球性血尿或血尿伴蛋白尿的患者符合以下标准任一条即可确诊Alport综合征。

1. GBM的Ⅳ型胶原α3、α4、α5链免疫荧光染色异常或皮肤基底膜Ⅳ型胶原α5链免疫荧光染色异常。

2. 肾组织电镜示GBM致密层撕裂分层。

3. *COL4A5*基因具有一个致病性突变或*COL4A3*或者*COL4A4*基因具有两个致病性突变。

建议对每一Alport综合征家系均进行遗传型诊断，以利于对先证者进行预后评估和先证者及其家系进行遗传咨询。进行遗传型诊断可借助系谱图分析、组织［肾组织和（或）皮肤组织］基底

图20-3

图20-4

图20-5

膜α(Ⅳ)链免疫荧光染色及基因分析。

Alport综合征的早期诊断充满挑战，这是由于临床上少有对仅存在镜下血尿或微量蛋白尿的患儿开展有创的肾活检或较昂贵的基因检查。这可能导致错过Alport综合征的早期治疗时机。为此，2020年世界儿童肾脏病协会提出了Alport综合征的诊断流程(图20-6)，以期尽早诊断Alport综合征[35]。

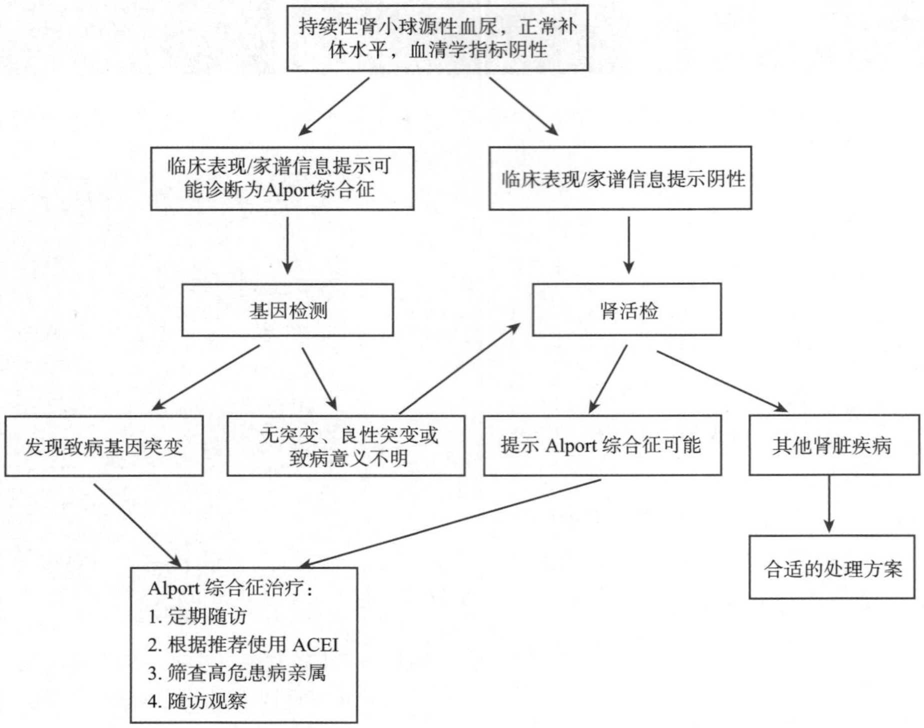

图20-6 Alport综合征的早期诊断流程

(七)治疗和预后

1. 治疗

(1)血管紧张素转换酶抑制剂：目前Alport综合征尚缺乏针对性治疗，但多项专家共识及诊治指南均推荐早期使用ACEI可有效延缓肾功能进展，减慢患者进入到终末期肾病乃至肾替代治疗的进程[32, 35]。2012年欧洲学者对病程不同阶段开始使用ACEI的XLAS和ARAS患者进行回顾性研究[36]，结果发现相较于未使用ACEI组，在肾功能受损阶段开始ACEI治疗的患者进入透析的平均年龄增加3岁，而存在蛋白尿但肾功能正常的患者进入透析的年龄则明显延长了13岁。截至研究终止，早期(仅存在微量蛋白尿及血尿)使用ACEI的患者尚未进展至终末期肾病。2020年，日本的一项针对男性XLAS的研究(32712167)显示，未使用ACEI治疗的患者平均28岁进展至肾衰竭，而使用ACEI的患者进入肾衰竭的平均年龄超过50岁[37]。同年，德国一项名为“EARLY PRO-TECT”的联合真实世界研究及双盲随机研究的Ⅲ期临床试验提示，雷米普利可部分减慢Alport综合征由孤立性血尿进展至微量蛋白尿，乃至蛋白尿的速度。

目前在治疗的时机上，2020年发布的儿童Alport综合征诊疗指南[35]较2013年诊疗指南[38]有了进一步放宽，对于XLAS男性患儿及ARAS患儿，诊断Alport综合征即建议开始治疗，如果在婴儿期诊断，则建议延迟至12～24个月后开展治疗。而对于XLAS女性患儿及携带*COL4A3*或*COL4A4*基因杂合突变的ADAS患儿，治疗可以等待至出现微量蛋白尿后开始。女性患者在月经来潮后要注意避孕，以免药物造成的胎儿畸形。

在药物的选择上，推荐首选1天1次的长效ACEI类药物，如雷米普利和赖诺普利。雷米普利初始剂量1.6mg/(m^2·d)，逐渐加量，3～4个月后加量至最大耐受剂量[不超过6mg/(m^2·d)]。赖诺普利初始剂量为0.2mg/(kg·d)，逐渐增加到最大耐受剂量（不超过10mg/d）。

（2）血管紧张素Ⅱ受体拮抗剂：如ACEI药物的剂量已达最大量，患者尿蛋白/肌酐比值仍超过1.0mg/mg，可考虑加用血管紧张素受体拮抗剂（ARB）。目前尚缺乏联合使用ACEI和ARB的大型临床研究。部分小规模研究提示，联合使用ACEI和ARB可更有效地降低蛋白尿，且并未显著增加不良反应的风险[39, 40]。亦有研究发现单用ACEI类药物，以及联合使用ACEI和ARB药物降蛋白的效果差异不大[41]。

ACEI类药物的不良反应包括直立性低血压、干咳、血管神经性水肿、高钾血症等，ARB类药物不良反应相对较少，但与ACEI联合应用时需注意对肾功能、血压及电解质的影响。当患者短期内应用此类药物后血肌酐升高超过30%，或者出现直立性低血压时应进行相应的减量。

（3）螺内酯：ACEI和ARB的使用可降低血清醛固酮水平，但长期使用过程中，醛固酮水平会从抑制状态上升到正常并超过基线值，这称为醛固酮逃逸[42]，这点在ACEI类药物的应用中更为明显。醛固酮逃逸使接受ACEI类药物治疗的患儿出现持续性蛋白尿[43]，因此引入二线治疗药物螺内酯，螺内酯是醛固酮受体拮抗剂。螺内酯在10～20岁患者的用量为25mg/d，＜10岁患者减量。长期使用螺内酯可以导致高钾血症、男性乳房发育和急性肾功能不全。近期发表的一项回顾性研究将患者分为单用ACEI类药物组，联合ACEI和ARB类药物组，以及ACEI、ARB及螺内酯三药联合组，结果发现三组间肾功能变化没有显著差异，没有观察到严重的不良反应。有一例患者在两药联合时出现了高钾血症，停用ARB类药物后血钾恢复正常。一例较肥胖的患者在两药联用期间出现了男性乳房发育和症状性低血压，从而退出了该研究[39]。但该研究样本量小，且为回顾性研究。在缺乏前瞻性、双盲对照的临床试验的前提下，我们应当保持审慎的态度，密切监测多药联用患者的血钾及血压情况，尤其是合并有肾脏低灌注的疾病时，更应加强监测。

（4）环孢素：目前很少有关于环孢素治疗Alport综合征的研究，因此研究者对于研究结果的判读也非常谨慎。1999年西班牙的一项研究提示，跟踪随访的8例Alport综合征患者平均使用环孢素8.4年，肾功能较基线值没有显著下降，尿蛋白较治疗前有明显改善。8例患者使用5年环孢素后均接受了第二次肾活检，病理未见环孢素的毒性反应[44]。但2010年，一项纳入15例Alport综合征患者的前瞻性研究则提示，虽然环孢素可不同程度地减少患者的蛋白尿，但并不能阻止肾功能的恶化，而且重复肾活检后发现两例患者出现了环孢素的肾毒性反应[45]，这项研究结果与之前2007年发表的研究结果相似[46]。鉴于此，专家共识和诊疗指南中均未提及在Alport综合征治疗中应用环孢素。

（5）肾替代治疗：进展至终末期肾病的Alport综合征患者需要肾脏替代治疗，包括透析（血液透析或腹膜透析）和肾移植。总体来说，Alport综合征患者进行肾移植治疗的效果优于其他肾脏疾病的肾移植效果。

Alport综合征患者进行肾移植要注意以下两个问题。

1）关于供体的选择：如缺乏常规供体，*COL4A5*基因杂合突变的女性携带者如患者的母亲，如果临床表现没有蛋白尿、高血压、肾功能减退和耳聋，可以作为供肾者，而男性Alport综合征不能作为供肾者，因为他们可能处于肾脏疾病的进展期，移植肾的存活期缩短。

2）有3%～5%接受肾移植的Alport综合征患者移植后体内产生针对移植的正常肾脏中肾小球基底膜的抗体[47]。

目前还有一些新型疗法在研究之中，如下简述：

（1）甲基巴多索龙（bardoxolone methyl）：是一种合成的三萜类化合物，具有潜在的抗肿瘤和抗炎活性，作为核转录因子红系2相关因子2（nuclear factor-erythroid 2-related factor 2，Nrf2）通路的激活剂和核因子κB（NF-κB）途径的抑制剂参与抑制炎症，减轻氧化应激。有临床试验提示其可保护糖尿病肾病患者和Alport综合征患者的肾功能[48, 49]。为此，巴多索隆进入了治疗2型糖尿病伴有CKD4期患者的Ⅳ期临床试验，但由于部分患者出现血压增高、尿蛋白增多及心力衰竭而终止了该试验[50]。2021年美国FDA批准了一项巴多索隆应用于Alport综合征患者的Ⅲ期临床试验（CARDINAL）[51]，但结果发现巴多索隆不能延缓肾功能不全的进展，同时存在诸多副作用，如增加肾小球内压、升高尿蛋白、诱发高血压和增加体重等。

（2）miRNA-21拮抗剂：microRNA（miRNA）是调节目标mRNA的短的非编码RNA。在*COL4a3*$^{-/-}$老鼠肾脏中miRNA-21水平上调，使用拮抗miRNA-21的寡核苷酸可显著改善小鼠的肾功能和存活率[52]。Alport综合征患者肾活检组织中miRNA-21水平显著上升，且miRNA-21水平与肾脏病的严重程度呈正相关[53]。目前一项关于miRNA-21拮抗剂 lademirsen的Ⅱ期临床试验（HERA）正在进行之中[54]。

（3）双效内皮素受体A和血管紧张素Ⅱ受体拮抗剂：内皮素A受体（endothelin type A receptor，ETAR）的活化在Alport综合征患者肾脏和内耳功能障碍中起着重要作用。相比于内皮素A受体选择性抑制剂和ARB类药物，双效内皮素A-血管紧张素Ⅱ受体拮抗剂sparsentan可显著降低Alport综合征小鼠的蛋白尿、改善听力、延长寿命[55]。一项Ⅱ期临床试验提示FSGS患者使用sparsentan 8周后，尿蛋白显著下降。但其中16.4%的患者出现低血压，12.3%的患者出现水肿，未有严重不良反应[56]。更多探究药物有效性的临床试验正在开展之中。

（4）羟氯喹：作为免疫调节剂被广泛应用于免疫性疾病，安全性较好。目前我国正在进行一个应用羟氯喹治疗XLAS的Ⅱ期临床试验[57]。

（5）二甲双胍：在Alport综合征的小鼠模型中，二甲双胍可减少蛋白尿，缓解肾病的进展。联合使用二甲双胍和氯沙坦比单用氯沙坦能显著提高小鼠的生存率。二甲双胍可调节足细胞相关细胞信号通路，以及调节炎症和代谢[58]。鉴于二甲双胍价格低廉，使用广泛，使用二甲双胍治疗Alport综合征的前景值得研究。值得注意的是，不建议在eGFR＜30ml/（min・1.73m^2）时使用二甲双胍，以免出现乳酸酸中毒。

（6）分子伴侣：使用分子伴侣纠正错误折叠的蛋白已成为遗传性疾病的主要临床研究方向。研究者培养一株错义突变的XLAS男性患者的成纤维细胞系，结果发现使用分子伴侣苯丁酸钠可增加COL4A5 mRNA的表达，减轻内质网应激和氧化应激反应[59]。但目前针对分子伴侣的研究仅停留在实验室阶段。

（7）基因组编辑疗法：是一种实验性技术，旨在纠正有缺陷的基因以治愈疾病。它可以通过不同的方法执行，包括使有害突变失活，添加保护性突变或治疗性转基因。基因需要通过载体有效传递至靶器官，使正常基因能够替代异常基因，产生足够量的所需蛋白质，恢复正常表型。

例如，近期Daga等利用成簇规律间隔短回文重复（clustered regularly interspaced short palindromic repeat，CRISPR）及其相关Cas9蛋白基因编辑技术，对尿液中提取的具有*COL4*突变的足细胞系进行修复，结果基因修复率为44%～58%[60]。另一种思路是利用胚胎发育早期出现的X染色体随机失活原理，重新激活女性体内被失活的无突变的等位基因。但这一研究仅处于早期实验阶段，如何降低基因编辑的脱靶率成为了问题的关键。

（8）干细胞技术：诱导多能干细胞成为研究Alport综合征致病机制及寻求新的治疗方法的利器。有研究表明，*COL4A3*敲除小鼠接受了野生型小鼠的干细胞后可部分恢复Ⅳ型胶原α3链的表达，改善肾脏病理改变[61]。但亦有研究将多能间充质干细胞转入*COL4A3*敲除小鼠体内，仅减轻了肾脏间质纤维化，但未能自主分化为肾脏细胞，因此未能延缓肾功能不全进展[62]。干细胞技术在Alport综合征中的应用仍处于研究阶段。

2. 预后 对于XLAS患者，性别是影响CKD预后的关键因素。50%未经治疗的XLAS男性患者在25岁时会进展到终末期肾病，而这一比例到40岁时则高达90%。XLAS女性患者由于存在X染色体随机失活，临床表型不一，总体上预后优于男性。40岁前约12%的XLAS女性患者进展至终末期肾病，而这一比例到60岁时可升高至30%[29]。ARAS患者无论性别，多数会在40岁前进入终末期肾病[63]。存在蛋白尿、FSGS、GBM增厚分层、感音性耳聋、遗传修饰因子等危险因素的ADAS患者进展到终末期肾病的风险高达20%，而没有这些危险因子的患者进展到终末期肾病的风险则低于1%[64]。对于少部分常染色体双基因遗传的患者，临床表型和预后可能介于ADAS和ARAS之间。值得注意的是，同时存在X染色体和常染色体突变的双基因突变患者，其预后不同于任何一种遗传模式，必须进行个体化的遗传咨询[17]。

对于XLAS男性患者，不同的COL4A5基因型在一定程度上影响着疾病严重程度。相较于错义突变，截短变异（如大片段重组、移码和无义突变）的患者将更早地进展至终末期肾病[29, 65]。剪接突变的危害性则取决于该突变是否导致蛋白截短翻译[66]。2020年日本的研究显示，未经治疗的截短突变的XLAS患者进入肾衰竭的平均年龄为16岁，非截短突变患者则延长至33岁，使用ACEI治疗可不同程度地延缓进入肾衰竭的速度[37]。

（八）病例介绍及点评

1. 主诉　发现镜下血尿20天。

2. 病史　患儿，男性，3岁4个月，20天前因发热于当地医院就诊，治疗期间发现镜下多形性红细胞尿，尿蛋白（+），以“急性肾小球肾炎”在外院住院，给予头孢菌素抗感染治疗5天，多次复查尿检，仍存在镜下红细胞尿，尿蛋白转阴，为进一步治疗收住笔者所在医院。近期患儿无发热，无咳嗽，无水肿，无抽搐，无肉眼血尿，无少尿，无尿频、尿急、尿痛等尿路刺激症状，食欲、睡眠可，大、小便外观正常。患儿既往体健，系G_3P_3，足月剖宫产，出生体重4.4kg，出生后无窒息、缺氧病史，母乳喂养，按时添加辅食，按计划预防接种，生长发育同一般同龄儿。父亲尿检提示微量蛋白尿及镜下血尿，母亲尿检提示镜下血尿，大姐13岁、二姐10岁，尿检存在微量蛋白尿及镜下血尿。

3. 入院查体　无特殊体征。

4. 辅助检查　血常规：白细胞计数10.97×10^9/L，血红蛋白125g/L，血小板计数396×10^9/L。Scr 20μmol/L，CRP＜8mg/L，BUN 3.7mmol/L，尿微量白蛋白182mg/L，尿IgG 20.5mg/L，尿α1-微球蛋白＜4mg/L，尿蛋白（++），红细胞数1838/μl，白细胞数40/μl，红细胞形态为多形性。尿蛋白定量295mg/24h。血白蛋白39.1g/L，尿钙/肌酐0.063mg/mg，自身抗体，血清IgA、IgG、IgM，补体C3、C4均正常，左肾静脉B超未见异常。听觉诱发电位及眼科检查未见异常。肾活检病理：①免疫荧光可见Ⅳ型胶原α2链，肾小球GBM、肾小囊、肾小管基底膜线样阳性（++）；②Ⅳ型胶原α5链，肾小囊阳性，余阴性。电镜见GBM极不规则，增厚与变薄相间。全外显子基因检测提示*COL4A4*复合杂合变异，突变位点来源于父母双方，致病等级为可能致病。

5. 诊治经过　患儿入院后完善肾活检和全外显子基因检测，结合临床表现、实验室检查、肾活检结果及基因检测结果，确诊Alport综合征，给予贝那普利3mg，每晚1次，口服，定期随访。目前随访1年半，肾功能保持正常，仍存在镜下血尿及微量蛋白尿。家庭成员亦在治疗之中。

6. 点评　该家系是从常规尿检中发现镜下血尿，从而进一步追溯家族史而获得初步诊断。儿童Alport综合征起病隐匿，多为体检发现。其中大姐和父母均携带了*COL4A4*单等位基因突变，而先证者和二姐是双等位基因突变，均表现为镜下多形性红细胞尿伴/不伴微量蛋白尿，也就是这个家系中应当呈现的是常染色体显性遗传模式，而通常认为ADAS临床症状较轻，但先证者尿微量蛋白出现较早，仍需密切随访。

二、薄基底膜肾病

薄基底膜肾病（thin basement membrane nephropathy，TBMN）是因GBM弥漫性变薄，以血尿为主要表现的遗传性肾脏疾病，旧称家族性良性血尿，但近年来的研究认为TBMN有发展成FSGS的可能，因此这一称谓被废弃[67]。TBMN在人群中的发病率高达5%～9%[68, 69]，但经过临床诊断的不足人群中的1%[70]。TBMN可发生于任何年龄，通常发生于中青年，但亦有报道1岁及86岁患者[71]。国内外研究均表明，TBMN在女性中多见，男女之比约为1∶2.5[72]。

（一）病因

TBMN的主要遗传方式是常染色体显性遗传，部分患者也可表现为常染色体隐性遗传或性连锁显性遗传。1996年Lemmink等[73]用微卫星标记进行基因连锁分析，显示TBMN与编码Ⅳ型胶原*COL4A3/COL4A4*基因相关。但TBMN致病基因并不局限于*COL4A3/COL4A4*，编码Ⅳ型胶原α5链的*COL4A5*基因突变也与TBMN的发生有关[74]，在一个中国家庭中，患有血尿和TBMN的成员发现了纤连蛋白1基因的错义突变，该家族中的一例男性患者进展为终末期肾病[75]。有研究认为，部分TBMN和Alport综合征均是发生在同一基因（*COL4A3*、

COL4A4、*COL4A5*）上的遗传性肾脏疾病[76]，由于杂合状态或突变位置类型的不同产生了不同的表型。至少50%的TBMN病例表现出家族聚集，但是阴性家族史只能作为参考，因为患者经常不知道自己有血尿的家族史。

（二）发病机制

如上所述，Ⅳ型胶原蛋白对于GBM的完整性及内耳和晶状体囊中的一些其他特殊基底膜至关重要。TBMN的病变部位位于Ⅳ型胶原α3、α4、α5链，同Alport综合征病变部位相同，在TBMN中已经鉴定出许多变异，并且大多数是单核苷酸取代，引起错义突变或无义突变，某些则影响剪接位点。由于甘氨酸是分子量最小的三螺旋结构中心的氨基酸，每3个氨基酸就存在1个甘氨酸重复序列，这对维持三螺旋结构的稳定很重要，若甘氨酸被某些大的、高电荷的其他氨基酸所替代，Ⅳ型胶原蛋白稳定性就会受到破坏[77, 78]。

（三）临床表现

1. 镜下血尿 TBMN常表现为持续性或间断的镜下红细胞尿，多数为无症状，多于体检筛查时被发现[79]。大多数红细胞为多形性，这意味着它们由于通过GBM间隙而变形，是肾小球源性的血尿。部分患者可有红细胞管型。

2. 肉眼血尿及腰痛 TBMN患者可在剧烈运动后出现肉眼血尿，部分还可在呼吸道感染后出现，这与链球菌感染后肾小球肾炎及IgA肾病有相似之处[80]。肉眼血尿可伴有腰痛，约1/3的患者（女性为主）有腰部钝痛或酸痛感[68, 80-83]。相比于尿排泄功能正常的TBMN患者，伴有高钙尿症或高尿酸尿症的患者更易出现肉眼血尿和腰痛，罹患肾结石的风险也明显增高[84]。

3. 急性肾损伤 有报道使用华法林过度抗凝的TBMN患者出现急性肾损伤，肾活检提示除GBM变薄外，肾小管内因坏死的小管上皮细胞和红细胞填塞而扩张[85]。

4. 其他表现 通常情况下，TBMN患者尿蛋白及血压是正常的，但成人患者中45%～60%的合并轻度蛋白尿（≤500mg/dl）。有报道称某些病例除血尿外，还伴有大量蛋白尿、高血压或终末期肾病[80, 86, 87]。但绝大部分患者预后良好，肾功能可长期维持在正常范围。也有报道称少数患者可产生轻度氮质血症。肾外症状在TBMN中很少见，患者通常无耳聋、眼异常。在大多数情况下，潜在疾病是缓慢进展的。

（四）实验室检查

实验室检查如血补体、血浆蛋白电泳、抗核抗体、血小板计数、出血和凝血时间、尿素氮、肌酐清除率、尿浓缩功能及尿细菌培养（包括结核杆菌）均无异常发现，泌尿系统检查（如膀胱镜、静脉肾盂造影等）也均正常。

（五）肾脏病理

大多数TBMN患者同时合并其他肾小球疾病，一项美国单中心的回顾性分析[88]显示，单纯TBMN仅为36.2%，而TBMN合并IgA肾病和FSGS比例均为19.1%。

在光镜下，肾小球呈现正常或轻度系膜细胞和基质增生。随着炎症细胞和泡沫细胞的浸润，肾小球毛细血管腔数量增加[89]。章友康等[83]对27例TBMN患者进行研究发现，光镜下肾小球轻微病变占52%，轻度系膜细胞和基质增生占37%。

免疫荧光通常呈阴性。IgM或C3无特异性阳性，很少可检测到IgG或IgA。用Ⅳ型胶原α链的特异性单克隆抗体对薄基底膜肾病患者GBM进行免疫组化染色，显示TBMN患者Ⅳ型胶原α3、α4、α5链分布正常[90]。

电镜显示GBM均匀变薄。正常人GBM的厚度在不同的中心具有很大的可变性，受到年龄、性别、组织制备和测量的影响[91]。男性成年人的平均厚度为370nm±50nm，女性成年人的平均厚度为320nm±50nm[79]。在儿童中，出生时GBM厚度为150nm，1岁时为200nm，11岁时接近成人厚度[92]。WHO提出了成人GBM不小于250nm，2～11岁儿童GBM不小于180nm[79]。

（六）诊断

不建议对孤立性血尿患者进行肾活检。一般肾活检仅局限于存在蛋白尿的TBMN患者，但有一些特殊情况也需进行肾活检，如患者可能准备作为供者捐献肾脏，配偶亦有血尿并有生育计划，需要购买保险等。

在基因检测不易进行的临床环境中，TBMN的诊断主要基于肾组织病理学，病理上以＞50%的GBM弥漫变薄为特征，通常成人GBM厚度＜250nm，2～11岁儿童＜180nm（WHO标准）[13]。章友康等[70, 83, 93]提出需结合临床家族史和实验室检查（包括可疑患者的电测听和眼科检查），排除继发性肾小球病、泌尿外科疾病、Alport综合征、原发性肾小球病患者。此外，尽管TBMN诊断标准是GBM的弥漫变薄，但一些报道已经描述相当多患者节段性GBM变薄[94-96]。有条件情况下，可以对*COL4A3*、*COL4A4*和*COL4A5*基因进行DNA测序，以明确TBMN诊断。

（七）治疗和预后

1. 治疗　孤立性血尿TBMN患者无需特殊治疗，对于存在蛋白尿（＞500mg/d），尤其是合并高血压、肾功能减退的患者，建议使用ACEI或ARB类药物。

2. 预后　大多数存在孤立性血尿的TBMN患者长期预后良好。但如果患者携带*COL4A3*/ *COL4A4*杂合突变，或存在大量蛋白尿，则需警惕是否合并Alport综合征或其他肾脏疾病，其进展到CKD的风险也明显上升。有趣的是，TBMN合并FSGS在所有FSGS患者中的发生率为5%，与TBMN在总体人群中的发病率一致[69]，因此目前尚不清楚TBMN合并FSGS的患者，FSGS是继发性改变，还是同时合并发生，但有证据提示FSGS可由*COL4A3*/*COL4A4*突变引起[97, 98]。Voskarides K等[67]对82例TBMN进行30年随访发现，37.8%的TBMN发展为CKD，19.5%的发展为终末期肾病。因此，存在蛋白尿或阳性家族史可能提示TBMN预后不良，应对患者做详细的家系调查和定期随访，尤其是在患者出现大量蛋白尿或肾外表现时，应重新认识其预后是否良性。但当患者出现大量蛋白尿或肾病综合征迹象时可接受减少蛋白尿的治疗。

（八）病例介绍及点评

1. 主诉　发现泡沫尿2个月，镜下血尿2天。

2. 病史　患儿，女性，8岁8个月，2个月前感冒后出现泡沫尿，未见肉眼血尿，偶有茶色尿，未予重视，2天前患儿尿中泡沫增多，尿色偏深，外院检查示尿蛋白（++），尿红细胞34/μl，非均一性。肾脏B超未见异常，为进一步治疗收住笔者所在医院。近期患儿无发热，无咳嗽，无水肿，无抽搐，无肉眼血尿，无少尿，无尿频、尿急、尿痛等尿路刺激症状，食欲、睡眠可，大、小便外观正常。患儿既往体健，有过敏性鼻炎病史，系G_5P_2，早产（34周）顺产，出生体重2.4kg，出生后无窒息、缺氧病史，混合喂养，按时添加辅食，按计划预防接种，生长发育同一般同龄儿。父母及姐姐尿检未见异常。

3. 入院查体　无特殊体征。

4. 辅助检查　血常规：白细胞计数4.75×10⁹/L，血红蛋白141g/L，血小板计数287×10⁹/L。Scr 36μmol/L，CRP＜8mg/L，BUN 4.0mmol/L，尿微量白蛋白114mg/L，尿IgG 27.1mg/L，尿α1-微球蛋白＜4mg/L，尿蛋白（–），尿红细胞数44/μl，尿白细胞数20/μl。红细胞形态：多形性。尿蛋白定量212mg/24h。血白蛋白46.1g/L，尿钙/肌酐0.36mg/mg，自身抗体及血清IgA、IgG、IgM，补体C3、C4均正常，左肾静脉B超检查未见异常。肾活检病理：系膜增生性肾小球肾炎，免疫荧光：IgM、C3、IgA阴性，Ⅳ型胶原α2链：肾小球GBM、肾小囊、肾小管基底膜线样阳性（++），Ⅳ型胶原α5链：肾小球GBM、肾小囊、肾小管基底膜线样阳性（++）。电镜见GBM厚度弥漫性变薄，约100nm。全外显子基因检测未见致病性突变，仅见*COL4A4*杂合错义突变，突变位点来源于母亲，小等位基因频率MAF：0.000 1，致病意义不明。

5. 诊治经过　患儿入院后完善肾活检和全外显子基因检测，结合临床表现、实验室检查、肾活检结果及基因检测结果，考虑为薄基底膜肾病，未予以特殊治疗。目前随访1年，肾功能保持正常，仅存在少量镜下红细胞尿。

6. 点评　TBMN被认为预后较为良好，该患儿感冒后出现茶色尿，之后尿微量蛋白消失，尿红细胞减少，符合薄基底膜肾病的临床表现，患儿肾活检病理电镜支持目前诊断，虽携带*COL4A4*错义突变，但该等位基因在正常人群中有分布率，考虑良性变异可能性大，故不支持其致病性。患儿临床症状轻微，故未加用任何药物进行治疗，但规律随访仍是该病诊治的重要环节。

三、Pierson综合征及肾病综合征5型

Pierson综合征是一种罕见的常染色体隐性遗传的先天性肾病综合征，其特点包括弥漫性系膜硬化、明显的眼部异常和神经功能障碍[99]。研究表明，Pierson综合征与位于3p21染色体上*LAMB2*基因剪接位点突变或无义突变有关，而*LAMB2*基因单个核苷酸或错义突变的临床症状略轻[100,101]，仅表现为肾病综合征及少量肾外症状，被称为肾病综合征5型（nephrotic syndrome type 5，NPHS5）。

1. 病因及发病机制 层粘连蛋白是GBM所特有的非胶原糖蛋白，主要由α5、β2、γ1共3个亚基组成，足细胞和内皮细胞共同分泌，三者一起组成一种十字形异三聚体糖蛋白。异三聚体在细胞外基质中聚合，形成晶格状网络。足细胞和内皮细胞之间的交互作用可促进细胞外基质蛋白进入GBM[102]。*LAMB2*基因位于染色体3p21，包含32个外显子，编码层粘连蛋白β2亚基。这种蛋白主要在GBM、眼部结构和神经肌肉突触中表达[103]。层粘连蛋白β2是GBM细胞蛋白质网格的基础，是GBM重要的生物活性部分，使细胞能够黏附并接收信号。因此，如果编码层粘连蛋白β2的*LAMB2*基因发生突变，层粘连蛋白的合成和分泌将缺失或减少，会导致GBM结构发生变化，使肾小球滤过屏障受损，从而引起蛋白尿甚至早期肾衰竭[104,105]。*LAMB2*基因敲除的小鼠GBM更易透过大分子，说明有缺陷的GBM孔径变大[106]。Pierson综合征的发病机制可能还包括足细胞-GBM-内皮细胞相互作用受损及GBM结构缺陷。

2. 临床表现 Pierson综合征的临床表现差异较大[107]，临床上以先天性肾病综合征和双侧对光无反应性小瞳孔及肌张力减退等神经功能缺陷为特征。相比之下，NPHS5症状较轻，仅表现为肾病综合征，多于1岁以内发病。

3. 实验室检查 同肾病综合征的实验室检查，包括血红蛋白水平、尿检、生化学检查（肾功能、血脂水平、血浆白蛋白水平等），血清学检查（包括血清IgG、IgA、IgM和补体C3、C4，以及自身抗体检查），分子遗传学检查及眼科、神经系统检查。

4. 肾脏病理及诊断 Pierson综合征表现为婴儿期起病的肾病综合征，伴有小瞳孔、神经系统症状等。NPHS5多数仅表现为肾病综合征。肾活检光镜下显示弥漫性肾小球系膜基质增加，未见系膜细胞增生和球性硬化，细胞呈立方形改变，可出现肾小球囊肿变化，部分患者可见新月体/假性新月体，但无坏死或GBM破裂，有成比例的肾小管间质萎缩和纤维化；电镜下可观察到系膜基质增多，无沉积，足突广泛消失，致密板分层可见层状和波状，在层状致密部的上皮下和内皮下均可见不规则的胶质母细胞厚带和薄带。常规免疫荧光检测未见免疫复合物[108]。*LAMB2*基因检测是诊断Pierson综合征的最可靠依据。

5. 治疗及预后 Pierson综合征目前没有特定疗法，治疗方法主要是对症治疗及支持性治疗[3]，包括控制血压，治疗并发症。ACEI类药物可能有部分作用，但不能改变疾病结局。研究者尝试通过注射LM-521来补充GBM中的层粘连蛋白，尽管注射的LM-521可减轻足细胞足突融合，部分缓解蛋白尿，但并不能阻滞疾病进展[109]，这一思路可能成为未来潜在的疗法。具有严重临床表型的Pierson综合征患者通常在出生后1年内死亡，轻度临床表型患者在10岁时可进展为终末期肾病，需移植治疗。由于终末期肾病预后较差，因此肾移植是这些Pierson综合征患者治疗的唯一选择[110]。此外，Pierson综合征患者的肾脏受累在出生后3个月内出现先天性肾病综合征，可引起多种并发症，如高凝状态、甲状腺功能减退、生长迟缓和免疫抑制等。虽然大多数婴儿无法存活，但通过透析、肾切除术及肾移植，少数患者可存活2年[111]。目前还没有证据表明在移植过程中肾小球系膜硬化会复发，但成功移植的患者数量非常少，需要进行长期监测。

（张爱华）

参考文献

[1] Gillion V，Jadoul M，Aydin S，et al. ANCA vasculitis in a patient with Alport syndrome：a difficult diagnosis but a treatable disease![J]. BMC Nephrol，2017，18（1）：105.

[2] Li Y T，Yang Y，Zhuo L，et al. Epidemiology of biopsy-proven glomerular diseases in Chinese children：a scoping review[J]. Chronic Dis Transl Med，2022，8（4）：271-280.

[3] Kashtan C E. Alport syndrome. an inherited disorder of renal，ocular，and cochlear basement membranes[J]. Medicine（Baltimore），1999，78（5）：338-360.

[4] Persson U，Hertz J M，Wieslander J，et al. Alport syndrome in southern Sweden[J]. Clin Nephrol，2005，64（8）：85-90.

[5] Wei G, Zhihong L, Huiping C, et al. Spectrum of clinical features and type Ⅳ collagen alpha-chain distribution in Chinese patients with Alport syndrome[J]. Nephrol Dial Transplant, 2006, 21（11）: 3146-3154.

[6] Zhang Y Q, Wang F, Ding J, et al. Genotype-phenotype correlations in 17 Chinese patients with autosomal recessive Alport syndrome[J]. Am J Med Genet A, 2012, 158A（9）: 2188-2193.

[7] 王芳，丁洁，俞礼霞，等. 中国 Alport 综合征临床特征 [J]. 临床儿科杂志，2003，21（10）：601-604.

[8] Gong W Y, Liu F N, Yin L H, et al. Novel mutations of COL4A5 identified in Chinese families with X-linked Alport syndrome and literature review[J]. BioMed Res Int, 2021, 2021: 6664973.

[9] Di H L, Zhang J H, Gao E Z, et al. Dissecting the genotype-phenotype correlation of COL4A5 gene mutation and its response to renin-angiotensin-aldosterone system blockers in Chinese male patients with Alport syndrome[J]. Nephrol Dial Transplant, 2022, 37（12）: 2487-2495.

[10] Zhang Y Q, Böckhaus J, Wang F, et al. Genotype-phenotype correlations and nephroprotective effects of RAAS inhibition in patients with autosomal recessive Alport syndrome[J]. Pediatr Nephrol, 2021, 36（9）: 2719-2730.

[11] Timpl R, Wiedemann H, van Delden V, et al. A network model for the organization of type Ⅳ collagen molecules in basement membranes[J]. Eur J Biochem, 1981, 120（2）: 203-211.

[12] Chew C, Lennon R. Basement membrane defects in genetic kidney diseases[J]. Front Pediatr, 2018, 6: 11.

[13] Jais J P, Knebelmann B, Giatras I, et al. X-linked Alport syndrome: natural history in 195 families and genotype- phenotype correlations in males[J]. J Am Soc Nephrol, 2000, 11（4）: 649-657.

[14] Torra R, Tazón-Vega B, Ars E, et al. Collagen type Ⅳ（alpha3-alpha4）nephropathy: from isolated haematuria to renal failure[J]. Nephrol Dial Transplant, 2004, 19（10）: 2429-2432.

[15] Morinière V, Dahan K, Hilbert P, et al. Improving mutation screening in familial hematuric nephropathies through next generation sequencing[J]. J Am Soc Nephrol, 2014, 25（12）: 2740-2751.

[16] Fallerini C, Dosa L, Tita R, et al. Unbiased next generation sequencing analysis confirms the existence of autosomal dominant Alport syndrome in a relevant fraction of cases[J]. Clin Genet, 2014, 86（3）: 252-257.

[17] Mencarelli M A, Heidet L, Storey H, et al. Evidence of digenic inheritance in Alport syndrome[J]. J Med Genet, 2015, 52（3）: 163-174.

[18] Antignac C, Knebelmann B, Drouot L, et al. Deletions in the *COL4A5* collagen gene in X-linked Alport syndrome. Characterization of the pathological transcripts in nonrenal cells and correlation with disease expression[J]. J Clin Invest, 1994, 93（3）: 1195-1207.

[19] Nakanishi K, Yoskikawa N, Iijima K, et al. Expression of type Ⅳ collagen alpha 3 and alpha 4 chain mRNA in X-linked Alport syndrome[J]. J Am Soc Nephrol, 1996, 7（6）: 938-945.

[20] Kalluri R, Shield C F, Todd P, et al. Isoform switching of type Ⅳ collagen is developmentally arrested in X-linked Alport syndrome leading to increased susceptibility of renal basement membranes to endoproteolysis[J]. J Clin Invest, 1997, 99(10): 2470-2478.

[21] Hou G P, Vogel W F, Bendeck M P. Tyrosine kinase activity of discoidin domain receptor 1 is necessary for smooth muscle cell migration and matrix metalloproteinase expression[J]. Circ Res, 2002, 90（11）: 1147-1149.

[22] Gross O, Girgert R, Beirowski B, et al. Loss of collagen-receptor DDR1 delays renal fibrosis in hereditary type Ⅳ collagen disease[J]. Matrix Biol, 2010, 29（5）: 346-356.

[23] Rubel D, Frese J, Martin M, et al. Collagen receptors integrin alpha2beta1 and discoidin domain receptor 1 regulate maturation of the glomerular basement membrane and loss of integrin alpha2beta1 delays kidney fibrosis in COL4A3 knockout mice[J]. Matrix Biol, 2014, 34: 13-21.

[24] Kashtan C E, Segal Y. Genetic disorders of glomerular basement membranes[J]. Nephron Clin Pract, 2011, 118（1）: c9-c18.

[25] Uliana V, Marcocci E, Mucciolo M, et al. Alport syndrome and leiomyomatosis: the first deletion extending beyond COL4A6 intron 2[J]. Pediatr Nephrol, 2011, 26（5）: 717-724.

[26] Lyons O T, St John E R, Morales J P, et al. Ruptured thoracoabdominal aortic aneurysm in a renal transplant patient with Alport's syndrome[J]. Ann Vasc Surg, 2007, 21（6）: 816-818.

[27] Kashtan C E, Segal Y, Flinter F, et al. Aortic abnormalities in males with Alport syndrome[J]. Nephrol Dial Transplant, 2010, 25（11）: 3554-3560.

[28] Vaicys C, Hunt C D, Heary R F. Ruptured intracranial aneurysm in an adolescent with alport's syndrome—a new expression of type Ⅳ collagenopathy: case report[J]. Surg Neurol, 2000, 54（1）: 68-72.

[29] Jais J P, Knebelmann B, Giatras I, et al. X-linked Alport syndrome: natural history and genotype-phenotype correlations in girls and women belonging to 195 families: a "European community Alport syndrome concerted action" study[J]. J Am Soc Nephrol, 2003, 14（10）: 2603-2610.

[30] Gast C, Pengelly R J, Lyon M, et al. Collagen（*COL4A*）mutations are the most frequent mutations underlying adult focal segmental glomerulosclerosis[J]. Nephrol Dial Transplant, 2016, 31（6）: 961-970.

[31] Su J, Liu Z H, Zeng C H, et al. Quantitative analysis of type Ⅳ collagen subchains in the glomerular basement membrane of patients with Alport syndrome with confocal microscopy[J]. Nephrol Dial Transplant, 2006, 21（7）: 1838-1847.

[32] Alport 综合征诊疗共识专家组. Alport 综合征诊断和治疗专家推荐意见 [J]. 中华肾脏病杂志，2018，34（3）：227-231.

[33] Rumpelt H J, Langer K H, Schärer K, et al. Split and extremely thin glomerular basement membranes in hereditary nephropathy（Alport's syndrome）[J]. Virchows Arch A Pathol Anat Histol, 1974, 364（3）: 225-233.

[34] Rumpelt H J. Hereditary nephropathy（Alport syndrome）: correlation of clinical data with glomerular basement membrane alterations[J]. Clin Nephrol, 1980, 13（5）: 203-207.

[35] Kashtan C E, Gross O. Clinical practice recommendations for the diagnosis and management of Alport syndrome in children, adolescents, and young adults-an update for 2020[J]. Pediatr

Nephrol，2021，36（3）：711-719.
[36] Gross O，Licht C，Anders H J，et al. Early angiotensin-converting enzyme inhibition in Alport syndrome delays renal failure and improves life expectancy[J]. Kidney Int，2012，81（5）：494-501.
[37] Yamamura T，Horinouchi T，Nagano C，et al. Genotype-phenotype correlations influence the response to angiotensin-targeting drugs in Japanese patients with male X-linked Alport syndrome[J]. Kidney Int，2020，98（6）：1605-1614.
[38] Kashtan C E，Ding J，Gregory M，et al. Clinical practice recommendations for the treatment of Alport syndrome：a statement of the Alport syndrome research collaborative[J]. Pediatr Nephrol，2013，28（1）：5-11.
[39] Mastrangelo A，Brambilla M，Romano G，et al. Single，double and triple blockade of RAAS in Alport syndrome：different tools to freeze the evolution of the disease[J]. J Clin Med，2021，10（21）：4946.
[40] Seeman T，Pohl M，Misselwitz J，et al. Angiotensin receptor blocker reduces proteinuria independently of blood pressure in children already treated with Angiotensin-converting enzyme inhibitors[J]. Kidney Blood Press Res，2009，32（6）：440-444.
[41] Zhang Y Q，Wang F，Ding J，et al. Long-term treatment by ACE inhibitors and angiotensin receptor blockers in children with Alport syndrome[J]. Pediatr Nephrol，2016，31（1）：67-72.
[42] Struthers A D. Aldosterone escape during ACE inhibitor therapy in chronic heart failure[J]. Eur Heart J，1995，16（Suppl N）：103-106.
[43] Ku E，Campese V M. Role of aldosterone in the progression of chronic kidney disease and potential use of aldosterone blockade in children[J]. Pediatr Nephrol，2009，24（12）：2301-2307.
[44] Callís L，Vila A，Carrera M，et al. Long-term effects of cyclosporine A in Alport's syndrome[J]. Kidney Int，1999，55（3）：1051-1056.
[45] Massella L，Muda A O，Legato A，et al. Cyclosporine A treatment in patients with Alport syndrome：a single-center experience[J]. Pediatr Nephrol，2010，25（7）：1269-1275.
[46] Charbit M，Gubler M C，Dechaux M，et al. Cyclosporin therapy in patients with Alport syndrome[J]. Pediatr Nephrol，2007，22（1）：57-63.
[47] Byrne M C，Budisavljevic M N，Fan Z H，et al. Renal transplant in patients with Alport's syndrome[J]. Am J Kidney Dis，2002，39（4）：769-775.
[48] Pergola P E，Raskin P，Toto R D，et al. Bardoxolone methyl and kidney function in CKD with type 2 diabetes[J]. N Engl J Med，2011，365（4）：327-336.
[49] Warady B A，Pergola P E，Agarwal R，et al. Effects of bardoxolone methyl in Alport syndrome[J]. Clin J Am Soc Nephrol，2022，17（12）：1763-1774.
[50] de Zeeuw D，Akizawa T，Audhya P，et al. Bardoxolone methyl in type 2 diabetes and stage 4 chronic kidney disease[J]. N Engl J Med，2013，369（26）：2492-2503.
[51] Chertow G M，Appel G B，Andreoli S，et al. Study design and baseline characteristics of the CARDINAL trial：a phase 3 study of bardoxolone methyl in patients with Alport syndrome[J]. Am J Nephrol，2021，52（3）：180-189.
[52] Gomez I G，MacKenna D A，Johnson B G，et al. Anti-microRNA-21 oligonucleotides prevent Alport nephropathy progression by stimulating metabolic pathways[J]. J Clin Invest，2015，125（1）：141-156.
[53] Guo J F，Song W P，Boulanger J，et al. Dysregulated expression of microRNA-21 and disease-related genes in human patients and in a mouse model of Alport syndrome[J]. Hum Gene Ther，2019，30（7）：865-881.
[54] Chavez E，Rodriguez J，Drexler Y，et al. Novel therapies for Alport syndrome[J]. Front Med（Lausanne），2022，9：848389.
[55] Martínez-Díaz I，Martos N，Llorens-Cebrià C，et al. Endothelin receptor antagonists in kidney disease[J]. Int J Mol Sci，2023，24（4）：3427.
[56] Trachtman H，Nelson P，Adler S，et al. DUET：a phase 2 study evaluating the efficacy and safety of sparsentan in patients with FSGS[J]. J Am Soc Nephrol，2018，29（11）：2745-2754.
[57] Sun L，Kuang X Y，Zhang J，et al. Hydroxychloroquine ameliorates hematuria in children with X-linked Alport syndrome：retrospective case series study[J]. Pharmgenomics Pers Med，2023，16：145-151.
[58] Omachi K，Kaseda S，Yokota T，et al. Metformin ameliorates the severity of experimental Alport syndrome[J]. Sci Rep，2021，11（1）：7053.
[59] Wang D M，Mohammad M，Wang Y Y，et al. The chemical chaperone，PBA，reduces ER stress and autophagy and increases collagen Ⅳ α5 expression in cultured fibroblasts from men with X-linked Alport syndrome and missense mutations[J]. Kidney Int Rep，2017，2（4）：739-748.
[60] Daga S，Donati F，Capitani K，et al. New frontiers to cure Alport syndrome：COL4A3 and COL4A5 gene editing in podocyte-lineage cells[J]. Eur J Hum Genet，2020，28（4）：480-490.
[61] Sugimoto H，Mundel T M，Sund M，et al. Bone-marrow-derived stem cells repair basement membrane collagen defects and reverse genetic kidney disease[J]. Proc Natl Acad Sci U S A，2006，103（19）：7321-7326.
[62] Ninichuk V，Gross O，Segerer S，et al. Multipotent mesenchymal stem cells reduce interstitial fibrosis but do not delay progression of chronic kidney disease in collagen4A3-deficient mice[J]. Kidney Int，2006，70（1）：121-129.
[63] Storey H，Savige J，Sivakumar V，et al. COL4A3/COL4A4 mutations and features in individuals with autosomal recessive Alport syndrome[J]. J Am Soc Nephrol，2013，24（12）：1945-1954.
[64] Kashtan C E，Ding J，Garosi G，et al. Alport syndrome：a unified classification of genetic disorders of collagen Ⅳ α345：a position paper of the Alport syndrome classification working group[J]. Kidney Int，2018，93（5）：1045-1051.
[65] Bekheirnia M R，Reed B，Gregory M C，et al. Genotype-phenotype correlation in X-linked Alport syndrome[J]. J Am Soc Nephrol，2010，21（5）：876-883.
[66] Horinouchi T，Nozu K，Yamamura T，et al. Detection of splicing abnormalities and genotype-phenotype correlation in X-linked Alport syndrome[J]. J Am Soc Nephrol，2018，29（8）：2244-2254.
[67] Voskarides K，Damianou L，Neocleous V，et al. COL4A3/COL4A4 mutations producing focal segmental glomerulosclero-

sis and renal failure in thin basement membrane nephropathy[J]. J Am Soc Nephrol，2007，18（11）：3004-3016.

[68] Dische F E，Anderson V E，Keane S J，et al. Incidence of thin membrane nephropathy：morphometric investigation of a population sample[J]. J Clin Pathol，1990，43（6）：457-460.

[69] Cosio F G，Falkenhain M E，Sedmak D D. Association of thin glomerular basement membrane with other glomerulopathies[J]. Kidney Int，1994，46（2）：471-474.

[70] Savige J，Rana K S，Tonna S，et al. Thin basement membrane nephropathy[J]. Kidney Int，2003，64（4）：1169-1178.

[71] Rogers P W，Kurtzman N A，Bunn S M，et al. Familial benign essential hematuria[J]. Arch Intern Med，1973，131（2）：257-262.

[72] 唐艳玲．儿童薄基底膜肾病与 Alport 综合征临床病理对比分析［D]. 重庆：重庆医科大学，2016.

[73] Lemmink H H，Nillesen W N，Mochizuki T，et al. Benign familial hematuria due to mutation of the type Ⅳ collagen alpha4 gene[J]. J Clin Invest，1996，98（5）：1114-1118.

[74] 陈育青，朱世乐，章友康．薄基底膜肾病相关基因 COL4A5 突变分析［J]. 中华内科杂志，2001，40（4）：239-242.

[75] Yuan L M，Xu H B，Yuan J Z，et al. A novel FN1 variant associated with familial hematuria：TBMN?[J]. Clin Biochem，2016，49（10-11）：816-820.

[76] Hudson B G，Reeders S T，Tryggvason K. Type Ⅳ collagen：structure，gene organization，and role in human diseases. Molecular basis of Goodpasture and Alport syndromes and diffuse leiomyomatosis[J]. J Biol Chem，1993，268（35）：26033-26036.

[77] Weber S，Strasser K，Rath S，et al. Identification of 47 novel mutations in patients with Alport syndrome and thin basement membrane nephropathy[J]. J Biol Chem，2016，31（6）：941-955.

[78] Xu Y，Guo M，Dong H，et al. A novel COL4A4 mutation identified in a Chinese family with thin basement membrane nephropathy[J]. Sci Rep，2016，6：20244.

[79] Tryggvason K，Patrakka J. Thin basement membrane nephropathy[J]. J Am Soc Nephrol，2006，17（3）：813-822.

[80] Aarons I，Smith P S，Davies R A，et al. Thin membrane nephropathy：a clinico-pathological study[J]. Clin Nephrol，1989，32（4）：151-158.

[81] Coleman M，Haynes W D G，Dimopoulos P，et al. Glomerular basement membrane abnormalities associated with apparently idiopathic hematuria：ultrastructural morphometric analysis[J]. Hum Pathol，1986，17（10）：1022-1030.

[82] Yum M，Bergstein J M. Basement membrane nephropathy：a new classification for alport's syndrome and asymptomatic hematuria based on ultrastructural findings[J]. Hum Pathol，1983，14（11）：996-1003.

[83] 章友康，周蓉，王素霞，等．薄基底膜肾病 27 例研究［J]. 中华内科杂志，1997，36（11）：736-739.

[84] Praga M，Martínez M A，Andrés A，et al. Association of thin basement membrane nephropathy with hypercalciuria，hyperuricosuria and nephrolithiasis[J]. Kidney Int，1998，54（3）：915-920.

[85] Abt A B，Carroll L E，Mohler J H. Thin basement membrane disease and acute renal failure secondary to gross hematuria and tubular necrosis[J]. Am J Kidney Dis，2000，35（3）：533-536.

[86] Dische F E，Weston M J，Parsons V. Abnormally thin glomerular basement membranes associated with hematuria，proteinuria or renal failure in adults[J]. Am J Nephrol，1985，5（2）：103-109.

[87] 王素霞，邹万忠，周蓉，等．表现为肾病综合征或大量蛋白尿的薄基底膜肾病［J]. 北京医科大学学报，1998，30（2）：8-10.

[88] Qazi R A，Bastani B. Co-existence of thin basement membrane nephropathy with other glomerular pathologies；a single center experience[J]. J Nephropathol，2015，4（2）：43-47.

[89] Kajimoto Y，Endo Y，Terasaki M，et al. Pathologic glomerular characteristics and glomerular basement membrane alterations in biopsy-proven thin basement membrane nephropathy[J]. Clin Exp Nephrol，2019，23（5）：638-649.

[90] Rana K，Wang Y Y，Buzza M，et al. The genetics of thin basement membrane nephropathy[J]. Semin Nephrol，2005，25（3）：163-170.

[91] Foster K，Markowitz G S，D'Agati V D. Pathology of thin basement membrane nephropathy[J]. Semin Nephrol，2005，25（3）：149-158.

[92] Vogler J B，Martinez S. Non-invasive procedures：pros and cons[J]. AAOHN J，1987，35（12）：547-549.

[93] Tiebosch A T，Frederik P M，van Breda Vriesman P J，et al. Thin-basement-membrane nephropathy in adults with persistent hematuria[J]. N Engl J Med，1989，320（1）：14-18.

[94] Singhal P，Ren K Y M，Curtis B M，et al. Atypical noncrescentic antiglomerular basement membrane disease with concurrent thin basement membrane nephropathy[J]. Kidney Int Rep，2018，3（4）：991-996.

[95] Jung C Y，Lee S J，Kim M K，et al. Anti-glomerular basement membrane disease associated with thin basement membrane nephropathy：A case report[J]. Medicine（Baltimore），2021，100（20）：e26095.

[96] Ivanyi B，Pap R，Ondrik Z. Thin basement membrane nephropathy：diffuse and segmental types[J]. Arch Pathol Lab Med，2006，130（10）：1533-1537.

[97] Malone A F，Phelan P J，Hall G，et al. Rare hereditary COL4A3/COL4A4 variants may be mistaken for familial focal segmental glomerulosclerosis[J]. Kidney Int，2014，86（6）：1253-1259.

[98] Gast C，Pengelly R J，Lyon M，et al. Collagen（COL4A）mutations are the most frequent mutations underlying adult focal segmental glomerulosclerosis[J]. Nephrol Dial Transplant，2016，31（6）：961-970.

[99] Ejaz A，Ali M B，Siddiqui F，et al. Pierson syndrome associated with hypothyroidism and septic shock[J]. Sultan Qaboos Univ Med J，2020，20（4）：e385-389.

[100] Chew C，Lennon R. Basement membrane defects in genetic kidney diseases[J]. Front Pediatr，2018，6：11.

[101] Funk S D，Lin M H，Miner J H. Alport syndrome and Pierson syndrome：diseases of the glomerular basement membrane[J]. Matrix Biol，2018，71：250-261.

[102] Shen C R，Jia X Y，Luo W T，et al. Laminin-521 is a novel target of autoantibodies associated with lung hemorrhage in anti-GBM disease[J]. J Am Soc Nephrol，2021，32（8）：1887-1897.

[103] Wang X Y，Xiao H J，Su B G，et al. LAMB2 novel variant c.2885-9 C ＞ A affects RNA splicing in a minigene assay[J]. Mol Genet Genomic Med，2021，9（7）：e1704.

[104] Funk S D, Bayer R H, McKee K K, et al. A deletion in the N-terminal polymerizing domain of laminin β2 is a new mouse model of chronic nephrotic syndrome[J]. Kidney Int, 2020, 98（1）: 133-146.
[105] Naylor R W, Morais M R P T, Lennon R. Complexities of the glomerular basement membrane[J]. Nat Rev Nephrol, 2021, 17: 112-127.
[106] Jarad G, Cunningham J, Shaw AS, et al. Proteinuria precedes podocyte abnormalities in Lamb2-/-mice, implicating the glomerular basement membrane as an albumin barrier[J]. J Clin Invest, 2006, 116（8）: 2272-2279.
[107] Choi H J, Lee B H, Kang J H, et al. Variable phenotype of Pierson syndrome[J]. Pediatr Nephrol, 2008, 23（6）: 995-1000.
[108] Lusco M A, Najafian B, Alpers C E, et al. AJKD atlas of renal pathology: Pierson syndrome[J]. Am J Kidney Dis, 2018, 71（4）: e3-e4.
[109] Lin M H, Miller J B, Kikkawa Y, et al. Laminin-521 protein therapy for glomerular basement membrane and podocyte abnormalities in a model of Pierson syndrome[J]. J Am Soc Nephrol, 2018, 29（5）: 1426-1436.
[110] Guler S, Cimen S, Acott P, et al. Kidney transplantation in a child with Pierson syndrome[J]. Pediatr Transplant, 2017, 21（8）.
[111] Chen YM, Kikkawa Y, Miner JH. A missense LAMB2 mutation causes congenital nephrotic syndrome by impairing laminin secretion[J]. J Am Soc Nephrol, 2011, 22（5）: 849-858.

第二节 遗传性足细胞病

足细胞病指由直接或间接的足细胞损伤导致临床以蛋白尿和（或）肾病综合征为特征的一类疾病[1]。肾穿刺活检的典型表现为微小病变或局灶节段性肾小球硬化（FSGS）病变。遗传因素、免疫因素、感染、药物中毒、高血压、肥胖等均可引起足细胞病，其中基因突变引起的足细胞病称为遗传性足细胞病。

迄今已发现逾50个基因与遗传性足细胞相关，大多数基因为足细胞特异性基因，其编码蛋白主要包括：①转录调节因子，如WT1、PAX2、LMX1B等；②裂孔膜蛋白，如NPHS1、NPHS2等；③足细胞骨架相关蛋白，如ACTN4、INF2、ARHGAP24、ANLN、AVIL等；④离子通道蛋白，如TRPC6等；⑤细胞/胞外基质蛋白，如LAMA2、COL4A3/A4/A5；⑥线粒体功能相关蛋白，如COQ2、COQ6、PDSS2；⑦核孔蛋白，如NUP107、NUP93、XPO5。深入了解足细胞病致病基因可提高我们对足细胞生物特性及足细胞病发病机制的认识，为寻找蛋白尿、肾衰竭治疗靶点提供新思路。

部分遗传性足细胞患者合并肾外器官受累。该部分患者临床表现异质性较大，与致病基因的功能、致病基因突变产物等因素相关[2]。根据遗传方式，遗传性足细胞病可分为显性遗传足细胞病（包括常染色体显性遗传足细胞病及X染色体显性遗传足细胞病）和隐性遗传足细胞病，其中隐性遗传足细胞病的致病基因占多数。显性遗传模式的致病基因的致病机制常为致病基因的功能获得性突变，患者起病较晚，可在成年后起病，疾病进展相对缓慢[2]。隐性遗传模式的致病基因的致病机制常为突变导致的基因功能丧失，患者起病较早，在婴儿期、童年期即可起病。

一、常见致病基因与分类

（一）显性遗传足细胞病

1. ACTN4突变相关足细胞病 α-肌动蛋白（α-actinin）是一种细胞骨架蛋白。目前已知人类共有四种α-肌动蛋白编码基因，其中*ACTN2*及*ACTN3*仅在骨骼肌和心肌中表达，*ACTN1*和*ACTN4*在全身各组织中均有表达。在肾组织中，*ACTN4*主要表达于肾小球足细胞足突，于肾小球毛细血管壁亦有表达[3]。目前报道*ACTN4*突变主要位于其肌动蛋白结合域（actin biding domain，ABD），功能学研究显示，突变的α-actinin-4蛋白相较野生型α-actinin-4蛋白，具有更强的肌动蛋白肌丝结合力，从而影响肌丝的组装与游离，使足细胞结构异常[3]及足细胞迁徙能力受损[4]。此外，应对机械牵拉时，表达突变α-actinin-4蛋白的足细胞收缩不良，易导致足细胞脱落[5]。最近的研究显示，磷酸化*ACTN4*与肌动蛋白的结合力增强，磷酸化*ACTN4*敲入小鼠的蛋白尿及肾小球硬化更严重、足细胞损伤更明显，提示*ACTN*转录后修饰亦参与致病[6]。

在家族性FSGS中，*ACTN4*突变约占4%[7]，然而*ACTN4*突变在我国较为罕见[8]。肾组织病理表现方面，光镜下主要表现为FSGS，存在异质性。电镜下可出现足细胞胞质内电子致密物聚集，为*ACTN4*突变相关足细胞病较为特异的肾组织病理改变。对肾组织行α-actinin-4染色免疫荧光检测，可见肾小球毛细血管节段性、不规则颗粒样阳性信号[9]。

2. *INF2*突变相关足细胞病 *INF2*基因编码的INF2蛋白是formin蛋白家族的一员，具有调控肌动蛋白聚合功能[10]。INF2蛋白在肾脏中主要表达于足细胞，进一步定位显示，其表达于足细胞细胞核周围[10,11]。

*INF2*突变可引起足细胞血清反应因子活性下降，INF2蛋白与Cdc42蛋白相互作用减少，影响INF2对肌动蛋白的调控作用，导致足细胞骨架异常[11]。迄今发现的*INF2*突变基本位于Diaphanous抑制结构域（Diaphanous inhibitory domain，DID），DID由*INF2*的第2～4号外显子编码，与DAD功能域互相作用影响肌动蛋白的聚合。研究发现，*INF2*突变可影响裂孔膜蛋白-nephrin的磷酸化，并导致formin蛋白家族的另一成员mDIA1在足细胞内异常聚集，从而影响肌动蛋白损伤后的修复过程[12]。*INF2*突变还可引起肌动蛋白dynein介导的nephrin蛋白水解增多，使足细胞内nephrin循环失衡，导致足细胞裂隙受损[13]。

西方人群数据显示，*INF2*突变占家族性FSGS的4%～9%[14,15]，一项基于中国人群家族性FSGS的研究显示，*INF2*突变发生率约为3.6%[11]。*INF2*突变的外显率在不同家系及个体间差异较大，患者起病年龄亦不同，可在童年期即起病，亦可成年后起病，通常于30～50岁进入终末期肾病[14]。肾组织病理表现方面，光镜下表现为较为典型的FSGS。电镜下可出现足细胞足突局灶融合，部分足突呈不规则锯齿状，其中可见纵向排列的肌动蛋白束[10]。

3. *TRPC6*突变相关足细胞病　瞬时受体电位阳离子通道蛋白6（transient receptor potential cation channel subfamily C member 6，TRPC6）属瞬时受体电位离子通道蛋白家族，该家族蛋白包括TRPC1～TRPC7，是一组钙离子通道，与G蛋白耦联受体及酪氨酸受体结合后，可使钙离子内流，对细胞内钙离子浓度调控起重要作用[16]。在肾小球中TRPC1～TRPC6均有表达，体外培养的足细胞中仅有TRPC1、TRPC2、TRPC5、TRPC6表达[16]。

*TRPC6*突变可以导致功能获得型（gain-of-function）及功能缺失型（loss-of-function）两种不同机制所致的FSGS。体外实验显示，*TRPC6*p.G109S、p.N110H、p.P112Q、p.M132T、p.N143S、p.R175Q、p.H218L、p.A404V、p.Q889K、p.R895C、p.E897K突变可使足细胞发生不同程度的基础钙离子内流增加，以及配体激动时钙离子内流增加[16-18]；而*TRPC6*p.N125S、p.L395A、p.G757D、p.L780P、p.R895L突变可使足细胞钙离子内流减少[18]。此外，*TRPC6*与足细胞裂孔膜蛋白nephrin、podocin存在相互作用[16]。亦有研究表明，*TRPC6*缺失可导致钙离子依赖性半胱氨酸蛋白酶calpain1、calpain2失活，使足细胞动能、黏附功能受损[19]。

一项研究纳入80个中国人群FSGS家系的研究显示，*TRPC6*的突变率为2.5%[8]。携带功能缺失型（loss-of-function）突变的患者通常在较早的年龄发病，而携带TRPC6功能获得型（gain-of-function）突变的患者，则可能延迟至青少年或成年早期才发病[18]。

4. *WT1*突变相关足细胞病　*WT1*基因编码的WT1蛋白是一种DNA结合蛋白，对肾脏、泌尿系统、生殖腺的发育起重要作用。*WT1*基因突变与多种疾病相关，包括肾母细胞瘤（Wilms tumor）、WAGR综合征、Denys-Drash综合征、Frasier综合征等[20,21]。

*WT1*基因8号外显子、9号外显子编码WT1蛋白C端的锌指结构域，该区域对表达于肾小球足细胞的WT1蛋白发挥其特异性的核转录因子功能至关重要，对足细胞裂孔膜的重要组成蛋白nephrin、podocin、podocalyxin的表达具有调控作用[20,21]。*WT1*基因突变所致的足细胞病可合并泌尿生殖系统畸形、肾母细胞瘤、性腺母细胞瘤等肾外临床表现。不同类型的*WT1*基因突变，其疾病预后不同。*WT1*基因第8、第9号外显子编码锌指2（ZF2）、锌指3（ZF3）结构域。该区域中的错义突变、截短突变可导致Denys-Drash综合征，临床表现为婴儿时期起病的肾病综合征，伴有男性假两性畸形及肾母细胞瘤。患者往往快速进展为终末期肾病[22]。有研究显示，出生1个月内起病的Denys-Drash综合征，自起病至进展为终末期肾病的中位时间为6天[23]。*WT1*基因第9号内含子剪切位点突变可引起Frasier综合征，临床表现为进展性肾病及男性假两性畸形。患者常于童年期发生蛋白尿，尿蛋白随年龄增长而逐渐增多，可进展为大量蛋白尿，对治疗应答欠佳。多数患者于20～40岁进展为终末期肾病[22]。WT1蛋白DNA结合功能相关残基的错义突变可导致较早起病的激素抵抗性肾病综合征，且多快速进展至终末期肾病[23]。肾组织病理可表现为FSGS合并弥漫系膜区硬化[24]。

5. Ⅳ型胶原突变相关足细胞病 Ⅳ型胶原是各类组织基底膜的重要组成蛋白，由*COL4*基因编码。人体中共有*COL4A1*～*COL4A6*六种Ⅳ型胶原基因，分别编码Ⅳ型胶原α1～α6链。在组织中Ⅳ型胶原以三聚体形式存在，共有3种形式，分别为α1α1α2、α3α4α5及α5α5α6。在成人肾小球基底膜（GBM）中，Ⅳ型胶原主要以α3α4α5链形式存在[25]。以往报道Ⅳ型胶原α3α4α5链突变可引起Alport综合征、薄基底膜肾病、家族性良性血尿等疾病。*COL4A5*（编码α5链）位于X染色体，其突变典型表现为X染色体显性遗传，*COL4A3*和*COL4A4*（分别编码α3和α4链）位于2号染色体，其突变可表现为常染色体隐性遗传或常染色体显性遗传。近来研究发现，*COL4A3*、*COL4A4*、*COL4A5*基因突变为家族性足细胞病最为常见的病因[15, 26-28]，Xie J等对40个中国人群的FSGS家系进行了全外显子测序（WES）研究，发现12.5%的患者由*COL4A3*突变引起[28]；Wang M等对363例FSGS患者进行了WES研究（家族性FSGS为主），发现24.2%的患者发生已知基因的致病性突变，其中*COL4A3*～*COL4A5*占21.3%[15]；Groopman EE等对3315例CKD患者进行了WES研究，发现9.3%的CKD患者为单基因突变所致，其中*COL4A3*～*COL4A5*（30%）与*PKD1*、*PKD2*（31%）为最常见的CKD致病基因[29]，上述研究均提示临床诊断为遗传性足细胞病的患者需重视*COL4A3*～*COL4A5*基因检测，此将有助于治疗方案的制订。*COL4A5*突变的男性患者通常起病年龄小，临床表现较重，GBM可见厚薄不均及网篮样改变，可有典型肾外表现，如感音性耳聋、圆锥形晶状体等，肾功能减退速度快，发生终末期肾病的风险高；*COL4A3*、*COL4A4*纯合或者复合杂合突变患者常幼年起病，临床表现较重，肾脏病理呈特征性改变，肾衰竭发生率高；*COL4A3*、*COL4A5*杂合突变患者通常起病年龄常较晚，蛋白尿较少，肾功能不全少见，常无典型肾外表现，部分患者病理可见GBM不典型病变，终末期肾病的风险较低[27]。目前对Ⅳ型胶原突变所引起疾病的命名尚未得到统一，Alport综合征协作组建议取消薄基底膜肾病的命名，将所有*COL4A3*～*COL4A5*突变患者统一命名为Alport综合征，这样从病因来定义疾病更为清晰，但扩大Alport综合征的范畴将进一步增加其异质性，因此亦有学者建议将*COL4A3*～*COL4A5*突变患者重新定义为Ⅳ型胶原相关性肾病。

（二）隐性遗传足细胞病

1. *NPHS1*突变相关足细胞病 人类*NPHS1*基因定位于19q13.1，共有29个外显子。该基因编码nephrin蛋白，是足细胞裂隙的重要组成蛋白，兼有信号转导功能[30, 31]。*NPHS1*最早在先天性肾病综合征芬兰型患儿中被克隆定位。国内外大组研究均显示，*NPHS1*基因突变是儿童期起病的激素抵抗性肾病综合征中最常见的致病基因之一[32, 33]，尤其是1岁内的婴儿激素抵抗性肾病综合征中最为常见的致病基因[32]。

Philippe等纳入了来自142个家系的160例儿童激素抵抗性肾病综合征患者，对疾病表型及基因关联性进行研究。通过预测算法及功能学实验，将*NPHS1*基因突变分为“严重”（severe）及“温和”（mild）两类。截短突变、异常剪切、导致蛋白功能丧失的突变被定义为严重突变，包括c.609-2A＞C、p.L832P等。经功能学实验验证，nephrin蛋白功能得到部分保留的突变被定义为温和突变，包括p.L96V、p.A107T、p.P575Q、p.R976S、c.2072-6C＞G。携带上述温和突变的复合杂合突变患者的疾病严重程度较轻[34]。Satin等在另一项研究中证实，携带被分类为温和突变的p.R976S的*NPHS1*复合杂合突变患者的临床表型较轻，表现为成人起病的足细胞病[31]。

2. *NPHS2*突变相关足细胞病 *NPHS2*基因编码podocin蛋白，是足细胞裂隙的重要组成蛋白，与*NPHS1*编码的nephrin蛋白具有相互作用[35]。大组研究显示，*NPHS2*基因突变是儿童激素抵抗性肾病综合征中最常见的致病基因[32]。

*NPHS2*基因突变儿童，起病年龄及临床特点有一定的异质性。基于欧洲人种的研究显示，p.R138Q突变患者起病较早，中位起病年龄为17个月；p.L312V、p.V180M突变则较为温和，患者中位起病年龄在8岁以上[32]。此外，携带p.R229Q突变患者亦表现为较晚起病，且有趣的是，仅在与特定3′端*NPHS2*突变形成杂合突变时，该突变才有致病性[32, 36]。但有研究报道，*NPHS2*p.R229Q、p.A284V复合杂合所致的足细胞病，通常

对激素及免疫抑制剂应答不佳，且可快速进展至终末期肾病（平均8年）[37]。

3. *ADCK4*突变相关足细胞病 *ADCK4*基因编码蛋白是辅酶Q10（CoQ10）合成中的重要蛋白，对足细胞线粒体功能具有重要作用[38]。该基因突变可导致激素抵抗性肾病综合征。我国大组研究显示，该突变是中国青少年起病的激素抵抗性肾病综合征最常见的常染色体隐性遗传模式的致病基因。一项来自欧洲的研究显示，*ADCK4*基因突变相关肾病中位发病年龄为14.1岁，多数患者表现为肾病综合征蛋白尿，高达46%的患者在疾病诊断时已进展为慢性肾脏病，多数患者可在30岁前进展至终末期肾病[39]。

目前已有对*ADCK4*突变相关肾病的治疗探索。小样本量研究发现，对*ADCK4*纯合和复合杂合突变的无症状性蛋白尿患者进行CoQ10补充治疗可降低患者的蛋白尿水平[40]。

家族性FSGS常见的致病基因见表20-2。

表20-2 家族性FSGS常见致病基因

基因名称	遗传方式	编码蛋白功能	常见突变区域/位点
NPHS1	AR	裂孔膜相关蛋白	c.609-2A＞C、p.L832P、p.L96V、p.A107T、p.P575Q、p.R976S、c.2072-6C＞G
NPHS2	AR	裂孔膜相关蛋白	p.R138Q、p.L312V、p.V180M、p.R229Q、p.A284V
CD2AP	AR/AD	裂孔膜相关蛋白	SH3结构域
ACTN4	AD	细胞骨架蛋白	肌动蛋白结构域
INF2	AD	细胞骨架蛋白	DID结构域
MYH9	AD	细胞骨架蛋白	p.R702C、p.R702S、p.R702H、p.R1165C、p.R1165L、p.D1424H、p.D1424N、p.D1424Y、p.E1841K、p.R1933X
ANLN	AD	细胞骨架蛋白	p.R431C
PODXL	AD	细胞骨架蛋白	p.L442R
MYO9A	AD	细胞骨架蛋白	p.R701X
TTC21B	AR	细胞骨架蛋白	p.P209L
COL4A3	AD/AR	细胞/胞外基质	NC结构域胱氨酸突变、胶原结构域（Gly-X-Y）甘氨酸突变
COL4A4	AD/AR	细胞/胞外基质	NC结构域胱氨酸突变、胶原结构域（Gly-X-Y）甘氨酸突变
COL4A5	XL	细胞/胞外基质	NC结构域胱氨酸突变、胶原结构域（Gly-X-Y）甘氨酸突变
LAMB2	AR	细胞/胞外基质	p.S80R、p.L139P、p.R246W、p.Y275X、c.1036+6_9delTGAG、p.R1148SfsX27、p.Q1006AfsX49、c.3982+1G＞T、p.L1512fsX8、c.4573+1G＞A、p.R1594KfsX5、p.E1636AfsX22、p.Q1733X
ITGB4	AR	细胞/胞外基质	p.R1281W
WT1	AD	转录因子相关	锌指2、锌指3结构域，第9号内含子剪切位点
PAX2	AD	转录因子相关	转录激活结构域
LMX1B	AD	转录因子相关	p.R246Q、p.R246P
SMARCAL1	AR	转录因子相关	c.2141+5G＞A、c.2528+1G＞A
NXF5	XR	转录因子相关	p.R113W
TRPC6	AD	信号转导相关	p.G109S、p.N110H、p.P112Q、p.M132T、p.N143S、p.R175Q、p.H218L、p.A404V、p.Q889K、p.R895C、p.E897K、p.N125S、p.L395A、p.G757D、p.L780P、p.R895L
PLCE1	AR	信号转导相关	p.R1246X、p.S1484L
COQ2	AR	线粒体功能相关	p.S146N、p.T325A
COQ6	AR	线粒体功能相关	p.G255R、p.A353D、p.P261L
PDSS2	AR	线粒体功能相关	第8号外显子
ADCK4	AR	线粒体功能相关	激酶结构域
TRIM8	AD	E3泛素连接酶	第6号外显子
TBC1D8B	XL	rab-GPT酶	p.G39R、p.R64C、p.L191S、p.Q246H、p.F291S、p.R344*、p.F439C、p.W461*、p.I488fs*16、p.R765C、p.T780S、p.W816*、p.H906R

*无义突变。

注：AD，常染色体显性遗传；AR，常染色体隐性遗传；XL，X染色体连锁遗传；XR，X染色体连锁隐性遗传。

二、临床表现

（一）肾脏表现

蛋白尿为遗传性足细胞病患者最为常见的临床表现。童年期起病的遗传性足细胞病患者通常携带高外显率的常染色体隐性遗传基因突变，临床表现多为严重的肾病综合征，即尿蛋白＞3.5g/d，血浆白蛋白＜30g/L，可伴有高脂血症、水肿。成人期起病的遗传性足细胞病患者通常携带显性遗传基因突变，临床可表现为不伴有血浆白蛋白水平下降的大量蛋白尿，伴有不同程度的肾功能下降[41]。肾组织病理可表现为光镜下肾小球局灶节段性硬化、部分肾小球球性硬化、肾小管间质纤维化[42]。电镜下可见肾小球足细胞足突融合[41]。

（二）肾外表现

多个遗传性足细胞病致病基因可引起肾外脏器受累，表现为不同的临床综合征，了解这些综合征的临床表现有助于诊断和鉴别诊断。其表现与常见的家族性致病基因见表20-3。

表20-3 常见家族性FSGS致病基因及其合并肾外表现一览表

基因名称	遗传方式	编码蛋白	肾外表现
MYH9	AD	肌动蛋白重链9	Epstein-Fechtner综合征、白内障、感因性耳聋、巨血小板减少症、白细胞包涵体
WT1	AD	Wilmstumor 1	Frasier综合征、Denys-Drash综合征、生殖系统畸形、性腺母细胞瘤、男性假两性畸形
PAX2	AD	Pairedbox 2	视神经缺损
INF2	AD	Invertedformin 2	感觉和运动神经病
TRIM8	AD	三基序包含蛋白8	神经系统发育型疾病
EYA1	AD	眼缺失蛋白同源物1	鳃-耳-肾综合征
LMNA	AD	核纤层蛋白（lamin A/C）	脂肪代谢障碍
LMX1B	AD	LIM同源框蛋白转录因子1β	青光眼、髌骨发育不良/缺如、肘关节发育异常、甲营养障碍
COL4A5	XL	Ⅳ型胶原α5链	晶状体异常、听力受损
COL4A3	AR	Ⅳ型胶原α3链	晶状体异常、听力受损
COL4A4	AR	Ⅳ型胶原α4链	晶状体异常、听力受损
LAMB2	AR	层粘连蛋白β2	Pierson综合征、神经肌接头损伤、小瞳孔
KANK1	AR	肾锚蛋白重复蛋白1	智力障碍
KANK4	AR	肾锚蛋白重复蛋白4	房间隔缺损、智力障碍、面部畸形
COQ2	AR	辅酶Q24-羟基苯甲酸聚异戊二烯基转移酶	脑病
COQ6	AR	辅酶Q6单加氧酶	感音性耳聋
PDSS2	AR	异戊二烯焦磷酸合成酶亚基2	脑肌病
ADCK4	AR	AarF域激酶4	神经系统相关损害
ITGA3	AR	整合素α3（integrin α3）	大疱表皮松解症
ITGB4	AR	整合素β3（integrin β3）	大疱表皮松解症、幽门闭锁
NUP107	AR	nucleoporine	小头畸形
SMARCAL1	AR	SMARCA样蛋白	免疫缺陷、骨骼发育不良
NXF5	XL	核RNA输出因子5	心脏传导功能紊乱
SCARB2	AR	B类2型清道夫受体	共济失调、肌阵挛
CUBN	AR	cubilin	巨幼细胞贫血
WDR73	AR	WD重复结构域73	小头畸形、发育迟缓
ALG1	AR	asparagine-linked glycosylation 1	先天性糖基化障碍Ⅰk型
PMM2	AR	磷酸甘露糖变位酶2	先天性糖蛋白糖基化缺陷Ⅰ型
CD151	AR	四跨膜蛋白CD151	感音性耳聋、β地中海贫血、大疱性皮损

续表

基因名称	遗传方式	编码蛋白	肾外表现
CRB2	AR	crumbs homolog 2	脑室扩张
SGPL1	AR	鞘氨醇-1-磷酸裂解酶	神经系统缺陷、鱼鳞癣、肾上腺功能减退、免疫缺陷
ZMPSTE24	AR	zinc metalloproteinase ste 24	下颌骨发育不良

注：AD，常染色体显性遗传；AR，常染色体隐性遗传；XL，X染色体连锁遗传。

三、诊　　断

（一）重视对足细胞病患者的家族史调查

应注重对足细胞病患者进行家族史的调查，遗传性足细胞病的诊断要求家庭成员中有2个或以上家庭成员经肾活检证实为足细胞病（微小病变或FSGS）；或者1个家庭成员经肾活检证实为足细胞病（微小病变或FSGS），同时另有一个或以上家庭成员不明原因蛋白尿、肾病综合征或肾功能不全。对于遗传性足细胞病患者，除先证者外还应调查其他家庭成员的临床资料，调查世代不应少于3代。儿童起病的足细胞病患者多呈常染色体隐性遗传（AR），这些患者的父母常有近亲婚配史，成人迟发起病的遗传性足细胞病多为常染色体显性遗传（AD），典型表现为每代均有患者，且男女发病概率与严重程度没有差异，部分致病基因有不完全外显的现象。如果家族史提示X染色体显性遗传（XD），表现为每代均有患者，常呈男重女轻，要注意和表现为XD的Alport综合征（AS）及法布雷病（Fabry病）进行鉴别（肾组织电镜检查、肾组织及皮肤Ⅳ型胶原不同α链染色、α半乳糖苷酶A活性测定等）。

（二）需要行基因检测的足细胞病患者

并非所有遗传性足细胞病患者均可找到致病基因。儿童FSGS/NS致病突变的检出率与年龄呈明显负相关，Hildebrandt等对1783例的激素抵抗型肾病综合征患儿组成的国际队列进行候选基因Panel测序（包括21个隐性遗传基因和6个显性遗传基因）发现，新生儿（＜3个月）中69.4%的可检出致病突变，婴儿（4～12个月）突变检出率为49.7%，而少年（13～18岁）中只有12%的可检出突变[2]。该研究提示对儿童FSGS/SRNS患者进行基因诊断十分必要。我国儿童针对激素抵抗型肾病综合征的外显子测序研究纳入了来自23家中心的1001例儿童患者，发现29.1%的患者存在已知基因致病突变，其中X染色体连锁遗传最常见的基因为*COL4A5*和*OCRL*，常染色体显性遗传最常见的基因为*WT1*和*INF2*，常染色体隐性遗传最常见的基因为*ADCK4*和*NPHS1*[33]。成人大组遗传性足细胞病基因检测的研究较少，Wang M等对365例FSGS患者进行全外显子测序（以成人家族性FSGS为主），发现24.2%的家系携带已知FSGS致病基因的罕见变异，其中最常见的致病基因包括*COL4A3/A4/A5*、*WT1*等[15]。综上所述，我们应对遗传性足细胞病，特别是儿童起病、有综合征表现或者肾移植前的足细胞病患者进行基因检测。

四、辅助检查

目前常用的基因检测方法包括一代测序（Sanger测序）和二代测序技术，二代测序技术包括靶向基因Panel测序、全外显子测序（whole exome sequencing，WES）、全基因组测序（whole genome sequencing，WGS）等[43, 44]。应根据临床需求，灵活选择基因检测方法。对基因检测得到的候选致病基因突变，推荐使用美国医学遗传学与基因组学学会（American College of Medical Genetics and Genomics，ACMG）指南对变异进行分级，从而明确其致病性[45]。

（一）Sanger 测序

Sanger测序可对目标候选基因进行检测，准确率高、结果可靠。但检测成本较为昂贵、通量低、人力及时间投入大。仅能对临床高度怀疑或家系中的已知基因突变进行验证。其适用于临床表现高度特异性、家系中已有相同表型患病亲属存在明确致病基因的患者。

（二）全外显子测序

全外显子测序可对人类基因组2万余个已知

基因的全部外显子蛋白编码区域（约占基因组序列的2%）进行测序。但无法检测非编码区域的变异，对拷贝数异常、大片段插入和（或）缺失等结构变异检测灵敏度低。其适用于临床高度疑诊的遗传性疾病的分子诊断。

（三）全基因组测序

全基因组测序对人类基因组范围内所有DNA序列进行检测，对外显子的覆盖率更均衡，并可同时检测内含子区域，亦可检测单个外显子缺失、拷贝数异常等结构变异。成本昂贵、检测耗时较长。其适用于遗传学机制复杂的疾病分子诊断。

（四）Panel 测序

基于某种相对特异的临床表型，对导致该疾病表型的已知致病基因进行变异筛查，较为经济便捷，但无法发现新的致病基因。目前尚无成熟的遗传性足细胞病Panel测序产品。

五、治　　疗

遗传性足细胞病的治疗尚缺乏循证医学证据，主要依据肾穿刺结果，参考散发性微小病变肾病患者/FSGS患者的治疗方案，并结合患者检测出的致病突变进行调整。治疗分为非特异性治疗和特异性治疗，非特异性治疗主要包括严格控制血压、应用足量RAS抑制剂降低蛋白尿并延缓肾衰竭进展、降低血脂、抗血小板黏附、延缓肾衰竭等；如患者存在已知基因突变，则根据致病基因调整治疗方案。

（一）疾病早期筛查与预防

遗传性足细胞病确诊患者的家庭成员需进行定期筛查，主要检查项目应包括尿常规、尿白蛋白/肌酐、肾功能。由于存在成人迟发现象，对于儿童家庭成员需定期持续性筛查直至成年。对于明确致病突变的遗传性足细胞病患者的所有家庭成员，建议行临床表型检查及基因测序，以明确是否携带致病性突变及是否有临床表现，有助于早期发现及早期干预。对于携带遗传性足细胞病致病基因突变、有生育需求者，建议行产前遗传咨询以阻断致病基因突变在家系中的传递。通过产前诊断（PND）分析胎儿突变携带情况，可为遗传性足细胞病家庭提供遗传咨询和优生优育建议。我国已有通过使用第三代试管婴儿技术（胚胎植入前遗传学诊断技术）成功阻断Alport综合征、显性多囊肾（ADPKD）等基因突变，明确致病性突变的遗传性足细胞病也有望通过PND阻断其向下一代传递。

（二）非特异性治疗

非特异性治疗主要包括严格控制血压、应用足量RAS抑制剂降低蛋白尿并延缓肾衰竭进展、降低血脂、抗血小板黏附、延缓肾衰竭等。一项病例报告显示，在家族性FSGS儿童患者出现蛋白尿时，早期应用肾素-血管紧张素抑制剂，患者蛋白尿可获得部分或完全缓解，且未发生肾功能受累。然而该研究病例数较少，且未对患者进行长期随访，肾素-血管紧张素抑制剂在遗传性足细胞病患者中的疗效仍不明确[46]。除少数基因如*PLCE1*、*TBC1D8B*等突变可引起激素敏感性肾病综合征（SSNS），大多数遗传性足细胞病患者对激素及免疫抑制剂治疗普遍应答不佳[42, 47, 48]，表现为蛋白尿不缓解，较快进入终末期肾病[42]。因此，治疗前基因诊断可以预测药物疗效，避免不必要的激素治疗。

（三）肾脏替代治疗

进入终末期肾病的患者应行肾脏替代治疗，包括透析治疗、肾移植治疗。多项研究提示，携带致病基因突变的遗传性足细胞病患者行肾移植治疗的预后较佳，移植肾复发率较低[37, 49-51]。此外，应对肾移植供体进行潜在致病基因筛查，特别是对于遗传性足细胞病患者的亲属供肾者，对供肾者进行潜在致病基因筛查可减少移植肾失功的发生风险。

（四）特异性治疗

针对遗传性足细胞病相关致病基因进行治疗是该病治疗的关键。

1. 甲基巴多索龙（bardoxolone-methyl）是一种Keap1-Nrf2通路激活剂，通过抑制NF-κB炎症途径发挥作用。该药在Ⅲ期临床试验共纳入157例12～70岁、eGFR 30～90ml/（min·1.73m^2）、组

织学或基因检测确诊为Alport综合征的患者。研究的主要终点为治疗48周、100周后，患者eGFR较基线eGFR的变化。48周时，甲基巴多索龙组患者及安慰组患者平均eGFR变化分别为4.5ml/（min・1.73m²）、–4.7ml/（min・1.73m²）[平均eGFR差值9.2ml/（min・1.73m²），$P<0.001$]；100周时，甲基巴多索龙组患者及安慰组患者平均eGFR变化分别为–1.0ml/（min・1.73m²）、–8.4ml/（min・1.73m²）[平均eGFR差值7.4ml/（min・1.73m²），$P<0.001$]。与安慰剂组相比，治疗组患者eGFR下降更为缓慢，提示甲基巴多索龙或有助于延缓Alport综合征患者肾衰竭进展[52]。然而，该试验数据的事后分析显示，治疗100周随后停药4周（即104周时），治疗组与安慰剂组患者的eGFR下降率未达到显著差异；两组肾衰竭的发生率未见差异（每组均有3例患者进展为终末期肾病）。此外，甲基巴多索龙治疗组较安慰剂组出现更多由不良反应（主要为肝酶升高）导致的停药（治疗组:13%，安慰剂组:5%）[53]。综上所述，甲基巴多索龙治疗的风险收益仍有待进一步评估。

2. 4-苯基丁酸（4-PBA）　是一种化学分子伴侣制剂。一项研究显示，将其加入水中饲养actinin-4K256E突变小鼠10周，突变小鼠足细胞内质网应激水平下降、白蛋白尿显著减少，提示4-苯基丁酸或可治疗*ACTN4*突变相关FSGS[54]。随着家族性FSGS相关致病基因的机制研究深入开展，期待更多潜在治疗靶点的发现及相关药物的开发。

3. CoQ10　近来发现*COQ2*、*COQ6*、*ADCK4*或*PDSS2*等调节CoQ10生物合成的基因突变可引起FSGS，这类患者肾脏及全身病变与CoQ10合成障碍相关，可以通过外源性补充CoQ10而达到病情缓解。动物实验（*PDSS2*基因敲除小鼠模型）亦证实，CoQ10治疗有助于缓解蛋白尿和肾间质病变。Atmaca等对8例ADCK4纯合和复合杂合突变的无症状性蛋白尿患者进行CoQ10补充治疗，随访中位时间11.5个月（4～21个月）后蛋白尿显著下降，是否可延缓eGFR进展还有待于进一步观察[40]。*COQ2*、*COQ6*基因突变患者中均有通过单纯补充CoQ10而达到临床缓解的成功案例。

4. 钙调磷酸酶抑制剂　研究发现，钙调磷酸酶抑制剂（CNI）可能对部分遗传性FSGS患者有效，但多为个案报道。Hinkes等报道携带同一*PLCE1*突变的同胞经环孢素治疗能完全缓解，随后亦有报道*PLCE1*突变患者对他克莫司（FK506）治疗敏感。研究显示，高剂量的他克莫司可抑制*TRPC6*活性，而环孢素能抑制*TRPC6*介导的活化T细胞核因子（NFAT）激活，提示CNI可能对*TRCP6*突变FSGS患者有效，但仍需进行更多临床研究来证实。

5. microRNA-21（miR-21）　是一种小RNA，可通过三磷酸腺苷生成、活性氧（reactive oxygen species，ROS）生成及炎症相关通路促使肾脏纤维化的发生[55]。在Alport综合征患者及小鼠动物模型中均发现肾脏miR-21表达增高[55, 56]。Alport综合征患者miR-21水平与疾病表型严重程度相关[56]。动物实验证实，靶向肾组织的抗miR-21治疗可减少Alport综合征模型小鼠蛋白尿水平、延缓其肾功能恶化进展[55, 56]。抗miR-21治疗通过增强PPARα/retinoid X受体（PPARα/RXR）活性及其下游信号通路发挥作用，可减少Alport综合征模型小鼠蛋白尿水平、延缓其肾功能恶化进展。此外，抑制miR-21亦可减少线粒体ROS生成[55]。以上结果均提示抗miR-21在Alport综合征患者中的潜在治疗作用。抗miR-21药物SAR339375（ClinicalTrials.govNCT02855268）正在进行Ⅱ期临床试验，该研究设计入选45例18～55岁、任意性别、eGFR为35～90ml/（min・1.73m²）的Alport综合征患者，预计于2025年6月完成。

6. sparsentan　新研发药物sparsentan具有血管紧张素受体1（AT1）和内皮素受体A（ETA）受体双重拮抗作用，为蛋白尿患者提供双重保护，可靶向治疗FSGS。该药2期RCT研究（DUET研究）初步结果显示，口服sparsentan 8周后尿蛋白较基线减少明显优于口服厄贝沙坦（44.8% vs. 18.5%），目前该研究正在延长随访阶段，期待进一步研究结果[57, 58]。

7. 基因治疗　其可能是治疗遗传性疾病的最有效方法，2017年美国儿童医院等单位成功应用基因疗法（AVXS-101）治疗1型脊髓性肌萎缩症（SMA1），以修改版的腺病毒载体9（AAV9）作为载体，通过静脉注射将正常的*SMN*基因运送至15例患儿体内，成功延长患儿的生命[59]，该研究结果给基因疗法用于遗传性肾脏病治疗带来曙光。

遗传性足细胞病是肾脏病研究中富有成果的

研究领域，一批重要基因的发现（APOL1、INF2、TRPC6、ACTN4等）均为通过对家族性足细胞病定位克隆研究所取得，这些基因的发现将改变我们既往基于临床和肾脏病理的诊断体系，且在发现治疗靶点、开发靶向药物、预测药物疗效、制订个体化治疗方案、肾移植及遗传生育咨询等方面均发挥重要作用。需要指出的是，上述研究大多基于西方人群获得，鉴于遗传背景的中西方差异，要加强中国人遗传性足细胞病的基础与临床研究。随着分子遗传学、计算生物信息学和系统生物学的发展，将有力推动遗传性足细胞病的遗传机制研究进展。明确致病基因及突变可为遗传性足细胞病的治疗提供潜在的靶点。足细胞病的精准医学研究已取得初步成果，并将推动整个肾脏病领域精准医学的发展，以及推动传统医疗模式向精准医疗发展。

六、病例介绍及点评

（一）主诉

尿中泡沫增多5年，肌酐升高2个月。

（二）病史

患者，46岁，男性。5年前无明显诱因出现尿中泡沫增多，无发热，无腹痛、腹泻，无皮疹，无关节疼痛，无尿频、尿急、尿痛等不适。就诊当地医院，查尿常规示尿蛋白（++），尿红细胞（-）；肾功能正常。患者未行治疗。此后患者规律体检，尿蛋白波动于（+）～（++），肾功能长期位于正常范围内。2个月前发现肌酐升高，为140.5μmol/L。完善肾穿刺活检，病理提示局灶节段性肾小球硬化（FSGS）。给予足量、足疗程激素治疗，患者蛋白尿不缓解。本次为进一步诊治入院。发病以来患者神志清，精神可，睡眠食欲可，大便无殊，小便如上述，体重无明显变化。

患者既往体健，无高血压、糖尿病、冠心病等病史，无肝炎、结核等感染病史，无外伤、手术、输血病史。无药物过敏史。久居当地，从事办公室文书工作，无疫区旅居史。无吸烟、大量饮酒病史。否认干扰素、海洛因等特殊用药史。父亲患有终末期肾病，已去世；共有12名兄弟姐妹，其中一个姐姐、两个妹妹、两个弟弟存在蛋白尿。家系图及家系资料详见图20-7，表20-4。

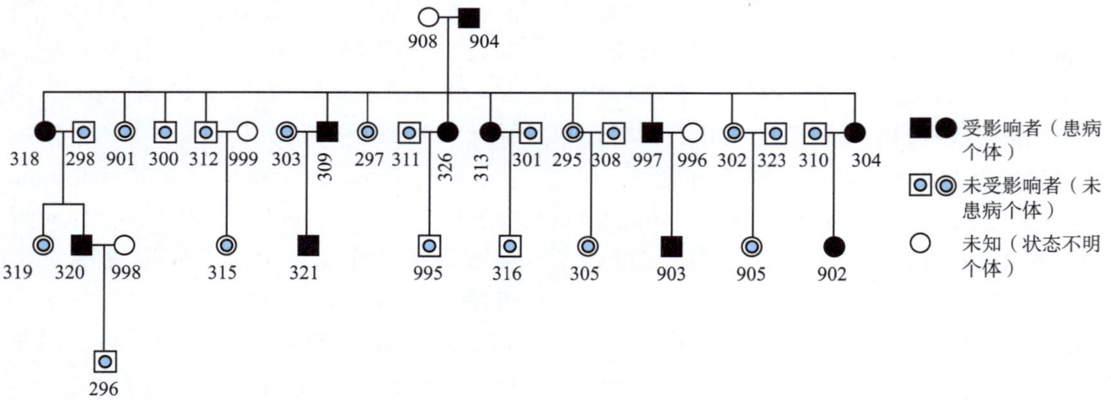

图20-7 该患者家系图

表20-4 该患者家系调查情况

编号	起病年龄	起病症状	调查时年龄	eGFR [ml/(min·1.73m²)]	尿酸（mmol/L）	尿蛋白	尿白蛋白/肌酐（mg/g）	镜下血尿	血压（mmHg）	发展至终末期肾病年龄
304	48	水肿	56岁	30.32	408	2+	572.6	+++	170/120	61岁
309	41	泡沫尿	46岁	52.78	553	4+	572.6	No	150/100	52岁
313	40	无症状	40岁	142.13	250	2+	572.6	+	102/60	—
318	54	水肿	65岁	116.28	249	4+	2302.8	++	125/70	—
320	45	泡沫尿	45岁	92.92	423	4+	NA	No	116/75	—

续表

编号	起病年龄	起病症状	调查时年龄	eGFR [ml/(min·1.73m²)]	尿酸（mmol/L）	尿蛋白	尿白蛋白/肌酐（mg/g）	镜下血尿	血压（mmHg）	发展至终末期肾病年龄
321	21	泡沫尿	21岁	162.92	596	2+	NA	No	110/65	—
326	50	泡沫尿	51岁	79.49	432	4+	382.3	No	110/70	—
902	30	无症状	30岁	60.4	231	2+	NA	+	105/70	—
903	20	高血压	24岁	108.08	400	3+	NA	+	140/90	—
904	61	高血压	86岁	9.46	460	NA	NA	NA	160/95	86岁
997	28	水肿	去世	10.49	NA	4+	NA	NA	170/110	33岁
302	31	泡沫尿	32岁	110.23	NA	2+	1062	No	145/90	—
301	31	泡沫尿	32岁	139.72	NA	3+	2212.5	No	135/80	—

注：NA，不可获得；No，没有。

（三）入院查体

T 36.5℃，P 78次/分，R 18次/分，BP 130/80mmHg。患者神志清楚，自主体位，查体合作。全身皮肤未见皮疹、出血、黄染，浅表淋巴结未触及肿大。颜面部无水肿。双肺叩诊清音，呼吸音正常，未闻及干、湿啰音。心浊音界无扩大，未及震颤，心率78次/分，律齐，各瓣膜区未闻及病理性杂音。腹平软，未见腹壁静脉曲张、蜘蛛痣等，叩诊鼓音，肝肾区无叩痛，Murphy征（–），移动性浊音（–），无压痛、反跳痛，肝、脾肋下未触及。双侧膝关节以下部位凹陷性水肿。四肢、关节活动自如，肌力、肌张力正常。神经系统检查无异常。

（四）辅助检查

血常规、肝功能、心功能、血糖、血脂水平未见明显异常。血肌酐140.5μmol/L，尿酸502μmol/L；尿蛋白（++），尿白蛋白/肌酐572.6mg/g。肾穿刺活检提示局灶节段性肾小球硬化。电镜下可见足突广泛融合。

（五）基因检测

连锁分析发现14q32.33的LOD值为3.2。全外显子测序提示该连锁区段内存在*INF2*基因杂合错义突变（c.254C＞G，p.S85W）。对该家系进行Sanger测序，结果见图20-8。

（六）点评

该患者临床表现为蛋白尿、肾功能进行性下降，肾穿刺活检提示局灶节段性肾小球硬化（FSGS）。予以足量激素治疗3个月，患者尿蛋白未缓解。对该患者家系进行调查，发现该家系存在肾脏疾病家族聚集性，且符合常染色体显性遗传模式（图20-7），提示可能存在单基因致病性突变。

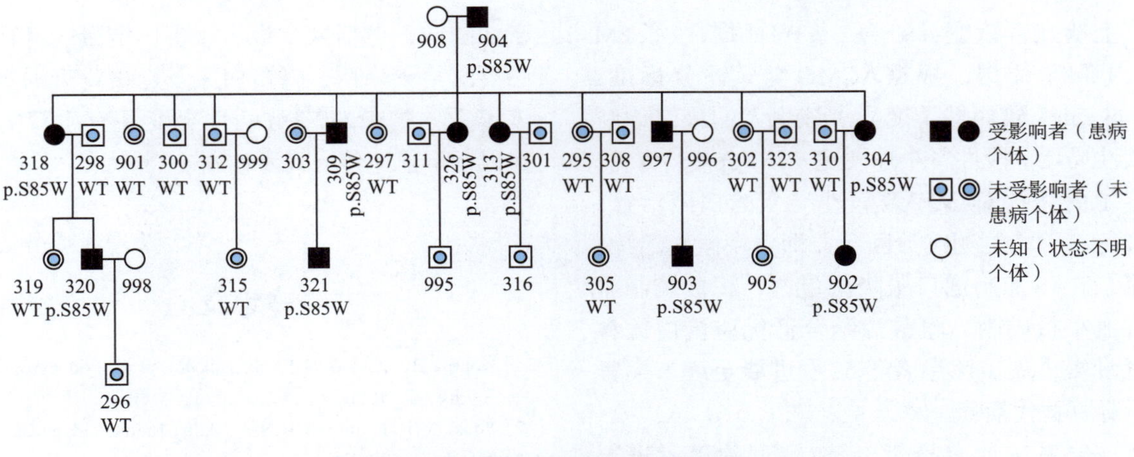

图20-8　家系中*INF2*基因突变位点验证情况

该患者为家系先证者，且已行肾穿刺，病理诊断明确。家系中多人存在肾脏受累，表现为不同程度蛋白尿、肾功能受损。基因检测方法选择对该家系进行全基因组连锁分析结合该患者的全外显子测序，并对该家系成员（包括患者及正常人）进行Sanger测序以验证。

连锁分析发现14q32.33的LOD值为3.2，具有基因组显著性。结合该患者全外显子测序提示该连锁区段内存在*INF2*基因杂合错义突变（c.254C＞G，p.S85W），在该家系中进行Sanger测序以验证，符合与疾病共分离（图20-8）。

运用ACMG标准对该变异进行评分。该变异符合下列评分证据项：

PM2_Supporting：正常人群数据库中未收录该变异/频率极低。

PM1：突变位于该基因的功能结构域（DID结构域）（图20-9）。

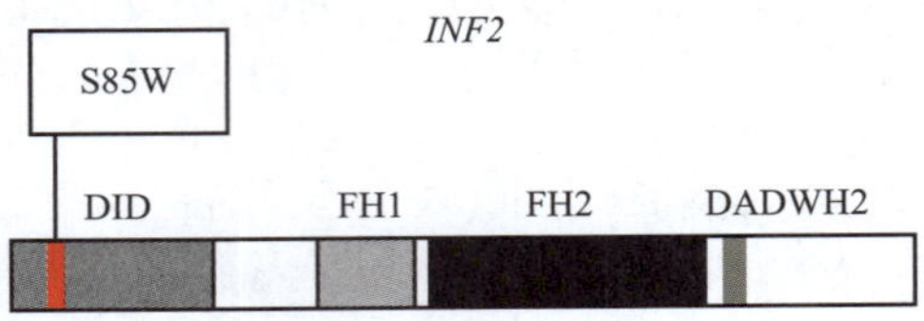

图20-9 *INF2*p.S85W变异位于*INF2*高度保守的DID结构域

PP1_Strong：该变异在家系中符合共分离，且LOD值为3.01（≥2.1）。

PS3：体外功能研究支持该变异可对基因或基因产物造成有害的影响。表达携带该变异的足细胞中，细胞骨架蛋白α-actinin4及F-actin正常丝状结构消失，足细胞形态受损（图20-10）。

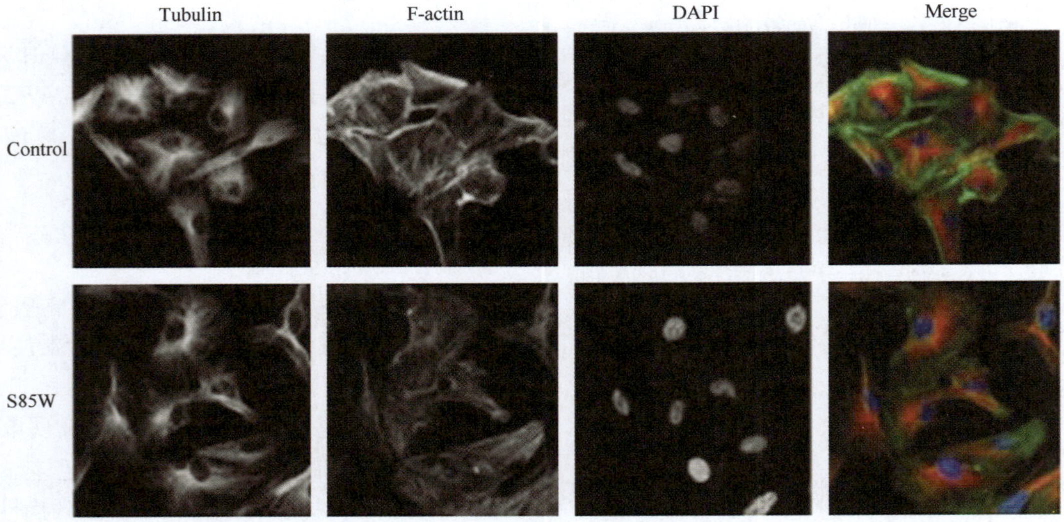

图20-10

图20-10 体外功能学研究示*INF2*p.S85W变异对足细胞形态造成有害影响

综上所述，该变异符合2条PS证据，1条PM证据，1条PP证据，根据ACMG变异评分标准，为Pathogenic（致病性）变异。该患者的最终诊断为家族性局灶节段性肾小球硬化（*INF2*p.S85W）。

鉴于尚无针对*INF2*致病性突变的病因治疗，该患者行基因检测明确诊断后，即停用激素治疗，给予足量RAS抑制剂口服降尿蛋白，积极控制血压，抗血小板黏附，酮酸片结合低优质蛋白饮食延缓肾衰竭进展。该患者于52岁进展至终末期肾病，行肾脏替代治疗。

对该家系中所有携带S85W突变的患者进行密切随访，包括尿常规、尿蛋白定量、肾功能等，必要时给予降压、降蛋白尿及延缓肾衰竭等治疗。该家系中携带*INF2*致病性突变并有生育需求者，建议行产前遗传咨询及诊断。

（方正滢 谢静远）

参考文献

[1] Kopp J B，Anders H J，Susztak K，et al. Podocytopathies[J]. Nat Rev Dis Primers，2020，6（1）：68.

[2] Pollak M R. Familial FSGS[J]. Adv Chronic Kidney Dis，2014，21（5）：422-425.

[3] Kaplan J M, Kim S H, North K N, et al. Mutations in ACTN4, encoding α-actinin-4, cause familial focal segmental glomerulosclerosis[J]. Nat Genet, 2000, 24(3): 251-256.

[4] Michaud J L, Chaisson K M, Parks R J, et al. FSGS-associated alpha-actinin-4 (K256E) impairs cytoskeletal dynamics in podocytes[J]. Kidney Int, 2006, 70(6): 1054-1061.

[5] Feng D, Notbohm J, Benjamin A, et al. Disease-causing mutation in alpha-actinin-4 promotes podocyte detachment through maladaptation to periodic stretch[J]. Proc Natl Acad Sci U S A, 2018, 115(7): 1517-1522.

[6] Feng D, Kumar M, Muntel J, et al. Phosphorylation of ACTN4 leads to podocyte vulnerability and proteinuric glomerulosclerosis[J]. J Am Soc Nephrol, 2020, 31(7): 1479-1495.

[7] Weins A, Kenlan P, Herbert S, et al. Mutational and biological analysis of alpha-actinin-4 in focal segmental glomerulosclerosis[J]. J Am Soc Nephrol, 2005, 16(12): 3694-3701.

[8] Zhang Q Y, Ma J, Xie J Y, et al. Screening of ACTN4 and TRPC6 mutations in a Chinese cohort of patients with adult-onset familial focal segmental glomerulosclerosis[J]. Contrib Nephrol, 2013, 181: 91-100.

[9] Henderson J M, Alexander M P, Pollak M R. Patients with ACTN4 mutations demonstrate distinctive features of glomerular injury[J]. J Am Soc Nephrol, 2009, 20(5): 961-968.

[10] Brown E J, Schlöndorff J S, Becker D J, et al. Mutations in the formin gene *INF2* cause focal segmental glomerulosclerosis[J]. Nat Genet, 2010, 42(1): 72-76.

[11] Xie J Y, Hao X, Azeloglu E U, et al. Novel mutations in the inverted formin 2 gene of Chinese families contribute to focal segmental glomerulosclerosis[J]. Kidney Int, 2015, 88(3): 593-604.

[12] Subramanian B, Chun J, Perez-Gill C, et al. FSGS-causing INF2 mutation impairs cleaved INF2 N-fragment functions in podocytes[J]. J Am Soc Nephrol, 2020, 31(2): 374-391.

[13] Sun H, Perez-Gill C, Schlöndorff J S, et al. Dysregulated dynein-mediated trafficking of nephrin causes INF2-related podocytopathy[J]. J Am Soc Nephrol, 2020, 32(2): 307-322.

[14] Barua M, Brown E J, Charoonratana V T, et al. Mutations in the INF2 gene account for a significant proportion of familial but not sporadic focal and segmental glomerulosclerosis[J]. Kidney Int, 2013, 83(2): 316-322.

[15] Wang M X, Chun J, Genovese G, et al. Contributions of rare gene variants to familial and sporadic FSGS[J]. J Am Soc Nephrol, 2019, 30(9): 1625-1640.

[16] Reiser J, Polu K R, Möller C C, et al. TRPC6 is a glomerular slit diaphragm-associated channel required for normal renal function[J]. Nat Genet, 2005, 37(7): 739-744.

[17] Winn M P, Conlon P J, Lynn K L, et al. A mutation in the *TRPC6*C ation channel causes familial focal segmental glomerulosclerosis[J]. Science, 2005, 308(5729): 1801-1804.

[18] Riehle M, Büscher A K, Gohlke B O, et al. TRPC6 G757D loss-of-function mutation associates with FSGS[J]. J Am Soc Nephrol, 2016, 27(9): 2771-2783.

[19] Farmer L K, Rollason R, Whitcomb D J, et al. TRPC6 binds to and activates calpain, independent of its channel activity, and regulates podocyte cytoskeleton, cell adhesion, and motility[J]. J Am Soc Nephrol, 2019, 30(10): 1910-1924.

[20] Hall G, Gbadegesin R A, Lavin P, et al. A novel missense mutation of wilms' tumor 1 causes autosomal dominant FSGS[J]. J Am Soc Nephrol, 2015, 26(4): 831-843.

[21] Benetti E, Caridi G, Malaventura C, et al. A novel WT1 gene mutation in a three-generation family with progressive isolated focal segmental glomerulosclerosis[J]. Clin J Am Soc Nephrol, 2010, 5(4): 698-702.

[22] Niaudet P, Gubler M C. WT1 and glomerular diseases[J]. Pediatr Nephrol, 2006, 21(11): 1653-1660.

[23] Nishi K, Inoguchi T, Kamei K, et al. Detailed clinical manifestations at onset and prognosis of neonatal-onset Denys-Drash syndrome and congenital nephrotic syndrome of the Finnish type[J]. Clin Exp Nephrol, 2019, 23(8): 1058-1065.

[24] Lipska B S, Ranchin B, Iatropoulos P, et al. Genotype-phenotype associations in WT1 glomerulopathy[J]. Kidney Int, 2014, 85(5): 1169-1178.

[25] Naylor R W, Morais M R P T, Lennon R. Complexities of the glomerular basement membrane[J]. Nat Rev Nephrol, 2021, 17(2): 112-127.

[26] Gast C, Pengelly R J, Lyon M, et al. Collagen (COL4A) mutations are the most frequent mutations underlying adult focal segmental glomerulosclerosis[J]. Nephrol Dial Transplant, 2016, 31(6): 961-970.

[27] Yao T, Udwan K, John R, et al. Integration of genetic testing and pathology for the diagnosis of adults with FSGS[J]. Clin J Am Soc Nephrol, 2019, 14(2): 213-223.

[28] Xie J, Wu X, Ren H, et al. COL4A3 mutations cause focal segmental glomerulosclerosis[J]. J Mol Cell Biol, 2014, 6(6): 498-505.

[29] Groopman E E, Marasa M, Cameron-Christie S, et al. Diagnostic utility of exome sequencing for kidney disease[J]. N Engl J Med, 2019, 380(2): 142-151.

[30] Huber T B, Benzing T. The slit diaphragm: a signaling platform to regulate podocyte function[J]. Curr Opin Nephrol Hypertens, 2005, 14(3): 211-216.

[31] Santín S, García-Maset R, Ruíz P, et al. Nephrin mutations cause childhood- and adult-onset focal segmental glomerulosclerosis[J]. Kidney Int, 2009, 76(12): 1268-1276.

[32] Sadowski C E, Lovric S, Ashraf S, et al. A single-gene cause in 29.5% of cases of steroid-resistant nephrotic syndrome[J]. J Am Soc Nephrol, 2015, 26(6): 1279-1289.

[33] Rao J, Liu X, Mao J, et al. Genetic spectrum of renal disease for 1001 Chinese children based on a multicenter registration system[J]. Clin Genet, 2019, 96(5): 402-410.

[34] Philippe A, Nevo F, Esquivel E L, et al. Nephrin mutations can cause childhood-onset steroid-resistant nephrotic syndrome[J]. J Am Soc Nephrol. 2008, 19(10): 1871-1878.

[35] Boute N, Gribouval O, Roselli S, et al. NPHS2, encoding the glomerular protein podocin, is mutated in autosomal recessive steroid-resistant nephrotic syndrome[J]. Nat Genet, 2000, 24(4): 349-354.

[36] Tory K, Menyhárd D K, Woerner S, et al. Mutation-dependent recessive inheritance of NPHS2-associated steroid-resistant nephrotic syndrome[J]. Nat Genet, 2014, 46(3): 299-304.

[37] Santín S，Tazón-Vega B，Silva I，et al. Clinical value of NPHS2 analysis in early- and adult-onset steroid-resistant nephrotic syndrome[J]. Clin J Am Soc Nephrol，2011，6（2）：344-354.

[38] Widmeier E，Yu S，Nag A，et al. ADCK4 deficiency destabilizes the coenzyme Q complex，which is rescued by 2，4-dihydroxybenzoic acid treatment[J]. J Am Soc Nephrol，2020，31（6）：1191-1211.

[39] Korkmaz E，Lipska-Ziętkiewicz B S，Boyer O，et al. ADCK4-associated glomerulopathy causes adolescence-onset FSGS[J]. J Am Soc Nephrol，2016，27（1）：63-68.

[40] Atmaca M，Gülhan B，Atayar E，et al. Long-term follow-up results of patients with ADCK4 mutations who have been diagnosed in the asymptomatic period：effects of early initiation of CoQ10 supplementation[J]. Turk J Pediatr，2019，61（5）：657-663.

[41] De Vriese A S，Sethi S，Nath K A，et al. Differentiating primary，genetic，and secondary FSGS in adults：a clinicopathologic approach[J]. J Am Soc Nephrol，2018，29（3）：759-774.

[42] Hao X，Xie J Y，Ma J，et al. Increased risk of treatment failure and end-stage renal disease in familial focal segmental glomerular sclerosis[J]. Contrib Nephrol，2013，181：101-108.

[43] Sun Y，Ruivenkamp C A L，Hoffer M J V，et al. Next-generation diagnostics：gene panel，exome，or whole genome?[J]. Hum Mutat，2015，36（6）：648-655.

[44] 余舒文，方正滢，谢静远. 基因检测在慢性肾脏病诊治中的应用及进展 [J]. 诊断学理论与实践，2020，19（6）：613-617.

[45] Richards S，Aziz N，Bale S，et al. Standards and guidelines for the interpretation of sequence variants：a joint consensus recommendation of the american college of medical genetics and genomics and the association for molecular pathology[J]. Genet Med，2015，17（5）：405-424.

[46] Copelovitch L，Guttenberg M，Pollak M R，et al. Renin-angiotensin axis blockade reduces proteinuria in presymptomatic patients with familial FSGS[J]. Pediatr Nephrol，2007，22（10）：1779-1784.

[47] Giglio S，Provenzano A，Mazzinghi B，et al. Heterogeneous genetic alterations in sporadic nephrotic syndrome associate with resistance to immunosuppression[J]. J Am Soc Nephrol，2015，26（1）：230-236.

[48] Büscher A K，Beck B B，Melk A，et al. Rapid response to cyclosporin A and favorable renal outcome in nongenetic versus genetic steroid-resistant nephrotic syndrome[J]. Clin J Am Soc Nephrol，2016，11（2）：245-253.

[49] Conlon P J，Butterly D，Albers F，et al. Clinical and pathologic features of familial focal segmental glomerulosclerosis[J]. Am J Kidney Dis，1995，26（1）：34-40.

[50] Jungraithmayr T C，Hofer K，Cochat P，et al. Screening for NPHS2 mutations may help predict FSGS recurrence after transplantation[J]. J Am Soc Nephrol，2011，22（3）：579-585.

[51] Weber S，Gribouval O，Esquivel E L，et al. NPHS2 mutation analysis shows genetic heterogeneity of steroid-resistant nephrotic syndrome and low post-transplant recurrence[J]. Kidney Int，2004，66（2）：571-579.

[52] Warady B A，Pergola P E，Agarwal R，et al. Effects of bardoxolone methyl in Alport syndrome[J]. Clin J Am Soc Nephrol，2022，17（12）：1763-1774.

[53] Quinlan C，Jayasinghe K. Bardoxolone methyl for Alport syndrome：opportunities and challenges[J]. Clin J Am Soc Nephrol，2022，17（12）：1713-1715.

[54] Yee A，Papillon J，Guillemette J，et al. Proteostasis as a therapeutic target in glomerular injury associated with mutant alpha-actinin-4[J]. Am J Physiol Renal Physiol，2018，315（4）：F954-F966.

[55] Gomez I G，MacKenna D A，Johnson B G，et al. Anti-microRNA-21 oligonucleotides prevent Alport nephropathy progression by stimulating metabolic pathways[J]. J Clin Invest，2015，125（1）：141-156.

[56] Guo J F，Song W P，Boulanger J，et al. Dysregulated expression of microRNA-21 and disease-related genes in human patients and in a mouse model of Alport syndrome[J]. Hum Gene Ther，2019，30（7）：865-881.

[57] Trachtman H，Nelson P，Adler S，et al. DUET：a phase 2 study evaluating the efficacy and safety of sparsentan in patients with FSGS[J]. J Am Soc Nephrol，2018，29（11）：2745-2754.

[58] Komers R，Diva U，Inrig J K，et al. Study design of the phase 3 sparsentan versus irbesartan（DUPLEX）study in patients with focal segmental glomerulosclerosis[J]. Kidney Int Rep，2020，5（4）：494-502.

[59] Al-Zaidy S A，Kolb S J，Lowes L，et al. AVXS-101（Onasemnogene Abeparvovec）for SMA1：comparative study with a prospective natural history cohort. J Neuromuscul Dis，2019，6（3）：307-317.

第三节 法布雷病

法布雷病（Fabry病）是一种罕见的X连锁遗传的溶酶体贮积病，由William Anderson（德）及Johannes Fabry（英）于1898年首次报道。其因编码α-半乳糖苷酶（α-galactosidase，α-Gal）的*GLA*基因突变，导致α-Gal A活性下降或缺乏，底物及其代谢物在细胞和组织中蓄积，最终导致多脏器功能衰竭[1]。该病早期临床表现异质性大，诊断需要结合临床表现、酶活性、生物标志物、基因检测、病理等多项指标进行确诊。随着特异性治疗及基因技术的兴起，患者治疗的临床策略也将进一步优化[2]。

一、流行病学

法布雷病确切的发病率尚不清楚，预计全世界人口中法布雷病患者数为1/100 000[3]。上海交通大学医学院附属瑞金医院曾报道，中国终末期肾衰竭透析患者中法布雷病的患病率为0.12%[4]。有研究指出，左心室肥厚（left ventricular hypertrophy，LVH）

或肥厚型心肌病（hypertrophic cardiomyopathy，HCM）患者中法布雷病的患病率为1%[5]。对卒中患者的筛查发现，欧洲人群有0.5%被诊断为法布雷病，亚洲地区为0.62%[6, 7]。此外，法布雷病的新生儿筛查结果显示其发病率极大程度地被低估，我国台湾男性新生儿的发病率为1/1250[8]。

二、病因及遗传方式

正常情况下，红细胞糖苷脂作为红细胞膜上的主要糖鞘脂，主要在溶酶体中代谢（尤其是脾脏、肝脏和骨髓中）。三己糖酰基鞘脂醇（globotriaosylceramide，Gb3）和球形三脂酰基鞘鞍醇（globotriaosylsphingosine，Lyso-Gb3）是红细胞糖苷脂降解途径的中间产物。当定位于X染色体长臂（Xq22.1区）的*GLA*基因突变[9]，编码的α-Gal A活性缺乏，具有细胞毒性、促炎性和促纤维化作用的Gb3和Lyso-Gb3大量贮积在人体各组织细胞内，如肾小球（足细胞为主）、肾小管和肾间质细胞等，最终导致法布雷病患者出现脏器病变和临床症状[10]。

法布雷病作为一种X连锁遗传疾病，男性患者为半合子，基因变异遗传给所有女儿（杂合子），但不会遗传给儿子。而女性患者有50%将突变遗传给女儿或儿子。女性杂合子的病情轻重不一，可以无症状，也可以具有与男性相似的严重表型。这种表型变化可能在很大程度上归因于X染色体的随机失活，通过这种失活，一些细胞将具有缺陷基因激活的X染色体，而另一些细胞将具有功能性基因激活的X染色体。杂合子女性中的极端表型至少在一定程度上代表了X染色体失活偏移（非随机）的例子[11]。迄今为止，*GLA*基因已有1000多种突变报道，来自于各个种族[12]。

三、临床表现

特征性临床表现多早发于幼年时期，如皮肤的血管角质瘤（小而凸起的紫红色斑点，多见于坐浴区），眼部的角膜涡状混浊，以及神经系统的慢性肢端烧灼样疼痛、排汗异常（少汗/多汗）。而非特异性的临床症状多见于高血压、心脏（不明原因的左心室肥厚/心房扩大、心脏瓣膜病变、心律失常和传导异常）、肾脏（蛋白尿、肾病综合征甚至慢性肾衰竭）、神经系统（高频听力减退、脑卒中）、肺通气/换气功能障碍、胃肠道（常见中下腹腹痛反复发作、阵发性腹泻和便秘）等[13, 14]。疾病晚期常出现心脏或肾脏功能改变，部分患者可出现卒中等脑血管并发症。但由于患者早期临床症状和体征不具有特异性，特别是无家族病史的患者，极易漏误诊，延误诊治给法布雷病患者带来严重的不良预后。因此，早诊断及早治疗，尤其是在器官损害迹象变得明显之前极为重要。

四、辅助检查

针对患者主要受累器官和系统（肾脏、心脏及神经系统）的常规检验及检查包括尿白蛋白/肌酐比值、24小时尿蛋白定量、血肌酐、eGFR、N端B型利钠肽前体、心肌肌钙蛋白、心电图、超声心动图、心脏MRI、24小时动态血压监测（仅限高血压）、神经传导、头颅MRI等[15]。

特殊实验室检查包括：

1. α-Gal A活性检测 常用干血纸片法或白细胞法检测。α-Gal A活性检测下降或缺乏是男性患者诊断的金标准，但60%以上的女性患者酶活性正常，需结合临床病理及基因检测、底物来明确诊断[16]。

2. 基因检测 提取外周血、干血纸片样本或头发等组织的DNA检测*GLA*基因突变。80%的患者可检出致病基因突变或良性基因突变，对意义不明的基因变异解读还需结合底物水平、病理及家系采集等进行综合判断[17]。

3. 生物标志物检测 血浆Lyso-Gb3水平在女性患者中的敏感度比Gb3更高[18]，其水平的显著升高有助于区分经典型和迟发型[19]。

五、病　理

组织病理学活检具有重要辅助诊断意义，可检测肾脏、心脏、皮肤或神经组织（活检需在专科医生指导下进行）。其典型表现为光镜下肾脏细胞尤其足细胞及远端肾小管上皮细胞广泛的泡沫样改变，电镜下可见各种肾脏细胞胞质内不同数量的髓样小体。对于部分患者尤其表现为迟发型者，光镜改变可不特异，若无电镜检查，往往可出现漏误诊，因此对于高度怀疑法布雷病患者，需保证电镜组织的获得，以避免漏诊法布雷病（图20-11～图20-14）[13, 20]。

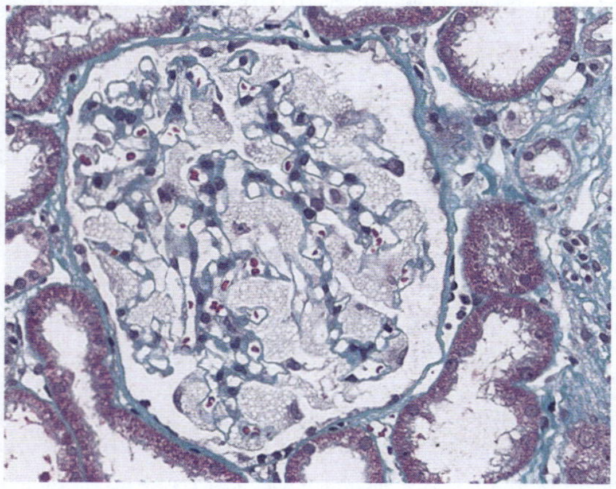

图20-11

图20-11 光镜下典型病变可见肾小球脏层上皮细胞胞质内大量泡沫样改变（Masson 三色，×400）

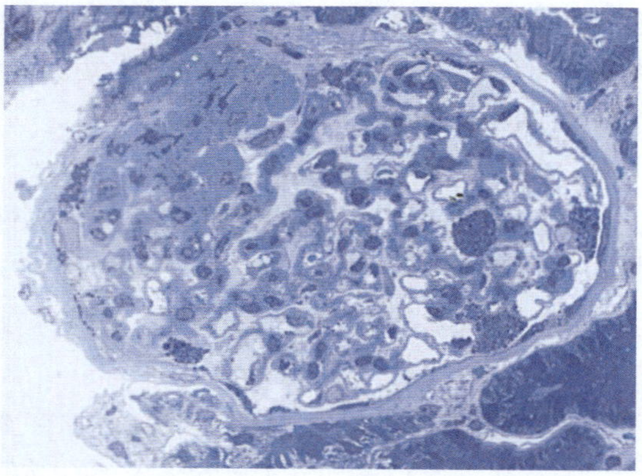

图20-12

图20-12 甲苯胺蓝染色后肾小球脏层上皮细胞胞质内见嗜甲苯胺蓝阳性颗粒（×400）

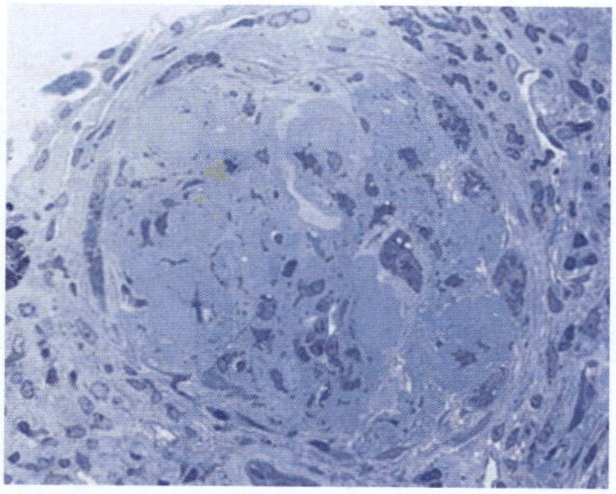

图20-13

图20-14

图20-13 甲苯胺蓝染色后硬化的肾小球脏层上皮细胞胞质内仍见嗜甲苯胺蓝阳性颗粒（×400）

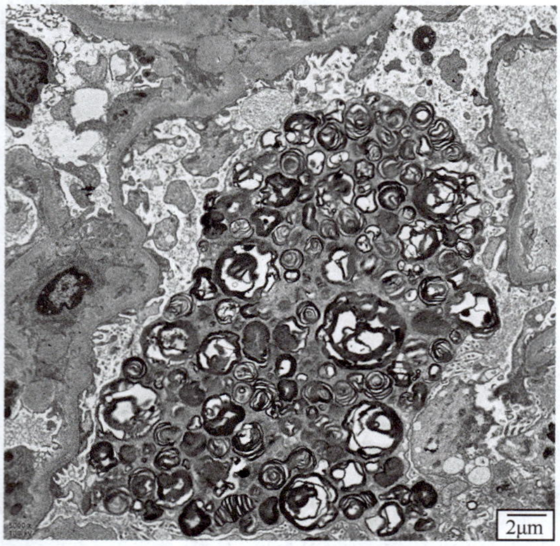

图20-14 电镜观察肾小球足细胞胞质内聚集的髓样小体

六、诊　　断

根据阳性家族史、典型的临床表现、异常降低的α-Gal A活性或升高的Gb3/Lyso-Gb3水平、病理电镜下发现特征性髓样小体（斑马小体）即可诊断，而*GLA*基因检出突变方可进一步明确诊断。而有阳性家族史的孕妇宜开展产前分子遗传学检查，将有助于早期诊断和治疗[15]。

七、鉴别诊断

法布雷病的非特异性临床表现多样且相对罕见，对于没有阳性家族史的患者，早期极易被误诊。如患者以周围神经疼痛、高血压、肾脏受累等不同症状起病，所涉及症状需与以下疾病进行鉴别。

1. 疼痛 如儿童生长痛，其特征以下肢为主，肌肉痛、夜间发作，热敷能缓解，随着年龄的增长而减轻或消失；幼年类风湿关节炎多有红细胞沉降率增快，C反应蛋白及类风湿因子异常升高，全身/关节炎症症状持续6周以上，伴关节畸形。

2. 继发性高血压 如肾性高血压，其肾脏病变先于高血压出现。内分泌疾病如嗜铬细胞瘤（血儿茶酚胺升高及肾上腺CT检查异常）、原发性醛固酮增多症（血浆醛固酮、肾素活性升高）等均可导致高血压。血管因素如肾动脉狭窄（肾动脉造影）。

3. 肾小球疾病 经典型法布雷病男性患者多

有肾功能减退，需与自身免疫病（多系统受累、免疫指标异常）、感染（既往感染史及用药史）、药物/毒物性因素（有药物毒物接触史）等病因引起的肾脏损害相鉴别。

八、治　疗

法布雷病的治疗目标是防止进展为不可逆的组织损伤、器官衰竭和过早死亡，同时提高生存质量。目前，治疗方案分为对症治疗及特异性治疗两大部分。

（一）对症治疗

非特异性治疗包括镇痛、预防脑卒中、心脏介入治疗（包括起搏器）、透析、肾移植等，对症干预主要针对各脏器受累情况给予相应的处理，所有非特异性治疗均来自于临床经验，而非随机对照研究。治疗药物包括卡马西平、H_2受体拮抗剂、血管紧张素受体拮抗剂（ARB）/血管紧张素转换酶抑制剂（ACEI）等。对症治疗可以延长患者生命，但不能根治酶活性缺乏及解除底物蓄积[16]。

（二）特异性治疗

酶替代治疗（enzyme replacement treatment，ERT）通过人工重组酶清除主要贮积部位的Gb3，可减少主要临床事件风险，稳定肾功能，逆转左心室肥厚，改善心肌功能，减轻疼痛，达到改善生存质量的目的。目前ERT药物包括阿加糖酶β（生产于人纤维肉瘤细胞HT-1080，推荐剂量1.0mg/kg，每2周静脉输注1次）和阿加糖酶α（生产于中国仓鼠卵巢细胞，推荐剂量0.2mg/kg，每2周静脉输注1次）。ERT作为法布雷病特异性治疗的基石，早期应用可延缓疾病进展及改善生存质量。但ERT也存在一定局限性，如药物半衰期短；特定组织的可及性有限（不穿过血脑屏障）；高免疫原性，相关不良反应多见于输液反应，且ERT治疗期间，约40%的经典型男性患者（尤其缺乏内源性酶活性）的体内产生抗药抗体。此外，并非所有突变携带者都需要积极干预，需要在其中进行甄别，并予以个体化治疗。《中国法布雷病诊疗专家共识（2021年版）》[15]以《中国法布里病诊治专家共识（2013年版）》[21]为基础，明确启动ERT的指征和时机。

此外，酶增强治疗/化学伴侣治疗是与1-脱氧半乳糖野尻霉素（一种亚氨基糖），可逆性结合突变酶蛋白的活性位点，稳定蛋白构象，协助正确折叠，保障其成熟和运输到功能位置（如溶酶体），进而清除沉积的底物。但酶增强治疗只适合“适应性突变”（即1-脱氧半乳糖野尻霉素给药后，酶活性增加的*GLA*突变），其存在一定的临床应用局限。新的治疗如底物减少疗法、第二代的酶替代治疗、基因治疗已在临床试验中进行[22]。

九、预　后

自然病程中，未接受治疗的经典型法布雷病男性患者的生存期大幅缩短。大多数死因均为心脑血管疾病，包括心肌梗死和心力衰竭、脑卒中，但也报道过肾衰竭。男性患者平均生存期较对照人群短20年，而女性患者平均生存期则缩短约10年[23]。一项研究纳入未进行ERT的成人患者，结果发现，相比于非经典型患者，经典型法布雷病患者发生肾脏、心脏或神经系统的临床事件发生风险更高[24]。近年来，针对法布雷病的特异性疗法得到长足发展，以ERT为代表的特异性疗法对法布雷病患者具有重要意义，帮助改善患者预后。此外，基于法布雷病本身的多器官累及特点及目前治疗现状，多学科联合全程管理模式是至关重要的，应该贯穿于法布雷病诊治的所有阶段，且涉及多专业的医师定期随访[25]。

十、病例介绍及点评

（一）主诉

四肢疼痛伴少汗20年，泡沫尿3年。

（二）病史

患者20年前在天气炎热运动时出现四肢末端疼痛，疼痛可自行缓解；运动、劳累、接触热水、发热时易发作，呈阵发性，无明显晨重暮轻表现，发作时体温正常，无关节红、肿、热、痛；伴汗少，手足易发凉，无腹痛、呕血、黑便。2009年患者无明显诱因下出现右侧足踝肿胀，至当地医院查尿蛋白（+），诊断为隐匿性肾炎，未予以治疗。2010年患者因发热入院后，查尿蛋白（+++），未重视。2012年7月因泡沫尿持续存在，遂来笔者所在医院就诊。入院后查尿常规示pH 5.5，尿蛋白（++），红细胞数0/HPF。Scr 64μmol/L（eGFR为130ml/min），24小时尿蛋白定量为1276mg/24h（尿量2.2L），余免疫、感染、肿瘤等指标均未见明显异常。遂收入院进一步诊治。患者自发病以来，精神、胃纳可，体重无明显变化，大便如常，小便偶见泡沫。

患者14岁有心肌炎病史，否认高血压、糖尿病等慢性病史，否认结核病及乙型肝炎病史。预防接种随社会。否认手术外伤史，否认输血史，否认食物及药物过敏史。出生于原籍，长于原籍，否认疫水、疫区接触史，否认烟酒嗜好。未婚未育。外公、外婆近亲结婚，患者舅舅及表哥有类似肢端疼痛发作，外婆卒于心力衰竭，大姨、大舅有心脏起搏器植入史，大舅卒于心力衰竭。

（三）入院查体

T 37℃，P 98次/分，R 20次/分，BP 120/80mmHg。神清，精神可。双手掌部鱼际处见散在红色皮疹，压之不褪色。颜面部无水肿。两肺呼吸音清，心率98次/分，律齐，未及病理性杂音。腹软，无压痛及反跳痛，肝、脾肋下未触及，移动性浊音（–），肾区叩击痛（–），双下肢水肿（–），神经系统（–）。

（四）辅助检查

1. 常规检查 ①血常规：白细胞计数6.5×10^9/L，红细胞计数4.36×10^{12}/L，血红蛋白132g/L，血小板计数161×10^9/L；②尿常规：pH 5.5，尿蛋白（++），红细胞数0/HPF；③粪常规：未检出明显异常。

2. 肾功能 尿素氮2.5mmol/L，尿酸297μmol/L，血肌酐64μmol/L[eGFR为130ml/（min·1.73m²）]，白蛋白36g/L。

3. 24小时尿蛋白 1280mg/24h（尿量2.2L）；24小时尿六联蛋白：尿微量白蛋白1146.2mg/24h，尿IgG 36.7mg/24h，尿转铁蛋白34.98mg/24h，余尿α1-微球蛋白、N-乙酰-β-D-葡萄糖苷酶（NAG）活性及尿蛋白电泳均未见明显异常。

4. 血免疫指标 RF、ASO、IgG、IgA、IgE、IgM、C4、ANCA及抗GBM、ANA、ENA、dsDNA均未见明显异常。

5. 其他 感染及肿瘤指标、免疫固定电泳、甲状腺功能、铁代谢、PTH、25（OH）维生素D_3未见明显异常。

6. 特异性检验 ①α-半乳糖苷酶活性0.2nmol/（ml·h）：（本院正常范围≥37）；②Lyso-Gb3：122.32ng/ml（本院正常＜0.81ng/ml）；③基因检测：2012年Sanger测序结果阴性，2016年全外显子检测示Exon2在内的3448bp大片段缺失突变。

7. 特殊检查 ①心电图：左心室肥厚，T波改变；②心脏超声：左心室后壁厚度9mm，左心室射血分数68%；③泌尿系统B超：右肾大小约107mm×48mm，肾盂分离未见；左肾大小约109mm×54mm，肾盂分离未见；双肾轮廓欠清，形态较饱满，皮髓质分界尚清；④腰椎MRI：轻度侧弯，生理曲度变直，L_5～S_1椎间盘膨出；⑤头颅MRI：双侧上颌窦炎、筛窦炎，双侧中耳乳突炎；⑥肺功能：通气功能正常，弥散功能轻度减退；⑦眼科检查：角膜辐轴状混浊，晶状体后皮质楔形混浊，眼底血管扭曲；⑧胸部X线片、听力测试：双侧听力未见明显异常。

（五）病理检查

符合法布雷病的病理改变。

1. 光镜 肾组织2条，肾小球33～47个，皮质和髓质。肾小球毛细血管袢开放，足细胞均可见泡沫样变，少部分系膜区系膜细胞轻度增生伴系膜基质轻度增多。肾间质未见明显纤维增生及炎症细胞浸润，肾小管未见明显萎缩，部分肾小管上皮细胞泡沫样变。1条小叶间动脉内膜轻度增厚、硬化（图20-15A）。

2. 免疫荧光 肾组织2条，肾小球0个，IgA、IgG、IgM、C3、C4、C1q、Fn均阴性；石蜡荧光：IgA、IgG、C1q均阴性。

3. 电镜 足细胞胞质内可见大量髓样小体，肾小球毛细血管内皮细胞、管周毛细血管内皮细胞、肾小管上皮细胞胞质内均可见髓样小体，未见明显系膜基质增多及系膜细胞增生，肾小球内未见明显电子致密物沉积。肾间质少量胶原纤维增生，未见明显炎症细胞浸润，个别肾小管萎缩（图20-15B）。

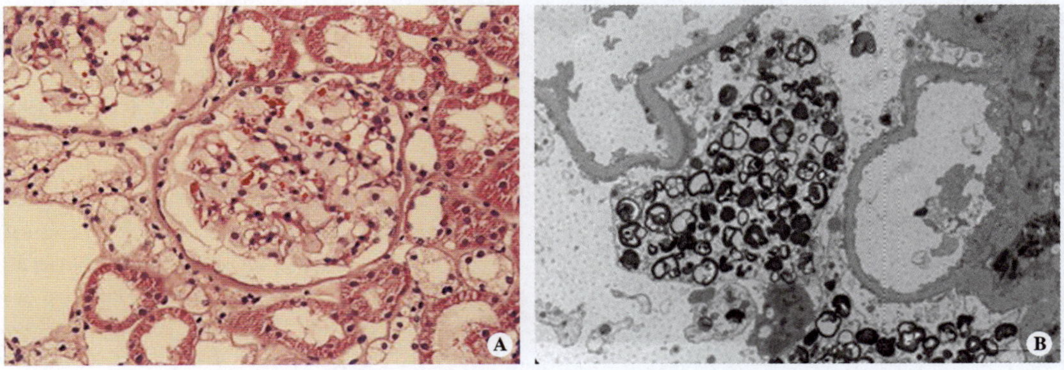

图20-15

图 20-15 法布雷病的光镜及电镜表现

A. 肾小球脏层上皮细胞胞质内大量泡沫样改变（HE，×400）；B. 肾小球足细胞胞质内可见髓样小体（EM，×4200）

（六）住院经过

患者于2012年7月17日行肾穿刺，肾脏病理提示为法布雷病。进一步完善α-Gal A活性0.39nmol/（ml·h），Lyso-Gb3：122.32ng/ml，但Sanger测序未检出突变。经科室讨论，患者为年轻男性，临床表型典型，尽管基因检测阴性，但肾穿刺符合法布雷病的病理表现，且酶活性明显降低，伴底物水平升高，考虑为法布雷病。2012年我国无酶替代等特异性治疗，遂以对症处理为主，给予口服替米沙坦80mg，每天1次，降尿蛋白。其间24小时尿蛋白定量逐渐增加至3022mg/d（2018年），2020年12月28日血肌酐已升高至507μmol/L［EPI-eGFR为12ml/（min·1.73m^2）］，为慢性肾脏病5期，2021年开始腹膜透析。2016年再次进行全外显子检测，提示Exon2在内的3448bp大片段缺失突变（图20-16），明确诊断为法布雷病。

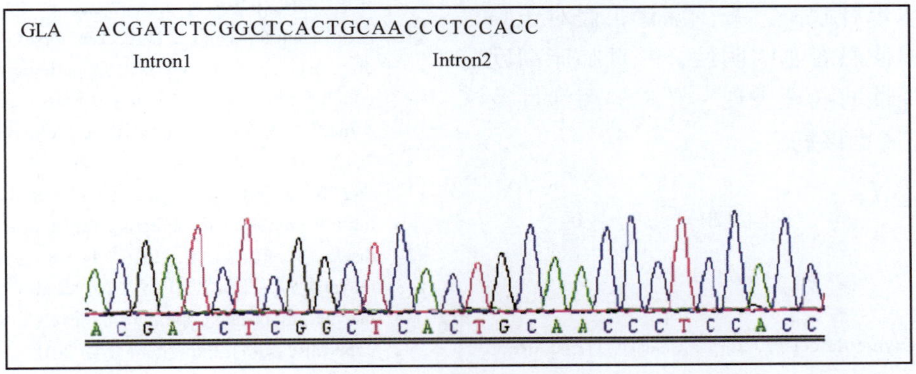

图 20-16 *GLA*基因检出包含Exon2在内的3448bp大片段缺失突变

（七）点评

法布雷病作为一种罕见的X连锁遗传的溶酶体贮积病，由于*GLA*基因突变导致α-半乳糖苷酶A（α-Gal A）活性下降，其代谢底物三己糖酰基鞘脂醇（Gb3）和相关鞘糖脂在人体各器官组织内大量贮积，引起肾、心、脑等多脏器病变，最终导致过早死亡。该病早期临床表现异质性大，容易漏诊、误诊。

法布雷病的临床表现多样，常表现为神经、肾脏、心脏、皮肤、胃肠道、眼等多器官受累。早期症状包括神经性疼痛、角膜涡状混浊、皮肤血管角质瘤和胃肠道不适等，疾病晚期常出现心脏或肾脏功能改变，部分患者可出现卒中等脑血管并发症。但由于患者早期临床症状和体征不具有特异性，特别是无家族病史的患者，极易漏诊、误诊，延误诊治会给法布雷病患者带来严重的不良预后[26]。因此，早诊断及早治疗，尤其是在器官损害迹象变得明显之前极为重要。

目前该病诊断需结合酶活性检测、基因分析、生物标志物及组织学检查进行综合判断。其中，基因检测是诊断的重要检测手段。在基因突变数据库中已报道1000余种*GLA*突变，包括错义突变、无义突变、移码突变和剪切突变等[12]。其中，仅80%左右的患者可检测到致病基因突变或良性基因突变。有研究报道，3例Lyso-Gb3水平显著升高的日本女性患者（α-Gal A活性正常）中，尽管常规基因检测未发现与法布雷病相关的主要*GLA*突变基因，但内含子分析显示临床意义未明的基因变异。进一步结合组织病理检查提示，这3例女性患者可能是法布雷病患者[27]。《中国法布雷病诊疗专家共识（2021年版）》提出对临床意义未明的基因变异解读，还需结合Lyso-Gb3、病理等进行综合判断[15]。

基因诊断是确诊法布雷病的金标准之一，但是基因报告阴性并不能排除法布雷病。通过分析该病例，法布雷病确诊依靠于完善的诊断体系，囊括酶活性、底物、基因检测和病理检查。其中，家系筛查十分必要，基因检测仍是金标准。尽管法布雷病患者中基因检测存在一定的检测阴性率，需要新测序技术填补缺陷，减少漏诊，但对于临床医师而言，即使患者基因阴性，一旦临床高度怀疑，结合特征性的病理表现、异常的酶活性及底物水平，仍需考虑该病。

（欧阳彦　谢静远）

参考文献

[1] Kint J A. The enzyme defect in Fabry's disease[J]. Nature，1970，227（5263）：1173.

[2] Domm J M，Wootton S K，Medin J A，et al. Gene therapy for Fabry disease：progress，challenges，and outlooks on gene-editing[J]. Mol Genet Metab，2021，134（1-2）：117-131.

[3] Nowicki M，Bazan-Socha S，Błażejewska-Hyzorek B，et al. Enzyme replacement therapy in Fabry disease in Poland：a position statement[J]. Pol Arch Intern Med，2020，130（1）：91-97.

[4] Lv Y L，Wang W M，Pan X X，et al. A successful screening for Fabry disease in a Chinese dialysis patient population[J]. Clin Genet，2009，76（2）：219-221.

[5] Linthorst G E，Bouwman M G，Wijburg F A，et al. Screening for Fabry disease in high-risk populations：a systematic review[J]. J Med Genet，2010，47（4）：217-222.

[6] Lee T H，Yang J T，Lee J D，et al. Genomic screening of Fabry disease in young stroke patients：the taiwan experience and a review of the literature[J]. Eur J Neurol，2019，26（3）：553-555.

[7] Rolfs A，Fazekas F，Grittner U，et al. Acute cerebrovascular disease in the young：the stroke in young Fabry patients study[J]. Stroke，2013，44（2）：340-349.

[8] Hwu W L，Chien Y H，Lee N C，et al. Newborn screening for Fabry disease in Taiwan reveals a high incidence of the later-onset GLA mutation c.936+919G ＞ A（IVS4+919G ＞ A）[J]. Hum Mutat，2009，30（10）：1397-1405.

[9] Bishop D F，Kornreich R，Desnick R J. Structural organization of the human alpha-galactosidase A gene：further evidence for the absence of a 3' untranslated region[J]. Proc Natl Acad Sci U S A，1988，85（11）：3903-3907.

[10] Najafian B，Tøndel C，Svarstad E，et al. Accumulation of globotriaosylceramide in podocytes in Fabry nephropathy is associated with progressive podocyte loss[J]. J Am Soc Nephrol，2020，31（4）：865-875.

[11] Echevarria L，Benistan K，Toussaint A，et al. X-chromosome inactivation in female patients with Fabry disease[J]. Clin Genet，2016，89（1）：44-54.

[12] Germain D P，Oliveira J P，Bichet D G，et al. Use of a rare disease registry for establishing phenotypic classification of previously unassigned GLA variants：a consensus classification system by a multispecialty Fabry disease genotype-phenotype workgroup[J]. J Med Genet，2020，57（8）：542-551.

[13] 潘晓霞，欧阳彦，王朝晖，等.法布里病83例临床病理特点分析[J].中国实用内科杂志，2014，34（3）：262-266.

[14] 王朝晖，潘晓霞，陈楠.提高对法布里病临床表现和实验室新指标的认识[J].诊断学理论与实践，2014，13（1）：20-23.

[15] 中国法布雷病专家协作组.中国法布雷病诊疗专家共识（2021年版）[J].中华内科杂志，2021，60（4）：321-330.

[16] Schiffmann R，Hughes D A，Linthorst G E，et al. Screening，diagnosis，and management of patients with Fabry disease：conclusions from a "kidney disease：improving global outcomes"（KDIGO）controversies conference[J]. Kidney Int，2017，91（2）：284-293.

[17] Pan X X，Ouyang Y，Wang Z H，et al. Genotype：a crucial but not unique factor affecting the clinical phenotypes in Fabry disease[J]. PLoS One，2016，11（8）：e0161330.

[18] Ouyang Y，Chen B，Pan X X，et al. Clinical significance of plasma globotriaosylsphingosine levels in Chinese patients with Fabry disease[J]. Exp Ther Med，2018，15（4）：3733-3742.

[19] Nowak A，Mechtler T，Kasper D C，et al. Correlation of Lyso-Gb3 levels in dried blood spots and sera from patients with classic and Later-Onset Fabry disease[J]. Mol Genet Metab，2017，121（4）：320-324.

[20] 潘晓霞，陈楠.电镜在遗传性肾小球疾病诊断中的应用价值[J].中国实用内科杂志，2014，34（3）：238-242.

[21] 中国法布里病专家协作组.中国法布里病（Fabry病）诊治专家共识[J].中华医学杂志，2013，93（4）：243-247.

[22] 欧阳彦，任红，陈楠.法布里病精准治疗的研究进展[J].中华肾脏病杂志，2023，39（4）：298-304.

[23] Waldek S，Patel M R，Banikazemi M，et al. Life expectancy and cause of death in males and females with Fabry disease：findings from the Fabry registry[J]. Genet Med，2009，11（11）：790-796.

[24] Arends M，Wanner C，Hughes D，et al. Characterization of classical and nonclassical Fabry disease：a multicenter study[J].

J Am Soc Nephrol，2017，28（5）：1631-1641.
[25] Ortiz A，Germain D P，Desnick R J，et al. Fabry disease revisited：Management and treatment recommendations for adult patients[J]. Mol Genet Metab，2018，123（4）：416-427.
[26] Svarstad E，Marti H P. The changing landscape of Fabry disease[J]. Clin J Am Soc Nephrol，2020，15（4）：569-576.
[27] Maruyama H，Miyata K，Mikame M，et al. Effectiveness of plasma lyso-Gb3 as a biomarker for selecting high-risk patients with Fabry disease from multispecialty clinics for genetic analysis[J]. Genet Med，2019，21（1）：44-52.

第四节 指甲-髌骨综合征

指甲-髌骨综合征（nail-patella syndrome，NPS）又称为骨指甲发育不全（osteo-onycho-dysostosis）、Fong病（Fong disease）、遗传性骨指甲发育异常（hereditary osteo-onycho-dysplasia）和Tumer-Kister综合征（Tumer-Kister syndrome）等，是一种以指甲和髌骨发育异常或缺如为特征的综合征，临床主要表现为指甲发育不良（nail dysplasia）、髌骨发育不良或缺失（hypoplastic or absent patella）、桡骨头和（或）肱骨小头发育不全（伴或不伴脱位）（hypoplastic radial head and/or capitella，with or without dislocation）和髂骨角（iliac horns）四联征，部分伴有眼部异常、肾脏受累、神经系统受累、消化系统受累、感音性耳聋、血管功能异常等[1]。本病为一种常染色体显性遗传病，因*LMX1B*基因突变所致，发病率为1/50 000[2, 3]。该病较为罕见，我国仅有个别报道[4-6]。

一、病因及发病机制

NPS是一种常染色体显性遗传病，其致病基因是*LMX1B*。*LMX1B*基因定位于9q34，基因全长8193kb，mRNA全长1119bp，含8个外显子。*LMX1B*基因属于LIM同源框转录因子家族，参与胚胎阶段肢体的背腹模式发育。*LMX1B*在肢体（指甲、髌骨、肘关节、髂骨等）、肾脏（肾小球基底膜及足细胞等）、眼（角膜、小梁网、前房深度等）的发育，以及中枢系统特定神经元分化中起重要作用。其编码的蛋白N端（2号及3号外显子）有2个富含半胱氨酸的锌指LIM结构域（two N-terminal zinc-binding LIM domains，LIM-A/LIM-B），中间是位于4～6号外显子、由60个氨基酸残基组成的高度保守的同源结构域（homeodomain，HD），C端活性序列富含谷氨酸和丝氨酸残基的重复序列。此外，*LMX1B*在足细胞内表达，靶向*COL4A4*、*CD2AP*、*NPHS2*基因的调控区域。

通过基因测序鉴定*LMX1B*突变是重要的NPS诊断方法，对怀疑NPS的患者应重视家系调查。可选择的测序方式包括*LMX1B*单基因测序、靶向基因测序（Panel测序）、全外显子测序（WES）或全基因组测序（WGS）。对获得的可疑*LMX1B*变异位点进行ACMG变异评分，符合“致病性的”或“可能致病性的”的变异即为致病性突变。目前已报道超过200个突变，导致LMX1B蛋白功能丧失或与DNA结合能力下降[7, 8]，突变类型包括无义突变、错义突变、缺失突变和插入突变等，未发现热点突变[9, 10]，突变集中于LIM及HD结构域。10%～15%的患者未发现*LMX1B*基因突变，12.5%的患者为散发病例（没有明显家族史）。基因型和临床表型之间没有明显相关性，同一家系不同患者及不同家系患者临床表型可有明显差异[11-13]。*LMX1B*基因与ABO血型基因连锁，是人类第1个被证实与ABO血型链关联的病变，但并不与ABO血型中某一基因绝对联系，即一家族患者的血型可与该家族另一名患者的血型不同[14]。

二、肾脏病理

总体来说，光镜下，NPS患者的肾脏无特征性病变，但可见局灶节段性肾小球硬化、增生性肾小球肾炎伴新月体形成和肾小球玻璃变性，唯一有意义但非特异性的光镜变化是肾小球基底膜局部增厚。

电镜下，肾小球基底膜可见特征性的局灶或弥漫性不规则增厚，含有不规则的低电子密度区，增厚间隙为高电子密度区，外形如虫蛀样改变（“moth-eaten” appearance）。另一个特征性改变为肾小球基底膜及系膜区可见Ⅲ型胶原束（fibrillar collagen，胶原纤维）的纹状沉积，磷钨酸（phosphotungstic acid）染色较常规的乙酸双氧铀/枸橼酸铅（uranyl acetate/lead citrate）染色能更清楚地见到胶原纤维。电镜下可见足突融合并消失。此外，在部分*LMX1B*突变导致肾损害的患者足细胞内可见髓样小体或斑马小体，部分患者在近端肾小管、动脉平滑肌细胞、成纤维系细胞中也可见斑马小体形成[15]。免疫荧光多为阴性，在肾小球硬化的区域可见IgM、C3和（或）C1q非特异性染色。罕见纤维蛋白沿肾小球基底膜沉积。Ⅳ型胶原α3和α4链、podocin、nephrin、synaptopodin、肾小球上皮蛋白1（glomerular epithelial protein1，GLEPP1）、CD2AP和α3 integrin染色无明显异常[16-18]。

三、临床表现

指甲-髌骨综合征临床表现见表20-5。

表20-5　指甲-髌骨综合征临床表现

分类	具体表现
指甲、骨发育异常	指甲发育不良 三角形月牙（唐氏综合征和外伤也可以有三角形弧影） 指甲缺如或变薄 指甲开槽（中间） 指甲纵嵴、纵裂、粗糙、短小、柔软、匙状 拇指指甲病变最明显，其他指甲受累可能，以及程度依次递减，小指最轻 髌骨发育不全或缺如（90%的患者） 肘关节异常 桡骨头发育不全导致肘关节运动受限或半脱位、关节过度伸展 指/趾间和（或）腘窝内蹼形成 远端指骨关节背面皮肤皱褶缺如
系统受累表现	肾脏受累（25%～60%） 肾小球肾炎：白蛋白尿、血尿和管型（特别是透明管型） 终末期肾病（10%～25%） 眼Lester征：虹膜内缘色素沉着（50%） 青光眼（开角型）、白内障和小角膜等
肾小球电镜下病变	肾小球基底膜不规则增厚伴低电子密度区，外形如虫蚀样改变 胶原纤维样物在肾小球基底膜和系膜区沉积 上皮足突融合（足细胞）、患者足细胞内可见“髓样小体”或“斑马小体”
影像学表现	桡骨头变形或半脱位 髂骨角（70%） 肩胛骨增厚 髌骨发育不全或缺如 脊柱侧凸 膝外翻

（一）指甲和骨骼异常

1. 指甲受累　指甲发育异常是主要表现之一，95%以上的NPS患者指甲受累，出生时即有但也可出生后再出现，患者的指甲受累呈双手对称，可表现为无甲、半甲、甲发育不良、纵嵴、纵裂、匙状甲、鳞状甲、变薄，少数患者指甲变厚等[11, 19]。甲月牙呈三角形是特征性体征，最常见于拇指和示指，小指和足趾较少见。如果是足趾甲受累，一般见于第5趾趾甲[20]。此外，部分患者可见远端指间关节屈曲减少、手背远端指间关节皮肤褶皱减少，可见5指斜指（“天鹅颈”样改变）。

2. 骨受累　患者骨骼异常出生时即有，且常双侧对称。约93%的NPS患者伴髌骨发育不良，常为髌骨缺如、髌骨形状不规则、髌骨过小或髌骨对位不正等异常表现，可通过体格检查或者膝关节X摄片发现髌骨异常。过小和发育不良的髌骨伴随外侧股骨髁发育不良常导致复发性髌骨半脱位或脱位。此外，患者可伴股骨内侧髁突出、股骨外侧髁发育不良、胫骨结节突出。患者可出现疼痛、膝关节不稳定、关节锁定、伸直受限等不适，早期常见退行性关节炎。其他的骨骼异常包括骨盆、肘、足及脊柱。

髂骨角（iliac horns）被认为是指甲-髌骨综合征的特征性改变，见于70%～80%的患者。髂骨角是位于髂骨双侧的异常锥形骨状隆起，从髂骨向后、向外侧突出，较大的髂骨角可在体格检查时被触及，但不会引起患者步态异常[21, 22]。

肘发育异常可见于92.5%左右的患者，桡骨头和（或）肱骨外上髁及小头发育不全、肱骨内上髁突出伴反复的桡骨头后外侧半脱位或脱位可见于60%左右的患者，患者肘关节异常的临床表现包括伸展、旋前或旋后受限，肘外翻。足畸形不多见，患者可能出现扁平足、足内翻、足外翻、足背区过度等异常足部改变。部分NPS患者伴腰椎前凸或腰椎滑脱、脊柱侧弯等临床改变。

以上指甲发育不全、髌骨缺失或发育不良、桡骨头和（或）肱骨小头发育不全（伴或不伴脱位）和髂骨角称为指甲-髌骨综合征的“四联征”。

（二）眼部异常

NPS患者偶尔可见眼的异常，包括小角膜、硬化性角膜、先天性白内障、虹膜内缘色素沉着和先天性青光眼，其中虹膜内缘色素沉着被称为Lester征（Lester sign）。先天性青光眼已知是本病的一个并发症而不是特征性的异常。与正常人群相比，NPS患者开角型青光眼、高眼压的发生率更高，起病年龄更小[7, 11]。约7%的患者可有眼压升高、10%的患者可有青光眼[23]。

（三）肾脏受累

近年来，NPS患者肾脏受累越来越受到大众关注。肾脏病变是NPS最严重的脏器受累，不同家系及同一家系间患者肾疾病的发病率和严重程度差异很大，30%～40%的患者可有肾病变，肾脏受累的主要表现为蛋白尿伴或不伴血尿，血尿少见，占10%～20%。既往认为，携带*LMX1B*基因HD结构域突变的患者蛋白尿的发生率及蛋白尿的水平更高[19, 24]。5%～10%的患者在儿童期或青年期即可出现肾病水平蛋白尿，不同个体间肾脏疾病进展差异很大。既往认为约15%的患者进展至肾衰竭，但也有部分患者可长期有蛋白尿但肾功能保持稳定[18, 20, 25]。目前尚不知进展至肾衰竭的明确危险因素，有研究者总结既往文献报道肾功能恶化患者的基因突变情况，发现携带*LMX1B*基因HD结构域的helix结构部分突变（p.A236P、c.741+1G＞A、p.V262fs、p.V263D、p.V265F/L、c.819+1G＞A）与肾功能恶化有关，且患者蛋白尿水平或与肾脏预后相关[24]，提示临床上对携带HD结构域突变、有蛋白尿的患者应积极控制蛋白尿水平并随访肾功能的进展。此外，还有少数报道NPS患者伴有泌尿道畸形、肾结石等。

（四）其他脏器异常

NPS患者可合并其他器官受累较为罕见。有文献报道NPS患者合并神经系统异常，患者可表现为手足烧灼感、疼痛，约6%的患者合并癫痫；NPS患者可出现牙釉质变薄、牙齿脆弱易破损；NPS患者合并血管发育及收缩异常时被诊断为雷诺样现象[11]。此外，部分患者合并冠状动脉夹层[26]。

四、诊断及鉴别诊断

（一）诊断

根据本病典型的“四联征”，即指甲发育不全、髌骨缺失或发育不良、桡骨头和（或）肱骨小头发育不全（伴或不伴脱位）及髂骨角可以做出指甲-髌骨综合征的诊断。典型患者出生时即可明确诊断，但因为本病较为罕见且临床变异较大，常被漏诊。骨骼的异常X线征象如髂骨角、膝部发育不良、肘部发育不良等具有诊断意义[2, 27]。当怀疑本病时应该请临床遗传学家会诊以协助诊断。*LMX1B*基因突变分析可以进行基因诊断。通过对绒毛或羊水样本进行连锁分析或已知家系基因突变分析可以进行产前诊断[28]。典型病例不需要肾活检，除非合并其他肾脏疾病如狼疮肾炎和糖尿病肾病等。

（二）鉴别诊断

1. Ⅲ型胶原肾小球病　本病为常染色体隐性遗传，有明显的系统性临床表现，肾小球系膜区和内疏松层可见大量粗大的平行排列成束的Ⅲ型胶原纤维的广泛沉积。肾小球系膜区明显扩张，患者无骨骼、指甲等异常发育。

2. 纤维连接蛋白肾小球病　由*FN1*基因突变导致的、以常染色体显性遗传为主的肾脏病，电镜下可见内皮下、系膜区大量无规则分布的电子致密物沉积。肾小球体积增大、分叶状改变，系膜区可见大块状嗜复红物。患者无指甲、骨骼等发育异常。

3. Alport综合征 指甲-髌骨综合征特征性肾脏病理改变为肾小球基底膜的增厚，与Alport综合征特征性肾脏病理改变相似，但肾小球基底膜未见“虫蚀样”改变，且通过其指甲、骨骼病变可以与Alport综合征相鉴别。

4. 髌骨发育不全 仅表现为髌骨发育小或缺如，无指甲及其他骨骼改变。

5. 习惯性髌骨脱位 有家族遗传性，髌骨发育小，常向外侧脱位，但无指甲及其他骨骼改变。

五、治　　疗

（一）肾病治疗

与大部分遗传性肾脏病类似，NPS至今尚缺乏特异性治疗。血管紧张素转换酶抑制剂（ACEI）及血管紧张素受体拮抗剂（ARB）被证实在多种肾小球疾病中有肾脏保护作用。2009年的1例病例报道称，携带*LMX1B* c.750+1G＞A突变的指甲-髌骨综合征患儿在接受长达2年的ACEI联合ARB治疗后数年尿蛋白持续缓解，提示RAS抑制剂或可用于指甲-髌骨综合征患者肾病的治疗[29]，然而目前尚需要多中心研究以评估指甲-髌骨综合征的肾受累情况、预后危险因素和可能的治疗反应。近年有研究证实，对于另一种肾小球基底膜异常的遗传性疾病——Alport综合征，环孢素对部分患者有降尿蛋白和稳定肾功能的作用，虽然尚缺乏用于治疗大量蛋白尿的指甲-髌骨综合征患者的报道，但对于ACEI治疗无效或副作用（低血压、血管性水肿）明显的患者或可尝试。对于进展至肾衰竭的指甲-髌骨综合征患者，在排除供肾者同时患有指甲-髌骨综合征后，患者肾移植效果较好。

（二）肾外治疗

对于髌骨疼痛患者可以考虑在疾病初期采取保守性治疗方案，或进行外科手术对髌骨进行矫正，患者术后生存质量能得到一定程度改善。但文献报道，无论患者是否接受过手术治疗，患者的髌骨不稳定率均无明显差异[30]。

六、预　　后

指甲-髌骨综合征并不影响患者的预期寿命[11]。患者最常见的并发症为肾脏病变及开角型青光眼。据报道，40岁以上的NPS患者约17%的合并青光眼，值得注意的是，患者的青光眼可通过筛查手段进行防治[11]。对于合并肾病的NPS患者，多于30岁左右进入肾衰竭，肾移植治疗效果与其他遗传性肾脏疾病相似。

（余舒文　谢静远）

参考文献

[1] Najafian B, Smith K, Lusco M A, et al. AJKD atlas of renal pathology: nail-patella syndrome-associated nephropathy[J]. Am J Kidney Dis, 2017, 70（4）: e19-e20.

[2] Bongers E M, Gubler M C, Knoers N V. Nail-patella syndrome. Overview on clinical and molecular findings[J]. Pediatr Nephrol, 2002, 17（9）: 703-712.

[3] Lemley K V. Kidney disease in nail-patella syndrome[J]. Pediatr Nephrol, 2009, 24（12）: 2345-2354.

[4] Lin Y, Zhao J, Chen S P, et al. A novel mutation in LMX1B gene causes nail-patella syndrome in a large Chinese family[J]. Bone, 2008, 43（3）: 591-595.

[5] Jiang S J, Zhang J B, Huang D, et al. A microdeletion of chromosome 9q33.3 encompasses the entire LMX1B gene in a Chinese family with nail Patella syndrome[J]. Int J Mol Sci, 2014, 15（11）: 20158-20168.

[6] Yan X Y, Lin J, Wang Y F, et al. A novel small deletion of LMX1B in a large Chinese family with nail-patella syndrome[J]. BMC Patella, 2019, 20（1）: 71.

[7] Ghoumid J, Petit F, Holder-Espinasse M, et al. Nail-patella Syndrome: clinical and molecular data in 55 families raising the hypothesis of a genetic heterogeneity[J]. Eur J Hum Genet, 2016, 24（1）: 44-50.

[8] Marini M, Bocciardi R, Gimelli S, et al. A spectrum of LMX1B mutations in nail-patella syndrome: new point mutations, deletion, and evidence of mosaicism in unaffected parents[J]. Genet Med, 2010, 12（7）: 431-439.

[9] Lin W D, Chen C P, Wang D Y, et al. Gene symbol: LMX1B. disease: nail-patella syndrome[J]. Hum Genet, 2008, 124（3）: 295-296.

[10] Al Balwi M A, Steinberger D, Al Abdulkareem I, et al. Gene symbol: LMX1B. disease: nail-patella syndrome[J]. Hum Genet, 2008, 123（1）: 109-110.

[11] Sweeney E, Fryer A, Mountford R, et al. Nail patella syndrome: a review of the phenotype aided by developmental biology[J]. J Med Genet, 2003, 40（3）: 153-162.

[12] Lee B H, Cho T J, Choi H J, et al. Clinico-genetic study of nail-patella syndrome[J]. J Korean Med Sci, 2009, 24（1）: S82-86.

[13] Dunston J A, Lin S, Park J W, et al. Phenotype severity and

genetic variation at the disease locus：an investigation of nail dysplasia in the nail patella syndrome[J]. Ann Hum Genet，2005，69（1）：1-8.

[14] McIntosh I，Dunston J A，Liu L，et al. Nail patella syndrome revisited：50 years after linkage[J]. Patella，2005，69（4）：349-363.

[15] Lei L，Oh G，Sutherland S，et al. Myelin bodies in LMX1B-associated nephropathy：potential for misdiagnosis[J]. Pediatr Nephrol，2020，35（9）：1647-1657.

[16] Heidet L，Bongers E M H F，Sich M，et al. In vivo expression of putative LMX1B targets in nail-patella syndrome kidneys[J]. Am J Pathol，2003，163（1）：145-155.

[17] Bennett W M，Musgrave J E，Campbell R A，et al. The nephropathy of the nail-patella syndrome Clinicopathologic analysis of 11 kindred[J]. Am J Med，1973，54（3）：304-319.

[18] Granata A，Nori G，Ravazzolo R，et al. Nail-patella syndrome and renal involvement：description of three cases and literature review[J]. Clin Nephrol，2008，69（5）：377-382.

[19] Bongers E M，Huysmans F T，Levtchenko E，et al. Genotype-phenotype studies in nail-patella syndrome show that LMX1B mutation location is involved in the risk of developing nephropathy[J]. Eur J Hum Genet，2005，13（8）：935-946.

[20] Proesmans W，Van Dyck M，Devriendt K. Nail-patella syndrome，infantile nephrotic syndrome：complete remission with antiproteinuric treatment[J]. Nephrol Dial Transplant，2009，24（4）：1335-1338.

[21] Dyer J A，Jourdan S J，Dyer G A. Multiple triangular lunula unguis：a specific finding for the nail-patella syndrome[J]. Mo Med，2007，104（6）：506-508.

[22] Snoeckx A，Vanhoenacker F M，Parizel P M. Nail patella syndrome[J]. JBR-BTR，2007，90（5）：457.

[23] Galloway G，Vivian A. An ophthalmic screening protocol for nail-patella syndrome[J]. J Pediatr Ophthalmol Strabismus，2003，40（1）：51-53.

[24] Harita Y，Urae S，Akashio R，et al. Clinical and genetic characterization of nephropathy in patients with nail-patella syndrome[J]. Eur J Hum Genet，2020，28（10）：1414-1421.

[25] Sood P，Rojas M C，Talor Z. Renal involvement in nail-patella syndrome：report of three cases[J]. Int Urol Nephrol，2010，42（2）：499-502.

[26] Kaadan M I，MacDonald C，Ponzini F，et al. Prospective cardiovascular genetics evaluation in spontaneous coronary artery dissection[J]. Circ Genom Precis Med，2018，11（4）：e001933.

[27] Tuncbilek N，Karakas H M，Okten O O. Imaging of nail-patella syndrome[J]. Hong Kong Med J，2005，11（2）：116-118.

[28] McIntosh I，Clough M V，Gak E，et al. Prenatal diagnosis of nail-patella syndrome[J]. Prenat Diag，1999，19（3）：287-288.

[29] Proesmans W，van Dyck M，Devriendt K. Nail-patella syndrome，infantile nephrotic syndrome：complete remission with antiproteinuric treatment[J]. Nephrol Dial Transplant，2009，24（4）：1335-1338.

[30] Tigchelaar S，Lenting A，Bongers E M，et al. Nail-patella syndrome：Knee symptoms and surgical outcomes. A questionnaire-based survey[J]. Orthop Traumatol Surg Res，2015，101（8）：959-962.

第四篇　继发性肾病综合征

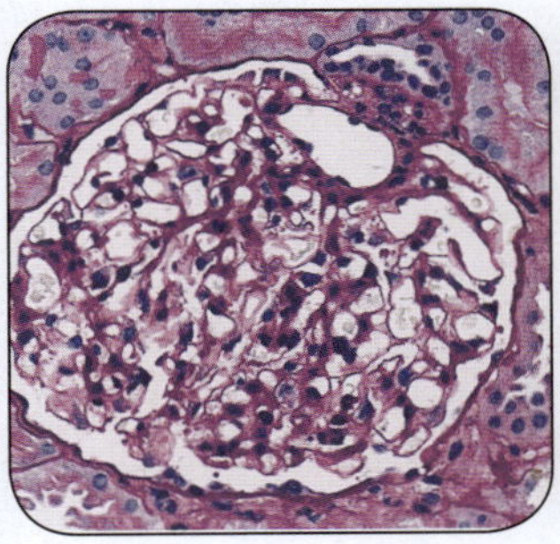
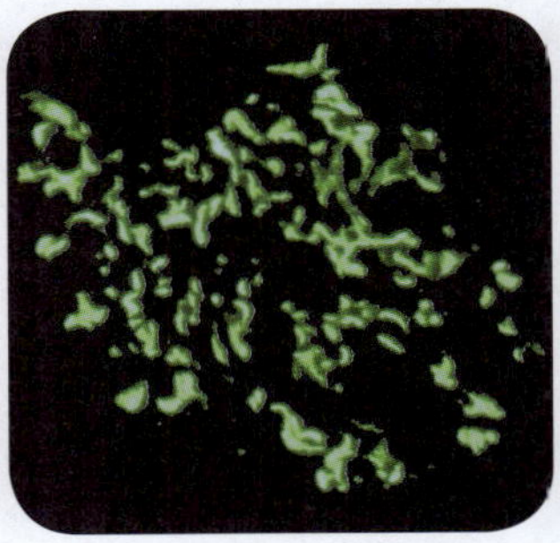
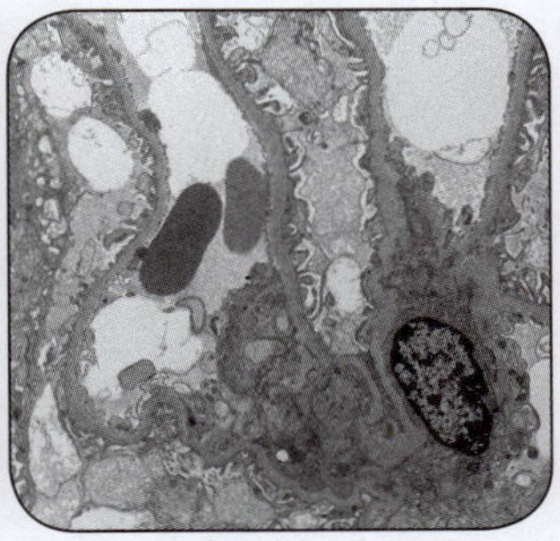
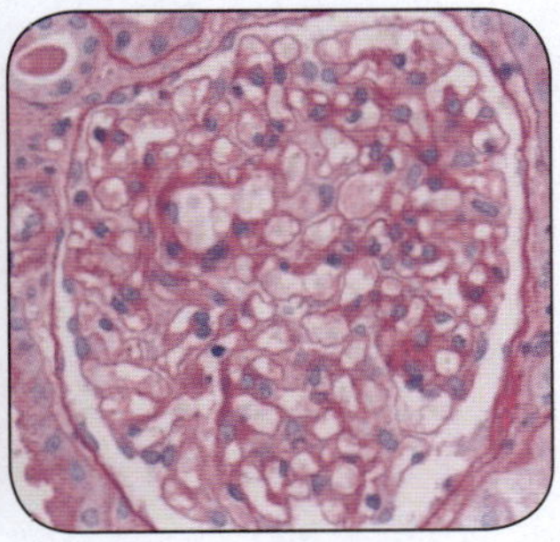

第二十一章　自身免疫性疾病及结缔组织肾损害

第一节　狼疮肾炎

狼疮肾炎（lupus nephritis，LN）通常指由系统性红斑狼疮（systemic lupus erythematosus，SLE）通过免疫损伤机制导致的肾小球损伤，是SLE多脏器损伤中最常见的一种器官损伤，40%～60%的SLE患者起病初即有LN。LN有多种临床表现和病理改变，其发病机制涉及自身抗体与自身抗原形成免疫复合物沉积、炎症细胞浸润、足细胞和内皮细胞损伤及血栓性微血管病（TMA）。SLE还可通过其他机制损伤肾脏，如间质性肾炎、抗磷脂抗体（APL）综合征、输尿管梗阻、肾血管病变（血栓、狭窄）、药物肾损伤及继发于其他器官疾病引起的肾损伤（如心肾综合征）。本节主要阐述SLE通过免疫复合物及非免疫复合物沉积途径介导肾小球肾炎的病因及发病机制、病理、诊断和治疗。

一、病因及发病机制

血液中存在多种自身抗体、淋巴细胞亚群紊乱及多系统受累组织、免疫复合物沉积是SLE的主要特征。SLE的确切病因和发病机制尚不清楚，可能涉及遗传、内分泌异常、免疫系统紊乱、环境因素等多个方面[1, 2]。而狼疮肾炎的肾小球有多种免疫球蛋白及补体成分沉积，免疫荧光检查常呈现“满堂亮”特征，表明免疫复合物沉积是SLE导致肾脏损伤最主要的病理过程。但LN的临床表型、病理改变、治疗反应及远期预后的多样性反映LN并非均一性疾病，涉及多种发病机制。

（一）免疫复合物

免疫复合物（IC）在肾小球内沉积或形成，激活补体，诱导细胞毒性，从而造成肾组织损伤。在狼疮易感小鼠模型中，环磷酰胺（CYC）治疗通过阻断B细胞共刺激，减少了IC在肾小球沉积，降低了对肾小球造成的损伤。自身抗体结合靶组织自身抗原，与巨噬细胞、中性粒细胞、自然杀伤细胞（NK）上的Fc受体（FcR）产生协同作用，通过抗体依赖细胞介导的细胞毒性（ADCC）促进肾组织损伤。狼疮易感小鼠的IgG-Fc受体基因突变导致效应细胞减少，减轻了肾小球损伤。含有自身抗体的IC也可以通过FcR和Toll样受体（TLR）的双重作用或B细胞受体（BCR）和TLR的双重作用激活免疫细胞。最后，通过IC促进抗原装载到树突状细胞上，使这些细胞能够有效地激活T细胞。

IC沉积的部位及其引发的炎症损伤是LN不同病理类型肾小球损伤的基础。内皮下沉积的IC损伤内皮细胞和肾小球基底膜（GBM）是Ⅲ型和Ⅳ型增生性LN的标志。如果GBM破裂，这些IC可以进入整个肾小球。Ⅴ型LN的上皮下沉积物主要损伤足细胞。免疫沉积物可以启动补体级联反应，或直接激活肾小球固有细胞，诱导炎性趋化因子和细胞因子的释放[3]。Ⅴ型LN上皮下IC不与循环中炎症细胞相互作用，而是通过补体依赖过程破坏和（或）激活足细胞而损伤肾小球。LN足细胞是IC沉积的直接或间接作用靶点[4]。

LN的IC也可在肾小球原位形成，即自身抗体与肾小球固有细胞抗原或种植于肾小球的抗原结合。增生性LN相关的自身抗原包括双链DNA（dsDNA）、核小体、Annexin A2、U1小核糖核蛋白、C反应蛋白、DNA酶1、Ficolin 2/3和补体C3。Ⅴ型LN肾小球上皮下的IC被认为是原位形成，但自身抗原一直不明确。最近研究[5]发现，Exostosin 1/Exostosin 2（EXT1和EXT2）可能与部分Ⅴ型LN相关。在明确诊断的Ⅴ型LN中，近半数患者肾小球EXT1和EXT2表达阳性，而在抗-PLA2R相关膜性肾病中，肾小球EXT1和EXT2表达均阴性，在增生性LN（包括Ⅴ+Ⅲ型和Ⅴ+Ⅳ型LN）中，肾小球EXT1和EXT2阳性率非常低。EXT1和EXT2与Ⅴ型LN的关系需进一步研究，需要寻找抗EXT的特异性自身抗体。

（二）足细胞损伤

SLE可通过多种途径介导足细胞损伤，涉及IC和非IC沉积、内皮细胞损伤、可溶性尿激酶纤溶酶原激活物受体（suPAR）、一氧化氮合酶（iNOS）和自噬等[6]。

足细胞是LN中IC的直接或间接损伤的靶标[4]。在增生性LN中，足突宽度（FPW）和足突融合范围与肾脏损伤指标相关，包括蛋白尿水平、血清肌酐及肾脏活动性和慢性指数。在Ⅴ型LN中，足突病变程度也与蛋白尿相关，表明LN的蛋白尿与足细胞功能障碍密切相关。研究发现，足细胞标志物突触足蛋白、肾素和肾小球上皮蛋白1（GLEPP1）在增生性LN中的表达丢失[7]。在NZB/WLN狼疮小鼠模型中，肾小球足细胞标志nephrin和podocin表达下调[8]，表明足细胞功能障碍可能在LN的肾小球病变发生中发挥了作用。活动性LN患者的尿沉渣分析表明，podocalyxin、nephrin、podocin和突触足蛋白mRNA的水平与狼疮活性相关，活动性LN患者的尿中存在未分化的足细胞，其蛋白水平与蛋白尿水平和组织学病变程度相关。因此，足细胞标志物可能是评估LN活动度的非侵入性标志物。

除IC介导外，LN还存在非IC介导的足细胞损伤机制。新近认识的狼疮足细胞病，以足细胞广泛足突融合（FPE）、毛细血管袢无IC或仅在系膜区少量IC沉积为特征。这种LN的足细胞损伤可能由细胞因子的产生、淋巴因子或T细胞功能障碍介导，独立于IC介导的足细胞损伤。越来越多的证据表明，肾小球足细胞是免疫活性细胞。参与T细胞共刺激的B7-1通过TLR-4激活在足细胞上被脂多糖（LPS）上调[9]。足细胞摄取可溶性和颗粒性抗原，激活$CD4^+$ T细胞，并将MHC Ⅰ类分子上的外源抗原交叉提呈给$CD8^+$ T细胞，足细胞也充当抗原提呈细胞，参与肾小球损伤。

此外，SLE的自身反应性T细胞和B细胞产生促炎细胞因子及特异性抗核抗原抗体，后者与足细胞抗原如α-肌动蛋白具有交叉反应性[10]。已经证明，抗dsDNA抗体可与肾小球足细胞结合[11]。

可溶性尿激酶纤溶酶原激活物受体（suPAR）可能是足细胞损伤的主要标志。suPAR与足细胞膜上的β3整合素的结合会影响足细胞的功能，破坏肾小球的屏障功能，循环中的suPAR升高可诱导足细胞β3整合素活性，从而导致肾脏损伤[12]。suPAR通过与足细胞整合素结合，诱导足细胞迁移和凋亡，参与肾脏疾病的发病进程，被认为是导致FSGS的循环致病因子之一[13]。suPAR是LN与其他肾小球疾病足细胞损伤的共同机制之一。

LN的足细胞可表达诱导型一氧化氮合酶（iNOS），iNOS产生的一氧化氮（NO）可以引起足细胞病，NO可能通过缺氧诱导因子1α（hypoxia-inducible factor 1α）和细胞分裂控制蛋白42（cell division control protein 42）及Ras相关的C3肉毒杆菌毒素底物1（Ras-related C3 botulinum toxin substrate 1）途径诱导这种表型。这项研究表明iNOS可能诱发自分泌足细胞功能障碍[14]。

足细胞自噬活性是肾损伤的关键因素，几种自噬活性生物标志物可能在疾病早期调节足细胞自噬。LN诱导了肾脏细胞COX-2表达，并激活了ATF4 ER应激途径。抑制COX-2可抑制LN诱导的足细胞自噬。ATF4抑制LN诱导的COX-2过表达。由ATF4 ER应激途径引发的COX-2过表达促进了LN诱导的肾脏自噬和损伤[15]。

（三）内皮细胞损伤和血栓性微血管病

血栓性微血管病（TMA）以微血管内皮细胞损伤和微血栓为特征，可导致肾脏、中枢神经、心脏等多脏器损伤。SLE相关性TMA存在多种类型，包括获得性血栓性血小板减少性紫癜（TTP）、抗磷脂抗体相关性TMA、补体活化相关性TMA，均有不同的发病机制。

1. 获得性TTP TTP以严重血小板减少（$<20\times10^9/L$）、神经系统损伤、血管性血友病因子裂解蛋白酶13（ADAMTS13）活性缺乏（＜正常人的10%）为特征。ADAMTS13是一种具有裂解蛋白和血管性血友病因子（VWF）血小板反应蛋白1样结构，为金属蛋白酶家族13成员。当ADAMTS13缺乏时，从活化的内皮细胞释放的超大型VWF多聚体（ULVWF）不能被裂解，导致

血小板聚集，形成血小板微血栓[16]。TTP有先天性TTP和获得性TTP两大类。*ADAMTS13*基因的遗传缺陷导致先天性TTP，获得性TTP绝大多数是体内存在针对ADAMTS13的自身抗体或抑制物，抑制ADAMTS13活性。部分SLE患者存在ADAMTS13抗体及ADAMTS13活性缺乏，导致与TTP相似的临床综合征，但发生率很低，我国一项研究[17]表明在36例LN伴肾脏TMA患者中，仅2例合并TTP。

2. 抗磷脂抗体相关性TMA　最常检测的APL包括抗心磷脂抗体（ACL）、抗β2-糖蛋白I（抗β2-GPI）和狼疮抗凝物（LA），最近有学者提出用抗磷脂酰丝氨酸-凝血酶原（PS-PT）代替LA可提高APL的敏感性[18]。APL不仅与静脉和（或）动脉血栓、不良妊娠结局（习惯性流产、胎停）有关，还与微血管病变及微血栓形成有关。原发性抗磷脂综合征（APS）可直接导致以肾脏微血管病变为特征的肾脏损伤（即APS相关性肾病、APSN）[19]。

APL与内皮细胞磷脂成分如β-糖蛋白I结合，导致内皮损伤和微血栓形成。APL可通过抑制天然抗凝血酶3、蛋白C和Annexin A5等抗凝血物来阻止凝血因子失活，APL还可以损害纤溶过程。其次，APL通过NF-κB和有丝分裂原激活蛋白激酶（MAPK）途径与膜结合蛋白及受体相互作用，激活内皮细胞、血小板和单核细胞。这些信号通路活化可诱导促炎症和促凝血表型改变、黏附分子的表达、组织因子和纤溶抑制剂的释放[20]。

APL诱导的内皮损伤过程可能涉及补体系统的激活。此外，eculizumab（抗C5单克隆抗体）在治疗顽固性灾难性抗磷脂综合征（CAPS）中取得成功，这进一步支持了补体系统在APS诱导的内皮损伤中的重要作用[21]。

3. 补体活化相关性TMA　这一机制与非典型溶血尿毒症综合征（aHUS）相似。在ADAMTS13活性＞10%、APL阴性的TMA中需要评估TMA是否与补体相关[22]。aHUS是由补体调节蛋白（CFH、CFI、MCP等）的遗传或获得性功能缺陷导致的补体旁路途径调控失调，补体膜攻击复合物C5b-9过度生成，损伤内皮细胞并引起TMA。因此，LN的补体活化不仅依赖IC介导的经典途径，补体旁路途径的激活也在SLE组织损伤和炎症反应中发挥重要作用。CFH是调控旁路补体途径活化的关键蛋白成分，它可以与内皮细胞结合并保护其免受补体系统的攻击。CFH水平降低或功能障碍可引起内皮细胞损伤，消耗血小板，并导致TMA。CFH的突变和单核苷酸多态性（SNP）是aHUS发生TMA的原因之一，研究[17]发现，SLE伴TMA的患者血清中补体H因子（CFH）水平显著降低，这可能是由于CFH功能障碍导致的内皮细胞损伤和补体系统失控，从而引发TMA的发生。

（四）血管炎

少部分LN的肾小球病变表现为毛细血管袢节段性坏死伴新月体形成，免疫荧光肾小球无或少量IC沉积，这部分患者血清ANCA阳性率高（以MPO-ANCA为主，少数为PR3-ANCA）。笔者报道[23]一组49例ANCA阳性LN与ANCA阴性LN的病例比较，ANCA阳性LN的血尿、血清肌酐水平和系统性红斑狼疮疾病活动指数（SLE-DAI）评分高。LN病理类型以Ⅳ型LN为主（占61.22%），可见细胞性新月体、间质性炎症、肾小管萎缩和间质纤维化。这类LN是LN合并ANCA相关性肾炎还是特殊类型的LN，尚不明确。有报道[24]称SLE与ANCA相关性血管炎（AAV）可重叠，但比例非常低。

（五）细胞免疫

LN肾组织内有多种免疫细胞浸润，包括T细胞、B细胞和巨噬细胞等。自身抗体结合靶组织自身抗原与巨噬细胞、中性粒细胞、自然杀伤（NK）细胞上的FcR产生协同作用，通过ADCC导致组织损伤。IC也可以通过FcR和Toll样受体（TLR）对巨噬细胞及树突状细胞的双重作用或通过B细胞受体（BCR）和TLR对B细胞的双重作用激活免疫细胞[25]。T细胞和B细胞相互作用涉及多个共刺激分子，包括CD28/B7、诱导型T细胞共刺激物/诱导型T细胞共刺激配体（ICOS/ICOSL）和CD40/CD40L等。

二、病理类型

理想的LN组织学分型应能反映肾组织损伤的性质和程度，指导治疗方案选择和判断预后，为发病机制的研究提供线索，并作为临床观察和科研交流的共同语言。LN的病理改变多样，形成多种病理类型。根据LN的可能发病机制及形态学特征，LN的病理类型可以分为免疫复合物性狼疮肾炎（经典LN）和非免疫复合物性狼疮肾炎（包括狼疮足细胞病和血栓性微血管病）两大类。

（一）免疫复合物性狼疮肾炎

免疫复合物性LN的分型取决于免疫复合物沉积的部位和肾小球形态学特征。从1982年WHO首次制订LN的病理类型至今，国际上对LN的病理分型作了多次修订[26, 27]。2003年国际肾脏病学会和肾脏病理学会（ISN/RPS）联合，再次对LN的病理分型进行了修订，此标准基本成为目前国际上应用最为广泛的分型标准。与以往LN分型标准比较，ISN/RPS分型标准重点修订以下内容，见表21-1。

表21-1　狼疮肾炎病理分型标准的沿革[26-28]

1982年WHO分型	1995年WHO分型	2003年ISN/RPS分型	2018年ISN/RPS修订分型
Ⅰ型：正常肾小球	Ⅰ型：正常肾小球	Ⅰ型：轻微系膜病变	Ⅰ型：轻微病变
（1）光镜、免疫病理及电镜检查均正常 （2）光镜肾小球正常，电镜或免疫组化见沉积物	（1）光镜、免疫病理及电镜检查均正常 （2）光镜检查正常，电镜或免疫组化检查见沉积物	光镜下肾小球正常，免疫组化检查可见系膜区免疫复合物沉积	
Ⅱ型：肾小球系膜病变	Ⅱ型：肾小球系膜病变	Ⅱ型：肾小球系膜增生	Ⅱ型：肾小球系膜增生
（1）系膜增宽和（或）轻度系膜增生 （2）中度系膜增生	（1）系膜增宽和（或）轻度系膜增生 （2）中度系膜增生	免疫组化或电镜检查可见孤立性上皮侧或内皮侧免疫复合物沉积	明确了系膜增生定义，系膜细胞≥4个/系膜区，不包括血管极处的系膜区
Ⅲ型：局灶节段性肾小球肾炎	Ⅲ型：局灶节段性肾小球肾炎	Ⅲ型：局灶增生性肾炎	Ⅲ型：局灶增生性肾炎
（伴轻度或中度系膜改变） （1）活动性坏死性病变 （2）活动性和硬化性病变 （3）硬化性病变	（伴轻度或中度系膜改变） （1）活动性坏死性病变 （2）活动性和硬化性病变 （3）硬化性病变	受累肾小球＜50%，肾小球呈局灶节段或球性、毛细血管内或毛细血管外增生，伴内皮下免疫复合物沉积，病变可为活动性或非活动性。根据活动性（A）和慢性病变（C）再区分Ⅲ（A）、Ⅲ（C）、Ⅲ（A/C）亚型	不用A表示肾脏活动性病变，C表示慢性病变，一律采用修改的AI、CI评分
Ⅳ型：弥漫性肾小球肾炎	Ⅳ型：弥漫性肾小球肾炎	Ⅳ型：弥漫增生性狼疮肾炎	Ⅳ型：弥漫增生性狼疮肾炎
[严重的系膜、毛细血管内或系膜毛细血管增生和（或）广泛的内皮下沉积物] （1）无节段性病变 （2）活动性坏死性病变 （3）活动性伴硬化性病变 （4）硬化性病变	[严重的系膜、毛细血管内或系膜毛细血管增生和（或）广泛的内皮下沉积物] （1）无节段性病变 （2）活动性坏死性病变 （3）活动性伴硬化性病变 （4）硬化性病变	受累肾小球＞50%。根据肾小球增生性病变呈节段性（S）或球性（G）分为IVG和IVS两个亚型。此型中还包括弥漫白金耳但无明显肾小球增生性病变 根据活动性（A）和慢性病变（C）再区分不同亚型，包括IVS（A）、IVG（A）、IVS（A/C）、IVG（A/C）、IVS（C）、IVG（C）	不再区分节段性（S）和球性（G）亚型 不用A表示肾脏活动性、C表示慢性病变，一律采用修改的AI、CI进行病理评分
Ⅴ型：弥漫膜性肾小球肾炎	Ⅴ型：弥漫膜性肾小球肾炎	Ⅴ型：膜性狼疮肾炎	Ⅴ型：膜性狼疮肾炎
（1）纯膜性肾小球肾炎 （2）伴Ⅱ型病变 （3）伴Ⅲ型病变 （4）伴Ⅳ型病变	（1）纯膜性肾小球肾炎 （2）伴Ⅱ型病变	光镜、免疫荧光或电镜检查见球性或节段性上皮下免疫复合物沉积，通常伴系膜区沉积。Ⅴ型可与Ⅲ型或Ⅳ型并存，分别诊断为Ⅴ+Ⅲ型、Ⅴ+Ⅳ型；Ⅴ型可伴明显硬化性病变	未作修订，是否需要根据系膜增生区分不同亚型待定。采用修改的AI、CI标准进行病理评分
	Ⅵ型：硬化性肾小球肾炎	Ⅵ型：终末期硬化性狼疮肾炎	Ⅵ型：终末期硬化性狼疮肾炎
		≥90%肾小球球性硬化	≥90%肾小球球性硬化

注：不同LN类型可同时存在于一位患者，如Ⅴ型+Ⅳ型，Ⅴ型+Ⅲ型。同一个病例在不同时期，其组织病变也可以转型，如Ⅳ型转变为Ⅴ型+Ⅳ型或者Ⅱ型转变为Ⅳ型等。

1. Ⅰ型LN　定义为光镜下肾小球形态正常，但荧光或电镜下系膜区可有免疫沉积物，删除了以往Ⅰ型为“完全正常肾小球”的定义（图21-1）。

2. Ⅱ型LN　即系膜增生性LN，不再根据系膜细胞增生程度区分亚型（图21-2）。

3. Ⅲ型LN　为局灶肾小球受累，即光镜下受累肾小球比例＜50%，不同于WHO分型标准定义Ⅲ型为局灶节段性肾小球肾炎。根据病变活动性，Ⅲ型分为Ⅲ（A）（病变活动）、Ⅲ（A/C）（活动+慢性病变）和Ⅲ（C）（慢性病变）三个亚型（图21-3）。

4. Ⅳ型LN　为弥漫增生性肾炎，即受累肾小球比例≥50%，并根据肾小球的病变性质分为弥漫节段性（ⅣS型）或弥漫球性（ⅣG型）两个亚型。ⅣS和ⅣG再根据病变活动性分为3个亚型（图21-4～图21-6）。

5. Ⅴ型LN　仍定义为球性或节段性上皮下IC沉积，可伴有不同程度系膜增生。如果Ⅴ型伴局灶或弥漫增生性肾小球肾炎，则诊断为Ⅲ+Ⅴ型或Ⅳ+Ⅴ型LN。

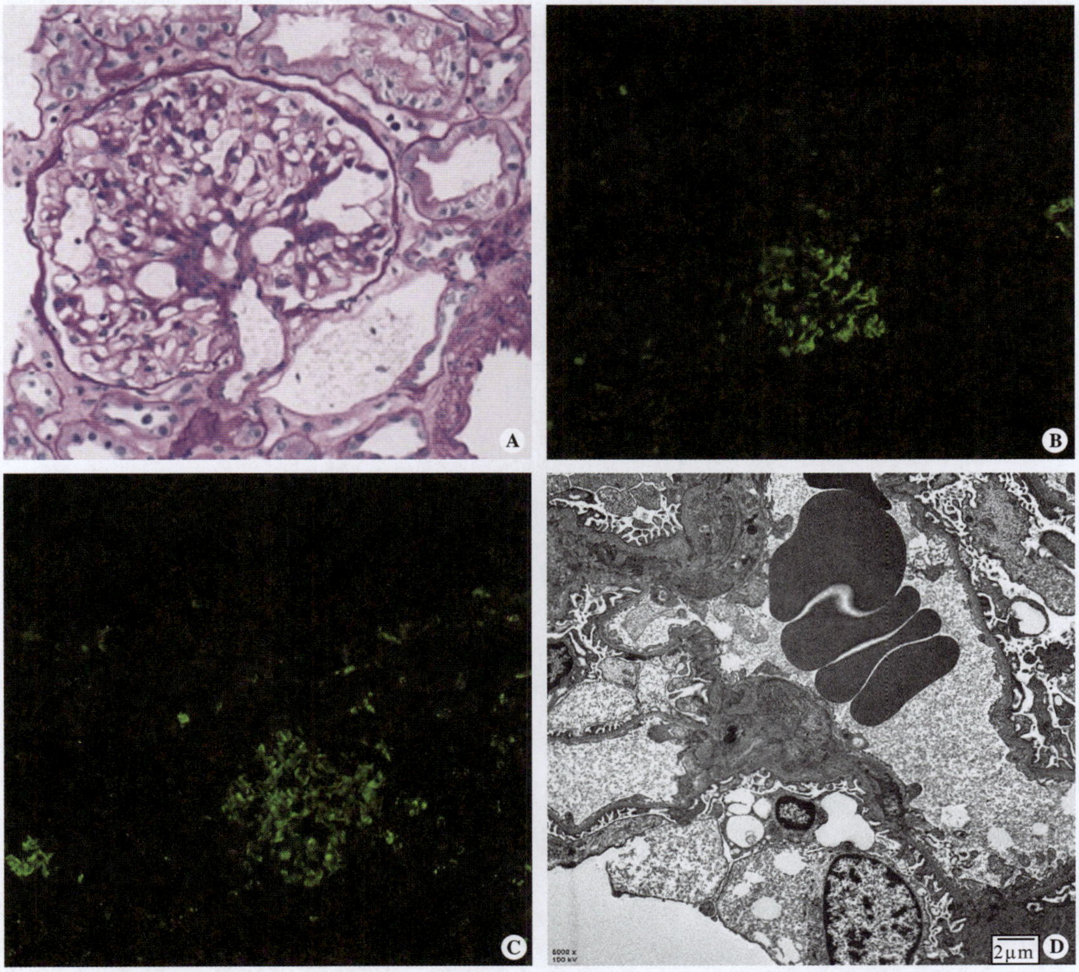

图21-1　Ⅰ型LN

光镜下肾小球形态正常（A. PAS，×400），免疫荧光检查显示肾小球系膜区免疫球蛋白或补体沉积（B. C1q，C. IgM，×200），电镜检查显示肾小球系膜区电子致密物沉积（D. EM）

图21-1

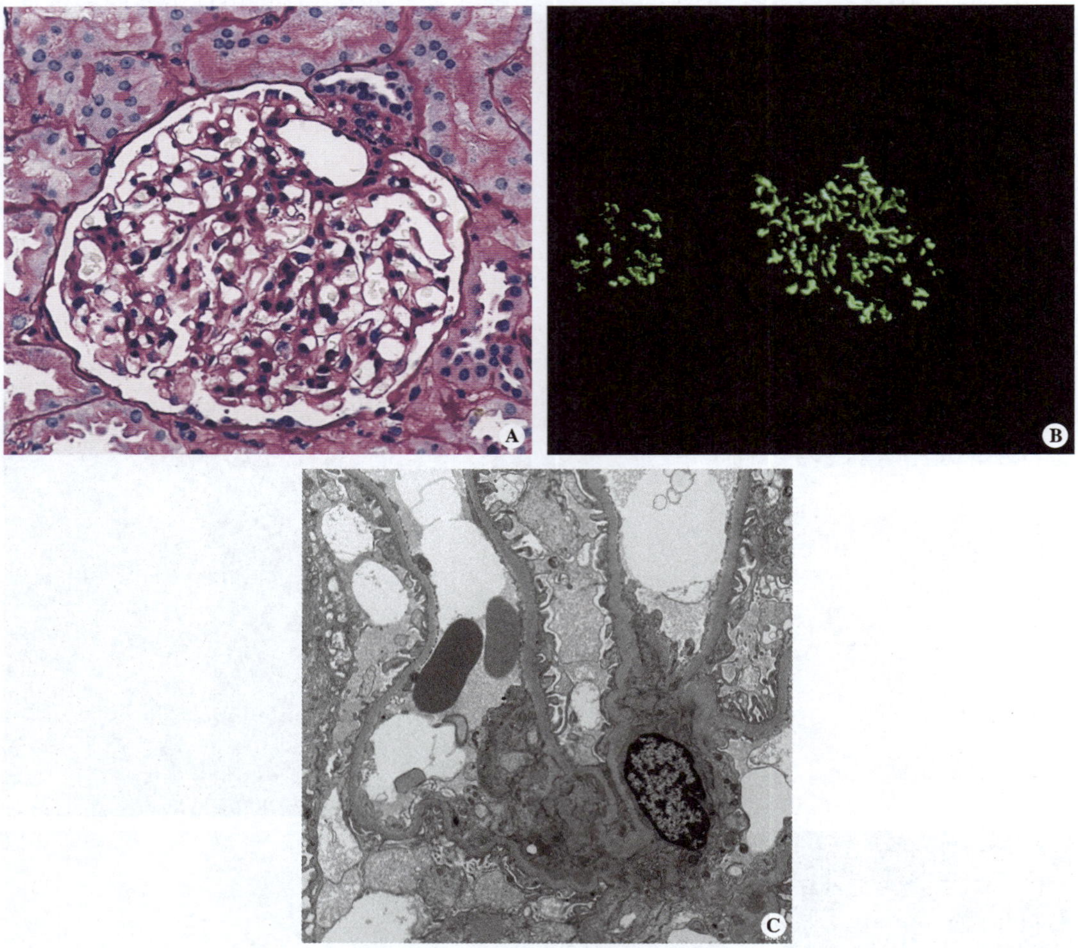

图21-2

图21-2　Ⅱ型LN

光镜下肾小球系膜病变（A. PAS，×400），免疫荧光检查显示肾小球系膜区免疫球蛋白或补体沉积（B. C1q，×200），电镜检查显示肾小球系膜区电子致密物沉积（C. EM）

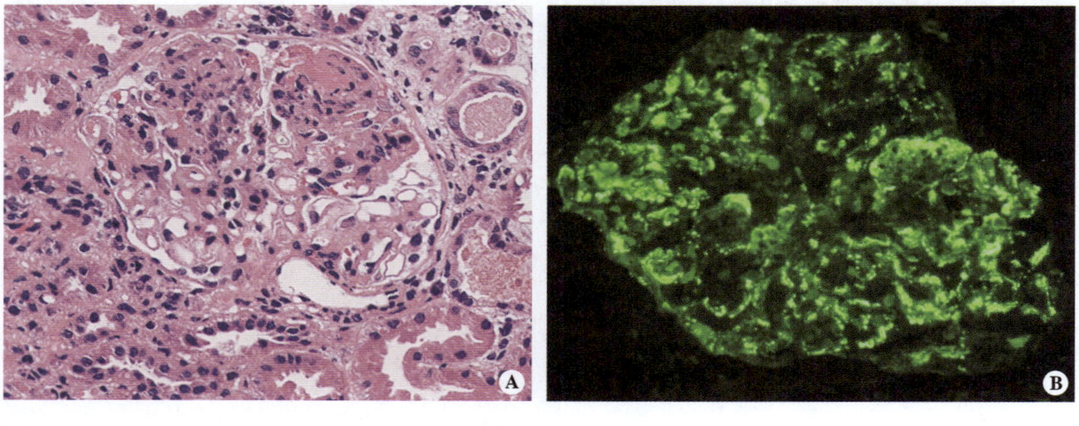

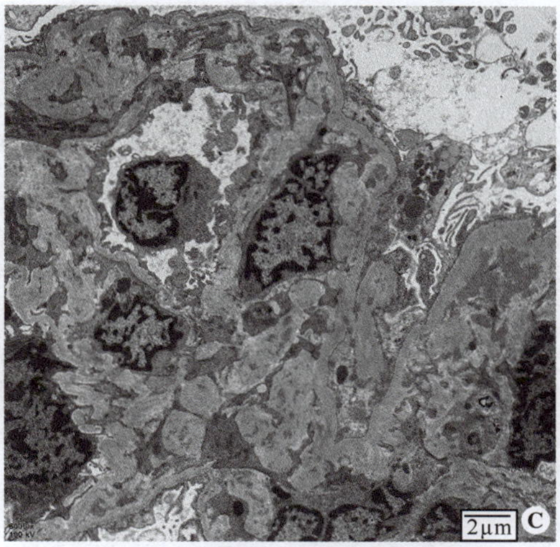

图21-3　Ⅲ型LN

光镜下肾小球分叶状，节段袢增生、坏死性病变，见核碎裂（A. HE，×400）；免疫荧光肾小球毛细血管袢基底膜内皮下和系膜区C1q沉积（B. C1q，×400），电镜肾小球毛细血管袢基底膜内皮下、系膜区电子致密物沉积，并见系膜基质插入至内皮下及新形成的基底膜（C. EM）

图21-3

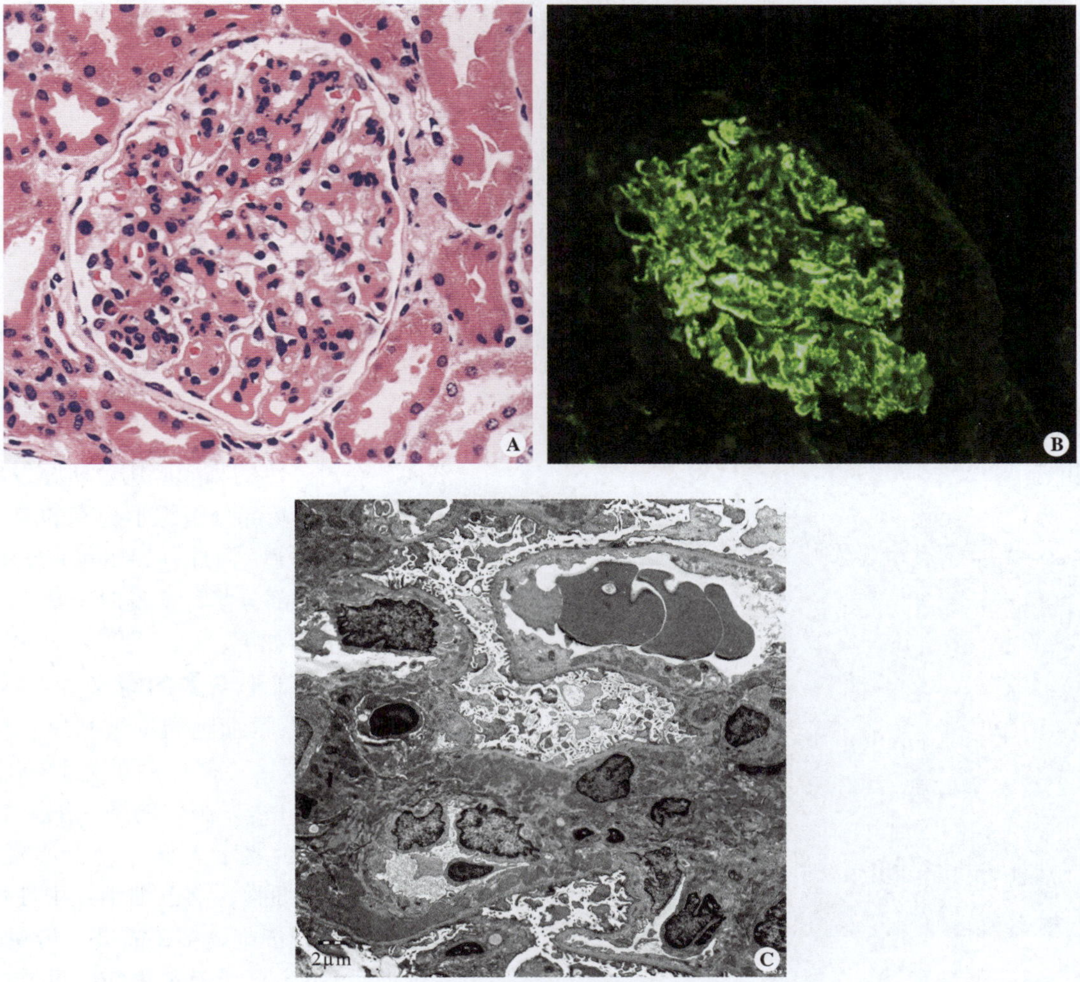

图21-4　Ⅳ型LN

光镜下肾小球分叶状，系膜区增宽，系膜细胞和基质增生，节段肾小球毛细血管外周袢呈“白金耳”样改变（A. HE，×400）；免疫荧光检查显示肾小球毛细血管袢基底膜内皮下和系膜区C1q沉积（B. C1q，×400），电镜检查显示肾小球系膜区电子致密物沉积，毛细血管袢基底膜内皮下有大块状致密物（C. EM）

图21-4

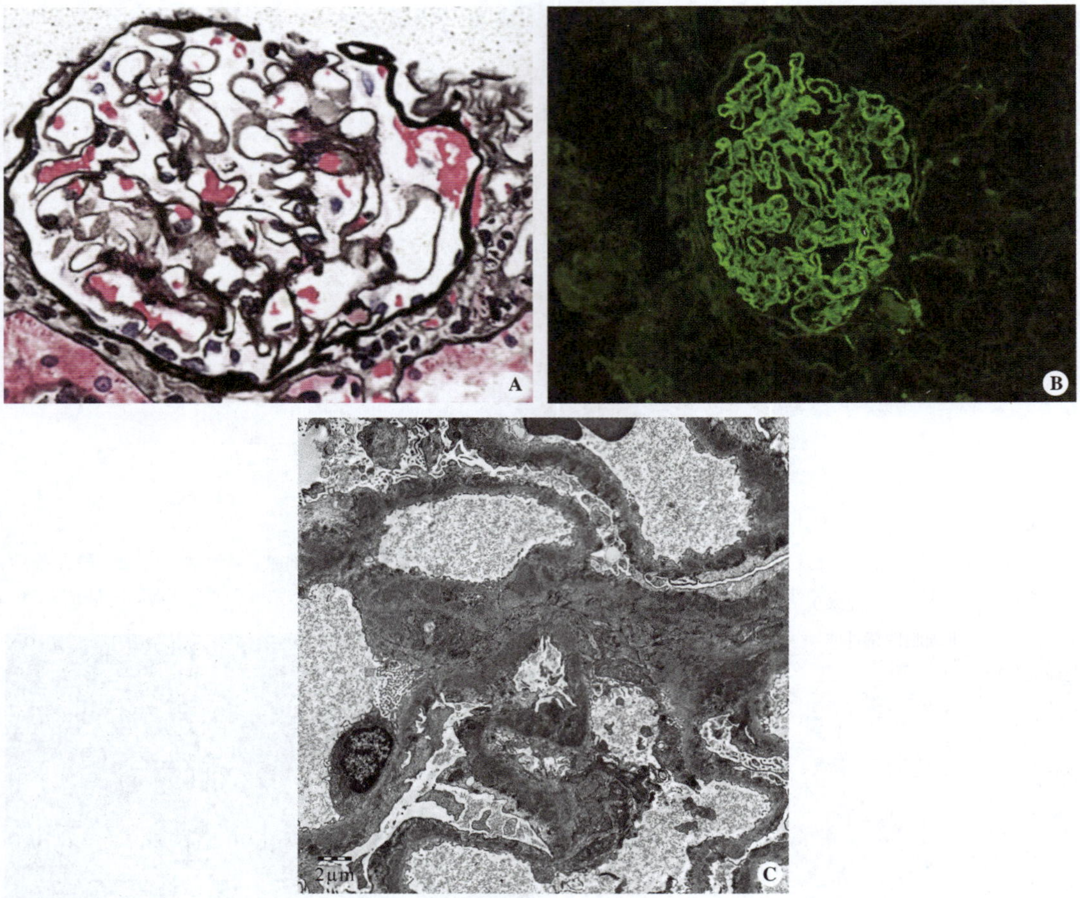

图21-5

图21-5 Ⅳ型LN

光镜下肾小球未见增生性病变，节段系膜区增宽，基质增多，毛细血管外周袢扩张状，外侧见嗜银的钉状突起（A. PASM，×400）；免疫荧光检查显示IgG沿肾小球毛细血管袢分布（B. IF，×400）；电镜观察肾小球轻度增宽的系膜区电子致密物沉积，轻度扩张的肾小球毛细血管袢基底膜内见中等密度的电子致密物（C. EM）

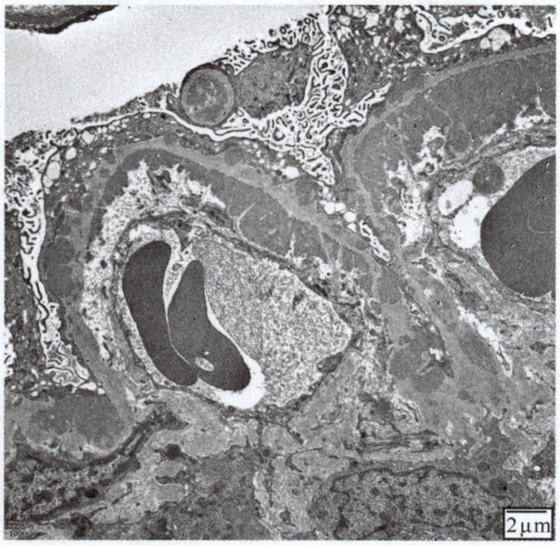

图21-6

图21-6 Ⅳ+Ⅴ型LN

电镜观察肾小球毛细血管袢基底膜内皮下有大块状致密物，基底膜上皮下亦见连续分布的致密物（EM）

然而，经过多年的临床应用及研究发现，2003年ISN/PRS的分型及部分组织学病变的定义存在不确定性和不一致性。为此，2018年ISN/RPS对LN病理分型标准作了部分修订（表21-1）[27]。

主要修订内容如下：

1. 确定系膜细胞增多的定义为系膜细胞≥4个/系膜区，且系膜细胞周围被基质包绕，不包括血管极处的系膜区。修订后的系膜细胞增多只要求1个肾小球的1个系膜区的系膜细胞数≥4个，对于这一标准是否要求太低，仍存质疑。另外，系膜区单核/巨噬细胞、淋巴细胞或中性粒细胞浸润是否定义为系膜细胞增多还需进一步探讨。

2. Ⅳ型LN不再区分IVS和IVG两个亚型。究其原因，一是可重复性差；二是判定毛细血管外和毛细血管内病变为球性还是节段性的标准不够明晰。另外，荟萃分析未发现IVS和IVG两个亚型预后的差别。

3. Ⅲ和Ⅳ型LN的“毛细血管内增殖”修改为“毛细血管内细胞增多”。因为LN肾小球毛细血管袢内增生的细胞不仅是肾小球固有细胞的增生，更多的是炎症细胞浸润。因此，“毛细血管内增殖”是一种误称，从而修订为“毛细血管内细胞增多”。

4. Ⅲ型、Ⅳ型LN不再根据肾组织活动（A）和慢性病变（C）区分为A、C、A/C，修改为对所有类型LN采用修订版的AI、CI评分标准进行病理评分。专家认为AI、CI评分比仅标明病变A、C和A/C提供了更详细的定量信息。Asutin评分是最早的LN肾小球AI和CI的评分标准。在此基础上美国国立卫生研究院（NIH）提出的AI和CI评分一直被广泛使用。修订的NIH评分标准AI总分为24分，CI总分为12分（表21-2）。

表21-2　狼疮肾炎肾组织活动性指数和慢性化指数评分系统（NIH，修订版）

指数	病变所占比例	积分
活动性指数（AI）		
毛细血管内细胞增多	＜25%为1分，25%～50%为2分，＞50%为3分	0～3
中性粒细胞和（或）核碎裂	＜25%为1分，25%～50%为2分，＞50%为3分	0～3
纤维素样坏死	＜25%为1分，25%～50%为2分，＞50%为3分	（0～3）×2
内皮下沉积物（包括透明样微栓塞）	＜25%为1分，25%～50%为2分，＞50%为3分	0～3
细胞性和（或）纤维细胞性新月体	＜25%为1分，25%～50%为2分，＞50%为3分	（0～3）×2
间质炎症细胞浸润	＜25%为1分，25%～50%为2分，＞50%为3分（占皮质区间质比例）	0～3
总分		0～24
慢性化指数（CI）		
肾小球硬化（包括球性和节段）	＜25%为1分，25%～50%为2分，＞50%为3分	0～3
纤维性新月体	＜25%为1分，25%～50%为2分，＞50%为3分	0～3
肾小管萎缩	＜25%为1分，25%～50%为2分，＞50%为3分（占皮质区肾小管比例）	0～3
间质纤维化	＜25%为1分，25%～50%为2分，＞50%为3分（占皮质区间质比例）	0～3
总分		0～12

5. 增加了“狼疮血管病”（lupus vasculopathy）的定义，即肾间质小动脉或小叶间动脉壁内大量IC沉积，致管腔狭窄，常伴纤维素样病变，无炎症细胞浸润。免疫荧光证实病变血管壁上或腔内存在免疫球蛋白和补体沉积。狼疮相关的血管病变除IC沉积外，还包括TMA和血管炎。

（二）非免疫复合物性狼疮肾炎

1. 狼疮足细胞病（lupus podocytopathy）又称足细胞病型LN，是SLE通过非IC途径介导，导致以足细胞广泛损伤为特征的一类LN，占LN肾活检的0.6%～1.5%。狼疮足细胞病以往多归入Ⅱ型LN，因其有特殊的临床病理特征及病程经过，国际上已经把狼疮足细胞病作为新的LN类型，其诊断标准见表21-3[29, 30]。

狼疮足细胞病的临床表现与原发性肾病综合征相似，具有突然发作和大量蛋白尿，血尿通常不明显，但1/3的患者伴有急性肾损伤，且与狼疮活动相关。肾活检病理光镜下肾小球可表现为轻微病变、系膜增生或局灶节段性硬化。大多数病例免疫荧光或电镜检查可见肾小球系膜区免疫沉积物。电镜下最突出的形态学特征是肾小球足细胞广泛足突融合，融合范围可达100%，绝大多数＞70%。少数可见足突脱落、GBM裸露和微绒毛化。大多数病例系膜区可见电子致密物沉积，但毛细血管袢内皮下及上皮侧均无明显电子致密物沉积，或偶见孤立性电子致密物（图21-7）。狼疮足细胞病的诊断需依靠电镜检查，可以排除早期Ⅴ型LN，因此，电镜检查是诊断狼疮足细胞病的关键。

表21-3　狼疮足细胞病的诊断

临床	满足SLE诊断，表现为肾病综合征，常伴急性肾损伤；起病前无NSAID等药物使用史
光镜	肾小球病变轻微或系膜增生，或局灶节段性肾小球硬化；无内皮下或上皮侧免疫沉积物；节段性硬化者需与增生性LN遗留的节段瘢痕相鉴别
免疫荧光	血管袢无免疫沉积物，伴或不伴系膜区免疫球蛋白和补体沉积
电镜	足细胞足突融合≥70%，可伴系膜区电子致密物沉积而无内皮下或上皮侧电子致密物沉积

注：SLE，系统性红斑狼疮；NSAID，非甾体抗炎药；LN，狼疮肾炎。

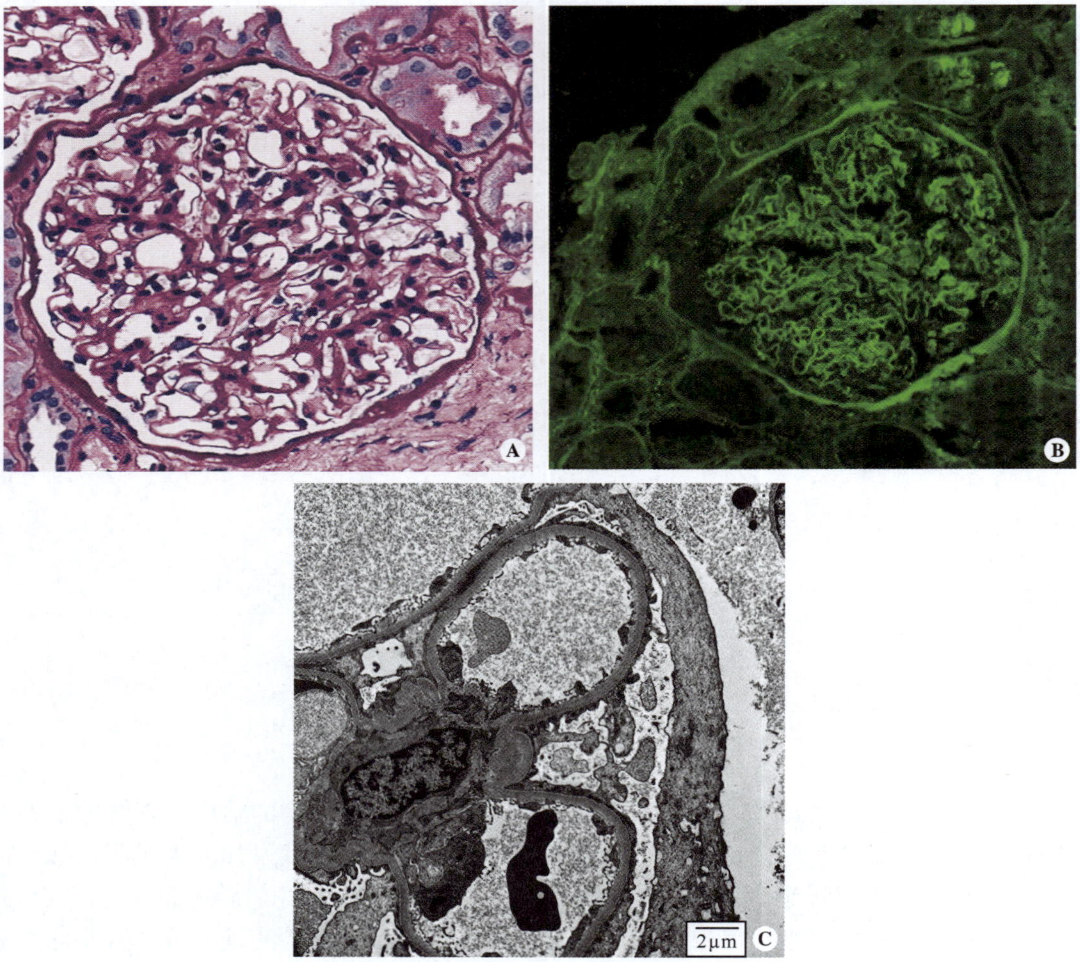

图21-7

图21-7　狼疮足细胞病

A. 患者表现为肾小球病变轻，外周袢足细胞胞体脱落（HE，×400）；B. 免疫荧光检查显示IgG沿肾小球毛细血管外周袢分布（IF，×400）；C. 电镜观察肾小球系膜区少量电子致密物沉积，节段基膜与基底膜粘连，足细胞足突融合，较多微绒毛（EM）

绝大多数狼疮足细胞病患者对激素治疗敏感，预后良好，但复发率高达30.8%～56%[29]。可采用激素单药诱导，或激素与其他免疫抑制剂联合治疗以减少激素的剂量。肾小球病理改变为局灶节段性肾小球硬化患者激素单药治疗的完全缓解率低，联合其他免疫抑制剂诱导治疗可提高缓解率。

2. 血栓性微血管病（TMA）　不同病因造成的狼疮相关性TMA具有相同的病变特征，通常同时累及肾间质小动脉（入球动脉、小叶间动脉）和肾小球，少数仅有间质小动脉或仅有肾小球TMA。血管TMA的急性病变表现为肾间质小动脉内皮细胞增生、内膜黏液样水肿、血栓形成、管腔狭窄或闭锁，可有血管壁坏死，免疫荧光血管壁无免疫沉积物。肾小球TMA表现为血管袢内皮细胞增生肿胀、微血栓形成，袢内可见破碎红细胞。电镜检查见内皮下疏松、增宽，内见无定形物质，内皮下无电子致密物（图21-8）。在TMA慢性期，间质小动脉出现内膜纤维性增生，内皮呈"葱皮样"改变，管腔狭窄或闭锁；肾小球呈球性或节段硬化，毛细血管袢基底膜增厚，呈"双轨征"[31]。

绝大多数狼疮相关性TMA与各种免疫复合物性LN并存，尤其与重型LN（Ⅳ/Ⅲ型、Ⅳ/Ⅲ+Ⅴ型）并存。少数肾脏TMA可独立存在，仅表现为肾小球或间质血管TMA，非免疫复合物性LN或仅有系膜区免疫沉积物伴系膜增生。TMA累及间质血管时诊断比较容易，但如果仅有肾小球TMA，则容易漏诊，需要光镜结合电镜检查才能确诊。合并TMA的LN，肾功能损伤重，远期预后差[32]，需要早期诊断、免疫抑制联合血浆置换治疗等措施才能改善肾功能，提高远期肾脏存活率。借助外周血涂片检测红细胞碎片，或肾活检检查可以明确TMA。

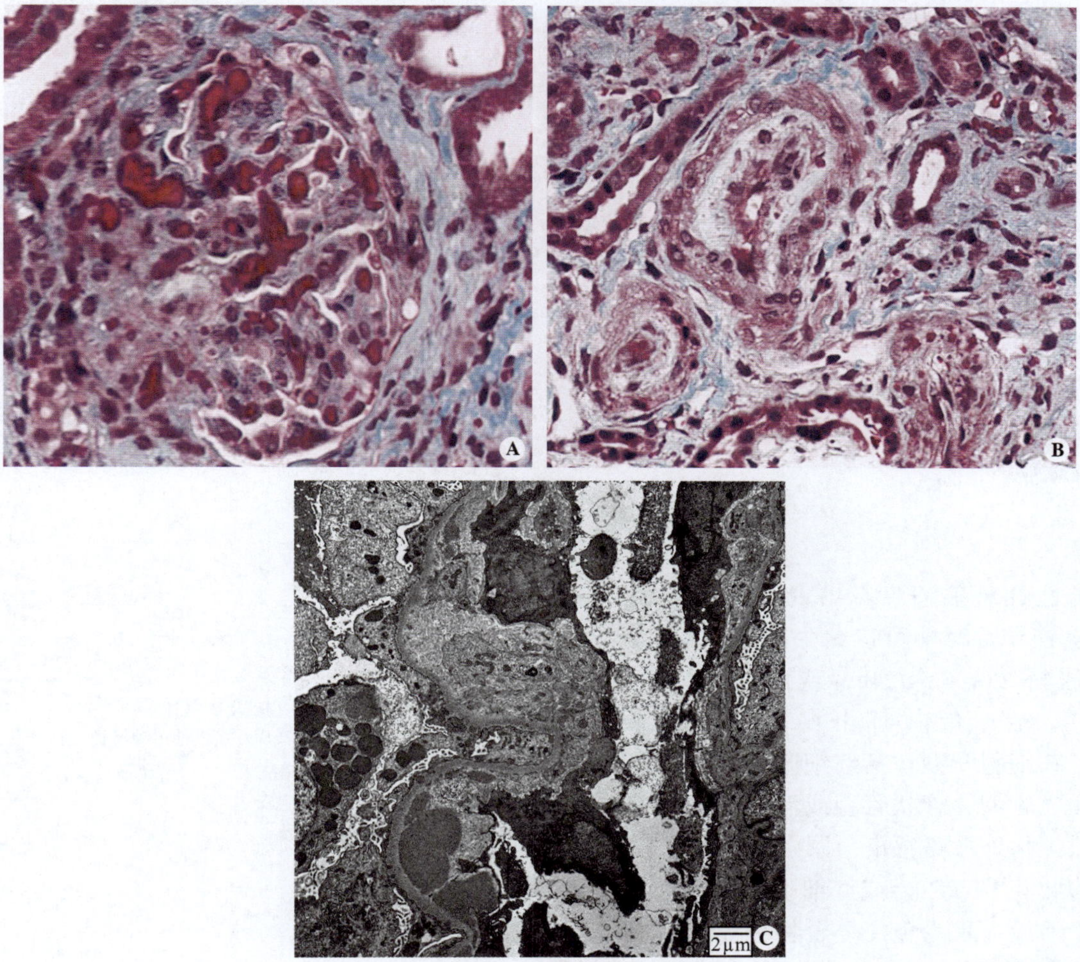

图21-8　狼疮相关性TMA

A. 肾小球毛细血管袢腔内较多破碎红细胞堵塞袢腔（Masson，×400）；B. 肾间质小动脉内膜黏液样水肿、血栓形成、管腔狭窄、闭锁（Masson，×400）；C. 电镜肾小球毛细血管袢基底膜内皮下区域增宽，其中见细胞碎屑、红细胞及无定形物，足细胞胞质内较多溶酶体，足突融合，较多微绒毛化（EM）

图21-8

（三）狼疮间质性肾炎

在LN的肾组织经常观察到IC沿肾小管基底膜沉积及肾小管间质炎症细胞浸润，肾小管上皮细胞刷状缘脱落和损伤，以及间质纤维化。LN的小管间质病变程度通常与肾小球病变和血管病变严重程度相关，Ⅳ型LN中约3/4有间质炎症。但少数病例可表现为严重间质性肾炎，而肾小球病变较轻，小管-间质有大量淋巴细胞、浆细胞、中性粒细胞和巨噬细胞浸润。肾小管基底膜可见免疫沉积物，偶尔以线状沉积于肾小管基底膜。抗dsDNA抗体在狼疮间质性肾炎的发病机制中起着关键作用，它通过直接结合肾细胞上（包括近端肾小管上皮细胞）的交叉反应性抗原，或通过染色质物质间接结合细胞外基质成分，激活补体，使细胞活化和增殖，以及诱导炎症和纤维化过程，导致肾脏间质炎症和纤维化。

三、诊断及鉴别诊断

（一）系统性红斑狼疮的诊断

目前临床常用的系统性红斑狼疮诊断标准有3个，其一是应用比较广泛的美国风湿病学会（ACR）于1982年制定、1997年修订的分类标准（表21-4），11条中如有4条符合，诊断即可成立（敏感度为93.4%，特异度为82.8%）；其二是系统性红斑狼疮国际临床协作组（SLICC）2012年发布的SLE分类标准（表21-5）（敏感度为96.7%，特异度为83.7%）；其三是2019年欧洲抗风湿病联盟/美国风湿病学会（EULAR/ACR）共同制定的SLE分类标准（表21-6）（敏感度为96.1%，特异度为93.4%）。

（二）狼疮肾炎的诊断

系统性红斑狼疮患者出现以下一项临床和实验室检查异常时即可诊断为狼疮肾炎，包括：①蛋白尿持续≥0.5g/24h，或随机尿检查尿蛋白（+++），或尿蛋白/肌酐比＞500mg/g（50mg/mmol）；②细胞管型包括红细胞管型、血红蛋白管型、颗粒管型、管状管型或混合管型；③活动性尿沉渣（除外尿路感染，尿白细胞数＞5/HPF，尿红细胞数＞5/HPF），或红细胞管型，或白细胞管型。肾活检显示为免疫复合物介导型肾小球肾炎则进一步确定狼疮肾炎的诊断。

（三）系统性红斑狼疮的鉴别诊断

由于系统性红斑狼疮可累及全身各个脏器，临床表现复杂，容易与其他全身性疾病临床表现相互混淆，易于误诊或漏诊。系统性红斑狼疮需与以下疾病相鉴别。

表21-4　ACR修订的SLE分类标准（1997年）

ACR修订的SLE分类标准
1. 颧部皮疹
2. 盘状红斑
3. 光过敏
4. 口、鼻部溃疡
5. 累及两个或两个以上关节的非侵蚀性关节炎
6. 胸膜炎或心包炎
7. 肾脏病变：24小时尿蛋白＞0.5g或细胞管型
8. 神经病变：癫痫、精神病
9. 血液系统异常：溶血性贫血、白细胞减少、淋巴细胞减少、血小板减少
10. 抗核抗体异常
11. 免疫学异常
（1）抗dsDNA抗体阳性
（2）抗Sm抗体阳性
（3）抗磷脂抗体阳性（以下三者之一）
1）抗心磷脂抗体IgG型/IgM型阳性
2）狼疮抗凝物阳性
3）梅毒假阳性
诊断要求
同时或相继符合11项诊断标准中的4项及4项以上者

表21-5　SLICC制定的SLE分类标准（2012年）

SLICC制定的SLE分类标准
1. 急性或亚急性皮肤型狼疮
2. 慢性皮肤型狼疮
3. 口、鼻部溃疡
4. 非瘢痕性脱发
5. ≥2个关节滑膜炎
6. 浆膜炎：胸膜炎和心包炎
7. 肾脏病变：24小时尿蛋白＞0.5g或有红细胞管型
8. 神经病变：癫痫、精神病、多发性单神经炎、脊髓炎、外周或脑神经病变、急性精神错乱状态
9. 溶血性贫血
10. 白细胞/淋巴细胞减少
11. 血小板减少
12. 抗核抗体异常
13. 抗dsDNA抗体阳性
14. 抗Sm抗体阳性
15. 抗磷脂抗体阳性
16. 低补体血症
17. Coombs试验阳性
分类诊断要求
符合4项诊断标准［至少1项临床标准（第1～11项）+1项免疫学异常（第12～17项）］，或患者经肾穿刺活检证实为狼疮肾炎伴抗核抗体或抗dsDNA抗体阳性

表21-6　欧洲抗风湿病联盟/美国风湿病学会（EULAR/ACR）制定的SLE分类标准（2019年）

项目	评分
临床标准	
1. 全身系统：发热≥38.3℃	2
2. 皮肤黏膜	
非瘢痕性脱发	2
口腔溃疡	2
亚急性皮肤型狼疮或盘状狼疮	4
急性皮肤型狼疮	6
3. 关节炎：≥2个关节滑膜炎/≥2个压痛关节+≥30分钟晨僵	6
4. 神经系统	
谵妄	2
精神症状	3
癫痫	5
5. 浆膜炎	
胸腔积液或心包积液	5
急性心包炎	6
6. 血液系统	
白细胞计数减少（$<4\times10^9/L$）	3
血小板计数减少（$<100\times10^9/L$）	4
免疫性溶血	4
7. 肾脏	
尿蛋白＞0.5g/24h	4
肾穿刺活检示Ⅱ型或Ⅴ型狼疮肾炎	8
肾穿刺活检示Ⅲ型或Ⅳ型狼疮肾炎	10
免疫学指标	
1. 抗磷脂抗体：抗心磷脂抗体IgG型＞40GPL或抗β2-糖蛋白抗体IgG型＞40U或狼疮抗凝物阳性	2
2. 补体	
低补体C3/低补体C4	3
低补体C3+低补体C4	4
3. 高度特异性抗体	
抗dsDNA抗体阳性	6
抗Sm抗体阳性	6

注：①必须满足抗核抗体阳性（Hep2免疫荧光法≥1：80）；②每项临床标准和免疫学指标中，只将最高评分计入总分；③每条标准需排除感染、恶性肿瘤、药物等原因；④至少符合一条临床标准；⑤既往症状和现存临床表现均可评分；⑥临床标准和免疫学指标评分相加≥10分可分类诊断为系统性红斑狼疮。

1. 皮肌炎　可表现为面部红斑，甚至表现为面部蝶形红斑、肌无力、肌痛，但多数病例有血肌酶升高，肌肉活检有特异性炎症。

2. 类风湿关节炎　类风湿因子阳性，补体水平正常或升高，抗dsDNA抗体阴性及抗Sm抗体阴性，且X线骨关节特征性变化与系统性红斑狼疮不同。

3. 结节性多动脉炎　临床表现亦变化多端、多系统损害，但其自身抗体检查多为阴性，组织病理改变与系统性红斑狼疮显著不同。

4. 混合结缔组织病　只有多系统损害的特征，但少有中枢神经系统、肾脏及心脏损害，手和面部皮损具有硬皮病改变的特征，RNP抗体滴度显著升高（＞1：500），病程长，对激素治疗特别敏感，预后较好。

狼疮肾炎应与各种原发性、继发性肾脏疾病相鉴别。

四、治疗目标及方案

（一）治疗原则及目标

SLE和LN的治疗仍是临床面临的难题，涉及如何优化选择免疫抑制方案，如何提高缓解率、降低复发率，如何减少治疗合并症，提高患者的肾脏存活率及患者的生存质量等问题。近20年，随着国际大量LN临床试验及队列研究的开展[33-35]，以及生物靶向制剂[36]的临床应用，新的治疗方案不断涌现。2019年欧洲抗风湿病联盟（EULAR）、欧洲肾脏学会-欧洲透析与移植学会（ERA-EDTA）、美国风湿病学会（ACR）联合发布了更新版的LN治疗指南[37]，《中国狼疮肾炎诊断和治疗指南》[25]同年公布，2021年KDIGO发布了更新版的LN治疗指南[38]。这些指南使得LN的治疗原则和治疗目标更加明确，治疗更加个体化。

LN的治疗应由多学科参与，综合考虑患者个体病情、医疗负担及社会成本后制订个体化治疗方案，避免过度治疗或治疗不足。当存在危及生命/严重器官损伤时，初始予以高强度免疫抑制治疗，旨在控制疾病活动度；后续低强度免疫抑制维持治疗旨在巩固疗效和预防复发。SLE和LN的治疗应以防治合并症、保障患者安全为前提，提高肾脏存活率和患者生存质量。

SLE和LN以提高患者长期生存率、预防器官损伤、提高健康相关生存质量及追求达到疾病完全缓解或达到低疾病活动度（low disease activity, LDA）为目标[39]。LN完全缓解指在停用激素及其他免疫抑制剂情况下，病情稳定2年以上（肾脏完全缓解，肌酐稳定，抗核抗体和抗dsDNA阴性，补体正常）。LDA[40]即使用抗疟药维持时SLE-DAI≤3，或泼尼松≤7.5mg/d联合免疫抑制剂维持时SLE-DAI≤4、医生总体评估评分（PGA）≤1.5。但达到LN完全缓解的目标非常困难，更多患者的治疗追求控制疾病活动度，以达到LDA为目标。对于LN患者，力求在治疗6个月达到肾脏部分缓解[partial renal remission，PRR；即尿蛋白定量（UPr）下降超过基线的50%，血清肌酐（Scr）不高于基线水平的10%]，治疗12个月应达到肾脏完全缓解（complete renal remission，CRR；即24小时UPr＜500mg，Scr不高于基线水平的10%）。

（二）免疫抑制剂及治疗方案

1. 糖皮质激素 基于糖皮质激素的抗炎和免疫抑制作用，20世纪60年代开始使用大剂量糖皮质激素治疗增生性LN，患者的短期预后显著改善。目前糖皮质激素仍被应用于LN的所有治疗方案中，尤其是增生性LN，糖皮质激素仍然是其初始治疗中不可或缺的组成部分，糖皮质激素可快速控制增生性LN常见的广泛肾脏炎症，但大剂量糖皮质激素的使用可能导致许多不良事件，包括感染、消化道出血、骨质疏松等。联合免疫抑制剂方案有利于糖皮质激素的最小化应用，从而减少其不良反应。在活动性LN的初始治疗期间，当肾脏和肾外疾病均获得令人满意改善时，可以考虑在短程甲泼尼龙静脉冲击后使用减少剂量的糖皮质激素方案。

增生性LN初始治疗开始时可静脉注射甲泼尼龙，通常连续3天，每天250～1000mg，特别是临床表现为急进性肾炎综合征，肾活检伴有高比例的新月体或血管病变，或出现严重肾外表现，如中枢神经系统或肺部受累。为了最大限度地减少由于糖皮质激素的高累积引起的副作用，最近的临床试验越来越多地使用初始甲泼尼龙静脉冲击，然后使用较低的起始剂量和（或）更快地逐渐减少口服糖皮质激素[41]。2021年KDIGO的LN治疗指南推荐快速减量的口服糖皮质激素方案，每天口服泼尼松剂量0～2周为0.5～0.6mg/kg（最大剂量40mg），3～4周为0.3～0.4mg/kg，5～6周为15mg，7～8周为10mg，9～10周为7.5mg/kg，11～12周为5mg[38]。

2. 羟氯喹 除具有抗疟疾作用外，羟氯喹具有非常广泛的免疫及非免疫效应，并独特抑制抗磷脂抗体，尤其抑制抗β2-GPI与磷脂双分子层的结合，修复aPL介导的膜联蛋白5（ANXA5）的丢失，从而发挥抗凝和预防血栓的效应。

临床研究显示，在标准免疫抑制治疗基础上联合使用羟氯喹可降低SLE活动度，显著减少病程中LN的发生率（10年累积肾损伤发生率下降32%）及重型LN的比例，提高肾脏缓解率（尤其Ⅴ型LN）及延长缓解持续的时间，降低肾脏复发率。对已有慢性肾脏损害的LN，羟氯喹能够有助于减轻肾损害进展，延长到达终末期肾病的时间，提高远期肾脏存活率。LN妊娠期使用羟氯喹，可降低SLE活动度和复发率，减少子痫前期的发生率。在抗Ro/SSA、抗La/SSB阳性患者妊娠期使用羟氯喹能减少新生儿先天性心脏传导阻滞风险。在aPL阳性或有产科APS病史的LN患者中，妊娠期羟氯喹联合使用抗凝和（或）小剂量阿司匹林，能有效降低自然流产和胎儿丢失的发生率。因此，如果无羟氯喹的使用禁忌，所有SLE和LN，包括LN孕前和整个孕期都应使用羟氯喹。羟氯喹的最大日剂量不超过5mg/（kg·d）。

羟氯喹引起视网膜病变（黄斑变性）、过敏、色素沉着、胃肠道反应、心肌毒性等不良反应的发生率较低。视网膜病变发生率与羟氯喹治疗疗程和累积剂量相关，羟氯喹使用15年以内视网膜病变发生率仅2%左右，但超过15年则显著增高。羟氯喹治疗前已有视网膜病变，或以往对羟氯喹过敏者则不应使用羟氯喹。控制羟氯喹每日剂量和累积剂量，日剂量不超过5mg/（kg·d），或累积剂量不超过1000g。对于视网膜病发生高风险患者，强化眼底筛查。对于羟氯喹疗程超过5年、日剂量[＞6.5mg/（kg·d），或＞400mg/d]或累积剂量（＞1000g）过大、年龄＞60岁、伴有肝肾疾病及肥胖等视网膜病变发生高风险患者，尤其LN伴肾功能减退者，应每年筛查眼底（OCT和视野检查），以及早发现视网膜病变，避免造成视力丧失[42]。

3. 吗替麦考酚酯（MMF） 为次黄嘌呤单核苷酸脱氢酶（IMPDH）非竞争性、选择性和可逆性抑制剂。IMPDH是嘌呤从头合成途径的一种关键酶。MMF的活性成分——麦考酚酸（MPA）阻断鸟嘌呤合成，耗竭细胞内鸟嘌呤核苷酸，抑制细胞DNA合成，从而抑制细胞增生。研究表明，MMF能明显抑制细胞免疫和体液免疫。由于淋巴细胞DNA和RNA合成主要依赖嘌呤的从头合成途径，缺乏替代途径，因此，MPA选择性作用于淋巴细胞，对肝和骨髓细胞生长无影响，因而无肝和骨髓毒性作用。此外，MMF还抑制内皮细胞表达黏附分子和细胞因子IL-6合成，抑制白细胞与内皮细胞的黏附和渗出，抑制内皮细胞增生，从而保护内皮，控制血管病变[43]。MMF属于强效免疫抑制剂，对伴或不伴肾脏病变的SLE均有较好的治疗效果。

（1）MMF诱导治疗：临床RCT研究证明，MMF方案诱导治疗Ⅲ型和Ⅳ型LN的疗效不劣于或甚至优于静脉环磷酰胺（IV-CYC）方案[33, 44]。国际LN治疗指南均推荐MMF作为Ⅲ型和Ⅳ型LN的一线诱导及维持治疗方案[28, 45, 46]。从国内外非对照研究到随机对照多中心研究，MMF治疗增殖性LN疗效被证明不劣于或优于IV-CYC，但治疗缓解率报道不一，高者达95%，低者仅为54.6%[33, 47, 48]，研究结果不一可能与研究对象的病理类型不同有关。

MMF治疗LN的国际多中心研究中，MMF的治疗剂量为3g/d。该试验中，MMF组9例死亡，其中7例发生在亚洲，死于严重感染，而IV-CYC组5例死亡。高剂量MPA暴露可能与高于预期的严重感染相关。因此，考虑到患者之间风险状况的潜在差异，在决定使用MPA时，需考虑患者的种族或地区。我国临床研究中诱导期使用的MMF剂量多为1.5～2.0g/d，MMF的维持剂量通常为1.0g/d或更低，更适合我国LN患者。为了降低感染风险，MMF治疗期间应动态观察外周血淋巴细胞的数量。淋巴细胞持续下降或$CD4^+$ T细胞＜200/μl时，MMF应减量或暂停使用。对于感染高危患者，在MMF治疗开始的3个月内，应预防性使用复方磺胺甲噁唑。

（2）MMF维持治疗：ALMS试验维持期研究表明，在随访3年期间，MMF诱导-MMF维持治疗方案，其到达治疗失败（死亡、终末期肾病、持续Scr倍增、肾脏病复发）或因LN加重或恶化而需要补救治疗（激素、血浆置换、静脉注射免疫球蛋白，或方案中未列入新的方案）事件的发生率均低于AZA维持方案[34]。

4. 他克莫司　阻止T细胞活化，抑制自身抗体的产生，减轻免疫复合物在肾小球的沉积，此外，他克莫司可能对足细胞有直接的保护作用，包括稳定肌动蛋白细胞骨架和抑制足细胞凋亡，从而防止肾脏损伤[49, 50]。在一项非对照前瞻性研究中[51]，40例LN患者（Ⅳ型占65%，少量Ⅴ型和Ⅲ＋Ⅴ型）分别接受他克莫司治疗12个月（他克莫司组）和IV-CYC治疗6个月后AZA维持［静脉环磷酰胺序贯硫唑嘌呤（IV-CYC-AZA）组］6个月。结果发现他克莫司组5个月和12个月完全缓解率显著高于IV-CYC-AZA组（5个月：55.0% vs. 15.0%，P=0.008，12个　月：75.0% vs. 40.0%，P=0.025）。一项多中心RCT[52]纳入81例LN患者，随机接受激素联合他克莫司或激素联合IV-CYC诱导治疗，发现两组6个月的完全缓解率和总缓解率差异无统计学意义，但与IV-CYC比较，他克莫司治疗组蛋白尿下降更快，不良反应发生率低。另一项单中心研究[53]比较了他克莫司、MMF或IV-CYC诱导治疗增生性和膜性LN的疗效，发现他克莫司的治疗缓解率与MMF和IV-CYC方案无差异。

中国香港学者完成的一项RCT研究共纳入150例LN患者，前瞻性比较他克莫司与MMF对LN的疗效。研究证实，治疗6个月两组完全缓解率无差异（MMF组为59%，他克莫司组为62%）[54]。而荟萃分析结果证明，他克莫司诱导治疗LN的疗效优于IV-CYC，而且不良反应发生率低[55]。

最新公布的一项我国多中心的RCT研究评估了他克莫司作为中国LN患者初始治疗的疗效和安全性。试验组口服他克莫司（目标谷浓度为4～10ng/ml），对照组采用IV-CYC，随访观察24周。该研究他克莫司组157例患者，IV-CYC组142例患者，发现第24周他克莫司对LN的治疗反应不劣于IV-CYC，他克莫司组缓解率为83.0%，IV-CYC组缓解率为75.0%。他克莫司组29例（18.5%）和IV-CYC组35例（24.6%）患者报告了严重不良事件，他克莫司组14例（8.9%）和IV-CYC组23例（16.2%）患者报告了严重的研究药物相关感染。该研究表明口服他克莫司对活动性LN的初始治疗效果不劣于IV-CYC，安全性优于IV-CYC。他克莫司可以替代IV-CYC作为活动性LN的初始治疗药物[56]。

我国一项研究观察了他克莫司短期维持治疗

LN的疗效。70例LN患者（Ⅲ型54例，Ⅳ型10例，Ⅴ型和Ⅴ+Ⅲ/Ⅳ型各3例）在治疗获得缓解后随机接受他克莫司或AZA治疗，随访6个月两组复发率无差异，AZA组白细胞减少发生率显著高于他克莫司组。但该研究随访时间过短，而且Ⅲ型的比例过高（占77.1%）[57]。

现有他克莫司治疗LN的研究纳入的病例Scr正常或＜3mg/dl。他克莫司对严重肾功能损伤LN的治疗缺乏研究。

5. MMF+他克莫司（多靶点）方案 激素与MMF和他克莫司组成的多靶点方案中，每种药物作用于SLE及LN发生的不同环节，在抗炎、免疫抑制和足细胞保护等方面发挥协同作用，从而提高LN治疗效果[58]。研究发现，三种免疫抑制药物的联合治疗，与每一种药物单独治疗比较，能够特异性影响肾组织免疫和炎症相关基因表达，独特抑制肾组织炎症分子TLR-7和IL-6/Stat3的信号通路，显著增加肾小球足细胞骨架蛋白Synnopodin表达，在足细胞保护方面发挥协同作用，从而提高治疗缓解率[58]。

（1）多靶点诱导治疗：早期一项多靶点治疗Ⅳ+Ⅴ型LN的单中心随机对照研究发现，多靶点方案治疗组的完全缓解率显著高于IV-CYC[35]。我国随后进行的多中心RCT纳入了368例各种类型的LN患者，前瞻性比较了多靶点诱导治疗与IV-CYC方案诱导治疗LN的疗效。研究证明治疗6个月，多靶点方案的完全缓解率（46% vs. 26%，$P<0.001$）和累积缓解率（85% vs. 69%，$P<0.001$）均显著高于IV-CYC，中位缓解时间多靶点组为8周，IV-CYC组为12周，表明多靶点方案能更快获得缓解。亚组分析发现，多靶点对Ⅳ型、Ⅴ型、Ⅳ+Ⅴ型和Ⅲ+Ⅴ型均有明显疗效，对Ⅴ型（33% vs. 8%，$P=0.01$）和Ⅳ+Ⅴ型（45% vs. 27%，$P<0.05$）完全缓解率的提高更为显著，而不良反应发生率与对照组无明显差异[59]。一项荟萃分析纳入全球53项LN治疗的RCT研究，治疗方案包括了IV-CYC、MMF、钙调磷酸酶抑制剂（CNI）和多靶点疗法。与IV-CYC相比，多靶点方案治疗获得完全缓解的概率最高（OR 2.69；95% CI 1.74～4.16），其次是CNI（OR 1.74；95% CI 1.09～2.79） 和MMF（OR 1.44；95% CI 1.00～2.16），因而多靶点疗法被认为是40年来LN最好的治疗方案[60]。

国内外多个小样本研究观察了多靶点作为传统方案治疗失败后的补救治疗或治疗复发LN的疗效，结果表明多靶点方案作为LN的补救治疗，缓解率能达70%以上[61]。根据目前多靶点临床研究，多靶点方案适合于多种类型LN的诱导治疗。由于临床研究将Scr＞3mg/dl的LN患者排除在外，多靶点方案对有严重肾功能不全LN患者的疗效和安全性缺乏研究。

（2）多靶点维持治疗：我国报道了两项多靶点维持治疗LN的研究。一项研究比较了多靶点诱导和维持方案与CYC-AZA维持方案治疗Ⅳ+Ⅴ型LN的疗效，71例患者在完成6个月诱导治疗后进入维持期（多靶点组37例，AZA组34例）。在18个月的随访期间，两组肾脏复发率无差异（8.3% vs. 4.8%，$P>0.05$），但CYC-AZA组不良反应发生率显著高于多靶点组[62]。一项国内多中心研究纳入了206例LN（包括Ⅲ型、Ⅳ型、Ⅴ型、Ⅲ或Ⅳ+Ⅴ型）患者，其中116例患者多靶点诱导治疗6个月缓解后继续多靶点维持治疗，90例患者CYC诱导缓解后用AZA维持治疗，随访18个月，发现两组累积肾脏复发率无差异（5.47% vs. 7.62%，$P=0.74$），Scr水平和估算肾小球滤过率（eGFR）均稳定，但AZA维持治疗组不良事件发生率显著高于多靶点维持治疗组（44.4% vs. 16.4%，$P<0.01$），多靶点维持治疗组退出治疗的比例显著低于AZA维持治疗组（1.7% vs. 8.9%，$P=0.02$）[63]。

6. 生物靶向治疗 在SLE和LN的发病过程中，免疫细胞与免疫活性分子相互作用，形成复杂的炎症网络。其中，B淋巴细胞在SLE和LN的发生及进展中发挥着至关重要的作用。因此，针对B细胞的靶向生物制剂，如清除B细胞的CD20单克隆抗体（利妥昔单抗），抑制B细胞增生的B细胞刺激因子[BLyS，也称B细胞活化因子（BAFF）]的单克隆抗体（贝利尤单抗）在LN的治疗中展示了非常好的应用前景，更多的靶向生物制剂及其他免疫治疗尚需临床研究的证据[64]（表21-7）。

表21-7　生物靶向制剂治疗SLE的临床研究

分子靶向	药物	性质	适应证及研究阶段
CD20	利妥昔单抗	单克隆抗体	超适应证
CD20	奥妥珠单抗	单克隆抗体	SLE（Ⅲ期临床试验）
BLyS（BAFF）	贝利尤单抗	单克隆抗体	SLE及LN（批准）
CD40	CFZ533	单克隆抗体	SLE（Ⅱ期临床试验）
CD40L	Dapirolizumab pegol	聚乙二醇Fab片段	SLE（Ⅲ期临床试验）
BAFF和APRIL	泰它西普	TACI与人IgG1 Fc融合蛋白	SLE（批准）
Ⅰ型干扰素受体	阿尼鲁单抗	单克隆抗体	SLE（批准）
JAK1和JAK3	Tofacitinib	小分子	SLE（Ⅰ期和Ⅱ期临床试验）
JAK1和JAK2	Baricitinib	小分子	SLE（Ⅲ期临床试验）

（1）抗CD20单克隆抗体：临床最常用的清除B细胞的靶向药物是抗CD20的利妥昔单抗（RTX），但最初的两项RCT研究没有证明在标准免疫抑制治疗基础上联合RTX能给SLE或LN患者带来额外受益，EXPLORE研究中RTX组治疗总反应率与对照组无差异（28.4% vs. 29.5%）。RTX治疗LN的RCT研究（LUNAR研究）[65]发现，RTX治疗组肾脏完全缓解率（26% vs. 31%）和部分缓解率（31% vs. 15%）与对照组均无差异。

但大量的RTX治疗顽固性LN的观察性研究发现，RTX治疗可使52.9%～85.8%的顽固性LN患者获得缓解[66-70]。这些数据促使美国风湿病学会（ACR）及欧洲抗风湿病联盟（EULAR）推荐RTX用于治疗顽固性LN。EULAR最新指南[71]建议，RTX用于严重的肾脏、血液及中枢系统损害的SLE，以及一种及一种以上免疫抑制剂治疗失败或复发的LN。

LUNAR研究的事后分析发现RTX治疗LN的疗效与B细胞完全耗竭有关。LUNAR研究中B细胞耗竭的标准为$CD19^+$ B细胞计数＜20/μl，如果把B细胞完全耗竭标准定为$CD19^+$ B细胞计数为0/μl，则发现达到B细胞完全耗竭、B细胞完全耗竭持续时间＞70天及达到完全耗竭所需时间短的患者的肾脏缓解率显著提高。因此，有学者建议利用B细胞（CD19）完全耗竭指导RTX用药[72]。

国际上RTX治疗LN缺乏统一的使用方法及疗程[73]（表21-8）。最早沿用RTX治疗淋巴瘤的方案，即每次375mg/m²，每周1次，连续4周。LUNAR试验使用的方案为RTX 1000mg×4次（d1、d15、d168、d182）。大剂量RTX治疗的费用高，感染风险高，已被减量RTX方案替代。目前文献报道最常应用的方法是2剂RTX方案（RTX 1000mg，隔2周使用1次）。以最小剂量RTX达到B细胞持续完全耗竭应该是今后使用RTX的治疗目标原则。

表21-8　RTX治疗顽固性LN的使用方案

剂量	间隔时间	例数	百分比
4×375mg/m²	每周	150	50.4%
2×750mg/m²	每2周	5	2%
2×500mg	每2周	3	1%
3×500mg	每2周	1	0.3%
4×500mg	每2周	1	0.3%
2×1000mg	每2周	113	38%
其他方案		24	8%
合计		297	100%

最近有单中心报道用更小剂量RTX方案治疗LN[74]。34例LN患者（19例难治性LN患者，8例复发LN患者，7例初发LN患者）接受超小剂量RTX（RTX 100mg×4周改为RTX 100mg，每2～3个月1次）并联合传统免疫抑制剂治疗。B细胞耗竭和B细胞完全耗竭分别定义为$CD19^+$＜5/μl和$CD19^+$＜1/μl，B细胞重建定义为$CD19^+$≥5/μl。研究显示，RTX 100mg×4周时33例（97.1%）患者达到B细胞完全耗竭，12个月内持续B细胞耗竭及完全耗竭的比例分别为67.6%和52.9%。12个月内累计32例（94.1%）患者获得肾脏缓解，其中12例（35.3%）患者获得肾脏完全缓解。初发、复发及难治性LN患者的肾脏缓解率无差异（分别为85.7%、100%、94.7%）。初发LN患者的完全肾脏缓解率显著高于难治性LN患者（71.4% vs. 21.1%，P=0.024）。12个月内11例患者B细胞重建，其中

2例患者LN复发。随访过程中3例患者并发感染，无死亡病例。该研究显示超小剂量RTX联合免疫抑制剂对顽固、复发和初发LN均显示很高的临床缓解率，值得进一步临床随机对照研究。

RTX治疗LN也面临以下问题，第一，RTX难以造成持久B细胞清零，因此需要多次给药。第二，除了清除自身反应性B细胞，RTX同时清除正常B细胞，导致感染风险增大。第三，SLE患者体内的IC可阻断巨噬细胞功能，影响B细胞的清除。另外，RTX治疗后血中BAFF水平可显著升高，使得残留B细胞暴露于高浓度BAFF，导致B细胞过度活化，影响RTX的治疗疗效。有研究设计了RTX联合贝利尤单抗的治疗方案，并成功用于RTX治疗后血液BAFF水平升高伴疾病复发的LN[75]。

国外一项研究评估了一种人源化Ⅱ型抗CD20单克隆抗体奥妥珠单抗（obinutuzumab）治疗LN的疗效[76]。该研究以安慰剂作为对照，所有患者均联合标准疗法，接受MMF和糖皮质激素的LN患者在第1天和第2周、24周和26周被随机分配到奥妥珠单抗组（1000mg）或安慰剂组，并随访至第104周。研究结果显示，奥妥珠单抗组第52周时CRR（35% vs. 23%，P=0.115）和第104周时CRR（41% vs. 23%，P=0.026）较安慰剂组高。奥妥珠单抗在肾脏反应指标、血清学、估算肾小球滤过率和蛋白尿的改善方面较安慰剂组更明显。奥妥珠单抗与严重不良事件、严重感染或死亡的增加无关。使用奥妥珠单抗时发生非严重输注相关反应的频率更高。该研究证实，与单独使用标准治疗相比，接受奥妥珠单抗加标准治疗的LN患者在第104周观察到更明显的完全肾脏缓解。

（2）贝利尤单抗：B细胞刺激因子（BLyS）或B细胞活化因子（BAFF）是促进B细胞存活和分化的重要细胞因子。贝利尤单抗是首个抗BLyS的人源化单克隆抗体，可与BLyS结合，从而抑制B细胞活化和分化及自身抗体产生。临床试验证实贝利尤单抗治疗能有效控制SLE活动度，降低复发的风险，减少激素剂量，成为第一个被美国FDA和欧洲药品管理局批准用于治疗SLE的生物制剂，其适应证有肌肉骨骼和皮肤黏膜损伤，血清学活动，激素依赖的SLE，不适用于伴严重中枢神经系统损伤的SLE。

4项关于贝利尤单抗治疗SLE的Ⅲ期临床试验。BLISS-52研究周期为52周，入组867例SLE患者。结果显示，贝利尤单抗联合标准疗法（SoC）可显著提高SLE治疗反应指数（SLE responder index，SRI），降低SLE活动性和抗dsDNA抗体水平，提高C3和C4水平及患者生存质量，降低严重复发的风险。此外，贝利尤单抗治疗可降低激素用量[36]。BLISS-76研究周期为76周，纳入了来自北美洲和欧洲地区19个国家819例患者。结果与BLISS-52类似，长期使用高剂量贝利尤单抗能持续改善血清学指标，减少激素用量，降低严重复发的风险[77]。此研究不仅是对52周贝利尤单抗研究的补充延长，也在不同人群中验证了贝利尤单抗的治疗效果。

BLISS-SC评估了皮下注射贝利尤单抗的疗效，证明SLE患者每周1次皮下注射200mg同样有效，从而为SLE提供更加便利的给药途径[78]。

BLISS-Northeast Asia研究[79]则验证了贝利尤单抗同样适用于中国、日本、韩国等国家的SLE患者。一项皮下注射贝利尤单抗联合RTX治疗成人SLE的Ⅲ期多中心RCT[80]，证明联合治疗能获得更好的低疾病活动性、疾病缓解或临床改善的疗效。

另一项研究[81]发现，对于因LN或肾外症状导致激素不能减量或停用的患者，应用贝利尤单抗后大部分可达预期治疗目标，包括肾脏及肾外症状缓解、疾病活动度减轻。1/3的患者可减停激素，其余患者激素剂量可减少40%，但未证实贝利尤单抗可缩短LN病程。

一项国际多中心RCT研究（BLISS-LN）评估了贝利尤单抗治疗LN的疗效[82]。448例经肾活检证实的成年活动性LN患者，随机进入贝利尤单抗组和安慰剂组，两组患者均接受标准治疗。研究结果显示，第104周时贝利尤单抗组的肾脏总缓解率（43% vs. 32%，P=0.03）和完全肾脏缓解率（30% vs. 20%，P=0.02）明显高于安慰剂组。接受贝利尤单抗治疗的患者发生肾相关事件或死亡的风险低于接受安慰剂的患者。该试验表明贝利尤单抗加标准疗法治疗活动性LN的疗效比单纯接受标准疗法更好。贝利尤单抗在中国、美国等国家被批准用于LN治疗。

（3）泰它西普：是TACI蛋白与IgG1蛋白的

融合体，通过阻断BLyS，抑制未成熟的B细胞进一步发育；同时通过阻断APRIL，抑制成熟B细胞分化为浆细胞，并影响自身反应性浆细胞自身抗体的分泌[83, 84]。泰它西普能同时抑制BLyS和APRIL两个细胞因子，更加有效地降低机体免疫反应，达到治疗自身免疫病的目的。

泰它西普SLE Ⅱb期临床试验初步评价了泰它西普联合标准方案治疗中重度活动性狼疮的安全性和有效性。研究结果显示，泰它西普160mg剂量组第12周SRI4应答率开始显著高于安慰剂组，并且一直持续至第48周；第48周SRI4应答率达69.6%；对肾脏受累患者进行的初步分析也显示了泰它西普对降低蛋白尿的良好效果，240mg剂量组从第4周起相对于安慰剂组蛋白尿水平有显著下降，第48周时蛋白尿水平降至约0.5g/24h[85]。泰它西普SLE Ⅲ期临床试验评估了泰它西普160mg联合标准方案治疗SLE的疗效和安全性。研究结果显示，第52周泰它西普160mg组的SRI4应答率高达82.6%，显著高于安慰剂组的38.1%。与Ⅱb期临床研究效果一致，泰它西普显著降低肾脏受累患者24小时尿蛋白水平。而安全性结果显示，泰它西普160mg治疗SLE患者表现出良好的安全性和耐受性，与安慰剂组相比泰它西普未增加受试者的感染风险[86]。泰它西普治疗LN的Ⅲ期临床试验正在进行中。

（4）其他生物制剂：鉴于补体系统在SLE微血管损伤中的重要作用，补体系统可能是潜在的治疗靶点。依库单抗是一种完全人源化抗C5单克隆抗体，作为一种末端补体抑制剂，靶向人C5，防止膜攻击复合物C5b-9的产生和C5a的释放。有研究报道依库单抗成功治疗了TMA、APS或严重增生性LN[87-89]。对于以TMA为首发症状的SLE和（或）APS，以及对当前免疫抑制治疗无效的患者，依库单抗可能是一种潜在的替代治疗方法。

7. 体外循环治疗技术在重症LN治疗中的应用　体外循环治疗技术包括血浆置换（PE）、双重血浆置换（DFPP）和免疫吸附（IA）等，能够快速清除SLE的自身抗体，改善SLE活动度。免疫抑制联合体外循环治疗已被广泛用于严重LN患者，尤其伴有TMA或合并严重狼疮心肌、神经系统或血液系统损伤及灾难性抗磷脂综合征的LN，或者不适合使用大剂量免疫抑制剂的LN[90-93]。

IA清除血清自身抗体的能力超过PE，在一些国家已经取代了PE，短期治疗效果显著。

DFPP是一种选择性血浆置换治疗技术，可有效清除血浆中大分子物质[94, 95]。研究发现DFPP在重症LN中取得显著疗效，提高LN伴TMA患者的2年肾脏存活率[96]。文献报道称，伴TMA的LN患者仅有16%～52.8%的接受PE治疗，这些患者完全缓解率仅为22.2%～30%[97, 98]。但也有报道称，LN伴TMA接受PE的患者治疗失败[99]。对一般增生性LN，体外DFPP治疗可能无法获得额外受益。李明霞等报道了12例增生性LN采用DFPP联合口服激素治疗，并与甲泼尼龙冲击后口服激素联合MMF（1.5g/d）治疗方案进行比较，结果发现两组完全缓解率无差异，但DFPP治疗能快速减轻患者水肿，提高血清白蛋白水平，降低Scr和尿蛋白水平，DFPP组激素用量降低，复发率低[100]。

对于严重LN，尤其合并严重其他器官损伤的患者，免疫抑制联合体外循环治疗有助于减轻器官功能损伤，但这一治疗带来的感染并发症不应被忽视[93]。

8. 细胞治疗　目前用于治疗LN的细胞治疗方法主要包括自体外周血干细胞移植（autologous haematopoietic stem cell transplantation，AHSCT）和间充质干细胞（mesenchymal stem cell，MSC）移植两类[101]。

（1）AHSCT：通过大剂量化疗或结合放疗清除体内异常的免疫细胞，包括自身反应性淋巴细胞，继而回输自体外周血造血干细胞，以重建患者的免疫和造血功能。研究表明，AHSCT治疗SLE可成功实现自身免疫记忆细胞的清除、重建干细胞水平的免疫耐受，使SLE得到长期缓解。AHSCT用于治疗顽固性LN，肾活检病理为增生性LN或增生性LN合并Ⅴ型，血清学指标示持续活动LN。欧洲和美国造血干细胞移植治疗指南将AHSCT作为顽固性SLE的治疗方案[102, 103]。

AHSCT治疗顽固性SLE的临床研究主要来自欧洲和美国。一项研究汇总了欧洲35个中心85例接受AHSCT治疗的顽固性SLE患者，中位随访25个月，5年总生存率为79%，无复发生存率为44%[104]。我国学者报道了接受AHSCT治疗的22例顽固性LN患者，中位随访72个月（60～80个月），其中18例（82%）患者获得完全缓解，1例患者获得部分缓解，6例（27%）患者在随访期间复发。5年患者生存率为91%，肾脏存活率为53%[105]。由于AHSCT需要特殊的医疗条件和技术，限制了其在临床的广泛应用。

（2）间充质干细胞移植：用于治疗SLE和LN的间充质干细胞主要是骨髓来源MSC（BM-MSC）和脐带来源MSC（UC-MSC）。MSC具有多向分化潜能，在特定的诱导条件或归巢组织分化成多种细胞。MSC可以分泌多种细胞因子，如巨噬细胞集落刺激因子、IL-6和血管内皮生长因子等，参与调控造血、免疫和促血管生成等。SLE患者不仅有造血干细胞的缺陷，也存在MSC异常，表现为MSC增殖和分化能力减弱、容易发生凋亡和衰老、在体外培养中迁移能力下降。因此，MSC治疗SLE有充分的理论依据。

动物研究发现[106]，静脉注射的MSC可归巢于肾脏，改善肾功能，加速有丝分裂反应，减少细胞凋亡。MSC归巢相关分子可以被细胞因子如TNF和IL-1上调。因此，细胞因子水平可能影响MSC的治疗效果。在小鼠中，CD44和透明质酸介导MSC向损伤肾脏迁移，透明质酸以剂量依赖性的方式促进MSC的迁移。静脉注射MSC的肾归巢被CD44抗体预孵育或被可溶性透明质酸阻断。狼疮动物模型研究发现，MSC可延长狼疮小鼠的存活率，减少蛋白尿，降低血清抗dsDNA抗体水平，改善小鼠肾脏IgG和C3的沉积。BM-MSC移植联合环磷酰胺治疗可显著改善蛋白尿和肾脏病理。

MSC治疗SLE的早期临床研究采用BM-MSC[107]，发现顽固性SLE患者接受BM-MSC治疗后SLE疾病活动指数（SLE-DAI）明显降低，蛋白尿减少，激素和环磷酰胺剂量可逐渐减少。近来研究多采用UC-MSC治疗SLE及LN，一项多中心临床研究[108]表明，SLE患者输注2次UC-MSC（1×10^6/kg，间隔1周），40例患者中13例达到主要临床反应，11例达到部分临床反应。SLE-DAI和不列颠群岛狼疮评估组指数（British Isles Lapus Assessment Group index，BILAG）评分、血清ANA和抗dsDNA抗体水平在MSC治疗3个月后明显降低，但7例移植后SLE复发。另一项单臂试验研究了异基因脐带血MSC治疗顽固性LN的疗效和安全性，发现UC-MSC治疗3个月，蛋白尿明显减少[109]。总体而言，非对照临床研究显示，MSC治疗顽固性LN 12个月的缓解率为60.5%～75%，总复发率为22.4%～23%，总生存率为92.5%～95%[110]。但最近一项异基因UC-MSC的多中心随机研究没有发现UC-MSC治疗的益处[111]。因此，MSC治疗LN的效果还需要更多临床研究的证据，明确MSC治疗LN的最佳适应证和治疗方案。目前已经启动UC-MSC治疗活动性LN患者的Ⅱ期多中心临床研究。

（3）嵌合抗原受体T细胞（CAR-T）治疗：即嵌合抗原受体T细胞免疫疗法，这是一种治疗肿瘤的新型精准靶向疗法，目前用于治疗SLE的是CD19靶向CAR-T治疗。这种方法是在患者自身的T细胞染色体中插入一个人工基因，新基因编码了一种以CD19为靶点的嵌合抗原受体，这种CAR的目标是大多数B细胞上的CD19，并在结合后诱导B细胞凋亡。CD19靶向CAR-T持续耗竭$CD19^+$细胞，消除自身抗体的产生。研究者在两种SLE小鼠模型（NZB/W和MRL-lpr小鼠）中测试了CD19靶向CAR-T的有效性，治疗导致$CD19^+$ B细胞完全和持续耗竭，并伴有自身抗体产生的减少。经过治疗的小鼠在多项疾病指标上显示出相当大的改善，包括肾功能、脾脏大小、淋巴细胞亚群比例和皮肤炎症。最重要的是，经过治疗的小鼠几乎恢复了正常寿命[112, 113]。

国外一项研究观察了CD19靶向CAR-T治疗5例难治性SLE患者[114]，结果显示CAR-T在体内扩增，导致B细胞深度消耗，临床症状和实验室指标改善。在中位随访8个月的时间内患者无药物维持仍保持缓解，CAR-T给药110±32天B细胞才再次出现。CAR-T治疗耐受性良好，只有轻微的细胞因子释放综合征。该研究显示，CD19靶向CAR-T细胞治疗SLE是可行、可耐受的，且有效率高。

与利妥昔单抗相比，CAR-T细胞治疗有2个主要优势：①CD19靶向CAR-T细胞消除了更大比例的B细胞，包括前B细胞，以及大量产生抗体的浆细胞。②在淋巴恶性肿瘤中报道的CD19靶向CAR-T可以诱导B细胞耗竭时间更长。这些为CAR-T用于治疗自身免疫性疾病，特别是SLE提供了强有力的理论基础，下一步的设计临床试验将评估这种方法在治疗SLE中的安全性和有效性。

综上所述，SLE通过免疫复合物及非免疫复合物沉积途径损伤肾脏，导致多种临床表现和病理类型，需要不同的治疗方案。传统免疫抑制剂、多靶点新疗法及针对B细胞的靶向生物制剂是目前LN主要的治疗方法，免疫抑制剂联合体外循环治疗有助于改善严重肾脏或其他器官损伤，AHSCT和MSC则用于顽固性LN的治疗。未来期待精准的LN分型和精准的靶向治疗，提高疗效，降低不良反应，改善远期预后。

五、病例介绍及点评

（一）主诉

关节疼痛8个月，尿检异常、血肌酐升高5天。

（二）病史

患者，女性，23岁。患者2011年7月无明显诱因出现双手指间关节、双侧膝关节疼痛，无晨僵现象，伴双侧颧部红斑，无发热，自行外用“炉甘石洗剂”后面部红斑逐渐消退。2012年6月10日患者无明显诱因出现发热、头痛，体温最高39.3℃，伴双下肢水肿，至当地诊所接受输液治疗后体温恢复正常。1周后患者外院检查示尿蛋白（+++），血清白蛋白14.2g/L，血肌酐155μmol/L，转笔者所在医院急诊，查尿蛋白（++++），血肌酐312μmol/L，血尿素氮21.5mmol/L，遂收入院。

（三）入院查体

T 36.3℃，P 98次/分，R 16次/分，BP 133/78mmHg。神清，精神可，心律齐，未闻及病理性杂音，双下肺呼吸音减低，未闻及干湿啰音及胸膜摩擦音。腹部平软，无压痛，移动性浊音阳性，双下肢轻度水肿。

（四）辅助检查

24小时尿蛋白定量10.3g，尿沉渣红细胞2～3/HPF（多形型），尿NAG酶186U/（g·Cr）。血常规：白细胞计数3.6×10^9/L，血红蛋白103g/L，血小板计数326×10^9/L。血生化：白蛋白24.7g/L，球蛋白22.2g/L，丙氨酸转氨酶18U/L，天冬氨酸转氨酶12U/L，肌酐412μmol/L，尿素氮14.6mmol/L，尿酸398μmol/L，胱抑素C 4.73mg/L。免疫学检查：ANA 1∶256，SSA（++），SSB（++），Sm（+），其他自身抗体包括抗dsDNA抗体、抗C1q、抗心磷脂抗体、狼疮抗凝因子和抗β2-糖蛋白I抗体均阴性，血清C3 0.58g/L，C4 0.20g/L。胸部CT：双侧胸腔积液，两下肺部分萎陷。心脏超声：左心舒张功能减低，少量心包积液。

肾脏病理：光镜下肾小球病变轻微，毛细血管袢开放好。PASM-Masson：肾小球系膜区未见明确嗜复红物。肾小管间质急性病变中度，多灶性肾小管上皮细胞刷状缘脱落，见小管上皮细胞再生（图21-9A、B）。免疫荧光示IgG（++），C3（++），弥漫颗粒状沉积于系膜区（图21-9C）。电镜检查显示肾小球系膜区有较多高电子密度致密物沉积，足细胞足突广泛融合（＞80%），大量微绒毛化。上皮下、毛细血管基膜内及内皮下未见电子致密物沉积（图21-9D）。病理诊断：狼疮足细胞病伴急性肾小管间质损伤。

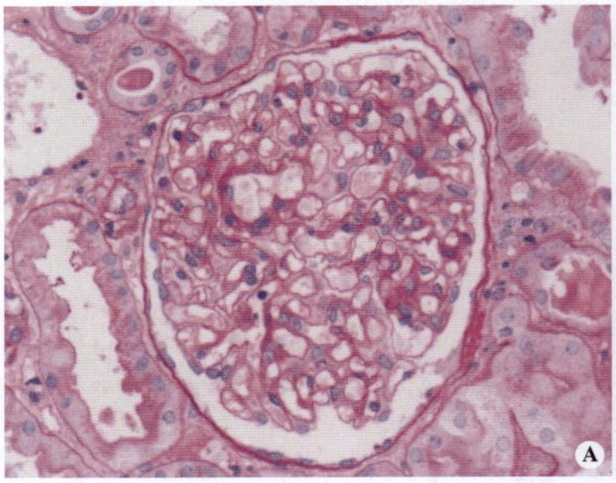
A

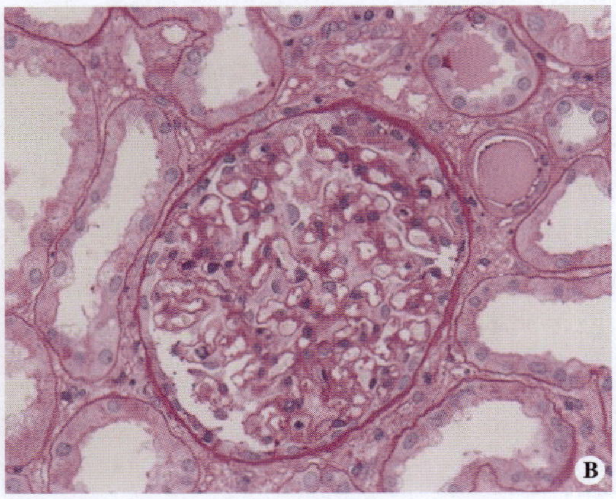
B

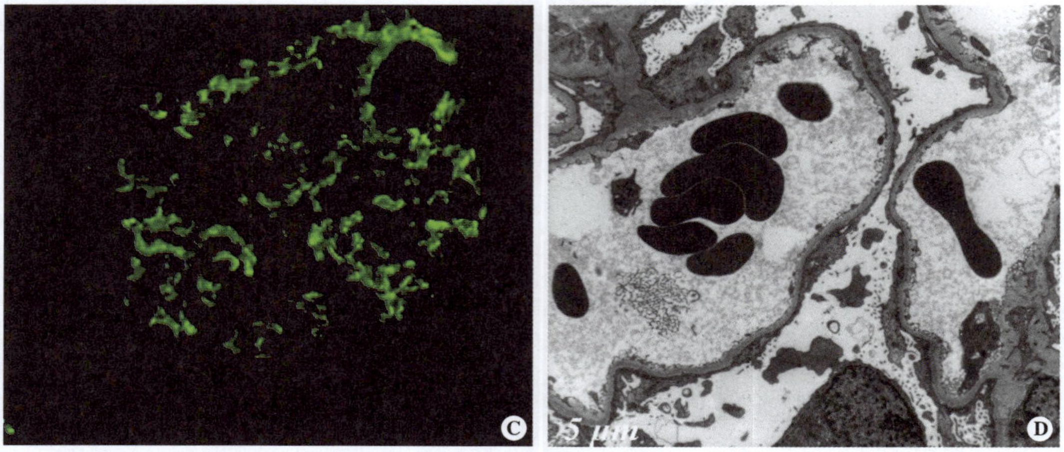

图21-9

图21-9 狼疮足细胞病的组织学特征

光镜显示肾小球轻度系膜增生（A. PASM，×400），肾小管上皮细胞刷状缘脱落（B. PASM，×400）。免疫荧光检查显示IgG在系膜区沉积，血管袢上未见免疫复合物沉积（C）。电镜检查显示足细胞足突融合＞80%，上皮下、基膜内及内皮下未见电子致密物沉积（D）

（五）诊治经过

该患者为青年女性，临床表现为关节疼痛、面部红斑、肾脏损伤及贫血等多系统损伤，血清多种自身抗体阳性和C3降低，系统性红斑狼疮和狼疮肾炎诊断明确。

该患者肾脏损伤表现为肾病综合征伴急性肾损伤（3期），肾活检病理检查发现足细胞广泛足突融合伴急性肾小管间质损伤，病理诊断符合狼疮足细胞病。治疗上给予泼尼松45mg/d口服。激素治疗后患者血肌酐逐渐降至正常，1个月后尿蛋白转阴，此后泼尼松逐渐减量至7.5mg/d，同时联合来氟米特20mg/d维持治疗，尿蛋白持续阴性。至2015年7月，患者肾病综合征复发，未重复肾活检。给予泼尼松45mg/d，停用来氟米特，改用吗替麦考酚酯0.5g/d诱导治疗。治疗4周尿蛋白再次转阴，并持续完全肾脏缓解。

（六）点评

该SLE患者的肾脏损伤表现为肾病综合征伴急性肾损伤，临床应考虑增生性狼疮肾炎，或V型合并急性肾小管间质损伤。但该患者尿检无明显血尿和高血压，故不符合增生性狼疮肾炎导致的急性肾损伤。肾活检病理检查证实肾小球以足细胞广泛损伤、内皮下及上皮侧无免疫沉积物为特征，诊断符合狼疮足细胞病。患者激素治疗敏感也支持狼疮足细胞病的诊断。

狼疮足细胞病是一种特殊类型狼疮肾炎，临床主要表现为肾病综合征，常伴急性肾损伤，确诊需要肾活检病理检查，尤其电镜检查。狼疮足细胞病最突出的超微病理特征是肾小球足细胞广泛足突融合，融合范围可达100%，绝大多数＞70%，少数可见足突脱落。大多数病例肾小球系膜区可见电子致密物沉积，但毛细血管袢（包括上皮下、基膜内及内皮下）无电子致密物沉积，或偶见孤立性电子致密物。

绝大多数狼疮足细胞病患者对激素治疗敏感，合并的急性肾损伤也能完全恢复正常。激素单药诱导或激素联合其他免疫抑制剂诱导治疗能获得很高的肾脏缓解率，远期预后良好。本例患者使用泼尼松单药诱导治疗1个月即获得肾脏完全缓解。但狼疮足细胞病患者维持期复发率高，本例患者即使采用激素联合来氟米特维持治疗，狼疮肾炎仍复发。复发后改用激素联合吗替麦考酚酯诱导和维持治疗，获得持续完全缓解。

（胡伟新　刘正钊　王成玉）

参考文献

[1] Silverman G J. The microbiome in SLE pathogenesis[J]. Nat Rev Rheumatol，2019，15（2）：72-74.

[2] Goulielmos G N，Zervou M I，Vazgiourakis V M，et al. The genetics and molecular pathogenesis of systemic lupus erythematosus（SLE）in populations of different ancestry[J]. Gene，2018，668：59-72.

[3] Davidson A. What is damaging the kidney in lupus nephritis?[J]. Nat Rev Rheumatol，2016，12（3）：143-153.

[4] Sakhi H，Moktefi A，Bouachi K，et al. Podocyte injury in lupus

nephritis[J]. J Clin Med, 2019, 8 (9): 1340.
[5] Sethi S, Madden B J, Debiec H, et al. Exostosin 1/exostosin 2-associated membranous nephropathy[J]. J Am Soc Nephrol, 2019, 30 (6): 1123-1136.
[6] Dos Santos M, Poletti P T, Milhoransa P, et al. Unraveling the podocyte injury in lupus nephritis: clinical and experimental approaches[J]. Semin Arthritis Rheum, 2017, 46 (5): 632-641.
[7] Rezende G M, Viana V S, Malheiros D M, et al. Podocyte injury in pure membranous and proliferative lupus nephritis: distinct underlying mechanisms of proteinuria?[J]. Lupus, 2014, 23(3): 255-262.
[8] Perysinaki G S, Moysiadis D K, Bertsias G, et al. Podocyte main slit diaphragm proteins, nephrin and podocin, are affected at early stages of lupus nephritis and correlate with disease histology[J]. Lupus, 2011, 20 (8): 781-791.
[9] Reiser J, von Gersdorff G, Loos M, et al. Induction of B7-1 in podocytes is associated with nephrotic syndrome[J]. J Clin Invest, 2004, 113 (10): 1390-1397.
[10] Weening J J, D'Agati V D, Schwartz M M, et al. The classification of glomerulonephritis in systemic lupus erythematosus revisited[J]. Kidney Int, 2004, 65 (2): 521-530.
[11] Mjelle J E, Rekvig O P, Van Der Vlag J, et al. Nephritogenic antibodies bind in glomeruli through interaction with exposed chromatin fragments and not with renal cross-reactive antigens[J]. Autoimmunity, 2011, 44 (5): 373-383.
[12] Wei C L, El Hindi S, Li J, et al. Circulating urokinase receptor as a cause of focal segmental glomerulosclerosis[J]. Nat Med, 2011, 17: 952-960.
[13] 陈朝红. 足细胞研究进展 [J]. 肾脏病与透析肾移植杂志, 2018, 27 (4): 348-352.
[14] Mashmoushi A K, Oates J C. Lipopolysaccharide induces inducible nitric oxide synthase-dependent podocyte dysfunction via a hypoxia-inducible factor 1α and cell division control protein 42 and Ras-related C3 botulinum toxin substrate 1 pathway[J]. Free Radic Biol Med, 2015, 84: 185-195.
[15] Jin J, Zhao L, Zou W L, et al. Activation of cyclooxygenase-2 by ATF4 during endoplasmic reticulum stress regulates kidney podocyte autophagy induced by lupus nephritis[J]. Cell Physiol Biochem, 2018, 48 (2): 753-764.
[16] Chapman K, Seldon M, Richards R. Thrombotic microangiopathies, thrombotic thrombocytopenic Purpura, and ADAMTS-13[J]. Semin Thromb Hemost, 2012, 38 (1): 47-54.
[17] Song D, Wu L H, Wang F M, et al. The spectrum of renal thrombotic microangiopathy in lupus nephritis[J]. Arthritis Res Ther, 2013, 15 (1): R12.
[18] Sciascia S, Radin M, Cecchi I, et al. Reliability of lupus anticoagulant and anti-phosphatidylserine/prothrombin autoantibodies in antiphospholipid syndrome: a multicenter study[J]. Front Immunol, 2019, 10: 376.
[19] Tektonidou M G. Antiphospholipid syndrome nephropathy: from pathogenesis to treatment[J]. Front Immunol, 2018, 9: 1181.
[20] Andreoli L, Fredi M, Nalli C, et al. Clinical significance of IgA anti-cardiolipin and IgA anti-β2Glycoprotein I antibodies[J]. Curr Rheumatol Rep, 2013, 15 (7): 343.
[21] Guillot M, Rafat C, Buob D, et al. Eculizumab for catastrophic antiphospholipid syndrome—a case report and literature review[J]. Rheumatology (Oxford), 2018, 57 (11): 2055-2057.
[22] Goodship T H J, Cook H T, Fakhouri F, et al. Atypical hemolytic uremic syndrome and C3 glomerulopathy: conclusions from a "kidney disease: improving global outcomes" (KDIGO) controversies conference[J]. Kidney Int, 2017, 91 (3): 539-551.
[23] Li C, Zhou M L, Liang D D, et al. Treatment and clinicopathological characteristics of lupus nephritis with anti-neutrophil cytoplasmic antibody positivity: a case-control study[J]. BMJ Open, 2017, 7 (7): e015668.
[24] Jarrot P A, Chiche L, Hervier B, et al. Systemic lupus erythematosus and antineutrophil cytoplasmic antibody-associated vasculitis overlap syndrome in patients with biopsy-proven glomerulonephritis[J]. Medicine (Baltimore), 2016, 95 (22): e3748.
[25] Rubin S J S, Bloom M S, Robinson W H. B cell checkpoints in autoimmune rheumatic diseases[J]. Nat Rev Rheumatol, 2019, 15 (5): 303-315.
[26] Weening J J, D'Agati V D, Schwartz M M, et al. The classification of glomerulonephritis in systemic lupus erythematosus revisited[J]. J Am Soc Nephrol, 2004, 15 (2): 241-250.
[27] Bajema I M, Wilhelmus S, Alpers C E, et al. Revision of the international society of nephrology/renal pathology society classification for lupus nephritis: clarification of definitions, and modified national institutes of health activity and chronicity indices[J]. Kidney Int, 2018, 93 (4): 789-796.
[28] 中国狼疮肾炎诊断和治疗指南编写组. 中国狼疮肾炎诊断和治疗指南 [J]. 中华医学杂志, 2019, 99 (44): 3441-3455.
[29] Hu W X, Chen Y H, Wang S F, et al. Clinical-morphological features and outcomes of lupus podocytopathy[J]. Clin J Am Soc Nephrol, 2016, 11 (4): 585-592.
[30] Bomback A S, Markowitz G S. Lupus podocytopathy: a Distinct Entity[J]. Clin J Am Soc Nephrol, 2016, 11 (4): 547-548.
[31] Appel G B, Pirani C L, D'Agati V. Renal vascular complications of systemic lupus erythematosus[J]. J Am Soc Nephrol, 1994, 4 (8): 1499-1515.
[32] Hu W X, Liu Z Z, Chen H P, et al. Clinical characteristics and prognosis of diffuse proliferative lupus nephritis with thrombotic microangiopathy[J]. Lupus, 2010, 19 (14): 1591-1598.
[33] Appel G B, Contreras G, Dooley M A, et al. Mycophenolate mofetil versus cyclophosphamide for induction treatment of lupus nephritis[J]. J Am Soc Nephrol, 2009, 20 (5): 1103-1112.
[34] Dooley M A, Jayne D, Ginzler E M, et al. Mycophenolate versus azathioprine as maintenance therapy for lupus nephritis[J]. N Engl J Med, 2011, 365 (20): 1886-1895.
[35] Bao H, Liu Z H, Xie H L, et al. Successful treatment of class V+Ⅳ lupus nephritis with multitarget therapy[J]. J Am Soc Nephrol, 2008, 19 (10): 2001-2010.
[36] Navarra S V, Guzmán R M, Gallacher A E, et al. Efficacy and safety of belimumab in patients with active systemic lupus erythematosus: a randomised, placebo-controlled, phase 3 trial[J]. Lancet, 2011, 377 (9767): 721-731.
[37] Fanouriakis A, Kostopoulou M, Cheema K, et al. 2019 Update of the Joint European League Against Rheumatism and

European Renal Association-European Dialysis and Transplant Association（EULAR/ERA-EDTA）recommendations for the management of lupus nephritis[J]. Ann Rheum Dis，2020，79（6）：713-723.

[38] Anon. KDIGO 2021 clinical practice guideline for the management of glomerular diseases[J]. Kidney Int，2021，100（4S）：S1-S276.

[39] van Vollenhoven R，Voskuyl A，Bertsias G，et al. A framework for remission in SLE：consensus findings from a large international task force on definitions of remission in SLE（*DORIS*）[J]. Ann Rheum Dis，2017，76（3）：554-561.

[40] Ugarte-Gil M F，Wojdyla D，Pons-Estel G J，et al. Remission and low disease activity status（LDAS）protect lupus patients from damage occurrence：data from a multiethnic，multinational Latin American lupus cohort（GLADEL）[J]. Ann Rheum Dis，2017，76（12）：2071-2074.

[41] Rovin B H，Solomons N，Pendergraft W F 3rd，et al. A randomized，controlled double-blind study comparing the efficacy and safety of dose-ranging voclosporin with placebo in achieving remission in patients with active lupus nephritis[J]. Kidney Int，2019，95（1）：219-231.

[42] Kim J W，Kim Y Y，Lee H，et al. Risk of retinal toxicity in longterm users of hydroxychloroquine[J]. J Rheumatol，2017，44（11）：1674-1679.

[43] Huang Y F，Liu Z H，Huang H D，et al. Effects of mycophenolic acid on endothelial cells[J]. Int Immunopharmacol，2005，5（6）：1029-1039.

[44] 胡伟新，陈惠萍，唐政，等．霉酚酸酯与间断环磷酰胺冲击疗法治疗Ⅳ型狼疮性肾炎疗效的比较 [J]. 肾脏病与透析肾移植杂志，2000，9（1）：3-8.

[45] Levey A S，Eckardt K U，Dorman N M，et al. Nomenclature for kidney function and disease：report of a kidney disease：improving global outcomes（KDIGO）consensus conference[J]. Kidney Int，2020，97（6）：1117-1129.

[46] Hahn B H，McMahon M A，Wilkinson A，et al. American College of Rheumatology guidelines for screening，treatment，and management of lupus nephritis[J]. Arthritis Care Res（Hoboken），2012，64（6）：797-808.

[47] Rathi M，Goyal A，Jaryal A，et al. Comparison of low-dose intravenous cyclophosphamide with oral mycophenolate mofetil in the treatment of lupus nephritis[J]. Kidney Int，2016，89（1）：235-242.

[48] Mejía-Vilet J M，Arreola-Guerra J M，Córdova-Sánchez B M，et al. Comparison of lupus nephritis induction treatments in a hispanic population：a single-center cohort analysis[J]. J Rheumatol，2015，42（11）：2082-2091.

[49] Mok C C. Calcineurin inhibitors in systemic lupus erythematosus[J]. Best Pract Res Clin Rheumatol，2017，31（3）：429-438.

[50] Liao R Y，Liu Q H，Zheng Z H，et al. Tacrolimus protects podocytes from injury in lupus nephritis partly by stabilizing the cytoskeleton and inhibiting podocyte apoptosis[J]. PLoS One，2015，10（7）：e0132724.

[51] Wang S，Li X，Qu L，et al. Tacrolimus versus cyclophosphamide as treatment for diffuse proliferative or membranous lupus nephritis：a non-randomized prospective cohort study[J]. Lupus，2012，21（9）：1025-1035.

[52] Chen W，Tang X Q，Liu Q H，et al. Short-term outcomes of induction therapy with tacrolimus versus cyclophosphamide for active lupus nephritis：a multicenter randomized clinical trial[J]. Am J Kidney Dis，2011，57（2）：235-244.

[53] Li X，Ren H，Zhang Q Y，et al. Mycophenolate mofetil or tacrolimus compared with intravenous cyclophosphamide in the induction treatment for active lupus nephritis[J]. Nephrol Dial Transplant，2012，27（4）：1467-1472.

[54] Mok C C，Ying K Y，Yim C W，et al. Tacrolimus versus mycophenolate mofetil for induction therapy of lupus nephritis：a randomised controlled trial and long-term follow-up[J]. Ann Rheum Dis，2016，75（1）：30-36.

[55] Hannah J，Casian A，D'Cruz D. Tacrolimus use in lupus nephritis：a systematic review and meta-analysis[J]. Autoimmun Rev，2016，15（1）：93-101.

[56] Zheng Z H，Zhang H T，Peng X M，et al. Effect of tacrolimus vs intravenous cyclophosphamide on complete or partial response in patients with lupus nephritis：a randomized clinical trial[J]. JAMA Netw Open，2022，5（3）：e224492.

[57] Chen W，Liu Q，Chen W，et al. Outcomes of maintenance therapy with tacrolimus versus azathioprine for active lupus nephritis：a multicenter randomized clinical trial[J]. Lupus，2012，21（9）：944-952.

[58] Fu J，Wang Z C，Lee K，et al. Transcriptomic analysis uncovers novel synergistic mechanisms in combination therapy for lupus nephritis[J]. Kidney Int，2018，93（2）：416-429.

[59] Liu Z H，Zhang H T，Liu Z S，et al. Multitarget therapy for induction treatment of lupus nephritis：a randomized trial. [J]. Ann Intern Med，2015，162（1）：18-26.

[60] Palmer S C，Tunnicliffe D J，Singh-Grewal D，et al. Induction and maintenance immunosuppression treatment of proliferative lupus nephritis：a network meta-analysis of randomized trials[J]. Am J Kidney Dis，2017，70（3）：324-336.

[61] Mok C C，To C H，Yu K L，et al. Combined low-dose mycophenolate mofetil and tacrolimus for lupus nephritis with suboptimal response to standard therapy：a 12-month prospective study[J]. Lupus，2013，22（11）：1135-1141.

[62] 许圣淳，陈樱花，刘正钊，等．多靶点治疗Ⅳ＋Ⅴ型狼疮性肾炎的长期随访 [J]. 肾脏病与透析肾移植杂志，2012，21（2）：101-108，174.

[63] Zhang H T，Liu Z Z，Zhou M L，et al. Multitarget therapy for maintenance treatment of lupus nephritis[J]. J Am Soc Nephrol，2017，28（12）：3671-3678.

[64] Rubin S J S，Bloom M S，Robinson W H. B cell checkpoints in autoimmune rheumatic diseases[J]. Nat Rev Rheumatol，2019，15（5）：303-315.

[65] Rovin B H，Furie R，Latinis K，et al. Efficacy and safety of rituximab in patients with active proliferative lupus nephritis：the lupus nephritis assessment with rituximab study[J]. Arthritis Rheum，2012，64（4）：1215-1226.

[66] Gunnarsson I，Sundelin B，Jónsdóttir T，et al. Histopathologic and clinical outcome of rituximab treatment in patients with cyclophosphamide-resistant proliferative lupus nephritis[J]. Arthritis Rheum，2007，56（4）：1263-1272.

[67] Contis A，Vanquaethem H，Truchetet M E，et al. Analysis of the effectiveness and safety of rituximab in patients with refracto-

ry lupus nephritis：a chart review[J]. Clin Rheumatol，2016，35（2）：517-522.

[68] Iaccarino L，Bartoloni E，Carli L，et al. Efficacy and safety of off-label use of rituximab in refractory lupus：data from the Italian multicentre registry[J]. Clin Exp Rheumatol，2015，33（4）：449-456.

[69] Iwata S，Saito K，Hirata S，et al. Efficacy and safety of anti-CD20 antibody rituximab for patients with refractory systemic lupus erythematosus[J]. Lupus，2018，27（5）：802-811.

[70] Kotagiri P，Martin A，Hughes P，et al. Single-dose rituximab in refractory lupus nephritis[J]. Intern Med J，2016，46（8）：899-901.

[71] Fanouriakis A，Kostopoulou M，Alunno A，et al. 2019 update of the EULAR recommendations for the management of systemic lupus erythematosus[J]. Ann Rheum Dis，2019，78（6）：736-745.

[72] Gomez Mendez L M，Cascino M D，Garg J，et al. Peripheral blood B cell depletion after rituximab and complete response in lupus nephritis[J]. Clin J Am Soc Nephrol，2018，13（10）：1502-1509.

[73] Weidenbusch M，Römmele C，Schröttle A，et al. Beyond the LUNAR trial. Efficacy of rituximab in refractory lupus nephritis[J]. Nephrol Dial Transplant，2013，28（1）：106-111.

[74] 陈独群，陈樱花，娄丽璇，等. 超小剂量利妥昔单抗治疗狼疮性肾炎的临床观察研究［J］. 肾脏病与透析肾移植杂志，2022，31（2）：101-107.

[75] Simonetta F，Allali D，Roux-Lombard P，et al. Successful treatment of refractory lupus nephritis by the sequential use of rituximab and belimumab[J]. Joint Bone Spine，2017，84（2）：235-236.

[76] Furie R A，Aroca G，Cascino M D，et al. B-cell depletion with obinutuzumab for the treatment of proliferative lupus nephritis：a randomised，double-blind，placebo-controlled trial[J]. Ann Rheum Dis，2022，81（1）：100-107.

[77] Furie R，Petri M，Zamani O，et al. A phase III，randomized，placebo-controlled study of belimumab，a monoclonal antibody that inhibits B lymphocyte *Stimulator*，in patients with systemic lupus erythematosus[J]. Arthritis Rheum，2011，63（12）：3918-3930.

[78] Stohl W，Schwarting A，Okada M，et al. Efficacy and safety of subcutaneous belimumab in systemic lupus erythematosus：a fifty-two-week randomized，double-blind，placebo-controlled study[J]. Arthritis Rheumatol，2017，69（5）：1016-1027.

[79] Zhang F C，Bae S C，Bass D，et al. A pivotal phase Ⅲ，randomised，placebo-controlled study of belimumab in patients with systemic lupus erythematosus located in China，Japan and South Korea[J]. Ann Rheum Dis，2018，77（3）：355-363.

[80] Onno Teng Y K，Bruce I N，Diamond B，et al. Phase Ⅲ，multicentre，randomised，double-blind，placebo-controlled，104-week study of subcutaneous belimumab administered in combination with rituximab in adults with systemic lupus erythematosus（SLE）：bliss-BELIEVE study protocol[J]. BMJ Open，2019，9（3）：e025687.

[81] Binda V，Trezzi B，Del Papa N，et al. Belimumab may decrease flare rate and allow glucocorticoid withdrawal in lupus nephritis（including dialysis and transplanted patient）[J]. J Nephrol，2020，33（5）：1019-1025.

[82] Furie R，Rovin B H，Houssiau F，et al. Two-year，randomized，controlled trial of belimumab in lupus nephritis[J]. New Engl J Med，2020，383（12）：1117-1128.

[83] Yao X T，Ren Y P，Zhao Q，et al. Pharmacokinetics analysis based on target-mediated drug distribution for RC18，a novel BLyS/APRIL fusion protein to treat systemic lupus erythematosus and rheumatoid arthritis[J]. Eur J Pharm Sci，2021，159：105704.

[84] Chen X，Zhao Q，Hou Y，et al. Pharmacokinetics，pharmacodynamics，short term efficacy and safety of RCT-18，a novel BLyS/APRIL fusion protein，in patients with rheumatoid arthritis[J]. Br J Clin Pharmacol，2016，82（1）：41-52.

[85] Wu D，Li J，Xu D，et al. A human recombinant fusion protein targeting b lymphocyte stimulator（BlyS）and a proliferation-inducing ligand（APRIL），telitacicept（RC18），in systemic lupus erythematosus（SLE）：results of a phase 2b study[J]. Arthritis Rheumatol，2019，71（suppl 10）.

[86] Wu D，Li J，Xu D，et al. Telitacicept，a human recombinant fusion protein targeting B lymphocyte stimulator（BlyS）and a proliferation-inducing ligand（APRIL），in systemic lupus erythematosus（SLE）：results of a phase 3 study（NCT04082416）. ACR Convergence 2022，2022.

[87] El-Husseini A，Hannan S，Awad A，et al. Thrombotic microangiopathy in systemic lupus erythematosus：efficacy of eculizumab[J]. Am J Kidney Dis，2015，65（1）：127-130.

[88] Sciascia S，Radin M，Yazdany J，et al. Expanding the therapeutic options for renal involvement in lupus：eculizumab，available evidence[J]. Rheumatol Int，2017，37（8）：1249-1255.

[89] Pickering M C，Ismajli M，Condon M B，et al. Eculizumab as rescue therapy in severe resistant lupus nephritis[J]. Rheumatology（Oxford），2015，54（12）：2286-2288.

[90] Haris A，Arányi J，Braunitzer H，et al. Role of plasmapheresis in immunological kidney diseases. Experience from 1050 completed plasmapheresis treatment sessions[J]. Orv Hetil，2011，152（28）：1110-1119.

[91] Nakanishi T，Suzuki N，Kuragano T，et al. Current topics in therapeutic plasmapheresis[J]. Clin Exp Nephrol，2014，18（1）：41-49.

[92] Pfueller B，Wolbart K，Bruns A，et al. Successful treatment of patients with systemic lupus erythematosus by immunoadsorption with a C1q column：a pilot study[J]. Arthritis Rheum，2001，44（8）：1962-1963.

[93] Kronbichler A，Brezina B，Quintana L F，et al. Efficacy of plasma exchange and immunoadsorption in systemic lupus erythematosus and antiphospholipid syndrome：a systematic review[J]. Autoimmun Rev，2016，15（1）：38-49.

[94] 陈海燕，邬步云，徐斌，等. 双重血浆置换治疗中血清致病抗体清除效率与疗效的关系［J］. 肾脏病与透析肾移植杂志，2014，23（3）：235-239.

[95] Jagdish K，Jacob S，Varughese S，et al. Effect of double filtration plasmapheresis on various plasma components and patient safety：a prospective observational cohort study[J]. Indian J Nephrol，2017，27（5）：377-383.

[96] 王悦至，梁少姗，龚德华，等. 双重血浆置换治疗狼疮性

肾炎伴血栓性微血管病疗效分析［J］. 中国实用内科杂志，2015，35（6）：506-511.
[97] Song D，Wu L H，Wang F M，et al. The spectrum of renal thrombotic microangiopathy in lupus nephritis［J］. Arthritis Res Ther，2013，15（1）：R12.
[98] Pattanashetti N，Anakutti H，Ramachandran R，et al. Effect of thrombotic microangiopathy on clinical outcomes in Indian patients with lupus nephritis［J］. Kidney Int Rep，2017，2（5）：844-849.
[99] Li Q Y，Yu F，Zhou F D，et al. Plasmapheresis is associated with better renal outcomes in lupus nephritis patients with thrombotic microangiopathy：a case series study［J］. Medicine（Baltimore），2016，95（18）：e3595.
[100] Li M X，Wang Y D，Qiu Q，et al. Therapeutic effect of double-filtration plasmapheresis combined with methylprednisolone to treat diffuse proliferative lupus nephritis［J］. J Clin Apher，2016，31（4）：375-380.
[101] 梁军，孙凌云 . 间充质干细胞治疗系统性红斑狼疮的基础和临床研究［J］. 浙江医学，2017，39（21）：1836-1841.
[102] Burt R K，Traynor A，Statkute L，et al. Nonmyeloablative hematopoietic stem cell transplantation for systemic lupus erythematosus［J］. JAMA，2006，295（5）：527-535.
[103] Snowden J A，Saccardi R，Allez M，et al. Haematopoietic SCT in severe autoimmune diseases：updated guidelines of the European Group for blood and marrow transplantation［J］. Bone Marrow Transplant，2012，47（6）：770-790.
[104] Farge D，Labopin M，Tyndall A，et al. Autologous hematopoietic stem cell transplantation for autoimmune diseases：an observational study on 12 years' experience from the European group for blood and marrow transplantation working party on autoimmune diseases［J］. Haematologica，2010，95（2）：284-292.
[105] Huang X H，Chen W C，Ren G S，et al. Autologous hematopoietic stem cell transplantation for refractory lupus nephritis［J］. Clin J Am Soc Nephrol，2019，14（5）：719-727.
[106] Liu H B，Liu S B，Li Y，et al. The role of SDF-1-CXCR4/CXCR7 axis in the therapeutic effects of hypoxia-preconditioned mesenchymal stem cells for renal ischemia/reperfusion injury［J］. PLoS One，2012，7（4）：e34608.
[107] Sun L Y，Akiyama K，Zhang H Y，et al. Mesenchymal stem cell transplantation reverses multiorgan dysfunction in systemic lupus erythematosus mice and humans［J］. Stem Cells，2009，27（6）：1421-1432.
[108] Wang D D，Li J，Zhang Y，et al. Umbilical cord mesenchymal stem cell transplantation in active and refractory systemic lupus erythematosus：a multicenter clinical study［J］. Arthritis Res Ther，2014，16（2）：R79.
[109] Liang J，Zhang H，Hua B，et al. Allogenic mesenchymal stem cells transplantation in refractory systemic lupus erythematosus：a pilot clinical study［J］. Ann Rheum Dis，2010，69（8）：1423-1429.
[110] Sattwika P D，Mustafa R，Paramaiswari A，et al. Stem cells for lupus nephritis：a concise review of current knowledge［J］. Lupus，2018，27（12）：1881-1897.
[111] Deng D Q，Zhang P L，Guo Y，et al. A randomised double-blind，placebo-controlled trial of allogeneic umbilical cord-derived mesenchymal stem cell for lupus nephritis［J］. Ann Rheum Dis，2017，76（8）：1436-1439.
[112] Kansal R，Richardson N，Neeli I，et al. Sustained B cell depletion by CD19-targeted CAR T cells is a highly effective treatment for murine lupus［J］. Sci Transl Med，2019，11（482）：eaav1648.
[113] McHugh J. CAR T cells drive out B cells in SLE［J］. Nat Rev Rheumatol，2019，15（5）：249.
[114] Mackensen A，Müller F，Mougiakakos D，et al. Anti-CD19 CAR T cell therapy for refractory systemic lupus erythematosus［J］. Nat Med，2022，28（10）：2124-2132.

第二节　ANCA相关性血管炎肾损害

系统性血管炎是指以血管壁的炎症和纤维素样坏死为病理特征的一组系统性疾病，可分为原发性系统性血管炎和继发性系统性血管炎两大类，继发性系统性血管炎是指其他疾病（如感染、冷球蛋白血症、系统性红斑狼疮等）引起的血管炎，原发性系统性血管炎则指病因不明的血管炎。对于原发性血管炎的分类，目前仍然沿用2012年在美国Chapel Hill召开的系统性血管炎命名国际会议的分类标准[1]，根据受累血管的大小将系统性血管炎分为3类，即大血管炎、中等血管炎和小血管炎（表21-9）。部分原发性小血管炎与抗中性粒细胞胞质抗体（ANCA）密切相关，称为ANCA相关性血管炎（ANCA-associated vasculitis，AAV），包括显微镜下型多血管炎（microscopic polyangiitis，MPA）、肉芽肿性多血管炎［granulomatosis with polyangiitis，GPA，既往称为韦格纳肉芽肿病（Wegener granulomatosis，WG）］和嗜酸性肉芽肿性多血管炎［eosinophilic granulomatosis with polyangiitis，EGPA，既往称为过敏性肉芽肿性血管炎（Churg-Strauss syndrome，CSS）］。

表21-9　Chapel Hill系统性血管炎命名国际会议制定的血管炎名称（2012年）

大血管炎
巨细胞动脉炎
大动脉炎
中等血管炎
结节性多动脉炎

续表

川崎（Kawasaki）病
小血管炎
ANCA相关性血管炎
显微镜下型多血管炎
肉芽肿性多血管炎
嗜酸性肉芽肿性多血管炎
免疫复合物性小血管炎
抗肾小球基底膜病
冷球蛋白血症性血管炎
IgA（过敏性紫癜）血管炎
低补体血症性荨麻疹性血管炎（抗C1q性血管炎）
变异性血管炎
白塞病
Cogan综合征
单器官性血管炎
皮肤白细胞碎裂性血管炎
皮肤动脉炎
原发性中枢神经系统血管炎
孤立性主动脉炎
其他
与全身系统性疾病相关的血管炎
狼疮血管炎
类风湿性血管炎
结节病血管炎
其他
与以下疾病可能相关的血管炎
HCV相关的冷球蛋白血症性血管炎
HBV相关性血管炎
梅毒相关性主动脉炎
药物引起的免疫复合物性血管炎
药物引起的ANCA相关性血管炎
肿瘤相关性血管炎
其他

ANCA是一组以中性粒细胞和单核细胞胞质成分为靶抗原的抗体总称，是对AAV诊断具有重要意义的血清学标志物。1982年被Davies等首先发现，但直到1985年认识到它与原发性小血管炎相关后才受到临床重视。ANCA的主要检测方法包括间接免疫荧光法（indirect immunofluorescence，IIF）和酶联免疫吸附法（enzyme linked immunosorbent assay，ELISA）。间接免疫荧光法可呈胞质型（cytoplasmic ANCA，cANCA）和环核型（peri-nuclear ANCA，pANCA）；cANCA的 主要靶抗原是蛋白酶3（proteinase 3，PR3），pANCA的主要靶抗原之一是髓过氧化物酶（myeloperoxidase，MPO）。另外，pANCA有时和ANA很难区分，尤其当两者并存且ANA滴度较高时，可造成混淆，增加鉴别难度，因此单独应用IIF检测ANCA（特别是pANCA）并不可靠。MPA或GPA患者中有82%～94%的ANCA是阳性，GPA主要与PR3-ANCA相关，而MPA主要与MPO-ANCA相关。另外值得注意的是，在我国，MPO-ANCA阳性的GPA并不少见[2]。EGPA患者中约40%的呈ANCA阳性，通常是MPO-ANCA。

AAV可见于各年龄组人群，高发年龄为50～60岁。AAV患病率为46～184/100万，不同地区AAV 患病率及类型存在差异。我国住院患者中AAV 比例为0.25‰[3]，北方高于南方，以MPO-ANCA 阳性的MPA最常见，占80%～90%[4]。

一、病　　因

AAV病因尚不清楚。目前认为该类疾病发生是多因素的，有可能是在某些遗传背景下由某些环境因素诱发，后者包括感染、药物应用及职业接触史等。

（一）遗传

AAV发生有一定的家族聚集倾向，有几项家族性病例报告提示遗传因素可能是其病因之一。Heckmann等针对德国患者的研究发现，*HLA-DPB1**0401等位基因与发生GPA相关[5]；而来自荷兰的研究发现*HLA-DR4*和*DR13*（*6*）与发生GPA相关[6]。对于EGPA，*HLA-DRB4*可能是遗传风险位点[7]。来自日本的研究显示，*HLA-DRB1**0901与MPA相关[8]。来自欧洲血管炎研究组（European Vasculitis Study Group，EUVAS）的全基因组关联研究（genome-wide association study，GWAS）显示[9]，易感基因位点与血清ANCA类型（即PR3-ANCA或MPO-ANCA）的相关性较与疾病的临床表型（即GPA或MPA）的关联更为密切，*HLA-DP*基因和编码α1-抗胰蛋白酶的基因*SERPINA1*与发生PR3-ANCA阳性血管炎密切相关，而*HLA-DQ*基因与发生MPO-ANCA阳性血管炎密切相关。

（二）感染

很多研究表明细菌感染与GPA的发病及复发均有关，其机制目前尚不明确，在这些细菌中，金黄色葡萄球菌与GPA的关系最紧密[10]。很多GPA患者的上呼吸道中可以分离出金黄色葡萄球菌，而鼻腔长期携带金黄色葡萄球菌是GPA复发的重要危险因素[10]。研究发现鼻腔金黄色葡萄球菌可以表达超抗原金黄色葡萄球菌毒性休克综合征毒素1（superantigen staphylococcal aureus toxic shock syndrome toxin 1），这种抗原可能是GPA患者复发的危险因素[11]。

金黄色葡萄球菌引起GPA发病的机制目前尚不明确，最主要的假说是自身抗原互补性理论[12]，金黄色葡萄球菌产生的毒性休克综合征毒素1与PR3的互补肽段（complementary PR3，cPR3）高度同源，cPR3诱导机体产生抗cPR3抗体，抗cPR3抗体进一步诱导机体产生抗PR3抗体，诱发GPA。其他可能的原因包括：①金黄色葡萄球菌刺激T细胞，GPA患者外周血$CD4^+$ T细胞对于金黄色葡萄球菌有记忆，而且其中一些可以识别PR3，这提示金黄色葡萄球菌特异性$CD4^+$细胞可能是免疫反应的触发因素之一[13]；但是在金黄色葡萄球菌感染的小鼠中却没有发现这种特异的T细胞[14]；②金黄色葡萄球菌的细胞壁成分可以多克隆激活B细胞导致ANCA持续产生[11]；③金黄色葡萄球菌可直接刺激中性粒细胞使其细胞膜表面PR3表达增加，后者与PR3-ANCA相互作用导致中性粒细胞呼吸爆发和脱颗粒[15]。

此外，Kain等发现在AAV肾损害的患者中大多可以检测出另一种ANCA，其靶抗原是人类溶酶体膜蛋白2（human lysosomal membrane protein-2，LAMP-2）[16]。LAMP-2与许多革兰氏阴性杆菌的成分具有很强的交叉抗原性，而且抗LAMP-2抗体具有直接导致寡免疫沉积性新月体肾炎的作用[17]。这进一步说明了感染和AAV之间的潜在联系。但该研究结果有待进一步证实。

（三）药物

药物可以诱发AAV，其中以丙硫氧嘧啶（propylthiouracil，PTU）和肼屈嗪研究最为深入[18]。

在服用PTU的患者中，血清ANCA阳性率为4%～46%，而ANCA阳性者中约1/4临床发生血管炎[19, 20]。PTU诱发AAV的机制尚不清楚，国外曾有研究认为PTU进入体内后可能成为MPO的作用底物[21]，也有人认为MPO与PTU反应后可能改变了MPO的部分结构并使之成为一种可以诱发自身免疫反应的半抗原[22]。

PTU诱发的主要为pANCA，可以识别中性粒细胞的多种胞质成分，其中多数患者血清可识别MPO[19]。PTU诱发的抗MPO抗体缺乏IgG3亚型，而以IgG1和IgG4为主[23]，提示患者血清中可能长期存在具有抗原性的物质。在针对PTU诱发的抗MPO抗体抗原决定簇的分析发现，其识别的抗原决定簇较原发性AAV患者血清中抗MPO抗体更为局限[24]，说明二者产生的机制可能有一定区别，但二者所识别的抗原决定簇有较大程度重叠。抗内皮细胞抗体也与临床出现小血管炎密切相关[25]，说明PTU诱发的ANCA阳性血管炎可能有多种因素参与。

（四）硅

AAV的发生与吸入或接触某些特殊过敏原或化学物质有关，各种变态反应如过敏性鼻炎及哮喘等在GPA和EGPA患者中很常见。流行病学调查显示AAV（特别是MPO-ANCA阳性的MPA）的发生与接触或吸入含硅的物质密切相关[26]。接触或吸入含硅物质引发AAV的可能机制主要有两个：①硅颗粒是T、B细胞的激活剂，可导致自身免疫反应和自身抗体如抗核抗体（anti-nuclear antibody，ANA）、ANCA及类风湿因子（rheumatoid factor，RF）的产生；②硅颗粒可激活单核细胞和巨噬细胞，使它们释放IL-1、IL-12、TNF-α、氧自由基，以及导致中性粒细胞脱颗粒而释放PR3和MPO等，引起血管内皮细胞的损伤。

二、发病机制

AAV的发病机制至今虽然尚未完全阐明，但主要与ANCA、中性粒细胞和补体的相互作用密切相关，近年来发现凝血系统也参与其中。此外，淋巴细胞、抗内皮细胞抗体等也发挥一定作用。

（一）ANCA

临床研究及体内外实验研究均表明，ANCA

本身具有致病作用。2004年，Bansal报道了一例罕见病例，母亲循环中MPO-ANCA通过胎盘进入胎儿体内，出生48小时后，新生儿即出现肺肾综合征。这为ANCA的致病性提供了最直接证据[27]。Xiao等用小鼠MPO免疫*MPO*基因敲除的小鼠（*Mpo*$^{-/-}$），产生抗小鼠MPO的抗体。将此抗体注射到野生型小鼠或T、B细胞功能缺失的*Rag2*$^{-/-}$小鼠，可观察到与人类AAV类似的寡免疫坏死性新月体肾炎、肺泡小血管炎[28]。随后的动物实验证实细菌脂多糖（lipopolysaccharide，LPS）与MPO-ANCA的协同作用可加重肾脏损伤[29]。炎症因子如TNF-α的预激活可使中性粒细胞将嗜天青颗粒中ANCA的靶抗原转移到细胞膜表面[30]，ANCA的F（ab'）$_2$段与细胞膜上的靶抗原（MPO或PR3）结合，同时其Fc段通过Fc受体与同一细胞或邻近细胞结合，由此转导中性粒细胞活化信号[31, 32]。

（二）中性粒细胞

由于ANCA的靶抗原主要储存于中性粒细胞嗜天青颗粒中，且AAV典型的病理表现包括大量的中性粒细胞在病变部位如肾小球浸润，故中性粒细胞一直是众多研究者关注的焦点。

如前所述，体外实验证明，ANCA能够激活中性粒细胞，导致中性粒细胞发生呼吸爆发和脱颗粒，释放活性氧自由基和各种蛋白酶等，损伤血管内皮细胞，从而造成血管炎的发生。

在Xiao等进行的实验动物模型中，在病变肾小球中可见到大量中性粒细胞浸润，尤其是在毛细血管袢纤维素样坏死处。用抗小鼠中性粒细胞抗体NIMP-R14清除循环中的中性粒细胞后，MPO-ANCA则不能诱发小鼠出现坏死性新月体肾炎[33]。

2009年，Kessenbrock等发现了中性粒细胞参与AAV发生的新致病机制[34]。ANCA介导中性粒细胞活化可产生“中性粒细胞细胞外罗网”（neutrophil extracellular trap，NET），其为包含染色质、组蛋白和中性粒细胞颗粒蛋白的网状结构，其中也包含PR3和MPO。NET可以黏附和损伤内皮细胞，还可以激活浆细胞样树突状细胞，后者可以产生α干扰素并激活B细胞产生ANCA；此外，NET还可以激活补体，参与AAV的发生[32, 34, 35]。

（三）补体

由于AAV典型的病理特点是寡免疫沉积性炎症，故在很长的一段时间里补体在本病发生中的作用被忽略了。然而，近些年的研究发现补体旁路途径异常活化在AAV的发病中起到重要作用。

Xiao等运用基因敲除小鼠验证了补体旁路途径活化参与AAV的致病过程[36]。首先，上述MPO-AAV小鼠模型耗竭补体之后可以完全阻断抗MPO抗体诱发的坏死性新月体性肾炎；其次，基因敲除补体C4（C4是补体经典途径和凝集素活化途径所必需的因子）并不影响上述动物模型的建立，而基因敲除补体C5（C5是三条补体活化途径所必需的共同因子）或补体B因子（补体B因子是补体旁路活化所必需的因子）者则不发生肾脏病变，说明补体旁路途径的活化参与了本病的发病。在人类AAV的研究中，北京大学第一医院研究者发现AAV患者肾脏标本的活动性病变处均能够检测出补体C3裂解的终末产物C3d及膜攻击复合物，补体旁路活化途径独有的补体B因子和备解素（properdin，亦称P因子）均能够被检测到，而经典途径和甘露糖结合凝集素途径共有的C4d却不能被检测到[37]。也证实了补体旁路途经活化参与AAV的发病。

关于补体旁路途径活化的机制，传统观点是活化的中性粒细胞可释放出促进补体旁路途径活化的因子，特别是P因子，从而导致补体旁路途径异常活化。近年来研究发现，AAV患者中存在补体旁路途径的关键负性调节因子——补体H因子（complement factor H，CFH），其水平的减低和功能的缺陷不能有效抑制补体旁路途径异常活化[38, 39]，说明除了上述正反馈因素外，补体负向调节的缺陷可能也参与了AAV的发病。在补体活化的效应分子中，过敏毒素C5a是AAV发病的关键因子。在MPO-AAV小鼠模型中，敲除C5a受体即CD88或应用CD88抑制剂可阻断或减轻疾病的发生[40-42]，而敲除补体C6以阻断膜攻击复合物即C5b-9对疾病的发生没有影响[42]，说明在AAV中发挥致病作用的补体终末效应分子是补体C5a而非膜攻击复合物。中性粒细胞被ANCA激活后造成组织损伤，而体外实验发现，C5a可以刺激中性粒细胞上调其表面ANCA靶抗原的表达[43]，从而放大ANCA介导的中性粒细胞活化。中性粒细胞活化后还释放含有组织因子的NET及微颗粒，激活凝血系统，产生凝血酶，促进AAV高凝状态和血栓栓塞合并症的发生[44]。另外，凝血酶可以激活血小板，血小板释放大量炎症介质，进一步激活补体旁路途径[45, 46]，形成正反馈的炎症反应放大环路，导致疾病的发生。

（四）其他机制

1. 淋巴细胞 ANCA在AAV中发挥重要的致病作用，而自身抗体的产生离不开B细胞。在AAV患者中观察到B细胞异常活化，且与疾病严重程度或不良结果相关[47, 48]。临床试验表明，应用抗CD20单抗耗竭B细胞是AAV的有效治疗方法[49, 50]。以上证据说明B细胞在AAV的发病中起着重要的作用。

B细胞免疫耐受的打破导致了自身反应性B细胞和浆细胞的出现，但打破免疫耐受的原因尚不清楚。一种原因可能是上文提到的自身抗原互补性理论[12, 32]。此外，研究显示B细胞活化因子（B cell activating factor，BAFF）浓度升高与ANCA滴度和AAV疾病活动性相关[51, 52]，BAFF在维持B细胞稳态和与活化T细胞的相互作用中至关重要。在AAV患者中，活化的中性粒细胞可以释放BAFF，从而促进B细胞存活[53]。BAFF的过量产生可能是自身反应B细胞存在的原因之一。

AAV病变组织中可检出$CD4^+$ T细胞[54-56]，T细胞活化的可溶性标志物水平与疾病活动程度也存在相关性[56, 57]，提示T细胞也参与了AAV发病。动物实验中，耗竭$CD4^+$ T细胞可显著减轻小鼠AAV的疾病严重程度[58]。$CD4^+$辅助性T细胞（T_H）主要包括T_H1和T_H2细胞。有研究者认为，在GPA从局部损害进展到系统性病变的过程中，T_H1到T_H2亚群的转换发挥了关键作用[59]。在AAV中，调节性T细胞（Treg细胞）功能缺陷和分泌IL-17的T_H17细胞增多可能也参与了一定的致病过程。

2. 抗内皮细胞抗体（anti-endothelial cell antibodies，AECA） 是一种针对血管内皮细胞的自身抗体，可在多种自身免疫病中检出，包括AAV。AECA滴度与AAV疾病活动程度相关，特别是在PTU诱发的AAV中，AECA滴度与疾病活动密切相关[25]。在发病机制方面，AECA可以上调内皮表面的黏附分子并使其分泌炎症因子，增强中性粒细胞及单核细胞的黏附性及细胞毒作用[60, 61]，从而参与ANCA相关性血管炎的发病。AECA具有器官特异性，GPA患者体内AECA主要针对鼻、肾、肺的内皮细胞[62]。

总之，ANCA、中性粒细胞和补体三者之间的相互作用是AAV发病机制中最为关键的部分，如图21-10所示。在细胞因子的激发下，原本储存在中性粒细胞胞质内的PR3和MPO可转移至细胞膜表面。ANCA的$F(ab')_2$与细胞膜表面的靶抗原结合、Fc片段与中性粒细胞表面的Fc受体结合，促使中性粒细胞脱颗粒释放超氧化物等有毒物质，杀伤血管内皮细胞；使中性粒细胞表面的黏附分子表达增加，进而增加中性粒细胞对血管内皮细胞的黏附和穿透；中性粒细胞的活化过程中释放的P因子等通过旁路途径活化补体产生C5a，C5a趋化更多的中性粒细胞聚集到炎症局部，并上调中性粒细胞表面ANCA靶抗原的表达，从而放大ANCA介导的中性粒细胞活化过程。中性粒细胞呼吸爆发和脱颗粒的产物可黏附在内皮细胞表面，使内皮细胞成为ANCA直接作用的对象。中性粒细胞活化后形成凝血酶，激活血小板，血小板又进一步激活补体旁路途径，形成正反馈的炎症反应放大环路，导致疾病的发生。

三、临床表现

AAV可见于各年龄组，但尤以老年人多见，50～60岁为高发年龄，好发于冬季，患者常有不规则发热、疲乏、关节肌肉疼痛和体重下降等非特异性全身症状。本病几乎可以累及任何器官。

AAV中肾脏受累常见，活动期常见肾小球源性血尿，多为镜下血尿，可见红细胞管型，缓解期患者血尿可消失，血尿通常可以反映肾脏血管炎的活动程度；可伴有不同程度的蛋白尿，多为非肾病水平蛋白尿。肾功能受损常见，部分患者表现为急进性肾小球肾炎（RPGN），部分患者进展至终末期肾病（ESKD）。患者起病急性或隐匿性，通常从局部开始发病，如GPA多首先累及上呼吸道，逐渐进展成伴有肾受累的系统性疾病，肾脏病变可轻重不等。相比较而言，MPA的肾脏受累发生率较高，而且肾脏可以是唯一受累器官。EGPA在我国的发病率低，常于哮喘后平均3年内发生，相隔时间短则提示预后不良，EGPA伴高滴度ANCA者肾损害程度可与GPA、MPA等相仿。

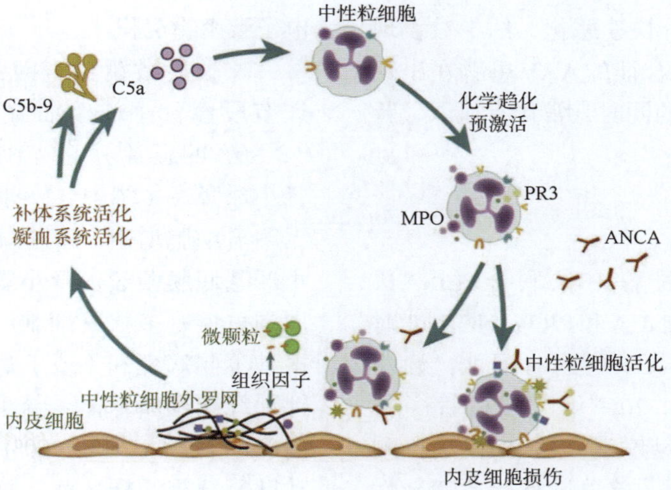

图21-10 ANCA、中性粒细胞和补体在AAV中的致病作用

AAV肾损害可导致肾病综合征，但并不常见，约为10%，主要见于肾脏病理存在免疫复合物沉积者或合并其他病理损害者（如膜性肾病患者）[63, 64]。虽然AAV的典型肾脏病理改变为寡免疫沉积性新月体性肾小球肾炎，但是肾脏病理有免疫复合物沉积者并不少见，文献报道的比例在17.8%～54.0%[63, 65-67]。与寡免疫复合物沉积性AAV肾损害患者相比，存在免疫复合物沉积患者临床表现更重、蛋白尿水平更高、肾病综合征比例更高、肾功能更差、增生性病变及细胞新月体比例更高、肾脏预后更差[63, 65-68]。AAV合并膜性肾病者亦不罕见，北京大学医院的研究者回顾性分析了223例接受肾活检的AAV患者[64]，其中27例患者合并膜性肾病（占12.1%）。合并膜性肾病的患者出现肾病综合征的比例显著高于不合并膜性肾病的AAV患者（33.3% vs. 15.8%，P=0.034），而且，合并膜性肾病的AAV患者的初始肾功能更差、AAV的疾病活动度更高、肾脏预后也更差。抗磷脂酶A2受体（phospholipase A2 receptor，PLA2R）抗体是特发性膜性肾病的特异性抗体，合并膜性肾病的AAV患者外周血抗PLA2R抗体的阳性率和肾小球PLA2R沉积的发生率显著低于特发性膜性肾病患者。

肾外表现中最值得注意的是肺部病变，临床表现有咳嗽、哮喘、胸痛、痰中带血甚至咯血，严重者因弥漫性肺泡出血（diffuse alveolar hemorrhage，DAH）发生呼吸衰竭而危及生命。MPA患者胸部X线片显示双侧中下野小叶性炎症，或因肺泡出血呈密集的细小粉末状阴影，由肺门向肺野呈蝶形分布；此外，MPA患者还可以肺间质纤维化为首发表现。GPA常累及上、下呼吸道，肺部可见非特异性炎症浸润、结节、中心空洞或多发性空洞。其他可有眼、耳、鼻、喉、神经系统和消化道等受累表现。

四、辅助检查

（一）一般指标

在AAV急性期常有明显的炎症反应指标异常，如红细胞沉降率（ESR）加快、C反应蛋白升高。血常规常有白细胞计数升高和血小板计数升高，部分患者，特别是EGPA患者，嗜酸性粒细胞可增高；多有正细胞、正色素性贫血。补体则多为正常。急性期反应物包括ESR和C反应蛋白可作为疾病活动的标志，但缺乏特异性。

（二）尿液检查和肾功能检查

AAV肾损害活动期常见肾小球源性血尿，多为镜下血尿，可见红细胞管型，缓解期患者血尿可消失，尿沉渣的变化通常可反映肾血管炎的活动性；AAV肾损害可伴有不同程度的蛋白尿，多为非肾病水平蛋白尿。血肌酐（serum creatinine，Scr）升高常见，肾功能可快速恶化，约半数表现为RPGN。表现为肾病综合征的AAV患者在出现大量蛋白尿（＞3.5g/d）的同时，常伴有血尿、肾功能不全等肾炎表现。

（三）ANCA筛查

在早年的指南中，推荐IIF法联合ELISA法进行ANCA检测，若cANCA和PR3-ANCA同时阳性，或pANCA和MPO-ANCA同时阳性，诊断AAV的特异度达99%[69]。2016年欧洲血管炎研究组开展了抗原特异性免疫学方法和IIF法检测ANCA的多中心研究发现，单独进行抗原特异性免疫学方法检测不逊于IIF法联合ELISA法[70]。因此，2017年国际ANCA检测共识提出，针对特定人群GPA和MPA患者，应用高质量的抗原特异性免疫学方法检测MPO-ANCA、PR3-ANCA进行ANCA筛查[71]。共识中，高质量的抗原特异性免疫学方法主要包括第二、三代ELISA法，化学发光免疫分析法（chemiluminescence analysis，CLIA），荧光酶免疫法（fluorometric enzyme immunoassay，FEIA）及多通道流式免疫分析法等。如果筛查结果为阴性，但临床仍高度怀疑GPA或MPA时，则可使用IIF法或另一种抗原特异性免疫学方法再次确认，或于更高水平的实验室进行复检，并加强随访监测。

图21-11

ANCA对于判断病情活动性和复发的价值目前还存在争议，部分ANCA阳性患者在疾病进入缓解期后ANCA滴度虽有下降，但仍然长期维持阳性。目前认为，ANCA虽然是AAV的特异性诊断学指标，但单凭其水平的高低变化不足以判断疾病的活动性和进行治疗决策。

五、肾脏病理

图21-12

肾脏是AAV最易受累，也是经常进行活检的器官。组织病理学证据不但是诊断AAV肾损害的金标准，而且与预后相关，阳性的病理学结果可以为疾病诊断或者复发评估提供重要的帮助。

无论是MPA、GPA或EGPA，其肾脏病理变化基本相同，即以寡免疫沉积性坏死性新月体性肾小球肾炎为典型表现，寡免疫沉积指的是免疫荧光和电镜检查一般无或仅有微量免疫复合物或电子致密物沉积。

光学显微镜检查时绝大多数患者表现为局灶节段性肾小球毛细血管袢坏死和新月体形成（≥90%的患者），约40%的患者表现为新月体性肾小球肾炎（图21-11～图21-13）。一般肾小球内无明显细胞增殖。肾小球毛细血管袢坏死区域肾小球基底膜断裂，肾小囊壁粘连、破裂，肾小球周围可伴有多核巨细胞。肾活检标本内经常具有多种不同病变和（或）病变的不同阶段，如细胞性和纤维性新月体、肾小球节段坏死和球性硬化同时存在等。20%～50%的肾活检标本显示肾小动脉呈纤维素样坏死，这一发现远少于尸解和开放式肾活检的结果，与受累的肾小血管病变呈局灶、节段性分布有关。

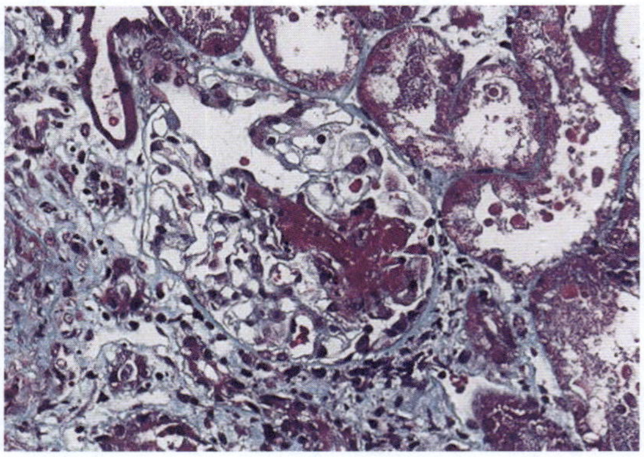

图21-11 肾小球毛细血管袢节段坏死性病变，肾小球基底膜断裂，纤维素样渗出（Masson三色，×400）

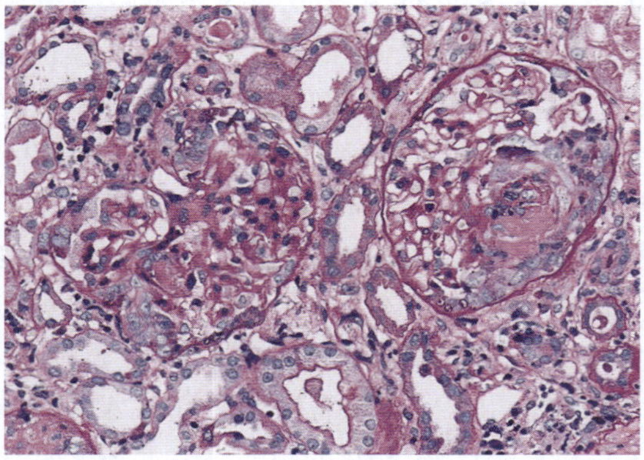

图21-12 肾小球毛细血管袢节段病变，节段瘢痕形成，多处袢与包囊壁粘连（PAS，×400）

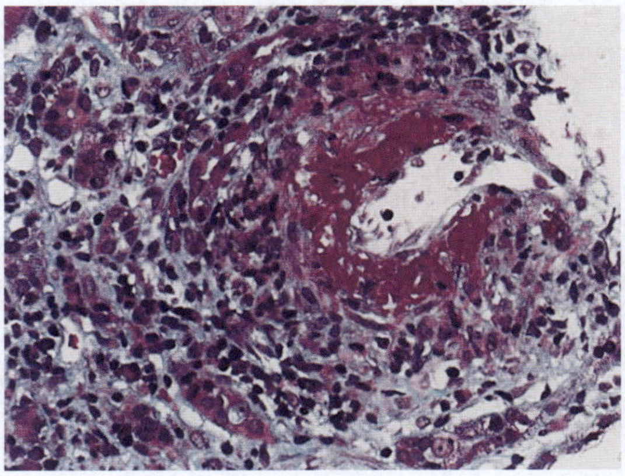

图21-13　肾间质血管纤维素样坏死，血管周炎症细胞包绕，呈“肉芽肿”样改变（Masson三色，×400）

肾间质常有不同程度、范围不一的炎症细胞浸润，通常为淋巴细胞、单核细胞和浆细胞，偶可为较丰富的嗜酸性粒细胞（尤其是EGPA病例）。肾间质病变程度、范围与肾小球病变严重性和受累肾小球的比例相关。病变后期肾间质常呈现多灶性纤维化伴肾小管萎缩。肾间质偶见以血管为中心的、由上皮样细胞及巨细胞形成的肉芽肿样病变。这类肉芽肿性病变对于区分MPA与GPA/EGPA意义有限，而有助于与呼吸道的肉芽肿病变相鉴别。

关于AAV肾损害，长久以来一直缺乏统一的肾脏病理分型体系。针对这一问题，欧洲血管炎研究组在2010年提出一种关于AAV肾损害的病理分型的方法[72]，该分型包括局灶型、新月体型、硬化型及混合型四类：①局灶型，即活检组织中正常肾小球比例≥50%；②新月体型，即活检组织中细胞性新月体比例≥50%；③硬化型，即活检组织中硬化性肾小球比例≥50%；④混合型，即正常肾小球比例、新月体性肾小球比例及硬化性肾小球比例均＜50%。该组研究者又选取了100例ANCA相关性肾小球肾炎患者进行了至少1年的随访，在随访中发现患者进入终末期肾病的概率是按照局灶型、新月体型、混合型及硬化型的顺序而逐渐升高，且患者初始肾功能与随访至第12个月的肾功能也是按照上述顺序逐渐变差的；但是肾间质小管的病变如间质炎症细胞浸润、间质纤维化和小管萎缩等并不是肾脏预后的独立预测因素[72]。多个中心对该病理分型进行了验证，结果显示硬化型肾脏预后最差，局灶型最好，但是不同的队列中新月体型和混合型的肾脏预后不太一致，如北京大学第一医院肾内科的外部验证研究显示终末期肾病风险递增顺序为局灶型、混合型、新月体型及硬化型[73]。上海交通大学医学院附属瑞金医院进行的荟萃分析纳入了1601例患者，同样发现硬化型肾脏预后最差，局灶型最好，但新月体型和混合型的肾脏预后没有显著差异[74]；各人群中新月体型和混合型预后的不一致性可能与PR3-ANCA/MPO-ANCA构成情况有关，MPO-ANCA阳性患者肾脏的慢性病变程度比PR3-ANCA阳性的患者更重，新月体病变的可逆性差，因而肾脏预后不佳。Hilhorst等进一步研究发现正常肾小球比例是AAV患者肾脏预后的预测因素，即使在混合型和新月体型的患者中，正常肾小球比例≤25%的患者终末期肾病风险也高于正常肾小球比例＞25%的患者[75]。2018年，Brix等提出了肾脏预后评分体系，称为ANCA肾脏风险评分（ANCA renal risk score，ARRS）[76]，纳入了正常肾小球百分比、估算肾小球滤过率（eGFR）和肾间质纤维化/肾小管萎缩（interstitial fibrosis/tubular atrophy，IF/TA）3个变量，均转化为分类变量，并进行赋值、求和，根据总分归为低危组、中危组和高危组，这3组患者进入终末期肾病的风险是递增的。国内外多个中心的研究也验证了该分组模型的预测性。

图2

六、诊断及分型

（一）临床分型

AAV包括3种临床类型，即GPA、MPA和EGPA，AAV各个临床类型均可导致不规则发热、疲乏、关节肌肉疼痛和体重下降等非特异性全身症状，肺、肾受累在GPA和MPA中均非常常见。但是在某些器官损害方面存在一定的差异，如肺间质纤维化更多见于MPA患者，GPA患者更容易出现耳鼻咽喉受累和眼部受累，而哮喘和嗜酸性粒细胞增多是EGPA的临床特征。国际上尚无统一、公认的临床诊断标准，目前应用最为广泛的是2012年国际Chapel Hill共识会议（CHCC）制定的血管炎命名（表21-10）[1]。

表21-10 CHCC关于AAV的分类定义（2012年）

名称	定义
MPA	多累及小血管的坏死性血管炎（包括毛细血管、小静脉和小动脉），无或微量免疫复合物形成，也可累及小-中等动脉，坏死性肾小球肾炎及肺泡毛细血管炎常见，不出现呼吸道的肉芽肿性炎症
GPA	主要累及上下呼吸道的坏死性肉芽肿性炎症，累及中小血管（如毛细血管、小静脉和小动脉、动脉和静脉）。坏死性肾小球肾炎常见
EGPA	累及呼吸道的富含嗜酸性粒细胞的坏死性肉芽肿性炎症，累及中小血管，伴有哮喘和嗜酸性粒细胞增多症。有肾小球肾炎时ANCA阳性更为常见

某些AAV患者缺乏肾外表现，称为肾脏局限性血管炎（renal-limited vasculitis，RLV），RLV也可以归于MPA范畴。

最近美国风湿病学会（American College of Rheumatology，ACR）/欧洲抗风湿病联盟（European Alliance of Associations for Rheumatology，EULAR）联合发布了小血管炎的新分类标准，采取积分制，具体见表21-11～表21-13[77-79]。新版标准的制定是迄今为止在小血管炎诊断及分类方面最大规模的研究，ANCA的诊断价值也得到了体现。该标准适用于对已经诊断为原发性小/中血管炎的患者进行临床分型（GPA、MPA或EGPA），并应事先排除血管炎。新分类标准在不同人群中的适用性有待进一步验证。

表21-11 ACR/EULAR小血管炎分类标准——GPA*

项目	内容	评分
临床表现	血性鼻分泌物，溃疡，结痂，充血或堵塞，或鼻中隔缺损/穿孔	+3
	软骨受累	+2
	传导性或感音神经性听力下降	+1
检验检查	cANCA或PR3-ANCA阳性	+5
	胸部影像：结节、肿物或空洞	+2
	活检：肉芽肿，血管外肉芽肿性炎症，或多核巨细胞	+2
	影像：鼻窦/鼻旁窦的炎症、实变或渗出，或乳突炎	+1
	活检：寡免疫性肾小球肾炎	+1
	pANCA或MPO-ANCA阳性	–1
	外周血嗜酸性粒细胞≥1×10^9/L	–4

*总分≥5分可诊断GPA。该标准敏感度为93%，特异度为94%。

表21-12 ACR/EULAR小血管炎分类标准——MPA#

项目	内容	评分
临床表现	血性鼻分泌物，溃疡，结痂，充血或堵塞，或鼻中隔缺损/穿孔	–3
检验检查	pANCA或MPO-ANCA阳性	+6
	胸部影像：纤维化或间质性肺病	+3
	活检：寡免疫性肾小球肾炎	+3
	cANCA或PR3-ANCA阳性	–1
	外周血嗜酸性粒细胞≥1×10^9/L	–4

#总分≥5分可诊断MPA。该标准敏感度为91%，特异度为94%。

表21-13 ACR/EULAR小血管炎分类标准——EGPA†

项目	内容	评分
临床表现	阻塞性气道疾病	+3
	鼻息肉	+3
	多发性单神经炎	+1
检验检查	外周血嗜酸性粒细胞≥1×10^9/L	+5
	活检：血管外嗜酸性粒细胞为主的炎症	+2
	血尿	–1
	cANCA或PR3-ANCA阳性	–3

†总分≥6分可诊断EGPA。该标准敏感度为85%，特异度为99%。

（二）基于ANCA类型的分型

另一种小血管炎分类方案是根据ANCA类型而非临床病理类型进行分类，即不用GPA、MPA和EGPA的分类命名方法，代之以PR3-AAV、MPO-AAV及ANCA阴性血管炎的分类命名方法。该分类方法基于以下依据：①全基因组关联研究显示，易感基因位点与血清ANCA类型（即PR3-ANCA和MPO-ANCA）的相关性较与疾病的临床病理类型的相关性更为密切[9]；②研究证实，在评估治疗反应、复发倾向、心血管事件风险等方面，ANCA类型比临床病理类型更有预后意义[80-82]。但用血清ANCA类型进行AAV分类这一观点尚未得到广泛认同。

近年来，有些研究结合ANCA血清型和临床病理类型两套体系将AAV分型细化，如MPO-ANCA阳性的MPA、PR3-ANCA阳性的GPA和ANCA阴性的GPA等类型。

七、治疗及预后

（一）治疗

20余年来，许多前瞻性多中心的随机对照试验（RCT）积累了大量有价值的治疗经验和方法，特别是欧洲血管炎研究组（EUVAS）为此做出了重要贡献。目前关于AAV治疗的很多方面，已形成一致看法。

AAV的治疗分为诱导缓解期治疗和维持缓解期治疗。诱导缓解期治疗是应用糖皮质激素联合免疫抑制剂，对于重症患者应采取必要的抢救措施，包括大剂量甲泼尼龙冲击和血浆置换。维持缓解期治疗主要是长期应用免疫抑制药物伴或不伴小剂量糖皮质激素治疗。

1. 诱导缓解期治疗　国内外研究均表明糖皮质激素联合免疫抑制剂可明显提高患者生存率。

（1）糖皮质激素联合环磷酰胺：是AAV诱导缓解治疗的经典方案，能够使90%以上患者的临床表现显著缓解。泼尼松初期治疗为1mg/（kg・d），4～6周，病情控制后可逐渐减量。环磷酰胺口服剂量一般为2mg/（kg・d），持续3～6个月。但由于长期应用环磷酰胺存在一系列明确的不良反应，包括继发感染、骨髓抑制、出血性膀胱炎和肿瘤等，研究者探索了多种可能避免或减轻这些不良反应的方法，如间断静脉滴注环磷酰胺。欧洲血管炎研究组主持的CYCLOPS研究[83]纳入149例AAV患者，在接受标准糖皮质激素治疗的基础上，将这些患者随机分为静脉应用（2～3周1次，每次15mg/kg）和口服应用[2mg/（kg・d）]环磷酰胺两组，结果显示两组诱导缓解率相近，由于静脉用药组环磷酰胺的累积剂量小，因此其感染、白细胞减少等不良反应的发生率较低，目前，在治疗AAV时，静脉应用环磷酰胺的方案越来越多地被采用。依据2021年KDIGO指南推荐[84]，环磷酰胺的使用需根据患者年龄和肾功能调整剂量，超过60岁的患者推荐口服剂量减少25%，超过75岁的患者推荐口服剂量减少50%；静脉应用环磷酰胺剂量见表21-14。

表21-14　KDIGO指南推荐依据年龄及肾功能调整静脉应用环磷酰胺剂量[84]

年龄（岁）	GFR≥30ml/（min・1.73m²）	GFR＜30ml/（min・1.73m²）
＜60	15mg/kg	12.5mg/kg
60～70	12.5mg/kg	10mg/kg
＞70	10mg/kg	7.5mg/kg

注：GFR，肾小球滤过率。

有重要脏器活动性受损的重症患者（如存在小血管纤维素样坏死、细胞新月体和弥漫性肺泡出血者）诱导治疗初期可以应用MP冲击治疗（使用大剂量甲基强的松龙静脉滴注的治疗方法），每天1次或隔天1次，每次0.5～1g，3次为1个疗程，继之以足量糖皮质激素治疗[泼尼松1mg/（kg・d）或等效剂量]。

（2）糖皮质激素联合利妥昔单抗：可作为AAV患者的另一可选择的方案，其循证医学证据来源于欧洲血管炎研究组2010年发表的两个大型RCT研究，分别为RITUXIVAS研究和RAVE研究[49, 50]。在RITUXIVAS研究中，44例新发的AAV患者按照3∶1的比例被随机分配到利妥昔单抗（375mg/m²，每周1次，共4次）加环磷酰胺（15mg/kg，共2次，分别在第1次和第3次给予利妥昔单抗时应用）治疗组和环磷酰胺治疗组（15mg/kg，每2周1次，共3次，继之以每3周1次，最多10次），两组患者均接受甲泼尼龙冲击治疗，继之口服糖皮质激素，两组的缓解率和严重不良事件的发生率均相仿。RAVE研究纳入了197例AAV患者，在口服泼尼松的基础上分别给予环磷酰胺[2mg/（kg・d）口服3～6个月]和利妥昔单抗[375mg/（m²・w）×4次]，最终两组患者缓解的比例相当。此外，在复发的AAV患者亚组中，利妥昔单抗组的诱导缓解率优于环磷酰胺组[50]；事后分析显示在PR3-ANCA阳性的患者中，利妥昔单抗效果也优于环磷酰胺[85]。近年来，糖皮质激素联合利妥昔单抗获得了广泛认可，在新版的治疗指南，如《2021 KDIGO临床实践指南：肾小球疾病的管理》[84]和《EULAR关于ANCA相关性血管炎管理的建议》（2022年更新版）中，糖皮质激素联合利妥昔单抗均可作为AAV的一线治疗方案选择，需要注意的是，在肾功能快速减退[Scr＞4mg/dl（＞354μmol/L）]的患者中，该方案支持证据有限[84]。

（3）补体C5a的拮抗剂：如前所述，补体活化是AAV发病机制中的重要环节，其中补体C5a在ANCA介导的中性粒细胞活化中发挥着重要作用，因此针对C5a的治疗也成为研究热点。研究结果显示，avacopan（又称CCX168，是C5a受体CD88的拮抗剂）可有效替代糖皮质激素治疗AAV。在CLEAR研究（Ⅱ期临床试验）中[86]，67例新诊断或复发小血管炎被随机分为三组，分别接受avacopan（30mg，每天2次）联合中等量的泼尼松（每天20mg，n=22），或单用avacopan（30mg，每天2次，n=22），或单用泼尼松60mg/d（对照组，n=23）；所有患者均接受环磷酰胺或利妥昔单抗治疗。12周时，avacopan联合糖皮质激素组、avacopan组和糖皮质激素组的缓解率分别为86%、81%和70%，此外，使用avacopan的两组不良事件发生率显著低于糖皮质激素组，特别是能避免大剂量糖皮质激素带来的严重感染、骨折、体重增加等一系列副作用。2021年发表的ADVOCATE研究（Ⅲ期临床试验）结果显示[87]，在小血管炎的诱导缓解治疗中，avacopan联合环磷酰胺/利妥昔单抗不劣于糖皮质激素联合环磷酰胺/利妥昔单抗的方案，第26周时二者缓解率相当，第52周时avacopan组优于糖皮质激素组。该研究为avacopan的临床应用提供了有力支持。在《EULAR关于ANCA相关性血管炎管理的建议》（2022年更新版）中，已将avacopan联合环磷酰胺/利妥昔单抗作为AAV诱导缓解治疗的首选方案之一。

（4）糖皮质激素联合吗替麦考酚酯（MMF）：以往有小规模的RCT或非对照研究显示MMF可以用于AAV的诱导缓解治疗。近年MYCYC研究是迄今规模最大的针对MMF作为诱导缓解药物效果的RCT研究[88]，140例非重症AAV患者［排除了病情危及生命的患者、肾功能快速恶化者，以及GFR＜15ml/（min·1.73m²）的患者］被1∶1随机分为两组，MMF组接受口服MMF治疗，环磷酰胺组接受静脉环磷酰胺治疗，所有患者接受标准的糖皮质激素治疗，在诱导缓解后均给予硫唑嘌呤维持缓解。结果显示，MMF组和环磷酰胺组在治疗6个月时的缓解率（67% vs. 61%）和达到缓解所需时间方面差异均无统计学意义，然而MMF组患者缓解后复发率高于环磷酰胺组，无复发生存时间显著低于环磷酰胺组。该研究表明MMF作为诱导缓解的效果并不逊于静脉使用环磷酰胺，但易于复发。根据《2021 KDIGO临床实践指南：肾小球疾病的管理》[84]，在无重要脏器功能受损的AAV患者中，MMF联合糖皮质激素可以作为诱导缓解的二线方案。

（5）血浆置换：主要适应证为合并抗GBM抗体、严重肺出血和严重急性肾衰竭患者。在欧洲血管炎研究组进行的RCT研究（MEPEX研究）中[89]，严重急性肾衰竭（起病时Scr＞500μmol/L）的AAV患者，在给予口服泼尼松和环磷酰胺治疗的基础上，被随机分为两组，分别接受强化血浆置换（在14天内进行7次）和MP冲击治疗（每次1g，共3次），结果发现，强化血浆置换较MP冲击治疗更有利于患者肾功能的恢复（3个月时两组患者摆脱透析的比例分别为69%和49%，1年时进入终末期肾病的患者比例分别为19%和43%）。但是2020年发表的RCT研究（PEXIVAS研究）结果与之相左，PEXIVAS研究共纳入704例重症AAV患者，随机分为两组，结果显示在免疫抑制治疗基础上患者接受血浆置换没有额外获益，不降低死亡风险或终末期肾病风险[90]。但是PEXIVAS研究中，重症AAV的入选标准是GFR＜50ml/（min·1.73m²），或弥漫肺泡出血[90]。相较于MEPEX研究，PEXIVAS研究的肾脏重症受累的定义显然过于宽松，因此PEXIVAS研究的结论尚存在较大争议。

在应用糖皮质激素与免疫抑制剂的过程中，有指南推荐应用磺胺类药物预防卡氏肺孢菌的感染[84]。

2. 维持缓解期治疗 诱导缓解之后就进入维持缓解治疗，其目的是减少AAV的复发。鉴于长期应用环磷酰胺的副作用，在进入维持缓解治疗之后，应选用其他副作用较小的免疫抑制剂来替代环磷酰胺。维持缓解期治疗可供选择的免疫抑制剂较多，列举如下。

（1）硫唑嘌呤：1～2mg/（kg·d）在维持缓解治疗阶段能够有效替代环磷酰胺，其证据主要来自欧洲血管炎研究组2003年发表的CYCAZAREM研究[91]，研究纳入了144例缓解期患者，将其随机分为硫唑嘌呤组［2mg/（kg·d）］和环磷酰胺组［1.5mg/（kg·d）］，随访18个月，两组患者的复发率无显著差异。硫唑嘌呤用药期间应密切监测外周血白细胞计数及转氨酶，警惕骨髓抑制和肝功能损害等副作用。

（2）利妥昔单抗：可以成功地用于AAV的诱导缓解，在维持缓解中也有满意的疗效。MAINRITSAN研究是比较了利妥昔单抗（每6个月500mg）与硫唑嘌呤（每天2mg/kg并逐渐减量，共22个月）用于维持缓解治疗的RCT研究[92]。115

例AAV患者完成诱导缓解治疗后被随机分配至这两个组中。28个月时，利妥昔单抗组的严重复发率显著低于硫唑嘌呤组，不良事件发生率无显著差异。在长期随访至60个月时，利妥昔单抗组患者的无复发生存率显著高于硫唑嘌呤组（37.2% vs. 57.9%）。

在随后进行的MAINRITSAN2研究入组了162例经诱导缓解后完全缓解的AAV患者，这些患者按1：1比例随机接受“个体化”和“固定时间”的维持缓解治疗。“个体化”组接受500mg的利妥昔单抗静脉注射，当ANCA水平升高（抗体转阳或ELISA法滴度升高1倍以上或IIF法稀释滴度＞2）或CD19$^+$ B细胞计数超过0时再次输注500mg，最后一次利妥昔单抗输注时间为第18个月。“固定时间”组则接受MAINRITSAN研究方案：在用药后第0天和14天及第一次输注后第6个月、12个月、18个月分别给予500mg利妥昔单抗。结果显示，随访28个月，两组的复发率无显著差异，人均使用利妥昔单抗次数有显著差异（中位数：3次vs. 5次）[93]。虽然ANCA和CD19$^+$ B细胞监测结果与复发并不完全一致[94-99]，但在个体化治疗的方案制订中仍有积极作用。

（3）吗替麦考酚酯：用于维持缓解治疗具有副作用较小的优点，但肾功能不全者需谨慎使用，其疗效还有待于进一步研究证实。来自欧洲血管炎研究组的IMPROVE研究对比了吗替麦考酚酯和硫唑嘌呤用于维持缓解的疗效，结果显示吗替麦考酚酯组复发更常见（76例患者中42例复发），复发风险是硫唑嘌呤组的1.69倍（*P*=0.03），两组的严重不良事件比例无显著差别[100]。目前吗替麦考酚酯多作为二线方案使用。

（4）来氟米特：用于AAV维持缓解治疗的研究始于2004年，Metzler等报道20例GPA患者用来氟米特（30～50mg/d）进行维持缓解治疗获得成功[101]。2007年该组作者又报道了来氟米特（30mg/d）与甲氨蝶呤（开始时8mg/w，8周后达到20mg/w）作为维持缓解治疗的疗效与安全性随机对照研究，结果表明，来氟米特组复发较少，但是副作用较多，包括高血压、白细胞减少等[102]。

（5）甲氨蝶呤：是AAV维持缓解治疗的又一可选方案。来自法国的随机对照研究表明，甲氨蝶呤［起始剂量0.3mg/（kg・w），之后逐渐增加到25mg/w］用于维持缓解治疗，其疗效与安全性与经典的硫唑嘌呤2mg/（kg・d）方案相仿[103]。目前推荐甲氨蝶呤治疗仅限于Scr＜177μmol/L者，且治疗期间应注意补充叶酸。

此外，研究证实GPA患者鼻部携带金黄色葡萄球菌是GPA复发的重要原因，随机对照研究显示应用复方磺胺甲噁唑清除金黄色葡萄球菌可显著减少GPA的复发，特别是累及上呼吸道的复发[104]。应用剂量为磺胺甲噁唑800mg和甲氧苄啶160mg，每周3次。鼻局部应用莫匹罗星（mupirocin）也有较好地清除金黄色葡萄球菌的作用，还可以用于肾脏受损和无法应用复方磺胺甲噁唑的GPA患者。

如前所述，由于AAV是一组易于复发的疾病，即使在应用硫唑嘌呤或环磷酰胺维持治疗期间，每年复发率在15%以上，因此停用免疫抑制治疗后的复发是临床上关注的焦点；而另一方面，如果延长免疫抑制剂的应用时间必然会增加不良反应的发生风险，包括肝功能损害、骨髓抑制等，因此决定维持缓解期治疗的时间必须权衡利弊。2017年发表的REMAIN研究入组了117例经诱导缓解后、使用硫唑嘌呤维持治疗的患者，将其随机分组，分别给予48个月延长治疗和常规24个月的硫唑嘌呤维持缓解。结果显示，治疗24个月组患者复发和进展至终末期肾病的概率都显著高于治疗48个月组，两组的严重不良事件发生率无显著差异[105]。2020年发表的MAINRITSAN3研究纳入了68例在MAINRITSAN2研究（随访28个月）中完全缓解的患者，之后实验组接受每6个月1次的利妥昔单抗治疗18个月（共4次），对照组应用安慰剂，再次随访28个月，结果显示全程使用利妥昔单抗的受试者AAV复发率更低，仅为4%，对照组复发率为26%，两组不良反应率无差别[106]。因此，长期维持缓解（至少4年）是减少复发、改善肾脏预后是必要的。

3. 复发的治疗 根据《2021 KDIGO临床实践指南：肾小球疾病的管理》[84]：①非严重复发时，可以适当上调免疫抑制治疗的强度，并尽量避免环磷酰胺的应用。对于非严重复发患者的诱导治疗，虽然只有吗替麦考酚酯有RCT证据支持[107]，但是鉴于接受该方案的患者日后的复发风险及激素用量很可能增加，建议改为利妥昔单抗治疗；②若病情出现严重复发（危及器官甚至危及生命），应重新启动诱导缓解治疗，这种情况下倾向选择应用利妥昔单抗的治疗方案。

（二）预后

1. 生存期 由于AAV肾脏受累常迅速进展至肾衰竭、肺脏受累可发生大量肺出血而危及生命，因此本病未经治疗者预后极差，90%的患者在1年内死亡。应用糖皮质激素和环磷酰胺治疗有确切疗效，可以使患者的5年生存率达到80%。影响患者预后的独立危险因素包括高龄、继发感染，特别是肺部感染及肾衰竭[108]。值得引起注意的是，随着ANCA检测方法的普及，以及免疫抑制治疗的积极应用，AAV的活动性往往能够得到有效控制，但治疗所带来的副作用不容忽视，继发感染特别是肺部感染已经成为患者早期死亡（确诊后1年死亡）的首位病因，其次才是活动性血管炎本身[109]。进一步分析发现，肺基础病变特别是肺间质纤维化是继发肺部感染的独立危险因素[108]，因此对于这类患者，在治疗时应加强监测，如在应用糖皮质激素联合环磷酰胺进行诱导治疗时监测外周血淋巴细胞计数及$CD4^+$淋巴细胞计数等，以减少治疗所造成的不良反应。对于应用糖皮质激素联合利妥昔单抗者，感染也是不容忽视的问题。近年来，Kronbichler等回顾性分析了192例应用利妥昔单抗的AAV患者，发现增加感染风险的因素为高龄、上呼吸道受累、慢性阻塞性肺疾病和既往曾使用阿仑单抗。在所有的感染中，呼吸道感染占比66.3%；此外，肾功能不全也会增加使用利妥昔单抗患者的感染风险，而预防性使用复方磺胺甲噁唑可降低严重感染发生率[110]。

随着对免疫抑制治疗所造成的继发性感染认识的逐渐深入，治疗渐趋合理，死于继发感染者也在逐渐减少，患者远期生存得到显著改善，此时，造成患者远期死亡的原因逐渐变成心血管疾病和恶性肿瘤。

在AAV的治疗中，心血管疾病的危险增加，其中血管炎症、内皮功能障碍是其主要原因，AAV患者往往存在肾功能受损，其代谢、炎症和血流动力学机制也参与心血管疾病的发生、发展；此外，糖皮质激素所造成的代谢异常也会增加心血管疾病的风险。来自北京大学第一医院的研究显示，除了心血管疾病的传统危险因素（如血压、血脂、吸烟等）之外，起病时的伯明翰系统性血管炎活动评分（Birmingham vasculitis activity score，BVAS）也是AAV患者近期和远期心血管事件和心血管疾病相关死亡的独立危险因素[111]。荟萃分析显示AAV患者发生心血管事件的风险是健康人群的1.65倍[112]。由于AAV患者心血管疾病的风险增加，EULAR指南建议定期评估弗雷明汉风险评分。

长期免疫抑制治疗会增加恶性肿瘤的风险。环磷酰胺累积剂量大于36g则显著增加发生恶性肿瘤的风险，其中第一位的是皮肤非黑色素瘤，其次是血液系统肿瘤和泌尿系统肿瘤[113]，而利妥昔单抗诱发肿瘤的风险显著低于环磷酰胺，可能不增加肿瘤的风险[114]。

2. 复发和治疗抵抗 如前所述，部分患者对传统的糖皮质激素联合环磷酰胺治疗无效，其独立危险因素包括高龄、女性、黑种人、抗MPO抗体阳性及肾功能不全者[80, 81, 115]。

虽然糖皮质激素联合环磷酰胺治疗能够使多数患者获得缓解，但即使给予积极的维持缓解治疗，还有至少15%的患者会在诱导缓解成功后的2年内复发，复发是造成器官损害和进展到终末期肾病的独立危险因素[80]；严重的复发（如肺出血）可以危及患者生命。复发的独立危险因素包括PR3-ANCA阳性，上呼吸道、肺受累及肾功能差，肾功能差的患者复发概率较低[80, 81, 115]。

八、病例介绍及点评

（一）主诉

乏力2个月，咯血1个月，发现血尿、蛋白尿2周。

（二）病史

患者，男性，61岁。2个月前始感乏力，1个月前咳嗽、咳痰，痰中带血丝，发热39℃，伴关节肌肉疼痛、四肢出血点和瘀斑及球结膜充血。就诊于当地医院，肺部CT显示双上肺陈旧性结核、双侧胸膜炎、双中下肺多发结节、双侧胸腔包裹性积液。怀疑为“肺结核”。在当地医院给予阿米卡星、异烟肼、利福平抗结核治疗，患者发热无改善。后又在当地医院疑诊为“肺癌”。2周前查尿常规：蛋白（++++），红细胞数80～100/HPF，监测血红蛋白半个月内从131g/L下降至101g/L，遂收入院。患者自发病以来体重下降10kg。

既往史：36年前患肺结核，20年前患淋巴结结核，治愈。

（三）入院查体

T 36.1 ℃，P 80次/分，BP 90/60mmHg，消瘦，四肢皮肤可见多处小出血点，双踝部有多处瘀斑，球结膜充血，右下肺呼吸音略低，心脏检查无异常，肝脾肋下未触及。双下肢轻度水肿。

（四）辅助检查

血常规：白细胞计数9.4×10^9/L，血红蛋白102g/L，血小板计数346×10^9/L。Scr 142μmol/L，BUN 12.8mmol/L，24小时尿蛋白定量3.6g/24h。血白蛋白29.5g/L，C反应蛋白47.9mg/L（正常＜8mg/L），cANCA阳性，PR3-ANCA 184RU/ml（正常值＜20RU/ml）。

肺活检：凝固性坏死，坏死性小血管炎，少量上皮细胞样反应，结合临床符合GPA。

肾活检病理：免疫荧光阴性，光镜下可见25个肾小球，毛细血管袢严重受损，灶状节段性纤维素样坏死，可见8个细胞性新月体、2个细胞纤维性新月体、1个纤维性新月体、2个小细胞性新月体和1个小细胞纤维性新月体形成，2个肾小球球囊粘连，其余肾小球系膜细胞和基质轻度弥漫增生，肾间质多灶状淋巴细胞和单核细胞浸润，肾小管多灶状萎缩，小动脉管壁增厚，符合寡免疫沉积性新月体肾炎。

（五）诊治经过

根据患者血清学检验、肾脏病理及肺部影像结果，患者确诊为ANCA相关性血管炎，肉芽肿性多血管炎（GPA），Ⅲ型新月体性肾小球肾炎，血管炎肺受累，陈旧性肺结核。根据影像学检查及PPD试验判断无结核活动。给予甲泼尼龙500mg/d，连续冲击3天，序贯口服泼尼松，起始剂量50mg/d，环磷酰胺0.4g/w，连续2次，之后改为每个月0.8g静脉滴注。患者经治疗后病情好转，发热、咯血缓解，肌酐、C反应蛋白下降，血尿、蛋白尿逐渐减轻，PR3-ANCA降至33RU/ml，复查CT示肺部结节缩小。半年后重复肾活检已无活动病变，肾功能一直保持正常。

（六）点评

本病例误诊的原因主要是对GPA缺乏认识。患者曾患过肺和淋巴结结核，本次发病有咳嗽、咳痰、痰中带血，CT显示双上肺陈旧性结核和双下肺多发性结节，易将其误诊为肺结核复发，之后患者肺部结节被误诊为肿瘤，也是临床上对GPA缺乏认识所致。而GPA在肺、肾受累后如无免疫抑制治疗则不能控制病情，因此误诊很可能使患者丧失治疗的机会甚至会危及生命。GPA肺部受累是该病的主要临床表现之一，可表现为咳嗽、咯血、胸痛。影像学检查可以见到非特异性浸润影或结节，结节多位于双肺下部，大小不一，有时可形成空洞，可伴胸腔积液，抗生素治疗无效。虽然这些表现容易被误诊为肺部感染、肺结核或肺部肿瘤，但典型GPA具有三联征：①上呼吸道，鼻炎、鼻窦炎；②下呼吸道，非特异性炎症、坏死性肉芽肿；③节段性坏死性肾小球肾炎。还有其他全身系统表现，这些表现此病例基本都具备。血清ANCA检测和组织活检有利于鉴别诊断。

早期诊断、及时治疗可改善预后：GPA一旦累及肾脏则进展迅速，患者肾活检已经达到新月体性肾小球肾炎的程度，且多为细胞性新月体，因此该患者的肾脏病变仍为新鲜病变。经积极治疗已控制病情的发展，病理上也已经重复肾活检证实活动病变得到明确控制。

ANCA 的检测对GPA的诊断意义重大：PR3-ANCA阳性结合典型临床表现并除外继发性疾病，可诊断GPA，因此在组织活检之前即可借助ANCA检测对患者做出诊断并指导其治疗。

（李志盈 陈 旻）

参考文献

[1] Jennette J C，Falk R J，Bacon P A，et al. 2012 revised international chapel hill consensus conference nomenclature of vasculitides[J]. Arthritis Rheum，2013，65（1）：1-11.

[2] Chen M，Yu F，Zhang Y，et al. Characteristics of Chinese patients with Wegener's granulomatosis with anti-myeloperoxidase

autoantibodies[J]. Kidney Int, 2005, 68 (5): 2225-2229.

[3] Li J N, Cui Z, Long J Y, et al. The frequency of ANCA-associated vasculitis in a national database of hospitalized patients in China[J]. Arthritis Res Ther, 2018, 20 (1): 226.

[4] Li Z Y, Ma T T, Chen M, et al. The prevalence and management of anti-neutrophil cytoplasmic antibody-associated vasculitis in China[J]. Kidney Dis (Basel), 2016, 1 (4): 216-223.

[5] Heckmann M, Holle J U, Arning L, et al. The Wegener's granulomatosis quantitative trait locus on chromosome 6p21.3 as characterised by tagSNP genotyping[J]. Ann Rheum Dis, 2008, 67 (7): 972-979.

[6] Stassen P M, Cohen-Tervaert J W, Lems S P M, et al. HLA-DR4, DR13 (6) and the ancestral haplotype A1B8DR3 are associated with ANCA-associated vasculitis and Wegener's granulomatosis[J]. Rheumatology (Oxford), 2009, 48 (6): 622-625.

[7] Vaglio A, Martorana D, Maggiore U, et al. HLA-DRB4 as a genetic risk factor for Churg-Strauss syndrome[J]. Arthritis Rheum, 2007, 56 (9): 3159-3166.

[8] Tsuchiya N, Kobayashi S, Hashimoto H, et al. Association of HLA-DRB1*0901-DQB1*0303 haplotype with microscopic polyangiitis in Japanese[J]. Genes Immun, 2006, 7 (1): 81-84.

[9] Lyons P A, Rayner T F, Trivedi S, et al. Genetically distinct subsets within ANCA-associated vasculitis[J]. N Engl J Med, 2012, 367 (3): 214-223.

[10] Salmela A, Rasmussen N, Tervaert J W C, et al. Chronic nasal *Staphylococcus aureus* carriage identifies a subset of newly diagnosed granulomatosis with polyangiitis patients with high relapse rate[J]. Rheumatology (Oxford), 2017, 56 (6): 965-972.

[11] Popa E R, Stegeman C A, Abdulahad W H, et al. Staphylococcal toxic-shock-syndrome-toxin-1 as a risk factor for disease relapse in Wegener's granulomatosis[J]. Rheumatology (Oxford), 2007, 46 (6): 1029-1033.

[12] Pendergraft W F 3rd, Preston G A, Shah R R, et al. Autoimmunity is triggered by cPR-3 (105-201), a protein complementary to human autoantigen proteinase-3[J]. Nat Med, 2004, 10: 72-79.

[13] Mayet W J, Märker-Hermann E, Schlaak J, et al. Irregular cytokine pattern of $CD4^+$ T lymphocytes in response to *Staphylococcus aureus* in patients with Wegener's granulomatosis[J]. Scand J Immunol, 1999, 49 (6): 585-594.

[14] Savige J, Nassis L, Cooper T, et al. Antineutrophil cytoplasmic antibody (ANCA) -associated systemic vasculitis after immunisation with bacterial proteins[J]. Clin Exp Rheumatol, 2002, 20 (6): 783-789.

[15] Kallenberg C G, Heeringa P, Stegeman C A. Mechanisms of disease: pathogenesis and treatment of ANCA-associated vasculitides[J]. Nat Clin Pract Rheumatol, 2006, 2 (12): 661-670.

[16] Kain R, Matsui K, Exner M, et al. A novel class of autoantigens of anti-neutrophil cytoplasmic antibodies in necrotizing and crescentic glomerulonephritis: the lysosomal membrane glycoprotein h-lamp-2 in neutrophil granulocytes and a related membrane protein in glomerular endothelial cells[J]. J Exp Med, 1995, 181 (2): 585-597.

[17] Kain R, Exner M, Brandes R, et al. Molecular mimicry in pauci-immune focal necrotizing glomerulonephritis[J]. Nat Med, 2008, 14 (10): 1088-1096.

[18] Chen M, Gao Y, Guo X H, et al. Propylthiouracil-induced antineutrophil cytoplasmic antibody-associated vasculitis[J]. Nat Rev Nephrol, 2012, 8 (8): 476-483.

[19] Gao Y, Zhao M H, Guo X H, et al. The prevalence and target antigens of antithyroid drugs induced antineutrophil cytoplasmic antibodies (ANCA) in Chinese patients with hyperthyroidism[J]. Endocr Res, 2004, 30 (2): 205-213.

[20] Zhao M H, Chen M, Gao Y, et al. Propylthiouracil-induced anti-neutrophil cytoplasmic antibody-associated vasculitis. Kidney Int, 2006, 69 (8): 1477-1481.

[21] Jiang X X, Khursigara G, Rubin R L. Transformation of lupus-inducing drugs to cytotoxic products by activated neutrophils[J]. Science, 1994, 266 (5186): 810-813.

[22] Lee E B, Hirouchi M, Hosokawa M, et al. Inactivation of peroxidases of rat bone marrow by repeated administration of propylthiouracil is accompanied by a change in the heme structure[J]. Biochem Pharmacol, 1988, 37 (11): 2151-2153.

[23] Gao Y, Ye H, Yu F, et al. Anti-myeloperoxidase IgG subclass distribution and avidity in sera from patients with propylthiouracil-induced antineutrophil cytoplasmic antibodies associated vasculitis[J]. Clin Immuno, 2005, 117 (1): 87-93.

[24] Ye H, Zhao M H, Gao Y, et al. Anti-myeloperoxidase antibodies in sera from patients with propylthiouracil-induced vasculitis might recognize restricted epitopes on myeloperoxidase molecule[J]. Clin Exp Immunol, 2004, 138 (1): 179-182.

[25] Yu F, Zhao M H, Zhang Y, et al. Anti-endothelial cell antibodies (AECA) are associated with disease activity of propylthiouracil induced antineutrophil cytoplasmic antibody (ANCA) positive vasculitis[J]. Beijing Da Xue Xue Bao Yi Xue Ban, 2005, 37 (4): 374-377.

[26] Gregorini G, Ferioli A, Donato F, et al. Association between silica exposure and necrotizing crescentic glomerulonephritis with p-ANCA and anti-MPO antibodies: a hospital-based case-control study[J]. Adv Exp Med Biol, 1993, 336: 435-440.

[27] Bansal P J, Tobin M C. Neonatal microscopic polyangiitis secondary to transfer of maternal myeloperoxidase-antineutrophil cytoplasmic antibody resulting in neonatal pulmonary hemorrhage and renal involvement[J]. Ann Allergy Asthma Immunol, 2004, 93 (4): 398-401.

[28] Xiao H, Heeringa P, Hu P Q, et al. Antineutrophil cytoplasmic autoantibodies specific for myeloperoxidase cause glomerulonephritis and vasculitis in mice[J]. J Clin Invest, 2002, 110 (7): 955-963.

[29] Huugen D, Xiao H, van Esch A, et al. Aggravation of anti-myeloperoxidase antibody-induced glomerulonephritis by bacterial lipopolysaccharide: role of tumor necrosis factor-alpha[J]. Am J Pathol, 2005, 167 (1): 47-58.

[30] Charles L A, Caldas M L R, Falk R J, et al. Antibodies against granule proteins activate neutrophils *in vitro*[J]. J Leukoc Biol, 1991, 50 (6): 539-546.

[31] Porges A J, Redecha P B, Kimberly W T, et al. Anti-neutrophil cytoplasmic antibodies engage and activate human neutrophils *via* Fc gamma RIIa[J]. J Immunol, 1994, 153 (3): 1271-1280.

[32] Jennette J C, Nachman P H. ANCA glomerulonephritis and vas-

culitis[J]. Clin J Am Soc Nephrol, 2017, 12(10): 1680-1691.
[33] Xiao H, Heeringa P, Liu Z, et al. The role of neutrophils in the induction of glomerulonephritis by anti-myeloperoxidase antibodies[J]. Am J Pathol, 2005, 167(1): 39-45.
[34] Kessenbrock K, Krumbholz M, Schönermarck U, et al. Netting neutrophils in autoimmune small-vessel vasculitis[J]. Nat Med, 2009, 15(6): 623-625.
[35] Wang H, Wang C, Zhao M H, et al. Neutrophil extracellular traps can activate alternative complement pathways[J]. Clin Exp Immunol, 2015, 181(3): 518-527.
[36] Xiao H, Schreiber A, Heeringa P, et al. Alternative complement pathway in the pathogenesis of disease mediated by anti-neutrophil cytoplasmic autoantibodies[J]. Am J Pathol, 2007, 170(1): 52-64.
[37] Xing G Q, Chen M, Liu G, et al. Complement activation is involved in renal damage in human antineutrophil cytoplasmic autoantibody associated pauci-immune vasculitis[J]. J Clin Immunol, 2009, 29(3): 282-291.
[38] Chen S F, Wang F M, Li Z Y, et al. Plasma complement factor H is associated with disease activity of patients with ANCA-associated vasculitis[J]. Arthritis Res Ther, 2015, 17(1): 129.
[39] Chen S F, Wang F M, Li Z Y, et al. The functional activities of complement factor H are impaired in patients with ANCA-positive vasculitis[J]. Clin Immunol, 2017, 175: 41-50.
[40] Huugen D, van Esch A, Xiao H, et al. Inhibition of complement factor C5 protects against anti-myeloperoxidase antibody-mediated glomerulonephritis in mice[J]. Kidney Int, 2007, 71(7): 646-654.
[41] Schreiber A, Xiao H, Jennette J C, et al. C5a receptor mediates neutrophil activation and ANCA-induced glomerulonephritis[J]. J Am Soc Nephrol, 2009, 20(2): 289-298.
[42] Xiao H, Dairaghi D J, Powers J P, et al. C5a receptor (CD88) blockade protects against MPO-ANCA GN[J]. J Am Soc Nephrol, 2014, 25(2): 225-231.
[43] Chen M, Jayne D R W, Zhao M H. Complement in ANCA-associated vasculitis: mechanisms and implications for management[J]. Nat Rev Nephrol, 2017, 13: 359-367.
[44] Huang Y M, Wang H, Wang C, et al. Promotion of hypercoagulability in antineutrophil cytoplasmic antibody-associated vasculitis by C5a-induced tissue factor-expressing microparticles and neutrophil extracellular traps[J]. Arthritis Rheumatol, 2015, 67(10): 2780-2790.
[45] Miao D, Li D Y, Chen M, et al. Platelets are activated in ANCA-associated vasculitis *via* thrombin-PARs pathway and can activate the alternative complement pathway[J]. Arthritis Res Ther, 2017, 19(1): 252.
[46] Miao D, Ma T T, Chen M, et al. Platelets release proinflammatory microparticles in anti-neutrophil cytoplasmic antibody-associated vasculitis[J]. Rheumatology(Oxford), 2019, 58(8): 1432-1442.
[47] Wang C, Li Z Y, Gong Y, et al. Increased frequency of IgD-CD27^{hi}CD38^{hi} B cells and its association with the renal involvement in ANCA-associated vasculitis[J]. Arthritis Res Ther, 2022, 24(1): 109.
[48] Żabińska M, Kościelska-Kasprzak K, Krajewska J, et al. Immune cells profiling in ANCA-associated vasculitis patients—relation to disease activity[J]. Cells, 2021, 10(7): 1773.
[49] Jones R B, Tervaert J W, Hauser T, et al. Rituximab versus cyclophosphamide in ANCA-associated renal vasculitis[J]. N Engl J Med, 2010, 363(3): 211-220.
[50] Stone J H, Merkel P A, Spiera R, et al. Rituximab versus cyclophosphamide for ANCA-associated vasculitis[J]. N Engl J Med, 2010, 363(3): 221-232.
[51] Steinmetz O M, Velden J, Kneissler U, et al. Analysis and classification of B-cell infiltrates in lupus and ANCA-associated nephritis[J]. Kidney Int, 2008, 74(4): 448-457.
[52] Nagai M, Hirayama K, Ebihara I, et al. Serum levels of BAFF and APRIL in myeloperoxidase anti-neutrophil cytoplasmic autoantibody-associated renal vasculitis: association with disease activity[J]. Nephron Clin Pract, 2011, 118(4): c339-c345.
[53] Holden N J, Williams J M, Morgan M D, et al. ANCA-stimulated neutrophils release BLyS and promote B cell survival: a clinically relevant cellular process[J]. Ann Rheum Dis, 2011, 70(12): 2229-2233.
[54] Komocsi A, Lamprecht P, Csernok E, et al. Peripheral blood and granuloma CD4^{+}CD28 (−) T cells are a major source of interferon-gamma and tumor necrosis factor-alpha in Wegener's granulomatosis[J]. Am J Pathol, 2002, 160(5): 1717-1724.
[55] Bolton W K, Innes D J Jr, Sturgill B C, et al. T-cells and macrophages in rapidly progressive glomerulonephritis: clinicopathologic correlations[J]. Kidney Int, 1987, 32(6): 869-876.
[56] Schmitt W H, Heesen C, Csernok E, et al. Elevated serum levels of soluble interleukin-2 receptor in patients with Wegener's granulomatosis. association with disease activity[J]. Arthritis Rheum, 1992, 35(9): 1088-1096.
[57] Wang G, Hansen H, Tatsis E, et al. High plasma levels of the soluble form of CD30 activation molecule reflect disease activity in patients with Wegener's granulomatosis[J]. Am J Med, 1997, 102(6): 517-523.
[58] Ruth A J, Kitching A R, Kwan R Y Q, et al. Anti-neutrophil cytoplasmic antibodies and effector CD4^{+} cells play nonredundant roles in anti-myeloperoxidase crescentic glomerulonephritis[J]. J Am Soc Nephrol, 2006, 17(7): 1940-1949.
[59] Lamprecht P, Bruhl H, Erdmann A, et al. Differences in CCR5 expression on peripheral blood CD4^{+}CD28^{-} T-cells and in granulomatous lesions between localized and generalized Wegener's granulomatosis[J]. Clin Immunol, 2003, 108(1): 1-7.
[60] Damianovich M, Gilburd B, George J, et al. Pathogenic role of anti-endothelial cell antibodies in vasculitis. An idiotypic experimental model[J]. J Immunol, 1996, 156(12): 4946-4951.
[61] Del Papa N, Conforti G, Gambini D, et al. Characterization of the endothelial surface proteins recognized by anti-endothelial antibodies in primary and secondary autoimmune vasculitis[J]. Clin Immunol Immunopathol, 1994, 70(3): 211-216.
[62] Holmén C, Christensson M, Pettersson E, et al. Wegener's granulomatosis is associated with organ-specific antiendothelial cell antibodies[J]. Kidney Int, 2004, 66(3): 1049-1060.
[63] Chen M, Xing G Q, Yu F, et al. Complement deposition in renal histopathology of patients with ANCA-associated pauci-immune glomerulonephritis[J]. Nephrol Dial Transplant, 2009, 24(4): 1247-1252.

[64] Zou R, Liu G, Cui Z, et al. Clinical and immunologic characteristics of patients with ANCA-associated glomerulonephritis combined with membranous nephropathy: a retrospective cohort study in a single Chinese center[J]. Medicine (Baltimore), 2015, 94 (37): e1472.

[65] Haas M, Eustace J A. Immune complex deposits in ANCA-associated crescentic glomerulonephritis: a study of 126 cases[J]. Kidney Int, 2004, 65 (6): 2145-2152.

[66] Haas M, Jafri J, Bartosh S M, et al. ANCA-associated crescentic glomerulonephritis with mesangial IgA deposits[J]. Am J Kidney Dis, 2000, 36 (4): 709-718.

[67] Yu F, Chen M, Wang S X, et al. Clinical and pathological characteristics and outcomes of Chinese patients with primary anti-neutrophil cytoplasmic antibodies-associated systemic vasculitis with immune complex deposition in kidney[J]. Nephrology (Carlton), 2007, 12 (1): 74-80.

[68] Lin W, Shen C J, Zhong Y, et al. Glomerular immune deposition in MPO-ANCA associated glomerulonephritis is associated with poor renal survival[J]. Front Immunol, 2021, 12: 625672.

[69] Hagen E C, Daha M R, Hermans J, et al. Diagnostic value of standardized assays for anti-neutrophil cytoplasmic antibodies in idiopathic systemic vasculitis[J]. Kidney Int, 1998, 53 (3): 743-753.

[70] Damoiseaux J, Csernok E, Rasmussen N, et al. Detection of antineutrophil cytoplasmic antibodies (ANCAs): a multicentre European vasculitis study group (EUVAS) evaluation of the value of indirect immunofluorescence (IIF) versus antigen-specific immunoassays[J]. Ann Rheum Dis, 2017, 76(4): 647-653.

[71] Bossuyt X, Cohen Tervaert J W, Arimura Y, et al.Position paper: revised 2017 international consensus on testing of ANCAs in granulomatosis with polyangiitis and microscopic polyangiitis[J]. Nat Rev Rheumatol, 2017, 13 (11): 683-692.

[72] Berden A E, Ferrario F, Hagen E C, et al. Histopathologic classification of ANCA-associated glomerulonephritis[J]. J Am Soc Nephrol, 2010, 21 (10): 1628-1636.

[73] Chang D Y, Wu L H, Liu G, et al. Re-evaluation of the histopathologic classification of ANCA-associated glomerulonephritis: a study of 121 patients in a single center[J]. Nephrol Dial Transplant, 2012, 27 (6): 2343-2349.

[74] Chen Y X, Xu J, Pan X X, et al. Histopathological classification and renal outcome in patients with antineutrophil cytoplasmic antibodies-associated renal vasculitis: a study of 186 patients and metaanalysis[J]. J Rheumatol, 2017, 44(3): 304-313.

[75] Hilhorst M, Wilde B, van Breda Vriesman P, et al. Estimating renal survival using the ANCA-associated GN classification[J]. J Am Soc Nephrol, 2013, 24 (9): 1371-1375.

[76] Brix S R, Noriega M, Tennstedt P, et al. Development and validation of a renal risk score in ANCA-associated glomerulonephritis[J]. Kidney Int, 2018, 94 (6): 1177-1188.

[77] Robson J C, Grayson P C, Ponte C, et al. 2022 American College of Rheumatology/European Alliance of Associations for Rheumatology classification criteria for granulomatosis with polyangiitis[J]. Ann Rheum Dis, 2022, 81 (3): 315-320.

[78] Suppiah R, Robson J C, Grayson P C, et al. 2022 American College of Rheumatology/European Alliance of Associations for Rheumatology classification criteria for microscopic polyangiitis[J]. Ann Rheum Dis, 2022, 81 (3): 321-326.

[79] Grayson P C, Ponte C, Suppiah R, et al. 2022 American college of rheumatology/European alliance of associations for rheumatology classification criteria for eosinophilic granulomatosis with polyangiitis[J]. Ann Rheum Dis, 2022, 81 (3): 309-314.

[80] Hogan S L, Falk R J, Chin H, et al. Predictors of relapse and treatment resistance in antineutrophil cytoplasmic antibody-associated small-vessel vasculitis[J]. Ann Intern Med, 2005, 143 (9): 621-631.

[81] Pagnoux C, Hogan S L, Chin H, et al. Predictors of treatment resistance and relapse in antineutrophil cytoplasmic antibody-associated small-vessel vasculitis: comparison of two independent cohorts[J]. Arthritis Rheum, 2008, 58 (9): 2908-2918.

[82] Suppiah R, Judge A, Batra R, et al. A model to predict cardiovascular events in patients with newly diagnosed Wegener's granulomatosis and microscopic polyangiitis[J]. Arthritis Care Res (Hoboken), 2011, 63 (4): 588-596.

[83] de Groot K, Harper L, Jayne D R, et al. Pulse versus daily oral cyclophosphamide for induction of remission in antineutrophil cytoplasmic antibody—associated vasculitis: a randomized trial[J]. Ann Intern Med, 2009, 150 (10): 670.

[84] Kidney Disease: Improving Global Outcomes Glomerular Diseases Work Group. KDIGO 2021 clinical practice guideline for the management of glomerular diseases[J]. Kidney Int, 2021, 100 (4S): S1-S276.

[85] Unizony S, Villarreal M, Miloslavsky E M, et al. Clinical outcomes of treatment of anti-neutrophil cytoplasmic antibody (ANCA)-associated vasculitis based on ANCA type[J]. Ann Rheum Dis, 2016, 75 (6): 1166-1169.

[86] Jayne D R W, Bruchfeld A N, Harper L, et al. Randomized trial of C5a receptor inhibitor avacopan in ANCA-associated vasculitis[J]. J Am Soc Nephrol, 2017, 28 (9): 2756-2767.

[87] Jayne D R W, Merkel P A, Schall T J, et al. Avacopan for the treatment of ANCA-associated vasculitis[J]. N Engl J Med, 2021, 384 (7): 599-609.

[88] Jones R B, Hiemstra T F, Ballarin J, et al. Mycophenolate mofetil versus cyclophosphamide for remission induction in ANCA-associated vasculitis: a randomised, non-inferiority trial[J]. Ann Rheum Dis, 2019, 78 (3): 399-405.

[89] Jayne D R W, Gaskin G, Rasmussen N, et al. Randomized trial of plasma exchange or high-dosage methylprednisolone as adjunctive therapy for severe renal vasculitis[J]. J Am Soc Nephrol, 2007, 18 (7): 2180-2188.

[90] Walsh M, Merkel P A, Peh C A, et al. Plasma exchange and glucocorticoids in severe ANCA-associated vasculitis[J]. N Engl J Med, 2020, 382 (7): 622-631.

[91] Jayne D, Rasmussen N, Andrassy K, et al. A randomized trial of maintenance therapy for vasculitis associated with antineutrophil cytoplasmic autoantibodies[J]. N Engl J Med, 2003, 349 (1): 36-44.

[92] Guillevin L, Pagnoux C, Karras A, et al. Rituximab versus azathioprine for maintenance in ANCA-associated vasculitis [J].

N Engl J Med，2014，371（19）：1771-1780.

[93] Charles P，Terrier B，Perrodeau É，et al. Comparison of individually tailored versus fixed-schedule rituximab regimen to maintain ANCA-associated vasculitis remission：results of a multicentre，randomised controlled，phase III trial（MAINRITSAN2）[J]. Ann Rheum Dis，2018，77（8）：1143-1149.

[94] Thai L H，Charles P，Resche-Rigon M，et al. Are anti-proteinase-3 ANCA a useful marker of granulomatosis with polyangiitis（Wegener's）relapses? Results of a retrospective study on 126 patients[J]. Autoimmun Rev，2014，13（3）：313-318.

[95] Specks U，Merkel P A，Seo P，et al. Efficacy of remission-induction regimens for ANCA-associated vasculitis[J]. N Engl J Med，2013，369（5）：417-427.

[96] Tomasson G，Grayson P C，Mahr A D，et al. Value of ANCA measurements during remission to predict a relapse of ANCA-associated vasculitis—a meta-analysis[J]. Rheumatology（Oxford，England），2012，51（1）：100-109.

[97] Boomsma M M，Stegeman C A，Van Der Leij M J，et al. Prediction of relapses in Wegener's granulomatosis by measurement of antineutrophil cytoplasmic antibody levels：a prospective study[J]. Arthritis Rheum，2000，43（9）：2025-2033.

[98] Finkielman J D，Merkel P A，Schroeder D，et al. Antiproteinase 3 antineutrophil cytoplasmic antibodies and disease activity in Wegener granulomatosis[J]. Ann Intern Med，2007，147（9）：611-619.

[99] Kemna M J，Damoiseaux J，Austen J，et al. ANCA as a predictor of relapse：useful in patients with renal involvement but not in patients with nonrenal disease[J]. J Am Soc Nephrol，2015，26（3）：537-542.

[100] Hiemstra T F，Walsh M，Mahr A，et al. Mycophenolate mofetil vs azathioprine for remission maintenance in antineutrophil cytoplasmic antibody-associated vasculitis：a randomized controlled trial[J]. JAMA，2010，304（21）：2381.

[101] Metzler C，Fink C，Lamprecht P，et al. Maintenance of remission with leflunomide in Wegener's granulomatosis[J]. Rheumatology（Oxford），2004，43（3）：315-320.

[102] Metzler C，Miehle N，Manger K，et al. Elevated relapse rate under oral methotrexate versus leflunomide for maintenance of remission in Wegener's granulomatosis[J]. Rheumatology（Oxford），2007，46（7）：1087-1091.

[103] Pagnoux C，Mahr A，Hamidou M A，et al. Azathioprine or methotrexate maintenance for ANCA-associated vasculitis[J]. N Engl J Med，2008，359（26）：2790-2803.

[104] Stegeman C A，Tervaert J W，de Jong P E，et al. Trimethoprim-sulfamethoxazole（co-trimoxazole）for the prevention of relapses of Wegener's granulomatosis[J]. N Engl J Med，1996，335（1）：16-20.

[105] Karras A，Pagnoux C，Haubitz M，et al. Randomised controlled trial of prolonged treatment in the remission phase of ANCA-associated vasculitis[J]. Ann Rheum Dis，2017，76（10）：1662-1668.

[106] Charles P，Perrodeau É，Samson M，et al. Long-term rituximab use to maintain remission of antineutrophil cytoplasmic antibody-associated vasculitis：a randomized trial[J]. Ann Intern Med，2020，173（3）：179-187.

[107] Tuin J，Stassen P M，Bogdan D I，et al. Mycophenolate mofetil versus cyclophosphamide for the induction of remission in nonlife-threatening relapses of antineutrophil cytoplasmic antibody-associated vasculitis：randomized，controlled trial[J]. Clin J Am Soc Nephrol，2019，14（7）：1021-1028.

[108] Chen M，Yu F，Zhang Y，et al. Antineutrophil cytoplasmic autoantibody-associated vasculitis in older patients[J]. Medicine（Baltimore），2008，87（4）：203-209.

[109] Lai Q Y，Ma T T，Li Z Y，et al. Predictors for mortality in patients with antineutrophil cytoplasmic autoantibody-associated vasculitis：a study of 398 Chinese patients[J]. J Rheumatol，2014，41（9）：1849-1855.

[110] Kronbichler A，Kerschbaum J，Gopaluni S，et al. Trimethoprim-sulfamethoxazole prophylaxis prevents severe/life-threatening infections following rituximab in antineutrophil cytoplasm antibody-associated vasculitis[J]. Ann Rheum Dis，2018，77（10）：1440-1447.

[111] Bai Y H，Li Z Y，Chang D Y，et al. The BVAS is an independent predictor of cardiovascular events and cardiovascular disease-related mortality in patients with ANCA-associated vasculitis a study of 504 cases in a single Chinese center[J]. Semin Arthritis Rheum，2018，47（4）：524-529.

[112] Houben E，Penne E L，Voskuyl A E，et al. Cardiovascular events in anti-neutrophil cytoplasmic antibody-associated vasculitis：a meta-analysis of observational studies[J]. Rheumatology（Oxford），2018，57（3）：555-562.

[113] Faurschou M，Sorensen I J，Mellemkjaer L，et al. Malignancies in Wegener's granulomatosis：incidence and relation to cyclophosphamide therapy in a cohort of 293 patients[J]. J Rheumatol，2008，35（1）：100-105.

[114] van Daalen E E，Rizzo R，Kronbichler A，et al. Effect of rituximab on malignancy risk in patients with ANCA-associated vasculitis[J]. Ann Rheum Dis，2017，76（6）：1064-1069.

[115] Li Z Y，Chang D Y，Zhao M H，et al. Predictors of treatment resistance and relapse in antineutrophil cytoplasmic antibody-associated vasculitis：a study of 439 cases in a single Chinese center[J]. Arthritis Rheumatol，2014，66（7）：1920-1926.

第三节 IgA血管炎

过敏性紫癜（Henoch-Schönlein purpura，HSP）是一种系统性血管炎，主要累及皮肤、关节、胃肠道和肾脏，病理特点为含有IgA的免疫复合物沉积于受累脏器的小血管壁，引起炎症反应[1]。按照2012年修订的国际Chapel Hill共识，将过敏性紫癜命名为IgA血管炎（IgA vasculitis，IgAV），属于以IgA免疫复合物沉积为主，主要累及小血管，尤其是以毛细血管、小静脉和小动脉为主的血管炎[2]。当IgA免疫复合物沉积在皮肤时，发生白细胞碎裂性血管炎，出现瘀点和紫癜；沉积在胃肠道，会发生溃疡、疼痛和出血；沉积在肾脏，则发生免疫复合物型肾小球肾炎。因此，过敏性紫癜的临床表现常以皮肤紫癜、关节痛、腹痛和肾炎为特征。过敏性紫癜肾损害即过敏性紫癜肾炎（Henoch-Schönlein purpura nephritis，HSPN），是过敏性紫癜最严重的并发症，其肾损害程度直接决定疾病的严重性和预后。IgAV患者可因致敏原的性质、个体反应性的差异及血管炎累及肾脏的程度不同，在临床和肾脏病理改变上呈现不同的表现；而不同临床病理表现的患者在治疗反应和预后方面也存在着差异[3, 4]。

一、流行病学

IgAV可以发生在任何年龄，儿童发病率远高于成人，男性发病率略高于女性，为（1.2～1.8）：1[1, 3-5]。儿童年发病率为（3～36）/100 000，而成人年发病率仅为（0.1～1.8）/100 000[6]。过敏性紫癜好发于3～15岁儿童，相比之下，IgA肾病的主要患病年龄为15～30岁[6, 7]。在儿童肾小球肾炎中，继发于过敏性紫癜者高达15%[3-7]。在成人，IgAV是仅次于狼疮肾炎的继发性肾小球肾炎。我国一项大规模的调查报道显示，IgAV占继发性肾脏病变的25.6%[8]。在西方，HSPN占继发性肾病的10%～50%。大龄儿童和成人IgAV往往较幼儿严重[4]。过敏性紫癜在不同种族中的发病率不同，东亚、东南亚、欧洲和澳大利亚的发病率较高，在黑种人中不常见[4]。约1/4的患者有过敏史，但因特定免疫原导致的病情加重罕见。一些病例的病情恶化发生在接触过敏原、冷空气后或季节交替时，因此发病高峰较常出现在冬季。

二、病　　因

IgAV的病因尚不明确。IgAV和IgA肾病均可见于腺病毒感染后的同一家庭中的不同成员及单卵双生的双胞胎。除了腺病毒，与过敏性紫癜发病相关的感染性病原体可能还有水痘、麻疹病毒、甲型或乙型肝炎病毒、HIV、巨细胞病毒、耶尔森菌、志贺菌和葡萄球菌（包括耐甲氧西林葡萄球菌）、肺炎支原体，但这些病原体均未被证实是血管炎性疾病的明确病因[1, 4, 7]。也有报道称过敏性紫癜的发病与摄入药物、某些毒素或食物、疫苗、虫咬、寒冷和创伤有关，但同样未被明确证实[5]。新近有报道称EB病毒（EBV）、幽门螺杆菌（Hp）、微小病毒B19、新型冠状病毒（SARS-CoV-2）感染后可引起过敏性紫癜，这些感染因子可能刺激IgA的产生或与IgA形成部分免疫复合物，但确切致病性仍不完全确定[5, 8, 9]。

三、发病机制

虽然已知IgAV是一种白细胞碎裂性血管炎，但其发病机制尚未完全确定。研究发现，过敏性紫癜患者血清中IgA、含IgA循环免疫复合物和IgA类风湿因子水平升高[10]。因此，一般认为过敏性紫癜是一种免疫复合物介导的疾病[11]。由于IgAV和IgA肾病（IgA nephropathy，IgAN）均是以IgA为主的免疫复合物在肾小球沉积和以肾小球系膜增生为特征性病变，两者被认为由相同的病理机制所致[7]。

患者血清中可检测到含有IgA的循环免疫复合物，免疫复合物中的IgA主要为多聚IgA，而且以IgA1亚型为主，同时也有补体旁路活化的成分。但补体的活化是否由IgA免疫复合物所致，以及补体在肾小球疾病中的作用尚不十分清楚。IgA1分子的铰链区含有6个O-糖链[12, 13]，由N-乙酰半乳糖组成，通常与β1，3-半乳糖基相连。在HSPN患者中，外周血B细胞β1，3-半乳糖基转移酶活性降低，导致IgA1铰链区β1，3-半乳糖基端残基缺失[14-15]，这些异常糖基化的IgA1分子已被证明与半乳糖缺失IgA1特异性的IgG抗体形成免疫复合物，从而抑制IgA分子与肝脏受体的结合，使得肝细胞清除减少，导致循环中IgA免疫复合物数量的增加。半乳糖缺陷的IgA1免疫复合物沉积在肾脏系膜区，并通过替代途径或凝集素途径激活补体系统[16]，同时通过激活系膜细胞，诱导巨噬细胞和淋巴细胞增殖，以及炎症因子、成纤维细胞因子和趋化因子的产生，这些细胞因子在系膜细胞增殖、基质扩张和炎性细胞募集中起关键作用。

IgAV还可能存在其他的发病机制。20%～30%的IgAV患者咽拭子培养呈A群β-溶血性链球菌阳性，肾炎相关的纤溶酶受体（A群链球菌抗原）可能与部分HSPN病例的发病有关[17]。此外，也有研究显示，嗜酸性粒细胞活化和肾脏表达α-平滑肌肌动蛋白在IgAV的发病机制中起到一定作用[18, 19]。

四、病　理

（一）大体表现

对于活动性IgAV患者，肾脏大体病理的描述极少。个案报告大体观察，HSPN患者肾脏肿大，皮质苍白，肾脏切面皮质可见许多瘀点，呈"蚤咬肾"外观。

（二）光镜

与IgAN相似。肾小球病变呈多样性表现，常见系膜增生为主的病变类型，易出现灶状节段性纤维素样坏死和新月体，此外，轻微病变型、局灶增生型、毛细血管内增生型、膜增生型和弥漫增生硬化型也可出现（图21-14）。免疫组化研究证实，常见单核细胞、CD4和CD8阳性的淋巴细胞浸润于肾小球。

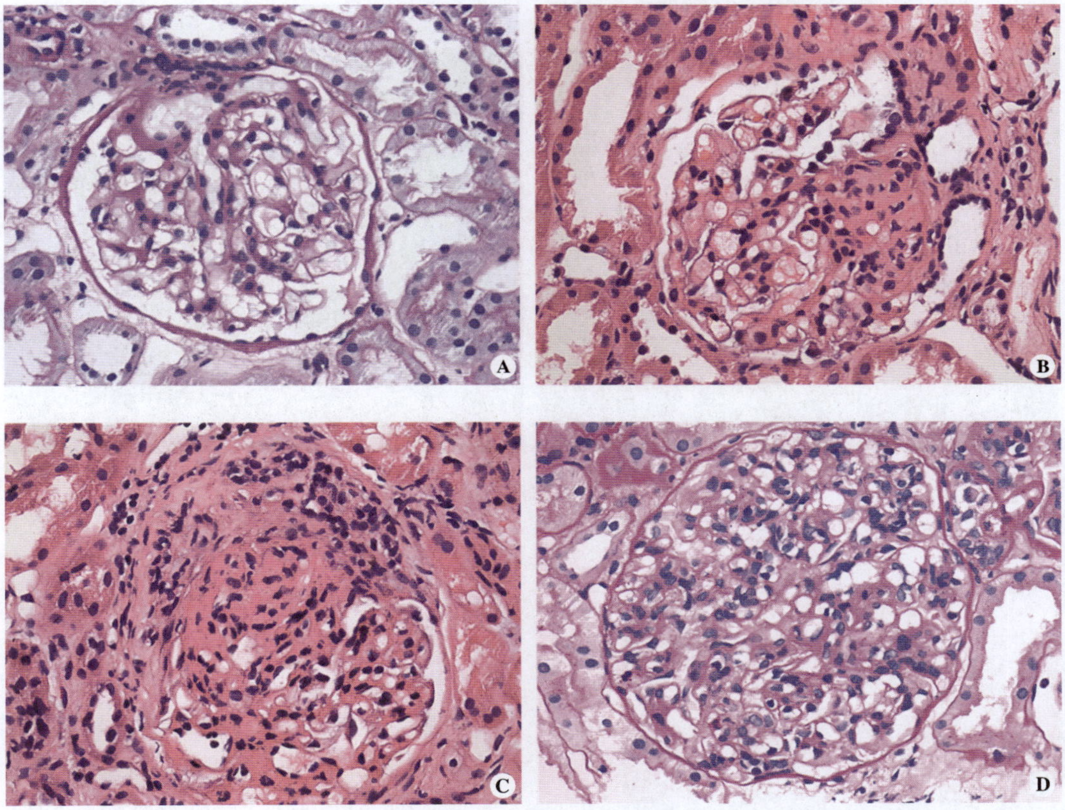

图21-14　过敏性紫癜肾炎光镜表现

A. 肾小球轻微病变型（PAS，×400）；B. 肾小球节段性增生硬化（HE，×400）；C. 新月体形成（HE，×400）；D. 毛细血管内增生型（PAS，×400）

图21-14

目前常用的病理分型指标由国际儿童肾脏病研究组（International Study of Kidney Disease of Child，ISKDC）制定[8]，将其光镜表现分为6种类型，强调了新月体形成及其比例（表21-15）。

（三）免疫病理

与IgAN相似。以IgA沉积为主，可伴有强度较低的IgG和IgM，补体以C3为主，可见纤维蛋白沉积。主要在肾小球系膜区和副系膜区呈团块状沉积（图21-15）。沉积的IgA主要是IgA1亚型并含有J链，说明其为多聚体，但不存在IgA分子的分泌片段[1, 3]。

（四）电镜

与IgAN相似，在肾小球系膜区可见高密度电

表21-15 过敏性紫癜肾炎的病理分型（ISKDC）

类型	组织病理学
Ⅰ	轻微病变
Ⅱ	灶状或弥漫性系膜增生
Ⅲ	局灶性或弥漫性系膜增生，伴有部分新月体形成（＜50%）
Ⅲa	局灶性系膜增生，伴有部分新月体形成（＜50%）
Ⅲb	弥漫性系膜增生，伴有部分新月体形成（＜50%）
Ⅳ	系膜增生性过敏性紫癜肾炎伴有多数新月体形成
Ⅳa	局灶性系膜增生，伴有多数新月体形成（50%～75%）
Ⅳb	弥漫性系膜增生，伴有多数新月体形成（50%～75%）
Ⅴ	新月体性过敏性紫癜肾炎
Ⅴa	局灶性系膜增生，伴有多数新月体形成（＞75%）
Ⅴb	弥漫性系膜增生，伴有多数新月体形成（＞75%）
Ⅵ	弥漫性膜增生样病变

子致密物，也可见于副系膜区，并可延伸于内皮细胞下（图21-16），伴有系膜细胞和基质的增生。免疫电镜证实沉积物以IgA为主并伴有C3及IgG。毛细血管腔内可见因纤维蛋白和血小板凝集而形成的血栓。有的病例出现毛细血管壁断裂、新月体形成。

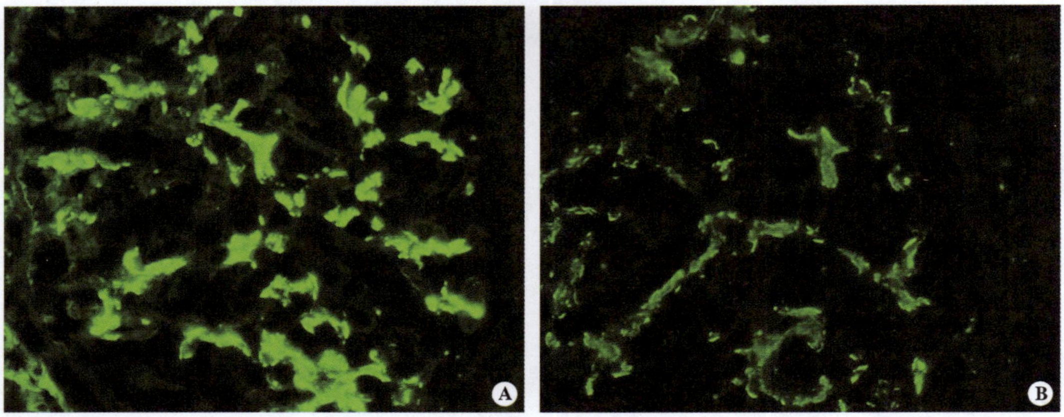

图21-15

图21-15 过敏性紫癜肾炎免疫荧光表现

A. IgA呈团块状沉积于肾小球系膜区（×400）；B. C3呈分枝状沉积于肾小球系膜区（×400）

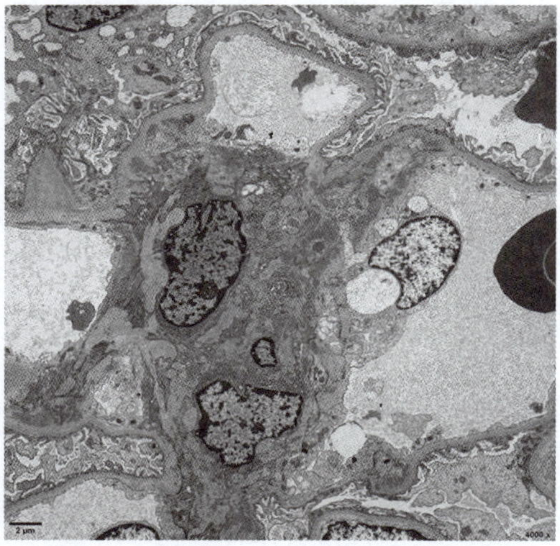

图21-16

图21-16 过敏性紫癜肾炎的电镜表现

可见电子致密物沉积于肾小球系膜区和副系膜区（×4000）

五、临床表现

过敏性紫癜的典型四大临床表现包括皮肤紫癜、关节炎、胃肠道病变及肾小球肾炎。但并非所有患者都会表现出这4个器官/系统的临床症状[1,3-5]。

皮肤损害在儿童和成人的过敏性紫癜患者中几乎都会存在。常见于四肢，呈对称分布，尤其是下肢、踝部、前臂伸侧和臀部侧面，也可见腰部等其他部位[1,3-5]。荨麻疹性黄斑和压之不褪色的红紫色丘疹为皮肤病变的特征表现。皮肤病变可以散在，也可以融合成明显的紫癜，伴有即使没有肾病综合征也会出现的水肿。新发皮疹可以在数周或数月后再度出现。

关节受累的比例高达75%。关节痛最常发生在膝关节和踝关节，腕关节和手指关节则较少。由于关节周围水肿，可能会出现关节疼痛、肿胀和活动受限，而较少有局部皮肤发红、皮肤温度升高，关节积液罕见，最终不会发展为侵蚀性关节炎或关节畸形[4]。

25%～90%的患者可出现胃肠道症状，表现为绞痛、恶心和呕吐、黑粪或便血[1, 3]。约2/3的患者有腹痛，疼痛可严重到类似急腹症。儿童较成人常见。在30%的病例中，腹部症状可能在皮疹和关节表现之前出现[4]。胃肠道病变以空肠和回肠为主，其他部位也可累及。内镜检查可以发现黏膜下出血、水肿、糜烂和溃疡，而极少数患者可能因此诱发肠套叠或穿孔。

20%～100%的过敏性紫癜患者有肾脏表现，在年龄较大的儿童和成人中更为常见与严重。肾脏受累发生率不同取决于肾脏病变的检查方法、判断标准和研究对象[1, 3-7]。活动性肾脏病变通常发生在系统症状发生的数天到数周后，然而，尿检异常也可能发生在皮疹发作之前或几个月之后。可表现为多种临床综合征，包括血尿、蛋白尿、肾病综合征、急性肾炎综合征和急进性肾炎综合征等[1, 3, 4]。70%～80%的HSPN患者会出现镜下血尿伴或不伴蛋白尿，只有20%的病例会出现肉眼血尿。出现严重急性肾炎综合征的儿童更有可能发展为肾病综合征和（或）肾功能不全。约20%的病例可出现不同程度的一过性肾功能损伤。

心肌炎、睾丸炎、肺泡出血或巩膜外炎是过敏性紫癜的罕见表现。也可能发生中枢神经系统或周围神经系统受累，包括意识水平改变、抽搐、局灶性神经缺损、视力丧失和语言障碍[20]。

六、实验室检查

目前尚未发现特异性诊断过敏性紫癜的实验室指标[4]。过敏性紫癜患者外周血可见中性粒细胞增多，红细胞沉降率可升高，血小板计数和凝血时间正常[3]。咽拭子培养阳性、抗“O”升高、抗DNase B和抗NADase滴度均无诊断意义。抗核抗体和类风湿因子检测均为阴性。

约50%的患者可出现血清IgA水平的升高，尤其是在疾病的活动期，但与临床表现的严重程度和疾病进程无密切相关性[1, 3-5]。已发现大量异常的IgA抗体、以IgA为主的IgA-IgG循环免疫复合物、IgA抗心磷脂抗体、IgA纤维连接蛋白、IgA抗α-半乳糖抗体及IgA-ANCA等，与过敏性紫癜的肾损害和全身性病变的关系尚未确定。

七、诊　断

根据2010年的欧洲标准，过敏性紫癜的诊断标准[6-10]为有明确的可触及的皮肤紫癜（必备），以及下列情况之一：

（1）弥漫性腹痛。

（2）组织病理学：典型的以IgA沉积为主的白细胞破碎性血管炎或以IgA沉积为主的增生性肾小球肾炎。

（3）关节炎或关节痛。

（4）肾脏受累［蛋白尿：＞0.3g/24h或＞30mmol/mg；和（或）血尿、红细胞管型：＞5/HPF或≥2+或尿沉渣中有红细胞管型］。

2012年修订的国际Chapel Hill共识将过敏性紫癜命名为IgAV。IgAV被定义为一种以IgA1为主的免疫沉积的血管炎，主要影响小血管，常累及皮肤、胃肠道、关节和肾脏，单纯依据肾小球肾炎的表现无法将其与IgAN区分[11]。

八、鉴别诊断

1. 狼疮肾炎　Ⅲ型和Ⅳ型狼疮肾炎常伴有血管病变，也可出现皮肤紫癜，需与本病相鉴别[12]。系统性红斑狼疮好发于育龄期女性，有多系统损害、低补体血症，存在多种自身抗体，面部蝶形红斑为其特征性皮损，与HSPN有很大差别。肾活检免疫荧光检查，狼疮肾炎除IgA外尚有大量其他免疫球蛋白如IgG、IgM及补体C1q的沉积，严重者肾小球毛细血管壁可有白金耳样病变[13, 14]。

2. ANCA相关性血管炎　该病也可表现为皮肤紫癜、关节痛和肾炎，但一般发病年龄较大、肾损害严重、常并发急进性肾小球肾炎。实验室检查见ANCA相关抗体阳性。肾活检显示肾小球毛细血管袢坏死和新月体形成的发生率较高，无明显免疫复合物沉积，系膜病变较轻[15]。

3. 感染后肾小球肾炎　如果HSPN发生于皮肤、关节等表现消退之后，其可能与感染后急性肾小球肾炎相混淆。应仔细询问病史，如皮疹的形态、分布，以及关节和消化道症状等。早期血清补体的降低有助于感染后急性肾炎的诊断。肾活检显示，感染后肾小球肾炎以肾小球弥漫性内皮增生和上皮侧驼峰状电子致密物沉积为特征性表现，而HSPN则以系膜细胞的增生和基质的增加为主，伴有节段性内皮增生，免疫复合物沉积在系膜区[16-18]。

4. IgA肾病 HSPN和IgA肾病在组织学检查上非常相似，当HSPN的皮肤损害发生在肾脏损害之后，且关节和胃肠道病变不明显时，易被误诊为IgA肾病。临床上，HSPN主要见于儿童，而IgA肾病多见于成人，发病高峰年龄为15～30岁。与IgA肾病相比，HSPN的肾炎综合征或肾病综合征的发病率更高，肾小球内毛细血管袢内、外的炎症及纤维蛋白的沉积更常见，血浆中含有的IgA循环免疫复合物及IgE的水平更高[19]。

5. 冷球蛋白血症 冷球蛋白血症也可导致皮肤紫癜、关节痛、腹痛、肾小球肾炎等，少数混合性冷球蛋白包含IgA（单克隆IgA或IgA类风湿因子），可造成IgA沉积的皮肤白细胞破碎性血管炎和肾小球肾炎，因而与HSPN类似。IgA冷球蛋白血症的肾损害可表现为局灶系膜增生、新月体性肾炎或膜增生性肾小球肾炎，毛细血管袢内可见冷球蛋白栓子，但无类似于IgG-IgM冷球蛋白血症性肾炎在电镜下所见的圆柱状或环状结构。此外，冷球蛋白血症大多并发其他疾病，如丙型肝炎病毒或乙型肝炎病毒感染，存在淋巴系统疾病时血清冷球蛋白水平可异常升高[20]。

九、治　　疗

对于过敏性紫癜，目前还没有确定的治疗方案，通常以对症治疗为主[3, 6]。关于HSPN的临床随机对照研究相对较少，可提供的临床证据有限，因此目前的治疗主要是基于当前对于病理生理的理解和一些重要的临床观察研究[21]。存在许多关于使用糖皮质激素和免疫抑制药物的研究，但这些治疗方法仍有争议，其疗效仍有待评估[6]。

2021年KDIGO发表了IgAV肾病（IgAVN）的治疗指南[22]，建议糖皮质激素不应用于预防无肾脏受累的IgAV患者的肾炎（1B级）。使用糖皮质激素治疗的方案同IgAN。伴有RPGN的IgAVN可能与显著的肾外受累（如肺、消化道和皮肤）有关，需要采取免疫抑制治疗。非对照的病例系列研究探讨了糖皮质激素联合血浆置换的疗效，认为其有助于IgAV危及生命或器官的肾外并发症患者的恢复。轻度或中度IgAVN患儿应口服泼尼松/泼尼松龙或静脉甲泼尼龙冲击治疗。患有IgAVN、肾病综合征和（或）肾功能迅速恶化的儿童的治疗方法与快速进展的IgAN相同。成人IgAVN的治疗应与儿童相同[23]。

IgAVN的治疗流程见图21-17。

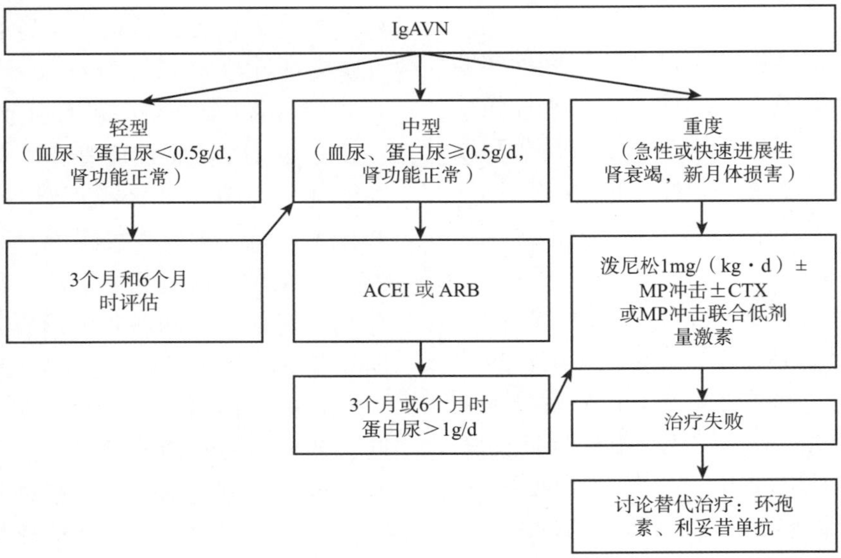

图21-17 IgAVN的治疗流程

（一）一般治疗

在疾病活动期，应注意休息和维持水、电解质平衡。去除病因，停止接触和使用与过敏可能相关的药物、食物、过敏原等。水肿、大量蛋白尿者可给予低盐、限水和避免摄入高蛋白食物。有消化道症状者应给予易消化食物。腹痛者可给予阿托品和山莨菪碱对症治疗。消化道出血时应禁食，可用抑制胃酸的药物。为预防紫癜复发而加重肾脏损害，应注意预防上呼吸道感染、清除慢性感染病灶（如慢性扁桃体炎、咽炎）、积极寻找可能的致敏原，并避免再次接触。对于HSPN患者，均建议采取肾脏保护治疗。血管紧张素转换酶抑制剂（ACEI）和血管紧张素受体拮抗剂（ARB）应作为控制血压和降低蛋白尿的一线药物；蛋白尿定量＜1g/d时，降压靶目标为130/80mmHg；蛋白尿适量≥1g/d时，降压靶目标为125/75mmHg。

（二）分型治疗

建议依据病理分级结合临床分型综合制订治疗方案。没有条件获得病理诊断时，可以依据临床分型制订治疗方案。

1. 孤立性血尿或病理Ⅰ级　仅对过敏性紫癜进行相应治疗，预防肾损害加重。可给予清热活血中药，应密切监测患者病情变化。

2. 孤立性蛋白尿、血尿伴蛋白尿或病理Ⅱa级　建议使用血管紧张素转换酶抑制剂（ACEI）和（或）血管紧张素受体拮抗剂（ARB）类药物，该类药物有降蛋白尿的作用。在能耐受的情况下，建议逐渐增加ACEI或ARB剂量，以使蛋白尿＜1g/d。对于已应用ACEI或ARB治疗3～6个月，蛋白尿仍持续＞1g/d且GFR＞50ml/（min·1.73m^2）时，治疗应与IgAN患者相同，给予糖皮质激素0.5～1mg/（kg·d）治疗，总疗程半年。

3. 非肾病水平蛋白尿或病理Ⅱb、Ⅲa级　可参照前一级的用药，也可用雷公藤多苷，每天最大不超过60mg，疗程为3～6个月。也可用激素联合环磷酰胺或环孢素治疗等。

4. 肾病水平蛋白尿、肾病综合征或病理Ⅲb、Ⅳ级　该组患者临床症状及病理损伤均较重，现多倾向于采用激素联合免疫抑制剂治疗。首选治疗方案为糖皮质激素联合环磷酰胺。其他免疫抑制剂如环孢素、吗替麦考酚酯（MMF）、来氟米特、硫唑嘌呤等亦可选择。

5. 急进性肾炎或病理Ⅳ、Ⅴ级　这类患者的临床症状严重、病情进展较快，治疗方案与处理新月体性IgAN相同。在优化降蛋白尿和降压治疗的同时，可采用糖皮质激素联合免疫抑制剂（如环磷酰胺、吗替麦考酚酯、来氟米特等）治疗。临床症状较重、病理呈弥漫性病变或伴有新月体形成者，可选用甲泼尼龙冲击治疗，每次最大量不超过1g，每天或隔天1次，3次为1个疗程。

6. 其他治疗　目前尚无确切循证医学证据证实抗血小板药物的有效性，需慎重考虑这类药物潜在的出血风险。对于存在大量蛋白尿、高凝倾向的患者可加用抗凝剂和（或）抗血小板聚集药。

（三）激素和免疫抑制治疗

1. 糖皮质激素　尽管既往多数研究未得出糖皮质激素治疗有益的结论，但也有研究提示糖皮质激素对HSPN的潜在益处。一项针对安慰剂-对照RCT的事后分析显示，激素治疗的HSPN患儿较安慰剂治疗缓解更快，但本研究只提供了6个月的随访数据，因此并不清楚泼尼松治疗是否延缓肾病进展，或是仅仅有助于肾病的快速缓解[23]。还有研究显示，糖皮质激素可以明显地减少患者血清中的Gd-IgA1[24]。使用糖皮质激素可能与患儿较好的肾脏预后相关，特别是与国际儿童肾脏病研究病理分级（ISCKD）2级（无新月体病变）患者的预后改善相关[25]。

对于糖皮质激素预防过敏性紫癜患者肾脏受累的研究显示，没有证据表明早期激素治疗在12个月内降低了蛋白尿的发生风险，糖皮质激素并不能预防过敏性紫癜患者的肾炎发生[26]。

甲泼尼龙冲击联合口服糖皮质激素治疗已广泛应用于HSPN患者，特别是对于重型病例[27]。值得注意的是，相关研究中所有入组患者的组织学病变重、存在新月体，提示对于伴有肾小球外增生、新月体型HSPN，甲泼尼龙冲击治疗有益[28]。

2. 钙调磷酸酶抑制剂（CNI）　一些研究报道了CNI对重型和激素耐药HSPN的作用。2005年，Shin等报道环孢素联合激素治疗可有效改善HSPN患儿的组织学损伤和蛋白尿[29]。2011年一项包括

24例HSPN患儿的平均随访6年的随机试验研究比较了环孢素与甲泼尼龙冲击序贯激素治疗的疗效，结果显示所有环孢素治疗的患儿在随访3个月达到缓解，而甲泼尼龙冲击组只有43%的患儿达到缓解且平均1.6年后要开始使用其他免疫抑制药物；本研究提示环孢素有助于改善HSPN患儿的预后[30]。他克莫司也是治疗重型HSPN的有效药物，可减少激素用量。Zhang等研究显示20例HSPN患儿他克莫司治疗6个月后，12例达到完全缓解，8例达到部分缓解[31]。

因此，CNI可能对HSPN患者的肾脏保护有益。但是，CNI药物可能会增加胃肠道、神经系统、糖代谢异常的风险，长期用药的肾毒性问题也应引起重视。

3. 环磷酰胺 与其他严重的自身免疫性疾病类似，环磷酰胺多用于肾脏受累严重或存在危及生命并发症的重型HSPN患者。针对儿童的一项随机对照试验比较了28例接受环磷酰胺治疗与仅接受对症治疗的28例HSPN患儿的疗效和预后，经过7年的随访，两组在完全肾脏缓解率、部分肾脏缓解率或终末期肾病的发生率方面无统计学差异[32]。一项成人研究比较了54例HSPN患者单用高剂量泼尼松与高剂量泼尼松联合环磷酰胺（6次冲击，每次0.6g/m^{2}体表面积）治疗，结果显示两组在6个月时的肾脏缓解率或12个月时的肾脏结局和死亡方面差异无统计学意义[33]。虽然以上数据并不支持在HSPN患者中使用环磷酰胺。但是，在临床实践中根据2021年KIDIGO指南，仍建议环磷酰胺用于重型HSPN病例。

4. 硫唑嘌呤（AZA） 硫唑嘌呤主要与糖皮质激素联用于治疗失败的儿童HSPN。研究证实，这种联合用药可有效治疗重型HSPN，其他回顾性研究也证实了这一结果。但是，一项包括325例IgAN患者的荟萃分析显示，对症治疗、皮质类固醇治疗和皮质类固醇加硫唑嘌呤治疗三组中，接受硫唑嘌呤治疗的患者未见额外的获益[34]。

5. 吗替麦考酚酯（MMF） 两项病例系列研究分别报道了6例和12例初始激素治疗的HSPN患儿，MMF对于诱导缓解和预防复发均有效[35]。对95例HSPN病例的回顾性研究显示，与足量激素组相比，MMF联合低剂量激素组的肾脏缓解率相似、副作用更少、随访的复发率更低[36]。尽管这些结果来自回顾性研究，但鉴于MMF在肾病治疗中使用很广泛且药物耐受性很好，对于初始激素治疗后蛋白尿持续的患者可考虑MMF治疗。

6. 利妥昔单抗（RTX） 是一种抗CD20单抗，可诱导B细胞清除，已成为许多肾脏受累的自身免疫性疾病的标准治疗。部分研究显示，RTX可能对儿童和成人HSPN患者有效[37]。一项前瞻性、观察性研究报道了22例复发或难治性或激素禁忌的成人IgAVN患者使用RTX治疗，治疗6个月时肾脏缓解率达到91%[38]。但是，另一项包括34例成人IgAVN患者的研究比较了RTX和支持治疗对预后的影响，结果显示随访至12个月时，RTX并不能改善eGFR、蛋白尿、IgG-Gd-IgA1或抗IgG-Gd-IgA1抗体水平[39]。

尽管数据有限，RTX仍应作为IgAVN患者的用药选择，特别是其他免疫抑制剂治疗失败而HSPN不能缓解时。

7. 血浆置换 在部分针对儿童的小样本的回顾性研究中，血浆置换并未在防止肾功能进展到终末期肾衰竭方面起到预防作用[40]。但是另一项血浆置换治疗重型HSPN患儿的回顾性研究显示，随访4年，14例患儿中只有1例需要肾移植，其余患儿均未发展至肾衰竭。Augusto等对11例重型HSPN成人患者采用皮质激素联合血浆置换12次，随访至12个月时肾功能和蛋白尿均得到快速改善，在平均随访6年的时间里无患者复发[41]。

以上研究提示，血浆置换可用于肾功能快速恶化或持续性肾病综合征的HSPN患者。

十、预 后

大多数儿童或成人研究都认为肾外临床表现或体征的受累程度与肾病的组织学或发展没有相关性。

绝大多数IgA血管炎的长期发病与肾病有关。肾炎/肾病综合征和肾活检表现为新月体肾炎的患者急性或慢性肾损害的风险最大。慢性肾脏病的发生率受中心偏倚的影响，三级医院肾脏中心报告高达20%，而普通儿科中心报告为2%～5%[4]。所有出现明显肾损害的患者都需要终身随访。人们已经认识到，在儿童时期患有HSPN的妇女在妊娠期间有发生高血压的风险。在皮疹消退后，无肾病症状的患者至少在6个月内应定期复查，以明确没有发生慢性肾脏病，即蛋白尿或高血压。那些持续性镜下血尿或非肾病范围蛋白尿的患者必须长期随访，直到尿检转阴为止。

由IgA血管炎引起的临床肾病很少在肾移植后复发，而IgAN组织学上的复发较临床复发更常见[3]。罕见的复发常伴有肾外受累和移植物失功。这种情况在接受亲属供体移植的患者或仍处在终末期肾病进展最初几年的临床活跃期的患者中更为常见[4]。

十一、病例介绍及点评

（一）主诉

发现腹部及双下肢紫癜伴泡沫尿10个月。

（二）病史

患者，男性，44岁。于2022年3月中旬无明显诱因出现下腹部及双下肢皮肤散在紫癜，未突出皮肤表面，无触痛，无瘙痒，自觉尿中泡沫增多，经久不散，伴双下肢轻度水肿。无肉眼血尿，无尿频、尿急、尿痛，无畏寒、发热、乏力，无关节肿痛，无腹痛、恶心、呕吐。患者至当地医院就诊，检查尿蛋白阳性、尿隐血阳性（未见检验单）。给予小剂量激素口服（具体不详），未规律用药。2022年4月因中下腹痛伴黑便至当地医院就诊，腹部CT提示十二指肠水平段及升段管壁增厚，水肿伴周围渗出；回肠末端管壁增厚、水肿伴周围渗出，符合炎性病变。测血压偏高（150/90mmHg）。复查尿常规：尿蛋白（+），尿隐血（++）。肝肾功能正常。诊断为过敏性紫癜、紫癜性肠炎、紫癜性肾炎。予以泼尼松30mg口服，1次/天，以及氯沙坦钾和黄葵胶囊口服。腹痛黑便症状明显好转，皮肤紫癜消失。1个月后复查尿常规示尿蛋白（–），隐血（+）。然后对激素规律减量（每1～2个月减量5mg），至2022年11月减量至5mg/d维持至今。随访过程中尿蛋白逐步升高。2023年1月当地医院复查尿蛋白（+++），尿隐血（+++）。24小时尿蛋白定量2.22g，eGFR 84ml/（min·1.73m²）。双下肢皮肤紫癜偶有反复，可自行缓解。今为求进一步诊治，门诊以“过敏性紫癜肾炎”于2023年2月12日收入笔者所在医院。自发病以来，体重无明显变化，精神状态良好，食欲食量良好，睡眠情况良好，尿量正常，2022年4月使用激素后大便正常。

患者既往健康状况良好，患高血压1年，血压最高150/92mmHg，目前口服氯沙坦钾降压，血压控制佳。否认糖尿病、冠心病等病史，无肝炎、结核等感染病史，无外伤、手术、输血病史。无食物、药物过敏史。久居当地，从事办公室文书工作，无疫区旅居史。无吸烟、大量饮酒病史。无家族遗传病史。

（三）入院查体

T 36.0℃，R 18次/分，P 80次/分，BP 132/80mmHg，BMI 25.2kg/m²。患者神志清楚，自主体位，查体合作。双下肢伸侧面皮肤可见少量散在紫癜，不高出皮面。全身浅表淋巴结未及肿大。颜面部无水肿。双肺叩诊清音，呼吸音正常，未闻及干、湿啰音。心浊音界无扩大，未及震颤，心率80次/分，律齐，各瓣膜区未闻及病理性杂音。腹平软，未见腹壁静脉曲张、蜘蛛痣、皮疹等，无压痛、反跳痛，肝、脾肋下未及，肝肾区无叩痛，Murphy征（–），移动性浊音（–）。双下肢无明显水肿。四肢、关节活动自如，肌力、肌张力正常。神经系统检查无异常。

（四）实验室检查

血常规：白细胞计数7.39×10⁹/L，中性粒细胞71.1%，血红蛋白150g/L，血小板计数274×10⁹/L。尿液检查：尿蛋白（+++），红细胞250/μl，红细胞计数31.3/HPF，白细胞（–）。24小时尿蛋白定量2180mg。肝肾功能：总胆红素12.9μmol/L，丙氨酸转氨酶13U/L，血清总蛋白69g/L，白蛋白45g/L，总胆固醇5.16mmol/L，甘油三酯1.13mmol/L，尿酸303μmol/L，尿素氮6.9mmol/L，血肌酐90μmol/L，eGFR 87ml/（min·1.73m²）。血电解质：钠141mmol/L，钾4.1mmol/L，钙2.29mmol/L，氯104mmol/L，二氧化碳结合力25mmol/L。凝血指标：PT 13.2秒，APTT 33.3秒。自身免疫性抗体均（–），IgG 9.26g/L，IgA 3.58g/L，IgM 0.5g/L，IgE 1510U/ml↑（正常范围＜165U/ml）。补体未见异常，抗“O”正常。吸入性和食物性过敏原试验均阴性。M蛋白电泳无异常，乙肝五项（–），AFP、CEA、CA19-9、

CA125等肿瘤标志物无异常。

双肾B超：左肾11.2cm×5.6cm，右肾10.8cm×5.5cm，皮髓质界限清晰，回声未见明显异常，集合系统未见分离，双肾区未见占位性病变。CDFI显示血流良好。胸部CT、腹部CT、心电图及超声心动图无明显异常。

（五）住院经过

入院后完善各项检查，排除禁忌证后行肾穿刺活检。肾活检病理回报：肾皮髓质组织；全片不同切面可见13～16个肾小球，3～4个球性硬化废弃，1个节段硬化，1个细胞纤维性、1个小细胞性、1个小纤维性新月体；肾小球体积无明显肥大，细胞数80～100个/球，毛细血管袢开放良好；肾小球系膜细胞及基质弥漫节段轻度增生，局灶节段性加重，偶见球囊粘连；少数小球可见节段毛细血管内增殖及炎症细胞浸润，1处节段袢坏死；未见明显脏层上皮细胞病变；系膜区可见嗜复红蛋白沉积；毛细血管壁无明显增厚；肾小管上皮细胞部分颗粒变性，可见蛋白管型、红细胞管型，萎缩的肾小管占10%的面积；肾间质灶性水肿，数处小片状炎症细胞浸润伴纤维组织增生，面积约占15%；小动脉未见明显异常。免疫荧光：7～8个肾小球。IgG（±），IgA（+++），IgM（±），C3（++），C4（-），C1q（-），κ（+），λ（+++），IgG1（-），IgG2（-），IgG3（-），IgG4（-），PLA2R（-），沿系膜区及节段血管壁团块状沉积。电镜：肾小球基底膜无明显增厚，足突节段性融合，系膜区可见高密度团块状电子致密物沉积。病理诊断：过敏性紫癜肾炎Ⅲb型（ISKDC分型）。给予氯沙坦钾加量至100mg/d口服，醋酸泼尼松30mg口服，1次/天，吗替麦考酚酯0.75g口服，2次/天，黄葵胶囊2.15g口服，3次/天，同时予以补钙、护胃等对症处理后出院，嘱其门诊定期复查随访。

（六）诊治经过

患者出院1个月后门诊复诊，皮肤紫癜消退，未复发，无腹痛、关节痛，无不适主诉。血压118/72mmHg。复查尿常规：尿蛋白（++），尿红细胞数50/μl，红细胞数21.2/HPF。24小时尿蛋白定量1781mg。肝肾功能未见明显异常。治疗方案未调整，继续用药1个月后，2023年4月门诊复查尿常规：尿蛋白（++），尿红细胞数50/μl，红细胞数13.3/HPF。24小时尿蛋白定量1123mg。嘱其泼尼松开始规律减量，每月减少5mg。至2023年8月，泼尼松减量至10mg/d，门诊复查尿常规：尿蛋白（+），红细胞血红蛋白50/μl，红细胞数9.8/HPF。24小时尿蛋白定量479mg。肝肾功能：血清总蛋白65g/L，白蛋白43g/L，尿素氮6.5mmol/L，血肌酐88μmol/L，eGFR 89.4ml/（min・1.73m²）。嘱其泼尼松每月减少2.5mg，吗替麦考酚酯减量至0.5g口服，2次/天。至2024年2月门诊随访时泼尼松已减停，吗替麦考酚酯减量至0.25g口服，2次/天。复查尿常规：尿蛋白（-），红细胞血红蛋白25/μl，红细胞数6.8/HPF。24小时尿蛋白定量279mg。肾功能：尿素氮6.1mmol/L，血肌酐82μmol/L，eGFR 97.5ml/（min・1.73m²）。皮肤紫癜未复发。

（七）点评

本病例以双下肢皮肤紫癜起病，无前驱感染史，同时发现尿检异常和肠炎表现，辅助检查自身免疫抗体、病毒学指标等均阴性，除外系统性红斑狼疮、ANCA相关性血管炎等引起的皮肤紫癜和多系统受累的可能，故“过敏性紫癜（累及皮肤、肾脏、肠道）”诊断明确。病程中曾使用中等剂量激素治疗，疗效尚可，皮肤及肠道受累明显缓解，尿蛋白转阴。但激素减量过程中病情反复，尿蛋白定量＞1.0g/d，且有肾功能受损的表现［eGFR＜90ml/（min・1.73m²）］，有行肾穿刺活检的指征。经过肾活检，发现肾脏病变存在系膜细胞增生、毛细血管内细胞增多、细胞性/细胞纤维性新月体和节段袢坏死等急性病变，对于临床积极使用免疫抑制治疗提供了支持。因既往激素治疗有效，但减量后复发，提示联合免疫抑制剂治疗的必要性。既往研究显示，吗替麦考酚酯联合半量激素治疗HSPN的疗效和耐受性均较好。遂根据肾活检结果给予半量激素（0.4mg/kg）联合吗替麦考酚酯治疗。经过6个月的激素联合吗替麦考酚酯治疗，24小时尿蛋白定量下降至500mg以下，肾功能改善，达到部分缓解。此后，泼尼松逐渐撤停，吗替麦考酚酯继续减量维持，随访至12个月时，达到完全缓解，肾功能恢复正常，皮肤紫癜和肾外表现未复发。

本患者既往有高血压病史，氯沙坦钾50mg/d治疗后血压仍偏高（132/80mmHg），对于合并蛋白尿的慢性肾脏病患者，收缩压应控制在120mmHg以下，且对于IgAN和IgAV患者应给予充分的支持治疗，建议给予患者能够耐受的最大剂量RAS抑制剂。故出院时即将氯沙坦钾加量至100mg/d。门诊随访血压控制佳，收缩压＜120mmHg，达到治疗靶目标。

肾穿刺活检对于明确病因、评估病情、指导治疗、判断预后都有重要的意义。对于合并肾脏受累，24小时尿蛋白定量超过0.5～1.0g，特别合并肾功能损伤的病例，均应积极行肾穿刺活检术，明确病理诊断，以实现个体化精准治疗，提高疗效，改善预后。

（边 琪）

参考文献

[1] Johnson R J，Feehally J，Floege J，et al. Comprehensive Clinical Nephrology（6th ed）[M]. Cambridge：Elsevier Inc，2018.

[2] Jennette J C，Falk R J，Bacon P A，et al. 2012 revised international chapel hill consensus conference nomenclature of vasculitides[J]. Arthritis Rheum，2013，65（1）：1-11.

[3] 梅长林. 肾病综合征 [M]. 北京：科学出版社，2012.

[4] Nakanishi K，Peruzzi L，Fogo A B，et al. Henoch Schönlein Purpura Nephropathy//Emma F，Goldstein S L，Bagga A，et al. Pediatric Nephrology：Springer，2022.

[5] Pillebout E，Sunderkötter C. IgA vasculitis[J]. Semin Immunopathol，2021，43（5）：729-738.

[6] Audemard-Verger A，Pillebout E，Guillevin L，et al. IgA vasculitis（Henoch-Shönlein purpura）in adults：diagnostic and therapeutic aspects[J]. Autoimmun Rev，2015，14（7）：579-585.

[7] Davin J C，Coppo R. Henoch-Schönlein purpura nephritis in children[J]. Nat Rev Nephrol，2014，10（10）：563-573.

[8] Xiong L J，Tong Y，Wang Z L，et al. Is Helicobacter pylori infection associated with Henoch-Schonlein purpura in Chinese children? a meta-analysis[J]. World J Pediatr，2012，8（4）：301-308.

[9] Allez M，Denis B，Bouaziz J D，et al. COVID-19-related IgA vasculitis[J]. Arthritis Rheumatol，2020，72（11）：1952-1953.

[10] Fervenza F C. Henoch-Schönlein purpura nephritis[J]. Int J Dermatol，2003，42（3）：170-177.

[11] Chen J Y，Mao J H. Henoch-schönlein purpura nephritis in children：incidence，pathogenesis and management[J]. World J Pediatr，2015，11（1）：29-34.

[12] Renfrow M B，MacKay C L，Chalmers M J，et al. Analysis of O-glycan heterogeneity in IgA1 myeloma proteins by Fourier transform ion cyclotron resonance mass spectrometry：implications for IgA nephropathy[J]. Anal Bioanal Chem，2007，389（5）：1397-1407.

[13] Tarelli E，Smith A C，Hendry B M，et al. Human serum IgA1 is substituted with up to six O-glycans as shown by matrix assisted laser desorption ionisation time-of-flight mass spectrometry[J]. Carbohydr Res，2004，339（13）：2329-2335.

[14] Novak J，Moldoveanu Z，Renfrow M B，et al. IgA nephropathy and Henoch-Schoenlein purpura nephritis：aberrant glycosylation of IgA1，formation of IgA1-containing immune complexes，and activation of mesangial cells[J]. Contrib Nephrol，2007，157：134-138.

[15] Lau K K，Wyatt R J，Moldoveanu Z，et al. Serum levels of galactose-deficient IgA in children with IgA nephropathy and Henoch-Schönlein purpura[J]. Pediatr Nephrol，2007，22（12）：2067-2072.

[16] Oortwijn B D，Eijgenraam J W，Rastaldi M P，et al. The role of secretory IgA and complement in IgA nephropathy[J]. Semin Nephrol，2008，28（1）：58-65.

[17] Masuda M，Nakanishi K，Yoshizawa N，et al. Group A streptococcal antigen in the glomeruli of children with Henoch-Schönlein nephritis[J]. Am J Kidney Dis，2003，41（2）：366-370.

[18] Kawasaki Y，Hosoya M，Suzuki H. Possible pathologenic role of interleukin-5 and eosino cationic protein in Henoch-Schönlein purpura nephritis[J]. Pediatr Int，2005，47（5）：512-517.

[19] Kawasaki Y，Imaizumi T，Matsuura H，et al. Renal expression of alpha-smooth muscle actin and c-Met in children with Henoch-Schönlein purpura nephritis[J]. Pediatr Nephrol，2008，23（6）：913-919.

[20] Garzoni L，Vanoni F，Rizzi M，et al. Nervous system dysfunction in Henoch-Schonlein syndrome：systematic review of the literature[J]. Rheumatology（Oxford），2009，48（12）：1524-1529.

[21] Yang Y H，Yu H H，Chiang B L. The diagnosis and classification of Henoch-Schönlein purpura：an updated review[J]. Autoimmun Rev，2014，13（4/5）：355-358.

[22] Rovin B H，Adler S G，Barratt J，et al. Executive summary of the KDIGO 2021 guideline for the management of glomerular diseases[J]. Kidney Int，2021，100（4）：753-779.

[23] Ronkainen J，Koskimies O，Ala-Houhala M，et al. Early prednisone therapy in Henoch-Schönlein purpura：a randomized，double-blind，placebo-controlled trial[J]. J Pediatr，2006，149（2）：241-247.

[24] Kim M J，Schaub S，Molyneux K，et al. Effect of immunosuppressive drugs on the changes of serum galactose-deficient IgA1 in patients with IgA nephropathy[J]. PLoS One，2016，11（12）：e0166830.

[25] Delbet J D，Hogan J，Aoun B，et al. Clinical outcomes in children with Henoch-Schönlein purpura nephritis without crescents[J]. Pediatr Nephrol Berl Ger，2017，32（7）：1193-1199.

[26] Dudley J，Smith G，Llewelyn-Edwards A，et al. Randomised，double-blind，placebo-controlled trial to determine whether steroids reduce the incidence and severity of nephropathy in Henoch-Schonlein purpura（HSP）[J]. Arch Dis Child，2013，98（10）：756-763.

[27] Delbet J D，Parmentier C，Herbez Rea C，et al. Management of IgA vasculitis with nephritis[J]. Pediatr Drugs，2021，23（5）：

425-435.
[28] Katafuchi R, Ninomiya T, Mizumasa T, et al. The improvement of renal survival with steroid pulse therapy in IgA nephropathy[J]. Nephrol Dial Transpl, 2008, 23(12): 3915-3920.
[29] Shin J I, Park J M, Shin Y H, et al. Henoch-Schönlein purpura nephritis with nephrotic-range proteinuria: histological regression possibly associated with cyclosporin A and steroid treatment[J]. Scand J Rheumatol, 2005, 34(5): 392-395.
[30] Jauhola O, Ronkainen J, Autio-Harmainen H, et al. Cyclosporine A *vs*. methylprednisolone for Henoch-Schönlein nephritis: a randomized trial[J]. Pediatr Nephrol Berl Ger, 2011, 26(12): 2159-2166.
[31] Zhang D F, Hao G X, Li C Z, et al. Off-label use of tacrolimus in children with Henoch-Schönlein purpura nephritis: a pilot study[J]. Arch Dis Child, 2018, 103(8): 772-775.
[32] Tarshish P, Bernstein J, Edelmann C M. Henoch-schönlein purpura nephritis: course of disease and efficacy of cyclophosphamide[J]. Pediatr Nephrol Berl Ger, 2004, 19(1): 51-56.
[33] Audemard-Verger A, Terrier B, Dechartres A, et al. Characteristics and management of IgA vasculitis (henoch-schönlein) in adults: data from 260 patients included in a French multicenter retrospective survey[J]. Arthritis Rheumatol Hoboken NJ, 2017, 69(9): 1862-1870.
[34] Sarcina C, Tinelli C, Ferrario F, et al. Changes in proteinuria and side effects of corticosteroids alone or in combination with azathioprine at different stages of IgA nephropathy[J]. Clin J Am Soc Nephrol, 2016, 11(6): 973-981.
[35] Nikibakhsh A, Mahmoodzadeh H, Karamyyar M, et al. Treatment of severe Henoch-Schonlein purpura nephritis with mycophenolate mofetil[J]. Saudi J Kidney Dis Transpl, 2014, 25(4): 858-863.
[36] Han F, Chen L L, Ren P P, et al. Mycophenolate mofetil plus prednisone for inducing remission of Henoch-Schönlein purpura nephritis: a retrospective study[J]. J Zhejiang Univ Sci B, 2015, 16(9): 772-779.
[37] Fenoglio R, Naretto C, Basolo B, et al. Rituximab therapy for IgA-vasculitis with nephritis: a case series and review of the literature[J]. Immunol Res, 2017, 65(1): 186-192.
[38] Maritati F, Fenoglio R, Pillebout E, et al. Brief report: rituximab for the treatment of adult-onset IgA vasculitis (henoch-schönlein)[J]. Arthritis Rheumatol Hoboken NJ, 2018, 70(1): 109-114.
[39] Lafayette R A, Canetta P A, Rovin B H, et al. A randomized, controlled trial of rituximab in IgA nephropathy with proteinuria and renal dysfunction[J]. J Am Soc Nephrol, 2016, 28(4): 1306-1313.
[40] Hattori M, Ito K, Konomoto T, et al. Plasmapheresis as the sole therapy for rapidly progressive Henoch-Schönlein purpura nephritis in children[J]. Am J Kidney Dis, 1999, 33(3): 427-433.
[41] Augusto J F, Sayegh J, Delapierre L, et al. Addition of plasma exchange to glucocorticosteroids for the treatment of severe Henoch-Schönlein purpura in adults: a case series[J]. Am J Kidney Dis, 2012, 59(5): 663-669.

第四节　原发性干燥综合征肾损害

干燥综合征（Sjögren syndrome，SS）是以唾液腺、泪腺等外分泌腺为主要损害部位的慢性系统性自身免疫性疾病，血清中存在大量自身抗体，也可累及多种内脏器官，在受侵犯的腺体或组织内可见到大量淋巴细胞浸润。干燥综合征可以是特发的，称为原发性干燥综合征（primary Sjögren syndrome，pSS），也可继发于其他疾病如系统性红斑狼疮、类风湿关节炎、硬皮病、多发性肌炎或丙型肝炎病毒感染等。

一、流行病学

由于缺乏统一的诊断标准，文献报道的pSS发病率差异较大，为0.5%～5%[1]，我国人群的患病率为0.33%～0.77%[2]。半数患者是原发性的，90%以上为女性[1,2]，好发于更年期之后。

二、病因及发病机制

（一）病因

1. 遗传因素　携带某些易感基因是pSS的易患因素，家系研究中pSS患者的亲属患病率的危险性高于正常人群，也表明其发病与遗传和基因有关[3]。临床发现人类白细胞抗原（*HLA*）基因与pSS患者产生自身抗体及病情严重程度相关[4]。从分子水平研究HLA-Ⅱ类基因发现，血清中出现抗SSA（抗Ro）和抗SSB（抗La）抗体患者的DQA1/DQB1链的第2个高变区含有特殊的氨基酸残基。与pSS风险增加有关的非*HLA*基因包括参与先天免疫的*IRF5*和*TNIP1*，以及参与后天免疫系统的*BLK*、*STAT4*、*IL12A*和*CXCR5*等[5]。在中国pSS患者中进行的研究显示，参与调节免疫球蛋白重链转录的基因*GTF1*也是pSS的危险因素[6]。此外，表观遗传因素如DNA甲基化、组蛋白乙酰化、非编码RNA转录和基因重组等都可能在pSS基因表达的调控中起作用[7-9]。许多表观遗传修饰区域已被确定为pSS的遗传危险因素[10,11]。总之，

pSS的易患性是由多基因组成的，遗传和表观遗传因素之间复杂的相互作用影响着pSS的发展。

2. 病毒感染　EB病毒[12]、HIV-1、人类T淋巴细胞白血病病毒（HTLV-1）和丙型肝炎病毒（HCV）是目前研究最多且与pSS发病相关的病毒[13,14]。EB病毒可激活B细胞，使之分化、增殖，进一步产生大量免疫球蛋白或自身抗体。HTLV-1可直接感染人的淋巴细胞，将病毒DNA整合到宿主的染色体上而使其持续存在，诱导T细胞功能失调，失去识别正常组织的能力。

3. 性激素　由于pSS多发生于女性，故性激素可能参与了pSS的发生和病情发展。雌激素能活化多克隆B淋巴细胞，同时增加血清泌乳素水平，增加免疫活性，加快自身免疫反应的进展[15]。有报道pSS的特征性自身抗体在临床疾病发作前可检测时间长达18年[16]，因此自身免疫过程可能在育龄期妇女中启动，但在临床上不表现出干燥症或其他症状，直到雌激素水平在更年期急剧下降。在动物模型中，雌激素可防止泪腺和唾液腺炎症，停用雌激素可导致唾液腺上皮细胞的凋亡[15]。与非pSS患者相比，pSS患者的累积雌激素暴露量较低[17]。研究还发现，pSS患者多种雄激素水平亦低于健康对照组[18]，因而认为在pSS 的发病机制中雄激素具有类似雌激素的保护作用。此外，近年的研究还发现，pSS的性别差异可能独立于性激素的作用，与性染色体的含量存在剂量效应。X-三体（47，XXX）的女性性发育和性激素水平正常，但pSS的风险分别比正常女性（46，XX）高2.9倍，比男性（46，XY）高41倍[19]。尽管男性pSS的发生率明显较低，但一些研究表明男性pSS患者发生淋巴瘤和腺外表现的风险较非pSS患者高[20]。

（二）发病机制

pSS是在遗传、病毒感染和性激素异常等多种因素共同作用下，导致机体细胞和体液免疫的异常反应，通过各种细胞因子和炎症介质造成组织损伤，产生多种自身抗体、多克隆的免疫球蛋白及免疫复合物，致使唾液腺和泪腺等组织发生炎症和破坏性病变。

1. 细胞浸润和抗体介导的组织损伤　外分泌腺淋巴细胞浸润是pSS免疫异常的主要表现。免疫组化研究发现，在疾病初期，主要为T细胞浸润，约75%的细胞为T细胞，其中2/3为$CD4^+$ T细胞，1/3为$CD8^+$ T细胞[21]。B细胞占20%，而单核/巨噬细胞和自然杀伤细胞偶见[22]。还有大量浆细胞在唾液腺中产生大量免疫球蛋白。在淋巴细胞浸润明显的组织中可见到HLA-DR和B7共刺激分子表达增强。抗原刺激可导致腺体中B细胞克隆增生，产生自身抗体，如抗SSA抗体、抗SSB抗体、类风湿因子（RF）、抗核抗体等。此外，有研究还表明，pSS患者体内存在抗胆碱酯酶3受体（M3R）抗体，阻断了乙酰胆碱能神经信号的有效传递，引起腺上皮细胞的分泌功能低下[23,24]。

2. 免疫分子　pSS患者的发病机制涉及多种免疫分子，如细胞因子、黏附分子、趋化因子等。pSS患者组织中可检测出多种细胞因子[25,26]，这些细胞因子参与了pSS的发生和进展。pSS患者血清中γ干扰素、IL-10水平升高，唾液腺中γ干扰素、IL-10、IL-1β、TNF-α、IL-2及IL-6等细胞因子表达更高。在淋巴细胞侵入外分泌腺并导致靶器官损伤方面，一些黏附分子和趋化因子的研究得到重视。腺体内的血管能够表达血管细胞黏附分子（VCAM）、细胞间黏附分子（ICAM）、P选择蛋白及E选择蛋白，内皮细胞表达趋化因子CXCL-13、ICAM-1；导管和腺泡上皮细胞表达CXCL-12、层粘连蛋白，引起淋巴细胞浸润[27]；血管周围的淋巴细胞通过表达淋巴细胞功能相关抗原-1（LFA-1）、α4及α5整联蛋白浸润至上皮细胞[28]。B 细胞活化因子（BAFF）被认为是pSS中的关键细胞因子，由Ⅰ型和Ⅱ型干扰素诱导，促进B细胞的活化、增殖和存活。pSS患者唾液腺和血清中的BAFF水平升高，后者与抗SSA、抗SSB和类风湿因子相关[29]。BAFF不仅由单核细胞、巨噬细胞和树突状细胞产生，也由唾液腺上皮细胞和B、T细胞产生。因此，BAFF可能参与先天免疫系统激活和通过适应性免疫系统发展自身免疫之间的一个重要环节。

3. 细胞凋亡紊乱　pSS患者腺体上皮细胞促凋亡基因*Fas*和*Bax*表达增强，导致上皮细胞凋亡速度增快[30]，而淋巴细胞抗凋亡基因*BCL-2*表达升高，从而导致其凋亡减慢[31]。

三、临床表现

pSS多隐匿起病，临床表现轻重不一。部分患者仅有口干、眼干的局部症状，而部分患者则以重要脏器损害为首发症状。80%以上的患者会出现干燥、疲乏和疼痛等表现。

（一）局部表现

1. 口干 口干燥症常常是pSS的首发症状。成人以口干为主，儿童以唾液腺肿大为主，少数患者可无症状。80%的患者因唾液减少而自觉口干，舌干痛，有口臭，甚至味觉丧失。严重者即使通过食物刺激或咀嚼也不能相应增加唾液分泌，进干食必须用水送下。约40%的患者有唾液腺肿大，以腮腺多见，颌下腺亦可见，舌下腺少见。体检可见唇和口角干裂，硬腭处有黏膜红斑，舌面干燥皲裂。"猖獗龋"表现为牙齿变黑，龋齿常出现于齿龈线或咀嚼面上。患者可出现唾液腺肿大，反复发作，不伴发热。若腺体持续性增大，呈结节感，需警惕发生恶性病变。

2. 眼干 泪腺分泌功能下降，会导致干燥性角结膜炎，表现为眼干涩、痒痛、畏光、烧灼感、异物感或眼前幕状遮蔽感、视疲劳或视力下降、泪少，严重者可出现干燥性角结膜炎、角膜上皮糜烂、角膜新生血管化和溃疡形成，甚至角膜穿孔、失明。可合并结膜炎、虹膜脉络膜炎、全眼炎。少数患者可有泪腺肿大。

（二）系统表现

约1/3的患者可出现系统损害，少数患者伴有发热、淋巴结肿大等全身症状。

1. 皮肤 皮肤汗腺萎缩，表面干燥无华，瘙痒，甚至萎缩。除此之外，还可出现雷诺现象、皮肤血管炎、荨麻疹样皮肤损害、红斑结节等。

2. 关节肌肉 约50%的pSS患者可出现关节痛症状，呈慢性、复发性，累及手关节多见，仅10%的患者出现关节炎，而侵蚀性关节炎罕见。

3. 呼吸系统 呼吸道腺体受累时可表现为鼻腔干燥、鼻痂、鼻出血和嗅觉灵敏度下降，痰液黏稠不易咳出，可并发气管炎、支气管炎、纤维性肺泡炎、间质性肺炎、肺不张、胸膜炎等。罕见表现是淀粉样变、假性淋巴瘤、肺动脉高压与胸膜病变。以肺间质病变最多见，是pSS死亡的主要原因之一。

4. 消化系统 pSS患者合并萎缩性胃炎较常见。约25%的患者发现自身免疫性肝病证据，7%～33%的患者抗平滑肌抗体（SMA）阳性，7%～13%的患者抗线粒体抗体（AMA）阳性，提示原发性胆汁性肝硬化（PBC）与pSS有一定的相关性[32, 33]。因淋巴细胞浸润导致胰腺腺泡萎缩，患者还可出现胰腺外分泌功能障碍，主胰管狭窄等慢性胰腺炎改变。

5. 神经系统 18%～45%的患者有神经系统受损表现，中枢神经系统和周围神经系统可同时或分别出现病变，后者更为常见[34, 35]。

6. 内分泌系统 10%～70%的患者合并存在甲状腺疾病，包括甲状腺功能异常及甲状腺自身抗体异常。其中，自身免疫性甲状腺炎最常见，包括Graves病和桥本甲状腺炎等[36, 37]。

7. 血液系统 1/4的患者有贫血，多为轻度的正细胞正色素性贫血；30%的患者有白细胞减少，14%的患者出现血小板计数降低。此外，慢性B细胞刺激和其他因素可能导致一些pSS患者的B细胞恶性转化。据统计，pSS患者患淋巴瘤的风险增加5～44倍[38]，最常见的是黏膜相关边缘带B细胞淋巴瘤（MALT）。

8. 冷球蛋白血症 与B细胞长期活化相关。其类型通常同时存在Ⅱ型、Ⅲ型冷球蛋白的混合型冷球蛋白血症。

9. 肾脏 最常见的肾脏损害为肾小管间质性病变，少数患者发生肾小球肾炎及间质性膀胱炎。当肾功能受损或恶化，伴或不伴明显的蛋白尿或血尿时，应进行肾活检以确定肾脏受累的性质。具体肾脏损害表现详见下文。

四、干燥综合征的肾脏损害

干燥综合征肾损害常很隐匿，临床症状不突出。对于继发性干燥综合征，由于很难鉴别其肾损害是继发于SS还是基础疾病，本文讨论的肾损害仅限于原发性干燥综合征。文献报道的pSS肾损害发生率差异较大，1%～33%不等[39, 40]，这可能是由于大部分研究的病例数量有限，对于肾损害的判断标准也不尽相同。pSS肾损害多种多样，肾小管间质性肾炎是最常见的肾损害表现[41]。肾小球损害较少见，多见于病例报道。过去认为肾功能受累较少，但近年来发现pSS肾功能损害者并不少见。在25例患者的肾活检系列中，pSS的全身特征先于肾脏表现，中位间隔时间为5.5年[41]。22例患者为女性，活检时患者的中位年龄为55岁。13例患者的蛋白尿＞1g，21例患者的eGFR＜60ml/（min・1.73m^2），超过50%的患者eGFR＜30ml/（min・1.73m^2）。在另一系列研究中，715例pSS患者中4.9%发生肾脏受累，其中肾小球受累发生率高于肾小管间质疾病，37%单独患肾小管间质性肾炎，49%单独患肾小球肾炎，14%两者兼有。与肾小管间质受累患者相比，肾小球受累患者的预后更差、生存率更低、淋巴瘤发生率更高[42]。

（一）肾小管间质性肾炎

肾小管间质性肾炎（TIN）是pSS最常见的肾损害，主要表现为肾小管酸中毒（RTA）和尿浓缩功能障碍（肾性尿崩症）、肾钙化、泌尿系统结石等[43-45]。RTA是最常见的临床表现，文献报道的发生率为12%～67%，大部分文献报道的发生率为26%～35%，占pSS肾损害的65%～75%，其中绝大部分为远端（Ⅰ型），少数为近端（Ⅱ型）或伴范科尼综合征[46]。酸中毒可抑制肾小管对钙的重吸收及维生素D的活化，从而引起高尿钙及低血钙，造成肾钙质沉着及泌尿系统结石。早年的研究报道肾钙化发生率达30%[47]。1%～8%的患者出现泌尿系统结石[46]。尿中排出大量钾离子，常造成低钾血症，患者表现为肌无力或低钾麻痹，严重者可累及呼吸肌。近端肾小管酸中毒患者可出现软骨病。肾浓缩稀释功能受损往往是pSS患者最早出现的症状，表现为多饮、多尿和夜尿增多，见于21%～48%的患者[46]。早期症状轻微，严重者可发生肾性尿崩症。尿检可发现尿pH升高（＞5.5），尿比重降低。尿蛋白表现为小管性蛋白尿，24小时尿蛋白定量多数小于2g，尿NAG、β2-微球蛋白、视黄醇结合蛋白（RBP）升高。尿酸化功能发现尿可滴定酸（TA）和$NH4^+$排泄减少。尿渗透压明显降低，表现为等渗尿，甚至低渗尿。TIN多发生在pSS病程的早期阶段。Skopouli等根据对291例pSS患者的临床观察发现，在干燥综合征确诊时有7%的患者发现间质性肾炎，而在平均随访3.6年后，比例为9%[48]。病理表现为肾间质有局灶或弥漫浸润的淋巴细胞、浆细胞、单核细胞，同时伴有不同程度的肾小管萎缩、间质纤维化[49]。

导致间质性肾炎的机制并不清楚，可能的机制包括淋巴细胞浸润导致远端肾小管通透性增加、高球蛋白血症、针对碳酸酐酶Ⅱ的自身抗体及肾小管H^+-ATP酶缺陷等[46]。在肾小管酸中毒的患者中发现大量淋巴细胞浸润，与外分泌腺类似，肾间质主要的浸润细胞是浆细胞（图21-18，图21-19）、$CD4^+$ T细胞（CD4/CD8约2∶1），然而浸润肾小管上皮细胞的主要细胞是$CD8^+$ T细胞，提示细胞毒作用在肾小管损害中发挥作用[50]。动物及临床研究发现针对碳酸酐酶Ⅱ的自身抗体可能与pSS患者发生远端肾小管酸中毒有关[51, 52]。另外，还有研究发现pSS患者肾小管H^+-ATP酶缺陷，导致肾小管质子泵分泌缺陷，从而引起酸中毒[43]。

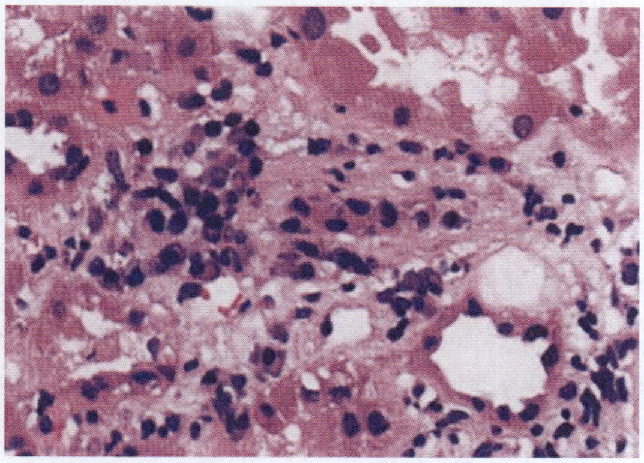

图21-18 肾间质灶性聚集的浆细胞（HE，×400）

图21-18

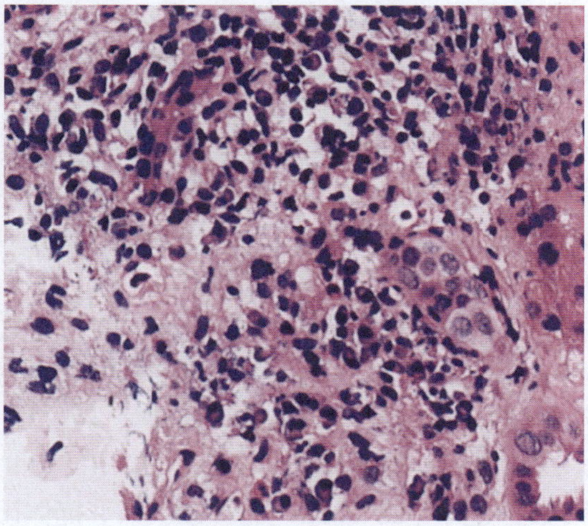

图21-19 肾间质弥漫浸润性细胞，小灶性聚集及散在分布的浆细胞（HE，×400）

图21-19

（二）肾小球病变

pSS患者肾小球受累比肾小管间质性肾炎少见得多。膜增生性肾小球肾炎（MPGN）和膜性肾病（MN）是与pSS相关的最常见肾小球病变[53-55]。其他肾小球病变包括微小病变肾病、IgA肾病和ANCA相关性血管炎也有报道[56]。pSS患者存在肾小球病变时，应首先排除系统性红斑狼疮、类风湿关节炎、丙型肝炎等继发性因素导致的肾小球肾炎。pSS导致的肾小球病变多发生于病程后期。有研究随访261例pSS患者，发现在诊断时仅1例患者有肾小球肾炎，随访3.6年后增加到6例，5年预计发生率为2.3%[57]。

临床主要表现为高血压、轻度蛋白尿和镜下血尿，可伴有肾功能不全，肾病综合征罕见。一项关于pSS肾脏损害的调查发现，在7276例pSS患者中，仅24例发现肾脏损害，肾活检提示29%的患者有肾小球损害。16例患者有蛋白尿表现，但表现为肾病综合征者仅2例，病理类型分别为膜增生性肾炎和微小病变[58]。

肾小球疾病的发病机制及其与pSS的病因关系尚不清楚，但可能与循环免疫复合物的沉积有关，也可能与潜在的混合性冷球蛋白血症有关[59]。据报道，14%的干燥综合征患者[60]和47%的干燥综合征合并冷球蛋白血症的患者[61]存在丙型肝炎病毒感染。鉴于此，有学者提出pSS患者应进行丙型肝炎病毒筛查。

五、实验室检查

（一）血液学检查

可有红细胞、白细胞和血小板减少，90%的患者红细胞沉降率增快。高球蛋白血症是本病的特点之一，且呈多克隆性，以IgG最明显。血清IgG水平与口腔病变、唾液腺肿大、肺病变、紫癜、口眼干燥指标、自身抗体及急性期反应物的相关性十分明显，因此国外有学者建议将血IgG水平列为判断干燥综合征活动性的指标。约2/3的患者抗核抗体（ANA）阳性，多为颗粒型。以抗可溶性酸性核蛋白SSA（Ro）和SSB（La）抗体阳性率最高，其中抗SSB抗体的特异性最高。Ro抗原由一个分子质量为52kDa或60kDa的蛋白质及小RNA组成。抗SSA蛋白52kDa部分的抗体更常见于干燥综合征患者，而抗SSA蛋白60kDa的抗体更常见于SLE患者[62]。除上述抗核抗体外，SS患者也可出现一些器官特异性的抗体，如抗唾液腺导管上皮细胞抗体、抗甲状腺球蛋白抗体、抗胃壁细胞抗体、抗线粒体抗体等。约3/4的患者RF阳性，以IgM型RF为主。

（二）唾液腺和泪腺检查

1. 唾液腺检查 包括唾液流量测定、腮腺造影、腮腺闪烁扫描和放射性核素测定、唇腺活检、唾液蛋白检查（唾液中β2-微球蛋白升高）。唾液腺流量测定最常用，在舌的边缘滴数滴柠檬汁，5分钟后分别收集两侧腮腺分泌液。一侧腺体于10分钟内分泌少于5ml为阳性。腮腺造影可见各级导管不规则，有不同程度的狭窄和扩张，碘液可淤积于腺体末端呈葡萄状。唇腺活检敏感且特异。唇腺活检显示灶性淋巴细胞性唾液腺炎（FLS）是诊断pSS的典型病理表现。淋巴细胞数＞50/4mm^{2}为一个病灶，若在4mm×4mm内能见到1个以上病灶即为FLS。

2. 泪腺检查 包括Schirmer试验（滤纸试验）、角膜染色试验（染色点≥10个者表示有损坏的角膜和结膜细胞）、泪膜破碎时间测定（＜10秒者为阳性）及结膜活检。Schirmer试验假阳性和假阴性颇多。用5mm×35mm滤纸1片，距一端5mm处折成直角，将该端置入眼睑结膜囊内，5分钟后取下滤纸，自折叠处测量潮湿程度，＜10mm为阳性。结膜活检与唇腺活检类似，凡结膜组织中出现灶性淋巴细胞浸润者为异常。

六、诊断及鉴别诊断

（一）诊断

对于pSS的诊断，国际上曾提出十多种分类标准。由美国-欧洲共识小组（American and European Consensus Group，AECG）于2002年提出的分类标准应用最广（表21-16）[2]。AECG标准要求诊断时必须具备诊断标准中的4项或4项以上，其中必须有一条是组织学检查阳性或者血清自身抗体阳性。同时必须除外以下疾病：头颈面部放射治疗史、丙肝病毒感染、获得性免疫缺陷综合征（艾滋病）、淋巴瘤、结节病、移植物抗宿主反应病、抗乙酰胆碱药的应用（如阿托品、莨菪碱、溴丙胺太林、颠茄等）。AECG标准的敏感度为88.3%～89.5%，特异度为95.2%～97.8%。

表21-16　AECG制定的干燥综合征国际分类标准（2002年）

Ⅰ. 口腔症状：下述3项中有1项或1项以上 ①每日感到口干，持续3个月以上；②成年后腮腺反复肿大或持续肿大；③吞咽干性食物需要用水帮助
Ⅱ. 眼部症状：下述3项中有1项或1项以上 ①每日感到不能忍受的眼干，持续3个月以上；②有反复的沙子进眼或磨砂感觉；③每天需用人工泪液
Ⅲ. 眼部特征：下述检查任意1项或1项以上阳性 ①Schirmer试验（+）（≤5mm/5min）；②角膜染色（+）（≥4 van Bijsterveld计分法）
Ⅳ. 组织学检查：唇腺病理示淋巴细胞灶≥1个（指4mm²组织内至少有50个淋巴细胞聚集于唇腺间质者为一个灶）
Ⅴ. 唾液腺受损：下述检查任意1项或1项以上阳性 ①唾液流率（+）（≤1.5ml/15min）；②腮腺造影（+）；③唾液腺放射性核素检查（+）
Ⅵ. 自身抗体：抗SSA抗体/抗SSB抗体（+）

2012年，美国风湿病学会（ACR）提出了新的分类标准，并与欧洲抗风湿病联盟（EULAR）组成了国际SS标准工作小组，通过对3个国际患者队列的数据分析，得到了2016年的pSS分类标准[2]（表21-17），其敏感度及特异度分别为96%和95%。

表21-17　ACR/EULAR制定的干燥综合征国际分类标准（2016年）

纳入标准：至少有眼干或口干症状之一者，即下述至少一项为阳性： ①每日感到不能忍受的眼干，持续3个月以上；②眼中反复沙砾感；③每日需用人工泪液≥3次；④每日感到口干，持续3个月以上；⑤吞咽干性食物需频繁饮水帮助。或在EULAR的SS疾病活动度指数（ESSDAI）问卷中出现至少一个系统阳性的可疑SS者	
排除标准：患者出现下列疾病，因可能有重叠的临床表现或干扰诊断试验结果，应予以排除：①头颈部放疗史；②活动性丙型肝炎病毒感染；③艾滋病；④结节病；⑤淀粉样变性；⑥移植物抗宿主病；⑦IgG4相关性疾病	
条目	评分
唇腺病理示淋巴细胞灶＞1个/4mm²	3
抗SSA抗体/Ro抗体阳性	3
角膜染色：Ocular staining评分＞5或van Bijsterveld评分＞4	1
Schrimer试验＜5mm/5min	1
自然唾液流率＜0.1ml/min	1

任何满足上述纳入标准并除外排除标准者，且上述5项评分总和≥4分者诊断为pSS。

（二）鉴别诊断

pSS的鉴别诊断包括引起干燥症状和（或）唾液腺或泪腺肿大的疾病（表21-18）。根据病史和体格检查，结合自身免疫检查，大多数情况可以排除。

表21-18　干燥综合征的鉴别诊断

眼干
1. 腺体分泌减少
泪腺炎：结节病、淋巴瘤、IgG4相关性疾病、移植物抗宿主病、丙型肝炎病毒感染
泪腺导管阻塞：沙眼、Stevens-Johnson综合征、眼瘢痕性类天疱疮
反射性分泌减少：角膜手术、长期佩戴隐形眼镜、糖尿病
药物：三环类和其他抗抑郁药、抗组胺药
2. 泪液消耗增加
睑板腺功能紊乱：酒渣粉刺、脂溢性皮炎、异位性皮肤炎、异维A酸治疗、更年期
眼睑闭合障碍：甲状腺眼病
眨眼频率降低：帕金森病、长时间在电脑前工作
眼表疾病：维生素A缺乏、局部药物和防腐剂、隐形眼镜磨损、变应性结膜炎
口干
药物：抗抑郁药、抗组胺药、抗胆碱能药、利尿剂、抗精神病药
全身性疾病：淀粉样变性、结节病、HIV和HCV感染、不受控制的糖尿病
放射治疗：头颈部肿瘤放疗、碘-131治疗甲状腺癌
心理作用：焦虑
唾液腺肿大
1. 单侧
急性：细菌感染
慢性：慢性唾液腺炎、唾液腺肿瘤
2. 双侧
急性：急性病毒感染（EBV、巨细胞病毒、柯萨奇A病毒感染，腮腺炎）
慢性：慢性病毒（HIV、HCV）感染、IgG4相关性唾液腺炎、淀粉样变性、肉芽肿性疾病（结节病、结核病）、高脂血症、糖尿病、酗酒、营养不良、肢端肥大症、厌食症和暴食症

七、治　疗

干燥综合征目前尚无理想的治疗方法，其治疗包括局部治疗、系统性治疗。治疗的目标在于缓解症状，减轻疾病对机体长期损害造成的危险。

（一）局部治疗

外分泌腺受累以局部对症治疗为主。人工泪液是治疗眼干燥症的主要药物，主要成分有2种。一种是生理盐水和其他电解质代替泪液中的成分；另一种是具有固水作用的羧甲基纤维素或葡聚糖以增加人工泪液的黏性，在眼球表面形成一层薄膜，延长人工泪液的保湿时间，减少使用人工泪液的次数。环孢素眼液用于临床干眼症的治疗取得了一定的疗效。糖皮质激素类滴眼液应在眼科医生指导下短期内使用（不超过2～4周）。如果患者每日需使用多次人工泪液或泪腺已基本无分泌功能，可以考虑行泪点封闭术。

口干燥症患者除多饮水外，可以使用人工唾液。通过咀嚼无糖口香糖刺激唾液腺分泌，必要时使用胆碱能受体激动剂，如毛果芸香碱。应避免使用减少腺体分泌的药物，如抗胆碱能和抗组胺类药物。注意口腔卫生，保护牙齿，预防真菌感染。

皮肤干燥可使用皮肤润滑剂和皮肤保湿剂。阴道干燥可以使用阴道润滑剂，注意预防阴道的酵母菌感染。

（二）系统性治疗

半数以上pSS患者出现疲劳和疼痛症状。针对疲劳首先推荐通过锻炼来减轻症状，部分患者可考虑应用羟氯喹。对乙酰氨基酚可作为治疗疼痛的一线药物，神经痛时可应用加巴喷丁、普瑞巴林、杜洛西丁等药物。存在系统受累，特别是活动性内脏器官受累的患者可使用糖皮质激素、免疫抑制剂和生物制剂治疗。糖皮质激素应用的原则是在有效控制病情的前提下，尽可能短疗程、低剂量。免疫抑制剂有助于激素减量并减少激素的不良反应，使用时应结合患者的年龄、病情、合并症、耐受情况来确定。常用免疫调节/免疫抑制药物包括羟氯喹、甲氨蝶呤、来氟米特、吗替麦考酚酯、硫唑嘌呤、环磷酰胺、环孢素、艾拉莫德等。抗CD20单抗（利妥昔单抗）可用于伴有血管炎、冷球蛋白血症、炎性关节炎、肺疾病等系统性疾病的患者。目前，新型生物制剂如阿那白滞素、阿巴西普、贝利木单抗和依帕珠单抗治疗pSS患者疲劳症状的临床数据有限。

（三）肾损害的治疗

1. 肾小管酸中毒的治疗 肾小管酸中毒的患者需要进行碱化治疗，治疗目标是使血清碳酸氢盐浓度达到正常水平（22～24mmol/L）。要注意纠正低钾血症。常用10%的枸橼酸钾溶液，可根据酸中毒情况酌情联合使用碳酸氢钠。

2. 间质性肾炎的治疗 如患者有难以纠正的电解质紊乱、肾功能异常，肾活检病理示肾间质中重度炎症细胞浸润，可考虑使用中等剂量的糖皮质激素［0.4～0.6mg/（kg·d）］。

3. 肾小球疾病的治疗 对于伴有肾小球损害的pSS患者，目前文献报道的治疗方式多种多样，包括静脉糖皮质激素冲击治疗，单用激素口服治疗，激素联合硫唑嘌呤治疗，以及血浆置换等。表现为肾病综合征者应联合使用激素及其他免疫抑制剂。有少数病例报道将生物制剂如利妥昔单抗用于pSS合并膜增生性肾小球肾炎的治疗。由于病例数较少，每种治疗方法的有效性还无法确定。

（汤晓静）

参考文献

［1］Qin B D，Wang J Q，Yang Z X，et al. Epidemiology of primary Sjögren’s syndrome：a systematic review and meta-analysis［J］. Ann Rheum Dis，2015，74（11）：1983-1989.

［2］张文，厉小梅，徐东，等. 原发性干燥综合征诊疗规范［J］. 中华内科杂志，2020，59（4）：269-276.

［3］Lee W S，Yoo W H. Primary Sjögren’s syndrome in monozygotic twins［J］. Int J Rheum Dis，2014，17（5）：578-579.

［4］Taylor K E，Wong Q，Levine D M，et al. Genome-wide association analysis reveals genetic heterogeneity of Sjögren’s syndrome according to ancestry［J］. Arthritis Rheumatol，2017，69（6）：1294-1305.

［5］Nocturne G，Mariette X. Advances in understanding the pathogenesis of primary Sjögren’s syndrome［J］. Nat Rev Rheumatol，2013，9（9）：544-556.

［6］Song I W，Chen H C，Lin Y F，et al. Identification of susceptibility gene associated with female primary Sjögren’s syndrome in Han Chinese by genome-wide association study［J］. Hum Genet，2016，135（11）：1287-1294.

［7］Altorok N，Coit P，Hughes T，et al. Genome-wide DNA methylation patterns in naive $CD4^+$ T cells from patients with primary Sjögren’s syndrome［J］. Arthritis Rheumatol，2014，66（3）：731-739.

［8］Miceli-Richard C，Wang-Renault S F，Boudaoud S，et al. Overlap between differentially methylated DNA regions in blood B

lymphocytes and genetic at-risk loci in primary Sjögren's syndrome[J]. Ann Rheum Dis，2016，75（5）：933-940.
[9] Cole M B，Quach H，Quach D，et al. Epigenetic signatures of salivary gland inflammation in Sjögren's syndrome[J]. Arthritis Rheumatol，2016，68（12）：2936-2944.
[10] Chi C，Taylor K E，Quach H，et al. Hypomethylation mediates genetic association with the major histocompatibility complex genes in Sjögren's syndrome[J]. PLoS One，2021，16(4)：e0248429.
[11] Konsta O D，Le Dantec C，Charras A，et al. Defective DNA methylation in salivary gland epithelial acini from patients with Sjögren's syndrome is associated with SSB gene expression，anti-SSB/LA detection，and lymphocyte infiltration[J]. J Autoimmun，2016，68：30-38.
[12] Xuan J X，Ji Z Q，Wang B，et al. Serological evidence for the association between Epstein-Barr virus infection and Sjögren's syndrome[J]. Front Immunol，2020，11：590444.
[13] Ghrenassia E，Martis N，Boyer J，et al. The diffuse infiltrative lymphocytosis syndrome（DILS）. A comprehensive review[J]. J Autoimmun，2015，59：19-25.
[14] Nakamura H，Kawakami A. What is the evidence for Sjögren's syndrome being triggered by viral infection? subplot：infections that cause clinical features of sjögren's syndrome[J]. Curr Opin Rheumatol，2016，28（4）：390-397.
[15] Brandt J E，Priori R，Valesini G，et al. Sex differences in Sjögren's syndrome：a comprehensive review of immune mechanisms[J]. Biol Sex Differ，2015，6（1）：19.
[16] Jonsson R，Theander E，Sjöström B，et al. Autoantibodies present before symptom onset in primary Sjögren syndrome[J]. JAMA，2013，310（17）：1854-1855.
[17] McCoy S S，Sampene E，Baer A N. Association of Sjögren's syndrome with reduced lifetime sex hormone exposure：a case-control study[J]. Arthritis Care Res（Hoboken），2020，72（9）：1315-1322.
[18] Porola P，Virkki L，Przybyla B D，et al. Androgen deficiency and defective intracrine processing of dehydroepiandrosterone in salivary glands in Sjögren's syndrome[J]. J Rheumatol，2008，35（11）：2229-2235.
[19] Liu K，Kurien B T，Zimmerman S L，et al. X Chromosome dose and sex bias in autoimmune diseases：increased prevalence of 47，XXX in systemic lupus erythematosus and Sjögren's syndrome[J]. Arthritis Rheumatol，2016，68（5）：1290-1300.
[20] Chatzis L，Pezoulas V C，Ferro F，et al. Sjögren's syndrome：the clinical spectrum of male patients[J]. J Clin Med，2020，9（8）：2620.
[21] Chen W Q，Yang F，Xu G H，et al. Follicular helper T cells and follicular regulatory T cells in the immunopathology of primary Sjögren's syndrome[J]. J Leukoc Biol，2021，109（2）：437-447.
[22] Christodoulou M I，Kapsogeorgou E K，Moutsopoulos H M. Characteristics of the minor salivary gland infiltrates in Sjögren's syndrome[J]. J Autoimmun，2010，34（4）：400-407.
[23] Dawson L，Tobin A，Smith P，et al. Antimuscarinic antibodies in Sjögren's syndrome：where are we，and where are we going?[J]. Arthritis Rheum，2005，52（10）：2984-2995.
[24] Bacman S，Perez Leiros C，Sterin-Borda L，et al. Autoantibodies against lacrimal gland M3 muscarinic acetylcholine receptors in patients with primary Sjögren's syndrome[J]. Invest Ophthalmol Vis Sci，1998，39（1）：151-156.
[25] Boumba D，Skopouli F N，Moutsopoulos H M. Cytokine mRNA expression in the labial salivary gland tissues from patients with primary Sjögren's syndrome[J]. Br J Rheumatol，1995，34（4）：326-333.
[26] Fox R I，Kang H I，Ando D，et al. Cytokine mRNA expression in salivary gland biopsies of Sjögren's syndrome[J]. J Immunol，1994，152（11）：5532-5539.
[27] Barone F，Bombardieri M，Manzo A，et al. Association of CXCL13 and CCL21 expression with the progressive organization of lymphoid-like structures in Sjögren's syndrome[J]. Arthritis Rheum，2005，52（6）：1773-1784.
[28] Amft N，Curnow S J，Scheel-Toellner D，et al. Ectopic expression of the B cell-attracting chemokine BCA-1（CXCL13）on endothelial cells and within lymphoid follicles contributes to the establishment of germinal center-like structures in Sjögren's syndrome[J]. Arthritis Rheum，2001，44（11）：2633-2641.
[29] Nocturne G，Mariette X. B cells in the pathogenesis of primary Sjögren syndrome[J]. Nat Rev Rheumatol，2018，14（3）：133-145.
[30] Ohlsson M，Skarstein K，Bolstad A I，et al. Fas-induced apoptosis is a rare event in Sjögren's syndrome[J]. Lab Invest，2001，81（1）：95-105.
[31] Patel Y I，McHugh N J. Apoptosis—new clues to the pathogenesis of Sjögren's syndrome?[J]. Rheumatology（Oxford），2000，39（2）：119-121.
[32] Santos G A，Brandão M，Farinha F. Prevalence of primary biliary cholangitis in a cohort of primary Sjögren's syndrome patients[J]. Cureus，2022，14（4）：e24590.
[33] Trevisani V F M，Pinheiro A C，de Magalhães Souza Fialho S C，et al. Recommendations for evaluation and diagnosis of extra-glandular manifestations of primary Sjögren syndrome：results of an epidemiologic systematic review/meta-analysis and a consensus guideline from the Brazilian society of rheumatology（hepatic，gastrointestinal and pancreatic）[J]. Adv Rheumatol，2022，62（1）：35.
[34] Alunno A，Carubbi F，Bartoloni E，et al. The kaleidoscope of neurological manifestations in primary Sjögren's syndrome[J]. Clin Exp Rheumatol，2019，118（3）：192-198.
[35] Margaretten M. Neurologic manifestations of primary Sjögren syndrome[J]. Rheum Dis Clin North Am，2017，43（4）：519-529.
[36] Girón-Pïllado M，Cruz-Bautista I，Saavedra-González V，et al. Autoimmune thyroid disease in primary Sjögren's syndrome：real-life screening practice and clinical outcomes[J]. Curr Rheumatol Rev，2022，18（3）：272-277.
[37] Baldini C，Ferro F，Mosca M，et al. The association of Sjögren syndrome and autoimmune thyroid disorders[J]. Front Endocrinol（Lausanne），2018，9：121.
[38] Nocturne G，Mariette X. Sjögren syndrome-associated lymphomas：an update on pathogenesis and management[J]. Br J Haematol，2015，168（3）：317-327.
[39] Kidder D，Rutherford E，Kipgen D，et al. Kidney biopsy findings in primary Sjögren syndrome[J]. Nephrol Dial Transplant，

2015, 30 (8): 1363-1369.
[40] Pertovaara M, Korpela M, Pasternack A. Factors predictive of renal involvement in patients with primary Sjögren's syndrome[J]. Clin Nephrol, 2001, 56 (1): 10-18.
[41] Goules A V, Tatouli I P, Moutsopoulos H M, et al. Clinically significant renal involvement in primary Sjögren's syndrome: clinical presentation and outcome[J]. Arthritis Rheum, 2013, 65 (11): 2945-2953.
[42] Maripuri S, Grande J P, Osborn T G, et al. Renal involvement in primary Sjögren's syndrome: a clinicopathologic study[J]. Clin J Am Soc Nephrol, 2009, 4 (9): 1423-1431.
[43] Bastani B, Haragsim L, Gluck S, et al. Lack of H-ATPase in distal nephron causing hypokalaemic distal RTA in a patient with Sjögren's syndrome[J]. Nephrol Dial Transplant, 1995, 10 (6): 908-909.
[44] Pun K K. Hypokalemic periodic paralysis due to the Sjögren syndrome in Chinese patients[J]. Ann Intern Med, 1989, 110(5): 405-406.
[45] Kaufman I, Schwartz D, Caspi D, et al. Sjögren's syndrome-not just sicca: renal involvement in Sjögren's syndrome[J]. Scand J Rheumatol, 2008, 37 (3): 213-218.
[46] Samarkos M, Moutsopoulos H M. Chapter 19 renal involvement in Sjögren syndrome[M]//Handbook of Systemic Autoimmune Diseases. Amsterdam: Elsevier, 2007: 349-361.
[47] Moutsopoulos H M, Cledes J, Skopouli F N, et al. Nephrocalcinosis in Sjögren's syndrome: a late sequela of renal tubular acidosis[J]. J Intern Med, 1991, 230 (2): 187-191.
[48] Martínez - Maldonado M. Role of hypertension in the progression of chronic renal disease[J]. Nephrol Dial Transplant, 2001, 16 (suppl_1): 63-66.
[49] Bossini N, Savoldi S, Franceschini F, et al. Clinical and morphological features of kidney involvement in primary Sjögren's syndrome[J]. Nephrol Dial Transplant, 2001, 16 (12): 2328-2336.
[50] Aiyegbusi O, McGregor L, McGeoch L, et al. Renal disease in primary Sjögren's syndrome[J]. Rheumatol Ther, 2021, 8 (1): 63-80.
[51] Nishimori I, Bratanova T, Toshkov I, et al. Induction of experimental autoimmune sialoadenitis by immunization of PL/J mice with carbonic anhydrase II[J]. J Immunol, 1995, 154 (9): 4865-4873.
[52] Takemoto F, Hoshino J, Sawa N, et al. Autoantibodies against carbonic anhydrase II are increased in renal tubular acidosis associated with Sjögren syndrome[J]. Am J Med, 2005, 118 (2): 181-184.
[53] Matignon M, Cacoub P, Colombat M, et al. Clinical and morphologic spectrum of renal involvement in patients with mixed cryoglobulinemia without evidence of hepatitis C virus infection[J]. Medicine (Baltimore), 2009, 88 (6): 341-348.
[54] Zaidan M, Terrier B, Pozdzik A, et al. Spectrum and prognosis of noninfectious renal mixed cryoglobulinemic GN[J]. J Am Soc Nephrol, 2016, 27 (4): 1213-1224.
[55] Stefanidis I, Giannopoulou M, Liakopoulos V, et al. A case of membranous nephropathy associated with Sjögren syndrome, polymyositis and autoimmune hepatitis[J]. Clin Nephrol, 2008, 70 (9): 245-250.
[56] Goules A V, Tatouli I P, Moutsopoulos H M, et al. Clinically significant renal involvement in primary Sjögren's syndrome: clinical presentation and outcome[J]. Arthritis Rheum, 2013, 65 (11): 2945-2953.
[57] Skopouli F N, Dafni U, Ioannidis J P A, et al. Clinical evolution, and morbidity and mortality of primary Sjögren's syndrome[J]. Semin Arthritis Rheum, 2000, 29 (5): 296-304.
[58] Maripuri S, Grande J P, Osborn T G, et al. Renal involvement in primary Sjögren's syndrome: a clinicopathologic study[J]. Clin J Am Soc Nephrol, 2009, 4 (9): 1423-1431.
[59] Goules A, Masouridi S, Tzioufas A G, et al. Clinically significant and biopsy-documented renal involvement in primary Sjögren syndrome[J]. Medicine (Baltimore), 2000, 79 (4): 241-249.
[60] García-Carrasco M, Ramos M, Cervera R, et al. Hepatitis C virus infection in 'primary' Sjögren's syndrome: prevalence and clinical significance in a series of 90 patients[J]. Ann Rheum Dis, 1997, 56 (3): 173-175.
[61] Ramos-Casals M, Cervera R, Yagüe J, et al. Cryoglobulinemia in primary Sjögren's syndrome: prevalence and clinical characteristics in a series of 115 patients[J]. Semin Arthritis Rheum, 1998, 28 (3): 200-205.
[62] St Clair E W, Burch J A, Saitta M. Specificity of autoantibodies for recombinant 60-kd and 52-kd Ro autoantigens[J]. Arthritis Rheum, 1994, 37 (9): 1373-1379.

第五节 其他结缔组织病肾损害

一、系统性硬化病相关肾损害

系统性硬化病（systemic sclerosis，SSc）又称硬皮病，是以自身免疫性炎症、小血管功能和结构异常，以及皮肤和脏器进行性纤维化为特征的结缔组织疾病，可引起多系统损害。肾危象、肺动脉高压及间质性肺疾病是造成死亡的主要原因。

（一）流行病学

SSc在全球均有发病。发病高峰年龄为45～60岁，女性多见，男女比例1：（3～6）。发病率为（8～56）/100万，患病率为（21～600）/100万。SSc具有地区分布差异，亚洲发病率和患病率与巴西、北欧国家大致相当，低于北美洲。SSc具有种族差异，非洲裔患病率较高。

本病肾脏受累并不多见，肾脏受累见于约20%的SSc患者，常出现于弥漫型早期，女性、老年人多见。硬皮病肾危象（scleroderma renal crisis，SRC）是造成死亡的重要原因，累积发病率为10%～19%，一般发生在SSc起病5年内。

（二）病因及发病机制

SSc的发病机制至今尚未完全阐明。目前认为，在有遗传易患基因的背景下，由于某些环境或感染因素的影响，导致体内细胞免疫和体液免疫异常，产生多种自身抗体和细胞因子而发病。血管病变、免疫功能失调、纤维化及三者间的相互作用是导致SSc发生发展的重要因素。

遗传及环境因素是发病的重要因素。部分SSc患者有明显的家族史，研究表明家族聚集性见于1%～5%的SSc家庭，且SSc患者一级亲属发病危险性是普通人的11～158倍。SSc的最强遗传关联位于MHC区的*HLA-DRB1*、*HLA-DQB1*、*HLA-DPB1*和*HLA-DOA1*基因。其他易感基因包括与先天免疫有关的干扰素调节因子5和7（*IRF5*和*IRF7*）、Toll样受体2（*TLR2*），参与T和B细胞活化如肿瘤坏死因子α诱导蛋白3（*TNFAIP3*）、信号转导和转录激活剂4（*STAT4*）和B细胞淋巴细胞激酶（*BLK*）[1]。多种环境因素也与SSc的发病有关，包括长期服用药物（博来霉素、喷他佐辛、紫杉醇）、职业性接触化学物质（二氧化硅、杀虫剂、苯氧生物、聚氯乙烯、三氯乙烯和有机溶剂等）和放疗等，这些均可增加SSc的发病率[2]。

固有免疫和适应性免疫参与系统性硬化病的发病，多种免疫细胞被激活，内皮素1（ET-1）介导氧化应激和纤维化。

缺氧、感染、免疫介导的细胞毒作用造成微血管损伤和内皮细胞活化，导致微循环血管减少、血管壁增厚及管腔缩窄，引发组织缺氧及氧化应激反应，进而造成雷诺现象、肺动脉高压及肾危象等。

大量的细胞外基质在组织内聚集，包括胶原蛋白、弹性蛋白、糖胺聚糖和纤连蛋白等，正常组织结构被致密结缔组织所代替。肺纤维化是最常见及导致死亡的重要原因。其发病机制复杂多样，至今尚不明确。研究发现，SSc患者成纤维细胞中 S100A4的表达增加，刺激了成纤维细胞对TGF-β的信号转导，最终导致肺纤维化。

增厚的异常动脉导致肾动脉狭窄、肾灌注减少、肾小球滤过率（GFR）下降，持续的RAAS-“异常激活”使内皮细胞损伤、内膜增厚和增生，血小板因子释放导致血管通透性增加、纤维蛋白沉积和胶原形成，从而导致管腔进一步狭窄[3]。狭窄的肾小动脉减少了肾皮质血流灌注，引起血压升高及一系列中枢神经系统症状[4]，导致肾缺血，出现肾危象。继发血栓性微血管病（TMA）也是SSc肾脏损害机制之一。

（三）临床表现

1. 早期症状　SSc最常见的初期表现是雷诺现象，约70%的患者首发症状为雷诺现象；多关节病亦是突出的早期症状；胃肠道功能紊乱或呼吸系统症状等偶尔是SSc的首发表现。部分患者可有不规则发热、体重减轻等非特异性表现。

2. 皮肤　SSc最突出的临床表现是皮肤增厚变硬。几乎所有患者均会出现皮肤增厚和硬化，不同患者皮肤受累程度不同。临床上将皮肤病变进展分为3个阶段：①肿胀期；②硬化期；③萎缩期。早期出现广泛或快速进展的皮肤纤维化提示预后不佳。

3. 组织脏器受累表现　SSc患者常出现关节痛、炎症性多关节病、肌腱摩擦感、肌痛/肌炎、皮下钙化及关节挛缩等骨骼肌受累表现。

肺部受累是 SSc常见且严重的内脏损害之一，占SSc相关死亡原因的60%，主要表现为肺间质病变和肺动脉高压。其他肺部并发症包括吸入性肺炎、胸膜病变、自发性气胸、药物诱发性肺炎、肺尘埃沉着病（尘肺）和肿瘤等。

SSc可累及心脏各个部位，导致心肌缺血、循环障碍、心律失常、心包积液及瓣膜异常，SSc的典型表现为心肌纤维化和心肌炎。

SSc可累及消化道所有部位，食管最常受累（70%～90%），可导致胃食管反流。SSc胃窦血管扩张症的发生率为5.7%～14%，在胃镜下具有特征性表现：扩张的血管呈红色条纹状沿黏膜皱襞顶部向幽门集中，因其外观类似西瓜皮上的条纹，故亦称“西瓜胃”。临床主要表现为长期消化道隐性出血，严重者可有黑便和呕血，部分患者有恶性贫血。肝脏病变表现为胆汁性胆管炎，发生率为2%～18.2%。

SSc亦可累及内分泌系统，表现为自身免疫性甲状腺炎；神经系统亦可累及，中枢神经系统受累少见，多以对称性周围神经病变为主。

4. 肾脏受累表现　SRC的典型表现为急性肾衰竭，合并突然出现的中度至重度高血压，常伴有高血压急症，如高血压性视网膜病、高血压性脑病、癫痫发作等。SRC可能表现为不适、疲劳、头痛、癫痫、发热、脑病、视物模糊和呼吸困难。肺水肿、心律失常、心肌炎和心包炎也可能发生，表明预后不良。

约15%的病例中，SRC可能表现为正常血压，称为正常血压SRC[5]。最初发病可能是隐匿的，直到溶血性贫血和血小板减少症出现预示着血栓性微血管病的发生，随后往往是严重高血压和少尿型肾衰竭。

高达50%的患者发生微血管病溶血性贫血（MAHA），其特征是蛋白尿、血尿和循环碎片红细胞[6]。

除SRC外，一些患者可能表现为轻度高血压和肾功能正常。这些患者最初无症状，或仅表现为轻度蛋白尿、镜下血尿和偶见管型。轻度肾功能不全常见，肾病综合征不常见。血栓性血小板减少性紫癜（TTP）、ANCA相关性肾小球肾炎和快速进行性肾小球肾炎（RPGN）是SSc急性肾衰竭的罕见表现，最初可与SRC相混淆。

患者肾脏的常见病理改变见图21-20。

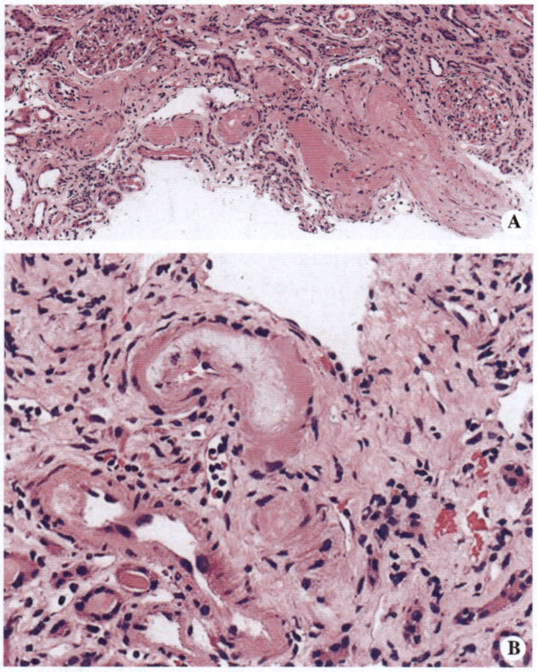

图21-20

图21-20 硬皮病肾危象

A. 肾间质小叶间动脉内膜增厚，血管腔几近闭锁，小动脉闭锁，血栓形成，肾小球袢开放欠佳，缺血状（HE，×200），B. 小叶间动脉黏液样变性，小动脉血栓（HE，×400）（该病理采自一女性，57岁，反复水肿，头痛半年余；食欲缺乏、恶心、呕吐10天，血压165/104mmHg；临床诊断：高血压，硬皮病危象，血肌酐656.1μmol/L）

（四）辅助检查

1. 常规实验室检查 红细胞沉降率可正常或轻度增快。轻度血清白蛋白降低和球蛋白增高较为常见，可有多克隆高丙种球蛋白血症和冷球蛋白血症。

2. 免疫学检查 自身抗体检测有助于判断SSc患者的临床表型及预后。超过90%的SSc患者外周血抗核抗体阳性。而60%～80%的SSc患者标志性抗体阳性，包括抗拓扑异构酶抗体、抗着丝点抗体和抗RNA聚合酶抗体。此外，研究发现一系列自身抗体具有功能序列，可参与SSc纤维化和血管病变，如抗血管紧张素Ⅱ1型受体和内皮素1受体抗体、抗血小板源性生长因子受体抗体、抗毒蕈碱3受体抗体等。

3. 皮肤病理 受累皮肤组织的活检病理可见网状真皮致密胶原纤维增多、表皮变薄、皮突消失，以及皮肤附属器萎缩。真皮和皮下组织内可见T细胞、巨噬细胞等淋巴细胞聚集。

4. 甲襞微循环检测 SSc特异性的甲襞微循环异常表现为甲襞毛细血管密度明显减少（≤3根/毫米）且形态异常（晚期出现的异常新生毛细血管），或存在巨大管袢（管袢均匀增宽，袢径超过50μm的毛细血管）。

5. 其他辅助检查 手部X线、关节B超、磁共振成像等可用于评估关节受累情况。怀疑累及肌肉时可考虑肌肉磁共振成像或肌电图检查。SSc患者应行胸部高分辨率CT（HRCT）检查和肺功能检查以筛查ILD，并在随访中定期复查。消化道内镜、核素扫描、胶囊内镜等亦可考虑用于评估SSc的消化道受累情况。

6. 肾脏受累的相关检查 常见的实验室异常包括肾功能异常、微血管病性溶血性贫血、血小板减少症和肾素水平升高（比正常值高30～40倍）。尿液分析显示少量镜下血尿，非肾病性蛋白尿。肾活检主要显示小叶间动脉和弓状动脉的变化[4]。

（五）诊断标准

1. 系统性硬化诊断 2013年美国风湿病学会（ACR）/欧洲抗风湿病联盟（EULAR）提出新的系统性硬化病分类标准（表21-19）。

表21-19 ACR/EULAR制定的系统性硬化症分类标准（2013年）

项目	子项目	权重
双手手指皮肤增厚并延伸至掌指关节近端（充分条件）		9
手指皮肤增厚（按高分值的项目计算）	手指肿胀	2
	手指硬化（掌指关节和近端指间关节之间的部分）	4
指尖病变（按高分值的项目计算）	指尖溃疡	2
	指尖凹陷性瘢痕	3
毛细血管扩张		2
甲襞毛细血管异常		2
肺动脉高压和（或）肺间质病变（最高2分）	肺动脉高压	2
	肺间质病变	2
雷诺现象		3
SSc相关的自身抗体（最高3分）	抗着丝点蛋白抗体	3
	抗拓扑异构酶Ⅰ抗体（抗Scl-70抗体）	3
	抗RNA聚合酶Ⅲ抗体	3

诊断要求：

（1）1个充分条件，即双手手指皮肤增厚并延伸至邻近的掌指关节近端。满足此充分条件即可直接分类为SSc。

（2）2个排他性标准，即皮肤增厚但不累及手指的患者，或临床表现能被SSc样疾病解释的患者，如肾源性系统性纤维化、泛发性硬斑病、嗜酸性筋膜炎、糖尿病性硬肿病、硬化性黏液水肿、红斑性肢痛症、卟啉病、硬化性苔藓、移植物抗宿主病、糖尿病相关的手关节病变，这两类患者均不适用于该标准。

（3）同一条目下选取最高分值，故总分值最高为19分，≥9分即可归类为SSc。

2. 硬皮病肾危象（SRC）诊断

（1）高血压SRC：新发高血压，收缩压≥140mmHg、舒张压≥90mmHg、收缩压升高≥30mmHg、舒张压升高≥20mmHg。包含有以下任一项：①血清肌酐比基线增加50%或血清肌酐为当地实验室正常上限的120%；②蛋白尿≥（++）；③血尿≥（++）或红细胞数≥10/HPF；④血小板减少＜10 000/μl；⑤溶血性贫血除外其他原因。

（2）正常血压SRC：血清肌酐比基线增加50%，或血清肌酐为当地实验室正常上限的120%。包含有以下任一项：①蛋白尿≥（++）；②血尿≥（++）或红细胞数≥10/HPF；③血小板减少＜10×10^9/L；④溶血性贫血除外其他原因；⑤肾活检结果与硬皮病肾危象（微血管病）一致。

（六）鉴别诊断[7]

局灶性硬皮病（localized scleroderma，LS）：与SSc对应，又称硬斑病（morphea），是一种引起皮肤纤维化的非系统性皮肤病变，通常无结构性血管损害和内脏累及。

其他皮肤纤维化疾病：许多疾病临床上可表现为皮肤变硬和组织纤维化，易与SSc相混淆。诊断SSc前需排除成人硬肿病、硬化性黏液水肿、嗜酸性筋膜炎、慢性移植物抗宿主病、肾源性系统性纤维化、硬化萎缩性苔藓和僵硬皮肤综合征等SSc类似疾病。

（七）治疗

SSc的治疗目前仍面临诸多困难，其发病机制尚不清楚，发病率相对较低，且合并多器官脏器损害，疾病过程及相关并发症会随着时间的推移发生变化，直到晚期合并心肺疾病、外周血管病变、胃肠道功能紊乱等，导致致残率及死亡率增加，因此寻求最佳治疗方案、早期治疗是一项巨大的挑战。

目前治疗主要包括抗纤维化治疗、免疫治疗、生物制剂及对症治疗。抗纤维化治疗包括秋水仙碱、γ干扰素、青霉胺、他汀类降脂药物、松弛素等；环孢素、环磷酰胺、硫唑嘌呤、甲氨蝶呤等免疫抑制剂能减缓皮肤和肺纤维化进程，与糖皮质激素合用时可提高疗效和减少激素用量[8]。生物制剂如利妥昔单抗、奥妥珠单抗在改善皮肤和肺部受累症状方面有一定疗效；酪氨酸激酶抑制剂尼达尼布在改善SSc相关肺纤维化方面具有良好疗效。此外，靶向针对IL-17在SSc中也有潜在治疗作用。使用环磷酰胺、血浆置换和间充质干细胞移植的联合治疗方法可能对SSc患者可行且有益。

系统性硬化病相关肾损害的具体治疗如下：

1. 肾素-血管紧张素系统抑制剂的应用 SRC的治疗取决于对高血压的有效和及时控制。早期大剂量使用ACEI为SSc合并肾危象的治疗首选。ACEI为SRC的一线治疗[9]。有研究表明，使用

ACEI后，SSc合并肾危象患者的5年生存率从10%升至65%。目前尚无文献证实，单独使用ARB类药物可以改善SSc合并肾危象患者的预后。但如果应用最大剂量ACEI后血压仍未能有效控制，则可以联合使用ARB类药物、α受体阻滞剂或钙通道阻滞剂。二氢吡啶钙通道阻滞剂，如硝苯地平，也可以逆转SRC。

控制血压下降的速度，以防止医源性缺血的风险。应避免静脉注射硝普钠和拉贝洛尔等抗高血压药物或米诺地尔等强效药物。平均动脉压应在第1个小时内降低10%～20%，在接下来的24小时内再降低5%～15%。

不建议在发生SRC之前预防性使用ACEI药物。在SRC之前使用ACEI与SRC的发病率较高和预后不良相关。预防性应用会因高血压的缺乏而延迟SRC的诊断。并且在SRC发病之前，SSc患者可能由于肾动脉狭窄而出现肾灌注降低。GFR通常严重依赖于血管紧张素Ⅱ介导的出球小动脉张力。在这种情况下，应用ACEI可显著降低GFR，导致肾缺血。因此，SRC发病前使用ACEI可能会破坏RAAS“正常激活”对维持GFR的影响，最终导致其“异常激活”。因此，ACEI可能会增加SRC的发生率。

那么如何在SRC之前控制高血压？对于患有高血压的SSc患者，应首先确定高血压的类型。对于SSc相关高血压，可以选择二氢吡啶钙通道阻滞剂（CCB），如硝苯地平，选择性地作用于传入小动脉，可以逆转由血管紧张素Ⅱ引起的入球小动脉血管狭窄，而出球小动脉狭窄对硝苯地平的扩张作用不敏感。

2. 血浆置换 可以去除血管收缩介质、自身抗体、促炎因子和促纤维化细胞因子、免疫或血浆因子，这些因子可以激活肾素-血管紧张素系统。

3. 血液透析 即使使用ACEI治疗，20%～50%的SRC患者仍需要透析，仅10%的硬皮病肾危象患者的肾功能在透析后恢复。

4. 肾移植 只有在肾替代治疗和ACEI强化治疗18个月后肾功能没有恢复时才应考虑肾移植。肾移植后系统性硬化病复发是可能的，但风险很低。危险因素包括弥漫性皮肤增厚、新发贫血和心脏并发症的进展。

5. 生物制剂 SRC可能通过经典途径导致补体系统激活。早期给予伊库珠单抗已成功用于伴有血栓性微血管病的SRC患者。

（八）预后

SSc不同亚型的自然病程不一。心、肺及肾病变是常见的死亡原因；并发进展性肺动脉高压患者的2年生存率低于50%；并发肾危象病死率最高，1年生存率低于15%，早期使用血管紧张素转换酶抑制剂可能改善预后。

（九）预防

预防监测在SRC的早期诊断中起着关键作用。高风险患者应定期检查血压。医生应在治疗期间密切监测SSc患者的血压、肾灌注和GFR。

二、皮肌炎肾损害

皮肌炎（dermatomyositis，DM）是一组以骨骼肌受累为突出表现的自身免疫性疾病，以对称性四肢近端肌无力为特征性表现，同时有特征性的皮肤改变。除肌肉皮肤表现外，还可累及多脏器，常见于消化系统和呼吸系统，也可有心脏和肾脏受累[10]。

（一）流行病学

皮肌炎是一种罕见的自身免疫性疾病，我国大陆皮肌炎的发病率尚不明确，台湾地区皮肌炎年总发病率为7.1/100万，国外报道的发病率为（5～10）/100万，不同种族发病率不全相同，女性多于男性，分为幼年型和成人型。该病的发病率随着年龄的增长而升高，在50～59岁达到高峰[11]。皮肌炎的肾脏受累并非少见，发生率在20%以上[12]。

（二）发病机制

引起皮肌炎的确切病理机制尚不清楚，可能与3种机制有关：体液免疫反应（抗体的作用）、补体系统介导微血管破坏导致血管周围炎症浸润，以及干扰素通路的过表达[13]。皮肌炎与五种肌炎特异性抗体相关，即抗TIF1-γ、抗MDA-5、抗SAE-1、抗Mi-2、抗NXP-2。目前认为抗MDA-5抗体滴度与疾病的严重程度相关，抗MDA-5抗体可能具有穿透细胞并与细胞质MDA-5相互作用的能力，从而改变各种功能通路。在成人中，抗TIF1-γ抗体与潜在恶性肿瘤密切相关，与皮肌炎年轻患者（＜40岁）的恶性肿瘤相关。在癌症相关皮肌炎患者的子宫内膜癌细胞中已经发现TIF1-γ过表达[14]。在皮肌炎早期或肌肉活检中发现，在肌内膜毛细血管壁上存在C5b-9沉积，表明皮肌炎存在补体介导的微血管病变，主要由经典途径介导[15]。通过研究皮肌炎患者的RNA测序谱，证实IFN-1诱导基因过表达，并与皮肌炎疾病活动的不同指标具有相关性。

皮肌炎肾脏受累存在两种不同类型：自身免疫机制导致的肾小球肾炎及横纹肌溶解性急性肾损伤（AKI），后者常伴有酸碱和电解质紊乱。在某些病例中，炎症性肌病与肾小球肾炎同时发生，治疗开始后两种疾病一起改善。因此，有理由推测导致皮肌炎的潜在自身免疫机制也可能导致肾小球肾炎。免疫复合物的大小和电荷决定了其在肾小球的沉积部位，最终决定不同的临床和病理表现。横纹肌溶解通过管型堵塞肾小管、肾血管收缩和血红素毒性导致AKI[12]。

（三）病理

皮肌炎肌肉活检的病理特点为肌纤维肿胀，横纹消失，肌质透明化，肌纤维细胞核增多，肌组织内炎症细胞浸润。皮肌炎主要为B细胞和$CD4^+$ T细胞浸润肌束膜、肌外膜和血管周围，肌束周围萎缩，肌纤维表达MHC-Ⅰ分子上调。免疫介导的坏死性肌病特征为大量肌细胞坏死和（或）再生，常伴膜攻击复合物（MAC）沉积。皮肤病理改变无显著特异性。

肾脏病理主要表现为免疫复合物相关性肾小球肾炎，膜性肾病最常见，系膜增生性肾小球肾炎次之，其他如IgA肾病、新月体性肾小球肾炎、淀粉样变、急慢性间质性肾炎等均有报道。少数报道AKI和无法控制的高血压患者，肾活检显示小叶间内膜水肿、增厚，弓状动脉和广泛的动脉粥样硬化，类似于恶性高血压或硬皮病肾危象的特征[16]。

（四）临床表现

1. 肌肉受累　特征性表现是对称性四肢近端肌无力，约50%的患者可同时伴有肌痛或肌压痛。上肢近端肌受累时，可表现为抬臂困难，不能梳头和穿衣。下肢近端肌受累时常表现为上楼梯困难、蹲下或从座椅上站起困难。约一半患者有颈屈肌无力，表现为平卧时抬头困难，坐位或站立时头常后仰。远端肌无力不常见，但病情严重时可有不同程度的远端肌无力表现。随着病程的延长，可出现受累肌群肌萎缩。

2. 皮肤表现

（1）向阳性皮疹：这是皮肌炎特征性皮肤损害，发生率为60%～80%。表现为上眼睑或眶周水肿性紫红色皮疹，可为一侧或双侧，日晒后可加重。这种皮疹还可出现在脸颊部、鼻梁、颈部、前胸V形区和肩背部（称为披肩征）。

（2）Gottron征：表现为红色或紫红色斑丘疹出现在关节的伸面，特别是掌指关节、指间关节或肘关节伸面，边缘不整或融合成片，可伴有皮肤萎缩、毛细血管扩张和色素沉着或减退，偶有皮肤破溃，发生率约为80%。此类皮损亦可出现在膝关节伸面及内踝等处，表面常覆有鳞屑或有局部水肿。

（3）甲周病变：甲根皱襞处可见毛细血管扩张性红斑或瘀点，甲襞及甲床有不规则增厚，局部出现色素沉着或色素脱失。

（4）“技工手”：在手指的掌面和侧面皮肤呈过度角化、皲裂及粗糙，类似长期从事手工作业的技术工人，故称“技工手”；还可表现为足跟部皮肤表皮增厚、粗糙和过度角化[8]。

3. 其他脏器受累表现

（1）呼吸系统受累表现：间质性肺炎、肺纤维化、胸膜炎是皮肌炎最常见的肺部表现，表现为胸闷、气短、咳嗽、咳痰、呼吸困难和发绀等。

（2）消化道受累表现：常累及咽、食管上端，表现为吞咽困难、饮水呛咳、液体从鼻孔流出。食管下段和小肠受累导致蠕动减弱，可引起反酸、食管炎、上腹胀痛和吸收障碍等。

（3）心脏受累表现：最常见的是心包炎和肺动脉高压，后者通常是预后不良的表现，也可见充血性心力衰竭、冠状动脉疾病。心电图可见传导异常和心律失常。

4. 肾脏受累表现　主要表现为急性肾损伤和免疫性肾小球肾炎。

急性肾损伤是皮肌炎肾损害的重要表现，治

疗不及时可导致终末期肾病。有报道称96例皮肌炎患者中AKI有12例（12.5%）。AKI的主要原因是横纹肌溶解、使用化疗药物等，至少有40%的AKI不是皮肌炎的直接表现，而是由于药物毒性[16]。横纹肌溶解性AKI经常发生于病程呈暴发性的患者，临床表现通常类似于挤压综合征。除急性肾衰竭外，横纹肌溶解本身引起多种电解质和酸碱失衡（代谢性酸中毒、高钾血症、低钙血症等），严重时可危及生命。AKI发生并不取决于横纹肌溶解的严重程度，研究表明横纹肌溶解时肌酸激酶峰值与肾衰竭发生率之间仅存在弱相关性。同时合并的败血症、脱水、CKD基础病是横纹肌溶解性AKI发生的重要因素。心血管危险因素、心脏受累和蛋白尿＞0.3g/d与AKI的发生相关。

皮肌炎导致的免疫性肾小球肾炎可表现为慢性肾小球肾炎、肾病综合征，少数出现急性进展性肾小球肾炎表现。多数患者表现为轻微尿检异常。肾脏损害多数与肌病同时出现，也有报道在肌病发病后数月至18年出现，少数病例在肌病发病前发生。大多数病例结果良好，约20%的病例进展为慢性肾脏病或终末期肾病。

（五）实验室检查

常规实验室检查包括一般检查、肌酶谱和自身抗体。

血清肌酶谱中肌酸激酶升高最敏感，可用来判断病情进展和治疗效果，但与肌无力程度并不平行。

自身抗体包括肌炎特异性抗体（抗MDA-5、抗NXP-2、抗Mi-2、抗TIF1-γ、抗SAE-1）和肌炎相关抗体（抗RO52抗体、抗RO60抗体、抗La抗体、抗PM-Scl抗体、抗Ku抗体、抗U1RNP抗体、抗cN-1A抗体等），其中60%的患者可出现肌炎特异性抗体阳性。

肌电图和肌活检对皮肌炎诊断有重要意义，典型肌电图呈肌源性损害，肌活检约2/3的病例呈典型肌炎病理改变；另1/3的病例呈非典型变化，甚至正常。免疫病理学检查有利于进一步诊断。

为有尿检异常及急性肾损伤的患者及时行肾活检对于肾脏损害的诊断及治疗有重要意义。

（六）诊断

1. 皮肌炎诊断标准 1975年Bohan/Peter提出皮肌炎诊断标准，包括5条。

（1）对称性近端肌无力表现：肢带肌和颈前伸肌对称性无力，持续数周至数月，伴或不伴食管或呼吸肌受累。

（2）肌肉活检异常：肌纤维变性、坏死，细胞吞噬、再生、嗜碱变性，核膜变大，核仁明显，筋膜周围结构萎缩，纤维大小不一，伴炎性渗出。

（3）血清肌酶升高：血清肌酶升高，如CK、醛缩酶、ALT、AST和LDH。

（4）肌电图示肌原性损害：肌电图有三联征改变，即时限短、小型多相运动电位；纤颤电位，正弦波；插入性激惹和异常的高频放电。

（5）典型的皮肤损害：眶周皮疹，眼睑呈淡紫色，眶周水肿；Gottron征，掌指及近端指间关节背面的红斑性鳞屑疹。膝关节、肘关节、踝关节、面部、颈部和上半身出现的红斑性皮疹。

判定标准：确诊皮肌炎应符合第5条加1～4条中的任何3条；拟诊皮肌炎应符合第5条及1～4条中的任何2条；可疑皮肌炎应符合第5条及1～4条中的任何1条[17]。

2. 皮肌炎肾损害可与皮肌炎同时出现，也可在诊断皮肌炎后数年，甚至先于皮肌炎出现。其病因复杂，免疫性肾小球疾病可在皮肌炎缓解后好转，因此皮肌炎肾损害的诊断需要结合患者的病史、临床表现、诊疗经过来综合判断。

（七）鉴别诊断

很多疾病可引起肾损害，诊断皮肌炎肾损害时需考虑与以下疾病相鉴别。

1. 原发性肾脏病 患者可能在确诊皮肌炎之前已有原发性肾脏病。

2. 其他自身免疫性疾病导致的肾损害 如SLE、结节病、系统性硬化病等。

3. 其他系统疾病导致的继发性肾损害 系统性红斑狼疮（SLE）肾炎以免疫复合物沉积和多样的病理类型为特点，而抗中性粒细胞胞浆抗体（ANCA）相关血管炎则可引起坏死性小管间质炎或新月体性肾小球肾炎。此外，系统性硬化病

（SSc）可导致肾危象，表现为恶性高血压和急进性肾衰竭，这与皮肌炎相关的间质性肾炎或药物性肾损害有所不同。

4. 肿瘤导致的肾损害　皮肌炎在临床上与肿瘤密切相关，需与其导致的肾损害相鉴别。

（八）治疗

皮肌炎是一种异质性疾病，应根据患者的不同临床表现和病变程度制订个性化的治疗方案。总体治疗目标是控制疾病进展，改善临床症状，减少并发症和重要系统损害，提高患者生存质量。

对于急性肾损害的治疗选择可以借鉴挤压综合征的治疗，主要包括水化和碱化，特别是对于高钾血症，必须积极治疗。当患者出现少尿、严重酸中毒、高钾血症和容量过载，以及上述治疗效果欠佳时，考虑使用肾脏替代疗法。AKI若未及时发现或治疗不及时可能进展为慢性肾脏病。

皮肌炎所致的免疫性肾小球肾炎，治疗药物主要为糖皮质激素及免疫抑制剂。对于只有轻微蛋白尿或血尿且肾功能正常的患者，常用糖皮质激素和免疫抑制剂。病变严重者或伴严重并发症患者，可给予甲泼尼龙冲击治疗。免疫抑制剂，包括环磷酰胺、甲氨蝶呤、硫唑嘌呤、利妥昔单抗、静脉注射免疫球蛋白、环孢素和霉酚酸盐，可用于皮肌炎肾小球疾病的治疗。在快速进展的病例中，血浆置换有良好的效果。膜性肾病仅在糖皮质激素治疗后就可得到改善，这与特发性膜性肾病不同，这也提示皮肌炎相关膜性肾病与特发性肾病的致病因素不同。利妥昔单抗用于环磷酰胺禁忌证的患者也有报道。对于维持治疗，硫唑嘌呤是首选药物，而对硫唑嘌呤不敏感或不耐受的患者可考虑使用MMF和甲氨蝶呤。对诱导治疗耐药的患者，应考虑加用利妥昔单抗、静脉注射免疫球蛋白和血浆置换。重症肾病患者应采用预防性低剂量抗凝剂治疗高凝状态[3]。

对于疗效欠佳的患者，首先要再次评估诊断的准确性及进行鉴别诊断，了解是否有治疗时间过短和减药过快的问题。如果诊断没有问题，在原有治疗基础上可给予大剂量糖皮质激素冲击治疗，或合并应用静脉注射免疫球蛋白。同时要注意，疗效欠佳的患者要除外合并肿瘤，皮肌炎患者更易合并肿瘤[17]。

（九）预后

AKI是皮肌炎患者进展至慢性肾脏病的重要风险因素，治疗AKI对于预后至关重要。在确诊皮肌炎肾脏受累的患者中，大多数病例结果良好。目前关于皮肌炎肾损害预后的大型队列研究还较少，其结果可能会有差异。

三、白塞病相关性肾损伤

白塞病（Behcet disease，BD）是一种以血管炎为主要病理改变的慢性、复发性自身免疫性疾病。在2012年CHCC制定的血管炎命名中，将白塞病归于变异性血管炎。临床表现为复发性口腔溃疡、生殖器溃疡、眼部葡萄膜炎及皮肤损害，也可累及周身血管、神经系统、胃肠道、关节等器官[18]。与其他系统性血管炎不同，白塞病累及肾脏者并不多见，无症状蛋白尿和（或）血尿到终末期肾病均可出现。患者通常在诊断多年后发现肾脏累及，但也有少数患者两者同时诊断[19]。

（一）流行病学

白塞病好发于16～40岁人群，男性略高于女性。有较强的地域分布和种族差异，其高发区为土耳其，包括地中海周围的中东国家，其次为中国、韩国和日本，欧美国家的患病率明显降低。全球综合患病率为10.3/10万，我国患病率为14/10万，北方地区可高达110/10万[19]。

白塞病累及肾脏的发病率更是差异极大。中国患者中肾损害患病率仅为1.9%，其他地区报道的患病率为1%～29%，国外有研究结果显示，白塞病肾损害发生率与健康人群差异无统计学意义[19-22]。

（二）病因及发病机制

白塞病有自身免疫和自身炎症性疾病的共同特点。遗传背景和免疫系统之间的相互作用与白塞病的表现相关。目前研究证实，HLA-B51是最强的遗传易感因素[23]。在遗传易感人群中，环境因素（如感染因子）触发固有源性炎症，随后由适应性免疫应答维持。HLA-B51介导的内质网氨肽酶1（ERAP1）对微生物和（或）内源性肽的调节可能在白塞病发病机制中发挥关键作用，导致T

细胞平衡改变，Treg细胞减少，Th1和Th17细胞扩增[22]。

（三）病理

白塞病可累及全身，受累部位的血管壁有炎症细胞浸润，管壁增厚，管腔狭窄，严重者有血管壁坏死、血管瘤形成，可以见到继发血栓形成。与其他血管炎不同的是本病可以累及大、中、小、微血管，以及动、静脉。

肾脏病理改变多种多样，可表现为肾淀粉样变性、肾小球肾炎、肾血管受累及肾微血管受累。肾小球肾炎可表现为弥漫性新月体型、局灶节段性坏死性肾小球肾炎和IgA肾病[20, 24-27]。

白塞病合并肾淀粉样变性的发生率为0.01%～4.8%，淀粉样物质均为AA型淀粉样蛋白纤维，沉积部位不同，形成不同病理类型，如以肾小球门部沉积为主型，系膜区沉积型淀粉样物质大量沉积形成扩张样结节，以及系膜和外周毛细血管均有大量淀粉样沉积类型[28, 29]。

间质性肾炎是白塞病肾脏受累的一种罕见病理改变，患者可表现为急性或慢性间质性肾病[28]。

（四）临床表现

1. 主要临床表现 反复发生的口腔溃疡、外阴溃疡，皮肤结节性红斑，眼部视网膜炎及葡萄膜炎。几乎所有患者均发生口腔溃疡，通常是本病的首发症状，80%的患者可见生殖器溃疡。

白塞病皮肤病变以下肢对称性痛性结节性红斑最为常见，绝大部分可自行消退。此外还可出现假性毛囊炎、痤疮样毛囊炎、浅表栓塞性静脉炎等。

半数以上患者会出现眼部病变，男性多于女性。多以葡萄膜炎及视网膜血管炎造成的视网膜炎为主，长期反复的眼炎发作可致严重的视力障碍甚至失明。

其他系统损害主要表现为血管受累，通常累及较大的静脉血管，如肺静脉、颅内静脉血管；动脉受累经常表现为动脉瘤；心脏受累经常表现为心肌炎、心包炎等；40%的患者可出现关节炎表现，膝关节和踝关节最常受累；神经系统受累可表现为脑膜炎或脑膜脑炎，以及脑静脉血栓及动脉瘤；肠道受累经常与炎症性肠病难以鉴别，肉芽肿的形成可以用来排除白塞病。

2. 肾脏表现 无症状血尿和（或）无症状蛋白尿是白塞病引起的肾损害最常见临床表现，约占30%[19]。其他临床表现还有肾小管酸中毒、肾病综合征、肾功能异常和高血压等，慢性肾衰竭是白塞病合并肾损害晚期表现之一，最常见原因是肾淀粉样变性和肾小球肾炎。淀粉样变以AA型为主，发生于长期疾病未得到控制。急性肾衰竭较少见[28-30]。

（五）实验室检查

目前无特异性实验室指标。在白塞病急性期和（或）复发期，红细胞沉降率、C反应蛋白和其他急性期反应物升高，但与疾病活动性无强相关性。自身抗体检测当中，抗内皮细胞抗体（AECA）阳性率较高，极少数患者可出现抗核抗体、抗磷脂抗体阳性，补体水平及循环免疫复合物多正常，约40%的患者PPD试验强阳性。胃肠镜检查回盲部溃疡对该病的诊断具有重要意义。外周血管检查可明确白塞病患者有无动静脉血栓形成、动静脉炎、动脉瘤等疾病。针刺反应对本病的诊断具有一定特异性。消毒皮肤后用无菌针头垂直刺入前臂屈面中部约0.5cm，48小时后观察针头刺入处的皮肤反应，局部若有红丘疹或红丘疹伴有白疱疹则视为阳性结果。

白塞病肾损伤患者条件允许时应尽早行肾穿刺活检以明确病理类型和病变程度。

（六）诊断及鉴别诊断

目前广为应用的是2014年白塞病国际研究组的诊断标准，该标准采用评分方式，包括眼部病变、生殖器溃疡、口腔溃疡各为2分，皮肤病变、血管病变、神经系统损害、针刺反应阳性各为1分，总评分≥4分可诊断为白塞病。

本病需要与狼疮肾炎、过敏性紫癜肾炎、ANCA相关性小血管炎肾损害、原发性肾淀粉样变性及其他病因引起的继发性肾淀粉样变性等疾病相鉴别。

（七）治疗

白塞病治疗的主要目标是快速抑制炎症恶化和预防复发，以保护器官功能和提供良好的生存质量。治疗方案应根据受累的器官和系统、受累的严重程度和疾病活动度来制订。皮质类固醇是主要的治疗方法。秋水仙碱、AZA、环孢素、环磷酰胺、IFN-α和TNF-α抑制剂可用于诱导和（或）维持治疗。生物制剂，如TNF抑制剂可能会改变未来白塞病的标准治疗[31]。

白塞病合并肾损害的治疗目前尚无统一标准。对无症状轻度血尿或蛋白尿患者，无须特殊处理，当尿蛋白定量＞1g/24h时，应尽早争取行肾活检术，根据病理分型合理选择治疗药物。ACEI和ARB类药物对延缓肾脏病进展有一定的作用。对于肾血管受累患者，可给予抗凝药物或抗血小板药物。

（八）预后

大部分白塞病患者预后良好。白塞病肾脏受累患者的预后与尿检阴性患者并无差异，但因始发症状轻微且不典型，一旦出现不同程度肾功能不全，极难逆转。若能早期诊断和干预可以获得很好的临床结果。

四、混合性结缔组织病相关性肾损害

混合性结缔组织病（mixed connective tissue disease，MCTD）由Sharp等[32]于1972年提出，是一种具有系统性硬化病（SSc）、系统性红斑狼疮（SLE）、多发性肌炎/皮肌炎（PM/DM）及类风湿关节炎（RA）等自身免疫性疾病的临床表现而不能单独诊断为其中某一种疾病，而且同时伴有高滴度的抗核抗体（ANA）和抗核糖核蛋白抗体（UI-RNP抗体）的结缔组织病。截至目前，相关报道从基因、血清学和临床方面提供了足够的证据，支持混合性结缔组织病是一种独立的疾病[33]。本病虽临床表现复杂，但肾脏累及率低，累及肾脏时通常临床表现多种多样，轻重不一，多为轻型、非进展型。多表现为镜下血尿或少量蛋白尿。多见于成年女性，儿童及男性少见。

（一）流行病学

MCTD的确切流行病学数据不明，有报道[34]其患病率比系统性红斑狼疮低3/4，约为10/10万，女性多见，占80%～90%，我国发病率不明。MCTD的发病年龄为4～80岁，大多数患者在30～40岁出现症状，平均年龄为37岁[35, 36]。MCTD患者肾脏受累报道差异较大，发生率为5%～36%[35]。

（二）病因及发病机制

MCTD的病因和发病机制尚不明确。遗传学分析表明它是一种多基因疾病，不同研究已经证明抗UI-RNP抗体与HLA-DR4特异性单倍型之间存在关联[36]。MCTD存在免疫功能紊乱，如Treg细胞减少，B细胞过度活化产生的自身抗体、高球蛋白血症、循环免疫复合物存在和组织中有淋巴细胞和浆细胞浸润、Th1/Th2细胞的异常等在MCTD的发病机制中可能发挥着一定的作用。环境因子是产生免疫反应的起始因子，感染是最常见的环境因子[37]。

（三）病理

混合性结缔组织病最显著的病理学特点是全身多个器官的广泛增生性血管损伤。基本过程如下：血管内皮细胞和成纤维细胞增生，导致血管腔狭窄、血流缓慢，晚期时手指或足趾血管数量明显减少。皮肤病变早期可见真皮层胶原纤维水肿与增生，淋巴细胞与抗原提呈细胞浸润，病情进展时，胶原纤维明显增多，表皮变薄，小动脉玻璃样化。

混合性结缔组织病相关性肾损害常见的病理类型为膜性肾病（MN），膜增生性肾小球肾炎（MPGN）和肾小管间质病变的发生率较低，有SLE及ANCA相关性血管炎表现时可出现相应病理表现[38]。

（四）临床表现

MCTD的临床表现多种多样，症状多不典型，可表现出各种结缔组织病的临床症状。

1. 一般表现　患者可表现为不明原因的发热，且往往是MCTD的最初表现；几乎所有患者都有关节疼痛、肿胀和发僵表现，易受累的关节为掌指关节；雷诺现象是最常见、最早期的表现之一，大多数患者有狼疮样皮疹、皮下结节、干燥性复合性口生殖器溃疡和鼻中隔穿孔等皮肤黏膜表现；肌痛是MCTD常见的症状，但大多无明确的肌无力、肌电图异常或肌酶的改变；此外，部分患者会出现其他多系统症状，如肺部受累表现为间质性肺炎，心血管系统受累表现为心包炎、肺动脉高压等，消化系统受累表现为食管运动障碍等，神经系统、血液系统等也会受累。

2. 肾脏损害 MCTD患者肾脏受累，经常表现为尿检异常，多在诊断后数年出现，有报道从诊断MCTD到发生尿检异常的平均时间间隔为9.5年。持续尿检异常提示肾脏预后不良，同时也能高度预测MCTD并发其他结缔组织病[38]。

MCTD相关性肾损害的主要临床表现为持续蛋白尿及血尿，极少表现为肾病综合征及不同程度的肾功能不全，终末期肾病的发生率较低。但由于MCTD经常合并其他可以引起严重肾损害的结缔组织病如合并狼疮肾炎、硬皮病肾危象、血栓性血小板减少性紫癜，终末期肾病的发生率可达18.4%。部分病程较长，可引起肾淀粉样变性，发展为肾衰竭[39-41]。

（五）实验室检查

高滴度抗U1-RNP阳性及斑点型ANA阳性是本病重要的诊断依据，其他自身抗体如抗Sm抗体、抗双链DNA抗体、类风湿因子等均可出现阳性。心电图、肌电图、肺功能、影像学检查等可有相应的表现，为评估器官损害及功能提供早期证据。混合性结缔组织病患者应在诊断之初及时进行尿液检查及肾功能筛查，一旦发现肾损害应尽早行肾活检，确定病理类型，及时采取相应的治疗措施。

（六）诊断

MCTD有广泛的症状和体征，诊断不易。

对于有雷诺现象、手肿胀、多关节炎、炎性肌病，以及实验室检查有高滴度的斑点型ANA和抗U1-RNP抗体阳性的患者，要高度怀疑MCTD。目前强调抗U1-RNP抗体阳性是患者入选的必要条件，并强调抗Sm抗体阴性是诊断的重要条件[42]。

（七）鉴别诊断

MCTD可能有结缔组织病的任何临床表现，临床上需要与系统性红斑狼疮肾炎、系统性硬化病肾损害、结节性多动脉炎相关性肾损害、ANCA相关性血管炎肾损害相鉴别。血清学是重要的诊断及鉴别诊断依据，肾活检对鉴别诊断有重要的价值。

（八）治疗

目前没有明确的治疗指南，多以经验型治疗为主。以系统性红斑狼疮、系统性硬化病、皮肌炎的治疗原则为基础，视病情严重程度而定。轻者给予非甾体抗炎药或小剂量激素即可。激素对以SLE为主要表现的MCTD效果好，而对以硬皮病肾危象（SRC）为主要表现的MCTD效果差，同时激素是SRC的重要诱发因素，并且可能加重病情。因此，SRC患者需避免使用糖皮质激素，使用血浆置换联合ACEI可明显改善SRC患者的预后。高血压危象时应积极尽早控制血压，以使肾功能得到逆转，降压药以ACEI为首选。非甾体抗炎药对MCTD肾外病变有效。

MCTD相关性肾损害按病理表现给予相应的治疗。轻者可给予ACEI、小剂量阿司匹林联合双嘧达莫治疗。肾病综合征患者，可按原发肾小球疾病的相应病理类型治疗，建议选择激素联合环磷酰胺的治疗方案，其他免疫抑制剂及生物制剂的应用尚需临床观察。

（刘春艳）

参考文献

[1] Orvain C，Assassi S，Avouac J，et al. Systemic sclerosis pathogenesis：contribution of recent advances in genetics[J]. Curr Opin Rheumatol，2020，32（6）：505-514.
[2] 孙焕霞，苏厚恒，石颜军 . 系统性硬化病发病机制探讨及展望[J]. 中华风湿病学杂志，2020，24（7）：491-495.
[3] Bose N，Chiesa-Vottero A，Chatterjee S. Scleroderma renal crisis[J]. Semin Arthritis Rheum，2015，44（6）：687-694.
[4] Woodworth T G，Suliman Y A，Li W D，et al. Scleroderma renal crisis and renal involvement in systemic sclerosis[J]. Nat Rev Nephrol，2016，12（11）：678-691.
[5] Kong W W，Wang Y M，Wang H P，et al. Systemic sclerosis complicated with renal thrombotic microangiopathy：a case report and literature review[J]. BMC Nephrol，2022，23（1）：22.
[6] Nagaraja V. Management of scleroderma renal crisis[J]. Curr Opin Rheumatol，2019，31（3）：223-230.
[7] 邹和建，朱小霞，戴生明，等 . 系统性硬化病诊疗规范 [J]. 中华内科杂志，2022，61（8）：874-882.
[8] 刘俊龙，向阳 . 系统性硬化症研究现状及治疗进展 [J]. 世界最新医学信息文摘，2018，18（27）：21-22，24.
[9] Kim H，Lefebvre F，Hoa S，et al. Mortality and morbidity in scleroderma renal crisis：a systematic literature review[J]. J Scleroderma Relat Disord，2021，6（1）：21-36.

[10] Bendewald M J，Wetter D A，Li X J，et al. Incidence of dermatomyositis and clinically amyopathic dermatomyositis：a population-based study in Olmsted County，Minnesota[J]. Arch Dermatol，2010，146（1）：26-30.
[11] Lundberg I E，Fujimoto M，Vencovsky J，et al. Idiopathic inflammatory myopathies[J]. Nat Rev Dis Primers，2021，7：86.
[12] Cucchiari D，Angelini C. Renal involvement in idiopathic inflammatory myopathies[J]. Clin Rev Allergy Immunol，2017，52（1）：99-107.
[13] Radke J，Koll R，Preuße C，et al. Architectural B-cell organization in skeletal muscle identifies subtypes of dermatomyositis[J]. Neurol Neuroimmunol Neuroinflamm，2018，5（3）：e451.
[14] Kamperman R G，van der Kooi A J，de Visser M，et al. Pathophysiological mechanisms and treatment of dermatomyositis and immune mediated necrotizing myopathies：a focused review[J]. Int J Mol Sci，2022，23（8）：4301.
[15] Lahoria R，Selcen D，Engel A G. Microvascular alterations and the role of complement in dermatomyositis[J]. Brain，2016，139（pt 7）：1891-1903.
[16] Couvrat-Desvergnes G，Masseau A，Benveniste O，et al. The spectrum of renal involvement in patients with inflammatory myopathies[J]. Medicine（Baltimore），2014，93（1）：33-41.
[17] 中国医疗保健国际交流促进会皮肤科分会，国家皮肤与免疫疾病临床医学研究中心. 成人皮肌炎诊疗中国专家共识（2022年）[J]. 中华皮肤科杂志，2022，55（11）：939-948.
[18] Alpsoy E，Donmez L，Onder M，et al. Clinical features and natural course of Behçet's disease in 661 cases：a multicentre study[J]. Br J Dermatol，2007，157（5）：901-906.
[19] Alpsoy E. Behçet's disease：a comprehensive review with a focus on epidemiology，etiology and clinical features，and management of mucocutaneous lesions[J]. J Dermatol，2016，43（6）：620-632.
[20] Zheng W J，Li G H，Zhou M Y，et al. Renal involvement in Chinese patients with Behcet's disease：a report of 16 cases[J]. Int J Rheum Dis，2015，18（8）：892-897.
[21] Zhang Z L，Peng J M，Hou X M，et al. Clinical manifestations of Behcet's disease in Chinese patients[J]. Aplar Journal of Rheumatology，2006，9（3）：244-247.
[22] Ortiz-Fernández L，Sawalha A H. Genetics of Behçet's disease：functional genetic analysis and estimating disease heritability[J]. Front Med（Lausanne），2021，8：625710.
[23] Leccese P，Alpsoy E. Behçet's disease：an overview of etiopathogenesis[J]. Front Immunol，2019，10：1067.
[24] Ardalan M R，Sadreddini S，Noshad H，et al. Renal involvement in Behcet's disease[J]. Saudi J Kidney Dis Transpl，2009，20（4）：618-622.
[25] Hemmen T，Perez-Canto A，Distler A，et al. IgA nephropathy in a patient with Behçet's syndrome—case report and review of literature[J]. Br J Rheumatol，1997，36（6）：696-699.
[26] Ponticelli C，Moroni G，Glassock R J. Recurrence of secondary glomerular disease after renal transplantation[J]. Clin J Am Soc Nephrol，2011，6（5）：1214-1221.
[27] Hashimoto T，Toya Y，Kihara M，et al. Behçet's disease complicated by IgA nephropathy with nephrotic syndrome[J]. Clin Exp Nephrol，2008，12（3）：224-227.
[28] Akpolat T，Dilek M，Aksu K，et al. Renal Behçet's disease：an update[J]. Semin Arthritis Rheum，2008，38（3）：241-248.
[29] Kosemehmetoglu K，Baydar D E. Renal amyloidosis in Behçet's disease：clinicopathologic features of 8 cases[J]. Int Urol Nephrol，2013，45（3）：785-794.
[30] Akpolat T，Diri B，Oğuz Y，et al. Behçet's disease and renal failure[J]. Nephrol Dial Transplant，2003，18（5）：888-891.
[31] Ozguler Y，Ozdede A，Hatemi G. Recent insights into the management of Behçet syndrome[J]. J Inflamm Res，2021，14：3429-3441.
[32] Sharp G C，Irvin W S，Tan E M，et al. Mixed connective tissue disease-an apparently distinct rheumatic disease syndrome associated with a specific antibody to an extractable nuclear antigen（ENA）[J]. Am J Med，1972，52（2）：148-159.
[33] Gunnarsson R，Hetlevik S O，Lilleby V，et al. Mixed connective tissue disease[J]. Best Pract Res Clin Rheumatol，2016，30（1）：95-111.
[34] Ferucci E D，Johnston J M，Gordon C，et al. Prevalence of mixed connective tissue disease in a population-based registry of American Indian/Alaska native people in 2007[J]. Arthritis Care Res（Hoboken），2017，69（8）：1271-1275.
[35] Gunnarsson R，Molberg Ø，Gilboe I M，et al. The prevalence and incidence of mixed connective tissue disease：a national multicentre survey of Norwegian patients[J]. Ann Rheum Dis，2011，70（6）：1047-1051.
[36] Flåm S T，Gunnarsson R，Garen T，et al. The HLA profiles of mixed connective tissue disease differ distinctly from the profiles of clinically related connective tissue diseases[J]. Rheumatology（Oxford），2015，54（3）：528-535.
[37] John K J，Sadiq M，George T，et al. Clinical and immunological profile of mixed connective tissue disease and a comparison of four diagnostic criteria[J]. Int J Rheumatol，2020，2020：9692030.
[38] Nishioka R，Zoshima T，Hara S，et al. Urinary abnormality in mixed connective tissue disease predicts development of other connective tissue diseases and decrease in renal function[J]. Mod Rheumatol，2022，32（1）：155-162.
[39] Kitridou R C，Akmal M，Turkel S B，et al. Renal involvement in mixed connective tissue disease：a longitudinal clinicopathologic study[J]. Semin Arthritis Rheum，1986，16（2）：135-145.
[40] Pinheiro F O，Madureira P，Rato M S，et al. Mixed connective tissue disease and severe renal disease-an apparent misconception?[J]. Reumatologia，2022，60（5）：361-362.
[41] Cappelli S，Bellando Randone S，Martinović D，et al. "To be or not to be，" ten years after：evidence for mixed connective tissue disease as a distinct entity[J]. Semin Arthritis Rheum，2012，41（4）：589-598.
[42] Chaigne B，Scirè C A，Talarico R，et al. Mixed connective tissue disease：state of the art on clinical practice guidelines[J]. RMD Open，2018，4（Suppl 1）：e000783.

第六节 其他风湿性疾病肾损害

类风湿关节炎（rheumatoid arthritis，RA）和强直性脊柱炎（ankylosing spondylitis，AS）均是以骨关节及其周围组织慢性炎症为主要表现的风湿性疾病。RA以滑膜炎为主，主要表现为手腕足小关节的对称性、侵袭性多关节炎、血管翳形成，后期骨及关节软骨破坏导致关节畸形和功能丧失。AS以中轴关节慢性炎症为主，表现为骶髂关节和中轴关节损伤，造成脊柱强直和畸形。两者均可伴发关节外表现，包括肺、心血管、肾脏等器官受累。疾病本身及其治疗药物均可致肾损害，因此治疗策略不同，需鉴别。

一、类风湿关节炎相关肾损害

（一）流行病学及发病机制

RA的患病率为0.3%～1.5%，在我国，RA患病率为0.42%[1]。该病多发于30～50岁人群，女性的发病率为男性的2～4倍。RA的病因不明，可能是在遗传、感染及环境因素共同作用下，由自身免疫反应过度或异常引起。

RA患者的肾损害发病率为20%～50%，而尸检及肾活检资料显示的发病率更高。肾损害可由RA本身导致，也可由治疗药物引起。

RA是自身免疫性疾病，抗原抗体结合形成复合物沉积于肾脏，可引起免疫复合物型肾炎。血管炎是RA的基础病变之一，累及毛细血管及中、小动静脉，可发生于关节外的任何组织，RA相关血管炎早期可能由免疫复合物介导。RA长期慢性炎症病变可引起血清中淀粉样A蛋白增加，导致继发性肾淀粉样变性。

非甾体抗炎药可引起急慢性肾小管间质性肾炎。而金制剂、青霉胺等改善病情的抗风湿药可导致膜性肾病、微小病变肾病等。

（二）病理及临床表现

1. 系膜增生性肾小球肾炎（MsPGN） 是RA相关性肾炎中最常见的病理类型，其发生与高滴度的类风湿因子相关。光镜下可见系膜细胞和系膜基质不同程度增生，免疫荧光可见IgA、IgM及C3沉积。系膜区IgA沉积与RA的病程时长及血清IgA水平升高有关，而系膜区IgM沉积与IgM型类风湿因子水平呈正相关。临床表现为镜下血尿，伴或不伴蛋白尿，少部分患者出现肾功能不全。

2. 膜性肾病 可由RA治疗药物如金制剂、青霉胺、汞制剂、布西拉明引起，此外也见TNF-α抑制剂、非甾体抗炎药引起膜性肾病的报道。部分RA合并膜性肾病者并无上述药物应用史，考虑与RA本身有关。两者的临床表现和病理学表现无明显差异，鉴别更依赖病史。光镜下可见肾小球基底膜弥漫性或节段性增厚、钉突形成、上皮侧免疫复合物沉积，系膜区和内皮下亦可见少数免疫复合物，系膜区可有不同程度增生。免疫荧光可见以IgG为主的免疫球蛋白呈细颗粒状沉积于血管袢。电镜可见肾小球基底膜内电子致密物沉积，系膜区少量沉积。

3. 局灶节段性坏死性肾小球肾炎 少数RA可发生局灶节段性坏死性肾小球肾炎，病理改变呈局灶、节段分布，受累节段毛细血管闭塞、球囊粘连、基质细胞不同程度增生、基质增多，多伴有新月体形成。免疫荧光可见IgM和C3在肾小球受累节段呈团块状沉积。电镜可见肾小球上皮细胞足突广泛融合、基底膜塌陷、系膜基质增多、电子致密物沉积。临床表现为血尿、蛋白尿、高血压、肾小管功能受损，常伴于肾功能下降，如得不到及时恰当治疗，进展迅速。

4. 继发性淀粉样变性 慢性炎症性疾病可导致继发性淀粉样变性，在风湿性疾病中RA患者最易发生，尤其病程长、对治疗反应差者。病理可见基底膜及肾小球系膜区大量无结构的淀粉样A蛋白沉积[2]，呈淡伊红均质状，刚果红染色阳性，偏光显微镜下呈苹果绿双折光现象，肾小管基底膜、肾间质和血管亦可累及。电镜下可见无分支、僵硬、排列紊乱的细纤维状结构。临床常表现为大量蛋白尿、肾病综合征甚至肾功能不全，影响患者预后。

5. 血管炎性肾损害 约24%的RA患者可出现类风湿性血管炎引起的肾损害，肾脏病理可表现为寡免疫沉积型新月体肾炎，血清可有ANCA阳性，可起病隐匿，也可表现为急性肾损伤，与原发性ANCA相关性血管炎相比较，该病的发病年龄更小。

6. 肾小管间质性肾炎 治疗RA的药物，尤其是非甾体抗炎药，可致急、慢性肾小管间质性肾炎。急性者病理可见肾间质单核细胞浸润，有时可见上皮细胞性肉芽肿，间质水肿；慢性者可出现间质纤维化、肾小管萎缩，后期可有肾小球硬化。临床表现为用药2～3周后的发热、皮疹和关节酸痛、嗜酸性粒细胞增多、尿量减少，甚至出现肾功能异常。

（三）诊断及鉴别诊断

RA的临床诊断多采用2010年ACR/EULAR修订的RA分类标准。

RA患者出现血尿、蛋白尿、肾功能异常等肾损害表现，需根据病史、体格检查、实验室检查结果综合分析，必要时行肾穿刺活检以明确诊断，尤其重视用药史，以鉴别是药物还是RA本身引起的肾损害。

使用金制剂、青霉胺治疗的患者出现蛋白尿或者肾病综合征时，需考虑膜性肾病，此类膜性肾病停药后病情很快缓解，RA本身引起的膜性肾病很少自行缓解，原发性膜性肾病好发于老年男性，小管间质病变较使用金制剂和青霉胺治疗的患者轻，1/3的患者可自行缓解。

原发性IgA肾病的主要病理表现为系膜和基质增生，IgA在系膜区沉积，一般无肾外表现。继发于RA的IgA肾病除系膜和基质增生外还可见血管炎改变、血栓、肾小球硬化及间质病变，临床上有RA的全身表现。

（四）治疗

抗风湿药物引起的肾损害需立即停用相关药物，停药后肾损害可不同程度地减轻甚至缓解[3]。

RA本身引起肾损害需在治疗原发病的基础上根据肾损害的类型、临床表现、严重程度给予相应的治疗。RA治疗原则为早期、达标、个体化，以期达到临床缓解、降低疾病活动度的目的。非甾体抗炎药可镇痛抗炎、缓解关节炎症状，但缓解病情效果有限，需与改善病情抗风湿药（DMARD）同时应用。传统的DMARD并不镇痛抗炎，但可延缓或改善病情，起效慢，常需1～6个月，常用的有甲氨蝶呤、来氟米特、柳氮磺胺吡啶、羟氯喹，根据病情可选两种或三种药物联合应用。金制剂、青霉胺、环孢素因毒副作用大，仅在其他药物无效时使用。近年来，生物DMARD逐渐增多，如TNF-α抑制剂依那西普、靶向DMARD托珠单抗、利妥昔单抗等，如初始治疗方案未达标或不良反应重可考虑应用，也可与传统DMARD联合应用[4]。使用生物DMARD应注意乙型肝炎病毒复制、结核复燃和肿瘤风险。

RA所致肾损害在RA得到临床缓解后可相应缓解或减轻，如肾损害快速进展可参照原发性肾病变的治疗方案，加用激素和（或）免疫抑制剂，如RA所致肾小球肾炎可用激素、环磷酰胺、环孢素、他克莫司、吗替麦考酚酯、利妥昔单抗、雷公藤多苷等，联合用药增强疗效的同时需考虑最大限度地减少副作用[5]。血管炎病变严重时除免疫抑制剂治疗外可考虑进行血浆置换或免疫吸附治疗。淀粉样变性无特殊治疗，对RA的有效治疗可使蛋白尿和淀粉样物质沉积减轻甚至消退。

二、强直性脊柱炎相关肾损害

（一）流行病学及发病机制

AS的患病率各国不同，在我国其患病率约为0.3%，男：女为（2～3）：1，女性发病较缓且病情轻。发病年龄通常为15～40岁，高峰年龄为20～30岁[6]。

AS的病因未明，可能为遗传和环境因素共同导致。研究证实，AS的易感基因为*HLA-B27*。约90%的AS患者HLA-B27阳性，并有明显家族聚集倾向，而正常人群中HLA-B27阳性者不足15%。HLA-B27阳性人群的AS患病绝对风险为2%～10%，显著高于普通人群。

AS的关节外表现有葡萄膜炎、虹膜炎、主动脉瓣关闭不全、间质性肺炎、肾损害等。AS的肾损害发生率为10%～30%[7]，尿酸或IgA水平升高或ALB水平降低可增加肾脏受累的风险[8]，年轻的AS患者更易发生肾损害[9]。

AS导致肾损害的发病机制与RA相似，包括AS患者HLA-B27抗原阳性、血清免疫复合物沉积直接引起肾损害、治疗AS的药物引起肾损害及慢性炎症引起肾脏淀粉样变性。免疫因素介导的肾小球肾炎表现多样，以IgA肾病最为多见[10]。

（二）病理

1. IgA肾病　为AS合并肾损害的常见病理类型，常伴有肾小管间质或血管病变。免疫荧光下可见IgG、IgA及补体沉积。

2. 血管炎性肾损害　AS的基本病变是血管炎症，因此，病理既可见急性血管炎性病变，表现为新月体形成、袢坏死、肾脏小血管炎症、纤维素样坏死、间质大量单核/巨噬细胞浸润，又可见肾小球硬化和间质纤维化等慢性病变。

3. 膜性肾病 可由AS治疗药物如金制剂、非甾体抗炎药、肿瘤坏死因子抑制剂引起，少部分患者无上述用药史，考虑与RA本身有关[11]。

4. 继发性淀粉样变性 AS的长期慢性炎症可致继发性淀粉样变性，国外更加多见，TNF-α也可能参与其发病过程。红细胞沉降增快是其发生的危险因素，合并继发性淀粉样变性的患者AS症状更重[12]。病理可见基底膜及肾小球系膜区淀粉样A蛋白沉积。

5. 急、慢性肾小管间质性肾炎 非甾体抗炎药可引发急、慢性肾小管间质性肾炎，病理见肾小管上皮细胞单个或成簇脱落，严重者肾小管基底膜裸露，附近的细胞扁平、变宽，间质弥漫性以T细胞、单核细胞、巨噬细胞为主的炎症细胞浸润伴间质水肿，慢性者可逐渐出现小管萎缩和间质纤维化。

（三）临床表现

AS起病隐匿，早期可无症状，也可出现轻度非特异性的全身症状，如乏力、消瘦、低热、厌食、轻度贫血等。AS关节病变多数首先侵犯骶髂关节，后上行至颈椎，病变处关节炎性疼痛，晨僵，周围肌肉痉挛。晚期关节活动受限和畸形，甚至整个脊柱和下肢僵硬变形，影像学检查可见中轴骨的竹节样改变。

AS相关肾损害的临床表现与肾脏病理类型相关，临床上可表现为尿检异常，包括镜下血尿和（或）蛋白尿，多见血尿合并蛋白尿，占46.7%～60%。蛋白尿程度不一，多为少量蛋白尿，继发性淀粉样变性可见大量蛋白尿。AS继发IgA肾病患者较原发性IgA肾病患者可更少出现慢性肾功能不全和高血压。肾小管间质损害常表现为夜尿增多、低比重尿、肾性糖尿、肾小管酸中毒等。

血常规可出现白细胞计数升高、轻度贫血，多数患者红细胞沉降增快，C反应蛋白升高。尿检可观察血尿、蛋白尿、尿比重改变、尿pH改变等。HLA-B27阳性对AS诊断有一定意义，但阴性并不能排除诊断，部分健康人群亦阳性。

（四）诊断

AS诊断目前仍采用1984年修订的AS纽约标准。对一些暂时不符合上述标准者，可参考有关脊柱关节炎（SPA）分类标准，主要包括Amor脊柱关节病诊断标准、欧洲脊柱关节病研究组（ESSG）和2009年国际脊柱关节炎评估协会（ASAS）制定的中轴型脊柱关节炎分类标准[6]。

AS合并肾损害需根据病史、用药史、实验室检查结果综合分析，必要时行肾穿刺病理检查以明确诊断。

（五）治疗

AS的治疗原则是缓解症状和体征、恢复躯体功能、防止关节损伤和并发症、提高生存质量。一般治疗包括患者的教育、规律的锻炼和物理治疗。非甾体抗炎药可缓解症状，但并不控制病情，出现肾损害的患者应慎用。柳氮磺胺吡啶可改善外周关节炎。TNF-α抑制剂可改善症状、控制早期病变、延缓病情进展。对于髋关节病变导致的关节强直、畸形患者或难治性疼痛严重影响生存质量者，应考虑行人工全髋关节置换术。

AS合并肾损害时要根据病因及病理类型进行相应的治疗。

AS合并IgA肾病应观察蛋白尿、血压和肾小球滤过率（GFR）以评估肾病进展的风险，如蛋白尿持续≥1g/d，无禁忌证，推荐长期服用ACEI/ARB药物。经3～6个月适宜的支持治疗（包括ACEI/ARB、血压控制），蛋白尿仍持续≥1g/d且GFR＞50ml/（min·1.73m²）时，可给予为期半年的糖皮质激素治疗[13]。如发现新月体或肾功能急剧恶化可考虑使用免疫抑制剂。

AS合并膜性肾病时应区分是药物导致还是由AS本身引起，前者应尽早停药，后者治疗膜性肾病的同时应重视原发病的治疗，AS病情的控制常可改善肾脏症状。

继发性淀粉样变性需积极治疗AS，不宜采用免疫抑制剂治疗。AS合并血管炎，建议大剂量激素冲击及CTX或MMF治疗。

对于药物引起的肾损害，应注重预防和早期发现。如考虑由非甾体抗炎药引起，可换用对肾血流影响较小的COX-2抑制剂，如塞来昔布、美洛昔康等。

（景　颖）

参考文献

[1] 曾小峰，朱松林，谭爱春，等．我国类风湿关节炎疾病负担和生存质量研究的系统评价 [J]. 中国循证医学杂志，2013，13（3）：300-307.

[2] Kuroda T，Tanabe N，Hasegawa E，et al. Significant association between renal function and area of amyloid deposition in kidney biopsy specimens in both AA amyloidosis associated with rheumatoid arthritis and AL amyloidosis[J]. Amyloid，2017，24（2）：123-130.

[3] Jin S Y，Li M T，Fang Y F，et al. Chinese registry of rheumatoid arthritis（CREDIT）：Ⅱ. prevalence and risk factors of major comorbidities in Chinese patients with rheumatoid arthritis[J]. Arthritis Res Ther，2017，19（1）：251.

[4] Yu C，Li M T，Duan X W，et al. Chinese registry of rheumatoid arthritis（CREDIT）：I. introduction and prevalence of remission in Chinese patients with rheumatoid arthritis[J]. Clin Exp Rheumatol，2018，36（5）：836-840.

[5] 梅长林．肾病综合征 [M]. 北京：科学出版社，2012.

[6] 黄烽，朱剑，王玉华，等．强直性脊柱炎诊疗规范 [J]. 中华内科杂志，2022，61（8）：893-900.

[7] Vilar M J P，Cury S E，Ferraz M B，et al. Renal abnormalities in ankylosing spondylitis[J]. Scand J Rheumatol，1997，26（1）：19-23.

[8] Wu Y，Zhang G L，Wang N S，et al. Risk factors of renal involvement based on different manifestations in patients with ankylosing spondylitis[J]. Kidney Press Res，2018，43（2）：367-377.

[9] Levy A R，Szabo S M，Rao S R，et al. Estimating the occurrence of renal complications among persons with ankylosing spondylitis[J]. Arthritis Care Res（Hoboken），2014，66（3）：440-445.

[10] He D F，Wang R，Liang S S，et al. Spectrums and prognosis of kidney disease in patients with ankylosing spondylitis[J]. Kidney Dis（Basel），2020，6（6）：444-452.

[11] Lin L R，Zhao L，Huo B G，et al. Membranous nephropathy and thymoma in a patient with ankylosing spondylitis：a case report[J]. Medicine（Baltimore），2020，99（18）：e20111.

[12] Barbouch S，Hajji M，Jaziri F，et al. Renal amyloidosis in ankylosing spondylitis：a monocentric study and review of literature[J]. Saudi J Kidney Dis Transpl，2018，29（2）：386.

[13] Anon. Chapter 10：immunoglobulin a nephropathy[J]. Kidney Int Suppl，2012，2（2）：209-217.

第二十二章 高血压性肾损害

长期持续性高血压引起的肾损害称为高血压性肾损害，也称高血压性肾硬化症（hypertensive nephrosclerosis），其病变主要累及入球小动脉、小叶间动脉和弓状动脉，故又被称为小动脉性肾硬化症（arteriolar nephrosclerosis）。临床表现为夜尿增多、尿比重低、轻-中度蛋白尿，肾小球滤过率（GFR）进行性下降，最终发展为终末期肾病。根据患者高血压的病程、临床表现和肾脏病理改变不同，一般将本病分为良性高血压性肾硬化症（benign hypertensive nephrosclerosis）和恶性高血压性肾硬化症（malignant hypertensive nephrosclerosis）[1]。

一、流行病学

高血压是临床最常见的慢性疾病，可损伤重要脏器，如心、脑、肾的结构和功能，最终导致动脉粥样硬化、卒中和肾衰竭等并发症。2019年全球有12.8亿成年人罹患高血压，我国18岁及以上成人高血压粗患病率为27.9%，高血压患者人数约为2.445亿[2]。随着高血压患病率的增加，高血压性肾损害的患病率也呈逐年增加趋势。在美国，高血压性肾损害每年约占新增透析患者人数的27.5%，是终末期肾病的第二大常见原因[3]。中国肾脏疾病数据网络显示高血压性肾损害患者在所有肾病患者中的占比高达20.78%，也是继糖尿病肾病的第二位致病原因[4]。因此，高血压性肾损害是终末期肾病的主要原因之一。目前我国高血压知晓率、治疗率和控制率分别为51.6%、45.8%和16.8%，总体仍然处于较低水平，这也是高血压性肾损害发生率持续增高的重要原因。

二、病　　因

传统观点认为在原发性高血压中，血压升高的血流动力学改变在高血压性肾硬化症的发病过程中起着关键性作用，也是唯一的原因，“肾硬化”或“固缩肾”是高血压的结果。新近研究表明，其他因素在整个肾脏损害过程中也具有非常重要的作用。遗传、高龄、肥胖、吸烟、代谢等多种因素也参与高血压性肾损害的发生和发展[5]。

（一）高血压

高血压是引起高血压性肾损害的主要原因。长期高血压导致全身动脉粥样硬化，包括肾动脉及其分支，造成肾脏缺血，发生小动脉肾硬化，导致肾单位减少。另外，高血压导致肾小球内高压，肾小球高灌注、高滤过，囊内高压，加速肾小球的荒废。临床研究发现，单纯收缩性高血压伴脉压升高与微量白蛋白尿相关，这强烈表明系统压力升高能够直接影响肾小球，是肾小球硬化进展的一个因素。高血压时间越长，血压越高，发生肾损害的风险越高。

（二）遗传因素

有研究观察到，非洲裔美国人与高加索裔美国人比较，前者高血压更容易导致肾损害及终末期肾病，提示高血压性肾硬化症发病可能存在遗传易感性。为了研究不同民族人群慢性肾脏病的差异，全球320家中心发起了两项大型研究——美国非洲裔慢性肾脏病和高血压研究（AASK）及慢性肾衰竭队列研究（CRIC）[6]。在这两项研究中，AASK评估了693例慢性肾脏病合并高血压的黑种人患者，CRIC研究评估了2955例慢性肾脏病的白种人与黑种人患者，其中46%伴有糖尿病。载脂蛋白1（APOL1）的遗传风险分级：0级（无突变，低风险）；1级（携带1个G1/G2变异，中等风险）；2级（携带2个G1/G2变异，高风险，显著增加肾病风险）。按照APOL1的遗传风险，将遗传风险2级及以上的人群分为高风险，0级和1级为低中风险。AASK研究的主要终点为终末期肾病或血清肌酐水平上升2倍。CRIC研究的主要终点为终末期肾病或eGFR与基线比下降50%。研究结果显示，在AASK中，约有58.1%和36.6%的APOL1高风险与低风险患者达到主要终点，HR=1.88，$P<0.001$。而且APOL1状态与试验干预方法，以及基线蛋白尿水平没有交互作用。CRIC研究结果显示，在APOL1高风险人群中，黑种人的eGFR下降更快，复合终点比白种人风险更高，不管是否伴有糖尿病，结果均一致（$P<0.001$）。这两项研究结果表明，APOL1的遗传变异可能增加慢性肾脏病向终末期肾病转化，与慢性肾脏病的进展密切相关。APOL1蛋白在正常肾组织的两种细胞，即肾小球足细胞和小动脉内皮细胞中表达。APOL1也存在于循环中，可能从肝脏释放。目前推测APOL1可能是一种脂质结合蛋白，其基因变异改变了动脉细胞的脂质生理学，导致动脉硬化。

（三）高龄

老年人高血压在临床表现方面与非老年人高血压不同，前者多表现为收缩压升高、脉压增大、血压波动大、昼夜节律异常，且与多种疾病并存。有研究指出，脉压增大和昼夜节律异常与心、脑、肾等靶器官的损害程度明显相关。我国的调查数据显示，高龄高血压患者伴肾功能不全的检出率为19.9%，高于非老年人高血压患者，提示高龄参与了高血压性肾损害的发生发展。在健康老年人中，肾脏也会随着年龄的增长而出现衰老的表现。年龄增长对肾脏的影响以肾脏硬化和体积改变为主，病理上表现为肾动脉硬化、肾小球缺血、肾小管萎缩和间质纤维化，与高血压性肾损害相似。老年高血压患者的肾脏血管基础往往较差，肾脏血管自主调节功能受损，受血压变化的影响也较大。因此，高龄是高血压并发肾损害的重要原因。

（四）代谢综合征

代谢综合征是以胰岛素抵抗为核心，表现为向心性肥胖、空腹血糖升高、血压升高和血脂异常的一组复杂代谢紊乱综合征。许多研究表明，代谢综合征与慢性肾脏病（CKD）风险增加有关。既往动物实验研究表明，早期代谢综合征猪肾组织出现脂质的异常沉积，进而损害肾功能。肾脏中的血脂异常和过多的营养物质会损害线粒体功能，从而影响肾的氧合，导致肾脏细胞的损伤。关于高血糖对肾脏损伤，既往研究认为肾小球损伤是糖尿病肾病（diabetic kidney disease，DKD）发生发展的主要起始因素，但随着研究的深入，越来越多的证据表明肾小管损伤在肾功能障碍及进展过程中也发挥着重要作用，肾小管结构异常甚至早于肾小球结构异常，在DKD早期就已经出现。高血脂可以直接对血管造成损伤，导致血管壁破损，血管黏膜增厚，局部血管出现粥样硬化斑块。高血脂也会导致肾脏动脉出现粥样斑块，从而使肾脏的血管狭窄，影响肾脏血供，从而加重缺血性肾病的发生。

（五）高尿酸血症

高尿酸血症可导致肾损伤，肾损伤又可导致尿酸排泄障碍，进而加重高尿酸血症。高尿酸血症可通过激活局部肾素-血管紧张素系统，诱发高血压和肾损害。一项以美国肾脏病数据系统的177 570例患者为研究对象、随访时间长达25年的研究发现，血尿酸水平增高的患者发生CKD风险是尿酸正常患者的2.14倍。还有研究发现，血尿酸每增长59.5μmol/L，CKD发生风险增加7%～11%。高尿酸血症可诱发肾组织出现脂质过氧化和羰基蛋白氧化产物增加，形成肾脏氧化应激状态，进而导致线粒体功能障碍、肾血管收缩，参与缺血性肾病的发生。

三、发病机制

大多数高血压患者可发展为轻度至中度高血压性肾硬化症，当血压长期控制不佳或患有肾病时，发展为终末期肾病的患者比例会显著增加。关于高血压性肾硬化症的研究，人们一直关注引起肾硬化和透明样变性的毛细血管损伤，以及肾素-血管紧张素系统（RAS）的活性。最近，分子机制和其他组织学已被纳入高血压肾病的病理生理研究范畴，包括诱导上皮-间质转分化（EMT）和肾小管间质纤维化的肾小管细胞损伤。多种细胞内信号系统参与EMT和肾纤维化的发生[7]。

（一）血管损伤

1. 肌性动脉和小动脉硬化 为肾实质供血的血管主要是肌性动脉和小动脉，随着衰老，这些血管的内膜逐渐增厚。研究发现，非洲裔美国人的平均增厚程度大于白种人，并且与高血压密切相关。随着高血压的发生和进展，小动脉出现进行性内膜增厚，即小动脉硬化。高血压性肾损害患者的肾脏病理可以表现为弓形动脉和小叶间动脉内膜明显增厚。小动脉硬化的病理生理机制是小动脉中膜的平滑肌细胞迁移到内膜，迁移后的平滑肌细胞转变成肌成纤维细胞，并分泌胶原，诱导内膜增厚。增厚的内膜由多种元素组成，包括胶原、弹性纤维和肌成纤维细胞。平滑肌细胞从中膜迁移到内膜，一方面导致中膜变薄；另一方面，迁移到内膜的肌成纤维细胞的排列和功能也发生变化，迁移的肌成纤维细胞沿着管腔的长轴排列，与中膜中环形排列的平滑肌细胞相反。小动脉收缩时，纵向伸长的肌成纤维细胞会导致血管壁僵硬，对管腔口径几乎没有调节作用。

2. 入球小动脉玻璃样变 高血压会导致肾小球入球小动脉中层变薄、平滑肌细胞萎缩甚至缺失，透明样物质沉积，这一改变称为玻璃样变。小动脉玻璃样变与小动脉硬化不同，玻璃样变的小动脉平滑肌细胞缺失。平滑肌细胞的缺失和透明样物质沉积导致入球小动脉扩张，内皮通透性增加，血浆蛋白渗出。在高血压患者中，玻璃样变主要影响入球小动脉，从而导致肾小球内血流动力学改变。在正常衰老的肾脏中也可以见到玻璃样变，表明玻璃样变不是高血压性肾硬化症的特征性改变，但是在高血压性肾硬化症中，透明样变性发生得更早，更明显。

在长期高血压作用下，弓形动脉、小叶间动脉和入球小动脉发生动脉粥样硬化和玻璃样变越来越重，进而导致大动脉的弹性纤维破裂。研究发现，单纯收缩性高血压伴脉压升高与微量白蛋白尿相关[8]，这强烈表明系统血压升高会影响肾小球，这是肾小球硬化症进展的一个重要因素。

（二）肾小球损伤

在单纯高血压性肾硬化症中，主要有3种类型的肾小球：正常肾小球、缺血性肾小球和肥大性肾小球。缺血性肾小球表现出不同程度的毛细血管袢皱缩和毛细血管球塌陷，随着肾小球硬化，肾小囊内充满胶原蛋白，从而导致肾小球废弃。在肥大性的肾小球中，毛细血管球增大和毛细血管袢扩张，最终出现为局灶节段性肾小球硬化的典型病变，表现为包膜粘连、节段性硬化和透明样病变。

通常情况下，间歇性或持续的血压升高会导致肾小球前阻力血管（主要是入球小动脉）根据血压情况自动调节血管收缩，从而保证肾血流量、肾小球滤过率和肾小球毛细血管静水压（PGC）保持相对恒定。大多数高血压患者都保留了阻力血管的自身调节功能，保护肾小球毛细血管免受血压波动带来的损伤，因此未见明显蛋白尿。在长期高血压作用下，肾小球入球小动脉持续收缩导致毛细血管球部分缺血萎缩，从而影响肾小球滤过功能。当然，部分肾小球硬化缺血和肾单位的丧失不会导致终末期肾病，因为残余肾单位会出现代偿性肥大和高滤过，弥补肾单位丧失所带来的滤过功能减退。如果患者存在其他危险因素，如肥胖、吸烟、糖尿病，则容易发展为终末期肾病。当肾小球入球小动脉发生玻璃样变，毛细血管袢扩张，毛细血管球透明样物质沉积，导致肾小球周围细胞外基质沉积和局灶节段性肾小球硬化[9]，除了组织结构的改变，发生病变的肾小球自我调节功能丧失，从而导致肾功能减退。

（三）足细胞耗竭

机械损伤是足细胞丢失的主要原因。足细胞丢失的主要方式是从基底膜脱离。驱动足细胞脱离的主要因素是肾小球毛细血管内高压。肾小球毛细血管内高压导致毛细血管壁环向和轴向的应力增加，滤过液增多（即高滤过），导致足细胞受到的流体剪切应力增加[10]，从而受到损伤。

长期高血压作用下，肾小球肥大导致原有的足细胞不能覆盖肾小球基底膜更大、更远的部位，称为肥大性过载。首先，随着肾小球毛细血管袢的扩张，有限的足细胞不能覆盖毛细血管基底膜，整体的毛簇生长导致足细胞拉伸，细胞体衰减。这种超负荷又常常伴随着亚单细胞空间流出裂缝的变窄，当滤液流出时，会导致足细胞形成假性囊肿。另外，足细胞足突对肥大生长的适应性也有上限，导致局部剪切应力增加，这可能引发了足细胞与基底膜分离和足细胞脱落[11]。

在疾病晚期，对足细胞下间隙滤液流出的阻力增加会导致足细胞受到膨胀力，也加速其分离[10]。肾小球内压力从裸露基底膜向外凸出，从而有利于肾小球毛细血管袢局灶性粘连和肾小球硬化。病变扩散至局灶性瘢痕后，引导滤过液进入肾间质，最终导致原发性肾小球损伤扩散至肾小管间质。

（四）肾小管间质纤维化

肾硬化的主要特征是间质炎性纤维化。目前已经证明，纤维化包裹着小管周围毛细血管，是导致肾功能下降的重要因素。在高血压患者中，间质炎性纤维化可以导致大范围肾小管上皮细胞病变[12]，表现为上皮细胞拉伸变形，上皮细胞萎缩和脱落，以及肾小管管腔扩张，嗜酸性颗粒管型填充。

肾小管间质纤维化的始动因素是炎症细胞浸润，炎症细胞浸润是由肾脏固有炎症细胞活化及循环炎症细胞的募集所致。在炎症细胞和炎症因子作用下，肾脏固有的小管间质细胞增殖增多、凋亡减少，从而导致间质成纤维细胞增多。间质细胞增殖以后，经历表型转化，获得促纤维化特性，成为表达α-平滑肌肌动蛋白的肌成纤维细胞。在正常肾脏，肌成纤维细胞仅分布在小动脉周围，而在慢性受损的肾脏中，肌成纤维细胞广泛分布在肾间质中，是基质合成的主要部位。肌成纤维细胞合成大量胶原蛋白，对小管周围造成压迫，小管周围毛细血管萎缩，小管细胞和毛细血管之间的距离增加，加重肾损伤，促进肾衰竭的发展。微血管的丢失意味着缺氧环境形成，也提示缺氧的重要作用。Fine和Norman提出了“慢性缺氧假说”[13]。支持这一假设的解释是，高血压对肾脏的损伤主要在肾小球水平，而由于肾小球后小管周围毛细血管的变化，导致内皮损伤和缺氧，进而引发炎症、肌成纤维细胞分化和纤维化的上皮-间质转分化。进一步研究发现，肾脏固有的间质细胞不是肌成纤维细胞的唯一前体细胞，另一个重要的来源是已经转分化为间质细胞的管状上皮细胞，即上皮-间质转分化（epithelial-mesenchymal transition，EMT）。

血管紧张素Ⅱ是一种众所周知的肾小管间质纤维化诱导剂，它是RAS最强的血管收缩剂，参与局部和全身血流动力学调节，也是一种真正的促纤维化细胞因子。血管紧张素Ⅱ在细胞生长和增殖、活性氧的产生、炎症和细胞外基质的合成和降解中起着重要作用。血管紧张素Ⅱ通过血管紧张素Ⅱ1型受体（AT1R）发挥作用，导致NADPH氧化酶产生活性氧（ROS）。ROS作为信号分子发挥作用，促进细胞生长、迁移、分化和细胞骨架重塑，是血管紧张素Ⅱ诱导上皮-间充质转分化和凋亡导致纤维化的主要途径。血管紧张素Ⅱ还通过合成趋化因子［如单核细胞趋化蛋白-1（MCP-1）］和巨噬细胞相关因子激活驻留细胞参与炎症过程，因此有助于纤维化的进展。血管紧张素Ⅱ促进成纤维细胞向肌成纤维细胞（α-平滑肌肌动蛋白阳性细胞）的表型变化。这些活化的成纤维细胞可能增殖并侵入肾小球周围和肾小管周围空间，导致肾小管间质区域的基质沉积。

四、病　　理

肾脏的病理改变与高血压的发病时间及血压的严重程度密切相关。高血压性肾损害的病理表现缺乏特异性，典型病理表现为肾小动脉内膜增厚和（或）细小动脉玻璃样变，进而导致肾小球及肾小管缺血性改变。残余肾单位由于高灌注、高滤过和高跨膜压，引起肾小球肥大和继发性局灶节段性肾小球硬化，最终发展至肾小球硬化及肾小管萎缩和间质纤维化。高血压性肾损害主要有以下两种类型：良性小动脉性肾硬化症和恶性小动脉性肾硬化症。

良性小动脉性肾硬化症早期肾脏大小正常，晚期可出现固缩肾，表面呈细小颗粒状，皮质变薄。一般良性高血压发生后5～10年可出现肾小动脉病变，之后发展为肾实质损害。其特征性改变有：①肾小动脉透明样变，以入球小动脉最为明显，光镜下可见血管壁增厚，有均质的嗜伊红物质沉积，管腔狭窄，这主要是内皮损害和血管内高压力导致血浆内大分子物质内渗所致，由大量糖蛋白和胶原物质组成。②小动脉肌内膜增厚，主要累及小叶间动脉和弓形动脉，表现为内弹力膜断裂，呈双轨征，中层肥厚。③肾小球缺血改变，肾小球毛细血管袢皱缩、增厚，肾小球固缩、硬化，常伴有肾小球旁器肥大，偶见门部型节段性硬化肾小球。免疫荧光偶见IgM、C1q、C3、纤维蛋白沉积于硬化肾小球。④肾小管间质改变，肾小管萎缩、间质纤维化，肾小管腔内可见透明蛋白管型，肾小管萎缩和基底膜增厚，部分可见单核细胞浸润。⑤代偿性肥大肾单位，在部分肾单位受损的同时，可见正常或代偿性肥大肾单位。⑥电镜，肾小球系膜基质不同程度增多，基底膜皱缩、增厚，足细胞足突不同程度融合，肾小管萎缩，间质淋巴细胞-单核细胞浸润伴胶原纤维增多。

图22-2

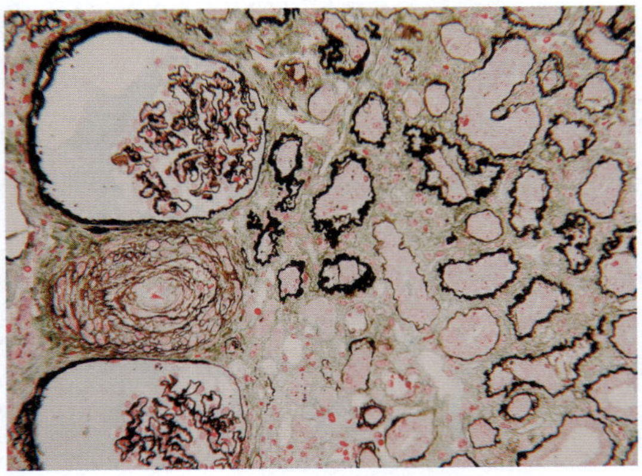

图22-2 恶性小动脉肾硬化症

恶性高血压患者肾间质小叶间动脉内膜及中膜增厚，弹力层分层，肾小球毛细血管袢开放欠佳，缺血性皱缩，间质区域增宽，肾小管萎缩，基膜增厚（PASM，×200）

恶性小动脉肾硬化症常常是在良性小动脉肾硬化症的基础上进一步发展所致，因此病理中除了有动脉透明变性外，还有特征性病变（图22-1，图22-2）：①小动脉纤维素样坏死，累及入球小动脉、小叶间动脉及弓状动脉，以坏死性小动脉炎和增生性小动脉内膜炎为特征，光镜下表现为血管中层结构消失，小动脉壁有嗜酸性的颗粒状纤维素样物质沉积，Masson染色呈粉红色，主要是由于血管壁坏死而破裂，血浆蛋白通过受损的血管内膜进入动脉中层所致，有时可见中性粒细胞在血管壁浸润及管腔内血栓形成。如果出现透壁性坏死，可引起出血，在肾表面可见出血点。②小动脉肌内膜高度增厚，乃至小动脉管腔高度狭窄甚至闭塞，血管切面呈洋葱皮样外观。电镜检查可见肌内膜细胞和纤维蛋白。③肾小球缺血改变，肾小球毛细血管袢皱缩、增厚，肾小球固缩、硬化，常伴有毛细血管袢节段性纤维素样坏死，内皮细胞肿胀，基底膜明显增厚，可见“双轨征”形成。免疫荧光偶见IgM、C1q、C3、纤维蛋白沉积于硬化的肾小球。④肾小管间质改变，可出现类似良性肾小动脉硬化的缺血性改变。⑤电镜，肾小球系膜基质不同程度增多，基底膜皱缩、增厚，以内疏松层增厚为主，可见纤维样物质沉积，内皮细胞明显肿胀，足细胞足突不同程度融合，肾小管萎缩，间质淋巴细胞-单核细胞浸润伴胶原纤维增多。最终表现为肾小球硬化、肾小管萎缩、肾间质纤维化。

图22-1

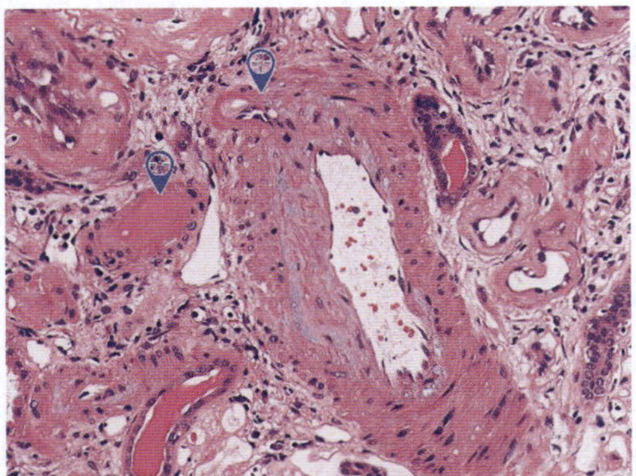

图22-1 恶性小动脉肾硬化症

恶性高血压患者肾间质小叶间动脉黏液样变性，内膜增厚，小动脉内血栓形成，间质散在炎症细胞（HE，×400）

肾活检是诊断高血压性肾损害的重要手段，但需要注意的是，高血压性肾损害的病理改变缺乏特异性，上述病理特征并非高血压性肾损害所特有，高龄、肥胖、代谢综合征、糖尿病、IgA肾病、FSGS患者，甚至遗传性肾病Alport综合征中都可以出现部分相似的病理表现。因此，高血压性肾损害仍是一种排除性诊断，临床需要高度重视。

五、临床表现

良性小动脉肾硬化症出现临床表现的年龄一般为40～60岁，即发现高血压后10～15年。早期无特殊表现，仅有轻中度高血压，或有头痛、头晕等高血压所致的症状和体征。长期高血压之后出现肾小管功能障碍，常表现为：①夜尿增多，其是最早出现的症状，由肾小管缺血性病变、浓缩功能减退所致。②不同程度蛋白尿，大多表现为少量尿蛋白，部分患者呈现中度蛋白尿及少量红细胞尿，个别患者因肾小球毛细血管破裂可出现一过性的肉眼血尿，提示肾小球受到损伤，24小时尿蛋白定量一般不超过2g，蛋白尿量与高血压增高成正比，降压治疗后蛋白尿会减少。③尿沉渣有形成分（红细胞、白细胞、管型）很少，尿NAG和β2-微球蛋白增多，反映肾小管重吸收功能减退。④肌酐清除率早期可升高，提示肾小球高滤过，随着病情进展，肌酐清除率降低，最终仅有少数患者发展为尿毒症。

恶性小动脉肾硬化症是恶性高血压的肾脏表现。恶性高血压多以两种形式起病，一种曾有高血压，由于未治疗或治疗失败转成恶性高血压；另一种既往无明确的高血压史，起病即表现为恶性高血压。临床特点包括：①患者多起病急，血压明显升高，通常舒张压≥130mmHg。广泛累及全身小动脉，导致中枢神经系统、心、肾等脏器损伤，其中肾损害最为严重。②眼底改变包括视网膜出血、棉絮样渗出及视盘水肿。③肾脏表现为不同程度的蛋白尿、镜下血尿、白细胞尿及管型尿。20%的患者可出现无痛性肉眼血尿。严重者可表现为肾病综合征。部分患者在血压升高的同时出现肾功能迅速恶化，表现为急性少尿型肾衰竭。

长期高血压在引起肾脏损伤的同时可出现其他器官的并发症。这些并发症可能比肾脏损伤出现得更早、更严重。①心脏并发症：主要为心肌肥厚、左心室肥大、冠状动脉病变、心力衰竭。恶性高血压常并发急性左心衰竭或急性心肌缺血的症状和体征，表现为发绀、心悸、气促、不能平卧，严重者有呼吸困难、端坐呼吸、大汗淋漓等肺水肿表现，以及缺血性胸痛等心肌缺血的表现。体征有心脏扩大、心率增快、心尖部舒张期奔马律，两肺可闻及干湿啰音等。②眼底病变：表现为慢性视网膜动脉硬化，检眼镜下可见视网膜小动脉局限或弥漫性狭窄变细，反光增强，出现动静脉交叉现象等。一般情况下，肾小动脉的硬化程度和视网膜动脉硬化程度相平行，故可通过观察眼底病变评估肾脏损伤。恶性高血压发生时，临床常表现为视力急剧下降，严重时失明。眼底可见小血管节段或弥漫痉挛，静脉增粗，反光增强呈波纹状、条状或火焰状出血，有蜡状或棉絮样渗出，视盘水肿（对应Kerth-Wagener眼底分级的Ⅲ级、Ⅳ级）。③脑部并发症：常表现为脑梗死或脑出血，这是由于小动脉硬化有利于血栓形成，容易导致脑梗死，同时动脉硬化使血管更脆弱，易致脑出血。恶性高血压发生时可出现高血压脑病，表现为头痛、头晕或眩晕、耳鸣、平衡失调、眼球震颤、恶心、呕吐、腹痛、尿频、视力障碍、抽搐、意识模糊、嗜睡或昏迷等。少数患者伴有自主神经功能失调症状，如异常兴奋、发热、出汗、口干、皮肤潮红（或面色苍白）、手足震颤等；脑卒中者可有神经系统定位体征。④高血压血栓性微血管病（hypertensive thrombotic microangiopathy，HTM）：是恶性高血压的严重并发症之一，是以微血管内血栓形成致器官功能障碍为主要特征的临床病理综合征。在排除其他疾病情况下，血压显著升高伴有溶血（Coombs试验阴性，乳酸脱氢酶水平升高，结合珠蛋白降低或检测不到，可见破碎红细胞）和血小板减少的疾病，经降压治疗后溶血和血小板减少可改善。该病需要与血栓性血小板减少性紫癜（thrombotic thrombocytopenic purpura，TTP）和溶血尿毒症综合征（hemolytic uremic syndrome，HUS）相鉴别。HTM常伴有重度血压升高，可出现晚期视网膜病变，外周血涂片中仅有极少的血细胞碎片和中度血小板减少，降压治疗通常在24～48小时见效[14]。⑤其他器官损伤：少数患者纤维素样坏死发生在腹腔内，引起肠梗阻、急性胰腺炎。

六、实验室检查

（一）尿液检查

高血压性肾损害早期往往仅有夜尿增多，尿比重低，逐渐出现尿微量白蛋白或轻-中度蛋白尿，24小时尿蛋白定量为1.5～2g，且尿蛋白量与血压增高成正比，降压治疗后蛋白尿会减少。

高血压性肾损害尿液检查的另一个特点是尿沉渣检查有形成分（红细胞、白细胞、管型）很少，尿NAG及β2-微球蛋白增多。尿β2-微球蛋白可通过肾小球滤过屏障进入肾小管，但是大部分都在近端小管被重吸收，当高血压性肾损害时，肾小管功能损伤，尿β2-微球蛋白可明显升高，该特征有助于早期诊断高血压性肾损害。尿NAG主要储存于肾小管近端小管，高血压性肾损害发生于肾小管时，NAG就会从近端小管释放入尿液，导致尿液中NAG含量明显升高，因此尿NAG水平能够早期、灵敏地反映肾小管损害，是早期高血压性肾损害的敏感指标。

恶性高血压患者肾脏受累时表现为血尿、蛋白尿。肾实质疾病继发的恶性高血压和原发性恶性高血压尿蛋白量有所不同，前者的尿蛋白量常较大，可达肾病综合征范围，而后者通常＜3.5g，随着血压的控制，尿蛋白逐渐减少。超过半数的恶性高血压患者有白细胞尿。

（二）血液检查

高血压性肾损害早期，无特异性血液学检测异常，仅有伴随疾病的异常，如高尿酸、高血糖、高血脂等。随着疾病进展，逐渐出现尿素氮、肌酐升高。随着肾小球滤过率的降低，G3期以后逐渐出现肾性贫血，高血磷、低血钙和甲状旁腺激素增高等肾性骨病的表现，直至进入慢性肾衰竭。

恶性高血压性肾损害患者常伴有贫血，少数可出现血小板减少、贫血、乳酸脱氢酶升高等微血管病性溶血的表现，重者可表现为溶血尿毒症综合征。

（三）影像学检查

肾脏彩色多普勒超声检查可以检测肾动脉血流阻力指数（RI），有研究发现，肾脏叶间动脉血流阻力比其他肾脏各级动脉出现得更早，对于诊断早期高血压性肾损害更加敏感，因此临床上常常检测叶间动脉的RI值来评估高血压性肾损害。随着高血压性肾损害的进展，肾脏超声检查可以见到皮质回声增强、肾脏体积减小等。

有研究发现，核素动态显像是检查肾功能的灵敏而稳定的指标，在尿液出现微量白蛋白之前，核素动态显像已经能够显示肾脏滤过功能减退。

高血压性肾损害患者常常合并心脏损伤，心脏超声显示左心室肥厚，急性发作时发生急性左心衰竭和肺水肿，胸部X线片和CT可见胸腔积液或肺水肿征象。

七、诊　断

高血压性肾损害是由长期血压增高引起肾内小动脉及细小动脉病变，造成动脉管腔狭窄，继发缺血性肾实质损害，并导致肾小球硬化、肾小管萎缩和肾间质纤维化的一种疾病。临床特征表现为夜尿增多、低比重尿、轻-中度蛋白尿、GFR进行性下降，最终发展为终末期肾病。肾损害发生的同时，常伴有高血压眼底病变及心、脑并发症。高血压性肾损害是肾科的常见病，但经肾活检诊断的高血压性肾损害患者比例远低于临床诊断的患者，单凭临床诊断会导致较高的误诊率。因此，需要详细追踪患者的病史、尿液检查特点、高血压靶器官受累情况，并结合病理特点来进行诊断与鉴别诊断。

（一）良性小动脉肾硬化症

本病发病人群多见于50岁以上，男性多于女性。良性小动脉肾硬化症是良性高血压长期作用于肾脏所致，主要呈现肾脏小动脉硬化和继发性肾实质缺血病变，临床表现为肾小管和肾小球功能损害，最终发展为肾功能不全。

有下列临床表现者应高度怀疑是否存在良性小动脉肾硬化症：①持续存在的高血压，病程常在5～10年及以上，良性小动脉肾硬化症的发生与高血压的程度和持续时间呈正相关。②伴有高血压的其他靶器官损害，如眼底血管病变（可见小动脉痉挛、狭窄，很少出现出血和渗出）、心室肥厚及脑卒中等。③肾损伤早期出现肾小管功能损害，如尿浓缩功能减退、夜尿增多、尿钠排出增多等；后期出现肾小球损伤，呈现少量蛋白尿，部分患者呈现中度蛋白尿及少量红细胞尿，血清肌酐可逐渐升高。④影像学检查证实肾脏大小早期正常，晚期缩小，肾脏大小与高血压病程长短和严重程度相关。⑤必要时行肾穿刺活检，肾脏病理表现以肾小动脉硬化为主，包括入球小动脉玻璃样变，小叶间动脉及弓状动脉壁肌内膜肥厚，血管腔变窄，并常伴有不同程度的肾小球缺血性硬化、肾小管萎缩及肾间质纤维化，免疫荧光示无免疫复合物在肾组织沉积。

但是，在实际应用中可能还存在以下问题：如果发现高血压的时间很短，没有达到5～

10年，如何判断高血压与慢性肾脏病的因果关系？总体来说，良性高血压患者发生肾硬化症的确需要一定时间，但是对我国高血压调研资料发现，我国高血压患者对自身疾病的知晓率很低，只有51.6%，治疗率和控制率更低，仅为45.8%和16.8%[15]。因此，患者提供的高血压发生时间常常短于实际的患病时间。因此，在详细询问病史的基础上，应该结合高血压其他靶器官（如眼底、心、脑）的损害程度进行综合分析和判断，必要时进行肾穿刺活检。

良性小动脉肾硬化症的患者能否出现大量蛋白尿（尿蛋白＞3.5g/d）。良性高血压性肾硬化症患者的蛋白尿是由肾小球缺血导致滤过膜通透性增高而产生，故尿蛋白量一般在1g/d左右。只有系统血压很高并导致肾小球内出现高压力、高灌注及高滤过（“三高”）时，尿蛋白排泄量才会增多，但不会超过3.5g/d。因此，临床上如果患者呈现大量蛋白尿即提示可能合并存在其他肾小球疾病。

（二）恶性小动脉肾硬化症

恶性小动脉肾硬化症是恶性高血压（malignant hypertension，MHPT）导致的肾脏损害。男性发病高于女性，平均发病年龄为40～50岁。MHPT是高血压急症中最严重的形式之一，过去被定义为高血压伴有Keith和Wagener Ⅲ期或Ⅳ期视网膜病变，MHPT中舒张压升高通常高于120～130mmHg。然而，该定义不包括重要器官，如肾、心脏或大脑的损伤，而这些器官损伤通常与MHPT有关，并与预后密切相关。鉴于此背景，2013年欧洲高血压学会/欧洲心脏病学会指南认为MHPT是与缺血性器官损伤（视网膜、肾、心脏或大脑）相关的血压过高；2015年引入了“高血压多器官损害”（MOD）的新定义，其中包括每个器官（肾、心脏、大脑和微血管）的详细诊断标准。从MHPT定义转向高血压MOD可能会促使临床医生做出明确诊断，并迅速开始抗高血压治疗，以避免不良结果[16]。

一般来说，临床有下列表现者应高度怀疑恶性小动脉肾硬化症：①患者出现恶性高血压（血压迅速增高，舒张压＞130mmHg，并伴Ⅲ级或Ⅳ级高血压视网膜病变）。②肾脏损害表现为镜下血尿（甚至肉眼血尿）、蛋白尿（甚至大量蛋白尿）、管型尿（透明管型和颗粒管型等），并可出现无菌性白细胞尿；病情发展迅速，肾功能进行性恶化，血肌酐迅速升高，乃至出现少尿或无尿，进入终末期肾病。③肾脏病理检查可见本病特征性病变（坏死性小动脉炎和增生性小动脉内膜炎），包括入球小动脉、小叶间动脉及弓状动脉纤维素样坏死，以及小叶间动脉和弓状动脉高度肌内膜增厚（血管切面呈洋葱皮样外观），小动脉管腔高度狭窄，乃至闭塞。部分患者肾小球可出现微血栓及新月体。此外，肾小球旁器肥大，分泌肾素的颗粒细胞增生。免疫荧光检查可见纤维素沉着于肾小球内及上述小动脉内，系膜区可有IgM、C3沉积。④常伴有心脏和中枢神经系统累及，包括急性心力衰竭、心绞痛、心肌梗死，脑血管异常表现为局灶性脑梗死、蛛网膜下腔出血或脑实质出血。

MHPT的常见病因为原发性高血压、肾实质疾病和肾血管性高血压，肾脏疾病是MHPT的主要原因。Kawazoe等研究提出，不同病因导致的恶性高血压预后不同，原发性MHPT的5年肾脏存活率为60%，而慢性肾炎引起的18个月肾脏存活率为4%，说明原发性MHPT比慢性肾炎MHPT预后好。可能是由于原发性MHPT肾脏病理改变主要是血管病变、肾小球缺血性改变和肾小管间质急性损伤，因此经过积极控制血压后，肾脏病理改变有可能恢复，预后较好；而肾实质疾病继发MHPT常合并严重的肾小球病变，此时肾功能常迅速进展恶化，故预后较差。因此，临床工作中鉴别MHPT的病因具有重要意义。原发性和肾实质性MHPT患者的临床及病理表现有所不同，其鉴别要点为：①蛋白尿，原发性MHPT尿蛋白量较少，平均在1g/d；肾实质性MHPT尿蛋白量较大，甚至呈现肾病综合征范围的蛋白尿。②家族史，多数原发性MHPT有高血压家族史。③肾脏病理，原发性MHPT属于血栓性微血管病，系由于小动脉内皮损伤，进而出现内膜变性、纤维素样坏死、血栓形成及内膜的洋葱皮样纤维素性增厚，进而继发肾小球、肾小管及肾间质的急性缺血性病变；而肾实质性MHPT则属于严重的慢性进行性肾小球疾病的肾性高血压表现，肾小球严重损伤为原发病变，进而出现肾小管慢性损伤和代偿病变，肾间质纤维化，小动脉病变是长期严重肾性高血压的结果，管壁出现代偿性肥厚，细动脉呈玻璃样变。

恶性高血压是否一定会发生肾损害？恶性高血压来势凶险，病情危重，常常累及心脏、大脑、肾及眼底。但是近年来，随着人们对高血压及其危害性认识的不断提高，以及大量有效降压药物的出现，恶性高血压往往在早期被控制。因此，肾损害发生率已明显降低，文献报道恶性高血压患者肾损害的发生率为63%～90%，而且此类血管损害往往有一定的可逆性[17]。

八、鉴别诊断

根据病史、临床表现、体格检查及实验室检查结果，高度怀疑为高血压性肾硬化症时，应注意与下列疾病相鉴别。

1. 原发性肾脏病继发高血压 对于既往无高血压史、无肾小球肾炎病史的患者，明确是原发性和继发性高血压相对比较困难；对于已经进入终末期肾衰竭者，要明确高血压与肾损害的因果关系有时更加困难。但以下线索对临床明确是原发性肾脏病继发高血压，抑或是高血压所致肾损伤有一定的帮助：①原发性肾脏病继发高血压患者年龄往往偏小，＜40岁的患者高度怀疑原发性肾脏病继发高血压。②如果高血压发生在尿检异常之后，要考虑原发性肾脏病继发高血压的可能；而高血压出现在前，尿检异常发生在后，则以原发性高血压引起肾损害的可能性较大。③初次就诊时患者同时合并心、脑及眼底血管病变者，多支持高血压性肾损害的诊断。④如果患者合并以肾小管间质损害病变为主的疾病，则多考虑为高血压性肾硬化症，而以肾小球病变为主的疾病，多为原发性肾脏疾病。⑤表现为大量蛋白尿的患者，慢性肾小球疾病的可能性较大。⑥如果肾脏病理改变以小血管病变及肾实质缺血性病变为主，则高血压性肾硬化症的可能性较大；如果以肾小球病变为主，则慢性肾小球疾病的可能性较大。

2. 急进性肾小球肾炎 临床明确为恶性高血压，应与急进性肾小球肾炎相鉴别。一般来说，急进性肾小球肾炎的发病急、病情进展快，临床表现为血尿、蛋白尿，以及肾功能进行性下降，部分可有肉眼血尿，肾脏体积正常或增大，舒张压升高一般不突出，很少＞130mmHg，无恶性高血压的视网膜病变。

3. 慢性缺血性肾病 肾血管疾病也是常见的导致高血压的继发原因。应用血管紧张素转换酶抑制剂（ACEI）或血管紧张素Ⅱ受体拮抗剂（ARB）后肾功能急剧恶化；高血压伴有肾功能不全，同时反复出现原因不明的急性肺水肿时，应高度怀疑慢性缺血性肾病。患者肾脏体积进行性缩小，双肾大小不对称，腹部听诊闻及局部血管杂音，影像学检查、卡托普利肾图和肾素活性测定有助于诊断慢性缺血性肾病。

单凭病史和临床表现进行高血压性肾硬化症的诊断误诊率常较高，因此如不存在肾活检禁忌证，应争取进行病理检查。如果患者存在恶性高血压，应在严格控制血压后再行肾活检，以避免肾活检后发生大出血。

利用放射性核素肾脏显像测定原发性高血压患者的有效肾血浆流量（ERPF），结果显示ERPF与反映肾小管损害的指标有一定的相关性，提示ERPF在某种程度上可以反映高血压病早期肾小管损害。但利用这一方法诊断高血压性肾损害有待进一步探讨。

肾脏多普勒超声检查可以测量肾血管血流速度及肾内血管床阻力，其可以作为一个辅助手段，联合其他实验室早期肾损害指标帮助判断高血压性肾损害。

九、治　疗

（一）血压监测

良好的血压管理对改善高血压性肾损害患者远期预后具有重要的临床意义，标准的血压测量和记录对于评估血压水平、诊断高血压、确定与血压相关的心血管病风险和指导血压的治疗至关重要。目前主要的血压测量方法包括诊室血压测量和诊室外血压监测。诊室外血压监测包括动态血压监测（ambulatory blood pressure monitoring，ABPM）和家庭血压监测（home blood pressure monitoring，HBPM）。传统的诊室血压监测受检查次数、时间及场所等条件制约，无法真实和全面地评估患者的血压情况。诊室外血压监测不仅可以提供患者不同时间段的血压水平，还可以提供患者血压昼夜节律变化及血压变异性等信息，是诊室血压监测的必要补充。

1. 诊室血压的精确测量　医护人员在标准条件下按统一规范操作进行的血压测量。目前推荐使用经过国际标准方法验证的上臂式医用电子血压设备。标准的血压测量方法包括以下步骤：①患者适当放松，静坐5分钟以上；②将袖带中部放置在患者上臂平右心房（胸骨中点）的水平；③使用触诊的桡动脉脉搏闭塞压力的估计值来估算收缩压，将袖带充气至此水平以上20～30mmHg，听诊测量血压水平；④正确记录准确的血压值。

2. 诊室外血压监测与自我监控　血压自我监测是指个人在家中或诊所以外的其他地方定期测量血压。随着人们越来越多地认识到诊室内外间血压的不一致性，诊室外血压监测开始受到关注。ABPM是最好的诊室外血压测量方法，但需要使用动态血压仪，而HBPM更为实用。ABPM在个人进行日常活动时进行，多持续监测24小时，动态血压仪一般在白天每15～30分钟获取一次血压值，夜间每15～60分钟获取一次血压值。ABPM的优点：①可以在整个监测期内获得不同时间点的血压值，去除诊室血压测量的偶然性；②确定白天与夜间的血压比以识别夜间血压下降的程度；③识别清晨血压波动模式；④评估血压变异性；⑤识别症状性低血压；⑥去除白大衣性高血压因素的干扰。由于ABPM持续监测24小时的血压值，因此其可以比诊室血压监测更准确地预测顽固性高血压患者的心血管事件，并成为确定危险分层的重要工具，更有助于确定降压治疗的强度[18]。此外，ABPM也可用于随访评估高血压患者的治疗效果和调整治疗方案。

（二）血压控制目标

近年来，基于一些大型循证医学证据，国际和我国高血压指南关于慢性肾脏病患者降压的最佳目标值一直在推陈出新，也一直存在争议。目前多数观点认为高血压合并慢性肾脏病患者的血压控制目标尽量个体化，不同年龄、有无蛋白尿和糖尿病、不同慢性肾脏病分期的人群降压目标应有所区别，其根本目的是保护靶器官功能、减少心脑血管并发症和降低死亡风险。《高血压肾病诊断和治疗中国专家共识（2022）》做出如下推荐：①尿蛋白＞1g/d的高血压肾病非透析患者，血压控制目标应＜120/80mmHg；尿蛋白≤1g/d的高血压肾病非透析患者，血压控制目标＜130/80mmHg。②高血压肾病非透析患者若合并糖尿病，建议控制血压＜130/80mmHg，有蛋白尿且耐受良好的患者可以进一步控制收缩压水平。③年龄＞65岁高血压肾病非透析患者，如能耐受血压可逐渐降至＜140/90mmHg。④血液透析患者收缩压需控制在130～160mmHg。

降血压时应注意采取不同的对策。对于长期难以控制的高血压，应逐渐降低血压，防止过快、过猛，以避免肾灌注压突然下降，肾功能急剧恶化；对于近期血压突然升高、肾功能急剧恶化的患者，应给予强有力的药物治疗，使血压迅速恢复正常，保护肾功能严重损害或使受损的肾功能得以逆转。

恶性高血压属于高血压急症的一种，需要遵循高血压急症的诊治原则。总体原则是加强一般治疗，如吸氧、安静休息、心理护理、监测生命体征、维持水电解质平衡、防止并发症等，可酌情使用有效的镇静药消除患者的恐惧心理。遵循“先救命后治病”的原则，在维持生命体征稳定的前提下，进行详细的临床评估，判断患者是否同时合并肾脏以外的其他高血压相关靶器官损害。2022年《高血压急症的问题中国专家共识》指出，高血压急症的血压控制并非越快越好[19]，也并非越低越好，需在对患者进行充分评估的基础上制订个体化的治疗方案，有节奏、有目标地降低血压，同时针对不同合并症，需细化并个体化治疗。高血压急症早期降压原则：①初始阶段（1小时）血压控制目标为平均动脉压（mean arterial pressure，MAP）的降低幅度不超过治疗前水平的25%，但应根据患者基础血压及MOD程度决定。②在随后的2～6小时将血压降至较安全水平，一般为160/100mmHg左右，但需根据不同疾病的降压目标和降压速度进行后续血压管理。③当病情稳定后，24～48小时血压逐渐降至正常水平。多数高血压急症时交感神经系统和RAS过度激活，外周血管阻力明显升高，患者体内循环血容量减少，因此治疗初期不宜使用强效利尿降压药，除非有心力衰竭或明显的体液容量负荷过度。在降压药物选择方面建议：①遵循迅速平稳降压、控制性降压、合理选择降压药的原则，根据不同类型特点单用一种或者联合使用静脉降压药控制性降压。②拉贝洛尔和尼卡地平可以安全地用于所有高血压急症，并且应作为医院常备药物。硝酸甘油和硝普钠特别适用于心脏和主动脉损害的高血压急症[14, 20]。

恶性高血压患者也可同时存在急性肾衰竭和（或）血栓性微血管病（TMA），其降压速度不宜过快，建议数小时内将MAP降低20%～25%，待病情稳定后再逐渐降至正常。推荐药物包括拉贝洛尔、尼卡地平、乌拉地尔。由于恶性高血压的RAS激活程度个体化差异大，RAS抑制剂的降压效果难以预测，一项针对非洲人群的研究显示25mg卡托普利对高血压急症患者有效，但应在急诊室对降压治疗进行较长时间的观察。有研究使用口服ACEI，但必须采用非常低的剂量以防止血压突然下降。专家共识建议恶性高血压降压不宜过快，数小时内将MAP降低20%～25%；推荐药物包括拉贝洛尔、尼卡地平、乌拉地尔。

（三）高血压性肾损害的治疗

1. 治疗前评估 在启动高血压治疗前，需评价患者血压升高的程度、慢性肾脏病分期、慢性肾脏病进展的危险因素（尿蛋白、低蛋白血症、高血糖、高血脂、吸烟、妊娠、肾毒性药物、水电解质酸碱平衡紊乱、矿物质代谢异常、感染等），并对患者膳食和运动情况进行评估，然后针对血压、慢性肾脏病进展因素和并发症采取相应治疗措施。

2. 生活管理

（1）膳食控盐管理：无论是普通人群还是慢性肾脏病人群，减少膳食盐摄入量均可短暂降低血压，还可减少普通人群心血管疾病的发生风险。因此，即便针对慢性肾脏病人群的证据较弱，指南仍建议慢性肾脏病合并高血压人群每日摄入钠＜2g或氯化钠＜5g，与普通人群一致。遗憾的是，对于慢性肾脏病人群尚无RCT数据来评估膳食减盐对心血管疾病、肾衰竭或病死率的影响，而在临床试验中，也少有参与者能够长期坚持钠摄入量＜2g/d。最近对非慢性肾脏病人群RCT的荟萃分析结果表明，随着钠摄入量的减少，其在降低血压和心血管疾病风险方面均显示出分级获益。我国成人膳食中平均盐摄入量为10.5g/d，患者因饮食习惯而较难达标，但需要指出的是，减少钠的摄入量即使不能严格限制在＜2g/d仍然可获益。因此，《2021 KDIGO临床实践指南：慢性肾脏病患者的血压管理》推荐高血压合并慢性肾脏病患者的钠摄入量限制在＜2g/d（＜90mmol/d）或氯化钠＜5g/d。

（2）体育活动管理：目前已经明确，普通人群有规律的体育活动对提高身体素质和力量、降压、减重，以及改善血糖代谢紊乱或治疗糖尿病是有益的，但对慢性肾脏病人群的研究有限。相关的荟萃分析提示体育活动有助于慢性肾脏病人群降压、减重、提高生活质量；部分观察性数据显示慢性肾脏病患者较高的体力活动水平与较低的死亡风险之间存在剂量-反应关系[21]。《2020 KDIGO临床实践指南：慢性肾脏病患者的糖尿病管理》建议，慢性肾脏病并发高血压的患者应进行中等强度的体育锻炼，每周至少150分钟的累积运动时间，或达到与其心血管功能和身体耐受相适应的水平。但考虑到慢性肾脏病患者常存在多种合并症且体质虚弱，活动强度应根据患者的认知及身体状况进行个性化调整。因此，《2021 KDIGO临床实践指南：慢性肾脏病患者的血压管理》推荐高血压合并慢性肾脏病患者应进行中等强度的体育锻炼，每周累计时间至少150分钟，或达到与心血管和身体耐受性相适应的水平。

（四）降压药物选择

严格控制高血压无疑是预防及治疗高血压性肾硬化症的基础，因此正确选择降压药、严格控制高血压是治疗的关键。高血压肾病的降压药治疗要根据尿蛋白水平、肾功能情况、靶器官损害及并发症制定的个体化治疗方案。不仅要使血压达标以降低心血管病患病率及死亡风险，同时也应当关注肾脏预后，延迟肾衰竭的发生和延缓其发展。目前针对慢性肾脏病合并高血压的特定降压药物治疗的证据有限。慢性肾脏病合并高血压者，如果超过目标血压20mmHg及以上，就需要联合使用两种或更多的抗高血压药物。目前尚无针对慢性肾脏病中不同药物组合进行比较的随机对照试验，此外，除肾素-血管紧张素系统抑制剂

（renin-angiotensin system inhibitor，RASI）、β受体阻滞剂和钙通道阻滞剂（calcium channel blocker，CCB）以外，尚无针对其他种类降压药物的随机对照试验。因此，除单一降压药物外，慢性肾脏病中的任何抗高血压治疗路径均为基于专家意见、病理生理学或药理学，以及根据普通人群中的发现或替代结果得出的推论。临床实践中，在应用上述药仍不能有效控制高血压时，还可配合应用其他降压药（如α受体阻滞剂、血管扩张药及中枢降压药等）。

只有将高血压降至目标值才能有效防止高血压性肾硬化症的发生及发展。2020年国际高血压学会（ISH）制定的《2020 ISH国际高血压实践指南》简化了高血压治疗药物推荐[22]。最佳标准推荐起始治疗直接使用单片复方制剂（single pill combination therapy，SPC），优先选择血管紧张素转换酶抑制剂（ACEI）或血管紧张素受体拮抗剂（ARB）+二氢吡啶类钙通道阻滞剂（CCB），简称A+C；对于低危、高龄、衰弱的患者，可考虑单药治疗；对于脑卒中后、高龄、早期心力衰竭或CCB不耐受者，可优先考虑ACEI/ARB+利尿剂（A+D）方案；第2步是A+C两种药物全剂量联合治疗；第3步是增加利尿剂（A+C+D）；第4步也就是针对难治性高血压，加用螺内酯或其他药物。基本标准的要点包括可以使用任何可获得的、具有尽可能多理想特征的降压药，以及如果没有SPC或者不能负担，可以自由联合使用降压药。SPC具有机制互补、服用方便、依从性好、降压达标率高等特点，近年来得到国内外指南优先推荐。与以往指南不同，《2020 ISH国际高血压实践指南》优先推荐A+C的SPC方案。收缩期高血压患者联合治疗避免心血管事件（ACCOMPLISH）研究是第一个比较了以联合降压治疗方案作为起始治疗高危患者心血管结局影响的临床试验，结果发现与ACEI+利尿剂相比，ACEI+CCB联合组的主要终点事件降低19.6%。《2020 ISH国际高血压实践指南》与国内外主要的肾性高血压指南对慢性肾脏病降压治疗的一线药物推荐一致，RASI是慢性肾脏病合并高血压患者的一线降压药物；如血压控制不佳，可在RASI的基础上加用CCB和利尿剂［如果eGFR＜30ml/（min·1.73m^2），使用袢利尿剂］。《2020 ISH国际高血压实践指南》与既往指南一样，并未给出SPC在慢性肾脏病高血压药物治疗的优先级推荐。慢性肾脏病患者常需要使用多种降压药物才能实现血压控制，但目前比较A+C和其他方案对慢性肾脏病患者肾脏和心血管长期预后的RCT研究非常有限。SPC及SPC组合可作为慢性肾脏病患者的最佳治疗推荐仍需更多研究证据。

《2021 KDIGO临床实践指南：慢性肾脏病患者的血压管理》对慢性肾脏病合并高血压的降压药物选择做出如下推荐：①对于慢性肾脏病合并高血压，严重蛋白尿（G1～G4，A3）且不伴糖尿病的患者，建议起始使用RASI（ACEI或ARB）。A3是指尿白蛋白与肌酐比值（albumin-creatinine ratio，ACR）＞300mg/g。②对于慢性肾脏病合并高血压，中度蛋白尿（G1～G4，A2）且不伴糖尿病患者，建议起始使用RASI。A2是指ACR为30～300mg/g。③对于慢性肾脏病合并高血压，中重度蛋白尿（G1～G4，A2和A3）且合并糖尿病患者，建议起始使用RASI。对于合并或不合并糖尿病慢性肾脏病患者，避免ACEI、ARB与直接肾素抑制剂（DRI）联合使用。

防治高血压性肾损害不仅要着眼于有效控制高血压，还要综合管理肾损害的其他因素，如高脂血症和高尿酸血症等。

1. ACEI/ARB　ACEI能抑制血管紧张素Ⅱ（AngⅡ）产生，阻断AngⅡ的血管收缩和促交感神经活化作用，同时还能抑制激肽降解，使扩血管的缓激肽、前列腺素和一氧化氮增加，故能有效降低高血压，减少尿蛋白，延缓肾损害进展。ARB能阻断AngⅡ与AT1受体结合，进而促进AngⅡ与AT2受体结合，如此拮抗AngⅡ的致病作用，发挥与ACEI类似的治疗效应。

该类药物的上述作用主要通过血压依赖性肾小球血流动力学效应、非血压依赖性肾小球血流动力学效应和非血压依赖性非肾小球血流动力学效应而起作用。血压依赖性肾小球血流动力学效应是通过降低系统高血压而间接降低肾小球内“三高”；非血压依赖性肾小球血流动力学效应是由于ACEI/ARB具有扩张出球小动脉强于入球小动脉的特点，而直接降低肾小球内“三高”；非肾小球血流动力学效应是通过干预AngⅡ导致血管细胞增生肥大，肾小球系膜增生、肥厚和细胞外基质沉积，以及细胞因子的生成减少，最终改善肾小球滤过膜的选择通透性，有效减少尿蛋白的排泄，保护肾功能。许多循证医学试验已充分证明其疗效。如AIPRI试验首次证实，盐酸贝那普利能使多种肾脏病高血压患者的肾功能不全发生率降低53%，使Scr轻度升高的肾病患者肾功能不全发生率降低71%。

应用ACEI/ARB过程中应注意以下方面：①药物应从小剂量开始使用，逐渐加量，以免血压降低过度。对老年人（可能存在肾动脉粥样硬化所致狭窄）尤应如此。②服用ACEI/ARB期间应密切监测Scr，Scr水平不变或升高＜30%均属正常，后者与出球小动脉扩张、GFR轻度下降相关，不应停药。但是，如果Scr水平升高＞30%则为异常，常为肾脏血容量不足（如过度利尿脱水）导致，需及时停药。③肾功能不全患者服药期间应密切监测血钾，如果血钾水平＞5.5mmol/L，在控制饮食钾摄入基础上加用口服降钾剂；如经过以上治疗，血钾水平仍＞5.5mmol/L，应减少ACEI/ARB剂量或停药。④双侧肾动脉狭窄患者应禁用ACEI/ARB。⑤孕妇应禁用ACEI/ARB，以免影响胎儿发育。

关于慢性肾脏病患者的ACEI/ARB使用剂量目前还没有肯定结论。但是，在控制蛋白尿的研究中已经证实，尿蛋白下降幅度与ACEI/ARB剂量相关，而ACEI所引起的咳嗽和神经血管性水肿与剂量无关。然而ACEI/ARB剂量增加可能会引起低血压，使患者难以耐受，必须注意。

2. 钙通道阻滞剂（CCB） 其治疗高血压的疗效已被临床广泛接受。CCB能够抑制细胞膜L-通道的细胞外钙离子内流，致使外周动脉血管扩张，从而降压；此外，CCB还能通过减弱内皮素的缩血管效应而降压。

但是，不同种类的CCB对肾小球血流动力学的影响有所不同。维拉帕米等非二氢吡啶CCB扩张出球小动脉、入球小动脉的效果相等，对肾小球血流动力学无不良影响；而硝苯地平等二氢吡啶CCB扩张入球小动脉强于扩张出球小动脉，为此曾有学者认为它们可增加肾小球内“三高”，而不宜用于慢性肾脏病高血压治疗。但是，后来研究已证实只要能将系统高血压降达目标值，系统高血压下降导致的肾小球内“三高”降低，完全可以抵消上述作用。因此，二氢吡啶CCB同样能用于慢性肾脏病高血压患者的治疗，发挥肾脏保护作用。此外，CCB还可能通过抑制系膜细胞对大分子物质的捕获，减少大分子物质在肾小球系膜区的沉积，抑制系膜细胞增殖及基质增加来延缓肾小球硬化，保护肾功能。

应用CCB时也应注意药物不良反应，如非二氢吡啶CCB导致的心动过缓；二氢吡啶CCB导致的水肿（多发生于踝部，与扩张毛细血管前小动脉而不扩张小静脉相关）和反射性心动过速等。

3. β受体阻滞剂 研究证明，β受体阻滞剂对于高血压合并心力衰竭能够显著改善患者生活质量，延长患者寿命；对于高血压合并心肌梗死能够减慢心率、抑制心肌收缩力、降低心肌氧耗、缩小梗死面积，从而保护缺血心肌，提高室颤阈值，降低死亡率。

多数β受体阻滞剂对糖代谢不利，可能增高血糖。但是卡维地洛等新型β受体阻滞剂对糖代谢并无明显不良影响。2004年发表的GEMINI试验分别用卡维地洛（此药能同时阻滞α1受体，并具有抗氧化作用）和美托洛尔对2型糖尿病合并高血压患者进行治疗，结果发现美托洛尔加重了胰岛素抵抗，而卡维地洛却无以上不良作用，所以卡维地洛适用于糖尿病合并高血压患者的治疗。

大多数β受体阻滞剂需应用至4～8周，降压效果才能达到理想水平，提示它的起效作用较慢。应用β受体阻滞剂时不要突然停药，以免导致血压反跳。同时要根据β受体阻滞剂药理学特点，给予个体化治疗，通常从小剂量开始。

β受体阻滞剂禁忌证包括哮喘，伴有支气管痉挛的慢性阻塞性肺病、严重窦性心动过缓、病态窦房结综合征、Ⅱ度或Ⅲ度房室传导阻滞、Ⅳ级心力衰竭等。

4. 利尿剂 用于降压治疗的有3类。

（1）噻嗪类利尿剂：氯噻酮和氢氯噻嗪是这一类药物中常用的利尿剂。在高血压指南中，推荐这两种药物可以互相交换使用[23]；但在临床实践中，氢氯噻嗪应用更广泛。一些实验数据直接或间接表明，氯噻酮在减少心血管事件、抗高血压方面的疗效优于氢氯噻嗪。氯噻酮和氢氯噻嗪之间具有相似的分子结构，但是药动学却有很大差异。氯噻酮是一个长效降压药，口服给药后，

2～6小时达到血药浓度峰值。一次给药半衰期约为42小时，长期给药半衰期为45～60小时，在体内抗高血压持续作用时间为48～72小时。氢氯噻嗪单次口服给药2小时后达到血药浓度的峰值，半衰期为6.5～9小时，长期给药半衰期可达8～15小时，作用时间为6～8小时，因此氢氯噻嗪每天需服药两次来弥补较短的药物作用时间。

噻嗪类药物抑制远端小管前段和近端小管对氯化钠的重吸收，主要临床效应表现为消除水肿及降低血压。通过排泄体内过多的钠和水，减少细胞外液容量而达到消肿利尿的目的。噻嗪类利尿剂也可能导致一些副作用，包括水电解质紊乱、低钾血症、低镁血症，表现为口干、恶心、呕吐、极度疲乏无力、肌肉痉挛、肌痛和腱反射消失，还可导致糖耐量异常和脂质代谢紊乱。

（2）袢利尿剂：通过抑制髓袢升支粗段对氯化钠的主动再吸收来降低组织间渗透压梯度和肾小管浓缩功能，从而增加水、钠和氯的排泄。由于远端小管中钠浓度增加，钠和钾、钠和氢的交换增加，钾和氢的排泄增加。呋塞米等利尿剂具有明显的量效关系。随着剂量增加，利尿作用显著增强。袢利尿剂容易导致低钾血症、低氯血症、低氯性碱中毒、低钠血症、低钙血症及与此有关的口渴、乏力、肌肉酸痛、心律失常等，大剂量袢利尿剂还有肾毒性和耳毒性。

（3）盐皮质激素受体拮抗剂（minera lcorticoid receptor antagonist，MRA），醛固酮：是一种由肾上腺皮质球状带分泌、具有盐皮质激素活性的甾体类激素，是肾素-血管紧张素系统（RAS）激活的下游靶点。醛固酮通过与醛固酮受体（MR）结合，形成激素-受体二聚体，迁移入细胞核，与特定的DNA序列结合，引发靶基因转录，产生一系列生物学效应。经典理论认为，醛固酮的主要生理作用是与位于肾脏集合管的MR结合后发挥保钠排钾的作用，参与体内钠钾水平、容量及血压的调节。进一步研究发现，醛固酮/MR主要通过氧化应激、炎性反应及促纤维化的机制引起心肾组织损伤的发生，而且这种损伤很大程度上独立于醛固酮引起的血压变化所带来的系统影响。

螺内酯作为第一代MRA于1957年首次被合成，是一种非选择性甾体类MRA，能够通过促进肾脏排钠而发挥利尿作用。20世纪80年代上市的依普利酮是一种选择性甾体类MRA，为第2代MRA。在针对左心室收缩功能下降的心力衰竭患者的大型随机对照研究中，两个传统的MRA药物治疗都显著降低了患者的病死率和并发症。非奈利酮作为第3代MRA，是一种非选择性甾体类MRA，其受体选择特异性高于螺内酯，而受体亲和力又强于依普利酮，这些特性使其可以较低剂量达到与前两者相似程度的治疗效应，并避免非特异性阻断性激素受体造成的不良反应。目前研究发现，非奈利酮呈剂量依赖性降低尿白蛋白肌酐比（UACR）水平，且尿蛋白变化与收缩压改变不相关。非奈利酮减缓糖尿病肾病的肾衰竭和疾病进展（finerenone in reducing kidney failure and disease progression in diabetic kidney disease，FIDELIO-DKD）研究显示，非奈利酮可延缓合并2型糖尿病慢性肾脏病患者的肾脏病进展，减少心血管事件的发生[24]。目前MRA已作为一类新的基于利尿和降压以外的减少尿蛋白、延缓肾衰竭进展的药物。

应用利尿剂时应注意：①当GFR＜30ml/（min·1.73m^2）时，噻嗪类利尿剂治疗反应差，应更换为袢利尿剂；②袢利尿剂容易导致低钾血症，故应用时要注意血电解质的变化；③保钾利尿剂容易出现高钾血症，肾功能不全患者应慎用。

传统观点认为利尿剂不利于血糖代谢，因此影响了该药在高血压一线治疗中的地位。但是2004年研究结果（共随访14年）表明，利尿剂氯噻酮对糖尿病患者的血糖有不利影响，但是对非糖尿病患者血糖影响较小。在新发糖尿病患者中氯噻酮仍具有降低心血管危险的优点。因此，对不同年龄患者应用利尿剂时应采取不同的治疗策略。对于年轻人应关注糖代谢，减少糖尿病发生；而对于老年人则更应注重减少心血管事件发生。

5. 沙库巴曲缬沙坦 由脑啡肽酶（neprilysin，NEP）抑制剂沙库巴曲和缬沙坦（ARB）按摩尔比1∶1组成的新型单一共晶体。沙库巴曲（AHU377）是一种前体药物，进入体内后经过酯酶代谢为活性产物LBQ657，抑制脑啡肽酶活性。脑啡肽酶有多种底物，包括利尿钠肽和AngⅡ。抑制脑啡肽酶可提高体内具有降压和器官保护作用的利尿钠肽水平。沙库巴曲缬沙坦共晶体的另一成分缬沙坦则可有效抑制AngⅡ1型受体（angiotensin Ⅱ type 1 receptor，ATIR），起到降压及器官保护作用。共晶结构可使沙库巴曲与缬沙坦的吸收与消除速率相近，保障两者药效发挥呈同步一致性。

沙库巴曲缬沙坦最突出的机制是增强利尿钠肽系统（natriuretic peptide system，NP系统）的活性。利尿钠钛包括心房利尿钠肽（atrial natriuretic peptide，ANP）、脑利尿钠肽（natriuretic peptide，BNP）和C型利尿钠肽（C-type natriuretic peptide，CNP），具有生理性血压调节作用。利尿钠肽的降压作用包括3种机制。

（1）肾性机制：利尿钠肽可通过以下3种途径提高GRF：①扩张入球小动脉，收缩出球小动脉，使肾小球毛细血管压升高，增加GFR；②使系膜细胞松弛，增加肾小球有效滤过面积；③通过利钠作用升高远曲小管钠浓度，通过管球反馈抑制RAAS，降低血压；同时，利尿钠肽对醛固酮和加压素的抑制作用可增加肾脏的排钠利尿作用，减少机体的水钠潴留。

（2）血管扩张机制：利尿钠肽可通过cGMP-PKG信号通路促进血管平滑肌舒张，并作用于心肌细胞，抑制心脏重构。

（3）神经内分泌机制：动物和临床研究显示，利尿钠肽可抑制醛固酮和AngⅡ生成，对交感神经系统（sympathetic nervous system，SNS）活性亦有抑制作用。利尿钠肽的降压作用涵盖了目前5大类降压药物的作用机制，包括利钠、利尿、舒张血管、抑制RAAS和SNS活性。缬沙坦是经典的ARB类药物，通过拮抗ATIR达到降压作用。缬沙坦可阻断ATIR，抑制醛固酮的释放，调节肾脏对钠的重吸收作用，同时对SNS活性、加压素分泌和血管收缩也有一定的抑制作用[25]。

目前已有多项大规模临床研究显示沙库巴曲缬沙坦具有良好的降压效果，除了全面降压作用外，沙库巴曲缬沙坦对心脏、肾脏、血管等靶器官具有保护作用。沙库巴曲缬沙坦在高血压患者中的应用建议：

（1）沙库巴曲缬沙坦可用于原发性高血压患者的降压治疗。其更适用于老年高血压、盐敏感性高血压、高血压合并心力衰竭、高血压合并左心室肥厚、高血压合并慢性肾脏病（1～3期）和高血压合并肥胖的患者。

（2）降压使用的常规剂量为200mg，1次/天，对于难治性高血压患者可增至300～400mg/d。高龄老年人，伴有射血分数降低的心力衰竭（HFrEF）的患者、合并慢性肾脏病3～4期的患者可从低剂量50～100mg/d开始。如患者耐受，每2～4周将剂量加倍，以达到患者最适宜的剂量，实现血压控制及耐受的平衡。

（3）对血压未达标但增加剂量受限者，可与其他种类降压药物联合使用，但不能与RAAS抑制剂（ACEI、ARB）联合使用（不包括缬沙坦）。

（4）重度肾功能损害［eGFR＜15ml/（min·1.73m^2）］、肾动脉狭窄及中度以上肝功能损害者应慎用。使用RAS抑制剂出现血管神经性水肿及妊娠者禁用。

（5）注意与其他心血管药物之间的相互作用。①ACEI：合用可增加发生血管神经性水肿的风险，故禁止合用。停止使用ACEI治疗36小时后方可使用本药。②对肾功能不全、eGFR＜30ml/（min·1.73m^2）的患者，与保钾利尿药（如螺内酯、氨苯蝶啶、阿米洛利）、补钾药、钾盐合用时可能升高血钾，在合用时应监测血钾。

（6）用药前和用药期间定期监测血压、血钾、肾功能和肝功能。

6. 静脉降压药物 见表22-1。

表22-1 治疗恶性高血压的常用静脉药物

药物	常用方法	常用剂量	起效时间	持续时间	不良反应
硝普钠	静脉滴注（遮光使用）	0.25～10μg/（kg·min）	＜30秒	1～2分钟	恶心、呕吐、头痛、眩晕、肌肉颤搐、低血压、氰化物中毒
硝酸甘油	静脉滴注	5～100μg/min	即刻	3～5分钟	头痛、恶心、呕吐，长期用药可导致耐药
乌拉地尔（压宁定）	静脉注射 静脉滴注	每次12.5～25mg 100～400μg/min	2～5分钟	2～3小时	头痛、皮疹、视物模糊、直立性低血压
拉贝洛尔	静脉注射 静脉滴注	20～80mg/10min 2mg/min	5分钟	3～6小时	恶心、呕吐，支气管痉挛，心脏传导阻滞，直立性低血压

续表

药物	常用方法	常用剂量	起效时间	持续时间	不良反应
非诺多巴	静脉滴注	0.1～0.6μg/（kg·min）	4～5分钟	10～15分钟	反射性心动过速、头痛、恶心
尼卡地平	静脉滴注	5～15mg/h	5～10分钟	1～4小时	反射性心动过速、头痛、恶心呕吐、面红
酚妥拉明	静脉滴注	2～8μg/（kg·min）	1～2分钟	3～5分钟	心悸、心动过速、头痛、直立性低血压
硫酸镁	静脉注射	每次1.0g（加液体20ml缓注）	即刻	30分钟	常用于子痫或先兆子痫
呋塞米	静脉注射	每次20～80mg	0.5～1小时	6～8小时	注意血容量和水、电解质代谢平衡

（1）硝普钠：直接作用于动脉和静脉的强效血管扩张剂，用药后数秒开始起效，作用维持时间1～2分钟。一般起始剂量为0.25～0.5μg/（kg·min），根据血压变化可逐渐加大剂量，最大量可达8～10μg/（kg·min）。通常情况下，硝普钠导致的不良反应轻微，表现有恶心、呕吐、肌肉颤动，长期或大剂量应用硝普钠时极少数患者可发生氰化物中毒，尤其是合并肾功能损害时。因此，合并恶性高血压的AKI患者应慎用。

（2）硝酸甘油：具有扩张静脉和选择性扩张冠状动脉的作用，降压作用迅速，停药后数分钟作用消失。常用剂量为5～50μg/min，偶有面部潮红、头痛等不适，有时会发生耐受性。

（3）尼卡地平：是一种二氢吡啶类钙通道阻滞剂，能够直接扩张外周小动脉，同时对冠状动脉和脑血管也有较强的扩张作用。静脉起始剂量为5mg/h，可逐渐加量，最大剂量为15mg/h。不良反应有面部潮红、心动过速等。下述患者存在用药禁忌：①心源性休克患者，可能使症状恶化。②孕妇或有可能妊娠的妇女，哺乳期妇女禁用。

（4）拉贝洛尔（labetalol）：兼有α1受体和β受体阻滞作用，对β受体的作用强于对α1受体的作用，比例为（3～7）：1。拉贝洛尔的蛋白结合率约为50%，主要从肝脏代谢，而不影响肾脏血流量，因此在伴发恶性高血压的AKI患者可优先使用。静脉使用5～10分钟起效，持续时间3～6小时，临床多采用间断注射或持续输注两种方法。一般间断给药的开始剂量为20～50mg，缓慢注射，以后每10～15分钟重复注射，每日总量小于300mg。如果采用持续输注法，剂量为0.5～2mg/min。

（5）乌拉地尔：主要阻断外周血管突触后α1受体而使外周阻力下降，扩张血管，同时也能够阻断儿茶酚胺的收缩血管作用。此外，乌拉地尔还通过激活5-羟色胺受体降低中枢的交感反馈调节作用而降压。乌拉地尔的血浆蛋白结合率高，为80%～94%，不易透过透析器滤膜。用法是先注射25mg，之后再将本品250mg加入生理盐水或葡萄糖注射液500ml中静脉滴注，开始滴速为6mg/min，以120mg/h的速度维持。

（五）其他药物和方法

α受体阻滞剂、血管扩张药及中枢降压药等也能作为二线降血压药物与上述药物配伍应用，帮助降压，发挥血压依赖性肾脏保护效应。

（六）去肾神经术

去肾神经术（renal denervation，RDN）治疗高血压的概念可以追溯到1950年，由Smithwick和Thompson教授完成的大规模临床试验发现，相对于常规药物治疗，胸腰椎段内脏神经切除术能更加有效地控制患者血压，降低死亡率，初步证实RDN治疗高血压的有效性。随着高血压药物治疗方案的逐渐问世，肾交感神经外科切除术由于其并发症风险较高，逐渐退出临床应用。尽管已有先进完善的药物疗法可用于治疗高血压，但近年来该疾病的社会和经济负担逐渐加大，而且药物的依从性和耐药性问题从未得到真正解决，因此寻求该疾病的新疗法仍然是临床治疗迫切需要的。RDN是通过破坏肾脏交感传入和传出神经，减弱肾脏和全身交感神经活性，从而降低血压。肾脏交感神经在升高血压方面的可能机制包括促进肾动脉收缩及肾小球旁细胞分泌肾素，激活肾素-血管紧张素系统；引起肾小球滤过率降低，肾小管重吸收钠和水的作用增加，血容量增加；肾小球压力感受器接收到升高血压刺激后向脑干血压调节中枢传输信号，中枢兴奋传出升高血压信号。

包括SYMPLICITY HTN-2与SYMPLICITY HTN-3在内共进行了8项关于RDN的RCT研究，其中仅3项研究支持RDN有效，剩下的研究均认为RDN并不优于单纯药物治疗。这些研究也对RDN提出一些质疑：①肾性高血压患者是否为RDN的最佳获益目标人群；②高血压病因复杂，目前认为交感神经过度激活为其原因之一，但交感神经过度活性在高血压中是否起主导作用仍无定论；③RDN后血压降低幅度是否改善远期心血管发病率及死亡率；④单纯阻断交感神经是否可降低全身交感神经活性仍不十分明确。SPYRAL HTN-ON MED研究是一项多中心、随机、单盲、假手术对照研究，纳入来自7个国家、25个医疗中心的80例患者，排除肾动脉狭窄＞50%、eGFR＜45ml/（min·1.73m^2）或肾动脉解剖结构不适合消融的患者。与假手术组相比，RDN的患者在24个月和36个月时24小时收缩压与舒张压显著降低，且安全性良好[26]。鉴于RDN长期的安全性和有效性发现，RDN可以作为高血压患者的治疗提供一种辅助治疗方式。

RDN目前研究最多的方式是借助射频消融导管或球囊使肾动脉周围交感神经变性，另外，超声、化学物质注射、冷冻等方法也在不断开发中。

十、预　　后

近年来高血压发病率急剧上升，长期持续的高血压对心、脑、肾、眼等多个靶器官可造成一定损伤。原发性高血压引起的恶性高血压在积极合理降压后预后尚好。因此，早期积极有效的抗高血压治疗十分重要，不仅可减缓或减轻高血压引起的肾损害，同时有助于降低蛋白尿，保护肾功能，减少肾功能不全的发生风险。

十一、病例介绍及点评

（一）主诉

血压升高4年，加重伴视物模糊5天。

（二）病史

患者，男性，33岁。4年前（2016年）无明显诱因出现血压升高，最高达140/90mmHg，伴恶心、呕吐，天旋地转感，无胸闷憋气，于外院就诊，诊断为“高血压”，给予“降压”治疗（具体不详）。治疗半年后，患者自行停药，未监测血压。5天前患者受凉后出现间断咳嗽、咳痰，痰液为白色，有痰中带血，伴胸闷、憋气，夜间能够平卧，伴视物模糊。无发热、畏寒、寒战，无颜面部及双下肢水肿，无肉眼血尿及泡沫尿，无尿频、尿急、尿痛，无明显头晕、头痛，遂于笔者所在医院门诊就诊，当时测血压为230/160mmHg，门诊检验尿隐血（+），尿蛋白（+）；血肌酐382μmol/L，尿酸583μmol/L。给予硝苯地平控制片30mg口服治疗。患者自发病以来，神志清，精神可，饮食及睡眠可，大小便正常，体重较前未见明显增减。

患者既往体健，无糖尿病、冠心病等病史。无肝炎、结核等感染病史。无外伤、手术、输血病史。无药物过敏史。久居当地，从事办公室工作，无疫区旅居史。吸烟史20余年，约15支/天，无大量饮酒史。无家族遗传病史。

（三）入院查体

T 36.9 ℃，R 18次/分，P 92次/分，BP 200/120mmHg，BMI 34.1kg/m^2。患者神志清楚，自主体位，查体合作。全身皮肤未见皮疹、出血、黄染，浅表淋巴结未触及肿大。颜面部无水肿。双肺叩诊清音，呼吸音正常，未闻及干湿啰音。心尖搏动增强，心浊音界无明显扩大，未及震颤，心率92次/分，律齐，主动脉瓣区第二心音亢进，其他瓣膜区未闻及病理性杂音。腹平软，未见腹壁静脉曲张、蜘蛛痣等，叩诊鼓音，肝肾区无叩击痛，Murphy征（–），移动性浊音（–），无压痛、反跳痛，肝、脾肋下未触及。双侧膝关节以下部位轻度可凹性水肿。四肢、关节活动自如，肌力、肌张力正常。神经系统检查无异常。

（四）实验室检查

血常规：白细胞计数7.94×10^9/L，中性粒细胞百分比67.6%，血红蛋白136g/L，血小板计数120×10^9/L，外周血破碎红细胞0.4%。尿液检查：比重1.006，尿蛋白（+），隐血（+），红细胞数2.5/μl，白细胞（–），尿红细胞形态检查显示红细胞数0～1/HPF，24小时尿蛋白定量1.37g。

肝肾功能：总胆红素16.6μmol/L，丙氨酸转氨酶20U/L，乳酸脱氢酶521U/L，血清总蛋白63.3g/L，白蛋白41.6g/L，总胆固醇4.8mmol/L，低密度脂蛋白3.1mmol/L，甘油三酯1.8mmol/L，尿酸516μmol/L，尿素氮14.6mmol/L，血肌酐328μmol/L，胱抑素3.2mg/L。血电解质：钠141mmol/L，钾2.7mmol/L，钙2.2mmol/L，血磷1.0mmol/L，甲状旁腺激素182pg/ml，氯105mmol/L，HCO_3^- 28mmol/L。高血压相关检测（卧位）示肾素19.1ng/（ml·h）[0.15～2.33ng/（ml·h）]，血管紧张素Ⅰ（37℃）33.4ng/ml（0～50ng/ml），血管紧张素Ⅰ（4℃）14.3ng/ml（0～50ng/ml），血管紧张素Ⅱ 83pg/ml（25～60pg/ml），醛固酮475pg/ml（30～160pg/ml）。高血压相关检测（立位）示肾素16.96ng/（ml·h）[0.15～2.33ng/（ml·h）]，血管紧张素Ⅰ（37℃）21ng/ml（0～50ng/ml），血管紧张素Ⅰ（4℃）4.5ng/ml（0～50ng/ml），血管紧张素Ⅱ 96pg/ml（25～60pg/ml），醛固酮936pg/ml（30～160pg/ml）。凝血指标：PT 11秒，APTT 31秒，D-二聚体550ng/ml。甲状腺功能（–），B型脑钠肽349pg/ml，高敏肌钙蛋白Ⅰ 0.05ng/ml，自身免疫性抗体均（–），免疫球蛋白及补体未见明显异常，乙肝五项（–），AFP、CEA、CA19-9、CA125等肿瘤标志物无异常。

双肾B超：左肾大小10.3cm×4.1cm，右肾大小10.0cm×4.2cm，肾实质回声增强，皮髓质界限尚清，集合系统未见分离，双肾区未见占位性病变。右肾叶间动脉收缩期峰值流速20.8cm/s，阻力指数0.67，左肾叶间动脉收缩期峰值流速21.5cm/s，阻力指数0.65。心电图示窦性心律，多导联ST-T改变。心脏超声提示左心室心肌肥厚、升主动脉扩张，二尖瓣反流（轻度），三尖瓣反流（轻度），左心室舒张功能减低，左心室收缩功能减低，肺动脉高压（轻度）。肾上腺CT提示左肾上腺形态饱满，未见明确结节，右侧肾上腺大小、形态及密度未见明显异常。胸部CT平扫未见明显异常。颈部血管超声提示双侧颈动脉粥样硬化，左侧颈总动脉斑块形成，腹部血管超声、下肢血管超声未见明显异常。眼底检查：视盘界清、色可，双眼视盘水肿。视网膜动脉细，可见动静脉压迹。

（五）住院经过

患者入院后临床诊断“慢性肾功能不全急性加重、恶性高血压、高血压3级（极高危）、呼吸道感染”，因患者严重高血压同时合并肾功能异常、眼底渗出，考虑为高血压急症，立即给予积极降压治疗。患者无明显头晕、头痛，患者就诊前未服用降压药物，门诊给予硝苯地平控释片30mg口服后血压降至200/120mmHg，继续给予口服降压药治疗：硝苯地平控释片30mg，2次/天，酒石酸美托洛尔25mg，2次/天，卡托普利12.5mg，3次/天，住院第2天血压将至180/100mmHg。根据患者血压情况调整降压药物。住院第4天，患者血压150/90mmHg，降压方案为硝苯地平控释片30mg，2次/天，酒石酸美托洛尔25mg，2次/天，卡托普利12.5mg，3次/天，盐酸特拉唑嗪4mg，2次/天。相关指标复查：白细胞计数6.39×10^9/L，中性粒细胞百分比63.7%，血红蛋白118g/L，血小板计数163×10^9/L，乳酸脱氢酶281U/L，尿素氮14.6mmol/L，血肌酐296μmol/L，钠140mmol/L，钾3.6mmol/L。住院第6天，患者血压降至140/90mmHg，超声引导下行肾穿刺活检术。病理检查显示10个肾小球，2个球性缺血性废弃，余肾小球正切体积不大，毛细血管袢皱缩、开放尚可，节段系膜区轻度增宽，系膜细胞与基质增多；囊壁增厚、分层；肾小管间质慢性病变重度，多灶状或片状小管萎缩、基底膜增厚（约占55%），灶状小管上皮细胞扁平、刷状缘脱落，少量蛋白管型；肾间质多灶状单个核细胞浸润分布；小动脉管壁增厚，内皮下疏松、水肿，节段疑似血栓形成，呈TMA样改变。免疫荧光阴性，电镜下足突节段性融合，未见确切电子致密物沉积。病理诊断：肾小球节段系膜增生性病变伴缺血性改变，球性废弃（2/10），合并小动脉TMA样改变，结合临床，符合恶性高血压相关性肾损害。

患者血压达标出院，门诊随访。

（六）点评

患者青年男性，高血压病史4年，未进行诊治，此次因呼吸道感染导致血压急剧升高，并出现视物模糊就诊。门诊检查患者血压230/160mmHg，眼底检查发现双眼视盘水肿，视网膜动脉细，可见动静脉压迹棉絮样渗出，诊断恶性高血压成立。关于患者恶性高血压的原因，住院期间完善了相关辅助检查，排除嗜铬细胞瘤、原发性醛固酮增多症、大动脉炎等继发性高血压。该患者还需要进一步鉴别高血压性肾损害和肾性高血压，以下几点支持该患者为高血压性肾损害：①尿比重低1.006，追问病史，有夜尿增多2年。②尿中有形成分少，24小时尿蛋白定量少1.37g。③发病的同时有左心室心肌肥厚、升主动脉扩张，左心室舒张功能减低，左心室收缩功能减低，肺动脉高压（轻度）等高血压心脏改变。④眼底检查发现长期高血压导致的眼底改变：视网膜动脉细，可见动静脉压迹。⑤肾穿刺活检显示肾小球病变以缺血性改变为主，肾小管间质病变重，同时可见小动脉管壁增厚，支持良性小动脉性肾硬化的病理诊断，同时发现小动脉内皮下疏松、水肿，节段疑似血栓形成，呈TMA样改变，提示患者在良性小动脉性肾硬化的基础上并发恶性小动脉性肾硬化。

该患者以恶性高血压就诊，血压最高达230/160mmHg，无明显头晕、头痛，快速降压会影响肾脏灌注，选用口服降压药物逐步降压，治疗4天，血压达150/90mmHg，肾功能稳定。在药物选择方面，选择CCB+RASI+β受体阻滞剂，逐步加上α受体阻滞剂，治疗第6天血压达标140/90mmHg。降压过程平稳，减少了系统血压波动对肾脏灌注的影响，避免了血肌酐波动。

关于RASI在高血压合并肾功能不全中的使用。该患者入院检查血肌酐328μmol/L，此时使用RASI，可能由于扩张出球小动脉大于扩张入球小动脉引起肾小球滤过率降低，血肌酐升高。但是该患者诊断恶性高血压存在系统和肾脏局部RAAS的激活：①舒张压＞130mmHg，眼底检查发现视盘水肿。②患者立卧位肾素、醛固酮明显升高，低钾血症。③患者血小板减少，乳酸脱氢酶升高，提示存在内皮损伤。综上所述，考虑患者存在RAAS激活，需要立即启动RASI降压治疗，以最大限度地抑制RAAS，逆转患者肾损伤。在众多RASI药物选择中，笔者选用短效卡托普利，使用短效RASI的目的是方便药物从小剂量开始，也利于药物剂量调整。患者血压达标稳定以后，再逐步替换为长效RASI，最大限度地逆转肾损害，延缓肾功能进展。

（李春梅）

参考文献

[1] Kopp J B. Rethinking hypertensive kidney disease：arterionephrosclerosis as a genetic，metabolic，and inflammatory disorder[J]. Curr Opin Nephrol Hypertens，2013，22（3）：266-272.
[2] NCD Risk Factor Collaboration （NCD-RisC）. Worldwide trends in hypertension prevalence and progress in treatment and control from 1990 to 2019：a pooled analysis of 1201 population-representative studies with 104 million participants[J]. Lancet 2021，398（10304）：957-980.
[3] Saran R，Robinson B，Abbott K C，et al. US renal data system 2019 annual data report：epidemiology of kidney disease in the United States[J]. Am J Kidney Dis，2020，75（1）：A6-A7.
[4] Yang C，Gao B X，Zhao X J，et al. Executive summary for China kidney disease network （CK-NET） 2016 annual data report[J]. Kidney Int，2020，98（6）：1419-1423.
[5] GBD Chronic Kidney Disease Collaboration. Global，regional，and national burden of chronic kidney disease，1990-2017：a systematic analysis for the global burden of disease study 2017[J]. Lancet，2020，395（10225）：709-733.
[6] Parsa A，Kao W H，Xie D W，et al. APOL1 risk variants，race，and progression of chronic kidney disease[J]. N Engl J Med，2013，369（23）：2183-2196.
[7] Costantino V V，Gil Lorenzo A F，Bocanegra V，et al. Molecular mechanisms of hypertensive nephropathy：renoprotective effect of losartan through Hsp70[J]. Cells，2021，10（11）：3146.
[8] Kremers W K，Denic A，Lieske J C，et al. Distinguishing age-related from disease-related glomerulosclerosis on kidney biopsy：the aging kidney anatomy study[J]. Nephrol Dial Transpl，2015，30（12）：2034-2039.
[9] Meyrier A. Nephrosclerosis：update on a centenarian[J]. Nephrol Dial Transpl，2015，30（11）：1833-1841.
[10] Kriz W，Lemley K V. A potential role for mechanical forces in the detachment of podocytes and the progression of CKD[J]. J Am Soc Nephrol，2015，26（2）：258-269.
[11] Fukuda A，Chowdhury M A，Venkatareddy M P，et al. Growth-dependent podocyte failure causes glomerulosclerosis[J]. J Am Soc Nephrol，2012，23（8）：1351-1363.
[12] Liu B C，Tang T T，Lv L L，et al. Renal tubule injury：a driving force toward chronic kidney disease[J]. Kidney Int，2018，93（3）：568-579.
[13] Fine L G，Norman J T. Chronic hypoxia as a mechanism of progression of chronic kidney diseases：from hypothesis to novel therapeutics[J]. Kidney Int，2008，74（7）：867-872.
[14] van den Born B J H，Lip G Y H，Brguljan-Hitij J，et al. ESC Council on hypertension position document on the management of hypertensive emergencies[J]. Eur Heart J Cardiovasc Pharmacother，2019，5（1）：37-46.
[15] 国家心血管病中心．中国心血管健康与疾病报告 2021[M]. 北京：科学出版社，2022.
[16] Ma H K，Jiang M D，Fu Z J，et al. Clinical value of multi-organ damage in hypertensive crises：a prospective follow-up study[J]. J Clin Hypertens，2020，22（5）：914-923.

[17] Ito M，Katsuno T，Kachi A，et al. Hypertensive emergency presenting with diffuse alveolar hemorrhaging and thrombotic microangiopathy：a case report and review of the literature[J]. Clin Nephro Case Stud，2020，8（1）：53-61.
[18] Lu X M，Yang H J，Xia X，et al. Interactive mobile health intervention and blood pressure management in adults[J]. Hypertension，2019，74（3）：697-704.
[19] 孙英贤，赵连友，田刚，等 . 高血压急症的问题中国专家共识 [J]. 中华高血压杂志，2022，30（3）：207-218.
[20] Unger T，Borghi C，Charchar F，et al. 2020 international society of hypertension global hypertension practice guidelines[J]. Hypertension，2020，75（6）：1334-1357.
[21] Bakker E A，Zoccali C，Dekker F W，et al. Assessing physical activity and function in patients with chronic kidney disease：a narrative review[J]. Clin Kidney J，2021，14（3）：768-779.
[22] 郑颖，蔡广研，陈香美 .《ISH2020 全球高血压实践指南》对我国肾性高血压管理的启示 [J]. 中华医学杂志，2020，100（42）：3281-3284.
[23] Agarwal R，Sinha A D，Cramer A E，et al. Chlorthalidone for hypertension in advanced chronic kidney disease[J]. N Engl J Med，2021，385（27）：2507-2519.
[24] Kidney Disease：Improving Global Outcomes （KDIGO） Diabetes Work Group. KDIGO 2020 clinical practice guideline for diabetes management in chronic kidney disease. Kidney Int，2020，98（4S）：S1-S115.
[25] 中国医疗保健国际交流促进会高血压分会，中国医师协会心血管分会，中国高血压联盟，等 . 沙库巴曲缬沙坦在高血压患者临床应用的中国专家建议 [J]. 中华高血压杂志，2021，29（2）：108-114.
[26] Mahfoud F，Kandzari D E，Kario K，et al. Long-term efficacy and safety of renal denervation in the presence of antihypertensive drugs （SPYRAL HTN-ON MED）：a randomised，sham-controlled trial[J]. Lancet，2022，399（10333）：1401-1410.

第二十三章　内分泌代谢性疾病肾损害

第一节　糖尿病肾脏病

1936年，Kimmelestiel等首次报道糖尿病（diabetes mellitus，DM）患者所特有的肾脏损害，将其命名为糖尿病肾病（diabetic nephropathy，DN）[1]，DN侧重于病理诊断。2007年美国国家肾脏病基金会发表的《糖尿病及慢性肾脏病临床实践指南及专家建议》提出，以“糖尿病肾脏病”（diabetic kidney disease，DKD）取代DN，DKD强调临床考虑由糖尿病引起的肾脏病变，包括肾小球病变及肾小管、间质和血管损伤[2]。

DKD是DM严重的微血管并发症之一，已成为慢性肾脏病（chronic kidney disease，CKD）的主要原因，目前约40% 2型DM（T_2DM）患者和约30% 1型DM（T_1DM）患者出现DKD[3, 4]。随着社会经济发展、生活水平提高及生活方式改变，预计在未来20年，全球DM患病率将增加50%，从5.37亿人增加到7.83亿人[5]，DKD的患病人数也将随之增加[3]。

目前，临床上DKD尚缺乏高灵敏度和高特异度的早期预警标志物及有效的治疗方法，虽然给予降糖、降压、调脂和降蛋白尿等传统的治疗，但患者病情仍然进展迅速，给健康和社会经济带来沉重负担[6]。

一、病因和发病机制

DKD发病机制复杂，至今尚未完全阐明，根据目前研究结果可归纳如下。

（一）遗传因素

遗传易感性在DKD的发生和进展中起关键作用。先前研究表明，在血管紧张素转换酶（ACE）基因、载脂蛋白E（ApoE）基因、脂联素（ADIPOQ）基因等易感位点的风险等位基因共同作用下，糖尿病患者发生DKD的风险可增加数倍。髓样分化因子88、IL-1受体相关激酶-4、肿瘤坏死因子受体相关因子6、诱导型一氧化氮合酶及内皮型一氧化氮合酶的基因多态性与我国T_2DM及DKD的遗传易感性关系密切。表观遗传在疾病的发生和发展中也起着十分重要的作用。研究表明，高糖刺激可使基因发生DNA甲基化、组蛋白修饰、染色质重塑及非编码RNA等表观遗传学改变，从而调节细胞内炎性反应基因及纤维化基因表达相关的信号转导通路。Villeneuve等发现，前期暴露于高糖环境的患者，即使后来严格控制血糖，但仍可发展为DKD，这种现象称为“代谢记忆”，其与靶细胞的表观遗传学改变有关[7]。持久稳定的表观遗传学改变可在发育或在适应暴露环境的过程中获得，如高糖环境下的代谢改变。

（二）肾脏糖代谢异常

高血糖导致的代谢异常是DKD发生发展的重要因素，高血糖主要通过以下途径导致细胞结构和功能改变，最终形成多种糖尿病特征性肾脏病变。

1. 糖基化终末产物（advanced glycation end product，AGE） 是一组在蛋白质、脂肪酸或核酸的氨基基团与还原糖的醛基之间发生非酶性糖基化反应所形成的一系列具有高度活性的终产物，参与DKD的发生。血管内皮细胞、巨噬细胞、血管平滑肌细胞、系膜细胞等细胞膜上均存在AGE受体，AGE与其结合后可激活丝裂原蛋白激酶（MAPK）、NF-κB、Ras、Rac/Cdc42、Jak/Stat等信号通路，上调多种生长因子、黏附分子等基因表达，导致：①肾小球基底膜成分交联增多，引起肾小球结构改变，滤过膜电荷减少，滤过孔径增大，血管通透性增加；②巨噬细胞迁移，刺激内皮素形成；③增加Ⅳ型胶原、蛋白聚糖及纤维的合成，使循环蛋白交联，交联后的蛋白更易透过滤过膜，之后堆积在系膜区，导致细胞外基质扩张，血管基底膜增厚，造成肾小球硬化。

2. 多元醇代谢通路的激活 多元醇通路又称山梨醇通路，为组织细胞参与葡萄糖代谢的途径之一。生理情况下，经该通路代谢的葡萄糖较少；在持续性高血糖状态下，葡萄糖不能全部转换为糖原储存或被氧化，因而进入细胞内激活多元醇通路生成大量山梨醇和果糖。山梨醇极性很强，不能自由透过细胞膜，而果糖又很少进一步代谢，造成两者在细胞内大量蓄积，细胞内处于高渗状态，大量细胞外液渗入使细胞水肿，最终导致细胞结构破坏。山梨醇蓄积形成的渗透梯度及D-葡萄糖竞争性地与肌醇载体结合可造成细胞内肌醇池耗竭。由于肌醇直接参与磷脂酰肌醇的合成，从而使细胞膜Na^+-K^+-ATP酶活性降低。此外，山梨醇氧化为果糖的过程中伴随着NAD^+生成NADH，可使细胞内NADH/NAD^+比例升高，从而导致细胞内二酯酰甘油（DAG）从头合成增多，进而激活蛋白激酶C（protein kinase C，PKC）。PKC广泛分布于机体的器官、组织和细胞中，参与信号转导途径、调节细胞功能。糖尿病患者体内PKC活化水平明显升高，最主要原因是细胞内血糖水平升高时会促进葡萄糖通过糖酵解途径生成过多的DAG，从而激活PKC，除此之外还能通过AGE及多元醇通路间接激活PKC。PKC可上调血管内皮生长因子（VEGF）、转化生长因子-β1（TGF-β1）等表达，使肾小球毛细血管通透性增加，出现大量蛋白尿，并诱导胶原蛋白、纤连蛋白和层粘连蛋白聚集，促进肾纤维化。

（三）肾脏血流动力学改变

肾小球高滤过导致DKD的发生。高血糖通过刺激血管活性介质的释放，如胰岛素样生长因子1（IGF-1）、胰高血糖素、一氧化氮、VEGF和前列腺素，引起入球小动脉扩张。此外，葡萄糖高滤过和近端小管钠-葡萄糖协同转运蛋白2（SGLT-2）的上调，导致葡萄糖和氯化钠的重吸收增加，进而引起氯化钠向远端小管致密斑的输送减少，最终由于管球反馈异常引起入球小动脉扩张。同时，局部高水平血管紧张素Ⅱ（AngⅡ）导致出球小动脉收缩，从而引起自身调节的改变和肾小球内高压[8]。

另外，高血糖、胰岛素抵抗和代偿性高胰岛素血症通过促进活性氧（ROS）的产生、PKC和AGE诱导的促炎症信号导致内皮功能障碍。内皮素-1（ET-1）是内皮细胞在调节血管稳态中产生的最有效血管活性肽。在内皮细胞中，代偿性高胰岛素血症促进ET-1的分泌，从而导致血管收缩和血管功能障碍[9]。研究发现，在肾脏中，内皮素受体A的激活不仅与血管收缩有关，还参与足细胞损伤、氧化应激、炎症和纤维化等[10]。

（四）氧化应激

氧化应激是一种由于氧化和抗氧化之间的不平衡而导致组织氧化损伤的情况[11]。氧化应激是DKD发病机制中许多途径的共同结局。ROS是生物体内有氧代谢产生的活性产物，主要包括超氧自由基、过氧化氢、氢氧自由基、单线态分子氧和过氧化脂质等，氧化应激主要由ROS介导。高糖状态下ROS产生增加，机体抗氧化能力降低，导致氧化应激增强。糖尿病时，ROS主要来源包括多元醇途径、AGE和NADPH氧化酶等[12]。

氧化应激引起的损伤机制可直接或间接发生。作为肾单位的组成部分，肾小球对氧化损伤较其他部分敏感，氧化应激可对足细胞、系膜细胞和内皮细胞造成直接损伤，导致蛋白尿和肾小管间质纤维化[13, 14]。足细胞损伤是DKD肾小球损伤的主要原因，氧化应激在足细胞损伤中发挥着重要作用，Wnt/β-catenin通路可参与调节氧化应激，从而介导足细胞损伤[15]。此外，研究发现阿奇霉素可通过抑制STAT1通路抑制高糖诱导的足细胞氧化应激和凋亡[16]；黄芪甲苷可通过激活PPARγ-Klotho-FoxO1轴抑制氧化应激，抑制DKD足细胞凋亡[17]；栀子苷可通过激活AMPK抑制氧化应激改善DKD[18]；miR-15b-5p可通过靶向Sema3A抑制凋亡、氧化应激和炎症反应，从而改善高糖诱导的足细胞损伤[19]。系膜细胞损伤和细胞外基质的沉积也参与DKD的进展，有研究发现，circLRP6可通过与miR-205的分子海绵作用调节高糖诱导的系膜细胞增殖、氧化应激、细胞外基质沉积和炎症[20]。此外，mTOR也可促进DKD中氧化应激诱导系膜细胞凋亡[21]。氧化应激可间接激活其他致病途径引起损伤；同时，其他致病途径也可通过氧化应激引起损伤[22]。

（五）自噬

自噬是一种高度保守的溶酶体降解途径，它通过清除蛋白质聚集物和受损的细胞器，以维持细胞内稳态。新的证据表明，自噬失调可能导致DKD的肾小球和肾小管间质病变。研究表明，T_1DM和T_2DM患者肾小球和肾小管细胞的自噬均受到损害[23]。在DKD中，肾脏细胞主要通过哺乳动物雷帕霉素靶蛋白（mTOR）、腺苷酸激活蛋白激酶（AMPK）和NAD^+依赖性的组蛋白去乙酰化酶1（SIRT1）通路调控自噬。mTOR是一种非典型的丝氨酸/苏氨酸激酶，存在于两个不同的复合体中。第一个是mTOR复合体1（mTORC1），在正常细胞条件下，mTORC1通过磷酸化Unc-51类自噬激活激酶1（ULK1）抑制自噬。然而，当暴露于各种应激信号的细胞中，mTORC1受到抑制，从而导致通过AMPK通路激活自噬。相比之下，mTOR复合体2在自噬中的调节作用尚不清楚。在DKD患者和动物模型中，mTORC1信号通路被过度激活，进而通过负向调节自噬，在DKD的发病中起着至关重要的作用。与mTORC1相反，AMPK是自噬的正向调节因子。在T_1DM和T_2DM的实验模型中，肾脏AMPK的活性均受到抑制，而AMPK激动剂的使用可缓解糖尿病肾损伤[24]。SIRT1是自噬的正向调节因子，一旦被激活，可通过去乙酰化自噬蛋白促进自噬。此外，SIRT1可与AMPK和mTOR通路串扰，调节自噬和能量代谢。与AMPK类似，在人类和动物DKD模型中，SIRT1的表达和活性降低，而SIRT1的激活可减轻糖尿病肾损伤[25]。

1. 足细胞自噬　既往研究发现，在糖尿病早期，足细胞自噬被诱导以保护肾脏，而在糖尿病晚期，足细胞自噬被抑制并促进DKD的进展[26]。DKD足细胞自噬损伤的具体机制目前还在深入研究中。研究发现，营养和（或）能量感应通路及细胞内应激信号（包括ROS、内质网应激和缺氧）的失调都与DKD足细胞自噬调节有关[27, 28]。Wang等发现，组蛋白去乙酰化酶4（HDAC4）在高糖、AGE或TGF-β处理的足细胞中也被上调。在这些条件下，HDAC4通过去乙酰化STAT1抑制足细胞自噬促进足细胞损伤[29]。此外，在糖尿病小鼠中，足细胞过表达FOXO1可激活PINK1-parkin依赖的线粒体自噬[30]。PGRN是FOXO1的一种新型上游正调控因子，PGRN缺乏加重了糖尿病小鼠足细胞线粒体损伤和功能障碍，而重组PGRN促进了自噬和线粒体生物发生，从而减轻了糖尿病小鼠足细胞损伤[31]。同时，DKD足细胞中PTEN的表达也减少，且其过表达可激活自噬并减轻DKD肾小球损伤[32]。

2. 近端肾小管上皮细胞（PTEC）自噬　SGLT-2是肾小管重吸收葡萄糖的主要调控因子，在DKD中表达上调。SGLT-2的缺失可减少DKD肾脏中p62的累积，提示SGLT-2介导的葡萄糖摄取可能与高糖条件下PTEC自噬受损有关[33]。Ma等发现p53-miR-214-ULK1轴可介导DKD肾小管自噬抑制，其中p53的激活可诱导肾小管中的miR-214的表达，进而直接靶向ULK1，导致自噬抑制[34]。肌醇加氧酶（由Miox编码）在高糖暴露的PTEC和糖尿病小鼠肾小管中表达上调，抑制肌醇加氧酶激活线粒体有丝分裂，改善线粒体完整性[35]。在DKD肾小管中，组蛋白去乙酰化酶6（HDAC6）对TFEB的去乙酰化抑制了该转录因子的活性和核定位，从而抑制自噬促进小管细胞死亡[36]。

3. 肾小球内皮细胞（GEC）和系膜细胞（GMC）自噬　GEC和GMC中的自噬在DKD中的作用尚不清楚。金属蛋白酶抑制剂3（Timp3）基因的表达在糖尿病小鼠、DKD患者肾脏中下调，Timp3缺失加重了小鼠肾损伤；在高糖培养的GMC中，Timp3的缺失通过降低FOXO1a及其靶向ATG基因的表达来抑制自噬，通过转染Timp3腺病毒恢复Timp3的表达可逆转自噬损伤[37]。尽管存在这些体外研究结果，但DKD过程中GMC自噬作用尚未在体内得到证实。

（六）炎症

越来越多的流行病学和研究证据表明炎症与DKD的发生和发展密切相关，针对特定炎症介质（细胞黏附分子、趋化因子和细胞因子）和细胞内信号通路的抗炎治疗在DKD的动物模型中可减缓蛋白尿和肾脏病变。

在DKD中，高血糖导致受损的肾小球和肾小管细胞表达炎症介质，通过系膜增生、足细胞/肾小管损伤和白细胞浸润导致肾脏损伤[38]。这些促炎分子还通过NF-κB、JAK/STAT、TGF-β/Smad、PI3K/Akt和p38/MAPK等信号通路诱导细胞外基质沉积及肌成纤维细胞的增殖与分化[39]。此外，高血糖和肾小球高滤过通过机械应激促进内皮细胞激活，激活的内皮细胞可上调黏附分子、氨基多糖和趋化因子的表达及参与白细胞向肾间质的浸润。同时，趋化因子促进整合素的激活，介导白细胞的黏附和迁移。一旦白细胞浸润到炎症病灶，主要通过以下两种机制促进肾脏损伤：①直接与肾小球和肾小管细胞相互作用；②释放趋化因子、细胞因子和促纤维化因子激活肾间质细胞，活化的肾间质细胞进而分泌额外的趋化因子促进白细胞的进一步浸润[40]。上述作用都以正反馈回路放大了炎症反应，增强了肾脏损伤。炎症因子可以诱导血管重构、内皮功能障碍、细胞外基质沉积、系膜增生、足细胞和小管细胞死亡、基底膜增厚和肾小球硬化，这些都是DKD的重要病理特征。

DKD肾脏炎症的发生也与氧化应激有着密切的联系。DKD实验模型发现，高糖介导的氧化应激可以促进部分细胞因子的产生[41]，且对DKD患者的研究发现，葡萄糖会增加IL-6或IL-18的血药浓度，而抗氧化剂谷胱甘肽可降低这一作用[42]。

二、病　　理

在糖尿病患者中，有肾损害临床表现的不一定就是DKD，有可能合并非糖尿病肾病（non-diabetic kidney disease，NDKD）。肾活检对肾脏疾病的诊断价值已得到公认，是肾病诊断的金标准，也是区分DKD与NDKD的重要可靠手段。研究报道显示，被诊断为糖尿病合并CKD患者肾活检病理结果中仅6.5%～37.0%为DKD，36.0%～82.9%为NDKD，10.7%～27.0%为DKD合并NDKD[43-47]。由于DKD、NDKD及DKD合并NDKD患者的治疗及预后有巨大差异，因此，采用肾活检明确病理表现对确诊DKD具有重大价值。

另外，DKD可累及所有肾脏结构，肾小球、肾小管间质及血管等均可出现异常，这些变化的严重程度决定了DKD患者的预后。认识DKD的早期肾脏病变，及时给予适当的临床干预措施，对疾病的预后影响重大。

（一）大体改变

早期和中期肾脏体积增大，皮质增厚、苍白，质地硬韧；晚期出现颗粒样或瘢痕样改变，肾脏体积并不缩小[48]。

（二）光镜检查

1. 肾小球病变　早期可见肾小球肥大，肾小球毛细血管袢肥大，基底膜轻度增厚，系膜轻度增生，肾小囊腔狭窄呈裂隙状。进而，肾小球毛细血管基底膜弥漫增厚，系膜基质重度增生，肾小球呈硬化性改变。进展期肾小球病变包括弥漫型和结节型两种。前者特征为系膜区增宽、肾小球基底膜及毛细血管壁增厚。基质增生处过碘酸希夫（PAS）染色及过碘酸六胺银（PASM）染色阳性，Masson染色呈蓝绿色。随着病情的进展，血管壁增厚和系膜区增生将导致血管腔狭窄和肾脏血流量下降。结节型病变，又称Kimmelstiel-Wilson结节（K-W结节），为DKD较为特征性病变之一，光镜下表现为肾小球系膜增生形成结节状硬化，在PAS及PASM染色下呈同心圆状排列。K-W结节主要位于肾小球毛细血管袢中心区，体积大小不一，K-W结节病变周边毛细血管袢显著扩张，呈节段性，即肾小球毛细血管微血管瘤形成。此外，肾小球毛细血管基底膜和内皮细胞之间有时可见渗出性物质，为肾小球毛细血管袢纤维素样帽状病变，严重时可导致毛细血管腔狭窄或肾小囊粘连。这种渗出性病变并非DKD所特有，也可见于局灶节段性肾小球硬化症、反流性肾病、细动脉硬化性肾小球病、狼疮肾炎等。

2. 肾小管间质病变　肾小管间质包括肾小管上皮细胞、血管和间质成分，占肾脏体积90%以上。DKD肾间质损害包括间质水肿、肾小管萎缩及间质纤维化、炎症细胞浸润。在DKD早期已出现肾小管上皮细胞水肿、近端小管上皮基底膜增厚，且往往与GBM增厚相平行。随着肾小球病变进展，小管上皮细胞可出现退行性变，表现为颗粒和空泡样变性，晚期出现肾小管萎缩及肾间质纤维化，与肾小球改变一起称为DKD晚期的特征性改变。

3. 血管病变 DKD是糖尿病全身性微血管病变的一部分，除肾小球外，肾小动脉亦可出现异常，早期可无明显小动脉病变，后期主要表现为入球动脉和出球动脉透明样变性。出球动脉透明样变性是DKD相对特异的表现，可用于区别DKD与高血压肾病。有研究表明，动脉透明样变性与尿中白蛋白排泄（urinary albumin excretion，UAE）及疾病进展明确相关。

除特征性动脉透明样变性外，肾活检标本还可见到肾动脉及其主要分支的动脉粥样硬化，主要是由血浆蛋白沉积和凝固于小动脉中层和内皮下层造成的，也见于各种原因导致的高血压，缺乏特异性。

4. 其他改变 除上述病理改变外，DKD还可见肾小囊内侧“球囊滴”（capsular drop）的形成（图23-1），肾小囊基底膜与壁层上皮细胞间出现均质蜡样或玻璃样蛋白滴，体积大小不一，为渗出性病变（图23-2）。这种病变可能与血浆蛋白及脂质沉积于肾脏（如肾动脉、肾小球毛细血管、肾小囊、近端集合管等）有关。球囊滴为DKD较为特征性病变之一，常见于晚期DKD，且与疾病进展有关。此外，管球结合部局部粘连、近端小管堵塞形成的管球分离（即无管性肾小球）亦为显性蛋白尿患者晚期表现[49]。

光镜下典型的相关病理改变见图23-1～图23-4。

图23-1

图23-2

图23-3

图23-4

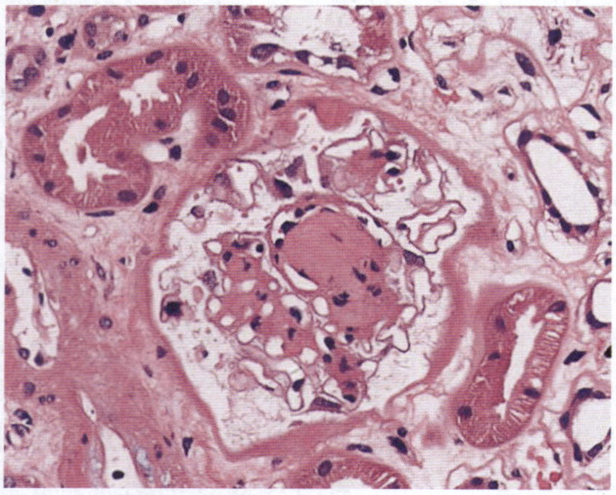

图23-1 肾小球除见K-W结节外，见球囊滴（于12：00处）（HE，×400）

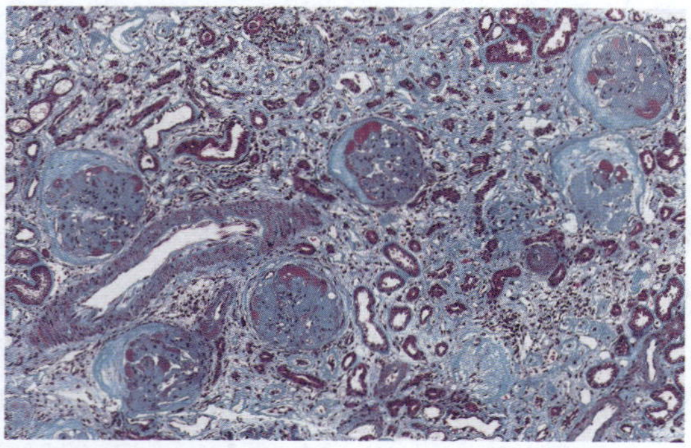

图23-2 肾小管间质慢性病变，正常肾小管数量减少，间质重度纤维化，废弃的肾小球仍见纤维蛋白帽，间质血管内膜增厚（Masson三色，×200）

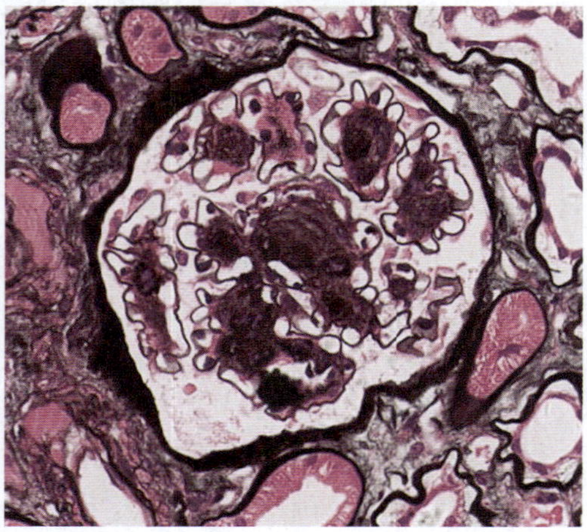

图23-3 糖尿病肾病患者，肾小球系膜基质增生（PASM染色阳性），毛细血管袢基底膜增厚，开放扩张状，K-W结节形成，肾小球包囊壁及肾小管基膜增厚（PASM，×400）

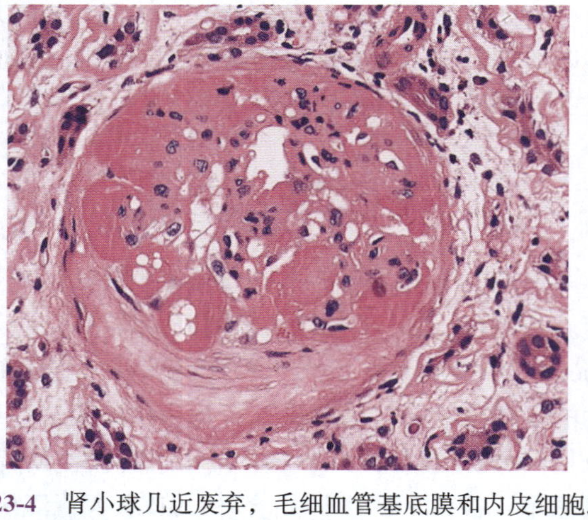

图23-4 肾小球几近废弃，毛细血管基底膜和内皮细胞之间有时可见渗出性“纤维素样帽状”结构（纤维蛋白帽），袢腔内见脂质空泡，包囊内见渗出性病变，正常肾小管数减少，肾小管基膜增厚（HE，×400）

（三）免疫荧光显微镜检查

免疫荧光检查可见IgG及其他免疫球蛋白呈细线状沉积于肾小球毛细血管壁，可能为血浆蛋白的非特异性附着。部分DKD可见到IgG及白蛋白沿GBM和肾小囊壁及肾小管基底膜线状沉积[50]（图23-5）。

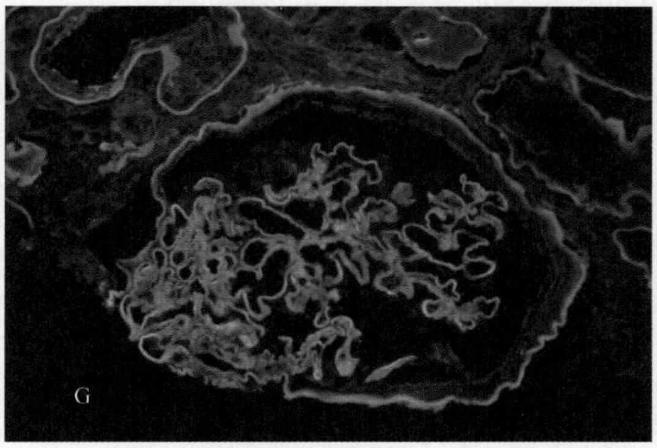

图23-5　IgG沿肾小球毛细血管袢呈细线状沉积（IF，×400）

（四）电子显微镜检查

电镜下，早期即可见GBM弥漫性增厚，正常GBM厚300～400nm，DKD的GBM增厚符合以下标准：9岁以上GBM厚度男性＞430nm，女性＞395nm[51]，进展期可10倍于正常肾小球毛细血管基底膜。增厚的肾小球毛细血管基底膜呈均质状，有时可见细颗粒状和细纤维状物质，无电子致密物。DKD早期尚可见系膜基质增多、系膜区扩张，晚期可见胶原纤维出现，系膜细胞减少。此外，电镜可见足突细胞形态的改变，包括细胞数目的减少、足突融合等（图23-6）。

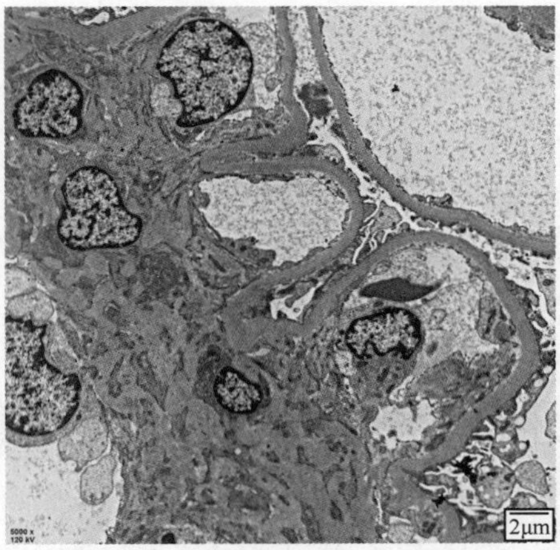

图23-6　肾小球毛细血管袢基底膜弥漫一致性增厚，系膜区基质增多，足细胞胞体脱落，足突融合

我国目前采用2010年国际肾脏病理学会发布的DKD病理分型系统，包括肾小球病变分级标准及肾小管、间质、血管病变评分标准（表23-1，表23-2）[51, 52]。

表23-1　DKD肾小球病变分级标准

病理分级	病理特点	描述
Ⅰ级	肾小球结构正常或体积增大	光镜：基本正常；电镜：GBM＞395nm（女性），GBM＞430nm（男性）
Ⅱa型	肾小球基底膜轻度增厚，系膜基质轻度增生	光镜：超过25%系膜区显示轻度系膜增生；电镜：系膜轻度增生，GBM增厚
Ⅱb型	肾小球基底膜明显增厚，系膜基质明显增宽	光镜：超过25%系膜区显示重度系膜增生，GBM增厚；电镜：系膜增生，GBM增厚
Ⅲ型	结节性硬化（K-W结节）形成	光镜：一个或多个K-W结节形成，GBM增厚；电镜：系膜基质增生，GBM增厚
Ⅳ型	肾小球硬化	光镜：超过50%的肾小球显示球性硬化；电镜：系膜基质增生，GBM增厚

图23-5

表23-2　DKD肾小管间质、血管病变评分标准

病变	评分标准	得分
肾小管间质病变		
间质纤维化与肾小管萎缩	无间质纤维化与肾小管萎缩	0
	＜25%	1
	25%～50%	2
	＞50%	3
间质炎症	无	0
	只发生在萎缩肾小管周围	1
	出现于萎缩肾小管周围以外区域	2
血管病变		
小动脉玻璃样变	无	0
	一处小动脉玻璃样变	1
	不止一处小动脉玻璃样变	2
大动脉硬化（最差的动脉）	无内膜增厚	0
	血管硬化且内膜增厚未超过中膜厚度	1
	血管硬化且内膜增厚超过中膜厚度	2

图23-6

三、临床表现

DKD临床诊断通常基于UAE增加和（或）肾小球滤过率（glomerular filtration rate，GFR）降

低，并排除其他原因引起的肾脏损害，然而，临床上相当一部分糖尿病患者仅表现为GFR降低，而尿白蛋白在正常范围内，称为正常白蛋白尿糖尿病肾病（normoalbuminuric diabetic kidney disease，NADKD）[53]。这部分患者通常表现为eGFR＜60ml/（min·1.73m^2），但尿检正常（UACR＜30mg/g或UAE＜30mg/24h或UAE＜20μg/min）。这可能是因为NADKD的典型肾脏病理改变为肾小管和间质损害，而与微血管病变无直接关系，目前其发病机制尚不清楚。

有研究表明，约50%的糖尿病患者有白蛋白尿，22%的患者eGFR＜60ml/（min·1.73m^2）[54]。多数情况下DKD进展始于UAE增加，导致严重蛋白尿，因此白蛋白尿是诊断DKD的重要依据。T_1DM起病症状明显，能够较明确地分析其病程及并发症出现时间。1987年Mogensen根据T_1DM病程、病理生理过程及临床表现将DKD分为以下5期[55]。

Ⅰ期：肾小球高滤过期。出现肾小球高灌注、高压力和高滤过的“三高”现象，但尿微量白蛋白为阴性，临床无肾病表现，病理检查仅见肾小球体积增大，无病理组织学损害。这种DKD初期改变与血糖水平相关且是可逆的，经过控制血糖可以恢复。

Ⅱ期：正常蛋白尿期。UAE正常（UAE＜30mg/24h或＜20μg/min），运动后尿白蛋白升高，休息后可恢复。病理检查可见GBM增厚，系膜基质增多。此期GFR维持在较高水平，通过严格控制血糖可使GFR降至正常。

Ⅲ期：早期DKD期，又称微量白蛋白尿期。患者出现持续性蛋白尿，UAE为30～300mg/24h（或20～200μg/min）。此期患者血压开始升高，降压治疗可减少尿白蛋白排泄。病理改变进一步加重，GBM增厚和系膜基质增加更明显，可见弥漫型肾小球硬化及肾小动脉透明样变性。

Ⅳ期：临床DKD或显性蛋白尿期。患者出现大量蛋白尿（UAE＞300mg/24h或200μg/min）或尿白蛋白持续升高。临床可出现肾病综合征、高血压、GFR明显下降，部分可表现为“糖尿病肾脏疾病三联征”，即大量蛋白尿、高血压、水肿。肾小球滤过率呈较明显下降趋势。此期多不可逆转。病理检查可见K-W结节，并出现部分肾小球荒废现象，残余肾小球代偿性肥大。

Ⅴ期：终末期肾衰竭。糖尿病患者一旦出现持续性蛋白尿则发展为临床DKD，由于GBM广泛增厚，肾小球毛细血管腔进行性狭窄和更多的肾小球荒废，肾功能将进行性下降，最终导致肾衰竭，患者GFR多＜10ml/（min·1.73m^2）。临床出现尿毒症及其合并症的相应症状。

Mogensen分期较好地展示了DKD的病理生理演变过程。由于1型和2型DKD（T1DKD和T2DKD）临床特点有很多相似之处，所以上述分期系统在一定程度上也适用于T2DKD。目前临床诊断为DKD的患者至少已达到Mogensen分期第Ⅲ期，在临床运用中存在一定局限性。因此，KDIGO指南建议临床分期采用GA分期法，其中G代表GFR水平，分为G1～G5；A代表尿蛋白水平，分为A1～A3，详见表23-3[56]。例如，某CKD患者GFR为50ml/（min·1.73m^2），尿白蛋白水平为150mg/g，则其GA分期为G3aA2期。该分期较以往的DKD临床分期更为精准，可有助于估计DKD肾损伤程度及预后、加强疾病管理和制定有效的防治措施，建议肾科医师使用。

表23-3 KDIGO提出的CKD GA分级和危险度分层

GFR和蛋白尿分类对CKD预后的影响			蛋白尿水平		
			A1	A2	A3
			＜30mg/g ＜3mg/mmol	30～300mg/g 3～30mg/mmol	＞300mg/g ＞30mg/mmol
GFR水平 [ml/（min·1.73m^2）]	G1	≥90	低危	中危	高危
	G2	60～89	低危	中危	高危
	G3a	45～59	中危	高危	很高危
	G3b	30～44	高危	很高危	很高危
	G4	15～29	很高危	很高危	很高危
	G5	＜15	很高危	很高危	很高危

DKD的其他临床表现可有Ⅳ型肾小管酸中毒，特别是在RAS抑制的情况下更要谨慎；患者易发生尿路感染、单侧/双侧肾动脉狭窄、梗阻性肾病（神经源性膀胱）、肾乳头坏死等。

四、诊断及鉴别诊断

DKD起病隐匿，出现临床症状时多已到达大量白蛋白尿期，进展至终末期肾衰竭的速度显著高于其他类型的CKD。因此，及时明确DKD的诊断、鉴别诊断及对疾病进展风险的评估有助于对患者的分层管理和个体化治疗，对延缓DKD进展和改善预后有重要意义。

（一）临床诊断

通常情况下，DKD是排除其他类型CKD后不依赖于肾活检病理做出的临床诊断，主要诊断依据为明确诊断为T_2DM，或T_1DM病程5～10年及以上，出现持续性尿白蛋白升高和（或）eGFR进行性下降，多伴有糖尿病视网膜病变（diabetic retinopathy，DR）[57]。但DR并非诊断T_2DM患者DKD的必备条件。DKD的临床筛查流程见图23-7。

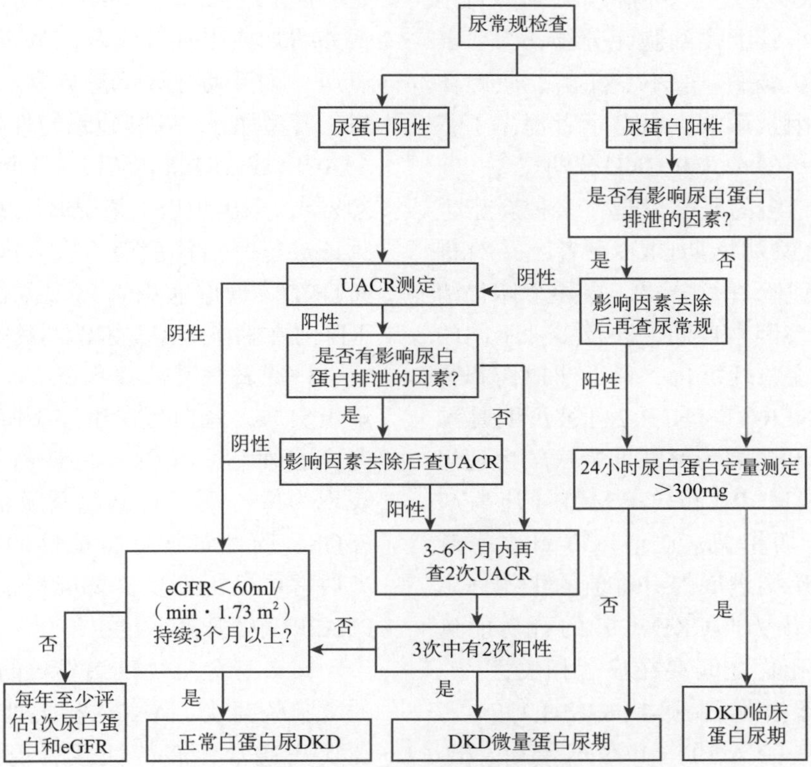

图23-7　DM患者DKD临床筛查流程图

白蛋白尿和eGFR是DKD的主要诊断依据。美国糖尿病学会（American Diabetes Association，ADA）推荐病程超过5年的T_1DM患者和所有T_2DM患者至少每年评估1次尿白蛋白和eGFR[58]。糖尿病患者在明确糖尿病为肾损害的病因并排除其他原发性、继发性肾小球疾病与系统性疾病的情况下，至少符合以下情况之一可诊断为DKD：①出现尿白蛋白/肌酐比值（urinary albumin to creatinine ratio，UACR）≥30mg/g或UAE≥30mg/24h，且在3～6个月内3次检查中至少2次达到或超过临界值，并除外感染等其他干扰因素；②eGFR＜60ml/（min·1.73m^2），持续时间3个月以上；③肾活检符合DKD病理改变。

1. 持续性白蛋白尿　微量白蛋白尿是DKD发生的标志性特征。目前多采用UACR评估患者有无白蛋白尿，其中UACR 30～300mg/g定义为微量白蛋白尿，UACR超过300mg/g定义为大量白蛋白尿。然而，UACR不具有特异性，运动、感染、发热、充血性心力衰竭、未控制的高血压、妊娠、血尿、月经等情况均可导致UACR升高，且多种类型的原发和继发CKD患者均可以出现尿微量白蛋白升高，当糖尿病患者合并CKD时需要与NDKD进行鉴别，必要时行肾活检术。

2. eGFR降低 临床上相当一部分糖尿病患者仅表现为eGFR降低，而尿白蛋白在正常范围内，该临床类型被称为NADKD[51]。NADKD在临床上容易误诊，值得关注，若eGFR持续降低，排除禁忌证后应进行肾活检以明确诊断。K/DOQI和ADA指南推荐将eGFR＜60ml/（min·1.73m^2）作为DKD诊断的依据[2, 58]。目前根据血肌酐估算GFR的常用公式有CKD流行病学协作公式（CKD-EPI）[59]和简化MDRD公式[60]。胱抑素C可经肾小球自由滤过，且肾小管上皮细胞无分泌，与肌酐相比，血清胱抑素C水平一般不受年龄、肌肉体积和蛋白摄入量等因素影响，也有学者提出了基于胱抑素C的eGFR计算公式和CKD分期[61]。

近年来，越来越多的研究发现，多种新型生物标志物可以帮助识别早期DKD患者，并对进展为终末期肾病的风险进行分层，指导个体化治疗。DKD是复杂的多因素疾病，涉及多种不同的致病机制，包括炎症、纤维化、肾小球损伤和肾小管损伤[62]。如TNFR-1、TNFR-2已被证明是预测DKD肾功能下降和进展为终末期肾病较为理想的生物标志物，尿MCP-1和EGF/MCP-1升高与肾功能持续下降密切相关，血清FGF-21水平升高可能是预测肾脏疾病进展的有价值的生物标志物，血浆FGF-23被认为与CKD患者的肾功能进展、CVD和透析前死亡之间存在显著相关性[57]。此外，研究表明肾损伤因子-1（KIM-1）、N-乙酰-β-D-葡萄糖苷酶（NAG）、α1-微球蛋白、β2-微球蛋白等生物标志物对早期DKD尤其是肾小管病变有指示作用，对于尿白蛋白阴性的糖尿病患者可选择肾小管损伤的各类筛查指标，但临床推广价值有待进一步证实[63]。

（二）病理诊断

病理诊断为DKD诊断的金标准，病因难以鉴别时可行肾活检病理检查，但不推荐糖尿病患者常规进行肾穿刺活检。DKD特征性病理改变包括肾小球基底膜增厚、系膜基质沉积增多、结节性肾小球硬化和球性肾小球硬化，不同程度的肾小管萎缩、肾间质炎症细胞浸润和肾纤维化，微血管病变如小动脉内膜玻璃样变性和肾小球纤维蛋白帽等。其中结节性肾小球硬化形成的K-W结节是DKD最具特征性的病理改变。

（三）鉴别诊断

部分糖尿病患者的CKD并非由糖尿病引起，关于DKD与糖尿病伴NDKD的鉴别诊断尚缺乏特异性的指标和标准，肾活检病理检查是鉴别二者的有效手段。K/DOQI指南建议，在诊断DKD时，当存在下列情况时需要考虑CKD是由其他原因引起的可能：①不伴有糖尿病视网膜病变（尤其是T_1DM）；②短期内eGFR迅速下降；③蛋白尿快速增加或出现肾病范围的蛋白尿；④难治性高血压；⑤活动性尿沉渣异常（血尿、蛋白尿伴血尿、管型尿）；⑥其他系统性损害的依据和症状；⑦ACEI或ARB治疗后2～3个月内GFR下降超过30%[2]。当出现以上情况时应警惕NDKD，排除禁忌证进行肾活检病理检查，排除NDKD后方可诊断DKD。糖尿病患者出现尿白蛋白升高或eGFR下降时在临床上需鉴别诊断的NDKD包括：

1. 原发性肾病综合征 一般会短期内出现大量蛋白尿，血白蛋白迅速下降，明显水肿，并伴有高脂血症。尿常规可伴有尿红细胞增多，可表现为微小病变肾病、系膜增生性肾小球肾炎、FSGS、膜性肾病等特征性的病理改变，免疫荧光通常可见免疫复合物沉积，膜性肾病患者血清PLA2R滴度升高。

2. 自身免疫性疾病导致的肾损害 临床常见的有狼疮肾炎、ANCA相关性血管炎等疾病。该类疾病通常伴有特征性表现，如系统性红斑狼疮引起的蝶形红斑、脱发、低热、关节疼痛等，ANCA相关性血管炎患者可出现咯血、呼吸困难等，可表现为蛋白尿、血尿、肾功能急剧恶化，并伴有全身多个系统的损伤。特异性抗体如抗dsDNA抗体、抗Sm抗体、p-ANCA/MPO-ANCA、c-ANCA/PR3-ANCA等呈阳性有助于明确诊断。

3. 肾脏淀粉样变性 好发于老年人，是全身多器官受累的一部分。原发性淀粉样变性主要累及心、肾、消化道、皮肤、神经等，继发性淀粉样变性主要继发于慢性化脓性感染、结核、恶性肿瘤等疾病，主要累及肾、肝、脾等器官。肾受累时体积增大，呈肾病综合征表现，需进行肾穿刺活检以明确诊断。

4. 骨髓瘤性肾病　好发于中老年人，患者可有多发性骨髓瘤特征性表现，如骨痛、血清单克隆免疫球蛋白升高，血尿轻链升高或比值异常，蛋白电泳M蛋白阳性，尿本周蛋白阳性，骨髓象显示浆细胞异常增生。累及肾脏时可表现为肾病综合征、急慢性肾衰竭等。骨髓瘤特征性表现有助于鉴别诊断。

5. 过敏性紫癜肾炎　好发于青少年，伴有T_1DM的青少年如出现蛋白尿升高或eGFR下降时需注意过敏性紫癜肾炎。过敏性紫癜肾炎患者有典型的皮肤紫癜，可伴有关节痛、腹痛及黑便或鲜血便，多在皮疹出现1～4周后出现血尿、蛋白尿，典型皮疹有助于鉴别诊断。

6. 药物导致的间质性肾炎　当糖尿病患者出现eGFR下降时要注意排除药物导致的急、慢性间质性肾炎。一般有特殊的用药史如长期服用非甾体抗炎药、长期应用保健品或含有肾毒性成分的中草药（如马兜铃酸等）及应用肾毒性药物者，前期可出现肾小管损伤表现，如夜尿增多，低比重及低渗透压尿，尿糖阳性；后期逐渐出现肾小球损伤表现，最终可导致终末期肾病。此类患者有时会出现贫血程度与肾功能减退不相符的情况，可以为临床判断提供线索。

五、治　疗

DKD目前缺乏特效治疗方法，强调以三级预防为防治基本思路。一级预防：科学普及健康的生活方式，降低糖尿病发病率。二级预防：对糖尿病患者加强健康宣教，积极治疗糖尿病，定期筛查，早期发现、早期诊断DKD。三级预防：对诊断为DKD的患者进行一体化管理，延缓其进展为终末期肾病，减少DKD并发症，改善患者生存质量。对于DKD患者，应该由医护人员和患者共同制订一个治疗计划，以优化营养、运动、戒烟和体重管理为基础，在此之上进行分层的循证药物治疗，旨在保护器官功能，并达到血糖、血压和血脂的中间目标[64]。

（一）生活方式教育与管理

DKD患者需要接受生活方式教育，患者本人或家属应获得必要的个体化自我管理知识，包括了解DKD的临床表现、治疗目标、营养需求，具有血糖和血压管理意识，掌握医师指导下的用药和胰岛素注射技术等。糖尿病患者在出现肾脏并发症之前即应当改善生活方式，并在出现DKD并发症后及时进行调整。

DKD患者可根据个体情况进行适度、规律地运动，一方面提高患者心肺功能和肌肉强度，另一方面有助于患者减重、改善糖脂代谢、减轻心理压力[65]。DKD患者经过医学评估后选择合适的运动方案，运动强度参考CKD[66]。推荐无禁忌证的非透析患者进行中等强度的有氧运动（如步行、慢跑、骑自行车、游泳等）和阻抗运动（如做仰卧起坐、抬举哑铃、做俯卧撑等），每周3次，每次30～60分钟，并避免久坐。透析患者以Borg主观疲劳感知评估量表（RPE量表）11～13分为适宜强度，建议从低强度运动开始，逐步增加到中等强度；腹膜透析患者不宜进行游泳运动[66]。运动中出现任何不适应当及时停止运动，必要时就医。DKD患者运动禁忌证包括：①血压异常，严重高血压（如血压超过180/110mmHg），或低血压（＜90/60mmHg）；②心肺疾病，如严重心力衰竭、心律失常、不稳定型心绞痛、重度心包积液、瓣膜狭窄、肥厚型心肌病、主动脉夹层等，未控制的肺动脉高压（肺动脉平均压＞55mmHg）；③急性临床事件，如急性全身炎症性疾病；④深静脉血栓的症状，如小腿不正常水肿、发红和疼痛时要暂缓或停止运动；⑤严重水肿、骨关节病等不能配合运动等[66]。

对于肥胖或超重的T2DKD G1～G3期患者，推荐进行减重，如限制热量摄入、增加运动等[67]，对于DKD G4～G5期患者，是否进行减重尚存争议。吸烟是糖尿病患者肾损害的危险因素之一，糖尿病患者吸烟量越大，DKD的患病率越高[68]，因此推荐糖尿病和DKD患者戒烟。

营养方案上，推荐DKD患者采取均衡且个体化的饮食方案。DKD患者每天热量摄入30～35kcal/kg，合并肥胖的T2DKD患者，可每天减少200～250kcal热量摄入以逐步减重；需要综合评估营养状态、血糖水平、DKD分期等来确定碳水化合物与蛋白质的比例；一般以碳水化合物供能为主，注意降糖治疗以减少高血糖危害；脂肪供能比例＜30%，且尽可能减少饱和脂肪酸和反式脂肪酸的摄入，增加膳食纤维摄入。DKD患者的碳水化合物摄入推荐低升糖指数的食物，蛋白质摄入推荐高效价的优质蛋白；G1、G2期患者推荐蛋白质摄入量为0.8～0.9g/（kg·d）；G3、G4期患者推荐蛋白质摄入量为0.6g/（kg·d），同时补充复方α酮酸；G5期行血液透析者推荐蛋白质摄入量为1.2g/（kg·d），行腹膜透析者推荐蛋白质摄入量为1.2～1.3g/（kg·d）[51, 64, 69]。DKD患者氯化钠摄入量应少于5g/d（钠摄入量＜2g/d），并根据心功能调整水摄入量，个体化补充维生素摄入量，合并高钾血症者应限制钾的摄入[51]。

（二）血糖控制

所有DKD患者均需要进行合理的血糖控制，UKPDS等三项研究结果显示，血糖合理控制能够降低蛋白尿并改善早期DKD患者预后[70]。ADA、KDIGO和我国最新共识推荐采用每年2次的糖化血红蛋白（HbA1c）检测作为合并糖尿病的CKD患者进行血糖监测的主要指标，该标准同样适用于DKD患者[64]。

降糖目标需要综合年龄、病程、肾功能、并发症、预期寿命、低血糖风险、治疗依从性等因素进行个体化制订，有效降糖同时避免低血糖发生。KDIGO建议总体HbA1c总体目标为6.5%～8%[64]。通常DKD G1～G3a期建议HbA1c＜7%；DKD G3b～G5期且不伴有其他并发症和低血糖风险，病程＜10年者建议HbA1c＜7.5%，病程≥10年者建议＜8.0%；存在低血糖风险或合并血管疾病者，可放宽至＜8.5%；特殊情况如高龄、预期寿命有限、精神障碍等，可放宽至9%；另外，具有低血糖风险的DKD患者HbA1c控制目标不建议＜7.0%[51, 56]。

需要注意的是，作为血糖水平的间接反应指标，HbA1c有其局限性，如其不能充分反映血糖波动情况和捕捉低血糖事件[64]。另外，某些因素可造成HbA1c假性升高或降低[71]，这些因素可以分为两类：一是影响血清HbA1c实际水平的因素，如导致红细胞生成减少和红细胞寿命延长的因素（如铁和维生素B_{12}缺乏，脾脏切除等）都会升高HbA1c水平，而导致红细胞数量增加和红细胞寿命缩短的因素（如服用促红细胞生成素、铁剂、维生素B_{12}、妊娠前期、慢性肝病、脾大等）则会降低HbA1c水平[72]。二是干扰HbA1c检测精确度的因素，包括但不限于高甘油三酯血症、高胆红素血症、血清尿素水平升高、某些药物（如高剂量维生素C和维生素E、高剂量水杨酸和抗逆转录病毒药物）等[71, 73]。一般而言，合并肾性贫血的CKD患者HbA1c水平偏低，但需要考虑血清尿素氮水平综合判断，如果合并以上多项影响HbA1c的因素，那么依赖HbA1c的血糖评估情况则更为复杂。因此，ADA指南和KDIGO指南都强调以连续血糖监测和自我血糖监测作为CKD患者血糖评估的辅助方法，以准确评估血糖水平、了解血糖波动情况和捕捉低血糖事件[64, 74]。

降糖药物包括经典降糖药、新型降糖药和胰岛素。经典降糖药如双胍类、α-糖苷酶抑制剂、胰岛素促泌剂、噻唑烷二酮类等，新型降糖药包括SGLT-2抑制剂（SGLT-2i）、二肽基肽酶-4抑制剂（DPP-4i）、胰高血糖素样肽-1受体激动剂（GLP-1RA）等。胰岛素根据作用时长可分为超长效、长效、中效、短效、速效、预混胰岛素等。对于T_1DM和妊娠期DKD患者，推荐起始胰岛素治疗；对于合并明显高血糖或急性并发症的患者，推荐短期胰岛素强化治疗。T2DKD患者可根据病程、胰岛素功能、肾功能、患者意愿等选择单用或联用经典降糖药和新型降糖药作为起始治疗方案。目前指南和共识建议，T2DKD患者口服降糖药物优先选用二甲双胍和SGLT-2i，如二者不耐受或禁忌或eGFR不适宜，加用或换用GLP-1RA；若仍未达标，酌情选用DPP-4i（沙格列汀除外）、胰岛素或磺脲类药物[56]。常见经典降糖药和口服降糖药的剂量调整见表23-4[51, 64]。

表23-4 非透析DKD患者降糖药物及剂量

药物种类	药物名称	剂量调整界点[eGFR，ml/（min·1.73m²）]				
		＞60	临界点1		临界点2	
双胍类	二甲双胍	无需减量	60	减量	30	禁用
磺脲类	格列美脲	无需减量	60	减量	45	禁用
	格列齐特	无需减量	60	减量	30	禁用
	格列吡嗪	无需减量	60	减量	30	禁用
格列奈类	瑞格列奈	无需减量	30	减量	–	–
	那格列奈	无需减量	15	减量	–	–

续表

药物种类	药物名称	剂量调整界点[eGFR，ml/(min·1.73m^2)]				
		＞60	临界点1		临界点2	
噻唑烷二酮类	吡格列酮	无需减量	–	–	–	–
	罗格列酮	无需减量	–	–	–	–
α-糖苷酶抑制剂	阿卡波糖	无需减量	30	–	–	禁用
	伏格列波糖	无需减量	30	–	–	禁用
DPP-4i	利格列汀	无需减量	–	–	–	–
	西格列汀	无需减量	30	减量	–	–
SGLT-2i	达格列净	无需减量	60	减量	25	禁用
	恩格列净	无需减量	60	减量	20	禁用
	卡格列净	无需减量	60	减量	30	禁用
GLP-1RA	利拉鲁肽	无需减量	–	–	–	–
	艾塞那肽	无需减量	30	–	–	禁用
	利司那肽	无需减量	15	–	–	禁用

1. 二甲双胍　是DKD患者一线和基础口服降糖药物，单独使用二甲双胍不增加体重和低血糖风险。二甲双胍主要以原形经肾小管排泄，肾功能不全时易蓄积造成乳酸酸中毒。因此，对于eGFR 30～44ml/（min·1.73m^2）和部分eGFR 45～59ml/（min·1.73m^2）的乳酸酸中毒高危患者，剂量应减至1000mg/d[64]。

2. 磺脲类和格列奈类　属于胰岛素促泌剂，二者均增加体重和低血糖风险，前者低血糖风险较后者高，对于肝肾功能不全的老年患者，需要减量并加强血糖监测。

3. 噻唑烷二酮类　为胰岛素增敏剂，单独使用不增加低血糖风险，但与胰岛素或胰岛素促泌剂联用会增加低血糖风险。噻唑烷二酮类主要经肝脏代谢，肾功能不全患者应用时不需要减量，严重心力衰竭、肝功能不全、严重骨质疏松患者禁用。

4. α-糖苷酶抑制剂　主要抑制葡萄糖在小肠的重吸收，故适用于降低餐后血糖，主要不良反应为腹胀、排气等消化道症状。单独使用不增加低血糖风险。

5. SGLT-2i　主要通过减少肾小管葡萄糖重吸收来促进葡萄糖经尿液排出，因此肾功能不全患者降糖效果减弱，不推荐用于重度肾功能不全患者。SGLT-2i单独使用不增加低血糖风险，具有降体重、降压、降血脂、降蛋白尿及保护心脏和肾脏等作用，但会增加泌尿系统感染风险。

6. GLP-1RA　GLP-1为肠促胰岛素，GLP-1RA以血糖浓度依赖的方式增加胰岛素分泌并减少胰高血糖素分泌。GLP-1RA具有减重作用，单独使用低血糖风险较小。中重度肾功能不全患者禁用。

7. DPP-4i　DPP-4是GLP-1降解酶，DPP-4i通过抑制GLP-1降解增加内源性GLP-1浓度，具有减重、降低蛋白尿的作用，单独使用不增加低血糖风险。其中利格列汀主要以原形经消化道排泄，故肾功能不全患者无须减量。

8. 胰岛素　DKD患者口服降糖药物效果不佳、出现急性并发症及CKD G3b～G5期患者，宜选用胰岛素治疗，通常选择基础胰岛素（中效和长效胰岛素类似物）、预混胰岛素和双胰岛素类似物作为起始治疗方案。DKD患者肾功能下降时，胰岛素灭活减少，应注意减量和防范低血糖发生。

（三）血压控制

控制血压能够帮助DKD患者延缓肾病进展和降低心脑血管并发症风险。目前推荐65岁以下或合并蛋白尿的DKD患者血压控制在130/80mmHg及以下，65岁及以上且不合并蛋白尿的患者血压控制在140/90mmHg及以下[51]。肾素-血管紧张素系统抑制剂为DKD患者的首选降压药物，包括血管紧张素转换酶抑制剂（ACEI）和血管紧张素Ⅱ受体拮抗剂（ARB）。ACEI/ARB能够扩张出球小动脉、降低肾小球内压力、减轻水钠潴留等，具有降低蛋白尿、抑制心肌重构等心肾保护作用，主要禁忌证包括妊娠、双侧肾动脉狭窄、高钾血症；血清肌酐＞265μmol/L时慎用。不推荐ACEI与ARB联合应用，目前不推荐二者用于非高血压且正常蛋白尿的糖尿病患者的DKD预防。对于应用ACEI/ARB血压不达标的患者，根据临床合并症和血压水平可联用其他降压药物，如二氢吡啶类钙通道阻滞剂（CCB）、利尿剂、选择性β受体阻滞剂、α1受体阻滞剂等。血管紧张素受体脑啡肽酶抑制剂（ARNI）已获准用于原发性高血压的治疗，鉴于其含有ARB成分，适用于合并高血压或心血管并发症的DKD患者，但其对于单纯糖尿病或DKD患者是否具有优于ARB的保护效用尚有待研究。

此外，盐皮质激素受体拮抗剂（MRA）已受到研究者的广泛关注，其可分为甾体MRA和非甾体MRA，前者如螺内酯、依普利酮，后者如非奈利酮，其中非奈利酮在肾脏和心血管方面的临床效果得到证实并已被批准用于T2DKD患者的肾脏保护治疗。KDIGO指出，对于eGFR≥25ml/（min·1.73m^2）、血钾正常、蛋白尿（ACR≥30mg/g）|的T2DKD患者，即使使用RASI的最大耐受剂量，仍可使用非甾体MRA以使肾脏和心血管获益[64]。DKD患者血压控制方案的选择见图23-8。

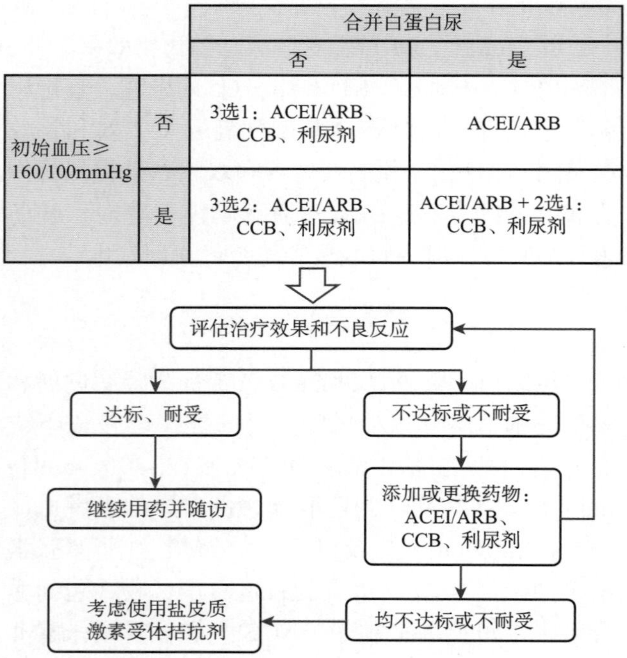

图23-8 DKD患者的血压控制流程

（四）控制蛋白尿

对于T2DKD患者，ACEI/ARB类药物目前是降低蛋白尿的首选药物，在血压耐受的条件下，加大ACEI/ARB药物剂量能够增强其降低蛋白尿的效果，其中患者对ARB的耐受性普遍优于ACEI。临床研究证实，SGLT-2i（如达格列净、恩格列净）具有包括降糖、降低尿蛋白、降低尿酸、降压等效用在内的多重肾脏保护作用。对于伴有或不伴有T_2DM的CKD患者，以及蛋白尿水平正常的T_2DM患者，SGLT-2i均具有较好的改善肾脏、心血管和个体结局的益处[75-77]，因此，推荐多数T_2DM和CKD患者应用SGLT-2i[56]。MRA是另一类治疗DKD的热点药物，MRA可以减少盐皮质激素受体过度激活导致的炎症和纤维化。DKD的临床研究表明，甾体MRA可减少蛋白尿，但同时增加高钾血症风险，而非甾体MRA具有减少蛋白尿、降低心血管疾病和终末期肾病发生风险的优点，同时其致高钾血症风险低于甾体MRA[78, 79]。目前，非奈利酮为T2DKD患者的临床治疗提供了新的选择。

研究表明，部分中成药物显示了较好的降低尿蛋白的效果，例如，黄葵胶囊联合厄贝沙坦较单独厄贝沙坦组对T2DKD患者有更好的降低尿蛋白的功效[80]，包含雷公藤多苷的联合治疗方案可以改善患者尿蛋白水平和延缓DKD进展[81]；此外，肾素拮抗剂（如阿利吉伦）、内皮素-1受体拮抗剂（如阿伏生坦、阿曲生坦）、维生素D受体激动剂（如帕立骨化醇）、非诺贝特、部分免疫抑制剂（如他克莫司）也被发现在DKD模型中具有降低蛋白尿的作用，但其在DKD患者中的有效性和安全性尚需更多的循证医学证据。值得关注的是，靶向给药策略的研究，如大分子载体、纳米颗粒、脂质体等，可以提高药物疗效并减少不良副作用，这将为DKD治疗带来新的变革[82]。

（五）调节血脂代谢

脂代谢异常可造成内皮细胞损伤，增加DKD患者血管并发症风险。DKD患者应完善血脂水平评估，包括三酰甘油（TG）、总胆固醇、高密度脂蛋白胆固醇、低密度脂蛋白胆固醇（LDL-C），其中根据动脉粥样硬化性心血管病（ASCVD）风险以LDL-C为主要干预目标进行脂代谢调节（表23-5[83]）。对于DKD G1～G5期非透析患者，动脉粥样硬化性心血管病（ASCVD）高危人群调脂目标为LDL-C＜2.6mmol/L，ASCVD极高危人群调脂目标为LDL-C＜1.8mmol/L[51]。对于DKD透析患者，既往未开始调脂治疗的患者不建议新加调脂药物，透析前已开始调脂治疗者继续谨慎应用。脂代谢异常患者以生活方式干预为基础，需要用药时首选中等强度的他汀类药物，根据治疗效果和不良反应进行调整：如果血脂管理不达标，可考虑加用依折麦布或PCSK9抑制剂联合治疗；如果出现他汀类药物的不良反应，可减量或更换另一种他汀类药物或非他汀类药物，并处理不良反应。TG＞5.6mmol/L时胰腺炎风险增加，建议在生活干预基础上应用贝特类或高纯度鱼油制剂以降低TG水平[51]。需要注意的是，患者对多数调脂药物的清除能力随eGFR下降而下降，故对于常用血脂管理药物的使用建议为阿托伐他汀DKD G1～G4期无须减量，DKD G5期减量使用；辛伐他汀、氟伐他汀、瑞舒伐他汀DKD G1～G3期无须减量，DKD G4、G5期不建议使用；普伐他汀、非诺贝特DKD G1、G2期无须减量，DKD G3期减量使用，DKD G4、G5期不建议使用；依折麦布无须因eGFR下降而减量[51]。

表23-5　动脉粥样硬化性心血管病（ASCVD）风险评估

项目	内容
高危ASCVD	发生以下严重ASCVD事件1次：12个月内发生过急性冠脉综合征；心肌梗死病史；缺血性卒中病史；有症状的周围血管病变并因此接受过血运重建或截肢治疗
极高危ASCVD	发生严重ASCVD事件≥2次，或发生1次严重ASCVD且合并以下高风险因素≥2个：多血管床病变（冠状动脉、脑动脉和外周动脉同时存在2～3处有缺血症状的动脉病变）；早发冠心病（男性＜55岁、女性＜65岁）；家族性高胆固醇血症或基线LDL-C＞4.9mmol/L；既往有冠状动脉旁路移植术或经皮冠状动脉介入治疗史；糖尿病；高血压；慢性肾脏病（G3～G5期）；吸烟；最大耐受剂量他汀类药物治疗后，LDL-C仍≥2.6mmol/L

注：LDL-C，低密度脂蛋白胆固醇。

（六）尿酸控制

DKD合并高尿酸血症患者应注意低嘌呤饮食，适度运动，适当增加饮水；肥胖和超重患者注意控制体重。T2DKD患者尿酸＞420μmol/L应开始降尿酸治疗[51]。降尿酸药物应从小剂量起用，逐步增加剂量，长期随访。控制尿酸生成的药物首选别嘌醇或非布司他，控制尿酸排泄的药物首选苯溴马隆。别嘌醇禁用于CKD G5期及*HLA-B5801*基因阳性的患者，DKD G3、G4期应减量使用；非布司他在CKD患者的有效性和安全性优于别嘌醇，起始剂量20mg/d，最大剂量80mg/d；苯溴马隆禁用于eGFR＜20ml/（min·1.73m^2）的患者，尿路结石患者慎用，用药期间注意多饮水以避免尿酸结晶形成。另外，氯沙坦、SGLT-2i、非诺贝特和他汀类也具有一定程度的降尿酸作用，可作为尿酸控制的辅助用药[51]。

（七）其他治疗

DKD患者免疫功能低下，注意防治感染。避免应用肾毒性药物，患者同时应用多种药物时，注意其相互作用对肾脏的不良影响，如应用ACEI/ARB时谨慎使用非甾体抗炎药物。合并水肿和低白蛋白血症的患者适当进行扩容利尿治疗，eGFR＜30ml/（min·1.73m^2）时推荐选用袢利尿剂；谨慎联合使用β受体阻滞剂与利尿剂，以减少对糖脂代谢和电解质的影响[51]。糖尿病是对比剂肾病的危险因素，因此DKD患者行造影检查前需充分水化，并选用低剂量低渗非离子型对比剂。

（八）肾脏替代治疗

DKD G5期患者处理原则与非糖尿病患者相似。目前对DKD患者选择血液透析或腹膜透析，并没有明确的偏向，应当依据患者合并症情况和个体意愿进行选择。对于合并容量依赖性高血压、高钾血症、胃轻瘫、呕吐等症状且药物难以控制者，可提早开始透析治疗。DKD患者肾移植后生存率低于肾小球肾炎患者。

六、预　　后

DKD为持续进展性疾病，总体预后不佳，即使积极控制血糖、血压、降低蛋白尿，仍有20%～30%的患者肾功能进行性下降，最终发生终末期肾病。对于T_1DM患者，DKD的存在和严重程度与死亡率之间存在独立的分级关联，一项芬兰的前瞻性研究表明，白蛋白尿正常的T_1DM患者的标准化死亡率与一般人群相当，微量白蛋白尿、大量白蛋白尿和ESKD的存在分别对应2.8倍、9.2倍和18.3倍的标准化死亡率，eGFR下降或过高也与死亡率独立相关[84]。对于T_2DM患者，白蛋白尿增加和eGFR下降也是影响生存的主要因素。DKD的发生和进展风险因人而异，总体而言，与之相关的临床特征有蛋白尿严重程度、eGFR下降率、收缩压、吸烟、糖化血红蛋白、糖尿病病程、血清尿酸、伴随微血管并发症、阳性家族史等[85, 86]。

七、病例介绍及点评

（一）主诉

发现血糖升高12年，下肢水肿伴尿检异常3个月。

（二）病史

患者，男性，63岁。因“发现血糖升高12年，下肢水肿3个月”入院。患者12年前出现口干、多饮、多尿伴体重明显下降就诊，查空腹血糖13mmol/L，餐后血糖为14～15mmol/L，诊断为“2型糖尿病”，口服二甲双胍及阿卡波糖降糖治疗，空腹血糖控制在8～10mmol/L，餐后血糖未规律监测。3个月前患者无明显诱因出现双下肢水肿，为对称凹陷性水肿，晨轻暮重，尿中泡沫增多。无胸闷、憋气，无恶心、呕吐，无头晕，无尿频、尿急、排尿困难，无发热、关节痛、脱发，未就诊，双下肢水肿逐渐加重。1周前门诊查尿蛋白（+++），尿隐血（+），血白蛋白32g/L。患者自发病以来，饮食尚可，睡眠良好，大便干结，2～3天一次，泡沫尿，尿量增多，每天1500～1800ml，体重增加约3kg。

患者既往发现高血压病史5年，最高血压165/100mmHg，平时服用硝苯地平控释片30mg，每天1次，血压控制在130～145/75～85mmHg，否认冠心病及脑血管疾病史，否认肝炎、结核等感染病史，无外伤、手术、输血病史。无药物过敏史。新冠疫苗全程注射3针，其他预防接种随当地。久居当地，无有毒化学物质及放射性物质接触史，无疫区旅居史。无吸烟、大量饮酒病史。无特殊家族遗传病史。

（三）入院查体

T 36.6 ℃，R 18次/分，P 86次/分，BP 145/85mmHg，身高175cm，体重75kg，BMI 24.5kg/m^2。神志清楚，自主体位，查体合作。全身皮肤未见皮疹、出血、黄染，浅表淋巴结未触及肿大。颜面部无水肿，睑结膜无苍白，双肺叩诊清音，呼吸音正常，未闻及干、湿啰音。心浊音界无扩大，未触及震颤，心率86次/分，律齐，各瓣膜区未闻及病理性杂音。腹平软，未见腹壁静脉曲张，无压痛、反跳痛，肝、脾肋下未触及，Murphy征阴性。腹部叩诊鼓音，肝肾区无叩痛，移动性浊音阴性，双下肢轻度对称性凹陷性水肿。四肢、关节活动自如，肌力、肌张力正常。神经系统深反射、浅反射存在，病理反射及脑膜刺激征阴性。

（四）辅助检查

血常规：白细胞计数6.8×10^9/L，中性粒细胞百分比75%，血红蛋白125g/L，血小板计数178×10^9/L。尿液检查：尿蛋白（+++），隐血（+），红细胞10/μl，白细胞阴性。24小时尿蛋白定量3.6g，UACR 860mg/g，空腹血糖7.2mmol/L，空腹C肽1.1ng/ml，空腹胰岛素5.9μU/ml；餐后2小时血糖14～16mmol/L，餐后2小时C肽2.6ng/ml，餐后2小时胰岛素30.6μU/ml，HbA1c 10.0%。肝肾功能：总胆红素11μmol/L，丙氨酸转氨酶23U/L，天冬氨酸转氨酶20U/L，血清总蛋白56g/L，白蛋白28g/L，总胆固醇8.5mmol/L，甘油三酯2.4mmol/L，尿酸474μmol/L，尿素氮5.4mmol/L，血肌酐89μmol/L。血电解质：钠142mmol/L，钾4.5mmol/L，钙2.2mmol/L，氯105mmol/L，二氧化碳结合力26mmol/L。凝血指标：PT 12秒，APTT 21秒。抗核抗体、ENA酶谱、ANCA等自身免疫性抗体均阴性，红细胞沉降率17mm/h，C反应蛋白2.9mg/L，β2-微球蛋白、免疫球蛋白、血尿轻链及补体无异常，M蛋白电泳无异常，乙型肝炎抗原、丙型肝炎抗体、梅毒、HIV均阴性，甲胎蛋白、癌胚抗原、CA19-9、CA125、前列腺特异性抗原等肿瘤标志物无异常。

双肾超声：左肾大小11.8cm×5.7cm，右肾大小11.6cm×5.5cm，皮髓质界限清晰，回声未见明显异常，集合系统未见分离，双肾区未见占位性病变。CDFI显示血流良好。双肾GFR（同位素法）：左肾38ml/min，右肾36ml/min，双肾74ml/min。心脏超声：左心室肥厚，左心房内径正常，左心室舒张功能减退。消化系统超声及胸部CT未见明显异常。

（五）诊疗经过

患者入院后初步诊断“2型糖尿病，糖尿病肾病（G2A3），慢性肾脏病（CKD Ⅱ期）”，评估CKD进展风险为高风险。完善眼底检查，在视网膜处见散在出血及渗出，血管粗细不均，可见小静脉迂曲、微血管瘤，诊断为“糖尿病视网膜病变Ⅱ期”。完善肾穿刺活检，结果为光镜下见肾小球中度系膜区增宽，系膜基质增多，个别肾小球呈现结节性硬化改变。毛细血管壁增厚，毛细血管腔开放较好，未见新月体形成。肾小管可见部分小管明显萎缩，间质中度纤维化伴少量炎症细胞浸润。部分小动脉和出、入球小动脉有明显玻璃样变。免疫荧光仅少量IgG，沿基底膜线样沉积。电镜见系膜区基质明显增多，基底膜明显增厚，足突明显融合，未见明显电子致密物的沉积。病理诊断为“糖尿病肾病Ⅲ期”。

指导患者饮食，采取优质低蛋白饮食方案［0.6～0.8g/（kg·d）］，低盐低脂糖尿病饮食。因血压不达标且患者尿蛋白量较大，给予缬沙坦胶囊联合硝苯地平控释片降压治疗，并给予间断应用呋塞米利尿消肿，血压控制在120～130/65～75mmHg。联合应用二甲双胍、阿卡波糖、达格列净后空腹血糖为8～9mmol/L，餐后2小时血糖为12～14mmol/L，HbA1c 9.8%，血糖仍不达标，行胰岛功能测定提示胰岛素分泌不足，加用门冬胰岛素（三餐前6U-8U-8U）、甘精胰岛素（睡前8U）皮下注射后，空腹血糖控制在4～7mmol/L，三餐后2小时血糖控制在8～11mmol/L，HbA1c 6.5%。患者血胆固醇升高，口服阿托伐他汀钙片20mg，每晚1次调脂治疗。制定以上综合治疗方案后嘱患者出院，门诊随访治疗。1个月后患者门诊随访血糖及血压均达标，水肿明显减轻，尿蛋白（++），白蛋白34g/L，24小时尿蛋白定量2.52g，UACR 368mg/g，肌酐76μmol/L，病情稳定。为进一步降低蛋白尿和保护心肾功能，加用非奈利酮20mg，每天1次。

（六）点评

本例患者为老年男性，因血糖升高伴下肢水肿就诊。患者就诊时存在大量蛋白尿、低蛋白血症、水肿及高脂血症，表现为肾病综合征，但患者糖尿病病史12年，眼底检查支持糖尿病视网膜病变诊断，初步诊断考虑DKD可能性大。但鉴于该患者为肾病综合征表现为主，既往并未进行定期查体，“突然”发现的大量蛋白尿，为了排除原发性肾脏病（慢性肾小球肾炎、原发性肾病综合征等）和其他继发性肾脏病（淀粉样变性、肿瘤相关性肾病、免疫球蛋白轻链沉积病、自身免疫性疾病肾损害、感染相关性肾病、药物相关性肾病等），对患者行肾穿刺是非常有必要的。肾穿刺活检对于进一步明确诊断及病理分期，了解肾小球和肾小管具体病理改变，制订治疗方案及判断预后非常重要。

T_1DM患者一般5年以后才会发生DKD，但T2DKD的临床进程不一定按照典型的DKD的分期逐渐进展。本例患者发病即表现为肾病综合征，还有患者仅表现为eGFR的下降而尿蛋白阴性，即NADKD。NADKD一般糖尿病病程较短，女性及老年人多见，糖尿病视网膜病变少见，肾脏病理表现为肾间质纤维化、肾小管萎缩、肾小动脉透明变性等非典型的肾脏损害，而肾小球损伤相对轻微。鉴于DKD临床表现多样，目前DKD的诊断尿蛋白阳性已不作为必要条件，2020年ADA指南发布，提出糖尿病患者一旦UACR＞30mg/g和（或）eGFR＜60ml/（min·1.73m^2）即诊断为DKD。因此，对于T_2DM患者，确诊后应该每年至少筛查一次尿常规、UACR、肾功能、eGFR，对DKD进行筛查。该患者评估为高风险，根据指南应每年至少2次复查随访。

对于糖尿病伴有尿蛋白的患者，即使有糖尿病视网膜病变，也不能直接诊断为DKD。要注意排除糖尿病合并其他原发性或继发性肾脏病，以及DKD合并其他原发或继发肾脏病的情况。出现以下情况者应警惕NDKD，包括：①活动性尿沉渣异常（血尿、蛋白尿伴血尿、管型尿）；②短期内eGFR迅速下降；③不伴有糖尿病视网膜病变（尤其是T_1DM）；④短期内UACR迅速增高或出现肾病综合征；⑤出现不明原因的贫血等，如有上述情况，在没有肾穿刺活检禁忌证的情况下，取得患者同意后要进一步完善肾穿刺活检，明确肾脏病理，排除其他原发性及继发性肾脏病。对于怀疑NDKD但有肾穿刺禁忌的或不同意做肾穿刺的患者或不具备肾穿刺操作条件的，可以完善血清PLA2R的检测，排除糖尿病合并膜性肾病或DKD合并膜性肾病的情况。

DKD的治疗：①控制血糖处于达标水平。目前新型的降糖药物如SGLT-2i及GLP-1RA对延缓DKD的进展有积极作用。2020年《中国糖尿病防治指南》中提出，对eGFR≥45ml/（min·1.73m^2）的DKD患者使用SGLT-2i可以降低DKD进展和（或）心血管事件的风险，2022年KDIGO指南则将适用范围进一步扩大至eGFR≥20ml/（min·1.73m^2）。GLP-1RA能减少糖尿病患者新发大量白蛋白尿的风险。部分降糖药物需根据肾功能调整剂量，对于肾功能异常且应用口服药物血糖控制欠佳的患者，要尽早应用胰岛素治疗。②控制血压：指南推荐>18岁的非妊娠糖尿病患者血压应控制在130/80mmHg及以下。降压治疗无禁忌的情况下首选ACEI/ARB类药物，此类药物可以延缓蛋白尿的进展和减少心血管风险。③对于控制尿蛋白无禁忌者可应用ACEI/ARB类药物。④调整饮食，指南推荐DKD患者蛋白摄入量为0.8g/（kg·d）（开始透析者蛋白摄入量可适当增加），控制体重，改变饮食结构，纠正脂质代谢紊乱等综合治疗对于保护肾脏及其他靶器官的功能尤为重要，规律门诊随访，定期评估重要靶器官功能，保持良好生活作息，避免感染、劳累等因素对于延缓疾病进展也非常重要。⑤目前治疗DKD的新药非奈利酮已上市，很多药物也在研究当中，如内皮素受体A拮抗剂（阿曲生坦）、抗肾脏纤维化药物（吡非尼酮）等。新药物的研发有望进一步推进DKD的治疗，使更多的患者受益。

（马瑞霞）

参考文献

[1] Kimmelstiel P，Wilson C. Intercapillary lesions in the glomeruli of the kidney[J]. Am J Pathol，1936，12（1）：83-98.

[2] KDOQI. KDOQI clinical practice guidelines and clinical practice recommendations for diabetes and chronic kidney disease[J]. Am J Kidney Dis，2007，49（2 Suppl2）：S12-154.

[3] Alicic R Z，Rooney M T，Tuttle K R. Diabetic kidney disease：challenges，progress，and possibilities[J]. Clin J Am Soc Nephrol，2017，12（12）：2032-2045.

[4] GBD Chronic Kidney Disease Collaboration. Global，regional，and national burden of chronic kidney disease，1990-2017：a systematic analysis for the global burden of disease study 2017[J]. Lancet，2020，395（10225）：709-733.

[5] Magliano D J，Boyko E J. IDF Diabetes Atlas. 10th ed. Brussels：International Diabetes Federation，2021.

[6] Muskiet M H A，Wheeler D C，Heerspink H J L. New pharmacological strategies for protecting kidney function in type 2 diabetes[J]. Lancet Diabetes Endocrinol，2019，7（5）：397-412.

[7] Villeneuve L M，Reddy M A，Natarajan R. Epigenetics：deciphering its role in diabetes and its chronic complications[J]. Clin Exp Pharmacol Physiol，2011，38（7）：451-459.

[8] Tuttle K R. Back to the future：glomerular hyperfiltration and the diabetic kidney[J]. Diabetes，2017，66（1）：14-16.

[9] Suganya N，Bhakkiyalakshmi E，Sarada D V L，et al. Reversibility of endothelial dysfunction in diabetes：role of polyphenols[J]. Br J Nutr，2016，116（2）：223-246.

[10] de Zeeuw D，Coll B，Andress D，et al. The endothelin antagonist atrasentan lowers residual albuminuria in patients with type 2 diabetic nephropathy[J]. J Am Soc Nephrol，2014，25（5）：1083-1093.

[11] Aranda-Rivera A K，Cruz-Gregorio A，Aparicio-Trejo O E，et al. Mitochondrial redox signaling and oxidative stress in kidney diseases[J]. Biomolecules，2021，11（8）：1144.

[12] Black H S. A synopsis of the associations of oxidative stress，ROS，and antioxidants with diabetes mellitus[J]. Antioxidants（Basel），2022，11（10）：2003.

[13] Ricciardi C A，Gnudi L. Kidney disease in diabetes：from mechanisms to clinical presentation and treatment strategies[J]. Metabolism，2021，124：154890.

[14] Duni A，Liakopoulos V，Roumeliotis S，et al. Oxidative stress in the pathogenesis and evolution of chronic kidney disease：untangling ariadne's thread[J]. Int J Mol Sci，2019，20（15）：3711.

[15] Zhou L L，Chen X W，Lu M Z，et al. Wnt/β-catenin links oxidative stress to podocyte injury and proteinuria[J]. Kidney Int，2019，95（4）：830-845.

[16] Xing Y W，Liu K Z. Azithromycin inhibited oxidative stress and apoptosis of high glucose-induced podocytes by inhibiting STAT1 pathway[J]. Drug Dev Res，2021，82（7）：990-998.

[17] Xing L N，Fang J，Zhu B B，et al. Astragaloside IV protects against podocyte apoptosis by inhibiting oxidative stress *via* activating PPARγ-Klotho-FoxO1 axis in diabetic nephropathy[J]. Life Sci，2021，269：119068.

[18] Dusabimana T，Park E J，Je J，et al. Geniposide improves diabetic nephropathy by enhancing ULK1-mediated autophagy and reducing oxidative stress through AMPK activation[J]. Int J Mol Sci，2021，22（4）：1651.

[19] Fu Y Q，Wang C X，Zhang D M，et al. MiR-15b-5p ameliorated high glucose-induced podocyte injury through repressing apoptosis，oxidative stress，and inflammatory responses by targeting Sema3A[J]. J Cell Physiol，2019，234（11）：20869-20878.

[20] Chen B，Li Y H，Liu Y，et al. circLRP6 regulates high glucose-induced proliferation，oxidative stress，ECM accumulation，and inflammation in mesangial cells[J]. J Cell Physiol，2019，234（11）：21249-21259.

[21] Lu Q，Zhou Y X，Hao M，et al. The mTOR promotes oxidative stress-induced apoptosis of mesangial cells in diabetic nephropathy[J]. Mol Cell Endocrinol，2018，473：31-43.

[22] Tavafi M. Complexity of diabetic nephropathy pathogenesis and design of investigations[J]. J Renal Inj Prev，2013，2（2）：59-62.

[23] Tang C Y，Livingston M J，Liu Z W，et al. Autophagy in kidney homeostasis and disease[J]. Nat Rev Nephrol，2020，16：489-508.

[24] Park H S，Lim J H，Kim M Y，et al. Resveratrol increases AdipoR1 and AdipoR2 expression in type 2 diabetic nephropathy[J]. J Transl Med，2016，14（1）：176.

[25] Yacoub R，Lee K，He J C. The role of SIRT1 in diabetic kidney disease[J]. Front Endocrinol （Lausanne），2014，5：166.

[26] Lenoir O，Jasiek M，Hénique C，et al. Endothelial cell and podocyte autophagy synergistically protect from diabetes-induced glomerulosclerosis[J]. Autophagy，2015，11（7）：1130-1145.

[27] Yang D Y，Livingston M J，Liu Z W，et al. Autophagy in diabetic kidney disease：regulation，pathological role and therapeutic potential[J]. Cell Mol Life Sci，2018，75（4）：669-688.

[28] Ding Y，Choi M E. Autophagy in diabetic nephropathy[J]. J Endocrinol，2015，224（1）：R15-R30.

[29] Wang X J，Liu J，Zhen J H，et al. Histone deacetylase 4 selectively contributes to podocyte injury in diabetic nephropathy[J]. Kidney Int，2014，86（4）：712-725.

[30] Li W，Du M M，Wang Q Z，et al. FoxO1 promotes mitophagy in the podocytes of diabetic male mice *via* the PINK1/parkin pathway[J]. Endocrinology，2017，158（7）：2155-2167.

[31] Zhou D，Zhou M，Wang Z Y，et al. PGRN acts as a novel regulator of mitochondrial homeostasis by facilitating mitophagy and mitochondrial biogenesis to prevent podocyte injury in diabetic nephropathy[J]. Cell Death Dis，2019，10：524.

[32] Wang H Z，Feng Z W，Xie J T，et al. Podocyte-specific knockin of PTEN protects kidney from hyperglycemia[J]. Am J Physiol Renal Physiol，2018，314（6）：F1096-F1107.

[33] Vallon V，Rose M，Gerasimova M，et al. Knockout of Na-glucose transporter SGLT2 attenuates hyperglycemia and glomerular hyperfiltration but not kidney growth or injury in diabetes mellitus[J]. Am J Physiol Renal Physiol，2013，304（2）：F156-F167.

[34] Ma Z W，Li L，Livingston M J，et al. p53/microRNA-214/ULK1 axis impairs renal tubular autophagy in diabetic kidney disease[J]. J Clin Invest，2020，130（9）：5011-5026.

[35] Zhan M，Usman I M，Sun L，et al. Disruption of renal tubular mitochondrial quality control by myo-inositol oxygenase in diabetic kidney disease[J]. J Am Soc Nephrol，2015，26（6）：1304-1321.

[36] Chen K H，Dai H Z，Yuan J J，et al. Optineurin-mediated mitophagy protects renal tubular epithelial cells against accelerated senescence in diabetic nephropathy[J]. Cell Death Dis，2018，9：105.

[37] Fiorentino L，Cavalera M，Menini S，et al. Loss of TIMP3 underlies diabetic nephropathy via FoxO1/STAT1 interplay[J]. EMBO Mol Med，2013，5（3）：441-455.

[38] Donate-Correa J，Martín-Núñez E，Muros-de-Fuentes M，et al. Inflammatory cytokines in diabetic nephropathy[J]. J Diabetes Res，2015，2015：948417.

[39] Thomas M C，Brownlee M，Susztak K，et al. Diabetic kidney disease[J]. Nat Rev Dis Primers，2015，1（1）：15018.

[40] Wada J，Makino H. Innate immunity in diabetes and diabetic nephropathy[J]. Nat Rev Nephrol，2016，12：13-26.

[41] Ebenezer P J，Mariappan N，Elks C M，et al. Diet-induced renal changes in zucker rats are ameliorated by the superoxide dismutase mimetic TEMPOL[J]. Obesity （Silver Spring），2009，17（11）：1994-2002.

[42] Esposito K，Nappo F，Marfella R，et al. Inflammatory cytokine concentrations are acutely increased by hyperglycemia in humans：role of oxidative stress[J]. Circulation，2002，106（16）：2067-2072.

[43] Akimoto T，Ito C，Saito O，et al. Microscopic hematuria and diabetic glomerulosclerosis-clinicopathological analysis of type 2 diabetic patients associated with overt proteinuria[J]. Nephron Clin Pract.，2008，109（3）：c119-c126.

[44] Huang F，Yang Q，Chen L，et al. Renal pathological change in patients with type 2 diabetes is not always diabetic nephropathy：a report of 52 cases[J]. Clin Nephrol 2007，67（5）：293-297.

[45] Mou S，Wang Q，Liu J，et al. Prevalence of non-diabetic renal disease in patients with type 2 diabetes[J]. Diabetes Res Clin Pract，2010，87（3）：354-359.

[46] Sharma S G，Bomback A S，Radhakrishnan J，et al. The modern spectrum of renal biopsy findings in patients with diabetes[J]. Clin J Am Soc Nephrol，2013，8（10）：1718-1724.

[47] Zhuo L，Ren W W，Li W G，et al. Evaluation of renal biopsies in type 2 diabetic patients with kidney disease：a clinicopathological study of 216 cases[J]. Int Urol Nephrol，2013，45（1）：173-179.

[48] 邹万忠 . 肾脏病学系列：肾活检病理学（第 3 版 2012 基金）[M]. 3 版 . 北京：北京大学医学出版社，2014.

[49] Najafian B，Crosson J T，Kim Y，et al. Glomerulotubular junction abnormalities are associated with proteinuria in type 1 diabetes[J]. J Am Soc Nephrol，2006，17（4 Suppl 2）：S53-S60.

[50] Mise K，Hoshino J，Ueno T，et al. Clinical implications of linear immunofluorescent staining for immunoglobulin G in patients with diabetic nephropathy[J]. Diabetes Res Clin Pract，2014，106（3）：522-530.

[51] 中华医学会肾脏病学分会专家组 . 糖尿病肾脏疾病临床诊疗中国指南 [J]. 中华肾脏病杂志，2021，37（3）：255-304.

[52] Tervaert T W C，Mooyaart A L，Amann K，et al. Pathologic classification of diabetic nephropathy[J]. J Am Soc Nephrol，2010，21（4）：556-563.

[53] Chen C，Wang C，Hu C，et al. Normoalbuminuric diabetic kidney disease[J]. Front Med，2017，11（3）：310-318.

[54] Parving H H，Lewis J B，Ravid M，et al. Prevalence and risk factors for microalbuminuria in a referred cohort of type Ⅱ diabetic patients：a global perspective[J]. Kidney Int，2006，69（11）：2057-2063.

[55] Mogensen C E，Christensen C K，Vittinghus E. The stages in diabetic renal disease：with emphasis on the stage of incipient diabetic nephropathy[J]. Diabetes，1983，32（Suppl 2）：64-78.

[56] Kidney Disease：Improving Global Outcomes （KDIGO） Diabetes Work Group. KDIGO 2022 clinical practice guideline for diabetes management in chronic kidney disease[J]. Kidney Int，2022，102（5）：S1-S127.

[57] 中华医学会肾脏病学分会专家组 . 糖尿病肾脏疾病诊断、预后评估和生物标志物应用专家共识 [J]. 中华肾脏病杂志，2022，38（8）：771-784.

[58] American Diabetes Association. 11. Microvascular complications and foot care：standards of medical care in diabetes—2021[J]. Diabetes Care，2021，44（Suppl 1）：S151-S167.

[59] Levey A S，Stevens L A，Schmid C H，et al. A new equation to estimate glomerular filtration rate[J]. Ann Intern Med，

2009，150（9）：604.
[60] Ma Y C，Zuo L，Chen J H，et al. Modified glomerular filtration rate estimating equation for Chinese patients with chronic kidney disease[J]. J Am Soc Nephrol，2006，17（10）：2937-2944.
[61] Rule A D，Bergstralh E J，Slezak J M，et al. Glomerular filtration rate estimated by cystatin C among different clinical presentations[J]. Kidney Int，2006，69（2）：399-405.
[62] Persson F，Rossing P. Diagnosis of diabetic kidney disease：state of the art and future perspective[J]. Kidney Int Suppl（2011），2018，8（1）：2-7.
[63] 柒春芳，陈祖姣，王文健 . 糖尿病肾小管病 [J]. 中华肾脏病杂志，2020，36（4）：321-326.
[64] de Boer I H，Khunti K，Sadusky T，et al. Diabetes management in chronic kidney disease：a consensus report by the American diabetes association （ADA） and kidney disease：improving global outcomes（KDIGO）[J]. Kidney Int，2022，102（5）：974-989.
[65] Perl J，Karaboyas A，Morgenstern H，et al. Association between changes in quality of life and mortality in hemodialysis patients：results from the DOPPS[J]. Nephrol Dial Transplant，2017，32（3）：521-527.
[66] 中国医师协会康复医师分会肾康复专业委员会，马迎春 . 我国成人慢性肾脏病患者运动康复的专家共识 [J]. 中华肾脏病杂志，2019，35（7）：537-543.
[67] Look AHEAD Research Group，Gregg EW，Jakicic JM，et al. Association of the magnitude of weight loss and changes in physical fitness with long-term cardiovascular disease outcomes in overweight or obese people with type 2 diabetes：a post-hoc analysis of the look AHEAD randomised clinical trial[J]. Lancet Diabetes Endocrinol，2016，4（11）：913-921.
[68] Ohkuma T，Nakamura U，Iwase M，et al. Effects of smoking and its cessation on creatinine- and cystatin C-based estimated glomerular filtration rates and albuminuria in male patients with type 2 diabetes mellitus：the Fukuoka diabetes registry[J]. Hypertens Res，2016，39（10）：744-751.
[69] 北京大学医学系糖尿病肾脏病专家共识协作组 . 糖尿病肾脏病诊治专家共识 [J]. 中华医学杂志，2020，100（4）：247-260.
[70] Wong M G，Perkovic V，Chalmers J，et al. Long-term benefits of intensive glucose control for preventing end-stage kidney disease：advance-ON[J]. Diabetes Care，2016，39（5）：694-700.
[71] Bao Y Q，Zhu D L，Chinese Diabetes Society. Clinical application guidelines for blood glucose monitoring in China （2022 edition）[J]. Diabetes Metab Res Rev，2022，38（8）：e3581.
[72] American Diabetes Association. 14. Management of diabetes in pregnancy：standards of medical care in diabetes—2021[J]. Diabetes Care，2021，44（Suppl 1）：S200-S210.
[73] Malkani S，Mordes J P. Implications of using hemoglobin A1C for diagnosing diabetes mellitus[J]. Am J Med，2011，124（5）：395-401.
[74] American Diabetes Association Professional Practice Committee. 7. Diabetes technology：standards of medical care in diabetes-2022[J]. Diabetes Care，2022，45（Suppl 1）：S97-S112.
[75] Schechter M，Jongs N，Chertow G M，et al. Effects of dapagliflozin on hospitalizations in patients with chronic kidney disease：A Post Hoc Analysis of DAPA-CKD[J]. Ann Intern Med，2023，176（1）：59-66.
[76] Perkovic V，Jardine M J，Neal B，et al. Canagliflozin and renal outcomes in type 2 diabetes and nephropathy[J]. N Engl J Med，2019，380（24）：2295-2306.
[77] Neuen B L，Young T，Heerspink H J L，et al. SGLT2 inhibitors for the prevention of kidney failure in patients with type 2 diabetes：a systematic review and meta-analysis[J]. Lancet Diabetes Endocrinol，2019，7（11）：845-854.
[78] Barrera-Chimal J，Lima-Posada I，Bakris G L，et al. Mineralocorticoid receptor antagonists in diabetic kidney disease—mechanistic and therapeutic effects[J]. Nat Rev Nephrol，2022，18（1）：56-70.
[79] An J，Niu F，Sim J J. Cardiovascular and kidney outcomes of spironolactone or eplerenone in combination with ACEI/ARBs in patients with diabetic kidney disease[J]. Pharmacotherapy，2021，41（12）：998-1008.
[80] Zhao J，Tostivint I，Xu L D，et al. Efficacy of combined *Abelmoschus manihot* and irbesartan for reduction of albuminuria in patients with type 2 diabetes and diabetic kidney disease：a multicenter randomized double-blind parallel controlled clinical trial[J]. Diabetes Care，2022，45（7）：e113-e115.
[81] Li Y Z，Miao R P，Liu Y X，et al. Efficacy and safety of *Tripterygium* glycoside in the treatment of diabetic nephropathy：a systematic review and meta-analysis based on the duration of medication[J]. Front Endocrinol （Lausanne），2021，12：656621.
[82] Chen X，Dai W，Li H，et al. Targeted drug delivery strategy：a bridge to the therapy of diabetic kidney disease[J]. Drug Deliv，2023，30（1）：2160518.
[83] 中华医学会心血管病学分会动脉粥样硬化与冠心病学组，中华心血管病杂志编辑委员会 . 超高危动脉粥样硬化性心血管疾病患者血脂管理中国专家共识 [J]. 中华心血管病杂志，2020，48（4）：280-286.
[84] Groop P H，Thomas M C，Moran J L，et al. The presence and severity of chronic kidney disease predicts all-cause mortality in type 1 diabetes[J]. Diabetes，2009，58（7）：1651-1658.
[85] Grams M E，Sang Y Y，Ballew S H，et al. Predicting timing of clinical outcomes in patients with chronic kidney disease and severely decreased glomerular filtration rate[J]. Kidney Int，2018，93（6）：1442-1451.
[86] Selby N M，Taal M W. An updated overview of diabetic nephropathy：diagnosis，prognosis，treatment goals and latest guidelines[J]. Diabetes Obes Metab，2020，22（Suppl 1）：3-15.

第二节　Graves 病

Graves病是一种伴甲状腺激素分泌增多的甲状腺组织非破坏性的自身免疫性疾病，是引起甲状腺功能亢进的主要原因。发病因素主要有遗传因素、环境因素、自身免疫因素3类。该病以遗传为背景，在食物中的碘含量过量、吸烟、精神刺激、感染、药物、辐射暴露等因素作用下诱发体液免疫和细胞免疫功能紊乱（包括诱导甲状腺自身抗原甲状腺球蛋白、促甲状腺素受体、甲状腺过氧化物酶等和自身抗体甲状腺球蛋白抗体、促甲状腺素受体抗体、甲状腺过氧化物酶抗体等在细胞毒性T淋巴细胞相关抗原4、白细胞介素、肿瘤坏死因子α、趋化因子及黏附分子等参与下发生自身免疫反应），最终表现为多系统的综合征，包括高代谢症候群、弥漫性甲状腺肿大、眼征、皮肤损害和肢端病变等。

Graves病累及肾脏的病例报道较为少见，除治疗Graves病的药物丙硫氧嘧啶（PTU）及甲巯咪唑可致ANCA相关性血管炎外，Graves病也可直接引起肾损害，其中膜性肾病最早被报道与Graves病密切相关，也是相对常见的病理类型；此外，Graves病所致的肾脏微小病变、IgA肾病及膜增生性肾小球肾炎近年来也偶有报道[1, 2]。

一、流行病学

PTU导致的ANCA相关性血管炎较甲巯咪唑常见。一项硫代酰胺类药物诱导的ANCA阳性的血管炎的研究综述发现，64例PTU治疗者有4例患者ANCA阳性，而16例甲巯咪唑治疗者中无ANCA阳性，其中大约15%的ANCA阳性者会发展成为血管炎[3]。在另一项前瞻性研究中，21%服用甲巯咪唑的患者ANCA阳性，但没有一例发展成为血管炎[4]。我国一项回顾性报道显示，PTU诱导ANCA相关性血管炎的发病时间中位数为36个月[5]。

二、发病机制

与原发性ANCA阳性小血管炎不同，PTU所致血管炎可识别多种抗原成分（而原发性ANCA阳性小血管炎多仅识别一种靶抗原），是一种多克隆免疫反应。其具体发生机制尚未阐明，有学者认为PTU在体内可以成为髓过氧化物酶（MPO）的酶反应底物，而被多种致炎因子激活的中性粒细胞在活化时可释放MPO，MPO与PTU发生相互作用，将PTU转化为有细胞毒性的代谢产物，经一系列反应后，最终活化B细胞产生相应的自身抗体，引起小血管炎[6]。也有学者认为PTU诱发的ANCA相关性血管炎可能与甲状腺本身有关，由于甲状腺过氧化物酶与MPO结构有类似之处，因此抗甲状腺过氧化物酶抗体与MPO可能发生交叉反应[7]。此外，抗血管内皮细胞抗体在PTU所致血管炎的发病过程中可能也起到重要作用[8]。目前甲巯咪唑导致的ANCA相关性血管炎机制尚不清楚。

Graves病相关的膜性肾病的发病机制可能与循环免疫复合物的沉积有关。有研究认为，循环中甲状腺球蛋白-抗甲状腺球蛋白免疫复合物沉积在肾小球基底膜和系膜区，导致补体途径的活化[1, 9]。也有报道认为，甲状腺过氧化物酶及甲状腺微粒体抗原抗体复合物的形成与Graves病所致膜性肾病的发生密切相关[9, 10]。Graves病可引起微小病变肾病的机制尚不清楚，有学者认为其与细胞介导的免疫反应有关。Graves病可引起T淋巴细胞分泌的多种细胞因子，这些因子可损伤肾小球上皮细胞，导致微小病变[2]。

三、临床表现和实验室检查

PTU和甲巯咪唑引起的ANCA阳性小血管炎多表现为全身多系统损伤，其中肾脏是最易受累的器官，以肾炎综合征最为常见，表现为肉眼或镜下血尿、蛋白尿、高血压，常伴有肾损伤。急性肾损伤有时可成为患者就诊的主要原因。此外也可出现肾病综合征的临床表现。肾外最常见的是肺、皮肤、关节和血液系统受累，表现为发热、皮疹、关节肌肉疼痛、贫血，以及咯血和呼吸衰竭等。实验室血液检查中P-ANCA阳性，且多具有高滴度的抗MPO抗体，少数患者可有抗蛋白酶3（PR3）等抗体[11-13]。与原发性ANCA阳性小血管炎相比，PTU和甲巯咪唑引起的ANCA阳性小血管炎临床预后相对良好，但也有极少数患者进展至终末期肾病，甚至出现肺出血等威胁生命的并发症。

Graves病本身引起的肾损害以蛋白尿为主要表现，程度轻重不一，有些表现为轻微蛋白尿，部分可呈肾病综合征，伴有少量镜下血尿，肉眼血尿少见，大多数患者无高血压及肾功能损害等临床表现。实验室检查血清总T_3、T_4及游离T_3、T_4升高，TSH下降，甲状腺相关抗体阳性。

四、肾脏病理

PTU和甲巯咪唑引起的ANCA阳性小血管炎在肾活检时特征性表现为坏死性新月体性肾小球肾炎，少数可表现为膜性肾病或系膜增生性肾小球肾炎[12, 13]。光镜典型表现为局灶节段性肾小球毛细血管袢坏死和新月体形成，最后形成节段性和球性硬化，新月体常呈多样性，大新月体和小新月体混合，细胞性、细胞纤维性和纤维性新月体同时存在。肾间质水肿，局灶性或弥漫性淋巴细胞和单核细胞浸润，病变后期或慢性病变肾间质广泛纤维化和肾小管萎缩，有时可见到以小血管为中心的肉芽肿样病变。30%左右的小动脉可出现纤维素样坏死、血栓形成，后期可见血管壁纤维化。与原发性ANCA阳性小血管炎寡免疫复合物不同，PTU引起的ANCA阳性小血管炎免疫荧光可见IgG、IgA及IgM在系膜区沉积，50%的患者经电镜可见电子致密物沉积于系膜区、上皮下或内皮下[12]。

Graves病引起的肾脏病理改变以膜性肾病多见，光镜典型表现为肾小球基底膜弥漫增厚，Masson染色上皮侧可见钉突；免疫荧光可见甲状腺球蛋白和甲状腺微粒体抗原沿基底膜和系膜区颗粒样沉积，也有报道甲状腺过氧化物酶呈颗粒状在肾小球沉积，此外常可见补体C3、C4、IgG、IgA及IgM弥漫分布于毛细血管袢和系膜区，但PLA2R往往阴性；电镜可在上皮下间隙发现电子致密物沉积[1, 9]。而Graves病引起的微小病变经光镜和免疫荧光检查均未见异常，电镜可见足突融合，基底膜和系膜区未见电子致密物沉积[2, 10, 14]。

五、诊断和鉴别诊断

患者有服用PTU或甲巯咪唑史，临床出现发热、贫血、关节肌肉疼痛、皮疹和肺、肾受累等血管炎症状，ANCA检测呈阳性，可诊断为PTU或甲巯咪唑引起的ANCA阳性小血管炎，肾脏病理为坏死性新月体性肾小球肾炎则更加支持诊断。鉴别诊断主要应注意与原发性ANCA阳性血管炎相鉴别：根据药物应用史不难做出判断，并且药物引起的ANCA相关性小血管炎患者血清除MPO外，还可能出现多种抗体，如抗核抗体、抗组蛋白抗体、抗蛋白酶3抗体、抗乳铁蛋白抗体及抗磷脂抗体等[15, 16]。

Graves病所致肾损害的诊断首先必须明确自身免疫性甲状腺疾病的存在，甲状腺球蛋白抗体、甲状腺过氧化物酶抗体、甲状腺微粒体抗体等甲状腺抗体的测定是诊断的重要依据。肾脏损害以蛋白尿为主要临床表现，可伴少量镜下血尿，大多无高血压及肾功能损害。病理改变以继发性膜性肾病常见。若在肾小球内检测出甲状腺抗原或甲状腺相关抗原抗体复合物则可明确诊断。鉴别诊断主要需与其他病因如药物、狼疮、肝炎、肿瘤等引起的膜性肾病相鉴别。

六、治　　疗

在明确Graves病患者服用PTU引起ANCA相关性小血管炎后，治疗措施主要包括：①立即停止相关药物治疗；②应用糖皮质激素，对于有严重并发症的患者则应使用较大剂量激素冲击治疗或加用其他免疫抑制剂，如环磷酰胺；③对肾功能不全的患者，应进行血液透析或血浆置换等；④对于Graves病的治疗，由于PTU与甲巯咪唑存在交叉免疫反应，因此原则上不建议换用药物治疗，多主张改行核素治疗或甲状腺次全切除术；⑤予以抗感染及各种对症治疗。该病预后主要取决于受累器官损害的程度和病程，如及时诊断、治疗，可明显改善预后。

Graves病相关性肾病的治疗尚存争议。消除抗原的产生是治疗的最终目的，因此治疗原发病尤为重要。抗甲状腺药物治疗可使抗甲状腺球蛋白、微粒体抗体滴度显著下降，蛋白尿也随之明显减少。也有作者报道采用甲状腺切除进行治疗[2, 17]。^{131}I的治疗尚存争议，有研究认为其可使甲状腺破坏，使甲状腺抗原释放过多，加重肾脏损害，因此不宜采用[9, 17, 18]；也有研究及病例显示^{131}I治疗可以减少蛋白尿，改善肾功能[1, 19]。另有观点认为还可采取激素和免疫抑制治疗。当尿蛋白较少、血浆白蛋白正常或轻度减低时，有研究者建议使用紧张素转换酶抑制剂（ACEI）控制蛋白尿[9, 10]。

（高　翔）

参考文献

[1] Neves P D M M，Muniz M P R，Morgantetti G F，et al. Membranous nephropathy secondary to Graves' disease：a case report[J]. Front Immunol，2022，13：824124.
[2] Hasnain W，Stillman I E，Bayliss G P. Minimal-change renal disease and Graves' disease：a case report and literature review[J]. NDT Plus，2011，4（2）：96-98.
[3] Balavoine A S，Glinoer D，Dubucquoi S，et al. Antineutrophil cytoplasmic antibody-positive small-vessel vasculitis associated with antithyroid drug therapy：how significant is the clinical problem?[J]. Thyroid，2015，25（12）：1273-1281.
[4] Andrade G C，Maia F C P，Mourão G F，et al. Antineutrophil cytoplasmic antibodies in patients treated with methimazole：a prospective Brazilian study[J]. Braz J Otorhinolaryngol，2019，85（5）：636-641.
[5] Yang J，Yao L P，Dong M J，et al. Clinical characteristics and outcomes of propylthiouracil-induced antineutrophil cytoplasmic antibody-associated vasculitis in patients with Graves' disease：a Median 38-month retrospective cohort study from a single institution in China[J]. Thyroid，2017，27（12）：1469-1474.
[6] Akamizu T，Ozaki S，Hiratani H，et al. Drug-induced neutropenia associated with anti-neutrophil cytoplasmic antibodies（ANCA）：possible involvement of complement in granulocyte cytotoxicity[J]. Clin Exp Immunol，2002，127（1）：92-98.
[7] Chen M，Gao Y，Guo X H，et al. Propylthiouracil-induced antineutrophil cytoplasmic antibody-associated vasculitis[J]. Nat Rev Nephrol，2012，8（8）：476-483.
[8] Yu F，Zhao M H，Zhang Y K，et al. Anti-endothelial cell antibodies（AECA）in patients with propylthiouracil（PTU）-induced ANCA positive vasculitis are associated with disease activity[J]. Clin Exp Immunol，2005，139（3）：569-574.
[9] Becker B A，Fenves A Z，Breslau N A. Membranous glomerulonephritis associated with Graves' disease[J]. Am J Kidney Dis，1999，33（2）：369-373.
[10] Shima Y，Nakanishi K，Togawa H，et al. Membranous nephropathy associated with thyroid-peroxidase antigen[J]. Pediatr Nephrol，2009，24（3）：605-608.
[11] Ishii R，Imaizumi M，Ide A，et al. A long-term follow-up of serum myeloperoxidase antineutrophil cytoplasmic antibodies（MPO-ANCA）in patients with Graves disease treated with propylthiouracil[J]. Endocr J，2010，57（1）：73-79.
[12] Yu F，Chen M，Gao Y，et al. Clinical and pathological features of renal involvement in propylthiouracil-associated ANCA-positive vasculitis[J]. Am J Kidney Dis，2007，49（5）：607-614.
[13] Arai N，Nemoto K，Oh-ishi S，et al. Methimazole-induced ANCA-associated vasculitis with diffuse alveolar haemorrhage[J]. Respirol Case Rep，2018，6（5）：e00315.
[14] Holt S，Kingdon E，Morganstein D，et al. Simultaneous relapse of Graves' disease and minimal change glomerular disease[J]. Nephrol Dial Transplant，2002，17（4）：666-668.
[15] Choi H K，Merkel P A，Walker A M，et al. Drug-associated antineutrophil cytoplasmic antibody-positive vasculitis：prevalence among patients with high titers of antimyeloperoxidase antibodies[J]. Arthritis Rheum，2000，43（2）：405-413.
[16] Hacking S，Uppal N N，Khan N，et al. Systemic p-ANCA vasculitis with fatal outcome，arising in the setting of methimazole use[J]. Clin Nephrol Case Stud，2019，7（1）：23-26.
[17] 章海涛，胡伟新．突眼性甲状腺肿伴蛋白尿［J］. 肾脏病与透析肾移植杂志，2000，9（2）：189-192.
[18] Weetman A P，Tomlinson K，Amos N，et al. Proteinuria in autoimmune thyroid disease[J]. Acta Endocrinol（Copenh），1985，109（3）：341-347.
[19] Weetman A P，Pinching A J，Pussel B A，et al. Membranous glomerulonephritis and autoimmune thyroid disease[J]. Clin Nephrol，1981，15（1）：50，51.

第三节　肥胖相关性肾病

肥胖相关性肾病（obesity related glomerulopathy，ORG）是指肥胖引起的肾脏损伤。早在1923年Preble等观察到约40%肥胖患者出现蛋白尿[1]。1974年Weisinger等首次报道严重肥胖患者出现肾病范围蛋白尿，并将其命名为肥胖相关性肾病[2]。随着现代人生活方式及饮食结构改变，肥胖人群持续增加，各种肥胖并发症的发生率随之升高，肥胖与肾脏的关系也越来越受到重视。

一、流行病学

肥胖及并发症已经成为现代社会面临的严重公共健康问题。研究显示，美国成年人肥胖率（2017～2018年数据）已达到42%，重度肥胖率（BMI≥40kg/m^2）为9%。《中国居民营养与慢性病状况报告（2020年）》显示，我国成年人（≥18岁）中超重和肥胖比例分别为34.3%和16.4%，且呈持续上升状态。肥胖增加了许多常见非传染性疾病的发生风险，如2型糖尿病、高血压、心血管疾病、代谢综合征、肾脏病和多种癌症（如绝经后乳腺癌和子宫内膜癌、结直肠癌、肝癌）。

肥胖人群数量增加导致肥胖相关性肾病发病率升高，但其准确的发病率尚不清楚。相当多的肥胖相关性肾病患者没有明显临床表现，在伴有高血压、糖尿病的肥胖患者出现蛋白尿又很难明确其原因时，即便进行肾穿刺活检，有时候也难以区分早期肾小球肥大病理改变是由肥胖还是由糖尿病引起的。一些观察性研究显示4%～10%的肥胖患者有蛋白尿，其中相当一部分是肥胖相关性肾病。美国回顾性研究显示，肾活检标本中肥胖相关性肾病的比例在1986～1990年为0.2%，1996～2000年升高为2%，2001～2015年进一步增加到2.7%[3]。2004年我国刘志红等首次报道肥胖相关性肾病[4]，2008年回顾性研究发现在10 093例肾活检患者中肥胖相关性肾病占0.89%，并且在研究观察的5年间由0.62%上升至1.0%[5]。

此外必须认识到，对于没有明确诊断为肥胖相关性肾病的肥胖者，并不代表肥胖对肾脏没有影响，肥胖也是慢性肾脏病进展的多种危险因素之一。研究表明，超重和肥胖可能在15%～30%慢性肾脏病患者的发展中起关键作用[6]，肥胖是新发慢性肾脏病的独立危险因子[7]。与欧洲、美洲相比，亚洲人群更低的BMI可能导致慢性肾脏病的发生风险增加。

二、发病机制

ORG的发病机制尚未完全阐明，目前认为肾小球高滤过是其发病的关键病理改变，可能参与的因素包括血流动力学异常、肾素-血管紧张素-醛固酮系统（RAAS）激活、胰岛素抵抗、脂代谢紊乱、脂肪细胞因子紊乱、微炎症作用等。此外，脂肪组织的直接毒性作用也受到重视。

（一）肾小球高滤过

肾小球高滤过是ORG发病的关键环节。肾小球高滤过时囊内压力升高，导致肾小球基底膜增大、足细胞肥大；持续的压力升高引起足细胞脱落形成足细胞尿，肾小球基底膜通透性增加，严重者出现局灶节段性肾小球硬化，进而可发展为肾功能不全。引起肥胖患者肾小球高滤过的机制复杂，多种因素参与其中，具体如下。

1. 肾脏血流动力学异常 研究发现，肥胖可能导致肾脏血流量、肾小球滤过率（GFR）和滤过分数（filtration fraction，FF）均增加。在11项测定肾血浆流量（renal plasma flow，RPF）的研究中，8项研究显示肥胖者RPF增加（幅度为9%～33%），2项研究显示肥胖者与非肥胖者RPF无差异，1项研究显示降低[3]。有3项研究显示肥胖者滤过分数（定义为GFR/RPF）高于非肥胖者（幅度为9%～29%），1项研究显示无差异[3]。2项研究显示这些血流动力学变化在肥胖早期（BMI＜30kg/m^2）即可出现[3]。分析证实肥胖时GFR增加的主要原因是跨毛细血管水压升高。肥胖和超重患者常常伴有全身高血压，因为高血压造成肾小球囊内压增加，这也进一步加重了这些患者的高滤过状态。

2. 神经内分泌系统激活 RAAS在肥胖人群中被过度激活，参与肾小球高滤过。首先血管紧张素Ⅱ和醛固酮收缩出球动脉强于入球动脉，增加跨毛细血管水压和GFR。其次，血管紧张素Ⅱ通过调节肾小管上钠-氢交换子和Na^+-K^+-ATP酶增加近端小管对钠的重吸收，还可以激活远端小管上皮钠通道；此外血管紧张素Ⅱ可以直接刺激盐皮质激素受体，导致钠重吸收增加，机体钠正平衡。

肥胖患者肾脏交感神经系统（RSNS）被过度激活，引起钠潴留，其原因包括体循环瘦素水平增加、脂联素水平降低和阻塞性睡眠呼吸暂停综合征（OSA）。肥胖患者RSNS的激活导致钠潴留和高血压，损伤肾脏。

肥胖患者容易出现胰岛素抵抗，机体代偿性分泌过多胰岛素。高胰岛素血症可刺激肝脏脂蛋白合成增加，出现高脂血症；直接增加肾小管对尿酸重吸收，出现高尿酸血症，加重肾脏损伤；刺激多种细胞因子，如胰岛素样生长因子1（IGF-1）和胰岛素样生长因子2（IGF-2）等分泌，可导致肾小球肥大；损伤血管内皮细胞，刺激内皮细胞纤溶酶原活化抑制剂1（PAI-1）导致肾脏血管受损。胰岛素与足细胞胰岛素受体结合，调节餐后毛细血管压力和肾小球滤过率；激活肾小管上皮细胞钠通道，促进钠的重吸收。胰岛素抵抗是影响慢性肾脏病的独立相关因子。Chen等研究表明，在血脂、血糖、胰岛素水平等代谢指标中，胰岛素抵抗指数与ORG患病率显著相关，与蛋白尿呈正相关[8]。

（二）脂肪组织对肾脏的影响

长期以来脂肪组织被认为是能量平衡的调节者，而目前研究证实脂肪组织是重要的内分泌器官，通过分泌脂肪因子（adipokine）参与调节代谢平衡、胰岛素反应和炎症等。肥胖患者存在脂肪组织功能变化，在ORG的发展中发挥重要作用。

1. 脂毒性　体内脂肪组织容纳过剩能量的能力失败被认为是肥胖引起代谢综合征的关键。脂肪组织扩展能力受损和内脏脂肪组织脂解作用敏感性增加导致脂肪进入循环，沉积在非脂肪组织，可直接导致脂毒性。和脂肪肝类似，肾脏的异位脂肪沉积导致“脂肪肾”，这可能是ORG的一个生物学标志。因为缺乏非侵入性检测肾脏脂肪程度的手段，所以也很难评估脂毒性的参与度。但ORG患者的病理资料显示脂肪可在系膜细胞、小管上皮细胞和足细胞沉积。脂质过量可引起免疫细胞浸润，刺激多种信号通路，通过激活前炎症通路、内质网应激、产生活性氧自由基（ROS）、激活RAAS等途径造成肾脏损伤。脂质聚积在系膜细胞导致泡沫样表型产生，丧失迁移能力和收缩功能，而系膜细胞的收缩和舒张功能对维持肾小球滤过率很重要。脂质聚积在小管上皮细胞导致线粒体功能异常、细胞内脂肪酸氧化不充分、炎症细胞因子凋亡增加，这些可以引起细胞外基质沉积和小管间质纤维化，这是CKD的最终共同通路[9]。脂代谢变化和脂质沉积也影响足细胞功能，过量脂质聚积影响胰岛素信号通路，引起足细胞结构和功能变化，可能出现足细胞肥大、脱落和凋亡[10]。

2. 脂肪组织分泌功能改变　脂肪组织分泌多种脂肪因子，包括瘦素、脂联素、内脂素、抵抗素、Ⅰ型纤溶酶原激活物抑制因子、血管生长因子、TNF-α、IL-6、酰化刺激蛋白等，参与心血管、肝、胰腺和肾等器官组织的代谢与功能。肥胖患者存在脂肪组织内分泌功能的变化，有研究指出瘦素、脂联素、抵抗素等脂肪细胞因子影响肾小球细胞肥大、细胞外基质和肾纤维化，参与ORG发生。例如，循环中瘦素水平增加激活细胞内信号通路，上调TGF-β，导致细胞外基质增加，Ⅰ型、Ⅳ型胶原合成，促进纤维化[11]。而脂联素水平降低与肾小球通透增加、足细胞足突融合和蛋白尿相关[12]。

3. 肾周和肾窦脂肪的作用　近年来，随着技术进步，研究发现肥胖患者脂肪过量沉积在肾周、肾门和肾窦，可能与CKD相关。聚积在肾门和肾窦的脂肪直接压迫肾组织，增加肾间质压力，升高肾静脉压力，可能损伤肾脏，与高血压和CKD相关，但具体作用还有待深入研究[13]。有研究发现肾窦脂肪过量沉积可能与微量白蛋白尿相关[14]。也有研究指出，肾窦脂肪对肾脏细胞有保护作用，非酒精性脂肪肝引起胎球蛋白A水平升高，破坏这种保护作用，进而引起肾功能损伤[15]。

三、肾脏病理

光镜下ORG不具有特征性改变，可表现为局灶节段性肾小球硬化伴肾小球体积增大（O-FSGS）或仅表现为肾小球体积增大（O-GM），部分患者可以出现节段糖尿病肾病样改变。O-GM表现为肾小球体积弥漫性增大，没有球性或节段性肾小球硬化。肾小管间质病变较轻，小动脉正常或呈轻中度玻璃样变。确定肾小球肥大需要测量活检组织中所有肾小球的直径，或采用连续切片评估肾小球体积。Kambham等研究发现，ORG组患者肾小球直径平均为226μm，对照组为169μm。在所有年龄组，ORG患者肾小球直径是对照组的1.34倍[16]。O-FSGS表现为肾小球体积普遍增大，平均25%出现球性硬化，12%出现节段性硬化，由于基质增多，肾小球毛细血管袢节段闭塞或固缩而形成瘢痕，通常伴有膜内透明变性、毛细血管内泡沫细胞及肾小囊粘连。FSGS主要影响肥大的肾小球，通常是门周的、与血管极相邻的小球。前述研究的ORG患者病理切片中，单独门周病变占19%，门周和外周混合病变占81%。ORG引起FSGS的小球受累率（平均12%）低于原发性FSGS（平均39%）。在FSGS的5个亚型中，ORG患者主要是门周型，这种特点可能反映了更高的超滤压力。在增大的肾小球，入球小动脉和肾小球毛细血管直径增加；足细胞密度下降。一项研究显示足细胞密度下降55%（$134/10^6\mu m^2$ vs. $245/10^6\mu m^2$），平均肾小球体积增加58%（$4.64\times10^6\mu m^2$ vs. $2.94\times10^6\mu m^2$）[17]。

免疫荧光：肾小球硬化区域伴有节段的IgM、C3沉积，非硬化区域可表现为局灶节段性或弥漫性IgM、C3沿毛细血管袢沉积，系膜区IgM沉积常见。还可见IgG呈线样沉积于肾小球基底膜，少部分患者可见基底膜IgG沉积。没有免疫复合物沉积。

电镜下可见足细胞肥大和内有蛋白或脂肪吸收滴存在。系膜细胞和近端小管上皮细胞内亦可见脂肪空泡。与原发性FSGS相比，足细胞足突融合较轻（40% vs. 75%）[16]。有些肾病范围蛋白尿患者可能只有25%足突融合。电子致密物沉积少见。

四、临床表现

肥胖相关性肾病的主要表现为单纯蛋白尿，伴或不伴肾功能损伤。有报道显示56%患者表现为蛋白尿，44%同时有蛋白尿和肾功能减退，一般无血尿。大部分蛋白尿为非肾病范围，尤其是亚洲人群；不同研究报道肾病范围蛋白尿占比为10%～48%。肾病综合征少见（0～6%），即便大量蛋白尿也不易引起典型的肾病综合征表现（低蛋白血症和水肿）。此外，肥胖相关性肾病患者通常伴有高血压和代谢综合征的表现。

需要注意的是，超重/肥胖患者的肾功能评估是一个难题。近年来有很多公式用于计算eGFR，研究表明在eGFR＜60ml/（min·1.73m^2）和BMI＜40kg/m^{2}的肥胖患者中，CKD-EPI公式有较好的预测效果[18]。但是无论是eGFR还是肌酐清除率，都很难精确地反映肥胖患者的肾功能[19]；有研究者建议用菊粉或碘海醇清除率作为金标准，但这些技术在临床上难以作为常规使用。

五、诊断与鉴别诊断

目前肥胖相关性肾病尚无统一的诊断标准，要根据临床表现及病理结果进行综合分析。如无肾穿刺活检资料，有时难以确诊。诊断要点如下：①要符合肥胖的诊断标准；②临床表现及实验室检查符合肾小球疾病的表现，即不同程度的蛋白尿；③在光镜下见到肾小球增大，伴或不伴局灶节段性肾小球硬化；④常伴有高血压及代谢异常，如糖代谢异常、脂代谢异常、高尿酸血症等；⑤排除其他可以引起肾小球体积增大的肾脏疾病。

通常根据BMI来诊断肥胖，国内外标准略有不同，详见表23-6。此外，根据腰围来判断是否为向心性肥胖，男性腰围≥90cm、女性腰围≥85cm即可诊断为向心性肥胖，具有向心性肥胖者出现肥胖相关器官损害的风险更高。

表23-6 基于BMI的成人肥胖标准

项目	BMI（中国标准）*	BMI（美国CDC标准）#
正常体重	18.5～23.9kg/m^2	18.5～24.9kg/m^2
超重	24～27.9kg/m^2	25～29.9kg/m^2
肥胖	≥28kg/m^2	≥30kg/m^2
轻度肥胖		30～34.9kg/m^2
中度肥胖		35～39.9kg/m^2
重度肥胖		≥40kg/m^2

*据2022年《中国居民肥胖防治专家共识》；#据美国疾病控制与预防中心（CDC）网站（https://www.cdc.gov/obesity/basics/adult-defining.html）。

鉴别诊断主要包括高血压肾病、糖尿病肾病和原发性FSGS。高血压肾病患者病理上主要是球性肾小球硬化，体积小于正常，其余的肾小球可能代偿性肥大。考虑到肾小球硬化在高血压肾病中的严重度，肥胖合并高血压患者的肾活检病理检查显示为肾小球硬化相关的中重度血管病变时应诊断为高血压性肾小球硬化。临床上糖尿病肾病容易表现为肾病综合征，且糖尿病肾病的典型病理改变为系膜增生和肾小球基底膜变厚，这与ORG的类糖尿病变化有所不同。ORG继发FSGS与原发性FSGS的鉴别要点见表23-7。

表23-7 ORG继发FSGS与原发性FSGS的鉴别要点

项目	ORG继发FSGS	原发性FSGS
临床表现	缓慢增加的蛋白尿 多数为亚临床蛋白尿 少见肾病综合征	突然出现蛋白尿 多数为肾病范围蛋白尿 典型肾病综合征表现
病理改变	肾小球肥大 足细胞足突融合不常见	肾小球体积正常 弥漫性足细胞足突融合

六、治 疗

（一）减轻体重

对于ORG或者伴有肥胖的其他类型肾病患者而言，减轻体重有明确的降低蛋白尿的效果，但对GFR是否有改善作用尚不清楚。减轻体重有利于降低体循环和肾小球囊内压力，减轻肾单位高滤过，改善肾小球基底膜结构和功能，此外还可提高胰岛素敏感性，降低血浆肾素和醛固酮水平，改善高血压和代谢综合征。Morales等研究表明5个月内平均体重减轻4%的患者蛋白尿减少

30%，体重减轻超过6%～10%的患者蛋白尿减少60%～70%[20]。推荐的减重方式为改变生活方式，即低热量饮食和适当运动。低碳水化合物、高蛋白质饮食被认为能快速减轻体重，但其带来的代谢变化可能不利于肾脏。对于严重肥胖患者，可以考虑进行减重手术。Docherty等研究发现，中重度蛋白尿的肥胖患者进行减重手术后，进展到肾衰竭的风险在2年内降低70%，5年内降低60%[21]。最近的荟萃分析也显示减重手术可以减少蛋白尿，改善肾功能[22]。

（二）RAAS 阻滞剂

相当多的研究证实，在ORG患者使用ACEI或ARB能有效减轻蛋白尿，幅度可达30%～80%。REIN试验分析显示，雷米普利的降蛋白尿效果在肥胖和超重人群强于正常体重人群，其减轻终末期肾病发生率的效果在肥胖人群强于超重和正常体重人群（分别为86%、45%和42%）[23]。这些结果提示肥胖患者可能对RAAS阻滞剂更敏感。

（三）降糖药物

肥胖和糖尿病关系密切，某些降糖药物也可以治疗ORG，且已得到研究证实。钠-葡萄糖协同转运蛋白2抑制剂（SGLT-2i）是一种新的降糖药物，但近年来关于其在肾脏病领域的研究很多，该药可以降低蛋白尿，延缓肾功能不全的进展。尽管SGLT-2i不是专门用于肥胖患者，但DAPA-CKD研究中纳入的非糖尿病患者的平均BMI为（29.4±6.0）kg/m^2，表明SGLT-2i对非糖尿病的肥胖患者和CKD患者有减慢肾脏病进展的作用[24]。新型降糖药胰高血糖素样肽受体激动剂（GLP-1RA）能改善体重控制，司美格鲁肽（2.4mg/w）的减肥适应证已获得美国FDA批准，但在肾脏方面的作用还不明确。此外，经典降糖药物二甲双胍和噻唑烷二酮类都可能有独立于降糖之外的降蛋白尿作用，二肽基肽酶4抑制剂（DPP-4i）能抑制某些有益肽类的降解，可降低RAAS和交感神经系统活性，减轻炎症和纤维化。但这些药物在ORG中的效果都还需要进一步研究。

（四）其他药物

盐皮质激素受体激活在肥胖、代谢综合征和肾病的发病上起重要作用，近年来盐皮质激素受体拮抗剂受到重视，但其是否能治疗肥胖相关性肾病还不明确。有一项短期研究证实ACEI加螺内酯能减少肥胖患者蛋白尿，降低血压[25]。非奈利酮是一种新型的非甾体类、选择性盐皮质激素受体拮抗剂，具有减少蛋白尿、降低终末期肾病发生风险的作用，对糖尿病肾病患者有心、肾保护作用。但它在ORG中的应用方面还缺乏相应数据支持，需要进一步研究。

七、预　后

目前还缺乏ORG患者的长期预后研究数据。多数ORG患者的蛋白尿和肾功能水平保持稳定或缓慢进展，如果出现急剧变化需要考虑其他因素的影响。10%～33%的患者发展到终末期肾病。病理表现为FSGS的ORG预后较差，其5年和10年肾脏存活率为77%和51%，但仍然高于原发性FSGS（分别为52%和30%）。肾功能进展的危险因素包括年龄、发病时的肌酐值、蛋白尿严重程度和肾脏病理类型等。

（刘森炎）

参考文献

[1] Preble W E. Obesity：observations on one thousand cases[J]. Boston Med. Surg J，1923，188（17）：617-621.

[2] Weisinger J R，Kempson R L，Eldridge F L，et al. The nephrotic syndrome：a complication of massive obesity[J]. Ann Intern Med，1974，81（4）：440-447.

[3] D'Agati V D，Chagnac A，de Vries A P J，et al. Obesity-related glomerulopathy：clinical and pathologic characteristics and pathogenesis[J]. Nat Rev Nephrol，2016，12：453-471.

[4] Li L S，Liu Z H. Epidemiologic data of renal diseases from a single unit in China：analysis based on 13，519 renal biopsies[J]. Kidney Int，2004，66（3）：920-923.

[5] Chen H M，Li S J，Chen H P，et al. Obesity-related glomerulopathy in China：a case series of 90 patients[J]. Am J Kidney Dis，2008，52（1）：58-65.

[6] Rhee C M，Ahmadi S F，Kalantar-Zadeh K. The dual roles of obesity in chronic kidney disease：a review of the current literature[J]. Curr Opin Nephrol Hypertens，2016，25（3）：208-216.

[7] Garofalo C，Borrelli S，Minutolo R，et al. A systematic review and meta-analysis suggests obesity predicts onset of chronic kidney disease in the general population[J]. Kidney Int，2017，91（5）：1224-1235.

[8] Chen H M，Chen Y，Zhang Y D，et al. Evaluation of metabolic risk marker in obesity-related glomerulopathy[J]. J Ren Nutr，

2011, 21 (4): 309-315.
[9] Kang H M, Ahn S H, Choi P, et al. Defective fatty acid oxidation in renal tubular epithelial cells has a key role in kidney fibrosis development[J]. Nat Med, 2015, 21: 37-46.
[10] Martínez-García C, Izquierdo-Lahuerta A, Vivas Y, et al. Renal lipotoxicity-associated inflammation and insulin resistance affects actin cytoskeleton organization in podocytes[J]. PLoS One, 2015, 10 (11): e0142291.
[11] Wolf G, Hamann A, Han D C, et al. Leptin stimulates proliferation and TGF-β expression in renal glomerular endothelial cells: potential role in glomerulosclerosis [seecomments][J]. Kidney Int, 1999, 56 (3): 860-872.
[12] Ahima R S. Linking adiponectin to proteinuria[J]. J Clin Invest Investigation, 2008, 118 (5): 1619-1622.
[13] Foster M C, Hwang S J, Porter S A, et al. Fatty kidney, hypertension, and chronic kidney disease: the Framingham heart study[J]. Hypertension, 2011, 58 (5): 784-790.
[14] Yaskolka Meir A, Tene L, Cohen N, et al. Intrahepatic fat, abdominal adipose tissues, and metabolic state: magnetic resonance imaging study[J]. Diabetes Metab Res Rev, 2017, 33(5).
[15] Wagner R, Machann J, Guthoff M, et al . The protective effect of human renal sinus fat on glomerular cells is reversed by the hepatokine fetuin-A[J]. Sci Rep, 2017, 7 (1): 2261.
[16] Kambham N, Markowitz G S, Valeri A M, et al. Obesity-related glomerulopathy: an emerging epidemic[J]. Kidney Int, 2001, 59 (4): 1498-1509.
[17] Chen H M, Liu Z H, Zeng C H, et al. Podocyte lesions in patients with obesity-related glomerulopathy[J]. Am J Kidney Dis, 2006, 48 (5): 772-779.
[18] Lemoine S, Guebre-Egziabher F, Sens F, et al. Accuracy of GFR estimation in obese patients[J]. Clin J Am Soc Nephrol, 2014, 9 (4): 720-727.
[19] López-Martínez M, Luis-Lima S, Morales E, et al. The estimation of GFR and the adjustment for BSA in overweight and obesity: a dreadful combination of two errors[J]. Int J Obes (Lond), 2020, 44 (5): 1129-1140.
[20] Morales E, Valero M, León M, et al. Beneficial effects of weight loss in overweight patients with chronic proteinuric nephropathies[J]. Am J Kidney Dis, 2003, 41 (2): 319-327.
[21] Docherty N G, le Roux C W. Bariatric surgery for the treatment of chronic kidney disease in obesity and type 2 diabetes mellitus[J]. Nat Rev Nephrol, 2020, 16 (12): 709-720.
[22] Huang H Y, Lu J, Dai X J, et al. Improvement of renal function after bariatric surgery: a systematic review and meta-analysis[J]. Obes Surg, 2021, 31 (10): 4470-4484.
[23] Mallamaci F, Ruggenenti P, Perna A, et al. ACE inhibition is renoprotective among obese patients with proteinuria[J]. J Am Soc Nephrol, 2011, 22 (6): 1122-1128.
[24] Heerspink H J L, Stefánsson B V, Correa-Rotter R, et al. Dapagliflozin in patients with chronic kidney disease[J]. N Engl J Med, 2020, 383 (15): 1436-1446.
[25] Bomback A S, Muskala P, Bald E, et al. Low-dose spironolactone, added to long-term ACE inhibitor therapy, reduces blood pressure and urinary albumin excretion in obese patients with hypertensive target organ damage[J]. Clin Nephrol, 2009, 72 (6): 449-456.

第四节 高尿酸血症肾损害

随着人们生活水平的提高和饮食结构的改变，高尿酸血症（hyperuricemia，HUA）的发病率也在逐年上升。HUA是嘌呤代谢紊乱引起的代谢异常综合征，无论是男性还是女性，非同日两次血尿酸水平超过420μmol/L，称为HUA[1]。这个浓度为尿酸在血液中的饱和浓度，超过此浓度可引起尿酸盐结晶析出，在关节腔和其他组织中沉积，引发相应的损害[2]。高尿酸血症肾损害是由于尿酸盐沉积于肾脏而致病，包括急性高尿酸性肾病、慢性高尿酸盐肾病及尿酸性肾结石。

一、流行病学

HUA在不同种族中的患病率为2.6%～36%[3, 4]，近年呈现明显上升和年轻化趋势[5, 6]。荟萃分析显示，中国HUA总体患病率为13.3%，其中男性（19.4%）高于女性（7.9%），城市（13.7%）高于农村（12.3%），内陆（13.8%）高于沿海（12.5%），南方（18.6%）高于北方（13.2%），经济发达地区（13.8%）高于经济落后地区（12.6%）。HUA与肾脏损伤之间关系密切，尿酸对肾脏有直接的致病作用，原发性HUA患者10%～20%有肾病症状。欧洲透析和移植协会资料显示高尿酸血症肾损害患者占终末期肾病的比例为0.6%～1.0%[7]。高尿酸血症肾损害常与心血管疾病、肥胖、高血压、高脂血症、糖尿病并发，是代谢综合征的一种临床表现，也是心脑血管事件发生的危险因素，病死率逐年增高[8]。

国际上有关儿童HUA的定义尚未达成一致，有研究认为儿童HUA的定义是血清尿酸水平1～12个月＞500μmol/L，1～10岁＞320μmol/L，11～15岁男童＞470μmol/L，11～15岁女童＞350μmol/L，15岁以上采用成人标准[9]。薄慧等[10]调查天津1515例学龄期儿童血尿酸水平发现，HUA患儿占12.94%，其中男童为19.57%，女童为5.67%，男童显著高于女童。儿童HUA已被证实与多种器官损害，包括肾损害及急、慢性肾脏疾病密切相关[11]。

二、病　　因

尿酸难溶于水，易形成尿酸结晶。大多数哺乳动物体内有尿酸氧化酶，可使尿酸转化为可溶于水的尿囊素排出体外，而人类在进化过程中，此酶发生基因突变失活，导致无法生成尿囊素，只能以尿酸形式排出体外[12]。HUA分为原发性HUA和继发性HUA两大类，继发性HUA是由于各种遗传性或获得性病理因素导致尿酸生成过多或排泄减少所引起的高尿酸血症，而原发性HUA是指机体嘌呤代谢异常，血尿酸生成过多或排泄减少导致血清尿酸水平升高的一种疾病。

原发性HUA中90%以上是因尿酸排泄减少所致，肾脏是尿酸排泄的主要器官，肾脏每天排泄人体内2/3的尿酸，其对血尿酸水平的调节主要通过4个环节进行：第一是肾小球的自由滤过；第二是99%在近端肾小管重吸收；第三，约50%的尿酸在S2段及以后分泌，主要由ABCG2、OAT1（SLC22A6）、OAT3（SLC22A8）等转运蛋白介导；第四，在S3段（近端肾小管远端部分），大约40%的已分泌尿酸再次被重吸收，进一步调节血尿酸水平，使最终进入尿液的尿酸仅占最初滤过量的10%左右[13]。正常情况下，尿酸的生成与排泄保持动态平衡，故影响此平衡的因素均可导致尿酸代谢异常，使血尿酸水平升高。HUA可致肾小管内尿酸盐晶体形成，阻塞肾小管，引发急性肾损伤。当尿酸盐结晶累积过量，可形成肾内结石，引发肾盂积水，若梗阻长期不解除，将导致肾小管萎缩和间质纤维化，发展为终末期肾病。

三、发病机制

高尿酸血症肾损害的发病机制，除HUA在肾组织内形成尿酸盐结晶造成肾损害外还包括非结晶状态的尿酸对肾脏的直接损伤。

（一）尿酸盐结晶在肾组织中沉积

血尿酸水平超过其在血液中的饱和浓度（约420μmol/L）后尿酸盐容易析出形成结晶在肾脏沉积。尿酸盐结晶在肾脏的沉积与肾小管萎缩、间质纤维化及炎症反应有关。肾小管细胞能吞噬尿酸盐晶体，并释放细胞因子，尿酸盐结晶还可以刺激肾小管上皮细胞合成单核细胞趋化蛋白-1（MCP-1）和前列腺素E2（PGE2），最终导致肾小管萎缩、间质纤维化、肾衰竭。尿酸盐结晶作用于中性粒细胞能引起溶酶体酶、活性氧释放，以及炎性介质如白细胞介素、肿瘤坏死因子-α（TNF-α）、环氧合酶-2（COX-2）等表达；尿酸盐结晶还可直接或通过TNF-α刺激巨噬细胞产生金属蛋白酶，如基质金属蛋白酶-9（MMP-9），使局部炎症反应放大[14]。

肾活检病理检查可见肾实质及间质中有针状的结晶形态，以这些结晶为核心，周围有白细胞、巨噬细胞浸润及纤维物质包裹，形成标志性组织学改变，即痛风石。痛风石沉积的经典部位为皮髓交界处及髓质深部。除了痛风石的沉积，病程较长者还会伴有肾间质纤维化和肾小动脉硬化[15]。

（二）非结晶状态的尿酸对肾脏的作用

1. 尿酸对肾脏的促炎作用　游离尿酸可以通过刺激肾小球系膜细胞增加COX-2的表达及PGE2的合成，直接参加促炎作用，刺激血管平滑肌细胞增殖。平滑肌细胞增殖可使血管壁增厚，管腔变窄，导致血管收缩，降低肾血流量、肾小球滤过率和肾小管周围毛细血管灌注。这些变化造成的缺血是一种强有力的刺激，可诱导肾组织发生炎症和纤维化[16]。HUA使肾功能恶化的机制还与高水平MCP-1有关，MCP-1可触发单核细胞迁移与聚集，发生炎症反应，损伤血管内皮细胞，促使肾小球硬化，最终造成不可逆肾损伤[17]。此外，HUA参与介导的炎症介质也会损伤肾小管及肾间质，导致肾小管扩张和肾间质纤维化[18]。

2. 尿酸诱导肾脏细胞凋亡　尿酸升高可以通过触发NADPH氧化酶信号和尿酸盐转运子1诱发肾近曲小管细胞凋亡，实验证实NADPH氧化酶抑制剂可阻止尿酸诱导的细胞凋亡[19]。尿酸还能诱导Bax蛋白与线粒体膜相互作用，使线粒体电压依赖性离子通道开放，引发线粒体细胞色素C和其他促凋亡因子的释放，导致半胱氨酸天冬氨酸蛋白酶9的活化，诱导细胞凋亡。此外，高尿酸水平可诱导抗凋亡和促凋亡蛋白之间的失衡，从而引起肾小管上皮细胞凋亡，导致肾小管萎缩[20]。

四、临床表现

（一）急性高尿酸血症肾损害

急性高尿酸血症肾损害常见于重度HUA患者。患者服用抑制尿酸排出的药物，或因肿瘤、骨髓增生性疾病放疗、化疗后，大量细胞坏死、核蛋白大量分解，形成继发性高尿酸血症，此时血尿酸水平可高达1000μmol/L，每天尿中排出的尿酸量可达2g。过多的尿酸超过肾脏的清除能力，使大量尿酸盐结晶沉积于肾小管及间质内，致使肾小管充填、堵塞，造成少尿型急性肾损伤，如不及时处理可导致死亡。

（二）慢性高尿酸血症肾损害

慢性高尿酸血症肾损害患者普遍存在轻、中度血尿酸升高，痛风极少发作，肾组织内通常不形成尿酸盐结晶。因此，过去认为这种HUA是CKD的一种伴随症状，然而近年来研究认为，HUA是肾功能恶化的独立危险因素，与血尿酸水平＜300μmol/L者相比，血尿酸水平＞480μmol/L者2年内发生肾功能不全的风险明显增加，其中男性增加2.9倍，女性增加10倍[21]。慢性高尿酸血症肾损害以慢性间质性肾炎为主要表现，仅10%～20%的患者出现临床症状，表现为轻度腰痛、水肿、血压升高，实验室检查可发现微量蛋白尿，有或无镜下血尿，常合并尿浓缩稀释功能减退，病情进展缓慢，常历经10～20年才发生肾衰竭。

（三）尿酸性结石肾损害

尿酸性结石肾损害的临床表现取决于结石的部位、大小和并发症。细小结石常无症状；结石沉积于肾小管间质部位可引起血尿；较大的结石梗阻输尿管时，可引起肾绞痛、血尿和继发性尿路感染；巨大结石可表现为梗阻性肾病和难治性肾盂肾炎。当血尿酸水平＞774μmol/L时，肾结石发生率达50%。尿酸性结石占肾结石的5%～10%，可透过X线而不被发现，静脉肾盂造影（IVP）、B超及CT检查可发现。尿酸排出量＞700mg/d、酸性尿及脱水尿浓缩是形成尿酸结石的危险因素。

五、诊　　断

高尿酸血症肾损害的诊断首先要符合高尿酸血症的诊断标准：非同日、2次空腹血尿酸＞420μmol/L（成年人，不分男性、女性），并除外其他肾脏疾病、血液病、肿瘤、化疗及噻嗪类利尿剂等所致的继发性高尿酸血症，且具有肾脏损害时即可诊断。

六、治　　疗

（一）改善生活方式

对于高尿酸血症肾损害的患者，保持健康的生活方式至关重要。饮食方面要避免富含嘌呤的食物摄入以减少尿酸的来源，限制高果糖饮食或饮料的摄入，并合理控制蛋白质的摄入量，鼓励奶制品和新鲜蔬菜的摄入，不推荐也不限制豆制品（如豆腐）的摄入。多饮水以保持每日尿量在2000ml以上，以利于尿酸的排泄。同时注意控制体重、规律运动，戒除吸烟、饮酒等不良嗜好。

血尿酸水平升高是高尿酸血症肾损害发生、发展的根本原因，血尿酸长期达标可预防尿酸性结石形成、降低死亡风险及改善患者生活质量，降尿酸治疗可明显改善患者肾功能、延缓慢性肾功能不全的进展[22]，显著降低高血压患者收缩压和舒张压[23]。HUA患者应终生关注血尿酸水平，始终将血尿酸水平控制在目标范围，如240～420μmol/L，并为此可能需要长期甚至终身服用降尿酸药物。

（二）碱化尿液

低pH尿（尿pH＜6.0）是尿酸性结石形成的重要原因。使用促尿酸排泄药物的患者应定期监测晨尿pH。已有肾结石的患者，需保持任意时间尿pH在6.1～7.0，因为尿pH＞7.0，虽然增加尿的尿酸溶解度，但也增加了钙盐结石的发生率，因此推荐HUA患者的最佳晨尿pH为6.2～6.9。当尿pH＜6.0时，需服用碳酸氢钠或枸橼酸钾碱化尿液，使晨尿pH维持在6.2～6.9，以降低尿酸性结石的发生风险同时利于尿酸性结石的溶解[24]。

（三）起始降尿酸药物治疗的时机

关于CKD合并无症状HUA的治疗指征目前尚存在争议，我国指南建议分层管理：无症状HUA患者血尿酸水平≥540μmol/L或血尿酸水平≥480μmol/L且合并心功能不全、高血压、糖尿病、脂代谢异常、肥胖时，建议进行起始降尿酸治疗[1, 2]。2020年ACR指南提出了与以往不同的观点，对于无症状HUA患者可以不进行降尿酸治疗（证据级别高）。专家组认为对于大多数无症状HUA患者，包括合并CKD、脑血管疾病、尿路结石、高血压者，降尿酸治疗的益处不会超过治疗成本，或对大量不太可能发展为痛风的患者来说，获益不会超过治疗可能带来的风险[25]。

（四）降尿酸药物治疗的选择

导致HUA的原因有两大类：尿酸生成过多和（或）尿酸排泄减少，常用的控制HUA的药物分为抑制尿酸合成和增加尿酸排泄两类。抑制尿酸合成药物通过抑制黄嘌呤氧化酶减少尿酸的生成，包括嘌呤类的别嘌醇和非嘌呤类的非布司他。增加尿酸排泄药物通过抑制尿酸盐在肾小管的主动再吸收，增加尿酸盐的排泄，进而降低尿酸浓度，包括苯溴马隆和丙磺舒。

国内外指南或专家共识均建议依据内生肌酐清除率（Ccr）或eGFR来评价肾功能，并根据肾功能调整药物剂量及使用。肾功能正常或轻度损害者及尿酸排出减少或正常时，可用排尿酸药；中度以上肾功能受损者，或尿酸排出过多时，用排尿酸药会造成尿酸盐结石，加重肾损害，应选用抑制尿酸生成药物。

1. 别嘌醇　初始剂量每次50mg，每天2～3次。2～3周后增至每天200～400mg，分2～3次服用，严重痛风者每天可用至600mg。维持量成人每次100～200mg，每天2～3次。肾功能下降时，别嘌醇的最大剂量应根据肌酐清除率来调整，如Ccr＜60ml/min时，别嘌醇应减量，推荐剂量为50～100mg/d，Ccr＜15ml/min时禁用。儿童治疗HUA常用量：6岁以内每次50mg，每天1～3次；6～10岁，每次100mg，每天1～3次。

2. 非布司他　可用于轻到中度肾功能不全者，不推荐重度肾功能不全者使用。《高尿酸血症和痛风治疗的中国专家共识》指出，非布司他片的口服推荐剂量为40mg/d或80mg/d，每天1次。欧洲非布司他推荐剂量是80mg/d或120mg/d，对轻到中度肾衰竭者也适用且无须调整剂量，eGFR＜30ml/（min・1.73m^2）者慎用非布司他。

3. 苯溴马隆　中国指南和专家共识指出，成人起始剂量50mg（1片），每天1次，1～3周后根据血尿酸水平调整剂量至50mg/d或100mg/d，早餐后服用。肾功能不全者，Ccr＜60ml/min时推荐剂量为50mg，每天1次。国外指南没有给出具体用量，但大多推荐100～200mg/d，且eGFR＜30ml/（min・1.73m^2）时不再推荐使用。苯溴马隆由于具有促进尿酸排泄作用，可能引起尿酸盐晶体在尿路沉积，有尿酸性肾结石的患者属于相对禁忌证。

（五）其他治疗措施

在治疗高尿酸血症肾损害时，对于急性高尿酸血症肾损害，必要时可行肾替代治疗。对于慢性高尿酸血症肾损害，在使用利尿剂时应避免使用影响尿酸排泄的噻嗪类、袢利尿剂。降压药可以选用ACEI、氯沙坦等，氯沙坦除可保护肾功能外，还可促进尿酸的排泄，具有一定的降尿酸作用。大部分尿酸性结石患者经治疗后可缓解、自行排出结石，结石体积大者可体外碎石或行手术治疗。

（六）中医治疗

中医学认为高尿酸血症肾损害的病机特点为脾肾亏虚为本，湿浊瘀痹为标，调补脾肾，恢复脏腑功能，能使湿浊痰瘀生成无源，有助于降低患者血尿酸水平、延缓高尿酸血症肾损伤、保护残余肾功能，具有安全性高、疗效显著等优点。

七、预　　后

长期高尿酸血症患者出现肾脏损害，常伴有高血压、动脉粥样硬化、肾结石、尿路感染等。患者常常出现腰痛急性发作或血尿，大量尿酸结晶广泛阻塞肾小管或尿路结石造成尿道梗阻，将可能导致急性肾衰竭。多饮水、碱化尿液、降低血尿酸等措施可挽救部分肾功能。慢性梗阻可引起肾积水、肾实质萎缩，不及时诊治最终可发展为终末期肾病。

八、病例介绍及点评

（一）主诉

血尿酸升高17年，肾功能异常4年。

（二）病史

患者，男性，48岁。2006年体检发现血尿酸升高，为557μmol/L，无临床症状，未给予药物治疗，亦未调整饮食习惯和生活方式。2017年因痛风性关节炎急性发作就诊于当地医院，查血尿酸598μmol/L，给予塞来昔布片200mg口服，2次/天，1周后局部红肿消退，疼痛缓解，改服非布司他片20mg，1次/天，2周后复查血尿酸正常。然后，间断口服非布司他片治疗，未规范监测血尿酸，未严格控制饮食、改善生活方式。血尿酸波动在560～638μmol/L，未检测血肌酐，无临床不适。2019年生化检查提示肾功能受损，血尿酸586μmol/L，血尿素氮9.3mmol/L，血肌酐117μmol/L，肾小球滤过率64ml/min。给予非布司他片降尿酸治疗，同时严格控制饮食，多饮水，戒烟酒，适量运动，充足睡眠。近4年来血尿酸波动在350～460μmol/L，血肌酐波动在90～100μmol/L，无急性痛风发作。此次入院复查。

患者既往体健，无肝炎、结核、高血压、糖尿病、冠心病等病史，无外伤、手术、输血病史。无药物过敏史。久居当地，从事办公室工作，无疫区旅居史。吸烟30年，10支/天，4年前已戒烟，不嗜酒。无家族遗传病病史。

（三）入院查体

T 36.5 ℃，R 16次/分，P 78次/分，BP 136/88mmHg。患者神志清楚，自主体位，查体合作。全身皮肤未见皮疹、出血、黄染，浅表淋巴结未及肿大。颜面部无水肿。双肺叩诊清音，呼吸音正常，未闻及干、湿啰音。心浊音界无扩大，未及震颤，心率78次/分，律齐，各瓣膜区未闻及病理性杂音。腹平软，未见腹壁静脉曲张、蜘蛛痣等，叩诊鼓音，肝肾区无叩痛，Murphy征（–），移动性浊音（–），无压痛、反跳痛，肝、脾肋下未触及。双下肢无水肿。四肢关节无畸形，活动自如，肌力、肌张力正常。神经系统检查无异常。

（四）实验室检查

血常规：白细胞计数6.4×10^9/L，中性粒细胞百分比69%，血红蛋白142g/L，血小板计数138×10^9/L。尿液检查：尿蛋白（–），隐血（–），红细胞3/μl，白细胞（–）。肝肾功能：丙氨酸转氨酶20U/L，血清总蛋白78g/L，白蛋白46g/L，总胆固醇4.25mmol/L，甘油三酯1.65mmol/L，尿酸447μmol/L，尿素氮7.3mmol/L，血肌酐98μmol/L。血电解质：钠147mmol/L，钾4.8mmol/L，钙2.3mmol/L，氯105mmol/L，HCO_3^- 26mmol/L。自身免疫性抗体均阴性，免疫球蛋白及补体未见明显异常，M蛋白电泳无异常，乙肝五项（–），AFP、CEA、CA19-9、CA125等肿瘤标志物无异常。

双肾B超：左肾大小11.6cm×6.5cm，右肾大小11.2cm×6.3cm，皮髓质界限清晰，回声未见明显异常，集合系统未见分离，双肾区未见占位性病变。CDFI显示血流良好。肾动态显像示双肾血流灌注稍差；双肾功能轻度受损；双肾肾小球滤过率减低；双上尿路体位性引流欠通畅。胸部CT、心电图及超声心动图检查无明显异常。

（五）点评

本病例自2006年血尿酸升高至2016年出现急性痛风性关节炎，到2019年血肌酐提示肾功能受损，患者本人并未足够重视，未及时从饮食、运动、饮水、作息、疾病监测、药物治疗等方面进行早期干预，导致其血尿酸水平长期较高，从无症状到痛风性关节炎发展至肾功能受损，病情逐步加重，对其身体健康造成了危害。2019年开始患者进行全方位干预，避免富含嘌呤的食物摄入，限制高果糖饮食的摄入，合理控制蛋白质的摄入量，增加奶制品和新鲜蔬菜的摄入，多饮水以保持每天尿量在2000ml以上，同时控制体重、规律运动，戒除吸烟、饮酒等不良嗜好，按时服用降尿酸药物，定期规律复查随访，血尿酸水平在正常值上下波动，肾功能受损得到有效控制，没有进一步发展，说明干预措施得当。

血尿酸水平升高是高尿酸血症肾损害发生、

发展的根本原因，降尿酸治疗可明显改善患者肾功能、延缓慢性肾功能不全的进展。高尿酸血症患者应终身关注血尿酸水平，始终将血尿酸水平控制在目标范围，为此可能需要长期甚至终身服用降尿酸药物。同时还要针对可能的并发症采取“早筛查、早评估、早干预”的预警管理模式。建议将血肌酐的检测作为常规检查项目，并加强卫生宣教，普及高尿酸血症的防治知识，纠正不健康的生活方式及饮食习惯，避免高尿酸血症肾损害。

（周　巍　梅长林）

参考文献

[1] 中华医学会内分泌学分会 . 中国高尿酸血症与痛风诊疗指南（2019）[J]. 中华内分泌代谢杂志，2020，36（1）：1-13.

[2] 高尿酸血症相关疾病诊疗多学科共识专家组 . 中国高尿酸血症相关疾病诊疗多学科专家共识 [J]. 中华内科杂志，2017，56（3）：235-248.

[3] Uaratanawong S，Suraamornkul S，Angkeaw S，et al. Prevalence of hyperuricemia in bangkok population[J]. Clin Rheumatol，2011，30（7）：887-893.

[4] Xia Y，Wu Q J，Wang H Y，et al. Global，regional and national burden of gout，1990-2017：a systematic analysis of the global burden of disease study[J]. Rheumatology，2020，59（7）：1529-1538.

[5] Kuo C F，Grainge M J，Zhang W Y，et al. Global epidemiology of gout：prevalence，incidence and risk factors[J]. Nat Rev Rheumatol，2015，11（11）：649-662.

[6] Ford E S，Li C Y，Cook S，et al. Serum concentrations of uric acid and the metabolic syndrome among US children and adolescents[J]. Circulation，2007，115（19）：2526-2532.

[7] Vázquez-Mellado J，Alvarez Hernández E，Burgos-Vargas R. Primary prevention in rheumatology：the importance of hyperuricemia[J]. Best Praet Res Clin Rlaeumatol，2004，18（2）：111-124.

[8] Iwatani M，Wasada T，Iwamoto Y，et al. Insulin sensitizer and urate metabolism[J]. Nihon Rinsho，2000，58（2）：430-434.

[9] Noone D G，Marks S D. Hyperuricemia is associated with hypertension，obesity，and albuminuria in children with chronic kidney disease[J]. J Pediatr，2013，162（1）：128-132.

[10] 薄慧，杨箐岩，刘戈力，等 . 学龄期儿童血尿酸水平调查分析 [J]. 实用儿科临床杂志，2011，26（11）：853-855.

[11] Lapsia V，Johnson R J，Dass B，et al. Elevated uric acid increases the risk for acute kidney injury[J]. Am J Med，2012，125（3）：302. e9-302. e17.

[12] Wu X W，Muzny D M，Lee C C，et al. Two independent mutational events in the loss of urate oxidase during hominoid evolution[J]. J Mol Evol，1992，34（1）：78-84.

[13] Mount D B，Kwon C Y，Zandi-Nejad K. Renal urate transport [J]. Rheum Dis Clin North Am，2006，32（2）：313-331.

[14] Khan S R. Crystal-induced inflammation of the kidneys：results from human studies，animal models，and tissue-culture studies [J]. Clin Exp Nephrol，2004，8（2）：75-88.

[15] Davison A，Cameron J S，Grunfeld J P，et al. Oxford Textbook of Clinical Nephrology[M]. 3rd ed.Oxford：Oxford University Press，2028.

[16] Convento M S，Pessoa E，Dalboni M A，et al. Pro-inflammatory and oxidative effects of noncrystalline uric acid in human mesangial cells：contribution to hyperuricemic glomerular damage[J]. Urol Res，2011，39（1）：21-27.

[17] Yu S Y，Ren Q，Wu W. Effects of losartan on expression of monocyte chemoattractant protein-1（MCP-1）in hyperuricemic nephropathy rats[J]. J Recept Signal Transduct Res，2015，35（5）：458-461.

[18] Diwan V，Mistry A，Gobe G，et al. Adenine-induced chronic kidney and cardiovascular damage in rats[J]. J Pharmacol Toxicol Methods，2013，68（2）：197-207.

[19] Verzola D，Ratto E，Villaggio B，et al. Uric acid promotes apoptosis in human proximal tubule cells by oxidative stress and the activation of NADPH oxidase NOX 4[J]. PLoS One，2014，9（12）：e115210.

[20] Quan H，Peng X，Liu S W，et al. Differentially expressed protein profile of renal tubule cell stimulated by elevated uric acid using SILAC coupled to LC-MS[J]. Cell Physiol Biochem，2011，27（1）：91-98.

[21] Iseki K，Oshiro S，Tozawa M，et al. Significance of hyperuricemia on the early detection of renal failure in a cohort of screened subjects[J]. Hypertens Res，2001，24（6）：691-697.

[22] Wang H，Wei Y，Kong X L，et al. Effects of urate-lowering therapy in hyperuricemia on slowing the progression of renal function：a meta-analysis[J]. J Ren Nut，2013，23（5）：389-396.

[23] Agarwal V，Hans N，Messerli F H. Effect of allopurinol on blood pressure：a systematic review and meta-analysis[J]. J Clin Hypertens（Greenwich），2013，15（6）：435-442.

[24] Khanna D，Fitzgerald J D，Khanna P P，et al. 2012 American college of rheumatology guidelines for management of gout. part 1：systematic nonpharmacologic and pharmacologic therapeutic approaches to hyperuricemia[J]. Arthritis Care Res（Hoboken），2012，64（10）：1431-1446.

[25] FitzGerald J D，Dalbeth N，Mikuls T，et al. 2020 American college of rheumatology guideline for the management of gout[J]. Arthritis Care Res（Hoboken），2020，72（6）：744-760.

第二十四章　肾淀粉样变性

淀粉样变性是由于具有β片层结构的淀粉样蛋白沉积于内脏器官、结缔组织及血管壁而导致的一种疾病，其中肾脏是淀粉样变性的常见受累器官[1]。淀粉样蛋白沉积于肾脏引起肾脏病变称为肾淀粉样变性（renal amyloidosis）。该病多见于中老年人，主要表现为肾病综合征或非选择性蛋白尿，晚期可进展至终末期肾病。

目前，已发现有42种淀粉样蛋白可导致淀粉样变性，其中至少17种可导致多系统受累，从而影响到肾脏。最常见的肾淀粉样变性为单克隆免疫球蛋白轻链型（AL型）肾淀粉样变性，血清淀粉样蛋白A型（AA型）肾淀粉样变性仅次于AL型肾淀粉样变性，白细胞趋化因子2型（ALECT2型）肾淀粉样变性为肾淀粉样变性的第三种常见类型，遗传性淀粉样变性如纤维蛋白原Aα型淀粉样变性、载脂蛋白AⅠ型淀粉样变性、载脂蛋白AⅡ型淀粉样变性等也可能导致肾脏受累。

肾淀粉样变性的发病率与患病率正在逐年上升。根据南京大学附属金陵医院的肾活检数据显示，近年来肾活检患者中诊断为肾淀粉样变性的比例从0.56%增长到了1.5%～2%。同时也有数据表明，在行肾活检的老年患者（年龄≥65岁）中，诊断为肾淀粉样变性的患者占6%，约占继发性肾小球疾病患者的17%。

一、病因及发病机制

肾淀粉样变性是由于淀粉样蛋白沉积于肾脏，造成肾脏组织结构破坏、器官功能障碍并进行性进展的一种疾病。其主要致病原因为淀粉样蛋白的持续性沉积，而淀粉样蛋白是蛋白纤维产生寡聚体聚合并经错误折叠而形成的。导致蛋白纤维发生异常折叠的因素：①蛋白质的氨基酸组成异常。氨基酸不仅决定了蛋白质的三级结构，还决定了该蛋白与其他蛋白质相互作用形成复合物的形式。当正常的氨基酸序列不能快速完成正确折叠并保持其高度稳定性时，就易发生错构并局部聚集，即蛋白质的去稳定是淀粉样变性发生的首要条件；②细胞外微环境（如pH降低及尿素、胍类物质、有机溶剂等致蛋白质变性物质的存在等）的改变也可能影响蛋白质特定构象的形成；③纠错程序异常，使机体不能对各种应激导致未折叠蛋白质发生积聚或错构的情况下启动相应的识别和降解程序，从而导致异常蛋白质的聚集（图24-1）[2]。

淀粉样变性源性的蛋白纤维因各种原因失去自身的三级或四级结构后，极易丧失稳定性并自身聚集，从而形成不溶性的蛋白纤维，即淀粉样物质（图24-1）。在下列3种情况下，淀粉样物质容易沉积于器官组织内：①结构正常的蛋白产生过量，如慢性感染时产生的血清淀粉样A蛋白；②产生具有淀粉样变性源性的蛋白，如某些单克隆免疫球蛋白轻链；③某些蛋白具有较弱淀粉样变性源性，其血清浓度亦处于正常范围，但存在时间过长导致淀粉样变性，如老年型淀粉样变性的甲状腺转运蛋白等。淀粉样蛋白沉积于组织内的机制尚未阐明，目前认为可能机制包括机体免疫功能异常、蛋白质代谢异常及结缔组织的变性分解等。

常见的导致淀粉样变性的前体蛋白包括单克隆免疫球蛋白轻链、血清淀粉样A蛋白、白细胞趋化因子2、突变的纤维蛋白原Aα链（AFib）、突变的载脂蛋白AⅠ（ApoAⅠ）、突变的载脂蛋白AⅡ（ApoAⅡ）、突变的溶菌酶突变体（ALys）、突变的甲状腺激素转运蛋白（ATTRm）等[3]。不同的淀粉样变性对应的淀粉样蛋白及其前体蛋白，以及受累组织往往是不同的（表24-1）。AL型、AA型、ALECT2型及部分遗传性淀粉样变（如AFib型淀粉样变性、ApoAⅠ型淀粉样变性、ApoAⅡ型淀粉样变性、ALys型淀粉样变性等）常可累及肾脏，表

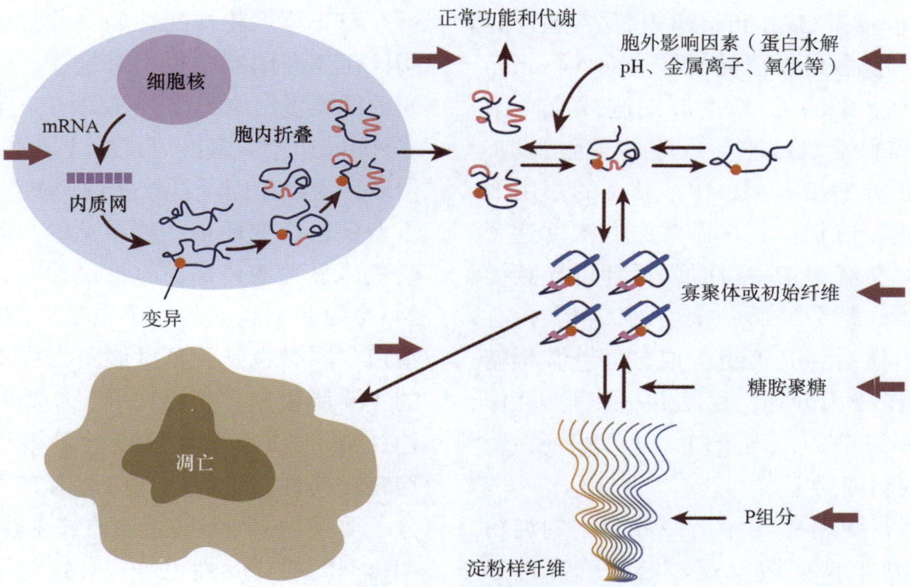

图24-1　淀粉样纤维形成的大致途径

蛋白质肽链在内质网中合成、折叠后分泌到细胞外。在胞外，正常蛋白质可行使正常的生理功能。而在特殊环境中，部分蛋白质从完全折叠状态转为部分折叠状态，在这一过程中，部分解链的多肽发生自我聚集，形成淀粉样物质并局部沉积。其中，寡聚体或初始纤维可以通过促进靶组织细胞的凋亡介导细胞毒性。粗箭头提示淀粉样变性的潜在治疗靶点

现为蛋白尿、肾病综合征，并可缓慢进展为终末期肾病。AL型、AA型、突变的甲状腺激素转运蛋白型（ATTRm）及突变的凝溶胶蛋白型（AGel）可有神经系统受累。其中ATTRm型虽可影响肾脏，但不常见。突变的胱抑素C型（ACys）淀粉样变性一般可累及脑血管，导致反复脑出血。

AL型肾淀粉样变性是由于免疫球蛋白分泌细胞克隆性增殖，产生κ或λ型单克隆轻链或轻链片段并错误折叠形成不可溶的淀粉样蛋白，沉积在肾组织中导致其功能障碍[4]。淀粉样蛋白沉积导致的机械性损伤被认为是导致AL型肾淀粉样变性器官功能障碍的主要原因，但游离轻链的细胞毒性、活性氧化物的产生及代谢功能障碍等因素也被认为与器官功能障碍有关（表24-1）。目前已有研究表明，AL型淀粉样变性的发生或许与生殖系基因重组及体细胞突变有关。然而，免疫球蛋白具体裂解产生轻链及轻链片段，甚至沉积在不同器官组织的机制尚在研究之中。

表24-1　系统性淀粉样变的类型及其受累器官或组织

疾病种类	前体蛋白	受累器官或组织
AL型淀粉样变性	单克隆免疫球蛋白轻链	肾、心、肝、神经系统、胃肠道、软组织及皮肤、血液系统、脾、肺
AA型淀粉样变性	血清淀粉样蛋白A	肾、肝、胃肠道、脾、自主神经系统、甲状腺
ALECT2型淀粉样变性	白细胞趋化因子2	肾、肝、脾、肾上腺、肺
AFib型淀粉样变性	突变的纤维蛋白原Aα链	肾、肝、脾
ApoA Ⅰ型淀粉样变性	突变的载脂蛋白AⅠ	肾（以髓质沉积为主）、肝、心、皮肤、喉
ApoA Ⅱ型淀粉样变性	突变的载脂蛋白AⅡ	肾
ALys型淀粉样变性	突变的溶菌酶突变体	肾
ATTRm型淀粉样变性	突变的甲状腺激素转运蛋白	周围神经系统、心、玻璃体混浊，肾脏受累不常见
AGel型淀粉样变性	突变的凝溶胶蛋白	脑神经、角膜格子样营养不良
ACys型淀粉样变性	突变的胱抑素C	脑血管

AA型肾淀粉样变性常可继发于导致慢性炎症的疾病中，如自身免疫性疾病（类风湿关节炎、强直性脊柱炎和炎症性肠道疾病）、慢性感染（结核病与骨髓炎）、家族性周期性发热综合征（家族

性地中海热）、肿瘤及Castleman病等。AA型肾淀粉样变性的前体蛋白是血清淀粉样蛋白A（serum amyloid protein A，SAA），是由肝细胞或巨噬细胞、内皮细胞和平滑肌细胞等产生的载脂蛋白，在促炎细胞因子如TNF-α、IL-1β或IL-6的作用下产生的急性时相反应物。其在血浆中的浓度达到或超过临界值并持续很长一段时间后即可导致淀粉样变性。SAA通常会经历一个切割、错误折叠和聚集的过程，然后与其他组织成分如糖胺聚糖和血清淀粉样蛋白P组分等，在发生一系列相互作用后才可形成不可溶的纤维蛋白，从而积聚在肾脏中造成相应的病理损害。

ALECT2型肾淀粉样变性是一种新型的淀粉样变性，于2008年首次被发现。白细胞源性趋化蛋白2（LECT2）是一种由151个氨基酸组成的蛋白质，其编码基因位于染色体5q31.1上，与IL-4、IL-5及IL-9等细胞因子的编码基因非常相近，由4个外显子和3个内含子组成[5]。LECT2被认为只在肝脏中表达，一旦合成，就能迅速分泌到循环中，从而导致其在细胞中的浓度很低，甚至通过免疫组化方法也很难检测到，但基于免疫组化的特异性分析，现在已成为可能。该病的病因和机制尚不明确，有研究认为，LECT2或其他参与LECT2代谢因子的表达增加，或者LECT2分解代谢途径或运输途径的遗传缺陷可能导致局部组织中LECT2浓度增加，从而启动了淀粉样纤维的形成。

另外，大约有2%的肾淀粉样变性是遗传性的，如AFib型淀粉样变性、ApoA Ⅰ型淀粉样变性、ApoA Ⅱ型淀粉样变性、ALys型淀粉样变性等[6]。到目前为止，已发现16种纤维蛋白原Aα链的变异体，其中9种是缺失-插入-缺失突变，7种是错义突变。ApoA Ⅰ型淀粉样变性已被报道可由20种突变导致，并主要与肾、心和肝中淀粉样纤维的沉积有关，Leu75Pro突变是最常见的与ApoA Ⅰ型淀粉样变性有关的突变。目前，在ApoA Ⅱ型淀粉样变性中只发现了3种突变体。在ALys型淀粉样变性中已发现多种突变体，包括I56T、D67H、W64R、D68G、T70N/W112R、L84S及F57 Ⅰ等，这些突变扰乱了蛋白纤维中α与β结构域之间的氢键，导致正常折叠结构展开后形成β折叠，进而形成淀粉样蛋白。

图24-2

AFib型淀粉样变性是一种常染色体显性遗传病，在亚洲国家中很少有报道。其前体蛋白是突变的纤维蛋白原Aα链，仅限于在肝脏中产生，是一种由610个氨基酸组成的分子质量为66kDa的蛋白质，为凝血因子纤维蛋白原的组成部分。ApoA Ⅰ型淀粉样变性是一种罕见的、起病时间晚的常染色体显性遗传病，容易误诊。其前体蛋白是由243个氨基酸组成的分子质量为28kDa的非糖基化蛋白，同时也是高密度脂蛋白中促进胆固醇外流的主要脂蛋白，主要在肝、小肠和十二指肠中表达。ApoA Ⅱ型淀粉样变性是极为罕见的家族性淀粉样变性，其前体蛋白是由77个氨基酸组成的分子质量为17kDa的蛋白质，主要在肝脏中表达。Alys型淀粉样变性也是一种极为罕见的常染色体显性遗传病，其主要特点是溶菌酶在体内沉积，导致多器官衰竭。

二、病　　理

（一）光镜、电镜及刚果红染色

组织活检病理证实有淀粉样蛋白沉积是确诊肾淀粉样变性的金标准。推荐选择淀粉样变性可能累及（临床症状或者实验室检查证实）的器官或组织进行活检，并结合临床可操作性、患者耐受性及活检部位的并发症风险，以确保诊断的准确性和安全性。可选取的活检部位包括肾脏、心脏、皮肤脂肪、舌、骨髓、胃肠道等。淀粉样蛋白在光镜下呈现无定形、玻璃样透明状，并具有以下特点：光镜下苏木精-伊红（HE）染色呈嗜伊红均质状（图24-2），外周袢基膜上皮侧见

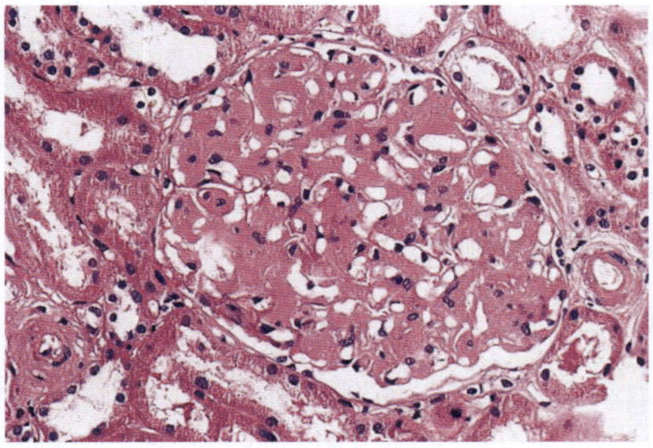

图24-2　肾淀粉样变性

显示肾小球非增生性病变，系膜区增宽，内见嗜伊红和嗜复红物沉积（HE，×400）

嗜银的“毛刺”样结构（图24-3），过碘酸希夫（PAS）染色呈弱阳性或阴性，Masson染色呈嗜亮绿；刚果红染色呈砖红色，在偏光显微镜下呈苹果绿色双折光现象（图24-4）；电镜下表现为直径8～14nm、无分支、排列紊乱的纤维丝状结构；X线衍射显微镜下可见β片层结构。光镜下可见淀粉样物质沉积于肾脏的各个部位，淀粉样蛋白沉积的分布因淀粉样蛋白的类型而异，以肾小球为主（表24-2）。病变初期可表现为肾小球系膜区无细胞性增宽，晚期毛细血管基底膜增厚，大量无结构的淀粉样物质沉积（图24-2）。

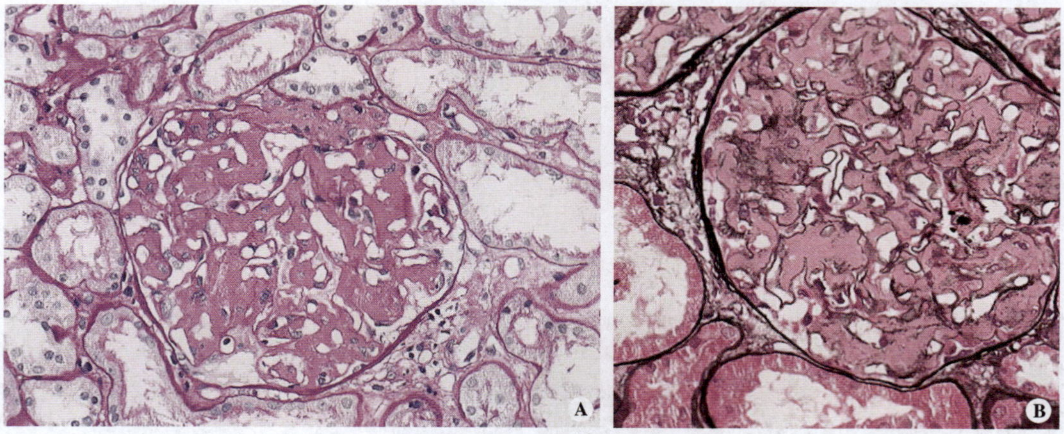

图24-3

图24-3　肾淀粉样变性

肾小球系膜区细胞数不增加，系膜基质呈嗜复红阳性（A. PAS，×400），肾小球节段外周袢基底膜上皮侧见嗜银的“毛刺”样结构（B. 9：00，PASM，×400）

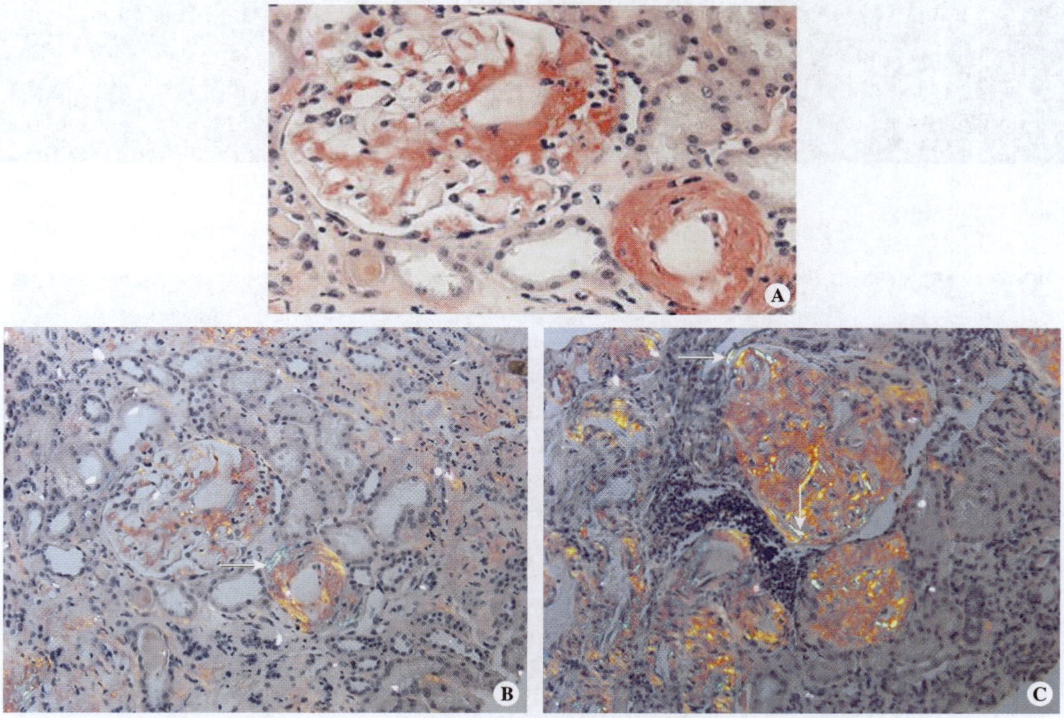

图24-4

图24-4　肾淀粉样变性

肾小球系膜区及间质血管刚果红染色呈砖红色（刚果红染色阳性），偏光显微镜下观察上述部位呈苹果绿或橙色双折光阳性

表 24-2　肾淀粉样变性累及肾脏部位

续表

肾淀粉样变类型	获得性/遗传性	肾脏受影响的部位
AL型淀粉样变性	获得性	肾小球、肾小管间质、血管系统
AA型淀粉样变性	获得性	肾小球、肾小管间质、血管系统
ALECT2型淀粉样变性	获得性	肾小管间质、血管系统，肾小球受累少见
AFib型淀粉样变性	遗传性	以肾小球为主
ApoA Ⅰ型淀粉样变性	遗传性	以肾小管间质髓质为主
ApoA Ⅱ型淀粉样变性	遗传性	以肾小球为主
ALys型淀粉样变性	遗传性	肾小球、肾小管间质髓质
ATTRm型淀粉样变性	遗传性	肾小球、肾小管间质、血管系统（依据突变类型）
AGel型淀粉样变性	遗传性	以肾小球为主

（二）免疫荧光

免疫荧光检查示免疫球蛋白及补体的沉积无特异性规律（图24-5）。

（三）电镜

电镜观察肾小球系膜区及节段外周袢低密度致密物沉积（图24-6）。

图24-5

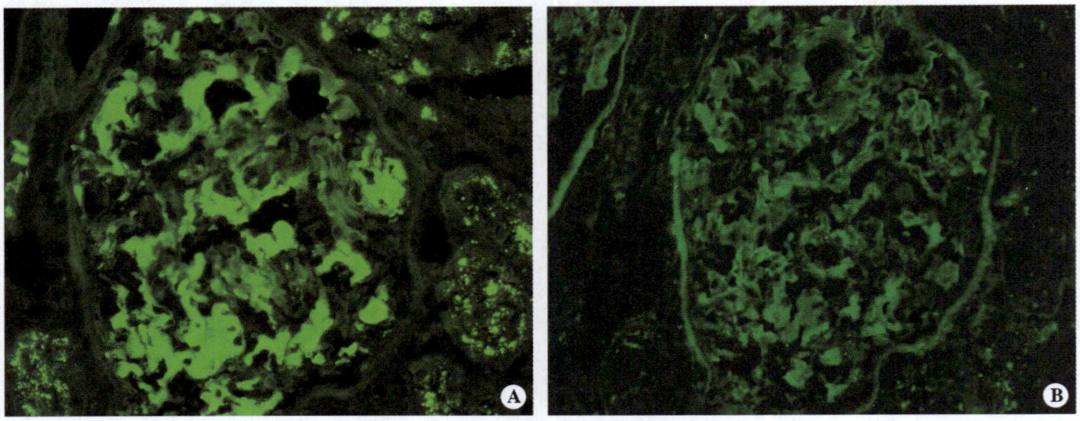

图24-5　肾淀粉样变性免疫荧光表现

轻链λ染色肾小球系膜区及节段外周袢阳性（A），κ未见阳性（B）（IF，×400）

图24-6

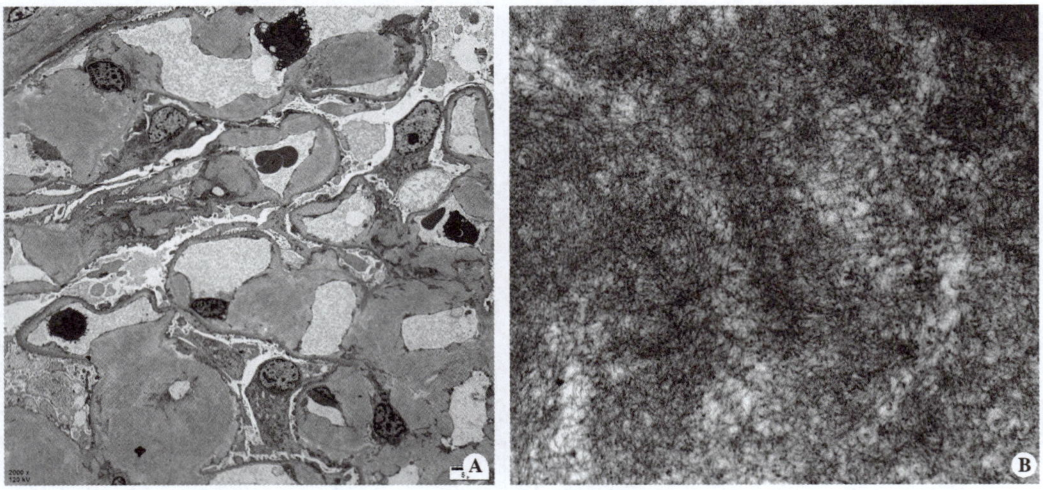

图24-6　肾淀粉样变性电镜表现

肾小球系膜区及节段外周袢低密度致密物沉积（A），高倍镜下为直径8～14nm无定形、分支状的丝状结构（B）

三、临床表现

（一）AL型淀粉样变性

AL型淀粉样变性可累及多个器官，其中肾脏和心脏是最常见的受累器官，其他可受累器官包括肝、自主或周围神经、消化道、皮肤及软组织等。约15%的患者可特异性地出现舌体肥大、眶周紫癜等体征。AL型淀粉样变性的临床表现多样，可出现疲劳、外周水肿、体重减轻等非特异症状，具体临床表现可见表24-3。

表24-3　AL型淀粉样变性器官受累的临床表现

受累器官	临床表现	辅助检查/表现
肾	外周性水肿、泡沫尿	白蛋白尿、肾病综合征、肾功能不全
心	胸闷气促、端坐呼吸、阵发性夜间呼吸困难、颈静脉怒张、水肿、心悸、心律失常	心力衰竭标志物或心肌损伤标志物升高 心电图：肢体导联低电压，胸导联R波递增不良，可出现各种类型的心律失常 心脏超声：左右心室壁增厚、室间隔增厚、左右心房扩大、舒张功能降低、射血分数保留 心脏MRI：弥漫性心内膜下延迟强化，细胞外容积增加
肝	肝区不适或疼痛、肝大、早饱、体重减轻	碱性磷酸酶升高、凝血功能异常、晚期出现胆红素升高 影像学检查提示肝大
神经系统	周围神经：表现为对称性感觉异常和麻木，逐渐出现疼痛和运动障碍 自主神经：直立性低血压、尿潴留、假性肠梗阻、排便不规律、勃起功能障碍	神经肌电图提示神经传导速率下降
胃肠道	胃轻瘫、早饱、吞咽困难、慢性腹泻、排便不规律、腹泻与便秘交替、胃肠道出血、体重减轻	低蛋白血症、贫血、胃镜和（或）肠镜无特异性改变
软组织及皮肤	舌体肥大、齿痕、口干、吞咽困难、厌食、阻塞性睡眠呼吸暂停、构音障碍、唾液腺肿大、关节炎、眶周紫癜、腕管综合征、垫肩征、皮肤紫癜及皮肤增厚粗糙	无特异性检查
血液系统	出血倾向、获得性血管性血友病	凝血功能异常、X因子缺乏
脾	腹胀、早饱，极少数患者出现自发性脾破裂	影像学检查提示脾增大
肺	气短、干咳	CT提示肺间质性改变，纤维支气管镜提示支气管壁增厚或管腔狭窄

肾病综合征是AL型淀粉样变性累及肾脏的主要表现，在一项纳入了231例中国AL型淀粉样变性患者的临床研究中，有63.6%的患者表现为肾病综合征，肾病综合征是最常见的临床表现。患者在确诊时主要表现为水肿（80.6%）及乏力（40%），其次是低血压（30.2%）和体重减轻（27.3%）。在诊断时，25%的患者有肾功能不全，其他少见的临床表现有紫癜、反复腹泻、充血性心力衰竭、呼吸困难和感觉异常等。

AL型淀粉样变性的临床特点包括：①绝大部分患者为中老年患者；②存在大量非选择性蛋白尿；③多无镜下血尿；④多无高血压，但低血压尤其是直立性低血压常见；⑤晚期慢性肾衰竭仍存在肾病综合征且肾脏体积不缩小；⑥可合并深静脉血栓等（如肾静脉血栓）。

（二）AA型淀粉样变性

AA型淀粉样变性主要以肾脏受累为主，肾功能障碍是AA型淀粉样变性的主要表现，并伴有因淀粉样蛋白在肾小球沉积导致的肾病综合征。与AL型淀粉样变性相比，AA型淀粉样变性引起的肾功能障碍更为严重，如不进行治疗，患者会发展为终末期肾病。同时，还有一种主要以管型存在的AA型淀粉样变性，可表现为少量的蛋白尿和淡尿沉渣，但也可表现出远端肾小管功能障碍如肾源性尿崩症。同时，AA型淀粉样变性患者也会出现肝、脾及胃肠道受累症状，胃肠道受累症状主要为巨舌症、食管扩张、胃息肉等，而肝脏受累主要表现为肝大和碱性磷酸酶升高。心脏、甲状腺、肾上腺和神经系统受累也有报道，但很少见。

（三）ALECT2型淀粉样变性

ALECT2型淀粉样变性主要累及肾脏与肝脏，其有明显的种族易感性，在西班牙裔人群中较多出现，其典型的临床表现为进行性肾功能不全并伴有蛋白尿，但约1/3的患者并不会出现蛋白尿[7]。组织学上，该病以弥漫性间质淀粉样物质沉积为特征。有研究表明，肾病综合征在ALECT2型肾淀粉样变性中并不常见，只有10%的患者会出现；微量血尿也不常见，约16%的患者会出现。同时，ALECT2型淀粉样变性也常合并糖尿病肾病与IgA肾病。

（四）遗传性淀粉样变性

遗传性淀粉样变性可影响多个器官，具有非特异的临床表现。AFib型淀粉样变性的典型特征是高血压、下肢水肿、蛋白尿、肾功能异常及氮质血症，其形成的淀粉样纤维主要沉积在肾小球中。ApoA Ⅰ型淀粉样变性累及肾脏主要产生肾小管间质性肾炎，无肾小球受累，其典型临床表现为肾病综合征及进展缓慢的肾功能障碍。肝脏、心脏也是其最常影响的器官之一。ApoA Ⅱ型淀粉样变性的特征是肌酐升高和肾病范围内的蛋白尿，最终可进展为终末期肾病。ALys型淀粉样变性累及肾脏通常表现为轻度蛋白尿或进展为肾病综合征；肾外系统多累及消化系统，如胃肠道和肝，表现为胃肠道出血和肝破裂；心脏受累较为罕见。

四、诊断与鉴别诊断

肾脏淀粉样变性应作为不明原因蛋白尿，尤其是肾病综合征鉴别诊断的一部分。当蛋白尿与全身症状（如心力衰竭、胃肠道症状、神经系统疾病）相关并具有相应临床表现时，应怀疑此病。

肾淀粉样变性的确诊目前主要依靠肾穿刺活体组织病理检查以明确肾脏是否有淀粉样蛋白沉积，典型的病理特征为在光镜HE染色下可见无结构、淡粉红色无细胞成分物质，PAS染色淡染或不染色，刚果红染色呈现砖红色并可在偏光显微镜下呈现苹果绿双折光现象。为了增加刚果红染色的敏感度，切片厚度应控制在6～9μm，石蜡包埋组织或冰冻组织均可进行染色，而后者更为敏感。淀粉样蛋白可沉积于肾脏的任何部位，常见于肾小球系膜区及血管极，轻者呈现节段、不规则分布，重者可沉积于全部肾小球系膜区，甚至形成类似糖尿病肾病的肾小球内结节，部分患者还可见淀粉样蛋白沉积于肾间质血管、肾小管基底膜，少数患者也可仅见淀粉样蛋白沉积在肾间质内而无肾小球内沉积。

虽然刚果红染色是目前最常用的检测淀粉样蛋白沉积的技术，但其并不是对淀粉样蛋白的特定反应，其他与淀粉样蛋白具有相同β折叠结构的蛋白也会被染色。因此，当刚果红染色不明确时，电子显微镜可为其提供必要的超微结构特征，以明确是否存在淀粉样蛋白。淀粉样蛋白在电镜下的典型特征为直径8～14nm、无分支、排列紊乱的纤维丝状结构。因此，对于早期肾淀粉样变性的诊断，电镜检查极为重要。

明确淀粉样蛋白在肾脏组织中的沉积并准确分型对疾病的治疗和预后指导有非常重要的意义。免疫病理的方法可确定或排除常见的淀粉样变性类型，如AL型淀粉样变性与AA型淀粉样变性。但需要注意的是，用于淀粉样蛋白分型的免疫荧光和免疫组化技术有时与循环血浆蛋白的非特异性捕获有关，从而导致诊断困难和假阳性结果，在使用常规免疫荧光/免疫组织化学染色不能明确淀粉样变性类型的情况下，可以使用质谱分析。目前，基于质谱学的蛋白组学已经成为淀粉样蛋白分型诊断新的金标准，已在国际上多个临床研究中心得到应用。进行质谱分析的组织需要从石蜡包块中获取，非常少量的组织即可通过质谱分析对淀粉样蛋白进行准确分型，并针对性地采取治疗方案改善淀粉样变性患者的预后。同时，质谱分析在遗传性淀粉样变的诊断/鉴定及新的淀粉样前体蛋白的发现中也发挥了关键作用。因此，使用质谱分析对淀粉样蛋白进行分型应得到广泛推荐。然而，在常规临床实验室建设这一平台不仅需要先进的生物信息及严格的质量控制标准，还必须拥有足够的资源与专业知识。对患者而言，昂贵的检测费用也会加重患者的负担。因此，质谱分析在我国大部分医院进行推广使用仍待时日。

AL型淀粉样变性与AA型淀粉样变性是最常见的两种肾淀粉样变性，两者可占肾淀粉样变性的90%以上。而AL型淀粉样变性前体蛋白和AA型淀粉样变性前体蛋白与刚果红的亲和力不同，可使用高锰酸钾预处理试验区分AL型淀粉样变性与AA型淀粉样变性。将淀粉样蛋白用5%高锰酸钾氧化后使用刚果红染色，因AL型淀粉样变性前体蛋白与刚果红的亲和力高，故刚果红染色易着色且不易褪色，但AA型淀粉样变性前体蛋白与刚果红的亲和力差，故当高锰酸钾预处理后，刚果红染色不易着色，若此时免疫组化AA型淀粉样变性前体蛋白抗体阳性时，结合临床可诊断为AA型淀粉样变性；反之，若刚果红染色阳性且免疫组化AA型淀粉样变性前体蛋白阴性者，可加做单克隆κ和λ抗体免疫组化检查，如检测阳性，可诊断为AL型淀粉样变性；如检测阴性，则需进一步检查以确定是否为遗传性淀粉样变，但应注意现有的轻链抗体可能因其轻链结合部位不同，以致部分AL型淀粉样变性免疫组化检测为假阴性。

AL型淀粉样变性是发病率最高的淀粉样变性，既往由于对该病认识不够或检测方法的限制，部分遗传性淀粉样变性可能被误诊为AL型淀粉样变性，但AL型淀粉样变性和遗传性淀粉样变性的治疗手段不同，一些特定类型遗传性淀粉样变性通过移植治疗可治愈，某些遗传性淀粉样变性的预后也优于AL型淀粉样变性。因此，对于经高锰酸钾预处理后刚果红染色阳性，且免疫组化AA型淀粉样变性前体蛋白阴性的患者，应注意遗传性淀粉样变性的可能性，避免误诊。对于遗传性淀粉样变性，应常规排查易致肾脏受累的类型，包括AFib型淀粉样变性、ApoA Ⅰ型淀粉样变性、ApoA Ⅱ型淀粉样变性和ALys型淀粉样变性，必要时也应考虑ATTRm型。详细询问家族史十分重要，上述淀粉样变性均为常染色体显性遗传，但可能只有50%的患者在起病时能提供阳性家族史，且多为中年起病，DNA基因测序确证特定基因的突变是疾病确诊的最终依据。

早期局灶性和节段性肾淀粉样变性应与微小病变相鉴别。两者临床表现均为肾病综合征，无肉眼血尿、高血压，极少镜下血尿等。早期淀粉样变性在光镜下不易观察到淀粉样物质的沉积，因此容易造成误诊。值得注意的是，两者在临床方面仍有不同之处，如微小病变肾病患者发病年龄较小，部分患者激素治疗敏感，无全身系统性受累表现，而淀粉样变性多为中老年起病，激素治疗无效，是鉴别诊断中值得注意之处。电镜是两者鉴别诊断的有力工具，微小病变肾病电镜下可见广泛足突融合及微绒毛化，无丝状结构沉积，早期肾淀粉样变性则可见特定直径的丝状结构。

膜性肾病是需要与肾淀粉样变性进行鉴别的第二组疾病，两者临床表现均为肾病综合征，亦均无肉眼血尿、高血压，极少镜下血尿等，光镜下膜性肾病可见肾小球外周袢呈僵硬扩张状，银染色可见上皮侧“钉突”形成，淀粉样变性在光镜下亦可见类似于“钉突”的改变，但嗜银物质较软、较长，与膜性肾病有所不同。两者鉴别仍需要电镜观察，淀粉样变性在电镜下可见特定的丝状结构。

电镜下观察超微改变存在丝状结构的疾病还包括原纤维肾小球病和免疫管状肾小球病。但其丝状结构直径与淀粉样变性不同，分别为20nm（范围为15～30nm）和40nm（范围＞30nm），均较淀粉样变性的纤维丝粗。此外，纤维丝排列顺序也有所不同，免疫管状肾小球病为平行放射状排列，淀粉样变性及原纤维肾小球病的纤维丝则为随机紊乱排列。这两种肾小球病经刚果红染色均呈阴性，也可与肾淀粉样变性相鉴别。

五、治疗方案

（一）AL型淀粉样变性

AL型淀粉样变性患者确诊之后，需要依据患者疾病分期、体能状况及可获得的药物尽早开始治疗[8]。治疗目标是降低体内单克隆免疫球蛋白轻链的水平，阻止淀粉样蛋白在重要脏器的进一步沉积，减轻或逆转因淀粉样蛋白沉积导致的器官功能障碍。

1. 自体外周干细胞移植（ASCT） 对于符合移植条件的初治AL型淀粉样变性患者，应首先考虑ASCT治疗，尤其是浆细胞比例＞10%的患者；对于经过抗浆细胞治疗后状态改善并符合移植条件的患者也推荐使用ASCT治疗。符合ASCT治疗的条件为：①年龄＜70岁；②ECOG评分0～2分；③NYHA分级Ⅰ～Ⅱ级；④心脏超声射血分数＞45%，NT-proBNP＜5000ng/L，cTnT＜0.06μg/L；⑤不吸氧血氧饱和度＞95%；⑥总胆红素＜34μmol/L（2mg/dl）；⑦基线收缩压＞90mmHg；⑧eGFR＞30ml/（min·1.73m^2）；⑨无大量浆膜腔积液；⑩无活动性感染（中国系统性轻链型淀粉样变性协作组等，2021年）。

对于诊断时浆细胞比例＞10%的患者应使用包含硼替佐米的方案先行诱导治疗。诱导之后，推荐使用粒细胞集落刺激因子（G-CSF）进行干细胞动员，动员效果不佳时，可考虑加用趋化因子受体4拮抗剂。

推荐使用美法仑进行预处理，建议剂量为200mg/m^2。但对于年龄＞65岁，血肌酐＞176.8μmol/L（2mg/dl）或一般状态欠佳的患者建议调整剂量为140mg/m^2。不推荐使用100mg/m^{2}的美法仑进行预处理（中国系统性轻链型淀粉样变性协作组等，2021年）。

对于移植后3个月血液学反应未达到完全缓解及以上疗效的患者建议使用含硼替佐米的联合方案进行巩固治疗。

存在高危遗传学异常，如17p缺失、t（4；14）、t（14；20）的患者，建议使用硼替佐米维持治疗2年，若不耐受，可使用来那度胺维持。

2. 抗浆细胞治疗 对于不符合移植条件的患者，针对克隆性浆细胞的药物治疗是目前主要的治疗方法，常使用的药物包括蛋白酶体抑制剂、达雷妥尤单抗、免疫调节剂（IMiD）、烷化剂等。

（1）蛋白酶体抑制剂：常用的方案包括硼替佐米联合地塞米松、硼替佐米/环磷酰胺/地塞米松、硼替佐米/美法仑/地塞米松、硼替佐米/来那度胺/地塞米松。其中，硼替佐米皮下注射可减少毒性，对于严重水钠潴留的患者也可给予静脉滴注；硼替佐米每周1次可减少药物不良反应；对于心脏严重受累的患者（Mayo Ⅲ期），建议硼替佐米从小剂量开始使用，若能耐受则逐渐加量；对于Ⅲ、Ⅳ级的神经病变患者，应避免使用硼替佐米，因为硼替佐米可能会诱发或加重周围神经病变。伊沙佐米作为第二代蛋白酶体抑制剂，可口服给药，与硼替佐米相比，神经毒性较低；而另一种第二代蛋白酶体抑制剂，卡非佐米在复发/难治性患者中相较硼替佐米显示出更好的疗效，但在初治型患者中却没有；其次，卡非佐米的心血管及肾脏毒性也限制了其在AL型淀粉样变性患者中的使用。

（2）达雷妥尤单抗（DARA）：是针对浆细胞表面CD38抗原的人源化IgG1-κ单抗，目前已经在一项大型前瞻性Ⅲ期临床研究中显示出良好的临床效果。目前美国FDA已经批准DARA联合硼替佐米/环磷酰胺/地塞米松用于一线治疗初治AL型淀粉样变性。也有研究表明，DARA单药或联合地塞米松在复发/难治性AL型淀粉样变性中也取得良好的疗效。

（3）免疫调节剂：在免疫调节剂使用过程中，建议加用抗血小板制剂，并监测血钾及凝血功能。常用的治疗方案有沙利度胺/地塞米松、来那度胺/地塞米松、来那度胺/环磷酰胺/地塞米松、泊马度胺/地塞米松等。使用沙利度胺会产生眩晕、心动过缓、便秘甚至周围神经病，对于合并心肌淀粉样变性的患者应慎用。来那度胺会产生血象异常、抽搐和皮疹等不良反应，推荐的起始剂量为15mg/d，且需要根据肾功能调整剂量，但对于有神经系统受累的AL型淀粉样变性患者，应作为首选。

（4）烷化剂：对于不适合移植的老年患者，美法仑联合地塞米松是常用的治疗方案。环磷酰胺与苯达莫司汀也是常用的烷化剂，对B细胞或浆细胞来源的AL型淀粉样变性均有效。对于有严重神经病变的AL患者，也可使用环磷酰胺或苯达莫司汀。

（5）其他：部分AL型淀粉样变性可继发于多发性骨髓瘤或淋巴瘤，此类患者的治疗方案以引起AL型淀粉样变性的血液肿瘤的治疗方案为主。

（6）复发/难治性AL型淀粉样变性患者的治疗：对于初治AL型淀粉样变性患者的可选方案详见表24-4。对治疗后适合骨髓移植的患者推荐行ASCT治疗；对于既往治疗有效并且缓解持续时间大于12个月的患者，可以采用既往治疗方案再治疗；对于治疗无效或缓解持续时间小于12个月的患者建议换用新的治疗方案；既往未使用蛋白酶体抑制剂的患者，建议使用硼替佐米或伊沙佐米；已对蛋白酶体抑制剂耐药的患者建议改用免疫调节剂或DARA，免疫调节剂联合美法仑有效率较高，但是不良反应相对更多；对于巨球蛋白血症合并淀粉样变性的患者，可以使用苯达莫司汀。

表24-4 初治AL型淀粉样变性患者的可选方案

方案	适合移植者	不适合移植者
首选方案	硼替佐米/环磷酰胺/地塞米松 DARA/硼替佐米/环磷酰胺/地塞米松	硼替佐米/环磷酰胺/地塞米松 DARA/硼替佐米/环磷酰胺/地塞米松 硼替佐米/美法仑/地塞米松
其他推荐方案	硼替佐米/地塞米松 硼替佐米/来那度胺/地塞米松 硼替佐米/美法仑/地塞米松 来那度胺/环磷酰胺/地塞米松 来那度胺/地塞米松 美法仑/地塞米松	硼替佐米/地塞米松 硼替佐米/来那度胺/地塞米松 美法仑/地塞米松 来那度胺/环磷酰胺/地塞米松 来那度胺/地塞米松

（7）支持治疗

1）肾脏受累的支持治疗：①以肾病综合征为主要表现的患者可采用利尿剂治疗，有腹腔积液的患者可选择托伐普坦，在用药过程中需要监测容量状态、血压、电解质等指标；②对于白蛋白低于20g/L、无出血倾向的患者建议常规抗凝治疗；③对于合并心脏或自主神经受累，尤其是低血压的患者应避免使用血管紧张素转换酶抑制剂和血管紧张素受体拮抗剂；④终末期肾衰竭的患者应适时开始透析治疗；⑤符合肾移植的患者在接受肾移植治疗之前应获得血液学的完全缓解。

2）心脏受累的支持治疗：①心功能不全的患者应以控制容量为主，避免洋地黄类药物或β受体阻滞剂；②胺碘酮可作为控制心室率的首选药物，β受体阻滞剂仅用于其他治疗方案无效的心房颤动合并快速心室率患者；③非二氢吡啶类钙通道阻滞剂（如维拉帕米和地尔硫䓬）可与淀粉样蛋白原纤维结合，有加重心力衰竭、严重低血压和晕厥的风险，因此在心肌淀粉样变性患者中应禁用；④心脏起搏器应用于有心脏传导阻滞或症状性心动过缓的患者，对于有晕厥病史的患者，应将放置起搏器的适应证放宽；⑤存在与血流动力学不稳定相关的室性心律失常且预期寿命＞1年的患者可考虑植入型心律转复除颤器（ICD）；⑥因心血管疾病不能耐受原发病的治疗，AL型淀粉样变性导致的心力衰竭患者可考虑进行心脏移植治疗。

3）其他：周围神经受累的支持治疗主要是缓解神经性疼痛引起的不适，可用的药物主要是加巴喷丁和普瑞巴林。胃肠道受累的支持治疗：腹泻患者可用洛哌丁胺、奥曲肽等药物；营养不良或吸收功能障碍患者可口服肠内营养补充剂或进行全胃肠外营养支持。直立性低血压的处理：①患者从仰卧姿势变为直立姿势时动作要缓慢，并避免容量丢失；②症状严重者可使用米多君治疗，起始剂量为每次2.5mg，最大剂量为每次10mg，3次/天。

（二）AA型淀粉样变性

治疗的主要原则是控制原发性感染或慢性炎症，通过抑制肝脏中SAA的产生来减少循环中的蛋白数量，减少淀粉样蛋白对器官功能的影响[9]。对于潜在的炎症性疾病患者，一般使用改善病情抗风湿药（DMARD），如秋水仙碱、类固醇、环磷酰胺、甲氨蝶呤、羟氯喹、柳氮磺吡啶及来氟米特等。同时，也有相应的针对SAA产生所涉及的细胞因子如IL-1、IL-6及TNF-α抑制剂等药物。但需要注意的是，这些细胞因子抑制剂可能会加重隐匿性疾病或伴发感染，尤其是结核等。

1. 甲氨蝶呤 常被推荐为活动性类风湿关节炎患者的初始治疗药物，通常与类固醇或非类固醇抗炎药一起使用，并根据患者耐受性增加甲氨蝶呤的剂量以控制关节炎的活动性症状和体征。与其他非生物性DMARD相比，甲氨蝶呤起效更快，长期耐受性更好。但在使用时需要密切监测患者的各项生化指标，因其与骨髓功能损害及肝脏功能受损有关。

2. 秋水仙碱 常被推荐为家族性地中海热的标准治疗药物，其有助于预防AA型淀粉样变性的发展。更重要的是可减少肾病综合征等肾脏疾病的发生。使用秋水仙碱的主要不良反应是胃肠道症状，但通常会随着使用剂量的减少而改善。

3. IL-1抑制剂 目前有三种IL-1抑制剂可用于临床，包括anakinra、canakinumab及rilonacept，目前仅在美国获批。然而，这三种药物都没有被批准用于治疗AA型淀粉样变性，也没有正式的临床试验来评估IL-1抑制剂治疗AA型淀粉样变性的疗效。anakinra对于AA型淀粉样变性患者的耐受性良好，主要的不良反应为注射部位反应。使用canakinumab的主要不良反应是感染，但也有研究指出会诱发银屑病与扁平苔藓。

4. IL-6抑制剂 目前已有研究报道tocilizumab治疗继发型AA型淀粉样变性患者，12例患者应用tocilizumab，平均随访17个月后，91.7%的患者家族性地中海热的发作次数减少，C反应蛋白由18mg/L降至5.8mg/L，红细胞沉降率由48.7mm/h降至28.7mm/h。在一项纳入20例慢性炎症性疾病和经其他治疗无效的AA型淀粉样变性患者的研究中，平均随访23个月后，tocilizumab在减少淀粉样沉积和抑制炎症方面有显著效果。感染是tocilizumab的主要不良反应，其他不良反应包括肝酶升高、血小板减少、复视和血压升高等。

司妥昔单抗（siltuximab）是一种与IL-6具有高亲和力的嵌合单抗，是第一个被批准用于治疗Castleman病的药物，可潜在地防止AA型淀粉样变性的发展。近期也被批准用于治疗类风湿关节炎，其对AA型淀粉样变性的治疗效果尚待评估。

5. TNF-α抑制剂 用于治疗AA型淀粉样变性的TNF-α抑制剂包括etanercept、infliximab、certolizumab及adalimumab，其可通过抑制TNF-α诱导SAA转录及减少巨噬细胞的激活来降低SAA的血浆浓度。

6. 其他 进展为ESRD的AA型淀粉样变性患者可采用透析或肾移植治疗，但如果没有控制潜在的炎症性疾病，AA型淀粉样变性患者可能会复发。在最近的一项研究中，AA型淀粉样变性患者肾移植后存活率与糖尿病肾病患者相当。

（三）ALECT2型淀粉样变性

目前对于ALECT2型淀粉样变性没有有效的治疗指南可供参考，但应基于质谱分析对其进行准确的分型诊断，以避免对这类患者的管理不善。

（四）遗传性淀粉样变性

对于肾遗传性淀粉样变性，尚无有效的治疗指南可供参考。其中对AFib型肾淀粉样变性的治疗主要是支持治疗，对于进展到终末期肾病的患者可进行肾脏移植。目前尚无治疗ApoA Ⅰ型淀粉样变性的有效药物，器官移植和支持治疗是主要的治疗方法。目前尚无针对ALys型淀粉样变性的特异性治疗方法。

六、预　　后

淀粉样变性的预后因淀粉样蛋白的类型和治疗反应不同而不同，尽管淀粉样蛋白变性的进展速度会受到许多因素的影响，但大多数形式的肾淀粉样变性都会出现肾脏功能的进行性恶化。随着近年来诊疗技术的发展及治疗手段的进步，淀粉样变性的预后状况也正在逐渐改善。

AL型肾淀粉样变性患者的预后具有较大的异质性，并且肾功能的下降比其他形式的淀粉样变性患者更快。建议根据患者基线时累及脏器的严重程度、浆细胞肿瘤负荷和生物学特性等方面对AL型淀粉样变性患者进行危险分层和预后判断。临床常规推荐使用梅奥2012分期系统判断预后，以心脏受累为主的患者建议使用梅奥2004分期系统，判断肾脏预后建议使用肾脏预后分期系统，详见表24-5。在浆细胞肿瘤负荷和生物学特性方面，近年来研究表明受累游离轻链（iFLC）＞125mg/L、受累游离轻链与未受累游离轻链差值（dFLC）＞50mg/L、t（11；14）、1q21扩增、17p缺失等因素均提示患者总体生存更差。同时患者基线时累及脏器的严重程度也往往影响预后，主要的心脏相关指标（NT-proBNP＞8500ng/L、cTnT＞0.035μg/L、左心室射血分数＜45%、心肌整体纵向应变＜−11.8%等）和肾脏相关指标[eGFR＜50ml/（min・1.73m^2）、尿蛋白定量＞5g/d、尿白蛋白/肌酐＞1945mg/g、血尿酸＞480μmol/L等]都可用来预测患者的预后。治疗反应的速度和深度与患者的预后密切相关。研究表明，治疗后达到血液学完全缓解和微小残留病变阴性提示患者无进展生存期及总体生存期的延长。同时研究表明，AL型淀粉样变性患者的血液学反应越好，发生肾脏治疗反应的可能性越大，患者的肾脏存活率及患者生存率也会越高。

表24-5 系统性轻链型淀粉样变性的常用预后分期系统

分期系统	标志物及阈值	分期	预后
梅奥2004分期	1. NT-proBNP＞332ng/L 2. cTnT＞0.035μg/L或cTnI＞0.01μg/L	Ⅰ期：指标均低于阈值 Ⅱ期：1个指标高于阈值 Ⅲ期：2个指标高于阈值（Ⅲ期患者依据NT-proBNP是否＞8500ng/L分为Ⅲa期和Ⅲb期）	Ⅰ期：中位生存期26.4个月 Ⅱ期：中位生存期10.5个月 Ⅲ期：中位生存期3.5个月
梅奥2012分期	1. NT-proBNP＞1800ng/L 2. cTnT＞0.025μg/L 3. dFLC＞180mg/L	Ⅰ期：指标均低于阈值 Ⅱ期：1个指标高于阈值 Ⅲ期：2个指标高于阈值 Ⅳ期：3个指标均高于阈值	Ⅰ期：中位生存期94个月 Ⅱ期：中位生存期40个月 Ⅲ期：中位生存期14个月 Ⅳ期：中位生存期6个月
肾脏预后分期	1. eGFR＜50ml/（min·1.73m^2） 2. 尿蛋白定量＞5g/d	Ⅰ期：eGFR高于阈值，且尿蛋白低于阈值 Ⅱ期：eGFR低于阈值，或尿蛋白高于阈值 Ⅲ期：eGFR低于阈值，且尿蛋白高于阈值	Ⅰ期：2年内进展至透析的风险为0～3% Ⅱ期：2年内进展至透析的风险为11%～25% Ⅲ期：2年内进展至透析的风险为60%～75%

在AA型淀粉样变性中，SAA浓度降至7mg/L以下与肾脏预后良好相关，肾功能障碍作为其最常见的临床表现，也是预测患者预后的重要指标。在一项纳入了374例AA型淀粉样变性患者的临床研究中，确诊后患者的中位生存期为133个月，进展到终末期肾病患者的死亡风险是未患有终末期肾病患者的2.97倍。因此，应严格控制潜在的炎症性疾病并减少淀粉样蛋白沉积，这对缓解蛋白尿及改善肾功能有极大的帮助。

其他形式的淀粉样变性的预后转归状况较差。ALECT2型淀粉样变性患者的长期随访预后研究较少，但因为没有实质性的心脏受累，患者的预后较好。在一项研究中，1/3的ALECT2型淀粉样变性患者在中位随访26个月后发展为终末期肾病。在AFib型淀粉样变性患者中，从蛋白尿进展到终末期肾病的中位时间为4.6年，预估患者的中位生存时间为15.2年左右。Alys型淀粉样变性被认为是一种进展缓慢的疾病，确诊后中位生存时间为17.9年。

七、病例介绍及点评

（一）主诉

发现蛋白尿7月余，血压降低3月余。

（二）病史

患者，男性，44岁，汉族，已婚，干部职员。7个月前无明显诱因出现双下肢可凹性水肿，伴有泡沫尿、双下肢乏力，无肉眼血尿。于外院检查尿蛋白（+++），白蛋白27g/L，肾功能正常，未重视。后服用中药治疗（具体不详）7月余，并逐渐出现头晕，站立不稳。1天前突发晕厥，约10秒后恢复正常。遂就诊于笔者所在医院，检查尿蛋白定量7626mg/d；肝肾功能：白蛋白18.5g/L，肌酐81.1μmol/L。为进一步治疗，门诊以“系统性淀粉样变性”收入院。发病以来，患者精神可，体力正常食欲正常，睡眠正常，体重无明显变化。既往体健，否认糖尿病、高血压、冠心病等病史，否认家族遗传史。

（三）入院查体

T 36.7℃，BP 95/65mmHg，R 20次/分，P 95次/分。慢性病容，发育正常，营养中等。正常面容，表情自如，自主体位，神志清楚，查体合作。全身皮肤黏膜未发现黄染，无皮疹，无出血点，无皮下结节，无瘢痕，无肝掌，无蜘蛛痣，全身浅表淋巴结无肿大及压痛。头颅正常，无畸形，双侧眼睑轻度水肿，巩膜未见黄染，瞳孔等大等圆，对光反射灵敏，外耳道无溢液，乳突区无压痛，鼻无畸形，通气畅，鼻翼无扇动，两侧鼻旁窦区无压痛。口唇无发绀，无巨舌，双侧扁桃体无肿大。颈软，对称，无抵抗，颈动脉搏动未见异常，颈静脉未见怒张，气管居中，甲状腺无肿大、无压痛、无震颤、无血管杂音，胸廓两侧对称，乳房未查，呼吸动度双侧对称一致，语颤未触及异常，双肺叩诊清音，两肺呼吸音清，未闻及干、湿性啰音。心律齐，心率78次/分，各瓣膜听诊区未闻及病理性杂音，未闻及心包摩擦音。

腹平坦，未见胃肠形及蠕动波，未见腹壁静脉曲张，全腹无压痛、反跳痛，无肌紧张，Murphy征阴性，全腹未扪及包块，肝脾肋下未触及，肝区、肾区无叩痛，腹部移动性浊音阴性，听诊肠鸣音正常。肛门生殖器未查，脊柱无畸形，正常生理弯曲，四肢活动自如，无畸形。无下肢静脉曲张，无杵状指（趾），双下肢轻度水肿，四肢、关节活动自如，肌力、肌张力未见异常。双侧肱二头肌、肱三头肌、膝反射、跟腱反射未见异常。双侧Babinski征阴性，Hoffmann征阴性。

（四）辅助检查

尿常规：尿蛋白定性（+++），尿红细胞定性（–）。血常规：血红蛋白120g/L，白细胞计数6×10^9/L，血小板计数248×10^9/L。肾功能：肌酐81.1μmol/L，尿素氮8.1mmol/L，尿酸378μmol/L。肝功能：丙氨酸转氨酶9U/L，天冬氨酸转氨酶16U/L，白蛋白18.5g/L，碱性磷酸酶90U/L，总胆固醇4.78mmol/L，低密度脂蛋白2.4mmol/L。血游离轻链：κ 9.66mg/L，λ 213.25mg/L；尿游离轻链：κ 15.66mg/L，λ 138.9mg/L；血尿免疫固定电泳：λ单克隆。心肌酶四项：NT-proBNP 5325pg/ml，cTnI 0.047ng/ml，Mb 80.6ng/ml，CK-MB 0.9ng/ml。cTnT：0.017ng/ml。

超声检查：双肾大小正常，实质回声增强；左肾囊肿；胆囊切除术后；肝、胰、脾大小正常，图像未见明显异常；心包积液，双侧胸腔积液及双肺下叶部分膨胀不全，右肺中叶及双肺下叶炎性条索灶；室间隔及左心室壁普遍均匀性增厚，室间隔17mm。左心室舒张功能减低，收缩功能正常。

心电图：肢体导联低电压，胸导联R波递增不良。

（五）住院经过

结合患者肝肾功能、心电图检查及心脏多普勒超声，门诊初步怀疑为系统性淀粉样变性。收住入院后，积极完善相关检查，检测患者血尿免疫固定电泳及游离轻链，进行肾穿刺、脂肪活检及骨髓穿刺等。结果示血游离轻链：κ 9.66mg/L，λ 213.25mg/L；尿游离轻链：κ 15.66mg/L，λ 138.9mg/L。血尿免疫固定电泳：λ单克隆。肾活检结果示免疫荧光仅见λ（++）；光镜下肾穿刺组织可见39个肾小球，2个球性硬化，其余肾小球系膜区无细胞性中至重度增宽，伴刚果红染色和直接荧光染色（DFS）阳性的特殊蛋白沉积（刚果红染色阳性，DFS染色阳性）。肾小管上皮细胞空泡及颗粒变性，小灶状萎缩。肾间质轻度水肿。小动脉管壁增厚，较多特殊蛋白沉积。符合淀粉样变性肾病（AL-λ型）。电镜下可见系膜区增宽，内见密度不均的、团块状的电子致密物，由大量无定形的、分支状排列的、直径为9～11.2nm的丝样结构组成。脂肪活检结果：送检标本为腹壁皮下脂肪组织，弥漫脂肪细胞间、纤维结缔组织间和小血管壁可见团块状红染物质沉积，刚果红染色和DFS染色均呈砖红色，偏光显微镜下可见苹果绿双折光现象。符合脂肪组织淀粉样变。骨髓穿刺结果示浆细胞占5.2%。随后根据患者自身情况，推荐患者使用达雷妥尤单抗联合硼替佐米、地塞米松治疗。在经过2周治疗后达到血液学完全缓解，即患者血清游离轻链比值正常，血/尿免疫固定电泳多克隆。在器官缓解方面，6个疗程后患者的肾脏与心脏均获得良好缓解。

（六）点评

患者为中年男性，临床表现为肾病综合征、低血压等损害。考虑其肾脏损害表现为大量蛋白尿，无高血压、血尿和肾功能减退。除肾损害外，尚存在心血管等系统损害，因此考虑为继发性肾小球疾病。收住入院后积极搜寻继发性病因，如糖尿病肾病、淀粉样变性、轻链沉积病、多发性骨髓瘤及其他实质性脏器肿瘤的可能，进一步进行血、尿游离轻链、免疫固定电泳、心损指标及心脏多普勒超声等检查，完善检查后给予组织病理活检以协助诊断。进一步检查提示患者血尿中λ游离轻链水平增高，血尿免疫固定电泳提示λ单克隆条带，心损指标异常提示心肌受累，心脏超声提示存在心肌淀粉样变性可能。肾活检为该患者的诊断提供了思路，免疫荧光下仅见λ（++），光镜下该患者肾穿刺组织可见39个肾小球，2个球性硬化，其余肾小球系膜区无细胞性中至重度增宽，伴刚果红染色和DFS染色阳性的特殊蛋白沉积（刚果红染色阳性，DFS染色阳性）。肾小管上皮细胞空泡及颗粒变性，小灶状萎缩；肾间质轻度水肿；小动脉管壁增厚，较多特殊蛋白沉积。

电镜下可见系膜区增宽，内见密度不均的、团块状的电子致密物，由大量无定形的、分支状排列的、直径为9～11.2nm的丝样结构组成。临床已经检查确认无血糖升高，可以排除糖尿病肾病。肾组织光镜未见基底膜双轨征现象，亦无内皮下免疫复合物沉积，免疫荧光也表现为寡免疫特点，不符合膜增生性肾炎。患者无自身免疫性疾病或肝炎病史，查冷球蛋白正常，不考虑冷球蛋白血症肾损害。鉴别诊断的重点应放在淀粉样变性及是否继发于多发性骨髓瘤等疾病方面。于是为该患者进一步行脂肪活检及骨髓穿刺等检查。而脂肪活检结果也提示患者脂肪组织中存在淀粉样蛋白沉积。骨髓穿刺检查提示浆细胞比例低，排除继发于多发性骨髓瘤导致的相关性肾损害可能。

因此，考虑诊断为系统性轻链型淀粉样变性；AL型淀粉样变性；AL型心肌淀粉样变性。随后建议患者使用达雷妥尤单抗联合硼替佐米、地塞米松进行治疗，短期内患者取得血液学完全反应，长期随访患者器官反应良好。

（孙世仁）

参考文献

[1] Dogan A. Amyloidosis：insights from proteomics[J]. Annu Rev Pathol，2017，12：277-304.

[2] Gurung R，Li T T. Renal amyloidosis：presentation，diagnosis，and management[J]. Am J Med，2022，135：S38-S43.

[3] Hill M M，Dasari S，Mollee P，et al. The clinical impact of proteomics in amyloid typing[J]. Mayo Clin Proc，2021，96（5）：1122-1127.

[4] Merlini G，Bellotti V. Molecular mechanisms of amyloidosis[J]. N Engl J Med，2003，349（6）：583-596.

[5] 中国系统性轻链型淀粉样变性协作组，国家肾脏疾病临床医学研究中心，国家血液系统疾病临床医学研究中心．系统性轻链型淀粉样变性诊断和治疗指南（2021年修订）[J]. 中华医学杂志，2021，101（22）：1646-1656.

[6] Buxbaum J N，Dispenzieri A，Eisenberg D S，et al. Amyloid nomenclature 2022：update，novel proteins，and recommendations by the International Society of Amyloidosis（ISA）Nomenclature Committee[J]. Amyloid，2022，29（4）：213-219.

[7] Benson M D，James S，Scott K，et al. Leukocyte chemotactic factor 2：a novel renal amyloid protein[J]. Kidney Int，2008，74（2）：218-222.

[8] Brenner D A，Jain M，Pimentel D R，et al. Human amyloidogenic light chains directly impair cardiomyocyte function through an increase in cellular oxidant stress[J]. Circ Res，2004，94（8）：1008-1010.

[9] Brumshtein B，Esswein S R，Sawaya M R，et al. Identification of two principal amyloid-driving segments in variable domains of Ig light chains in systemic light-chain amyloidosis[J]. J Biol Chem，2018，293（51）：19659-19671.

第二十五章　纤维样肾小球病及免疫触须样肾小球病

第一节　纤维样肾小球病

纤维样肾小球病（fibrillary glomerulonephritis，FGN）是指肾小球内出现无序排列、无分支、非中空、直径为10～30nm（平均20nm）的纤维样物质沉积[1]的肾小球病。临床表现无特异，诊断主要依赖病理活检。该病最早于1977年由Rosenmann和Eliakim[2]在肾病综合征患者中报道，1987年由Alpers等[3]命名为FGN。

一、流行病学

FGN临床罕见，至今发病率不详，占肾活检的0.5%～1.0%，发病中位年龄为60岁左右，女性多见，约占65%[1]。Liang等[4]报道中国FGN患者肾活检检出率仅为0.02%，且起病中位年龄为26岁，提示FGN在亚洲人群中更为罕见，且更好发于年轻人群。

二、病因及发病机制

病因及发病机制尚不明确，既往认为FGN是一种特发性肾小球疾病，但近年来发现超过1/3的FGN合并恶性肿瘤、单克隆免疫球蛋白血症、自身免疫性疾病或丙型肝炎病毒感染[1, 5]。根据伴发疾病和病理特点提示FGN可能与免疫球蛋白沉积有关。2018年梅奥诊所Dasari等[6]采用激光分离和质谱分析发现，DNAJ热休克蛋白家族成员B9（DNAJ heat shock protein family member B9，DNAJB9）在FGN患者的肾小球中高表达，在非FGN中未被检出。DNAJB9是热休克蛋白70s的协同分子伴侣，参与内质网中蛋白质的折叠、展开、移位或降解。DNAJB9可能为FGN的自身抗原，折叠错误并在肾小球沉积，触发了自身免疫反应，IgG与之结合导致纤维样结构生成，但目前尚未在FGN血浆中发现DNAJB9抗体。另有研究表明，DNAJB9可能并非自身抗原，而是与异常折叠的IgG分子中某些肽段结合，从而形成纤维样结构在肾脏中沉积，具体机制仍需进一步研究。DNAJB9已成为诊断FGN的特异性组织学诊断标志。

三、病　　理

（一）光镜

病理类型具有多样性，包括系膜增生性、膜增生性、毛细血管内增生性、膜性和弥漫硬化性肾小球肾炎[1]。早期以系膜扩张和系膜细胞增生为主，随着疾病进展，毛细血管壁增厚，内皮细胞增生，节段性或球性双轨征形成，毛细血管管腔闭塞伴炎症细胞浸润（图25-1），晚期超过70%的肾小球硬化[5, 7]。系膜增生性及膜增生性较为常见，膜性及弥漫硬化性较少，高达50%的患者中可见局灶性细胞或纤维性新月体，但弥漫性新月体罕见，占4%～6%（图25-1B）[5]。玻璃样的沉积物分布于系膜区和毛细血管袢，具有不嗜酸、不嗜银、PAS染色不同程度阳性等特征，多数情况下刚果红染色阴性，但近来有报道[8]刚果红染色阳性的FGN。

（二）免疫荧光

免疫荧光可见IgG、C3、κ和λ轻链沿系膜区和（或）血管袢呈颗粒状、线性或块状沉积，可伴有IgA、IgM、C1q弱阳性沉积[1]。IgG亚型主要是IgG1和IgG4，可单独或合并存在；绝大多数表现为κ和λ轻链共沉积，仅少数（5%～11%）表现为单种轻链蛋白沉积。免疫组化可见DNAJB9在肾小球系膜区和毛细血管袢广泛沉积（图25-2，图25-3）。

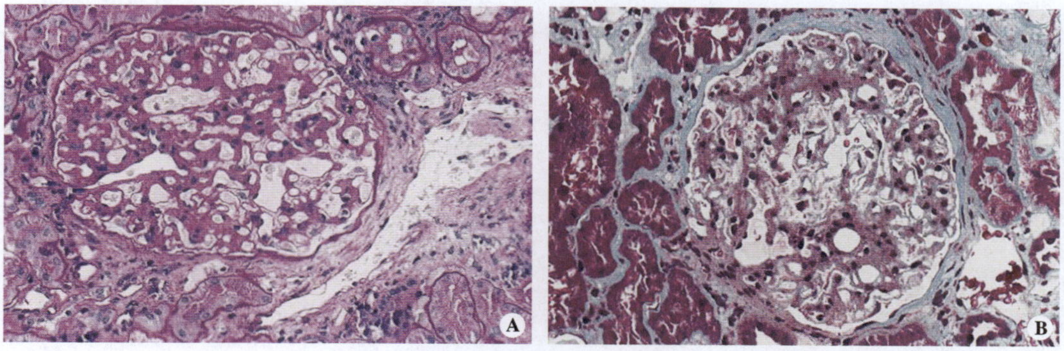

图25-1

图25-1　纤维样肾小球病

A.肾小球系膜增生性病变（PAS，×400）；B.肾小球系膜增生性病变，节段增宽的系膜区见嗜复红阳性（Masson三色，×400）

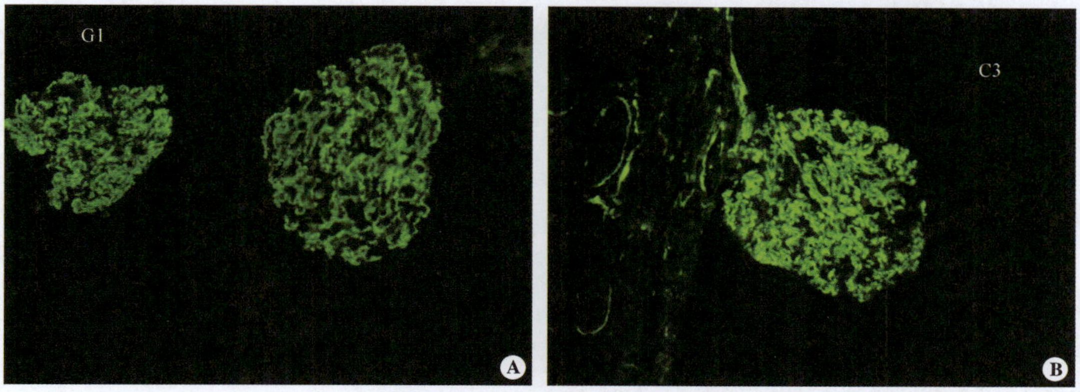

图25-2

图25-2　纤维样肾小球病

IgG1和C3肾小球毛细血管袢呈颗粒状分布（IF，×200）

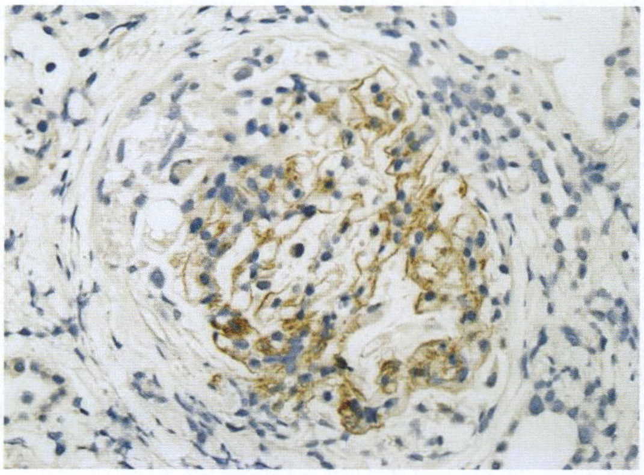

图25-3　纤维样肾小球病

DNAJB9染色肾小球阳性（IHC，×400）

图25-3

（三）电镜

电镜下纤维超微结构是FGN的特征性病理表现。纤维样物质呈弥漫性或团块状分布于肾小球系膜区和（或）基底膜，随机排列，纤维僵直，无分支，非中空，直径为10～30nm，平均20nm，约为淀粉样纤维的2倍（图25-4）。纤维聚集区足突广泛消失。纤维丝常与电子致密物混合存在，可能由电子致密物与纤维丝同时沉积所致。极少数病例可见纤维丝沉积在肾小管基底膜、管周毛细血管、小动脉和间质中，也有肾外器官沉积的报道，脾受累已被证实，由于难以区分FGN纤维和基质纤维，肺、心脏和肝脏组织沉积仍未得到证实。

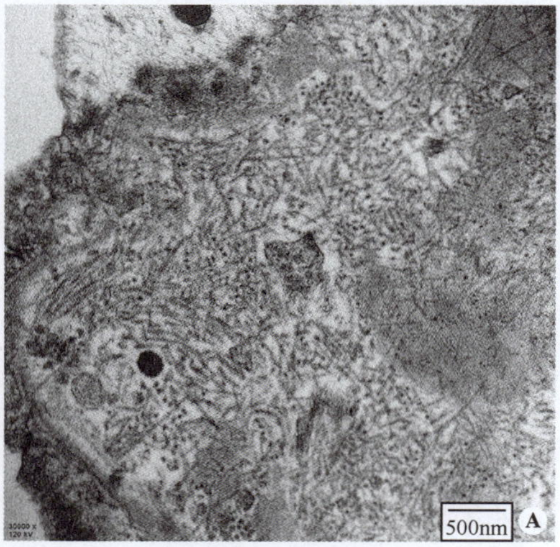

图25-4

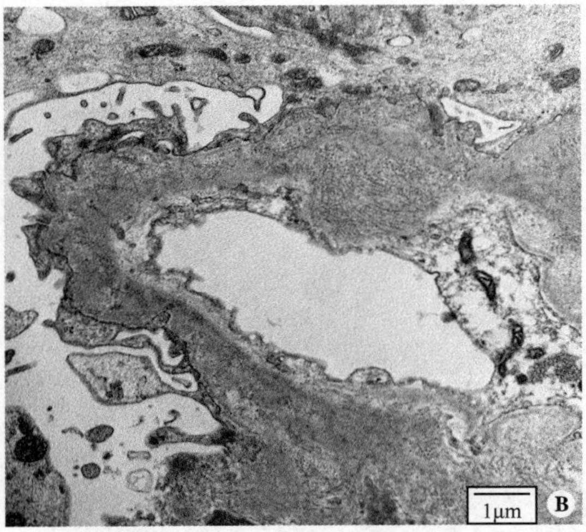

图25-4 纤维样肾小球病
肾小球系膜区（A）和基底膜上皮下（B）大量直径为12～20mm、杂乱分布的纤维样物质沉积（EM）

四、临床表现及实验室检查

FGN可见蛋白尿，25%～69%的患者为肾病范围蛋白尿，平均为4.1～7.3g/d；FGN患者还可表现为血尿（52%～95%）、肾功能不全（约2/3）、高血压（＞50%），部分病例可表现为急进性肾炎[5, 9]。血清冷球蛋白和类风湿因子阴性，低补体血症罕见（＜10%），未见高球蛋白血症，血清IgG亚型基本正常。部分可见血清单克隆免疫球蛋白阳性（4%～16%），其中有些FGN与血液单克隆免疫球蛋白相关，有些不相关[5]（血单克隆免疫球蛋白与肾组织中沉积不同，或轻链表达不同）。

五、诊　　断

FGN的诊断需结合临床和肾活检病理进行综合判断，主要依靠电镜下肾小球内沉积纤维的结构特点及DNAJB9免疫组化检测阳性，后者辅助诊断FGN时，特异度为99%，敏感度为98%[6]。

六、鉴别诊断

FGN需与多种疾病进行鉴别。

（一）肾淀粉样变性

通常以肾病综合征为主要临床表现。系膜区均质粉染的淀粉样物质沉积，结节硬化，刚果红染色阳性；电镜下典型表现为随机排列的直径为7～12nm的纤维沉积于肾小球、肾小管、肾间质及血管壁，常伴有心脏、消化道、皮肤等多系统淀粉样变性表现。DNAJB9免疫组化染色阴性。

（二）免疫触须样肾小球病

免疫触须样肾小球病与FGN的临床表现、光镜表现相似，免疫荧光多见κ或λ轻链单一阳性；电镜可见直径为30～50nm的中空微管结构沉积，常呈平行排列。

（三）轻链沉积病

电镜下纤维样物直径为12～14nm，较FGN的纤维丝更为纤细，免疫荧光可见特异性单克隆免疫球蛋白轻链（κ或λ）沉积，免疫病理和血、尿轻链蛋白检测是明确诊断该病的主要依据。

（四）冷球蛋白血症肾病

临床表现为皮肤病变（紫癜、溃疡、网状肌炎）、风湿病（关节痛、关节炎）和周围神经病变（感觉异常、下肢疼痛）。光镜常表现为膜增生性病变，半数袢腔内见PAS染色阳性的微血栓形成，电镜下可见冷球蛋白沉积形成纤维样、晶格样、管状或球状等结构，直径为30～100nm。

（五）Ⅲ型胶原肾小球病

光镜下增厚的GBM和系膜区呈蓝绿色，免疫组化Ⅲ型胶原蛋白阳性，免疫球蛋白和补体均为阴性。电镜下可见大量直径为60～100nm成束杂乱排列的胶原纤维，部分胶原纤维内可见周期性横纹。

（六）纤维连接蛋白肾小球病

纤维连接蛋白肾小球病与FGN的临床表现类似，两者鉴别主要依靠免疫荧光，前者免疫荧光可见纤维连接蛋白强阳性，电镜下系膜区和内皮下可见大量沉积物，为局灶性纤维亚结构，直径为12～16nm。

（七）糖尿病肾病

光镜下系膜基质增生，K-W结节形成，电镜示GBM弥漫均质增厚，可见少量直径为10nm左右的纤细纤维物质，分布于基底膜内皮细胞侧，主要成分是细胞外基质。

七、治　疗

到目前为止，对于该病尚无最佳治疗方案。有文献报道RAS抑制剂、糖皮质激素、免疫抑制剂、利妥昔单抗等可以改善蛋白尿及肾病综合征症状。由于FGN有自身免疫机制，因此利妥昔单抗对早期、慢性病变不严重患者治疗有一定作用。

八、预　后

FGN预后较差，近50%的患者在3～5年进展为终末期肾病，影响预后的因素有老龄、血肌酐及尿蛋白水平、肾小球病变类型、肾小球硬化及间质纤维化水平。死亡率为2%～35%，与其他原因引起的终末期肾病没有区别。移植肾复发率约为33.3%，特别是存在单克隆免疫球蛋白者更易复发。

九、病例介绍及点评

（一）主诉

颜面部及双下肢水肿1周。

（二）病史

患者，女性，34岁，2021年3月16日入院。1周前无明显诱因出现颜面部及双下肢水肿，伴尿量减少，无肉眼血尿，无胸闷、发热、脱发、颜面部红斑、口腔溃疡、关节痛。至当地医院测血压170/100mmHg；查尿常规：白蛋白（++）；生化：尿素10.55mmol/L，肌酐262μmol/L，白蛋白29.2g/L，总胆固醇7.2mmol/L、甘油三酯1.6mmol/L。给予降压、利尿等治疗，效果差。遂至笔者所在医院就诊，门诊以“肾病综合征合并肾衰竭”为诊断收入院。自发病以来，食欲一般，睡眠正常，大便正常，尿量少，精神正常，体重无减轻。

患者既往体健，无心脏病、糖尿病、脑血管病等病史，无肝炎、结核、疟疾病史，曾行子宫切除术，无外伤、输血史。无食物、药物过敏史。无疫区旅居史。无吸烟、饮酒史。无家族遗传病病史。

（三）入院查体

T 36.5 ℃，P 82次/分，R 20次/分，BP 144/104 mmHg，身高158cm，体重78kg，BMI=31.2kg/m^2。患者神志清，自主体位，查体配合。全身皮肤无皮疹、出血、黄染，浅表淋巴结无肿大。颜面部轻度水肿。双肺听诊呼吸音清，未闻及干、湿啰音，心浊音界无扩大，心率82次/分，律齐，各瓣膜听诊区未闻及病理性杂音，腹软无压痛及反跳痛，肝肾区无叩痛，Murphy征（–），移动性浊音（–），腰骶部轻度指凹性水肿。双侧膝关节以下部位指凹性水肿。四肢、关节活动自如，肌力、肌张力正常。神经系统检查无异常。

（四）实验室检查

血常规：白细胞计数9.74×10^9/L、血红蛋白122g/L、血小板计数484×10^9/L。尿常规：白蛋白（+++）、葡萄糖（±）、红细胞数318/μl、白细胞数46/μl。尿红细胞形态：正常红细胞计数297/μl，占74%；异常红细胞计数106/μl，占26%。24小时尿蛋白总量12.29g（尿量1.7L）。生化：钾5.0mmol/L、钙2.1mmol/L、尿素9.4mmol/L、肌酐270μmol/L、尿酸324μmol/L、白蛋白23.4g/L、总胆固醇6.7mmol/L、甘油三酯1.7mmol/L、糖化血红蛋白5.8%。甲状旁腺素93pg/ml，抗磷脂酶A2受体抗体＜2.0RU/ml。结缔组织全套、ANCA、GBM、肿瘤标志物、尿本周蛋白电泳、血免疫电泳无异常。补体正常，冷球蛋白阴性。淋巴细胞亚群：CD4细胞绝对计数384/μl，CD8细胞绝对计数500/μl。传染病四项：乙型肝炎抗原、丙型肝炎抗体、梅毒、艾滋病抗体均阴性。

双肾彩超：双肾体积增大，左肾大小124mm×58mm×49mm，实质厚15mm，右肾大小127mm×57mm×45mm，实质厚15mm。心脏彩超：EF 61%，肺动脉压29mmHg，左心房增大，二尖瓣少量反流；腹部彩超：肝弥漫性回声改变（脂肪肝）。心电图及胸部CT无明显异常。眼底：双眼视网膜动脉反光增强。

（五）肾穿刺活检

免疫荧光：7个肾小球，毛细血管壁伴系膜区颗粒状沉积，IgG（+++）、IgM（+）、IgA（+++）、C3（+++）、C4（++）、C1q（+～++）、FRA（–）、κ（++）、λ（++）、IgG1（++）、IgG2（–）、IgG3（–）、IgG4（–）。免疫组化：HBsAg（–）、HBcAg（–）、DNAJB9（+～++）（肾小球毛细血管壁伴系膜区）。刚果红染色：阴性。光镜：镜下可见2条皮髓交界，共计41个肾小球。肾小球：1个小球硬化，4个小球缺血硬化，其余小球毛细血管袢受压严重，系膜细胞和基质轻度增生，节段内皮细胞增生，毛细血管袢腔内可见中性粒细胞浸润，系膜区有嗜复红蛋白沉积，其中可见2处袢坏死伴细胞性新月体，25个细胞性新月体（1个伴肾小囊壁破裂），1个细胞纤维性新月体伴肾小囊壁破裂，4个小细胞性新月体，1个小球节段硬化伴足细胞增生。肾小管：上皮细胞空泡、颗粒变性，可见蛋白管型，多灶状管腔扩张、细胞低平、刷状缘脱落，灶状萎缩（≤25%）。肾间质：大片状单核细胞、淋巴细胞及部分中性粒细胞浸润伴水肿及灶状纤维化。小动脉：管壁增厚，管腔狭窄。电镜：可见1个肾小球，小球系膜细胞轻度增生伴细胞性新月体形成；肾小球系膜细胞和基质轻度增生，基底膜弥漫增厚，节段皱缩，上皮下、基底膜内及系膜区可见杂乱分布的纤维样结构（直径为12～30nm），上皮足突弥漫融合，肾小囊腔内细胞性新月体形成；肾小管上皮空泡变性，溶酶体增多，部分管腔扩张，微绒毛脱落；肾间质水肿伴淋巴细胞、单核细胞浸润。病理诊断：新月体性肾小球肾炎伴袢坏死，结合免疫组化及电镜检查，符合DNAJB9相关FGN。

（六）诊疗经过

患者入院后临床诊断为“肾病综合征合并肾衰竭”，根据病史及检查结果，考虑原发性肾病综合征并发急性肾损伤可能性大。为尽快控制病情，住院第2天给予甲泼尼龙40mg静脉滴注，每天1次，住院第3天行肾活检术，第9天病理检查结果返回后调整甲泼尼龙静脉滴注240mg，每天1次，3天后改为40mg，每天1次，10天后改为泼尼松片40mg，每天1次，后在激素逐渐减量过程中口服吗替麦考酚酯0.25g，每天2次，并静脉滴注利妥昔单抗1g，3周后重复使用1次（2021年4月18日，2021年5月7日），同时辅以控制血压、预防感染和预防骨质疏松等治疗。经过以上治疗后，21个月以来定期随诊，经检验$CD19^+$ B淋巴细胞耗竭、血肌酐水平稳定（240～270μmol/L）、24小时尿蛋白定量明显降低（从12.29g降至1.71g）、血白蛋白水平逐渐回升（从23.4g/L升至40.2g/L）。目前该病例仍在随访中，血压控制在正常范围，颜面部及双下肢水肿缓解，24小时尿量正常，体重降低10kg。

（七）点评

该病例为青年女性，临床表现为大量蛋白尿、混合性血尿、水肿、高血压及肾衰竭，诊断为肾病综合征合并肾衰竭。首先应排除继发因素，如狼疮肾炎、乙型肝炎相关性肾炎、紫癜性肾炎、血管炎、肿瘤及药物等疾病。患者继发性因素均为阴性，考虑原发性肾病综合征，除常见病理类型外，仍需考虑特殊疾病的可能。应尽快行肾穿刺活检以明确病理类型，确定治疗方案。

本病例经肾穿刺活检最终确诊为以新月体性肾小球肾炎为病理表现的DNAJB9阳性FGN。FGN临床罕见，诊断主要依据电镜下纤维丝样或微管样物质沉积及免疫组化检测DNAJB9阳性，光镜表现多样，但表现为新月体性肾小球肾炎的病例极为罕见。FGN预后较差，特别是病理上新月体较多的患者，预后更差。目前尚无公认有效的治疗方案，既往大部分报道的个例中使用RAS抑制剂、糖皮质激素、环磷酰胺、吗替麦考酚酯、环孢素和利妥昔单抗等治疗，疗效不一。该病例应用利妥昔单抗联合糖皮质激素、吗替麦考酚酯治疗后获得较好的疗效，随访近2年，患者肾功能稳定，且无明显药物不良事件如肺部感染、骨质疏松等。

对于临床表现为肾病综合征合并肾衰竭的患者，需要提高重视，及早行肾穿刺活检以明确诊断。由于FGN整体预后较差，因此对于FGN患者应积极治疗。由于FGN有自身免疫机制，因此利妥昔单抗对早期、慢性病变不严重患者有一定治疗作用。总体而言，较好的基线肾功能、及时的诊断和治疗可以取得更好的疗效。

第二节　免疫触须样肾小球病

免疫触须样肾小球病（immunotactoid glomerulopathy，ITG）是指电镜下观察到肾小球内呈平行排列的中空微管状结构，直径为30～50nm，类似昆虫触须，并认为与免疫球蛋白及补体沉积有关。该病由Schwartz和Lewis[10]于1980年提出。

一、临床表现

免疫触须样肾小球病临床少见，约占肾活检的0.04%[11]。发病年龄范围较宽，10～80岁均有报道，中位年龄为57～61岁，大多数（86%）为高加索人[12]。几乎所有患者均有蛋白尿，50%～69%为肾病综合征（为6～11g/d），2/3的患者有镜下血尿，超过半数的患者有高血压、肾功能不全（中位血肌酐133μmol/L），低补体血症多见（33%）[12]。ITG患者常伴系统性疾病，2021年Nasr等[12]报道73例ITG患者，其中的66%存在血液系统疾病，包括41%的淋巴瘤（主要是慢性淋巴细胞白血病/小淋巴细胞淋巴瘤）、20%的单克隆免疫球蛋白病和6%的多发性骨髓瘤，并可合并糖尿病（15%）、自身免疫性疾病（14%）。因此，ITG诊断时应该排除继发性肾小球疾病的可能。

二、病因及发病机制

因可合并其他系统性疾病，ITG可能不仅仅是独立的肾小球疾病，而是系统性疾病引起的肾脏继发损害。IGT临床可检出M蛋白或被诊断为淋巴浆细胞增生性疾病，肾小球内沉积物多为单一IgG亚型及轻链，推测此类患者的沉积物可能来自单克隆的淋巴浆细胞异常分泌。但也有部分患者并无异常蛋白血症，说明局部肾小球因素在其中也起重要作用。其具体机制还需凭借更多的病例和动物实验来进一步研究。

三、病　　理

（一）光镜

常见膜增生性病变，部分表现为毛细血管内增生性病变、膜性肾病、系膜增生性病变，以上病变经常重叠出现，新月体和袢坏死见于少数临床进展较快患者。一般较少累及肾小管间质及肾血管。特征性表现为肾小球系膜区弥漫增宽，部分结节状，系膜区及内皮下大量PAS染色强阳性、嗜伊红染色的物质沉积，严重者挤压袢腔致袢腔狭窄、闭塞，节段外周袢与囊壁粘连，个别肾小球毛细血管袢皱缩，刚果红染色呈阴性。

（二）免疫荧光

免疫荧光主要为IgG、C3沿肾小球系膜区和（或）毛细血管壁呈粗颗粒样分布，与纤维样物质沉积部位一致，IgG亚型以IgG1多见，少数为IgG4，很少同时阳性；部分患者可有IgM、IgA、C1q沉积；约70%单克隆κ或λ轻链单一阳性（以κ轻链多见），30%同时阳性[12]。

（三）电镜

电镜是诊断ITG的主要依据。特征性改变为大量中空微管状物质沉积于肾小球系膜区、内皮下、上皮下，多数直径为30～50nm，成束或平行排列，无分支，有的排列较紧密，有的较松散，可出现“堆木柴”样排列，沉积部位与免疫荧光染色沉积位置相同时提示为免疫球蛋白和补体。沉积的微管状物严重挤压血管袢，致袢腔狭小，甚至闭塞。足细胞足突广泛融合，胞质少量微绒毛化，胞质内见吞噬性溶酶体。多处近端肾小管上皮细胞刷状缘脱落，胞质内见大量脂性空泡。

四、诊断及鉴别诊断

ITG的确诊需要肾活检。鉴别诊断见“第一节　纤维样肾小球病”。

五、治　　疗

国内外有关该病治疗的报道较少。治疗方案包括应用糖皮质激素、糖皮质激素联合免疫抑制剂（环磷酰胺、吗替麦考酚酯）、利妥昔单抗或化疗，疗效不一。对于存在浆细胞异常的ITG患者，首先应针对浆细胞异常进行治疗[12]，随着浆细胞疾病的缓解，其蛋白尿和肾功能明显得到改善。

六、预　　后

ITG预后较FGN好，进展相对缓慢。2021年Nasr等[12]报道的病例中，平均随访47个月，30%的患者完全缓解，11%的患者部分缓解，35%的患者持续肾功能不全，24%的患者进展为终末期肾病。少数患者接受肾移植，大约一半的患者在移植后2～4年复发，移植后肾脏病理改变与移植前相似。

（唐　琳）

参考文献

[1] Rosenstock J L，Markowitz G S. Fibrillary glomerulonephritis：an update[J]. Kidney Int Rep，2019，4（7）：917-922.

[2] Rosenmann E，Eliakim M. Nephrotic syndrome associated with amyloid-like glomerular deposits[J]. Nephron，1977，18（5）：301-308.

[3] Alpers C E，Rennke H G，Hopper J，et al. Fibrillary glomerulonephritis：an entity with unusual immunofluorescence features[J]. Kidney Int，1987，31（3）：781-789.

[4] Liang S S，Chen D C，Liang D D，et al. Clinicopathological characteristics and outcome of patients with fibrillary glomerulonephritis：DNAJB9 is a valuable histologic marker[J]. J Nep，2021，34（3）：883-892.

[5] Nasr S H，Fogo A B. New developments in the diagnosis of fibrillary glomerulonephritis[J]. Kidney Int，2019，96（3）：581-592.

[6] Dasari S，Alexander M P，Vrana J A，et al. DNAJ heat shock protein family B member 9 is a novel biomarker for fibrillary GN[J]. J Am Soc Nephro，2018，29（1）：51-56.

[7] 张鑫，雍自昊，喻小娟，等 . DNAJ 热休克蛋白家族成员 B9 阳性纤维样肾小球病的临床病理特征分析 [J]. 中华肾脏病杂志，2022，38（3）：161-167.

[8] 梁少姗，杨帆，曾彩虹 . 刚果红阳性的纤维性肾小球肾炎 [J]. 肾脏病与透析肾移植杂志，2019，28（2）：189-193.

[9] 周玉超，姜玲，程震 . 纤维性肾小球肾炎两例及文献复习 [J]. 中华肾脏病杂志，2021，37（8）：673-676.

[10] Schwartz M M，Lewis E J. The quarterly case：nephrotic syndrome in a middle-aged man[J]. Ultrastruct Pathol，1980，1（4）：575-582.

[11] 曾彩虹 . 单克隆免疫球蛋白相关性肾小球疾病 [J]. 中国实用内科杂志，2018，38（6）：505-510.

[12] Nasr S H，Kudose S S，Said S M，et al. Immunotactoid glomerulopathy is a rare entity with monoclonal and polyclonal variants[J]. Kidney Int，2021，99（2）：410-420.

第二十六章　单克隆免疫球蛋白相关性肾病

单克隆免疫球蛋白血症是体内B细胞或浆细胞克隆增殖导致血中单克隆免疫球蛋白或其成分增加，可累及多个器官损伤，肾脏是常见受累器官之一。肾损害可在B细胞或浆细胞疾病诊断之后出现，亦可作为首发临床表现。B细胞或浆细胞疾病包括多发性骨髓瘤、B细胞非霍奇金淋巴瘤、淋巴浆细胞淋巴瘤和浆细胞瘤、华氏巨球蛋白血症；也可继发于意义未明的单克隆免疫球蛋白病（monoclonal gammopathy of undetermined significance，MGUS）。MGUS的定义为血清单克隆免疫球蛋白浓度＜30g/L，同时骨髓中单克隆浆细胞比例＜10%，无器官损伤如溶骨性病变、贫血、高钙血症、肾功能不全及血液黏滞度升高等证据。2012年国际肾脏和单克隆免疫球蛋白血症研究小组提出“具有肾脏意义的单克隆免疫球蛋白病”（monoclonal gammopathy of renal significance，MGRS），是指由非恶性B细胞克隆产生的单克隆性免疫球蛋白所致[1]。MGRS不符合骨髓瘤和（或）B细胞增殖性疾病的诊断，与MGUS的血液学损害相似，但前者伴有肾脏损害，后者不伴肾脏及其他器官损害[2]。

免疫球蛋白包括重链和轻链，根据重链的不同，分为IgG、IgA、IgM、IgD和IgE；轻链包括κ和λ两种亚型。单克隆免疫球蛋白相关性肾病可由完整的免疫球蛋白、轻链和（或）重链引起。由于其分子特性不同，免疫球蛋白所致疾病病理表现类型多样，可累及肾小球、肾小管间质及血管。根据致病的免疫球蛋白成分不同，单克隆免疫球蛋白相关性肾病分为轻链、重链和完整免疫球蛋白相关性肾脏疾病，包括轻链/重链/轻重链淀粉样变、轻链/重链/轻重链沉积病、管型肾病、冷球蛋白血症、华氏巨球蛋白血症、纤维样肾小球病等[3]。单克隆免疫球蛋白相关性肾病发病机制多样，包括单克隆免疫球蛋白直接损伤，表现为免疫球蛋白在肾组织中沉积，大分子免疫球蛋白较难通过肾小球滤过膜，从而沉积于肾小球引发免疫炎症反应，如冷球蛋白血症、华氏巨球蛋白血症、纤维样肾小球病等；而小分子免疫球蛋白如轻链则通过肾小球滤过膜，引起肾小管损伤导致管型肾病和轻链肾小管病；轻链和（或）重链与其他蛋白结合引起肾小球和肾小管损伤导致淀粉样变性及单克隆免疫球蛋白沉积病；单克隆免疫球蛋白间接损伤机制则是通过影响补体旁路途径导致其异常，导致C3肾小球病。

本章主要介绍单克隆免疫球蛋白沉积病、单克隆IgG沉积的增生性肾小球肾炎（proliferative glomerulonephritis with monoclonal IgG deposits，PGNMID）、Ⅰ型冷球蛋白血症性肾小球肾炎及华氏巨球蛋白血症（Waldenstrom macroglobulinemia）。

第一节　单克隆免疫球蛋白沉积病

单克隆免疫球蛋白沉积病（monoclonal immunoglobulin deposition disease，MIDD）是一种克隆性浆细胞疾病，特点为非淀粉样单克隆轻链沉积，极少数情况为重链或轻链重链同时在各个脏器沉积，主要累及肾脏，造成器官功能障碍甚至衰竭[4]。MIDD根据沉积物不同可分为三类：轻链沉积病（light chain deposition disease，LCDD）、重链沉积病（heavy chain deposition disease，HCDD），以及由完整免疫球蛋白引起的轻链和重链沉积病（light and heavy chain deposition disease，LHCDD）。MIDD患者绝大多数为LCDD，HCDD和LHCDD约占MIDD的10%。

一、流行病学

MIDD是一种罕见的浆细胞病，发病率无确切统计数据，在浆细胞病中占比＜5%，肾活检标本中MIDD的诊断率＜1%[5]。MIDD进展隐匿且缓慢，但中位延误诊断时间为10个月，诊断时绝大部分患者（有报道称达90%以上）已存在肾功能不全[6]。因此，正确诊断MIDD有助于鉴别其他疾病和挽救器官功能。

二、病　　因

MIDD在致病性方面与免疫球蛋白相关淀粉样变性相似，但轻链或重链片段并不会形成原纤维，因此沉积物经刚果红染色呈阴性。10%～30%的MIDD继发于其他恶性浆细胞疾病，如多发性骨髓瘤（MM），或其他淋巴增殖性疾病；无法诊断恶性疾病的属于MGRS，因为单克隆免疫球蛋白或免疫球蛋白碎片（即轻链或重链）通常会沉积在肾脏，而肾外表现少见[7]。

三、发病机制

LCDD为轻链在肾脏的沉积，根据分子结构不同，轻链分为恒定区（CL）和可变区（VL），根据CL结构不同又将其分为κ轻链和λ轻链。单克隆轻链引起的肾损害与轻链的类型有关，κ轻链常引起LCDD，而λ轻链常引起淀粉样变性。LCDD患者的系膜细胞可分泌TGF-β，TGF-β作用于系膜细胞，导致系膜细胞分泌基质蛋白，如Ⅳ型胶原、层粘连蛋白和纤维粘连蛋白，最终导致肾小球硬化。

重链单独沉积形成HCDD，和轻链共同沉积成为LHCDD，其肾损害机制不清，可能与游离重链通过CH1和重链结合蛋白结合，被限制在内质网内。肾小球系膜区重链沉积，导致系膜基质增多，形成结节样损害。

四、病　　理

（一）光镜

MIDD患者光镜下存在多种病理表现，结节硬化性肾小球病变为其特征性改变。系膜基质增多呈结节状，类似于糖尿病肾病的K-W结节。在结节硬化性肾小球病变出现以前，可表现为其他多种形态的肾小球改变，包括基本正常、系膜增生、膜增生性，随着病程的进展，大部分会逐渐演变为典型的结节性肾小球硬化（图26-1）。肾小管基底膜增厚、皱缩。有不同程度肾小管萎缩和间质纤维化（几乎见于所有患者）。血管受累比例为60%～70%，无定形物质沉积于血管平滑肌内[6-9]。

（二）免疫荧光

免疫荧光检查具有决定性的诊断意义，特征性表现为单克隆轻链沿着肾小球毛细血管壁、肾小管基底膜、系膜区和肾内小血管壁呈线样沉积，90%为κ型。LCHDD患者重轻链同时沉积，以IgG κ和IgG λ为主。HCDD患者中沉积物为单纯重链成分[6-9]（图26-2）。

图26-1

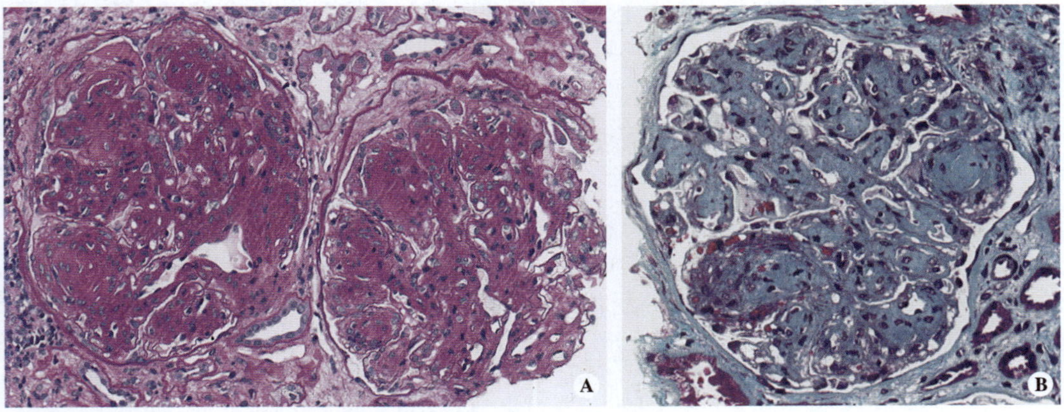

图26-1　轻链沉积病（LCDD）光镜表现

A.光镜肾小球系膜基质增多，呈均一结节状，节段肾小球毛细血管袢扩张状（PAS，×400）；B. LCDD患者光镜显示肾小球系膜基质增多，见系膜溶解，节段毛细血管袢瘤样扩张（Masson，×400）

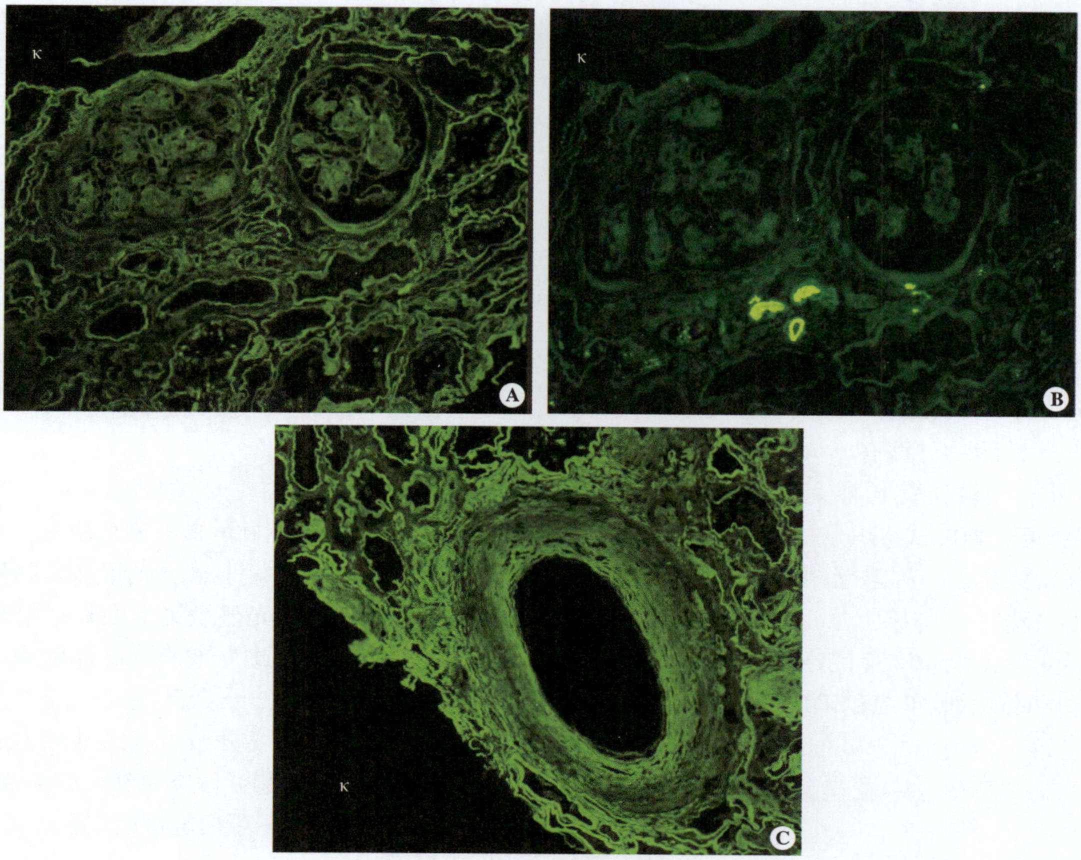

图26-2

图26-2　轻链沉积病（LCDD）免疫荧光染色表现

A、C. 轻链κ染色肾小球系膜结节、肾小管基底膜及间质血管阳性；B. λ荧光染色上述部位未见阳性（IF，×400）

（三）电镜

MIDD电镜显示沉积物为无结构的颗粒状电子致密物，表现为点状或细颗粒状等电子致密物质沿肾小球基底膜、肾小管基底膜、系膜区、肾小囊壁及小血管壁沉积（图26-3）。HCDD可形成13～18nm的纤维状有形物质沉积[6-8]。

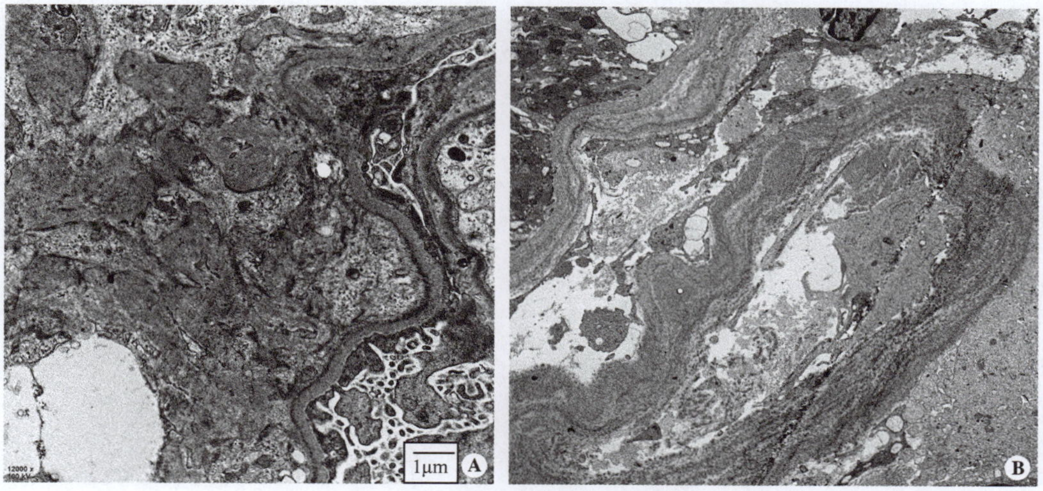

图26-3

图26-3　轻链沉积病（LCDD）电镜表现

肾小球毛细血管袢基底膜内皮下（A）及肾小管基底膜外侧（B）见密度较高、细沙样的致密物沉积（EM）

五、临床表现

MIDD多发生于中老年人，中位发病年龄为55～60岁，约1/3的患者在50岁以下[5, 6, 10]。肾脏是MIDD发生的主要器官，常有肾小球受累表现，几乎所有患者都会出现蛋白尿，约1/3的患者有肾病综合征，其中HCDD的肾病综合征发生率最高。超过一半的患者表现为水肿和镜下血尿，约80%的患者合并高血压。另外，部分患者出现肾功能不全，甚至10%～15%患者诊断时已接受透析治疗。几乎所有患者诊断时都有不同程度的贫血[5, 6, 10]。MIDD肾外表现轻于淀粉样变性，可有心脏（约1/3）、胃肠道、肺、软组织累及，心脏受累与淀粉样变性有相似之处，因进展缓慢，诊断时多为心功能不全表现[11]。临床上，一些LCDD患者可以和淀粉样变性、骨髓瘤管型肾病等重叠，合并出现其他肾病时预后较单纯LCDD差[12]。

六、实验室检查

（一）血象和骨髓象

继发于浆细胞病的MIDD多以原发病的血象和骨髓象特征为主，如贫血、血小板减少等。

（二）血清和尿液M蛋白

血清蛋白电泳（SPE）和免疫固定电泳（IFE）常检测出M蛋白。M蛋白检测阳性率因是否继发于多发性骨髓瘤（MM）而有差异。继发于MM者常表现为血清或尿液游离轻链（FLC）比值异常。梅奥诊所报道88例MIDD患者中59%合并MM或巨球蛋白血症（WM），SPE和IFE的阳性率高达64%，尿检阳性率为68%，且99%的患者血清FLC比值异常[11]。

（三）血清补体

约1/3的患者出现补体C3降低，可能与免疫球蛋白激活补体途径有关。

（四）尿常规和肾功能

常出现蛋白尿和管型尿；部分患者肌酐和尿素氮升高。

七、诊断及鉴别诊断

肾脏病理是诊断MIDD的金标准，血尿单克隆免疫球蛋白证据并非出现在所有患者中[13]。FLC比值异常对确定轻链限制性有帮助，以κ轻链为主。典型肾脏病理改变为结节硬化性肾小球改变，亦可累积肾小管和血管。刚果红染色为阴性[14, 15]。

MIDD需要与AL型淀粉样变性、糖尿病结节性肾小球硬化及MM等疾病相鉴别[16]。

（一）AL型淀粉样变性

其典型HE染色显示PAS染色阴性，不嗜银的无定形物质沉积于肾小球、血管和肾间质，刚果红染色呈阳性，偏光显微镜下淀粉样物质呈现苹果绿双折光现象，此为该病特征性改变。电镜显示超微结构为7～12nm杂乱排列的纤维丝状沉积物，淀粉样物质主要分布于肾小球和血管，约一半患者伴肾间质受累，鲜有单纯血管受累的情况。IF显示单克隆免疫球蛋白轻链的沉积，常以λ轻链为主（占80%）[7, 8]。

（二）糖尿病结节性肾小球硬化

其光镜表现与LCDD的系膜区结节状病变十分相似，但除结节外，常存在纤维素帽、肾小囊滴等渗出性改变。IF检查示轻链蛋白阴性，电镜检查见GBM均质性增厚，无轻链沉积的相关表现，且常有多年的糖尿病病史，易于鉴别[17]。

（三）多发性骨髓瘤

其肾脏病理改变以大量轻链排泌造成的管型肾病为主，以夜尿增多、贫血为主要临床特点[5, 18]。需要强调的是，由于MIDD更为罕见，且可能合并淀粉样变性，因此肾脏病理对于明确诊断十分必要。

八、治　疗

MIDD如果不治疗终将进展至终末期肾病。肾功能进展快者更需要积极治疗，主要治疗方案参照其他浆细胞病，尤其是MM[19]，蛋白酶体抑制剂（PI）或自体造血干细胞移植（ASCT）疗效较佳[20-22]。血液学缓解可以转化为肾脏反应，通过化疗或ASCT抑制浆细胞增殖，以期望保留肾功能并延长生存期[23]。

硼替佐米治疗MIDD尤其是LCDD已有较为完善的报道[24]。梅奥诊所回顾总结了1992～2014年的88例MIDD患者。总体来说，30例（34%）患者评估为肾脏反应（根据淀粉样变性的评估标准）；37例（42%）至少达到血液学完全缓解（CR）或非常好的部分缓解（VGPR），这部分缓解程度好的患者肾脏反应率也显著升高（57% vs. 17%，$P<0.001$），12个月时蛋白尿减少也更为明显。60%的患者接受以ASCT或硼替佐米为基础的化疗方案，这组患者CR/VGPR率分别为77%和56%，而其他治疗方案仅为6%（$P<0.001$）。尽管应用蛋白酶体抑制剂诱导并进行ASCT巩固的患者多为MM/WM继发，但MGRS组接受ASCT/蛋白酶体抑制剂患者预后依然优于其他方案。ASCT安全性好，仅1例LCDD患者移植后100天内死于心脏累及[7]。末次随访时有33例（38%）患者死亡，主要死因并不清楚，其中15%的患者死于MM，这些患者诊断时基本都有肾功能不全，合并症多。

不同于LCDD有规模的队列报道，HCDD因其发病率低、诊断困难，目前多为个案报道或病例系列报道[25-28]。哥伦比亚大学医学中心2014年回顾总结了3例以硼替佐米为基础治疗的MIDD病例，均有严重肾病综合征及肾功能不全，尚不能诊断MM，其中2例外周血检测到单克隆轻链。3例患者均应用了硼替佐米，剂量与MM治疗方案相同，其中1例还联合使用了环磷酰胺。治疗2个月后均有不同程度临床缓解及GFR恢复，唯一不良反应为周围神经损害，但随硼替佐米的减量而减轻[29]。

九、预　　后

梅奥诊所回顾总结了88例MIDD患者的5年总生存率为67%，MM/WM继发的MIDD中位无进展生存时间约30个月，而MGRS组中位无进展生存时间尚未达到。最终有33%的患者接受了肾脏替代治疗，5年肾脏存活率为57%，约50%的患者在随访中出现肾功能进展，中位进展时间为37个月[11]。

我国南京的数据显示中位随访22个月，MIDD的平均肾脏存活期为32.5个月。15例（34.1%）患者肾功能稳定或改善，28例（63.6%）患者进展至终末期肾病[6]。

小石城的研究者报道了66例MM/WM继发MIDD的患者数据，中位生存期为5.17年，应用新药包括硼替佐米和来那度胺均未改善生存。尽管这组患者合并淀粉样变性的概率高，但达到血液学深度缓解、GFR＞30ml/min的患者预后较好，而心脏受累则是另一个不良预后指标[12]。

（栾　弘）

参考文献

[1] Leung N，Bridoux F，Hutchison C A，et al. Monoclonal gammopathy of renal significance：when MGUS is no longer undetermined or insignificant[J]. Blood，2012，120（22）：4292-4295.

[2] Leung N，Drosou M E，Nasr S H. Dysproteinemias and glomerular disease[J]. Clin J Am Soc Nephrol，2017，13（1）：128-139.

[3] 曾彩虹 . 单克隆免疫球蛋白相关性肾小球疾病 [J]. 中国实用内科杂志，2018，38（6）：505-510.

[4] Sayed R H，Wechalekar A D，Gilbertson J A，et al. Natural history and outcome of light chain deposition disease[J]. Blood，2015，126（26）：2805-2810.

[5] Nasr S H，Valeri A M，Cornell L D，et al. Renal monoclonal immunoglobulin deposition disease：a report of 64 patients from a single institution[J]. Clin J Am Soc Nephrol，2012，7（2）：231-239.

[6] Li X M，Rui H C，Liang D D，et al. Clinicopathological characteristics and outcomes of light chain deposition disease：an analysis of 48 patients in a single Chinese center[J]. Ann Hematol，2016，95（6）：901-909.

[7] Bridoux F，Leung N，Hutchison C A，et al. Diagnosis of monoclonal gammopathy of renal significance[J]. Kidney Int，2015，87（4）：698-711.

[8] Sethi S，Fervenza F C，Rajkumar S V. Spectrum of manifestations of monoclonal gammopathy-associated renal lesions[J]. Curr Opin Nephrol Hypertens，2016，25（2）：127-137.

[9] Cohen C，El-Karoui K，Alyanakian M A，et al. Light and heavy chain deposition disease associated with CH1 deletion[J]. Clin Kidney J，2015，8（2）：237-239.

[10] Lin J L，Markowitz G S，Valeri A M，et al. Renal monoclonal immunoglobulin deposition disease：the disease spectrum[J]. J Am Soc Nephrol，2001，12（7）：1482-1492.

[11] Kourelis T V，Nasr S H，Dispenzieri A，et al. Outcomes of patients with renal monoclonal immunoglobulin deposition disease[J]. Am J Hematol，2016，91（11）：1123-1128.

[12] Mohan M，Buros A，Mathur P，et al. Clinical characteristics and prognostic factors in multiple myeloma patients with light chain deposition disease[J]. Am J Hematol，2017，92（8）：739-745.

[13] Leung N，Bridoux F，Batuman V，et al. The evaluation of monoclonal gammopathy of renal significance：a consensus report of the international kidney and monoclonal gammopathy

research group[J]. Nat Rev Nephrol，2019，15（1）：45-59.
[14] Camus M，Hirschi S，Prevot G，et al. Proteomic evidence of specific IGKV1-8 association with cystic lung light chain deposition disease[J]. Blood，2019，133（26）：2741-2744.
[15] Watanabe H，Osawa Y，Goto S，et al. A case of endocapillary proliferative glomerulonephritis with macrophages phagocytosing monoclonal immunoglobulin lambda light chain[J]. Pathol Int，2015，65（1）：38-42.
[16] 赵静婷，叶文玲，庄俊玲. 单克隆免疫球蛋白沉积病的诊治进展 [J]. 中华血液学杂志，2020，41（1）：84-86.
[17] Umanath K，Lewis J B. Update on diabetic nephropathy：core curriculum 2018[J]. Am J Kidney Dis，2018，71（6）：884-895.
[18] Chauvet S，Bridoux F，Ecotière L，et al. Kidney diseases associated with monoclonal immunoglobulin M-secreting B-cell lymphoproliferative disorders：a case series of 35 patients[J]. Am J Kidney Dis，2015，66（5）：756-767.
[19] Asvadi P，Cuddihy A，Dunn R D，et al. MDX-1097 induces antibody-dependent cellular cytotoxicity against kappa multiple myeloma cells and its activity is augmented by lenalidomide[J]. Br J Haematol，2015，169（3）：333-343.
[20] Cohen C，Royer B，Javaugue V，et al. Bortezomib produces high hematological response rates with prolonged renal survival in monoclonal immunoglobulin deposition disease[J]. Kidney Int，2015，88（5）：1135-1143.
[21] Hassoun H，Flombaum C，D'Agati V D，et al. High-dose melphalan and auto-SCT in patients with monoclonal Ig deposition disease[J]. Bone Marrow Transplant，2008，42（6）：405-412.
[22] Nambirajan A，Bhowmik D，Singh G，et al. Monoclonal gammopathy of renal significance with light-chain deposition disease diagnosed postrenal transplant：a diagnostic and therapeutic challenge[J]. Transpl Int，2015，28（3）：375-379.
[23] Stratta P，Gravellone L，Cena T，et al. Renal outcome and monoclonal immunoglobulin deposition disease in 289 old patients with blood cell dyscrasias：a single center experience[J]. Crit Rev Oncol Hematol，2011，79（1）：31-42.
[24] Ziogas D C，Kastritis E，Terpos E，et al. Hematologic and renal improvement of monoclonal immunoglobulin deposition disease after treatment with bortezomib-based regimens[J]. Leuk Lymphoma，2017，58（8）：1832-1839.
[25] Singh L，Subbiah A K，Singh G，et al. Monoclonal gammopathy of renal significance with heavy-chain deposition disease in renal allograft：challenges in the diagnosis and management[J]. Transpl Int，2019，32（7）：769-770.
[26] Katsuno T，Mizuno S，Mabuchi M，et al. Long-term renal survival of γ3-heavy chain deposition disease：a case report[J]. BMC Nephrol，2017，18（1）：239.
[27] Royal V，Quint P，Leblanc M，et al. IgD heavy-chain deposition disease：detection by laser microdissection and mass spectrometry[J]. J Am Soc Nephrol，2015，26（4）：784-790.
[28] Manabe S，Hatano M，Yazaki M，et al. Renal AH amyloidosis associated with a truncated immunoglobulin heavy chain undetectable by immunostaining[J]. Am J Kidney Dis，2015，66（6）：1095-1100.
[29] Patel K，Dillon J J，Leung N，et al. Use of bortezomib in heavy-chain deposition disease：a report of 3 cases[J]. Am J Kidney Dis，2014，64（1）：123-127.

第二节　单克隆IgG沉积的增生性肾小球肾炎

单克隆IgG沉积的增生性肾小球肾炎（proliferative glomerulonephritis with monoclonal IgG deposits，PGNMID）由Nasr等于2004年首次报道[1]，此后见个案、移植肾和较大系列报道[2, 3]。主要特点是光镜下肾小球表现为增生性病变，免疫荧光只有单一IgG亚型和单一轻链亚型沉积，电镜下沉积的电子致密物为颗粒状。

一、流行病学

2004年Nasr等首次报道PGNMID占自体肾活检的比例为0.17%[1]，2009年Masai等学者报道其占肾活检的比例为0.07%[4]，2012年我国中国人民解放军东部战区总医院（原南京军区南京总医院）报道其占自体肾活检的比例为0.14%[3]，发生率相近，起初认为该病比较罕见。2018年中国人民解放军东部战区总医院李娟等对232例膜增生性肾小球肾炎重新评估发现[5]，其中44例为PGNMID，占19%。这种差异可能是因为以往IgG亚型和轻链不作为常规病理染色，从而导致相当一部分患者被诊断为膜增生性肾炎。因此，加强对这一疾病临床病理特点的认识有助于诊断和治疗。

二、病因及发病机制

PGNMID多继发于单克隆免疫球蛋白相关的系统性疾病，如骨髓瘤、淋巴瘤、白血病、华氏巨球蛋白血症等。

PGNMID的发生机制并不十分清楚，目前认为是机体在内源或外源性抗原刺激下的一种免疫反应，一个或多个B细胞克隆增生产生单克隆免疫球蛋白，尤其是IgG3，能自我聚集并在肾小球中沉积。Nasr等报道IgG3亚型最常见（65.6%），其次为IgG1亚型（28.1%），尚见IgG2亚型（6.52%）[1]；Masai等报道的4例中有3例明确为IgG3κ型[4]。Guiard报道12例表现为MPGN的单克隆IgG沉积病患者，IgG3亚型占80%[6]。南京军区总医院的研究也以IgG3型最常见，占66.7%，其次为IgG1

型（33.3%）[3]。人体IgG有4个亚型，IgG3型仅占8%。但其理化特性决定其具有肾损害性：①在4个亚型中等电点最高（PI 8.2～9.0），与肾小球基底膜具有较强的亲和性；②分子量最大，不易通过滤过屏障，而在肾小球内沉积；③通过自身的Fc—Fc段结合易自我聚集；④补体激活特性最强。这些可能是PGNMID以IgG3沉积为主的主要原因[7]。异常免疫球蛋白IgG沉积于肾小球系膜区和毛细血管袢，通过激活补体经典途径导致白细胞趋化，细胞因子及蛋白酶释放，损伤毛细血管袢，使内皮细胞剥脱、基底膜破坏，系膜基质、基底膜、内皮细胞修复，新的基底膜形成，足突融合，从而产生蛋白尿及血尿[8]。

三、病 理

（一）光镜

PGNMID光镜下肾小球以膜增生性病变多见，系膜基质增多，系膜区增宽，系膜细胞明显增生并插入外周袢形成双轨，同时内皮细胞明显增生，PASM-Masson和Masson三色染色后于系膜区及内皮下可见大量嗜复红物沉积，类似"白金耳"样病变，也可伴有上皮侧沉积[1]（图26-4）。部分病例突出表现为毛细血管内增生性病变[2]，以内皮细胞增生为主，伴单个核细胞和中性粒细胞浸润，致袢腔狭小，增生性病变明显的病例可伴新月体、节段袢坏死，以细胞性新月体多见[1,2]。另有少数PGNMID病例报道表现为系膜增生性病变和膜性病变[9,10]。

（二）免疫荧光

免疫荧光IgG在肾小球毛细血管袢及系膜区呈颗粒状沉积，常同时伴C3、C1q沉积，而IgA、IgM阴性。IgG亚型中以IgG3最常见，其次是IgG1、IgG2。轻链染色仅有单一κ或λ轻链阳性，以κ轻链阳性多见[2,3]（图26-5）。

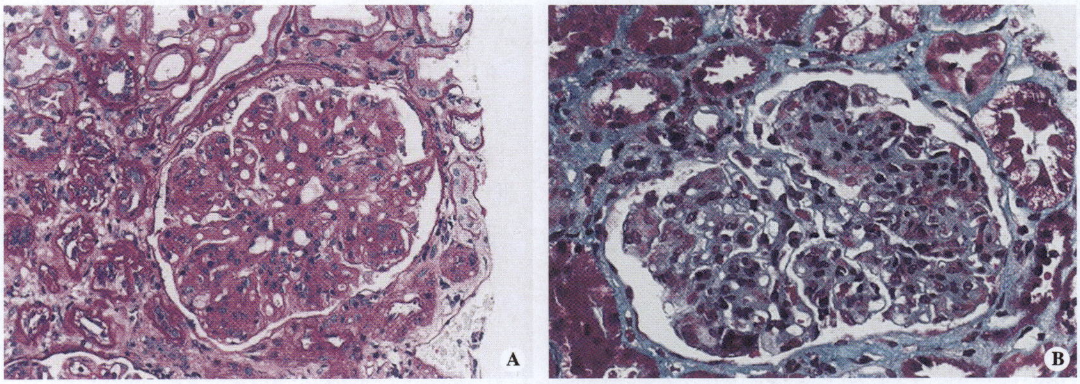

图26-4

图26-4 PGNMID光镜表现

肾小球分叶状，细胞数增多，袢腔内内皮细胞成对，见浸润细胞，系膜区增宽、基质增多呈结节样，Masson三色染色后于毛细血管袢基底膜内皮下及系膜区可见嗜复红物沉积（A. PAS，×400；B. Masson三色，×400）

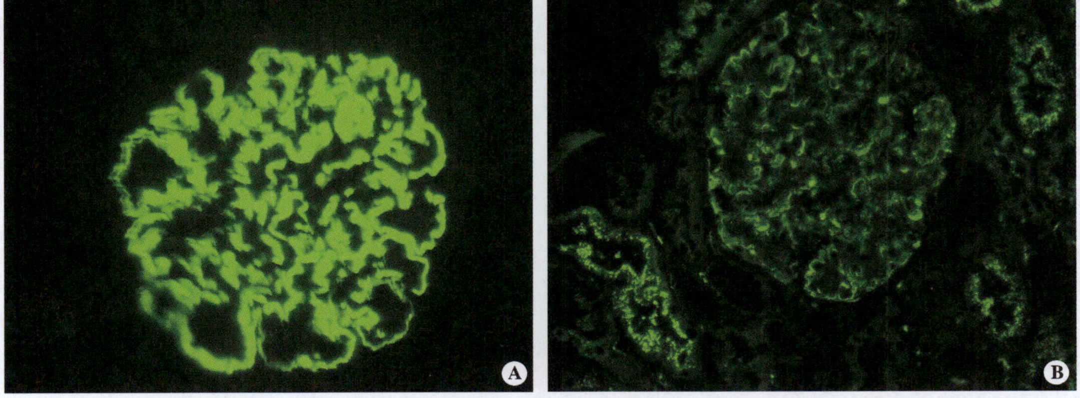

图26-5

图26-5 免疫荧光检查显示IgG3（A）及轻链κ（B）沿肾小球毛细血管外周袢分布（IF，×400）

（三）电镜

PGNMID电镜下可见颗粒状电子致密物沉积于肾小球内皮下、系膜区，少数位于上皮侧和基底膜内，有时见散在分布的15～21nm的细纤维丝或微管状物。肾小球基底膜可见分层，伴上皮侧电子致密物的患者可见钉突形成，致密物溶解后出现虫蚀样病变。袢腔内见内皮细胞增生，中性粒细胞、淋巴细胞和单核细胞浸润，造成袢腔狭小，甚至闭塞（图26-6）。

图26-6

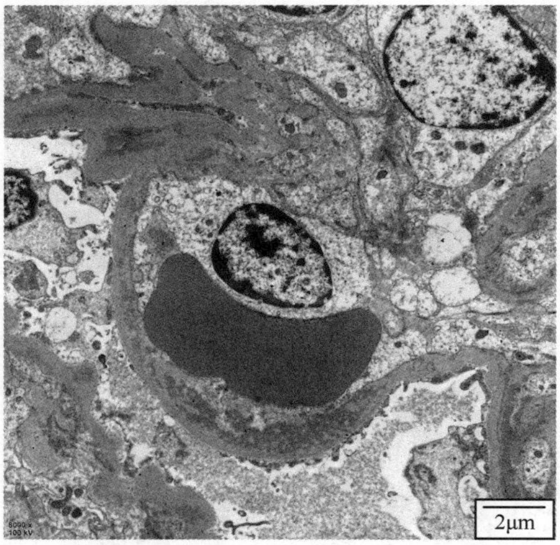

图26-6 PGNMID电镜表现
肾小球毛细血管袢基底膜内皮下颗粒状电子致密物，偶见肾小球基底膜内致密物沉积（EM）

四、临床表现

文献报道，PGNMID患者发病年龄为20～81岁，平均约54.5岁，2/3的患者年龄＞50岁，且女性略多。肾脏损害的临床症状较重，大量蛋白尿和低蛋白血症突出，大多数患者伴肾功能不全和镜下血尿[2, 3]。约1/3的患者有高血压。血清补体C3、C4下降，但C3下降更多见，个别患者类风湿因子、丙型肝炎病毒（HCV）抗体阳性[1, 11]。约1/3的患者血清和（或）尿中检测出单克隆免疫球蛋白，且常与肾组织沉积的单克隆免疫球蛋白属同一亚型。

五、实验室检查

实验室检查主要包括：①尿常规，常出现大量蛋白尿，常伴镜下血尿；②肾功能检查，可见多数患者伴肾功能不全，肌酐和尿素氮升高；③血象和骨髓象，患者表现为贫血，骨髓象改变以继发性疾病特点为主，如多发性骨髓瘤等；④血清和尿液M蛋白，部分患者血清蛋白电泳和免疫固定电泳常检测出M蛋白；⑤血清补体，血清补体C3、C4下降，以C3下降更多见；⑥其他，少数患者类风湿因子、丙型肝炎病毒抗体阳性。

六、诊断及鉴别诊断

PGNMID确诊主要依赖免疫球蛋白染色。IgG亚型和轻链的染色对诊断及鉴别诊断具有非常重要的作用。对于肾组织中仅有单一免疫球蛋白IgG沉积，可伴有C3和（或）C1q沉积者，需进一步进行IgG亚型和轻链的染色，若仅有单一IgG亚型和单一轻链亚型沉积，则PGNMID诊断成立。光镜检查和超微结构特点有助于鉴别，必要时行免疫电镜检查以进一步明确诊断。

PGNMID一旦确诊，寻找系统性原因也很重要，如骨髓活检、血清免疫固定电泳、血清免疫球蛋白水平及血尿轻链等检查，多数患者继发于单克隆免疫球蛋白病或骨髓瘤，部分患者伴发自身免疫性溶血性贫血。因此，诊断后长期随访、监测血尿免疫固定电泳、血尿轻链动态变化及积极寻找继发因素非常必要。

七、治　　疗

目前有关PGNMID治疗的报道多为小样本病例，尚无多中心大样本研究，最佳治疗方案仍不清楚。2009年Nasr等报道了37例PGNMID患者，9例（24.3%）单用ACEI/ARB，其中2例完全缓解，2例部分缓解，4例尿蛋白不缓解，肾功能缓慢进展，1例进入终末期肾病[1]。免疫抑制剂在PGNMID的治疗中也被尝试应用，部分PGNMID患者经泼尼松、环孢素、吗替麦考酚酯和利妥昔单抗治疗后出现部分缓解，也有患者使用环磷酰胺、硼替佐米，疗效不一。中国人民解放军东部战区总医院周后安等提出使用来那度胺联合地塞米松治疗PGNMID，在小样本病例观察中有助于提高肾脏缓解率，但需进一步观察血液系统不良反应[12]。

八、预　后

PGNMID的预后临床变异较大，一项研究平均随访30个月，21.9%的患者进展为终末期肾病[3]。PGNMID移植后有复发，导致移植肾产生蛋白尿，复发后及时采用激素、利妥昔单抗、环磷酰胺等药物或采用血浆置换方法可稳定病情[13]。

（来　弘）

参考文献

[1] Nasr S H，Markowitz G S，Stokes M B，et al. Proliferative glomerulonephritis with monoclonal IgG deposits：a distinct entity mimicking immune-complex glomerulonephritis[J]. Kidney Int，2004，65（1）：85-96.

[2] Nasr S H，Satoskar A，Markowitz G S，et al. Proliferative glomerulonephritis with monoclonal IgG deposits[J]. J Am Soc Nephrol，2009，20（9）：2055-2064.

[3] 曾彩虹，陈浩，范芸，等. 单克隆 IgG 沉积的增生性肾小球肾炎 [J]. 肾脏病与透析肾移植杂志，2012，21（5）：401-407.

[4] Masai R，Wakui H，Komatsuda A，et al. Characteristics of proliferative glomerulo-nephritis with monoclonal IgG deposits associated with membranoproliferative features[J]. Clin Nephrol，2009，72（7）：46-54.

[5] 李娟，张明超，梁丹丹，等. 232 例膜增生性肾小球肾炎的重新评估 [J]. 肾脏病与透析肾移植杂志，2018，27（4）：301-305，325.

[6] Guiard E，Karras A，Plaisier E，et al. Patterns of noncryoglobulinemic glomerulonephritis with monoclonal ig deposits：correlation with IgG subclass and response to rituximab[J]. Clin J Am Soc Nephrol，2011，6（7）：1609-1616.

[7] 王淑伟，朱立革，刘国平. 伴单克隆 IgG 沉积的增生性肾小球肾炎 1 例 [J]. 中华肾病研究电子杂志，2020，9（6）：285-287.

[8] Sethi S，Rajkumar S V. Monoclonal gammopathy-associated proliferative glomerulonephritis[J]. Mayo Clin Proc，2013，88（11）：1284-1293.

[9] Komatsuda A，Wakui H，Ohtani H，et al. Tubulointerstitial nephritis and renal tubular acidosis of different types are rare but important complications of primary biliary cirrhosis[J]. Nephrol Dial Transplant，2010，25（11）：3575-3579.

[10] Yamada T，Arakawa Y，Mii A，et al. A case of monoclonal immunoglobulin G1-lambda deposition associated with membranous feature in a patient with hepatitis C viral infection[J]. Clin Exp Nephrol，2012，16（3）：468-472.

[11] Evans D J，Macanovic M，Dunn M J，et al. Membranous glomerulonephritis associated with follicular B-cell lymphoma and subepithelial deposition of IgG1-kappa paraprotein[J]. Nephron Clin Pract，2003，93（3）：c112-c118.

[12] 周后安，陈菁菁，李曼娜，等. 来那度胺联合地塞米松治疗伴单克隆免疫球蛋白沉积的增生性肾小球肾炎 [J]. 中华肾脏病杂志，2020，36（6）：441-446.

[13] Nasr S H，Sethi S，Cornell L D，et al. Proliferative glomerulonephritis with monoclonal IgG deposits recurs in the allograft[J]. Clin J Am Soc Nephrol，2011，6（1）：122-132.

第三节　Ⅰ型冷球蛋白血症性肾小球肾炎

冷球蛋白（cryoglobulin）是在低温时出现沉淀、复温至37℃时重新溶解的免疫球蛋白。正常人血清中可以有微量的冷球蛋白存在（不超过0.05g/L），但如果血清冷球蛋白定性试验阳性和（或）定量＞0.05g/L时，即可诊断冷球蛋白血症（cryoglobulinemia）[1-5]。Brouet等根据冷球蛋白的克隆性将其分为3型[6]：Ⅰ型冷球蛋白由单一的单克隆免疫球蛋白构成；Ⅱ型冷球蛋白由具有类风湿因子（RF）活性的单克隆IgM（其中约90%为IgM κ）与多克隆IgG构成；Ⅲ型冷球蛋白由具有RF活性的多克隆IgM与多克隆IgG构成。Ⅱ型和Ⅲ型冷球蛋白血症含有两种免疫球蛋白成分，故又称为混合型冷球蛋白血症[1-7]。临床上以Ⅱ型最常见，占冷球蛋白血症的50%～60%，Ⅲ型次之，占25%～30%，Ⅰ型最少，占10%～15%[5, 7]。相对于Ⅱ型及Ⅲ型而言，Ⅰ型冷球蛋白血症较少诱发血管炎，故较少侵犯肾脏[1, 4, 8, 9]，文献中20%～30%的Ⅰ型冷球蛋白血症患者并发冷球蛋白血症相关性肾小球肾炎[8, 10]。本节主要讨论Ⅰ型冷球蛋白血症性肾小球肾炎。

一、病因及发病机制

Ⅰ型冷球蛋白血症系由B细胞淋巴增生性疾病引起，最常见者为MGUS，其次为多发性骨髓瘤、华氏巨球蛋白血症、B细胞淋巴瘤及慢性淋巴细胞恶性病[1, 3-5, 7, 8, 10]。导致Ⅰ型冷球蛋白血症的单克隆免疫球蛋白（monoclonal immunoglobulin，MIg）常为IgG或IgM，而IgA很少见[1, 2, 4, 8, 10, 11]。

冷球蛋白血症可能通过以下两个机制导致多器官损害：①免疫复合物介导性血管炎，常见于Ⅱ型和Ⅲ型，IgM-IgG免疫复合物与补体C1q结合，C1q又与内皮细胞受体结合，从经典途径激活补体系统导致血管炎；②冷球蛋白沉积堵塞微血管，主要见于Ⅰ型，此型冷球蛋白浓度高，常伴高黏滞综合征，易沉积堵塞小血管[2-4, 8, 11]。肾脏是血管炎最易累及的器官[4, 8, 11]，冷球蛋白血症中的免疫复合物沉积在肾小球、小动脉，可激活补体诱发增生性反应。Ⅰ型冷球蛋白血症发生肾小球肾炎较少[3, 5]，Harel等提出单克隆IgG组成的冷球蛋白远比单克隆IgM易损害肾脏[10]。文献报道，自身凝聚的单克隆IgG1或IgG3沉积于肾小球后，无须形成免疫复合物即能通过其γ重链Fc段上的CH2区与补体C1q结合，从经典途径激活补体，诱发肾小球肾炎[11]。因此，准确地说是单克隆IgG1或IgG3构成的Ⅰ型冷球蛋白血症才易诱发冷球蛋白血症性肾小球肾炎[12]。关于单克隆IgM是如何导致肾小球肾炎还未见文献讨论，不过已知单克隆IgM重链上的CH3段也能结合C1q，从经典途径激活补体，其致肾炎的机制是否与此相关值得进一步研究[11]。

二、病　　理

Ⅰ型冷球蛋白血症性肾小球肾炎病理类型以膜增生性肾小球肾炎（MPGN）为主[1, 3-5, 8-12]。光镜检查时常在肾小球腔内见到血栓样沉积物（图26-7），高倍电镜检查还可在肾小球内皮下和（或）毛细血管腔内见到特征性的微管状、纤维样或晶格样结构沉积（图26-8），它们都是冷球蛋白沉积于肾小球的表现[9-11]（图26-9）。免疫荧光检查见到这些表现能支持冷球蛋白血症肾炎诊断。另外，在肾脏病理中还可见中、小动脉的血管炎。

图26-7

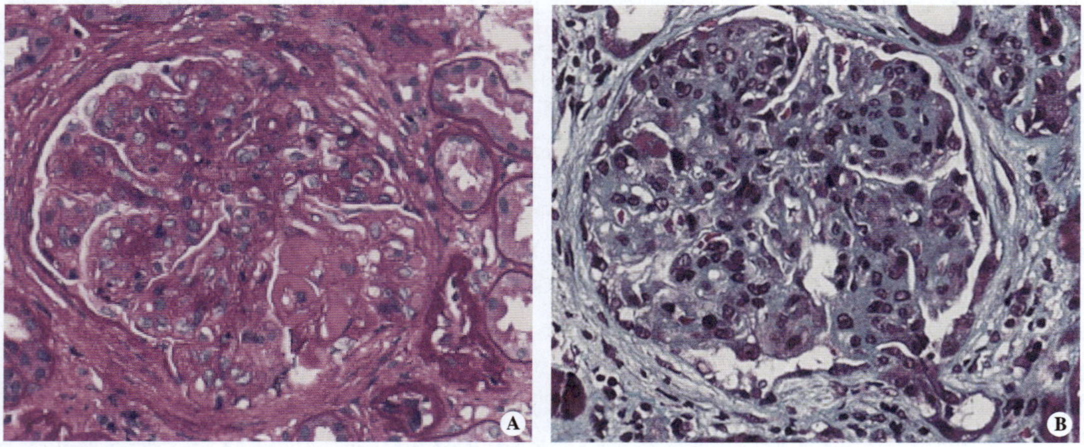

图26-7　冷球蛋白血症

肾小球分叶状，细胞数增多，节段袢腔内“血栓”形成（A.PAS，×400；B.Masson三色，×400）

图26-8

图26-9

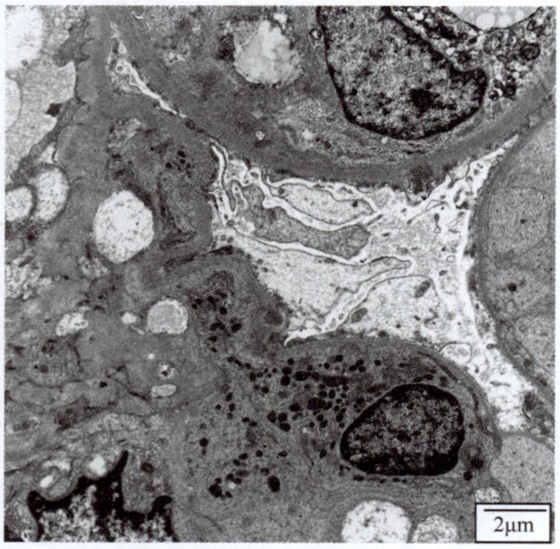

图26-8　冷球蛋白血症

肾小球毛细血管袢内皮细胞肿胀，堵塞袢腔，内皮下及基底膜上可见电子致密物沉积（EM）

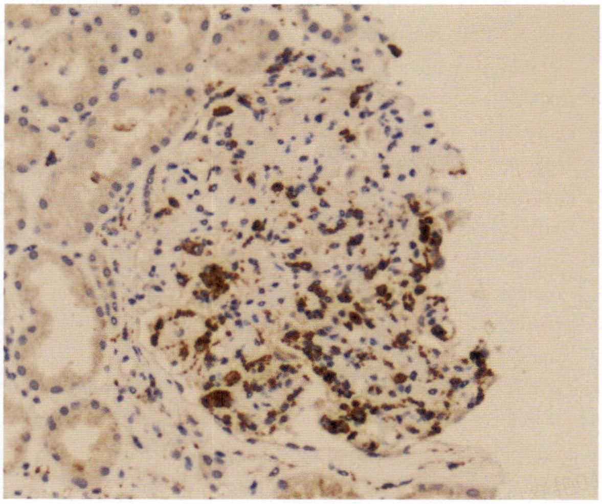

图26-9　肾组织浸润细胞免疫组化染色示CD68阳性细胞聚集

Terrier等报道的64例Ⅰ型冷球蛋白血症患者中，9/19例（47.4%）发生了Ⅰ型冷球蛋白血症性肾小球肾炎，其中18例肾活检中17例为MPGN[8]；而在另一项研究的64例Ⅰ型冷球蛋白血症患者中，13例（20.3%）发生了Ⅰ型冷球蛋白血症性肾小球肾炎，其中7例为急进性肾小球肾炎（RPGN）[9]。此型患者肾组织的免疫荧光检查常只有致病MIg（如IgG及其亚类IgG1或IgG3）、C1q、C3及致病MIg上的轻链（κ或λ）沉积于肾小球[9, 10]，其沉积的成分与Ⅱ型十分不同。

三、临床表现

Ⅰ型冷球蛋白血症性肾小球肾炎的临床表现与原发性MPGN的表现相似，呈现血尿及蛋白尿，部分患者表现为肾病综合征，并可出现慢性肾功能不全及高血压，甚至出现急性肾损伤[8-10]。另外，还可见到血清补体C4及C3下降，而血清类风湿因子通常正常[8-11]。

Ⅰ型冷球蛋白血症患者的血清冷球蛋白浓度常很高（常达5～20g/L）[1, 7]，因此临床上常出现高黏滞综合征，表现为头痛、意识模糊、短暂发作性脑缺血、视物不清、听力丧失、鼻出血等，以及皮肤血管淤塞现象如网状青斑、雷诺现象及肢端发绀，严重时还可在身体血运的末梢区域（如指及趾端、唇、鼻及耳廓）出现皮肤溃疡及坏死，尤其是在寒冷环境中，并可能由此继发细菌感染及败血症。

四、实验室检查

1. 确诊冷球蛋白血症的检查　即血清冷球蛋白定性及定量检验。这里需要强调的是，检查血清冷球蛋白的操作必须规范，包括血标本从抽血、转运、存放凝血至分离血清全过程都必须维持在37℃恒温中；血清需存放于4℃冰箱中保持7天才观察结果；若出现了沉淀还需再复温至37℃过夜，沉淀重新溶解才能报告定性阳性。

2. 冷球蛋白血症分型的检查　即进行血清、冷球蛋白提取液及尿液的免疫固定电泳检查，并于必要时进行血清游离轻链检查。

3. 冷球蛋白血症病因检查　包括感染性疾病的相应抗原、抗体及DNA/RNA检验，以及自身免疫性疾病的相应抗体检查。

4. Ⅰ型冷球蛋白血症性肾小球肾炎的实验室检查

（1）尿常规：常出现血尿和蛋白尿。

（2）肾功能：部分患者肌酐和尿素氮升高。

（3）血清补体：C4及C3下降。

五、诊断及鉴别诊断

在诊断Ⅰ型冷球蛋白血症及其肾损害时需要注意：①证实MIg存在是诊断Ⅰ型冷球蛋白血症的前提，但造成Ⅰ型冷球蛋白血症的主要疾病MGUS却常常无任何临床症状，很容易漏诊。因此，笔者主张凡老年肾脏病患者一律进行血清及尿液免疫固定电泳检查，并在必要时加做血清游离轻链检查。②Ⅰ型冷球蛋白血症患者容易出现高黏滞综合征及皮肤血管淤塞现象（尤其在寒冷时），部分患者还可出现冷球蛋白血症血管炎表现，且血清C4、C3水平降低，临床上一旦出现上述情况，应及时做血清冷球蛋白检查。

六、治　　疗

首先应针对基础疾病进行治疗[13]。①对于骨髓瘤相关性Ⅰ型冷球蛋白血症性肾小球肾炎，可选用硼替佐米或沙利度胺、来那度胺进行基础治疗，重症患者还可用大剂量美法仑及自体干细胞进行移植治疗[10, 13]。血液高黏滞状态严重者，尚可配合进行血浆置换。②对于MGUS相关性Ⅰ型冷球蛋白血症性肾小球肾炎，可以单用糖皮质激素或激素联合烷化剂（如环磷酰胺）进行治疗，也可选用硼替佐米或沙利度胺、来那度胺进行基础治疗。如果MGUS患者具有IgM同种型和（或）检测到CD20阳性B细胞克隆，还可以应用利妥昔单抗[8, 13]。

应用以上药物的注意事项[12]如下：①感染，由于药物引起免疫抑制，甚至骨髓抑制，患者易诱发感染，严重感染常造成死亡，因此治疗过程中应严密监测感染指标[1, 3, 4, 11, 13]。②对于肾功能不全患者，某些药物要减少用量（如环磷酰胺、美法仑及来那度胺等）或慎用（如利妥昔单抗、苯达莫司汀及硼替佐米等），否则会增加药物不良反应。③进行血浆置换治疗时需配合应用糖皮质激素及免疫抑制剂（如环磷酰胺等），以防治血浆置换后冷球蛋白“反跳”（冷球蛋白被移除后，机体会加强其合成，使其血浓度迅速恢复，被称为“反跳”）[1, 11, 14]。④用利妥昔单抗治疗初期（常为48小时内），由于大量B淋巴细胞被激活或凋亡，胞内储存的冷球蛋白迅速被释出，从而导致病情一过性加重。因此有学者主张，当血清单克隆IgM浓度超过4g/d时，宜先用其他药物治疗减轻病情，然后联合应用利妥昔单抗[13]。

七、预　　后

冷球蛋白血症预后较差，并发症发生率及死亡率较高，10年生存率在60%左右[15, 16]。冷球蛋白血症相关性肾小球肾炎患者进展至终末期肾病的比例在10%左右[17, 18]，Roccatello[17]和Tarantino[18]等研究发现，肾活检时年龄＞50岁，血肌酐升高是患者进入终末期肾病的独立危险因素，此外，我国学者提出血清MIg阳性是冷球蛋白血症相关性肾小球肾炎患者肾脏预后的独立危险因素[19]。

（栾　弘）

参考文献

[1] Ramos-Casals M，Stone J H，Cid M C，et al. The cryoglobulinaemias[J]. Lancet，2012，379（9813）：348-360.
[2] Damoiseaux J. The diagnosis and classification of the cryoglobulinemic syndrome[J]. Autoimmun Rev，2014，13（4-5）：359-362.
[3] Damoiseaux J，Cohen Tervaert J W. Diagnostics and treatment of cryoglobulinaemia：it takes two to tango[J]. Clin Rev Allergy Immunol，2014，47（3）：299-310.
[4] Ghetie D，Mehraban N，Sibley C H. Cold hard facts of cryoglobulinemia updates on clinical features and treatment advances[J]. Rheum Dis Clin North Am，2015，41（1）：93-108.
[5] Cacoub P，Comarmond C，Domont F，et al . Cryoglobulinemia vasculitis[J]. Am J Med，2015，128（9）：950-955.
[6] Brouet JC，Clauvel JP，Danon F，et al . Biologic and clinical significance of cryoglobulins. A report of 86 cases[J]. Am J Med，1974，57（5）：775-788.
[7] Sargur R，White P，Egner W. Cryoglobulin evaluation：best practice?[J]. Ann Clin Biochem，2010，47（Pt 1）：8-16.
[8] Terrier B，Karras A，Kahn J E，et al. The spectrum of type I cryoglobulinemia vasculitis：new insights based on 64 cases[J]. Medicine（Baltimore），2013，92（2）：61-68.
[9] Nasr S H，Markowitz G S，Reddy B S，et al. Dysproteinemia，proteinuria，and glomerulonephritis[J]. Kidney Int，2006，69（4）：772-775.
[10] Harel S，Mohr M，Jahn I，et al. Clinico-biological characteristics and treatment of type I monoclonal cryoglobulinaemia：a study of 64 cases[J]. Br J Haematol，2015，168（5）：671-678.
[11] 谌贻璞．亟待提高冷球蛋白血症肾炎的诊治水平［J］. 临床肾脏病杂志，2016，16（1）：4-7.
[12] 程虹．单克隆丙种球蛋白病相关性冷球蛋白血症肾损害诊治［J］. 中国实用内科杂志，2018，38（6）：515-518.
[13] Muchtar E，Magen H，Gertz M A. How I treat cryoglobulinemia[J]. Blood，2017，129（3）：289-298.
[14] Rockx M A，Clark W F. Plasma exchange for treating cryoglobulinemia：a descriptive analysis[J]. Transfus Apher Sci，2010，42（3）：247-251.
[15] Terrier B，Semoun O，Saadoun D，et al. Prognostic factors in patients with hepatitis C virus infection and systemic vasculitis[J]. Arthritis Rheu，2011，63（6）：1748-1757.
[16] Terrier B，Krastinova E，Marie I，et al. Management of noninfectious mixed cryoglobulinemia vasculitis：data from 242 cases included in the CryoVas survey[J]. Blood，2012，119（25）：5996-6004.
[17] Roccatello D，Fornasieri A，Giachino O，et al. Multicenter study on hepatitis C virus-related cryoglobulinemic glomerulonephritis[J]. Am J Kidney Dis，2007，49（1）：69-82.
[18] Tarantino A，Campise M，Banfi G，et al. Long-term predictors of survival in essential mixed cryoglobulinemic glomerulonephritis[J]. Kidney Int，1995，47（2）：618-623.
[19] 吕亚男，李晓梅，梁少姗，等．冷球蛋白血症相关肾小球肾炎患者的临床病理特征及预后分析［J］. 肾脏病与透析肾移植杂志，2018，27（3）：201-207.

第四节　华氏巨球蛋白血症肾损害

原发性巨球蛋白血症系1944年首先由Waldenström报道，因此称华氏巨球蛋白血症（Waldenström macroglobulinemia，WM）。华氏巨球蛋白血症是一种较为少见的B淋巴细胞异常增生性疾病，以淋巴浆细胞骨髓浸润和血清单克隆IgM副蛋白血症为其主要特征[1, 2]。美国报道发病率每年约为3/100万，我国尚无具体统计数据[3, 4]。华氏巨球蛋白血症可造成肾损害，称为华氏巨球蛋白血症肾损害。

一、病因及发病机制

华氏巨球蛋白血症病因尚不明确，可能与遗传、慢性感染及某些肿瘤疾病相关[2, 5, 6]。大分子巨球蛋白（单克隆IgM）沉积于肾小球及毛细血管腔内形成类血栓样物质，也可为肾小管上皮细胞所吞饮，均可直接造成肾小球和肾小管的损害；此外，巨球蛋白可形成高黏滞血症、冷球蛋白血症和肾淀粉样变性等，从而间接引起肾脏及其他脏器损害[7]。

二、病　　理

典型的华氏巨球蛋白血症肾损害的主要病理特征是显著的肾小球毛细血管袢内单克隆IgM透明血栓，其次为浆细胞样细胞在肾实质浸润，占50%～60%[8, 9]。光镜下肾小球毛细血管袢内可见特征性无定形沉积物，呈PAS阳性（免疫组化证实为单克隆IgM），有时可分布于肾小球毛细血管内皮细胞侧，并可堵塞毛细血管腔。肾小球可有分叶状改变、结节样改变，刚果红染色呈阴性，常伴有系膜基质增宽，可有系膜细胞增多。50%～60%的患者肾间质内有不典型淋巴样细胞浸润（常为B淋巴细胞）（图26-10A）。免疫荧光或免疫组化显示肾小球毛细血管袢内的血栓免疫为单克隆IgM，多为IgMκ，可伴C3沉积[8]（图26-10B、C）。电镜下可见无定形电子致密物或形成结晶的物质沉积于内皮下和毛细血管腔，结晶物纵断面可表现为纤维样，而横断面可表现为直径20～35nm的微管（图26-10D）。根据光镜病理特征并结合免疫荧光、电镜结果常诊断为膜增生性肾炎、系膜增生性肾炎，其他的还有微小病变肾病、膜性肾病、轻链沉积病、肾淀粉样变性、Ⅰ型及Ⅱ型冷球蛋白血症、新月体性肾小球肾炎等[9-11]。

图26-10

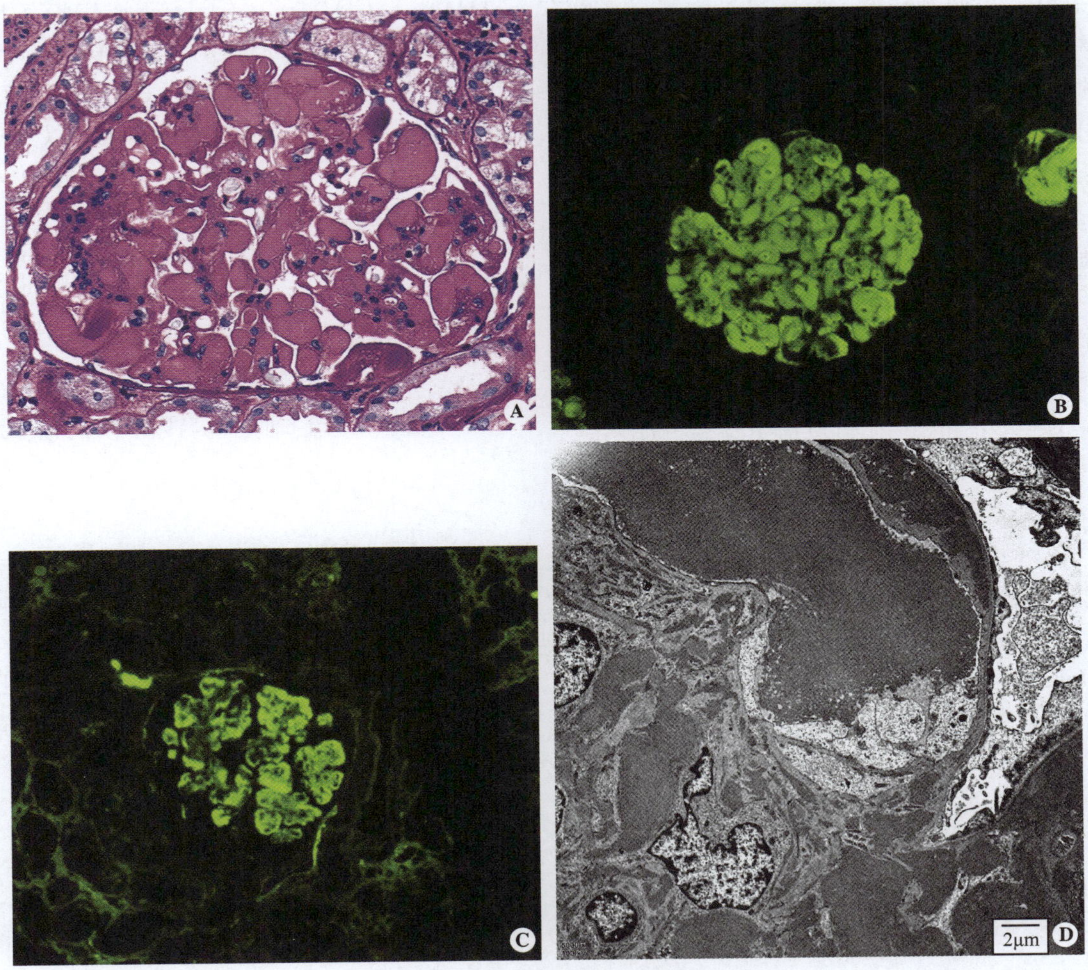

图26-10　华氏巨球蛋白血症肾损害

A.肾小球毛细血管袢内PAS染色阳性的“栓子”，堵塞毛细血管袢（PAS，×400）；B、C.免疫荧光显示肾小球袢腔内“栓子”，IgM及轻链κ阳性（IF，×400）；D.电镜见肾小球毛细血管袢腔内“栓子”，内皮下及系膜区可见电子致密物沉积（EM）

三、临床表现

临床表现主要包括华氏巨球蛋白血症的系统表现及肾脏受累表现。华氏巨球蛋白血症的系统表现起病缓慢，症状隐匿，早期患者可有发热、乏力、盗汗和消瘦。由于本病是单克隆IgM增高，从而可引起全身症状，主要包括[1, 12]：

1. 贫血 是本病最常见的临床表现，多数患者在诊断时已有贫血。部分患者合并血小板减少，少数患者Coombs试验阳性，提示有免疫因素参与贫血。

2. 出血 多表现为鼻、皮肤、黏膜出血，晚期可发生内脏等重要器官出血。

3. 高黏滞综合征 ①视力障碍：眼底检查可出现视网膜静脉扩张弯曲，并伴有出血和视盘水肿；②神经系统症状：表现为头痛、眩晕、晕厥、共济失调等；③心力衰竭：血浆容量增高至高血容量综合征，严重时可导致心力衰竭。

4. 神经系统症状 神经系统症状多样，既可出现周围神经病变，又可出现局限性中枢神经系统损害，甚至出现弥漫性脑功能障碍，其中以周围神经病变最为常见。四肢感觉和运动障碍呈对称性，感觉障碍常重于运动障碍，下肢症状常首先出现，且重于上肢。

5. 雷诺现象 单克隆IgM可以是冷球蛋白，遇冷发生沉淀，故可引起雷诺现象。

6. 肾损害 患者常表现为轻中度蛋白尿，少数可呈现为肾病综合征；可伴血尿，肉眼血尿少见；肾功能不全少见，偶见范科尼综合征。近年来，华氏巨球蛋白血症合并肾淀粉样变性（多数为AL型淀粉样变性）、急性肾小管坏死、轻链管型肾病、冷球蛋白血症、免疫性血小板减少症、Goodpasture综合征等均有报道，显示华氏巨球蛋白血症可通过其本身及其多种异质性因素导致肾脏损伤[5, 8, 13]。

7. 肿瘤浸润表现 本病可累及多种器官，如肝、脾、淋巴结、肺。淀粉样变性见于部分患者，舌、心肌、胃肠道、肝、脾、神经系统、皮肤及其他组织器官均可累及。

四、实验室检查

实验室检查主要包括：①尿常规，常出现大量蛋白尿，常伴镜下血尿；②红细胞沉降率，可正常或增快；③肾功能，多数患者伴肾功能不全，肌酐和尿素氮升高；④血象和骨髓象，患者表现为贫血，骨髓象的改变以淋巴浆细胞骨髓浸润为主；⑤血清和尿液M蛋白，部分患者血清蛋白电泳和免疫固定电泳常检测出血清单克隆IgM；⑥血清补体，血清补体C3、C4下降。

五、诊断及鉴别诊断

华氏巨球蛋白血症的诊断包括以下标准[14]：①血清中检测到单克隆性IgM（不论数量）；②骨髓中浆细胞样或浆细胞分化的小淋巴细胞呈小梁间隙侵犯（不论数量）；③免疫表型：CD19（+），CD20（+），sIgM（+），CD5（–），CD10（–），CD22（+），CD23（–），CD25（+），CD27（+），FMC7（+），通常CD38和（或）CD138（+），而CD103（–）。但10%～20%的患者也可表达CD5、CD10或CD23；④除外其他已知类型的淋巴瘤；⑤90%以上WM发生*MYD88* L265P突变[15]，但*MYD88* L265P突变不是WM特异性基因变异，也可见于其他小B细胞淋巴瘤、弥漫大B细胞淋巴瘤等。

华氏巨球蛋白血症肾损害根据典型临床症状如血尿、蛋白尿、肾功能损害等，并结合肾脏病理改变可诊断。

华氏巨球蛋白血症应与以下疾病相鉴别。

（一）IgM型MGUS[14]

IgM型MGUS的诊断标准：①有血清单克隆IgM蛋白；②骨髓中浆细胞样小淋巴细胞浸润＜10%；③无其他B淋巴细胞增生性疾病的证据；④无相关器官或组织受损的证据，如淋巴瘤浸润所致的贫血、肝脾大、高黏滞血症、系统性症状或淋巴结肿大，以及浆细胞疾病所致的溶骨性损害、高钙血症、肾功能损害或贫血。

（二）IgM相关性疾病[16]

这类患者存在由于单克隆性IgM升高引起的相关症状，如症状性冷球蛋白血症、淀粉样变性或自身免疫现象如周围神经病、冷凝集素病，但无淋巴瘤证据，如出现应诊断为IgM相关性疾病。

（三）IgM 型 MM

IgM型MM非常少见，骨髓中骨髓瘤细胞（原始或幼稚浆细胞）浸润，而华氏巨球蛋白血症的骨髓中浆细胞样淋巴细胞浸润，两者可以根据此特点进行鉴别。IgM型MM免疫表型为高表达CD38、CD138，而CD19、CD45阴性，常伴溶骨性损害等，这些特征是IgM型MM与WM鉴别的主要标志。MM常伴有14q32（IGH）易位，在WM中罕见，此外MM一般不伴*MYD88*基因突变，其可作为两者的鉴别点。

最近淋巴浆细胞全基因测序显示90%的华氏巨球蛋白血症患者存在染色体3q22中38182641位置的T—C变异，引起髓样分化原始反应基因（*MYD88*）单一核苷酸的改变，从而引起*MYD88* L256P突变，有助于华氏巨球蛋白血症与多发性骨髓瘤、意义未明的单克隆免疫球蛋白血症和健康人相鉴别[17]。

（四）与其他B淋巴细胞增生性疾病（B-LPD）相鉴别

多种B-LPD可伴有血清单克隆性IgM成分，并出现浆细胞分化的形态学特征，从而需与WM相鉴别，如慢性淋巴细胞白血病/小淋巴细胞淋巴瘤、套细胞淋巴瘤、滤泡性淋巴瘤、边缘区淋巴瘤（MZL）、大B细胞淋巴瘤呈小细胞侵犯骨髓时，其中不典型的WM与MZL伴浆细胞分化时尤其难以鉴别。

六、治　　疗

（一）治疗指征

无症状WM患者无须治疗。WM治疗指征[18]为明显乏力、症状性高黏滞血症；WM相关的周围神经病变；淀粉样变性；冷凝集素病；冷球蛋白血症；疾病相关的血细胞减少（血红蛋白≤100g/L、血小板计数＜100×10^9/L）；髓外病变，特别是中枢神经系统病变（Bing-Neel综合征）；症状性淋巴结肿大或器官肿大；有症状的肿大淋巴结或淋巴结最大直径≥5cm；或有证据表明疾病转化时。单纯血清IgM水平升高不是本病的治疗指征。

（二）治疗前评估

治疗前（包括复发患者治疗前）应对患者进行全面评估，应至少包括[19]：①病史（包括详细的既往史和家族史）和体格检查（特别是淋巴结和脾脏大小，有无周围神经病变表现）。②体能状态评分，如美国东部肿瘤协作组体能状态评分（ECOG评分）。③全身症状，如发热、盗汗、体重减轻。④血常规检查包括白细胞计数及分类、血小板计数、血红蛋白、网织红细胞等。⑤血生化检测，如肝肾功能、电解质（血钙）、LDH、β2-微球蛋白等。⑥免疫学检测包括免疫球蛋白定量、血清蛋白电泳、血免疫固定电泳、24小时尿蛋白定量及肝炎病毒检测。⑦病理检查，如骨髓活检+涂片+免疫组化+流式细胞术分析；淋巴结/其他组织病理+免疫组化（若可取）；骨髓或肿瘤组织进行*MYD88* L265P突变检测，推荐使用液滴数字PCR（ddPCR）技术进行检测，敏感度可达0.01%[20, 21]，或采用二代测序技术（NGS）检测，测序深度为2000×以上，NGS至少包括*MYD88*和*CXCR4*，可同时检测*ARID1A*、*TP53*、*TBL1XR1*、*ATM*、*TRRAP*等。有条件的单位建议使用CD19磁珠分选后细胞进行检测，敏感度更高。⑧影像学检查，如颈部、胸部、腹部增强CT检查，怀疑有转化的患者建议做PET/CT。⑨其他检查包括眼底检查；直接抗人球蛋白试验（怀疑有溶血时必做）、冷球蛋白和冷凝集素检测；神经功能相关检查（怀疑周围神经病时可查抗MAG抗体和抗GM1～4抗体）等。

（三）治疗

华氏巨球蛋白血症的治疗可分为华氏巨球蛋白血症的治疗及肾损害的治疗。

1. 华氏巨球蛋白血症的治疗　无症状的华氏巨球蛋白血症的治疗一般预后良好，仅需定期随访。是否开始治疗不能仅取决于血清单克隆IgM水平。如果出现相应症状，应当开始治疗：①严重的高黏滞血症（如严重出血倾向、昏迷）应采用血浆置换治疗，白蛋白用作置换液有利降低血液黏滞度；②抗CD20抗体——利妥昔单抗；③苯丁酸氮芥单独应用或联合应用泼尼松；④M2方案，如环磷酰胺、长春新碱、美法仑和泼尼松；

⑤核苷类似物：氟达拉滨（fludarabine）或克拉屈滨（eladribine）；⑥沙利度胺（thalidomide）；⑦硼替佐米（bortezomib）；⑧造血干细胞移植。

2. 肾损害的治疗[22] 华氏巨球蛋白血症的治疗为原发病治疗，也是最重要的基本治疗。如没有华氏巨球蛋白血症的治疗指征，但患者有大量蛋白尿和肾病综合征或急性肾衰竭（新月体性肾小球肾炎、冷球蛋白血症），则应给予糖皮质激素和（或）免疫抑制剂治疗，并配合相应的其他治疗（如血浆置换等）以减轻、消除临床症状，防止肾功能进一步恶化。

七、预　　后

华氏巨球蛋白血症的临床过程较为隐匿和缓慢，诊断后生存期中位数为40～80个月，良性进展者生存期可达10年以上，恶性进展者生存期为3年左右。血清升高的LDH、升高的β2-微球蛋白（＞3.9mg/dl）和低白蛋白血症均为预后不良的指征。其预后与是否累及心肌和对治疗的反应密切相关。终末期肾衰竭的患者进入透析后多在2年内死亡，主要死于心肌淀粉样变性和顽固性高血压[1, 12, 23]。

（栾　弘）

参考文献

[1] Ghobrial I M. Are you sure this is Waldenstrom macroglobulinemia?[J]. Hematology Am Soc Hematol Educ Program，2012，2012：586-594.

[2] Braggio E，Philipsborn C，Novak A，et al. Molecular pathogenesis of waldenstrom's macroglobulinemia[J]. Haematologica，2012，97（9）：1281-1290.

[3] Jemal A，Murray T，Ward E，et al. Cancer statistics，2005[J]. CA Cancer J Clin，2005，55（1）：10-30.

[4] Herrinton L J，Weiss N S. Incidence of Waldenstrom's macroglobulinemia[J]. Blood，1993，82（10）：3148-3150.

[5] Ghobrial I M，Witzig T E. Waldenström macroglobulinemia[J]. Curr Treat Options Oncol，2004，5（3）：239-247.

[6] Roccaro A M，Sacco A，Chen C，et al. MicroRNA expression in the biology，prognosis，and therapy of Waldenström macroglobulinemia[J]. Blood，2009，113（18）：4391-4402.

[7] Harada Y，Ido N，Okada T，et al. Nephrotic syndrome caused by protein thrombi in glomerulocapillary lumen in Waldenström's macroglobulinaemia[J]. Br J Haematol，2000，110（4）：880-883.

[8] Wong P N，Mak S K，Lo K Y，et al. Acute tubular necrosis in a patient with Waldenström's macroglobulinaemia and hyperviscosity syndrome[J]. Nephrol Dial Transplant，2000，15（10）：1684-1687.

[9] Kratochvil D，Amann K，Bruck H，et al. Membranoproliferative glomerulonephritis complicating Waldenström's macroglobulinemia[J]. BMC Nephrol，2012，13：172.

[10] Veltman G A，van Veen S，Kluin-Nelemans J C，et al. Renal disease in Waldenström's macroglobulinaemia[J]. Nephrol Dial Transplant，1997，12（6）：1256-1259.

[11] Morel-Maroger L，Basch A，Danon F，et al. Pathology of the kidney in Waldenström's macroglobulinemia. Study of sixteen cases[J]. N Engl J Med，1970，283（3）：123-129.

[12] Dimopoulos M A，Panayiotidis P，Moulopoulos L A，et al. Waldenström's macroglobulinemia：clinical features，complications，and management[J]. J Clin Oncol，2000，18（1）：214-226.

[13] Perez N S，Garcia-Herrera A，Rosinol L，et al. Lymphoplasmacytic lymphoma causing light chain cast nephropathy[J]. Nephrol Dial Transplant，2012，27（1）：450-453.

[14] Owen R G，Treon S P，Al-Katib A，et al. Clinicopathological definition of Waldenstrom's macroglobulinemia：consensus panel recommendations from the second international workshop on waldenstrom's macroglobulinemia[J]. Semin Oncol，2003，30（2）：110-115.

[15] Treon S P，Xu L，Guerrera M L，et al. Genomic landscape of Waldenström macroglobulinemia and its impact on treatment strategies[J]. J Clin Oncol，2020，38（11）：1198-1208.

[16] 中国抗癌协会血液肿瘤专业委员会，中华医学会血液学分会白血病淋巴瘤学组，中国抗淋巴瘤联盟．淋巴浆细胞淋巴瘤/华氏巨球蛋白血症诊断与治疗中国专家共识（2016年版）[J]. 中华血液学杂志，2016，37（9）：729-734.

[17] Treon S P，Xu L，Yang G，et al. MYD88 L265P somatic mutation in Waldenström's macroglobulinemia[J]. N Engl J Med，2012，367（9）：826-833.

[18] Kastritis E，Leblond V，Dimopoulos M A，et al. Waldenström's macroglobulinaemia：ESMO Clinical Practice Guidelines for diagnosis，treatment and follow-up[J]. Ann Oncol，2018，29（Suppl 4）：iv41-iv50.

[19] 中国抗癌协会血液肿瘤专业委员会，中华医学会血液学分会，中国华氏巨球蛋白血症工作组．淋巴浆细胞淋巴瘤/华氏巨球蛋白血症诊断与治疗中国指南（2022年版）[J]. 中华血液学杂志，2022，43（8）：624-630.

[20] Drandi D，Genuardi E，Dogliotti I，et al. Highly sensitive *MYD88*^{L265P} mutation detection by droplet digital polymerase chain reaction in Waldenström macroglobulinemia[J]. Haematologica，2018，103（6）：1029-1037.

[21] Wang J，Yan Y T，Xiong W J，et al. Landscape of immunoglobulin heavy chain gene repertoire and its clinical relevance to LPL/WM[J]. Blood Adv，2022，6（13）：4049-4059.

[22] 章友康．原发性巨球蛋白血症及其肾损害 [J]. 内科急危重症杂志，2013，19（3）：129-131.

[23] Sevčíková S，Novák L，Kubiczková L，et al. Molecular basis of Waldenström macroglobulinemia[J]. Klin Onkol，2012，25（6）：413-420.

第二十七章　肿瘤相关性肾病

第一节　多发性骨髓瘤肾损害

多发性骨髓瘤（multiple myeloma，MM）为发生于B淋巴细胞的恶性浆细胞病，在中国，MM是白血病和非霍奇金淋巴瘤之后的血液系统第三常见的恶性肿瘤。MM的病因与发病机制尚不清楚，可能与电离辐射、慢性抗原刺激、EB病毒或卡氏肉瘤相关的疱疹病毒感染诱发*C-MYC*、*N-RAS*、*K-RAS*或*H-RAS*等原癌基因高表达有关[1]。其特征为骨髓浆细胞异常增生伴有单克隆免疫球蛋白或轻链（M蛋白）过度生成，主要浸润骨髓和软组织，极少数患者可以是不产生M蛋白的未分泌型MM。由于正常免疫球蛋白的生成受抑，因此容易出现各种细菌性感染。多发性骨髓瘤常伴有多发性溶骨性损害、高钙血症、贫血、肾损害和免疫功能异常。发病率为（2～3）/100 000，男女比例为1.6∶1，好发于中老年人，粗略估计世界范围内每年新发MM病例为120 000，诊断时的中位年龄是70岁。中国MM的发病率是0.6/100 000，远低于非洲国家的发病率12.7/100 000[2]。但近年有发病率增高及发病年龄提前的趋势。

肾损害是MM的一个常见并发症，约50%的MM患者以肾损害为首发临床表现，其中肾病综合征和慢性肾衰竭是MM患者肾损害最常见的临床表现，几乎所有患者在疾病过程中都会出现蛋白尿，约80%的患者尿本周蛋白阳性。

约20%新诊断MM患者有肾功能受损，在疾病发展过程中肾功能受损的发生率最高可达50%，肾衰竭是引起MM患者死亡的主要原因之一，仅次于感染；1%～13%的患者需依赖透析治疗，其中以管型肾病最为常见，约占需行肾脏替代治疗的90%。肾功能是一项独立的生存预后因素。肾损害中位恢复期与中位生存期分别为4个月与43个月，而肾功能无法逆转的患者的生存期只有3.8个月左右[3]，因此，及时诊断和有效治疗对于改善肾功能十分重要。

一、病因及发病机制

多种因素参与了MM肾病的发生，所致的肾损害包括轻链或重链沉积病、管型肾病、肾淀粉样变性等多种类型。

（一）免疫球蛋白轻链对肾小管的毒性作用

免疫球蛋白由两条轻链和两条重链经二硫键连接而成，其中轻链分为κ和λ两型，人体内两者正常比例为2∶1，可由肾小球滤过，经近曲小管吸收降解。正常人免疫球蛋白的重链和轻链所含氨基酸数量差别很大，合成时间也不同：合成一条重链需18分钟，而合成一条轻链只需10分钟。因此，正常的免疫球蛋白合成会造成轻链过剩，多余的轻链运输到肾脏，10%被分解，80%重吸收，另外10%从尿中排出，正常人尿中轻链含量5～10mg/L，总排出量20～35mg/d，κ/λ为2∶1。

在MM患者，免疫球蛋白合成异常增多，重链和轻链的合成速度迅速提高，合成一条重链约需2.5分钟；而合成一条轻链需1分钟，从而使轻链产生过剩更加严重，尿液单克隆轻链排出增加可达到1mg/ml，且都为一种轻链型，从而使κ/λ远大于或小于2。过多的轻链经肾小管上皮细胞摄取后，不能被蛋白酶充分水解，形成包涵体蓄积在细胞内。包涵体可以是晶体型结构，亦可以是非晶体型结构，以前者多见。晶体型轻链近段肾小管病（light chain proximal tubulopathy，LCPT）多由κ型轻链异常增多引起，κ型轻链可变区含有疏水性侧链，不易被蛋白酶水解，从而易于形成晶体结构沉积在肾小管上皮细胞，其典型临床表现为范科尼综合征。非晶体型LCPT的详细发病机制仍不清楚，λ型轻链异常更为多见。轻链蛋白从肾小球自由滤过后，首先由肾小管上皮细胞的溶酶体处理，溶酶体由于负荷过重而破裂，释放其内容物及各种酶，再加上结构异常的轻链蛋白的毒性作用，均可引起肾小管上皮细胞的损伤，导致上皮细胞崩解、脱落及坏死。轻链蛋白可渗入并沉积于肾小管基底膜外侧及肾间质，引起间质的细胞反应。

轻链对肾小管上皮细胞的毒性作用不仅与轻链的浓度有关，也与轻链的理化性质有关，包括自身聚集、轻链类型、等电点、片段大小及糖基化等。轻链也可影响近曲小管的离子转运，使之功能异常导致范科尼综合征，表现为近曲小管酸中毒、葡萄糖尿、氨基酸尿，尿磷、尿钾、尿酸、尿钙增多，血磷、血钾、血尿酸减少。肾小球滤液中的轻链被近曲肾小管重吸收后，在溶酶体内降解并产生毒性，引起肾小管损害，κ型轻链对肾组织的毒性作用较λ轻链强。尿pH的变化在轻链肾毒性中也起重要作用，酸性尿可增加滤过的轻链排泄，而碱性尿则减少其排泄。

（二）管型肾病

B淋巴细胞或浆细胞异常增生，产生和分泌异常的单克隆免疫球蛋白，由于重链和轻链合成不平衡，产生过多的游离轻链，当肾小球滤过的游离轻链超过肾小管最大重吸收能力时，则由尿中排出，称为本周蛋白尿。此学说认为未被重吸收的轻链蛋白到达远端肾小管，与Tamm-Horsfall蛋白共同形成管型，称为骨髓瘤管型，由骨髓瘤管型导致的肾衰竭者，称为管型肾病。其主要病理特征为远端小管和集合管管腔内出现含轻链的嗜酸性物质，管型周围常有多核巨细胞。此管型除主要由轻链和Tamm-Horsfall糖蛋白构成外还有纤维蛋白原及白蛋白，被炎症细胞及上皮合胞体围绕，形成巨大管型，使远端肾小管和（或）集合管完全阻塞，这是骨髓瘤肾病的特征。骨髓瘤管型绝大部分在远端小管形成，有时也可在近端小管甚至在肾小球中出现。许多管型有特殊性，如微球形、针形、五角形或六角形结晶，经染色证明为Tamm-Horsfall蛋白和轻链蛋白。约30%的患者未发现这些特征性管型，因此许多学者提出骨髓瘤管型形成机制包括轻链对近端小管上皮细胞的直接毒性，以及Tamm-Horsfall蛋白和轻链的相互作用，而后者是管型形成的重要原因。影响管型形成的因素不仅与轻链的浓度和类型、Tamm-Horsfall蛋白浓度及糖含量有关，还与肾小管液流速减慢、高钠及其酸性环境等相关。

（三）免疫球蛋白沉积

在多发性骨髓瘤患者中可见到肾小球系膜增生或出现结节性硬化，类似糖尿病肾病的K-W结节。在骨髓瘤中影响到肾小球的疾病可由单克隆免疫球蛋白沉积病（monoclonal immunoglobulin deposit disease，MIDD）或淀粉样变性引起。MIDD分为轻链沉积病（light chain deposition disease，LCDD）、轻链和重链沉积病（light chain and heavy chain deposition disease，LHCDD）及重链沉积病（heavy chain deposition disease，HCDD）。在肾小球内皮下及肾小管基膜外侧，可见无定形颗粒状物质沉积，该物质与κ型或λ型轻链（主要为κ型）单克隆抗体起反应。此外，在肾间质、肾小管壁、肝血窦及许多脏器的血管壁也可见单克隆轻链或其片段。由于肾小球的累及，单克隆免疫球蛋白沉积病最常见的临床表现为肾病综合征。与淀粉样变性不同，单克隆免疫球蛋白沉积病的轻链类型通常为κ型，肾功能常常迅速恶化，光镜下的病理表现类似于糖尿病肾小球硬化或膜增生性肾小球肾炎。单克隆免疫球蛋白轻链与多糖复合物的淀粉样纤维主要沉积于肾小球系膜和基底膜、肾小管基底膜及间质，最后导致肾衰竭。详见本章第三节。

（四）非轻链介导肾损害的其他因素

1. 高钙血症 是多发性骨髓瘤常见临床表现，也是引起肾损害的因素之一，引起高钙血症原因如下：①瘤细胞直接破坏骨质，可释放大量钙质入血；骨髓瘤细胞可分泌破骨细胞激活因子，诱导破骨细胞活化，并引起骨质溶解和钙入血。②异常的免疫球蛋白增多可与钙结合，血中结合钙增加，但游离钙并不增加。高钙血症主要累及肾小管和集合管。

2. 高黏滞血症 产生高黏滞血症的原因如下：

①异常增加的血清M蛋白分子的不对称性；②异常增加的M蛋白与其他蛋白形成复合物；③M蛋白本身的聚集性和冷沉淀性；④M蛋白包被红细胞，使红细胞聚集，血液黏滞性增加，循环淤塞。是否产生高黏滞血症主要由免疫球蛋白类型及M蛋白浓度决定。易产生高黏滞血症临床表现的骨髓瘤类型依次为IgM＞IgA＞IgG。高黏滞血症肾损伤包括肾小管浓缩功能减退、氮质血症，可有血尿，甚至导致肾静脉血栓形成等。

3. 急性尿酸性肾病　由于瘤细胞的破坏，尤其是化疗后血中核酸代谢产物尿酸明显增加，导致高尿酸血症。若同时存在肾衰竭，则减少了尿酸的排出，会进一步加重高尿酸血症。急性高尿酸血症尿酸结晶多沉积于远端小管和集合管，而慢性高尿酸血症尿酸多沉积于肾间质及髓质，尿酸肾病主要导致肾间质-小管病变及肾功能损害。

4. 肾盂肾炎　骨髓瘤患者全身抵抗力降低，加之肾脏局部的梗阻（管型、结石）、高钙血症、尿酸盐沉积等因素，患者可反复发生肾盂肾炎，从而加重肾损伤。

5. 脱水和对比剂肾损害　多发性骨髓瘤患者静脉肾盂造影后出现急性肾衰竭，主要由对比剂和异常免疫球蛋白形成聚合物所致。大剂量对比剂可以使肾血流量和肾小球滤过率暂时降低，并可促使Tamm-Horsfall蛋白易在肾小管内沉积。血容量不足可加重前面提到的因素所致的肾损害，并可能诱发急性肾衰竭。

6. 药物因素　如非甾体抗炎药、ACEI类降压药及其他肾毒性药物可造成肾损害。

7. 多发性骨髓瘤细胞浸润　多发性骨髓瘤病变主要在骨髓，也可广泛浸润其他组织或器官，如肾、肺、消化道、甲状腺、睾丸、卵巢、肾上腺、皮下组织等。瘤细胞浸润肾实质，可使肾组织受到破坏。一般认为瘤细胞直接浸润肾组织者较少见，一旦受累，肾体积明显增大。

8. 肾淀粉样变性　10%的多发性骨髓瘤可合并淀粉样变性，多由AL型淀粉样变性组成。合并淀粉样变性的多发性骨髓瘤患者大多数为κ型轻链类型。淀粉样变性常累及肾脏，肾小球、肾血管和肾间质有弥漫性的淀粉样物质沉积。肾淀粉样变性以蛋白尿为突出表现，约3/4的患者表现为肾病综合征，并常伴有肾小球滤过率下降。

二、病　　理

尽管多发性骨髓瘤肾脏病理改变呈多样化，但仍以管型肾病最为常见。肾小球病变相对轻微，相反肾小管间质病变较重，绝大多数患者呈现中至重度肾小管间质病变。

（一）光镜

光镜下肾小管管型伴周围巨细胞反应为多发性骨髓瘤肾病特征性改变。多发性骨髓瘤肾损害的病理特征肾小管中可见大量致密、分层、断裂、呈折光且透亮的蛋白管型，有时呈结晶状，管型周围常有异物多核巨细胞。这种管型多见于远端小管和集合管，偶见于近端小管。管型色泽鲜亮，有折光性，呈片层状改变，并存在类似骨折线的特征性裂隙。部分管型周围可见单核细胞和多核巨细胞包绕。管型的组化特性不一，为嗜伊红，非嗜银，PAS染色阳性，PAS染色周边深染，中心淡染。肾小管上皮细胞（近端和远端）颗粒变性、空泡变性，可见不同程度坏死、再生等。肾间质病变的程度轻重不一，可有肾间质水肿，以及散在或灶性分布的浸润细胞，甚至纤维化。肾小管变性、坏死或萎缩；肾小管间质内时有钙盐、尿酸盐沉积；间质炎症细胞浸润、纤维化。早期肾小球可基本正常。部分患者可合并原发性淀粉样变性及LCDD，系膜增生性肾小球肾炎少见。近年来研究证实，仅不足50%的轻链肾病有系膜增生，局灶性、节段性内皮细胞增生性改变，毛细血管壁增厚，呈双轨征，扩张的毛细血管呈微血管瘤样改变，偶可见新月体形成等病理变化（图27-1）。约10%轻链肾病肾小球在光镜下接近正常。轻链肾病肾小管被累及，可表现为肾小管基底膜增厚，PAS染色显示清晰的双层，即内层为PAS染色强阳性，外层为PAS染色弱阳性，也可见到肾间质纤维化的血管硬化。

（二）免疫荧光

管型肾病：免疫组化染色可见远曲小管及集合管内有嗜酸性均匀半透明状蛋白质管型，管型的状态和分布不同于其他肾脏疾病的管型；免疫荧光证实其主要成分为κ型或λ型轻链蛋白，同时还可有其他免疫球蛋白、白蛋白、补体、T-H蛋白和纤维蛋白原等沉积，此是轻链肾病具有诊断意义的特征性变化（图27-2）。免疫病理证实，绝大部分轻链肾病都有异常单株轻链呈线条样沿肾小管基底膜、肾小球囊壁和肾小球基底膜沉积，偶可沿动脉和小动脉壁沉积，有时仅沿肾小管基底膜分布。而在肾小球结节硬化区沉积强度最大。约80%的患者为κ型轻链，20%的患者为λ型轻链。轻链肾病呈结节样肾小球硬化，与糖尿病肾病的结节性肾小球硬化在光镜下很难区别，此时用特异性抗轻链单克隆抗体做免疫病理检查在鉴别诊断上很有意义。

图27-1

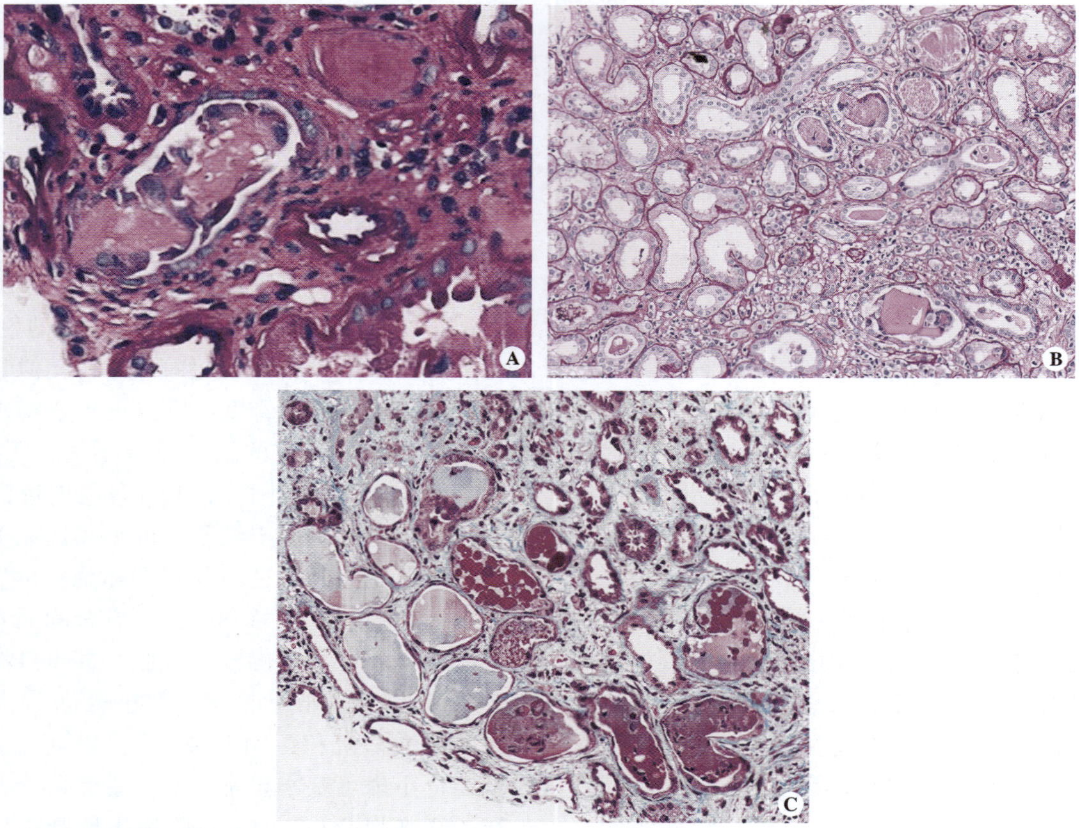

图27-1　管型肾病患者管型周围可见细胞包绕（A. HE，×400；B. PAS，×200；C. Masson三色，×200）

图27-2

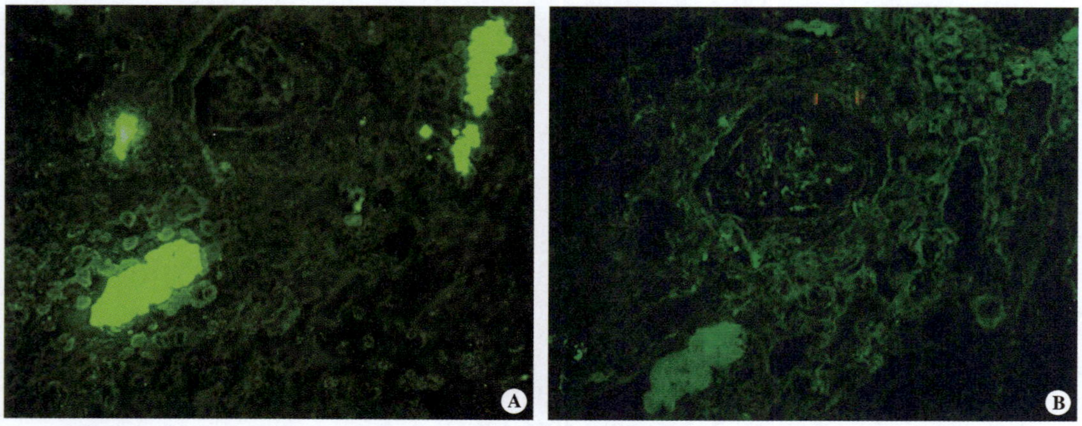

图27-2　管型肾病患者免疫荧光轻链染色管型λ型阳性（A），κ型阴性（B）（IF，×400）

（三）电镜

电镜下骨髓瘤管型一般由许多呈丝状扁长形或菱形结晶组成，有时出现细小颗粒状电子致密物，也可呈粗大颗粒和针样结晶的混合体。轻链肾病的超微结构特点是连续的、电子密度不一的细颗粒样物质特异性地沉积于肾小球基底膜内稀疏层或致密层；这些沉积物有时相当突出和显著，以至于与致密物沉积病相混淆。系膜结节内有散在分布的、不同密度的细颗粒状或细丝状电子致密物沉积。

三、临床表现及并发症

多发性骨髓瘤的临床表现多样，主要为肾脏病变，肾外表现包括骨痛、贫血、反复感染、神经损害等。

（一）肾脏病变

多发性骨髓瘤的肾脏病变最常表现为蛋白尿和肾小管功能不全。

1. 蛋白尿　绝大部分（＞90%）多发性骨髓瘤患者有蛋白尿。蛋白尿可以是多发性骨髓瘤的早期唯一表现，很少伴有血尿、水肿、高血压等。65%～90%的骨髓瘤患者本周蛋白阳性，在轻链型及IgD型多发性骨髓瘤时阳性率可达100%，此外，多发性骨髓瘤患者尿中常有β2-微球蛋白、α1-微球蛋白和α1-酸性蛋白。多发性骨髓瘤患者尿蛋白可从微量至每天10g甚至更高。肾病综合征范畴的尿蛋白提示病变累及肾小球，应注意有无肾淀粉样变性、肾静脉血栓和轻链沉积病。

2. 肾小管功能不全　是多发性骨髓瘤肾损害最早及最常见的表现。临床表现：①范科尼综合征，主要表现为近端小管再吸收障碍，出现氨基酸尿、葡萄糖尿、磷酸盐尿、低血钾、小分子蛋白尿，肾小球滤过率正常。典型的范科尼综合征并不多见（＜10%）；②肾小管酸中毒，以碳酸氢盐重吸收障碍的近端型肾小管酸中毒多见，表现为血pH降低，尿pH增高，高氯性代谢性酸中毒。部分患者也会表现为远端小管功能不全：多饮、多尿、尿酸化功能和尿浓缩功能障碍（低渗尿和尿比重降低），甚至表现为肾性尿崩症，出现抗利尿激素对抗性多尿，每天尿量可达3～5L，为低渗尿。

3. 急性和慢性进行性肾衰竭　约50%的多发性骨髓瘤患者发生急性肾衰竭，主要由病程中产生大量管型阻塞肾小管、使用对比剂、高钙血症、高尿酸血症（特别是在化疗后）、严重感染及肾毒性药物（如氨基苷类抗生素）的使用等引起。如及时去除诱因，多数患者可望恢复。

慢性肾衰竭是多发性骨髓瘤严重的并发症及主要死亡原因之一。少部分是由多发性骨髓瘤急性肾衰竭进展而来，一般不伴严重的高血压，肾脏无明显缩小。贫血出现早，与肾功能受损程度不成比例。主要表现为不同程度的厌食、恶心、呕吐、严重贫血、全身瘙痒、精神淡漠、多尿、夜尿等。

（二）肾外临床表现及并发症

肾外表现呈多系统、多样化，但以中度贫血和骨骼系统症状最为突出。

1. 骨痛　早期的主要症状之一，约75%的患者有骨痛，表现为突发性背痛、肢体痛或肋骨痛，甚至出现病理性骨折，经常不在负重部位，以腰部最为多见，其次为胸骨、肋骨与四肢骨。影像学检查发现典型的多发性溶骨病变、弥漫性骨质疏松、病理性骨折等，有助于诊断。

2. 贫血　多发性骨髓瘤患者常有不同程度的贫血。贫血通常为正细胞正色素性，贫血程度与瘤细胞负荷相关。

3. 感染　多发性骨髓瘤细胞分泌的M蛋白无免疫功能，而正常免疫球蛋白合成受抑制，使得体内正常抗体形成障碍，呈现体液免疫缺陷，故容易发生细菌性肺炎和尿路感染，甚至败血症。病毒感染以带状疱疹多见。在疾病晚期，感染成为患者死亡的主要原因之一。

4. 高黏滞血症　由于血清中M蛋白增多，尤以IgA易聚合成多聚体，可使血液黏滞性过高，引起血流缓慢、组织淤血和缺氧，在视网膜、中枢神经和心血管系统尤为显著。症状有头昏、眩晕、目眩、耳鸣，并可突然发生意识障碍、手指麻木、冠状动脉供血不足、慢性心力衰竭等症状。少数患者伴有冷球蛋白血症，可以出现雷诺现象及指端干性坏死。

5. 出血倾向 多发性骨髓瘤患者多有出血倾向，以鼻出血和牙龈出血多见，皮肤紫癜也可发生。内脏和颅内出血见于晚期患者。导致出血的因素有：①血小板减少，M蛋白吸附于血小板表面，影响血小板功能；②凝血障碍，M蛋白与纤维蛋白单体结合，影响纤维蛋白多聚化，M蛋白还可直接影响因子Ⅷ活性；③血管壁因素，高球蛋白血症和淀粉样变性对血管壁也有损伤。

6. 周围神经炎 5%～15%的患者出现系统性周围神经炎，10%伴原因不明的周围神经炎，往往与M蛋白作用于神经鞘膜成分有关，也可能由肿瘤直接压迫、浸润、继发性代谢异常及药物因素等引起。临床特征为非对称性运动和感觉神经病变，导致肌肉无力、肢体麻木和痛性感觉迟钝。

7. 高尿酸血症 由于多发性骨髓瘤细胞裂解，血中尿酸水平升高，严重者可并发尿路结石，影响肾功能。约1/3的多发性骨髓瘤患者在诊断时出现血清钙浓度升高，典型症状包括恶心、呕吐、厌食、烦渴、多尿、脱水、神志模糊，甚至昏迷。

8. 淀粉样变性和雷诺现象 淀粉样变性的发生率为5%～10%，尤其是IgD型，主要见于舌、心脏、骨骼肌、韧带、胃肠道、皮肤、外周神经及其他内脏。如果有冷球蛋白，可引起雷诺现象。

（三）实验室及辅助检查表现

1. 骨髓细胞学检查 是诊断本病的主要手段之一。浆细胞比例一般超过10%，当低于10%时。细胞畸形对诊断尤为重要。骨髓中浆细胞除弥漫性浸润外还可呈灶性分布，故有时要多部位穿刺。

2. 血清蛋白电泳和免疫固定电泳 可见绝大多数患者出现M蛋白，少数患者血清蛋白电泳未见M蛋白，仅丙种球蛋白减少且尿中有大量轻链蛋白。仅1%的患者血与尿中均无M蛋白，是不分泌型多发性骨髓瘤。免疫固定电泳可进一步鉴定M蛋白成分的类别（包括亚类）和型别（κ型或λ型轻链）。β2-微球蛋白和血清白蛋白是判断疗效和疾病预后的重要指标，多发性骨髓瘤患者常升高。

3. 影像学检查 绝大部分多发性骨髓瘤患者影像学检查可发现广泛的骨质疏松和（或）溶骨性损害。①典型溶骨性病变为凿孔样、虫蚀状或小囊状破坏性病灶，常见于盆骨、肋骨、颅骨及胸腰椎等处。②骨质疏松以脊柱及骨盆为多见。③病理性骨折常发生在肋骨、脊柱及胸骨等处。CT或PET/CT是诊断多发性骨髓瘤的首选方法，CT扫描可用于检测多发性骨髓瘤的溶解性病变，其检出率高于普通X线。PET/CT可评估多发性骨髓瘤在骨和骨外的存在、范围及代谢活性。

四、诊断及鉴别诊断

根据患者临床表现及实验室检查结果，诊断多发性骨髓瘤并不困难，难的是临床医生没有考虑到本病的可能性。凡遇到有原因不明的腰痛、下肢痛或运动障碍、贫血、蛋白尿或肾衰竭而血压不高、反复感染、出血及病理性骨折等一种或几种表现者，均须考虑本病的可能。在诊断时需与反应性浆细胞增多症、意义未明单克隆免疫球蛋白血症、华氏巨球蛋白血症、原发性系统性淀粉样变性、骨转移癌、原发于骨的肿瘤、原发性肾病等疾病相鉴别。

（一）美国西南肿瘤组诊断多发性骨髓瘤的标准

1. 主要标准 ①组织活检为浆细胞瘤；②骨髓浆细胞增多，超过30%；③M蛋白IgG＞35g/L或IgA＞20g/L，轻链排出每天超过1g。

2. 次要标准 ①骨髓瘤细胞增多10%～30%；②M蛋白IgG＜35g/L或IgA＜20g/L；③溶骨性病变；④正常免疫球蛋白降低，如IgM＜500mg/L，IgA＜1g/L，IgG＜6g/L。

对于有症状的患者，凡符合下列条件之一者可以诊断：主要标准①或②+次要标准①、②或③；主要标准③；次要标准①+②+③或①+②+④。

（二）多发性骨髓瘤临床分期

目前仍以Durie分期为标准。

Ⅰ期：须符合下列条件：骨髓瘤细胞数量＜$0.6\times10^{12}/m^2$，血红蛋白＞100g/L，血清钙≤3mmol/L，骨骼X线正常（0级）或仅孤立性溶骨病变，M蛋白成分IgG＜50g/L、IgA＜30g/L；尿轻链蛋白＜4g/24h。

Ⅱ期：骨髓瘤细胞数量为（0.6～1.2）$\times10^{12}/m^2$，其他指标介于Ⅰ期与Ⅲ期之间。

Ⅲ期：须符合下列一项或多项：①骨髓瘤细胞数量＞$1.2\times10^{12}/m^2$；②血红蛋白＜85g/L；③血清钙＞3mmol/L；④X线见到明显多发性溶骨性损害；⑤M蛋白成分生产率高，IgG＞70g/L，IgA＞50g/L，尿轻链蛋白＞12g/24h。

按肾功能正常与否可将本病分为A、B两组：

A组：肾功能相对正常，BUN≤10.7mmol/L（30mg/dl），血清Cr≤176.8μmol/L（2mg/dl）。

B组：肾功能异常，BUN＞10.7mmol/L（30mg/dl），血清Cr＞176.8μmol/L（2mg/dl）。

按以上标准，简写为ⅠA、ⅠB、ⅡA、ⅡB、ⅢA及ⅢB。

另外依照异常增殖的免疫球蛋白类型分为IgG型、IgA型、IgD型、IgM型、IgE型、轻链型、双克隆型及不分泌型。每一种又可以根据轻链类型分为κ型和λ型。

在多发性骨髓瘤的诊断过程中，值得注意的是，多发性骨髓瘤特征性症状包括骨痛、虚弱和乏力。患者确诊时，98%的病例血清或尿液中可检出M蛋白，近80%存在骨骼X线异常，1/4的病例存在肾功能不全（血清Cr≥176.8μmol/L），其肾衰竭的主要原因是“骨髓瘤管型肾病”和高钙血症。

临床上出现肾脏病变同时存在下列情况应考虑多发性骨髓瘤：①年龄大于50岁，出现肾炎或不明原因肾功能不全；②高免疫球蛋白血症及红细胞沉降率增快；③贫血程度与肾衰竭不平行，有出血倾向；④不明原因的成年人范科尼综合征；⑤尿本周蛋白阳性或持续性圆盘电泳较大量的小分子蛋白；⑥不明原因的高钙血症或高钙尿症，伴肾衰竭；⑦尿常规中尿蛋白定性较弱和24小时尿蛋白定量结果较大，结果不一致。

（三）多发性骨髓瘤肾损害诊断标准

临床表现、实验室检查结合肾脏病理综合分析是判断多发性骨髓瘤肾损害的关键，骨髓穿刺活检诊断是诊断多发性骨髓瘤的金标准之一；典型骨髓瘤管型肾病患者的管型周围有许多单核细胞，若见到多核巨细胞，则对诊断的意义更大；若管型周围有大量肾小管上皮细胞则提示患者肾小管存在急性损伤可能，当发现小管腔中有大量肾小管上皮细胞或以肾小管上皮细胞为主时，提示患者肾功能急性损伤。当然，出现上述有特征的管型，不仅仅提示多发性骨髓瘤，也应与淀粉样病变、巨球蛋白血症、甲状腺肿瘤及胰腺肿瘤等疾病相鉴别，甚至在活动性狼疮肾炎患者的组织学切片中有时也可发现管型周围有巨噬细胞包绕。

五、治疗方案

（一）原发病的治疗

对于多发性骨髓瘤肾损害，首先需治疗原发病，通过早期有效的化疗可降低尿蛋白滤过负荷、高黏滞血症，有利于减轻肾损害。多发性骨髓瘤的治疗策略包括诱导治疗、巩固和维持治疗。诱导治疗阶段的目的在于尽可能减少肿瘤的负荷，以消除多发性骨髓瘤症状。巩固治疗的目的是进一步减少肿瘤细胞在体内的残留，维持治疗为长期的治疗，目的是控制住残留病变，并最终达到治愈的目的。21世纪以来，肿瘤的治疗进入到靶向药物及免疫治疗时代，尤其以多发性骨髓瘤为代表的新药研发如火如荼。不同机制的靶向药物取得革命性突破，新药的研发进入快速发展时期。新一代PI、IMiD、肿瘤免疫药物包括嵌合抗原受体T细胞（chimeric antigen receptor T-cell，CAR-T）治疗、单克隆抗体（monoclonal antibody，mAB）、双特异性抗体（bispecific antibody，BsAb）、抗体偶联药物（antibody-drug conjugate，ADC）等靶向新药与肿瘤免疫药物先后面世，为多发性骨髓瘤治疗带来突破性进展。大量新药已进入临床，但有些还在临床前期阶段，如围绕B细胞成熟抗原（B cell maturation antigen，BCMA）的CAR-T治疗、BCMA双抗、BCMA ADC等。

传统的化疗药物（如美法仑、泼尼松、多柔米星、地塞米松等）由于价格便宜，国内仍在应用。含大剂量地塞米松的治疗方案对于新诊断多发性骨髓瘤患者起效迅速，中位时间为1～1.5个月，对需要迅速减少轻链生成的急性肾衰竭患者极为有效，联合硼替佐米、沙利度胺及脂质体多柔比星等广泛应用于治疗伴肾衰竭的多发性骨髓瘤患者。硼替佐米是被批准用于多发性骨髓瘤治疗的第一代蛋白酶体抑制剂。硼替佐米治疗的有效性高于传统化疗。美国国家综合癌症网络（NCCN）推荐在初发和难治性多发性骨髓瘤中使用硼替佐米单药治疗或联合治疗。在任何程度肾功能损伤的患者（包括透析患者）中使用硼替佐米都是安全有效的。遗憾的是，关于硼替佐米的安全性和有效性在中国仅进行了一些样本量较小、随访时间较短的回顾性研究。沙利度胺是第一个在多发性骨髓瘤中被证实有效的免疫调节药物。肾功能损害不影响其药代动力学，但是对于严重肾功能损害的患者应该监测高钾血症的发生。来那度胺是沙利度胺的类似物，对于新诊断及复发难治性多发性骨髓瘤患者均具有较好的疗效，尤其在联合地塞米松化疗时；但该药主要通过肾脏排泄，伴严重肾衰竭的多发性骨髓瘤患者应慎用或根据肾小球滤过率进行剂量调整。

针对合并肾功能不全的多发性骨髓瘤患者，除使用以硼替佐米为基础的化疗外，另一个可供选择的治疗方案是以达雷妥尤单抗为基础的联合化疗如DVd、D-VTd、D-VMP方案等。随机对照Ⅲ期临床试验的亚组分析显示，含达雷妥尤单抗的联合化疗可以使新诊断伴肾功能不全的多发性骨髓瘤患者获得更佳的缓解和更长的生存。ALCYONE研究为一项随机对照Ⅲ期临床试验，比较DVMP与VMP方案治疗不适合移植的NDMM患者的疗效，DVMP组200例患者肌酐清除率＞60ml/min，150例患者肌酐清除率≤60ml/min，DVMP组与VMP组的总反应率（ORR）分别为92%和89.3%，18个月无进展生存（PFS）率分别为66%和78%，两组间的差异无统计学意义，与VMP组相比差异均有统计学意义[4, 5]。

大剂量化疗联合自体干细胞移植是60岁以下多发性骨髓瘤患者的推荐治疗方法，完全缓解率可达24%～75%。其他的药物如埃罗妥珠单抗（靶向SLAMF7的人源单抗）和达雷木单抗（抗CD38IgG1人源单抗）可用于治疗复发或难治多发性骨髓瘤患者。在eGFR降低的多发性骨髓瘤患者（包括晚期CKD患者和需要透析的患者）中，ASCT是一种安全有效的治疗策略，与肾功能正常的患者相比不会增加移植相关死亡率，且无进展生存期和总生存期相当。然而与基线相比，移植后1年eGFR显著降低（＞8.8%）的患者总生存期显著较差[6]，建议对这些患者进行更密切的监测。

CASSIOPEIA[7]研究为一项随机对照Ⅲ期临床研究，纳入适合移植的NDMM患者，D-VTd方案组中，331例患者肌酐清除率＞60ml/min，212例患者肌酐清除率≤60ml/min，VTd方案组和D-VTd方案组的，中位疾病进展的风险比（HR）分别为0.56（0.35～0.89）和0.37（0.21～0.66）。MAIA[8]研究为一项随机对照Ⅲ期临床研究，纳入了适合移植的NDMM患者，DRd方案组中，206例患者肌酐清除率＞60ml/min，162例患者肌酐清除率≤60ml/min，DRd方案组和对照组Rd方案组的，中位疾病进展的HR分别为0.52（0.36～0.74）和0.60（0.41～0.87）。

以上研究表明，针对新诊断伴肾功能不全的多发性骨髓瘤患者，无论是否可以接受auto-HSCT，以含达雷妥尤单抗为基础的联合化疗均明显提高了缓解率并延长了患者的无进展生存时间。此外，多发性骨髓瘤伴肾功能不全的原因除最常见的管型肾病外，伴肾脏淀粉样变及轻链沉积病也不少见。因此，在治疗多发性骨髓瘤的同时也需要兼顾淀粉样变性和轻链沉积病的治疗。目前已有硼替佐米联合地塞米松或达雷妥尤单抗联合硼替佐米及地塞米松治疗轻链沉积病的临床报道，能够有效预防或治疗肾功能恶化，但还需更多临床研究证实。

新兴的嵌合抗原受体T细胞（CAR-T）治疗是一种患者定制式治疗方法，即收集患者自身T细胞，在体外基因重组后回输到患者体内，重组后的T细胞可找到并摧毁机体内肿瘤细胞。但该治疗最大风险在于细胞因子释放综合征（CRS），严重者危及生命，需重视预防。

尽管前期靶向新药、单克隆抗体和免疫细胞治疗取得了巨大的进步。但迄今为止，骨髓瘤仍是一种不能治愈的疾病，部分高危及RRMM患者的预后仍极差。多发性骨髓瘤细胞呈高度异质性，随着疾病的发展，多发性骨髓瘤耐药克隆选择性增殖，疾病侵袭性增高，治疗难度增加。近年来，随着多发性骨髓瘤相关驱动基因突变及信号转导通路研究的进步，新的靶点及靶向新药不断涌现，如B细胞淋巴瘤-2（Bcl-2）抑制剂、核输出蛋白1（exportin-1，XPO1）抑制剂及新型肽偶联药（peptide drug conjugate，PDC）等[9-14]，这为多发性骨髓瘤联合治疗提供了新的药物选择。

（二）多发性骨髓瘤肾损害的治疗

多发性骨髓瘤肾损害治疗原则是延长生存时间，促进急性肾损伤完全恢复，减少慢性肾脏病发生及进展为维持性透析概率，提高患者生活质量。

1. 去除诱因 尽早发现和控制高血钙，避免使用对比剂、利尿剂、NSAID和肾毒性药物，积极控制感染。

2. 纠正脱水和水化 对呕吐、腹泻的患者应及时补充液体，避免细胞外液容量不足，并注意碱化尿液。部分急性肾损伤患者只需摄入足够液体就可逆转肾损伤，对于老年人、心力衰竭患者必要时需监测中心静脉压。

3. 防治高血钙 部分患者可能发生高钙危象，而且高钙血症和高钙尿症也是骨髓瘤患者急性肾衰竭的主要原因之一，必须给予积极处理。高钙血症可应用以下措施：①如病情允许，可补充大量液体，使尿量保持在2000～3000ml/d，必要时可加用利尿剂；②肾上腺皮质激素可抑制破骨细胞活化因子，以减少骨质破坏，并可降低肠道钙的吸收，增加尿钙排泄，从而降低血钙，常用泼尼松40～60mg/d，口服，通常3～7天可使血钙下降；③降钙素每天1～5U/kg，静脉或肌内注射，1～5天可使血钙下降；④普卡霉素25μg/kg，静脉滴注，1～2天可使血钙下降，但该药可使血小板减少，应予以注意；⑤若上述药物无效或紧急情况下可采用低钙或无钙的透析液做腹膜透析或血液透析。

4. 控制高尿酸血症 特别在化疗时应密切关注血尿酸变化，适当增加水分摄入及碱化尿液。可应用别嘌醇或者非布司他抑制尿酸生成。

5. 高黏滞血症的处理 可应用丹参、低分子右旋糖酐等药物治疗。必要时，可采用血浆置换，每次置换800～1200ml，每天或隔天1次。而且，血浆置换还可快速去除游离轻链，进而阻止肾功能的进一步恶化。

6. 肾脏替代治疗 对于多发性骨髓瘤合并急性肾损伤、高钙血症危象及伴有不可逆性的终末期肾衰竭患者需要肾脏替代治疗（多选择血液透析，但腹膜透析无禁忌）。常规透析不能有效去除血清游离轻链，如有条件，建议选用高通量透析、高截流量透析或者血浆置换早期干预治疗。对管型肾病所致急性肾损伤的多发性骨髓瘤患者，应用高截流量透析膜如HCO1100（膜孔径为普通高通量滤器的3倍，分子截留量约50 000）治疗，对去除血清游离轻链更为有效；血浆置换有助于提高患者脱离透析的比例，尤其适用于合并高黏滞血症或管型肾病相关急性肾损伤的多发性骨髓瘤患者。血液透析时应避免过分超滤液体，避免加重高黏滞血症，同时可适当输注碳酸氢钠，促进管型和轻链的排出。

肾移植只是少数患者的一种选择（预后良好的骨髓瘤，治疗后达到平台期），大部分学者认为多发性骨髓瘤患者肾移植成功应该具备的条件是持续缓解3～5年，血免疫球蛋白含量保持稳定的低水平状态。目前多发性骨髓瘤患者的肾衰竭是否可行肾移植还存在争议。

六、预　　后

多发性骨髓瘤患者的生存期变化很大，如不进行治疗，进展期多发性骨髓瘤患者的中位生存期仅为6个月。早期死亡（诊断60天之内）见于10%的患者，感染（45%）和肾衰竭（28%）为最常见的死因。化疗后的中位生存期为3年。经综合治疗后中位生存期可达5～10年，甚至更长。影响多发性骨髓瘤预后的因素较多，有年龄、分型、分期、M蛋白成分、轻链性质、浆细胞恶性克隆增生能力、遗传学改变、活组织病理检查所见肾小管间质病变的范围及对治疗的反应等。

多发性骨髓瘤肾损害患者的肾功能恢复主要取决以下方面：①肾损害因素的持续时间；②初始肾功能损害的程度；③治疗是否可有效减少肿瘤负荷、降低游离轻链浓度。因此，对于多发性骨髓瘤肾损害的患者，早期识别、诊断，尽早尽快予以积极干预治疗，快速减少肿瘤负荷，降低血清游离轻链浓度，可有效地逆转肾损害，改善肾功能，延长患者的生存期。

七、病例介绍及点评

（一）主诉

全身疼痛2个月，水肿1周。

（二）病史

患者，女性，62岁。2个月前无明显诱因出现全身疼痛，以腰痛为主，有时伴有胸肋骨疼痛，症状逐渐加重。近1周无明显诱因出现眼睑水肿，同时伴下腹部疼痛不适，伴低热，自测体温最高37.5℃，在当地医院按照上呼吸道感染给予对症治疗后未再发热，但疼痛症状改善不明显，在治疗过程中眼睑水肿加重并逐渐出现双下肢水肿，尿中泡沫增多。进一步在当地医院完善检查尿隐血（+++），尿蛋白（+），白细胞（+）；血生化：白蛋白32.5g/L，Scr 70μmol/L，诊断为“肾小球肾炎”。患者为求进一步诊治，于2021年3月26日入住笔者所在医院。患者自发病以来，饮食及夜间睡眠尚可，无明显胸闷、憋气，无头痛、头晕，无恶心、呕吐，无皮疹及光过敏，无雷诺现象，体重无明显变化。

患者既往体健，否认高血压及糖尿病病史，否认乙型肝炎及结核等传染病病史，无外伤及手术史，无食物及药物过敏史，预防接种随社会进行。否认家族遗传病及传染病病史。无化学物品接触史，无烟酒嗜好，无疫区旅居史。

（三）入院查体

T 36.5 ℃，R 20次/分，P 80次/分，BP 125/78mmHg。患者神志清，精神可，自主体位，查体合作。全身皮肤未见皮疹、出血、黄染，浅表淋巴结未触及肿大。眼睑轻度水肿。双肺叩诊清音，呼吸音正常，未闻及明显干、湿啰音。心浊音界无扩大，未及震颤，心率88次/分，律齐，各瓣膜区未闻及病理性杂音。腹平软，未见腹壁静脉曲张、蜘蛛痣等，叩诊鼓音，肝肾区无叩痛，Murphy征（–），移动性浊音（–），无压痛、反跳痛，肝、脾、肾肋下未触及。双下肢凹陷性水肿。四肢、关节活动自如，肌力、肌张力未见异常。神经系统查体未见明显异常。

（四）辅助检查

血常规：白细胞计数6.1×10^9/L，中性粒细胞0.635，淋巴细胞0.28，血红蛋白83g/L，血小板计数310×10^9/L；尿常规：尿蛋白（++），尿隐血（++），尿白细胞（++）；血生化：丙氨酸转氨酶15U/L，天冬氨酸转氨酶18U/L，总蛋白60g/L，白蛋白32.7g/L，甘油三酯2.5mmol/L，总胆固醇7.3mmol/L，尿酸614μmol/L，尿素氮8.5mmol/L，血肌酐93.8μmol/L，β2-微球蛋白6075μg/L；电解质：钾4.5mmol/L，钠132mmol/L，氯105mmol/L，HCO_3^- 25mmol/L，钙2.95mmol/L，磷1.78mmol/L。尿液检查：尿蛋白（+++），尿隐血（+++）；补体C3 0.97g/L，补体C4 0.27g/L；凝血指标：PT 15.1秒，APTT 32.4秒。24小时尿蛋白定量3.25g，红细胞沉降率83mm/h，C反应蛋白3.3mg/L，ENA（–）、ANA（–）、ANCA（–）、ENA抗体谱（–），抗dsDNA抗体（–）。乙肝五项（–），AFP、CEA、CA19-9、CA125等肿瘤学标志物无异常。

泌尿系统超声：左肾大小13.2cm×5.3cm×5.1cm，右肾大小11.3cm×4.7cm×4.8cm，表面光滑，皮髓质界限欠清，实质回声略增强，肾窦无分离扩张，双输尿管无明显扩张，膀胱充盈可，黏膜光滑，腔内未见明显占位。CDFI显示血流良好。胸部X线片、心电图、心脏超声未见明显异常。

（五）住院经过

患者入院后诊断为慢性肾小球肾炎，给予利尿、消肿等对症治疗。考虑患者为老年女性，首先要除外继发性因素，包括肿瘤等，结合该患者有骨痛临床症状，同时伴有贫血、红细胞沉降率增快、血钙升高等，需要重点排除多发性骨髓瘤。为患者进行血尿免疫球蛋白轻链、免疫固定电泳、肾穿刺活检、骨髓穿刺、腰椎及骨盆CT等检查。骨盆、颅骨DR正位示颅骨多发低密度影，考虑符合多发性骨髓瘤改变，骨盆DR未见明显异常；颈椎MR平扫示颈椎间盘突出（C_4～C_6，中央型），C_5、C_6椎体变扁，颈椎退行性变，枢椎局灶性骨髓水肿样信号；腰椎MR平扫示L_2、L_4、L_5椎体变扁，腰椎间盘突出（L_4、L_5，中央型），腰椎退行性变，腰椎多发压脂像呈略高信号，腰背部皮下筋膜炎；胸椎MR平扫（T_1～T_6，T_7～T_{12}）胸椎多发压脂像呈高信号，以T_{10}、T_{12}椎体为著，T_{12}椎体变扁、胸椎退行性变。尿免疫球蛋白轻链：免疫球蛋白κ型轻链＜7.13mg/L，尿免疫球蛋白λ型轻链＞252mg/L；血免疫球蛋白轻链：κ型轻链＜0.29mg/L，λ型轻链为20.6mg/L；血免疫球蛋白测定：IgA＜0.27g/L，IgG 70g/L，IgM＜0.18g/L，

IgE 20.27U/ml；血免疫分型电泳：IgG-L型；骨髓穿刺形态结果：骨髓有核细胞增生低下，骨髓瘤细胞占44%。骨髓活检示骨髓增生较活跃（细胞容积70%～80%），异常浆细胞散在或片状分布（约占60%），限制性表达λ，偏成熟阶段粒红系细胞散在或片状分布，均以中幼粒细胞及以下阶段细胞为主，巨核细胞可见，呈分叶核，少量淋巴细胞散在分布。特殊染色：普鲁士蓝（+），网状纤维（MF：1级），Masson（胶原纤维分级：0级）。免疫组化示异常浆细胞：CD20（-），CD138（+），κ（-），λ（+），CD3（-），MUM1（+），CD56（+），Mpo（-）。浆细胞骨髓瘤。肾穿刺报告：送检肾穿刺组织常规做HE、PAS、PASM、Masson染色，为1条皮质肾组织，16个肾小球，肾小球正切体积增大，毛细血管袢开放好，偶见1个系膜区重度增宽伴溶解，以系膜基质增多为主；囊壁增厚；PASM-Masson染色阴性。肾小管间质急性病变轻度伴慢性化改变，灶状小管上皮细胞扁平、刷状缘脱落，小灶状小管萎缩、基底膜增厚，可见蛋白管型，管型周围有巨噬细胞浸润；肾间质散在灶状单核细胞浸润；小动脉未见明确病变。免疫荧光示λ型轻链肾小管间质和管型（+++），小管基膜（-），κ型轻链均阴性。综上，多发性骨髓瘤、骨髓瘤肾病诊断明确，给予VD方案治疗2个疗程，临床症状明显缓解。

（六）点评

该患者反复尿检异常，虽然24小时尿蛋白定量3.25g，但白蛋白没有下降到30g/L以下，故患者只能暂时诊断为肾小球肾炎。那么，对于老年患者出现肾小球肾炎，并伴有红细胞沉降率增快及贫血，首先应排除继发因素，常见的病因包括恶性肿瘤、淀粉样变性、风湿免疫性疾病、多发性骨髓瘤等。

多发性骨髓瘤是一种骨髓内浆细胞异常增生的恶性肿瘤，可产生大量单克隆免疫球蛋白分子（M蛋白），中老年人多见，男性多于女性，由于该病临床表现复杂多样，发病早期常无典型症状，主要表现有骨痛、贫血、肾功能不全、高钙血症、反复感染等症状，因此不易被发现，往往是在诊断其他器官疾病时才被发现，容易造成漏诊或误诊，这也需要借助更多的辅助诊断指标。蛋白尿是骨髓瘤肾病的早期表现。部分患者仅表现为蛋白尿，数年后才出现骨髓瘤的其他症状或肾功能不全，故易误诊为肾小球肾炎或无症状性蛋白尿。

该患者有以下3个方面的诊治经验值得借鉴：①对于以水肿、蛋白尿同时不伴有高血压为临床表现的老年患者，首先要除外继发性病变，尤其是恶性肿瘤包括血液系统疾病，如多发性骨髓瘤、淀粉样变性等；②对于有条件行肾穿刺活检的，尤其是蛋白尿超过1g/d的患者，应积极行肾活检；③可常规进行血、尿免疫球蛋白和免疫固定电泳、X线片、CT或者MRI、骨髓穿刺等检查和操作以排除或诊断骨髓瘤等继发性疾病，尽快为患者确定诊断和制订合理的治疗方案。

（罗从娟）

参考文献

[1] Alexander D D，Mink P J，Adami H O，et al. Multiple myeloma：a review of the epidemiologic literature[J]. Int J Cancer，2007，120（S12）：40-61.

[2] Ludwig H，Miguel J S，Dimopoulos M A，et al. International Myeloma Working Group recommendations for global myeloma care[J]. Leukemia，2014，28（5）：981-992.

[3] Gonsalves W I，Leung N，Rajkumar S V，et al. Improvement in renal function and its impact on survival in patients with newly diagnosed multiple myeloma[J]. Blood Cancer J，2015，5（3）：e296.

[4] Mateos M V，Cavo M，Blade J，et al. Overall survival with daratumumab，bortezomib，melphalan，and prednisone in newly diagnosed multiple myeloma （ALCYONE）：a randomised，open-label，phase 3 trial[J]. Lancet，2020，395（10218）：132-141.

[5] Fujisaki T，Ishikawa T，Takamatsu H，et al. Daratumumab plus bortezomib，melphalan，and prednisone in East Asian patients with non-transplant multiple myeloma：subanalysis of the randomized phase 3 ALCYONE trial[J]. Ann Hematol，2019，98（12）：2805-2814.

[6] Lazana I，Floro L，Christmas T，et al. Autologous stem cell transplantation for multiple myeloma patients with chronic kidney disease：a safe and effective option[J]. Bone Marrow Transplant，2022，57（6）：959-965.

[7] Moreau P，Attal M，Hulin C，et al. Bortezomib，thalidomide，and dexamethasone with or without daratumumab before and after autologous stem-cell transplantation for newly diagnosed multiple myeloma （CASSIOPEIA）：a randomised，open-label，phase 3 study[J]. Lancet，2019，394（10192）：29-38.

[8] Facon T，Kumar S K，Plesner T，et al. Daratumumab，lenalidomide，and dexamethasone versus lenalidomide and dexamethasone alone in newly diagnosed multiple myeloma （*MAIA*）：overall survival results from a randomised，open-label，phase 3 trial[J]. Lancet Oncol，2021，22（11）：1582-1596.

[9] Costa L J, Davies F E, Monohan G P, et al. Phase 2 study of venetoclax plus carfilzomib and dexamethasone in patients with relapsed/refractory multiple myeloma[J]. Blood Adv, 2021, 5 (19): 3748-3759.
[10] Chari A, Vogl D T, Gavriatopoulou M, et al. Oral selinexor-dexamethasone for triple-class refractory multiple myeloma[J]. N Engl J Med, 2019, 381 (8): 727-738.
[11] Grosicki S, Simonova M, Spicka I, et al. Once-per-week selinexor, bortezomib, and dexamethasone versus twice-per-week bortezomib and dexamethasone in patients with multiple myeloma (BOSTON): a randomised, open-label, phase 3 trial[J]. Lancet, 2020, 396 (10262): 1563-1573.
[12] Richardson P G, Oriol A, Larocca A, et al. Melflufen and dexamethasone in heavily pretreated relapsed and refractory multiple myeloma[J]. J Clin Oncol, 2021, 39 (7): 757-767.
[13] Bringhen S, Voorhees P M, Plesner T, et al. Melflufen plus dexamethasone in relapsed/refractory multiple myeloma: long-term survival follow-up from the phase Ⅱ study O-12-M1[J]. Br J Haematol, 2021, 193 (6): 1105-1109.
[14] Schjesvold F, Robak P, Pour L, et al. OCEAN: a randomized Phase Ⅲ study of melflufen + dexamethasone to treat relapsed refractory multiple myeloma[J]. Future Oncol, 2020, 16(11): 631-641.

第二节　白血病肾损害

白血病是造血系统中的白细胞恶性增生性疾病，增生的白细胞既有数量异常，也有质量异常，具有恶性肿瘤的特征，患者骨髓中白细胞广泛增殖，癌细胞进入血流浸润破坏其他组织和器官，产生各器官受累的相应表现。病变主要累及骨髓、肝、脾及淋巴结，也可累及肾脏等其他器官。近年来文献报道，肾脏为急性白血病的第三个最易受浸润的器官。其肾损害多为白血病细胞直接浸润或代谢产物导致肾损伤，也可通过免疫反应、电解质紊乱损伤肾脏[1]。肾脏的重量明显增加主要与白血病细胞浸润、出血及肾脏其他非特异性改变有关。

一、病因及发病机制

（一）白血病细胞浸润

在恶性肿瘤中血液系统肿瘤最易侵犯肾脏，肾脏也是白血病细胞最易浸润的器官之一，尸检资料分析发现50%～100%的白血病患者肾组织内可见白血病细胞浸润，但有肾脏受累的临床表现者却不到1/3。其中以急性单核细胞和急性淋巴细胞白血病最易浸润肾脏。可浸润肾实质、肾间质、肾血管、肾周围组织及泌尿道。肾浸润的发生率高，可能与胚胎期肾脏亦属造血器官有关[2, 3]。

（二）免疫反应

慢性淋巴细胞白血病（简称慢淋）可并发免疫复合物型肾炎，可导致膜增生性肾小球肾炎、膜性肾病或微小病变肾病等[4, 5]，肿瘤相关性抗原抗体复合物可能参与了此过程。此外，T细胞免疫、单克隆免疫球蛋白沉积、造血干细胞移植后移植物抗宿主病也有可能通过免疫机制致病[6]。

（三）代谢异常

白血病患者的核蛋白代谢加速，尿酸合成增多。据统计，白血病患者的血尿酸水平较正常人高3～4倍，每天排出量比正常人高10～40倍，因此尿酸性肾病的发生率明显增高。尿酸增多程度与肿瘤细胞代谢和破坏速度有关。在强烈化疗时肿瘤细胞迅速崩解，发生溶瘤综合征，尿酸生成大量增加，尤其是在脱水或pH降低时更易使尿酸沉积于肾组织、泌尿道，导致肾结石或急性尿酸性肾病，甚至急性肾衰竭[7]。

（四）电解质紊乱

约2.5%的白血病患者有高钙血症，可能与骨骼浸润引起骨质破坏、释放过多钙进入血循环有关，长时间持续高钙血症可导致高钙血症性肾病[8]。

（五）其他

急性单核细胞白血病和急性粒单细胞白血病可产生大量溶菌酶，可以表现为大量蛋白尿，而血清白蛋白正常，即假性肾病综合征（pseudonephrotic syndrome）。溶菌酶尿可造成近端肾小管功能受损，表现为低血钾、酸中毒、碱性尿及肾性糖尿、氨基酸尿等。

治疗白血病的常用药物如甲氨蝶呤，其在尿中的代谢产物7-羟基甲氨蝶呤可在酸性环境下形成结晶沉淀物，阻塞肾小管引起急性肾衰竭[9]。造血干细胞移植后发生的肾损伤与其他血液系统肿瘤一致。

二、病　　理

以白血病细胞浸润病变为主时，受累肾脏的病理改变可分为弥漫浸润型和结节型两种：①弥漫浸润型，肾脏肿大，颜色变白，切面上髓放线纹理不清，镜下见肾单位被浸润的白血病细胞分成间隔，可见于急、慢性白血病肾损害；②结节型，可见数毫米到数厘米大小不等的结节，通常分布于皮质，多见于急性白血病。

肾组织病理活检常表现为急性间质性肾炎，在光镜下可见肾间质内形态一致的单核细胞或淋巴细胞弥漫性浸润（图27-3，图27-4），经免疫组化染色法证实肾组织浸润的细胞与骨髓流式细胞学检查发现的白血病免疫分型结果一致方可明确诊断。

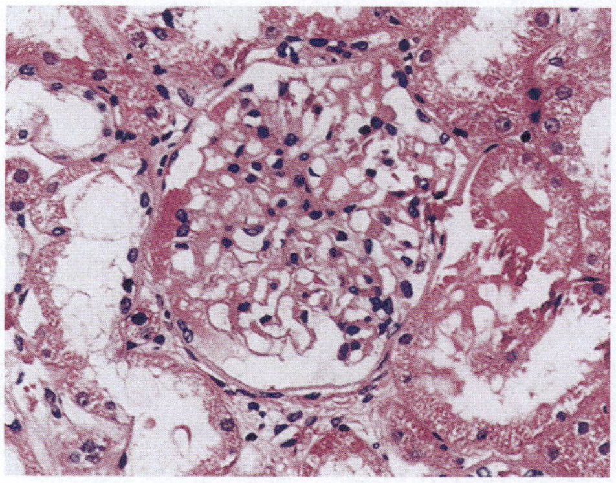

图27-3　白血病肾损害

肾小球病变轻微（HE，×400）

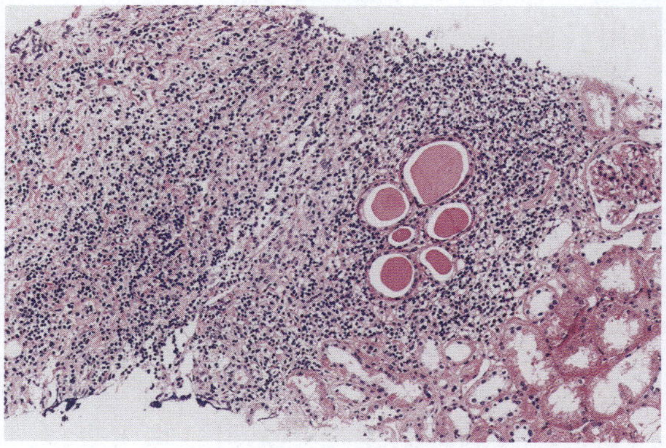

图27-4　白血病肾损害

肾间质大量形态一致的细胞弥漫性浸润（HE，×200）

肾小球病变多见于淋巴细胞白血病，髓性白血病少见。急性淋巴细胞白血病（acute lymphoblastic leukemia，ALL）患者合并肾小球病变多为局灶节段性肾小球硬化（FSGS）和微小病变肾病（MCD）（电镜观察见图27-5）。慢性淋巴细胞白血病（chronic lymphocytic leukemia，CLL）肾病综合征常见的病理类型为膜增生性肾炎（MPGN）（35.7%）[10, 11]和膜性肾病（19%）[12]。也可表现为MCD[13]、FSGS[14]、ANCA相关性新月体性肾炎[15]，少数患者可表现为轻链沉积病、免疫触须样肾小球病[10]和肾脏淀粉样变性等特殊蛋白沉积病[16]。

此外，某些患者的肾小管、肾盏、肾盂有尿酸盐结晶沉积，甚至形成尿酸结石，同时发现肾小管扩张及损害等梗阻性肾病组织学改变。肾间质呈慢性间质性肾炎的病理改变，晚期呈肾间质纤维化（图27-6）。

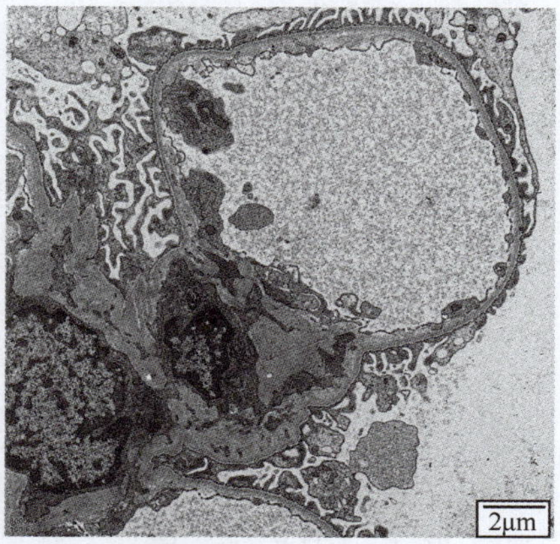

图27-5　电镜观察肾小球足细胞足突弥漫融合，各部位未见电子致密物沉积（EM）

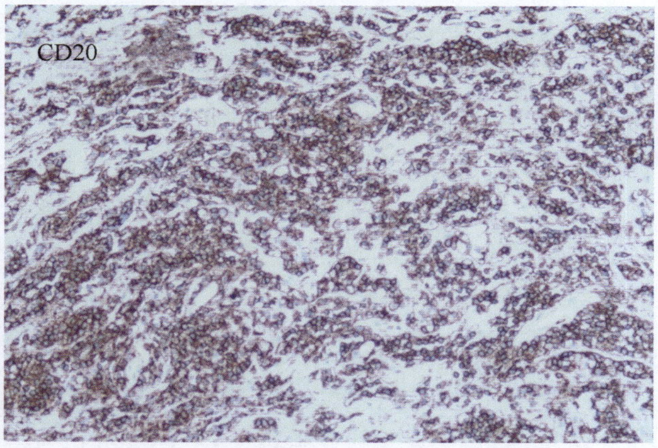

图27-6　免疫组化染色间质浸润细胞CD20阳性（IHF，×200）

图片来自一81岁男性患者，发现血肌酐升高1个月，入院检查证实血单克隆IgMκ阳性，肾活检肾小球废弃9/17，肾间质和脂肪组织间见弥漫性小圆淋巴样细胞浸润，结合免疫组化，符合惰性小B细胞淋巴瘤累及肾脏

血液系统恶性肿瘤导致肾小球损伤病理类型见图27-7。

图27-3

图27-4

图27-5

图27-6

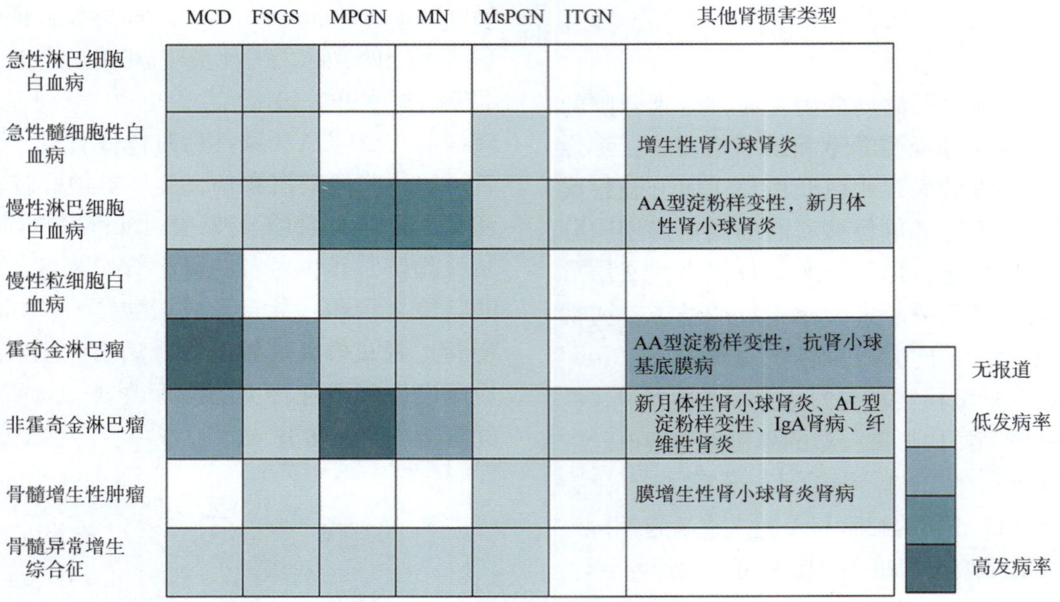

图27-7 血液系统恶性肿瘤肾小球损伤病理类型

MCD，微小病变型肾病；FSGS，局灶节段性肾小球硬化；MPGN，膜增生性肾小球肾炎；MN，膜性肾病，MsPGN，系膜增生性肾小球肾炎；ITGN，免疫触须样肾小球病

三、临床表现及并发症

白血病主要表现为贫血、出血、感染、发热等，引起肾损害的临床表现如下。

1. 急性肾损伤（AKI） 白血病肾损害常以AKI作为首发临床表现，观察性研究证实高龄、机械通气、肾毒性药物、需要使用血管活性药物的低血压、白细胞减少症、低白蛋白血症、非氟达拉滨化疗、预先已存在的慢性肾脏病、白细胞计数升高、难治性白血病、同种异体骨髓移植等是此类疾病发生AKI的危险因素。

2. 梗阻性肾病 是白血病肾损害的主要表现，大多由尿酸结晶或结石引起，少数由甲氨蝶呤治疗所造成。尿酸性肾病常出现腰痛，有时伴肾绞痛，尿检有红细胞，有时呈肉眼血尿，尿中可检出大量尿酸或甲氨蝶呤结晶。梗阻性肾病分为肾内梗阻性肾病和肾外梗阻性肾病。肾内梗阻性肾病主要由急性白血病引起，血尿酸显著增高，尿酸快速沉积于肾小管，引起肾内梗阻性急性尿酸肾病，表现为急性少尿或无尿型急性肾衰竭。慢性白血病患者的血尿酸轻度缓慢增高，尿酸逐渐沉积于尿路，形成结石并引起肾外梗阻，长期可产生肾外梗阻性肾病。

3. 肾病综合征 白血病细胞通过浸润肾实质或通过免疫反应引起血尿、蛋白尿、高血压等表现。部分可表现为急进性肾炎或呈大量蛋白尿并发展为典型的肾病综合征。

4. 肾小管-间质病变 临床表现为多尿、酸中毒、糖尿、氨基酸尿、碱性尿等肾小管综合征，严重者出现急性肾衰竭。与肾小管-间质白血病细胞浸润、电解质紊乱、大量溶菌酶生成、化疗药物使用等有关。

5. 慢性肾衰竭 由于化疗药物治疗的进展，白血病患者存活时间明显延长，肾脏受累后可发生慢性肾衰竭、血肌酐上升、肌酐清除率下降，直至尿毒症。

四、诊断及鉴别诊断

鉴于白血病肾脏受损多无明显临床表现，故在白血病诊治工作中须密切观察，一旦出现血尿、蛋白尿、高血压、糖尿、肾区疼痛或肿块时应进一步检查以明确诊断。在白血病化疗前及疗程中检查血尿酸、尿尿酸、尿量、尿常规及肾功能等，应注意早期发现尿酸性肾病，尤其是合并高白细胞白血病患者进行大剂量诱导化疗时更要警惕溶瘤综合征所致的急性肾衰竭。尿视黄醇结合蛋白

（RBP）及尿微量白蛋白（ALB）可作为肾脏受损的早期敏感指标，尿RBP含量升高提示肾小管损害，尿ALB升高，标志肾小球受损，若尿IgG增加则提示肾小球损害加重。

通过肾脏B超和X线检查以发现肾外梗阻和尿路结石。B超和CT检查对于明确白血病肾浸润、观察并发症及化疗后反应有价值，影像学典型表现为双肾多发结节浸润，也可表现为双肾弥漫性浸润。

符合以下标准即可诊断白血病并发尿酸性肾病：①白血病患者如发生急性肾衰竭而无其他原因可查者；②有镜检血尿或肉眼血尿者；③尿中发现尿酸结晶；④血尿酸高于780μmol/L者。

白血病肾损害表现为以下临床症状时需与其他相关疾病进行鉴别。

1. 梗阻性肾病　常见原因是结石、创伤、炎症、结核、肿瘤、前列腺增生症、尿道狭窄等，主要表现为疼痛、血尿、肿物、感染、排尿困难和尿量改变等，尿路影像学检查，如B超、X线、CT、MRI检查提示有结石、占位病变或前列腺增生症等，无白血病所致的相应表现，如发热、贫血、出血，肝脾大，淋巴结肿大，骨、关节疼痛及中枢神经、皮肤的浸润症状。血涂片及骨髓象检查无异常增生白细胞。

2. 肾病综合征　原发及其他继发性肾病综合征可表现为水肿、血尿、蛋白尿、管型尿、高血压等，血涂片及骨髓细胞学检查可与白血病肾损害相鉴别。

3. 肾小管-间质损害　药物、感染、自身免疫性、特发性及其他肿瘤也可引起多尿、糖尿、氨基酸尿、碱性尿等肾小管-间质损害，血涂片及骨髓细胞学检查可与白血病肾损害相鉴别。

4. 尿酸性肾病　原发高尿酸血症时当尿酸钠超过其溶解度呈过饱和状态，易释出结晶而沉积于组织引起炎症病变，导致肾损害。但临床不出现白血病相应症状，血象及骨髓象正常。

五、治　　疗

主要应对白血病进行积极有效的治疗，在此基础上对症治疗肾脏病及防治尿酸性肾病。

（一）白血病的治疗

根据不同类型白血病选择合适的方案进行化疗，有时随着白血病的缓解，其肾脏病变相继好转。急性淋巴细胞白血病常用泼尼松、长春新碱、柔红霉素和门冬酰胺酶联合化疗方案；急性非淋巴细胞白血病多采取柔红霉素或米托蒽醌与阿糖胞苷联合治疗；慢性粒细胞白血病多选用羟基脲、干扰素等治疗。某些化疗药物具有肾毒性，合并肾损害者选择化疗药物时应兼顾对白血病和肾脏病治疗，及时调整化疗剂量[17]。对于复发和难治性白血病患者，近年来新型生物制剂（抗CD20、CD22单抗）、双特异性抗体（如CD19×CD3）、抗体药物偶联物、酪氨酸激酶抑制剂、PI3K抑制剂、布鲁顿酪氨酸激酶（BTK）抑制剂和Bcl-2抑制剂维奈克拉、自体及异基因造血干细胞移植、嵌合抗原受体T（CAR-T）细胞治疗等均取得了良好疗效。

（二）肾脏病变治疗

大致与原发肾脏病的治疗相似。肾炎综合征、肾病综合征主要采用肾上腺皮质激素和细胞毒性药物。有免疫机制参与的蛋白尿或肾病综合征可选用免疫抑制剂。ALL/CLL合并肾病综合征激素治疗往往无效，部分患者对钙调磷酸酶抑制剂的治疗有反应。免疫抑制治疗基础上同时接受化疗，肿瘤缓解后可显著改善肾功能。

（三）防治尿酸性肾病

首先是避免脱水、酸中毒等诱发尿酸沉积的因素。在化疗前48小时开始应用别嘌醇、非布司他以控制血尿酸和尿尿酸在正常范围，同时应注意水化和碱化尿液。对于尿酸水平较高的中高危患者可给予重组尿酸酶拉布立海以快速降低尿酸水平。已有肾衰竭时应行透析治疗。

六、预　　后

白血病肾损害的预后主要取决于原发病的类型及能否有效治疗。直接因尿毒症致死者仅为极少数。由于应用了尿酸合成抑制剂和透析疗法，白血病并发尿酸性肾病、急性肾衰竭的病死率已显著下降。

（戴 兵 刘亚伟）

参考文献

[1] Abramson M，Mehdi A. Hematological malignancies and the kidney[J]. Adv in Chronic Kidney Dis，2022，29（2）：127-140.

[2] Bridoux F，Cockwell P，Glezerman I，et al. Kidney injury and disease in patients with haematological malignancies[J]. Nat Rev Nephrol，2021，17（6）：386-401.

[3] Barcos M，Lane W，Gomez G A，et al. An autopsy study of 1206 acute and chronic leukemias （1958 to 1982）[J]. Cancer，1987，60（4）：827-837.

[4] Wang H，Yu X J，Zhang X，et al. The pathological features of leukemic cells infiltrating the renal interstitium in chronic lymphocytic leukemia/small lymphocytic lymphoma from a large single Chinese center[J]. Diagn Pathol，2021，16（1）：59.

[5] Smith K D，Alpers C E. Pathogenic mechanisms in membranoproliferative glomerulonephritis[J]. Curr Opin Nephrol Hypertens，2005，14（4）：396-403.

[6] Rosas S E，Tomaszewski J E，Feldman H I，et al. Membranoproliferative glomerulonephritis type I，mixed cryoglobulinemia and lymphoma in the absence of hepatitis C infection[J]. Am J Nephrol，1999，19（5）：599-604.

[7] Ganguli A，Sawinski D，Berns J S. Kidney diseases associated with haematological cancers[J]. Nat Rev Nephrol，2015，11（8）：478-490.

[8] Lankisch P，Kramm C M，Hermsen D，et al. Hypercalcemia with nephrocalcinosis and impaired renal function due to increased parathyroid hormone secretion at onset of childhood acute lymphoblastic leukemia[J]. Leuk Lymphoma，2004，45（8）：1695-1697.

[9] de Miguel D，García-Suárez J，Martín Y，et al. Severe acute renal failure following high-dose methotrexate therapy in adults with haematological malignancies：a significant number result from unrecognized co-administration of several drugs[J]. Nephrol Dial Transplant，2008，23（12）：3762-3766.

[10] Ronco P M. Paraneoplastic glomerulopathies：new insights into an old entity[J]. Kidney Int，1999，56（1）：355-377.

[11] Alshayeb H，Wall B M. Non-Hodgkin's lymphoma associated membranoproliferative glomerulonephritis：rare case of long term remission with chemotherapy：a case report[J]. Cases J，2009，2：7201.

[12] Sahiner S，Ayli M D，Yüksel C，et al. Membranous nephropathy associated with acute myeloid leukemia[J]. Transplant Proc，2004，36（9）：2618-2619.

[13] Spalding E M，Watkins S，Warwicker P. Minimal-change glomerulonephritis and chronic lymphocytic leukaemia[J]. Nephron，2001，88（3）：283，284.

[14] Mallouk A，Pham P T，Pham P C . Concurrent FSGS and Hodgkin's lymphoma：case report and literature review on the link between nephrotic glomerulopathies and hematological malignancies[J]. Clin Exp Nephrol，2006，10（4）：284-289.

[15] Dussol B，Brunet P，Vacher-Coponat H，et al. Crescentic glomerulonephritis with antineutrophil cytoplasmic antibodies associated with chronic lymphocytic leukaemia[J]. Nephrol Dial Transplant，1997，12（4）：785-786.

[16] Ikee R，Kobayashi S，Hemmi N，et al. Amyloidosis associated with chronic lymphocytic leukemia[J]. Amyloid，2005，12（2）：131-134.

[17] Takei K，Horikoshi A，Hosokawa Y，et al. Successful treatment with fludarabine of chronic lymphocytic leukemia associated with nephrotic syndrome[J]. Rinsho Ketsueki，2002，43（11）：993-997.

第三节 淋巴瘤肾损害

淋巴瘤是一组以淋巴细胞或组织细胞在淋巴结或其他淋巴组织中异常增生为特征的恶性肿瘤。临床表现为无痛性淋巴结肿大、肝脾大、发热、贫血和恶病质等。淋巴瘤肾损害在血液系统肿瘤导致的肾损害中占首位，但由于临床医生欠缺相关认识及诊疗技术不完善，淋巴瘤肾损害易误诊、漏诊，我国尚缺乏系统性研究。按组织病理学改变，淋巴瘤分为霍奇金淋巴瘤（Hodgkin lymphoma，HL）和非霍奇金淋巴瘤（non-Hodgkin lymphoma，NHL）两大类。该病分类方法多年来不统一，2001年新的WHO分类对众多亚型的淋巴瘤做出了更为科学和合理的分类，HL分为以结节性淋巴细胞为主型和经典型两种，后者包括以淋巴细胞为主型、结节硬化型、混合细胞型和淋巴细胞消减型[1]。NHL则分成30余种亚型，其中侵袭性淋巴瘤指那些生长迅速的淋巴瘤类型（即增生指数＞40%），如不接受治疗患者常在数月内死亡，一般包括弥漫大B细胞淋巴瘤、外周T细胞淋巴瘤、Burkitt淋巴瘤和淋巴母细胞淋巴瘤。遗传因素、感染、环境、饮食、免疫状态是淋巴瘤发生的重要风险因素。

一、病因及发病机制

淋巴瘤肾损害涵盖了多种急慢性肾脏疾病，其病因与所有血液系统肿瘤具有共性，按肾前性、肾实质性和肾后性病因进行概括，如表27-1所示。

表 27-1 血液系统肿瘤和造血干细胞移植相关肾损伤病因

病因种类	病因	
	白血病和淋巴瘤	造血干细胞移植
肾前性	化疗导致的厌食、呕吐、腹泻 伴有肾脏低灌注的脓毒血症 伴有肝硬化、心力衰竭 药物（ACEI、ARB、NSAID、利尿剂）	化疗导致的入量减少 粒细胞减少脓毒血症导致的低血压 细胞因子释放综合征（毛细血管渗漏） 肝窦阻塞综合征
肾实质性	脓毒血症、肾毒性药物（氨基糖苷类、万古霉素、对比剂）、溶菌酶、溶瘤综合征、嗜血细胞综合征、细胞因子介导性肾病造成的急性肾小管坏死 小管间质损伤，如药物性间质性肾炎或肿瘤细胞浸润 肾小球疾病 肾血管异常，如血栓性微血管病、弥散性血管内凝血、高黏滞血症、各种原因高凝状态导致的肾血管血栓	脓毒血症、肾毒性药物（阿糖胞苷、卡莫司丁、白消安、氟达拉滨）、治疗脓毒血症的氨基糖苷类、两性霉素B、治疗移植物抗宿主病的钙调磷酸酶抑制剂等药物导致的急性肾小管坏死 血栓性微血管病 BK病毒、腺病毒感染导致的急性肾小管间质性肾炎 肾小球疾病
肾后性	肿瘤、淋巴结压迫尿路引起的梗阻 腹膜后纤维化 肾小管内尿酸结晶或者甲氨蝶呤结晶梗阻	肾小管内阿昔洛韦结晶梗阻 放疗后腹膜后纤维化 腹膜后淋巴结肿大 感染、药物引起出血性膀胱炎血块阻塞

注：ACEI，血管紧张素转换酶抑制剂；ARB，血管紧张素受体拮抗剂；NSAID，非甾体抗炎药。

淋巴瘤导致肾损害的主要机制如下：

（一）肿瘤对肾脏的直接损害

淋巴瘤细胞可直接浸润肾间质和肾小球，以间质浸润更常见，且多表现为急性肾损伤。此外，腹膜后淋巴瘤、肿大淋巴结、肿瘤细胞浸润后腹膜腔及后腹膜纤维化等因素压迫泌尿道，引起肾后性急性肾损伤；压迫肾动脉引起缺血性急性肾损伤，同时可导致肾性高血压；压迫肾静脉引起静脉血栓[2]。

（二）免疫反应导致肾损害

淋巴瘤引起肾小球损害主要与免疫异常有关：①HL与来自T细胞系统的NHL均有T细胞免疫功能异常，造成炎症性淋巴因子分泌，使肾小球基底膜通透性增加；②HL与来自B细胞系统的NHL所并发的膜性肾病和膜增生性肾小球肾炎，与肿瘤细胞产生的免疫球蛋白相关。肿瘤相关抗原与免疫球蛋白形成免疫复合物，引起免疫反应，导致肾损害；③部分淋巴瘤可由于B淋巴细胞异常克隆增生产生单克隆免疫球蛋白，形成的冷球蛋白或异常M蛋白成分可沉积于肾小球、肾小管间质或肾血管，既可通过补体通路，也可通过直接活化炎症通路介导肾组织损伤[3]。

（三）肿瘤相关电解质和代谢紊乱

急性高钙血症可以导致肾小球滤过率下降，可能与高钙导致肾小球入球小动脉收缩后肾小球滤过压下降及多尿导致血容量减少有关；慢性高钙血症可以引起严重的肾小管损伤，肾小管间质钙盐沉积。淋巴瘤核酸代谢增强，肿瘤细胞快速裂解产物释放入血导致的溶瘤综合征可引起高尿酸血症、高磷血症、低钙血症，尿酸盐结晶及钙磷沉积继而介导肾小管间质性损害[4]。

（四）治疗相关肾损伤

后腹膜淋巴瘤放疗所致放射性肾炎、多种抗肿瘤药物如甲氨蝶呤或亚硝基脲类等、化疗后高尿酸血症等均可引起肾损害[5]。造血干细胞移植常合并低血容量、感染、药物性肾损伤及肝静脉阻塞性疾病等，容易发生急性肾损伤，目前报道的发生率为5%～60%，严重者的死亡率可达70%。

二、病　　理

（一）淋巴结及骨髓检查

正常淋巴结结构破坏、消失，由肿瘤细胞取

代，HL有独特的多核瘤巨细胞，称R-S细胞。R-S细胞双核并列，有大的嗜酸性核仁，形似镜中之影，又称镜影细胞。骨髓检查大多为非特异性，如找到R-S细胞则对HL诊断有帮助，骨髓涂片阳性率仅为3%，活检法可提高至9%～32%，NHL血源播散较早。

（二）肾脏病理[6]

淋巴瘤肾损害有多种病理类型。多数淋巴瘤浸润的患肾重量增加，肉眼观可见多发性结节；少数外观正常，但显微镜下可见肿瘤细胞浸润肾实质，导致肾实质变性、坏死。伴淋巴肉瘤和骨髓侵犯的患者中仅41%的在显微镜下可见病变浸润肾脏，其中84%为双侧受累。原发性肾淋巴瘤通常为双侧受累，肿瘤较大，界限不清，无包膜。

显微镜下淋巴瘤细胞可在肾间质呈弥漫性浸润，引起肾实质变形、坏死和萎缩（图27-8，图27-9）。霍奇金病并发肾小球疾病时其病理类型多为微小病变[7]，但也有局灶节段性肾小球硬化、膜性肾病、膜增生性肾炎及抗肾小球基底膜病的报道。霍奇金病患者肾内可有淀粉样物质沉积。非霍奇金淋巴瘤最常见的病理类型为膜增生性肾炎（25%），其次为肾小球微小病变，尚可表现为膜性肾病、新月体性肾炎、肾淀粉样变性及轻链沉积病。而淋巴瘤放疗后导致的放射性肾损伤对肾小球内皮细胞及肾小管上皮细胞的电离辐射毒性作用表现为放疗后数月至数年发生的血栓性微血管病变；病理表现主要是肾小球系膜溶解、毛细血管袢增厚呈双轨征改变、内皮细胞肿胀，伴有广泛的肾小管坏死溶解、间质纤维化，以及微血管常见的小动脉血栓。

图27-8

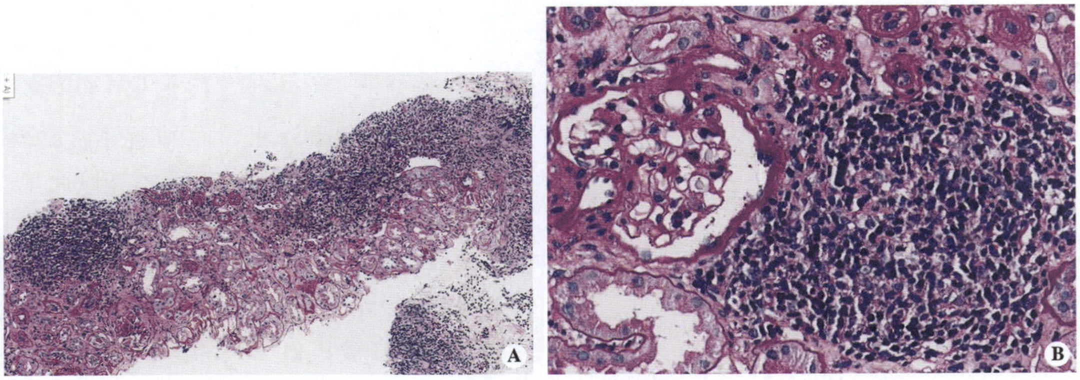

图27-8 光镜下肾组织弥漫细胞浸润，多处呈结节样（A），肾小球病变轻，间质浸润细胞均一（B）（A. PAS，×200；B. PAS，×400）

图27-9

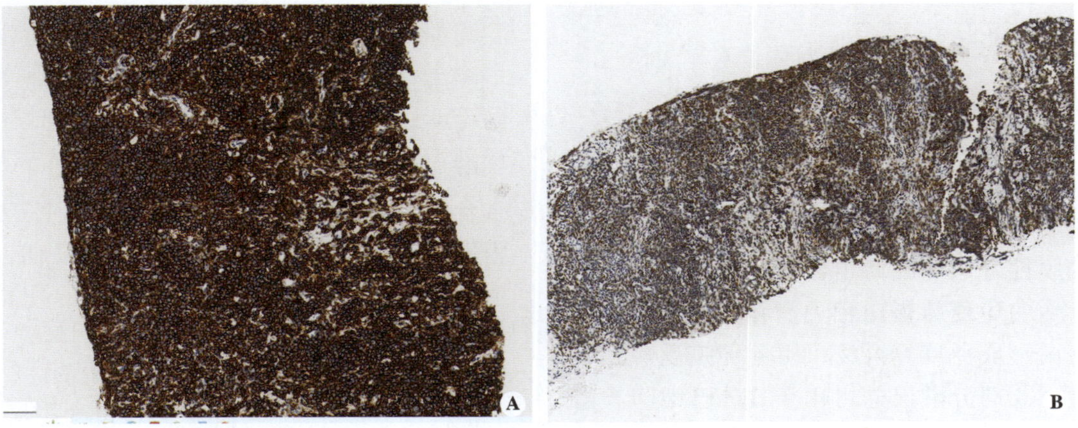

图27-9 肾组织浸润细胞CD20（A）及CD79a（B）弥漫阳性（A. IF，×400；B. IF，×200）

三、临床表现及并发症

淋巴瘤的临床表现为无痛性淋巴结肿大、肝脾大、发热、贫血和恶病质等。男性多于女性，各年龄组均可发病，以20～40岁为最多。

肾外表现

1. 全身症状 全身症状大多在疾病晚期才出现。最常见的症状有疲倦、乏力、发热、多汗、体重减轻。HL患者还常见皮肤瘙痒，全身瘙痒可以是HL患者的唯一全身症状。

2. 淋巴结肿大 浅表淋巴结肿大是最常见的早期症状。一般无压痛，不对称，可活动，大小不等，大多呈进行性增大。晚期几个肿大的淋巴结可以互相融合成较大肿块并固定。NHL患者颈淋巴结肿大最多见，其次是腹股沟、腋窝等处的淋巴结。

3. 肝脾大 肝大在NHL中的发生率为20%～40%，在HL整个病程中，脾大约占50%；大多为轻至中度肿大，很少引起不适和疼痛。

4. 淋巴结外器官受累表现 对于HL患者，出现淋巴结外器官累及症状通常提示疾病发展至晚期的表现，如肺、心、骨、皮肤和消化系统、神经系统等。而对于NHL，20%～30%的患者的首发症状为淋巴结外器官受累，其中大细胞型淋巴瘤累及淋巴结外器官最多见。

5. 恶性淋巴瘤肾脏病变

（1）急性肾损伤（AKI）：淋巴瘤肾损害常以AKI作为首发临床表现，一项研究显示，在以AKI起病的血液系统肿瘤中，AKI病因有低血压（48.2%）、溶瘤综合征（43.8%）、急性肾小管坏死（28.5%）、脓毒血症肾损伤（20.4%）、恶性肿瘤直接肾脏浸润（5.8%）和尿路感染（4.4%），其中近半数患者有两种以上的AKI病因。

（2）肾病综合征：尿蛋白定量＞3.5g/d，血浆白蛋白＜30g/L。见于疾病的早期，有时肾病综合征为淋巴瘤的首发表现，以后出现淋巴结肿大。肾病综合征大多数在病程中出现，随淋巴瘤恶化或缓解相应出现加剧或好转。

（3）肾炎综合征：典型者表现为蛋白尿、血尿、水肿、高血压，可有管型尿、肾区钝痛，偶可在肾区触及肿块。部分可出现急进性肾炎综合征。

（4）肿瘤浸润：淋巴瘤尸检中发现肾脏浸润比例较高，但患者生前确诊率较低。Richmond等[8]报道696例淋巴瘤患者的尸检结果显示，非霍奇金淋巴瘤肾脏浸润率为47%，霍奇金淋巴瘤仅为13%，淋巴瘤浸润骨髓的非霍奇金淋巴瘤患者的肾脏浸润发生率（63%）高于无骨髓浸润患者（38.5%），生前77%的患者无明显肾受累表现。肾脏淋巴瘤细胞浸润分为间质浸润和肾小球浸润两种类型，并以间质浸润多见，约占80%，且多表现为急性肾衰竭。患者肾脏体积增大，即使发展到终末期慢性肾衰竭，患者的肾脏体积也无明显缩小。

（5）原发性肾淋巴瘤（primary renal lymphoma，PRL）：尽管播散性淋巴瘤常累及肾脏，但原发于肾脏的淋巴瘤少见。PRL的临床表现类似肾癌，组织学类型基本为B细胞性，多数是高度恶性的弥漫性大B细胞性。其诊断标准为：①肾穿刺组织学确诊淋巴瘤浸润；②弥漫性单侧或双侧肾脏肿大（排除梗阻性肾病）；③无肾外脏器、淋巴结受累；④肾衰竭常为首发症状（排除其他可引起肾衰竭原因），淋巴瘤治疗后肾衰竭快速缓解[9]。

（6）代谢异常相关肾损伤：高钙血症者常见多尿、脱水、恶心、乏力等，严重者高钙危象，可致肾小球滤过率减低和肾小管损害，肾小管间质钙盐沉积，肾功能不全。肿瘤核酸代谢增强，肿瘤细胞破坏及化疗后可产生溶瘤综合征，肿瘤细胞快速裂解产物释放入血导致的高钾血症、高尿酸血症、代谢性酸中毒、高磷血症、低钙血症，尿酸盐结晶阻塞肾小管及钙磷沉积肾间质可导致AKI。

（7）治疗相关性肾损害：部分化疗方案如BACOB、ESHAP方案所用药物甲氨蝶呤、顺铂等可引起肾损伤。顺铂可致急性肾衰竭，为剂量依赖性，一般发生于给药1～2周后，多为非少尿型，部分患者有低血镁、低血钾、低血钙。甲氨蝶呤大剂量（＞200mg/m^2）时有明显肾毒性，发病主要由甲氨蝶呤结晶沉积于肾小管内所致，多数导致非少尿型肾衰竭。部分放疗患者，其肾脏在5周内接受放射剂量达20Gy以上，可发生放射性肾病，临床上常以高血压、蛋白尿、进行性贫血及肾功能损害为特征。造血干细胞移植主要分为自体干细胞移植、清髓干细胞移植、非清髓干细胞移植，自体干细胞移植化疗的药物及剂量均小，AKI发生率最低（21%），随后是非清髓干细胞移植（40%），清髓干细胞移植放化疗剂量最大，同时因为预防粒细胞缺乏脓毒血症所用的抗菌药物及抗病毒药物，危险因素较多，AKI发生率可达69%。

四、诊断及鉴别诊断

霍奇金淋巴瘤常以浅表淋巴结肿大为首发症状，其中颈部淋巴结肿大占多数；可有腹痛、腹部包块、胸闷、胸痛、咳嗽、气急。全身症状可有发热、盗汗、体重减轻、皮肤瘙痒和乏力。患者还可存在深部淋巴结肿大，肝脾大，肠道、神经系统侵犯及骨骼受累。NHL还可见骨髓侵犯。胸腹部CT，剖腹探查，淋巴结与肝脏活检及放射性核素扫描有助于诊断和分期。NHL的临床表现与HL十分相似，很难从临床表现对二者做出明确的鉴别诊断，只有通过病理检查才能区分。相比而言，NHL的全身症状较少，且多发生于较晚期，结外淋巴组织病变常见，常为血行播散，侵犯肝脏和骨髓，出现腹部包块，肠系膜病变常见，而脾脏受累较少。

淋巴瘤病程中出现肾炎（病）综合征或肾功能不全时，诊断较容易。为提高淋巴瘤肾损害的诊断率，对淋巴瘤患者应密切观察，当发现有下列异常时，应考虑肾脏浸润：B超、CT、MRI或PET/CT检查示双肾增大或变形；尿常规异常（蛋白尿或血尿）；不能用其他原因解释的高血压、肾功能不全。肾活检可明确有无肾脏浸润。

淋巴瘤合并肾病综合征的特点：肾病综合征多在淋巴瘤病程中出现，但也可发生在淋巴瘤之前或在淋巴瘤后数月至数年；肾病综合征随淋巴瘤恶化或缓解而相应地加重或减轻。

若无淋巴瘤病史，出现肾炎（病）综合征或肾功能不全作为淋巴瘤的首发症状时，很容易引起误诊。因此，肾脏病患者出现下列情形时应注意仔细排查淋巴瘤：①造血系统损害明显，如与肾功能不相符合的贫血、细胞成分异常增多或出现异型细胞等；②浅表或深部淋巴结肿大，伴肝脾大；③用原发病无法解释的特殊皮肤、黏膜损害；④已有肾功能损害，肾脏体积不缩小反增大；⑤肾组织中可见灶性聚集的单一淋巴细胞浸润；⑥合并高钙血症、高尿酸血症、异常免疫球蛋白血症时。

此病应与各种引起肾病综合征和肾炎综合征的疾病进行鉴别。

（一）肾病综合征

肾病综合征以大量蛋白尿（＞3.5g/d）、低蛋白血症（血清白蛋白＜30g/L）、高脂血症、水肿为主要临床表现，儿童及成人均可发生。在诊断本病之前必须排除常见的原发性肾病综合征，一般无浅表淋巴结肿大、肝脾大、深部淋巴结浸润，肾活检可见多种类型的病理组织学改变，而无瘤细胞浸润。

（二）狼疮肾炎

狼疮肾炎多见于20～40岁女性，其中20%～50%呈现肾病综合征，患者多有发热、皮疹、关节疼痛、光过敏等，血清ANA（+），抗dsDNA抗体（+）或抗Sm抗体（+），血中可找到狼疮细胞，免疫球蛋白检查主要为IgG升高。肾活检显示有不同期的病理学改变及各种急、慢性活动指标特征。

（三）糖尿病肾病

糖尿病肾病多发生于有10年以上糖尿病病史者，早期肾脏体积增大，肾血浆流量及肾小球滤过率增加或正常，逐渐进展至微量蛋白尿期、临床期及肾衰竭期，多合并有明显的糖尿病眼底改变，但临床不伴有淋巴结肿大及深部浸润。

急性间质性肾炎如合并淋巴结、肝脾大应排除淋巴瘤，但需与自身免疫性疾病（干燥综合征、系统性红斑狼疮、结节病等）肾损害、药物过敏及感染所致的急性间质性肾炎相鉴别，尤其在肿大淋巴结位于体腔深部难以取材时，肾脏病理可提供重要诊断线索。如肾组织浸润淋巴细胞在形态学（异型性、单一性）考虑为淋巴瘤，应结合免疫组化进行鉴别，分别做B细胞和T细胞、NK细胞标记。若经免疫组化染色法证实肾组织浸润的淋巴细胞与淋巴结活检组织免疫组化或骨髓流式细胞学检查免疫分型结果一致，则更加支持淋巴瘤肾损害诊断。

五、治疗方案

主要针对淋巴瘤进行治疗，目前多采取综合治疗，即根据不同肿瘤、不同病理类型及亚型、不同生物学行为、不同病期及发展趋向、不同机体的行为状态及重要脏器功能，有计划、合理地应用现有的各种治疗手段。治疗手段包括外科手术切除、放射治疗、化学治疗、免疫治疗、生物制剂、中医治疗等。HL的常用方案包括MOPP、ABVD、CHOP等，NHL可选择CHOP、m-BACOB、MACOP-B方案。抗CD20单克隆抗体（利妥昔单抗、奥妥珠单抗）大幅提高了B-NHL长期生存率，与标准疗法联用的R-CHOP、R-CVAD方案在B-NHL治疗中取得骄人成绩[10, 11]。多发性骨髓瘤治疗药物如沙利度胺、雷那度胺均已被有效地用于NHL治疗。蛋白酶体抑制剂硼替佐米等也被获准用于B-NHL治疗，硼替佐米与R-Hyper-CVAD方案联合治疗B-NHL，总缓解率和完全缓解率分别为90%和77%。对于55岁以下，中高度恶性、难治易复发的淋巴瘤者，如重要脏器功能正常，可考虑行外周血自体干细胞移植。肾病综合征一般随淋巴瘤恶化或缓解而相应地加重或减轻。对于复发和难治性患者，近年来以新型免疫治疗药物（如CD20×CD3双特异性抗体）、抗体药物偶联物、免疫检查点抑制剂、布鲁顿酪氨酸激酶（BTK）抑制剂和Bcl-2抑制剂维奈克拉、嵌合抗原受体T（CAR-T）细胞均取得了良好疗效。

淋巴瘤肾损害治疗原则还包括：①纠正脱水，尽早发现和控制高钙血症，避免使用对比剂、利尿剂、非甾体抗炎药和肾毒性药物，积极控制感染。②充分饮水，保持足够尿量，尤其在化疗前后注意水化，适当碱化尿液。③防治高钙血症，部分患者可能发生高钙危象，须及时补液，适当使用肾上腺皮质激素、降钙素、双膦酸盐、RANKL抑制剂地舒单抗等，严重高钙血症者可行低钙血液透析。④降低高尿酸血症，选用抑制尿酸合成药别嘌醇、非布司他，当肾功能减退时需减量，与化疗药物同时合用时注意监测血白细胞。对于尿酸水平较高的溶瘤综合征高危患者可给予重组尿酸酶拉布立海快速降低尿酸水平。⑤透析疗法适用于严重肾衰竭患者，并可治疗高钙危象，部分患者有可能透析数月后随淋巴瘤缓解、肾功能改善而脱离透析，淋巴瘤合并终末期慢性肾衰竭患者需维持血液透析。

六、预　后

淋巴瘤引起的肾损害的预后在很大程度上取决于淋巴瘤本身的恶性程度、对治疗的反应，以及起病时肾功能状态、肾组织病理损伤程度及肾病综合征对激素和免疫抑制剂的反应性等因素。

（戴　兵　刘亚伟）

参考文献

[1] Jaffe ES，Harris NL，Stein H，et al. Pathology and Genetics of Tumours of Haematopoietic and Lymphoid Tissues. Lyon：IARC Press，2001：230-235.

[2] Ganguli A，Sawinski D，Berns J S. Kidney diseases associated with haematological cancers[J]. Nat Rev Nephrol，2015，11（8）：478-490.

[3] Abramson M，Mehdi A. Hematological malignancies and the kidney[J]. Adv Chronic Kidney Dis，2022，29（2）：127-140.

[4] Bridoux F，Cockwell P，Glezerman I，et al. Kidney injury and disease in patients with haematological malignancies[J]. Nat Rev Nephrol，2021，17（6）：386-401.

[5] Humphreys B D，Soiffer R J，Magee C C. Renal failure associated with cancer and its treatment：an update[J]. J Am Soc Nephrol，2005，16（1）：151-161.

[6] Törnroth T，Heiro M，Marcussen N，et al. Lymphomas diagnosed by percutaneous kidney biopsy[J]. Am J Kidney Dis，2003，42（5）：960-971.

[7] D'Agati V，Sablay L B，Knowles D M，et al. Angiotropic large cell lymphoma （intravascular malignant lymphomatosis） of the kidney：presentation as minimal change disease[J]. Hum Pathol，1989，20（3）：263-268.

[8] Richmond J，Sherman R S，Diamond H D，et al. Renal lesions associated with malignant lymphomas[J]. Am J Med，1962，32（2）：184-207.

[9] O'Sullivan A W，Lee G，Fitzgerald E，et al. Bilateral primary renal lymphoma[J]. Ir J Med Sci，2003，172（1）：44-45.

[10] Ponzoni M，Ferreri A J，Campo E，et al. Definition，diagnosis，and management of intravascular large B-cell lymphoma：proposals and perspectives from an international consensus meeting[J]. J Clin Oncol，2007，25（21）：3168-3173.

[11] Kusaba T，Hatta T，Tanda S，et al. Histological analysis on adhesive molecules of renal intravascular large B cell lymphoma treated with CHOP chemotherapy and rituximab[J]. Clin Nephrol，2006，65（3）：222-226.

第四节　肿瘤治疗相关性肾病

肿瘤治疗手段日新月异，快速进展，包括手术治疗、化疗、放疗、免疫治疗、细胞治疗、造血干细胞移植等。上述治疗手段均可导致不同程度的肾损伤，而临床实践中患者又不可避免地需要多种手段综合治疗。因此，肿瘤治疗相关性肾病非常普遍，其具体机制、诊断监测、预防措施等均有待系统深入地研究。常见肾损害包括急性肾衰竭（ARF）、慢性肾衰竭（CRF）和肾小管功能异常[1]。

一、手术相关性肾损伤

（一）手术相关性肾损伤的类型

1. 围术期及非手术操作相关肾损伤　术前禁食水时间过长，术中失血、血管扩张药物等原因导致的有效循环血量减少及血压过低，术后补液不足等，可导致肾前性肾损伤。

2. 手术操作所致肾损伤　切除肿瘤直接损伤肾脏，手术操作损伤输尿管、膀胱及尿道，可造成尿路梗阻。

3. 术后腹腔粘连引起泌尿系统梗阻　造成严重肾积水，引起肾后性肾损伤。

（二）手术相关性肾损伤的临床表现

1. 体征　表现为水肿、高血压，当肾脏受压迫时，可引起肾区疼痛。

2. 尿检　表现为少尿、血尿、蛋白尿；引起肾小管病变时，还可出现多饮、多尿、夜尿增多等症状；继发尿路感染时，会出现发热、尿频、尿急、尿痛等症状。

3. 实验室检查　表现为血肌酐、尿素氮升高，肾小球滤过率下降，白蛋白和总蛋白降低，发生感染时可有血白细胞和中性粒细胞升高等。

4. 影像学检查　B超或CT可见肾脏缺失或形状异常（肾肿瘤术后）、肾积水等。

（三）手术相关性肾损伤的治疗

1. 对症治疗　预防感染、出血，纠正电解质紊乱等。

2. 一般治疗　卧床休息、加强营养。

3. 药物治疗　①血管紧张素转换酶抑制剂（ACEI）、血管紧张素Ⅱ受体拮抗剂（ARB）：降低尿蛋白，控制高血压，保护患者肾功能；②利尿剂：减轻水肿，血容量不足的患者禁用；③激素及免疫抑制剂：适用于出现肾病综合征的患者，根据肾脏病理类型及严重程度，必要时选择激素及免疫抑制剂治疗；④别嘌醇：预防肿瘤溶解综合征。

4. 手术治疗　对肿瘤直接侵犯肾脏患者，肿瘤术后肾损伤可部分缓解或恢复正常；对因梗阻引起的肾积水，可行手术解除梗阻。

5. 其他治疗　包括肾脏替代治疗及肾移植治疗等。

二、化疗相关性肾损伤

化疗作为全身控瘤治疗的基石，在肿瘤整个治疗过程中尤为重要。多种类型化疗药物可致多种类型肾小管间质损伤，包括单纯肾小管功能异常、急性肾小管损伤或坏死、肾间质性肾炎、血栓性微血管病、肾小球疾病等[2-15]。

（一）化疗相关性肾损伤的诊断

正常成年男性血肌酐正常值为53～106μmol/L，女性为44～97μmol/L；成人尿素氮正常范围为3.2～7.1mmol/L；肾小球滤过率（GFR）是评价肾功能的最常用参数，静息状态下成人男性GFR约120ml/（min·1.73m^2），女性约低10%。通过评估GFR下降程度，可确定肾损害是否发生。

可辨别肾损伤严重程度的生物学标志物：①炎症生物标志物，如中性粒细胞明胶酶相关脂运蛋白（NGAL）及促炎细胞因子IL-6、IL-8；②细胞损伤生物标志物，如肾损伤分子-1（KIM-1）、肝脂肪酸结合蛋白（L-FABP）、钠/氢交换器3（NHE-3）和网蛋白1；③细胞周期标志物，如尿组织金属蛋白酶抑制剂-2（TIMP-2）和胰岛素样生长因子结合蛋白7（IGFBP-7）。

（二）化疗相关性肾损伤的分级

1. 肿瘤化疗药物所致肾损伤多为急性肾损伤，

主要表现为急性肾小管坏死。甲氨蝶呤及骨髓瘤轻链蛋白等在肾小管内形成结晶，导致肾小管梗阻。

2. 化疗药物引起急性肾损伤后，及时停药的部分患者可恢复肾功能，但仍有部分患者肾功能无法恢复甚至持续恶化，最终进展为慢性肾损伤。

（三）引起肾损伤的药物

1. 肾毒性较强的药物　如甲氨蝶呤、丝裂霉素、顺铂、异环磷酰胺、普卡霉素、链佐星等。顺铂通过近端肾小管转运，在肾皮质浓度达到血液和其他器官的数倍，直接导致肾小管上皮细胞损伤。一般剂量超过每日90mg/m^{2}即为肾毒性危险因素。其顺位的氯离子与肾毒性密切相关，用其他基团代替氯离子的卡铂、奥沙利铂等铂类控瘤药物的肾毒性则明显减轻。在一项肿瘤伴肾损伤的患者进行肾活检病理检查的研究中发现，异环磷酰胺、培美曲塞、卡铂除引起急性肾小管坏死，还可导致肾间质性肾炎。

2. 仅引起氮质血症的药物　如达卡巴嗪、门冬酰胺酶。

3. 偶致不可逆肾毒性的药物　如洛莫司汀、丝裂霉素、氟达拉滨、喷司他丁、链佐星等。有研究证实接受丝裂霉素C 50～70mg/m^{2}患者的TMA发生率为2%～28%，多在开始治疗后6个月发生，主要表现为肾功能不全和高血压。转移性肿瘤患者血液中ADAMTS13活性降低，吉西他滨在此基础上可诱发TMA发生。急性肾损伤一般见于用药后10～15天，血尿素氮及肌酐增高，肌酐清除率降低，多为可逆性，反复高剂量治疗可致持久性轻至中度肾损伤。

4. 个别报道肾毒性的药物　如卡铂、巯嘌呤、低剂量甲氨蝶呤。

（四）化疗相关性肾损伤的临床表现

1. 泌尿系统　急性肾损伤可分为少尿期、多尿期、恢复期。

2. 水、电解质酸碱平衡　代谢性酸中毒、低钙血症、高钾血症、高血磷、高血镁等。

3. 消化系统　食欲缺乏、恶心、呕吐等。

4. 心血管系统　多因尿少和水钠潴留，出现高血压和心力衰竭、肺水肿表现；高钾血症导致的心律失常、心肌病变等。

5. 呼吸系统　主要表现为容量过多导致的尿毒症肺水肿，胸部X线片提示蝴蝶翼征。

6. 血液系统　可有出血倾向和贫血。

（五）化疗相关性肾损伤的风险评估

发生肾损伤的可能原因包括肿瘤治疗相关和（或）患者本身肾功能异常，风险评估对确定初始干预计划是必要的。对于有基础疾病如糖尿病、高血压、感染性疾病及处于免疫抑制状态的患者，需减少肾毒性化疗药剂量或更换肾毒性较小的同类型其他化疗药物；对于使用高肾毒性药物如顺铂的患者，在治疗中需大剂量水化和监测尿量，定期复查肾功能。

（六）化疗相关性肾损伤的治疗

1. 对不同级别不良事件共同术语标准（Common Terminology Criteria for Adverse Events，CTCAE）的患者治疗不同:CTCAE 1级患者，可观察，定期复查肾功能、电解质；CTCAE 2级，可暂时停药，待恢复至CTCAE 1级后，继续原方案用药或根据情况适当减量处理；CTCAE 3级或4级，暂停使用相关肾毒性药物或更改其他肾毒性较小的药物。

2. 充分水化、利尿、减少药物剂量及分散药物剂量。氨磷汀可减少或防止顺铂肾毒性。在采用含顺铂方案化疗时，避免氨基糖苷类抗生素、两性霉素B或头孢噻吩等并用，这些药物可导致肾毒性叠加。甲氨蝶呤及博莱霉素主要由肾脏排泄，顺铂所致肾损害会延缓其药物排泄，导致毒性增加，在联合治疗时应慎用。顺铂使用当天及使用后第2、3天均应给予2000ml以上静脉补液，并予以20%甘露醇、呋塞米等利尿剂，监测24小时尿量及尿常规。

3. 大剂量使用甲氨蝶呤时应大量输液和碱化尿液，检测血液中甲氨蝶呤的药物浓度，必要时采取亚叶酸钙解救。

4. 应用环磷酰胺时，应大量补充水分。

5. 积极给予保肾、降肌酐、血液透析等治疗。

（七）化疗药物所致肾损伤的预防

在化疗药物使用前，充分评估患者可能存在肾损伤的自身因素及药物肾损伤风险，在合适时机选择合适控瘤药物，结合患者肾功能状态调整剂量。尤其患者存在血容量不足、感染、发热、电解质紊乱加重肾损伤的危险因素时，应积极纠正和去除危险因素，为后续控瘤治疗提供先决条件。在治疗中关注尿量、定时监测肾功能及电解质指标，包括肾小管损伤标志物（如尿糖、NGAL、RBP、NAG等），及早发现肾损伤。

三、放疗相关性肾损伤

（一）放疗毒性

虽然放疗在控瘤生长和延长总生存期方面疗效显著，但在照射范围内也会对正常组织产生不利影响。放疗主要靶点是DNA，DNA双链断裂（DSB）是放疗最严重的不良事件。当损伤修复不成功时，DSB会导致基因组不稳定、细胞死亡或细胞衰老。急性放疗毒性以急性细胞死亡为特征，慢性放疗毒性以细胞外基质沉积为特征，引起慢性炎症和细胞衰老[16-30]。

（二）放射性肾病的临床表现

放射性肾病（radiation nephropathy）的临床过程如下：在放疗后6个月内无任何症状或临床体征，即放射性肾病潜伏期；临床症状最早出现在照射后的6～18个月（急性期）；放疗18个月后慢性期的临床症状变得明显。急性放射性肾病开始可能无症状，仅有氮质血症或蛋白尿。当有症状时可表现为疲劳、水肿、头痛和严重贫血，甚至高血压脑病或充血性心力衰竭。慢性放射性肾病表现为高血压、蛋白尿和慢性肾衰竭，临床上与任何其他原因的慢性肾脏病难以区分，慢性放射性肾病潜伏期可长达8～19年。目前认为，恶性肿瘤患者放疗后肾功能下降是化疗或抗生素等多种肾毒性药物使用的共同结果。

（三）肾脏放疗毒性的剂量阈值及其意义

放射性肾病的临床表现严重程度取决于放疗类型（部分照射/全身照射，内照射/外照射）、放疗剂量和照射的肾体积。临床使用的全身照射和内照射剂量要低得多，并引起涉及肾小球、肾小管间质和肾血管的晚期损伤。

临床建议将双肾平均剂量保持在18Gy以下，以限制肾毒性。2Gy分割模式中15～17Gy总剂量是安全的，23Gy可在5%病例中引起慢性肾脏病，28Gy可在50%病例中引起慢性肾脏病。临床正常组织效应量化分析（QUANTEC）显示，如双肾接受平均剂量大于18Gy剂量照射，多达50%会出现临床相关肾损伤。如小于20%肾脏体积暴露于28Gy（V28＜20%），只有5%的病例会出现临床相关肾损伤。虽然肾脏剂量阈值和BED在不同放疗模式中可能不同，但其分子和细胞病理机制并非不同。

（四）组织病理学

放疗后肾脏急性形态学改变主要为血管和肾小球。内皮细胞丢失伴内皮下扩张是照射损伤早期表现，毛细血管袢闭塞和充血，血栓形成和退化红细胞铸型存在于肾小球毛细血管中，系膜血管溶解，电镜显示内皮细胞损伤和肾小球基底膜内皮下增宽。慢性改变特征是肾间质增加和肾单位损失，晚期表现为小叶间动脉和弓状动脉硬化、肾小管萎缩和肾小球瘢痕形成。

（五）辐射毒性的病理机制

慢性炎症和细胞衰老是几乎所有慢性肾脏病病因中纤维化过程的驱动因素。在放射性肾病中，最初肾细胞损伤是通过电离辐射引起DNA双链断裂，可通过DNA直接损伤或间接通过水电离产物和（或）活性氧来介导。急性DNA损伤可致肾细胞立即坏死。在急性期存活细胞中，DNA修复机制高度激活。即使细胞没有死于急性损伤，修复错误的DNA双链断裂仍可长期诱导细胞死亡或细胞衰老。细胞死亡后释放的细胞因子、细胞衰老和电离辐射本身可触发慢性炎症。最后，慢性炎症和细胞衰老可致肾纤维化。放射性肾病分子和细胞信号通路始于肾DNA损伤及其修复机制。细胞死亡、氧化应激、血管功能障碍、细胞衰老、炎症、促纤维化因子的释放和肾素-血管紧张素-醛固酮系统（RAAS）激活是放射性肾病公认的病理机制。

到目前为止，精确信号转导通路和病理机制尚未完全了解，数据大部分来自动物实验模型。肾素-血管紧张素-醛固酮系统抑制剂是很有前途的候选药物。实验性放射肾病中存在细胞衰老，纤维化是放射性肾病终末期改变，阻断细胞外基质沉积可能是未来治疗的潜在靶点。用于诊断和评估放射性肾病进展及严重程度的生物标志物仍需进一步探索，可为放射性肾病研究和治疗靶点提供新途径。

四、靶向治疗相关性肾损伤

靶向治疗是依据肿瘤发生中涉及的异常分子和基因，设计针对特定分子和基因靶点的药物，选择性杀伤瘤细胞。这些针对突变或过表达基因的药物对肾有不同程度作用，进而引发肾损害[31-40]。

（一）抗血管内皮生长因子药物

抗血管内皮生长因子（vascular endothelial growth factor，VEGF）及其受体VEGFR2是肿瘤血管生成的主要驱动因子，也是抗血管生成治疗的主要靶点。VEGF-VEGFR2抑制剂根据其靶点分为两类：直接抑制VEGF的药物，如贝伐珠单抗等；抑制VEGFR2的酪氨酸激酶抑制剂（TKI），如阿帕替尼、瑞戈非尼、索拉非尼、乐伐替尼等。

1. 致病机制　抗血管生成药物通过破坏VEGF通路，造成肾小球和管周毛细血管内皮细胞功能障碍，导致血栓性微血管病（TMA）和急性肾损伤。

2. 临床表现　如急性肾损伤、高血压、蛋白尿等。肾活检病理改变包括血栓性微血管病、增生性肾小球肾炎、冷球蛋白血症和免疫复合物型肾小球肾炎。

3. 治疗策略　贝伐珠单抗诱发蛋白尿治疗，优先使用血管紧张素转换酶抑制剂（ACEI）或血管紧张素受体拮抗剂（ARB）等。若尿蛋白定量≥2g/d，应暂停贝伐珠单抗治疗，当尿蛋白定量＜2g/d时可恢复治疗，肾病综合征患者永久停用。抗VEGF药物的肾脏排泄量较低，对于轻中度慢性肾脏病肿瘤患者，不建议调整剂量，且须监测肾功能和蛋白尿。如发生恶性高血压或肾病综合征，建议停止治疗。对于血液透析患者，贝伐珠单抗、酪氨酸激酶抑制剂舒尼替尼和索拉非尼均不能通过透析清除，因此可在透析当天治疗前后给药。

（二）酪氨酸激酶抑制剂

1. 致病机制　酪氨酸激酶抑制剂（TKI）的代表性药物如阿帕替尼、索拉非尼、瑞戈非尼、舒尼替尼、阿西替尼等，主要通过抑制VEGFR2发挥抗血管生成作用，其肾毒性主要与足细胞c-mip的高丰度相关，这可能是细胞骨架紊乱和足突消失，最终导致蛋白尿发生的主要原因。

2. 临床表现　如急性肾损伤、高血压、蛋白尿等，肾活检显示微小病变肾病/局灶节段性肾小球硬化（MCD/FSGS），特征为足细胞足突消失。

3. 治疗策略　所有患者在开始TKI治疗前确定是否存在高血压（≥140/90mmHg）并控制血压＜140/90mmHg，或在显性蛋白尿时＜130/80mmHg。建议将ACEI、ARB和二氢吡啶钙通道阻滞剂（氨氯地平、非洛地平）作为一线治疗药物。顽固性高血压（＞160/100mmHg）者应中断TKI治疗，直到血压恢复正常，然后以较低剂量重新开始。当ACEI/ARB和CCB对高血压无效时，可用利尿剂和β受体阻滞剂等其他抗高血压药物。TKI治疗中如尿蛋白≥2g/d，应暂停治疗，当尿蛋白＜2g/d时恢复治疗，有中重度蛋白尿迹象者应暂停治疗，肾病综合征永久停用。基于TKI诱导蛋白尿的发病机制及足细胞损伤的可逆性特点，在TKI治疗过程中，直接保护足细胞可能有助于预防蛋白尿的发生。TRPC5小分子抑制剂AC1903、小分子Bis-T-23等可能对TKI诱导的肾损伤有保护作用。

（三）BRAF抑制剂

1. 致病机制　BRAF抑制剂代表性药物有维莫非尼、达拉非尼等，通过选择性抑制BRAF发挥控瘤作用。但这些药物可能通过干扰下游丝裂原激活蛋白激酶（MAPK）通路，增加缺血性肾小管损伤的易感性。BRAF被证明在发育和成熟的肾小球足细胞中表达与定位，足细胞中BRAF的相互作用蛋白PLCε1突变可致肾病综合征可逆。另外，BRAF下游激活ERK通路，负责多种细胞因子和生长因子的增殖效应，包括VEGF，而VEGF抑制可引起高血压、蛋白尿、TMA等肾损害。

2. 临床表现　急性肾损伤和电解质紊乱，肾活检主要表现为肾小管坏死和间质纤维化。

3. 治疗策略　建议在使用前评估肾功能，并每月监测血清肌酐、尿蛋白、血清嗜酸性粒细胞数，以及钾、磷、钙、镁、钠等电解质含量。一旦发生肾小管毒性（蛋白尿、血肌酐升高和肾小球滤过率下降等），应立即中断药物治疗，在肾功能恢复正常后考虑继续使用。电解质紊乱应及时支持治疗。对于停用BRAF抑制剂和支持治疗后不能迅速缓解者，应考虑肾活检以评估是否存在急性间质性肾炎，适当应用糖皮质激素可促进肾功能缓解。

（四）间变性淋巴瘤激酶（ALK）抑制剂

1. 致病机制 ALK抑制剂的代表性药物有克唑替尼、阿来替尼、赛瑞替尼、布加替尼、劳拉替尼等，其致肾损伤机制尚不清楚，有报道认为，克唑替尼抑制肾近曲小管、Henle袢和远曲小管部位间充质上皮过渡生长因子（c-Met）的表达，导致肾小管功能障碍。

2. 临床表现 如急性肾损伤、电解质紊乱、获得性肾微囊肿等。肾活检显示弥漫性急性肾小管损伤/急性肾小管坏死，微小病变/局灶性肾小球系膜血管溶解，小动脉肌细胞空泡化等。

3. 治疗策略 肌酐水平显著高于正常范围者，可谨慎使用克唑替尼。由于克唑替尼对基于肌酐的eGFR影响机制不明，当eGFR降低时，应排除其他继发性肾脏病。患者电解质紊乱时应及时给予支持治疗。

（五）表皮生长因子受体（EGFR）抑制剂

1. 致病机制 EGFR抑制剂的代表性药物有西妥昔单抗、厄洛替尼、吉非替尼、帕尼单抗等。其损伤肾脏的机制为远曲小管的镁重吸收部分依赖于基底外侧膜上EGFR活性，激活的EGFR诱导上皮Mg^{2+}通道TRPM6激活，从尿液中重吸收镁。靶向EGFR单抗，如西妥昔单抗，可防止EGF与其受体结合，阻碍远曲小管对镁离子重吸收过程，导致低镁血症。

2. 临床表现 如低镁血症、低钾血症、低钙血症等电解质紊乱。

3. 治疗策略 对1级或2级低镁血症，停用西妥昔单抗后口服镁制剂可缓解。不耐受口服镁制剂患者，可静脉注射镁制剂，最高可达4g。

（六）其他导致肾损伤的靶向药物

1. Bcr-abl酪氨酸激酶抑制剂 代表性药物有伊马替尼、达沙替尼、尼罗替尼、博苏替尼等。伊马替尼对肾脏的不良影响可能由肿瘤溶解综合征、尿酸在肾小管中的沉淀和沉积，以及中毒性肾小管损伤引起。也有学者提出，毒性作用可能与血小板衍生生长因子受体（PDGFR）抑制有关，动物模型显示PDGF-β/PDGFR轴在急性肾小管坏死后肾小管细胞再生中起重要作用。主要通过监测肌酐水平和eGFR预防肾损伤发生。

2. 抗Her2靶点药物 代表性药物有曲妥珠单抗、帕妥珠单抗、拉帕替尼等。帕妥珠单抗和拉帕替尼目前尚无肾毒性报道。目前认为，曲妥珠单抗的心脏毒性可继发性引起心肾综合征，同时肾受损时可增加其心脏毒性作用。尚未见曲妥珠单抗单独引起肾功能障碍的报道。

3. 抗Claudin18.2靶向药 代表性药物有zolbetuximab等。Claudin18.2（CLDN18.2）在胃癌和食管癌中均有表达，是一种理想的单抗结合的候选者。目前研发进度最快的药物zolbetuximab已处临床试验Ⅲ期阶段，一项最新Ⅱ期研究显示，zolbetuximab治疗中不良事件主要以恶心（76.2%）、呕吐（54.8%）为主，尚未见肾毒性的有关报道。不过，呕吐、腹泻等引起血容量减少，此时应警惕肾前性急性肾损伤发生。

五、免疫治疗相关性肾损伤

近年来，以免疫检查点抑制剂（ICI）为代表的免疫疗法，通过激活患者自身T淋巴细胞的控瘤免疫功能发挥杀灭肿瘤细胞的作用，该类药已被广泛用于临床。尤其备受关注的PD-1/PD-L1抑制剂、CTLA-4抑制剂、CAR-T或肿瘤疫苗在带来控瘤疗效同时也有一定肾毒性反应，表现为急性肾损伤（AKI）、急性间质性肾炎（AIN）、肾小球疾病、移植肾排异和电解质紊乱等，成为肿瘤-肾病学研究的重点[41-50]。

（一）诊断

关于ICI相关肾损伤诊断标准，目前尚未统一。要定期监测血肌酐水平来观察肾功能变化并排除其他原因导致的肾脏不良反应；定期监测尿蛋白水平。肾活检作为一种有创检查，是诊断肾病的金标准，但有无必要对使用ICI后出现肾损伤患者都行肾活检，目前尚无定论。PET/CT可能辅助诊断ICI相关性AIN，尤其对不能及时肾活检者，目前仍缺乏高级别证据。

（二）病理类型和临床表现

急性肾损伤在ICI所致肾损伤中最为常见，主要表现为少量蛋白尿和不同程度的血肌酐升高；少数可出现大量蛋白尿，部分有白细胞尿和镜下血尿；部分会合并至少一种肾外表现。接受PD-1或PD-L1抑制剂治疗的肾损伤患者，最常见病理表现是AIN，如间质水肿并伴不同程度淋巴细胞、浆细胞浸润，这与其他药物如质子泵抑制剂、非甾体抗炎药等所致AIN并无显著差别。部分除AIN外还可伴肾小球病变，如局灶节段性肾小球硬化、膜性肾病、微小病变肾病等，少数患者也可仅表现为微小病变肾病或IgA肾病。

（三）发病机制

1. 抑制肾组织PD-L1活性介导的肾小管细胞自身免疫损伤　除了瘤细胞，正常肾脏的肾小管细胞亦可表达PD-L1，其中以近端肾小管最多见。因此，PD-1/PD-L1抑制剂可能结合肾小管上皮细胞上的PD-L1，从而抑制PD-1通路，增强T细胞活性，导致肾小管细胞受到自身免疫损伤。

2. 药物诱导的T细胞再次被激活　其他易导致AIN的药物（如质子泵抑制剂、非甾体抗炎药等）或其代谢产物可作为一种半抗原与肾小管基底膜正常成分结合形成完全抗原，使T细胞致敏；使用PD-1/PD-L1抑制剂后可被重新激活，T细胞因被再次激活而失去免疫耐受，攻击肿瘤患者自身组织，导致肾小管上皮细胞进一步损伤。

3. 自身免疫反应增强　PD-1和CTLA-4通路在移植器官免疫耐受中也发挥重要作用，阻断该通路会导致自身免疫反应增强。研究提示，肾移植患者接受ICI治疗可能诱发急性细胞或抗体介导的排斥反应。此外，接受CTLA-4抑制剂治疗的肿瘤患者，其血清抗双链DNA抗体和抗核抗体升高，并发生肾损伤，通过肾活检病理检查结果通常为狼疮肾炎，停止ICI治疗3个月后自身抗体水平下降至正常水平。由此推断，CTLA-4抑制剂可能通过自身抗体水平升高而诱发自身免疫性肾损害。

（四）ICI相关性急性肾损伤的治疗及管理

ICI相关性急性肾损伤的有效管理取决于早期诊断和及时干预，并根据不同肾损伤程度采取不同的免疫调节措施。ICI治疗后一旦发生急性肾损伤，应尽早采取干预措施。首先，停止ICI治疗，排除常见引起急性肾损伤的原因（梗阻性肾病、容量不足、化疗药物及其他肾毒性药物），若肾功能恢复则可继续肿瘤免疫治疗。在排除其他急性肾损伤病因后，肾功能仍维持急性肾损伤1期甚至发展为急性肾损伤2～3期，或经肾活检确诊病理类型为AIN，此时应立即停用ICI，并启动糖皮质激素治疗。不同患者对于免疫抑制治疗的反应不同，虽然通过糖皮质激素治疗后40%～45%的患者肾功能部分或完全缓解，但仍有部分患者肾功能未能恢复，且死亡率较高。对于难治性病例，可考虑更换或联用其他免疫抑制剂，如吗替麦考酚酯、英夫利昔单抗和利妥昔单抗等。尽管暂停ICI及使用激素治疗后，多数患者肾功能得以恢复，但可能影响恶性肿瘤疗效并最终影响预后。因此，在开始ICI治疗后应慎用糖皮质激素，并尽可能重新启动肿瘤免疫治疗或使用其他控瘤药物，但重新启动ICI治疗后仍可能再发生急性肾损伤。目前认为，当血肌酐达到基础值3倍以上或大于354μmol/L（4.0mg/dl）时，应永久停止ICI治疗。目前关于复发性ICI相关性急性肾损伤的治疗建议尚不明确，何时应重新启动ICI治疗仍待进一步定论。

六、介入治疗相关性肾损伤

（一）热消融治疗相关性肾损伤

热消融治疗常包括射频消融、微波消融、冷冻消融和高强度聚焦超声。对于消融治疗肾肿瘤导致的肾损伤主要由正常肾组织的热损伤造成。T1a期肾癌微波消融后急性肾损伤的发生率约为18%，热消融后急性肾损伤3期发生率为0～5.7%。急性肾损伤也是肝肿瘤热消融治疗的一种少见并发症。肝肿瘤大小及消融范围是急性肾损伤的影响因素。据报道，在大肝癌（直径≥5cm）微波消融患者中，急性肾损伤发生率可高达23.6%。肝热消融造成肾损伤的机制尚未完全明确。现在认为其一方面与继发于肿瘤溶解综合征和红细胞破坏的肾小管堵塞、血管收缩、肾小球滤过率减低相关；另一方面也与术前禁食、术中体液流失造成的肾灌注不足相关。术后积极静脉补液有助于维持肾血流灌注、促进坏死物及代谢废物排泄，从而减少急性肾损伤的发生。多数患者在消融后出现的急性肾损伤程度轻且无临床症状，仅需保守治疗或密切观察，少数严重患者需要积极补液，甚至行透析治疗[51-60]。

（二）血管介入治疗相关性肾损伤

肿瘤的血管介入治疗包括经导管动脉灌注化疗术、经导管动脉栓塞术和经导管动脉化疗栓塞术。术中所用对比剂和化疗药及动脉栓塞造成的局部缺血都可能造成肾损伤。肾细胞肿瘤化疗效果较差，经导管动脉灌注化疗术及经导管动脉化疗栓塞术不推荐用于原发性肾细胞肿瘤治疗。对有严重血尿或腰部疼痛临床症状明显的肾细胞肿瘤患者，可考虑行局部动脉栓塞以缓解症状。肾动脉分支栓塞后，其分布区域的肾组织可发生缺血、坏死，继发肾功能障碍。肝动脉化疗栓塞术是原发性肝癌的常用治疗方法，也是医院获得性急性肾损伤的主要原因之一，术后急性肾损伤发生率为4.6%～23.8%。肝动脉化疗栓塞术导致的急性肾损伤一方面与原发性肝癌伴随的慢性肝病、肝硬化及血流动力学改变相关；另一方面与化疗药、对比剂、碘化油等肾毒性药物相关。治疗时应根据病因选择适当的治疗措施。

七、中药治疗相关性肾损伤

中药是肿瘤综合治疗的重要手段之一，中西医结合治疗也是我国肿瘤治疗的特色。但中药（包括其制剂）的不合理应用也会对机体造成伤害，特别是对肾脏的损伤[61-70]。

（一）对肾脏有损害的中药分类

1. 含生物碱类 如乌头、附子（乌头碱、次乌头碱、新乌头碱等）、马钱子（马钱子碱、士的宁）、益母草（益母草总生物碱）等。

2. 含蒽醌类 如大黄（大黄素、芦荟大黄素等）。

3. 含苷类成分 如栀子（栀子苷）、商陆（商陆皂苷乙和商陆皂苷丙）等。

4. 含萜类与内酯类 如雷公藤（雷公藤甲素）、甘遂等。

5. 含毒蛋白类 如蜈蚣、苍耳子等。

6. 含金属离子成分 如朱砂（硫化汞）、轻粉（氯化亚汞）、铅丹（四氧化三铅）、升汞（氯化汞）等。

7. 含有机酸类 如关木通、广防己等。

8. 其他 可导致肾损伤的中药还有鸦胆子、苦参、马兜铃、斑蝥等。

（二）中药引起的肾脏疾病

1. 急性肾衰竭。
2. 肾病综合征。
3. 肾小管-间质性肾炎。
4. 慢性肾衰竭。

（三）中药导致肾毒性的原因

治疗肿瘤中药导致肾损伤的原因及机制：①药物本身具有肾毒性的活性成分；②中药相互作用或者代谢产物引起的肾毒性；③个体的差异及易感性；④儿童、老年特殊群体及有基础肾病的人群；⑤品种复杂、误用滥用；⑥中药剂量过大、服用太久；⑦炮制、煎煮不当；⑧药物污染（种植、运输、储存）。

（四）预防中药肾毒性措施

1. 科学规范地使用中药，因人制宜，辨证施治。
2. 避免有毒药物的长期使用和超剂量使用。
3. 针对使用药物有潜在风险的人群和特殊人群，要定期检测。
4. 合理加工炮制和煎煮。
5. 规范品种、保证质量。

（五）合理看待中药的肾毒性

既不可忽视中药的肾毒性，也不可盲目夸大，不能“因噎废食”，应结合中药的品种、炮制、剂量、煎煮和配伍情况，因人、因地、因时制宜，做到药证相符，辨证施治，才能更好地应用中药，减少不良反应。同时结合现代医学中药药理研究成果，临床应用中尽量避免或减少使用有明确肾毒性的药物才是避免中药导致肾损伤的有效方法。

八、肿瘤溶解综合征相关性肾损伤

肿瘤溶解综合征（TLS）是因大量瘤细胞溶解导致细胞内容物进入体循环而引起的代谢急症。TLS发病机制的核心是核酸分解产生的尿酸快速积累，通过各种机制导致肾衰竭。肾衰竭减少钾、磷和尿酸清除，从而导致高钾血症、高尿酸血症、高磷血症和继发性低钙血症，进一步导致急性肾衰竭、癫痫、心律失常、酸中毒、氮质血症或猝死[71-75]。

（一）危险因素

TLS引起急性肾损伤的危险因素包括对化疗高度敏感的恶性肿瘤、肿瘤负荷高、使用细胞溶解化疗方案、乳酸脱氢酶升高（＞1500U）及有肾脏基础病等。容易引起TLS的恶性肿瘤多见于生长速度快且对化疗敏感的恶性肿瘤，如急性淋巴细胞白血病、小细胞肺癌等。除了肿瘤类型，危险因素还包括高剂量化疗、脱水状态、酸中毒、肾功能不全和由肿瘤浸润造成的肾损伤、尿路梗阻等。化疗药物如顺铂、环磷酰胺、甲氨蝶呤等用于化疗敏感性肿瘤易导致TLS。近年来，新肿瘤治疗手段日渐普及用于临床，临床试验Ⅰ～Ⅲ期研究发现，使用单抗、酪氨酸激酶抑制剂、蛋白酶体抑制剂、促凋亡制剂和CAR-T细胞等治疗肿瘤时均会发生TLS。

（二）发病机制

TLS引起AKI的机制为化疗后瘤细胞内容物释放、核酸代谢异常、细胞因子释放导致肾小管损伤，引起高尿酸血症、高钾血症、高磷血症和低钙血症等，导致急性尿酸性肾病、急性肾小管阻塞、肾小管间质肾炎和尿路结石等。高尿酸血症还可致肾血管收缩、活性氧自由基形成及炎症细胞因子释放，促进急性肾损伤发生。

（三）临床表现

TLS相关性急性肾损伤通常在化疗后24小时左右发生，尤其对肿瘤负荷高、基础肾小球滤过率低、对化疗药物敏感的肿瘤患者。TLS的典型代谢紊乱表现为“三高一低”，即高钾血症、高磷血症、高尿酸血症和低钙低镁血症。①高钾血症：可表现为烦躁不安、恶心、呕吐、胸闷、气短等症状，还可以引起神经肌肉异常。心电图表现为T波高尖、QRS增宽、PR间期延长与房室传导阻滞等。若同时存在肾损伤，则会加重高钾血症。②高磷血症：可诱发加重肾衰竭和低钙血症。高磷血症常表现为消化道症状，也可以继发肾受损表现。③高尿酸血症：可有恶心、呕吐等症状，可继发痛风和尿酸性肾病，临床多表现为关节疼痛、肾绞痛与肾损害症状。④严重低钙低镁血症：可致感觉异常，手足抽搐，足踝部、腕部及支气管痉挛、Chvostek征阳性和Trousseau征阳性。TLS的代谢紊乱可致肾功能不全，若不及时处理可危及生命。

（四）诊断标准

Cairo-Bishop分类系统（2004年）将肿瘤溶解综合征分为实验室肿瘤溶解综合征（LTLS）和临床肿瘤溶解综合征（CTLS）。LTLS指化疗后3天或7天内出现≥2个实验室参数异常：①血钾≥6.0mmol/L（或6mg/L）或增高25%基线水平；②血尿酸≥476μmol/L（或8mg/dl）或增高25%基线水平；③血磷≥2.1mmol/L（儿童）或≥1.45mmol/L（成人）或增高25%基线水平；④血钙≤1.75mmol/L或降低25%基线水平。CTLS是指在LTLS的基础上合并≥1个以下临床表现：①血清肌酐大于等于正常值上限的1.5倍；②心律失常或猝死；③癫痫发作。也有研究认为血肌酐与患者年龄、水化情况等有关，存在个体差异，以肾小球滤过率作为诊断指标更能反映肾功能。

（五）治疗

1. 静脉补液　目的在于改善肾灌注及肾小球滤过率，减少尿酸及磷酸钙在肾小管的沉积。液体量应控制在2500～3000ml/（m^2·d），必要时予以利尿剂，保证尿量3000ml/d以上，如利尿剂效果欠佳可考虑静脉应用甘露醇0.2～0.5g/kg。

2. 碱化尿液　如增加尿酸溶解度，加速尿酸排出，减少尿酸在肾小管沉积。推荐碱化尿液pH维持在7.0～7.5，可给予5%碳酸氢钠溶液100～150ml/d静脉滴注或碳酸氢钠溶液6～8g/d

口服。尿少时碱化尿液无法防止尿酸结晶，对已发生TLS并存在显著高磷血症的患者，碱化尿液可促进磷酸钙和黄嘌呤结晶在肾脏中沉积。因此，碱化尿液仅用于代谢性酸中毒患者，尿液高pH、高血磷患者、及应用拉布立酶的患者不需要碱化尿液。

3. 降尿酸治疗 ①别嘌醇：可竞争性抑制黄嘌呤氧化酶，阻断次黄嘌呤和黄嘌呤代谢生成尿酸。常规用量为10mg/（kg·d），分3次口服（每天最大剂量不超过800mg）。使用时应停用噻嗪类利尿剂，并调整氯磺丙脲和环孢素等药物用量。别嘌醇对已生成尿酸无作用，且该药起效较慢，主要经肾排泄，会引起黄嘌呤和次黄嘌呤底物堆积，故可能加重急性梗阻性肾病。②非布司他：不推荐用于无临床症状的高尿酸血症患者，在无拉布立酶或禁用拉布立酶情况下，不能耐受别嘌醇的高尿酸血症患者可谨慎使用非布司他。③尿酸氧化酶：通过催化尿酸氧化、形成溶解度更大的尿素从肾脏排泄，进而降低尿酸。拉布立酶作用快速、高效、安全；与别嘌醇比较，可有效降低血尿酸和血肌酐水平。拉布立酶0.15～0.20mg/（kg·d），静脉滴注30分钟，一般应用5～7天。④血液透析：血液透析治疗对急性尿酸性肾病有效。

4. 纠正电解质紊乱 ①高钾血症：血钾≥6mmol/L或高出基础值25%者，给予心电监护并适当增加水化量。血钾≥6.5mmol/L或出现急性心脏毒性者，立即分次给予10%葡萄糖酸钙0.2～0.5ml/kg，葡萄糖25g＋胰岛素5U静脉滴注；高血钾仍不能控制者，应及时行透析治疗。②高磷血症：可采用持续水化、限制磷摄入、磷酸盐螯合剂（氢氧化铝凝胶，每天50～150mg/kg；醋酸钙每餐1334～2668mg，每天3餐与食物一起服用）；病情严重者可行血液透析治疗。③低钙血症：无症状者可暂不治疗，否则加重钙磷沉积。如血钙≤1.75mmol/L或低于基础值25%、有症状患者可给予10%葡萄糖酸钙缓慢静脉注射，单次最大剂量不超过1g。

5. 早期肾脏替代治疗（RRT） 即使对高危患者及时进行干预，仍有部分会发展为急性肾衰竭。对难以纠正的电解质紊乱、水化后液体超负荷及肾功能急剧恶化患者，应该及时进行透析治疗。对于透析患者给予支持治疗，早期给予碳水化合物，情况好转后给予优质蛋白低盐饮食。少尿期应给予低钾低磷食物。可使用碳酸钙中和胃酸预防胃肠道出血，同时可降低血清磷。在TLS中，肾脏替代治疗时机早于其他临床情况，因细胞破裂处于进行中，无法预测血清电解质快速变化。

九、肿瘤支持治疗相关性肾损伤

肿瘤支持治疗（supportive care in cancer）适用于所有肿瘤患者，贯穿肿瘤患者诊治开始至生命结束全过程，已成为与化疗、靶向治疗、免疫治疗、放疗、手术治疗等并重的治疗手段，相关支持治疗药物亦会对肾脏造成不同程度损伤，其中以癌痛治疗和骨修复治疗为主[75-80]。

（一）治疗癌痛药物相关性肾损伤

癌痛是最常见肿瘤相关症状之一，药物治疗多以非甾体抗炎药和阿片类药物为主。

1. 非甾体抗炎药（NSAID） 具有镇痛、抗炎和抑制环氧合酶（COX）的作用。COX有COX-1和COX-2。COX-1在许多组织中表达，并维持基本生理学功能，包括维持肾灌注和血小板聚集，调节和避免胃黏膜损伤。COX-2增加前列腺素合成。NSAID通过抑制COX减少前列腺素产生，导致肾血液灌流量和肾小球滤过率降低，造成急性肾损伤，严重时可致肾小管坏死。这种抑制作用是可逆的，且药效和毒副作用产生均与血药浓度密切相关，在日常使用NSAID镇痛的患者中应密切随访其肾功能。

2. 阿片类药物 主要通过肝脏代谢细胞色素P450酶（CYP2D6和CYP3A4）途径代谢，代谢产物通过粪便或尿液排出体外。①曲马多：是阿片类激动剂和单胺类神经递质再摄取抑制剂。曲马多用于治疗中至重度疼痛，效果类似于吗啡或芬太尼。曲马多及其代谢产物主要通过肾脏排出。高剂量或长期使用曲马多对肾脏有毒性作用。其机制并不明确，可能与线粒体损伤及氧化应激有关。②吗啡类药物：是中重度癌痛的主要用药，吗啡类药物在使用不当时可有肾毒性，如所用剂量过大、体内存在其他毒性物质、脱水、前列腺肥大等情况。主要机制可能是阿片受体在中枢和外周神经系统中都有分布，阿片肽受体激活可抑制心肌兴奋-收缩耦联，可导致动脉压长期持续下降。中枢阿片肽激活使肾交感神经作用增强，导致肾血管收缩和肾缺血，从而促进交感神经反应，如果持续，可能导致缺血性急性肾损伤。而吗啡类药物，如吗啡片、盐酸羟考酮、芬太尼等药物，其中间代谢产物要经过肾脏排泄，可能对肾脏造成一定损伤。

3. 镇痛药 肿瘤患者合并肾损害须合理服用镇痛药。肾功能不全患者由于药物排泄发生变化，可致药物蓄积，导致不良反应风险增加，对于此类患者应根据阿片类药物的药动学特点选择合适药物，在镇痛治疗同时需密切监测肾功能，以达到安全有效的疼痛管理。肾衰竭患者使用曲马多后可出现幻觉、癫痫危象和呼吸抑制等严重不良事件，应用时需根据肾小球滤过率来调整剂量或延长给药间隔时间。对于中重度肾功能不全者，可待因和吗啡及其代谢物清除率显著降低，代谢物蓄积会进一步造成肾损伤。因此，肾功能不全者应避免使用可待因和吗啡。

肾功能不全患者使用盐酸羟考酮后血药浓度增幅较小，可考虑作为轻中度肾功能不全患者的二线用药，但仍要根据肾小球滤过率和患者耐受情况调整剂量与给药间隔。同样，芬太尼在肾功能不全患者中并不影响患者的肾功能，因此该药可在严密监测下应用。目前国际上最常用的是慢性肾脏病分级，根据该分级对阿片类药物进行剂量调整，GFR≥90ml/（min·1.73m^2）时，无须调整；GFR为50～90ml/（min·1.73m^2）时，无须调整；GFR为10～50ml/（min·1.73m^2）时，吗啡、氢吗啡酮、羟考酮减量50%，芬太尼减量25%或不减量，美沙酮可不减量；GFR＜10ml/（min·1.73m^2）时，吗啡、羟考酮禁用，氢吗啡酮减量75%，芬太尼和美沙酮减量50%。

（二）唑来膦酸治疗骨转移相关肾损伤

唑来膦酸是第三代双膦酸盐类药物，主要通过抑制破骨细胞的活性和诱导破骨细胞凋亡来抑制骨吸收，在临床上主要应用于骨继发恶性肿瘤的治疗。唑来膦酸在临床上常见的不良反应为肾损害，特别是肾小管损害，相关的机制研究发现，唑来膦酸一方面可通过激活TGF-β-Smad3信号通路，导致胶原蛋白表达升高和金属蛋白酶抑制剂合成增加，胶原在肾组织中沉积增多，形成肾间质纤维化；另一方面通过促进长链脂肪酸转运蛋白SLC27A2表达，增加脂肪酸摄取，同时抑制脂肪酸β氧化导致脂质积累，从而对肾组织产生脂毒性，促使肾小管或肾间质细胞去分化，进而促使肾纤维化。在开始治疗前，需检测患者的血清肌酐浓度和eGFR，根据eGFR调整唑来膦酸剂量。如果患者治疗前已经出现严重的肾功能不全症状[eGFR＜30ml/（min·1.73m^2）]，此时不建议使用唑来膦酸进行治疗。从开始用药治疗后，每次给予唑来膦酸之前，均要测定患者血清肌酐浓度和eGFR。

（陈　崴）

参考文献

[1] Launay-Vacher V，Etessami R，Janus N，et al. Lung cancer and renal insufficiency：prevalence and anticancer drug issues[J]. Lung，2009，187（1）：69-74.

[2] Taguchi T，Nazneen A，Abid M R，et al. Cisplatin-associated nephrotoxicity and pathological events[J]. Contrib Nephrol，2005，148：107-121.

[3] Launay-Vacher V，Rey J B，Isnard-Bagnis C，et al. Prevention of cisplatin nephrotoxicity：state of the art and recommendations from the European Society of Clinical Pharmacy Special Interest Group on Cancer Care[J]. Cancer Chemother Pharmacol，2008，61（6）：903-909.

[4] Hayes D M，Cvitkovic E，Golbey R B，et al. High dose cis-platinum diammine dichloride：amelioration of renal toxicity by mannitol diuresis[J]. Cancer，1977，39（4）：1372-1381.

[5] Basnakian A G，Apostolov E O，Yin X，et al. Cisplatin nephrotoxicity is mediated by deoxyribonuclease I[J]. J Am Soc Nephrol，2005，16（3）：697-702.

[6] Ramesh G，Reeves W B. Salicylate reduces cisplatin nephrotoxicity by inhibition of tumor necrosis factor-alpha[J]. Kidney Int，2004，65（2）：490-498.

[7] Lam M，Adelstein D J. Hypomagnesemia and renal magnesium wasting inpatients treated with cisplatin[J]. Am J Kidney Dis，1986，8（3）：164-169.

[8] Lajer H，Kristensen M，Hansen H H，et al. Magnesium depletion enhances cisplatin-induced nephrotoxicity[J]. Cancer Chemother Pharmacol，2005，56（5）：535-542.

[9] Santoso J T，Lucci J A 3rd，Coleman R L，et al. Saline，mannitol，and furosemide hydration in acute cisplatin nephrotoxicity：a randomized trial[J]. Cancer Chemother Pharmacol，2003，52（1）：13-18.

[10] Winston J A，Safirstein R. Reduced renal blood flow in early cisplatin-induced acute renal failure in the rat[J]. Am J Physiol，1985，249（4 Pt 2）：F490-496.

[11] Lichtman S M，Wildiers H，Launay-Vacher V，et al. Interna-

tional Society of Geriatric Oncology (SIOG) recommendations for the adjustment of dosing in elderly cancer patients with renal insufficiency[J]. Eur J Cancer, 2007, 43 (1): 14-34.

[12] Raj G V, Iasonos A, Herr H, et al. Formulas calculating creatinine clearance are inadequate for determining eligibility for Cisplatin-based chemotherapy in bladder cancer[J]. J Clin Oncol, 2006, 24 (19): 3095-3100.

[13] Kintzel P E, Dorr R T. Anticancer drug renal toxicity and elimination: dosing guidelines for altered renal function[J]. Cancer Treat Rev, 1995, 21 (1): 33-64.

[14] Aronoff G R, Bennett W M, Berns J S, et al. Drug Prescribing in Renal Failure: Dosing Guidelines for Adults and Children[M]. 5th ed. Phila delphia: Amer College of Physicians, 2007.

[15] Jackson A M, Rose B D, Graff L G, et al. Thrombotic microangiopathy and renal failure associated with antineoplastic chemotherapy[J]. Ann Intern Med, 1984, 101 (1): 41-44.

[16] Humphreys B D, Sharman J P, Henderson J M, et al. Gemcitabine-associated thrombotic microangiopathy[J]. Cancer, 2004, 100 (12): 2664-2670.

[17] Walter R B, Joerger M, Pestalozzi B C. Gemcitabine-associated hemolytic-uremic syndrome[J]. Am J Kidney Dis, 2002, 40 (4): e16.

[18] Shord S S, Thompson D M, Krempl G A, et al. Effect of concurrent medications on cisplatin-induced nephrotoxicity in patients with head and neck cancer[J]. Anticancer Drugs, 2006, 17 (2): 207-215.

[19] Hara M, Yoshida M, Nishijima H, et al. Melatonin, a pineal secretory product with antioxidant properties, protects against cisplatin-induced nephrotoxicity in rats[J]. J Pineal Res, 2001, 30 (3): 129-138.

[20] Camargo S M R, Francescato H D C, Lavrador M A S, et al. Oral administration of sodium selenite minimizes cisplatin toxicity on proximal tubules of rats[J]. Biol Trace Elem Res, 2001, 83 (3): 251-262.

[21] Naziroglu M, Karaoğlu A, Aksoy A O. Selenium and high dose vitamin E administration protects cisplatin-induced oxidative damage to renal, liver and lens tissues in rats. Toxicology, 2004, 195 (2-3): 221-230.

[22] Wu Y J, Muldoon L L, Neuwelt E A. The chemoprotective agent N-acetylcysteine blocks cisplatin-induced apoptosis through caspase signaling pathway[J]. J Pharmacol Exp Ther, 2005, 312 (2): 424-431.

[23] Shimeda Y, Hirotani Y, Akimoto Y, et al. Protective effects of capsaicin against cisplatin-induced nephrotoxicity in rats[J]. Biol Pharm Bull. 2005, 28 (9): 1635-1638.

[24] Mora L D E O, Antunes L M, Francescato H D, et al. The effects of oral glutamine on cisplatin-induced nephrotoxicity in rats[J]. Pharmacol Res, 2003, 47 (6): 517-522.

[25] Atasoyu E M, Yildiz S, Bilgi O, et al. Investigation of the role of hyperbaric oxygen therapy in cisplatin-induced nephrotoxicity in rats[J]. Arch Toxicol, 2005, 79 (5): 289-293.

[26] Bagshaw S M, Ghali W A. Theophylline for prevention of contrast-induced nephropathy: a systematic review and meta-analysis[J]. Archf Intern Med, 2005, 165 (10): 1087-1093.

[27] Hansen S W, Groth S, Daugaard G, et al. Long-term effects on renal function and blood pressure of treatment with cisplatin, vinblastine, and bleomycin in patients with germ cell cancer[J]. J Clin Oncol, 1988, 6 (11): 1728-1731.

[28] Stefanowicz J, Maciejka-Kapuścińska L, Rückemann-Dziurdzińska K, et al. Acute renal failure in paediatric oncological disease[J]. Med Wieku Rozwoj, 2007, 11 (3 pt 2): 337-341.

[29] Butani L, West D C, Taylor D S. End-stage renal disease after high-dose carboplatinum in preparation of autologous stem cell transplantation[J]. Pediatr Transplant, 2003, 7 (5): 408-412.

[30] Labaye J, Sarret D, Duvic C, et al. Renal toxicity of oxaliplatin[J]. Nephrol Dial Transplant, 2005, 20 (6): 1275-1276.

[31] Pinotti G, Martinelli B. A case of acute tubular necrosis due to oxaliplatin[J]. Ann Oncol, 2002, 13 (12): 1951-1952.

[32] Marzano C, Bettio F, Baccichetti F, et al. Antitumor activity of a new platinum (Ⅱ) complex with low nephrotoxicity and genotoxicity[J]. Chem Biol Interact, 2004, 148 (1-2): 37-48.

[33] Skinner R, Sharkey I M, Pearson A D, et al. Ifosfamide, mesna, and nephrotoxicity in children[J]. J Clin Oncol, 1993, 11 (1): 173-190.

[34] Rossi R. Nephrotoxicity of ifosfamide: moving towards understanding the molecular mechanisms[J]. Nephrol, Dial, Transplant, 1997, 12 (6): 1091-1092.

[35] Zhang J S, Lu H J. Ifosfamide induces acute renal failure *via* inhibition of the thioredoxin reductase activity[J]. Free Radic Biol Med, 2007, 43 (12): 1574-1583.

[36] Skinner R. Chronic ifosfamide nephrotoxicity in children[J]. Med Pediatr Oncol, 2003, 41 (3): 190-197.

[37] Prasad V K, Lewis I J, Aparicio S R, et al. Progressive glomerular toxicity of ifosfamide in children[J]. Med Pediatr Oncol, 1996, 27 (3): 149-155.

[38] Loebstein R, Atanackovic G, Bishai R, et al. Risk factors for long-term outcome of ifosfamide-induced nephrotoxicity in children[J]. J Clin Pharmacol, 1999, 39 (5): 454-461.

[39] Arndt C, Morgenstern B, Hawkins D, et al. Renal function following combination chemotherapy with ifosfamide and cisplatin in patients with osteogenic sarcoma[J]. Med Pediatr Oncol, 1999, 32 (2): 93-96.

[40] Suarez A, McDowell H, Niaudet P, et al. Long-term follow-up of ifosfamide renal toxicity in children treated for malignant mesenchymal tumors: an international society of pediatric oncology report[J]. J Clin Oncol, 1991, 9 (12): 2177-2182.

[41] Rossi R, Pleyer J, Schäfers P, et al. Development of ifosfamide-induced nephrotoxicity: prospective follow-up in 75 patients[J]. Med Pediatr Oncol, 1999, 32 (3): 177-182.

[42] Nissim I, Weinberg J M. Glycine attenuates Fanconi syndrome induced by maleate or ifosfamide in rats[J]. Kidney Int, 1996, 49 (3): 684-695.

[43] Schlenzig J S, Charpentier C, Rabier D, et al. L-carnitine: a way to decrease cellular toxicity of ifosfamide?[J]. Eur J Pediatr, 1995, 154: 686-687.

[44] Aleksa K, Halachmi N, Ito S, et al. A tubule cell model for ifosfamide nephrotoxicity[J]. Can J Physiol Pharmacol, 2005, 83: 499-508.

[45] Sener G, Sehirli O, Yegen B C, et al. Melatonin attenuates ifosfamide-induced Fanconi syndrome in rats[J]. J Pineal Res, 2004, 37 (1): 17-25.

[46] Leung N, Slezak J M, Bergstralh E J, et al. Acute renal in-

sufficiency after high-dose melphalan inpatients with primary systemic amyloidosis during stem cell transplantation[J]. Am J Kidney Dis, 2005, 45（1）: 102-111.
[47] Micetich K C, Jensen-Akula M, Mandard J C, et al. Nephrotoxicity of semustine（methyl-CCNU）in patients with malignant melanoma receiving adjuvant chemotherapy[J]. Am J Med, 1981, 71（6）: 967-972.
[48] Harrison S D Jr, Cox J L, Giles R C Jr. Effects of prochlorperazine on experimental nephrotoxicity[J]. Cancer Chemother Pharmacol, 1982, 10（1）: 62-67.
[49] Aronin P A, Mahaley M S Jr, Rudnick S A, et al. Prediction of BCNU pulmonary toxicity in patients with malignant gliomas: an assessment of risk factors[J]. N Engl J Med, 1980, 303: 183-188.
[50] Harmon W E, Cohen H J, Schneeberger E E, et al. Chronic renal failure in children treated with methyl CCNU[J]. N Engl J Med, 1979, 300（21）: 1200-1203.
[51] Kintzel P E. Anticancer drug—induced kidney disorders[J]. Drug Safety, 2001, 24（1）: 19-38.
[52] Lesesne J B, Rothschild N, Erickson B, et al. Cancer-associated hemolytic-uremic syndrome: analysis of 85 cases from a national registry[J]. J Clin Oncol, 1989, 7（6）: 781-789.
[53] Gulati S C, Sordillo P, Kempin S, et al. Microangiopathic hemolytic anemia observed after treatment of epidermoid carcinoma with mitomycin C and 5-fluorouracil[J]. Cancer, 1980, 45（9）: 2252-2257.
[54] Cantrell J E Jr, Phillips T M, Schein P S. Carcinoma-associated hemolytic-uremic syndrome: a complication of mitomycin C chemotherapy[J]. J Clin Oncol, 1985, 3（5）: 723-734.
[55] Peterson B A, Collins A J, Vogelzang N J, et al. 5-azacytidine and renal tubular dysfunction[J]. Blood, 1981, 57（1）: 182-185.
[56] Fung M C, Storniolo A M, Nguyen B, et al. A review of hemolytic uremics yndrome in patients treated with gemcitabine therapy[J]. Cancer, 1999, 85（9）: 2023-2032.
[57] Widemann B C, Balis F M, Kempf-Bielack B, et al. High-dose methotrexate-induced nephrotoxicity in patients with osteosarcoma[J]. Cancer, 2004, 100（10）: 2222-2232.
[58] Ries F, Klastersky J. Nephrotoxicity induced by cancer chemotherapy with special emphasis on cisplatin toxicity[J]. Am J Kidney Dis, 1986, 8（5）: 368-379.
[59] Widemann B C, Adamson P C. Understanding and managing methotrexate nephrotoxicity[J]. Oncologist, 2006, 11（6）: 694-703.
[60] Margolis J, Grever M R. Pentostatin （Nipent）: a review of potential toxicity and its management[J]. Semin Oncol. 2000, 27（2 Suppl 5）: 9-14.
[61] Mercatello A, Hadj-Aïssa A, Négrier S, et al. Acute renal failure with preserved renal plasma flow induced by cancer immunotherapy[J]. Kidney International, 1991, 40（2）: 309-314.
[62] Belldegrun A, Webb D E, Austin H A 3rd, et al. Effects of interleukin-2 on renal function in patients receiving immunotherapy for advanced cancer[J]. Ann Intern Med, 1987, 106（6）: 817-822.
[63] Quesada J R, Talpaz M, Rios A, et al. Clinical toxicity of interferons in cancer patients: a review[J]. J Clin Oncol, 1986, 4（2）: 234-243.
[64] Willson R A. Nephrotoxicity of interferon Alfa-ribavirin therapy for chronic hepatitis C[J]. J Clin Gastroenterol, 2002, 35(1): 89-92.
[65] Izzedine H, Rixe O, Billemont B, et al. Angiogenesis inhibitor therapies: focus on kidney toxicity and hypertension[J]. Am J Kidney Dis, 2007, 50（2）: 203-218.
[66] Zhu X L, Wu S H, Dahut W L, et al. Risks of proteinuria and hypertension with bevacizumab, an antibody against vascular endothelial growth factor: systematic review and meta-analysis[J]. Am J Kidney Dis, 2007, 49（2）: 186-193.
[67] Widakowich C, de Castro G Jr, de Azambuja E, et al. Review: side effects of approved molecular targeted therapies in solid cancers[J]. Oncologist, 2007, 12（12）: 1443-1455.
[68] Stokes M B, Erazo M C, D'Agati V D. Glomerular disease related toanti-VEGF therapy[J]. Kidney Int, 2008, 74（11）: 1487-1491.
[69] Eremina V, Jefferson J A, Kowalewska J, et al. VEGF inhibition and renal thrombotic microangiopathy[J]. N Engl J Med, 2008, 358（11）: 1129-1136.
[70] George B A, Zhou X J, Toto R. Nephrotic syndrome after bevacizumab: case report and literature review[J]. Am J Kidney Dis, 2007, 49（2）: e23-e29.
[71] Johnson D H, Fehrenbacher L, Novotny W F, et al. Randomized phase Ⅱ trial comparing bevacizumab plus carboplatin and paclitaxel with carboplatin and paclitaxel alone in previously untreated locally advanced or metastatic non-small-cell lung cancer[J]. J Clin Oncol, 2004, 22（11）: 2184-2191.
[72] Miller K D, Chap L I, Holmes F A, et al. Randomized phase Ⅲ trial of capecitabine compared with bevacizumab plus capecitabine in patients with previously treated metastatic breastcancer[J]. J Clin Oncol, 2005, 23（4）: 792-799.
[73] Davis T A, Grillo-Lopez A J, White C A, et al. Rituximab anti-CD20 monoclonal antibody therapy in non-Hodgkin's lymphoma: safety and efficacy of re-treatment[J]. J Clin Oncol, 2000, 18（17）: 3135-3143.
[74] Wan H L, Yao N S. Acute renal failure associated with gefitinib therapy[J]. Lung, 2006, 184（4）: 249-250.
[75] Kumasaka R, Nakamura N, Shirato K, et al. Side effects of therapy: case1. Nephrotic syndrome associated with gefitinib therapy[J]. J Clin Oncol, 2004, 22（12）: 2504-2505.
[76] Foringer J R, Verani R R, Tjia V M, et al. Acute renal failure secondary to imatinib mesylate treatment in prostate cancer[J]. Ann Pharmacother, 2005, 39（12）: 2136-2138.
[77] Kitiyakara C, Atichartakarn V. Renal failure associated with a specific inhibitor of BCR-ABL tyrosine kinase, STI 571[J]. Nephrol Dial Transplant, 2002, 17（4）: 685-687.
[78] François H, Coppo P, Hayman J P, et al. Partial fanconi syndrome induced by imatinib therapy: a novel cause of urinary phosphate loss[J]. Am J Kidney Dis, 2008, 51（2）: 298-301.
[79] Al Aly Z, Philoctete Ashley J M, Gellens M E, et al. Thrombotic thrombocytopenic purpura in a patient treated with imatinib mesylate: true association or mere coincidence?[J]. Am J Kidney Dis, 2005, 45（4）: 762-768.
[80] Holstein S A, Stokes J B, Hohl R J. Renalfailure and recovery associated with second-generation Bcr-Abl kinase inhibitors in imatinib-resistant chronic myelogenous leukemia[J]. LeukRes, 2009, 33（22）: 344-347.

第二十八章　感染相关性肾损害

第一节　乙型肝炎病毒相关性肾炎

1971年Combes首次报道了乙型肝炎病毒（HBV）携带者伴发的膜性肾病，并在患者肾组织中找到乙型肝炎表面抗原（HBsAg），该病后被命名为乙型肝炎病毒相关性肾炎（HBV-GN）[1]。HBV-GN的病理类型多样，发病机制尚未完全明确，多认为与HBV或其多种抗原沉积在肾组织不同部位所致免疫反应有关。HBV-GN临床上表现为慢性HBV感染合并慢性肾炎综合征，严重者甚至表现为肾病综合征，并逐渐发展为肝硬化、肝细胞癌和慢性肾衰竭等晚期病变。HBV-GN好发于儿童、青少年和青年人群，中年以后较少见，男性明显多于女性。随着20世纪90年代乙型肝炎疫苗的广泛接种，慢性HBV感染者和HBV-GN患者均显著减少。ACEI或ARB是治疗本病的基本药物，随着干扰素和核苷类抗病毒药物的使用，本病的治疗效果有了显著提高[3]。

一、发病机制

HBV-GN的发病机制一般认为由HBV抗原抗体复合物所致，分子量＜10^6的免疫复合物可以穿透肾小球基底膜定位于上皮下，乙型肝炎e抗原（HBeAg）循环免疫复合物分子量为3×10^5左右，带正电荷，可以透过基底膜定位于上皮下，但HBsAg、乙型肝炎核心抗原（HBcAg）分子量远大于10^6，且带负电荷，不能穿透基底膜，其循环免疫复合物只能沉积于系膜区或内皮下，这可以解释HBV-GN的不同病理类型[4]。原位免疫复合物形成亦是HBV-GN的可能原因，抗原可先沉积于上皮下，再与抗体形成免疫复合物而致病[5]。

多种分子生物学技术已证明HBV在肾脏中存在且复制，并表达多种HBV抗原，这也是对发病机制的补充。

另外，本病和人体遗传因素及免疫状态有关，因此HBV-GN的发生是多因素综合作用的结果，是HBV感染人体后肝外损害的一个重要表现。

二、临床特点

本病多发生于儿童及青少年，成人患者亦不少见，男性明显多于女性[6]。患者均有HBV感染史，部分HBV感染者可有家族史，或有与HBV感染者的同性、异性性接触史，或血制品治疗史[7]。临床表现最常见的是非肾病性蛋白尿或肾病综合征，大多伴有镜下血尿，部分患者有或曾有肝炎史，有乏力、食欲缺乏、黄疸等临床症状及血清转氨酶增高史，少数甚至有腹水、脾功能亢进等肝硬化表现。HBV-GN的临床表现和病理类型不全相同，具体特征如下：①HBV-膜性肾病（HBV-MN），临床表现以肾病综合征多见，肾功能一般正常，高血压少见。患者处于高凝状态，部分患者伴有血栓形成。②HBV-膜增生性肾小球肾炎（HBV-MPGN），多表现为肾病综合征伴有血尿，部分患者有高血压，病变持续发展，肾功能进行性减退。患者常伴持续性低补体血症。血液中偶可查到循环免疫复合物。③HBV-系膜增生性肾小球肾炎（HBV-MsPGN），本型在我国常见，大多数为IgA在系膜区沉积，少部分无IgA沉积。本型常以肉眼或镜下血尿为主要临床表现，大多伴蛋白尿，少数可有高血压，发病初期肾功能一般无受累。

三、发病机制

HBV-GN发病机制尚未完全阐明，主要有以下几种机制。

（一）HBV抗原抗体复合物沉积于肾脏引起免疫损伤

HBV抗原抗体复合物沉积于肾脏引起免疫损伤包括循环免疫复合物（CIC）和原位免疫复合物沉积两种方式致病。循环免疫复合物沉积的部位不同则引起不同类型的病理改变，HBsAg、HBcAg相对分子质量较大，与相应的抗体形成CIC沉积于系膜区及内皮细胞下，形成HBV-MPGN、HBV-MsPGN或HBV-IgA肾病（HBV-IgAN）等。而HBeAg相对分子质量较小，能够通过肾小球内皮细胞和GBM沉积于上皮细胞下，通过原位免疫复合物机制引起HBV-MN[8]。免疫复合物沉积后激活补体，形成膜攻击复合物C5b-9，刺激和损伤足细胞，使其分泌多种蛋白酶、细胞因子、血管活性物质及细胞外基质，共同介导GBM的损伤，引起蛋白尿等临床表现[9]。免疫复合物沉积于肾小管则造成肾小管上皮损伤，诱发炎症反应及间质纤维化等。近年已明确HBV-IgAN属于独立的一种疾病，与原发性IgAN存在本质的不同，肾组织局部有大量C4d沉积，揭示局部补体激活系经典途径介导，对照研究显示其临床表现及病理改变较原发性IgAN严重[10]。

（二）HBV直接感染肾脏固有细胞引起损伤

原位杂交证实儿童或成人HBV-GN患者肾组织中HBV-DNA均可呈阳性，主要分布于肾小球上皮细胞、内皮细胞、系膜细胞及肾小管上皮细胞内。在HBV血清学或肾组织阳性的IgAN中HBV-DNA阳性率达92%，证实了HBV可直接感染肾组织并原位表达HBV-DNA，从而参与IgAN的发生[11]。肾组织HBV-DNA表达越多，其临床表现越严重。

（三）细胞免疫参与介导HBV-GN肾损伤

在HBV-GN患者的肾活检组织中肾间质常见炎症细胞浸润，以淋巴细胞、浆细胞和单核细胞为主，双重免疫标记染色观察发现，肾组织HBcAg阳性的肾小管细胞周围可见T淋巴细胞聚集，并见T淋巴细胞直接接触或侵入肾小管，甚至使肾小管结构不完整或消失，表明HBV感染直接受到T淋巴细胞的攻击，细胞免疫参与介导HBV-GN[12]。

（四）免疫功能紊乱及自身免疫反应

HBV-GN存在T细胞亚群失衡，细胞毒性T细胞活性降低，Th1/Th2失衡，机体细胞免疫受到抑制，对HBV清除能力下降，导致HBV在体内持续存在而诱发肾病的发生[13]。HBV感染后体内出现多种自身抗体，包括ANA、抗dsDNA抗体及其他自身抗体，参与其肾脏疾病的发生[14]。

（五）遗传因素

*HLA DQB1**0603与儿童HBV-MN明显相关，为遗传易感基因。成人HBV-MPGN与*HLA DRB1**1502、*HLA DRB1**0601明显相关，而HBV-MN则与*HLA DRB1**1501密切相关[15-17]。

（六）其他因素

肾组织纤溶酶原激活物/纤溶酶原激活物抑制物-1（tPA/PAI-1）失衡、TGF-β1和结缔组织生长因子高表达、细胞周期调节蛋白表达异常、高尿酸血症、肾小球足细胞损伤、内皮细胞表型改变等机制可能参与HBV-GN进展[18]。

四、病　　理

（一）光镜

成人HBV-GN表现为多种病理类型，包括膜性肾病、膜增生性肾小球肾炎、系膜增生性肾小球肾炎、IgA肾病、局灶节段性肾小球硬化等。少数报道HBV还可引起新月体性肾炎和毛细血管内增生性肾炎[19]。其中，最常见的病理类型为膜性肾病，高达60%。儿童HBV-GN的病理改变以膜性肾病和膜增生性肾小球肾炎为主，其他病理类型少见[20]。

1. 膜性肾病　与特发性膜性肾病不同，HBV患者表现为不典型膜性肾病，光镜下除肾小球毛细血管壁增厚、上皮侧钉突形成外，常伴有一定程度系膜细胞增生、系膜基质增多等改变（图28-1）。

2. 膜增生性肾小球肾炎　光镜改变无法与特

发性膜增生性肾小球肾炎区分，表现为肾小球细胞数明显增多，毛细血管袢呈分叶状，系膜细胞增生和系膜基质增多，肾小球基底膜增厚、双轨征形成（图28-1）。系膜区和内皮下可见嗜复红物质沉积。与HCV感染相比，HBV感染引起混合性冷球蛋白血症仅见个案报道，混合性冷球蛋白血症多表现为膜增生性肾小球肾炎。

3. IgA肾病 HBV-GN也可引起IgA肾病的病理改变。绝大多数HBV-GN伴有不同程度的肾小管间质病变，发生率达81%，约2/3的患者存在肾内小动脉病变，其病变程度与肾小管间质的病变程度呈正相关。

图28-1

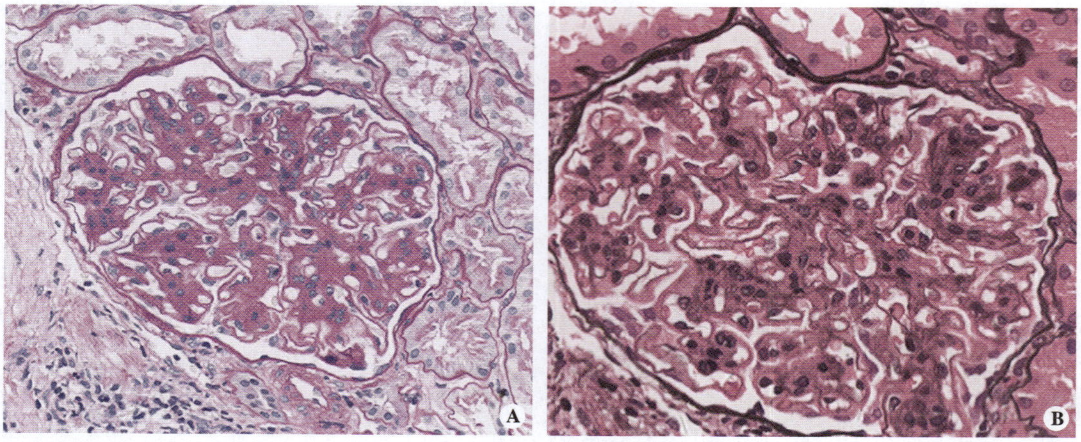

图28-1 乙型肝炎病毒相关性肾炎

A.肾小球毛细血管基底膜增厚，节段性轻中度系膜细胞增生和系膜基质增多（PAS，×400）；B.肾小球毛细血管内见浸润细胞，肾小球毛细血管袢基底膜增厚（PASM，×400）

（二）免疫荧光

肾组织可见多种免疫球蛋白（IgG、IgA及IgM）及补体C3、C4、C1q沉积，此“满堂亮”现象占HBV-GN的18.6%（图28-2A）。大部分患者可见C4或C3沉积，部分患者可见两者同时沉积。免疫复合物沉积模式与具体病理类型有关，表现为MPGN者，可见免疫球蛋白和补体沿肾小球细血管壁及系膜区沉积；表现为膜性肾病者，除IgG沿肾小球基底膜呈细颗粒状沉积外，亦可见少量免疫复合物沿系膜区及内皮下沉积（图28-2B），同时PLA2R检测阴性，提示为继发性膜性肾病；HBV-IgAN可见IgA团块或粗颗粒沿系膜区沉积，伴或不伴内皮下沉积，肾组织大量C4d沉积，且与IgA重叠沉积。

图28-2

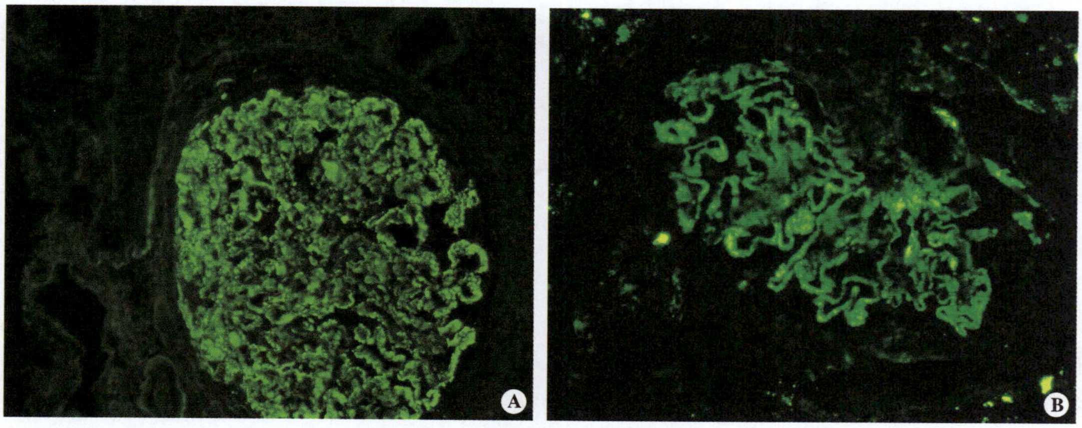

图28-2 乙型肝炎病毒相关性肾炎

多种免疫球蛋白沉积的“满堂亮”现象；IgG呈细颗粒沿肾小球基底膜分布，伴少量系膜区和内皮下阳性（A、B），C3阳性分布与IgG相同（IF，×400）

肾组织检测出乙型肝炎相关抗原为本病诊断的必备条件。肾组织内HBsAg单独沉积占71.7%，HBsAg和HBcAg同时沉积占23.5%，HBcAg单独沉积占4.8%。HBV抗原主要沉积于肾小球毛细血管袢和系膜区，达87.2%（图28-3），少数HBV抗原可沉积于肾小管基底膜、管周毛细血管壁、入球小动脉壁、小叶间动脉、小静脉壁、直小血管等部位。

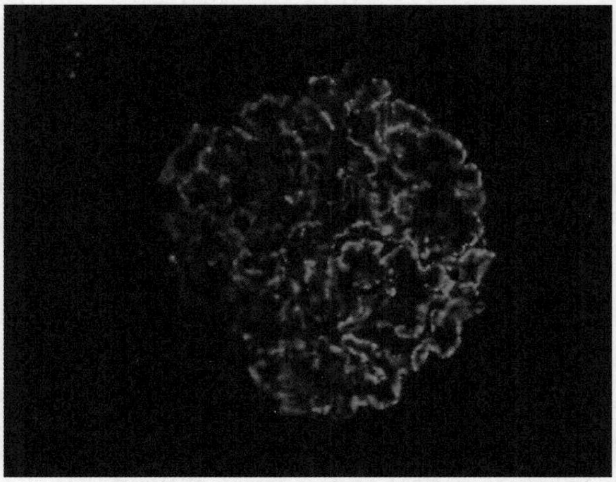

图28-3　HBV标志物在肾组织中沉积

免疫荧光检查HBsAg在肾小球毛细血管袢呈颗粒状沉积，肾小管间质未见沉积（IF，×400）

（三）电镜

不同病理类型的HBV-GN患者超微结构改变不同，但绝大多数伴有系膜细胞和（或）基质增生，电子致密物呈多部位沉积，以系膜区沉积为主，占72.9%，上皮下沉积者占37.1%，内皮下及基底膜内沉积相当，均占16.6%。少数病例电镜检查可见病毒样颗粒（直径为30～70nm）及管网状包涵物。

HBV-MN除上皮下电子致密物沉积、基底膜增厚、钉突形成等改变外，常伴系膜区或内皮下电子致密物沉积、系膜细胞和（或）内皮细胞增生（图28-4）。膜增生性肾小球肾炎电镜下表现为系膜细胞增生、系膜基质增多，系膜细胞向内皮下插入形成双轨征，系膜区和内皮下有电子致密物沉积。系膜增生性肾小球肾炎可见系膜细胞增生、系膜区基质增多及系膜区电子致密物沉积。

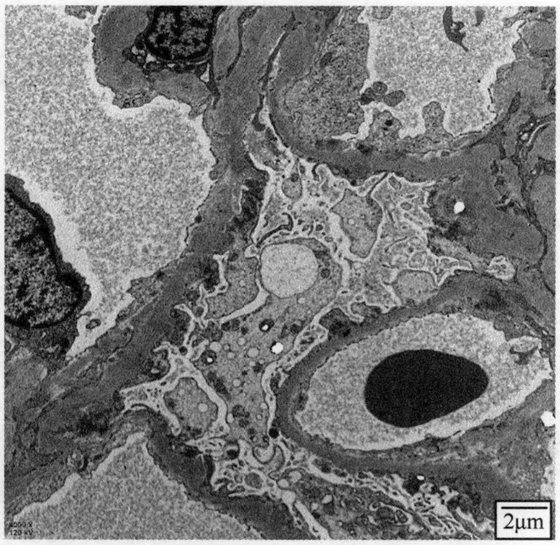

图28-4　HBV-MN的电镜表现

肾小球毛细血管袢基底膜膜上、膜内可见分布不均匀的电子致密物沉积，导致基膜厚薄不一

图28-3

图28-4

五、临床表现

HBV-GN的临床表现多样，包括肾病综合征、肾炎综合征、蛋白尿伴血尿、单纯蛋白尿及单纯性血尿等类型，部分患者存在一定程度的肾功能减退[21]。413例HBV-GN患者资料显示肾病综合征最为常见，占47.9%，蛋白尿合并血尿、单纯蛋白尿型、单纯血尿分别占42.4%、6.5%、3.2%。伴贫血者占27.1%，伴有高尿酸血症者占35.6%，15.0%伴血肌酐升高。大多无肝病症状，部分患者丙氨酸转氨酶升高，部分患者可伴有低补体血症，下降程度较轻[22]。肝活检提示慢性活动性肝炎或慢性迁延性肝炎，少数为肝硬化。儿童与成人HBV-GN有所不同，见表28-1。

表28-1　儿童与成人HBV-GN临床表现及病理类型的比较

项目	儿童	成人
传播途径	垂直传播：远东地区、中国 水平传播：美国、非洲和欧洲	垂直传播：中国 水平传播：HBV高发地区 吸毒及性传播：非高发地区
发病年龄	垂直传播：婴儿期 水平传播：5～7岁	任何年龄，以中青年人群为主 20～30岁占30.5%
性别	80%为男孩	男性为主 男女比为（1.5～2）：1
临床表现	无症状尿检异常 以肾病综合征为主 高尿酸血症较少见	肾病综合征型及蛋白尿伴血尿型较常见，单纯蛋白尿型及单纯血尿型少见 高尿酸血症占31.3%

续表

项目	儿童	成人
病理类型	以膜性肾病为主，其次为MPGN 肾小球硬化率较低 肾小管病变较轻 肾小动脉病变发生率较低、病变较轻	以膜性肾病为主，其次为MsPGN、IgAN及MPGN，而MCD/FsPGN、FSGS、SGN较少见 肾小球硬化率较高 肾小管间质病变较重 肾小动脉病变发生率较高，病变较重
治疗	以α干扰素治疗为主，不能耐受者则选用拉米夫定	以核苷酸类药物为主，必要时联合激素及免疫抑制剂（FK506、MMF等）
预后	肾功能95%正常	25%进展至肾功能不全，甚至终末期肾病

注：FsPGN，局灶系膜增生性肾炎；SGN，硬化性肾小球肾炎。

六、诊断与鉴别诊断

HBV-GN的确诊依赖于肾脏病理检查，目前通用的诊断标准：①血清HBV抗原阳性；②患肾小球肾炎，并除外狼疮肾炎等继发性肾小球疾病；③在肾组织中找到HBV或HBV抗原沉积[23-25]。其中第③项为最基本条件，缺此项不能诊断为本病。随着分子生物学技术的广泛应用，此诊断标准已受到挑战。儿童符合上述条件的第①、②条，且病理改变为膜性肾病者可诊断为HBV-GN[26]。原位杂交检测肾组织HBV-DNA较为敏感，可作为诊断HBV-GN的重要依据之一，尤其对血清HBV抗原阴性者。鉴于HBV抗体特异性问题，肾组织HBV检测可能会存在一定比例的假阳性，在血清HBV抗原阴性时，HBV-GN病理诊断需谨慎。尿HBV-DNA与肾组织PreS1/PreS2检测或许可进一步提高HBV-GN的诊断率[26]。

HBV-GN部分患者免疫荧光表现为“满堂亮”现象，电镜下电子致密物多部位沉积，需与狼疮肾炎相鉴别。狼疮肾炎多伴贫血、多浆膜腔积液、关节疼痛、口腔溃疡、脱发等全身多系统损害，无乙型肝炎病毒感染史，血抗核抗体阳性，组织中乙型肝炎病毒标志物检测阴性等，以资鉴别。

七、治　　疗

HBV-GN治疗需要在关注患者血清HBV标志物的同时，充分考虑到患者的年龄、性别、肾功能、肾脏病理类型及分期。HBV-GN治疗包括抗病毒治疗、激素和免疫抑制剂及对症处理，其中核苷酸类似物已成为治疗HBV-GN的基石，而核苷酸类似物及免疫抑制剂联合使用可提高HBV-GN的治疗缓解率[27]。

（一）抗病毒治疗

抗病毒治疗可提高HBeAg的阴转率，使HBV-DNA下降，可降低蛋白尿，在一定程度上延缓肾脏病进展[21, 28, 29]。荟萃分析表明，抗病毒治疗降低蛋白尿作用与HBeAg的阴转率密切相关。抗病毒治疗是儿童HBV-GN患者的主要治疗方法，采用重组α干扰素治疗，每次3～6mU/m^2（≤10mU/m^2），每周皮下或肌内注射3次，疗程至少3个月，高剂量、长疗程（12个月）α干扰素疗效更好。不能耐受或不愿意接受α干扰素治疗的儿童HBV-GN患者可采用拉米夫定（lamivudine，LAM）治疗，剂量3mg/（kg・d），疗程1年，无效则改为其他核苷酸类似物治疗[28]。成人HBV-GN则首选核苷酸类抗病毒药物，肾功能损害或存在肾功能损害高风险的慢性乙型病毒性肝炎患者，应采用恩替卡韦（entecavir，ETV）、替比夫定（LdT）或福马酸丙酚替诺福韦（TAF）抗病毒治疗，前两者需根据肾功能状态减少剂量或延长给药时间，TAF则不需调整剂量，25mg，1次/天[30]。尽量避免使用阿德福韦酯（ADV）及替诺福韦酯（TDF），这两种药物具有潜在肾脏毒性风险。拉米夫定是一种胞嘧啶核苷酸类似物，通过抑制RNA反转录酶实现抗HBV。有研究表明，单用LAM治疗HBV-GN 6～12个月，完全缓解率达40%～60%，疗效较高，甚至有研究表明该治疗在尿蛋白缓解率方面优于干扰素。研究发现，LAM联合血管紧张素转换酶抑制剂或血管紧张素受体拮抗剂治疗轻中度蛋白尿HBV-GN患者时不仅能改善肝功能，还能降低24小时尿蛋白水平[31]。但是LAM的HBeAg转阴率较低，长期应用存在HBV耐药性变异，即YM-DD变异的风险，耐药率高达67%，限制了LAM的长期应用。ETV治疗HBV-GN能够有效改善患者的肝功能、肾功能，安全性好。有研究发现，ETV联合小剂量吗替麦考酚酯治疗HBV-GN对HBV-DNA及肝功能无明显影响，疗效肯定且安全。在对比23例他克莫司（FK 506）联合ETV与19例单用ETV治疗HBV-GN的疗效时，发现ETV单一治疗HBV-GN 24周的尿蛋白缓解率为42%，完全缓解率为16%，而二者联合治疗24周后尿蛋白缓解率达87%，完全缓解率达52%[32]。

抗病毒治疗的适应证主要根据血清HBV-DNA水平、血清ALT和肝脏疾病严重程度决定[33, 34]。一般慢性乙型肝炎（CHB）的抗病毒指征：血清HBV-DNA ≥ 10^5copy/ml伴血清ALT上升超过正常上限的2倍者；如果HBeAg阴性，则HBV-DNA ≥ 10^4copy/ml者即可给予抗病毒治疗；对持续HBV-DNA阳性、达不到上述治疗标准，存在肝脏炎症（2级以上）或纤维化，30岁以上伴肝硬化或肝癌家族史或肝硬化客观证据者。HBV-GN抗病毒指征：①达到上述标准者；②存在大量蛋白尿，血清ALT上升在正常2倍以内，但HBV-DNA ≥ 10^5copy/ml者；③病情需要使用激素和（或）免疫抑制剂治疗的HBV-GN患者，无论HBV-DNA水平高低均要进行预防性抗病毒治疗。当肾功能异常时抗病毒药物的剂量应根据eGFR进行调整[35]。

（二）激素和免疫抑制剂治疗

不主张单独使用，必须在抗病毒治疗的基础上使用。对于表现为肾病综合征或蛋白尿伴血尿的患者，如果病理类型较轻，如微小病变肾病、局灶系膜增生性肾炎（FsPGN）、MsPGN、IgAN及膜性肾病（MN），且肾小管间质病变及肾内小动脉病变不严重者，则在抗病毒基础上可考虑使用激素和（或）免疫抑制剂[36-39]。如肾小球硬化程度高，慢性肾脏病已达4期或以上，不主张使用激素和免疫抑制剂。单纯蛋白尿的患者和单纯血尿的患者则不需要应用激素和免疫抑制剂。血清HBV-DNA水平较高者，先抗病毒治疗2～4周使其降低后再考虑使用激素和免疫抑制剂。激素以中小剂量为主，如泼尼松片0.5mg/(kg·d)(血清HBV-DNA较高者)或1.0mg/(kg·d)(血清HBV-DNA正常者)，疗程6～12个月。免疫抑制剂选用肝细胞毒性较小或对HBV复制有抑制作用的药物，如吗替麦考酚酯1.0～1.5g/d，2次/天，或他克莫司（FK 506）2～4mg/d(谷浓度为5～10ng/ml)。此外，小剂量雷公藤多苷片(每次10mg，3次/天)、来氟米特（10～20mg/d）也可选择。对于儿童HBV-GN患者，使用激素和免疫抑制剂要慎重[36]，在治疗过程中要密切监测肝功能及血清HBV-DNA水平，谨防药物的肝毒性及促进病毒复制的药物副作用，如果有明显异常则及时调整剂量或停药。

（三）血管紧张素转换酶抑制剂或血管紧张素受体拮抗剂

此两类药物具有降低肾小球球内压，降低高滤过等作用，能在一定程度上减少尿蛋白、延缓肾病进展。HBV-GN病理为IgAN、MN、MPGN、FSGS、MsPGN伴有肾小球硬化者，尤其蛋白尿＞0.5g/d者均有应用指征。抗病毒治疗联合ACEI或ARB可使部分HBV-GN缓解或部分缓解。

（四）抗凝治疗

HBV-GN以MN最为常见，约50%呈肾病综合征表现，往往存在高凝状态，血栓栓塞的风险增加。当血清白蛋白低于20g/L、血D-二聚体高、纤维蛋白原高时应用低分子量肝素和（或）华法林进行预防性抗凝，直至血清白蛋白高于30g/L后停用。抗血小板聚集药物，如氯吡格雷或双嘧达莫等也可用于HBV-GN[40]。

（五）对症处理

如降压治疗，除ACEI、ARB外，钙通道阻滞剂、β受体阻滞剂及其他降压药均可使用，将血压控制在130/80mmHg以下。对于高脂血症者，应予以降脂治疗，首选药物为他汀类药物。此外，对于肾功能下降患者，还应予以低蛋白饮食、复方α-酮酸等治疗。

（六）肾脏替代治疗

部分HBV-GN可进展为终末期肾病，因而需要肾脏替代治疗，包括血液透析、腹膜透析及肾移植。血液透析要独立隔离透析机透析。肾移植虽不是其禁忌证，但要重视肾移植术后抗排异药物对肝功能的影响。

八、预　　后

HBV-GN预后并不乐观，且差异较大。我国学者对302例HBV-GN患者进行了随访，中位随访时间为62个月（12～237个月）。终点事件定义为血肌酐翻倍、终末期肾病及死亡。结果其3年、5年、10年、15年的肾脏无事件累积生存率分别为96.9%、88.8%、76.3%、59.8%。病理类型、肾小球硬化程度、肾内小动脉病变程度、肾小管间质病变程度、血尿酸水平、血压、eGFR、尿蛋白、激素/免疫抑制剂治疗、抗病毒治疗及能否短期缓解是HBV-GN预后的影响因素，其中高血压、高尿酸血症和肾小球硬化是其预后的独立危险因素（OR值分别为2.48、1.93和2.23），获得短期缓解为其独立保护因素。病理类型是决定预后的关键因素之一，硬化性肾小球肾炎、MPGN、FSGS预后较差，其次为IgAN、MN，而MsPGN、MCD及FsPGN预后较好。肾穿刺时患者的尿蛋白定量＜1.0g/d者预后较好，进入上述终点事件的发生率较低。获得短期缓解者预后较好，因此临床上要设法将患者的蛋白尿控制在＜1.0g/d，甚至更低。合理使用抗病毒药物及激素和（或）免疫抑制剂可改善患者的预后[40]。

九、病例介绍及点评

（一）主诉

泡沫尿伴双下肢水肿1个月。

（二）病史

患者，女性，55岁。患者1个月前无明显诱因下出现泡沫尿伴双下肢水肿，呈凹陷性，无肉眼血尿和尿量减少，无关节肿痛、口腔溃疡，四肢无瘀点、瘀斑，就诊查尿常规显示尿蛋白（+++），红细胞数40/HPF，24小时尿蛋白定量3.3g，血清白蛋白28g/L，Scr 78μmol/L。本次发病以来，食欲可，大便正常，睡眠好，近1个月体重增加约1kg。

否认高血压、糖尿病等慢性疾病史；自述父母无乙型肝炎史，10年前查体发现乙型肝炎小三阳即血清HBsAg（+）、HBeAb（+）、HBcAb（+）；否认其他传染病病史和外伤手术史；否认输血史、吸毒史，否认有毒有害物质接触史，否认家族相关疾病及遗传性疾病史。

（三）入院查体

T 36.3 ℃，R 19次/分，P 68次/分，BP 125/75mmHg。一般情况可，神志清，营养中等，发育正常，查体合作。全身皮肤黏膜无明显黄染，胸廓无畸形，双肺呼吸音粗，未闻及干湿啰音及哮鸣音。心率68次/分，律齐，各瓣膜听诊区未闻及病理性杂音。腹部平坦，无明显压痛、反跳痛，肝脾肋下未触及，胆囊未触及，Murphy征阴性，移动性浊音阴性，双下肢轻度水肿，双侧足背动脉搏动存在，四肢关节未见异常。神经系统检查无异常。

（四）实验室检查

1. 血常规 白细胞计数5.9×10^9/L，中性粒细胞百分比73.3%，血红蛋白128g/L，血小板计数305×10^9/L。

2. 尿常规 尿蛋白（+++），红细胞数40/HPF，白细胞数0/HPF，24小时尿蛋白3.3g。

3. 生化指标 葡萄糖5.7mmol/L，前白蛋白235mg/L，丙氨酸转氨酶22U/L，天冬氨酸转氨酶34U/L，总胆红素11.6μmol/L，直接胆红素2.4μmol/L，总蛋白59g/L，白蛋白28g/L，白球蛋白比例0.9，尿素4.9mmol/L，肌酐78μmol/L，尿酸315μmol/L，钠145mmol/L，钾4.5mmol/L，氯97mmol/L，甘油三酯2.8mmol/L，总胆固醇6.2mmol/L，HDL-C 1.6mmol/L，LDL-C 4.4mmol/L。

4. 免疫指标 免疫球蛋白全套、ANA、ENA、抗dsDNA抗体、ANCA、GBM抗体、血尿免疫固定电泳、血游离轻链等均阴性。

5. 感染指标 血清HBsAg（+），HBeAb（+），HBcAb（+），HBV-DNA 6×10^5copy/ml，HCV抗体、HIV、RPR等均阴性。

6. 肿瘤指标 包括甲胎蛋白等均阴性。

7. 腹部B超 肾脏大小正常，左肾大小11cm×4.5cm，右肾大小11.5cm×4.6cm，双肾血流参数未见明显异常。肝、胆、胰、脾未见明显异常。

8. 胸部CT 双肺少许慢性炎症病变，余未见明显异常。

（五）住院经过

患者入院后完善相关检查，临床诊断为肾病

综合征，由于患者合并乙型肝炎病毒携带，不除外继发病变可能。入院第二天给予肾穿刺活检，肾活检病理报告：肾组织2条，肾小球20个，皮质和髓质。肾小球基底膜弥漫增厚，Masson染色可见内皮及上皮下侧嗜复红物沉积，PASM染色可见节段内皮侧钉突形成，系膜区系膜基质轻度增多，系膜细胞轻中度增生。肾小管间质病变轻度，肾小管小灶性萎缩。免疫荧光：IgG（++）、C3（++）、HBcAg（+）、HBeAg（+），沿毛细血管壁呈颗粒状沉积。IgA、IgM、C1q、Fn、轻链κ/λ均阴性。石蜡免疫组化检测：PLA2R（-）。根据肾脏病理，该患者诊断为乙型肝炎病毒相关性肾小球肾炎。给予恩替卡韦0.5mg，每天1次抗病毒治疗，同时给予缬沙坦80mg，每天2次，辅以抗凝等对症处理，随后患者出院，定期随访。

（六）点评

本例患者为中年女性，以肾病综合征起病，诊断应首先排除继发性病变的可能性。最常见的继发性病变包括：①自身免疫性疾病相关性肾病，最常见的是系统性红斑狼疮等。患者常呈多系统累及，血清中相关免疫指标阳性。病理上可见“白金耳”“铁丝圈”“满堂亮”等，IgG亚型中以IgG2及IgG3为主。②恶性肿瘤相关性肾病，以实体肿瘤较为常见，好发于肺癌、胃癌及肾癌等，手术切除肿瘤或化疗使肿瘤完全缓解后，肾病可能缓解；肿瘤复发后，肾病再次出现或加重。病理上IgG分型以IgG1及IgG2为主。③重金属及药物相关性肾病，常见的药物有非甾体抗炎药等，患者多有接触史或使用史，对有职业接触史的患者可行重金属毒物检测。一般停药后，多数患者可缓解，主要可通过病史进行鉴别。

本例患者结合其临床表现、体格检查及辅助检查可以排除以上疾病可能，结合慢性HBV感染史和血清、肾组织HBV抗原阳性，考虑HBV-GN。HBV-GN的治疗以抗病毒治疗为主，如果抗病毒治疗不佳，可以考虑以下治疗方案，如激素+免疫抑制剂：糖皮质激素最大剂量一般不超过0.5mg/（kg·d），疗程控制在12个月之内为佳，免疫抑制剂可选用吗替麦考酚酯、环孢素或他克莫司、来氟米特等。新型生物制剂如利妥昔单抗等，对于难治性肾病综合征患者可试用，但使用激素、免疫抑制剂及单抗时应该严密监测肝功能和HBV-DNA载量，并在提前或同时以核苷类抗病毒药物治疗的情况下方可应用，剂量应相对偏小，疗程不宜太长，避免HBV再次激活。

（蒋 伟）

参考文献

[1] Terrault N A，Lok A S F，McMahon B J，et al. Update on prevention，diagnosis，and treatment of chronic hepatitis B：AASLD 2018 hepatitis B guidance[J]. Hepatology，2018，67（4）：1560-1599.

[2] 中华医学会感染病学分会，中华医学会肝病学分会 . 慢性乙型肝炎防治指南（2019年版）[J]. 中华临床感染病杂志，2019，12（6）：401-428.

[3] Goldstein S T，Zhou F J，Hadler S C，et al. A mathematical model to estimate global hepatitis B disease burden and vaccination impact[J]. Int J Epidemiol，2005，34（6）：1329-1339.

[4] Shah A S，Amarapurkar D N. Spectrum of hepatitis B and renal involvement[J]. Liver Int，2018，38（1）：23-32.

[5] Raveendran N，Beniwal P，D'Souza A L，et al. Profile of glomerular diseases associated with hepatitis B and C：a single-center experience from India[J]. Saudi J Kidney Dis Transpl，2017，28（2）：355-361.

[6] Hou J H，Zhu H X，Zhou M L，et al. Changes in the spectrum of kidney diseases：an analysis of 40，759 biopsy-proven cases from 2003 to 2014 in China[J]. Kidney Dis （Basel），2018，4（1）：10-19.

[7] Kupin W L. Viral-associated GN：hepatitis B and other viral infections[J]. Clin J Am Soc Nephrol，2016，12（9）：1529-1533.

[8] Mazzaro C，Dal Maso L，Urraro T，et al. Hepatitis B virus related cryoglobulinemic vasculitis：a multicentre open label study from the gruppo italiano di studio delle crioglobulinemie-GISC[J]. Dig Liver Dis，2016，48（7）：780-784.

[9] Bhimma R，Coovadia H M. Hepatitis B virus-associated nephropathy[J]. Am J Nephrol，2004，24（2）：198-211.

[10] Liu Y J，Shi C C，Fan J G，et al. Hepatitis B-related glomerulonephritis and optimization of treatment[J]. Expert Rev Gastroenterol Hepatol，2020，14（2）：113-125.

[11] Li P，Wei R B，Tang L，et al. Clinical and pathological analysis of hepatitis B virus-related membranous nephropathy and idiopathic membranous nephropathy[J]. Clin Nephrol，2012，78（12）：456-464.

[12] Pagnoux C，Cohen P，Guillevin L. Vasculitides secondary to infections[J]. Clin Exp Rheumatol，2006，24（2 Suppl 41）：S71-S81.

[13] Pagnoux C，Seror R，Henegar C，et al. Clinical features and outcomes in 348 patients with polyarteritis nodosa：a systematic retrospective study of patients diagnosed between 1963 and 2005 and entered into the French vasculitis study group database[J]. Arthritis Rheum，2010，62（2）：616-626.

[14] Chan T M. Hepatitis B and renal disease[J]. Curr Hepat Rep，2010，9（2）：99-105.

[15] Xie Q H, Li Y, Xue J, et al. Renal phospholipase A2 receptor in hepatitis B virus-associated membranous nephropathy[J]. Am J Nephrol, 2015, 41(4-5): 345-353.
[16] Qin W, Beck L H Jr, Zeng C, et al. Anti-phospholipase A2 receptor antibody in membranous nephropathy[J]. J Am Soc Nephrol, 2011, 22(6): 1137-1143.
[17] Lu Y M, Shen P Y, Li X, et al. Re-evaluation of the classification system for membranoproliferative glomerulonephritis[J]. Contrib Nephrol, 2013, 181: 175-184.
[18] Li S J, Xu S T, Chen H P, et al. Clinical and morphologic spectrum of renal involvement in patients with HBV-associated cryoglobulinaemia[J]. Nephrology (Carlton), 2017, 22(6): 449-455.
[19] Gupta A, Quigg R J. Glomerular diseases associated with hepatitis B and C[J]. Adv Chronic Kidney Dis, 2015, 22(5): 343-351.
[20] 谌贻璞，陈香梅（整理）. 乙型肝炎病毒相关性肾炎座谈会纪要 [J]. 中华内科杂志，1990，29（9）：519-521.
[21] European Association for the Study of the Liver. EASL 2017 clinical practice guidelines on the management of hepatitis B virus infection[J]. J Hepatol, 2017, 67(2): 370-398.
[22] Makvandi M. Update on occult hepatitis B virus infection[J]. World J Gastroenterol, 2016, 22(39): 8720-8734.
[23] Kong D, Wu D, Wang T Z, et al. Detection of viral antigens in renal tissue of glomerulonephritis patients without serological evidence of hepatitis B virus and hepatitis C virus infection[J]. Int J Infect Dis, 2013, 17(7): e535-e538.
[24] Tan Z, Fang J, Lu J H, et al. HBV serum and renal biopsy markers are associated with the clinicopathological characteristics of HBV-associated nephropathy[J]. Int J Clin Exp Pathol, 2014, 7(11): 8150-8154.
[25] Jiang W, Liu T, Dong H, et al. Relationship between serum DNA replication, clinicopathological characteristics and prognosis of hepatitis B virus-associated glomerulonephritis with severe proteinuria by lamivudine plus adefovir dipivoxil combination therapy [J]. Biomed Environ Sci, 2015, 28(3): 206-213.
[26] Zhang Y, Zhou J H, Yin X L, et al. Treatment of hepatitis B virus-associated glomerulonephritis: a meta-analysis[J]. World J Gastroenterol, 2010, 16(6): 770-777.
[27] Radhakrishnan J, Cattran D C. The KDIGO practice guideline on glomerulonephritis: reading between the (guide) lines—application to the individual patient[J]. Kidney Int, 2012, 82(8): 840-856.
[28] Wirth S, Zhang H F, Hardikar W, et al. Efficacy and safety of peginterferon Alfa-2a (40KD) in children with chronic hepatitis B: the PEG-B-ACTIVE study[J]. Hepatology, 2018, 68(5): 1681-1694.
[29] Yuen M F, Lai C L. Treatment of chronic hepatitis B: evolution over two decades[J]. J Gastroenterol Hepatol, 2011, 26(Suppl 1): 138-143.
[30] Kataoka H, Mochizuki T, Akihisa T, et al. Successful entecavir plus prednisolone treatment for hepatitis B virus-associated membranoproliferative glomerulonephritis: a case report[J]. Medicine (Baltimore), 2019, 98(2): e14014.
[31] Mahajan V, D'Cruz S, Nada R, et al. Successful use of entecavir in hepatitis B-associated membranous nephropathy[J]. J Trop Pediatr, 2018, 64(3): 249-252.
[32] Yang Y F, Xiong Q F, Zhao W, et al. Complete remission of hepatitis B virus-related membranous nephropathy after entecavir monotherapy[J]. Clin Res Hepatol Gastroenterol, 2012, 36(5): e89-e92.
[33] Elewa U, Sandri A M, Kim W R, et al. Treatment of hepatitis B virus-associated nephropathy[J]. Nephron Clin Pract, 2011, 119(1): c41-c49.
[34] Yang Y, Ma Y P, Chen D P, et al. A meta-analysis of antiviral therapy for hepatitis B virus-associated membranous nephropathy[J]. PLoS One, 2016, 11(9): e0160437.
[35] Zheng X Y. Meta-analysis of combined therapy for adult hepatitis B virus-associated glomerulonephritis[J]. World J Gastroenterol, 2012, 18(8): 821-832.
[36] Roccatello D, Saadoun D, Ramos-Casals M, et al. Cryoglobulinaemia[J]. Nat Rev Dis Primers, 2018, 4(1): 11.
[37] Fang J, Li W G, Tan Z, et al. Comparison of prednisolone and lamivudine combined therapy with prednisolone monotherapy on carriers of hepatitis B virus with IgA nephropathy: a prospective cohort study[J]. Int Urol Nephrol, 2014, 46(1): 49-56.
[38] Wang L F, Ye Z M, Liang H B, et al. The combination of tacrolimus and entecavir improves the remission of HBV-associated glomerulonephritis without enhancing viral replication[J]. Am J Transl Res, 2016, 8(3): 1593-1600.
[39] Lai K N, Li P K T, Lui S F, et al. Membranous nephropathy related to hepatitis B virus in adults[J]. N Engl J Med, 1991, 324(21): 1457-1463.
[40] De Virgilio A, Greco A, Magliulo G, et al. Polyarteritis nodosa: a contemporary overview[J]. Autoimmun Rev, 2016, 15(6): 564-570.

第二节 丙型肝炎病毒相关性肾小球肾炎

丙型肝炎病毒（hepatitis C virus，HCV）是一种单链RNA病毒。丙型肝炎病毒感染后易转为慢性，最终约有85%的患者发展为慢性肝炎，疾病进展比较缓慢，感染20～30年后，1/3的患者进展至肝硬化。HCV感染除了肝炎表现外，肝外表现较多见，包括关节炎、眼干燥症、扁平苔藓、灶性淋巴细胞性唾液腺炎、自身免疫性甲状腺炎及肾小球肾炎等。

HCV与肾小球疾病之间存在很强的关联。自1991年Rolino等首先报道与HCV感染相关的免疫复合物型肾小球肾炎以来，已经有数种类型肾脏病被报道，包括混合型冷球蛋白血症（mixed cryoglobulinemia，MC）和冷球蛋白血症性肾小球肾炎、膜增生性肾小球肾炎（membranoproliferative glomerulonephritis，MPGN）、膜性肾病（membranous nephropathy，MN）和结节性多动脉炎（polyarteritis nodosa，PAN）等。

一、流行病学

据WHO估计，2015年全球HCV感染患病率约为1%，即约7100万人。患病率最高的是东地中海地区（＞2%），患病率中等的是非洲和欧洲地区（1%～2%），美洲、东南亚和西太平洋地区患病率较低（＜1%），埃及是世界上已知患病率最高的国家。由于人口总数大，我国是慢性HCV感染疾病负担最高的4个国家之一，另3个国家分别是巴基斯坦、印度和埃及[1]。2017年，一项涵盖全国多项研究的荟萃分析表明，我国一般人群中HCV总体患病率为0.6%[2]。

HCV主要传播途径是血液传播。静脉毒品注射是目前我国HCV传播的主要途径，这与欧美国家一致。在一项美国的病例对照研究中，静脉毒品注射者罹患HCV感染的比值比（odds ratio，OR）为49.6，其次是输血（OR为10.9）和与静脉吸毒者发生性行为（OR为6.3）。此外，在血液透析和艾滋病人群中，HCV患病率也明显升高。有报道中国血液透析患者的抗HCV阳性患病率为6.59%，而在艾滋病人群中，抗HCV阳性患病率达8%～18%[2]。肾移植患者也可发生与HCV感染相关的肾小球疾病。

鉴于HCV是高度变异病毒，人体难以产生保护性抗体，故慢性感染、反复感染及持续性病毒携带状态比HBV更多见。王海燕等1994年应用ELISA方法检测了570例各类肾小球疾病的标本，发现血清抗HCV阳性者34例，占6.0%，进一步对这34例采用逆转录聚合酶链反应（RT-PCR）方法检测HCV-RNA，检出21例阳性，而HBsAg阳性者2例，但肾组织内未做HCV的相关检测，尚难以确定HCV与肾小球肾炎的关系。1995年姚小丹报道1例47岁血清抗HCV阳性的膜性肾小球肾炎患者，血冷球蛋白增高，HCV-RNA阳性，肾组织RT-PCR测定HCV-RNA阳性。此后，不断有在肾组织中发现HCV-RNA的报道，这表明HCV可在肾组织中复制，并可能导致肾小球肾炎等肾损害。随着目前直接抗病毒药物（direct-acting antiviral agent，DAA）的出现，大多数基因型HCV感染缓解率都可以达95%以上，该人群中肾小球疾病的流行率在未来10年内将逐步下降。

二、病因及发病机制

HCV引起肾小球肾炎及肾损伤的发病机制尚不清楚，可能与HCV感染导致的体液与细胞免疫功能及自身免疫紊乱等因素有关[3]。

（一）体液免疫机制

与HBV类似，HCV相关的肾小球疾病主要是病毒抗原-免疫复合物在肾小球基底膜沉积的结果。此外，HCV也是中型血管免疫复合物沉积导致肾缺血和梗死的重要原因，类似于HBV相关的结节性多动脉炎（PAN）和特发性PAN[4]。在HCV患者中也可见免疫复合物沉积引起的其他类型肾小球疾病，包括系膜增生性肾小球肾炎、局灶增生性肾小球肾炎和IgA肾病。膜性肾病在HCV感染患者中的发病机制可能与含有HCV蛋白的免疫复合物在肾小球基底膜沉积有关。尽管已通过上述方法检测到病毒抗原，但对于HCV在膜性肾病（MN）中的实际致病作用尚未达成共识[5]。

此外，HCV感染亦可引起免疫自稳失调，机体可出现多种自身免疫紊乱现象，体内产生大量的自身抗体是其显著特征。自身抗体包括Ⅰ型肝肾微粒体抗体（LKMAb-1）、抗核抗体（ANA）、类风湿因子（RF）、抗平滑肌抗体（Anti-SMA）等。自身抗体可与相应自身抗原相互作用形成免疫复合物，沉积于肾小球，最终导致肾损害。

（二）HCV感染后的冷球蛋白血症

冷球蛋白是一组在低温下发生可逆性沉淀的免疫球蛋白或抗原抗体复合物。血清冷球蛋白由Winrtoobe等于1933年首次报道，1947年Lerner等证实其本质为丙种球蛋白。冷球蛋白存在于许多临床疾病中，能固定补体产生炎症反应，类似免疫复合物引起的疾病。Ⅱ型混合性冷球蛋白血症的特征是循环中存在多克隆IgG和抗IgG Fc的单克隆IgMκ类风湿因子。HCV感染相关的冷球蛋白血症肾炎的发病机制与含有HCV蛋白、抗HCV抗体和具有抗IgG活性的类风湿因子IgM的免疫复合物沉积有关[6]。已证实冷球蛋白沉淀物中聚集了大量HCV-RNA和抗HCV IgG抗体复合物。此外，HCV相关性肾病的经典病理特征是1型MPGN，这通常是Ⅱ型混合性冷球蛋白血症所导致的结果。HCV感染也可能导致Ⅲ型混合性冷球蛋白血症。Ⅲ型混合性冷球蛋白血症的特点是循环中存在多克隆IgG和多克隆IgM冷球蛋白。循环冷球蛋白通常难以检测，冷球蛋白血症常被漏诊，在无冷球蛋白血症的情况下，HCV感染与Ⅰ型MPGN的相关性尚存争议。

（三）HCV直接感染肾脏诱导损伤

在HCV相关性肾小球肾炎患者的肾小球毛细血管壁和系膜中检出HCV抗原，这些患者多存在MPGN且HCV-RNA呈阳性。已通过免疫组织化学[7]和原位杂交[8]检测出病毒抗原。激光显微切割技术可以测量HCV相关性肾小球肾炎患者肾小球和肾小管中HCV核心蛋白的RNA基因组序列[9]。

最近，有研究显示在HCV相关性肾小球肾炎的系膜细胞中，Toll样受体3（Toll-like receptor 3，TLR3）信使RNA表达升高[10]。并且，在HCV阳性的肾小球肾炎患者中，TLR3表达也显著高于HCV阴性患者和对照组。在HCV相关性肾小球肾炎患者中，TLR3表达水平与HCV病毒载量、IL-1β和肾功能受损程度呈正相关[11]。这些研究表明TLR3在HCV感染和肾小球肾炎之间发挥了作用。

三、病　　理

HCV相关性肾小球肾炎的组织病理学改变以膜增生性肾小球肾炎多见，其次是膜性肾病及结节性多动脉炎。但我国的资料与此有一定差别，以膜性肾病为主，其次是膜增生性肾小球肾炎，还有一些IgA肾病、系膜增生性肾小球肾炎和毛细血管内增生性肾小球肾炎的报道。

（一）HCV相关性膜增生性肾小球肾炎

肾活检组织学检查结果是活化巨噬细胞浸润肾小球。光镜下由于单核和多形核白细胞大量浸润肾小球毛细血管，肾小球可能表现出显著的细胞过多，肾小球增大，肾小球呈簇状结构，分叶改变明显，系膜区增宽，系膜细胞数目增多，基质增加，沿内皮下插入，使基底膜增厚呈双轨征。毛细血管内皮肿胀、毛细血管壁不规则增厚，毛细血管基底膜分裂、毛细血管内血栓和代表免疫复合物或冷球蛋白沉淀的嗜酸性物质积聚，也可能存在中小肾动脉血管炎。部分小管间质区域可见炎症细胞浸润，部分肾小管萎缩，可有间质纤维化。免疫荧光通常显示IgM、IgG和C3在系膜和毛细血管壁中沉积。在电子显微镜下可观察到内皮下免疫复合物，也可观察到冷球蛋白沉积的纤维状或免疫触须样沉积。

（二）HCV相关性膜性肾病

HCV相关性膜性肾病的病理特点与原发性膜性肾病的特点不尽相同。HCV相关性膜性肾病在电镜下可见系膜细胞轻度增生，系膜基质轻度增加，弥漫性毛细血管壁增厚，上皮下可见大量的电子致密物沉积，基底膜有不规则增厚，电子致密物亦可见于系膜区。免疫荧光检测可发现IgG与C3在上皮下呈颗粒样沉积，有时可见IgA、IgM及纤维样结构沿毛细血管壁沉积，部分肾小管亦可见这些沉积。

四、临床表现

部分患者有明显的病毒性肝炎接触史或血液制品应用史。HCV感染后的潜伏期通常为6～12周，随后发生病毒性肝炎，但病毒血症与临床表现无明显平行关系。临床表现可有急性和慢性，多为慢性。慢性丙型肝炎无明确临床症状、体征，单项ALT增高为唯一异常表现，一些患者肝酶值正常或仅轻度升高。此外，可伴有肝外表现，如多种皮肤病变、关节炎、浆膜炎、血管炎、结肠直肠炎、月经紊乱、男性乳房发育、睾丸萎缩或勃起功能障碍。部分患者出现眼干燥症、扁平苔藓、灶性淋巴细胞性唾液腺炎、原发性混合性冷球蛋白血症、自身免疫性甲状腺炎、肾小球肾炎等。

HCV阳性患者肾小球疾病的主要临床表现是存在蛋白尿和镜下血尿，伴或不伴肾功能受损。

因此，KDIGO指南建议至少每年检测一次HCV感染患者的蛋白尿、血尿和eGFR[5]，这对于冷球蛋白血症患者尤其重要。HCV相关性肾小球肾炎的早期诊断和治疗可改善临床结果。

HCV感染主要与Ⅱ型冷球蛋白血症相关，Ⅰ型MPGN是最常见的肾脏病变。冷球蛋白血症是一种以关节痛、关节炎、雷诺现象、紫癜、周围神经病变、低补体血症和肾脏疾病为特征的系统性血管炎。冷球蛋白的存在对于诊断至关重要，并且通常可测得血清HCV-RNA。肾病的临床表现包括肾病或非肾病范围的蛋白尿、血尿和不同程度的eGFR降低。患者中急性肾炎综合征和肾病综合征分别占25%和20%。冷球蛋白血症的临床表现，如紫癜、关节痛或神经病变，可能先于肾脏疾病数年出现[12]。一些患者表现为快速进展的肾炎综合征，其肾脏病理多见大量管腔内血栓、血管炎或两者兼有。系膜增生性肾炎表现为蛋白尿和镜下血尿，但肾功能正常[5]。

一些HCV感染患者可发展为MPGN，但是无冷球蛋白血症。这些患者除了血清中存在HCV抗体和HCV-RNA外，肾脏疾病的临床表现、病理结果和实验室检查结果与特发性Ⅰ型MPGN无法区分。但在电子显微镜下，可以检测到没有独特亚结构的内皮下和系膜区免疫复合物沉积。

超过80%的HCV相关性膜性肾病患者表现为肾病综合征。其余表现为非肾病范围的孤立性蛋白尿。约75%的患者血清转氨酶升高，但仅有25%的患者有慢性肝病的临床表现。在一项研究中，仅有18%的患者有明确的肝脏疾病证据，但89%的患者有肝脏损害的组织学证据。

PAN也可见于无冷球蛋白血症的HCV感染者。一项纳入78例患者的回顾性研究发现，PAN的发作时间是在诊断HCV感染后平均2年[13]。这些患者具有PAN的典型症状，常表现为疲劳、体重减轻、无力、发热、关节痛和多系统受累的征象（如皮损、高血压、肾功能不全、神经功能障碍、腹痛等），并且活检中可见中动脉或小动脉有坏死性炎症。与HCV相关冷球蛋白血症患者相比，HCV相关性PAN患者更常出现发热、体重减轻、高血压、胃肠道受累、严重单神经病和C反应蛋白水平升高。

五、实验室检查

HCV相关性肾小球肾炎的实验室检查包括病毒标志物检测、肝功能检测及肾小球疾病相关的实验室检查等。

初次感染HCV后1～3周及开始出现临床症状时，可以检测到HCV-RNA。开始出现症状时，只有50%～70%的患者可以通过酶免疫分析（EIA）检测到抗HCV抗体，3个月后这一比例可增加到90%。EIA法检测抗HCV抗体易重复、费用低，适用于对高危人群的筛查。第3代EIA法的敏感度和特异度都达到了99%，不再需要重组免疫印迹分析（RIBA）法验证。一些透析患者及免疫功能缺陷患者可能出现EIA法检测的假阴性，自身免疫性疾病患者可出现假阳性。对于这些患者来说，HCV-RNA的检测有助于诊断。RIBA法对于大规模血液制品的筛查仍是有效的补充试验。

急性感染期，血浆或血清中的病毒基因水平可达到10^5～10^7copy/ml。在慢性感染患者中，HCV-RNA水平在不同个体之间存在相当大的差异，其变化范围可从5万到500万，但同一个体的HCV-RNA水平是相对稳定的。对EIA法阳性的HCV持续感染者需要HCV-RNA定性实验进一步验证。

HCV相关性肾小球肾炎患者多为血尿及蛋白尿，部分患者有糖尿等肾小管功能异常表现。肾功能异常可见血肌酐、尿素氮升高，肾小球滤过率下降。15%～64%的患者血清补体如C3、C4降低。冷球蛋白血症患者实验室检查可发现低补体血症和循环冷球蛋白，补体C3、C4和C1q降低，C4降低程度一般大于C3。冷球蛋白血症多为Ⅱ型，其特征是循环中存在多克隆IgG和抗IgG Fc的单克隆IgMκ类风湿因子。然而，与MPGN或混合性冷球蛋白血症的结果不同，在HCV相关性膜性肾病患者中，补体水平往往正常且既没有冷球蛋白，也没有类风湿因子。

病理学检查有重要意义。除常规光镜、电镜及免疫荧光外，针对HCV的检测十分重要，常用的标志包括HCV-RNA、HCV抗原等。检测手段有免疫组化、RT-PCR等。肾组织HCV-RNA的检测对HCV相关性肾小球肾炎至为关键，常用RT-

PCR一步法。

六、诊断及鉴别诊断

HCV感染是临床常见疾病，同时存在肾小球肾炎可能是偶然的巧合，也可能有肯定的病理联系。一般认为，诊断HCV相关性肾小球肾炎需要满足以下3点：①HCV感染的证据，包括输血史、肝脏病史，血抗HCV与HCV-RNA阳性，尿液相关检测阳性，冷球蛋白血症患者冷沉淀物中可有抗HCV及HCV-RNA阳性，以及肝活检有相应病理改变。②患有肾小球肾炎，并可排除狼疮肾炎等继发性肾小球疾病，出现血尿、蛋白尿、高血压、水肿和肾功能损害等临床表现，肾穿刺病理证据确凿。③肾组织中找到HCV抗原，含有HCV抗原及相应免疫复合物及HCV-RNA阳性。目前关于肾组织中HCV-RNA检测的报道越来越多，为诊断HCV相关性肾小球肾炎提供了有力证据，但也有正常肾组织HCV-RNA阳性的报道，可能是病毒抗原在损伤组织中的暂时滞留。因此，抗原相关检测指标的综合分析尤其重要。其中，第3条为基本条件。此外，宿主免疫清除病毒血症或通过抗病毒治疗根除病毒血症的同时，肾脏疾病缓解或恢复也是诊断的重要依据。

由于近年来抗病毒药物在治疗HCV感染引起的肾小球肾炎中的作用已取得确切的效果，2022年KDIGO指南对HCV感染相关性肾小球肾炎的诊断做了相应的更新。该指南认为在具有免疫复合物型肾小球肾炎和稳定GFR典型表现的HCV感染患者中，可以在不进行肾活检的情况下直接开始抗病毒治疗。如果GFR或蛋白尿在治疗后恶化，或者如果正在考虑免疫抑制治疗，则应进行肾活检。有非典型表现的患者，以及有急进性肾小球肾炎或严重肾病综合征证据的患者，应进行肾活检[14]。评估肾活检流程见图28-5。

HCV相关性肾小球肾炎的诊断应首先排除原发性肾小球肾炎，并与狼疮肾炎、紫癜肾炎等相鉴别，这些疾病在临床与病理上均有相似性。

上述流程假设HCV感染合并肾脏病患者已经在接受直接抗病毒药物（DAA）治疗。冷球蛋白血症的全身表现包括皮肤病变，如紫癜、关节痛和无力[14]。

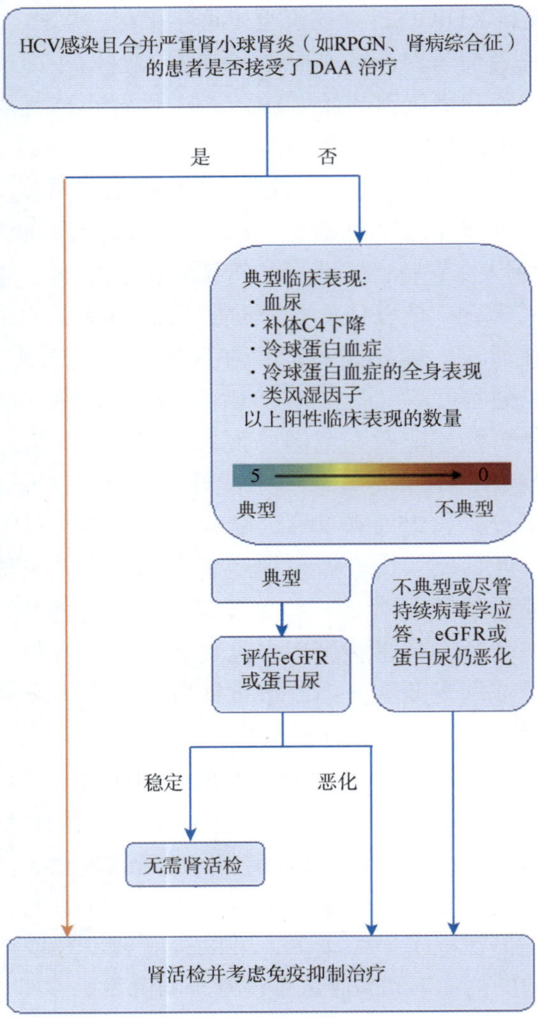

图28-5 丙型肝炎病毒感染合并严重肾小球肾炎患者的肾活检指征

七、治　疗

近年临床实践表明，DAA治疗对HCV感染相关性慢性肾脏病所有阶段的患者（包括接受透析和肾移植患者）都非常有效且耐受性良好，治疗后12周持续病毒学应答率（SVR12）为92%～100%。DAA导致的严重不良事件发生率通常不到1%。随着几种针对所有HCV基因型（泛基因型）DAA方案的引入，在抗病毒治疗中对HCV基因型的认识显得不那么重要。除DAA治疗以外，延缓肾小球硬化治疗及免疫调节也很重要。

（一）一般治疗

除休息、饮食控制以外，依据不同临床表现进行对症治疗如稳定血压、调节血脂、抑制血小板黏附，应用ACEI或ARB减少尿蛋白。若出现肾功能不全合并贫血，则需要应用红细胞生成素等药物并进行慢性肾脏病治疗。其中ACEI或ARB的应用对减缓肾损伤、改善远期预后有重要意义。

（二）抗病毒治疗

抗病毒治疗是HCV相关性肾小球肾炎治疗的主要手段。在肾功能正常的患者中，DAA治疗可阻止肝病的进展并减少并发症，同时在可接受的毒性范围内提高患者的生存率。对于肾小球肾炎、eGFR稳定的患者，可以在不进行肾活检情况下开始DAA治疗。鉴于干扰素、利巴韦林等药物存在患者耐受性差、毒副反应多等弊端，目前已不再推荐此类药物用于治疗HCV感染，尤其是慢性肾脏病4期、5期患者。

肾脏病患者的抗病毒方案选择与无肾病患者大致相同，取决于基因型、肝病的严重程度和治疗史。全基因型抗HCV药物主要有格卡瑞韦-哌仑他韦和索磷布韦-维帕他韦。来迪派韦-索磷布韦适用于基因1型、4型、5型、6型感染。现有证据表明，DAA治疗对eGFR＜30ml/（min·1.73m^2）者或透析患者疗效佳，接近于一般人群。多种DAA治疗对肾损伤患者也基本安全，包括透析患者。大多数HCV感染者的初始治疗是格卡瑞韦-哌仑他韦方案和含索磷布韦的方案。

1. 格卡瑞韦-哌仑他韦方案　格卡瑞韦和哌仑他韦都经肝脏代谢和清除，所以肾损伤对药物浓度基本无影响。EXPEDITION-4研究纳入了104例eGFR＜30ml/（min·1.73m^2）的基因1～6型感染者，其中82%的患者接受透析，及格卡瑞韦-哌仑他韦治疗，12周的持续病毒学应答率达到98%[15]。20%的患者存在代偿性肝硬化。该方案耐受性总体良好，重度不良事件均与药物无关，但4%的患者因不良事件而停用该方案。

2. 含索磷布韦的联合方案　索磷布韦主要经肾脏清除，过去该方案仅推荐用于eGFR＞30ml/（min·1.73m^2）的患者。但后来证据表明索磷布韦的安全性，2019年美国FDA批准该方案用于重度肾损伤及透析患者。索磷布韦不需要根据肾功能调整剂量，与索磷布韦联用的其他抗病毒药物包括维帕他韦、来迪派韦、伏西瑞韦，这些药物都是经肝脏清除，所以其浓度基本不受肾损伤影响。一项研究纳入了59例接受血液透析或腹膜透析且合并基因1～6型HCV感染的终末期肾病患者，使用索磷布韦-维帕他韦（400mg/100mg）治疗12周的持续病毒学应答率SVR为95%，严重不良事件发生率为19%，但都与治疗无关[16]。虽然含索磷布韦的方案对肾损伤患者总体安全，但使用过程中需全程监测肾功能变化，每2周1次，因为慢性肾脏病患者可能会发生急性肾损伤[17]。当eGFR水平下降＞25%且排除其他原因后，应考虑停用该方案。

在使用无干扰素的DAA方案治疗期间，几乎所有无肝硬化的患者在治疗4周时都能达到HCV检测阴性。因此，在治疗期间监测病毒水平的主要理由是为了评估患者对治疗方案的依从性，以及记录治疗过程和SVR以防患者复发及需要再次治疗。考虑到DAA费用及不恰当使用时可能会有病毒耐药的风险，美国肝病研究学会（American Association for the Study of Liver Diseases，AASLD）和美国感染病学会（Infectious Diseases Society of America，IDSA）的联合指南推荐，在4周时进行HCV-RNA定量检测，若4周时可检测到病毒水平，则在6周时复查HCV-RNA定量试验；若水平增加了1 log以上，则停止治疗[18]。

（三）免疫抑制治疗

对于因活动性肾小球肾炎或冷球蛋白血症发作导致eGFR进行性下降的患者，应同时给予免疫抑制治疗；如果DAA的成功治疗没有导致肾小球肾炎的改善，则推荐免疫抑制治疗；如果存在肾病综合征，应根据各种因素，如肾功能不全和肾病综合征严重程度进行个体化治疗。当需要免疫抑制治疗时，利妥昔单抗通常用作一线药物。一般来说，HCV相关中重度混合性冷球蛋白血症患者应同时接受抗HCV及免疫抑制治疗。

1. 糖皮质激素、免疫抑制剂与血浆置换　糖皮质激素、免疫抑制剂可改善肾脏病变，但不能阻止肾小球肾炎与肾外症状复发，尤其可降低T细胞功能，促进HCV复制，可能加重肝脏病变，故应用时要权衡利弊，严格选择适应证，不宜长期使用。对于重症冷球蛋白血症性MPGN，尤其肾功能快速进展、系统性血管炎症状严重者，需要联合应用激素、免疫抑制剂及血浆置换。通常在急性期给予大剂量甲泼尼龙0.5～1.0g静脉冲击治疗，连用3天后改为口服，泼尼松口服起始剂量为0.5mg/(kg·d)，后逐渐减量，至20mg/d时，可应用抗病毒治疗。血浆置换每次3L，1周3次，连用2～3周，联合环磷酰胺免疫抑制治疗。关于环磷酰胺治疗混合性冷球蛋白血症，目前尚无公认的用药方案。选择口服还是静脉给予环磷酰胺主要取决于临床实践。鉴于相关累积剂量及随后的毒性风险均较低，首选静脉给予环磷酰胺，如每月冲击治疗750mg/m^2，持续3个月。若选择口服环磷酰胺，可给予2mg/(kg·d)，持续2个月。

2. 利妥昔单抗（RTX） 是一种人鼠嵌合的抗CD20单克隆抗体，能够选择性直接作用于B细胞，对B细胞非霍奇金淋巴瘤有效，且有很好的耐受性。最近一些观察性研究证实RTX对混合性冷球蛋白血症和HCV相关性冷球蛋白血症性MPGN有效[19-21]。一项随机对照试验，纳入了59例伴重度表现（存在皮肤溃疡、活动性肾小球肾炎或进展性周围神经病）的混合性冷球蛋白血症患者（93%有HCV感染），随机分配至RTX治疗组（在第1天、第14天静脉输注1000mg）或常规免疫抑制治疗组（包括激素、环磷酰胺、血浆置换和硫唑嘌呤等）。接受RTX治疗的患者在12个月和24个月时继续接受初始治疗的比例更高。最初接受常规治疗但失败的患者中，60%的患者对RTX有良好的治疗反应[22]。

常用的方案是分别在第1天和第14天静脉输注RTX 1000mg。另一种方案为静脉输注RTX 375mg/m^2，1周1次，共4次；或者先输注RTX 375mg/m^2，1周1次，共4次，然后巩固治疗，即输注375mg/m^2，每月1次，持续2个月[21]。给予RTX前，可以考虑2～3次血浆置换，以降低冷沉淀比容。

八、预　　防

防止HCV感染是预防HCV相关性肾小球肾炎的最有效措施，但尚无HCV疫苗。严格献血管理，避免不恰当的血液制品应用，减少注射治疗，严格医疗操作和器械消毒对避免传染有重要意义。

九、预　　后

DAA治疗问世后的队列研究数据表明，HCV相关性混合性冷球蛋白血症患者的预后有改善趋势。一项前瞻性国际多中心队列研究分析了148例有症状的HCV相关性冷球蛋白血症血管炎患者接受DAA治疗后的数据，结果显示在随访了15.3个月（中位随访时间）后的患者中，91.5%的患者肾脏症状缓解，85.7%的患者关节痛缓解，77.1%的患者神经病变缓解，52.2%的患者清除了冷球蛋白血症，2.8%（4例）的患者死亡[23]。一项多中心研究报道了146例混合性冷球蛋白血症合并肾脏受累的患者接受10年以上的随访，结果显示10年生存率约为80%，基线肾功能较差者的预后较差[24]。60%以上的病例死于心血管疾病。

十、病例介绍及点评

（一）主诉

反复皮肤瘀斑1年，尿泡沫增多1个月。

（二）病史

患者，男性，56岁，退休教师，1年前无明显诱因下出现双下肢皮肤瘀点、瘀斑，呈对称性，无疼痛、瘙痒，逐渐融合成片，伴有轻度水肿和关节肿痛。当地皮肤科诊断为“皮肤紫癜”，查尿常规未见异常，给予口服甲泼尼龙16mg治疗。治疗后紫癜和关节痛仍反复发作，且血压逐渐升高达150/90mmHg，口服氨氯地平降压治疗。后患者前往风湿免疫科就诊，检验类风湿因子升高（具体不详），给予甲泼尼龙加量至40mg口服，治疗1个月后下肢紫癜明显好转，但激素减量至20mg以下时皮肤紫癜复发，后维持甲泼尼龙20mg，每天1次，口服。1个月前患者发现尿泡沫明显增多，自觉尿色较深，并出现双下肢水肿加重，伴有关节痛，遂转往肾内科就诊。

2年前车祸外伤手术，有输血史。否认其他手术及外伤史。否认结核、乙型肝炎、血吸虫等传染病病史。否认药物及食物过敏史。吸烟史50年，1包/3天，否认饮酒史。

（三）入院查体

T 36.7 ℃，R 18次/分，P 88次/分，BP 135/80mmHg，神清气平，颈软，颈静脉无怒张。双肺呼吸音清，未闻及明显干湿啰音，心率88次/分，律齐，各瓣膜听诊区未闻及明显病理性杂音，腹软，无压痛。肝脾肋下未触及，双侧肾区无叩痛，无瘀点、瘀斑。四肢肌力Ⅴ级，病理征阴性。左膝可见约15cm陈旧性瘢痕，右肩可见“Y”字形20cm陈旧性瘢痕。胸腹部，四肢伸侧均可见对称分布、新旧共存的皮肤瘀点、瘀斑，压之无痛、不褪色，双下肢中度凹陷性水肿。

（四）实验室检查

1. 血常规　白细胞计数11.33×10^9/L，中性粒细胞百分比92%，血小板计数412×10^9/L，红细胞计数2.59×10^{12}/L，血红蛋白77g/L，快速C反应蛋白4.14mg/L。

2. 尿常规　尿蛋白（+++），尿隐血（++++），红细胞数153/μl，白细胞数20/μl。

3. 24小时尿蛋白定量　为4.70g/d。

4. 生化检查　总蛋白44g/L，肌酐117μmol/L，尿素12.5mmol/L，胱抑素C 1.8mg/L，eGFR（CKD-EPI公式）46ml/min，尿酸388μmol/L；丙氨酸转氨酶12U/L，天冬氨酸转氨酶17U/L，γ-谷氨酰转肽酶18U/L，天冬氨酸转氨酶/丙氨酸转氨酶比值1.4，总胆红素2.8μmol/L，球蛋白13.6g/L，白蛋白28g/L，前白蛋白215mg/L。

高密度脂蛋白胆固醇1.69mmol/L，低密度脂蛋白胆固醇2.29mmol/L，甘油三酯0.59mmol/L。钾4.9mmol/L，钠144mmol/L，氯110mmol/L，碳酸氢根27mmol/L，钙2.1mmol/L，血清铁饱和度44.7%，铁14.3μmol/L，镁1.2mmol/L。

5. 免疫学检查　补体C4 0.02g/L，补体C3 0.64g/L，免疫球蛋白均在正常范围。类风湿因子199U/ml，其余自身抗体均阴性，ANCA阴性，M蛋白电泳无异常，乙肝五项无异常，HCV核酸定量（COBAS）7.78×10^5U/ml。冷球蛋白试验阳性。

6. 肿瘤标志物　AFP、CEA、CA19-9、CA125等无异常。

7. 影像学检查　双肾B超：左肾大小10.8cm×5.1cm，右肾大小11.1cm×5.3cm，皮髓质界限清晰，回声增强，集合系统未见分离，双肾区未见占位性病变。胸部CT、心电图及超声心动图无明显异常。

（五）住院经过

患者存在肾小球肾炎表现，有HCV感染，皮肤紫癜和冷球蛋白试验阳性，为明确诊断进行肾活检。光学显微镜检查显示26个肾小球，4个肾小球全球硬化。其余肾小球系膜细胞增多、系膜弥漫性增生，肾小球分叶明显，基底膜可见双轨征，可见个别肾小球毛细血管内有微血栓形成。免疫荧光显示IgG（++），IgM（+），C3（+）在系膜区沉积。未进行电子显微镜检查。病理诊断为膜增生性肾小球肾炎，结合患者HCV核酸定量（COBAS）7.78×10^5IU/ml和冷球蛋白阳性，因此诊断为HCV相关性冷球蛋白血症性MPGN。给予患者缬沙坦80mg，1次/天，口服，降压、降尿蛋白；波立维75mg，1次/天，口服，抗血小板；低分子量肝素抗凝。完善丙型肝炎基因检测明确为丙型肝炎基因1型，给予择必达（艾尔巴韦格拉瑞韦片），每天1片，口服。择必达口服2周后HCV核酸定量小于1.0×10^3IU/ml，口服满12周停药，HCV核酸定量始终小于1.0×10^5IU/ml。出院后激素逐渐减量停用，尿蛋白在抗病毒治疗后逐渐减少，12周停抗病毒治疗时，24小时尿蛋白0.65g，尿红细胞数3～5/HPF，皮肤紫癜、关节痛等症状也好转稳定，类风湿因子、补体接近正常范围，血肌酐、尿素氮均降至正常范围。

（六）点评

该病例有明确输血史及HCV核酸定量异常增高，全身皮肤出现紫癜，伴有血尿、蛋白尿、高血压等肾小球肾炎表现，存在低补体血症、类风湿因子升高和冷球蛋白血症阳性，尤其是肾脏病理符合MPGN，同时排除其他继发性因素如糖尿病肾脏病、淀粉样变性、肿瘤、HBV感染、狼疮肾炎、药物及血管炎等疾病，可以明确诊断为HCV相关性肾小球肾炎。

HCV感染导致慢性肝病，通常由HCV相关性冷球蛋白性血管炎引起肝外表现。MPGN合并冷球蛋白血症是HCV相关性肾小球肾病的最常见类型，常伴有低补体血症和类风湿因子升高。对于HCV相关性肾脏病患者，治愈HCV感染除了可以预防肝脏相关并发症和死亡外，还可以减少蛋白尿、改善肾功能，使肾脏疾病缓解。一般而言，有严重进展性HCV相关性肾小球肾炎的患者应接受抗病毒治疗。在对肾病患者（包括透析患者）安全的DAA上市之前，很难判断是否应该给予抗病毒治疗；随着对肾病患者（包括透析患者）安全的DAA普及，抗HCV治疗变得简单。

DAA治疗的主要目标是获得SVR。尽管HCV清除后通常会在临床上显著改善冷球蛋白血症的器官受累，但不都能带来临床缓解。这是因为少数患者在没有病毒复制的情况下，自发、持续、克隆产生IgMκ型抗IgG抗体（类风湿因子）。对于抗病毒治疗有效的HCV感染患者，病毒学应答后不久便出现临床应答，后者几乎出现在启动治疗的12周内，但患者可能在抗病毒治疗开始后长达6～12个月仍有冷球蛋白血症，需要给予免疫抑制剂或生物制剂治疗。

（王　奕　刘　娜）

参考文献

[1] Polaris Observatory HCV Collaborators. Global prevalence and genotype distribution of hepatitis C virus infection in 2015: a modelling study[J]. Lancet Gastroenterol Hepatol, 2017, 2(3): 161-176.

[2] Li M Y, Zhuang H, Wei L. How would China achieve WHO's target of eliminating HCV by 2030?[J]. Expert Rev Anti Infect Ther, 2019, 17(10): 763-773.

[3] Meyers C M, Seeff L B, Stehman-Breen C O, et al. Hepatitis C and renal disease: an update[J]. Am J Kidney Dis, 2003, 42(4): 631-657.

[4] Saadoun D, Terrier B, Semoun O, et al. Hepatitis C virus-associated polyarteritis nodosa[J]. Arthritis Care Res (Hoboken), 2011, 63(3): 427-435.

[5] Kidney Disease: Improving Global Outcomes (KDIGO). KDIGO clinical practice guidelines for the prevention, diagnosis, evaluation, and treatment of hepatitis C in chronic kidney disease. Kidney Int Suppl, 2008, (109): S1-S99.

[6] Perico N, Cattaneo D, Bikbov B, et al. Hepatitis C infection and chronic renal diseases[J]. Clin J Am Soc Nephrol, 2009, 4(1): 207-220.

[7] Cao Y L, Zhang Y K, Wang S X, et al. Detection of the hepatitis C virus antigen in kidney tissue from infected patients with various glomerulonephritis[J]. Nephrol Dial Transplant, 2009, 24(9): 2745-2751.

[8] Hoch B, Juknevicius I, Liapis H. Glomerular injury associated with hepatitis C infection: a correlation with blood and tissue HCV-PCR[J]. Semin Diagn Pathol, 2002, 19(3): 175-187.

[9] Sansonno D, Lauletta G, Montrone M, et al. Hepatitis C virus RNA and core protein in kidney glomerular and tubular structures isolated with laser capture microdissection[J]. Clin Exp Immunol, 2005, 140(3): 498-506.

[10] Wörnle M, Schmid H, Banas B, et al. Novel role of toll-like receptor 3 in hepatitis C-associated glomerulonephritis[J]. Am J Pathol, 2006, 168(2): 370-385.

[11] Abou-Zeid A A, El-Sayegh H K. Toll-like receptor 3 gene expression in Egyptian patients with glomerulonephritis and hepatitis C virus infection[J]. Scand J Clin Lab Invest, 2011, 71(6): 456-461.

[12] Morales J M, Kamar N, Rostaing L. Hepatitis C and renal disease: epidemiology, diagnosis, pathogenesis and therapy[J]. Contrib Nephrol, 2012, 176: 10-23.

[13] Ramos-Casals M, Muñoz S, Medina F, et al. Systemic autoimmune diseases in patients with hepatitis C virus infection: characterization of 1020 cases (the HISPAMEC registry)[J]. J Rheumatol, 2009, 36(7): 1442-1448.

[14] Martin P, Awan A A, Berenguer M C, et al. Executive summary of the KDIGO 2022 clinical practice guideline for the prevention, diagnosis, evaluation, and treatment of hepatitis C in chronic kidney disease[J]. Kidney Int, 2022, 102(6): 1228-1237.

[15] Gane E, Lawitz E, Pugatch D, et al. Glecaprevir and pibrentasvir in patients with HCV and severe renal impairment[J]. N Engl J Med, 2017, 377(15): 1448-1455.

[16] Borgia S M, Dearden J, Yoshida E M, et al. Sofosbuvir/velpatasvir for 12 weeks in hepatitis C virus-infected patients with end-stage renal disease undergoing dialysis[J]. J Hepatol, 2019, 71(4): 660-665.

[17] Elmowafy A Y, El Maghrabi H M, Mashaly M E, et al. High rate of acute kidney injury in patients with chronic kidney disease and hepatitis C virus genotype 4 treated with direct-acting antiviral agents[J]. Int Urol Nephrol, 2019, 51(12): 2243-2254.

[18] AASLD-IDSA HCV Guidance Panel. Hepatitis C guidance 2018 update: AASLD-IDSA recommendations for testing, managing, and treating hepatitis C virus infection[J]. Clin Infect Dis, 2018, 67(10): 1477-1492.

[19] Roccatello D, Sciascia S, Baldovino S, et al. Improved (4 plus 2) rituximab protocol for severe cases of mixed cryoglobulinemia: a 6-year observational study[J]. Am J Nephrol, 2016, 43(4): 251-260.

[20] Rossi D, Sciascia S, Fenoglio R, et al. Cryoglobulinemic glomerulonephritis: clinical presentation and histological features, diagnostic pitfalls and controversies in the management. State of the art and the experience on a large monocentric cohort treated with B cell depletion therapy[J]. Minerva Med, 2021, 112(2): 162-174.

[21] Roccatello D, Saadoun D, Ramos-Casals M, et al. Cryoglobulinaemia[J]. Nat Rev Dis Primers, 2018, 4(1): 11.

[22] De Vita S, Quartuccio L, Isola M, et al. A randomized controlled trial of rituximab for the treatment of severe cryoglobulinemic vasculitis[J]. Arthritis & Rheum, 2012, 64(3): 843-853.

[23] Cacoub P, Si Ahmed S N, Ferfar Y, et al. Long-term efficacy of interferon-free antiviral treatment regimens in patients with hepatitis C virus-associated cryoglobulinemia vasculitis[J]. Clin Gastroenterol Hepatol, 2019, 17(3): 518-526.

[24] Roccatello D, Fornasieri A, Giachino O, et al. Multicenter study on hepatitis C virus-related cryoglobulinemic glomerulonephritis[J]. Am J Kidney Dis, 2007, 49(1): 69-82.

第三节　人类免疫缺陷病毒相关性肾损害

人类免疫缺陷病毒（human immunodeficiency virus，HIV）属于病毒科慢病毒属中的人类慢病毒组，在人群中通过性接触、血液及血液制品输注和母婴传播。1981年美国Gottlieb等首次报道HIV感染引起的获得性免疫缺陷综合征（acquired immunodeficiency syndrome，AIDS）。HIV通过攻击免疫系统削弱免疫力致病。联合国艾滋病规划署估计，截至2021年，全球现存HIV患者3840万，当年新发150万，65万死于HIV相关并发症，75%的感染者接受抗逆转录病毒治疗（antiretroviral therapy，ART）[1]，HIV感染是影响公众安全的公共卫生问题。

HIV感染会增加发生急性肾损伤（AKI）和慢性肾脏病（CKD）的风险。在ART应用以前，败血症、低血容量、药物肾毒性、重度免疫缺陷和继发感染常诱发AKI[2]。进入ART时代后，AKI风险明显下降[3]。

HIV感染可累及肾小球、肾小管、肾间质和血管。HIV相关性肾病（HIV-associated nephropathy，HIVAN）是HIV感染导致的经典肾脏损伤，临床表现为大量蛋白尿、快速进展性肾衰竭，典型病理表现为塌陷型肾小球硬化、微囊样肾小管扩张及不同程度的小管间质损伤。1984年Rao等首次报道了黑种人AIDS患者发生的局灶节段性肾小球硬化。此后研究者发现这一肾脏病变不仅发生于AIDS患者，也可发生于无症状的HIV携带者，故命名为HIVAN。进入ART时代后，HIVAN减少，HIV感染者进展为肾衰竭的风险下降了40%～60%，接受透析的HIV患者存活率明显提高。HIV感染合并其他肾病逐渐增加，包括免疫复合物介导肾病、糖尿病肾病和老年相关性肾小球硬化等。ART及治疗HIV合并症和并发症的药物也可能带来肾毒性。HIV患者出现的肾病类型呈现多样化特点[4]。

一、发病机制

（一）HIV感染

现认为HIVAN系APOL1遗传易感性和HIV感染“双重打击”所致：HIV感染具有遗传易感性患者的肾脏上皮细胞，HIV增殖，损伤上皮细胞并形成增殖性病灶致病。HIVAN患者肾小球足细胞和肾小管上皮细胞可以检出HIV基因组[5]，但是在不伴肾脏损伤或伴免疫复合物型肾小球肾炎的HIV患者中检出极少[6]。插入了HIV-1前病毒基因的转基因（HIV-Tg）小鼠的肾小球和小管上皮细胞表达HIV-1 mRNA，出现与人类HIVAN相似的肾脏病理表现和蛋白尿、肾功能不全[7]。将HIV-Tg小鼠的肾脏移植到正常小鼠体内也可发病，而将正常小鼠的肾脏移植给HIV-Tg小鼠却并不发病，提示HIV基因表达产物诱发HIVAN[8]。HIV-1可通过非CD4依赖的方式通过胞饮进入肾上皮细胞[9]。跨膜TNF-α可易化HIV进入细胞，通过激活NF-κB增强细胞内病毒的复制[10]。

微囊样肾小管扩张和小管上皮细胞增殖是HIVAN特征性病理表现，与肾上皮细胞HIV-1基因表达和细胞因子环境有关[11]。HIV-Tg小鼠模型显示，早期HIV-1基因表达上调损伤肾上皮细胞并诱导蛋白尿；晚期肾小管出现明显增殖，伴HIV-1低水平表达和结合肝素的生长因子积聚[12]。结合肝素的生长因子包括FGF-2、VEGF-A和TNF-α。硫酸肝素糖蛋白（HSPG）可与之结合，促进其积聚，防止被降解。这些生长因子可增强肾脏募集单核细胞，促进HIV感染的单核细胞与肾上皮细胞接触，传播病毒及释放病毒合成产物[13]，诱导足细胞和小管上皮细胞增殖。足细胞是终末分化细胞，增殖可能引起细胞脱落、死亡和凋亡。FGF-2和VEGF-A还促进HIV-tat诱导肾内皮细胞和足细胞骨架改变并提高通透性。HIV-tat可增强HIV-1表达，促进HIV-Tg小鼠早期肾损伤的出现。

HIV-1表达的Nef蛋白在HIVAN的发病中起重要作用。Nef蛋白通过刺激Src家族激酶和MAPK诱导足细胞去分化和增殖[14]。TGF-β也参与HIVAN发病[15]。HIVAN患者肾小球和肾小管TGF-β表达增加；TGF-β可促进细胞增殖和肾小球硬化，提高系膜细胞HIV基因的表达；HIV感染细胞释放的tat蛋白可提高TGF-β表达。

（二）遗传易感性

HIVAN的发病具有遗传易感性。HIVAN主要发生在非裔人群，其患病率是其他人群的18～50

倍[16]。*APOL1*基因的2个单倍型（G1：S342G和I384M；G2：N388del：Y389del）与FSGS和非糖尿病终末期肾病发病有关[17, 18]。*APOL1*变异与非裔美国人发生FSGS（OR值为17）和HIVAN（OR值为29），以及南非人发生HIVAN（OR值为89）密切相关。不伴*APOL1*风险变异的埃塞俄比亚人不发生HIVAN。在没有HIV感染情况下，携带2个*APOL1*风险变异的个体，预估发生FSGS的风险为4%，而感染HIV后发生HIVAN风险则高达50%[19]。但是20%～30%的HIVAN非裔美国人没有携带或仅携带1个*APOL1*风险等位变异，提示其他遗传、病毒或环境因素也与HIVAN发病相关。

APOL1风险基因型促进HIVAN进展的机制尚不清楚。APOL1是溶锥虫的毒素，提供人类抵抗诱发非洲昏睡病的布氏锥虫的先天免疫[20]。APOL1可在人类足细胞、肾小管上皮细胞表达，TNF-α和IFN-γ可诱导APOL1表达，损伤足细胞[21]。APOL1在细胞内过度表达提高细胞膜和线粒体膜通透性，诱发凋亡或自噬。*APOL1*的G1和G2变异可诱发细胞失钾、肿胀溶解。推测APOL1 G1或G2型毒性较野生型更强。HIV感染释放细胞因子上调肾上皮细胞APOL1表达，加重G1、G2风险变异的细胞毒性。

二、病　　理

HIV患者可出现多种肾损害，包括HIVAN、非HIVAN的足细胞病、免疫复合物型肾炎、药物所致肾损害等。

（一）光镜改变

HIVAN肾脏通常肿胀，体积增大，包膜光滑，偶尔在皮质或皮髓质交接处肉眼可见直径0.5～1mm的小囊肿源于扩张的肾小管。典型HIVAN同时累及肾小球和肾小管间质。肾小球病变主要为塌陷型局灶节段性肾小球硬化[22, 23]。光镜下肾小球足细胞肥大、增生，胞质包含粗空泡和PAS染色阳性的蛋白吸收小滴。上述表现可仅局限于单一毛细血管袢，也可表现为多数毛细血管袢的足细胞增殖，形成“假新月体”[24]。相邻毛细血管袢扭曲、塌陷，管腔狭窄。随疾病进展，毛细血管袢闭锁，节段性硬化，袢腔有泡沫细胞和透明变性，足细胞可呈花冠样围绕在塌陷硬化的肾小球毛细血管袢周围。

HIVAN肾小管-间质性损害明显[22, 23]，病变程度常与肾小球病变不成比例。肾小管不同程度扩张，可延伸至肾小囊腔。明显扩张的肾小管可呈微囊样，其直径可为正常肾小管腔的3倍，甚至肉眼可见[25]。肾小管腔内可见PAS染色淡染或阴性、Masson染色复红阳性的血浆蛋白沉积物。扩张的小管壁可见单层排列上皮细胞。未扩张的小管腔可见PAS染色阳性的、富含T-H蛋白的透明管型。近曲小管上皮细胞胞质内见蛋白及脂滴。间质常有不同程度的水肿和淋巴细胞浸润，浆细胞和单核细胞较少。疾病进展期可见不同程度的肾小管萎缩，间质纤维化。血管病变不突出，偶见血栓性微血管病，有高血压病史的患者可出现动脉硬化的表现。

儿童HIVAN病理特点与成人有所差异，微囊样小管扩张和间质炎症浸润可能较肾小球病变更具特征意义。肾小球病变除了经典或塌陷型FSGS，还可出现肾小球系膜增生伴微囊样小管扩张，其恶化速度慢于FSGS患者[26, 27]。Wearne报道一种胎儿型HIVAN，表现为明显的肾小球系膜硬化，没有外周袢或塌陷，可见肥大增生的脏层上皮细胞包绕，预后较差[25]。

（二）免疫荧光

免疫荧光检查可见肾小球塌陷硬化区IgM、C3和C1q染色阳性。未硬化的毛细血管袢常无免疫荧光沉积。足细胞胞质和近端肾小管上皮细胞内蛋白吸收滴可呈白蛋白、IgM、IgA、IgG染色阳性。

（三）电镜

电镜检查可见FSGS的典型特点和HIV感染相关的结构异常。电镜下可见肾小球足细胞体积明显增大，胞质内大量圆形、致密的次级溶酶体形成，可见膜包被的大空泡形成，直径可超过毛细血管袢。足突广泛融合，胞质微绒毛化。足细胞部分或完全从基底膜脱落。肾小球基底膜皱缩、折叠，毛细血管袢腔狭窄、闭锁。

管网状结构也称管网状包涵体，在HIVAN患者中常见，是由直径25nm、有分支的微管状结构呈网状聚集形成，在内质网池或核膜内。它们的生化成分包括酸性糖蛋白和脂质。该结构见于肾小球、管周毛细血管内皮细胞，在小动脉内皮细胞，甚至间质浸润的淋巴细胞、单核细胞胞质内也可见。管网状结构的产生目前认为与干扰素暴露有关。除了HIVAN，管网状包涵体还可见于系统性红斑狼疮、干扰素使用者和其他一些病毒感染者。1980～1990年90%以上的HIVAN患者肾组织中可见这种超微结构，为HIVAN诊断提供依据，但ART时代，这种结构却相当少见，可能与抗病毒治疗减少了病毒的复制有关[28]。

除了管网状结构，HIVAN患者的淋巴细胞和单核细胞胞质还可见圆筒状囊泡，该结构也可见于系统性硬化症、狼疮肾炎和干扰素使用者。细胞核的变化并不少见，主要表现为各种核小体形成，实际上是核包涵体，包含有各种致密/浅淡的颗粒状/纤维状聚集物，常见于肾小管和间质细胞，推测与病毒感染有关，但不限于HIV感染。HIVAN患者还可出现细胞核颗粒化，细胞核被粗大的颗粒样物质取代，推测源于核膜的破坏所致。细胞核的颗粒纤维样结构是染色质被颗粒/纤维样结构取代，主要在尸检患者中发现。

虽然上述电镜下的表现并不特异，但是对于普通光镜下表现为肾小管微囊样扩张、管腔大量蛋白沉积的患者，电镜下发现大量管网样结构时，需要高度怀疑HIVAN。

三、临床表现

HIVAN典型临床表现为突然出现的大量蛋白尿，肾功能迅速恶化，在数周至数月内进入终末期肾病。患者蛋白尿为非选择性，可无或伴有不同程度镜下血尿或肉眼血尿；多数患者血压正常，甚至进展至肾衰竭的患者亦可无高血压。无水肿或仅伴有轻度水肿。患者常已有数年HIV感染病史，CD4计数常下降。但是无症状的HIV感染者也可出现HIVAN。在ART时代，HIVAN出现的时间可能更早，CD4计数可正常。患者肾功能恶化的速度与HIV感染的临床表现无直接联系。HIVAN双肾体积正常或增大，即使进入终末期肾病，双肾体积也常常不缩小。

四、诊断及鉴别诊断

（一）诊断

HIVAN诊断应具备以下条件：①HIV感染的实验室证据；②临床表现为大量蛋白尿和短期内快速进展的肾衰竭；③肾脏病理表现为塌陷型局灶节段性肾小球硬化，微囊样肾小管扩张，荧光阴性或节段性IgM、C3、C1q沉积，电镜下可见管网样结构。除了HIVAN，HIV感染患者可出现多种肾损伤，治疗方法各异，肾活检具有十分重要的诊断价值。

（二）鉴别诊断

HIVAN需要与以下疾病相鉴别。

1. 特发性塌陷型肾小球病　塌陷型肾小球病除多见于HIVAN外，尚可见于原发性肾小球疾病或其他病因所致。特发性塌陷型肾小球病无HIV感染病史或诊断HIV感染的实验室证据，电镜下管网状包涵体较少。需要排除可导致塌陷型肾小球病的其他病因，如病毒（细小病毒B19、巨细胞病毒、EB病毒）感染、药物毒性等。

2. 特发性FSGS　除外塌陷型FSGS，特发性FSGS包括顶端型、细胞型、门周型和非特异型，肾小球透明变性较为常见，足细胞增生和管网状包涵体少见，可资鉴别。HIV患儿可以出现非塌陷型FSGS，但常伴典型的肾小管扩张。接受ART的患者中，非特异型FSGS常见，此类患者病毒载量极低，很难从病理上与高血压小动脉肾硬化、老化和APOL1相关性肾病区分；肾小管间质病变常不明显，足细胞病变也比HIVAN轻。

3. 海洛因肾病　对于具有海洛因使用史的HIV患者，鉴别海洛因肾病和HIVAN较为困难。明显的塌陷型肾小球病伴微囊性肾小管扩张常见于HIVAN，海洛因肾病更倾向于特发性FSGS表现，透明变性更常见。

4. 弥漫系膜增生和微小病变肾病　围生期感染HIV的儿童可出现弥漫系膜增生（diffuse mesangial hypercellularity，DMH）和微小病变肾病（MCD），伴大量内皮管网状小体和弥漫足突融合，罕见微囊样小管和间质炎症。此类患儿肾功能正常。在ART时代，上述围生期HIV感染患者明显减少。使用ART的成人HIV感染者出现肾病综合征，病理表现为MCD或者DMH，病毒载量低，与HIV感染关系不确定。

5. HIV伴免疫复合物肾病 HIV感染患者可出现免疫复合物介导型肾病，包括类狼疮样肾炎（病理出现“满堂亮”免疫复合物沉积，血清学阴性，缺乏狼疮的临床表现）、感染相关性免疫复合物肾炎、狼疮肾炎、IgA肾病、膜性肾病和膜增生性肾病，曾被称为HIV免疫复合物肾病（HIV immune complex kidney disease，HIVICK）。研究显示，HIVICK免疫复合物包含的抗体可以和HIV抗原结合[29]。但是与HIVAN比较，HIVICK发病年龄常偏晚，高血压更常见，接收ART的更多，HIV分级更轻，eGFR更高，进展为终末期肾病风险更低，ART对延缓进入终末期肾病的获益不如HIVAN明确[30]。HIVICK患者肾实质细胞没有发现HIV基因组[11]。美国数据显示只有3%经活检证实的免疫复合物肾病患者存在高危基因型。南非研究显示，79%的HIVAN患者携带高风险基因型，但是仅25%的HIV携带患者伴免疫复合物肾病。因为HIVICK与HIV感染的关系并不明确，对于此类疾病不再采用HIVICK名称，直接诊断具体的肾病类型，注明伴HIV感染[4]。此类疾病除了使用抗病毒治疗还可根据其病理类型选择糖皮质激素及免疫抑制剂治疗。

HIV相关性狼疮样肾炎是HIV患者出现的病理上类似狼疮肾炎，但是缺乏系统性红斑狼疮表现的一类肾病，可表现为局灶/弥漫增殖和（或）膜性肾病，免疫荧光呈现“满堂亮”，电镜下可见管网状结构。在美国主要是黑种人受累，在欧洲，白种人和黑种人各半。临床可表现为血尿、蛋白尿乃至肾病综合征。ANA和抗dsDNA抗体阴性，补体降低。在抗病毒治疗基础上可使用糖皮质激素和ACEI。预后较差，肾移植后可复发。

HIV感染患者可出现感染相关性免疫复合物肾炎，类似非HIV人群的感染后肾炎表现，在欧洲HIV人群中较常见。

6. HIV伴肾小管间质及血管病变 HIV感染者除经典的HIVAN导致的肾小管间质损伤以外，还可以出现缺血或中毒导致的急性肾小管损伤及坏死。药物相关性损伤包括抗逆转录病毒药物、抗生素、质子泵抑制剂、非甾体抗炎药等。富马酸替诺福韦可抑制DNA聚合酶损伤线粒体，出现血肌酐升高、蛋白尿和肾性糖尿，电镜可见巨大线粒体，线粒体的嵴破碎、扭曲，外形异常。HIV患者可出现少见的肾间质病变：弥漫浸润性淋巴细胞增多综合征和免疫重建炎症综合征，均以$CD8^+$ T细胞浸润为主。

五、治　　疗

（一）强效抗逆转录病毒治疗

虽然目前尚无随机对照研究指导HIVAN治疗，但是大量观察的证据显示强效抗逆转录病毒治疗可以预防HIVAN的发病，诱导其缓解，延缓肾病进展，提高HIV患者的存活率[25, 31]。因此一旦诊断HIV即应启动强效抗逆转录病毒治疗（highly active antiretroviral therapy，HAART）。

目前国际上共有六类30多种药物（表28-2），分别为核苷类反转录酶抑制剂（nucleoside reverse transcriptase inhibitor，NRTI）、非核苷类反转录酶抑制剂（non-NRTI，NNRTI）、蛋白酶抑制剂（protease inhibitor，PI）、整合酶抑制剂（integrase strand transfer inhibitor，INSTI）、融合抑制剂（fusion inhibitor，FI）及CCR5抑制剂。我国的ART药物有NRTI、NNRTI、PI、INSTI及FI五大类（包含复合制剂）。

表28-2 成人及青少年初治患者抗病毒治疗方案[32]

推荐方案	
2种NRTI	第三类药物
TDF+3TC（FTC）	+NNRTI：EFV、RPV
TAF/FTC	或+PI：LPV/r
	或+INSTI：DTG、RAL
复方单片制剂	
TAF/FTC/BIC	
TAF/FTC/EVG/c	
ABC/3TC/DTG	
DOR/3TC/TDF	
1种NRTI+1种INSTI	
DTG/3TC或DTG+3TC	

续表

替代方案	
2种NRTI	第三类药物
AZT（ABC）+3TC	+NNRTI：EFV或NVP或RPV或DOR或艾诺韦林
	或+PI：LPV/r、DRV/c
	或+INSTI：DTG、RAL
TDF+3TC（FTC）	+NNRTI：艾诺韦林
TDF+阿兹夫定	+NNRTI：EFV

注：TDF，富马酸替诺福韦；3TC，拉米夫定；FTC，恩曲他滨；TAF，丙酚替诺福韦；EFV，依非韦伦；RPV，利匹韦林；LPV/r，洛匹那韦/利托那韦；DTG，多替拉韦；RAL，拉替拉韦；BIC，比克替拉韦；EVG/c，艾维雷韦/考比司他；ABC，阿巴卡韦；DOR，多拉韦林；AZT，齐多夫定；NVP，奈韦拉平；DRV/c，达芦那韦/考比司他。

一旦确诊HIV感染，无论$CD4^+$ T淋巴细胞水平高低，均建议立即开始治疗。诊断HIVAN需要加快启动治疗。ART系终身治疗。初治成人和青少年患者推荐方案为2种NRTI类骨干药物联合第三类药物治疗。第三类药物可以为NNRTI或者增强型PI（含利托那韦或考比司他）或者INSTI；也可选用复方单片制剂[32]。除了阿巴卡韦，其他的NRTI主要通过肾脏排泄，需要根据eGFR调整剂量。值得注意的是，ART药物可能诱导肾损伤。茚地那韦可诱发肾结石和间质性肾炎[33]。新一代的蛋白酶抑制剂阿扎那韦具有肾结石和慢性肾脏病风险[34]。利托那韦诱发可逆性急性肾损伤[35]。替诺福韦、阿德福韦和西多福韦具有肾小管毒性[36]。富马酸替诺福韦（TDF）可导致低磷血症、糖尿甚至范科尼综合征，引起eGFR下降、骨软化症和病理性骨折[37]。在启动TDF治疗前和治疗中，应进行血肌酐检测和尿检，怀疑低磷血症时加查血磷[38]。丙酚替诺福韦（TAF）保留了TDF的病毒抑制作用，对肾脏和骨的影响明显减少[39, 40]。此外还应注意HIV感染者因为合并症使用的药物的肾毒性，如阿昔洛韦、两性霉素、氨基糖苷类药物等。对于高慢性肾脏病风险的患者，应避免使用肾毒性药物。

（二）非抗病毒的延缓慢性肾脏病进展的治疗

随着强效抗病毒治疗，HIV患者生存时间延长，传统的慢性肾脏病危险因素，如糖尿病、高血压等，越来越影响HIV感染者慢性肾脏病的发生和进展。HIV感染者容易合并的乙型肝炎、丙型肝炎、结核和梅毒等均提高慢性肾脏病风险。对HIV感染者定期进行慢性肾脏病风险评估及根据慢性肾脏病分期进行治疗方案调整是必要的。对于伴蛋白尿和高血压的HIVAN患者，小规模研究提示ACEI或ARB具有保护作用[41]。目前尚缺乏控制血压、血糖及使用ACEI或ARB延缓HIV感染者慢性肾脏病进展的大样本研究。根据现有延缓慢性肾脏病进展的研究外推，控制血压、血糖，使用ACEI或ARB也具有延缓HIV感染者慢性肾脏病进展的作用。*APOL1*风险位点是发生HIVAN的重要因素。抑制APOL1通道功能的靶向小分子化合物inaxaplin能减少携带2个*APOL1*变异位点的FSGS患者的蛋白尿[42]。此类药物能否改善HIVAN或延缓HIV感染者慢性肾脏病进展尚待进一步研究。

（三）糖皮质激素

目前尚缺乏糖皮质激素治疗HIVAN的随机对照研究。早期小规模研究显示在抗病毒基础上使用糖皮质激素可以减缓HIVAN蛋白尿，延缓肾功能恶化，但是存在感染风险。目前并不常规推荐糖皮质激素用于HIVAN，仅限用于经过抗病毒和ACEI等治疗肾功能仍持续恶化的HIVAN患者。

HIV感染者出现的非HIVAN的足细胞病和免疫复合物肾病，其发病与HIV感染的关系并不明确。对于此类患者，可根据患者的免疫状态使用糖皮质激素甚至免疫抑制剂。

（四）肾脏替代治疗

ART延长了HIV感染者的生存期，但HIV感染者发展为终末期肾病的风险仍高于一般人群。进入终末期肾病的HIV感染者可行肾脏替代治疗。接受ART的HIV阳性患者生存率与HIV阴性患者生存率相当[43]。接受ART的HIV感染者中，血液透析和腹膜透析的预后相似[44]。动静脉瘘是血液透析患者首选的血管通路，人工血管和导管植入有较高的感染和血栓风险。HIV阳性的腹膜透析患者导管感染风险升高。因为腹膜透析液中可能存在感染HIV的淋巴细胞，腹膜透析液和材料必须正确丢弃[27]。腹膜透析液需用含氯消毒剂处置后才能作为医疗废液排放，尤其需对居家腹膜透析患者给予指导。美国HIV阳性患者肾移植后1年和3年肾脏存活率居于肾移植人群的中位水平[45]。HIV阳性患者肾移植后5年和10年生存率明显高于未移植的患者。HIV感染控制良好的患者接受肾移植是安全的。HIV阳性患者可以接受一般人群通常的免疫抑制治疗方案。

六、预　　后

HIVAN患者如果不接受抗病毒药物干预会迅速进展为肾衰竭（平均8.5个月）。HAART明显减少了HIVAN的发病，延缓肾功能恶化（中位肾脏存活时间42个月），提高了患者生存率[46]。而HIV感染者发生肾病及进展为终末期肾病的风险仍高，HIVAN的发病虽然减少，但免疫复合物肾病、药物相关性肾损伤及随着HIV患者长期生存而逐渐出现的老龄化相关性肾损伤及糖尿病肾病等发生率增加。早期评价慢性肾脏病危险因素、早期防控有助于HIV患者肾功能的保存，降低慢性肾脏病的进展风险。

（胡章学）

参考文献

[1] World Health Organization. HIV data and statistics.(2025-01-10). https://www.who.int/teams/global-hiv-hepatitis-and-stis-programmes/hiv/strategic-information/hiv-data-and-statistics.
[2] Roe J，Campbell L J，Ibrahim F，et al. HIV care and the incidence of acute renal failure[J]. Clin Infect Dis，2008，47（2）：242-249.
[3] Rao T K，Friedman E A. Outcome of severe acute renal failure in patients with acquired immunodeficiency syndrome[J]. Am J Kidney Dis，1995，25（3）：390-398.
[4] Swanepoel C R，Atta M G，D'Agati V D，et al. Kidney disease in the setting of HIV infection：conclusions from a kidney disease：improving global outcomes （KDIGO） controversies conference[J]. Kidney Int，2018，93（3）：545-559.
[5] Bruggeman L A，Ross M D，Tanji N，et al. Renal epithelium is a previously unrecognized site of HIV-1 infection[J]. J Am Soc Nephrol，2000，11（11）：2079-2087.
[6] Cohen A H，Sun N C，Shapshak P，et al. Demonstration of human immunodeficiency virus in renal epithelium in HIV-associated nephropathy[J]. Mod Pathol，1989，2（2）：125-128.
[7] Kopp J B，Klotman M E，Adler S H，et al. Progressive glomerulosclerosis and enhanced renal accumulation of basement membrane components in mice transgenic for human immunodeficiency virus type 1 genes[J]. Proc Natl Acad Sci USA，1992，89（5）：1577-1581.
[8] Bruggeman L A，Dikman S，Meng C，et al. Nephropathy in human immunodeficiency virus-1 transgenic mice is due to renal transgene expression[J]. J Clin Invest，1997，100（1）：84-92.
[9] Chen P，Chen B K，Mosoian A，et al. Virological synapses allow HIV-1 uptake and gene expression in renal tubular epithelial cells[J]. J Am Soc Nephrol，2011，22（3）：496-507.
[10] Li J L，Das J R，Tang P T，et al. Transmembrane TNF-α facilitates HIV-1 infection of podocytes cultured from children with HIV-associated nephropathy[J]. J Am Soc Nephrol，2017，28（3）：862-875.
[11] Ross M J，Bruggeman L A，Wilson P D，et al. Microcyst formation and HIV-1 gene expression occur in multiple nephron segments in HIV-associated nephropathy[J]. J Am Soc Nephrol，2001，12（12）：2645-2651.
[12] Ray P E，Bruggeman L A，Weeks B S，et al. bFGF and its low affinity receptors in the pathogenesis of HIV-associated nephropathy in transgenic mice[J]. Kidney Int，1994，46（3）：759-772.
[13] Tang P T，Jerebtsova M，Przygodzki R，et al. Fibroblast growth factor-2 increases the renal recruitment and attachment of HIV-infected mononuclear cells to renal tubular epithelial cells[J]. Pediatr Nephrol，2005，20（12）：1708-1716.
[14] Ratnam K K，He C J，Klotman P. *Nef* as a proliferative factor for kidney epithelial cells in HIV-associated nephropathy[J]. Clin Med Oncol，2008，2：539-545.
[15] Yamamoto T，Noble N A，Miller D E，et al. Increased levels of transforming growth factor-beta in HIV-associated nephropathy[J]. Kidney Int，1999，55（2）：579-592.
[16] Kopp J B，Smith M W，Nelson G W，et al. MYH9 is a major-effect risk gene for focal segmental glomerulosclerosis[J]. Nat Genet，2008，40（10）：1175-1184.
[17] Genovese G，Friedman D J，Ross M D，et al. Association of trypanolytic ApoL1 variants with kidney disease in African Americans[J]. Science，2010，329（5993）：841-845.
[18] Tzur S，Rosset S，Shemer R，et al. Missense mutations in the *APOL1* gene are highly associated with end stage kidney disease risk previously attributed to the MYH9 gene[J]. Hum Genet，2010，128（3）：345-350.
[19] Kopp J B，Nelson G W，Sampath K，et al. APOL1 genetic variants in focal segmental glomerulosclerosis and HIV-associated nephropathy[J]. J Am Soc Nephrol，2011，22（11）：2129-2137.
[20] Vanhamme L，Paturiaux-Hanocq F，Poelvoorde P，et al. Apolipoprotein L-I is the trypanosome lytic factor of human serum[J]. Nature，2003，422（6927）：83-87.
[21] Nichols B，Jog P，Lee J H，et al. Innate immunity pathways regulate the nephropathy gene Apolipoprotein L1[J]. Kidney Int，2015，87（2）：332-342.
[22] Rao T K，Filippone E J，Nicastri A D，et al. Associated focal and segmental glomerulosclerosis in the acquired immunodeficiency syndrome[J]. N Engl J Med，1984，310（11）：669-673.
[23] Pardo V，Aldana M，Colton R M，et al. Glomerular lesions in the acquired immunodeficiency syndrome[J]. Ann Intern Med，

1984，101（4）：429-434.
[24] Barisoni L，Kriz W，Mundel P，et al. The dysregulated podocyte phenotype：a novel concept in the pathogenesis of collapsing idiopathic focal segmental glomerulosclerosis and HIV-associated nephropathy[J]. J Am Soc Nephrol，1999，10（1）：51-61.
[25] Wearne N，Swanepoel C R，Boulle A，et al. The spectrum of renal histologies seen in HIV with outcomes，prognostic indicators and clinical correlations[J]. Nephrol Dial Transplant，2012，27（11）：4109-4118.
[26] Strauss J，Abitbol C，Zilleruelo G，et al. Renal disease in children with the acquired immunodeficiency syndrome[J]. N Engl J Med，1989，321（10）：625-630.
[27] Ray P E，Rakusan T，Loechelt B J，et al. Human immunodeficiency virus （HIV）-associated nephropathy in children from the Washington，D. C. area：12 years' experience[J]. Semin Nephrol，1998，18（4）：396-405.
[28] Ross M J，Klotman P E. HIV-associated nephropathy[J]. Aids，2004，18（8）：1089-1099.
[29] Kimmel P L，Phillips T M，Ferreira-Centeno A，et al. HIV-associated immune-mediated renal disease[J]. Kidney Int，1993，44（6）：1327-1340.
[30] Foy M C，Estrella M M，Lucas G M，et al. Comparison of risk factors and outcomes in HIV immune complex kidney disease and HIV-associated nephropathy[J]. Clin J Am Soc Nephrol，2013，8（9）：1524-1532.
[31] Atta M G，Gallant J E，Rahman M H，et al. Antiretroviral therapy in the treatment of HIV-associated nephropathy[J]. Nephrol Dial Transplant，2006，21（10）：2809-2813.
[32] 中华医学会感染病学分会艾滋病丙型肝炎学组，中国疾病预防控制中心. 中国艾滋病诊疗指南（2021 年版）[J]. 中国艾滋病性病，2021，27（11）：1182-1201.
[33] Daugas E，Rougier J P，Hill G. HAART-related nephropathies in HIV-infected patients[J]. Kidney Int，2005，67（2）：393-403.
[34] Mocroft A，Lundgren J D，Ross M，et al. Cumulative and current exposure to potentially nephrotoxic antiretrovirals and development of chronic kidney disease in HIV-positive individuals with a normal baseline estimated glomerular filtration rate：a prospective international cohort study[J]. Lancet HIV，2016，3（1）：e23-e32.
[35] Chugh S，Bird R，Alexander E A. Ritonavir and renal failure[J]. N Engl J Med，1997，336（2）：138.
[36] Röling J，Schmid H，Fischereder M，et al. HIV-associated renal diseases and highly active antiretroviral therapy—induced nephropathy[J]. Clin Infect Dis，2006，42（10）：1488-1495.
[37] Zimmermann A E，Pizzoferrato T，Bedford J，et al. Tenofovir-associated acute and chronic kidney disease：a case of multiple drug interactions[J]. Clin Infect Dis，2006，42（2）：283-290.
[38] Lucas G M，Ross M J，Stock P G，et al. Clinical practice guideline for the management of chronic kidney disease in patients infected with HIV：2014 update by the HIV medicine association of the infectious diseases society of America[J]. Clin Infect Dis，2014，59（9）：e96-e138.
[39] Mills A，Arribas J R，Andrade-Villanueva J，et al. Switching from tenofovir disoproxil fumarate to tenofovir alafenamide in antiretroviral regimens for virologically suppressed adults with HIV-1 infection：a randomised，active-controlled，multicentre，open-label，phase 3，non-inferiority study[J]. Lancet Infect Dis，2016，16（1）：43-52.
[40] Gibert C L. Treatment guidelines for the use of antiretroviral agents in HIV-Infected adults and adolescents：an update[J]. Fed Pract，2016，33（Suppl 3）：31S-36S.
[41] Burns G C，Paul S K，Toth I R，et al. Effect of angiotensin-converting enzyme inhibition in HIV-associated nephropathy[J]. J Am Soc Nephrol，1997，8（7）：1140-1146.
[42] Egbuna O，Zimmerman B，Manos G，et al. Inaxaplin for proteinuric kidney disease in persons with Two*APOL1* Variants[J]. N Engl J Med，2023，388（11）：969-979.
[43] Ahuja T S，Grady J，Khan S. Changing trends in the survival of dialysis patients with human immunodeficiency virus in the United States[J]. J Am Soc Nephrol，2002，13（7）：1889-1893.
[44] Soleymanian T，Raman S，Shannaq F N，et al. Survival and morbidity of HIV patients on hemodialysis and peritoneal dialysis：one center's experience and review of the literature[J]. Int Urol Nephrol，2006，38（2）：331-338.
[45] Stock P G，Barin B，Murphy B，et al. Outcomes of kidney transplantation in HIV-infected recipients[J]. N Engl J Med，2010，363（21）：2004-2014.
[46] Rivera F B，Ansay M F M，Golbin J M，et al. HIV-associated nephropathy in 2022[J]. Glomerular Dis，2022，3（1）：1-11.

第四节　肾综合征出血热

肾综合征出血热（hemorrhagic fever with renal syndrome，HFRS）又称流行性出血热（epidemic hemorrhagic fever，EHF），是由汉坦病毒（hantavirus，HV）感染引起的一种以啮齿类动物（鼠类）为主要传染源的急性自然疫源性疾病。其主要临床特征有发热、渗出、出血、低血压休克及肾损害。

一、流行病学

汉坦病毒（HV）属于布尼亚病毒科（Bunyaviridae）。汉坦病毒多由鼠科与仓鼠科啮齿动物携带。这些病原体可导致两种重症急性发热性疾病：肾综合征出血热（HFRS）、汉坦病毒心肺综合征（hantavirus cardiopulmonary syndrome，HCPS）。

1976年韩国学者李镐汪在从疫区捕捉的黑线姬鼠的肺和肾组织中，采用间接免疫荧光法首次检测到汉坦病毒的抗原[1]。1981年我国学者宋干等首次在感染动物体内分离到汉坦病毒[2]。

汉坦病毒形态呈圆形或卵圆形，平均直径为120nm，由核心和脂质外膜组成。汉坦病毒具有单链反义RNA基因组，基因组位于核心部分，主要分为大（L）、中（M）、小（S）三个基因片段，分别编码RNA聚合酶与核酸内切酶、包膜糖蛋白和核衣壳蛋白[3]。目前全世界已发现24个血清型的汉坦病毒，已鉴定出11种汉坦病毒病原体[4]。能引起HFRS的汉坦病毒主要有4个血清型，分别是汉滩病毒（Hantaan virus，HTNV）、汉城病毒（Seoul virus，SEOV）、普马拉病毒（Puumala virus，PUUV）及多布拉瓦病毒（Dobrava virus，DOBV）。我国HFRS病例最常由汉城病毒引起，其次由汉滩病毒所致。

二、传染病学

（一）传染源

传染源是含有汉坦病毒的宿主动物，主要是鼠类啮齿动物[4]。另外，一些猫、猪、犬、兔等哺乳动物，少量鱼类、鸟类、爬行类及两栖类生物体内也可检出汉坦病毒[5]。在我国HFRS的宿主动物和传染源以野栖的黑线姬鼠（传播汉滩病毒）和家栖的褐家鼠（传播汉城病毒）为主，其次为小家鼠、黄胸鼠和野栖的黄毛鼠、大仓鼠和黑线仓鼠等。

（二）传染途径

传染途径主要有4种。①呼吸道传播：汉坦病毒由急性感染的鼠类通过排泄物，如尿、粪、唾液等污染尘埃后形成气溶胶，被易感者通过呼吸道吸入；经空气传播是汉坦病毒传播给人类的主要途径[6]；②接触传播：被鼠咬伤或破损皮肤伤口接触带汉坦病毒的鼠类排泄物或血液后亦可导致感染；③消化道传播：进食被鼠类携带汉坦病毒的排泄物所污染的食物可经口腔或胃肠道黏膜感染；④虫媒传播：我国学者从恙螨和刺螨中分离到汉坦病毒，提示我国HFRS可能存在螨媒（主要为恙螨）传播。许多患者自述在出现症状前2～4周遇到过活的或死的啮齿动物，或者进入过有明显啮齿动物出没的房间。极少数感染汉坦病毒的患者自述近期被啮齿动物咬伤。

（三）易患性

人普遍易感染，一般青壮年发病率高，男女比例约为3：1，农民占大多数[7]，农民在田间劳作、清理杂草和野外活动时容易被感染。实验室研究人员也有被感染的报道[8]。

（四）流行特征

1. 地区性 汉坦病毒分布在全球各地。HFRS亦呈全球分布，主要分布在欧亚大陆，其中发病最多的国家是中国[9]，其次是俄罗斯、朝鲜、芬兰、瑞典、挪威、波兰等国家。黑龙江、陕西、吉林、辽宁是我国该病高发地区，除青海和新疆外各地均有病例报道[10]。我国每年报告的HFRS病例有16 000～100 000例或更多[11]。近年来，我国HFRS的总体发病率明显下降，HFRS的发病率在年龄＜14岁和年龄＞55岁的人群中有增加趋势[12]。但是部分地区疫情呈反复波动，与当地病毒流行强度有关[13]。

2. 季节性和周期性 HFRS暴发有明显的季节性，呈春夏季（4～7月）和秋冬季（10月至次年1月）两个发病高峰。姬鼠传播者（野鼠型）以11月至次年1月为高峰，5～7月为小高峰。家鼠传播者（家鼠型）以3～5月为高峰。林区姬鼠传播者以夏季为高峰。

HFRS的发病高峰具有周期性，数年一次，与主要宿主动物生态学和动物流行病学特点有关，同时与易感染人群的免疫力和接触机会也有密切关系。

三、发病机制

（一）病毒的直接作用

汉坦病毒具有泛嗜性，可累及心脏、肾脏、肺和淋巴器官的血管内皮，特别是小血管内皮细胞，并在血管内皮细胞中进行病毒复制增殖，释放入血引起病毒血症。HFRS发热期和低血压休克期的患者血中可检出汉坦病毒RNA，且汉坦病毒RNA载量与病情严重程度相关。

汉坦病毒利用β3整合素进入内皮细胞，β3整合素与血管通透性的改变和血管完整性的维持有关。汉坦病毒可通过增加内皮细胞对血管内皮生长因子的敏感性来增强内皮细胞的通透性。

血管内皮受损和出血是HFRS最基本的病理变化；血管内皮损伤导致血管壁的通透性增加，引起广泛血管渗漏、组织或器官水肿、血液浓缩、血清蛋白减少、低血容量、低血压、弥散性血管内凝血（disseminated intravascular coagulation，DIC）、休克等一系列病理生理变化。出血引起有效循环血量减少、肾血流量不足，导致肾小球滤过率下降、肾素-血管紧张素增加、肾脏微血栓形成、抗原抗体复合物引起的肾小球基底膜损伤和肾小管损伤，导致肾衰竭。

（二）免疫损伤作用

汉坦病毒可诱发强烈的固有免疫应答和获得性免疫应答，多种免疫细胞及细胞因子和补体等参与了毛细血管渗漏的过程。汉坦病毒感染后引发的免疫应答包含了体液免疫和细胞免疫两个方面：①疾病早期的免疫病理损伤主要是由免疫复合物及Ⅲ型变态反应引起的，在病变的肾组织中可以发现大量的免疫复合物沉积。Ⅰ型变态反应也参与了疾病的发生过程。②细胞毒性T细胞（CTL）在细胞免疫应答过程中发挥主要作用；汉坦病毒感染的微血管内皮细胞可能是病毒特异性T细胞的攻击目标。③免疫效应细胞分泌的诸多细胞因子和炎性介质在HFRS的微血管病变发生过程中也发挥了重要作用。

四、病　　理

肾脏是最常受累的器官。HFRS的基本病理变化是小血管和毛细血管广泛受损。大体标本可见肾脏体积增大，肾周出血，髓质血管淤血和肿胀、髓质出血，间质水肿，皮质缺血苍白，形成鲜明的皮髓质交界线。其他脏器亦可受累，如右心房可见内膜弥漫性出血，脑垂体前叶出血和坏死，腹膜后毛细血管渗漏明显。

光学显微镜下，肾脏病理主要表现为急性肾小管间质性肾炎，肾小管上皮细胞变性、坏死，部分上皮细胞再生，刷状缘脱落，管腔扩张、堵塞，管腔内可见蛋白管型；肾间质水肿和炎症细胞浸润（单核淋巴细胞为主）常见，并可见出血。肾小球病变通常较轻，某些病情较重的患者可以见到局灶节段性肾小球硬化、内皮细胞增生和血管壁增厚（图28-6，图28-7）。免疫组化检查显示循环免疫复合物的沉积和补体系统的激活[14]。电子显微镜下，肾小球足细胞足突消失，有时可以在肾小管上皮中直接观察到包涵体和病毒体。对肾活检组织行RT-PCR可以检测到汉坦病毒RNA。

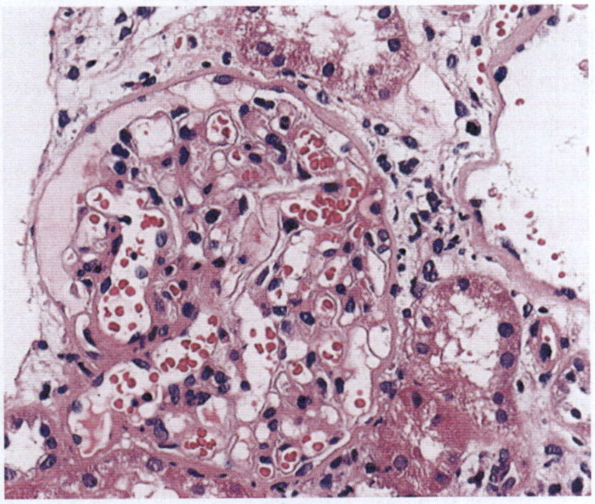

图28-6

图28-6　肾综合征出血热

肾小球病变轻，毛细血管袢腔内红细胞聚集（HE，×400）

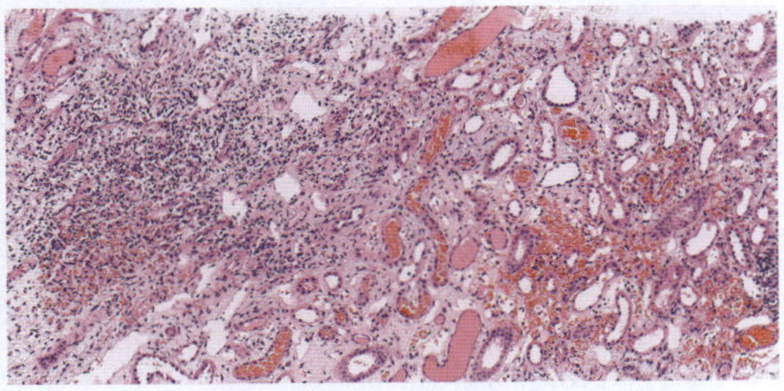

图28-7

图28-7　肾综合征出血热

肾小管腔内及管周毛细血管有较多红细胞，间质有大量炎症细胞聚集（HE，×200）

五、临床表现

汉坦病毒感染的潜伏期一般为1～6周[15]，中位时间为2周。典型病例病程可根据临床症状分为5期：发热期（3～7天）、低血压休克期（数小时至2天）、少尿期（3～7天）、多尿期（数天至数周）和恢复期（2～3个月）。病情重者前3期可重叠，轻型病例可缺少低血压休克期或少尿期。

（一）发热期

发热期主要表现为发热、全身中毒症状、毛细血管损伤和肾损伤。急性起病，体温为38～40℃。发热期一般持续4～6天。该期比较典型的特征是“三红三痛”。全身中毒症状表现为全身酸痛，以及头痛、腰痛、眼眶痛（“三痛”）。毛细血管损害主要表现为充血、出血和渗出、水肿。严重病例可见明显眼结膜水肿和颜面部水肿、充血、出血，部分患者肠系膜严重水肿、渗出，有恶心、呕吐和腹痛等消化道症状。从起病第2～3天起，患者可出现“三红”（眼球结膜及颜面部、颈部和上胸部皮肤充血、潮红）。软腭、腭垂及咽后壁黏膜充血、出血，眼球结膜出血。双侧腋下、前胸和肩背部等皮肤有出血点。重者呈醉酒貌。大部分患者有肾区叩击痛。

（二）低血压休克期

发病第3～7天，热退（体温降至正常）而病情加重是本期特点。血压下降多出现在体温降至正常之前1～2天，或热退同时血压开始下降。患者表现为心悸气短、头昏无力、四肢发凉、脉搏细速，甚至意识障碍。患者出血倾向明显，可合并DIC。常见于由HTNV感染引起的HFRS患者，休克发生率为5%～20%，持续数小时至数日不等。休克出现越早，持续时间越长，病情越严重，肾功能损害也越严重。部分患者经积极抗休克治疗24小时仍不能逆转，成为难治性休克。难治性休克患者的预后极差，是HFRS死亡的主要原因之一。

（三）少尿期

多发生在第5～8天，持续时间为2～5天，少数患者可达2周以上。少尿或无尿为此期最突出的临床表现。患者血压回升。部分患者可出现高血容量综合征（水肿、静脉怒张、血压升高、血液稀释，重症并发心力衰竭、肺水肿、脑水肿等）、严重氮质血症、代谢性酸中毒及电解质紊乱。皮肤、黏膜出血常加重，可伴有呕血、咯血、便血、血尿、脑出血等。严重氮质血症患者出现嗜睡、烦躁、谵妄，甚至抽搐、昏迷等表现。此期病情凶险，病死率较高。

（四）多尿期

多出现于第9～14天，大多持续1～2周，少数可长达数月。随着肾功能恢复，尿量逐渐增多，尿量最多可达＞10 000ml/d。肾衰竭及相关并发症减轻。大量排尿后，患者易发生脱水、低血钾和低血钠，甚至发生第二次休克，引起肾损伤，重者可危及生命。

（五）恢复期

大多数患者在发病后第3～4周开始恢复，恢复期为1～3个月，少数重症患者恢复时间较长，但很少超过6个月。尿量减至＜2000ml/d，肾功能逐渐好转，恢复到基线水平，精神、食欲和体力逐渐恢复。少部分患者遗留有高血压。个别患者逐渐发展为慢性肾功能不全。

六、实验室检查及辅助检查

（一）实验室检查

1. 血常规 早期白细胞计数正常或偏低，3～4天后多明显升高；中性粒细胞比例升高，异型淋巴细胞增多；血小板明显减少；多有血液浓缩，红细胞计数和血红蛋白明显上升。

2. 尿常规 在第2～4天即可出现尿蛋白，早期尿蛋白为“+至++”，重症患者可达“+++至++++”。尿蛋白在少尿期最多见，可在多尿期和恢复期转阴。重症患者尿中可出现大量红细胞，有透明管型或颗粒管型，可见肉眼血尿。

3. 血生化检查 血尿素氮、血肌酐在发热期和低血压休克期即可上升，少尿期达高峰，eGFR明显降低；心肌酶谱改变常见；转氨酶、总胆红素轻中度升高，血清白蛋白降低；降钙素原可轻度升高。

4. 凝血和出血系列检查 出凝血机制异常，伴有DIC者更显著。HFRS合并DIC主要见于低血压休克期和少尿期。DIC是一个复杂的动态过程，动态检测更有利于DIC的诊断。

5. 病原学检查 血清汉坦病毒RNA检测具有重要临床意义[16]。HFRS患者发病1周内血清汉坦病毒RNA的阳性检出率约100%。HFRS患者发热期和低血压休克期病毒载量明显高于少尿期，多尿期或恢复期检测多为阴性。RT-PCR检测汉坦病毒灵敏度高，具有良好的特异性。

6. 血清学检查 是诊断急性或既往感染汉坦病毒的首选方法[17]。当急性感染时，特异性抗汉坦病毒IgM抗体或抗汉坦病毒IgG抗体的滴度可增高至原来的4倍，由此可与既往感染相鉴别。汉坦病毒特异性IgM抗体阳性可以确诊为现在或近期感染。但检测阴性亦不能排除HFRS，检测阴性的疑似病例可每日或隔日重复检测。随着病程进展，IgM抗体检出率明显增加，第4～6天阳性率超过90%，第7天接近100%。到症状明显时，患者体内均已出现IgM抗体，且大多数同时有IgG抗体[18]。使用酶联免疫吸附试验（ELISA）、条带免疫印迹试验（SIA）、Western印迹试验、间接免疫荧光法（IIF）等方法检测汉坦病毒抗体。

（二）超声检查

超声检查主要表现为肾脏肿大且形态饱满，肾实质回声明显增粗、增强，肾髓质锥体回声减低，肾包膜与肾实质易分离，严重患者可有肾包膜下积液。超声检查有助于发现腹水、胸腔积液、心包积液和肺水肿。

七、诊断及鉴别诊断

（一）临床诊断

患者有高热、头痛、腹痛和背痛时应考虑HFRS。询问病史时应了解患者是否因职业（如农业、林业、狩猎或实验室人员）或其他情况（如军事活动、露营）接触啮齿动物。提示该诊断的实验室指标包括白细胞增多、血小板减少、血清肌酐升高、蛋白尿和血尿。当症状明显时，患者血清学检测常有汉坦病毒特异性IgM抗体和IgG抗体。

根据流行病学史、临床表现及实验室检查，可分为疑似病例、临床诊断病例和确诊病例。

1. 具有以下特征者可诊断疑似病例　①发病前2个月内有疫区旅居史，或有鼠类或其排泄物、分泌物等接触史；②有发热、乏力、恶心等消化道症状；③颜面、颈部和胸部皮肤潮红，有头痛、腰痛和眼眶痛等症状，球结膜充血、水肿，皮肤黏膜出血点，有肾区叩击痛等体征；④不支持其他发热性疾病诊断者。

2. 疑似病例出现下列表现之一者为临床诊断病例　①血常规：白细胞计数增高和血小板计数减低，出现异型淋巴细胞，血液浓缩；②有蛋白尿、血尿、血肌酐升高、少尿或多尿等肾损伤表现；③低血压休克；④有典型的5期病程（发热期、低血压休克期、少尿期、多尿期和恢复期）。

3. 确诊病例　在疑似或临床诊断的基础上，有血清特异性IgM抗体阳性，或恢复期血清特异性IgG抗体滴度比低血容量休克期增高了4倍以上，或从患者外周血单个核细胞（peripheral blood mononuclear cell，PBMC）或血清、肾组织中检出汉坦病毒RNA或分离出汉坦病毒。

4. 重症病例的预警指征　重症预警指征是体温为40℃以上或发热病程超过1周，恶心、呕吐剧烈，烦躁不安、谵妄或意识障碍，球结膜重度水肿，有明显出血倾向，白细胞计数＞30×10^9/L，血小板计数＜20×10^9/L，血清白蛋白＜15g/L。

出现重症预警指征时，应早期识别，密切观察患者的生命体征，监测血白细胞计数、血小板计数、血清白蛋白、血红蛋白、肾功能等。

（二）鉴别诊断

本病的不同病程、不同类型，其临床表现复杂，易误诊或漏诊。

1. 发热期　应与上呼吸道感染、败血症、伤寒、流行性脑脊髓膜炎、流行性斑疹伤寒、钩端螺旋体病、原发性肾小球肾炎、肾病综合征、急性肾盂肾炎等相鉴别。

2. 低血压休克期　应与急性中毒性细菌性痢疾、暴发型流行性脑脊髓膜炎、败血症型及中毒性大叶性肺炎等相鉴别。明显腹痛者应与急腹症相鉴别。

3. 出血倾向严重者　应与血小板减少性紫癜、过敏性紫癜、急性白血病及恶性组织细胞病等相鉴别。

4. 有剧烈腹痛伴压痛或反跳痛者　应与消化性溃疡穿孔、急性胰腺炎、急性阑尾炎、胆结石、肾及输尿管结石等相鉴别。

八、治　　疗

综合治疗措施要做到“三早一就”（早发现、早诊断、早治疗和就近医院抢救），把好“三关”（休克关、少尿关、出血关）。

（一）发热期

1. 一般治疗　卧床休息，减少搬动；鼓励患者进食清淡、易消化的食物。高热患者以物理降温为主。对乙酰氨基酚等退热药物可引起患者出汗，有可能加重有效循环血量不足，应慎用。阿司匹林和布洛芬有明确的抗血小板作用，可增加出血风险，应避免使用。避免使用氨基糖苷类等肾毒性药物。加强护理，防止感染。

2. 补液及纠正酸中毒 液体治疗是维持患者血压稳定，水、电解质和酸碱平衡的基础治疗。发热期患者常表现为低渗透压、低血钠，因此，补液以平衡盐、生理盐水等晶体液为主。如果面部水肿和（或）球结膜水肿较重，输注晶体液不宜过多，病情严重者补充白蛋白或新鲜血浆。对中、重型患者或发热超过2天的患者，可临时补充少量碱性溶液，如5%碳酸氢钠溶液100～200ml静脉滴注，维持酸碱平衡。发热期每天输液1000～2000ml，预防和减少休克发生。

3. 抗病毒及免疫治疗 早期应用抗病毒治疗（病程5天以内）能减轻病情和缩短病程。常用药物是利巴韦林。利巴韦林按每天10～15mg/kg，分2次加入10%葡萄糖注射液250ml中，静脉滴注，每天总量不超过1500mg，疗程不超过7天。糖皮质激素有强大的抗炎作用，但也会引起免疫抑制等不良反应，应权衡利弊，慎重使用。发热期渗出症状明显的患者可使用糖皮质激素，以减少渗出。对于毒血症状较重、病情较凶险的患者，亦可以适当应用糖皮质激素进行免疫调节治疗。

（二）低血压休克期

积极扩容，注意纠酸，保护重要脏器功能。此期病理生理变化是大量血浆外渗导致有效血容量下降。液体复苏是抗休克治疗的首要措施。早期快速有效补充适当比例的晶体液、胶体液是治疗的关键。选用林格液、生理盐水等晶体液和人血白蛋白、新鲜血浆等胶体液，以晶体液为主。先快后慢，成人2～3小时输注约3000ml液体。若以渗出为主（如球结膜水肿明显）且无明显吐泻，则胶体液的比例可适当增加。在抗休克过程中，过量的液体输入可加重心肺负荷。因此，应根据血压、血红蛋白、乳酸、末梢循环及尿量变化，调整输液量和输液速度。经上述治疗血压回升不满意且无心功能不全的患者，或血压下降且无明显的血浆外渗特征的患者，可选用血管活性药物，首选去甲肾上腺素，开始以8～12μg/min静脉滴注，根据血压调整滴速，维持量为2～4μg/min。重症患者可应用糖皮质激素，甲泼尼龙20～40mg，静脉滴注，每天1～2次；氢化可的松100mg静脉滴注，每天1～2次；疗程根据患者的病情而定，通常3～5天，一般不超过7天。

（三）少尿期

为了防治高血容量和心力衰竭、肺水肿等并发症，少尿期应限制补液量，量出为入，一般每天的补液总量为前天排出量加500～700ml。严格限制钾、钠摄入，给予高糖、低蛋白饮食，密切监测患者酸碱平衡。少尿期患者出血症状达到顶峰，对于DIC致出血者，应及早应用肝素抗凝治疗，DIC后期出血应加用抗纤溶药物。

1. 利尿剂 首选呋塞米，从小剂量开始，每次20～200mg，静脉缓慢注射，若2～4小时未排尿，可加大呋塞米用量至每次100～200mg，每天2～4次。休克患者待血压稳定12～24小时后开始利尿。

2. 血液净化 主要包括间歇性血液透析（intermittent hemodialysis，IHD）和连续性肾脏替代治疗（continuous renal replacement therapy，CRRT）、腹膜透析。肾衰竭及严重内环境紊乱患者应及时进行血液透析治疗，通常使用IHD。选择每天或隔天透析1次，每次3～4小时。CRRT对血流动力学影响小，溶质清除率高，可清除炎性介质，因此，血流动力学不稳定、不宜搬动的危重型患者优先选用CRRT。但是，CRRT可引起部分营养成分丢失，使部分治疗药物被清除。存在严重凝血机制紊乱的患者建议使用枸橼酸体外抗凝或无抗凝剂透析方案。

血液净化指征：①少尿超过3天或无尿1天，经利尿治疗无效；②显著的氮质血症，血尿素氮＞30mmol/L；③合并高血容量综合征伴肺水肿、脑水肿、尿毒症脑病等；④严重电解质紊乱（血钾离子＞6.5mmol/L，血钠离子＞160mmol/L或＜125mmol/L）及酸中毒，用药物不能纠正的患者。

血液净化无绝对禁忌证，相对禁忌证主要包括休克或收缩压＜80mmHg，有严重出血或出血倾向，严重心肺功能不全等，需权衡利弊后再决定是否启动血液净化。

（四）多尿期

多尿期主要为水、电解质的大量丢失。应量出为入，注意补充钾、钠、氯、钙等离子。本期补液以口服为主，口服困难者可静脉补液。多尿期开始1周以后应逐步增加蛋白质的摄入。食物营养丰富，多饮水，多吃水果、蔬菜。此期仍应加强护理和院内感染防控措施，防止继发感染。

（五）恢复期

注意适当休息和营养，逐步增加体力活动。

（六）出血的预防和治疗

在HFRS病程中，多个重要脏器都有可能发生出血。出血是患者死亡的原因之一。当发生肾脏破裂、颅内出血、消化道大出血、肺部出血、阴道出血等出血情况时，以内科治疗为主。内科治疗效果不佳，有介入治疗适应证者可行介入止血治疗。肾破裂合并肾包膜下出血多发生于重型或危重型患者，超声和CT检查可明确肾破裂出血的部位和程度，此类患者常伴有血小板计数减少、凝血功能差、组织器官水肿，可选择内科保守治疗或介入止血治疗。可选用2～3种止血药物联合使用，待出血停止后逐渐停药。一般需绝对卧床休息2～4周，过早下床活动会诱发再次出血。当患者血小板计数≤$20×10^9$/L伴出血倾向，建议输注血小板。有活动性出血时，即使血小板计数在（20～50）$×10^9$/L，也应输注血小板。

九、预　　防

（一）科学防鼠、灭鼠

近年来，我国部分监测点发现鼠密度和鼠携带病毒率较高，HFRS暴发的可能性依然存在。灭鼠可降低疫情暴发的风险。应加强环境治理和居民区卫生管理，积极灭鼠。存放的粮食、食品等要防止受到鼠类排泄物的污染。在田间及林区野外作业时，应采取个人防护措施，避免与鼠类排泄物密切接触。做汉坦病毒实验时，应加强个人防护。

（二）疫苗接种

接种疫苗是预防HFRS的有效措施。对于疫区16～60岁人群，尤其是户外劳动者和从事汉坦病毒实验研究的人员，应接种双价（包含汉滩病毒和汉城病毒）灭活疫苗。在上臂外侧三角肌肌内接种，每次1ml，第0天、14天各接种1次，1年后应再加强免疫接种1次。按程序接种HFRS疫苗7～8年后，其保护率下降到90%以下，因此每7～8年有必要再加强免疫接种1次[19]。

（苏　震）

参考文献

[1] Lee H W，Lee P W，Johnson K M. Isolation of the etiologic agent of Korean hemorrhagic fever[J]. J Infect Dis，1978，137（3）：298-308.

[2] 宋干，杭长寿，裘学昭，等. 流行性出血热病原学研究：Ⅰ. 用非疫区黑线姬鼠分离病毒及其特异性检查[J]. 中国医学科学院学报，1982，4（2）：73-77.

[3] Heinemann P，Schmidt-Chanasit J，Günther S. The N terminus of Andes virus L protein suppresses mRNA and protein expression in mammalian cells[J]. J Virol，2013，87（12）：6975-6985.

[4] Jiang H，Zheng X Y，Wang L M，et al. Hantavirus infection：a global zoonotic challenge[J]. Virol Sin，2017，32（1）：32-43.

[5] Bradfute S B，Calisher C H，Klempa B，et al. ICTV virus taxonomy profile：Hantaviridae 2024[J]. J Gen Virol，2024，105（4）：001975.

[6] Witkowski P T，Perley C C，Brocato R L，et al. Gastrointestinal tract As entry route for hantavirus infection[J]. Front Microbiol，2017，8：1721.

[7] Zhang S，Wang S W，Yin W W，et al. Epidemic characteristics of hemorrhagic fever with renal syndrome in China，2006-2012[J]. BMC Infect Dis，2014，14（1）：384.

[8] 尹萍，李志军. 实验室人员因动物实验感染流行性出血热九例[J]. 中华劳动卫生职业病杂志，2007，25（7）：428-429.

[9] Sun L，Zou L X. Spatiotemporal analysis and forecasting model of hemorrhagic fever with renal syndrome in mainland China[J]. Epidemiol Infect，2018，146（13）：1680-1688.

[10] 王芹，李建东，张全福，等. 2014年全国肾综合征出血热监测总结和疫情分析[J]. 疾病监测，2016，31（3）：192-199.

[11] Kruger D H，Figueiredo L T M，Song J W，et al. Hantaviruses—Globally emerging pathogens[J]. J Clin Virol，2015，64：128-136.

[12] 邓雪飞，杜珊珊，黄晓霞，等. 2004—2021年中国肾综合征出血热报告病例流行病学特征分析[J]. 疾病监测，2023，38（1）：70-74.

[13] 王敬军，魏菁，马长安，等. 肾综合征出血热自然感染和人工免疫后的抗体形成[J]. 中华疾病控制杂志，2014，18（5）：387-390.

[14] Gnemmi V，Verine J，Vrigneaud L，et al. Microvascular inflammation and acute tubular necrosis are major histologic features of hantavirus nephropathy[J]. Hum Pathol，2015，46（6）：827-835.

[15] Young J C，Hansen G R，Graves T K，et al. The incubation

period of hantavirus pulmonary syndrome[J]. Am J Trop Med Hyg，2000，62（6）：714-717.
[16] 姜泓，王丽梅，杜虹，等．汉坦病毒感染者血清病毒 RNA 的临床意义［J］. 病毒学报，2020，36（2）：322-327.
[17] Kaya S，Yılmaz G，Aydın M，et al. The "MICE" scoring system in differentiating the identical twins leptospirosis and hantavirus infection[J]. Infection，2020，48（1）：99-107.
[18] Bharadwaj M，Nofchissey R，Goade D，et al. Humoral immune responses in the hantavirus cardiopulmonary syndrome[J]. J Infect Dis，2000，182（1）：43-48.
[19] 中华预防医学会感染性疾病防控分会，中华医学会感染病学分会．肾综合征出血热防治专家共识［J］. 中华传染病杂志，2021，39（5）：257-265.

第五节　新型冠状病毒感染相关性肾损害

新型冠状病毒感染（corona virus disease 2019，COVID-19）是由新型冠状病毒（severe acute respiratory syndrome coronavirus 2，SARS-CoV-2）感染引起的以急性呼吸系统疾病为主要表现的同时可累及肾脏、心血管、消化、血液、神经等多系统器官的一类急性传染病[1]。截至2022年底，WHO提出的“关切的变异株”有5个，分别为α、β、γ、δ和ε。随着ε毒株成为主要流行株，病毒致病力减弱，仅有少部分感染者会进展为肺炎，因此，《新型冠状病毒感染诊疗方案（试行第十版）》[2]将疾病名称由“新型冠状病毒肺炎”更名为“新型冠状病毒感染”。传染源主要是SARS-CoV-2感染者，潜伏期即具有传染性，主要通过呼吸道飞沫和密切接触传播，此外在相对封闭的环境中可经气溶胶传播，以及接触被病毒污染的物品后造成传播。人群普遍易感，感染后或接种疫苗后可获得一定的免疫力。

COVID-19相关性肾损害并不少见，尤其是在重型、危重型患者中，多表现为急性肾损伤（AKI）、血尿或蛋白尿。COVID-19相关性肾损害与患者的不良结局密切相关。

一、流行病学

既往研究中COVID-19患者AKI发病率存在较大异质性。我国研究报道COVID-19患者AKI发病率相对较低。一项早期的荟萃分析纳入了2020年5月前发表的24项研究共4963例COVID-19患者，其中绝大部分数据来自我国，结果显示住院患者AKI总体发病率为4.5%[3]。美国和欧洲的初步报告显示住院患者AKI发病率高达19%～65%，而在后续的大型观察性研究中AKI发病率为24.5%～33.9%[4-6]。非洲部分地区和印度南部报告的AKI发病率非常低，仅4%～7%。南美洲报告的AKI发病率为36%～50%，与欧洲和北美洲相当。这种地域上的差异可能是由不同国家地区疫情严重程度不同，以及人口统计学、收住入院的标准、治疗方案和肾功能评估的显著差异所致。

AKI在入住重症监护室（intensive care unit，ICU）的患者中更为普遍。ICU患者AKI发病率为56%～77%[7, 8]。并且，ICU患者的AKI通常更为严重，既往研究显示，住院患者AKI 1期、2期和3期的发病率分别为17.0%～20.7%、4.3%～8.7%和4.4%～19.3%[4, 7, 9-11]，而ICU中患者的AKI发病率为12.5%～21.3%、11.1%～13.1%和32.4%～43.5%[7-9]。此外，入住ICU的患者有AKI进展的风险。一项观察性研究表明，36.7%的无AKI或AKI 1期的患者在入住ICU 48小时后进展为AKI 2期或3期[8]。ICU患者AKI发病率和严重程度的增加可能是由于ICU患者的病情更严重，以及受到机械通气、使用血管加压药物等多种危险因素的影响。

此前大多数观察性研究报告是2020年3～8月，即第一次大流行期间COVID-19患者的AKI发病率。另外有部分研究指出，2020年12月至2021年4月第二次大流行期间AKI发病率及严重程度呈现下降趋势[12, 13]。这可能是由于COVID-19治疗方案的改进及对病情程度较轻的AKI的认识增加。

COVID-19相关性肾损害除表现为AKI外，尿液检查异常可能更为常见，且容易被忽视。在一项纳入了333例COVID-19患者的队列中，65.8%的患者出现蛋白尿，只有4.7%的患者出现明显的AKI[14]。另一项包含701例COVID-19患者的队列中，入院时合并蛋白尿和血尿的比例分别为43.9%和26.7%，仅5.1%的患者发生AKI[15]。一项荟萃分析显示，COVID-19患者出现蛋白尿的总体占比为52.5%，血尿总体占比为35.9%[16]。蛋白尿和血尿可以单独出现，但在AKI患者中更加突出。

目前研究认为高龄、非裔、慢性肾脏病病史、高脂血症病史是COVID-19患者发生肾损伤的主要危险因素[17]。COVID-19患者住院死亡风险与其发生肾损伤显著相关，且随肾损伤程度加重而进行性增加。

二、发病机制

肺是SARS-CoV-2最主要的靶器官，但肾脏也是常被累及的靶器官之一。COVID-19相关性肾损害的发病机制尚未完全阐明，考虑与多种因素有关，包括病毒直接攻击、免疫功能紊乱和细胞因子风暴、肾素-血管紧张素-醛固酮系统（RAAS）失衡、高凝状态和内皮细胞损伤、横纹肌溶解、脓毒症、药物和器官串扰等[18]。

（一）病毒直接攻击

SARS-CoV-2感染机体具备与严重急性呼吸综合征（severe acute respiratory syndrome，SARS）病毒类似的细胞受体识别机制。SARS-CoV-2刺突蛋白为三聚体结构，每个单体均有受体结合位点，其与血管紧张素转换酶2（angiotensin converting enzyme 2，ACE2）的结合力是SARS病毒的10～20倍[19]。刺突蛋白通过细胞跨膜蛋白酶丝氨酸2（recombinant transmembrane protease serine 2，TMPRSS2）的切割和其他蛋白酶的辅助，与细胞表面受体ACE2结合，促使病毒释放融合肽进入宿主细胞。除经典的ACE2受体外，SARS-CoV-2可能还存在其他潜在受体，如CD147、神经纤毛蛋白-1、CD26、整合素等[20]。

目前SARS-CoV-2的嗜肾性已得到大量研究证实。研究发现，ACE2和TMPRSS2在人类肾脏固有细胞中表达[21]，且ACE2在肾脏的表达量较呼吸道高出近100倍[22]，尤其在近端肾小管表达强，肾小球表达相对较弱。这可以解释COVID-19患者为何容易发生肾损伤，而且肾损伤以肾小管损伤为主。研究者通过电镜在COVID-19患者尸检和活检肾组织的肾小管上皮细胞（TEC）、足细胞和肾小球毛细血管内皮细胞中观察到病毒颗粒，并通过免疫病理、聚合酶链反应（PCR）、原位杂交等方法证实为SARS-CoV-2[23-30]；通过荧光定量PCR方法在尿液或尿沉渣中检出SARS-CoV-2 RNA[31, 32]；从尸肾组织和尿液中成功分离出具有感染性的SARS-CoV-2[33, 34]。这些发现均支持SARS-CoV-2可能直接感染肾脏。此外，人肾脏类器官研究也提示SARS-CoV-2可以直接感染人肾小管细胞[35, 36]。

不过，SARS-CoV-2的直接致病性仍有待进一步论证。Diao等研究发现，感染的肾小管前列腺素D2受体2和前列腺素D合成酶表达升高，提示SARS-CoV-2病毒可以直接引发肾小管缺氧损伤[28]。Jansen等用SARS-CoV-2感染人诱导多能干细胞构建的肾脏类器官，证实了SARS-CoV-2可以直接感染肾脏固有细胞并诱导细胞损伤和纤维化[36]。Wang等发现SARS-CoV-2核壳蛋白可通过Smad3依赖途径诱导TEC周期G1期阻滞，介导AKI的发生[37]。

（二）免疫功能紊乱和细胞因子风暴

SARS-CoV-2感染可以触发局部免疫反应，募集单核/巨噬细胞，释放细胞因子并引发特异性获得性免疫应答，适当的免疫应答有利于病毒的清除，但是SARS-CoV-2感染可能会引起免疫功能紊乱，从而导致器官损伤[38, 39]。

重症COVID-19患者常见淋巴细胞减少，$CD4^+$ T细胞、$CD8^+$ T细胞、B细胞和自然杀伤细胞数量显著减少，单核细胞、嗜酸性粒细胞和嗜碱性粒细胞百分比下降[40]。此外，COVID-19患者尸检肾脏组织存在不同程度的淋巴细胞浸润，免疫组化显示肾小管间质中存在$CD68^+$巨噬细胞浸润，以及$CD4^+$ T细胞、$CD8^+$ T细胞、$CD56^+$自然杀伤细胞，提示免疫细胞的募集浸润可能是肾小管损伤的原因之一[23, 28]。

SARS-CoV-2感染可以引起大量促炎细胞因子的释放。循环中的细胞因子、趋化因子升高，包括IL-6、IL-1β、IL-2、IL-8、IL-17、粒细胞集落刺激因子、粒细胞巨噬细胞集落刺激因子、干扰素诱导蛋白10、单核细胞趋化蛋白1、巨噬细胞炎性蛋白1α和肿瘤坏死因子α等，造成细胞因子风暴[41, 42]。多种细胞因子作用于肾脏固有细胞，可导致肾小管功能障碍，使血管通透性增加、出现肾脏炎性水肿和肾间质损伤，甚至引起血流动力学改变，造成肾脏组织灌注不足，从而加重肾损伤[38]。此外，在部分患者的肾脏超微结构中可以观察到肾小球内皮细胞中的管网状包涵体（tubuloreticular inclusion，TRI），即所谓的“干扰素足迹”，是与高水平细胞因子α干扰素（IFN-α）相关的标志物[43-48]。载脂蛋白L1（apolipoprotein L1，APOL1）高风险等位基因的COVID-19患者发生塌陷型肾小球病（collapsing glomerulopathy，CG）的风险增加，被认为是在遗传易感基础上由细胞因子的"二次打击"造成的，通常与高IFN状态有关[49]。

补体系统属于天然免疫系统，能够促进病毒的清除，但是SARS-CoV-2感染诱导补体系统过度激活产生的膜攻击复合物可以损伤肾小球内皮细胞和血管内皮细胞[50]。另外，在COVID-19患者肾小管中可以观察到膜攻击复合物C5b-9沉积[28]。研究表明，肾小管管腔中血清来源的补体成分的异常存在会导致C5b-9在TEC刷状缘形成，介导肾小管损伤[51, 52]，而肾小管损伤会被TEC的固有免疫感应受体感知，形成恶性循环，加重免疫反应和肾损伤[53]。

（三）肾素-血管紧张素-醛固酮系统失衡

ACE2可以水解血管紧张素Ⅱ（angiotensin Ⅱ，AngⅡ），形成血管紧张素1-7（Ang1-7），AngⅡ与血管紧张素Ⅱ受体1型（angiotensin Ⅱ receptor type 1，AT1R）结合发挥作用，包括促进炎症、血管收缩、纤维化、氧化应激、血栓形成和抗利尿作用，而Ang1-7与Mas受体结合，可以发挥抗炎、血管舒张、抗纤维化、抑制活性氧生成、抗凝和抗利尿钠肽的作用。SARS-CoV-2感染能够下调ACE2表达水平，影响ACE2对AngⅡ的水解作用，AngⅡ在体内蓄积，导致AngⅡ/AT1R轴被激活，介导肾损伤，并削弱Ang1-7/Mas轴的保护作用[38, 53, 54]。

（四）高凝状态和内皮细胞损伤

大多数严重的COVID-19患者具有高凝状态。患者常出现凝血功能异常，包括D-二聚体和纤维蛋白降解产物水平升高、凝血酶原时间改变等[55, 56]。在COVID-19患者尸检中可以观察到明显的红细胞聚集、阻塞毛细血管腔、纤维蛋白血栓和其他内皮细胞损伤的迹象[23]，亦可见少数肾皮质坏死的病例报道[57, 58]。这些发现均支持高凝状态和内皮损伤在微循环障碍和AKI中的作用。内皮细胞损伤可由直接病毒感染、炎症因子和补体激活等引起[26]。受损的内皮细胞趋化因子和黏附分子表达增加，募集炎症细胞，形成恶性循环[55, 59]。单核细胞和受损的内皮细胞上调组织因子表达和分泌血管性血友病因子，从而激活凝血途径。此外，RAAS失衡——AngⅡ/AT1R轴的活化也可以与促凝途径相互激活，并最终导致微循环障碍和AKI[53]。

（五）横纹肌溶解

感染是横纹肌溶解的病因之一。研究者在COVID-19患者尸肾组织中发现了与横纹肌溶解相关的色素管型和肌红蛋白管型[23, 58]。细胞受损释放的肌红蛋白可通过引起收缩肾血管、形成管型及其自身的肾毒性介导肾损伤。

（六）脓毒症

脓毒症导致的AKI是重型、危重型COVID-19患者常见的并发症。Li等提出了病毒性脓毒症的假说[60]，在重型和危重型患者中，SARS-CoV-2对多器官系统的直接攻击、细胞因子风暴及微循环障碍等共同导致了病毒性脓毒症。脓毒症时发生血流再分布，造成局部缺血、缺氧，同时血液中的炎症因子、趋化因子、补体等经过肾小球超滤，也可造成肾损伤[53]。

（七）药物

肾毒性药物的使用易引起AKI的发生，包括多种抗病毒药物、抗生素和对比剂等。并且，在COVID-19相关性肾损害的患者中，无论使用何种药物治疗，都有可能因为肾功能受损影响药物的吸收、代谢和排泄，增加药物不良反应，导致肾功能进一步恶化[38]。

（八）器官串扰

肺、心脏和肾脏之间的器官串扰（crosstalk）是COVID-19患者肾损伤的重要原因之一。重症COVID-19患者会出现呼吸衰竭，高碳酸血症可以使交感神经兴奋性增加、肾血管收缩，造成肾灌注不足，引起缺血缺氧损伤。同时，重症COVID-19患者常需行机械通气，过度机械通气会引起呼吸机相关肺损伤，促进炎症因子释放。此外，机械通气还会导致胸腔内压和中心静脉压升高，引起回心血量减少、心排血量下降，导致肾淤血和肾灌注不足；胸膜腔内压的升高还会引起腹内压升高，阻碍静脉回流，加重肾淤血。部分COVID-19患者可能出现心肌炎、心肌病或心肌梗死，导致心功能不全，引起肾灌注不足和肾淤血[38]。

三、病理表现

（一）光镜检查

COVID-19相关肾损害患者最常见的病理表现为不同程度的急性肾小管损伤（acute tubular injury，ATI），主要发生在近端肾小管。光镜下可见TEC空泡变性、刷状缘脱落、管腔扩张，严重者TEC坏死脱落、肾小管基底膜裸露（图28-8），部分病例可见色素管型、肌红蛋白管型及含铁血黄素颗粒[23, 43, 58, 61, 62]。肾间质非特异性的炎症细胞浸润，常伴随间质纤维化和肾小管萎缩，急性间质性肾炎少见[44, 45, 61, 62]。在合并继发性细菌感染的病例中，尚可见肾小管间质的感染性病变，包括小管炎、白细胞管型和细菌灶[23]。

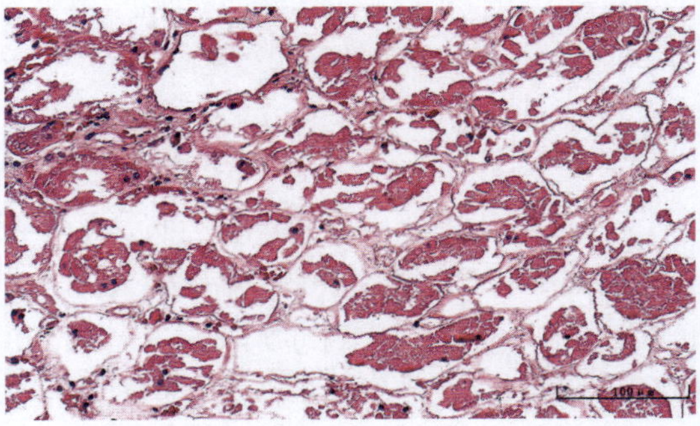

图28-8　COVID-19导致急性肾小管坏死（HE，×200）

COVID-19相关性肾小球病变主要表现为足细胞病，尤其是塌陷型肾小球病，主要见于APOL1高风险等位基因的非裔人群[27, 43-49, 58, 63-65]，亦可见其他类型的局灶节段性肾小球硬化和微小病变[43, 45]。Gupta等报道了一例亚裔患者，初次肾活检表现为微小病变，二次肾活检进展为塌陷型肾小球病[66]。虽然足细胞病经常被报道，但大多数无基础肾小球疾病的患者光镜下肾小球无明显病理改变，或伴有与基础疾病（如糖尿病和高血压）相关的病理表现。

部分患者可表现为血栓性微血管病（thrombotic microangiopathy，TMA），肾小球毛细血管、小动脉内可见纤维蛋白血栓，严重者甚至可能出现肾皮质坏死[57, 58]。管周毛细血管内可见大量红细胞滞留[23]。Varga等报道了一例淋巴细胞性内皮炎病例，内皮炎见于肺、心脏、肾和肝[26]。肾动脉硬化很常见，可能与高龄、有高血压等合并症的患者更容易出现COVID-19相关性肾损害有关。

（二）免疫病理

无基础肾小球疾病的患者常规免疫荧光检查通常无明显的免疫球蛋白和补体沉积。既存或新发现的免疫介导的肾小球疾病的病例包括IgA肾病、膜性肾病、狼疮肾炎和抗肾小球基底膜病等，且各自呈现不同的免疫染色模式。此外有研究发现，免疫组化可见补体C5b-9在TEC沉积[28]。部分病例肾小管SARS-CoV-2核蛋白/刺突蛋白免疫染色阳性。

（三）电镜

COVID-19相关性肾损害患者电镜检查突出表现同样为ATI，可见TEC线粒体肿胀、线粒体嵴减少，甚至消失，内质网扩张、囊泡化。部分TEC刷状缘脱落，严重者TEC坏死、脱落，肾小管基底膜裸露。此外，绝大多数患者足细胞足突融合、微绒毛化，损伤严重者可见足细胞剥离基底膜。无基础肾小球疾病的患者通常无具有明确诊断意义的电子致密物沉积。部分患者TEC、足细胞和内皮细胞中可以观察到病毒颗粒。部分患者肾小球内皮细胞中可以观察到TRI[46]，亦可见管周和肾小球毛细血管内皮细胞肿胀和内皮下间隙增宽等内皮细胞损伤的超微病理改变。管周毛细血管腔内可见大量红细胞滞留，堵塞管腔。

图28-8

四、临床表现

（一）一般表现

自ε变异株成为全球绝对优势流行株，其肺部致病力明显减弱，临床表现已由肺炎为主衍变为以上呼吸道感染为主。主要表现为咽干、咽痛、咳嗽、发热等，发热多为中低热，部分病例亦可表现为高热。可伴有肌肉酸痛、嗅觉味觉减退或丧失、鼻塞、流涕、腹泻、结膜炎等。少数患者病情持续发展并出现肺炎相关表现。重症患者多在发病5～7天后出现呼吸困难和（或）低氧血症，严重者可快速进展为急性呼吸窘迫综合征、脓毒症休克、难以纠正的代谢性酸中毒、出凝血功能障碍及多器官功能衰竭等。

（二）肾脏表现

急性期肾脏受累的临床表现可分为3类：①不同程度的AKI，部分患者病情危重，甚至需要接受肾脏替代治疗（kidney replacement therapy，KRT）；②不同程度的蛋白尿、血尿，伴或不伴AKI，部分患者表现为大量蛋白尿或肾病综合征；③不同程度的肾小管损伤或表现为范科尼综合征[67]。AKI可以独立存在，也可以是多器官功能衰竭的表现之一。

五、实验室检查及影像学检查

（一）实验室检查

1. 病原学及血清学检查

（1）核酸检测：采用核酸扩增检测方法检测呼吸道标本或其他标本中的SARS-CoV-2核酸。荧光定量PCR是目前最常用的检测方法。

（2）抗原检测：采用胶体金法和免疫荧光法检测呼吸道标本中的病毒抗原，病毒抗原检测阳性支持诊断，但阴性不能排除。

（3）病毒分离培养：从呼吸道标本、粪便标本等可分离、培养获得SARS-CoV-2。

（4）血清学检测：SARS-CoV-2特异性IgM抗体、IgG抗体阳性，发病1周内阳性率均较低。恢复期IgG抗体水平为急性期4倍或以上升高有回顾性诊断意义。

2. 肾功能和尿液检查 AKI患者血清肌酐、尿素氮升高，eGFR下降。部分患者可表现为尿蛋白阳性，少部分患者出现大量蛋白尿，可见血尿。

3. 其他检查 发病早期外周血白细胞总数正常或减低，可见淋巴细胞计数减少，血小板计数减少。部分患者可出现肝酶、乳酸脱氢酶、肌酸磷酸激酶、肌红蛋白、肌钙蛋白和铁蛋白增高。多见C反应蛋白和红细胞沉降率升高，降钙素原正常。重型、危重型病例可见凝血酶原时间延长，D-二聚体升高，炎症因子升高。

（二）影像学检查

COVID-19相关性肾损害患者肾脏CT值低于正常肾脏CT值（35HU），可能与肾组织炎症和水肿等病理改变有关。肾脏超声检查有助于鉴别AKI的病因，通常表现为肾脏体积正常或增大[68]。

六、诊　断

COVID-19诊断标准参照国家卫生健康委、国家中医药局印发的《新型冠状病毒感染诊疗方案（试行第十版）》[2]。根据流行病学史、临床表现、实验室检查等综合分析做出诊断。SARS-CoV-2核酸检测阳性为确诊的首要标准。

COVID-19相关性肾损害主要依据动态检测尿常规和肾功能，新发尿液检查异常和（或）肾功能损害即可诊断。COVID-19相关性AKI的诊断主要参考KDIGO标准：在确诊SARS-CoV-2感染的基础上，48小时内血清肌酐升高超过26.5μmol/L；7天内血清肌酐升高超过基线的1.5倍；少尿超过6小时，符合以上情况之一即可诊断AKI[69]。

七、治　疗

针对COVID-19相关性肾损害，尚无特异性治疗。可根据《新型冠状病毒感染诊疗方案（试行第十版）》[2]、《新型冠状病毒肺炎合并肾损伤的预防和诊治专家建议》[68]及《新型冠状病毒感染合并急性肾损伤诊治专家共识》[70]给予患者一般治疗、抗病毒治疗、免疫治疗、抗凝治疗、血液净化治疗等。

（一）一般治疗

按呼吸道传染病要求隔离治疗。保证充分能量和营养摄入，注意水、电解质、酸碱平衡，维持内环境稳定及生命体征平稳。针对发热、咳嗽等症状给予对症治疗。根据病情进行必要的检查。根据病情给予规范有效的氧疗措施。有基础疾病者给予相应治疗。重型及危重病例应积极防治并发症、治疗基础疾病、预防继发感染并及时进行器官功能支持。此外，应关注患者心理，及时进行心理状态评估，加强心理疏导，必要时可辅以药物治疗。

（二）抗病毒治疗

1. 奈玛特韦片/利托那韦片组合包装 适用于发病5天以内的轻、中型且伴有进展为重症高风险因素的成年患者。用法：奈玛特韦300mg与利托那韦100mg同时服用，每12小时1次，连续服用5天。使用前应详细阅读说明书，不得与哌替啶、雷诺嗪等高度依赖CYP3A进行清除且其血浆浓度升高会导致严重和（或）危及生命的不良反应的药物联用。中度肾功能损伤者应将奈玛特韦减半服用，重度肾功能损伤者不应使用。

2. 阿兹夫定片 用于治疗中型感染的成年患者。用法：空腹整片吞服，每次5mg，每天1次，疗程不超过14天。使用前应详细阅读说明书，注意与其他药物的相互作用和不良反应。中、重度肾功能损伤患者慎用。

3. 莫诺拉韦胶囊 适用于发病5天以内的轻、中型且伴有进展为重症高风险因素的成年患者。用法：800mg，每12小时口服1次，连续服用5天。

4. 单克隆抗体 如安巴韦单抗/罗米司韦单抗注射液，联合用于治疗轻、中型且伴有进展为重症高风险因素的成人和青少年（12～17岁，体重≥40kg）患者。用法：两药的剂量分别为1000mg。两种药品分别以100ml生理盐水稀释后，经静脉序贯输注给药，以不高于4ml/min的速度静脉滴注，之间使用100ml生理盐水冲管。在输注期间需对患者进行临床监测，并在输注完成后对患者进行至少1小时的观察。

5. 静注COVID-19人免疫球蛋白 可在病程早期用于有重症高风险因素、病毒载量较高、病情进展较快的患者。使用剂量为轻型100mg/kg，中型200mg/kg，重型400mg/kg，静脉输注，根据患者病情改善情况，次日可再次输注，总次数不超过5次。

6. 康复者恢复期血浆 可在病程早期用于有重症高风险因素、病毒载量较高、病情进展较快的患者。输注剂量为200～500ml（4～5ml/kg），可根据患者个体情况及病毒载量等决定是否再次输注。

（三）免疫治疗

1. 糖皮质激素 对于氧合指标进行性恶化、影像学进展迅速、机体炎症反应过度激活状态的重型和危重型病例，可酌情短期（不超过10天）内使用糖皮质激素，建议地塞米松5mg/d或甲泼尼龙40mg/d。避免长时间、大剂量使用糖皮质激素，以减少副作用。

2. IL-6抑制剂 如托珠单抗。对于重型、危重型且IL-6水平明显升高者可试用。用法：首次剂量4～8mg/kg，推荐剂量400mg，生理盐水稀释至100ml，输注时间大于1小时；首次用药疗效不佳者，可在首剂使用12小时后追加1次，剂量同前，累计给药次数不超过2次，单次最大剂量不超过800mg。

（四）抗凝治疗

对于具有重症高风险因素、病情进展较快的中型病例，以及重型和危重型病例，无禁忌证情况下可给予低分子量肝素或普通肝素。肾损伤患者慎用低分子量肝素，需减量应用并监测血浆抗Xa因子活性。对于严重肾功能不全患者，建议使用普通肝素。

（五）血液净化治疗

连续性肾脏替代治疗（continuous kidney replacement therapy，CKRT）是重型及危重型COVID-19患者常用的血液净化方法。目前认为，重型及危重型患者合并AKI时尽早启动CKRT有益，对符合KDIGO标准2期及以上的AKI患者，应考虑启动CKRT。鉴于细胞因子风暴是引起COVID-19器官受损的主要因素之一，针对未合并AKI的重型COVID-19患者，当出现严重的细胞因子风暴及多器官功能障碍综合征时，也应该尽早启动CKRT。此外，对有高炎性反应的重型及危重型患者，有条件时还可考虑使用血浆置换、全血或血浆吸附、血液灌流、血液/血浆透析滤过等体外血液净化技术，有效清除血液中的细胞因子、炎症介质和内毒素，遏制细胞因子风暴。

（六）其他治疗

腹膜透析可以有效减少交叉感染，用于轻型

和中型COVID-19患者的治疗。对于重型和危重型COVID-19患者，如存在不宜进行CKRT治疗的情形，如高出血风险、严重心血管疾病、血流动力学不稳定、无可用的血管通路等，也可行腹膜透析治疗[71]。

此外，为更好地判断患者的远期肾脏康复情况，建议COVID-19相关性肾损害患者出院后定期3～6个月复查肾功能。

八、预　　后

既往研究表明，COVID-19相关性AKI患者的总体死亡率高达54.2%[16]，患者的死亡风险随着AKI严重程度的增加而增加。不伴AKI、AKI 1期、AKI 2期、不需要KRT的AKI 3期患者和需要KRT的AKI（AKI-KRT）患者住院期间死亡率分别为26.2%、44.0%、59.6%、73.3%和67.1%[9]。目前随着COVID-19治疗方案的不断改进，AKI患者的短期生存率有所提高。

肾脏结局方面，COVID-19相关性AKI患者的肾功能恢复情况大致分为三类，包括完全恢复、不完全恢复进展至慢性肾脏病、不能恢复且无法摆脱透析[67]。一项短期的观察性研究表明，经中位随访12天，68.5%的蛋白尿患者和43.1%的血尿患者尿液检查结果转阴[14]。65%～84%的存活AKI患者肾功能在短期内恢复[7, 72, 73]。1/3的存活AKI-KRT患者出院时仍维持透析，慢性肾脏病病史是出院时需要透析的独立危险因素，基线时较低的eGFR及启动KRT时少尿也与出院时肾脏不恢复有关[7, 9, 73, 74]。探讨COVID-19对肾脏远期结局影响的研究仍然有限。在达到或超过3个月的随访研究中，存活的AKI患者中有5%～10.2%仍需要KRT，62.2%～74.4%的患者肾功能完全恢复，15.4%～16.5%的患者进展为慢性肾脏病[8, 75, 76]。值得注意的是，在一项针对中国1700多例COVID-19患者的队列研究中，有13%的急性期不伴AKI的患者在出院6个月后肾功能减退，说明即使在急性期不伴AKI的患者中，急性期后肾功能损伤的风险仍会增加[77]。

此外，COVID-19相关塌陷型肾小球硬化的长期预后亦不乐观。一项回顾性分析显示，36%的患者蛋白尿部分缓解，32%的患者无缓解，32%的患者达到联合终点，即终末期肾病或死亡[78]。

（万　程　张　春）

参考文献

[1] Zhou P，Yang X L，Wang X G，et al. A pneumonia outbreak associated with a new coronavirus of probable bat origin[J]. Nature，2020，579：270-273.

[2] 国家卫生健康委办公厅，国家中医药局综合司. 关于印发新型冠状病毒感染诊疗方案（试行第十版）的通知[EB/OL].（2023-01-05）. http：//www. nhc. gov. cn/ylyjs/pqt/202301/32de5b2ff9bf4eaa88e75bdf7223a65a. shtml

[3] Yang X H，Jin Y Y，Li R R，et al. Prevalence and impact of acute renal impairment on COVID-19：a systematic review and meta-analysis[J]. Crit Care，2020，24（1）：356.

[4] Sullivan M K，Lees J S，Drake T M，et al. Acute kidney injury in patients hospitalized with covid-19 from the isaric who ccp-uk study：a prospective，multicentre cohort study[J]. Nephrol Dial Transplant，2022，37（2）：271-284.

[5] Rosenthal N，Cao Z，Gundrum J，et al. Risk factors associated with in-hospital mortality in a US national sample of patients with COVID-19[J]. JAMA Netw Open，2020，3（12）：e2029058.

[6] Wan Y，Bien Z，Apea V J，et al. Acute kidney injury in COVID-19：multicentre prospective analysis of registry data[J]. Clin Kidney J，2021，14（11）：2356-2364.

[7] Chan L，Chaudhary K，Saha A，et al. AKI in hospitalized patients with COVID-19[J]. J Am Soc Nephrol，2021，32：151-160.

[8] Lumlertgul N，Pirondini L，Cooney E，et al. Acute kidney injury prevalence，progression and long-term outcomes in critically ill patients with COVID-19：a cohort study[J]. Ann Intensive Care，2021，11（1）：123.

[9] Hsu C M，Gupta S，Tighiouart H，et al. Kidney recovery and death in critically ill patients with COVID-19-associated acute kidney injury treated with dialysis：the STOP-COVID cohort study[J]. Am J Kidney Dis，2022，79（3）：404-416.

[10] Hirsch J S，Ng J H，Ross D W，et al. Acute kidney injury in patients hospitalized with COVID-19[J]. Kidney Int，2020，98（1）：209-218.

[11] Bowe B，Cai M，Xie Y，et al. Acute kidney injury in a national cohort of hospitalized US veterans with COVID-19[J]. Clin J Am Soc Nephrol，2020，16（1）：14-25.

[12] Hoogenboom W S，Pham A，Anand H，et al. Clinical characteristics of the first and second COVID-19 waves in the Bronx，New York：a retrospective cohort study[J]. Lancet Reg Health Am，2021，3：100041.

[13] Dellepiane S，Vaid A，Jaladanki S K，et al. Acute kidney injury in patients hospitalized with COVID-19 in New York City：temporal trends from March 2020 to April 2021[J]. Kidney Med，2021，3（5）：877-879.

[14] Pei G C，Zhang Z G，Peng J，et al. Renal involvement and early prognosis in patients with COVID-19 pneumonia[J]. J Am Soc Nephrol，2020，31（6）：1157-1165.

[15] Cheng Y C，Luo R，Wang K，et al. Kidney disease is associated with in-hospital death of patients with COVID-19[J]. Kidney Int，2020，97（5）：829-838.

[16] Raina R, Mahajan Z A, Vasistha P, et al. Incidence and outcomes of acute kidney injury in COVID-19: a systematic review[J]. Blood Purif, 2022, 51(3): 199-212.
[17] Nimkar A, Naaraayan A, Hasan A, et al. Incidence and risk factors for acute kidney injury and its effect on mortality in patients hospitalized from COVID-19[J]. Mayo Clin Proc Innov Qual Outcomes, 2020, 4(6): 687-695.
[18] Legrand M, Bell S, Forni L, et al. Pathophysiology of COVID-19-associated acute kidney injury[J]. Nat Rev Nephrol, 2021, 17: 751-764.
[19] Wrapp D, Wang N S, Corbett K S, et al. Cryo-EM structure of the 2019-nCoV spike in the prefusion conformation[J]. Science, 2020, 367(6483): 1260-1263.
[20] Alipoor S D, Mirsaeidi M. SARS-CoV-2 cell entry beyond the ACE2 receptor[J]. Mol Biol Rep, 2022, 49(11): 10715-10727.
[21] Chen Q L, Li J Q, Xiang Z D, et al. Localization of cell receptor-related genes of SARS-CoV-2 in the kidney through single-cell transcriptome analysis[J]. Kidney Dis (Basel), 2020, 6(4): 258-270.
[22] Zou X, Chen K, Zou J W, et al. Single-cell RNA-seq data analysis on the receptor ACE2 expression reveals the potential risk of different human organs vulnerable to 2019-nCoV infection[J]. Front Med, 2020, 14(2): 185-192.
[23] Su H, Yang M, Wan C, et al. Renal histopathological analysis of 26 postmortem findings of patients with COVID-19 in China[J]. Kidney Int, 2020, 98(1): 219-227.
[24] Menter T, Haslbauer J D, Nienhold R, et al. Postmortem examination of COVID-19 patients reveals diffuse alveolar damage with severe capillary congestion and variegated findings in lungs and other organs suggesting vascular dysfunction[J]. Histopathology, 2020, 77(2): 198-209.
[25] Bradley B T, Maioli H, Johnston R, et al. Histopathology and ultrastructural findings of fatal COVID-19 infections in Washington state: a case series[J]. Lancet, 2020, 396(10247): 320-332.
[26] Varga Z, Flammer A J, Steiger P, et al. Endothelial cell infection and endotheliitis in COVID-19[J]. Lancet, 2020, 395(10234): 1417-1418.
[27] Kissling S, Rotman S, Gerber C, et al. Collapsing glomerulopathy in a COVID-19 patient[J]. Kidney Int, 2020, 98(1): 228-231.
[28] Diao B, Wang C H, Wang R S, et al. Human kidney is a target for novel severe acute respiratory syndrome coronavirus 2 infection[J]. Nat Commun, 2021, 12: 2506.
[29] Farkash E A, Wilson A M, Jentzen J M. Ultrastructural evidence for direct renal infection with SARS-CoV-2[J]. J Am Soc Nephrol, 2020, 31(8): 1683-1687.
[30] Pérez A, Torregrosa I, D'Marco L, et al. IgA-dominant infection-associated glomerulonephritis following SARS-CoV-2 infection[J]. Viruses, 2021, 13(4): 587.
[31] Peng L, Liu J, Xu W X, et al. SARS-CoV-2 can be detected in urine, blood, anal swabs, and oropharyngeal swabs specimens[J]. J Med Virol, 2020, 92(9): 1676-1680.
[32] Caceres P S, Savickas G, Murray S L, et al. High SARS-CoV-2 viral load in urine sediment correlates with acute kidney injury and poor COVID-19 outcome[J]. J Am Soc Nephrol, 2021, 32(10): 2517-2528.
[33] Braun F, Lütgehetmann M, Pfefferle S, et al. SARS-CoV-2 renal tropism associates with acute kidney injury[J]. Lancet, 2020, 396(10251): 597-598.
[34] Sun J, Zhu A R, Li H Y, et al. Isolation of infectious SARS-CoV-2 from urine of a COVID-19 patient[J]. Emerg Microbes Infect, 2020, 9(1): 991-993.
[35] Monteil V, Kwon H, Prado P, et al. Inhibition of SARS-CoV-2 infections in engineered human tissues using clinical-grade soluble human ACE2[J]. Cell, 2020, 181(4): 905-913.
[36] Jansen J, Reimer K C, Nagai J S, et al. SARS-CoV-2 infects the human kidney and drives fibrosis in kidney organoids[J]. Cell Stem Cell, 2022, 29(2): 217-231.
[37] Wang W, Chen J, Hu D, et al. SARS-CoV-2 N protein induces acute kidney injury via Smad3-dependent G1 cell cycle arrest mechanism[J]. Adv Sci (Weinh), 2022, 9(3): e2103248.
[38] 魏凯悦，米焱，王彩丽. 新型冠状病毒肺炎引起急性肾损伤的发病机制研究进展[J]. 临床肾脏病杂志，2022，22(10)：866-869.
[39] 陈麒麟，李平，郎月，等. 新型冠状病毒肺炎相关肾脏损伤研究进展[J]. 肾脏病与透析肾移植杂志，2020，29(5)：458-463.
[40] Cao X T. COVID-19: immunopathology and its implications for therapy[J]. Nat Rev Immunol, 2020, 20: 269-270.
[41] Wang D W, Hu B, Hu C, et al. Clinical characteristics of 138 hospitalized patients with 2019 novel coronavirus-with 2019 novel co in Wuhan, China[J]. Jama, 2020, 323(11): 1061-1069.
[42] Huang C L, Wang Y M, Li X W, et al. Clinical features of patients infected with 2019 novel coronavirus in Wuhan, China[J]. Lancet, 2020, 395(10223): 497-506.
[43] Kudose S, Batal I, Santoriello D, et al. Kidney biopsy findings in patients with COVID-19[J]. J Am Soc Nephrol, 2020, 31(9): 1959-1968.
[44] Wu H J, Larsen C P, Hernandez-Arroyo C F, et al. AKI and collapsing glomerulopathy associated with COVID-19 and APOL 1 high-risk genotype[J]. J Am Soc Nephrol, 2020, 31(8): 1688-1695.
[45] Akilesh S, Nast C C, Yamashita M, et al. Multicenter clinicopathologic correlation of kidney biopsies performed in COVID-19 patients presenting with acute kidney injury or proteinuria[J]. Am J Kidney Dis, 2021, 77(1): 82-93.
[46] Gaillard F, Ismael S, Sannier A, et al. Tubuloreticular inclusions in COVID-19-related collapsing glomerulopathy[J]. Kidney Int, 2020, 98(1): 241.
[47] Nasr S H, Alexander M P, Cornell L D, et al. Kidney biopsy findings in patients with COVID-19, kidney injury, and proteinuria[J]. Am J Kidney Dis, 2021, 77(3): 465-468.
[48] Shetty A A, Tawhari I, Safar-Boueri L, et al. COVID-19-associated glomerular disease[J]. J Am Soc Nephrol, 2021, 32(1): 33-40.
[49] Nasr S H, Kopp J B. COVID-19-associated collapsing glomerulopathy: an emerging entity[J]. Kidney Inte Rep, 2020, 5(6): 759-761.

[50] Noris M，Benigni A，Remuzzi G. The case of complement activation in COVID-19 multiorgan impact[J]. Kidney Int，2020，98（2）：314-322.
[51] Biancone L，David S，Della Pietra V，et al. Alternative pathway activation of complement by cultured human proximal tubular epithelial cells[J]. Kidney Int，1994，45（2）：451-460.
[52] David S，Biancone L，Caserta C，et al. Alternative pathway complement activation induces proinflammatory activity in human proximal tubular epithelial cells[J]. Nephrol Dial Transplant，1997，12（1）：51-56.
[53] 钱静益，李作林，刘必成. 新型冠状病毒感染合并急性肾损伤的机制研究进展. 中华肾脏病杂志，2020，36（12）：956-960.
[54] Cheng H，Wang Y，Wang G Q. Organ-protective effect of angiotensin-converting enzyme 2 and its effect on the prognosis of COVID-19[J]. J Med Virol，2020，92（7）：726-730.
[55] Tang N，Li D J，Wang X，et al. Abnormal coagulation parameters are associated with poor prognosis in patients with novel coronavirus pneumonia[J]. J Thromb Haemost，2020，18（4）：844-847.
[56] Chen N S，Zhou M，Dong X，et al. Epidemiological and clinical characteristics of 99 cases of 2019 novel coronavirus pneumonia in Wuhan，China：a descriptive study[J]. Lancet，2020，395（10223）：507-513.
[57] Jhaveri K D，Meir L R，Flores Chang B S，et al. Thrombotic microangiopathy in a patient with COVID-19[J]. Kidney Int，2020，98（2）：509-512.
[58] Sharma P，Uppal N N，Wanchoo R，et al. COVID-19-COVID-19mmunolnocytes an：a case series of kidney biopsy findings[J]. J Am Soc Nephrol，2020，31（9）：1948-1958.
[59] Merad M，Martin J C. Pathological inflammation in patients with COVID-19：a key role for monocytes and macrophages[J]. Nat Rev Immunol，2020，20：355-362.
[60] Li H，Liu L，Zhang D Y，et al. SARS-CoV-2 and viral sepsis：observations and hypotheses[J]. Lancet，2020，395（10235）：1517-1520.
[61] Rivero J，Merino-López M，Olmedo R，et al. Association between postmortem kidney biopsy findings and acute kidney injury from patients with SARS-CoV-2（COVID-19）[J]. Clin J Am Soc Nephrol，2021，16（5）：685-693.
[62] Golmai P，Larsen C P，DeVita M V，et al. Histopathologic and ultrastructural findings in postmortem kidney biopsy material in 12 patients with AKI and COVID-19[J]. J Am Soc Nephrol，2020，31（9）：1944-1947.
[63] Santoriello D，Khairallah P，Bomback A S，et al. Postmortem kidney pathology findings in patients with COVID-19[J]. J Am Soc Nephrol，2020，31（9）：2158-2167.
[64] Ferlicot S，Jamme M，Gaillard F，et al. The spectrum of kidney biopsies in hospitalized patients with COVID-19，acute kidney injury and/or proteinuria[J]. Nephrol Dial Transplant，2021，gfab042.
[65] May R M，Cassol C，Hannoudi A，et al. A multi-center retrospective cohort study defines the spectrum of kidney pathology in Coronavirus 2019 Disease（COVID-19）[J]. Kidney Int，2021，100（6）：1303-1315.
[66] Gupta R K，Bhargava R，Shaukat A A，et al. Spectrum of podocytopathies in new-onset nephrotic syndrome following COVID-19 disease：a report of 2 cases[J]. BMC Nephrol，2020，21（1）：326.
[67] 滕兰波，李磊，常文秀. COVID-19急性期后的远期肾脏转归：从急性肾损伤到慢性肾脏病[J]. 中华医学杂志，2022，102（30）：2394-2398.
[68] 中国医师协会肾脏内科医师分会. 新型冠状病毒肺炎合并肾损伤的预防和诊治专家建议[J]. 中华医学杂志，2020，100（28）：2161-2168.
[69] Levey A S，Eckardt K U，Dorman N M，et al. Nomenclature for kidney function and disease：report of a kidney disease：improving global outcomes（KDIGO）consensus conference[J]. Kidney Int，2020，97（6）：1117-1129.
[70] 中华医学会肾脏病学分会专家组. 新型冠状病毒感染合并急性肾损伤诊治专家共识[J]. 中华肾脏病杂志，2020，36（3）：242-246.
[71] Cullis B，Abdelraheem M，Abrahams G，et al. Peritoneal dialysis for acute kidney injury[J]. Perit Dial Int，2014，34（5）：494-517.
[72] Jewell P D，Bramham K，Galloway J，et al. COVID-19-related acute kidney injury; incidence，risk factors and outcomes in a large UK cohort. BMC Nephrol，2021，22（1）：359.
[73] Ng J H，Hirsch J S，Hazzan A，et al. Outcomes among patients hospitalized with COVID-19 and acute kidney injury[J]. Am J Kidney Dis，2021，77（2）：204-215.
[74] Gupta S，Coca S G，Chan L L，et al. AKI treated with renal replacement therapy in critically ill patients with COVID-19[J]. J Am Soc Nephrol，2021，32（1）：161-176.
[75] Chand S，Kapoor S，Naqvi A，et al. Long-term follow up of renal and other acute organ failure in survivors of critical illness due to covid-19[J]. J Intensive Care Med，2022，37（6）：736-742.
[76] Stockmann H，Hardenberg J H B，Aigner A，et al. High rates of long-term renal recovery in survivors of coronavirus disease 2019-associated acute kidney injury requiring kidney replacement therapy[J]. Kidney Int，2021，99（4）：1021-1022.
[77] Huang C L，Huang L X，Wang Y M，et al. 6-month consequences of COVID-19 in patients discharged from hospital：a cohort study[J]. Lancet，2021，397（10270）：220-232.
[78] Kudose S，Santoriello D，Bomback A S，et al. Longitudinal outcomes of COVID-19-associated collapsing glomerulopathy and other podocytopathies[J]. J Am Soc Nephrol，2021，32（11）：2958-2969.

第二十九章　药物相关性肾病

第一节　非甾体抗炎药相关性肾损害

非甾体抗炎药（nonsteroidal anti-inflammatory drug，NSAID）是临床广泛使用的抗风湿和镇痛药物，据统计美国2012年NSAID处方数达到9800万张，被超过2900万成年人长期使用[1]。我国2019年的研究显示NSAID使用率为4.56%[2]，与国外大部分国家相比，我国居民NSAID使用率相对较低，但由于人口众多，我国可能是世界上使用NSAID最多的国家。

常用的NSAID包括阿司匹林、布洛芬、对乙酰氨基酚、吲哚美辛、安乃近等（表29-1），部分属于非处方药，可以在药店自行购买使用，因具有镇痛作用易被滥用。镇痛药是把双刃剑，合理使用可起到减轻疼痛的作用，如果使用不当，则会对人体健康造成损害。大约3%的使用非甾体抗炎药的患者会经历肾脏不良反应，每年超过250万患者出现一种或多种肾毒性事件[3]；NSAID引起的肾损害主要包括两类：①服用NSAID后出现的急性肾损害；②慢性肾损害，即镇痛剂肾病。以下将分别进行阐述。

表29-1　非甾体抗炎药的种类及常用药物

分类	特性	代表药物	商品名
酸类	水杨酸	阿司匹林	巴米尔、APC等
	邻氨基苯甲酸	甲芬那酸	甲芬那酸
	乙酸	双氯芬酸	吲哚美辛、感冒通等
	丙酸	布洛芬	布洛芬、芬必得等
	吡喃羧酸	依托度酸	
非酸类	吡唑酮类	安乃近、保泰松	安乃近、保泰松
非酸类	奈丁美酮类	萘普生	希普生
	苯胺类	对乙酰氨基酚	扑热息痛、百服宁等
	昔康类	美洛昔康	吡啰昔康、莫必可等
	昔布类	磺酰苯胺	尼美舒利、西乐葆

一、非甾体抗炎药急性肾损害

服用NSAID后出现的急性肾损害包括急性肾衰竭、急性间质性肾炎伴肾病综合征、水和电解质排泄紊乱，其发病率、发病机制、临床表现等各有不同。

（一）急性肾衰竭

1. 流行病学　NSAID引起急性肾衰竭的发病率和患病率尚无确切数据。由于方法学和统计学的差异，不同研究提供的数据变化较大。

一项对英国包含140万患者的护理健康数据库分析表明，常规处方使用NSAID患者的AKI发生率为3.6%，无处方而使用NSAID患者的AKI发生率为2.8%，偶尔使用NSAID患者和单处方使用NSAID患者的AKI发生率为2.1%[4]。日本对2007～2015年经过肾活检证实的药物性肾病分析发现，在102例药物性肾病中，NASID引起的急性肾损害只有4例[5]。

另有两项研究提供了有关住院患者应用NASID后急性肾衰竭发病率的数据。Jeon等[6]利用来自两家大型三级医院的电子健康记录进行了一项回顾性匹配队列研究。在暴露于非甾体抗炎药的9397例入院患者中，7914例和1483例入院患者属于“无”和“有”基线肾功能损害队列，在“无”和“有”肾功能损害的队列中，AKI的发生率分别为6/1000患者日和22/1000患者日。校正后的回归分析表明，使用NSAID会增加先前存在肾功能不全患者的AKI风险（HR 1.38，95% CI 1.04～1.83），但不会增加先前无肾功能不全的患者AKI风险（HR 0.83，95% CI 0.63～1.08）。Su等[7]完成的一项大型、多中心回顾性研究，纳入了2013年1月1日至2015年12月31日期间的来自中国25个医疗中心的30.4万例患者，探讨中国住院儿童布洛芬使用与医院获得性AKI风险的关系。结果显示，在50 420例儿童中5526例（11.0%）使用布洛芬，3476例（6.9%）在住院期间发生医院获得性AKI。在调整混杂因素后，布洛芬的使用与医院获得性AKI风险增加显著相关（HR 1.23；95% CI 1.14～1.34）。患有慢性肾脏病、需要重症监护、高龄者风险增加。布洛芬与医院获得性AKI风险的关联是剂量依赖性的。

联合用药也会增加发生急性肾衰竭的风险。Dreischulte等[8]进行的病例对照研究纳入了78 379例肾素-血管紧张素系统抑制剂和（或）利尿剂使用者，社区获得性AKI发生率为68/10 000人年，NSAID的三联使用（调整后的比率1.64，95% CI 1.25～2.14）及与肾素-血管紧张素系统抑制剂（1.60，95% CI 1.18～2.17）或利尿剂（1.64，95% CI 1.17～2.29）双重使用的AKI风险相对增加相似。然而，NSAID的三联使用与双联使用肾素-血管紧张素系统抑制剂或利尿剂的组合相比，AKI风险的绝对增加更高。在袢利尿剂/醛固酮拮抗剂联合使用者中，75岁以上的患者和肾功能不全的患者的AKI风险最高。因此，NSAID与肾素-血管紧张素系统抑制剂和（或）利尿剂的双重及三次组合的肾毒性潜力比以往认为的更高。

2. 发病机制 NSAID可选择性或非特异性地抑制花生四烯酸的级联反应，从而对前列腺素（PG）的形成产生抑制作用。在肾脏中，PG（主要是前列环素、PGE_2、PGD_2）扩张入球小动脉中，增加肾脏灌注。NSAID的抑制作用导致血管收缩和肾髓质缺血。正常人的肾血流量并不依赖PG。但在某些情况下，肾血流量的维持依赖于肾内产生的PG，这些患者就容易发生NSAID相关的急性肾衰竭[9]（表29-2）。

表29-2 NSAID引起血流动力学变化的急性肾衰竭的易感因素

分类	基础疾病或状态	诱发因素
有效血流量下降	充血性心力衰竭	慢性肾衰竭
	肝硬化	对比剂或梗阻引起的急性肾衰竭
	肾病综合征	药物（利尿剂、环孢素）
	麻醉性休克	
绝对血容量下降	出血	老年肾脏
	衰竭	移植

全身水肿时有效血容量下降、创伤或脓毒症休克、全身麻醉时的容量不足可导致交感神经系统和肾素-血管紧张素系统激活，引起肾血管收缩，从而刺激肾内PG合成增加。肾移植和其他肾脏疾病所致肾实质减少时刺激PG产生增加的机制尚不清楚。因此，各种原因引起的肾脏病患者都可能发生NSAID相关性肾衰竭，其中免疫介导的肾小球肾炎和尿路梗阻患者可能特别易感。

老年人肾血流量和GFR降低可能会增加其发生NSAID相关性急性肾衰竭的风险。利尿剂增加发生NSAID相关性肾衰竭的风险可能与用药时机体水肿状态和药物本身可刺激扩血管性PG产生有关[10]。氨苯蝶啶相比其他利尿剂可能更易刺激血管扩张性PG的产生，因此，不推荐氨苯蝶啶和NSAID联合应用。环孢素可引起肾血管收缩，增加肾脏和心脏移植患者NSAID相关性急性肾衰竭的风险。

大多数因血流动力学变化所致的急性肾衰竭病例，其肾血流量的降低是功能性的，停药后肾功能可快速恢复。但也有一些病例，肾活检证实发生急性肾小管坏死，这种情况下肾功能恢复可能延迟。据报道联合应用NSAID和PGE_1类似物（米索前列醇等）可以降低NSAID引起的心血管、脑血管和肾脏不良事件的相关风险[11]。米索前列醇还可以降低环孢素对肾血管收缩的作用，可能具有降低移植患者NSAID诱发急性肾衰竭的风险。

（二）急性间质性肾炎伴肾病综合征

急性间质性肾炎表现为一种特异质反应，特别是丙酸衍生物（布洛芬、萘普生等），其中约90%的病例与肾病综合征相关。与其他药物引起的急性间质性肾炎相比，NSAID引起的急性间质性肾炎过敏症状较轻，较少出现血嗜酸性粒细胞增多症和尿嗜酸性粒细胞，肾间质中主要是淋巴细胞浸润而非嗜酸性粒细胞浸润。镇痛剂可能引起过敏反应，通过激活T淋巴细胞和淋巴因子引起肾小球血管通透性增加，产生蛋白尿和间质性肾炎[12]。

NSAID导致的急性间质性肾炎具有以下特点：①虽然最早可在服药后1周左右出现症状，但大多数患者通常在持续服药数月到1年左右发病（平均6个月）；②3/4的患者表现为肾病综合征，50岁以上患者的肾病综合征发病率更高；③血尿，尤其肉眼血尿发生率低；④肾外过敏症状少见；⑤病理上肾组织浸润细胞较少。NSAID导致的急性间质性肾炎必须同NSAID导致的其他肾脏疾病相鉴别（包括血流动力学导致的急性肾功能不全、肾乳头坏死及NSAID导致的膜性肾病）[13]。

NSAID引起的肾病综合征最常见的病理改变是微小病变肾病。有数例报道长期使用NSAID（＞3个月）后发生微小病变肾病而不伴间质性肾炎[14]。

（三）水和电解质排泄紊乱

NSAID可引起患者出现水、电解质排泄紊乱，这是由于直接或间接抑制PG合成所致[15, 16]。

1. 钠排泄 PGE_2和PGI_2可通过多种机制增加肾的钠排泄，包括扩张肾血管和直接抑制小管钠重吸收。NSAID抑制PG合成可降低肾的钠排泄，可能会使利尿剂的反应率降低约20%，尤其是袢利尿剂，而且这种作用更常见于慢性钠潴留，如充血性心力衰竭。由于大多数利尿剂可以刺激扩血管的PG合成，在水肿和高血压时应用NSAID可能干扰利尿剂的利钠作用。

2. 钾排泄 PGE_2和PGI_2通过对球旁细胞的直接作用增加肾素释放，从而增加醛固酮的产生。据报道，NSAID可引起低肾素低醛固酮血症，继而诱发高钾血症。另外一种机制可能是远端小管钠转运减少和尿流量降低。发生高钾血症的危险因素包括肾衰竭、之前存在低醛固酮血症、高龄和联合应用干扰钾排泄的药物，如保钾利尿剂和ACEI。

3. 水排泄 PGE_2促进水排泄，通过减少Henle袢的钠重吸收，抑制抗利尿激素的排水作用。因此，NSAID可能会影响水排泄，引起低钠血症。但这类并发症的病例报道非常少。老年和婴儿应用NSAID治疗动脉导管未闭可能存在一定的危险。

（四）诊断及鉴别诊断

如果患者出现上述任何不良反应，均需怀疑NSAID致病的可能。值得注意的是，必须认识到除了医生处方NSAID外，患者自己也可能应用，故应详细询问病史。对于老年人、既往存在肾脏病、心力衰竭和肝硬化的高危患者尤其应该警惕。应仔细筛查是否应用了可能会增加NSAID副作用的药物。

应注意血流动力学变化引起的急性肾衰竭与急性间质性肾炎相鉴别。通常尿液检查有助于鉴别，90%的急性间质性肾炎患者存在大量蛋白尿。血流动力学因素引起的急性肾衰竭通常在3～5天可以快速逆转。当发生急性肾小管坏死时肾功能恢复延迟，这时尿沉渣中常有典型表现。间质性肾炎引起的急性肾衰竭恢复也较缓慢。肾组织活检对于明确原发病诊断、指导治疗、判断预后很有帮助。临床表现不典型、诊断不明、肾功能延迟恢复的患者有必要尽早行肾活检。

（五）治疗及预防

对于NSAID引起的肾损伤，首先应立即停用相关药物，避免再次使用同类药物。临床实践显示，许多患者在停用致病药物数日后肾功能可以有所改善，无须特殊治疗。支持治疗主要在于对急性肾衰竭及其并发症的非透析治疗措施或透析治疗，主要目标是改善症状并减少并发症。对于急性间质性肾炎的患者是否需应用激素目前仍有争议。一般认为，对于停用致病药物数日后患者肾功能未得到改善，或肾衰竭程度过重且病理提示肾间质弥漫性炎症细胞浸润或肾脏病理显示肉芽肿性间质性肾炎者，有必要早期给予糖皮质激素治疗，常可获得利尿、加速肾功能改善的疗效。对于无感染征象的患者可以给予泼尼松30～40mg/d［必要时可考虑用至1mg/（kg·d）］，若患者的肾功能可在治疗后1～2周获得改善，则用药4～6周即可停药，不宜用药时间过长。

存在易感因素的患者应避免使用NSAID。规律服用NSAID的患者，特别是那些高危人群或大剂量服药的患者，应经常检测肾功能，出现任何肾脏副作用均应立即停药。

二、镇痛剂肾病

广义的镇痛剂是临床使用的各种具有镇痛作用的药物总称，这些镇痛药物包括麻醉剂、阿片类镇痛剂和非麻醉镇痛剂。麻醉剂和阿片类镇痛剂是通过作用于中枢神经系统以缓解疼痛，在一些药物书籍中它们常被直接称为镇痛剂。非麻醉镇痛剂主要指NSAID，常被称为解热镇痛抗炎药或镇痛药[17]。

镇痛剂肾病（analgesic nephropathy，AN）是指因长期服用NSAID及其复方制剂所致的慢性间质性肾炎，常伴有肾乳头坏死，临床多表现为慢性肾衰竭，不包括这些药物引起的急性肾损伤[18]。

NSAID有十几类，临床上常用的有：①非选择性COX抑制剂，包括水杨酸类、苯胺类、吡唑酮类、吲哚类、苯乙酸类、丙酸类等，它们对COX-1和COX-2均有明显抑制作用；②选择性COX-2抑制剂，昔康类药属于此类，常规剂量时主要抑制COX-2，对COX-1作用较弱，但是较大剂量时也会抑制COX-1；③特异性COX-2抑制剂，如昔布类药，主要抑制COX-2，几乎不抑制COX-1。

既往认为镇痛剂肾病主要是由于大量使用含有非那西丁和（或）阿司匹林成分的镇痛剂所致。随着非那西丁退出市场，目前临床上主要使用的镇痛剂为对乙酰氨基酚、COX-2抑制剂、复方剂型镇痛剂，且一致认为复方制剂比单药更易造成镇痛剂肾病。

镇痛剂肾病最常见于30～50岁女性，发病率为男性的5～7倍，患者多有情绪压抑、人格失常、慢性头痛、腹部或肌肉骨骼等疾病病史，有长期服用含阿司匹林、非那西丁、咖啡因及其他镇痛剂或NSAID药物史。

（一）流行病学

1. 滥用镇痛剂综合征 许多研究已证实，存在头痛、关节炎、背痛等慢性疼痛的人群可能会滥用镇痛剂。不同流行病学调查中一般人群滥用镇痛剂（超过1年每日使用）的比例波动在2%～30%。产业工人和住院患者的发生率最高，社区人群比例最低[19]。由于镇痛剂的滥用，20世纪80年代，镇痛剂肾病占终末期肾衰竭患者的比例高达15%～20%，而随着社会发展，如今这一数据在西方发达国家大约只有1%[20]。

2. 镇痛剂肾病发生的相对危险度 随着非处方药市场镇痛剂品种的变化，长期使用镇痛剂者发生慢性肾衰竭或终末期肾衰竭的相对危险度为2.4～8.0。不同种类镇痛剂发生慢性肾衰竭（chronic renal failure，CRF）的相对危险度在不同地区也有差异。长期使用非那西丁的患者，发生终末期肾病的相对危险为3.0～19.0，发生慢性肾脏病的相对危险度为5.0～8.0。研究显示，累积摄入非那西丁0.5～1.0kg可能显著增加慢性肾损伤的风险。我国2014年进行的横断面研究纳入了47 204例成年样本，统计发现1129例经常使用NSAID，调整后的患病率为3.6%（95% CI 3.2～3.9）。其中76.9%服用了含非那西汀的镇痛剂，调整后的患病率为3.2%（95% CI 2.9～3.5）。长期NSAID摄入（≥48个月）与eGFR＜60ml/（min・1.73m^2）相关，比值比（OR）为2.36（95% CI 1.28～4.37）[21]。由于含非那西丁的复方镇痛剂和其他复方镇痛剂的购买受限，镇痛剂肾病新发病例的数量也随之减少。

对乙酰氨基酚是非那西丁的主要代谢产物，也是广泛使用的轻度镇痛剂。多项小型研究表明，单用对乙酰氨基酚也有肾毒性，只是风险低于含非那西丁-阿司匹林及含成瘾物质的复方制剂[22]。研究显示服用对乙酰氨基酚发生终末期肾病的危险度为2.0～4.0。一项针对终末期肾病患者的病例对照研究表明，对乙酰氨基酚的累积摄入量与肾衰竭的相对风险相关：以终生服用＜1000片的患者为参照（OR为1.0），服用1000～4999片的患者风险OR为2.0，服用≥5000片的患者OR为2.4[23]。

大多数研究显示，长期单用治疗剂量的阿司匹林似乎不会诱发肾损伤。一项健康研究对11 000例最初健康的男性进行多变量分析发现，服用阿司匹林≥2500片不会增加CKD［定义为肌酐＞1.5mg/dl（133μmol/L）］的相对风险（OR为0.98，95% CI 0.53～1.81）[24]。但该研究的局限性包括结论不能外推到女性、少数民族或已有肾脏病的患者，镇痛剂确切剂量不详，仅凭单次血清肌酐值来评估肾功能。针对美国护士健康研究中的1697例女性人员的分析发现，阿司匹林的终生用量与11年（1989～2000年）间GFR的改变无关[25]。但是联合用药时阿司匹林可能会增强非那西丁和对乙酰氨基酚的毒性[26]。

COX-2抑制剂（包括倾向性抑制剂和特异性抑制剂）一般在临床上仅作为单药使用，其抗炎镇痛作用良好而消化道副反应（如溃疡、出血等）较传统NSAID显著轻。一组纳入8000例患者9个月的随机对照研究比较了服用塞来昔布、苯乙酸类的双氯芬酸钠（扶他林）和丙酸类的布洛芬肾损害发生率，结果发现肌酐清除率下降30%的发生率分别为2.5%、3.5%和4%，提示昔布类也可能导致肾损害，但比传统镇痛剂低[27]。

从以上研究可以得出如下实验性的结论：第一，长期使用对乙酰氨基酚会增加发生肾脏疾病的风险，但这一风险较服用非那西丁低；第二，长期使用NSAID可能会增加发生肾脏疾病的风险，特别是老年人；第三，长期使用阿司匹林引起肾脏疾病的风险比对乙酰氨基酚或非阿司匹林NSAID低。

3. 镇痛剂肾病的患病率　镇痛剂肾病的患病率与镇痛剂的普及程度直接相关。根据尸检数据，镇痛剂肾病的患病率在全球范围从0.1%到4%不等，澳大利亚最高（3.6%～20%）[28]。在欧洲接受血液透析或接受肾移植的所有患者中，这种疾病的患者占3.1%，女性患病概率是男性的6倍，这可能与长期在月经期间使用非甾体镇痛药有关。来自欧洲的数据显示，1990年在新发透析病例中镇痛剂肾病平均发病率为2%，而1981年为3%。这一数据虽然在下降，但在瑞士（12%）和比利时（11%）仍然很高。在澳大利亚，1992年镇痛剂肾病的发病率为9%，而在1970年约为20%。USRDS的数据显示从1989年到1993年，镇痛剂肾病的诊断在新发透析患者中为0.8%。这一比例从1988年至1991年无明显变化。有关非透析患者发病率和患病率的数据仍然有限。

目前我国尚无有关镇痛剂肾病发病情况的确切统计资料，这与我国对此类药源性疾病认识不足、对肾小管间质疾病的诊断水平有限和药物不良反应监测尚未完善等因素有关。根据对1980～2022年中国生物医学文献数据库中所收集的162篇与解热镇痛药不良反应相关的文献分析，共涉及约24种解热镇痛药，其中解热镇痛药导致肾损害约占各种药物性肾损害的4.66%[29]。

（二）发病机制

目前认为镇痛剂肾病的发病主要与以下两大因素有关[30]：①母体化合物或代谢产物的直接肾毒性作用。实验研究表明，非那西丁的代谢产物如对乙酰氨基酚于服药后1～2小时在肾乳头末端的浓度较其他组织高10倍以上。它能抑制保护肾组织拮抗氧化物的6-磷酸葡萄糖脱氢酶的活性，从而造成组织损伤。非那西丁或对乙酰氨基酚在微粒体酶的作用下分解代谢产生的反应性毒性物质可损害髓质间质细胞的细胞膜。谷胱甘肽及其类似物通常由细胞内磷酸己糖旁路产生，阿司匹林可抑制磷酸己糖旁路活性，使谷胱甘肽产生减少，从而增加反应性代谢产物的毒性作用。②镇痛剂抑制前列腺素生成。NSAID能抑制环氧合酶和脂氧合酶，从而减少前列腺素和白三烯的生成。前列腺素的生成减少可导致肾髓质血管收缩、缺血，使肾浓缩功能受到损害，引起尿钠丢失，甚至肾缺血性梗死。

过量使用镇痛剂可抑制前列腺素生成，引起肾髓质至皮质的肾血流再分布，导致肾髓质局部缺血是产生肾乳头坏死的重要基础，这在联合用药时更易发生。对乙酰氨基酚生理状态下在肾乳头浓聚，浓度较其他组织高出许多倍，经前列腺素合成酶的氧化代谢为苯醌亚胺，与谷胱甘肽结合，如果单独存在对乙酰氨基酚，肾乳头产生的谷胱甘肽足以解除苯醌亚胺的毒性，但如果同时服用阿司匹林，后者转变为水杨酸盐后亦高度浓缩在肾皮质与肾乳头。水杨酸盐是谷胱甘肽的消耗剂，随着细胞内谷胱甘肽的减少，对乙酰氨基酚可产生脂溶性过氧化物，使蛋白芳基化，最终导致肾乳头坏死。

此外，许多镇痛剂复方制剂中存在咖啡因，其在镇痛剂肾病中的作用尚不清楚。咖啡因作为腺苷拮抗剂可能会加重对乙酰氨基酚所致的肾损害。腺苷可减少髓袢升支细段转运相关的呼吸作用，而腺苷拮抗剂刺激呼吸作用使氧自由基增加导致细胞坏死。但是部分研究者更倾向于认为它们的真正作用是使患者产生精神依赖性而促使患者持续服用镇痛剂而导致本病发生。

（三）临床表现

1. 病史 诊断的关键是获得有关镇痛剂用药种类和用量的准确病史。1/3或更多的镇痛剂肾病患者会否认服用镇痛剂或低估其使用量。确定镇痛剂用量的最好方法是询问患者是否存在可能规律使用镇痛剂的慢性病（如慢性疼痛、关节炎等）病史。可询问患者家人其镇痛剂的使用量。如果患者存在消化性溃疡，提示其可能长期应用镇痛剂。超过1/3的镇痛剂肾病患者存在上述病史。

对于不明原因肾衰竭的患者，既往曾有慢性疼痛并使用镇痛剂的病史，需考虑镇痛剂肾病的可能。

诊断镇痛剂肾病的重要标准是使用镇痛剂的总剂量。大多数自己承认长期使用镇痛剂的患者能准确记录用药的种类和用药量。同时需要考虑这些患者可能还会滥用酒精、镇静剂和其他药物、烟草等。

2. 体格检查 镇痛剂肾病患者的体格检查并无特异性。一些研究者注意到这类疾病的女性患者常表现为特定的人格类型，如过度依赖、对疼痛的忍耐阈值很低、疑病症等。同时，有这类综合征的患者可能会表现为早衰。镇痛剂肾病的患者较其他类型肾脏病患者发生全身性的动脉粥样硬化的概率更高。

3. 实验室检查 表现为慢性肾小管间质性肾炎的典型实验室检查表现，常见无菌性脓尿和菌尿。非那西丁引起的肾损害常见与肾衰竭程度不匹配的贫血。而其他镇痛剂引起的这一综合征不会见到此类现象。由于许多患者否认滥用镇痛剂，检测患者血、尿中阿司匹林代谢产物如醋氨酚或水杨酸盐有助于做出镇痛剂肾病的诊断。

肾脏超声、CT或肾盂造影可见肾脏缩小。肾脏轮廓呈不规则、波浪状。肾乳头坏死可表现为肾髓质钙化。超声上，典型表现是钙化围绕中央的肾窦呈完整或不完整的花环状。但是，存在进展性肾脏病的患者由于肾实质回声增强很难在超声上明确肾脏边缘。同时，在超声上准确定位肾脏钙沉积情况也很困难，肾乳头钙化可能与肾血管钙化和肾结石混淆。欧洲有学者[31]对镇痛剂肾病的患者行CT平扫评估肾脏大小、边缘和钙化情况。在肾血管平面测量肾脏长度，男性小于103mm，女性小于96mm定义为肾脏缩小。在某一平面肾脏轮廓出现超过3～4个明显的凹陷，称为边缘不平。钙化定位在肾皮质、肾乳头或肾中央。同时存在肾脏缩小和肾脏边缘不光滑或肾髓质钙化对于诊断伴有终末期肾病的镇痛剂肾病的敏感度和特异度均达90%，对于没有终末期肾病的CRF敏感度和特异度分别为87%和100%。

超声、CT检查发现双肾萎缩、肾表面凹凸不平、肾乳头钙化合称SICK（small indented calcified kidney）三联征。CT平扫可以最佳地反映肾乳头钙化情况。研究发现，在血肌酐＞133μmol/L的患者中，CT平扫观察SICK三联征的表现，若存在肾长径缩短合并肾表面凹凸不平或肾乳头钙化，诊断本病的敏感度为77%，特异度为100%；若存在肾表面凹凸不平合并肾乳头钙化，诊断本病的敏感度为94%，特异度为100%。因此，对于原因不明的慢性肾功能不全患者应常规进行CT平扫以协助诊断是否为镇痛剂肾病。

4. 肾脏病理 从镇痛剂肾病早期可检测到的病变到晚期双肾萎缩可归纳为3个阶段[32]：①上尿路毛细血管硬化。上尿路黏膜毛细血管硬化是镇痛剂肾病最常出现的改变（80%～96%）。随着疾病的发展，病变可由肾盂黏膜向输尿管黏膜延伸。严重镇痛剂肾病患者下尿道可呈棕褐色改变。②肾乳头坏死。切面上坏死的肾乳头呈深灰色或黑色，镜下根据坏死程度的不同可将肾乳头坏死分为早、中、晚3期。③慢性肾小管间质炎症。坏死肾乳头覆盖的皮质区肾小管萎缩、间质纤维化及淋巴细胞浸润。间质中可见棕色的脂褐素沉着，肾小球周围纤维化、局灶性肾小球硬化及肾小动脉硬化均较常见。

（四）诊断及鉴别诊断

镇痛剂肾病的诊断标准分为主要标准和次要标准，具体总结于表29-3。不明原因的CRF或终末期肾病同时存在2项或3项次要标准，特别是有慢性疼痛综合征和消化性溃疡病史的患者需高度怀疑镇痛剂肾病的可能。如果存在2项或3项主要标准则诊断的可靠性很高，特别是同时存在次要标准。在一些病例，当患者有慢性疼痛病史但否认镇痛剂用药史则仅能疑诊镇痛剂肾病。

表29-3　镇痛剂肾病的诊断标准

主要标准	次要标准
每天服用镇痛剂的时间＞1年	慢性疼痛综合征
超声显示肾脏缩小、肾脏边缘不规则和肾脏钙化	消化性溃疡病史
CT平扫显示肾脏体积缩小、边缘不规则和肾髓质钙化	依赖性人格、疑病症
	慢性肾小管间质性肾炎
	无菌性脓尿
	菌尿

本病需与其他原因导致的慢性间质性肾炎相鉴别，如含马兜铃酸中药或植物相关的肾小管间质肾病、不完全梗阻性肾病、高血压或动脉粥样硬化所致的肾损害、自身免疫性肾病等。对于发生肾乳头坏死者，还应与糖尿病肾病、梗阻性肾病、反流性肾病、镰状细胞性肾病等相鉴别。除病史外，以上各病在临床及组织学上尚有各自的特点。糖尿病性肾乳头坏死在临床上起病急骤、病情重、预后差，组织学上单侧或双侧肾乳头处于同一坏死阶段，周边有中性白细胞浸润带，钙化罕见，并有糖尿病肾病肾小球损伤改变。而镇痛剂肾病起病缓慢，常反复发作。肾盂造影两侧肾乳头均受累，且处于不同坏死阶段，组织学上肾乳头坏死周围区无中性粒细胞浸润带。梗阻性肾病影像学上常有肾盂扩张等尿路梗阻特征；反流性肾病不同于镇痛剂肾病，其突出特点为可发生于任何年龄、皮质瘢痕表现突出、髓质钙化罕见。镰状细胞性肾病通常限于黑种人，且有多种疾病相关症状，因而不难鉴别。

（五）防治及预后

至今尚无良好疗法，关键在于早期确诊并立即停服所有可疑药物[33]。目前仍没有对于CRF患者真正安全的镇痛剂。单独使用阿司匹林可能最安全，且不应联用对乙酰氨基酚。已证实NSAID可降低任何原因引起的CRF患者的GFR水平，因此应尽可能避免。单独使用丙氧酚是安全的，但联合应用对乙酰氨基酚则应引起警惕。曲马多是一种新型的中枢类镇痛剂，具有轻度的阿片活性，其肾毒性尚不清楚。可以尝试将这种药物应用于伴有严重疼痛而需要长期使用镇痛剂的肾脏病患者。肾科医生需注意监测所有肾脏病患者所用的镇痛剂类型与剂量，特别是存在进展性肾衰竭的患者。

镇痛剂肾病患者应禁用肾毒性药物以免发生进展性肾衰竭。按CKD一体化治疗方案治疗。如果存在高血压，应严格控制血压。对于CRF的患者应给予低蛋白饮食。镇痛剂肾病的患者可能发生急性肾乳头坏死、尿路感染或肾结石，出现这类并发症时应给予适当治疗。如肾乳头坏死组织堵塞尿路者，应给予解痉、补液、利尿治疗，无效时可通过腔镜手术取出坏死组织。按照慢性肾衰竭非透析疗法积极采取保护肾功能的措施。

停药后少数轻症患者肾功能相对稳定或有一定程度的好转，但多数患者肾功能可持续进展，直至进入终末期肾衰竭而需进行透析或肾移植。原有肾功能损害或患病后肾功能损害程度过重、伴有高血压者及伴有尿路移行上皮肿瘤者远期预后不良。

三、病例介绍及点评

（一）主诉

反复腰痛10年，肾功能异常6年，恶心、食欲缺乏5天。

（二）病史

患者，女性，67岁，10年前因“腰痛”服用解热镇痛片1片，1次/天，服药后症状缓解，停药后腰痛发作，故患者自行购买解热镇痛片长期口服，近2年腰痛加重，每天口服镇痛片2片。患者6年前出现泡沫尿、夜尿增多，检验血肌酐192μmol/L，间断口服海昆肾喜、尿毒清、百令胶囊等药物治疗，未规律复诊，仍自服镇痛药，1年前肌酐510μmol/L。5天前患者出现恶心、食欲缺乏、乏力，无胸闷、憋气，无肉眼血尿，自诉尿量尚可，当地医院检验血肌酐1200μmol/L。自发病以来，患者饮食不佳，睡眠一般，大便无异常，泡沫尿明显，尿量尚可，体重较前无变化。

既往史：冠心病病史5年余。否认高血压、糖尿病病史，无肝炎、结核等感染病病史，无外伤、手术、输血病史。无药物过敏史。久居当地，务农，无疫区旅居史。无吸烟、大量饮酒病史。无家族遗传病病史。

（三）入院查体

T 36.5 ℃，P 87次/分，R 17次/分，BP 180/96 mm/Hg，身高160cm，体重62kg，BMI 24.2kg/m^2。意识清楚，精神稍差，肾病面容，全身皮肤未见皮疹、出血、黄染，浅表淋巴结未及肿大。睑结膜苍白，眼睑无水肿，双肺叩诊清音，呼吸音正常，未闻及干湿啰音。心浊音界无扩大，未扪及震颤，心率87次/分，律齐，各瓣膜区未闻及病理性杂音。腹平软，未见腹壁静脉曲张、蜘蛛痣等，叩诊鼓音，肝肾区无叩击痛，Murphy征（–），移动性浊音（–），无压痛、反跳痛，肝、脾肋下未触及。双下肢无水肿。四肢、关节活动自如，肌力、肌张力正常。神经系统检查无异常。

（四）实验室检查

白细胞计数6.7×10^9/L，中性粒细胞比例75%，红细胞计数3.2×10^{12}/L，血红蛋白76g/L；血清总白蛋白51g/L，白蛋白31g/L，尿素21.21mmol/L，肌酐964.7μmol/L，尿液分析：隐血（±），葡萄糖（+++），蛋白（++），pH 8.50，血钙1.86mmol/L，血磷1.33mmol/L，甘油三酯1.93mmol/L，甲状旁腺激素384.30pg/ml，铁蛋白60.59ng/ml，尿酸、血糖（空腹）、血清乳酸脱氢酶、自身免疫性抗体均阴性，免疫球蛋白及补体未见明显异常，M蛋白电泳无异常，肝炎全套及肿瘤标志物无异常。

下腹部CT平扫双肾体积减小，肾脏表面不规则，肾乳头钙化，右肾囊肿。

彩色多普勒超声提示右肾大小81mm×47mm×41mm，肾实质厚约10mm；左肾大小83mm×48mm×44mm，肾实质厚约11mm；肾实质回声弥漫性增强。

心电图及超声心动图无明显异常。

（五）住院经过

患者入院后临床诊断：慢性肾衰竭尿毒症期，冠状动脉粥样硬化性心脏病，高血压病3级（极高危），胆囊切除术后状态。患者长期服用镇痛片，夜尿增多伴有泡沫尿，考虑镇痛剂肾病、慢性间质性肾炎可能性大。

入院后立即停用解热镇痛片，给予补钙、纠正酸中毒，输注悬浮红细胞2U，重组人促红细胞生成素纠正贫血，股静脉置管间断给予连续肾脏替代疗法（CRRT）3次。患者选择腹膜透析，遂行腹膜透析置管术，术后拔除股静脉导管行规律腹膜透析。腰痛给予路盖克口服。复查血红蛋白88g/L；尿素15.9mmol/L，肌酐638.1μmol/L，随后出院随访。

（六）点评

本病例根据患者反复腰痛、服用镇痛剂10年，肾功能异常、恶心、食欲缺乏、夜尿增多，检验血红蛋白76g/L；尿素21.21mmol/L，肌酐964.7μmol/L，诊断为慢性肾衰竭尿毒症期、镇痛剂肾病、慢性间质性肾炎。老年患者出现慢性肾衰竭，首先应排除继发因素，最常见糖尿病肾病、高血压肾小动脉硬化。该患者长期泡沫尿、夜尿增多，平时有服用镇痛片病史，累积剂量大，其慢性肾衰竭与药物引起的慢性间质性肾炎有关。

镇痛剂肾病起病隐匿，临床表现如下：①尿常规异常，出现少量蛋白尿（尿蛋白定量常＜1g/d）、轻度镜下血尿（为变形红细胞血尿）、无菌性白细胞尿及管型尿。②肾功能减退，出现远端肾小管功能损害（夜尿多，尿比重及渗透压降低，部分患者还出现Ⅰ型肾小管酸中毒）及肾小球功能减退（早期肌酐清除率下降，而后血清肌酐升高），最后进入慢性肾衰竭。近端肾小管功能损害（呈现肾性糖尿等）较少见，仅发生于重症患者。③高血压及贫血，随着肾损害进展，患者常出现肾性高血压及贫血。B超检查肾脏体积缩小。

本例患者既往无肝病、肾病史，规律服用镇痛片（复方乙酰水杨酸）10年，累积达到4380片，实验室检查提示血红蛋白降低、肌酐和尿素升高，双肾萎缩并弥漫性损伤。根据病史、症状体征和辅助检查，符合镇痛剂肾病的诊断。根据国家药品不良反应监测系统的关联性评价方法，对镇痛片与镇痛剂肾病的关联性为“可能”，提示慢性肾衰竭与镇痛片相关。

慢性间质性肾炎发病后，由于纤维化病变已

无法逆转，因此治疗重点只能放在保护残存肾组织及延缓肾损害进展方面。治疗措施包括：①停服NSAID。②对已出现肾功能不全的患者实施低蛋白饮食（可配合服用复方α酮酸制剂）。③配合服用血管紧张素转换酶抑制剂（ACEI）或血管紧张素受体拮抗剂（ARB）拮抗纤维化。但是肾功能不全患者服用这类药物时，要密切监测血钾，警惕高钾血症发生。④若患者已进入终末期肾衰竭则应给予肾脏替代治疗（包括血液透析、腹膜透析及肾移植），以维持生命。如急性肾乳头坏死发生时，应保证液体入量，使每日尿量＞2000ml，以降低药物在肾髓质的浓度，并冲洗尿路的脱落坏死组织。如果已出现尿路梗阻，则应请泌尿外科医师进行相应处理。

（沈学飞）

参考文献

[1] Zhou Y J，Boudreau D M，Freedman A N. Trends in the use of aspirin and nonsteroidal anti-inflammatory drugs in the general U. S. population[J]. Pharmacoepidemiol Drug Saf，2014，23（1）：43-50.

[2] 谢双华，陈茹，赵德利，等. 中国上消化道癌高发区非甾体类抗炎药使用情况研究 [J]. 中华预防医学杂志，2019，53（11）：1098-1103.

[3] Whelton A. Renal aspects of treatment with conventional nonsteroidal anti-inflammatory drugs versus cyclooxygenase-2-specific inhibitors[J]. Am J Med，2001，110（Suppl 3A）：33S-42S.

[4] Lin S X，Phillips T，Culliford D，et al. Characterising risk of non-steroidal anti-inflammatory drug-related acute kidney injury：a retrospective cohort study[J]. BJGP Open，2022，6（1）.

[5] Yokoyama H，Narita I，Sugiyama H，et al. Drug-induced kidney disease：a study of the Japan renal biopsy registry from 2007 to 2015[J]. Clin Exp Nephrol，2016，20（5）：720-730.

[6] Jeon N，Park H，Segal R，et al. Non-steroidal anti-inflammatory drug-associated acute kidney injury：does short-term NSAID use pose a risk in hospitalized patients?[J]. Eur J Clin Pharmacol，2021，77（9）：1409-1417.

[7] Su L C，Li Y Q，Xu R Q，et al. Association of ibuprofen prescription with acute kidney injury among hospitalized children in China[J]. JAMA NetwOpen，2021，4（3）：e210775.

[8] Dreischulte T，Morales D R，Bell S，et al. Combined use of nonsteroidal anti-inflammatory drugs with diuretics and/or renin-angiotensin system inhibitors in the community increases the risk of acute kidney injury[J]. Kidney Int，2015，88（2）：396-403.

[9] Burukoglu D，Baycu C，Taplamacioglu F，et al. Effects of nonsteroidal anti-inflammatory meloxicam on stomach，kidney，and liver of rats[J]. Toxicol and Ind Health，2016，32（6）：980-986.

[10] Chebotareva N V，Lysenko L V. Kidney injury associated with non-steroid anti-inflammatory drugs[J]. Nephrology and Dialysis，2022，24（3）：431-440.

[11] Munger M A，Nelson S D，Teng C C，et al. Reduced risk of NSAID-Induced adverse events with concomitant use of misoprostol（MICRO study）[J]. Pharmacotherapy，2022，42（7）：540-548.

[12] Harirforoosh S，Asghar W，Jamali F. Adverse effects of nonsteroidal antiinflammatory drugs：an update of gastrointestinal，cardiovascular and renal complications[J]. J Pharm Pharm Sci，2013，16（5）：821-847.

[13] Klomjit N，Ungprasert P. Acute kidney injury associated with non-steroidal anti-inflammatory drugs[J]. Eur J Intern Med，2022，101：21-28.

[14] Baccouche K，Alaya Z，Azzabi A，et al. Minimal-change disease and interstitial nephritis secondary to non-steroidal anti-inflammatory drugs（naproxen）[J]. Therapies，2016，71（5）：515-517.

[15] Kim S，Joo K W. Electrolyte and acid-base disturbances associated with non-steroidal anti-inflammatory drugs[J]. Electrolyte Press，2007，5（2）：116-125.

[16] Hörl W H. Nonsteroidal anti-inflammatory drugs and the kidney[J]. Pharmaceuticals（Basel），2010，3（7）：2291-2321.

[17] Han Y，Balkrishnan R，Hirth R A，et al. Assessment of prescription analgesic use in older adults with and without chronic kidney disease and outcomes[J]. JAMA Netw Open，2020，3（9）：e2016839.

[18] Vadivel N，Trikudanathan S，Singh A K. Analgesic nephropathy[J]. Kidney Int，2007，72（4）：517-520.

[19] Sun J，Gooch K，Novak K，et al. Prevalence of NSAID use among Alberta seniors in 2002-2003[J]. Ann Epidemiol，2004，14（8）：603.

[20] De Broe M E，Elseviers M M. Over-the-counter analgesic use[J]. J Am Soc Nephrol，2009，20（10）：2098-2103.

[21] Pan Y J，Zhang L X，Wang F，et al. Status of non-steroidal anti-inflammatory drugs use and its association with chronic kidney disease：a cross-sectional survey in China[J]. Nephrology，2014，19（10）：655-660.

[22] Agodoa L Y，Francis M E，Eggers P W. Association of analgesic use with prevalence of albuminuria and reduced GFR in US adults[J]. Am J Kidney Dis，2008，51（4）：573-583.

[23] Perneger T V，Whelton P K，Klag M J. Risk of kidney failure associated with the use of acetaminophen，aspirin，and nonsteroidal antiinflammatory drugs[J]. N Engl J Med，1994，331（25）：1675-1679.

[24] Rexrode K M，Buring J E，Glynn R J，et al. Analgesic use and renal function in men[J]. Jama，2001，286（3）：315-321.

[25] Curhan G C，Knight E L，Rosner B，et al. Lifetime nonnarcotic analgesic use and decline in renal function in women[J]. Arch Intern Med，2004，164（14）：1519.

[26] Yaxley J. Common analgesic agents and their roles in analgesic nephropathy：a commentary on the evidence[J]. Korean J Fam Med，2016，37（6）：310-316.

[27] Whelton A，Lefkowith J L，West C R，et al. Cardiorenal effects of celecoxib as compared with the nonsteroidal anti-inflammatory drugs diclofenac and ibuprofen[J]. Kidney Int，2006，

70（8）：1495-1502.
[28] Plantinga L，Grubbs V，Sarkar U，et al. Nonsteroidal anti-inflammatory drug use among persons with chronic kidney disease in the United States[J]. Ann Fam Med，2011，9（5）：423-430.
[29] 陈兴莉，徐厚明 . 343 例药物性肾损害病例分析 [J]. 药学与临床研究，2013，21（4）：388-390.
[30] Zadrazil J. Nonsteroidal antiinflammatory drugs and the kidney[J]. Vnitr Lek，2006，52（7-8）：686-690.
[31] Elseviers M M，De Schepper A，Corthouts R，et al. High diagnostic performance of CT scan for analgesic nephropathy in patients with incipient to severe renal failure[J]. Kidney Int，1995，48（4）：1316-1323.
[32] Burry A. Pathology of analgesic nephropathy：Australian experience[J]. Kidney Int，1978，13（1）：34-40.
[33] MacKinnon B，Boulton-Jones M，McLaughlin K. Analgesic-associated nephropathy in the west of Scotland：a 12-year observational study[J]. Nephrol Dial Transpl，2003，18（9）：1800-1805.

第二节 抗生素相关性肾损害

抗生素一般是指由细菌、真菌或其他微生物在繁殖过程中产生的，能够杀灭或抑制其他微生物的一类物质及其衍生物，用于治疗敏感微生物，包括细菌、真菌、衣原体、支原体所致的感染。抗生素在临床应用中十分广泛，挽救了无数患者的生命，但同时其引起的不良反应也十分常见，一组2663例药物不良反应报告（adverse drug reaction report）中抗生素所致者占46.19%[1]。药物性急性肾损伤中，抗生素在致病药物类型中居首位，达34.35%[2]。目前应用于临床的抗生素主要有以下几类：青霉素类、头孢菌素类、氨基糖苷类、大环内酯类、氯霉素类、磺胺类、喹诺酮类、林可酰胺类、利福霉素类及其他合成的抗生素。此外，抗真菌药物也属抗生素中的一类，如两性霉素B，其肾毒性也不容忽视。前两类化学结构中具有β-内酰胺环，称为β-内酰胺类抗生素。抗生素相关性肾损害指应用抗生素治疗所引起的肾脏结构及功能异常的统称，可呈急性肾损伤（AKI）、急性肾衰竭（ARF）、急性肾小管坏死（ATN）、急性间质性肾炎（AIN）、肾小管功能异常、电解质紊乱和（或）肾性尿崩症等表现。

抗生素相关性肾损害的发生率难以确切统计，其发生与所用抗生素的种类、剂量、时间，患者生理状态、合并的基础疾病，所观察人群的差异，当地医疗水平和判断肾损害的标准及标志物的不同等有关。一项全国性多中心AKI横断面研究表明，在我国高达71.6%的患者在发生AKI之前曾经使用过肾毒性药物，其中涉及的抗生素报告率较多者为β-内酰胺类、万古霉素和氨基糖苷类抗生素[3]，喹诺酮类抗生素肾损害近年有所上升，主要引起AIN。2014年梅奥诊所基于肾活检病理的单中心研究结果显示，约70%的AIN来自于致病药物的作用，其中21%与青霉素类有关[4]。与国外报道相似，我国有研究显示抗生素相关性肾损伤的发生率占所有致病药物的73.3%，其中β-内酰胺类抗生素最多，占51.1%，其次为喹诺酮类[5]。345例β-内酰胺类抗生素所致的肾损害资料显示，头孢菌素类抗生素占93.04%，主要与头孢拉定、头孢唑林和头孢地嗪等有关，青霉素类仅占6.96%，常见于氨苄西林和阿莫西林[6]。多种氨基糖苷类药物均有肾毒性，肾毒性强度依次为新霉素＞妥布霉素＞庆大霉素＞卡那霉素＞阿米卡星＞链霉素，其毒性程度与药物剂量及疗程呈正相关。氨基糖苷类抗生素肾损害占药物肾损害的51.79%[1]，氨基糖苷类抗生素所致的肾毒性发生率为10%～20%。氨基糖苷类抗生素导致ATN发生率为5%～15%[7]，对于ICU高危人群，氨基糖苷类抗生素导致AKI的发生率高达58%，eGFR＜60ml/（min·1.73m^2）、糖尿病、合用其他肾毒性药物、应用对比剂、低血压为危险因素，与未发生AKI患者相比，其死亡率高[8]。住院患者中庆大霉素肾损害发生率在性别上无差异，而发生阿米卡星肾损害的女性较男性多见[9]。万古霉素在低危患者中肾损害的发生率为5%～15.7%，在高危患者中为27.7%～36.7%，在治疗耐甲氧西林金黄色葡萄球菌（methicillin resistant Staphylococcus aureus，MRSA）肺炎患者中则高达42.6%[10-12]。一项包括4033例患者的研究发现，使用万古霉素会导致AKI发生风险增加2.5倍[13]。去甲万古霉素肾损害相对较低，为4.04%[14]。两性霉素B肾毒性与其剂量密切相关，累积剂量在200～300mg时很少发生ATN；累积剂量为2～3g时，以肾性失钠、失钾、失镁、尿浓缩功能低下和远端肾小管酸中毒表现为主；累积剂量超过4g时，ATN发生率达40%，而超过5g则达80%左右[7]。有报道使用两性霉素B超过3天，AKI发生率为22%，在低危患者中，其肾毒性发生率也高达31%[15,16]。抗生素相关性肾损害不仅是药物性AIN的重要病因，也是医源性ARF或AKI的重要病因。AIN在肾活检患者中占比1.18%～4.0%[4, 17]。在一项急性肾衰竭（ARF）研究中，医源性因素导致的ARF占33.5%，其中药物相关ARF占57.7%，而在药物性ARF中抗生素相关者占42.3%[18]。以RIFLE评分标准为指标，药物性AKI占同期AKI的19.9%，药物性AKI中抗生素占30.19%[19]，同样药物性AKI占儿童AKI的16%，抗生素肾损害为其重要原因。抗生素相关性肾损害临床较为常见，但其临床表现缺乏特异性，往往容易漏诊和误诊，需引起重视。只要早期诊断并合理及时处理，大多数患者肾损害可在短期内迅速恢复或逐步逆转，肾功能可恢复正常，预后良好。

一、发病机制

肾脏具有特殊的解剖和功能特点，是抗生素及其代谢产物排泄的重要器官，大多数抗生素进入体内后，其原形或代谢产物需经过肾小球滤过、近端小管分泌、远端小管重吸收和肾小管上皮细胞降解等代谢过程排出体外，肾脏对这些抗生素的摄取、转运、蓄积和排出构成了肾脏毒副反应的基础，对抗生素肾毒性具有易患性，具体原因：①肾脏血流量丰富及肾小球毛细血管内皮细胞表面积大，肾小管上皮细胞的表面积大，肾脏固有细胞接触抗生素产物的量大及时间长；②肾小管上皮细胞的多种酶、有机溶质和离子转运体参与抗生素的重吸收和代谢，使抗生素及其代谢产物可在细胞内蓄积而造成细胞变性和坏死；③肾髓质中逆流倍增系统、肾小管的酸化功能和远端肾单位的浓缩功能等引起尿pH变化，使肾小管腔内某些抗生素或其代谢产物的浓度或溶解度发生变化，造成其在肾组织内沉积或阻塞，损害肾小管上皮细胞；④肾脏是高代谢器官，耗氧量大，易受缺氧、缺血，以及抗生素代谢产物和免疫因素等损伤；⑤肾小球结构具有特殊性，肾小球由毛细血管构成，因而肾脏内皮细胞表面积较大，易致免疫复合物大量沉积，造成免疫性肾损伤；肾小球系膜被称为“清道夫”，具有吞噬和清除毒物与异物的功能，因此易受某些抗生素或其代谢产物所致的系膜增生和免疫复合物沉积；⑥肾功能不全时药物半衰期延长，易造成抗生素蓄积和肾毒性；⑦老年人因生理性减退而肾储备功能减退，儿童体内酶系统发育不全，均成为抗生素相关性肾损害的高危人群。此外，当肾血液容量不足、血液灌注不足时，联合2种或多种肾毒性抗生素，不合理配伍等均可增加抗生素相关性肾损害的概率。

抗生素通过影响肾脏血流动力学，肾脏固有细胞的增殖和凋亡，免疫变态反应，肾小管上皮细胞直接毒性，肾小管内梗阻等机制造成肾损害，同一种类抗生素可通过上述多种机制介导其肾损害，而不同种类的抗生素也可能通过相同的机制介导其肾损害[2, 7, 20, 21]。抗生素的直接肾毒性和过敏所致的肾脏免疫性反应损伤经常同时存在。

（一）肾脏血流动力学的影响

β-内酰胺类抗生素可通过过敏引起低血压，造成肾脏血管收缩、肾脏有效血容量下降。抗生素也可影响消化道功能，如严重呕吐等使有效循环血容量不足，从而影响肾脏血流动力学，引起肾前性ARF。多黏菌素及两性霉素B可引起肾小血管收缩、肾血流量减少、肾小球滤过率下降，与药物剂量有关。多黏菌素B的肾毒性较多黏菌素E大。

（二）肾脏固有细胞损伤

肾脏固有细胞损伤主要通过直接作用损伤肾小管上皮细胞，与抗生素或其代谢产物的浓度有关。损伤轻者主要影响肾小管上皮细胞的功能，造成肾小管吸收、酸化和浓缩功能的异常，而此时肾功能正常，损伤严重者则引起肾小管细胞坏死，即引起AKI或ARF。许多抗生素对肾小管上皮细胞均有直接的毒性作用，可损伤肾小管的不同部位而引起不同的临床症状，包括氨基糖苷类抗生素、头孢霉素类抗生素、两性霉素B、利福平、四环素类药物、青霉素及环丙沙星等。抗生素的细胞毒作用可能是通过干扰细胞的氧传递系统导致缺氧，改变细胞膜的通透性或抑制某些酶的功能，对肾小管上皮细胞造成直接损害，其中溶酶体损害在细胞坏死中起重要作用。氨基糖苷类抗生素最为典型，通过与肾小管上皮细胞腔面刷状缘上的膜磷脂结合进入细胞内，引起细胞膜、线粒体膜及溶酶体膜通透性改变，氨基糖苷类抗生素进入细胞内可移位入多种亚细胞器和溶酶体内，在溶酶体内浓度可高达血浆的10倍，抑制溶酶体内的磷脂酶和髓鞘磷脂酶，使磷脂堆积，进而引起溶酶体破裂。溶酶体酶释放入胞质，产生氧化应激、细胞能量代谢改变和细胞膜流动性改变等，造成细胞膜上多种酶，包括Na^{+}-K^{+}-ATP酶、二肽酰肽酶Ⅳ、中性氨基肽酶等活性下降，同时溶酶体破裂释放出酸性水解酶，造成其他细胞器严重损伤，最终导致近端肾小管上皮细胞凋亡或死亡[7, 20]。氨基糖苷类抗生素和卷曲霉素可刺激髓袢升支厚壁段基底侧钙敏感受体（calcium-sensing receptor，CaSR）而抑制肾脏特异的Na^{+}-K^{+}-Cl^{-}转运体、肾脏外髓钾通道、Na^{+}-K^{+}-ATP酶和细胞间弥散4个转运途径，导致尿钠、尿钾和尿钙排泄增加及相应的电解质紊乱。氨基糖苷类抗生素作用于远曲小管上皮细胞多价阳离子敏感的受体，抑制管腔侧阳离子通道亚家族M6活性，造成镁和钙的丢失[22, 23]。氨基糖苷类抗生素肾毒性除直接损伤肾小管上皮细胞外还可引起系膜细胞收缩和增殖，滤过分数下降，血管阻力增加，有效肾血流量降低，最终GFR下降和血肌酐升高。具体机制：庆大霉素可刺激系膜细胞上的CaSR或非CaSR依赖途径使钙通道开放，细胞内游离Ca^{2+}浓度升高，磷脂酶A2（phospholipase A2，PLA2）活化引起血小板活化因子（platelet activating factor，PAF）释放和促进TXA_2与PGE_2合成，最终引起系膜细胞增殖和收缩，庆大霉素还通过JNK途径造成ROS产生，AP-1上调，PCNA表达增加，介导系膜细胞收缩和增殖，另外庆大霉素诱导ROS产生和一氧化氮合成，Bax和Bcl-2上调，呈剂量依赖性促进系膜细胞凋亡，一氧化氮细胞毒性作用与线粒体解偶联、酶活性抑制、蛋白亚硝基化和脂质过氧化等机制有关[24, 25]。部分头孢菌素类抗生素也有肾毒性，一方面抑制对乙酰化底物的摄取，另一方面头孢烯环与肾小管上皮细胞转运蛋白活性部位-残基结合抑制转运蛋白功能，从而抑制肾小管上皮细胞线粒体的呼吸功能和细胞内酶的活性，使肾小管上皮细胞损伤，甚至死亡。头孢菌素类抗生素还可激活氧化应激反应，导致细胞内PKC、MEK/ERK、cAMP等信号通路的紊乱，促进自由基导致的脂质过氧化损伤。两性霉素B除了激活缩血管性的前列腺素造成肾血管收缩、肾血流量下降、滤过分数下降外，具有直接肾小管毒性，其机制为与近曲和远曲小管上皮细胞膜胆固醇结合，使其对钠和钾的通透性增加，氧耗量增加，肾小管上皮细胞得不到充足的氧供而发生坏死[15, 26, 27]。两性霉素B造成集合管主细胞膜小孔形成，改变了单价离子细胞膜通透性，引起肾性失钾，严重者甚至出现横纹肌溶解。地美环素透过集合管主细胞基底侧有机酸阳离子转运体（organic anion transporter，hOAT），如hOAT1和hOAT3进入细胞内。两性霉素B和地美环素可抑制加压素刺激的V2-AQP2信号通路而导致肾性尿崩症，低钾血症本身也可抑制加压素刺激的集合管水的通透性[23, 27]。两性霉素B还可造成集合管闰细胞膜孔，H^{+}反渗入细胞内，抑制尿H^{+}排泄，引起远端肾小管酸中毒[23]。抗生素可直接造成肾小管上皮细胞损伤，出现肾小管重吸收和分泌功能轻度异常，并不引起明显肾衰竭，但可造成水、电解质及酸碱平衡紊乱。具体机制见表29-4。除上述的抗生素外，四环素通过近端肾小管管腔侧hOAT4和基底侧hOAT1～hOAT3进入细胞，损伤线粒体核糖，干预ADP转化为ATP，抑制Na^{+}-K^{+}-ATP酶，也同时抑制钠氢交换体-3（sodium hydrogen exchanger，NHE-3）和其他钠依赖的溶质转运，导致范科尼综合征。动物实验证实利福平可使SD大鼠肾小球细胞部分线粒体溶解，髓样变，粗面内质网脱颗粒，滑面内质网池扩张，近曲小管上皮细胞核固缩，细胞器减少，提供了利福平直接肾损害的证据[28]。

（三）免疫反应介导损伤

许多抗生素及其代谢产物可诱导机体变态反应而引起肾损害，造成过敏性AIN、免疫性肾小球疾病、溶血性贫血，甚至过敏性休克而引起缺血性ATN，常见于β-内酰胺类抗生素、磺胺类抗生素、氟喹诺酮类、万古霉素和利福平等。实际上Ⅰ型至Ⅳ型变态反应均可参与不同抗生素介导的免疫性肾损伤，体液免疫和细胞免疫也参与其中，以Ⅰ型和Ⅲ型为主。青霉素类引起Ⅰ型变态反应，可引起过敏性休克而致ATN。抗生素可作为半抗原与体内大分子物质结合而成为全抗原，刺激机体产生抗体，诱发Ⅲ型变态反应而损伤肾脏（β-内酰胺类、喹诺酮类抗生素），如青霉素的代谢产物与肾小管基底膜（TBM）结合成为全抗原可刺激机体产生抗TBM抗体，介导部分AIN。另外，β-内酰胺类抗生素与肾小管或肾间质相互作用后改变组织抗原性，诱导细胞免疫为主的变态反应，呈现以过敏性AIN为病理特征的ARF。而且，少数β-内酰胺类抗生素（如青霉素、头孢曲松）可作为半抗原与红细胞膜及血浆蛋白结合形成全抗原，导致Ⅱ型变态反应而溶血，溶血产物可引起肾小管上皮细胞毒性和肾小管阻塞，导致ARF[6, 29, 30]。抗生素或其代谢产物本身作为半抗原进入体内后与某些载体蛋白结合而成为全抗原，产生抗原抗体复合物后再与肾组织的蛋白相互作用后诱发免疫反应而致病，如利福平引起ARF血清中抗利福平抗体阳性，IgM型或IgG型，利福平-抗利福平抗体复合物可与红细胞、血小板或肾小管上皮细胞膜蛋白形成“三重复合物”，激活补体造成靶细胞损伤，从而导致溶血性贫血、血小板减少和ATN[31]。利福平除引起ATN外，还可引起AIN和急进性肾小球肾炎。利福平引起AIN时肾间质的淋巴细胞以$CD4^+$为主，且常见肉芽肿形成，提示Ⅳ型变态反应参与其发病机制[32, 33]。喹诺酮引起过敏性AIN者有增多趋势，肉芽肿性间质性肾炎者也较多见，提示其发病机制主要以免疫相关的Ⅲ型变态反应和Ⅳ型变态反应为主，细胞免疫参与[5, 34]。至2007年报道的11例万古霉素引起的AIN，2例肾活检显示肉芽肿形成，以T细胞为主，同样提示细胞免疫参与作用[35, 36]。辅助性T细胞一旦被激活，可产生多种作用，激活自然杀伤细胞、巨噬细胞等非特异性的效应细胞，使B细胞分化成浆细胞，产生特异性抗体，介导迟发型过敏反应和细胞毒等作用。少数抗生素可导致以肾小球病变为主的肾损害，病理类型为肾小球轻微病变、局灶增生性肾炎、新月体性肾小球肾炎和膜性肾病等，此类抗生素主要有头孢噻肟钠和利福平[20]，利福平可引起肾小球囊壁上皮细胞增生，形成新月体结构，导致新月体性肾小球肾炎，也可因免疫反应而致膜性肾病。头孢噻肟钠可引起ANCA相关性血管炎[37]。

（四）肾小管梗阻

某些抗生素或代谢产物如氨苄西林、环丙沙星、磺胺类药物等可在尿液中形成结晶，直接导致肾小管阻塞而损伤肾脏。磺胺类抗生素的乙酰化代谢产物可堵塞肾小管造成ARF。环丙沙星在pH＞6.8的情况下容易形成结晶而沉淀，可能通过结晶阻塞肾小管及结晶对上皮细胞的直接毒性作用而造成肾损伤[38]。部分β-内酰胺类抗生素本身或其代谢产物在尿中易形成结晶，可引起肾小管或尿路阻塞。如高剂量的阿莫西林可在肾小管内形成结晶导致阻塞，引发近端肾小管细胞损伤及肾间质的炎症反应[39]。某些抗生素通过引起溶血或横纹肌溶解而导致血红蛋白尿或肌红蛋白尿，进而导致肾小管梗阻，如喹诺酮类抗生素直接引起溶血，青霉素及利福平通过免疫损伤而溶血，左氧氟沙星引起横纹肌溶解。近年来，万古霉素相关性肾小管管型（vancomycin-associated tubular cast，VTC）越来越多地被报道，阻塞性管型形成，进而引起肾损伤。Luque等[40]提出VTC由万古霉素的非晶体纳米球聚集体与尿调节素缠绕而成。最近的研究也证实了这一发现，通过免疫染色证明万古霉素和尿调节素在管腔内共沉淀，在一项28例经活检证实的万古霉素肾损伤病例中，发现25例VTC[41, 42]。

（五）细胞因子

多种细胞因子参与了抗生素相关性肾损害的病理生理过程，表皮生长因子（epidermal growth factor，EGF）、血小板源生长因子（platelet-derived growth factor，PDGF）、转化生长因子-α（transforming growth factor-α，TGF-α）刺激肾小管上皮细胞增殖，而胰岛素样生长因子-1（Insulin-like growth factor，IGF-1）、转化生长因子-β（transforming growth factor-β，TGF-β）则使肾小管上皮细胞肥大。氨基糖苷类抗生素引起的急性肾小管坏死时EGF明显减少，而恢复期肾组织EGF及其受体表达增加，促进肾小管上皮细胞增生修复。在抗生素引起的AIN肾组织浸润的淋巴细胞和单核细胞可通过释放细胞因子、炎症介质而上调趋化因子或黏附分子的表达，促进肾脏固有细胞活化，肾小管上皮细胞转分化和表达单核细胞趋化蛋白（monocyte chemoattractant protein-1，MCP-1），加重肾间质的单核细胞浸润。在抗生素所致的ATN中肾小管上皮细胞大量表达PCNA及EGF，肾间质α-平滑肌肌动蛋白（alpha-smooth muscle actin，α-SMA）、TGF-β和结缔组织生长因子（connective tissue growth factor，CTGF）高表达，肾小管上皮细胞损伤后转为不成熟表型，表达α-SMA等胚胎早期蛋白，在EGF参与下进入细胞增殖周期，促进再生修复，而TGF-β和CTGF促进成纤维细胞与肾小管上皮细胞发生表型转化，分泌ECM和促进结构修复[43, 44]。

二、病　　理

抗生素相关性肾损害的病理改变主要取决于损伤的类型和程度，因所参与介导的免疫机制特点等不同而有所差异。除个别引起上述肾小球疾病外，一般情况下肾小球无特殊病变，少数系膜细胞可轻度增生，利福平引起的严重者可见肾小球毛细血管袢坏死，即坏死性肾小球肾炎。抗生素相关性肾损害主要以肾小管间质病变为主。轻度损害者肾小管上皮细胞浊肿变性，重度损害者则肾小管上皮细胞坏死和脱落，呈典型的ATN改变。抗生素引起的AIN病理特点为间质水肿，炎症细胞浸润，肾小管上皮细胞空泡变性，甚至肾小管上皮细胞单个或片状坏死。浸润的炎症细胞包括淋巴细胞、单核细胞、嗜酸性粒细胞及浆细胞。部分病例可出现小血管炎（小动脉周围炎症细胞浸润）和肉芽肿样改变。炎症细胞浸润的严重程度和分布与病程相关，ARF时最严重，浸润的炎症细胞多呈灶性、片状分布于肾小球、肾小管周围，以皮髓质交界处严重，嗜酸性粒细胞一般比例在10%以下。肉芽肿样改变在过敏性AIN中较多见，此种改变分布在管周间质，伴上皮样组织细胞和多核巨细胞，中心无坏死，其周围可见嗜酸性粒细胞。利福平和喹诺酮类抗生素引起肉芽肿样改变较其他抗生素引起AIN者多见[5, 31, 32, 33]。“小管炎”是AIN特征改变之一，肾小管上皮细胞被炎症细胞浸润破坏[32]。肾小管上皮细胞改变还有小管上皮细胞扁平化、刷状缘脱落、空泡变、再生现象和钙化，脱落上皮细胞可在肾小管管腔内形成管型。严重病例特别是肉眼血尿者可见灶性间质出血。浸润的炎症细胞以T细胞为主，$CD4^+/CD8^+$比例接近，利福平引起者以$CD4^+$和$CD68^+$（巨噬细胞）为主。免疫荧光一般无免疫球蛋白及补体沉积，偶见C3和IgG沿肾小管基底膜分布，有学者认为系膜区及小动脉C3沉积在药物（包括抗生素）过敏性AIN中有诊断价值。

电镜所见与光镜相吻合，包括间质水肿、灶性淋巴细胞、单核细胞、浆细胞和嗜酸性粒细胞聚集。肾小管基底膜和上皮细胞间灶性浸润的淋巴细胞即为光镜下的小管炎，上皮细胞刷状缘消失，内质网和线粒体肿胀，单个上皮细胞坏死，甚至片状坏死，肾小管基底膜可断裂，氨基糖苷类抗生素引起的肾损伤可导致肾小管上皮细胞内溶酶体蓄积，形成典型的髓样小体（myeloid body）。罕见肾小管基底膜内电子致密物沉积。

三、临床表现

抗生素相关性肾损害的临床表现轻重主要取决于所造成肾损害的类型、轻重、基础疾病的严重程度及机体免疫反应程度等。用药到发生肾损害的时间长短各不相同，β-内酰胺类抗生素引起的80%患者在给药后3周内起病，也可短至数小时，长达2个月，若为再次用药，则通常3～5天内发生。利福平引起者则多见于间断使用者，与剂量无关。氨基糖苷类抗生素相关肾损害通常在用药7～10天后出现。喹诺酮类药物相关性肾损害常在用药后数小时至数周内出现。主要表现包括非特异症状、全身过敏反应及肾损害表现。非特异症状主要是胃肠道反应，如恶心、呕吐等，此外可出现乏力、全身酸痛、关节痛等。全身过敏反应表现，如发热、皮疹及血嗜酸细胞增多三大症状主要见于抗生素引起的过敏性AIN患者[45]，而在儿科，上述“三联征”少见或不典型[21, 46]，此外少数患者可见过敏性关节炎、溶血性贫血和肝功能异常。肾损害的表现类型有以下几种：①肾血管收缩导致肾小球滤过率下降，单纯氮质血症，尿素氮及血肌酐水平升高，而无尿检异常和过敏表现等。②单纯肾小管功能损害而肾小球滤过率正常（表29-4）。各种抗生素引起的肾小管损伤部位不同，因而肾小管功能异常的表现不同，如近端小管损害引起范科尼综合征等症状，髓袢升支粗段损伤导致Barter综合征，远端小管病变则为尿浓缩功能和酸化功能障碍，表现为肾性尿崩症或肾小管酸中毒。许多抗生素，包括甲氨苄啶、两性霉素B、青霉素、环丙沙星、地美环素及抗结核药等导致集合管损害，从而造成低钠血症、低钾血症、高钾血症、肾小管酸中毒及肾性尿崩症等；有学者报道阿米卡星引起5型Barter综合征伴严重低钙血症，呈低钾血症、低钙血症、低镁血症、代谢性碱中毒、多尿等[47]。③AIN：可呈尿检异常和肾功能损害，尿检异常包括轻度蛋白尿和血尿，常有无菌性白细胞尿。嗜酸性粒细胞尿（嗜酸性粒细胞占尿白细胞比例达5%以上）具有诊断意义。严重者呈ARF；AIN常表现，酸化功能受损，钠重吸收减少，甚至近端肾小管功能异常，出现糖尿、氨基酸尿、磷酸尿、肾小管酸中毒等。不同抗生素引起AIN，临床表现各有一定的特点，β-内酰胺类抗生素引起药疹、外周嗜酸性粒细胞增多、无菌性白细胞尿、贫血及肾性糖尿多见，而喹诺酮类抗生素引起者则主要为ARF，往往无上述症状，贫血较轻，血尿发生率较高（高达66.7%）[5]。④ATN：可单独或由AIN引起，表现为少尿型或非少尿型ARF，氨基糖苷类抗生素以非少尿型ARF为主。⑤大量蛋白尿或肾病综合征：少数抗生素可引起肾小球损伤，免疫介导引起膜性肾病、新月体性肾小球肾炎、血管炎和足细胞广泛融合，从而出现大量蛋白尿，甚至肾病综合征。⑥慢性肾功能不全：极少数因未能及时发现和治疗，从ATN或AIN演变成为CRF。

表29-4 抗生素引起水、电解质紊乱和酸碱平衡失调[23]

临床表现及相应药物	概率	机制
低钠血症		
甲氨苄啶	少见	阻断上皮钠通道
环丙沙星	少见	提高颅内压，刺激加压素分泌
高钠血症		
两性霉素B	少见	下调水通道蛋白2表达
地美环素	常见	加压素刺激的水转运减少
低钾血症		
两性霉素B	常见	细胞膜穿孔导致钾丢失
青霉素	常见	非吸收阴离子
氨基糖苷类抗生素	常见	刺激钙离子敏感受体引起Bartter样综合征
卷曲霉素	常见	刺激钙离子敏感受体引起Bartter样综合征
高钾血症		
甲氨苄啶	常见	阻断ENaC
青霉素	少见	钾负荷
两性霉素B	少见	转移至细胞外液
阴离子间隙增加的代谢性酸中毒		
青霉素	少见	焦谷氨酸酸中毒
利奈唑胺	少见	线粒体中毒损伤
几乎所有抗生素	少见	D-乳酸酸中毒（肠道细菌过度生长所致）
四环素	少见	范科尼综合征
氨基糖苷类抗生素	少见	范科尼综合征
甲氨苄啶	常见	阻断上皮钠通道
两性霉素B	常见	细胞膜穿孔导致质子漏
代谢性碱中毒		
氨基糖苷类抗生素	少见	刺激钙离子敏感受体引起Bartter样综合征
卷曲霉素	少见	刺激钙离子敏感受体引起Bartter样综合征

四、诊断及鉴别诊断

抗生素相关性肾损害的机制复杂，且临床表现缺乏特异性，缺乏统一的诊断标准。部分起病隐匿，容易漏诊和误诊。任何抗生素使用过程中出现肾损害的证据均应考虑到抗生素相关性肾损害的可能，尤其不明原因的AIN、ATN或其他肾小管损伤的表现者。主要根据抗生素应用史，所致肾损害的主要临床特征，停用抗生素后肾损害完全或部分恢复等线索来做出临床诊断。高度怀疑者，尤其怀疑AIN者可行肾活检以明确诊断，具有特征性病理改变时有助于诊断。临床上应用抗生素时应密切观察尿量、尿酶、镜下血尿和肾功能等变化以便及早明确诊断[48]。在抗生素使用过程中出现单纯的水、电解质和酸碱平衡紊乱，即使肾功能正常，也要考虑到抗生素相关性肾损害的可能。对于临床上考虑利福平引起的ARF者，尤其再次使用该药的患者，检测血清抗利福平抗体有助于确诊。抗生素相关性肾损害在诊断上首先要排除其他原因的肾脏疾病，尤其ARF者，要与急性感染后肾小球肾炎、肾综合征出血热、血液性疾病引起ARF等相鉴别。呈AIN表现者要考虑到所用其他药物引起的可能性。

五、预　　防

抗生素相关性肾损害的预防至关重要，对于存在易感因素的患者（如既往存在慢性肾脏病或肾功能不全、高龄、未纠正的血容量不足状态等），应避免使用有明确肾毒性的抗生素，不宜联合多种有潜在的肾毒性药物进行治疗。有研究对接受万古霉素和（或）哌拉西林-他唑巴坦治疗的735例患者进行研究分析，结果显示AKI的发生率在单独接受万古霉素治疗的患者中为4.9%，在哌拉西林-他唑巴坦治疗的患者中为11.1%，在万古霉素联合哌拉西林-他唑巴坦治疗的患者中显著上升为18.6%[49]。此外，纠正血容量不足来维持肾脏灌注、药物治疗期间监测肾功能和血清药物浓度、及时调整药物剂量及疗程、调整合适的尿液酸碱度等均有利于降低肾损伤的发生。

六、治　　疗

针对抗生素相关性肾损害的类型和临床表现的不同而采取相应的治疗措施，主要措施包括：①立即停用可疑抗生素，治疗期间避免使用可能过敏或引起肾毒性的其他药物。②纠正水、电解质和酸碱平衡紊乱，维持内环境稳定，包括营养支持治疗。③肾脏替代治疗，抗生素引起的AIN、ATN等造成重症ARF患者出现容量过多、高钾血症、严重代谢性酸中毒、血肌酐进行性升高等表现时可及时采用肾脏替代治疗，包括血液透析和腹膜透析。④应用冬虫夏草及其制剂，可稳定肾小管上皮细胞溶酶体膜，改善细胞离子转运功能，减轻脂质过氧化损伤，促进坏死的肾小管上皮细胞增殖与修复，其对庆大霉素所致的大鼠急性肾损伤具有明确的保护作用。临床上已广泛应用冬虫夏草及其制剂来治疗抗生素相关性肾损害。⑤应用还原型谷胱甘肽，具有解毒、抗氧化、保护肾小管上皮细胞作用，用于ATN或AIN所致的ARF，一般给予1200mg/d静脉注射或静脉滴注治疗。⑥使用糖皮质激素，用于治疗AIN，可迅速缓解全身过敏症状并加快肾功能恢复。若肾功能减退或肾活检病理显示间质浸润较严重或肉芽肿形成等均应及早应用，对于出现明显肾功能损伤者，伴肾间质明显炎症细胞浸润时，可给予泼尼松0.5～1mg/（kg·d）或甲泼尼龙0.4～0.8mg/（kg·d）治疗，2～4周病情好转后逐渐减量，一般总疗程1～4个月。明显肾衰竭时可考虑激素冲击治疗。如单纯激素治疗反应不佳，可考虑联合其他免疫抑制剂（如环磷酰胺、吗替麦考酚酯等）治疗。⑦碱化尿液，将尿液pH提高至7.5可增加尿蛋白及尿酸盐的溶解，有利于肾小管梗阻的缓解，适用于磺胺结晶沉积和阻塞者。

七、预　　后

抗生素相关性肾损害的预后主要取决于是否早期发现和及时治疗，有无基础肾脏疾病，所治疗疾病的类型和严重程度。不同抗生素引起的肾损害患者的恢复速度不同。大多数患者经过上述处理，肾损害可迅速或逐渐逆转，预后较好，少数处理不及时、高龄、原有肾功能不全或重症患者可遗留不同程度的慢性肾功能不全。对40余万使用抗生素的社区获得性肺炎住院患者进行研究发现，3.1%的患者发生了AKI，且发生AKI的患者住院时长为未发生AKI患者的2倍，死亡率增加6倍[50]。在药物源性死亡病例中，β-内酰胺类抗生素致病者占51.7%，而肾衰竭居死亡原因的第2位[51]。利福平引起的ARF临床表现重，发展迅速，但若及时治疗则大多数预后良好，90%的肾功能在1～3个月恢复，死亡率为1.6%[52]。

（袁　莉）

参考文献

[1] 杨晓华. 1230例抗生素不良反应分析[J]. 中国药房，2001，12（2）：106-107.

[2] Liu C，Yan S Y，Wang Y Q，et al. Drug-induced hospital-acquired acute kidney injury in China：a multicenter cross-sectional survey[J]. Kidney Dis（Basel），2021，7（2）：143-155.

[3] Yang L，Xing G L，Wang L，et al. Acute kidney injury in China：a cross-sectional survey[J]. Lancet，2015，386（10002）：1465-1471.

[4] Muriithi A K，Leung N，Valeri A M，et al. Biopsy-proven acute interstitial nephritis，1993-2011：a case series[J]. Am J Kidney

Dis, 2014, 64 (4): 558-566.
[5] 张俊霞，苏涛，李晓玫．不同致病药物相关急性间质性肾炎的临床特点分析 [J]. 北京医学，2009，31（3）：146-149.
[6] 梁雁，李晓玫，鲁云兰．345 例 β- 内酰胺类抗生素所致肾损害文献分析 [J]. 药物流行病学杂志，2003，12：198-201.
[7] Nolin T D, Himmelfarb J. Mechanisms of drug-induced nephrotoxicity[J]. Handb Exp Pharmacol, 2009 (196): 111-130.
[8] Oliveira J F P, Silva C A, Barbieri C D, et al. Prevalence and risk factors for aminoglycoside nephrotoxicity in intensive care units[J]. Antimicrob Agents Chemother, 2009, 53 (7): 2887-2891.
[9] Sweileh W. Gender differences in aminoglycoside induced nephrotoxicity: a prospective, hospital - based study[J]. Curr Clin Pharmacol, 2009, 4 (3): 229-232.
[10] Ingram P R, Lye D C, Tambyah P A, et al. Risk factors for nephrotoxicity associated with continuous vancomycin infusion in outpatient parenteral antibiotic therapy[J]. J Antimicrob Chemother, 2008, 62 (1): 168-171.
[11] Hutschala D, Kinstner C, Skhirdladze K, et al. Influence of vancomycin on renal function in critically ill patients after cardiac surgery: continuous versus intermittent infusion[J]. Anesthesiology, 2009, 111 (2): 356-365.
[12] Spapen H D, Janssen van Doorn K, Diltoer M, et al. Retrospective evaluation of possible renal toxicity associated with continuous infusion of vancomycin in critically ill patients[J]. Ann Intensive Care, 2011, 1 (1): 26.
[13] Sinha Ray A, Haikal A, Hammoud K A, et al. Vancomycin and the risk of AKI: a systematic review and meta-analysis[J]. Clin J Am Soc Nephrol, 2016, 11 (12): 2132-2140.
[14] 刘杨，吴菊芳，萧正伦，等．1031 例患者应用去甲万古霉素不良反应观察 [J]. 中华内科杂志，2004，43（11）：19-23.
[15] Mendes C A, Cordeiro J A, Burdmann E A. Prevalence and risk factors for acute kidney injury associated with parenteral polymyxin B use[J]. Ann Pharmacother, 2009, 43 (12): 1948-1955.
[16] Berdichevski R H, Luis L B, Crestana L, et al. Amphotericin B-related nephrotoxicity in low-risk patients[J]. Braz J Infect Dis, 2006, 10 (2): 94-99.
[17] Li L S, Liu Z H. Epidemiologic data of renal diseases from a single unit in China: analysis based on 13, 519 renal biopsies[J]. Kidney Int, 2004, 66 (3): 920-923.
[18] 张文，陈楠，任红，等．急性肾功能衰竭流行病学调查 [J]. 肾脏病与透析肾移植杂志，2002，11（4）：323-327.
[19] 马俊，张文，秦岭，等．药物致急性肾损伤的临床及病理分析 [J]. 上海医学，2009，32（3）：214-217.
[20] Taber S S, Pasko D A. The epidemiology of drug-induced disorders: the kidney[J]. Expert Opin Drug Saf, 2008, 7 (6): 679-690.
[21] 何威逊，杨友．抗生素与肾损害 [J]. 临床儿科杂志，2005，23（12）：882-884.
[22] Scoglio M, Bronz G, Rinoldi P O, et al. Electrolyte and acid-base disorders triggered by aminoglycoside or colistin therapy: a systematic review[J]. Antibiotics (Basel), 2021, 10 (2): 140.
[23] Zietse R, Zoutendijk R, Hoorn E J. Fluid, electrolyte and acid-base disorders associated with antibiotic therapy[J]. Nat Rev Nephrol, 2009, 5 (4): 193-202.
[24] Martínez-Salgado C, Rodríguez-Barbero A, Eleno N, et al. Gentamicin induces Jun-AP1 expression and JNK activation in renal glomeruli and cultured mesangial cells[J]. Life Sci, 2005, 77 (18): 2285-2298.
[25] Wargo K A, Edwards J D. Aminoglycoside-induced nephrotoxicity[J]. J Pharm Pract, 2014, 27 (6): 573-577.
[26] Fanos V, Cataldi L. Renal transport of antibiotics and nephrotoxicity: a review[J]. J Chemother, 2001, 13 (5): 461-472.
[27] El-Sheikh A A K, Masereeuw R, Russel F G M. Mechanisms of renal anionic drug transport[J]. Eur J Pharmacol, 2008, 585 (2/3): 245-255.
[28] 胡建军，查月芳，苏庆录，等．抗结核药物致大鼠肾脏损害电镜研究 [J]. 河北医药，2009，31（21）：2869-2871.
[29] Leong C L, Thiruventhiran T. Cefuroxime-induced acute renal failure[J]. Nephron, 2000, 84 (2): 185.
[30] Seltsam A, Salama A. Ceftriaxone-induced immune haemolysis: two case reports and a concise review of the literature[J]. Intensive Care Med, 2000, 26 (9): 1390-1394.
[31] 李晓玫，王玉，赵明辉，等．利福平致急性肾功能衰竭的临床病理特点及其机制初探 [J]. 中华内科杂志，2001，40（6）：370-373.
[32] 陈惠萍，曾彩虹，陈书芬，等．利福平过敏诱发急性间质性肾炎 [J]. 肾脏病与透析肾移植杂志，2001，10（2）：188-190，201.
[33] Aminiafshar S, Alimagham M, Abbasi F, et al. Acute interstital nephritis associated with rifampicin therapy[J]. Saudi J Kidney Dis Transpl, 2009, 20 (6): 1079-1080.
[34] Hung C C, Kuo M C, Chang J M, et al. Fluoroquinolone-induced acute interstitial nephritis in immunocompromised patients: two case reports[J]. Nephrol Dial Transplant, 2006, 21 (1): 237-238.
[35] Hong S, Valderrama E, Mattana J, et al. Vancomycin-induced acute granulomatous interstitial nephritis: therapeutic options[J]. Am J Med Sci, 2007, 334 (4): 296-300.
[36] Wu C Y, Wang J S, Chiou Y H, et al. Biopsy proven acute tubular necrosis associated with vancomycin in a child: case report and literature review[J]. Ren Fail, 2007, 29 (8): 1059-1061.
[37] Feriozzi S, Muda A O, Gomes V, et al. Cephotaxime-associated allergic interstitial nephritis and MPO-ANCA positive vasculitis[J]. Ren Fail, 2000, 22 (2): 245-251.
[38] Sedlacek M, Suriawinata A A, Schoolwerth A, et al. Ciprofloxacin crystal nephropathy—a 'new' cause of acute renal failure[J]. Nephrol Dial Transplant, 2006, 21 (8): 2339-2340.
[39] Su T, Gu Y H, Sun P P, et al. Etiology and renal outcomes of acute tubulointerstitial nephritis: a single-center prospective cohort study in China[J]. Nephrol Dial Transplant, 2018, 33 (7): 1180-1188.
[40] Luque Y, Louis K, Jouanneau C, et al. Vancomycin-associated cast nephropathy[J]. J Am Soc Nephrol, 2017, 28 (6): 1723-1728.
[41] Tantranont N, Obi C, Luque Y, et al. Vancomycin nephrotoxicity: Vancomycin tubular casts with characteristic electron microscopic findings[J]. Clin Nephrol Case Stud, 2019, 7 (1): 66-72.
[42] Tantranont N, Luque Y, Hsiao M, et al. Vancomycin-associ-

ated tubular casts and vancomycin nephrotoxicity[J]. Kidney Int Rep, 2021, 6 (7): 1912-1922.
[43] 杨莉，李晓玫，郑欣，等. 药物相关性间质性肾炎病人细胞表型特征及其与炎症/纤维化病变的关系 [J]. 中华医学杂志，2001，81 (2)：73-77.
[44] 杨莉，李晓玫，王海燕. 关木通与抗生素致急性肾小管坏死细胞生物学特征的比较研究 [J]. 中国中西医结合杂志，2003，23 (5)：329-334.
[45] Moledina D G, Perazella M A. Drug-induced acute interstitial nephritis[J]. Clin J Am Soc Nephrol, 2017, 12 (12): 2046-2049.
[46] 唐雪梅，李秋，赵晓东，等. 儿童急性肾间质性肾炎 87 例临床与病理分析 [J]. 重庆医科大学学报，2008，33 (1)：114-118.
[47] Chrispal A, Boorugu H, Prabhakar A T, et al. Amikacin-induced type 5 Bartter-like syndrome with severe hypocalcemia[J]. J Postgrad Med, 2009, 55 (3): 208-210.
[48] 王金泉. 抗生素肾损害的早期诊断和防治 [J]. 肾脏病与透析肾移植杂志，2006，15 (3)：242-243.
[49] Hellwig T, Hanmmerquist R, Loecker B, et al. Retrospective evaluation of the inci-dence of vancomycin and/or piperacillin-tazobactam induced acute renal failure[J]. Crit Care Med, 2011, 39 (suppl): 301.
[50] Le P, Navaneethan S D, Yu P C, et al. Association of antibiotic use and acute kidney injury in patients hospitalized with community-acquired pneumonia[J]. Curr Med Res Opin, 2022, 38 (3): 443-450.
[51] 訾梅. 225 例药源性死亡病例中文文献分析 [J]. 药物流行病学杂志，1999，8 (1)：13-15，66.
[52] Covic A, Goldsmith D J, Segall L, et al. Rifampicin-induced acute renal failure: a series of 60 patients[J]. Nephrol Dial Transplant, 1998, 13 (4): 924-929.

第三节 海洛因肾病

一、概 述

海洛因肾病（heroin-associated nephropathy, HAN）出现于20世纪70年代早期，临床表现为大量蛋白尿[1-3]，由Rao首先报道[1]。其发病率在20世纪80年代中期呈稳定的上升趋势。Cunningham等研究表明，20世纪80年代在Buffalo-SMSA地区，海洛因是导致终末期肾脏病的主要原因之一[4]。然而1992年以来，其新发例数急剧减少。Friedman和Rao的研究显示，与1980年相比，街头出售的海洛因纯度从8%上升至60%，到1992年，有的样本浓度甚至达到90%，有学者认为街头出售的海洛因纯度提高，掺杂物对肾脏的毒性减少是海洛因肾病减少甚至逐渐消失的原因[2]。另一种解释是，海洛因依赖者常因感染HIV而死亡，或进展为HIV相关性肾病。

以往这种病几乎仅见于黑种人，学者普遍认为黑种人对海洛因肾病有遗传易患性。在中国，随着吸毒人数的逐渐增加，海洛因肾病也呈上升趋势。海洛因可通过鼻吸、抽烟或皮下、静脉注射等多种方式摄入体内，经常与可卡因一同注射，海洛因的半衰期为3分钟，迅速代谢为具有药理作用的吗啡，以游离或未结合形式从尿中排泄[5]。本病患者平均年龄不到30岁，90%为男性，疾病发作前吸毒时间为6个月至30年（平均6年）。

二、病因及发病机制

（一）病因

海洛因肾病的病因仍不清楚，目前尚无体内实验的动物模型，至少有以下几种病因被认为可能参与了海洛因肾病的发生。

1. 海洛因本身对肾小球有毒性作用 吗啡是海洛因的活性代谢产物，被用于海洛因肾病的体外试验研究。既往通过对大鼠注射硫酸吗啡发现，吗啡可以导致肾间质的炎症。此后又发现吗啡还会引起肾小球病变，可以通过多种途径诱导肾损伤的发生：诱导肾小球系膜细胞的增殖，刺激系膜细胞基质的合成；降低系膜细胞金属蛋白酶的活性；促进免疫复合物在肾小球系膜区的积聚；降低单核/巨噬细胞系统的吞噬功能；刺激系膜细胞超氧化物的形成；诱导单核细胞移行至系膜区[6-16]。此外，Singhal等研究证实，吗啡在低浓度时可以通过调节早期生长相关基因（*c-fos*、*c-jun*、*c-myc*）mRNA表达来促进肾脏成纤维细胞增殖，而在高浓度时通过促进p53的产生，诱导肾脏成纤维细胞的凋亡；还证实吗啡促进肾髓质间质细胞增殖，促进Ⅰ型胶原和Ⅲ型胶原的积聚，通过上述机制导致了海洛因肾病肾间质纤维化[6-17]。

2. 外源性毒素的肾毒性作用 随着海洛因一起进入体内的外源性毒素可以导致肾损害。有资料报道，街头出售的海洛因中97%为掺杂物，仅3%为海洛因成分。美国FDA的分析显示，在12 366份海洛因或可卡因样本中，共有11种掺杂物成分超过5%，包括甘露醇奎宁、乳糖普鲁卡因咖啡因、肌醇利多卡因淀粉、美沙吡林、蔗糖乙酰普鲁卡因和右旋糖。因此，很可能是这些掺杂物而不是海洛因导致的肾损伤。

3. 遗传易患性　Rao等研究显示，海洛因肾病患者90%为黑种人男性，这可能是由基因差异决定的[1, 2, 18, 19]。Haskell等比较了黑种人海洛因肾病患者与正常黑种人、患原发性局灶性肾小球硬化的黑种人的HLA-A、B、C和DR抗原的频率，发现海洛因肾病患者HLA-BW53的频率明显高于对照组[20, 21]。

（二）发病机制

海洛因肾病的发病机制尚不明确。海洛因静脉药物依赖者常常表现出一系列免疫病理反应，如γ免疫球蛋白升高、梅毒血清试验假阳性、抗自身平滑肌抗体阳性等，提示可能有免疫机制参与海洛因肾病的发生。对海洛因肾病肾组织活检标本进行免疫荧光检查显示有免疫球蛋白和补体沉积，同样提示免疫机制可能是导致海洛因肾病的原因。然而，究竟什么是导致肾小球损害的抗原却仍不清楚。也有研究者认为，这也许是漏出的非特异血清蛋白，这在其他肾小球疾病，如糖尿病肾病中也可以见到[22]。

有研究报道发生慢性化脓性皮肤感染的海洛因滥用者肾脏出现淀粉样变性，常见于年纪较大的药物依赖者，他们常在找不到注射药物的静脉通路后改用皮下注射[23]。

静脉药物依赖者常发生乙型肝炎病毒感染，主要与膜性或膜增生性肾小球肾炎有关，且儿童较成人常见[24-26]。

三、病　　理

海洛因肾病的肾脏病理形态学改变多种多样，包括FSGS、膜增生性肾小球肾炎。FSGS在滥用海洛因的黑种人中更为常见，其特征为局灶节段性肾小球硬化和球性肾小球硬化，以及不同程度的肾小管间质瘢痕形成和肾小管扩张[26]。经常在皮下注射海洛因的患者，还可出现肾脏淀粉样变性。患者除表现出肾小球病变外，还可伴有明显的间质性炎症[1, 2, 19, 27-38]。

肾组织活检示海洛因肾病肾小球损害的类型呈局灶性，也可呈弥漫性。肾小球损害的类型决定其临床表现和肾衰竭的程度。弥漫性肾损害的常见类型为急性葡萄球菌感染后肾小球肾炎。

（1）光镜检查：光镜可见肾小球出现球性废弃，废弃球囊内尚见纤维素性渗出物。个别肾小球可见顶部病变，病变处节段袢扭曲、皱缩，邻近袢内皮细胞成对，周围脏层上皮细胞肿胀增生，胞质内见大空泡形成，其他肾小球脏层上皮细胞亦肿胀，节段系膜区增宽，系膜细胞轻度增殖，肾小囊壁节段增厚。PASM-Masson染色阴性。小管-间质急性病变轻度，小管上皮水肿变性有较多细小空泡，灶性小管上皮细胞刷状缘脱落，管腔内见蛋白管型，未见小管囊样扩张，髓质区小管数量减少，小灶性小管萎缩，基底膜增厚，髓质间质区略增宽、纤维化，小灶性细胞浸润小动脉内渗；也可有新月体形成。

（2）电镜检查：电镜可见上皮下和基底膜内的沉积物，通常存在免疫球蛋白和补体的颗粒状沉积，支持与免疫复合物有关的发病机制。另外，电镜还可见肾小球硬化，足细胞病变广泛，胞质微绒毛化明显，胞质内见较多空泡形成，部分胞质变淡，细胞器减少，足突广泛性融合、扁平化，未融合的足突间隙变窄，偶见足突从肾小球基底膜剥离，与继发性FSGS特征相一致[39-41]。

（3）免疫荧光：可见IgM和C3呈节段性颗粒状沉积于系膜区及血管袢。Turgutalp等报道1例持续2年每周3次使用海洛因的患者，活检提示微小病变，有IgA及C3（++++）和IgG（+）沉积[42]。

海洛因肾病患者所发生的乙型肝炎病毒相关性膜性肾小球病变的损害，与特发性膜性肾病相似，电镜和免疫组织化学检查显示膜内和系膜有沉积物，一些研究人员发现在肾脏组织或其洗脱物中存在各种乙型肝炎抗原和抗体[24-26]。

伴免疫复合物沉积的增生性肾小球肾炎也可见于海洛因滥用者。患者会出现血尿、蛋白尿和肾衰竭，以及典型的低补体水平。光镜常显示膜增生性肾小球肾炎（MPGN）的损伤模式；免疫荧光显示沿毛细血管壁的颗粒状IgM、IgG和C3沉积，电子显微镜显示内皮下电子致密物沉积。免疫复合物相关的MPGN在白种人中更常见，最可能是由污染引起的慢性病毒或细菌感染所致[43]。丙型肝炎是MPGN免疫复合物中常见的感染之一，尽管其他感染如慢性细菌性皮肤感染或感染性细菌内分泌炎，也可能是MPGN免疫复合物中抗原的来源；海洛因滥用者中与丙型肝炎相关的混合性冷球蛋白血症、伴有肾小球受累的淀粉样变性也已有个案报道[41]。

与其他慢性感染和炎症疾病继发的淀粉样变性所见相同的是，海洛因肾病尸检标本的蛋白提取物中有AA型淀粉样物质。Lane等报道，在25年间的625例AA型淀粉样变性患者中，幼年类风湿关节炎导致的AA型淀粉样变性发生率下降，而静脉注射毒品者中AA型淀粉样变性发生率上升，可能与慢性感染有关[44]。AA型淀粉样变性更易发生在白种人中，并且患者通常有潜在的丙型肝炎病毒感染。此外，大多数患者有皮肤脓肿。所有AA型淀粉样变性患者都有肾小球受累，血管受累和肾小管间质受累也很常见。肾脏疾病呈进展性，大量患者在短时间内发生终末期肾病（中位时间为2.4年）。此外，患有AA型淀粉样变性的海洛因滥用者死亡率很高（中位生存期为4.2年）[45]。

四、临床表现及并发症

大部分海洛因肾病临床表现为肾病综合征，典型病例发作后6～48个月进入终末期肾病，多数患者发病时即存在肾功能减退。表现为肾病综合征的海洛因肾病常见大量蛋白尿、低白蛋白血症、高脂血症和不同程度水肿；有的发生高血压；晚期出现肾脏萎缩、氮质血症、贫血等。肾功能发生进行性损害是该类患者的一个显著特点，常常在数月至2～3年进展为终末期肾病。高血压可能是导致肾功能进行性损害的病理生理机制之一。患者常因难以控制的高血压最终发生终末期肾病，有的患者可有脓尿，也可有肉眼血尿或镜下血尿，但无白细胞或红细胞管型[39]。

研究显示，在有30余年海洛因药物依赖史的患者中，慢性肾小球肾炎的发生率通常很高。葡萄球菌感染引起的感染后肾小球肾炎临床表现与急性链球菌感染后肾小球肾炎相似。

海洛因使用者发生急性肾损伤，将关注点指向肾小管间质疾病。尚不确定海洛因是否对肾小管有直接毒性，是否可以导致急性肾小管坏死。然而，海洛因被认为具有肌肉毒性作用，可能因横纹肌溶解症导致急性肾小管损伤[46]。海洛因滥用者也可能发生间质性肾炎，很可能是对海洛因制剂中的掺杂物（包括非甾体抗炎药）的超敏反应所致。最近有报道大量使用海洛因者发生海洛因晶体肾病，并且很可能同时合并急性肾小管损伤[20]。其特征为光学显微镜下可见细颗粒至蓬松嗜碱性晶体的管状堆积；这些晶体在尿样分析中表现为扫帚状晶体。

近年来，已有多例吸毒者滥用羟吗啡酮或盐酸羟吗啡酮缓释片（OPANA ER）导致血栓性微血管病的有关报道。通过将药丸粉碎并与水混合后注射，患者出现急性肾衰竭、溶血性贫血和血小板减少症，可误诊为非典型溶血尿毒症综合征或血栓形成性血栓性紫癜。肾活检显示动脉和小动脉血管壁中有黏液样物质，血管腔明显变窄，导致肾小球和肾小管缺血。肾小球可能出现系膜溶解，并含有纤维蛋白血栓[18]。

五、诊断及鉴别诊断

（一）诊断

一般吸食海洛因7年后出现水肿、蛋白尿，临床上排除其他肾病，肾脏病理改变符合海洛因肾病时可以做出诊断。诊断依据：有海洛因药物依赖的病史，临床出现大量微量白蛋白尿、低白蛋白血症、高脂血症、水肿、肾功能进行性损害并排除HBV性肾小球肾炎、HIV相关性肾病（HIVAN）、肾淀粉样变性、由细菌所致的败血症或感染性心内膜炎所致的肾损害等其他与海洛因药物依赖相关的肾病则可以诊断本病。肾组织活检、免疫病理和电镜检查对诊断有帮助。在HIV阳性患者中鉴别HIVAN与海洛因肾病有一定的困难。在纽约的艾滋病患者中，约50%的患者不是通过静脉药物依赖途径感染HIV，而是通过异性恋、同性恋或双性恋的性传播感染。这部分患者可以根据病史鉴别。病理学方面HIVAN肾组织活检常显示肾小球毛细血管丛发生塌陷型全肾小球硬化，肾小管增生性微囊肿形成和肾小管退行性变较为严重，电镜下肾小球内皮细胞内出现大量微管网状结构。临床上HIVAN较海洛因肾病的病程发展更为迅速，患者常无高血压，肾脏的体积无缩小甚至增大。HIVAN常常发生于艾滋病患者病程最终的数周或数月[2, 19, 28]。

（二）鉴别诊断

海洛因肾病应与以下疾病相鉴别：乙型肝炎病毒相关性肾炎、HIV相关性肾病、肾淀粉样变性、感染性心内膜炎及败血症肾损害等。鉴别早期的HIVAN和海洛因肾病常比较困难。与肝炎病毒性肾小球肾炎的鉴别点主要包括患者血内有肝炎病毒感染的标志、肾活检组织有肝炎病毒抗原的标记，肾淀粉样变性的患者常常有长期皮肤感染、溃疡的病史，刚果红、硫碘素T等特殊染色呈阳性，感染性心内膜炎、败血症所致的肾损害常有原发病的临床表现。

六、治疗方案

对于海洛因肾病的治疗，所有方法似乎都无效，且停用海洛因后病变仍可进展。有报道3/4的FSGS者在出现蛋白尿4年内即发生终末期肾衰竭。对于合并肾淀粉样变性者，可试用秋水仙碱，有报道表明，使用该药治疗12个月后可使肾病综合征完全缓解和肌酐清除率好转，但沉积的肾淀粉样物质并无减少[40]。

七、预　　后

本病患者在戒毒后蛋白尿可完全消失，肾功能会逐渐恢复正常。如继续使用二醋吗啡，常发展至终末期肾衰竭。如并发FSGS，则预后不佳。海洛因肾病如不治疗和不停止使用二醋吗啡，25%～40%的患者在10～15年后进展为终末期肾病，即使肾移植后也有20%～30%的患者在移植肾中仍可出现FSGS[1, 35]。

（吴　俊）

参考文献

[1] Sreepada Rao T K，Nicastri A D，Friedman E A. Natural history of heroin-associated nephropathy[J]. New Engl J Med，1974，290（1）：19-23.

[2] Sreepada Rao T K，Nicastri A D，Friedman E A. Renal consequences of narcotic abuse[J]. Adv Nephrol Hosp，1977，7：261-290.

[3] Kilcoyne M M，Gocke D J，Meltzer J L，et al. Nephrotic syndrome in heroin addicts[J]. Lancet，1972，1（7740）：17-20.

[4] Zielezny M A，Cunningham E E，Venuto R C. The impact of heroin abuse on a regional end-stage renal disease program[J]. Am J Public Health，1980，70（8）：829-831.

[5] Cunningham E E，Venuto R C，Zielezny M A. Adulterants in heroin/cocaine：implications concerning heroin-associated nephropathy[J]. Drug Alcohol Depend，1984，14（1）：19-22.

[6] Pesce C M，Striker L J，Peten E，et al. Glomerulosclerosis at both early and late stages is associated with increased cell turnover in mice transgenic for growth hormone[J]. Lab Invest，1991，65（5）：601-605.

[7] Barisoni L，Kriz W，Mundel P，et al. The dysregulated podocyte phenotype：a novel concept in the pathogenesis of collapsing idiopathic focal segmental glomerulosclerosis and HIV-associated nephropathy[J]. J Am Soc Nephrol，1999，10（1）：51-61.

[8] Fogo A B. Progression and potential regression of glomerulosclerosis[J]. Kidney Int，2001，59（2）：804-819.

[9] Kriz W，Lehir M. Pathways to nephron loss starting from glomerular diseases-insights from animal models[J]. Kidney Int，2005，67（2）：404-419.

[10] Kriz W，Endlich K. Hypertrophy of podocytes：a mechanism to cope with increased glomerular capillary pressures?[J]. Kidney Int，2005，67（1）：373-374.

[11] Kriz W. The pathogenesis of “classic” focal segmental glomerulosclerosis-lessons from rat models[J]. Nephrol Dial Transplant，2003，18（suppl_6）：vi39-vi44.

[12] Hattori T，Shindo S，Kawamura H. Apoptosis and expression of bax protein and fas antigen in glomeruli of a remnant-kidney model[J]. Nephron，1998，79（2）：186-191.

[13] Shankland S J，Floege J，Thomas S E，et al. Cyclin kinase inhibitors are increased during experimental membranous nephropathy：potential role in limiting glomerular epithelial cell proliferation *in vivo*[J]. Kidney Int，1997，52（2）：404-413.

[14] Shankland S J，Wolf G. Cell cycle regulatory proteins in renal disease：role in hypertrophy，proliferation，and apoptosis[J]. Am J Physiol Renal Physiol，2000，278（4）：F515-F529.

[15] Johnson J E Jr，White J J Jr，Walovitch R C，et al. Effects of morphine on rat kidney glomerular podocytes：a scanning electron microscopic study[J]. Drug Alcohol Depend，1987，19（3）：249-257.

[16] Bódi I，Abraham A A，Kimmel P L. Apoptosis in human immunodeficiency virus-associated nephropathy[J]. Am J Kidney Dis，1995，26（2）：286-291.

[17] Patel K，Bhaskaran M，Dani D，et al. Role of heme oxygenase-1 in morphine-modulated apoptosis and migration of macrophages[J]. J Infect Dis，2003，187（1）：47-54.

[18] Miller P J，Farland A M，Knovich M A，et al. Successful treatment of intravenously abused oral Opana ER-induced thrombotic microangiopathy without plasma exchange[J]. Am J Hematol，2014，89（7）：695-697.

[19] Friedman E A，Rao T K，Nicastri A D. Heroin-associated nephropathy[J]. Nephron，1974，13（6）：421-426.

[20] Bautista J E K，Merhi B，Gregory O，et al. Heroin crystal nephropathy[J]. Clin Kidney J，2015，8（3）：339-342.

[21] Haskell L P，Glicklich D，Senitzer D. HLA associations in heroin-associated nephropathy[J]. Am J Kidney Dis，1988，12（1）：45-50.

[22] Singhal P C, Kapasi A A, Franki N, et al. Morphine-induced macrophage apoptosis: The role of TGF-β[J]. Immunology, 2000, 100 (1): 57-62.
[23] Neugarten J, Gallo G R, Buxbaum J, et al. Amyloidosis in subcutaneous heroin abusers ("Skin poppers' amyloidosis")[J]. Am J Med, 1986, 81 (4): 635-640.
[24] Lai K N, Lai F M. Clinical features and the natural course of hepatitis B virus-related glomerulopathy in adults[J]. Kidney Int Suppl, 1991, 35: S40-S45.
[25] Lai K N, Li P K, Lui S F, et al. Membranous nephropathy related to hepatitis B virus in adults[J]. N Engl J Med, 1991, 324 (21): 1457-1463.
[26] Johnson R J, Couser W G. Hepatitis B infection and renal disease: clinical, immunopathogenetic and therapeutic considerations[J]. Kidney Int, 1990, 37 (2): 663-676.
[27] Kilcoyne M M, Gocke D G, Meltzer J I, et al. Nephrotic syndrome in heroin addicts[J]. Lancet, 1972, 1 (7740): 17-20.
[28] Salomon M I, Poon T P, Goldblatt M, et al. Renal lesions in heroin addicts[J]. Nephron, 1972, 9 (6): 356-363.
[29] Cunningham E E, Brentjens J R, Zielezny M A, et al. Heroin nephropathy. A clinicopathologic and epidemiologic study[J]. Am J Med, 1980, 68 (1): 47-53.
[30] Cunningham E E, Zielezny M A, Venuto R C. Heroin-associated nephropathy. A nationwide problem[J]. JAMA, 1983, 250 (21): 2935-2936.
[31] Llach F, Descoeudres C, Massry S G. Heroin associated nephropathy: clinical and histological studies in 19 patients[J]. Clin Nephrol, 1979, 11 (1): 7-12.
[32] Grishman E, Churg J, Jg P. Glomerular morphology in nephrotic heroin addicts[J]. Lab Invest, 1976, 35 (5): 415-424.
[33] McAllister C J, Horn R, Havron S, et al. Granulomatous interstitial nephritis: a complication of heroin abuse[J]. South Med J, 1979, 72 (2): 162-165.
[34] May D C, Helderman J H, Eigenbrodt E H, et al. Chronic sclerosing glomerulopathy (heroin-associated nephropathy) in intravenous T's and blues abusers[J]. Am J Kidney Dise, 1986, 8 (6): 404-409.
[35] do Sameiro Faria M, Sampaio S, Faria V, et al. Nephropathy associated with heroin abuse in Caucasian patients[J]. Nephrol Dial Transplant, 2003, 18 (11): 2308-2313.
[36] Dettmeyer R, Wessling B, Madea B. Heroin associated nephropathy-a post-mortem study[J]. Forensic Sci Int, 1998, 95 (2): 109-116.
[37] Lynn K L, Pickering W, Gardner J, et al. Intravenous drug use and glomerular deposition of lipid-like material[J]. Nephron, 1998, 80 (3): 274-276.
[38] Friedman E A, Rao T K S. Disappearance ofuremia due to heroin-associated nephropathy[J]. Am J Kidney Dis, 1995, 25(5): 689-693.
[39] Nzerue C M, Hewan-Lowe K, Riley L J. Cocaine and the kidney: a synthesis of pathophysiologic and clinical perspectives[J]. Am J Kidney Dis, 2000, 35 (5): 783-795.
[40] Weiner N J, Goodman J W, Kimmel P L. The HIV-associated renal diseases: current insight into pathogenesis and treatment[J]. Kidney Int, 2003, 63 (5): 1618-1631.
[41] Sethi S. The changing spectrum of heroin-associated kidney disease[J]. Clin J Am Soc Nephrol, 2018, 13 (7): 975-976.
[42] Turgutalp K, Kiykim A, Karabulut U, et al. Reversible minimal change nephrotic syndrome and glomerular IgA deposition associated with nonparenteral heroin abuse: a case report[J]. Med Princ Pract, 2012, 21 (5): 492-494.
[43] Sethi S, Fervenza F C. Membranoproliferative glomerulonephritis-a new look at an old entity[J]. N Engl J Med, 2012, 366 (12): 1119-1131.
[44] Lane T, Pinney J H, Gilbertson J A, et al. Changing epidemiology of AA amyloidosis: clinical observations over 25 years at a single national referral centre[J]. Amyloid, 2017, 24 (3): 162-166.
[45] Mansoor K, Kheetan M, Shahnawaz S, et al. Systematic review of nephrotoxicity of drugs of abuse, 2005-2016[J]. BMC Nephrol, 2017, 18 (1): 379.
[46] Nanavati A, Herlitz L C. Tubulointerstitial injury and drugs of abuse[J]. Adv Chronic Kidney Dis, 2017, 24 (2): 80-85.

第四节 重金属引起的肾损害

人类活动包括采矿、工业生产、城市建设及化肥使用等过程中均可向生活环境和生态系统释放大量污染物。这些污染物可通过饮用水和食物等途径进入人体并对人体多个脏器产生损伤，特别是与这些污染物代谢相关的器官。在所有类型的污染物中，重金属对人体产生的威胁最大，重金属可以长期存在于环境中，并可通过食物、饮用水、吸入及皮肤接触等方式进入人体[1]。进入人体的重金属可对多个脏器造成损伤，肾脏是人体重要的代谢器官，也是大多数重金属的排泄器官，基于解剖和功能上的特点，肾脏易受到重金属导致的毒性损害，而重金属对肾脏的损伤取决于暴露剂量、暴露持续时间及暴露的金属类型等方面[2]。重金属包括镉、汞、银、铜、金、铁、铅等，过量暴露后，它们大多数可导致肾脏病，部分重金属可引起蛋白尿，已有病例报道重金属暴露引起的肾病综合征，免疫紊乱在重金属暴露导致的肾病综合征中起到了重要作用，也有文献报道氧化应激在重金属导致的肾病综合征发病中也发挥一定的作用。

一、重金属在机体中的作用

钴、铜、铬、铁、镁、锰、钼、镍、硒和锌等金属是人体各种生理功能所必需的微量元素，其中包括一些必需的重金属元素。这些必需的重金属元素供应不足会导致多种营养缺乏性疾病，必需的重金属在植物和动物中发挥着重要的生理与生化功能，它们是多种关键酶的重要组成成分，在各种氧化还原反应中起重要作用，其中最具代表性的是铜，铜是过氧化氢酶、超氧化物歧化酶、过氧化物酶、细胞色素C氧化酶、铁氧化物酶、单胺氧化酶和多巴胺β-单加氧酶的重要辅因子，可参与血红蛋白合成、碳水化合物代谢、儿茶酚胺生物合成及胶原蛋白和毛发角蛋白的交联。虽然这些重金属元素是机体必需的，然而，此类金属过量却会影响到细胞膜、线粒体、溶酶体、内质网、细胞核及溶酶体等细胞器的正常生理功能，产生细胞和组织损伤，并引起疾病的发生。一些金属元素如铬和铜，对机体有益和有害的浓度差异非常小，因此此类金属易导致中毒[3]。

二、重金属元素在体内的稳态

必需重金属在体内可通过所对应的转运蛋白系统维持稳态，这些转运蛋白参与体内重金属离子的摄取、分布、储存和排泄，细胞内膜系统可储存金属离子，也可分泌、转运金属离子至细胞膜系统，这对重金属稳态的调节也起着重要作用。此外，作为金属离子的储存库，过氧化物酶体和线粒体等细胞器可通过控制金属离子的释放和转运来维持重金属离子的稳态。各种重金属可受不同的酶调节来维持各自的稳态，其中，铜可受ATP7A、ATP7B、Ctr1、Ctr2、Atox1、CCS、Cox1、铜蓝蛋白和金属硫蛋白的调节。铁的稳态可由转铁蛋白、铁蛋白及铁调素调节。铁稳态的异常可导致缺铁性贫血、血色素沉着症、亨廷顿舞蹈症、帕金森病、阿尔茨海默病和肌萎缩侧索硬化症等疾病。锌稳态则可由锌转运蛋白家族和金属硫蛋白调节[4]。

三、重金属暴露

随着人类在工业、农业、生活和通信技术中使用重金属材料的量呈指数级增长，重金属导致的环境污染相关的生态和公共卫生问题日益加重，人类重金属暴露量急剧上升。我国人口约占世界总人口的20%，在过去10年，随着经济和城市化的快速发展，重金属相关的环境污染已严重威胁我国人民的身体健康，重金属污染已成为我国一些城市的主要公共卫生问题。大多数环境污染和重金属暴露是由人类活动造成的，重金属也可通过金属腐蚀、金属离子导致的土壤侵蚀、大气沉积及水污染等方式造成环境污染。废水灌溉，杀虫剂、化肥、涂料的使用，开矿，煤炭燃烧残渣，垃圾的倾倒都可导致土壤污染，由于重金属不能被微生物或化学降解，因此它们可以在土壤中停留很长时间，食用重金属污染的土壤培育的农作物是人类发生重金属暴露的重要途径，此外，农作物中的重金属也可通过食物链进入人体。城市建设和工业生产也可导致重金属的水污染，这些被重金属污染的水可进入河流及海洋，误饮这些被污染的水可导致人类的重金属暴露，此外，污水中的重金属也可通过食物链进行累积，最终随食物进入人体。与水污染一样，城市建设和工业生产的过程产生的废气可造成重金属的大气污染，污染物可以以颗粒、液滴或气态等不同形态进入大气，并随着大气循环进行转移，因此，空气污染物在进入空气循环时会传播很远，并引起全球性问题，可溶性颗粒也可以随雨水落入水及土壤中，造成二次污染。此外，风化和火山喷发等自然现象也可加重重金属污染。

除以上传统重金属暴露途径外，纳米级别重金属的使用也增加了重金属暴露的风险。随着纳米技术的不断发展，纳米级别的重金属制造量越来越多、应用范围越来越广泛，人们开始聚焦于纳米级别的重金属对人体的损害。纳米材料对肾脏的毒性取决于材料的剂量、形状、大小、化学性质及晶体类型等[5]。纳米材料已被广泛应用于污水的处理，如含铁的金属框架结构纳米材料、氧化锌纳米颗粒、氧化铜纳米颗粒、银纳米颗粒及金纳米颗粒等，经这些纳米颗粒处理的污水若用于灌溉则有机会发生食物链相关的重金属暴露。一些纳米材料也被用于医疗行业，如用于肿瘤影像学诊断的金纳米颗粒、用于肿瘤光动力治疗的银纳米颗粒、静脉注射纳米铁制剂及使用含重金属的纳米载体等均可增加重金属暴露的风险。一些用于植物抗菌的氧化铜及氧化银等含有重金属的纳米颗粒的应用也增加了人类通过食物链发生重金属暴露的风险[6]。

发生重金属暴露后，重金属可以不同形式进入人体并造成人体的损伤，由于重金属是不可生物降解的污染物，即使是低浓度的非必需重金属也可引起机体的致命性损害。一些必需重金属如锌、铜和铁等在体内含量如果高于稳态调节阈值就会产生毒性作用，而大多数重金属元素可经肾脏代谢，因此肾脏极易受到重金属中毒引起的损害，且一旦受损的肾脏无法正常排出重金属，重金属将对机体产生持久性甚至是不可逆的毒性，多种重金属已被多国列为优先控制污染物。

四、重金属在肾脏中的代谢

重金属的代谢及代谢过程中引起的毒性机制复杂，目前尚未完全阐明，大多数重金属元素可通过肾脏代谢，因此肾脏是重金属中毒损害的主要靶器官之一，肾损伤的程度取决于金属的化学性质、暴露剂量和暴露时间。进入体内的重金属可通过血液循环进入肾脏，重金属暴露的早期，在近端小管中可存在结合型及游离型的重金属，而在慢性重金属暴露中，重金属元素可以与金属硫蛋白和谷胱甘肽结合，并随血液到达肾脏，这些结合物也可通过S1段的内吞作用被近端小管重吸收，急性中毒时，重金属化合物的主要重吸收部位是近端小管顶膜，Henle袢和末端肾小管也可以参与重金属的重吸收。

大部分砷可被肾脏过滤，近端肾小管细胞上的GLUT1、GLUT5及远端小管和集合管上的AQP3等蛋白均可参与砷的重吸收，砷可与谷胱甘肽结合并通过肾小管上皮细胞进行转运，砷离子可通过MRP2及MRP4蛋白转运出细胞并最终通过尿液排出，也有研究发现P-糖蛋白也参与了砷的尿液排泄。

研究发现，二价铅离子可以利用钙通道转运入细胞，已有文献揭示铅暴露的儿童钙摄入不足可导致血液中铅含量升高。此外，铅可作为钙的模拟物通过钙转运蛋白进行转运。钙在近端小管重吸收，二价铅也可通过近端肾小管上皮细胞顶膜上的钙转运通道进行转运，体外研究发现钙池调控钙离子通道对二价铅离子进入细胞中起着重要作用，铅通过钙转运通道在肾脏细胞中的转运是一个时间和浓度依赖性的过程，铅的转运速度大约是钙的10倍。铅也可从近端小管上皮细胞的顶膜转运到小管腔中，最终通过尿液排泄。

无论是无机形式还是有机形式的汞都很容易在肾脏中积聚，近端小管是汞摄取和积累的主要部位，在管腔和基底外侧膜的一些转运蛋白参与了近端小管对汞的重吸收，在管腔表面，汞可与L-半胱氨酸结合，通过氨基酸转运系统被转运，而在基底外侧膜，汞则可与谷胱甘肽及半胱氨酸结合，通过OAT1和OAT3被转运。

铁可被肾小球滤过并在肾小管中被重吸收，肾脏可吸收与转铁蛋白结合的铁及游离铁。肾脏可以利用在皮质和髓质细胞上表达的转铁蛋白受体1吸收与铁结合的转铁蛋白，近端小管细胞上的cubilin和megalin受体参与了转铁蛋白的内吞。大部分游离铁可在集合管被重吸收，近端小管也可通过ZIP8和ZIP14转运游离铁。

其他重金属包括金、银、镉、铬等也可通过不同的机制经肾脏进行代谢。

五、重金属导致的免疫系统紊乱

重金属的暴露可导致机体免疫系统的紊乱，免疫紊乱是重金属暴露导致肾病综合征的重要机制之一。动物研究发现，汞、金及镉等重金属能够诱导免疫细胞功能改变。T细胞参与了重金属诱导的自身抗体的产生，抑制T细胞和抗原提呈细胞之间的相互作用可防止汞暴露的小鼠产生自身抗体，重金属也可导致自身蛋白的构象变化并产生新的表位或暴露隐藏的结构，使免疫系统不再将这些蛋白视为“自身物质”，导致这些自身抗原成为免疫清除的目标。重金属诱导产生的细胞因子或其他组织成分会刺激免疫系统，这在重金属引起的免疫系统紊乱中也起到了重要作用。铜、汞和锌等重金属也可诱导热休克蛋白的产生，热休克蛋白在自身免疫中发挥作用。此外，一些重金属可以激活辅助性T细胞，也可直接或通过T细胞产生的IL-4激活B淋巴细胞，导致IgE和IgG1的产生[7]。

已经有较多文献报道了汞暴露导致的蛋白尿和肾病综合征，汞暴露的工人可出现针对肾脏抗原的自身免疫反应，也可检测到抗核抗体的产生。

汞暴露的大鼠可产生针对核抗原的自身抗体。

暴露于金可诱发免疫复合物介导型肾小球肾炎，长期金暴露的患者肾活检可见肾小球内弥漫的免疫球蛋白和补体颗粒沉积。组织病理上可表现为膜性肾病或微小病变肾病，暴露于金的动物可发生自身免疫性间质性肾炎及免疫复合物介导型肾小球肾炎。

镉可抑制或增强机体的抗体反应和细胞免疫活性。镉暴露的工人可能出现蛋白尿、肾小管间质性肾炎和肾小球损伤，镉处理的大鼠可出现肾脏免疫复合物沉积，低剂量镉暴露的小鼠也可产生抗核抗体。

六、重金属中毒引起的肾病综合征

重金属暴露可导致肾病综合征的发生，这与重金属本身的毒性及其诱导的免疫功能紊乱相关。一项对我国台湾南部人群的调查发现，重金属的暴露与蛋白尿具有相关性，高血铅和高尿镍、锰、铜和镉与蛋白尿显著相关，尿铬、尿镉及尿铜对蛋白尿有显著影响。此外，参与此项研究的患者中，有蛋白尿的患者年龄更大，更多是男性，糖尿病、高血压患者、体重指数、血压、空腹血糖、甘油三酯和尿酸均较高，可增加重金属导致蛋白尿的风险[8]。汞、金和银是报道最多的可引起肾病综合征的重金属，除此之外，还有一些重金属可导致蛋白尿的发生，是潜在的可能导致或加重肾病综合征的重金属。

（一）汞中毒

汞是常见的可引起肾病综合征的重金属。汞自古以来就被人类使用，直到现在汞仍用于医药、农业、工业及化妆品行业。汞是一种有显著生物毒性的重金属，被世界卫生组织认定为是对人类、牲畜和家禽毒性最强的重金属之一。大约80%的金属汞可通过呼吸系统被人体吸收[9]，而燃料的使用是空气中最重要的汞来源，约75%的汞排放来自化石燃料的燃烧，我国是汞排放量较多的国家之一[10]，大量的汞排放对人体健康构成了威胁。除了通过呼吸系统进入人体外，汞可在空气、水、灰尘和土壤中长期存在，并通过食物链的形式在人体内聚集，对人体健康造成危害[11]。此外，皮肤接触也是汞进入人体的重要途径，如化妆品的使用及含汞金属加工过程中的暴露等[9]。研究表明，在人体血液、血清和尿液样本中均可检测到汞的存在[12]。汞主要通过尿液和粪便排泄，一部分汞也可通过汗液、眼泪、唾液和母乳排出体外。

汞中毒可导致泌尿系统、神经系统、呼吸系统、消化系统的多个脏器及皮肤的损害，主要表现包括水肿、蛋白尿、血尿、四肢疼痛、头晕和头痛、肌无力、失眠、呼吸急促、胸闷、腹痛、恶心及皮肤红斑，也有部分患者无明显症状，仅表现出尿液中的蛋白及汞含量增加，暴露于汞的女性更容易发生肾损害。我国一项调查发现，在汞中毒引起的肾损害中，89%的患者出现了肾病综合征，我国另一项对汞中毒引起的肾损伤的研究称，汞中毒患者的主要临床表现为神经系统疾病和肾脏疾病，一些患者没有症状，仅表现为蛋白尿和尿汞浓度升高，其中肾病综合征患者存在明显的血浆白蛋白降低及蛋白尿明显升高，肾脏超声检查提示所有患者的肾脏大小和形态均无明显异常[13]。汞中毒引起的肾病综合征患者以膜性肾病为主要病理类型，也包括微小变病肾病、系膜增生性肾小球肾炎。光镜下可见肾小球基底膜不同程度增厚，可见轻度系膜增生，有时可见急性肾小管间质损害。免疫荧光可见颗粒状或结节状IgG和补体C3在肾小球基底膜沉积，疾病早期常可见补体C4、C1q沉积。电镜可见肾小球基底膜上皮侧电子致密物沉积。治疗上，一旦考虑汞中毒，应立即停止汞的暴露，二巯基丁二酸和2,3-二巯基丙磺酸钠盐等螯合剂可以有效促进肾脏排出汞，这些药物可以口服给药，毒性低于螯合剂二巯基丙醇。N-乙酰青霉胺是汞的特异性螯合剂，可有效治疗汞中毒，剂量为250～500mg，每天4次，10天为1个疗程。当停止汞暴露后大多数肾病综合征可以完全缓解，不再复发。

（二）金中毒

金是一种被人类使用历史悠久的一种金属，随着科技的发展，金逐渐被应用于首饰、电子通信及医疗等领域，随着金的广泛应用，人们开始意识到金暴露对人体的危害，在20世纪70～80年代，金中毒导致的肾病综合征成为一个研究热点。在采矿、炼金和含金金属研磨过程中吸入含金粉尘是金暴露并导致毒性作用的主要方式，因此，黄金开采及加工从业者是发生金中毒的主要人群[14]。由于金的化学物质稳定，通过食物及水进入胃肠的金很难被吸收，仅有极少量的金可通过胃肠道被吸收[15]，因而胃肠道并非金暴露的主要方式，此外，金也可透过皮肤进入人体，但皮肤接触并非金暴露的主要方式，仅有纳米级别的金颗粒才有机会透过皮肤进入人体[16]。除了以上方式，金也有机会通过植入物的意外碎裂及肌内注射含金的治疗药物而进入循环。

进入人体的金约70%经过尿液排泄，在金中毒时，肾脏极易受累，成人和儿童服用120～2200mg黄金时尿蛋白会增加，金纳米颗粒则可以导致足细胞的损伤[17]，然而金中毒引起的肾病综合征并不多见。金中毒出现肾病综合征者，金接触病程长短不一，病理类型多为膜性肾病[14, 18]，免疫荧光示IgG沿肾小球基底膜呈颗粒状沉积，免疫荧光也可显示IgG阴性。电镜可见毛细血管壁增厚，伴上皮下电子致密物沉积。治疗上首先应停止金暴露，在使用二巯丙醇的同时使用糖皮质激素或免疫抑制剂可使部分金中毒引起的肾病综合征缓解，但也有文献表明，糖皮质激素的应用并不是必需的。

（三）银中毒

银是一种性质稳定的重金属元素，其抗菌活性很早就被发现，这也使银在很早就被应用于伤口愈合和烧伤治疗等领域，直至抗生素的出现。现在银已被用于服装、儿童用品、食品包装材料、饮料添加剂、牙膏和净水器，纳米银因其良好的抗菌性能已被用于一些健康产品中，这也使银暴露的风险逐渐增加。银可与血清中的白蛋白和巨球蛋白结合并分布于软组织和骨骼，大多数银通过胆汁排泄，其次是通过尿液排泄。

进入人体的银可在肾脏、肝脏、结肠、大脑聚集，动物研究表明，长期银暴露可导致肾脏炎症细胞浸润和促炎细胞因子水平升高，长期暴露于食品级的纳米级银还可导致肾损伤标志物KIM-1显著升高，而连续口服银纳米颗粒60天的大鼠出现了刷状缘膜的丧失、足细胞的显著肿胀和足突的退化，这些症状与肾病综合征的微小病变症状相似[19]。临床上，已有个案报道银可引起膜性肾病，该病例可见皮肤中有黑色的银颗粒沉积，并表现出蛋白尿及尿隐血试验阳性，24小时尿蛋白为6.8g，而血液中免疫球蛋白、抗核抗体、补体均为正常，肾穿刺活检提示肾小管上皮细胞的颗粒状变性明显，间质和毛细血管内皮细胞内可见黑色颗粒沉积。间质轻度纤维化，黑色颗粒周围也未见炎症细胞浸润，免疫组织化学发现系膜有IgG及C3沉积，经泼尼松龙治疗63天后，患者蛋白尿消失[20]。

（四）其他可引起蛋白尿的重金属中毒

1. 镉中毒 镉是一种有毒的重金属，广泛应用于化学试剂、颜料、镍镉电池中，此外，香烟中也含有镉元素[21]。镉污染的土壤、空气、饮用水可通过吸入或食物链进入人体，此外，吸含有镉的香烟及接触含有镉的塑料玩具也是人类镉暴露的主要原因[22]。人类通过胃肠道对镉的吸收存在性别差异，男性吸收率约为5%，女性吸收率约为10%，而铁储备低的年轻女性可摄取高达40%的食物中的镉，这与人体内金属硫蛋白含量的变化相关[23]。进入人体后，镉可在人体多种器官中长时间驻留且清除率低，肝脏和肾脏是吸收后镉浓度最高的器官，镉在体内积累的半衰期甚至长达45年[24, 25]，我国疾病预防控制中心在2017年调查了我国东部、西部和中部8个省份6～60岁人群，发现在人体血液及尿液中均可检测到镉的存在[26]。尿液和粪便是镉排泄的主要方式，胃肠道吸收的镉可通过粪便排泄，通过肺部吸收的镉可通过粪便和尿液排泄。

进入人体的镉可与金属硫蛋白结合而储存于肝脏中，当复合物被释放到循环中后可被肾小球过滤，随后被近端肾小管上皮细胞重吸收，因此，肾脏是镉蓄积的主要器官之一[25]，镉的蓄积可引起肾脏损害。基础研究发现，镉可剂量依赖性地降低足细胞活性[2]，同时在肾脏聚集的镉可引起多尿和蛋白尿[22]，美国国家健康与营养调查对1999～2006年患者数据进行分析发现，长期暴露于低水平镉与白蛋白尿的发生相关。镉中毒后可用乙二胺四乙酸（ethylene diamine tetraacetic acid，EDTA）、2, 3-二巯基丙烷磺酸钠和2, 3-二巯基丁二酸治疗。其中，EDTA是首选的螯合剂。辅助使用谷胱甘肽、维生素E和维生素C等抗氧化剂可提高EDTA的疗效，这些抗氧化剂还可以抑制镉的肾毒性。

2. 砷中毒　砷是一类有毒类金属，无机砷在自然界中普遍存在，特别在地壳中。因此，饮用不达标的天然水源中的水可导致砷中毒，研究表明全世界约有2亿人因饮用不达标的水而导致砷暴露，特别是在印度、孟加拉国及智利等发展中国家，因饮用水导致的砷中毒时常被报道，一些地区甚至高达72%的井水不符合世界卫生组织的饮用水标准，其中超过50%的井水砷含量超标，我国一项水源调查发现在33 318个饮用水源中，9807个水源含有较高的砷（＞50μg/L），因饮用水导致的砷中毒总体患病率为1.93%[27]。此外，吸入烟草烟雾、燃煤发电厂排放的废气及职业接触也是无机砷暴露的重要途径。砷烷等有机砷也可因食用海产品进入人体。

砷可通过尿液排泄，因此它可以积聚在肾脏中，肾脏中沉积的无机砷可以通过砷甲基转移酶转化为甲基化代谢物并导致肾积水，同时，砷也可导致蛋白尿及尿液中β2-微球蛋白增加[28]。治疗上，根据美国毒物和疾病登记署建议，对急性高剂量砷中毒患者应予以洗胃、吸附剂及导泄剂治疗，还建议使用2-3-二巯基-1-丙烷磺酸、内消旋-2，3-二巯基琥珀酸进行砷的螯合治疗，必要时应给予血液透析治疗。具有抗氧化作用的硒及视黄醇也可有效促进砷从肾脏中排泄出来。一些中药及中成药如刺梨汤、碧玉散加味汤和银杏叶片在砷中毒治疗中的应用也被报道。

3. 铅中毒　人类铅中毒的证据可以追溯到罗马时代，在现代，铅也被广泛用于电池制造、燃料、造船、玻璃制造、印刷、铸造、建筑工程及食品加工等行业。作为食品包装及食品添加剂，铅可通过胃肠道进入人体，而燃料的燃烧也可向大气中排放大量的铅，这些铅可通过肺进入人体。尿液和粪便是铅排泄的主要途径，部分铅也可通过汗液、头发、指甲、唾液和母乳排出体外。

进入人体的铅可分布在不同的组织和器官中，包括肝脏和肾脏，并可造成肝肾损伤。急性铅中毒可导致氨基酸尿、糖尿和磷酸尿，已有病例报道在多次铅中毒引起的肾损害时，患者均出现蛋白尿，此外该病例尿液中还出现了红细胞管型、白细胞管型、颗粒管型和透明管型。治疗上首先应停止铅暴露，成人血铅水平＞70mg/dl时可使用二巯基丙醇或琥珀酸、内消旋-2, 3-二巯基琥珀酸和$CaNa_2EDTA$进行螯合治疗，如果儿童血铅水平在45～69mg/dl，则建议使用内消旋-2, 3-二巯基琥珀酸口服螯合铅，但需要注意的是，多次重复使用$CaNa_2EDTA$可加重肾损害，尤其是肾小管。此外，维生素C、维生素E、维生素B_6、β胡萝卜素、锌等具有抗氧化作用的物质可有效减少铅中毒引起的脂质过氧化，维生素C还可以促进尿铅排泄[28]。

4. 铬中毒　铬是一种广泛使用的重金属，在过去几年里，随着我国工业发展，铬酸盐及其相关产品产量逐渐上升。但是相关生产活动中产生的铬化学性质稳定，生物降解性差，可以在大气、土壤和水中长时间积累，对人类健康产生了威胁。我国生态环境部已将六价铬列入有害物质。铬中毒引发的机体损伤常见于镀铬、焊接、切割及冶炼工人。铬主要通过呼吸系统进入人体，也可通过皮肤、黏膜接触进入人体，皮肤暴露于铬酸后即使使用大量的生理盐水仔细地去除污染，也能导致全身性中毒[29]。铬可通过肺、肾脏、脾、骨髓、肝脏和淋巴结吸收，其中肺是吸收铬最多的器官，铬主要通过尿液排泄，也可通过胆汁排泄，极少量铬可通过乳汁和汗液排泄。

长期铬暴露可导致肾脏毒性，已有报道铬暴露的工人出现了蛋白尿，也有文献报道镀铬工人和电焊工人尿液中发现大量β2-微球蛋白，此外，低分子蛋白尿已被证明可预测铬中毒引起的肾衰竭进展，低水平、长期暴露于铬也可导致慢性肾脏病，反复轻微的肾小管损伤可能最终导致慢性间质性肾炎[30]。铬暴露的患者应立即停止暴露，由于六价铬化合物具有腐蚀性，若不慎摄入应立即以稀释进行急救，其他无腐蚀性的铬化合物暴露可给予紧急的催吐及清肠，目前尚无特殊的可以有效螯合铬的药物，有研究发现*N*-乙酰半胱氨酸可治疗铬中毒，但是未有明确的在人体内使用的经验。另有研究报道了大剂量静脉内给予抗坏血酸可降低铬中毒导致的肾损害，而在摄入铬酸盐1～2小时胃肠外大剂量给予抗坏血酸可预防肾毒性，但同样缺乏明确的临床证据。

5. 铜中毒　铜作为性能良好的金属材料已广泛应用于电线、电子、建筑、运输和工业机械等产业，也可作为合金的一部分用于铸币、配件、把手、水龙头等制造中。在医疗方面，铜在牙科已普遍应用，含铜宫内节育器也已用于避孕。在农业中，硫酸铜被用作杀虫剂。铜在这些领域的应用均导致铜暴露的发生。铜进入人体的途径包括食物链的聚积、污染水的误饮引起的消化道暴露及产业工人通过呼吸道及皮肤接触发生的铜暴露。进入人体的铜主要通过胆汁排泄，也可通过尿液排泄。

过量的铜暴露可导致几种不同的肾脏疾病，几项大型的横断面研究表明高尿铜与蛋白尿相关[31]，出现蛋白尿的糖尿病患者血清中铜水平显著升高，而铜螯合剂可抑制糖尿病导致的蛋白尿，也有研究发现纳米级氧化铜能够以浓度和时间依赖方式降低足细胞活力，并诱导足细胞凋亡。虽然铜暴露可导致蛋白尿，但是需要注意的是，当体内铜元素含量不足时，铜蓝蛋白的活性会下降，铜蓝蛋白具有肾小球保护作用，铜蓝蛋白的下降会进一步加重肾病综合征[32]，也有研究报道了肾病综合征患者出现低铜血症[33]。治疗上，首先应停止铜暴露，青霉胺、四硫代钼酸盐和曲恩汀可有效螯合铜。

6. 铁中毒 在低收入及中等收入国家，开矿、金属回收再加工、冶炼及化肥的使用均可导致铁的暴露，此外过度使用一些静脉铁剂也会引起铁暴露导致的肾损伤。铁主要通过消化道吸收。

铁为人体必需重金属元素，在体内如果没有适当的螯合，铁可以产生强大的氧化作用并对细胞造成损伤。正常情况下铁蛋白和含铁血黄素可以阻止铁介导的氧自由基的产生，转铁蛋白则可调节铁的转运，而铁调素又可调节转铁蛋白，这些机制共同维持了体内的铁稳态，然而过量的铁暴露可使铁含量超出这种保护作用的最大缓冲能力，打破铁稳态并导致氧化损伤。肾病综合征患者的血清转铁蛋白可随尿液排出，因此其转铁蛋白水平往往比健康人低，转铁蛋白的尿液丢失可降低血清铁浓度，并可引起缺铁和小细胞性贫血。出现贫血的肾病综合征患者可使用铁剂治疗，然而过度使用铁剂也会造成铁中毒。蔗糖铁可诱导慢性肾脏病患者蛋白尿的发生，在输注后15分钟，蔗糖铁就导致患者尿液中蛋白质排泄量增加[34]。也有研究发现，缺铁饮食的大鼠的蛋白尿显著减少，肾小球硬化也较少发生。铁超负荷导致的损伤与氧化应激相关，因此停止铁暴露后可使用抗氧化的药物抑制铁暴露导致的损伤，使用螯合剂（螯合铁）也是一种常用的治疗方法。

七、重金属引起的其他肾损害

（一）急性肾损伤

肾小管可重吸收多种形式的重金属元素，也是重金属暴露常见的损伤部位，有多项研究报道了铁、镉、铅和汞等重金属暴露可导致急性肾损伤。

铁离子具有很强的氧化活性，铁催化产生的活性氧可诱导急性肾损伤的发生。铁死亡是指由脂质过氧化引起的铁依赖的调节性细胞死亡，其可促进缺血再灌注导致的急性肾损伤，肝脏和脾的全身铁动员也可导致肾缺血再灌注损伤。但是也有文献报道了静脉补铁联合原卟啉可对急性肾损伤起保护作用。

镉进入血浆后可上调肝脏和肾脏中金属硫蛋白的产生来抑制镉的毒性，然而当近端小管产生金属硫蛋白的能力耗尽时，即可引起镉在细胞中的聚集，在近端小管中积聚后，镉可通过引起氧化应激导致肾小管上皮细胞功能受损。轻度损伤时机体可通过自噬进行修复，但是严重的损伤可引起细胞凋亡、修复过程不充分，最终导致近端小管细胞坏死。镉中毒引起的近端肾小管功能障碍可表现为多尿和尿中葡萄糖、氨基酸、电解质和蛋白质的增加，光镜下可见广泛的肾小管萎缩和间质纤维化及炎症细胞浸润，也可存在一定程度的肾小球硬化。

短期铅暴露可引起肾小管的损伤[35]，大多数铅暴露引起肾损伤的证据均来自动物研究，临床上单纯铅暴露引起的肾损伤证据较少。一项调查铅暴露相关行业从业工人及子女的研究发现，血清中铅的水平与血清肌酐的水平呈正相关[36]。血液中的铅可与小分子蛋白质结合而通过肾小球滤过屏障，并被近端小管重吸收。在肾细胞中，近端小管对铅中毒较为敏感，是铅中毒引起肾损伤的常见部位，铅可通过诱导氧化应激、激活NF-κB和炎症的自由基、干扰钙依赖性酶促反应，以及诱导细胞凋亡导致肾小管上皮细胞的损伤。

在短期内即使是低剂量铅暴露也可引起肾小管损伤，而暴露于高浓度的铅可导致严重的肾小管损伤，甚至出现糖尿及氨基酸尿，同时肾小管间质也可出现淋巴细胞及巨噬细胞浸润。铅中毒引起的急性肾损害患者可在尿沉渣的肾小管上皮细胞中观察到铅和蛋白质组成的复合物。

汞可在肾脏近端小管聚集，在细胞水平上，汞主要以与蛋白质偶联的形式在肾脏细胞中进行转运，汞离子可通过肾小管的管腔或基底外侧膜转运至肾小管细胞，有文献报道汞可与蛋白质上的巯基结合而导致近端小管S3段的损伤[37]。

重金属引起的急性肾衰竭的治疗主要包括立即停止接触重金属，应用重金属结合剂，必要时应给予透析治疗。

（二）慢性肾脏病

慢性肾脏病是一个全球性的公共卫生问题，多项研究聚焦了重金属暴露相关的慢性肾脏病。重金属暴露可导致肾小管细胞不同程度的受损，肾功能受损患者发生重金属暴露后会对残余的功能性肾单位产生进一步损伤。尿液是诸多重金属排泄的主要途径之一，随着患者肾功能的下降，重金属排泄减少，进而进一步加重了重金属造成的损害，形成一种恶性循环。砷、镉和铅等重金属均可导致慢性肾脏病的发生，锌和镍是慢性肾脏病进展为终末期肾病的危险因素。

一项针对我国台湾患者的研究表明，尿中砷的水平与慢性肾脏病的发病率呈正相关，尿砷水平的升高可使慢性肾脏病的发生风险增加4倍[38]。砷暴露可通过诱导氧化应激导致肾单位死亡，从而增加了慢性肾脏病的发生风险。急性砷暴露早期健康肾单位代偿能力增强，可出现肾小球滤过率升高，当发生慢性砷暴露后，可起代偿作用的肾单位不断减少，最终患者发展为慢性肾脏病。

肾脏中镉的累积与肾脏疾病的发生呈正相关，长期接触镉会加剧肾小球滤过率下降，降低肾功能储备，最终发展为慢性肾脏病甚至终末期肾病，研究表明长期镉暴露会使慢性肾脏病的发生风险增加15%[39]。此外，镉暴露的患者对慢性肾脏病危险因素会更加敏感，已有流行病学研究报道镉暴露与糖尿病的发生和严重程度之间存在关联，并且长期接触镉可加剧糖尿病对肾脏的影响，与未暴露的患者相比，镉暴露后患者更早出现了糖尿病肾病。

长期铅暴露则可引起慢性肾脏病[40]，已有局部人群的研究报道血清肌酐水平与血铅水平呈正相关，暴露于铅可导致肾小球滤过率降低。长期接触铅则可导致高尿酸血症、肾小球滤过率下降和肾衰竭，低剂量的铅暴露可加速慢性肾功能不全的进展。慢性铅中毒的肾脏组织病理学特点是颗粒性固缩肾，有功能的肾单位数量减少，伴多灶性肾小管萎缩和扩张，以及小动脉和间质纤维化。

（三）肾脏肿瘤

环境因素被认为至少占肿瘤发病因素的80%，暴露于重金属和癌症之间的关联已经被广泛研究，其中镉和铅等已被认为是肾透明细胞癌的危险因素，研究发现肾肿瘤组织与癌旁组织之间的重金属含量存在显著差异，相较于癌旁组织，肾癌组织中可检测到更高水平的铬、铁及铜，提示重金属可能在肾细胞癌变中起作用[41]。也有研究表明，在大量镍暴露的人群中，59岁以下患者患肾癌的风险升高；大量铁暴露的人群在59～74岁时患肾癌的风险升高[42]。

目前重金属引起癌症的机制尚不完全明确，研究表明，氧化应激在重金属引起的癌症中发挥了重要作用，其中，铁可以在体内介导过氧化物形成，导致DNA和脂质过氧化；铜是一种促氧化剂，可参与金属催化的脂质过氧化反应，此外高铜环境还可促进癌细胞的增殖，一些研究报道了降低铜的药物可以抑制肿瘤的转移[43]；铬和钴可通过在细胞内产生过氧化氢损伤DNA；镉本身不能直接生成自由基，但可间接产生超氧自由基和羟基自由基；砷可通过激活氧化应激敏感信号通路导致细胞损伤和死亡；镍可以通过DNA甲基化来改变基因表达，从而存在潜在的致癌风险[44]。

（四）狼疮肾炎

系统性红斑狼疮（SLE）的发病与环境因素相关，其中重金属暴露可使患SLE的风险增加[45]，汞是导致SLE最常见的重金属之一，汞暴露可增强全身性自身免疫，即使是长期低水平汞暴露也可导致免疫系统的紊乱。汞暴露与自身抗体的升高相关，与没有汞暴露的工人相比，长期接触汞的金矿开采者的抗核抗体阳性率更高。其他重金属也可在SLE的病程中发挥重要作用，镉可导致免疫复合物在肾脏中沉积，镍和金的暴露产生的炎症反应可加重SLE，锌会增加DNA甲基化诱导SLE的发生，使用螯合剂降低体内铁水平可以显著延迟SLE小鼠的蛋白尿，此外，铀和铅可诱导动物的自身免疫病模型，也能使抗核抗体水平上调。表观遗传调控也是重金属导致SLE的潜在机制。重金属离子暴露的实验动物抗核抗体、抗dsDNA抗体和抗Sm抗体阳性并且出现了不同程度的免疫复合物在肾脏中的沉积及肾小球炎症[46]。

（五）其他肾脏疾病

除以上疾病外，一些重金属暴露还可使肾素-血管紧张素-醛固酮系统（RAAS）紊乱引起高血压，铅暴露可影响RAAS，使交感神经亢进，并可增强心脏和血管受体及多巴胺能受体对刺激的敏感性，吗替麦考酚酯可抑制实验动物淋巴细胞和巨噬细胞在小管间质蓄积，防止高血压，并降低与慢性铅暴露相关的肾血管紧张素含量升高[47]。此外，镉、铬、汞和铅的暴露可增加肾脏结石的风险[48]，铅、镉、锰、砷的暴露可加重大鼠糖尿病引起的肾损害[49]，镉暴露可导致范科尼综合征[50]，铜中毒可导致动物尿崩症的发生[51]。

八、其他金属中毒引起的肾病综合征

除重金属外，一些其他的金属也被报道可导致肾病综合征或蛋白尿的发生，这些金属被应用于多种行业中，可通过不同的途径进入人体并导致肾脏的损害。

（一）锂

锂是存在于自然环境和食物中的金属元素，长久以来，锂在治疗双相障碍中发挥了重要作用，此外，锂还可用于治疗偏头痛、丛集性头痛、关节炎，以及白细胞减少、神经退行性疾病等。锂在进入胃肠道8小时后可被完全吸收，血清锂峰值水平在2～4小时，半衰期为12～36小时。然而，在长期治疗患者中，该半衰期可能增加至58小时[52]。锂不与蛋白质结合，因此它可随血液进入多个器官。锂主要经过肾脏排泄，因此锂易在肾脏聚集并导致肾脏疾病的发生。锂盐主要损害肾脏的远曲小管和集合管，极少数情况下锂中毒也可损伤足细胞。在精神科，接受短期锂剂治疗后，约有50%的患者表现出一定程度的多尿，其中，15%～20%的患者发展为肾性尿崩症[53]，而对于长期服用锂剂的精神疾病患者，锂可诱发慢性肾脏毒性，包括肾功能不全和蛋白尿。单纯的锂引起的肾病综合征并不常见，其诊断需要排除已知的原发性和继发性肾小球病变、感染、恶性肿瘤及其他药物和毒素等潜在原因。锂引起的肾病综合征特点为与服用锂剂相关的大量蛋白尿，病理类型多为微小病变肾病和局灶节段性肾小球硬化，膜性肾病则较为少见[54]。2015年体外清除治疗中毒协作组指出，对于严重的锂中毒，建议进行体外治疗，血液透析是首选的体外治疗方法[55]，而对于单纯口服锂剂治疗引起的肾病综合征，需在精神科医生指导下逐渐停用锂剂，同时促进锂通过肾脏排出体外[52]。

（二）钛

钛是一种医疗、食品、化妆品及光电领域常用的金属。由于钛具有独特的半导体性质，因而在光电及生物领域的应用越来越广泛，特别是纳米级别的钛，在光伏产业及光催化治疗中的作用十分突出[56]。钛易在空气中氧化，从而形成一层二氧化钛膜，保护里面的钛不被氧化，钛可以以二氧化钛的形式通过呼吸道及消化道进入人体，由于其具有较强的穿越屏障的能力，进入体内的二氧化钛可以通过血液循环到达不同的器官。肾脏是人体重要的代谢器官，血流丰富，通过呼吸道及消化道进入体内的二氧化钛可以到达肾脏并可通过肾脏进行代谢，短期内暴露在大剂量的二氧化钛颗粒中可导致急性肾损伤，长期暴露则会通过诱导肾小管上皮细胞发生间充质转化而导致肾脏的纤维化，这与钛引起的氧化应激有关[5]，此外，钛的暴露可增加慢性肾脏病的发生风险。在大多数情况下，作为金属植入物主要材料的钛，其化学性质相对稳定，但也有病例报道钛合金下颌植入物引起的严重蛋白尿，引起蛋白尿的机制并不明确，可能是由植入物引起的自身免疫性炎症所致[57]。

（杨成宇）

参考文献

[1] Xu X, Nie S, Ding H Y, et al. Environmental pollution and kidney diseases[J]. Nat Rev Nephrol, 2018, 14（5）: 313-324.

[2] Eichler T E. Differential induction of podocyte heat shock proteins by prolonged single and combination toxic metal exposure[J]. Toxicol Sci, 2005, 84（1）: 120-128.

[3] Tchounwou P B, Yedjou C G, Patlolla A K, et al. Heavy metal toxicity and the environment[J]. Exp Suppl, 2012, 101: 133-164.

[4] Kim J J, Kim Y S, Kumar V. Heavy metal toxicity: an update of chelating therapeutic strategies[J]. J Trace Elem Med Biol, 2019, 54: 226-231.

[5] Yang C Y, Zhu Y K, Guan C, et al. Crystal phase-related toxicity of one-dimensional titanium dioxide nanomaterials on kidney cells[J]. ACS Appl Bio Mater, 2021, 4（4）: 3499-3506.

[6] Bhattacharjee R, Kumar L, Mukerjee N, et al. The emergence of metal oxide nanoparticles（NPs）as a phytomedicine: a two-facet role in plant growth, nano-toxicity and anti-phyto-microbial activity[J]. Biomed Pharmacother, 2022, 155: 113658.

[7] Rowley B, Monestier M. Mechanisms of heavy metal-induced autoimmunity[J]. Mol Immunol, 2005, 42（7）: 833-838.

[8] Tsai H J, Hung C H, Wang C W, et al. Associations among heavy metals and proteinuria and chronic kidney disease[J]. Diagnostics, 2021, 11（2）: 282.

[9] Podgórska A, Puścion-Jakubik A, Grodzka A, et al. Natural and conventional cosmetics—mercury exposure assessment[J]. Molecules, 2021, 26（13）: 4088.

[10] Jiang G B, Shi J B, Feng X B. Mercury pollution in China[J]. Environmental Science & Technology, 2006, 40（12）: 3672-3678.

[11] Zhao Y L, Zhou C M, Guo X Q, et al. Exposed to mercury-induced oxidative stress, changes of intestinal microflora, and association between them in mice[J]. Biol Trace Elem Res, 2021, 199（5）: 1900-1907.

[12] Zhou F K, Yin G M, Gao Y Y, et al. Toxicity assessment due to prenatal and lactational exposure to lead, cadmium and mercury mixtures[J]. Environ Int, 2019, 133: 105192.

[13] Gao Z Z, Wu N, Du X Q, et al. Toxic nephropathy secondary to chronic mercury poisoning: clinical characteristics and outcomes[J]. Kidney Int Rep, 2022, 7（6）: 1189-1197.

[14] Lansdown A B G. GOLD: human exposure and update on toxic risks[J]. Crit Rev Toxicol, 2018, 48（7）: 596-614.

[15] Wittsiepe J, Schrey P, Wilhelm M, et al. Dietary intake of platinum and gold by children from Germany using duplicate portion sampling[J]. J Trace Elem Med Biol, 2003, 17（2）: 117-122.

[16] Sonavane G, Tomoda K, Sano A, et al. In vitro permeation of gold nanoparticles through rat skin and rat intestine: effect of particle size[J]. Colloids Surf B Biointerfaces, 2008, 65（1）: 1-10.

[17] Eichler T, Ma Q, Kelly C, et al. Single and combination toxic metal exposures induce apoptosis in cultured murine podocytes exclusively *via* the extrinsic caspase 8 pathway[J]. Toxicol Sci, 2006, 90（2）: 392-399.

[18] Francis K L, Jenis E H, Jensen G E, et al. Gold-associated nephropathy[J]. Arch Pathol Lab Med, 1984, 108（3）: 234-238.

[19] Tiwari R, Singh R D, Khan H, et al. Oral subchronic exposure to silver nanoparticles causes renal damage through apoptotic impairment and necrotic cell death[J]. Nanotoxicology, 2017, 11（5）: 671-686.

[20] Watanabe Y, Eguchi A, Kamio M, et al. Case of membranous nephropathy associated with argyria[J]. Nihon Jinzo Gakkai Shi, 2005, 47（5）: 547-551.

[21] Edwards J R, Prozialeck W C. Cadmium, diabetes and chronic kidney disease[J]. Toxicol Appl Pharmacol, 2009, 238（3）: 289-293.

[22] Yan L J, Allen D C. Cadmium-induced kidney injury: oxidative damage as a unifying mechanism[J]. Biomolecules, 2021, 11（11）: 1575.

[23] Nordberg M, Nordberg G F. Metallothionein and cadmium toxicology—historical review and commentary[J]. Biomolecules, 2022, 12（3）: 360.

[24] Hong H H, Xu Y D, Xu J, et al. Cadmium exposure impairs pancreatic β-cell function and exaggerates diabetes by disrupting lipid metabolism[J]. Environ Int, 2021, 149: 106406.

[25] Sotomayor C G, Groothof D, Vodegel J J, et al. Plasma cadmium is associated with increased risk of long-term kidney graft failure[J]. Kidney Int, 2021, 99（5）: 1213-1224.

[26] Ding C, Pan Y, Zhang A, et al. Study of distribution and influencing factors of lead and cadmium in whole blood and urine among population in 8 provinces in China. Zhonghua Yu Fang Yi Xue Za Zhi, 2014, 48（2）: 91-96.

[27] Zhang W, Gao Y H, Yu G Q, et al. Progress in the prevention and control of water-borne arsenicosis in China[J]. Int J Environ Health Res, 2021, 31（5）: 548-557.

[28] Rana M N, Tangpong J, Rahman M M. Toxicodynamics of lead, cadmium, mercury and arsenic- induced kidney toxicity and treatment strategy: a mini review[J]. Toxicol Rep, 2018, 5: 704-713.

[29] Leese E, Jones K, Bocca B, et al. HBM4EU chromates study-the measurement of hexavalent and trivalent chromium in exhaled breath condensate samples from occupationally exposed workers across Europe[J]. Toxicol Lett, 2023, 375: 59-68.

[30] Wedeen R P, Qian L F. Chromium-induced kidney disease[J]. Environ Health Perspect, 1991, 92: 71-74.

[31] Nan Y X, Bai Y N. Sex-based differences in the association between serum copper and kidney function: evidence from NHANES 2011-2016[J]. Int J Environ Res Public Health, 2022, 19（21）: 14086.

[32] Sakamaki Y, Goto K, Watanabe Y, et al. Nephrotic syndrome and end-stage kidney disease accompanied by bicytopenia due to copper deficiency[J]. Intern Med, 2014, 53（18）: 2101-2106.

[33] Mumtaz A, Anees M S, Fatima S, et al. Serum zinc and copper levels in nephrotic syndrome patients[J]. Pak J Med Sci, 2011, 27（5）.

[34] Agarwal R, Rizkala A R, Kaskas M O, et al. Iron sucrose causes greater proteinuria than ferric gluconate in non-dialysis chronic kid-

ney disease[J]. Kidney Int, 2007, 72 (5): 638-642.

[35] Aaseth J, Alexander J, Alehagen U, et al. The aging kidney—As influenced by heavy metal exposure and selenium supplementation[J]. Biomolecules, 2021, 11 (8): 1078.

[36] Khan D A, Qayyum S, Saleem S, et al. Lead exposure and its adverse health effects among occupational worker's children[J]. Toxicol Ind Health, 2010, 26 (8): 497-504.

[37] Vervaet B A, D'Haese P C, Verhulst A. Environmental toxin-induced acute kidney injury[J]. Clin Kidney J, 2017, 10(6): 747-758.

[38] Tsao D A, Tseng W C, Chang H R. RKIP expression of liver and kidney after arsenic exposure[J]. Environ Toxicol, 2017, 32 (3): 1079-1082.

[39] Sabath E, Robles-Osorio M L. Renal health and the environment: heavy metal nephrotoxicity. Nefrologia, 2012, 32 (3): 279-286.

[40] Yu C C, Lin J L, Lin-Tan D T. Environmental exposure to lead and progression of chronic renal diseases: a four-year prospective longitudinal study[J]. J Am Soc Nephrol, 2004, 15 (4): 1016-1022.

[41] Sá I, Semedo M, Cunha M E. Kidney cancer. Heavy metals as a risk factor[J]. Porto Biomed J, 2016, 1 (1): 25-28.

[42] Michalek I M, Martinsen J I, Weiderpass E, et al. Heavy metals, welding fumes, and other occupational exposures, and the risk of kidney cancer: a population-based nested case-control study in three Nordic countries[J]. Environ Res, 2019, 173: 117-123.

[43] Brewer G J, Dick R D, Grover D K, et al. Treatment of metastatic cancer with tetrathiomolybdate, an anticopper, antiangiogenic agent: Phase I study. Clin Cancer Res, 2000, 6(1): 1-10.

[44] Valko M, Rhodes C J, Moncol J, et al. Free radicals, metals and antioxidants in oxidative stress-induced cancer[J]. Chem Biol Interact, 2006, 160 (1): 1-40.

[45] Cooper G S, Parks C G, Treadwell E L, et al. Occupational risk factors for the development of systemic lupus erythematosus[J]. J Rheumatol, 2004, 31 (10): 1928-1933.

[46] Ramírez-Sandoval R, Luévano-Rodríguez N, Rodríguez-Rodríguez M, et al. An animal model using metallic ions to produce autoimmune nephritis[J]. J Immunol Res, 2015, 2015: 269610.

[47] Bravo Y, Quiroz Y, Ferrebuz A, et al. Mycophenolate mofetil administration reduces renal inflammation, oxidative stress, and arterial pressure in rats with lead-induced hypertension[J]. Am J Physiol Renal Physiol, 2007, 293 (2): F616-F623.

[48] Liu Y L, Zhang C L, Qin Z X, et al. Analysis of threshold effect of urinary heavy metal elements on the high prevalence of nephrolithiasis in men[J]. Biol Trace Elem Res, 2022, 200(3): 1078-1088.

[49] Riaz M A, Nisa Z U, Mehmood A, et al. Metal-induced nephrotoxicity to diabetic and non-diabetic Wistar rats[J]. Environ Sci Pollut Res Int, 2019, 26 (30): 31111-31118.

[50] Johri N, Jacquillet G, Unwin R. Heavy metal poisoning: the effects of cadmium on the kidney[J]. Biometals, 2010, 23(5): 783-792.

[51] Giadinis N D, Polizopoulou Z, Roubies N, et al. Presumed nephrogenic diabetes insipidus secondary to chronic copper hepatotoxicity in sheep[J]. Vet Rec, 2010, 166 (14): 433-434.

[52] Łukawska E, Frankiewicz D, Izak M, et al. Lithium toxicity and the kidney with special focus on nephrotic syndrome associated with the acute kidney injury: a case-based systematic analysis[J]. J Appl Toxicol, 2021, 41 (12): 1896-1909.

[53] Gong R J, Wang P, Dworkin L. What we need to know about the effect of lithium on the kidney[J]. Am J Physiol Renal Physiol, 2016, 311 (6): F1168-F1171.

[54] Tandon P, Wong N, Zaltzman J. Lithium-induced minimal change disease and acute kidney injury[J]. N Am J Med Sci, 2015, 7 (7): 328-331.

[55] Decker B S, Goldfarb D S, Dargan P I, et al. Extracorporeal treatment for lithium poisoning[J]. Clin J Am Soc Nephrol, 2015, 10 (5): 875-887.

[56] Yang C Y, Zhu Y K, Li D H, et al. Red phosphorus decorated TiO_2 nanorod mediated photodynamic and photothermal therapy for renal cell carcinoma[J]. Small, 2021, 17 (30): e2101837.

[57] Loyo E, Jara L J, López P D, et al. Autoimmunity in connection with a metal implant: a case of autoimmune/autoinflammatory syndrome induced by adjuvants[J]. Auto Immun Highlights, 2013, 4 (1): 33-38.

第三十章　移植肾肾病

慢性移植肾肾病（chronic allograft nephropathy，CAN）是一种移植肾病理损伤所导致的组织学上的共同表现，指肾移植术后不同时期出现的一组临床上以肾功能逐渐减退伴蛋白尿、高血压为主要表现的临床综合征。其病理组织学特征主要表现为肾小管萎缩、肾小球硬化和间质纤维化等[1]。CAN这一名称自1993年Banff移植病理学会议（Banff会议）后被正式引用。但由于它不是一种疾病，也不是病因诊断，仅仅代表了肾移植后诸多免疫和非免疫致病因素相互作用后最终导致移植肾功能不全的结局，因此2005年Banff会议和2006年世界移植大会上专家建议不再使用这一名称，而是用“间质纤维化和肾小管萎缩”（IF/TA）来取代，但这种组织学描述并不能说明病因。这种描述性诊断还主张对形态学进行特定注释，以区分具体病因，如排斥反应、高血压、钙调磷酸酶抑制剂肾毒性、慢性阻塞性肾病、复发性细菌感染和病毒性肾病等。

由于很多慢性移植肾肾病患者最初临床表现为无症状性蛋白尿，本章所讨论主要内容为肾移植术后蛋白尿产生的机制、病理改变、临床表现、诊断和鉴别诊断，以及治疗和预后。

肾移植受者术后出现蛋白尿的现象比较常见，但蛋白尿的正常范围目前尚无统一规定，一般参照普通人群的标准。其中临床显性蛋白尿的定义为24小时尿蛋白量大于300mg或者点尿蛋白/肌酐比值大于200mg/g。发病率也有较大的波动。总体来说，移植后蛋白尿的发生率为7.5%～45%[2]，明显高于普通人群蛋白尿的发病率，但蛋白尿量一般在少量至中等量程度。即使使用1g/d的标准，移植后6个月的发生率仍为40%，12个月的发生率为20.4%。约15%的患者表现为肾病综合征。移植后蛋白尿的最常见病因为肾炎复发，其他包括新发疾病肾小球疾病、移植性肾小球疾病、排斥反应（急性或慢性）、高血压和药物（特别是mTOR抑制剂）[3]。

很多研究都已经证实肾移植术后蛋白尿会影响移植物及受者的长期生存。在去除其他混杂因素后，24小时蛋白尿量每增加1g，移植物丢失的风险就会增加27%[4]，而受者死亡的风险增加16%[5]。此外，肾移植术后蛋白尿也是发生心血管事件的独立危险因素。

对于肾移植术后发生蛋白尿的危险因素，目前各家报道不一致。Sancho等发现，在控制了其他潜在的混杂变量后，只有移植物延迟复功和移植后体重指数增加才是发生蛋白尿的重要独立风险因素[6]。Borrego等评估了1815例肾移植受者蛋白尿的危险因素，使用双变量分析发现，群体反应抗体、血清肌酐升高、移植物延迟复功、供体死亡原因、高血压等与蛋白尿的程度相关[7]。

一、肾移植后蛋白尿的常见病因及损伤机制

肾移植受者术后蛋白尿的常见病因包括免疫性因素和非免疫性因素两部分。最常见的病因有复发性/新发移植肾肾小球肾炎、排斥反应相关的蛋白尿、移植肾肾小球病及药物相关性蛋白尿等，具体阐述如下。

（一）复发性/新发移植肾肾小球肾病

移植后复发性肾小球肾炎（recurrent glomerulonephritis post-transplantation）是指肾移植术后出现的与原肾病理类型相同的移植肾肾小球肾炎。移植后新发肾小球肾炎（de novo glomerulonephritis post-transplantation）是指肾移植术后出现的与原肾病理类型不同的移植肾肾小球肾炎。诊断的确立需要依靠原肾及移植肾活检病理资料[8]。在

临床工作中，由于原肾和（或）移植肾活检资料的不完整，复发性/新发肾小球肾炎的诊断较为困难，而发病率也常常被低估。

1. 原发性肾脏疾病复发 肾移植术后10%～20%的患者存在原有肾病复发现象。由于各种肾脏病的明确诊断依赖于病理活检，而许多患者缺乏完备的重复肾活检资料，因此要准确评估各种肾脏病的复发率及新发比例是非常困难的，这也造成了不同单位研究结果之间的巨大差异。

肾脏病的复发率受多种因素影响，其中最主要的是原发肾脏病的类型，此外，原发肾病进展速度、发病年龄、肾移植前血清致病因子水平、供肾来源等都会影响移植后肾病的复发率及危害的严重性。一般来说，原发肾病进展迅速、发病年龄轻、血清致病因子水平较高及供肾来源于基因背景相近的亲属等情况易造成原发肾病复发。近期一项研究发现，肾脏病的复发影响移植肾的长期存活[危险比（HR）3.19；95% CI 2.68～3.80]；在肾炎复发患者中，移植肾的功能丢失更常见（约60%）[9]。

局灶节段性肾小球硬化（FSGS）患者肾移植后复发率为15%～50%。第1次移植后因FSGS复发而失功的患者第2次移植后复发率可达80%。复发的危险因素包括年龄＜15岁、原肾快速进展至终末期肾病、肾移植前大量蛋白尿、复发史和尸体肾移植。FSGS复发的典型临床表现为术后1个月左右出现蛋白尿（常为肾病综合征水平的蛋白尿），少数患者（特别是儿童）可于肾移植术后数天内即发生。复发患者中50%左右会逐渐丧失移植肾功能。儿童及原有疾病进展迅速的患者，其复发率较高，复发后移植肾失功概率也较高。由于移植后早期复发很常见，因此应考虑对复发风险高的患者进行预防性治疗，多克隆兔抗胸腺细胞球蛋白和利妥昔单抗可能有效[10, 11]。目前有效的治疗方法包括环磷酰胺、环孢素、利妥昔单抗和血浆置换。

原发性膜性肾病的移植后5年复发率为55%，与之相关的移植物10年丢失率为12.5%。发病机制涉及抗磷脂酶A2受体（PLA2R）抗体、抗Ⅰ型血小板反应蛋白7A域抗体等。高抗PLA2R抗体滴度与复发、疾病进展和治疗反应差有关[12]。移植后有两个明显的复发高峰：一个在移植后几周，另一个在移植后5年以上。阿仑单抗和利妥昔单抗可能是有效的预防药物。最近的证据表明，早期治疗（在蛋白尿水平达到＞1.0g/d之前）可以改善移植肾的长期存活[13]。

IgA肾病是我国最常见的肾病类型，其复发率为30%～60%。复发的风险因素包括年龄较小、血清IgA浓度高、糖基化程度低的IgA1和抗聚糖抗体，以及较低的血清CD89浓度。以往认为IgA肾病复发后进展较缓慢，预后较好，但近来研究表明，复发的IgA肾病也可表现为进展迅速的系膜增生性肾小球肾炎，甚至表现为新月体性肾小球肾炎，引起移植肾失功[14]。移植后程序性活检有助于早期诊断IgA肾病复发，但尚未建立有效的复发性IgA肾病治疗方法。

膜增生性肾小球肾炎是多病因的，肾移植后的复发率和存活程度取决于具体的发病机制。因此，精确的诊断是非常重要的。膜增生性肾小球肾炎的传统分类侧重于致密沉积物的位置，已被基于免疫球蛋白/补体相互作用和电子显微镜发现的当前系统所取代。膜增生性肾小球肾炎现在分为免疫复合物介导的膜增生性肾小球肾炎（多克隆/单克隆）、C3肾小球疾病（致密沉积病/C3肾小球肾炎）、血栓性微血管病（TMA）和继发性膜增生性肾小球肾炎（由HBV、HCV和HIV感染介导，狼疮，单克隆免疫球蛋白血症）[15]。多克隆免疫球蛋白MPGN的复发率和移植物损失率分别为30%～35%和10%。多克隆免疫球蛋白膜增生性肾小球肾炎复发的风险因素是活体肾移植状态和低补体血症。单克隆免疫球蛋白膜增生性肾小球肾炎的复发率和相关移植物丢失率分别为66%和50%。这种疾病具有很强的侵袭性；早期复发和难治性病例很常见。因此，利妥昔单抗作为一种有效的治疗选择受到极大的关注[16]。

2. 继发性肾脏疾病复发 糖尿病肾病（DN）患者移植后几乎100%复发，但和原发DN一样，复发DN进展也需要一个较长的过程，真正因DN复发引起移植肾失功的病例罕见，这归因于许多具有功能的同种异体肾移植的糖尿病患者死于心血管疾病。和原发DN的治疗一样，良好控制血糖、血压及应用ACEI、ARB类制剂可延缓复发DN的进展。采用胰、肾联合移植可望治愈糖尿病，防止DN复发。

由于移植后机体处于免疫抑制状态，系统性红斑狼疮（SLE）在移植后较少复发（复发率为2%～10%），因此SLE复发引起移植肾失功的病例罕见。大多数复发SLE的病理表现与原发病变相同，加大免疫抑制剂用量可控制复发的SLE。

研究表明，ANCA相关性小血管炎患者术后4年内复发率为25%，其中大部分都为肾外组织发现复发病灶，真正累及肾脏的复发病例少见。患者血清ANCA滴度与复发率似乎无直接关系。研究表明，采用激素、环孢素、硫唑嘌呤（或环磷酰胺）三联治疗的患者的复发率低于仅服用激素、环孢素治疗的患者。对于复发患者，采用甲泼尼龙冲击治疗或静脉环磷酰胺治疗有一定的疗效。

研究表明，过敏性紫癜肾炎患者肾移植后5年内复发率为35%，引起移植肾失功率为11%。移植前病情进展快、发病年龄大的患者及皮肤紫癜等系统表现重的患者肾移植后复发概率高。对因过敏性紫癜肾炎而发展为慢性肾衰竭的肾移植等待者，应建议对其观察6～12个月，确定患者病情稳定后再行肾移植术。目前对复发的过敏性紫癜肾炎患者无明确有效的治疗方法。

AL型淀粉样变性、轻链沉积病的患者肾移植术后肾组织内沉积的复发率为8%～50%，其临床进展可表现为蛋白尿及肾病综合征，移植肾功能缓慢丧失。由于淀粉样变性患者全身各器官均受累，大部分患者在移植肾功能丧失前已经因心血管等其他脏器的病变而死亡。需注意术前、术后评估监测，及时进行血液学治疗。

原发高草酸尿症是一种常染色体隐性遗传病，病因为肝脏过氧化丙氨酸-乙醛酸盐氨基转移酶缺乏，导致草酸产生过多，临床表现为高草酸尿症和反复尿路结石。由于肾移植术后患者仍然存在草酸代谢障碍，复发率极高，因此原发高草酸尿症患者曾被认为不宜接受肾移植治疗，近来人们发现肝、肾联合移植可取得较好疗效。

3. 新发肾病 移植肾新发肾病的产生与移植肾缺血、排异损伤、免疫抑制剂的毒副作用、病毒感染等多种因素有关。肾移植术后的新发肾病需与原有肾病复发及慢性移植肾肾病相区别。与原有肾病复发相比，新发肾病往往发生较晚，进展较慢。新发肾病在许多情况下难以与慢性移植肾肾病区别开，局灶节段性肾小球硬化（FSGS）、膜性肾病等移植后新发肾病往往也是慢性移植肾肾病的表现形式。肾移植后新发肾小球肾炎的发生率为4%～20%，其中FSGS、IgA肾病、膜性肾病和MPGN是最常见的新发性肾炎亚型。

肾移植术后新发FSGS与急性或慢性排斥反应、肾缺血、环孢素毒性等因素有关，病理上表现为表层皮质肾单位为主的阻塞性血管病变，这与原发、复发FSGS表现为近髓肾单位为主的毛细血管硬化性病变不同。新发FSGS的临床主要表现为蛋白尿，进展较复发FSGS慢。鉴于疾病过程的异质性，新发FSGS的治疗主要围绕降低尿蛋白、治疗和清除进展因素，但可以考虑其他更积极的治疗方法。

新发的膜性肾病也逐渐被认识，发病率约为2%，这种情况往往发生在移植后几年。新发膜性肾病的临床意义尚不清楚。有研究发现，新发膜性肾病患者中有一半失去了移植物功能。IgG亚类评估可能有助于鉴别诊断，IgG1在新发膜性肾病患者中占主导地位，但IgG4在原发膜性肾病的患者中占优势。

新发膜增生性肾小球肾炎的临床表现为蛋白尿、镜下血尿等，病理表现为肾小球毛细血管内皮下免疫复合物沉积。肾移植术后新发膜增生性肾小球肾炎与HCV感染有密切关系，与移植肾肾病在光镜下表现类似，两者易混淆，但电镜检查可发现膜增生性肾小球肾炎患者肾小球内皮下电子致密物沉积，而移植肾肾病则无此表现。有报道称这两种疾病可在同一患者中同时存在。

肾移植术后新发新月体肾炎少见，多发生于Alport综合征患者。曾有报道认为抗淋巴细胞球蛋白中存在的抗受者GBM抗体可能引发移植肾新月体性肾小球肾炎。采用环磷酰胺、血浆置换、激素、利妥昔单抗等药物和技术手段联合治疗移植后新发的新月体性肾小球肾炎可取得较好疗效。

（二）排斥反应相关的蛋白尿

不论是急性排斥反应、亚临床排斥反应还是慢性排斥反应，在临床出现典型临床排斥反应表现之前就可出现由于免疫损伤导致的蛋白尿。研究表明，肾移植受者术后3个月时的蛋白尿水平随着发生急性排斥反应次数的增加而增加。提示急性排斥反应和蛋白尿之间有一定相关性。慢性排斥反应引起蛋白尿的机制较明确。慢性排斥反应发生时移植肾出现小管细胞萎缩、间质纤维化、肾小球内皮细胞肿胀等病理改变，肾小球滤过屏障及肾小管的结构和功能发生异常，从而使蛋白滤过增加、重吸收降低，最终导致蛋白尿的产生。

（三）移植肾肾小球病

移植肾肾小球病是一类具有特殊发病机制和特殊病理形态学特征且与体液性免疫关系密切的疾病，估计移植后1年发病率为4%，5年发病率为20%，在诊断后3年的移植肾存活率也仅为50%。主要临床表现为蛋白尿、高血压和肾功能进行性减退。光镜下表现为毛细血管壁增厚和双轨征，肾小球系膜细胞和系膜基质增多，内皮细胞和系膜细胞肿胀，毛细血管袢腔狭窄；电镜下可见肾小球基底膜分层、增殖等重建现象，增宽的内皮下区域可见增生的系膜/内皮细胞胞质。近年认为移植肾肾小球病不同于其他形式的慢性移植肾损伤，在临床中发病率较高，预后差，是晚期移植肾失功的重要原因。

移植肾肾小球病诊断的成立必须先排除其他肾小球肾炎，特别是缺血性肾病、血栓性微血管病及复发性/新发肾小球肾炎。缺血性肾病的典型光镜下表现为肾小球毛细血管壁皱缩而不是双轨征表现，完全区分两者还需结合病史。血栓性微血管病主要见于溶血尿毒症综合征和狼疮肾炎，少数可见于钙调磷酸酶抑制剂肾毒性。此外，抗体介导的急性排斥反应中也可见到微血管血栓，提示反复发生的体液性排斥反应可导致内皮细胞损伤，从而有助于移植性肾小球病的发生和发展。

研究发现移植肾肾小球病的发生与急性排斥反应、术前致敏状态及术后新生HLA抗体等体液性免疫因素密切相关[17]。虽然管周C4d沉积或小球炎并不是诊断移植肾肾小球病的必备条件，但是C4d和供体特异性抗体的出现与其发生有显著相关性。致病机制可能为肾移植术后体液性免疫反应介导的慢性内皮细胞积聚和损伤[18]。

移植肾肾小球病的出现提示肾移植术后活动性免疫反应，从理论上，加强免疫抑制剂力度，如他克莫司联合吗替麦考酚酯对抗体的产生有一定抑制作用，此外应尝试采用降低患者抗体水平的治疗包括静脉滴注γ免疫球蛋白、清除CD20阳性的B细胞治疗、血浆置换等都具有临床应用前景，但仍需大规模的临床试验来验证。

（四）药物相关性蛋白尿

钙调磷酸酶抑制剂（CNI）具有肾毒性。CNI类免疫抑制药物包括两种：他克莫司和环孢素。CNI肾毒性分急性和慢性两种，通过多种途径介导移植物损伤，从而导致蛋白尿。CNI急性肾毒性的主要致病机制为引起肾内小动脉痉挛，常见于术后早期或增加药物剂量以后。CNI慢性肾毒性的主要致病机制为不可逆的肾内小动脉玻璃样变、弥漫性间质纤维化和肾小管空泡样改变。主要临床表现为蛋白尿伴血肌酐水平急性或爬行性上升。长期使用CNI类免疫抑制剂导致的慢性肾毒性发生率很高，术后5年时发生率为50%～60%，10年以上发生率几乎达100%。

西罗莫司相关性蛋白尿最早从CNI切换为西罗莫司的肾移植受者中观察到[19]。不论切换前基线蛋白尿量多少，切换后大部分患者的蛋白尿量都有显著增加，有些甚至达到了肾病综合征范围的蛋白尿。对于这一现象的最初解释是CNI类免疫抑制剂具有收缩血管作用，撤除后通过改变肾小球内血流动力学改变影响蛋白尿量的增加[20]。但是在使用CNI联合SRL方案的肾移植受者中也观察到了蛋白尿量增加的现象，提示蛋白尿的产生和SRL具有直接相关性。目前SRL导致蛋白尿的具体机制并不清楚。有些研究认为SRL可导致肾小管重吸收蛋白障碍[21]。还有些研究认为SRL可以导致特殊的肾小球疾病，既往研究中移植物活检并没有发现特殊的肾小球病理改变，但最近的研究发现包括FSGS、微小病变肾病、膜性肾病和膜增生性病变等多种病理改变。有研究发现，这部分受者移植肾足细胞上表达过量的血管生长因子，可能通过增加血管通透性介导蛋白尿的产生[22]。

（五）缺血再灌注损伤

缺血再灌注损伤是指肾脏缺血恢复血供之后缺血细胞损伤进一步加重的现象。缺血再灌注损伤过程可激活机体免疫系统，从而介导一系列损伤。移植肾血流开放后可观察到足细胞肿胀、足突和基底膜分离及肾小管坏死等病理改变，导致蛋白滤过屏障破坏及重吸收障碍，从而出现一过性蛋白尿。随着损伤后小管再生修复等过程的进行，蛋白尿量也会逐渐减少。

（六）肾单位不足假说

Brenner等[23]最早提出肾单位不足假说，即肾移植术后肾小球数量的相对不足使移植肾更易受多种致病因素影响，包括蛋白尿、高血压和逐渐进展的肾脏疾病。具体机制可能与发挥作用的肾单位高灌注、高滤过有关。

（七）供肾/供体因素

影响肾移植术后蛋白尿的供肾/供体因素包括供体年龄、血压、供肾获取方式等。老年供体、有心血管疾病史特别是高血压病史供体的供肾、尸体供肾、脑死亡后供肾等均可增加肾移植受者术后发生蛋白尿的风险。可能机制为供肾通过启动非特异性损伤，上调炎症因子的表达，导致术后移植肾免疫原性增强，从而出现蛋白尿等多种临床表现。

二、病 理

肾移植术后蛋白尿患者的移植物病理组织学改变各家报道均不一样，主要与每项研究的穿刺时间点不一致有关。Yakupoglu等[24]报道了术后蛋白尿量大于3g/d的移植物穿刺结果，其中66%的患者表现为肾小球病变，包括复发或新发肾小球肾炎及原因不明的肾小球肾炎。在另一项研究中，Vathsala等[25]发现在术后蛋白尿量大于1g/d的移植物穿刺结果中只有12%的患者表现为肾小球病变。有一些研究表明蛋白尿量和组织学改变之间有直接相关性。Amer等[5]发现移植物肾小球病变者的蛋白尿量显著多于急性排斥反应患者、肾间质纤维化和萎缩患者，以及其他组织学改变患者。在术后蛋白尿量大于1.5g/d的患者中，约80%有活检证实的肾小球病变，而低水平蛋白尿量患者的病理改变并不明显。

除肾小球病变外，肾移植术后蛋白尿患者的移植物病理组织学改变还包括间质纤维化和肾小管萎缩（IF/TA，发病率为8%～54%，平均为31.6%）、移植肾肾小球病（发病率为0～39%，平均为16.8%）。

三、临床表现及并发症

肾移植术后蛋白尿的发病多数起病缓慢、隐匿，往往在术后常规尿液的检验中发现，可合并高血压、水肿等临床表现。肾移植受者术后不同时期出现的蛋白尿会有不同的临床表现。术后早期由于缺血-再灌注损伤，会出现一过性蛋白尿，随着移植肾小管再生修复过程的完成，蛋白尿量逐渐减少，一般在术后3个月内转阴。肾功能正常伴血压升高的肾移植受者大多表现为微量白蛋白尿，此时尿常规蛋白一般阴性，随着术后时间的推移，在多种免疫因素和非免疫因素的综合作用下，部分肾移植受者出现较多的蛋白尿、高血压和缓慢进展的肾功能不全。早期患者可有乏力、疲倦、腰背疼痛、食欲缺乏等非特异性不适，可伴或不伴水肿，部分患者可无明显临床症状。肾病综合征范围蛋白尿患者的突出症状为水肿。伴有高血压的患者可出现眼底出血、渗血、视盘水肿等。如果没有及时治疗，多数患者肾功能呈进行性损害，肾功能进展快慢主要与病理类型相关。并发症包括感染、血栓和栓塞并发症、急性肾损伤和蛋白质及脂肪代谢紊乱等。

四、诊断及鉴别诊断

诊断包括两个步骤：首先确认蛋白尿是来源于原肾还是移植肾，然后确定导致术后蛋白尿的移植物肾病类型。

部分肾移植受者术前没有接受过替代治疗或原发病表现为大量蛋白尿，原肾可在术前排出大量尿蛋白并持续到术后一段时间。相关研究表明，原肾来源的蛋白尿在成功的肾移植术后会快速消退，少部分在较长的一段时间内仍持续排出少量蛋白尿（小于0.5g/d）。因此，对于大部分移植肾功能稳定的受者，如果出现以下2种情况，需考虑移植肾来源的蛋白尿：①手术3周后蛋白尿量仍大于3g/d；②手术1年后蛋白尿量仍大于1.5g/d或者3周至1年期间蛋白尿量增加超过0.5g/d[26]。

肾移植术后蛋白尿需要鉴别的常见病因包括复发性/新发肾小球肾炎、移植性肾小球病和排斥反应相关的蛋白尿等。主要根据病史，蛋白尿出现和持续的时间，蛋白尿量，用药史，免疫抑制剂方案及切换方式等综合诊断。在诊断上应该尽可能通过病理活检以明确病因和病理类型。

五、治疗方案

肾移植术后蛋白尿的治疗目标包括缓解症状（如水肿），预防并发症（如高脂血症、深静脉血栓），最终达到延缓移植肾功能减退的目标。其包括非药物治疗和药物治疗两方面。

（一）非药物治疗

高蛋白饮食通过增加肾小球高滤过加重蛋白尿，因此适当限制蛋白质摄入在理论上可减少尿蛋白的排泄。除此以外，保持良好的情绪、规律的生活方式，避免过度劳累，以及减肥、限盐、戒烟、限酒、适当的体育锻炼等也是减少蛋白尿的非药物治疗措施。

（二）药物治疗

1. 血管紧张素转换酶抑制剂（ACEI）和血管紧张素Ⅱ受体拮抗剂（ARB） 众多研究已经证实，ACEI类药物通过降压及非血压依赖性效应发挥肾脏保护作用。ACEI阻断肾素-血管紧张素-醛固酮系统，抑制AngⅡ的产生，扩张出球小动脉，降低灌注压，通过纠正肾小球内高压力、高滤过来减少尿蛋白。此外，ACEI还通过影响系膜细胞和成纤维细胞合成细胞外基质这一过程改善肾小球滤过膜，从而减少尿蛋白的排泄。

ARB类药物主要通过阻断血管紧张素受体AT1来缓解AT1受体（AT1R）活化导致的血管收缩、肾小球毛细血管内压增高和水钠重吸收增加、醛固酮生成增多等病理生理过程。在阻断AT1R的同时还能升高血浆AngⅡ的水平，增强对AT2R的刺激并使其活化，进一步拮抗AT1R的作用，从而减少肾移植受者蛋白尿。

但ACEI和ARB类药物在肾移植术后使用过程中需注意贫血、高血钾和血肌酐短期内升高等副作用，使用时宜从小剂量开始，监测血钾、血清肌酐和血红蛋白水平的前提下逐渐加量。

2. 调整免疫抑制剂方案 对于伴有急性排斥反应的蛋白尿患者，临床应及时治疗并尽可能完全逆转排斥反应，同时在以后的维持治疗中可考虑增加免疫抑制剂强度，包括适当增加激素用量或者将环孢素切换为他克莫司。而对于慢性CNI肾毒性患者，应减少CNI剂量或转化为完全撤用CNI的免疫抑制方案，可能有助于减缓病变进程。明确诊断西罗莫司相关性蛋白尿，在使用ACEI/ARB等药物治疗无效时可停用西罗莫司，切换为环孢素或他克莫司。

3. 雷公藤多苷 雷公藤对肾移植术后各种免疫因素及复发性/新发肾小球肾炎引起的蛋白尿有一定效果，使用过程中应注意肝损害、血象改变等严重副作用，可从小剂量开始使用，无明显不良反应可逐渐增加剂量。

4. 促肾上腺皮质激素（ACTH） ACTH的主要生理作用为促进肾上腺对胆固醇的摄取和利用，主要是通过调节胆固醇的侧链裂解酶活性，促进肾上腺糖皮质激素的合成。研究表明，ACTH可通过影响人体脂代谢达到降脂作用。Berg等[27]利用ACTH治疗难治性肾病综合征患者，尿蛋白水平有显著下降。ACTH缓解蛋白尿的可能机制为促进大量内源性糖皮质激素的分泌，调节肾脏血流动力学，稳定肾小球基底膜，通过降脂治疗减少尿蛋白的排泄。ACTH治疗肾移植后蛋白尿的研究还很少见，确切疗效有待进一步研究。

六、预　　后

很多研究已经证实，肾移植术后蛋白尿与移植物存活率有很强的相关性，是评估肾移植术后人、肾长期生存，以及心血管疾病发生的独立危险因素。

有研究证实，肾移植术后5年内发生移植物失功的患者中有77%在术后1年时已有蛋白尿。可根据蛋白尿及移植肾病理组织学表现进一步对移植物失功的危险性进行分层。随着蛋白尿增加，移植物失功的风险也随之增加。蛋白尿大于1g/d者术后5年移植物存活率显著低于无蛋白尿者[28]。在去除很多其他影响移植物长期存活的因素（基线肾功能、供受体年龄、供体类型等）后，术后蛋白尿仍然是移植物失功的独立危险因素，多项研究的平均危险系数增加3倍[29, 30, 31]。移植物活检表现为肾小球病变者发生移植物失功的风险也随之增加[5]。很多研究也证实肾移植术后蛋白尿与受者长期生存有显著相关性。有蛋白尿者更易死于心血管疾病或者非心血管疾病[6]。

七、病例介绍及点评

（一）主诉

肾移植术后13年，近来食欲缺乏1月余。

（二）病史

患者，女性，73岁，13年前（2009年3月）因尿毒症（原发病不详）于外院行同种异体肾移植术，术后吗替麦考酚酯、环孢素、激素三联抗排斥反应，根据药物浓度调整免疫抑制剂剂量。术后患者血肌酐逐渐下降，最低降至110μmol/L左右。1个月前患者出现食欲缺乏，至笔者所在医院门诊就诊，查血常规：白细胞计数5.01×10^9/L；血红蛋白85g/L，尿蛋白（+++，3.0g/L）；白蛋白31.8g/L；肌酐138μmol/L；尿素16.44mmol/L；肾小球滤过率32ml/（min·1.73m^2）。拟以“移植肾功能不全”收治入院。

（三）入院查体

T 37.6 ℃，P 90次/分，R 18次/分，BP 169/100mmHg。神志清，精神偏软，对答清楚，全身浅表淋巴结未触及肿大，两肺呼吸音清，未闻及明显干湿啰音，心律齐，未闻及明显杂音，腹部平，腹软，无压痛及反跳痛，肝脾肋下未触及，移植肾张力中等，无压痛。双下肢中度水肿，足背动脉搏动正常，四肢肌力、肌张力正常，生理性反射存在，病理性反射未引出。

入院查HLA Ⅰ类阴性；HLA Ⅱ类阳性，阳性位点为DQ2、DQ4和DQ7，且MFI值均大于10 000。移植肾B超提示移植肾皮质增大伴回声增强，血流灌注佳，动脉阻力指数偏高。

（四）住院经过

移植肾穿刺活检结果：肾小球体积肿大，未见分叶；球性硬化4个（40%），节段硬 化0个，未见新月体，无细胞增多。肾小囊壁增厚，可见皱缩，囊腔扩张，壁层上皮细胞肿胀，脏层上皮细胞肿胀、增生、空泡变性（部分足细胞剥脱）。系膜局灶节段性中度增生，系膜细胞中度增生，系膜基质中度增多。内皮细胞肿胀。毛细血管袢腔开放良好，中度缺血，轻度塌陷。基底膜分层、皱缩，可见双轨征，未见嗜复红物沉积（图30-1）。近曲小管上皮细胞弥漫颗粒变性，有细小状空泡变性，可见细胞肿胀，可见刷状缘脱落，可见细胞扁平，可见裸膜，可见透明管型、崩解的细胞碎屑，近曲小管弥漫皱缩（＞50%）。小管基底膜增厚，可见小管炎，每小管切面可见1～4个单核细胞，累及5～10个小管（图30-2）。细小动脉内皮细胞肿胀，血管壁纤维组织增生，有血管内膜（小叶间动脉）增厚。肾间质弥漫淋巴细胞浸润（＞50%），弥漫纤维组织增生（＞50%）。肾周毛细血管腔内可见10个以上单核细胞浸润。移植肾相关标记：SMA（++）、CD3（++）、CD8（++）、CD20（+）、CD68（–）、Foxp3（–）、GB（+，少）、SV4-0（–）、C4d（–）。电镜提示肾小球系膜轻度增生，基底膜分层增厚，足突大部分融合，肾小管上皮细胞少量空泡变性，肾间质无特殊病变，PTC未见明显分层（图30-3）。结论：①管周毛细血管炎（肾小球炎评分为3分）结合PRA Ⅱ（+），考虑慢性活动性抗体介导的排斥反应；②肾间质纤维化伴肾小管萎缩及肾小管上皮细胞损伤。

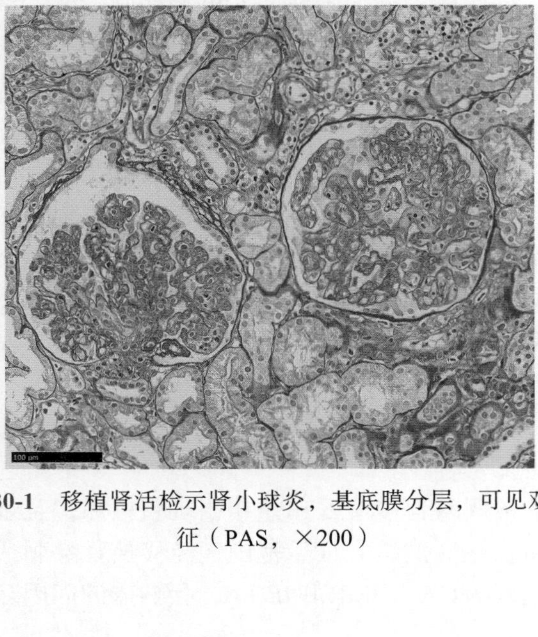

图30-1 移植肾活检示肾小球炎，基底膜分层，可见双轨征（PAS，×200）

图30-1

图30-2

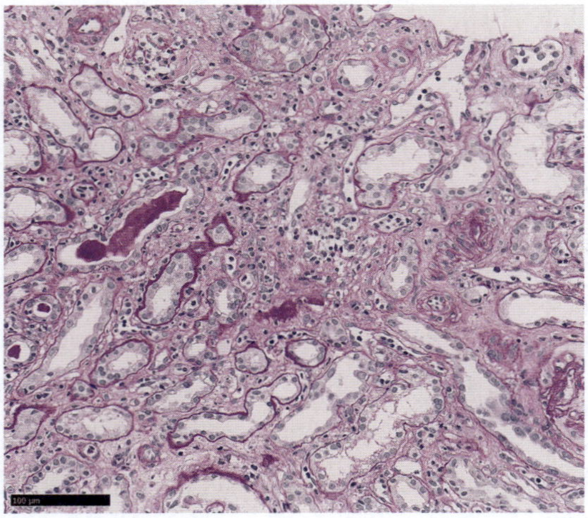

图30-2 移植肾间质纤维化和肾小管萎缩，可见小管损伤和小管炎（PAS，×200）

图30-3

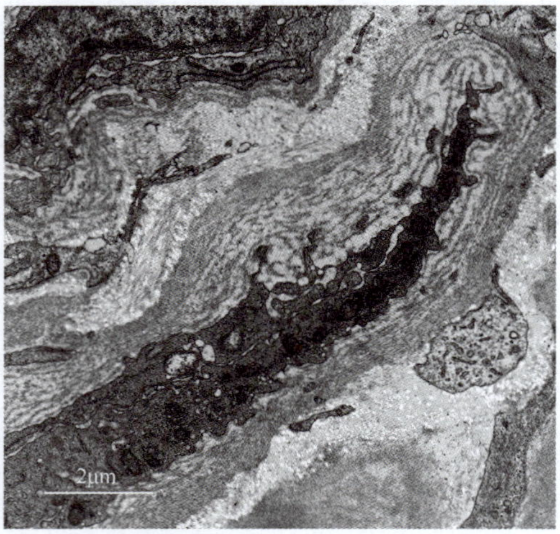

图30-3 移植肾电镜下可见基底膜分层，足突大部分融合

结合患者临床表现和移植肾穿刺，患者诊断为慢性活动性抗体介导的排斥反应，同时合并IF/TA。针对抗体介导的排斥反应，可使用利妥昔单抗治疗，同时把环孢素切换为他克莫司，另外病理检查提示IF/TA，他克莫司浓度不宜太高，可增加吗替麦考酚酯的剂量。但患者住院过程中水肿较前加重，补充白蛋白和利尿后效果一般，体重持续增加后并发急性左心衰竭，同时考虑到患者年龄较大，强化治疗效果可能不佳且可能并发感染，最终进入透析治疗。

（五）点评

本例患者移植后10余年出现蛋白尿，且蛋白尿量已达肾病综合征量范围，经移植肾穿刺活检后明确为CA-ABMR和IF/TA，蛋白尿的病因除了CA-ABMR，可能还与患者服用环孢素、高血压等多种因素相关。针对CA-ABMR本应进行血浆置换和强化免疫治疗，但考虑患者年龄较大，且扩容利尿后容量负荷未能减轻，由于经积极抗排斥反应治疗仍不能改善患者移植肾预后，因此最后建议患者行透析治疗。

持续性蛋白尿是肾移植受者常见的并发症，也是患者和移植物存活的独立危险因素。即使是轻微的蛋白尿也影响移植肾的预后，且蛋白尿量越大，对临床结果的影响就越大。应努力甄别蛋白尿的病因，在这种情况下，通常建议行移植肾活检。治疗上首先建议针对病因进行治疗，但有部分病例虽然进行了肾活检，但都不一定能明确病因。活检结果与移植后蛋白尿相关的研究证实，移植特异性原因更为常见。治疗选择仍然有限，减少蛋白尿疗法在改善临床结果（如患者和移植物存活率）方面的价值存在很大的不确定性。

（刘光军　韩　飞）

参考文献

[1] Torras J，Herrero-Fresneda I，Grinyo J M. Chronic allograft nephropathy. N Engl J Med，2004，350（12）：1254-1256.

[2] Akbari A，Hussain N，Karpinski J，et al. Chronic kidney disease management：comparison between renal transplant recipients and nontransplant patients with chronic kidney disease[J]. Nephron Clin Pract，2007，107（1）：c7-c13.

[3] Ponticelli C，Graziani G. Proteinuria after kidney transplantation[J]. Transpl Int，2012，25（9）：909-917.

[4] Couser W. Recurrent glomerulonephritis in the renal allograft：an update of selected areas[J]. Exp Clin Transplant，2005，3（1）：283-288.

[5] Amer H，Filder M E，Myslak M，et al. Proteinuria after kidney transplantation，relationship to allograft histology and survival[J]. Am J Transplant，2007，7（12）：2748-2756.

[6] Sancho A，Gavela E，Ávila A，et al. Risk factors and prognosis for proteinuria in renal transplant recipients[J]. Transplant Proc，2007，39（7）：2145-2147.

[7] Borrego J，Mazuecos A，Gentil M A，et al. Proteinuria as a predictive factor in the evolution of kidney transplantation[J]. Transplant Proc，2013，45（10）：3627-3629.

[8] Choy B Y，Chan T M，Lai K N. Recurrent glomerulonephritis after kidney transplantation[J]. Am J Transplant，2006，6（11）：2535-2542.

[9] Allen P J，Chadban S J，Craig J C，et al. Recurrent glomerulonephritis after kidney transplantation：risk factors and allograft outcomes[J]. Kidney Int，2017，92（2）：461-469.

[10] Pascual J，Mezrich J D，Djamali A，et al. Alemtuzumab induction and recurrence of glomerular disease after kidney trans-

plantation[J]. Transplantation, 2007, 83 (11): 1429-1434.
[11] Fornoni A, Sageshima J, Wei C L, et al. Rituximab targets podocytes in recurrent focal segmental glomerulosclerosis[J]. Sci Transl Med, 2011, 3 (85): 85ra46.
[12] Beck L H Jr, Bonegio R G B, Lambeau G, et al. M-type phospholipase A_2Receptor as target antigen in idiopathic membranous nephropathy[J]. N Engl J Med, 2009, 361 (1): 11-21.
[13] Grupper A, Cornell L D, Fervenza F C, et al. Recurrent membranous nephropathy after kidney transplantation: Treatment and long-term implications[J]. Transplantation, 2016, 100 (12): 2710-2716.
[14] Ponticelli C, Traversi L, Feliciani A, et al. Kidney transplantation in patients with IgA mesangial glomerulonephritis[J]. Kidney Int, 2001, 60 (5): 1948-1954.
[15] Barbour S, Gill J S. Advances in the understanding of complement mediated glomerular disease: implications for recurrence in the transplant setting[J]. Am J Transplant, 2015, 15 (2): 312-319.
[16] Guiard E, Karras A, Plaisier E, et al. Patterns of noncryoglobulinemic glomerulonephritis with monoclonal ig deposits: Correlation with IgG subclass and response to rituximab[J]. Clin J Am Soc Nephrol, 2011, 6 (7): 1609-1616.
[17] Sijpkens Y W, Joosten S A, Wong M C, et al. Immunologic risk factors and glomerular C4d deposits in chronic transplant glomerulopathy[J]. Kidney Int, 2004, 65 (6): 2409-2418.
[18] Sis B, Campbell P M, Mueller T, et al. Transplant glomerulopathy, late antibody-mediated rejection and the ABCD tetrad in kidney allograft biopsies for cause[J]. Am J Transplant, 2007, 7 (7): 1743-1752.
[19] Ruiz J C, Campistol J M, Sánchez-Fructuoso A, et al. Increase of proteinuria after conversion from calcineurin inhibitor to sirolimus-based treatment in kidney transplant patients with chronic allograft dysfunction[J]. Nephrol Dial Transplant, 2006, 21 (11): 3252-3257.
[20] Saurina A, Campistol J M, Piera C, et al. Conversion from calcineurin inhibitors to sirolimus in chronic allograft dysfunction: changes in glomerular haemodynamics and proteinuria[J]. Nephrol Dial Transplant, 2006, 21 (2): 488-493.
[21] Straathof-Galema L, Wetzels J F M, Dijkman H B P M, et al. Sirolimus-associated heavy proteinuria in a renal transplant recipient: evidence for a tubular mechanism[J]. Am J Transplant, 2006, 6 (2): 429-433.
[22] Izzedine H, Brocheriou I, Frances C. Post-transplantation proteinuria and sirolimus[J]. N Engl J Med, 2005, 353 (19): 2088-2089.
[23] Brenner B M, Garcia D L, Anderson S. Glomeruli and blood pressure: less of one, more the other?[J]. Am J Hypertens, 1988, 1 (4 Pt 1): 335-347.
[24] Yakupoglu U, Baranowska-Daca E, Rosen D, et al. Post-transplant nephrotic syndrome: a comprehensive clinicopathologic study[J]. Kidney Int, 2004, 65 (6): 2360-2370.
[25] Vathsala A, Verani R, Schoenberg L, et al. Proteinuria in cyclosporine-treated renal transplant recipients[J]. Transplantation, 1990, 49 (1): 35-41.
[26] Myslak M, Amer H, Morales P, et al. Interpreting post-transplant proteinuria in patients with proteinuria pre-transplant[J]. Am J Transplant, 2006, 6 (7): 1660-1665.
[27] Berg A L, Arnadottir M. ACTH-induced improvement in the nephrotic syndrome in patients with a variety of diagnoses[J]. Nephrol Dial Transplant, 2004, 19 (5): 1305-1307.
[28] Park J H, Park J H, Bok H J, et al. Persistent proteinuria as a prognostic factor for determining long-term graft survival in renal transplant recipients[J]. Transplant Proc, 2000, 32 (7): 1924.
[29] Fernández-Fresnedo G, Escallada R, Rodrigo E, et al. The risk of cardiovascular disease associated with proteinuria in renal transplant patients[J]. Transplantation, 2002, 73 (8): 1345-1348.
[30] Fernández-Fresnedo G, Plaza J J, Sánchez-Plumed J, et al. Proteinuria: a new marker of long-term graft and patient survival in kidney transplantation[J]. Nephrol Dial Transplant, 2004, 19 (suppl_3): iii47-iii51.
[31] Ibis A, Altunoglu A, Akgul A, et al. Early onset proteinuria after renal transplantation: a marker for allograft dysfunction[J]. Transplant Proc, 2007, 39 (4): 938-940.

第三十一章　血栓性微血管病肾损害

血栓性微血管病（thrombotic microangiopathy，TMA）是一组急性临床病理综合征，其主要特征是微血管病性溶血性贫血（microangiopathic hemolytic anemia，MAHA）、血小板下降及微血管内血栓形成[1-3]，由急性和（或）慢性内皮细胞损伤引起，临床表现为多系统器官受累所致的功能障碍[4]，出现的广泛疾病包括脑血管意外、心肌病、肺栓塞、出血、皮疹、胃肠道疾病和肝功能异常，大多数TMA通常有肾脏受累，表现为急性肾损伤，常需要透析治疗[1-3]。TMA主要包括溶血尿毒症综合征（hemolytic uremic syndrome，HUS）和血栓性血小板减少性紫癜（thrombotic thrombocytopenic purpura，TTP）、恶性高血压、妊娠相关性肾损伤、抗磷脂抗体综合征、硬皮病肾危象、药物相关或移植相关性肾损害等。TMA的病因和发病机制多样，疾病谱涉及肾病、风湿、血液、产科及肿瘤等多个临床科室，诊断和治疗较复杂。不同的情况不仅根据病理结果来区分，还需要结合临床和实验室数据综合分析，所以临床医生应提高对该病的认识，以免患者在不同科室就诊时因缺乏认知度而造成严重的误诊、漏诊[4]。近年来，对TMA的发病机制研究有了很大进展，尤其是发现了补体旁路途径的主要调节蛋白H因子及血管血友病因子（vWF）剪切酶的活性下降分别在HUS和TTP发病中发挥了重要作用，由此带动了临床治疗的进步[4, 5]。

一、病　　因

导致TMA的病因多样，与TMA相关的常见致病因素如下：

（一）病原微生物感染

病原微生物感染常见的是细菌感染，如大肠埃希菌、志贺菌、沙门菌、空肠弯曲菌等肠道致病菌感染，其他的还有侵袭性肺炎链球菌、肺炎支原体、假单胞菌、军团菌、布鲁氏杆菌等感染；另外还有HIV、柯萨奇A和B病毒、H1N1、EB病毒、巨细胞病毒等病毒感染及组织胞浆菌感染等[6-11]。

（二）药物

药物诱发的TMA也不少见。最常见的药物是抗肿瘤药物丝裂霉素C[12]，其他可引起TMA的抗肿瘤药物如博来霉素[13]、顺铂[13]、柔红霉素、阿糖胞苷、多西环素、吉西他滨、长春新碱等[4, 14]。近年来出现的新型靶向抗肿瘤药物如抗血管内皮细胞生长因子制剂（贝伐单抗、舒替尼）可损伤血管内皮细胞，使患者出现TMA样的临床表现[14, 15]。另外，服用环孢素、FK506的器官移植患者也有发生本病的报道[14, 15]。抗血小板药物噻氯匹定、氯吡格雷及治疗肌肉痉挛的奎宁等药物也可诱发本病[14, 15]。

（三）全身性疾病

全身性疾病可在原有疾病基础上诱发继发性血栓性微血管病，如自身免疫病（系统性红斑狼疮、抗磷脂综合征、结节性多动脉炎、硬皮病等）、恶性高血压、恶性肿瘤等患者也可出现微血管病[2, 3, 16-19]。

（四）其他因素

钴胺素缺乏症、接种疫苗、接触放射线、移植（异基因造血干细胞移植、实体器官移植）及遗传背景因素也均可能是并发本病的病因，需要从多方面综合考虑可能的诱发因素[19]。

二、发病机制

TMA发生的关键是微血管内皮细胞损伤。近年来，虽然对TMA发病机制的研究不断深入，但TMA发病机制多样，目前仍不完全清楚，TMA病因不同，其发病机制也不一致。

（一）致病微生物感染产生毒素

研究报道，大肠埃希菌产生的两种Vero毒素及志贺痢疾杆菌产生的毒素均是蛋白质外毒素，其结构由1个33kDa的A亚单位和5个7.7kDa的B亚单位构成。B亚单位能与细胞膜上的N-酯酰鞘氨醇三己糖苷（Gb3）的受体结合，可上调细胞膜上Gb3受体表达，使毒素可以更多地同内皮细胞结合，可通过抑制蛋白质合成而诱发微血管内皮细胞损伤，肾脏微血管内皮上的Vero毒素受体的亲和力较高，故这些患者肾脏受累表现较为突出[4]；刺激内皮细胞分泌vWF多聚体，同时细菌产生的内毒素也可诱导肾脏产生大量的TNF-α，使中性粒细胞更易于黏附在血管内皮而释放炎症介质。另外有研究报道，Vero毒素可与血小板上Gb3受体结合，使血小板激活，暴露出糖蛋白Ⅰba和Ⅱb/Ⅲa，使之容易黏附到vWF的巨大多聚体上，促进血小板与内皮细胞结合，因此Vero毒素在TMA发生、发展中起着重要作用。较为少见的是肺炎链球菌感染释放出神经氨酸酶，其可酶解红细胞和内皮细胞表面的N-乙酰神经氨酸，暴露出Thomsen-Friedennreich抗原（TF抗原），使其与血浆中的TF抗体发生反应，诱导HUS的发生[4]。

（二）vWF及其剪切酶活性异常

vWF-裂解金属蛋白酶（a disintegrin and metallioprotease with thrombospondin type 1 repeats 13，ADAMTS13）是一种解离素和金属蛋白酶，其基因位于染色体9q34，主要由肝细胞合成。ADAMTS13的主要功能是裂解vWF单体中酪氨酸和蛋氨酸之间的肽键，防止后者形成多聚体，因此又称vWF裂解酶。vWF是参与止血与血栓形成的主要蛋白之一，可在内皮细胞、巨噬细胞及血小板中形成，该因子单体仅280kDa。在正常情况下，vWF以多聚体形式存在，这种多聚体可被内皮细胞表面的ADAMTS13裂解，被裂解后体积较小的vWF不能同血小板结合。在血管损伤局部，ADAMTS13剪切vWF，防止在正常止血过程中血管损伤局部形成血栓。各种原因导致的ADAMTS13活性降低，将使血中出现异常巨大的vWF多聚体，该多聚体能有效地暴露出与血小板糖蛋白Ⅰa结合的部位，使血小板与之结合，黏附在多聚体上的血小板可诱导其他血小板活化，活化的血小板上有糖蛋白Ⅱb/Ⅲa复合体，可使血小板与多聚体结合，从而形成血小板血栓[20]。

ADAMTS13活性缺乏见于不同病因：①编码ADAMTS13的基因发生突变[21, 22]，见于先天性TTP，这类患者ADAMTS13合成、分泌或其活性异常，血浆ADAMTS13活性几乎为零，使ADAMTS13裂解vWF多聚体能力减低，当血管内皮细胞受刺激时释放大量的多聚体，网罗血浆中的血小板，从而导致富含血小板的微血栓形成。②抗ADAMTS13自身抗体形成[23, 24]，见于非家族性或获得性TTP。这些患者中48%～80%存在一种抑制酶活性的IgG抗体，直接结合于ADAMTS13的酶活性区域，导致ADAMTS13活性丧失。因此，vWF与其剪切酶ADAMTS13功能失调是导致TTP的重要因素。噻氯匹定、氯吡格雷相关性TTP的发病机制也属此类。

（三）补体系统失调

血管内皮细胞可通过多种补体调节蛋白来避免补体介导的损伤[25, 26]，如补体H因子（CFH）、补体I因子（CFI）、膜辅因子蛋白（membrane cofactor protein，MCP）、补体因子B（CFB）和C3等出现异常时，补体在内皮细胞表面过度激活，产生大量C3a、C5a、C5b-9，导致血管内皮细胞损伤，血小板黏附和聚集，形成血栓。由于肾脏对补体活化异常敏感，故常有肾脏受累的突出临床表现。补体介导的TMA通常称为非典型溶血尿毒症综合征（aHUS），其自然病程多种多样，不易被诊断，并受不同的触发因素、易感基因突变和自身免疫抑制的影响，从而导致不同的复发风险和不可预测的临床过程。

（四）药物介导

药物如奎宁可诱发免疫反应，产生抗血小板、抗红细胞和抗粒细胞抗体[15]。抗肿瘤药物如丝裂霉素C、环孢素、FK506、抗血小板等药物均对血管内皮细胞有直接毒性作用，与毒性剂量相关。环孢素还具有促凝血、抗纤溶和血管收缩作用；

氯比格雷可抑制血小板糖蛋白Ⅱb/Ⅲa受体表达，影响血小板与纤维蛋白原和大分子的vWF多聚体的结合。另外，针对药物-蛋白质复合物的抗体驱动的TMA，由提呈免疫介导的毒性导致。例如，氯比格雷还可引起针对vWF剪切酶ADAMTS13的自身免疫反应，产生ADAMTS13的抗体，促进血栓的形成；噻氯匹定相关的TTP患者血浆中ADAMTS13活性下降；吉西他滨会导致直接的内皮细胞毒性，从而导致补体功能障碍导致的TMA；酪氨酸激酶抑制剂（TKI）和VEGF抑制剂可导致TMA，其机制被认为是VEGF与内皮细胞上的VEGF受体结合导致的生存信号中断，从而导致内皮损伤和TMA。

图31-1

（五）代谢介导的钴胺素缺乏症或维生素B_{12}通路先天突变

维生素B_{12}（钴胺素）缺乏[27]导致的TMA是近期研究发现的，相关报道较少，目前未被充分认识。导致TMA的确切机制是红细胞生成紊乱和其他细胞系（血小板和白细胞）发育异常，据研究报道，维生素B_{12}通路突变与补体介导的TMA及ADAMTS13缺乏有关[28, 29]。该类型引起严重的肾衰竭并不常见，临床上存在持续溶血和维生素B_{12}水平降低，特别是在没有肾衰竭的患者中，应提醒临床医生注意维生素B_{12}相关的TMA。

三、病　理

图31-2

TMA突出的病理特点是小血管内皮细胞病变，主要的病理学表现为小动脉、微小动脉和肾小球毛细血管壁内皮细胞肿胀、管腔狭窄，部分小血管腔内血栓形成[30, 31]。随着研究的进展，TMA病理检查不一定出现血栓。虽然TMA病因各不相同，但病理改变相似。

（一）肾小球病变

1. 光镜表现 ①急性期：光镜下，肾小球毛细血管袢内皮细胞增生肿胀，基底膜增厚，内疏松层增宽，管腔狭窄、血栓形成，呈膜增生样变病理改变；当肾小球毛细血管袢出现坏死时，可伴小新月体形成；肾小球系膜区常因系膜细胞凋亡而使系膜结构消失，即系膜溶解，部分或全部系膜细胞和基质溶解、消失导致肾小球毛细血管微动脉瘤样扩张；同时可有纤维素沉积，纤维组织增生，肾皮质坏死和肾梗死等。②慢性期：随着疾病的进展，肾小球毛细血管内皮细胞增生、毛细血管基底膜双层或多层化，肾小球系膜溶解区域逐渐出现增生性和硬化性病变，呈膜增生性改变，肾小球毛细血管缺血性皱缩、缺血性硬化甚至球性硬化（图31-1，图31-2）。

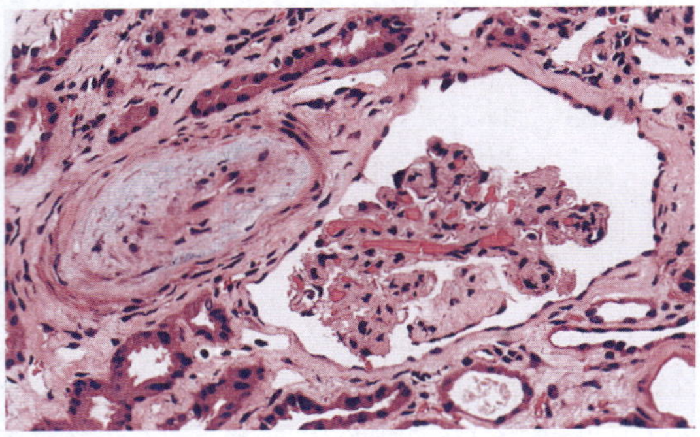

图31-1　血栓性微血管病

肾小球毛细血管袢缺血性皱缩，间质动脉黏液样变性，内膜水肿、增厚，血管腔闭锁（HE，×400）

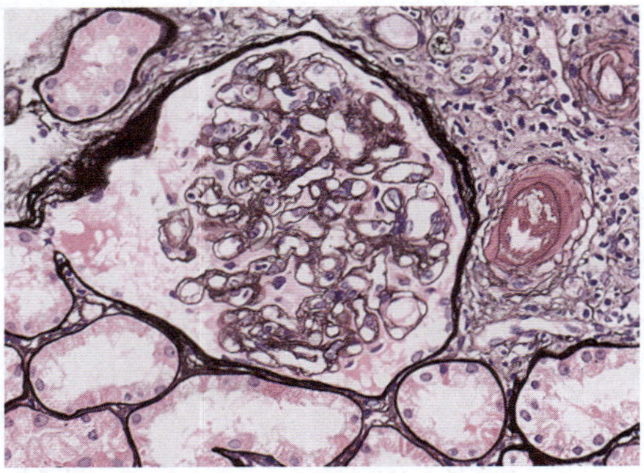

图31-2　血栓性微血管病

肾小球毛细血管袢基底膜双层，间质血管仍见内皮细胞损伤，球周炎症细胞浸润（PASM，×400）

2. 免疫荧光表现 在急性期常可见病变的肾小球纤维蛋白原或纤维蛋白阳性，余为阴性或IgM阳性，但因不同原发疾病导致TMA的病因不同，有时呈现出不同的免疫荧光表现，如系统性红斑狼疮导致的TMA时，可呈现出各种免疫球蛋白和补体阳性。

3. 电镜表现 在早期常可见到肾小球损伤的内皮细胞增生、肿胀，内质网增多、扩张，内皮下间隙增宽，内皮细胞从肾小球基底膜脱落，基底膜内疏松层增宽，呈现电子密度减低状态，可表现为网状结构，伴有稀疏的纤维样物质、脂质物质、红细胞和细胞碎片（图31-3，图31-4）。系膜溶解，系膜基质电子致密物减低，进展导致毛细血管袢扩张。依据原发疾病的不同，有时可见电子致密物沉积，还可见足细胞的足突融合。慢性期可见肾小球基底膜皱缩和塌陷。

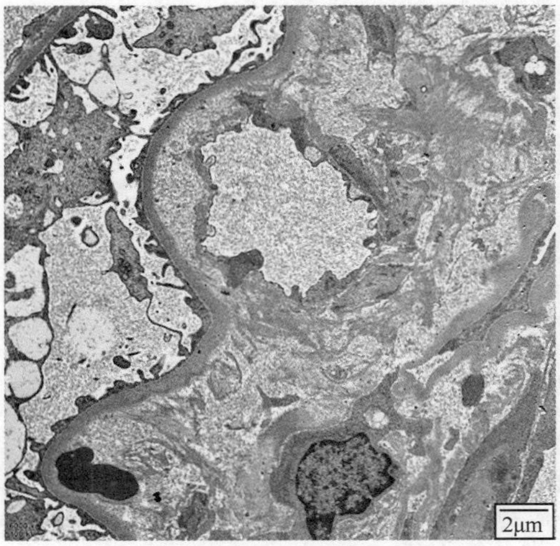

图31-3 血栓性微血管病

电镜观察肾小球毛细血管袢基底膜内皮下疏松、区域增宽，内见无定形的物质和变形的红细胞，足细胞胞质内有大空泡，足突融合，少量微绒毛化（EM）

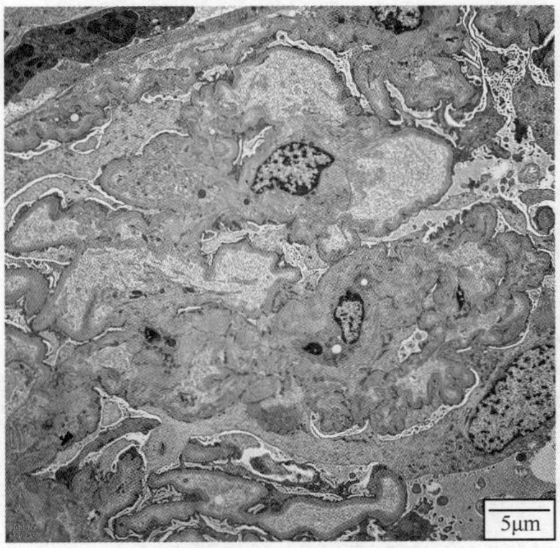

图31-4 血栓性微血管病

电镜观察除肾小球毛细血管袢基底膜内皮下疏松、区域增宽，内见无定形的物质外，节段毛细血管袢基底膜扭曲、开放欠佳（EM）

（二）肾脏小动脉和细小动脉病变

1. 光镜表现

（1）急性期：光镜下，肾脏小动脉和细动脉病变表现为：①内皮细胞增生肿胀，基底膜内疏松层增宽；②内膜增厚伴黏液样变性；③内皮下纤维素沉积、管壁纤维素样坏死或血栓形成。

（2）慢性期：①小动脉内膜纤维组织增生、洋葱皮样结构形成；②血栓纤维化。

2. 免疫荧光表现 病变的小动脉和微动脉管壁常可见纤维蛋白原或纤维蛋白阳性，可伴IgM、C3、C1q阳性。血管内血栓可见纤维蛋白原或纤维蛋白阳性。

3. 电镜表现 小动脉和细动脉的病变与光镜检查相对应，表现为内皮细胞肿胀、溶解和脱落，以及内膜平滑肌细胞和胶原纤维增生等。

TMA病理上的共性为微血管内血栓形成，但TTP和HUS仍有细微区别。TTP的微血栓发生于大多数组织器官，血栓由血小板聚集而成，含有丰富的vWF抗原，而纤维蛋白成分较少。而HUS的微血栓主要见于肾脏，微血栓内纤维蛋白较多，很少有vWF，内皮细胞可肿胀、坏死甚至脱落。HUS较TTP更易发生肾皮质坏死。值得注意的是，大多数患者在肾活检中没有显示出典型的纤维蛋白、血小板血栓或碎裂的红细胞。组织学病理表现不足以鉴别TMA的病因，需结合临床特征综合分析以鉴别。

图31-3

四、不同的TMA

各种病因所致TMA的临床表现有诸多相似之处，有时难以区分TTP与HUS，因此常称为血栓性血小板减少性紫癜-溶血尿毒症综合征（TTP/HUS）。

（一）溶血尿毒症综合征

溶血尿毒症综合征（HUS）是一种以微血管溶血性贫血、血小板减少、急性肾衰竭“三联征”为特征的TMA。补体替代途径相关调节基因突变或存在补体H因子（CFH）自身抗体是HUS的新致病因素，目前临床上通常将HUS分为典型HUS与非典型HUS。

图31-4

1. 典型HUS 儿童多发，大多与腹泻相关，预后较好。其主要发生于产志贺毒素（Stx）的出血性大肠埃希菌（STEC）导致的肠道感染后5～7天（血清型主要为O157：H7或O104：H4），故典型HUS也称为STEC-HUS。其诊断主要依据最近2周有腹泻病史，HUS三联征，大便细菌培养STEC

阳性或血清Stx检测阳性。典型HUS为自限性疾病，治疗主要为传统的对症支持处理，其他治疗包括给予抗生素、抗凝、抗纤溶、给予免疫球蛋白、血浆置换、血浆输注、抗血小板和抗补体等，疗效不确切，急性期抗生素治疗可能加重病情。

2. 非典型HUS（aHUS） 近年来对TMA的研究较多，且取得突破性进展。与典型HUS相比，两者在发病机制、临床特征及预后等方面均有较大差别。目前认aHUS为与补体旁路途径异常相关，其主要由补体替代途径的调节基因（如CFH、CFI、CD46）及补体固有成分（B因子、C3）突变或CFH自身抗体所致病，这些基因突变或CFH抗体使补体调节蛋白对替代途径活化的抑制作用减弱或补体固有成分功能上调，从而导致补体系统过度活化，诱导血管内皮细胞损伤和血小板聚集。新近研究发现，补体H因子相关基因（CFHR）突变编码的FHR蛋白能竞争结合CFH，从而影响CFH对替代途径的调节。在aHUS患者中编码血栓调节蛋白（THBD）和编码二酰基甘油激酶ε（DGKE）的基因存在突变，二者是凝血途径调节基因。THBD除起重要的抗凝作用外，还能结合C3b或CFH使其失活，故THBD缺失也可致补体替代途径异常活化。*DGKE*基因突变通过介导内皮细胞胞内信号传递，损伤内皮细胞，其细胞膜上的CD46表达下降，但不直接影响补体系统的活性[25, 26, 32]。

药物、风湿病和肾功能异常等诱导的TMA存在继发性补体激活，临床上可能与非典型溶血尿毒症综合征重叠。aHUS临床表现为经典的HUS三联征即微血管病性溶血性贫血、血小板减少、急性肾衰竭。部分基因突变的aHUS患者在新生儿期或儿童期起病，但30%以上的患者成年后起病。aHUS的临床表现与TTP重叠，但血液系统损伤尤其是肾损伤表现较为突出[6]。大多数患者表现为高血压及急性肾损伤，神经系统受累少于TTP。患者的发病年龄与低补体血症情况不一。CFH突变致功能缺陷者60%～80%复发，死亡率较高，易进展至终末期肾病。CFI突变致功能缺陷者占10%～15%，其中60%进展至终末期肾病。补体C3突变易致移植肾HUS复发，继而失功。血栓调节蛋白突变占5%以下，临床表现较重且易复发[6]。

aHUS的诊断需要与其他原因导致的TMA疾病相鉴别，在诊断TMA的基础上，第一，排除TMA其他类型（凡疑诊aHUS者均应排查）：①典型HUS，粪便培养、检测血清Stx和抗脂多糖抗体；②TTP，测定血清ADAMTS13活性（＜10%）；ADAMTS13抗体（+）；③继发因素，自身免疫病、肿瘤、妊娠、感染、药物、器官移植后等。第二，对临床疑诊aHUS病例，同时检测补体调节因子和裂解产物：①血清补体C3、C4，CFH，CFI，B因子水平及活性；②外周血单核细胞CD46水平；③CFH、CFI、CD46、CFHR、B因子、C3等相关基因突变；④CFH自身抗体，寻找aHUS补体系统异常的直接证据。确诊依靠补体系统血清学依据和基因检测结果。

aHUS可累及多个脏器，临床进行性恶化。若得不到及时治疗，约25%的患者死于急性期，约50%进展为终末期肾病[32]。治疗策略包括：①传统的血浆治疗（血浆输注和血浆置换）[33]。血浆治疗的目的是清除异常的补体调节蛋白和CFH抗体等致病因子，同时补充正常的补体调节蛋白。多个指南推荐凡疑诊aHUS者应立即行血浆输注或血浆置换（plasma exchange，PE）。连续血浆输注或血浆置换治疗效果较间断血浆输注或血浆置换效果更佳；也可连续治疗3～5天后根据TMA症状和实验室指标调整PE治疗频率。②补体抑制剂治疗：终末补体抑制剂，即C5补体抑制剂，可抑制多种途径的补体活化过程及其终末产物生成，有效地控制补体异常活化，对遗传性和获得性aHUS患者均有效[34, 35]。临床试验证实依库珠单抗能有效抑制补体介导的aHUS，改善aHUS患者的肾功能和生活质量，且不良反应少。依库珠单抗是近年aHUS治疗药物方面的一大进展，但目前因其价格高昂，临床使用受到一定限制。

（二）血栓性血小板减少性紫癜

血栓性血小板减少性紫癜（TTP）的主要发病机制是vWF剪切酶ADAMTS13活性下降，遗传性*ADAMTS13*基因突变及存在ADAMTS13自身抗体均可导致ADAMTS13活性下降，vWF裂解减少，血浆中出现大量多聚体，与细胞外基质和血小板结合，活化血小板，血管内血小板血栓形成，器官缺血坏死。因此，临床上将TTP分为遗传性TTP和获得性TTP。遗传性TTP患者多数于新生儿期或儿童期起病。获得性TTP患者起病较晚。

TTP典型的临床表现包括发热、微血管病性溶血性贫血、血小板减少性紫癜、肾脏疾病和中枢神经系统异常，也可出现思睡、嗜睡、昏睡、神经系统局灶体征、抽搐或昏迷等突出临床表现。溶血性贫血患者常因血小板血栓引起的血管管腔狭窄，红细胞通过时发生机械性损伤而出现大量破碎红细胞，可见乳酸脱氢酶升高，血小板计数不同程度下降。肾损害见于88%的患者，表现为镜下血尿、轻中度蛋白尿和肾功能下降。目前典型的五联征临床已不多见，仅占20%～40%，当出现不明原因的微血管病性溶血性贫血、血小板减少、神经精神症状即TTP三联征时应高度疑诊TTP并做出初步诊断，及时检测血浆ADAMTS13活性及其抑制物（自身抗体），同时排查HUS及其他因素导致的TMA[6, 36, 37]。临床医生对于TTP的临床表现尚缺乏全面了解，患者可因不同首发症状而首诊在临床不同科室，如神经内科、肾内科、消化科或急诊科等，且缺乏典型五联征，极易误诊、漏诊，需要将现病史、局部症状、体征与病因学检查结合起来综合分析，仔细排查。

PE为TTP首选的治疗策略，输注新鲜冰冻血浆可补充相应的酶类。对于遗传性TTP患者，每2～3周补充15ml/kg即可预防TTP发作，缓解临床症状，减少严重并发症；对于获得性TTP，血浆置换可明显减少循环中抗ADAMTS13抗体，去除导致内皮细胞损伤和血小板聚集的不利因子与自身抗体，同时输注大量新鲜冰冻血浆，纠正ADAMTS13的缺乏与不足。血浆置换的原则是早期、足量、优质、联合。置换量推荐为每次2000ml（或为40～60ml/kg），1次/天，直至症状缓解，血小板计数和LDH恢复正常，以后可逐渐延长治疗间隔。对于继发性TTP患者，治疗重点是处理原发疾病。

糖皮质激素可稳定血小板，减轻血管内皮损伤，抑制巨噬细胞活性，减少对血小板、红细胞的破坏，抑制淋巴细胞功能，减少自身抗体的产生。对于ADAMTS13抗体阳性的获得性TTP患者常需在PE的同时予以糖皮质激素及其他免疫抑制剂治疗，可取得较好疗效。研究显示，利妥昔单抗为B细胞表面抗原CD20的单克隆抗体，可直接诱导B细胞凋亡，减少抗体产生。利妥昔单抗[38]联合PE治疗可加快获得性TTP患者ADAMTS13活性的恢复及ADAMTS13抗体的清除，对难治和复发性特发性TTP患者有一定疗效，可减少复发。多个指南建议利妥昔单抗的推荐剂量为每周375mg/m^2，连续应用4周。环磷酰胺也有一定疗效。

需要注意的是，输注血小板可能会加重血小板聚集和微血栓形成，加重病情[4]。贫血严重时可输去白细胞的洗涤红细胞，一般不需要补充铁剂。免疫球蛋白治疗可尝试作为难治性TTP出现新的神经症状时的辅助治疗。重组ADAMTS13剪切酶和抗vWF纳米抗体（caplacizumab）靶向治疗研究近期已进入临床试验阶段，有望应用于TTP的治疗[37, 39]。早期TTP死亡率可高达90%，PE的应用使TTP的生存率提高至80%～90%，疗效显著，但仍然有30%～40%的患者可能复发，且多在起病后的1年内复发。TTP复发可能与ADAMTS13活性下降程度及构象改变有关，定期检测其活性及构象变化有助于判断预后。

（三）抗磷脂综合征

抗磷脂综合征（antiphospholipid syndrome，APS）属于自身免疫性疾病，是一组表现为抗磷脂抗体阳性、动脉或静脉血栓形成的血栓性微血管病[40, 41]。抗磷脂抗体包括狼疮抗凝物、抗心磷脂抗体、抗β_2GPI抗体。除此以外，临床上还发现一些非标准抗磷脂抗体可能在抗磷脂综合征发病中同样发挥重要作用，如抗凝血酶原抗体、抗磷脂酰丝氨酸/凝血酶原复合物抗体等，但现有证据仅基于小样本的观察性研究或队列研究，还有待进一步研究证实。抗磷脂抗体综合征可分为原发性抗磷脂综合征和继发性抗磷脂综合征，继发性抗磷脂综合征常见于自身免疫病如系统性红斑狼疮。抗磷脂综合征患者中女性占82%左右，主要临床表现为血栓形成和不良妊娠。

在感染或药物等诱因作用下诱发，抗磷脂抗体损伤内皮细胞，补体、单核细胞组织因子、血小板活化及凝血异常也参与其中，导致血栓形成。可累及多个系统或器官，包括中枢神经系统、内分泌系统、消化系统、心脑血管系统、肾脏、肺脏、皮肤等。灾难性抗磷脂综合征是抗磷脂综合征的一种少见类型，可因妊娠诱发而出现，以多发血栓形成、多器官衰竭为主要表现，受累器官至少3个，肾脏是最常受累器官，患者死亡率高达

50%。治疗策略主要是长程抗凝治疗，小剂量阿司匹林和低分子量肝素是抗磷脂综合征治疗的基石；华法林可用于抗磷脂综合征。治疗还包括糖皮质激素、血浆置换、利妥昔单抗或环磷酰胺等联合应用。需要避免使用促凝药物如钙调磷酸酶抑制剂、避孕药、肼屈嗪、普鲁卡因胺、氯丙嗪等。

（四）硬皮病肾危象

硬皮病肾危象（scleroderma renal crisis，SRC）是系统性硬化症内脏损害中严重的、危及生命的并发症之一。硬皮病肾危象的发病机制尚未完全清楚，预后很差。多存在遗传因素，常有感染、二氧化硅等理化刺激导致血管调节异常，继而触发免疫反应，最后导致血管纤维化。硬皮病肾危象患者常存在一组自身抗体阳性。全基因组研究发现，该病还与调节自身免疫的多基因异常有关。其组织病理学表现与其他TMA类似，主要累及弓形动脉和小叶间动脉（图31-5）。

图31-5

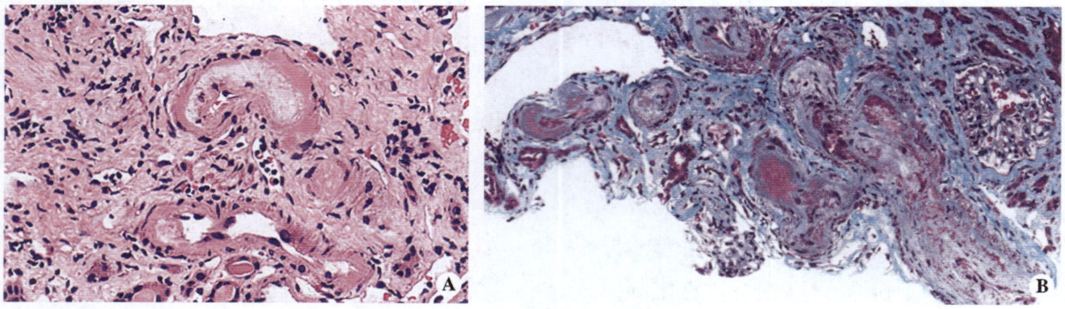

图31-5 硬皮病肾危象患者的病理表现

标本来自一57岁女性患者，水肿、头痛半年余，食欲缺乏、恶心10天，血压165/104mmHg，血肌酐656.1μmol/L，临床诊断为硬皮病、高血压危象

硬皮病肾危象常以高血压、急性肾损伤为首发表现，血压升高显著。但有10%的肾危象患者仅有急性肾损伤而无高血压。硬皮病肾危象患者还可能表现为头痛、伴视觉障碍和脑病的高血压视网膜病、癫痫、发热和全身不适。肺水肿也很常见，主要由高负荷和少尿引起的水钠潴留所导致。ACEI是治疗硬皮病肾危象的主要药物（特别是卡托普利）。通常，先使用短效ACEI如卡托普利，并在24小时内快速滴入以使收缩压降低约20mmHg，并在72小时内血压降低至120/70mmHg，同时避免血压过低。一旦血压达到目标且剂量稳定，可以使用长效ACEI等效剂量替代。应注意逐渐降低血压，避免因突然过度降低血压而减少肾灌注，增加急性肾小管坏死的风险。ACEI应长期应用，无论患者有无高血压均有效。通常治疗以支持治疗为主，直到免疫系统恢复正常。目前尝试过补体阻断治疗，但未获得一致性成功。血浆置换和抗内皮素药物是其他试验性疗法，尚未确定。未经治疗的患者生存期常小于1年，经ACEI治疗后1年生存率为85%，5年生存率为65%[42, 43]。

（五）与TMA相关的其他情况

维生素缺乏、各种药物、恶性肿瘤、移植、感染、风湿病和凝血病诱导的TMA在临床上可能与非典型溶血尿毒症综合征重叠，补体系统部分介导发病过程。

综上所述，血栓性微血管病是一组具有相似临床、病理表现的综合征，存在多种病因，共同发病机制为内皮细胞损伤继发血管内微血栓形成，临床表现核心为微血管病性溶血性贫血和血小板减少，需综合分析鉴别其病因，以指导对应的合理治疗，目前临床上对其认识还较为有限，整体预后不乐观，需要对相关发病机制进行更深层次的认知，以给予患者个体化治疗。

（赵景宏）

参考文献

[1] Moake J L. Thrombotic microangiopathies[J]. N Engl J Med, 2002, 347（8）: 589-600.

[2] George J N, Nester C M. Syndromes of thrombotic microangiopathy[J]. N Engl J Med, 2014, 371（7）: 654-666.

[3] Brocklebank V, Wood K M, Kavanagh D. Thrombotic microangiopathy and the kidney[J].Clin J Am Soc Nephrol,

2018，13（2）：300-317.
[4] 赵明辉．血栓性微血管病 [M]// 王海燕．肾脏病学．4 版．北京：人民卫生出版社，2021：1019-1034.
[5] Kerr H，Richards A. Complement-mediated injury and protection of endothelium：lessons from atypical haemolytic uraemic syndrome[J]. Immunobiology，2012，217（2）：195-203.
[6] Gilbert S J，Weiner D E，Gipson D S. 美国肾脏病基金会肾脏病学 [M].6 版．李雪梅，译．北京：北京大学医学出版社，2020.
[7] Riley L W，Remis R S，Helgerson S D，et al. Hemorrhagic colitis associated with a rare Escherichia coli serotype[J]. N Engl J Med，1983，308（12）：681-685.
[8] Menne J，Nitschke M，Stingele R，et al. Validation of treatment strategies for enterohaemorrhagic Escherichia coli O104：H4 induced haemolytic uraemic syndrome：case-control study[J]. BMJ，2012，345：e4565.
[9] Keir L S. Shiga toxin associated hemolytic uremic syndrome[J]. Hematol Oncol Clin North Am，2015，29（3）：525-539.
[10] Wijnsma K L，van Bommel S A M，van der Velden T，et al. Fecal diagnostics in combination with serology：best test to establish STEC-HUS[J]. Pediatr Nephrol，2016，31（11）：2163-2170.
[11] Szilágyi Á，Kiss N，Bereczki C，et al. The role of complement in *Streptococcus* pneumoniae-associated haemolytic uraemic syndrome[J]. Nephrol Dial Transplant，2013，28（9）：2237-2245.
[12] Sperati C J，Moliterno A R. Thrombotic microangiopathy focus on atypical hemolytic uremic syndrome[J]. Hematol Oncol Clin North Am，2015，29（3）：541-559.
[13] van der Heijden M，Ackland S P，Deveridge S. Haemolytic uraemic syndrome associated with bleomycin，epirubicin and cisplatin chemotherapy：a case report and review of the literature[J]. Acta Oncol，1998，37（1）：107-109.
[14] Al-Nouri Z L，Reese J A，Terrell D R，et al. Drug-induced thrombotic microangiopathy：a systematic review of published reports[J]. Blood，2015，125（4）：616-618.
[15] Hanna R M，Henriksen K，Kalantar-Zadeh K，et al. Thrombotic microangiopathy syndromes—common ground and distinct frontiers[J]. Adv Chronic Kidney Dis，2022，29（2）：149-160.
[16] Thomas M R，Robinson S，Scully M A. How we manage thrombotic microangiopathies in pregnancy[J]. Br J Haematol，2016，173（6）：821-830.
[17] Scully M. Thrombotic thrombocytopenic purpura and atypical hemolytic uremic syndrome microangiopathy in pregnancy[J]. Semin Thromb Hemost，2016，42（7）：774-779.
[18] Khanal N，Dahal S，Upadhyay S，et al. Differentiating malignant hypertension-induced thrombotic microangiopathy from thrombotic thrombocytopenic purpura[J]. Ther Adv Hematol，2015，6（3）：97-102.
[19] Saha M，McDaniel J K，Zheng X L. Thrombotic thrombocytopenic purpura：pathogenesis，diagnosis and potential novel therapeutics[J]. J Thromb Haemost，2017，15（10）：1889-1900.
[20] Moake J L，Rudy C K，Troll J H，et al. Unusually large plasma factor Ⅷ：von willebrand factor multimers in chronic relapsing thrombotic thrombocytopenic purpura[J]. N Engl J Med，1982，307（23）：1432-1435.
[21] Licht C，Stapenhorst L，Simon T，et al. Two novel ADAMTS13 gene mutations in thrombotic thrombocytopenic purpura/hemolytic-uremic syndrome（TTP/HUS）[J]. Kidney Int，2004，66（3）：955-958.
[22] Schneppenheim R，Budde U，Oyen F，et al. Von Willebrand factor cleaving protease and ADAMTS13 mutations in childhood TTP[J]. Blood，2003，101（5）：1845-1850.
[23] Guerin J，Smith O，White B，et al. Antibodies to prothrombin in antiphospholipid syndrome and inflammatory disorders[J]. Br J Haematol，1998，102（4）：896-902.
[24] Tsai H M，Lian E C Y. Antibodies to von willebrand factor–cleaving protease in acute thrombotic thrombocytopenic purpura[J]. N Engl J Med，1998，339（22）：1585-1594.
[25] Palma L M P，Sridharan M，Sethi S. Complement in secondary thrombotic microangiopathy[J]. Kidney Int Rep，2021，6（1）：11-23.
[26] Fakhouri F，Frémeaux-Bacchi V. Thrombotic microangiopathy in aHUS and beyond：clinical clues from complement genetics[J]. Nat Rev Nephrol，2021，17（8）：543-553.
[27] Tran P N，Tran M H. Cobalamin deficiency presenting with thrombotic microangiopathy（TMA）features：a systematic review[J]. Transfus Apher Sci，2018，57（1）：102-106.
[28] Fahmawi Y，Campos Y，Khushman M，et al. Vitamin B12 deficiency presenting as pseudo-thrombotic microangiopathy：a case report and literature review[J]. Clin Pharmacol，2019，11：127-131.
[29] Adrovic A，Canpolat N，Caliskan S，et al. Cobalamin C defect-hemolytic uremic syndrome caused by new mutation in MMACHC[J]. Pediatr Int，2016，58（8）：763-765.
[30] Brocklebank V，Wood K M，Kavanagh D. Thrombotic microangiopathy and the kidney[J]. Clin J Am Soc Nephrol，2018，13（2）：300-317.
[31] 邹万忠．肾活检病理学 [M]. 5 版．北京：北京大学医学出版社，2021.
[32] Bresin E，Rurali E，Caprioli J，et al. Combined complement gene mutations in atypical hemolytic uremic syndrome influence clinical phenotype[J]. J Am Soc Nephrol，2013，24（3）：475-486.
[33] Fremeaux-Bacchi V，Fakhouri F，Garnier A，et al. Genetics and outcome of atypical hemolytic uremic syndrome：a nationwide French series comparing children and adults[J]. Clin J Am Soc Nephrol，2013，8（4）：554-562.
[34] Wong E K S，Goodship T H J，Kavanagh D. Complement therapy in atypical haemolytic uraemic syndrome（aHUS）[J]. Mol Immunol，2013，56（3）：199-212.
[35] Fakhouri F，Schwotzer N，Golshayan D，et al. The rational use of complement inhibitors in kidney diseases[J]. Kidney Int Rep，2022，7（6）：1165-1178.
[36] Zheng X L，Vesely S K，Cataland S R，et al. ISTH guidelines for treatment of thrombotic thrombocytopenic purpura[J]. J Thromb Haemost，2020，18（10）：2496-2502.
[37] Coppo P，Bubenheim M，Azoulay E，et al. A regimen with caplacizumab，immunosuppression，and plasma exchange prevents unfavorable outcomes in immune-mediated TTP[J].

Blood, 2021, 137（6）: 733-742.

[38] Bresin E, Gastoldi S, Daina E, et al. Rituximab as pre-emptive treatment in patients with thrombotic thrombocytopenic purpura and evidence of anti-ADAMTS13 autoantibodies[J]. Thromb Haemost, 2009, 101（2）: 233-238.

[39] Scully M, Cataland S R, Peyvandi F, et al. HERCULES investigators. caplacizumab treatment for acquired thrombotic thrombocytopenic purpura[J]. N Engl J Med, 2019, 380（4）: 335-346.

[40] Garcia D, Erkan D. Diagnosis and management of the antiphospholipid syndrome[J]. N Engl J Med, 2018, 378（21）: 2010-2021.

[41] Schreiber K, Hunt B J. Managing antiphospholipid syndrome in pregnancy[J]. Thromb Res, 2019, 181: S41-S46.

[42] Lynch B M, Stern E P, Ong V, et al. UK Scleroderma Study Group（UKSSG）guidelines on the diagnosis and management of scleroderma renal crisis[J]. Clin Exp Rheumatol, 2016, 34（5）: 106-109.

[43] Ghossein C, Varga J, Fenves A Z. Recent developments in the classification, evaluation, pathophysiology, and management of scleroderma renal crisis[J]. Curr Rheumatol Rep, 2016, 18（1）: 5.

第三十二章　肝肾综合征

肝肾综合征（hepatorenal syndrome，HRS）是肝硬化晚期或暴发性肝衰竭患者在没有其他潜在肾功能损伤原因的情况下发生的可逆性、功能性肾损害，其特点是循环血管扩张及肾血管收缩，肾血流量减少，继而导致肾小球滤过率下降，对扩充血容量治疗反应差[1-3]。

既往研究报道，在住院治疗的肝硬化伴腹水患者中，HRS的全球发病率为10%～19%，而肝硬化晚期伴腹水患者的HRS发病率为35%～40%[4, 5]。大多数研究认为HRS的发病没有性别或种族差异，部分研究提示男性有高发倾向[2, 6]。近20年来，HRS的发病率较前有所下降，这可能得益于对肝硬化诊治水平的提高及抗生素的应用[7]。

一、病因及发病机制

（一）病因与诱因

肝肾综合征常发生于失代偿性肝硬化，也见于肝癌晚期、重症病毒性肝炎、酒精性肝炎、药物性肝炎及缺血性肝炎导致的急性或亚急性肝衰竭。国外学者报道的肝肾综合征多由合并腹水的失代偿性肝硬化所引起[8, 9]；我国学者也有类似的报道[10]，在56例肝肾综合征患者中，肝硬化最多，共42例，占总病例的75%；其次是原发性肝癌6例（10.7%），转移性肝癌4例（7.1%），急性重型肝炎4例（7.1%）。

肝肾综合征可隐匿起病，但当存在诱发因素时更易发生，如细菌感染（特别是自发性细菌性腹膜炎）、大量放腹水、消化道出血、过快利尿、使用收缩肾动脉药物、胆道梗阻胆汁淤积等[9]。Ginès等分析肝肾综合征的诱因发现，感染最常见（占57%），其次是消化道出血（占36%）、大量放腹水（占7%）[11]。

（二）发病机制

肝肾综合征的病理生理机制涉及不同血流动力学和炎症事件之间复杂的相互作用。

1. 血管事件　动脉血管舒张是肝肾综合征发病途径的核心参与者。肝硬化时紊乱的肝内结构导致流经肝脏的血流阻力增加，继而导致门静脉压力增高，肝硬化门脉侧支循环形成。体内血管扩张物质，如一氧化氮（NO）、一氧化碳、前列环素、内源性阿片类及内源性大麻酚类等生成增加，并可不经过肝脏代谢直接进入体循环，导致动脉血管（尤其是内脏循环）扩张、全身血管阻力降低、有效循环容量减少，以及低血压的发生，反馈性激活肾素-血管紧张素-醛固酮系统（RAAS）、内脏交感神经系统（SNS）及精氨酸加压素系统（AVP）[2, 12, 13]。肾脏血管对这些缩血管物质的血管收缩作用非常敏感，最终肾脏血管强烈收缩[14]。肾脏灌注减少也有水钠潴留的作用，以代偿血管内容量的相对减少，过度的肾脏血管收缩及过度的水钠潴留导致肾小球滤过率下降和低钠血症的发生。

2. 心力衰竭　高动力性循环状态在肝病患者中很常见，其特征是心排血量逐渐增加[15]。动脉血管扩张、有效循环容量减少、全身血管阻力降低和低血压是肝硬化患者高动力性循环状态及心肌功能障碍的主要原因[16]。在肝硬化患者中观察到的心肌损害包括收缩期和舒张期功能紊乱、传导异常、变时性功能不全、心肌病等。除高动力性循环状态外，其他导致心肌纤维化和心肌收缩功能障碍的可能因素包括多种神经体液通路的异常激活（SNS和RAAS）、自主神经功能障碍，压力反射敏感性降低，以及TNF-α和循环细胞因子如一氧化氮等的抑制作用[13, 15]。

3. 肾脏自身调节功能障碍　有效循环容量的

减少和平均动脉压的降低是导致肾脏灌注减少的重要原因，而SNS和RAAS的异常激活进一步加重了肾血管收缩。正常情况下，肾血管收缩可通过肾内血管局部蓄积的血管扩张物质前列腺素（PGI_2和PGE_2）、一氧化氮和激肽释放酶来平衡。然而，在肝硬化晚期，特别是合并感染、败血症、曲张静脉破裂出血、缺血等诱发因素，以及服用非甾体抗炎药（NSAID）时，肾血管扩张物质减少，肾血管收缩因子（如内皮素-1）释放增加[16]。肾血管收缩-扩张平衡系统的失衡导致肾血管收缩加剧，肾小球滤过功能下降，形成肝肾综合征的基础。

4. 全身炎症反应 是肝硬化重要标志。C反应蛋白、TNF-α、白细胞介素和内毒素等促炎细胞因子在肝硬化患者中明显升高，其升高水平与肝脏疾病的进展一致[17]。即使没有活动性感染的证据，这些炎症标志物也可升高，可能与细菌肠腔移位、刺激肠系膜淋巴结有关。病原体相关分子模式（PAMP）包括细菌成分，如肠道移位细菌的脂多糖；损伤相关分子模式（DAMP），包括细胞内成分，如ATP、高迁移率族蛋白B1（HMGB1）、受损肝细胞释放的热休克蛋白等；以上两组分子在没有明显细菌感染的肝硬化患者中驱动炎症反应。它们通过激活Toll样受体（TLR）释放促炎细胞因子（TNF-α、IL-6、IL-1β等）和血管扩张剂[18]，引起肾脏微循环障碍、氧化应激和肾小管损害，RAAS激活，肾小球滤过率下降，从而导致急性肾损伤的发生[19]。而合并活动性感染时，炎症标志物可进一步升高[13]。

肝肾综合征其他可能的病理机制也在逐步被揭示。有研究发现，80%肝硬化肝肾综合征患者存在相对肾上腺功能不全（表现为皮质醇分泌不足），而肾功能正常者仅有30%，这表明相对肾上腺功能不全在肝肾综合征的发生中起了一定作用[13]，可能是因为相对肾上腺功能不全诱导的β-肾上腺素受体减少及心肌对儿茶酚胺的异常反应进一步损害了心功能，并进一步加剧了循环功能障碍。另外，腹腔内高压（IAH）可能在肝肾综合征的发展过程中发挥重要作用[20]。腹腔内高压定义为腹内压持续或反复升高大于12mmHg，此时肾血管阻力显著增加，心排血量明显减少，同时合并RAAS激活，儿茶酚胺和炎性细胞因子水平升高等其他因素，肾皮质血液分流，肾小球和肾小管功能受损，最终导致肾损害[21]。晚期肝硬化患者常并发的急性上消化道出血亦通过多种途径参与肝肾综合征的发生，失血的严重程度和基线肝功能水平决定了肾衰竭的发展速度[22, 23]。

二、疾病分型及临床表现

肝肾综合征的定义随着对其认识的不断深入而演变。1978年在意大利萨萨里（Sassari）召开的共识会议最早提出了肝肾综合征的定义和诊断建议[24]。国际腹水俱乐部（ICA）于1996年制定的肝肾综合征的诊断标准根据临床特征将肝肾综合征分为两种类型[25]，1型肝肾综合征（HRS-1）表现为肾功能损害进展迅速，2周内血清肌酐超过基础值2倍，达到221μmol/L（2.5mg/dl）水平或更高，或内生肌酐清除率（Ccr）下降超过50%，且＜20ml/min；2型肝肾综合征（HRS-2）表现为肾功能进展缓慢或相对稳定，血清肌酐水平为133～226μmol/L（1.5～2.5mg/dl）。随着2012年KDIGO制定出新的急性肾损伤诊断标准[26]，2015年ICA参照KDIGO标准也更新了肝硬化患者的急性肾损伤诊断标准，并建议将1型肝肾综合征视作特殊类型的急性肾损伤，重新命名为急性肾损伤型肝肾综合征（HRS-AKI）[1, 27]。而2型肝肾综合征最近被欧洲肝脏研究学会（EASL）、ICA重新命名为非急性肾损伤型肝肾综合征（HRS-NAKI），并进一步分为急性肾脏病型肝肾综合征（HRS-AKD）和慢性肾脏病型肝肾综合征（HRS-CKD），分别沿用KDIGO提出的急性肾脏病（AKD）和慢性肾脏病（CKD）的诊断标准[28, 29]（表32-1）。

表32-1 肝肾综合征分型的更新

既往分型	新分型	诊断标准
HRS-1	HRS-AKI	48小时内血肌酐升高≥26μmol/L（0.3mg/dl）；或7天内血肌酐升高≥1.5倍基线值；或尿量＜0.5ml/（kg·h），且持续＞6小时
HRS-2/HRS-NAKI	HRS-AKD	eGFR＜60ml/（min·1.73m²），但持续时间＜3个月或过去3个月中肌酐较基线上升＜50%，并排除其他病因
	HRS-CKD	eGFR＜60ml/（min·1.73m²），持续时间＞3个月，并排除其他病因

（一）急性肾损伤型肝肾综合征

此型肾功能损害进展迅速[30]，既往又被称为快速进展型肝肾综合征或1型肝肾综合征，发病前常有明显诱因，以感染，特别是自发性细菌性腹膜炎最多见，也可在酗酒、吸毒、过度使用利尿剂引起的低血容量和急性重型肝炎等原因引起的急性肝衰竭的基础上发生[31]。随着肾功能的恶化，可出现尿量减少，部分患者少尿或无尿；可表现为高容量性低钠血症（Na^+＜130mmol/L），早期低钾血症，随后可逐渐发展为高钾血症。除肾损害表现外，原有的有效循环血量不足和低血压仍持续存在，病情严重者可出现多器官功能衰竭[1]。急性肾损伤型肝肾综合征严重影响患者预后，若不及时治疗，中位存活时间常不足2周，大部分患者在出现肾衰竭后10周内死亡[32]。

（二）非急性肾损伤型肝肾综合征

此型患者肾功能缓慢进展或相对稳定，根据肾功能损害持续时间是否超过3个月又分为HRS-AKD和HRS-CKD，发病前常无明显诱因。此型患者最突出的临床表现是对利尿剂抵抗的难治性腹水[1]。非急性肾损伤型肝肾综合征预后通常较急性肾损伤型肝肾综合征好，中位生存期可达3～6个月[32]。若合并感染等因素，非急性肾损伤型肝肾综合征也可转变为急性肾损伤型肝肾综合征，预后变差。

三、诊断及鉴别诊断

（一）肝肾综合征的诊断

多种病因可导致肝硬化或急性肝衰竭患者发生肾损伤，而肝肾综合征目前尚无明确的诊断标准，多依赖排除性诊断。目前国际上主要采用2019年ICA修订的肝肾综合征诊断标准[29]（表32-2）。

表32-2　ICA修订的肝肾综合征诊断标准（2019年）

（1）肝硬化伴腹水
（2）符合AKI/AKD/CKD的诊断标准
（3）经过至少2天白蛋白扩容，并停用利尿剂后肾功能无改善
（4）无休克
（5）无肾毒性药物使用史
（6）排除肾实质疾病

（二）鉴别诊断

HRS-AKI需要与容量不足所致肾前性AKI、急性肾小管坏死及其他可能造成急性肾损伤的病因相鉴别。有学者报道，在肝硬化住院患者发生AKI的病因中，肾前性占68.4%，肾实质性占31.5%，肾后性占比不到1%。而肾前性AKI患者中，66%为容量不足所致（扩容治疗有效），34%为肝肾综合征；肾实质性AKI的病因主要是ATN[33]。

1. 容量不足所致肾前性AKI　肝肾综合征和容量不足所致肾前性AKI均有肾灌注不足和肾小球滤过率下降，钠滤过分数＜1%。但容量不足所致肾前性AKI经扩容治疗后肾功能可恢复正常或基线值；而肝肾综合征对扩容治疗不敏感，扩容后可能诱发急性心力衰竭。若行诊断性扩容治疗，需密切监测患者的容量状况。

2. 急性肾小管坏死　肝肾综合征通常不合并肾小管功能损害，尿钠＜10mmol/L，钠滤过分数＜1%，尿浓缩功能正常，尿/血渗透压＞1；而ATN患者尿钠可＞30mmol/L，钠滤过分数＞1%，尿/血渗透压＜1。需要注意的是，血与尿标本须在应用利尿剂前留取，否则检查结果会受到利尿剂干扰，肝肾综合征患者的钠滤过分数可能增加。十余年来，分子标志物逐渐被应用于ATN的早期诊断，其中尿中性粒细胞明胶酶相关脂质运载蛋白（NGAL）和IL-18在HRS及ATN的鉴别诊断中具有一定的临床意义[34, 35]。

HRS-AKD、HRS-CKD需要与其他引起AKD、CKD的病因进行鉴别，若尿检显示有较多蛋白尿和（或）血尿，超声提示有实质性肾损害，应考虑非肝肾综合征的其他病因所致，但临床上有时较难进行鉴别，必要时可结合患者病情行肾穿刺活检以明确诊断。

四、治疗及预防

（一）治疗

肝肾综合征起病的根源在于肝衰竭，因此理想的治疗是使肝功能得到改善。对于肝硬化患者，肝移植是最佳治疗方案。急性肝衰竭患者则需积极治疗原发病，如对于酒精性肝炎患者，督促其戒酒；对于病毒性肝炎患者，给予其有效的抗病毒治疗。其他的治疗措施包括一般支持治疗、药物治疗、经颈静脉肝内门静脉分流术和血液净化治疗。

1. 一般支持治疗 积极排查诱发因素，及时控制上消化道出血，合并感染时给予有效的抗感染治疗，尽早停用肾脏毒性药物及利尿剂，避免一次大量放腹水。评估患者血容量情况，维持水、电解质和酸碱平衡。对于不能进食或食欲缺乏患者，应给予营养支持治疗。

2. 药物治疗 血管收缩剂目前仍然是肝肾综合征的一线治疗药物，特别是特利加压素联合白蛋白治疗，可促进肝肾综合征患者肾功能的恢复，降低死亡率，也可作为等待肝移植的过渡治疗，为手术赢得时间[2, 36]。

（1）血管升压素及其类似物：这类药物作用于血管平滑肌（包括内脏动脉平滑肌）细胞的V1a受体而收缩全身血管。血管升压素（vasopressin）被最早应用于临床，但因其副作用较其类似物多，现已弃用。后曾使用血管升压素类似物鸟氨加压素（ornipressin）联合扩容，可改善约50%患者的肾功能，但因缺血性不良反应较多，限制了其应用。

目前循证医学证据最多的是特利加压素，它是一种新型合成的血管升压素类似物，常与白蛋白联合应用。常用方法：特利加压素初始剂量为0.5～1.0mg，静脉注射，每4～6小时1次，若3天后血肌酐降低不足25%且无副作用，每次剂量可增加至2mg，若肾功能没有改善，应在14天后停用；白蛋白初始剂量1g/（kg·d），连用2天，后续剂量为20～40g/d[29]。

（2）α-肾上腺素受体激动剂：此类药物激活血管平滑肌细胞中的α1-肾上腺素受体，通过增加外周血管阻力来提高平均动脉压和肾脏灌注压，代表药物是去甲肾上腺素（norepinephrine）。该药与白蛋白联用治疗肝肾综合征的疗效可媲美特利加压素，且其副作用较少，价格便宜[36]。但此药需经中心静脉导管给药，多用于ICU患者，这在一定程度上限制了该药在临床上的广泛应用。常用方法为起始0.5mg/h连续静脉输注，可逐渐增加至3mg/h，以使平均动脉压增加10mmHg[29]。

（3）米多君（midodrine）：是一种口服α1-受体激动剂，作用机制与去甲肾上腺素类似，单用疗效不佳，需与奥曲肽及白蛋白联合，疗效逊于特利加压素。常用方法为米多君起始剂量7.5mg，最大剂量15mg，每天3次；奥曲肽（octreotide）皮下注射，起始剂量100μg，最大剂量200μg，每天3次，均滴定给药，以使平均动脉压增加10mmHg[29]。

（4）生长抑素类似物：奥曲肽是一种生长抑素类似物，能抑制胰高血糖素，从而拮抗胰高血糖素导致的内脏动脉舒张。正如前述，此药单用疗效有限[37]，需与米多君及白蛋白联用。

（5）白蛋白：需与上述血管收缩药物联合应用，单独输注效果不佳。白蛋白常用方法为初始剂量1g/（kg·d）（不超过100g），连用2天，后续剂量为20～40g/d维持治疗。

3. 经颈静脉肝内门静脉分流术（transjugular intrahepatic portosystemic shunt，TIPS）**治疗** 在门静脉和肝静脉之间放置支架，使血液分流，降低门静脉压力，以改善循环障碍，增加肾脏血液灌注。此手术适用于严重食管胃底静脉曲张和顽固性腹水的患者。TIPS可改善HRS-AKI患者的肾功能，但更常用于治疗HRS-NAKI患者对利尿剂抵抗的难治性腹水。由于TIPS禁忌证与并发症（尤其是肝性脑病，发病率高达20%～25%）较多，美国胃肠病学会（AGA）2022年更新的临床实践指南指出TIPS不应作为HRS-AKI的特异性治疗方法[38]。

4. 血液净化治疗

（1）肾脏替代治疗（RRT）：适应证与其他肾衰竭患者相同，包括容量超负荷、尿毒症、严重的代谢性酸中毒和电解质紊乱等[39, 40]。RRT本身不是治疗方法，因其无益于肝肾综合征患者肾功能的恢复，通常被应用于肝移植前或急性肝衰竭恢复前的桥接治疗[2]。但需注意严重肝功能受损患者常伴有出血、低血压，增加了透析风险，常选用对血流动力学影响较小的连续性肾脏替代治疗（CRRT），可兼顾炎性细胞因子（如TNF-α、IL-6）的清除。

（2）分子吸收再循环系统（MARS）：是一种将CRRT与白蛋白透析液相结合的无细胞改良血液净化治疗技术，既能清除水溶性毒素（如肌酐、氨、TNF-α和IL-6等），又能清除与白蛋白结合的非水溶性毒素（如胆红素、胆汁酸和一氧化氮等），炎性细胞因子和血管活性介质的清除有助于血流动力学的改善[2, 41]。目前，有研究认为，MARS治疗有益于逆转肝肾综合征并延长肝肾综合征患者的生存期。同时，MARS也可作桥接治疗应用于等待肝移植的患者[2]。

5. 肝移植和肝肾联合移植　肝移植是目前治疗肝肾综合征唯一有确切疗效的方法，不仅可以恢复肝肾综合征患者的肝功能，还能改善肾功能，可能与肝功能的恢复降低血清醛固酮和肾素水平，改善内脏血管舒张状态，促使肾脏血流阻力指数正常化，增加尿钠排泄有关[42]。但需注意的是，仅有约2/3的肝肾综合征患者在肝移植后肾功能得到改善[2]。肝移植前、后的众多因素均可能影响术后肾功能的恢复，其中一个重要指标是肝移植前RRT的持续时间，有研究显示，肝移植前RRT每增加一天，术后肾功能无法恢复的风险增加6%[43]。这可能与长时期的RRT过程中肾脏因缺血时间过久或合并感染及药物的毒性损伤而发生器质性病变有关。有学者认为，RRT达8～12周的患者，肝移植后肾功能不能恢复的可能性很大，建议行肝肾联合移植[2, 44]。其他影响肝移植后肾功能恢复的移植前因素包括糖尿病、高血压、受体和供体年龄[45]。

（二）预防

由于肝肾综合征的治疗效果及预后差，因此在肝衰竭患者中预防肝肾综合征的发生尤为重要。此类患者应避免使用NSAID和引起肾血流动力学改变的药物，如ACEI或ARB[46]。需谨慎使用所有肾毒性药物，包括氨基糖苷类药物和碘对比剂，因其会增加AKI的发生风险[36]。自发性细菌性腹膜炎是肝肾综合征，特别是HRS-AKI的常见诱因，对其需积极防治。研究显示，抗生素配合使用白蛋白治疗自发性细菌性腹膜炎有助于肝肾综合征的预防[47]。另外，对于易出现自发性细菌性腹膜炎的高危患者，有学者主张用抗生素进行预防[2, 36]。对于并发食管胃底静脉曲张破裂出血者，建议给予为期7天的抗生素预防治疗，抗生素可选用头孢曲松或喹诺酮类[39]。对于合并腹水患者，利尿治疗的一线药物是螺内酯，抗利尿激素V2受体拮抗剂托伐普坦可作为常规利尿治疗的一种补充手段[48]，而难治性腹水患者通常对利尿治疗抵抗，可考虑腹腔穿刺引流腹水，但须注意每次放腹水的量应控制在4～6L，每放1L腹水建议静脉输注白蛋白6～8g[40, 49]。

（黄耀禹　毛慧娟）

参考文献

[1] 王海燕，赵明辉．肾脏病学［M］．4版．北京：人民卫生出版社，2020.

[2] Hasan I，Rashid T，Chirila R M，et al. Hepatorenal syndrome：pathophysiology and evidence-based management update［J］. Rom J Intern Med，2021，59（3）：227-261.

[3] Francoz C，Durand F，Kahn J A，et al. Hepatorenal syndrome［J］. Clin J Am Soc Nephrol，2019，14（5）：774-781.

[4] Carvalho G C，Regis C de A，Kalil J R，et al. Causes of renal failure in patients with decompensated cirrhosis and its impact in hospital mortality［J］. Ann Hepatol，2012，11（1）：90-95.

[5] Al-Khafaji A，Nadim M K，Kellum J A. Hepatorenal disorders［J］. Chest，2015，148（2）：550-558.

[6] Salerno F，Cazzaniga M，Merli M，et al. Diagnosis，treatment and survival of patients with hepatorenal syndrome：a survey on daily medical practice［J］. J Hepatol，2011，55（6）：1241-1248.

[7] Ginés P，Schrier R W. Renal failure in cirrhosis［J］.N Engl J Med，2009，361（13）：1279-1290.

[8] Busk T M，Bendtsen F，Møller S. Hepatorenal syndrome in cirrhosis：diagnostic，pathophysiological，and therapeutic aspects［J］.Expert Rev Gastroenterol Hepatol，2016，10（10）：1153-1161.

[9] Enescu A，Petrescu F，Mitruţ P，et al. Hepatorenal syndrome：diagnosis and treatment–newsreel［J］. Rom J Intern Med，2016，54（3）：143-150.

[10] 程友忠，徐璐，蒋新建，等．肝肾综合征56例的诊治分析［J］．临床和实验医学杂志，2007，6（1）：81.

[11] Ginès A，Escorsell A，Ginès P，et al. Incidence，predictive factors，and prognosis of the hepatorenal syndrome in cirrhosis with ascites［J］. Gastroenterology，1993，105（1）：229-236.

[12] Juanola A，Solé C，Toapanta D，et al. Monitoring renal function and therapy of hepatorenal syndrome patients with cirrhosis［J］. Clin Liver Dis，2021，25（2）：441-460.

[13] Wadei H M，Mai M L，Ahsan N，et al. Hepatorenal syndrome：pathophysiology and management［J］. Clin J Am Soc Nephrol，2006，1（5）：1066-1079.

[14] Neong S F，Adebayo D，Wong F. An update on the pathogenesis and clinical management of cirrhosis with refractory ascites［J］. Expert Rev Gastroenterol Hepatol，2019，13（4）：293-305.

[15] Fede G，Privitera G，Tomaselli T，et al. Cardiovascular dysfunction in patients with liver cirrhosis［J］. Ann Gastroenterol，2015，28（1）：31-40.

[16] Møller S，Henriksen J H. Cardiovascular complications of cirrhosis［J］. Postgrad Med J，2009，85（999）：44-54.

[17] Clària J, Arroyo V, Moreau R. The acute-on-chronic liver failure syndrome, or when the innate immune system goes astray[J]. J Immunol, 2016, 197（10）: 3755-3761.
[18] Simonetto D A, Gines P, Kamath P S. Hepatorenal syndrome: pathophysiology, diagnosis, and management[J]. BMJ, 2020: m2687.
[19] 宦红娣，陈成伟 . 肝肾综合征定义、分型及病理生理新进展[J]. 肝脏，2020，25（1）: 7-9.
[20] Chang Y Z, Qi X L, Li Z W, et al. Hepatorenal syndrome: insights into the mechanisms of intra-abdominal hypertension[J]. Int J Clin Exp Pathol, 2013, 6（11）: 2523-2528.
[21] Mikami O, Fujise K, Matsumoto S, et al. High intra-abdominal pressure increases plasma catecholamine concentrations during pneumoperitoneum for laparoscopic procedures[J]. Arch Surg, 1998, 133（1）: 39-43.
[22] Zhang J Q, Liu J, Wu Y H, et al. Effect of terlipressin on renal function in cirrhotic patients with acute upper gastrointestinal bleeding[J]. Ann Transl Med, 2020, 8（6）: 340.
[23] Cárdenas A, Ginès P, Uriz J, et al. Renal failure after upper gastrointestinal bleeding in cirrhosis: incidence, clinical course, predictive factors, and short-term prognosis[J]. Hepatology, 2001, 34（4）: 671-676.
[24] Earley L E. Presentation of diagnostic criteria of the hepatorenal syndrome[J]. Hepatorenal Syndrome. Padova: Piccin Medical Books, 1979: 495-504.
[25] Arroyo V, Ginès P, Gerbes A L, et al. Definition and diagnostic criteria of refractory ascites and hepatorenal syndrome in cirrhosis[J]. Hepatology, 1996, 23（1）: 164-176.
[26] Khwaja A. KDIGO clinical practice guidelines for acute kidney injury[J]. Nephron Clin Pract, 2012, 120（4）: c179-c184.
[27] Angeli P, Ginès P, Wong F, et al. Diagnosis and management of acute kidney injury in patients with cirrhosis: revised consensus recommendations of the international club of ascites[J]. Gut, 2015, 64（4）: 531-537.
[28] Angeli P, Bernardi M, Villanueva C, et al. EASL Clinical Practice Guidelines for the management of patients with decompensated cirrhosis[J]. J Hepatol, 2018, 69（2）: 406-460.
[29] Angeli P, Garcia-Tsao G, Nadim M K, et al. News in pathophysiology, definition and classification of hepatorenal syndrome: a step beyond the international club of ascites（ICA）consensus document[J]. J Hepatol, 2019, 71（4）: 811-822.
[30] Velez J C Q, Therapondos G, Juncos L A. Reappraising the spectrum of AKI and hepatorenal syndrome in patients with cirrhosis[J]. Nat Rev Nephrol, 2020, 16（3）: 137-155.
[31] Lenz K, Buder R, Kapun L, et al. Treatment and management of ascites and hepatorenal syndrome: an update[J].Therap Adv Gastroenterol, 2015, 8（2）: 83-100.
[32] Angeli P, Morando F, Cavallin M, et al. Hepatorenal syndrome[M]//Contributions to Nephrology. Basel: S. Karger AG, 2011: 46-55.
[33] Garcia-Tsao G, Parikh C R, Viola A. Acute kidney injury in cirrhosis[J]. Hepatology, 2008, 48（6）: 2064-2077.
[34] Francoz C, Nadim M K, Durand F. Kidney biomarkers in cirrhosis[J]. J Hepatol, 2016, 65（4）: 809-824.
[35] Gambino C, Piano S, Stenico M, et al. Diagnostic and prognostic performance of urinary neutrophil gelatinase-associated lipocalin in patients with cirrhosis and acute kidney injury[J]. Hepatology, 2023, 77（5）: 1630-1638.
[36] Nguyen T, Kemp D W, Parker M H. Medical management of hepatorenal syndrome[J]. Nephrol Dial Transplant, 2012, 27（9）: 3662.
[37] Pomier-Layrargues G, Paquin S C, Hassoun Z, et al. Octreotide in hepatorenal syndrome: a randomized, double-blind, placebo-controlled, crossover study[J]. Hepatology, 2003, 38（1）: 238-243.
[38] Flamm S L, Wong F, Ahn J, et al. AGA clinical practice update on the evaluation and management of acute kidney injury in patients with cirrhosis: expert review[J]. Clin Gastroenterol Hepatol, 2022, 20（12）: 2707-2716.
[39] Facciorusso A. Hepatorenal syndrome type 1: current challenges and future prospects[J]. Ther Clin Risk Manag, 2019, 15: 1383-1391.
[40] European Association for the Study of the Liver. EASL clinical practice guidelines on the management of ascites, spontaneous bacterial peritonitis, and hepatorenal syndrome in cirrhosis[J]. J Hepatol, 2010, 53（3）: 397-417.
[41] Arab J P, Claro J C, Arancibia J P, et al. Therapeutic alternatives for the treatment of type 1 hepatorenal syndrome: a Delphi technique-based consensus[J]. World J Hepatol, 2016, 8（25）: 1075.
[42] Boyer T D, Sanyal A J, Garcia-Tsao G, et al. Impact of liver transplantation on the survival of patients treated for hepatorenal syndrome type 1[J]. Liver Transpl, 2011, 17（11）: 1328-1332.
[43] Sanchez L O, Francoz C. Global strategy for the diagnosis and management of acute kidney injury in patients with liver cirrhosis[J]. United European Gastroenterol J, 2021, 9（2）: 220-228.
[44] Modi R M, Patel N, Metwally S N, et al. Outcomes of liver transplantation in patients with hepatorenal syndrome[J]. World J Hepatol, 2016, 8（24）: 999.
[45] Nadim M K, Sung R S, Davis C L, et al. Simultaneous liver–kidney transplantation summit: current state and future directions[J]. Am J Transplant, 2012, 12（11）: 2901-2908.
[46] Malespin M H. Risk of nonsteroidal anti-inflammatory drugs and safety of acetaminophen in patients with advanced liver disease[J]. Clin Liver Dis（Hoboken）, 2018, 12（3）: 85-88.
[47] Salerno F, Navickis R J, Wilkes M M. Albumin infusion improves outcomes of patients with spontaneous bacterial peritonitis: a meta-analysis of randomized trials[J]. Clin Gastroenterol Hepatol, 2013, 11（2）: 123-130.e1.
[48] Yoshiji H, Nagoshi S, Akahane T, et al. Evidence-based clinical practice guidelines for Liver Cirrhosis 2020[J]. J Gastroenterol, 2021, 56（7）: 593-619.
[49] Bernardi M, Caraceni P, Navickis R J, et al. Albumin infusion in patients undergoing large-volume paracentesis: a meta-analysis of randomized trials[J]. Hepatology, 2012, 55（4）: 1172-1181.

第五篇　特殊人群肾病综合征

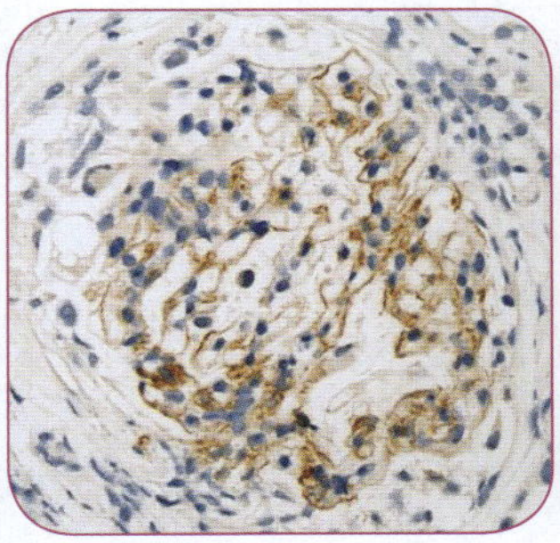

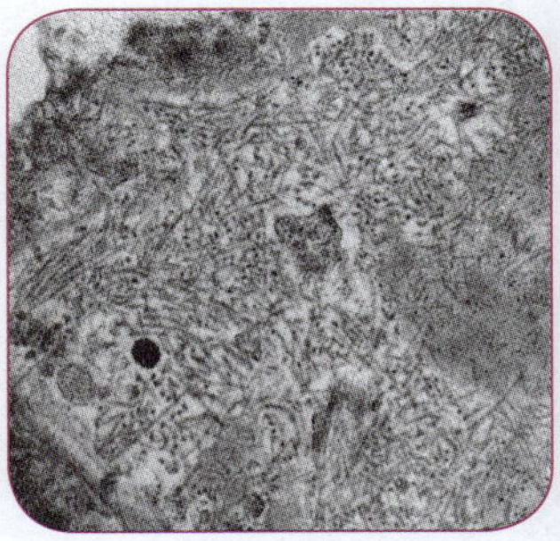

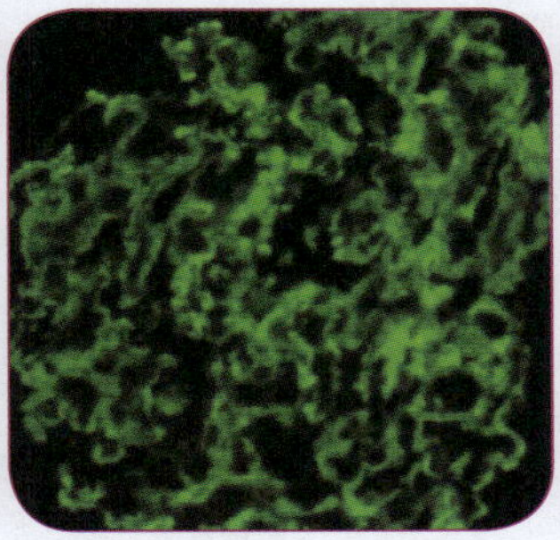

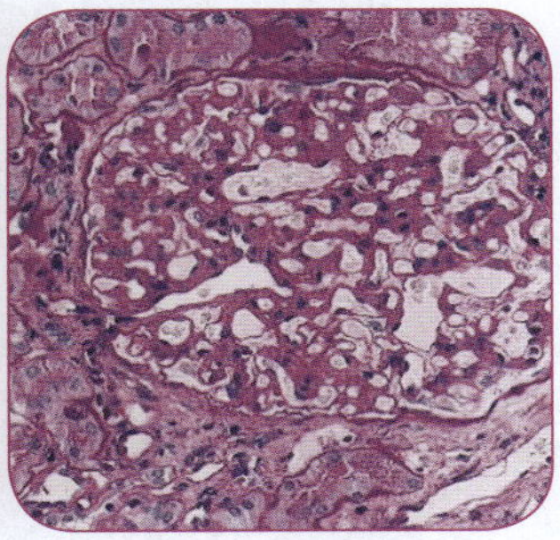

第三十三章　儿童肾病综合征

儿童肾病综合征以大量蛋白尿、低白蛋白血症和（或）水肿为临床特征[1]，在儿童肾脏疾病中发病率仅次于急性肾炎。2014年我国调查结果显示，儿童肾病综合征占同期住院泌尿系统疾病患儿的20.0%。儿童肾病综合征按病因可分为原发性肾病综合征、继发性肾病综合征和先天性肾病综合征3种类型，其中以原发性肾病综合征（primary nephrotic syndrome，PNS）最为常见，约占儿童时期肾病综合征总数的90%。

PNS发病人群多为学龄前儿童，3～5岁为发病高峰年龄，男女比例约为3∶1。PNS的发病率为（2～7）/100 000[2]，不同种族、地区的发病率为（1.15～16.9）/100 000，其中南亚地区的发病率最高[3]，全国新发患儿约7万人/年，患病率为（10～16）/100 000[4]。PNS儿童由于血液中大量蛋白从尿液中丢失，引起水肿，特别是面部、腹部和双下肢水肿，相关并发症包括感染、低丙种球蛋白血症、高脂血症、高血压、甲状腺功能低下、血栓、急性肾损伤等。

一、病因及分类

早在1900年之前，就已认识到肾病综合征需区分原发性肾病综合征和继发性肾病综合征，20世纪50年代开始进行的肾活检和组织学分类对治疗及预后有一定提示作用。根据国际儿童肾脏病研究组（1979年）对521例儿童PNS的病理观察有以下类型：微小病变（76.4%）、局灶节段性肾小球硬化（6.9%）、膜增生性肾小球肾炎（7.5%）、单纯系膜增生（2.3%）、增生性肾小球肾炎（2.3%）、局灶性球性硬化（1.7%）、膜性肾病（1.5%）及其他（1.4%）。儿童肾病综合征最主要的病理类型是微小病变。治疗首选药物泼尼松和泼尼松龙也于1950年被引入以辨别可能最大程度获益的人群[5]。

目前原发性肾病综合征的分类多数是基于对糖皮质激素治疗的反应和组织病理学。通常根据对糖皮质激素治疗的反应分为激素敏感型肾病综合征（SSNS）和激素耐药型肾病综合征（SRNS）。PNS的初始治疗通常使用泼尼松龙/泼尼松（PDN）60mg/（m^2·d）或2mg/（kg·d）（最大量60mg/d）口服4～6周，随后隔日口服40mg/m^2或1.5mg/kg 4～6周[6]。约85%的患者在每天口服标准剂量泼尼松龙治疗4周内尿蛋白可获完全缓解，定义为SSNS[6]。在泼尼松龙治疗4周后未达到完全缓解的患者判定为SRNS。SSNS患儿若出现连续2次激素减量或停药2周内复发，定义为激素依赖型肾病综合征；SSNS患儿若首次完全缓解后6个月内复发≥2次，或1年内复发≥4次定义为频复发肾病综合征。

近些年基于具有里程碑意义的遗传学和生物学研究揭示了足细胞是PNS的靶细胞，强调了裂孔隔膜和整合素信号在多种信号通路传导中的关键作用。根据对潜在分子机制的了解，可以将肾病综合征分为遗传性肾病综合征、循环因子疾病（CFD）和免疫性肾病综合征。这样的分类可能有助于确定靶向治疗中受益的患者亚组[5]。遗传学研究表明，至少33%的儿童期SRNS是由单基因突变引起的[5]，这些患者肾移植后很少出现原发病复发[7]。目前有超过59个与遗传性肾病综合征有关的基因被鉴定。这些基因的编码蛋白大多为肾小球裂孔隔膜蛋白分子（如NPSH1、NPSH2、PLCE1等）、足细胞分子骨架蛋白（如ACTN4、INF2、MYO1E 等）或肾小球基底膜结构分子（如LAMB2、ITGB4、ITGA3 等）；一些突变的基因编码是足细胞发育和维持功能所必需的转录因子或蛋白酶（如WT1、LMX1B、SMARCAL1等），还有一些基因编码产物为溶酶体（SCARB2、

NEU）、线粒体（COQ2、PDSS2、MTTL1）蛋白或DNA核小体重组调节子（SMARCAL1）。随着二代测序及解读技术的进步，越来越多遗传性SRNS致病基因被鉴定，最新的研究发现编码核孔蛋白（nucleoporin，NUP）家族的基因突变可导致SRNS。核孔复合物是细胞核上沟通核质与胞质的结构。研究者先后证实编码核质内环的*NUP93*、*NUP205*及编码胞质外环的*NUP107*、*NUP85*、*NUP133*和*NUP160*是SRNS的致病基因，这些基因突变患者蛋白尿起病较早且常在3～20岁进入终末期肾病。而循环因子疾病的特点是移植后原发病容易复发[7]，并与迟发激素耐药有关[5]。迟发耐药的SRNS儿童没有基因突变的遗传背景[8]。可溶性因子包括旁分泌信号因子和循环因子，如血管内皮生长因子（VEGF）、内皮素（ET-1）、类肝素酶、血凝素、可溶性尿激酶纤溶酶原激活剂受体（suPAR）[9]、血管生成素样蛋白-3（Angptl3）[10, 11]、血管生成素样蛋白-4（Angptl4）、心肌营养蛋白样细胞因子-1等的表达明显升高，通过某些致病机制引起足细胞损伤。此外，目前认为T细胞和B细胞调节异常参与了肾病综合征的发生，导致肾小球滤过屏障的关键结构足细胞损伤[12]。目前确定的免疫介导的肾病综合征，部分可能是某些形式的循环因子疾病，也可能是由免疫介导的非循环因子疾病亚型所引起的。而某些形式的免疫介导的肾病综合征也具有已知的遗传关联，特别是与HLA-DR等位基因有关[5]。

二、临床表现

（一）水肿

水肿是患儿就诊的主要原因，始自眼睑颜面，渐及四肢全身，男孩常有显著的阴囊水肿。重度水肿常伴有胸腔积液、腹水、心包积液。水肿一般为凹陷性。

（二）大量蛋白尿

大量蛋白尿为本症的主要检验所见。24小时尿蛋白定量＞100mg/kg或＞40mg/（m^2·h）为大量蛋白尿的诊断标准。在儿童患者中低于15%～20%患儿合并血尿，通常为轻微的镜下血尿。由于长期的蛋白自尿中丢失，患儿呈现蛋白质营养不良的面貌，包括面色苍白、皮肤干燥、毛发枯黄，指甲有白色横纹、耳壳薄软，患儿精神萎靡、倦怠乏力、食欲减退，有时伴有腹泻和腹痛。血浆总蛋白含量下降，白蛋白下降尤为明显，在儿童当中低白蛋白程度甚至比成年患者严重。IgG和IgA一般减低，IgM和IgE有时升高。

（三）高脂血症

血脂增高，以血中胆固醇增高显著，白蛋白降低明显者，三酰甘油也明显升高。

三、并发症

（一）感染

肾病患儿极易罹患各种感染，常见呼吸道、皮肤、尿路感染及原发性腹膜炎等，其中尤以上呼吸道感染最多见，占50%以上。呼吸道感染中病毒感染常见。细菌感染中以肺炎链球菌为主，结核分枝杆菌感染亦应引起重视。另外，肾病患儿的医院内感染不容忽视，以呼吸道感染和尿路感染最多见，致病菌以条件致病菌为主。

（二）电解质紊乱和低血容量

常见的电解质紊乱有低钠血症、低钾血症及低钙血症。患儿不恰当长期禁用食盐或长期食用不含钠的食盐代用品、过多使用利尿剂，以及感染、呕吐、腹泻等因素均可致低钠血症。其临床表现可有厌食、乏力、懒言、嗜睡、血压下降甚至出现休克、抽搐等。另外，由于低蛋白血症、血浆胶体渗透压下降、显著水肿而常有血容量不足，尤其在各种诱因引起低钠血症时易出现低血容量性休克。

（三）血栓形成

肾病综合征高凝状态易致各种动、静脉血栓形成，以肾静脉血栓形成常见，表现为突发腰痛、出现血尿或血尿加重、少尿，甚至发生肾衰竭。以不同部位血管血栓形成的亚临床型更多见。除肾静脉血栓形成外，可出现两侧肢体水肿程度差别固定，不随体位改变而变化，多见下肢深静脉血栓形成；皮肤突发紫斑并迅速扩大；阴囊水肿呈紫色；顽固性腹腔积液；出现下肢疼痛伴足背动脉搏动消失等症状及体征时，应考虑下肢动脉血栓形成；股动脉血栓形成是儿童肾病综合征并发的急症之一，如不及时溶栓治疗，可导致肢端坏死而需截肢；不明原因的咳嗽、咯血或呼吸困难而无肺部阳性体征时要警惕肺栓塞，其半数可无临床症状；突发的偏瘫、面瘫、失语或神志改变等神经系统症状，在排除高血压脑病、颅内感染性疾病时要考虑脑栓塞。血栓缓慢形成者其临床症状多不明显。

（四）急性肾损伤

5%的微小病变肾病可并发急性肾损伤。

（五）肾小管功能障碍

除原有肾小球的基础病变可引起肾小管功能损害外，由于大量尿蛋白的重吸收，可导致肾小管（主要是近曲小管）功能损害，出现肾性糖尿或氨基酸尿，严重者呈范科尼综合征。

四、治　　疗

（一）激素敏感型肾病综合征的治疗

1. 糖皮质激素　PNS患者首选免疫抑制剂。虽然绝大部分患者接受治疗后可达到完全缓解，但有较多的不良反应。因此，有大量临床研究探寻其在儿童PNS中的治疗疗程、剂量及合并感染和疾病复发时的优化方案。2020年Cochrane Review纳入了48项随机对照试验（RCT）和准RCT的SSNS患者（年龄1～18岁，共3941例纳入对象）研究，结果提示[13]，初发SSNS泼尼松3个月或更长疗程相较2个月疗程并不能减少复发，此外，与隔日或无泼尼松治疗相比，在上呼吸道感染或其他感染期间每天给予较低剂量的泼尼松治疗可降低疾病复发的风险。

2. 其他免疫抑制剂　约80%的SSNS儿童在激素减量和（或）停药后至少经历1次复发[13]，其中约50%的患儿表现为多次复发。高达15%～25%的儿童期SSNS复发可延续至成年期，部分可能会出现迟发SRNS，而反复激素使用增加不良反应的发生。因此，对于频复发/激素依赖型SSNS患儿，需使用其他免疫抑制剂治疗以延长缓解期[6]。目前，对于激素敏感但持续复发的儿童肾病综合征治疗药物主要包括利妥昔单抗（RTX）、吗替麦考酚酯（MMF）、烷化剂（环磷酰胺、CPA）、钙调磷酸酶抑制剂（CNI）、左旋咪唑等。

RTX是人鼠嵌合型抗CD20单克隆抗体，可导致B细胞的短期耗竭。2020年Cochrane Review纳入了43项RCT和准RCT的SSNS患者（年龄3个月至18岁，共2541例纳入对象）研究，分析结果提示[14]，所有免疫抑制剂中RTX是治疗激素依赖型肾病综合征儿童很有价值的合并用药。RTX最早应用于B细胞非霍奇金淋巴瘤，2004年首次报道可诱导儿童激素依赖型肾病综合征的缓解，后续有不同方案报道，频次包括间隔1～2周应用单剂、2剂和4剂，单次剂量包括极低剂量100mg/m^2，低剂量375mg/m^2，中等剂量750mg/m^{2}和高剂量1125～1500mg/m^2。本中心率先在我国使用并报道了每周1次、共输注2次各375mg/m^{2}的RTX方案[15, 16]。有研究报道，在RTX后序贯予以维持免疫抑制剂如MMF治疗的情况下，RTX单次不同剂量组间的无复发生存期无显著差异[17]。

关于其他免疫抑制剂，如CNI包括他克莫司（TAC）、环孢素、MMF、左旋咪唑和烷基化剂等，2020年Cochrane Review比较了相关研究，提示不同治疗组间疗效差异较小[14]。由于循证证据仍较少，有待后续进一步的研究。

（二）激素耐药型肾病综合征的治疗

10%～15%的肾病综合征患儿最终诊断为SRNS[18, 19]。2020年国际儿科肾脏病学会（IPNA）的SRNS指南[6]建议的儿童肾病综合征处理流程（图33-1）提示，SRNS定义为标准剂量泼尼松龙治疗4周内尿蛋白未完全缓解，建议使用“确认期”，即从口服标准剂量泼尼松龙开始的第4～6周的时间段，以评估延长使用糖皮质激素治疗的效应，并开始应用肾素-血管紧张素-醛固酮系统阻滞剂（RAASi），如血管紧张素转换酶抑制剂（ACEI）或血管紧张素受体拮抗剂（ARB），推荐同时完善基因检测和（或）肾活检，从而选择合适的治疗。通过“确认期”，若在6周时达到完全缓解的患者被定义为“晚发型”SSNS，6周时未达到完全缓解者，即使在4周时达到部分缓解，仍被定义为SRNS。

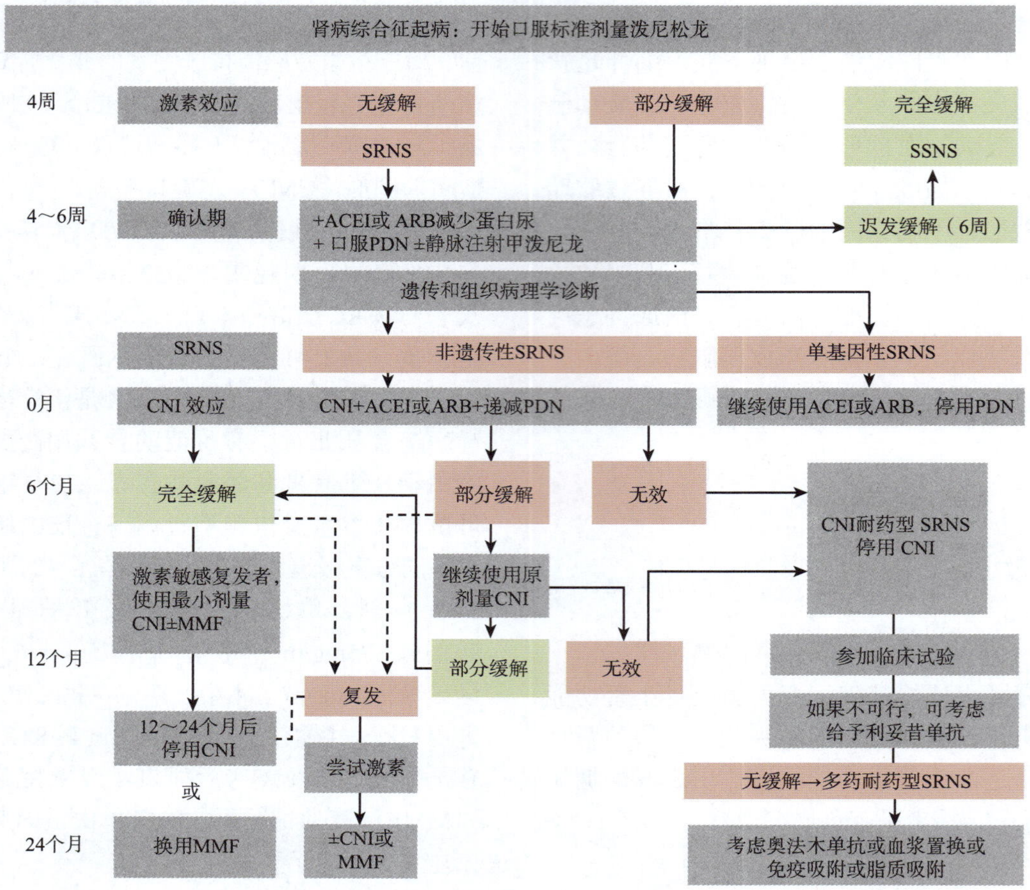

图33-1 2020年IPNA指南推荐的儿童肾病综合征处理流程

SRNS，激素耐药型肾病综合征；PDN，泼尼松龙；CNI，钙调磷酸酶抑制剂；MMF，吗替麦考酚酯；SSNS，激素敏感型肾病综合征

1. 钙调磷酸酶抑制剂（CNI） 2020年IPNA的SRNS指南[6]推荐将CNI作为SRNS患儿的一线免疫抑制剂，并在确诊后开始使用。环孢素的起始剂量为3～5mg/(kg·d)(最大起始剂量为250mg/d)，每天分2次口服。建议间隔至少1日调整环孢素剂量，并使用通过串联质谱法验证的检测方法检测全血环孢素谷浓度，并以80～120ng/ml为环孢素的目标血药浓度。他克莫司的起始剂量为0.1～0.2mg/(kg·d)(最大起始剂量为5mg/d)，每天分2次口服。建议他克莫司以谷浓度在4～8ng/ml为目标浓度调整剂量，并建议间隔至少3天调整一次他克莫司剂量。当合并eGFR＜30ml/(min·1.73m^2)、急性肾损伤和(或)未控制高血压者需暂停或推迟CNI治疗。如果治疗6个月后仍未达到部分缓解，则应停止使用CNI。

2. 其他免疫抑制剂 由于证据级别较低，2020年Cochrane Review纳入了25项RCT和准RCT的SRNS患者（年龄3个月至18岁，共1063例参与者）研究[18]，尚不确定其他免疫抑制剂如CPA、苯丁酸氮芥和RTX等是否存在优势，需要更大且设计合理的RCT来评估SRNS治疗组合。虽然这些治疗可以使50%～70%的SRNS患者获得完全或部分缓解[19]，但由于SRNS病因的异质性，患者存在免疫抑制剂治疗不能缓解的蛋白尿及药物毒性、感染、血栓形成，或进展为终末期肾病、发生肾移植后疾病复发等严重并发症[6]。

对于免疫介导的肾病综合征的治疗已在针对更靶向的方向发展，如使用RTX和抗B7-1单克隆抗体阿巴西普（abatacept）的生物制剂等。然而，尽管初步研究表明B7-1的足细胞表达可以帮助识别可能受益于阿巴西普治疗的患者，但该途径在足细胞中的生物学可行性尚不完全确定[5]。需要开发新的药物或方法，以靶向新发现的足细胞或免疫细胞中的病理生理分子新靶标。

（三）其他治疗

1. 遗传性肾病综合征的治疗　单基因病通常已知特定的突变和可能受到影响的信号转导途径，但治疗上尚缺乏纠正该缺陷的化合物或生物制剂[5]。编码线粒体辅酶Q10生物合成酶的基因（*COQ2*、*COQ6*、*ADCK4*和*PDSS2*）[5]突变患者接受辅酶Q10补充治疗可能有不同疗效。近期本中心牵头回顾了中国儿童遗传性肾脏病数据库中*COQ8B*突变患者的基因型和表型[20]，提示*COQ8B*突变是中国儿童青少年蛋白尿和（或）病因不明慢性肾脏病的最常见原因之一。及早发现*COQ8B*肾病应用辅酶Q10联合ACEI后可减慢慢性肾脏病的进展，*COQ8B*肾病患者的肾移植后均未见蛋白尿复发。除补偿受影响蛋白功能改变的拮抗剂和激动剂以外，纠正突变蛋白功能或挽救错误折叠蛋白定位的分子伴侣也可能有效[21]。

针对遗传性肾病综合征，基因疗法是另一种可能的治疗方向，将新的遗传物质直接引入足细胞的治疗虽尚未成功，但因为足细胞具有特异性的靶向启动子，且是终末分化的细胞，因此有很好的理论前景[5]。

2. 控制水肿　严重水肿患者使用利尿剂（如呋塞米）治疗。对于难治性水肿患者，可考虑加用甲苯喹唑磺胺、噻嗪类利尿剂或保钾利尿剂。利尿剂不应用于存在血容量不足征象的患者（如毛细血管再充盈时间延长、心动过速、低血压、少尿等)，其可能会增加血栓和AKI发生风险。

人白蛋白通过增加血容量和诱导利尿作用而广泛用于治疗水肿，可单独或与利尿剂一同应用。对存在难治性水肿（心包/胸腔积液、全身性水肿、生殖器水肿）、症状性低血容量、有肾前性危象（血容量不足导致的少尿）的患儿，给予人血白蛋白输注治疗。白蛋白输注过程中应每30 分钟监测一次血压和心率，如果患儿出现容量超负荷的症状，应减慢或停止输注。

3. 控制高血压　肾病综合征特别是SRNS患儿，应积极治疗高血压。与其他慢性肾脏病患儿一样，高血压（大于同年龄、性别、身高的第95百分位）的治疗目标为无蛋白尿患儿血压应控制在低于第75百分位水平，蛋白尿患儿血压应控制在低于第50百分位水平。

4. 控制蛋白尿　对于SRNS患儿，减轻蛋白尿对延缓肾功能的进展十分重要，ACEI或ARB可降低肾小球内压，降低蛋白尿，并可减少进行性肾小球硬化的发生[22]。2020年Cochrane Review纳入了25项RCT和准RCT的SRNS患者（年龄3个月至18岁，共1063例纳入对象）研究[18]，提示ACEI可降低尿蛋白水平。2020年IPNA指南推荐[6]诊断为SRNS后即开始ACEI和ARB治疗。如果患儿合并低血容量、急性肾损伤、高钾血症或频繁呕吐/腹泻时，需暂停使用ACEI/ARB治疗。

5. 预防血栓　尽可能动员肾病综合征患儿适当活动。除特别和暂时的需求，应尽量避免中心静脉置管。建议有静脉血栓栓塞病史的患者使用低分子量肝素或口服抗凝药物进行预防性抗凝治疗，并考虑对存在其他危险因素（中心静脉置管、已知的遗传性血栓发生倾向、因急性病住院、存在感染或脱水风险）的患儿进行预防性抗血栓治疗。

6. 预防感染　目前没有强有力的证据建议采取任何干预措施来预防肾病综合征的感染，尚需要开展更多的研究。在儿童肾病综合征起病时，需评估其预防接种情况，并立即完成所有的疫苗接种，特别是针对荚膜细菌（如肺炎球菌、脑膜炎球菌、流感嗜血杆菌）的疫苗，如果有可能，还应完成水痘-带状疱疹疫苗接种，同时建议每年接种灭活流感疫苗。每天服用免疫抑制剂（包括CNI、MMF和PDN）的SRNS患者，不应接种活疫苗。此外，推荐水痘-带状疱疹免疫球蛋白（VZIG）治疗易感患者（即有水痘接触史，但未曾接种水痘疫苗或未曾患过水痘者）。如果VZIG不可及，建议在水痘暴露7～10天口服阿昔洛韦（10mg/kg，每天4次，共7天）治疗。

7. 其他　对合并25-OH-维生素D水平降低（＜30ng/ml）的肾病综合征患儿，建议给予维生素D_3或维生素D_2。对存在甲状腺功能减退的患儿需使用左甲状腺素（T_4）替代治疗。推荐积极治疗慢性肾脏病相关并发症，如贫血、代谢性酸中毒和甲状旁腺功能亢进等。需要注意糖皮质激素和其他免疫抑制剂的相关不良反应如库欣综合征、生长迟缓、高血压、糖耐量异常、骨密度降低、白内障、青光眼和行为障碍等。

五、预　　后

肾病综合征的预后转归与其病理变化和对糖皮质激素治疗的反应关系密切。90%～95%的微小病变肾病综合征患儿首次应用糖皮质激素有效，其中85%会出现复发，且复发常在起病后第1年内发生。3～4年未复发者，其后有95%的机会不复发。微小病变肾病综合征预后较好，但需注意严重感染或糖皮质激素的严重不良反应，局灶节段性肾小球硬化者如对糖皮质激素敏感，则预后可改善。SRNS患者预后较差，5年肾脏存活率为71.5%～94.3%，对钙调磷酸酶抑制剂耐药者预后更差。对于经久不愈SRNS者应尽可能检查有无相关基因突变，以避免长期无效的药物治疗。

六、病例介绍及点评

（一）主诉

眼睑水肿1周，双下肢及阴囊水肿伴尿少4天。

（二）病史

患者，男性，3岁。于入院前1周出现双眼睑水肿，可见泡沫尿，无发热、咳嗽、流涕，无头痛、恶心、呕吐，无尿频、尿急、尿痛，尿色清，尿量无明显减少，食欲欠佳，大便无溏薄。就诊当地医院行尿常规检查发现尿蛋白（+++），尿隐血（+++），给予抗感染、利尿治疗3天，患儿双下肢及阴囊出现水肿，尿量减少至300ml/d左右，体重由15kg增至18kg，病程中患儿出现咳嗽、咳痰。

患儿为G_1P_1，足月顺产，体重3kg，否认出生窒息抢救史，生长发育同正常同龄小儿。否认家族性肾病或其他遗传性疾病史。否认肝炎、结核等传染病病史；按时按计划预防接种；既往体健。

（三）体格检查

T 36.6 ℃，P 92次/分，R 28次/分，BP 114/70mmHg，体重18kg，双眼睑水肿，肺部听诊双肺呼吸音粗，可闻及少量中湿啰音，心律齐，心音有力，未闻及杂音，腹部膨隆，腹壁水肿，肝脾肋下未触及，移动性浊音（+），阴囊水肿，双下肢凹陷性水肿。

（四）实验室检查

血常规+C反应蛋白：WBC 12.8×10^9/L，N 48%，L 40.6%，Hb 147g/L，PLT 254×10^9/L，C反应蛋白＜8mg/L；尿常规：尿蛋白500mg/dl，红细胞（0～2）/HPF；肝肾功能：胱氨酸蛋白酶抑制剂C 1.6mg/L，ALT 17U/L，AST 36U/L，TP 44g/L，Alb 18.8g/L，钠139mmol/L，钾5.1mmol/L，氯102mmol/L，钙1.96mmol/L，磷1.54mmol/L，镁1.0mmol/L，BUN 4.7mmol/L，Cr 44μmol/L，UA 294μmol/L，血清总胆固醇11.4mmol/L，甘油三酯4.6mmol/L，高密度脂蛋白3.1mmol/L，低密度脂蛋白6.1mmol/L；24小时尿蛋白定量：24小时尿量305ml，尿蛋白1708mg；补体系列：C3 1.16g/L，C4 0.29g/L，CH50 11U/L。

胸部X线片：两肺纹理增多、右下肺模糊；心电图：窦性心动过速；泌尿系统和腹水超声检查：腹水22mm，双肾实质回声增强。

（五）住院经过

患儿入院后完善检查未发现继发性因素，明确诊断为原发性肾病综合征、肺炎，予以头孢美唑静脉滴注抗感染，易坦静止咳化痰。感染基本控制后，予以泼尼松龙2mg/（kg·d）口服诱导治疗，患儿尿量由开始的300ml/d逐步增加至＞700ml/d，水肿逐渐消退。糖皮质激素足量治疗10天，尿蛋白阴转，复查24小时尿蛋白定量正常，诊断为激素敏感型肾病综合征。

（六）点评

患儿主要表现为眼睑水肿1周，双下肢及阴囊水肿伴尿少4天，查体发现患儿双眼睑水肿，腹部膨隆，腹壁水肿，移动性浊音（+），阴囊水肿，双下肢凹陷性水肿。患儿实验室检查发现大量蛋白尿[尿蛋白1708mg，大于50mg/（kg·d）的标准]，低蛋白血症（18.8g/L，小于30g/L的标准），高脂血症（血清总胆固醇11.4mmol/L，大于5.7mmol/L的标准），符合肾病综合征的特点。此外，该患儿有咳嗽、咳痰的病史。入院查体：呼吸28次/分，听诊于双肺底部闻及少量中湿啰音。胸部X线片提示两肺纹理增多、右下肺模糊，符合肺炎诊断。

肾病综合征诊断时，需详细询问患儿水肿出现的时间、部位、程度，尿色、尿量，有无前驱感染病史、紫癜病史，有无高血压、肾脏疾病的家族史；查体时重点关注水肿性质、腹部体征、移动性浊音和血压等情况；及时进行24小时尿蛋白定量、肝肾功能、电解质、补体系列、自身免疫抗体、胸部X线片、胸腔积液、腹水和泌尿系统超声等重要的辅助检查，以全面评估病情。处理方案及基本原则如下：

1. 一般治疗　水肿明显时应低盐低蛋白饮食，病情缓解后不必限盐，所供蛋白以优质蛋白为宜。在服用糖皮质激素的同时应补充维生素D 400U/d及钙剂（600～800mg/d）。

2. 利尿消肿　可选用噻嗪类利尿剂如氢氯噻嗪［1～2mg/（kg・d）］或髓袢类利尿剂如呋塞米［1～2mg/（kg・d）］，需密切观察出入液量、体重变化及电解质紊乱。严重低蛋白血症时可给予人白蛋白输注。

3. 糖皮质激素治疗　初始治疗通常使用泼尼松龙/泼尼松60mg/（m^2・d）或2mg/（kg・d）（最大量 60mg/d）口服 4～6 周，随后隔日口服40mg/m^2或1.5mg/kg 4～6 周。

（沈　茜）

参考文献

[1] Noone D G，Iijima K，Parekh R. Idiopathic nephrotic syndrome in children[J]. Lancet，2018，392（10141）：61-74.

[2] Banh T H M，Hussain-Shamsy N，Patel V，et al. Ethnic differences in incidence and outcomes of childhood nephrotic syndrome[J].Clin J Am Soc Nephrol，2016，11（10）：1760-1768.

[3] Chanchlani R，Parekh R S. Ethnic differences in childhood nephrotic syndrome[J]. Front Pediat，2016，4：39.

[4] Eddy A A，Symons J M. Nephrotic syndrome in childhood[J]. Lancet，2003，362（9384）：629-639.

[5] Saleem M A. Molecular stratification of idiopathic nephrotic syndrome[J]. Nat Rev Nephrol，2019，15（12）：750-765.

[6] Trautmann A，Vivarelli M，Samuel S，et al. IPNA clinical practice recommendations for the diagnosis and management of children with steroid-resistant nephrotic syndrome[J]. Pediatr Nephrol，2020，35（8）：1529-1561.

[7] Ding W Y，Koziell A，McCarthy H J，et al. Initial steroid sensitivity in children with steroid-resistant nephrotic syndrome predicts post-transplant recurrence[J]. J Am Soc Nephrol，2014，25（6）：1342-1348.

[8] Bierzynska A，McCarthy H J，Soderquest K，et al. Genomic and clinical profiling of a national nephrotic syndrome cohort advocates a precision medicine approach to disease management[J]. Kidney Int，2017，91（4）：937-947.

[9] Wei C L，El Hindi S，Li J，et al. Circulating urokinase receptor as a cause of focal segmental glomerulosclerosis[J]. Nat Med，2011，17（8）：952-960.

[10] Dai R F，Liu H M，Han X L，et al. Angiopoietin-like-3 knockout protects against glomerulosclerosis in murine adriamycin-induced nephropathy by attenuating podocyte loss[J]. BMC Nephrol，2019，20（1）：185.

[11] Han X L，Dai R F，Zhai Y H，et al. Anti-proteinuria effect of antibody against ANGPTL3 coil-coiled domain on adriamycin-induced nephropathy in mice[J]. Biochem Biophys Res Commun，2019，516（3）：812-818.

[12] Vivarelli M，Massella L，Ruggiero B，et al. Minimal change disease[J]. Clin J Am Soc Nephrol，2017，12（2）：332-345.

[13] Hahn D，Hodson E M，Willis N S，et al. Corticosteroid therapy for nephrotic syndrome in children[J]. Cochrane Database Syst Rev，2015，2015（3）：CD001533.

[14] Larkins N G，Liu I D，Willis N S，et al. Non-corticosteroid immunosuppressive medications for steroid-sensitive nephrotic syndrome in children[J]. Cochrane Database Syst Rev，2020，4（4）：cd002290.

[15] Sun L，Xu H，Shen Q，et al. Efficacy of rituximab therapy in children with refractory nephrotic syndrome：a prospective observational study in Shanghai[J]. World J Pediatr，2014，10（1）：59-63.

[16] 张涛，沈茜，徐虹，等. 利妥昔单抗治疗儿童原发性难治性肾病综合征疗效及其影响因素的自身前后对照研究［J］. 中国循证儿科杂志，2018，13（3）161-165.

[17] Youssef D M，Abd Al-atif A M，El-Khateeb S S H，et al. Evaluation of interleukin-18 in children with steroid-sensitive nephrotic syndrome before and after using levamisole[J]. Saudi J Kidney Dis Transpl，2018，29（3）：591-597.

[18] Liu I D，Willis N S，Craig J C，et al. Interventions for idiopathic steroid-resistant nephrotic syndrome in children[J]. Cochrane Database Syst Rev，2019，2019（11）：CD003594.

[19] Lombel R M，Gipson D S，Hodson E M. Treatment of steroid-sensitive nephrotic syndrome：new guidelines from KDIGO[J]. Pediatr Nephrol，2013，28（3）：415-426.

[20] Song X X，Fang X Y，Tang X S，et al. COQ8B nephropathy：Early detection and optimal treatment[J]. Mol Genet Genomic Med，2020，8（8）：e1360.

[21] Veit G，Xu H J，Dreano E，et al. Structure-guided combination therapy to potently improve the function of mutant CFTRs[J]. Nat Med，2018，24（11）：1732-1742.

[22] Deegens J K J，Wetzels J F M. Immunosuppressive treatment of focal segmental glomerulosclerosis：lessons from a randomized controlled trial[J]. Kidney Int，2011，80（8）：798-801.

第三十四章　老年肾病综合征

2020年第七次全国人口普查数据显示，我国老年人口规模高达2.6亿人，20年间全国的老年人口增加了103%[1]。随着年龄增长，老年人肾脏的形态和功能也会随之发生改变，其肾脏组织形态和生理代谢发生不同程度的退行性变化，进而引起肾脏功能的改变。

老年人肾脏形态学改变主要表现为肾脏体积缩小、肾单位数量减少、肾小球及肾小管基底膜增厚、肾小球硬化、肾内血管改变、肾间质纤维化等。一般而言，肾脏的各种功能在40岁以后出现逐渐下降，50～60岁后表现得更为明显。老年人肾脏功能的改变主要表现为肾血流量减少、约2/3老年人的肾小球滤过率逐年下降[1]。老年人肾脏对钠、钾、钙等各类离子及小分子蛋白的重吸收功能下降，对尿液的浓缩稀释功能降低，内分泌功能也减退。

由于上述形态与功能的改变，老年人肾脏对各种应激或者致病因素的代偿功能下降，使得老年人成为肾脏病的易感人群。与青年人相比，老年肾脏病患者具有许多不同的发病特点，如老年人继发性肾小球疾病的比例高，因受代谢因素与药物等多种因素的影响，具有病因复杂的特点；此外，老年肾脏病患者还有病情隐匿、临床表现不典型，或病情严重、对治疗反应差及病程迁延等多样化的临床特点。

人口老龄化使得老年肾小球疾病的患者有增多趋势。肾病综合征是老年人肾小球疾病中最常见的临床类型。英国的一项统计资料显示，通过比较1978～1990年的肾小球疾病登记数据，在7161例的肾活检资料中，老年人所占比例从最初的6%增长至21%。综合国外资料显示，在老年人所患肾小球疾病中，肾病综合征占全部肾活检患者的12%～61.5%[2]。分析我国的临床研究结果，老年肾活检患者以肾病综合征为首发表现的占35.7%～66.7%[3]。

一、病因及病理类型

根据老年人肾脏病的流行病学特点，老年肾病综合征的诊断必须首先排除继发性病变，老年肾病综合征继发性原因的比例明显高于中、青年对照组，可以高达40%。最常见的原因为糖尿病肾病，其次为肾淀粉样变性病、多发性骨髓瘤或实体肿瘤导致的肾病[4]。

糖尿病肾病是导致继发性老年肾病综合征的常见原因，可占老年肾病综合征的22.5%[5]。老年人群中由于糖尿病等代谢性疾病引起的肾损害很常见，由于糖尿病合并肾损害者一般要经过10～20年才出现肾小球硬化症，因此糖尿病性肾小球硬化症多见于老年人。河北省一项临床研究共纳入305例2型糖尿病患者，年龄分布在46～71岁，合并糖尿病肾病的比例为44%[6]。近年来发现，糖尿病合并非糖尿病性肾损害也很常见，如Liu等报道了1例2型糖尿病患者肾脏病理表现为糖尿病性肾小球硬化与狼疮性足细胞病相互叠加[7]。

淀粉样变性是一组以特殊纤维在细胞外沉积为特征的累及某一个或多个器官的疾病，分为AA型淀粉样变性和AL型淀粉样变性。肾脏是淀粉样变性最常受累的器官之一，主要临床表现为蛋白尿和肾病综合征。根据国内外肾活检资料，肾淀粉样变性引起的病例约占老年肾病综合征病例的10%～15%[8]。AL型淀粉样变性患者年龄中位数超过50岁，40岁以下患者比例＜1%，男性发病率约为女性的2倍。老年患者AL型淀粉样变性预后较差，从诊断到透析平均时间为14个月，从透析至死亡平均时间为8个月[9]。AA型淀粉样变性多继发于慢性炎症性疾病，如类风湿关节炎和炎症性肠病等[10]。一项纳入625例AA型淀粉样变性患者的回顾性研究发现，1990～2014年AA型淀粉样变性患者的平均年龄为56岁[11]。

尽管老年人继发性因素比例较高，但原发性肾小球疾病仍然是老年肾病综合征中最常见的病理类型。据国外学者对65岁及70岁以上老年患者进行肾活检分析显示，原发性肾小球疾病患者占全部肾活检病例的60%～70%[12]。老年人原发性肾病综合征，如膜性肾病、微小病变、局灶节段性肾小球硬化、系膜增生性肾炎等，与青年人的特点相似。过去认为较为少见的病因，如原发性小血管炎肾损害呈明显上升趋势。原发性小血管炎多见于中老年人，国人较西方人临床表现为肾病综合征者多见[13]。

分析国外老年肾病综合征的资料，最常见的原发性肾小球疾病病理类型是膜性肾病（36.6%），其次为微小病变肾病（11%），随后为新月体性肾小球肾炎、系膜增生性肾炎、膜增殖性肾炎及局灶性肾小球硬化。Nair等研究发现[14]，随着老年人年龄的增长，膜性肾病的比例逐渐减少，微小病变的发生率逐渐增加。另有研究发现，对一组平均年龄73岁的老年人群，其临床病理相关研究显示，局灶节段性肾小球硬化最为常见，其次是微小病变和膜性肾病[15]。我国老年肾病综合征的病理类型也是以膜性肾病最为多见。据中国人民解放军总医院对老年人肾活检资料分析显示，原发性肾小球疾病中病理类型以膜性肾病最多，占22.9%，其次为IgA肾病、系膜增生性肾炎、局灶节段性肾小球硬化、微小病变等。与国外资料不同，我国IgA肾病及系膜增生性肾炎的发病率相对较高，这些特点与我国成年人肾活检病理类型的分布趋势有相似之处。老年肾病综合征常见的病因和病理类型见表34-1。

表34-1　老年肾病综合征常见的病因和病理类型[13]

病因	病理类型
原发性	膜性肾病 微小病变肾病 IgA肾病 系膜增生性肾小球肾炎 局灶节段性肾小球硬化 新月体性肾小球肾炎
继发性	肾淀粉样变性病 肿瘤相关性肾脏病 糖尿病肾病 NSAID等药物相关性肾病

老年人膜性肾病的发病率约为年轻人的2.5倍[16]，其高发年龄为65～75岁，以男性为主（表34-2）。老年膜性肾病患者中男性约占72.7%，而小于60岁的膜性肾病患者中男性约占64.3%。膜性肾病的主要病理特点是肾小球上皮下弥漫的免疫复合物沉积，肾小球基底膜增厚。老年膜性肾病的病理改变与年龄无关[15]。根据病理形态表现，膜性肾病可以分为4期，但是病理分期对临床的指导作用有一定的局限性，因为病理分期多与病程有关，而与病因、临床表现及对治疗的反应性无关。老年膜性肾病患者起病隐匿，其蛋白尿水平、血浆白蛋白水平及血尿发生率与年轻人均无明显差别。但与年轻患者相比，老年患者高血压，尤其是收缩压升高的发生率及肾功能受损的发生率较高，血栓的发生率也较高，与年轻人相比，预后也较差。由于老年肾病综合征中继发性发生的比例较高，其中恶性肿瘤引起的继发性膜性肾病的发生率较高，膜性肾病中20%以上的为肿瘤相关性。有部分患者可以在诊断膜性肾病1年后发现确诊为恶性肿瘤，常见肿瘤为肺癌、结肠癌、直肠癌、乳腺癌、胃癌等[17]。因此，对于老年膜性肾病患者要警惕注意排除肿瘤的存在。此外，乙型肝炎病毒相关性肾炎、某些药物性肾损害也可以表现为膜性肾病。美国北卡罗来纳大学病理学实验室对肾病综合征患者肾活检结果进行分析发现，年龄＞65岁的老年肾病综合征患者的病理类型中膜性肾病比例约占40%。此外，老年肾病综合征患者亦可表现为微小病变，但合并急性肾损伤的概率更高。

表34-2　膜性肾病中继发性病因与年龄的关系[17]

病因	儿童＜16岁	老年人＞60岁
SLE	27%	1%
病毒感染	53%	2%
肿瘤	＜1%	54%
药物	3%	38%
其他	17%	5%

如前所述，在形态学上，与青年人相比，随着年龄增长，老年人具有肾脏体积缩小、肾皮质变薄及功能性肾单位数目减少等特点。在老年人的肾活检组织中会出现球性或者局灶性肾小球硬

化、局灶性肾小管萎缩、管腔扩张，有憩室或囊肿形成，同时可见肾间质灶状纤维化及肾小动脉的玻璃样变等病理改变。因此，在进行肾脏病理诊断时应该注意鉴别这些病理改变是衰老相关的退行性改变还是疾病引起的特征性病变。

二、临床表现及并发症

老年肾病综合征的临床表现与中、青年人基本相同，但较复杂，如病理表现为微小病变肾病的老年患者，蛋白尿选择性检查亦可能出现非选择性蛋白尿，蛋白尿及低白蛋白血症的程度常比较重。老年肾病综合征常合并血尿和高血压（淀粉样变性除外）[18]。若尿沉渣中见到白细胞及血尿时，应特别注意是否存在肿瘤性疾病或肾静脉血栓。水肿严重时易发生心力衰竭。肾病综合征患者可因有效血容量不足而致肾血流量下降，诱发肾前性氮质血症。经扩容、利尿后可得到恢复。

由衰老引发的肾脏结构和功能的改变使得肾脏代偿能力差，慢性肾功能不全的发病率较高，贫血的发生率也较年轻人高。动脉粥样硬化和肾间质纤维化较年轻人多见，这一点可能是老年肾病综合征易于出现肾功能不全和预后较差的原因。对于继发性肾病综合征的老年患者，临床上可有其原发疾病的相应表现。例如，糖尿病肾病可以出现相应的代谢异常表现。对于体重减轻、血压降低、内脏器官肿大及多系统受累，应该注意排查有无淀粉样变性，并进一步进行分型。此类患者特别容易漏诊或者误诊[19]。

临床上对老年肾病综合征患者的相关实验室检查，各项指标均需结合患者的年龄及相关的肾脏增龄变化进行评价。应该注意鉴别老年肾病综合征的肾功能改变是属生理性衰老所致，还是由疾病所致。尽管多数老年人的肾小球滤过率降低，但是由于老年人肌肉萎缩、肌容积减少，内源性肌酐产生减少，多数情况血清肌酐可以保持在正常范围，因此血清肌酐水平通常并未随年龄增长而升高。应该注意，老年人的血清肌酐水平并不能准确地反映肾小球滤过率的变化。由于评估肾小球滤过率的公式少有以老年人为主要研究对象进行建立，因此目前缺少准确评估老年人肾功能的方法。血清半胱氨酸蛋白酶抑制物在评估老年人肾功能方面可能较血清肌酐更为准确，还需要大样本的临床研究进一步评价。

老年肾病综合征常见的并发症如下：

（一）急性肾损伤（急性肾衰竭）

老年肾病综合征合并急性肾衰竭的发病率为18.8%～24.7%。一组对年龄＞80岁的肾活检资料显示，肾病综合征合并急性肾损伤者占全部肾病综合征的42%[20]。合并急性肾衰竭的病理类型以微小病变、膜性肾病、局灶节段性肾小球硬化为主[20, 21]。一项纳入187例中老年原发性IMN患者的纵向研究发现（平均年龄53岁），有24.6%的患者在18～62个月的随访过程中发生了急性肾损伤，且与基线血尿酸水平和基础肾功能水平显著相关[21]。在对95例原发性成人MCD患者的大型回顾性研究分析中，合并急性肾损伤的患者比例为20%[22]。老年肾病综合征合并急性肾损伤的可能机制包括：①由于肾间质高度水肿压迫肾小管及大量蛋白管型阻塞肾小管，因此肾小管腔内高压，从而间接引起肾小球滤过率骤然减少，导致急性肾实质性肾衰竭。②过度利尿引起低容量血症，使得老年肾脏肾血浆流量减少、肾小球滤过率下降。由于老年肾脏的尿浓缩、稀释功能下降，以及潴钠功能减退、肾脏缓冲能力下降、肾素分泌减少、醛固酮合成降低，老年人更易伴急性肾衰竭[23]。③NSAID等药物引发急性间质性肾炎。④有研究提示，游离脂肪酸在肾组织中堆积增加急性肾损伤的发生风险，随着肾功能及脂肪酸排泄功能的下降，老年人更易发生急性肾损伤[24]。⑤肾小管蛋白管型形成被认为是老年肾病综合征合并急性肾损伤的独立危险因素。

（二）感染

由于老年人免疫功能较低，加之肾病综合征所致大量蛋白丧失，营养不良，免疫功能紊乱，B因子、调理素及IgG减少，特别是在用激素或激素加免疫抑制剂治疗后，老年肾病综合征患者合并感染较多。因此，预防和控制感染也是老年肾病综合征治疗的关键之一。

（三）血栓

肾病综合征时血小板功能过度激活、抗凝和

纤溶系统失衡，加之治疗时应用利尿剂和激素加重了老年患者的高凝状态，使得老年肾病综合征患者发生深静脉血栓的概率也较年轻人高。

（四）电解质代谢紊乱

电解质代谢紊乱常见有低钙血症，以及微量元素铜、锌、铁等缺乏。老年肾脏的保钠功能明显减退，长期低盐饮食可因持续尿钠丢失引起低钠血症发生[23]。此外，利尿剂应用也可引起低钠血症。长期不当使用利尿剂如呋塞米及噻嗪类利尿剂等促进尿钾排出增加，也可以引起低钾血症。

三、诊断及鉴别诊断

老年人典型肾病综合征的临床诊断并不困难，但是老年肾病综合征的影响因素较多，且病理类型复杂，仍难以通过临床表现和实验室检查进行准确诊断，如果同时合并其他系统性疾病，可能使肾病综合征的临床表现不典型。

老年肾病综合征应注意排查继发性因素，临床可常规进行有关肿瘤的影像学筛查和实验室检查，如胸部X线、便潜血、男性前列腺超声或女性卵巢超声，必要时进行结肠镜、女性乳腺X线、男性前列腺特异抗体等检查。但是，对于无明显证据者，不建议进行大范围的肿瘤筛查。对于老年微小病变肾病患者，必须注意排除因服用NSAID药物所致，要详细询问既往用药史，同时注意其他合并疾病的诊断与鉴别诊断。

老年肾病综合征原因复杂、治疗对策大不相同。由于老年人大多存在多种病症，因此其临床表现复杂。若给予盲目治疗（尤其是应用肾上腺皮质激素、细胞毒类或免疫抑制药物），老年人会出现较多不良反应，常可产生不良后果。因此，建议先行肾活检明确病理诊断后，经过慎重选择适应证后再治疗。为了明确病因诊断与病理类型，应尽可能对多数老年肾病综合征患者施行肾活检以明确诊断。

有研究显示，接受肾活检的老年肾病患者由1995～1999年的8.2%升高到2000～2004年的15.1%[15]，甚至能达到30%[2]。波兰一项纳入352例年龄＞65岁的回顾性研究发现，不伴有血尿的肾病综合征是老年肾脏病患者接受肾活检的首要原因[25]。意大利和英国的报道显示，全部肾活检病例中老年人所占的比例分别达到38%和30%[26]。40%～60%的老年肾病综合征患者经病理检查后修订了原有的治疗方案。既往认为，由于老年人肾脏皮质变薄，合并心血管疾病者长期服用抗凝或抗血小板药物，因此对老年人行肾活检存在较大风险。随着肾活检技术的不断改进，老年人肾活检的成功率已非常高，目前老年患者肾活检的并发症日益减少，各种并发症的发生率仅为2.2%～9.8%，且常常不是严重的并发症，相对比较安全[27]。我国对704例老年肾脏病患者行肾活检的资料总结中无肉眼血尿发生，镜下血尿的发生率并不比青年患者高，从而证实老年肾脏病患者行肾活检是十分安全的[28]。老年患者肾活检不仅能使病理类型得以明确，而且还具有对疾病的鉴别诊断价值。近年国外一项对235例年龄＞80岁患者的肾活检研究表明，老年人肾活检的合并症并不比中年人、青年人严重，其对治疗的指导作用大于风险。病理结果对临床治疗的修正比例达到67%[29]。这些研究提示老年人并非肾活检的禁忌，从肾活检中获得的益处是显而易见的。

老年肾病综合征的病理标本除了进行常规光镜检查、免疫荧光及电镜检查之外，还应进行特殊染色。对于原因不明的老年肾病综合征患者，肾活检应常规进行免疫荧光的轻链蛋白（κ、λ）染色，对光镜标本行刚果红染色并进行电镜检查以除外淀粉样变性、轻链沉积病、肿瘤相关性肾病等继发性病变等。

老年肾病综合征病理上最常见的是膜性肾病，早期应注意与其他类型的肾小球疾病，如微小病变、局灶节段性肾小球硬化、膜增生性肾小球肾炎及与其他以基底膜病变为改变的疾病相鉴别。

在肾脏的组织学改变中，随着年龄的增长，机体常有动脉硬化及肾小球硬化存在，仅凭组织学检查有时也不易区别肾小球局灶节段性硬化或小血管病变究竟是肾脏病变的结果，还是仅为肾脏衰老的退行性表现，因此老年患者的肾活检结果必须结合临床资料进行综合分析。

四、治　疗

老年肾病综合征的治疗措施同年轻患者并无

明显不同，包括一般治疗、免疫抑制治疗、非特异性降蛋白尿治疗、预防并发症治疗等。大部分患者仍可达到满意的临床疗效。

（一）一般治疗

老年肾病综合征患者常有明显水肿，应根据水肿程度适当限制盐和水分的摄入，如果限制水钠仍不能控制水肿，可以适当使用利尿剂，水肿严重者可补充胶体和血浆蛋白，但要避免长期大量使用利尿剂。老年肾病综合征低蛋白血症较为明显，因此应该适当增加蛋白质摄入，无肾衰竭时给予优质蛋白1～1.5g/（kg·d），以利于纠正低蛋白血症，防止营养不良，合并肾衰竭时蛋白质摄入为0.6～0.8g/（kg·d）。高脂血症会促进动脉粥样硬化及冠心病的发生，促进血栓及栓塞形成，对于高血脂患者应给予低脂饮食，脂质应少于总热量的30%。老年患者常有糖耐量降低，提倡碳水化合物摄入量占总热量的50%～60%。

（二）糖皮质激素和免疫抑制剂的治疗

在对老年患者应用肾上腺皮质激素及细胞毒类药物时，要特别注意这些药物的不良反应，如血压升高、感染、医源性糖尿病、股骨头坏死和肾脏功能恶化等，由于免疫抑制而诱发肿瘤、严重肝损害、造血功能障碍及水电解质紊乱等。老年患者出现药物不良反应的概率要比青年患者明显增加，有报道接受免疫抑制治疗的老年患者60%的可发生并发症，较青年患者的25%显著增高。由于免疫抑制剂的不良反应，对于老年人及合并肾功能不全者尤其需要小心，特别是对于预后良好者是否应该使用尚需要谨慎权衡。应根据适应证慎重使用，避免剂量过大和疗程过长，可以概括为“适时、适量和适度”的用药原则。

1. 糖皮质激素的治疗 老年肾病综合征的激素用量一般为年轻人的70%～80%，且不一定达到完全缓解，有条件者最好在肾活检明确病理类型后再确定治疗方案。老年微小病变患者单用激素即可完全或部分缓解，这一点与成人或儿童相似，80%～90%的患者对激素治疗有效，并且与年轻患者相比复发率较少，并且复发后对再次治疗依然敏感[8]。中国香港学者报道，中国老年人微小病变肾病对激素的治疗反应与青年组相似，治疗8周可以接近90%，且复发率较低，因而重复治疗的概率低于青年组，治疗所需的药物剂量也较少，因此激素治疗相关的不良反应并不多[31]。但少数患者由于同时合并其他系统疾病而致病情恶化，仍可出现肾功能不全或死亡。采用激素加免疫抑制剂的患者，合并感染等并发症明显增多，因此在治疗过程中要严密监测病情。

对于表现为持续性肾病综合征的局灶节段性硬化性肾小球肾炎患者，不经治疗大约有50%的患者经过5～10年走向终末期肾病。激素治疗的完全缓解率为30%～60%，部分缓解率约为30%，40%～50%的患者对激素治疗无效。延长激素治疗至6个月可以提高完全缓解率，但是增加了激素的不良反应。对于老年患者，局灶节段性肾小球硬化的反应较差，经治疗后仍有部分患者的尿蛋白有一定程度下降，但可能不能耐受长时间或者重复的激素治疗。隔日泼尼松给药可能在老年FSGS患者中效果最佳。多伦多一项研究表明，在60以上的FSGS患者中，隔日服用最大剂量100mg泼尼松3～5个月后，缓解率达40%，且老年人群对该疗法的耐受性更好，无明显不良反应发生[30]。如果经过控制血压，应用ACEI或ARB，给予利尿、降脂等治疗不能使蛋白尿降低至＜3g/d，则给予激素治疗8～16周。而对于激素耐药和激素抵抗的患者则需要加用免疫抑制剂。

目前多个应用糖皮质激素治疗原发性膜性肾病的临床研究呈现了不同结果，但单独使用激素治疗膜性肾病目前已不推荐使用。美国协作研究通过荟萃分析比较了糖皮质激素和支持治疗在原发性膜性肾病中的疗效，发现糖皮质激素与24～36个月完全缓解趋势存在相关性，但两组治疗方法本身无差异性。总之，大量循证医学表明，仅使用糖皮质激素无论是诱导膜性肾病的缓解或肾功能保护都无明显效果。膜性肾病患者需首先评估疾病进展的危险性，应该根据危险分级采取不同的治疗方案。如尿蛋白＜4g/d，肾功能正常，为低危险性，给予ACEI或ARB治疗；如无明显心脑血管病变可将血压逐渐控制在130/80mmHg，密切随访观察；如尿蛋白在4～6g/d的时间超过6个月，且肾功能正常，或尿蛋白超过6～8g/d，即可给予免疫抑制剂联合激素治疗。

2. 免疫抑制剂的治疗 对于临床表现为明显

肾病综合征和进行性肾功能减退者，应用免疫抑制剂可以改善预后。但如果治疗过程中出现明显不良反应，或者应用一段时间后没有获益表现，就应该及时停用[31]。

环磷酰胺是使用非常广泛的免疫抑制剂，对经激素治疗后复发的老年微小病变肾病患者予以环磷酰胺治疗，完全缓解率仍有94.7%，这一点与年轻患者相同。为了减少糖皮质激素的不良反应，有学者建议使用小剂量激素（0.3mg/kg）联合使用环孢素［2～3mg/（kg·d）］治疗，具有与高剂量激素相同的治疗效果，同时可以有效预防复发，且不良反应较小[32]。但是对于合并肾功能减退和明显血管及间质病变的老年人应谨慎使用[33]。

由于多数临床研究均排除了老年膜性肾病患者，因此临床上缺少足够的循证医学证据。在老年特发性膜性肾病的研究中发现[34]，单独给予激素治疗并不能改变膜性肾病的自然病程，而甲泼尼龙与苯丁酸氮芥合用能明显提高缓解率。约有50%未经治疗者、36%的单独给予激素治疗者的肾功能发生恶化；甲泼尼龙联合苯丁酸氮芥治疗仅有13%的患者出现血肌酐升高。在治疗方案相同的情况下，老年膜性肾病患者与年轻患者相比，疾病缓解率及肾功能发生恶化的比例都基本相同，只是老年患者甲泼尼龙和苯丁酸氮芥治疗的不良反应较大。

在加拿大学者完成的一项有关膜性肾病及局灶节段性肾小球硬化资料的回顾性研究中发现，经免疫抑制治疗后，老年患者的缓解率和长期预后与非老年患者并无显著差别，老年患者的肾功能不全发生率较高可能与年龄增长有关，老年肾病综合征患者其他病理类型的预后与成年患者基本相同。

中国香港学者报道了单独使用环磷酰胺对不适宜使用糖皮质激素的老年肾病综合征患者（包括膜性肾病、系膜增生性肾炎、IgA肾病、微小病变肾病）进行治疗，起始剂量为1～2mg/（kg·d），平均治疗32周，累计剂量平均为177mg/kg，24周完全或部分缓解率为63%，48周为87%[35]。

其他免疫抑制剂，如吗替麦考酚酯、来氟米特、环孢素、他克莫司等也可以选择性应用，但因目前这些药物在老年人中应用的资料还较少，故尚须大样本临床研究进一步验证其安全性和有效性。

（三）非免疫抑制剂的治疗

对于无禁忌证的老年患者，均应酌情适时给予RAS抑制剂进行治疗，以减少尿蛋白、保护肾功能，同时应重视降压及降脂治疗并应达到靶目标值。

老年患者往往合并血管弹性下降，收缩压升高、舒张压降低和脉压差增加[36]。老年孤立性收缩期高血压往往需要联合多类降压药物方可达标，但在联合用药时应全面考虑老年患者肝肾代谢情况、药物代谢途径及药物的相互作用。正如SPRINT研究经验中提及的，即使在虚弱的老年患者中同样可以实现良好且安全的血压控制[37]。

美国的JNC7和欧洲的ESC/ESH 2007年指南建议，所有年龄的降压目标值应＜140/90mmHg；对于合并糖尿病、高危/极高危及脑卒中、冠心病、肾损害等血压应＜130/80mmHg[38]。《日本高血压管理指南》（JSH 2019）指出，对于高龄老年患者（年龄≥85岁），需要充分考虑降压治疗对心血管并发症和心脑肾血流灌注的影响，最终目标血压应＜140/90mmHg[39]。《中国高血压防治指南（2024年修订版）》80岁及以上老年人高血压治疗目标为收缩压＜150mmHg，如能耐受还可以进一步降低。合并肾脏疾病的患者，在保证重要脏器血流灌注的情况下，血压应＜130/80mmHg[40]。考虑到老年患者的重要器官灌注需要，因此要采用逐渐达标的治疗步骤。老年人降压治疗应当遵循个体化原则，药物从小剂量开始，平稳、缓慢地进行治疗。应根据患者的耐受性和降压反应及达标与否逐渐加量，注意监测直立性低血压，同时需观察有无其他不良反应。为了使血压达标，目前多主张联合用药。

ACEI或ARB类药物具有不依赖降压效果的肾脏保护作用，没有禁忌证时应被认为是慢性肾脏病治疗的一线降压药物。由于老年肾病综合征患者可能存在有效血容量不足和肾动脉病变，因此使用ACEI/ARB期间应密切检测患者的肾功能。对于老年人不建议行ACEI和ARB联合治疗，因为ONTARGET临床试验证实，联合用药可能增加肾功能减退和高血钾的不良反应。

（四）预防并发症治疗

对于长期肾病综合征合并明显高脂血症患者应予以降脂药物治疗。由于肾病综合征（特别是血清白蛋白＜20g/L的严重低蛋白血症）患者处于高凝状态，因此患者常常合并静脉血栓的形成，同时由于老年人存在心脑血管的危险因素，加之激素及利尿剂的使用更易形成血栓，因此对于老年人应及时给予预防性抗凝、抗血小板聚集药物治疗[41]。合并急性肾损伤的老年肾病综合征患者必要时需要进行肾脏替代治疗，直到肾功能恢复。

（五）其他合并疾病的治疗

如针对原发性淀粉样变性进行化疗，针对糖尿病肾病、肿瘤、感染等进行原发病治疗。因药物所致肾病综合征者应及时停用该药物。

（六）老年肾病综合征的用药注意事项

老年肾病综合征的药物代谢动力学与药效学方面会出现许多变化：①胃肠道水肿，影响药物吸收。②低蛋白血症使某些药物与蛋白的结合率下降，游离药物浓度可能增高，导致许多药物在低剂量情况下也可以出现不良反应。③老年人肾小球滤过率及肾小管各种功能降低，使经肾排泄的药物不能被及时清除，使药物蓄积并出现毒性反应。④老年人患病较多、服用药物种类多，使得老年患者药物性肾损害及药物之间的相互作用表现十分突出。因此，老年人用药的安全范围相对较窄，应避免滥用药，将用药种类减低到最低水平。应根据eGFR进行调整用量，并相应减至常规成人剂量的1/2或1/3剂量，也可以延长给药间期。定期观察，监测有关指标，及时处理。

五、预　　后

老年肾病综合征的病理表现为原发性肾小球疾病，若诊断治疗及时，措施得当，多数仍可获得较好疗效。但是由于老年肾病综合征常伴肾功能损伤，总体预后不如中青年人。少数患者出现肾功能不全或死亡多是由于同时合并其他系统疾病而致病情恶化。

对于组织学诊断明确的膜性肾病，其预后表现差别较大，总体预后差于年轻人。多数情况病情轻微、无或有轻度肾功能异常，蛋白尿呈现自限性。应用免疫抑制剂可以改善患者预后。少数患者可以持续表现为肾病综合征或者进展为终末期肾衰竭，并出现相关的合并症。

继发性肾病所致的老年肾病综合征，如糖尿病肾病、淀粉样变性肾病等预后较差。

六、病例介绍及点评

（一）主诉

发现血糖升高2年半，周身水肿2周。

（二）病史

患者，男性，65岁，血糖升高2年半，口服降糖药物治疗。2周前劳累后开始出现周身水肿，下肢为著。当地医院查总蛋白39.7g/L，白蛋白19.6g/L，血糖8.04mmol/L，总胆固醇13.68mmol/L，甘油三酯6.61mmol/L，血肌酐105.6μmol/L，血尿酸478.6μmol/L，血钙2.17mmol/L；24小时尿蛋白定量11.83g。为进一步诊治收入院。病程中无肉眼血尿，未注意有无泡沫尿，无尿频、尿急、尿痛，尿量无明显减少，无皮疹、脱发，无关节痛和骨痛，无胸闷、憋气，睡眠尚可。近1周大便约10次/天，无腹痛、黏液血便，自服诺氟沙星好转，现大便次数为2次/天。

既往史：否认高血压病史。患者分别于14年前、7年前两次出现胃出血，做胃镜检查均为胃十二指肠溃疡，先后服西咪替丁、雷尼替丁好转。5年前因上齿槽嵴低平于笔者所在医院口腔科住院。否认肝炎、肺结核病史及接触史，否认外伤史，对链霉素药物过敏。父亲1973年逝于肺癌，母亲1984年逝于脑血栓。否认家族遗传性疾病病史。

（三）入院查体

T 36.4℃，P 80次/分，R 18次/分，BP 150/90mmHg。发育正常，营养好，肥胖体型，BMI=30kg/m^2，神志清楚，自动体位，查体合作。皮肤黏膜未见黄染、皮疹及出血点，全身浅表淋巴结未触及肿大。头颅大小无畸形，五官端正，眼睑轻度水肿，睑结膜无苍白，巩膜无黄染，双侧瞳孔等大等圆，对光反射灵敏，耳廓无畸形，外耳道无分泌物，粗测听力正常，乳突无压痛，鼻腔通畅，无分泌物，鼻旁窦区无压痛，口唇无皲裂及发绀，口腔黏膜无溃疡，咽部无充血，舌体不大，扁桃体无肿大。颈软，气管居中，颈静脉无怒张，甲状腺无肿大。胸廓无畸形，两侧呼吸运动对称，语颤相称，双肺叩诊呈清音，双肺呼吸音清晰，未闻及干湿啰音，双肺下野呼吸音减弱。心前区无隆起，未扪及细震颤，心界不大，心率80次/分，律齐，各瓣膜听诊区未闻及病理性杂音。腹膨隆，柔软，无肠型及蠕动波，无腹壁静脉曲张，未触及包块，无压痛及反跳痛，肝脾未触及，肺肝浊音界位于右锁骨中线第5肋间，移动性浊音阳性，双肾区叩击痛阴性，肠鸣音正常。外生殖器发育正常，肛门未见异常。脊柱四肢无畸形，各关节活动自如，无红肿，双下肢中度凹陷性水肿，双足背动脉搏动好。生理反射存在，病理反射未引出。

（四）辅助检查

尿常规：蛋白（++++），红细胞3～4/HPF，尿糖（–）；血常规：白细胞计数5.54×10^9/L，血红蛋白163g/L；血生化：血糖7.19mmol/L，餐后2小时血糖12.29mmol/L，全血糖化血红蛋白6.4%；肌酐93.7μmol/L，二氧化碳结合力28.6mmol/L，总蛋白39.3g/L，白蛋白15.5g/L，尿酸449.7μmol/L，载脂蛋白A 1.33g/L，载脂蛋白B 4.31g/L，胆固醇13.56mmol/L，甘油三酯9.34mmol/L，血钙2.05mmol/L，血钾4.28mmol/L；红细胞沉降率74mm/h；血清铁13.2μmol/L；尿渗透压336mOsm/L；24小时尿蛋白定量9.096g；便常规、网织红细胞、乙型肝炎、丙型肝炎、类风湿因子、抗链球菌溶血素O、C反应蛋白、血清蛋白电泳、血清轻链蛋白测定均正常。狼疮系列检查无异常，肿瘤标志物阴性。

肾脏B超检查：左肾大小12.6cm×5.9cm×6.4cm，肾实质厚2.0cm；右肾大小12.6cm×5.4cm×6.9cm，肾实质厚2.4cm，实质回声均匀，内部结构清楚。

（五）住院经过

住院后临床诊断为肾病综合征、糖尿病肾病？2型糖尿病，由于患者有2型糖尿病，大量蛋白尿，肾脏体积偏大，不能完全除外糖尿病肾病，但是确诊糖尿病时间较短不支持，经进行相关检查后行肾穿刺活检。病理结果示2条皮质肾组织，10个肾小球，肾小球体积正常。全片肾小球见节段、轻度系膜细胞增殖及系膜基质增宽，无K-W结节形成，毛细血管袢开放良好，未见肾小球全球硬化及节段硬化，未见球囊粘连及新月体，肾小囊壁无明显增厚，未见纤维帽及囊状滴。间质无纤维化及炎症细胞浸润。肾小管上皮细胞可见空泡变性及蛋白重吸收颗粒，肾小管无萎缩，未见蛋白管型。动脉壁轻度增厚，入球小动脉可见玻璃样变。PAM、MASSON染色：系膜区见少量嗜复红物质沉积，基底膜不厚，未见双轨征及钉突。免疫荧光：IgA（+～++）沿系膜区颗粒样沉积，IgA（+）、IgM（+）、C3（±）、Fib（+）沿毛细血管袢颗粒样沉积，IgG（–）、C_4（–）、C1q（–）。病理诊断：IgA肾病（Lee分级Ⅱ级）。因患者年龄较大，并患有2型糖尿病，应用糖皮质激素可能引起血糖升高，难以控制。患者既往有消化道出血，用激素可能引起消化道再次出血及其他不良反应，因此应用激素属于相对禁忌，但患者因经济条件差不同意应用新型免疫抑制剂。在征得患者及家属同意下，试用小剂量泼尼松片30mg/d治疗。同时停用口服降血糖药物，给予胰岛素皮下注射，监测血糖变化。加用保护胃黏膜药物，用长效钙通道阻滞剂控制血压。15天后复查24小时尿蛋白定量6.93g。尿蛋白无明显减少，给予甲泼尼龙0.5g冲击治疗3天，后继续30mg泼尼松口服，12天后复查24小时尿蛋白定量4.732g，白蛋白18.0g/L，总胆固醇7.56mmol/L，甘油三酯1.75mmol/L，尿素氮6.26mmol/L，肌酐81.8μmol/L。加用来氟米特50mg/d口服，3天后改为30mg/d口服。18天后复查24小时尿蛋白定量0.5g，患者出院继续治疗。

（六）点评

该患者为老年患者，以水肿为主要表现，24小时尿白蛋白＞3.5g/d，血白蛋白低于30g/L，伴高脂血症，因此肾病综合征的临床诊断明确。老年患者出现肾病综合征首先要排除继发性因素，尤其是该例患者有2型糖尿病，糖尿病肾病不能完全排除。但近年来发现，糖尿病合并非糖尿病肾病的肾损害也较常见。由于老年肾病综合征常见的病理类型除微小病变外，如膜性肾病、局灶节段性肾小球硬化等单用激素治疗效果均不佳，因此并未急于给予激素治疗。应尽快行肾穿刺活检明确病理类型，确定治疗方案。

本患者病理诊断为IgA肾病。IgA肾病中约有10.1%的临床表现为肾病综合征，且老年人IgA肾病中表现为肾病综合征者明显增多[41]。IgA肾病病理分级Lee分级Ⅰ、Ⅳ、Ⅴ级患者出现肾病综合征者较多见。一般病理为Lee分级Ⅱ级以下者多年龄较轻，临床特点及对治疗的反应与微小病变相似，对激素治疗敏感。该患者肾穿刺前考虑此类疾病的可能性不大。但该患者肾穿刺活检的病理结果为IgA肾病（Lee分级Ⅱ级）。由于患者有糖尿病，并有消化道出血的病史，建议给予新型免疫抑制剂吗替麦考酚酯治疗，因经济原因，患者拒绝使用，故使用小剂量激素进行试验性治疗，同时密切监测血糖变化，防止消化道再次出血。在给予小剂量激素治疗后临床效果不理想，为了尽快缓解病情，对该老年肾病综合征患者进行半量的甲泼尼龙冲击治疗，并加用免疫抑制剂，经来氟米特治疗后尿蛋白逐渐降低。

老年肾病综合征患者合并急性肾衰竭的发生率较高，该患者入院时血肌酐水平偏高，可能因有效血容量不足而致肾血流量下降，以及肾间质水肿压迫肾小管所致，通过补充血容量、降低尿蛋白、纠正低蛋白血症治疗后，肾功能得以恢复。

综上所述，对于老年肾病综合征患者，由于病因复杂，基础疾病和伴随疾病较多，仅从临床表现判断病情难以确定最佳治疗方案。应尽早行肾活检以明确患者的病理改变，从而准确判断病情，根据适应证采取相应的治疗措施，合理应用激素和免疫抑制剂以最大限度地改善患者预后。

（杨　杨）

参考文献

[1] 张航空，杨磊．中国大陆各民族老年人口与人口老龄化进程：2000—2020[J]．云南民族大学学报（哲学社会科学版），2023，40（1）：70-75.

[2] Kunis C L，Teng S N. Treatment of glomerulonephritis in the elderly[J]. Semin Nephrol，2000，20（3）：256-264.

[3] 李晓玫．老年人的肾脏疾病［M］. 3 版．肾脏病学，2008.

[4] 李晓玫．老年人肾病综合征的诊治［J］. 中国全科医学，1999，2（6）：441-443.

[5] Prakash J，Singh A K，Saxena R K，et al. Glomerular diseases in the elderly in India[J]. Int Urol Nephrol，2003，35（2）：283-288.

[6] Ren X Y，Kang N L，Yu X H，et al. Prevalence and association of diabetic nephropathy in newly diagnosed Chinese patients with diabetes in the Hebei Province：a single-center case-control study[J]. Medicine（Baltimore），2023，102（11）：e32911.

[7] Al-Rasheed N M，Willars G B，Brunskill N J. C-peptide signals *via* Galpha i to protect against TNF-alpha-mediated apoptosis of opossum kidney proximal tubular cells[J]. J Am Soc Nephrol，2006，17（4）：986-995.

[8] Cameron J S. Nephrotic syndrome in the elderly[J]. Semin Nephrol，1996，16（4）：319-329.

[9] Said SM，Sethi S，Valeri AM，et al. Renal amyloidosis：origin and clinicopathologic correlations of 474 recent cases[J]. Clin J Am Soc，2013，8（9）：1515-1523.

[10] Gertz M A，Lacy M Q，Dispenzieri A. Immunoglobulin light chain amyloidosis and the kidney[J]. Kidney Int，2002，61（1）：1-9.

[11] Lachmann H J，Goodman H J B，Gilbertson J A，et al. Natural history and outcome in systemic AA amyloidosis[J]. N Engl J Med，2007，356（23）：2361-2371.

[12] Lane T，Pinney J H，Gilbertson J A，et al. Changing epidemiology of AA amyloidosis：clinical observations over 25 years at a single national referral centre[J]. Amyloid，2017，24（3）：162-166.

[13] Kingswood J C，Banks R A，Tribe C R，et al. Renal biopsy in the elderly：clinicopathological correlations in 143 patients[J]. Clin Nephrol，1984，22（4）：183-187.

[14] Chen M，Yu F，Zhang Y，et al. Clinical and pathological characteristics of Chinese patients with antineutrophil cytoplasmic autoantibody associated systemic vasculitides：a study of 426 patients from a single centre[J]. Postgrad Med，2005，81（961）：723-727.

[15] Nair R，Bell J M，Walker P D. Renal biopsy in patients aged 80 years and older[J]. Am J Kidney Dis，2004，44（4）：618-626.

[16] Uezono S，Hara S，Sato Y，et al. Renal biopsy in elderly patients：a clinicopathological analysis[J]. Ren Fail，2006，28（7）：549-555.

[17] Simon P，Ramée M P，Autuly V，et al. Epidemiology of primary glomerular diseases in a French region. Variations according to period and age[J]. Kidney Int，1994，46（4）：1192-1198.

[18] Donadio JV Jr. Treatment of glomerulonephritis in the elderly[J]. Am J Kidney Dis，1990，16（4）：307-311.

[19] Pinçon E，Rioux-Leclercq N，Frouget T，et al. Renal biopsies after 70 years of age：a retrospective longitudinal study from 2000 to 2007 on 150 patients in western France[J]. Arch Gerontol Geriatr，2010，51（3）：e120-e124.

[20] Qu Z，Zheng X，Wang S X，et al. Clinical and pathological features of renal amyloidosis：an analysis of 32 patients in a single Chinese centre[J]. Nephrology（Carlton），2010，15（1）：

102-107.

[21] 曹礼应，谢云惠，余开慧，等．老年肾病综合征并发急性肾功能衰竭 21 例临床分析 [J]. 实用老年医学，2004，18（6）：305-307.

[22] Li Z Z，Weng M J，Lin L Z，et al. Acute kidney injury in patients with idiopathic membranous nephropathy：influencing factors and prognosis[J]. Ren Fail，2023，45（1）：2194451.

[23] Waldman M，Crew R J，Valeri A，et al. Adult minimal-change disease：clinical characteristics，treatment，and outcomes[J]. Clin J Am Soc Nephrol，2007，2（3）：445-453.

[24] 姚广川，许钟镐，刘声茂，等．老年肾病综合征并发急性肾功能衰竭临床及病理分析 [J]. 中国老年学杂志，2007，27（16）：1591-1592.

[25] Zhang L L，Cui L，Li C M，et al. Serum free fatty acid elevation is related to acute kidney injury in primary nephrotic syndrome[J].Ren Fail，2022，44（1）：1236-1242.

[26] Perkowska-Ptasinska A，Deborska-Materkowska D，Bartczak A，et al. Kidney disease in the elderly：biopsy based data from 14 renal centers in Poland[J]. BMC Nephrol，2016，17（1）：194.

[27] Ferro G，Dattolo P，Nigrelli S，et al. Clinical pathological correlates of renal biopsy in elderly patients[J]. Clin Nephrol，2006，65（4）：243-247.

[28] Davison A M. Renal disease in the elderly[J]. Nephron，1998，80（1）：6-16.

[29] Levison S P. Renal disease in the elderly：the role of the renal biopsy[J]. Am J Kidney Dis，1990，16（4）：300-306.

[30] 陈惠萍．老年患者肾脏疾病的临床病理分析 [J]. 中华老年医学杂志，2006，25（1）：7-8.

[31] Moutzouris D A，Herlitz L，Appel G B，et al. Renal biopsy in the very elderly[J]. Clin J Am Soc Nephrol，2009，4（6）：1073-1082.

[32] Maas R J H，Wetzels J F M，Deegens J K J. Serum-soluble urokinase receptor concentration in primary FSGS[J]. Kidney Int，2012，81（10）：1043-1044.

[33] O'Callaghan C A，Hicks J，Doll H，et al. Characteristics and outcome of membranous nephropathy in older patients[J]. Int Urol Nephrol，2002，33（1）：157-165.

[34] Goumenos D S，Kalliakmani P，Savvidaki E，et al. Corticosteroids *vs*. corticosteroids plus cycloporin A in adult minimal changes disease[J]. BMC Res Notes，2009，2（1）：144.

[35] Deegens J K，Wetzels J F. Membranous nephropathy in the older adult：epidemiology，diagnosis and management[J]. Drugs Aging，2007，24（9）：717-732.

[36] Passerini P，Como G，Viganò E，et al. Idiopathic membranous nephropathy in the elderly[J]. Nephrol Dial Transplant，1993，8（12）：1321-1325.

[37] Mak S K，Lo K Y，Wong C Y，et al. Treatment with cyclophosphamide in elderly-onset nephrotic syndrome[J]. Nephron Clin Pract，2005，101（1）：c25-c32.

[38] Franklin S S，Gustin W 4th，Wong N D，et al. Hemodynamic patterns of age-related changes in blood pressure. The Framingham Heart Study[J]. Circulation，1997，96（1）：308-315.

[39] Williamson J D，Supiano M A，Applegate W B，et al. Intensive vs standard blood pressure control and cardiovascular disease outcomes in adults aged ≥ 75 years[J]. Jama，2016，315（24）：2673-2682.

[40] Japanese Society of Hypertension.Japanese society of hypertension guidelines for the management of hypertension（JSH 2004）[J]. Hypertens Res，2006，29（Suppl）：S1-105.

[41] 中国高血压防治指南修订委员会，高血压联盟（中国，中华医学会心血管病学分会中国医师协会高血压专业委员会，等．中国高血压防治指南（2018 年修订版）[J]. 中国心血管杂志，2019，24（1）：24-56.

第三十五章　妊娠与肾病综合征

妊娠期间，身体诸多方面发生生理性变化，肾脏和其他泌尿系统器官也发生变化。另外在孕妇原有肾脏疾病时，妊娠期间可能发生加重和其他变化，也有一些发生在妊娠期间的罕见表现，如肾小球肾炎表现、肾病综合征表现、血尿、泌尿系统感染等，往往在妊娠结束后症状消失，发生机制目前还不清楚。国外报道妊娠期肾病综合征的发生率为0.02%～0.31%。发生于妊娠期的肾病综合征可以分为4种类型：①继发于先兆子痫-子痫，是妊娠期肾病综合征常见的类型，是重度妊娠高血压综合征的特殊类型；②周期性妊娠期肾病综合征，其特点是妊娠期发病，产后自动缓解，再次妊娠时会复发。发病机制可能是由肾脏对妊娠产物（胎儿和胎盘）释放的异常蛋白或其他产物的反应引起，不多见；③肾病综合征合并妊娠，患者既往有肾脏疾病病史或在妊娠期首次发现；④妊娠期合并其他病因引起的继发性肾病综合征，可见于狼疮肾炎、糖尿病肾病、肾静脉血栓等。本章将重点阐述妊娠期的生理变化、先兆子痫-子痫、慢性肾脏病患者的妊娠问题及妊娠相关血栓性微血管病问题。

一、妊娠期肾脏及心血管的生理改变

（一）妊娠期肾脏的生理改变

1. 肾脏形态学改变　①妊娠期的肾脏体积和重量都增加，直径增加1～1.5cm，产后4～6周恢复正常。肾脏体积可增加多达30%，主要是由于肾血管及间质的体积增加。组织学无改变，肾单位数量也没有变化。显微镜下可见血管和间质容积增加、肾小球体积增大，但肾脏结构无变化。②妊娠期肾脏集合系统发生显著变化。肾盂、肾盏和输尿管在骨盆入口以上部位明显扩张，此变化在妊娠前3个月即可出现并日渐明显。多达80%的妊娠患者可见输尿管和肾盂扩张（输尿管积水和肾积水）。扩张的集合系统可以容纳200～300ml尿液。由此造成的尿液滞留可能成为细菌的温床，增加妊娠期肾盂肾炎的发生风险。产后6～12周逐渐恢复，可误诊为梗阻性肾病。发生原因包括早期雌激素和孕酮水平升高引起尿路平滑肌松弛，晚期子宫不断增大压迫导致肾梗阻。因增大的子宫向右倾，故右侧扩张更为明显。

2. 肾小球滤过率和肾有效血浆流量增加　①肾小球滤过率（GFR）从妊娠4周开始明显升高，9～11周达到高峰，升高40%～50%，平均45%，并以此维持到妊娠36周，之后又下降约20%（有时能下降到妊娠前水平），产后3个月恢复到妊娠前水平。②肾有效血浆流量（ERPF）在妊娠早中期升高明显，在妊娠后期临产前又逐渐下降，产生的主要原因是肾血管阻力和心排血量增加，前者的作用更重要。③GFR的升高造成肌酐、尿素和尿酸的排泄增加，使妊娠期的正常生化值下降，妊娠期蛋白合成增加更使尿素水平进一步下降，因此在非妊娠妇女视为正常的检验数值至妊娠期可能就是肾功能损害，妊娠期血肌酐、尿素氮和尿酸分别超过70.7μmol/L、4.64mmol/L和268μmol/L应视为异常。随着GFR增加，蛋白滤出也随之增加，24小时尿蛋白的排泄量可达300～500mg。另外，葡萄糖、氨基酸和水溶性维生素从肾脏的滤出也增加，加之肾小管对这些物质的重吸收减少，导致妊娠期肾性糖尿和氨基酸尿。④GFR和ERPF的增加使肾小球处于高灌注和高滤过状态，这种生理性改变不会引起健康的肾脏发生器质性病变，但对于妊娠前已有一定程度的肾脏疾病或高血压患者，却是明确的危险因素，会导致和加速肾小球硬化和肾功能恶化。

妊娠期GFR和ERPF的增加原因与多种机制起到降低血管阻力、增加肾血浆流量和增加GFR的作用有关。妊娠期血管对血管加压物质，如血管紧张素Ⅱ、去甲肾上腺素和抗利尿激素的反应性减弱。妊娠期AT2受体的血管表达增加，该受体对血管紧张素Ⅱ产生血管舒张反应，而非血管收缩反应。松弛素可以增加肾脏循环中内皮素和一氧化氮的生成，从而引起广泛的肾血管舒张，降低肾脏入球小动脉和出球小动脉的阻力。

3.肾脏其他生理改变 孕酮直接刺激呼吸中枢造成轻度呼吸性碱中毒，正常妊娠期血浆碳酸氢盐水平从26mmol/L降至约22mmol/L。需要与合并肾功能不全时代谢性酸中毒相鉴别。

正常妊娠时血清白蛋白浓度会降低，因此诊断肾病综合征时需要考虑该因素。有人建议，妊娠期肾病综合征的诊断依据可参考：蛋白尿＞3.5g/d且白蛋白低于对应孕龄的正常值下限，即早期妊娠＜31g/L，中期妊娠＜26g/L，晚期妊娠＜23g/L。

（二）妊娠期心血管的生理改变

妊娠期的主要血流动力学变化包括心排血量增加、血容量增加、体循环血管阻力降低、血压降低。分娩后数分钟心排血量达到峰值，之后逐渐恢复至孕前水平。正常女性在妊娠期可以出现如下表现：孕酮作用于呼吸中枢引起呼吸急促（无害性呼吸增强）、容易疲劳、运动耐量降低、肺底湿啰音可以伴有咳嗽或深呼吸时消失，以及外周水肿。上述症状可以是孕妇妊娠期适应性变化，但是需要与合并器质性心血管系统疾病，以及合并肾脏器质性疾病所造成的症状相鉴别。

（三）其他可能与肾脏病相关的变化

血小板计数随着妊娠进展降低，但多数维持在≥100×10^9/L，并在产后数周内恢复至妊娠前的基线水平。妊娠期很少出现中至重度血小板减少症（血小板计数＜100×10^9/L），一旦出现则可能是急症，并且可能同时合并肾损伤，部分可以表现为肾病综合征。其可能的原因包括免疫性血小板减少症、子痫前期、弥散性血管内凝血；HELLP综合征（溶血、肝酶升高、血小板计数低的综合征）；血栓性血小板减少性紫癜；抗磷脂综合征和药物诱导性血小板减少症。出现上述情况，需要尽快多学科协作诊治。

正常妊娠是一种促血栓形成状态，孕妇往往处于相对高凝状态。与非妊娠女性相比，孕妇的凝血因子显著增多，如妊娠期纤维蛋白原（凝血因子Ⅰ）、凝血因子Ⅶ、凝血因子Ⅷ和凝血因子Ⅹ增加。同时抗凝蛋白S生理性减少，纤维蛋白溶解减少，血小板反应性增加。该生理性变化为分娩时胎盘剥离后创面迅速止血做准备。因此，孕妇发生血栓栓塞性并发症的风险升高，并且是促成先兆子痫、妊娠期急性肾衰竭发生，以及慢性肾脏疾病病情恶化的原因。如果孕妇同时合并肾病综合征，其发生血栓栓塞的风险进一步升高，往往需要给予预防血栓的处理。

二、先兆子痫-子痫

（一）病因及发病机制

先兆子痫-子痫（preclampsia-eclampsia）是妊娠期发生的独特疾病，由妊娠而来，只有终止妊娠才能得到治愈。临床表现为高血压、蛋白尿、水肿，重者伴有视力障碍、抽搐等多器官受损。本病好发于下列情况：初产妇，尤其是年轻初产妇和高龄初产妇；双胎、多胎妊娠；羊水过多；胎儿水肿、葡萄胎；伴有糖尿病、原发性高血压、肾脏疾病、抗心磷脂综合征、肾性高血压、Rh血型不合、α-地中海贫血等基础疾病；家族史等。该病的病因目前尚未完全阐明，但人们通过对此病病理生理的两大重要改变，即胎盘损伤、缺血和广泛内皮系统功能障碍的了解，推测其在发病机制中占有重要地位。①滋养层细胞功能障碍导致胎盘缺血、低灌注被认为是重要的致病因素[1]。其他原因初产妇腹壁紧张、子宫压力大、羊水过多、多胎妊娠或葡萄胎子宫迅速增大，高血压、严重贫血、糖尿病、肾脏病常伴有血管病变，均易导致胎盘缺血、损伤。②广泛的内皮系统病变导致全身血管收缩和凝血功能异常，内皮系统功能失调，缩血管类物质（血栓素A_2和内皮素）产生增加，舒张血管类物质（前列腺素I_2和一氧化氮）产生减少。在正常妊娠时，前列腺素I_2和血栓素A_2的合成均增加，作用相衡；而在本病，选择性的前列腺素I_2合成减少，血栓素A_2的作用遂增强，导致血管痉挛、血小板聚集、血压升高、血栓形成、重要脏器缺血缺氧，造成相关症状乃至抽搐（子痫）的各种临床表现。有研究发现，子痫患者尿中的前列腺素I_2的代谢产物减少而血栓素A_2的产物增加。子宫和胎盘富含肾素原，试验证明在子宫缺血时其会大量释放肾素原入血，并且此时血管紧张素Ⅱ的敏感性增强，最终导致严重高血压。由于妊娠期本身存在高凝状态，凝血因子活性增强，纤溶活性降低，在血管病变、血管痉挛、内皮损伤时很容易导致血小板堆积和纤维蛋白原沉积，促发凝血、血栓形成。先兆子痫-子痫患者中因子Ⅷ的活性与子痫的严重程度相关。子痫患者早在22周便开始出现外周血小板减少。体外试验发现患者血小板的凝集功能下降，提示在体内已经过度行使了凝集功能[2]。子痫患者发生外周血小板减少。大量纤维蛋白原沉积于肾脏和肝脏，导致功能障碍，发生微血管溶血性贫血和广泛消耗性凝血病。③孕妇钙的缺乏可能也是本病的发病因素。主要是由于胎儿生长发育钙的需要增加，造成母体钙的负平衡，体内总钙和离子钙水平均降低，由此产生“生理性的甲状旁腺功能亢进”，甲状旁腺激素代偿性的分泌增加，使细胞内离子钙增加，血管平滑肌收缩，血压升高。低钙饮食会加重这种代偿机制，而补充钙可以降低妊娠诱发高血压的发病率，并可以预防先兆子痫。④先兆子痫多见于经济状况较差、营养不良的孕妇，尤其是蛋白质摄入不足者。

（二）肾脏病理改变

本病特征性的肾脏病理改变是广泛的内皮细胞病变，又称为肾小球内皮细胞增生症（glomerular endotheliosis）。光镜下，弥漫的肾小球毛细血管内皮细胞肿胀，毛细血管腔受压闭塞，整个肾小球呈缺血性改变，肾小球肿胀严重时可以使部分毛细血管丛疝入近端小管，形成“噘嘴征”。内皮下可见纤维蛋白样的疏松物质，系膜细胞增殖、肿胀明显，可出现插入，造成基底膜双轨征改变。严重患者可以出现微血栓、泡沫细胞，偶可见新月体形成。产后即刻行肾活检可以发现纤维蛋白样物质在产后迅速消退。电镜下见毛细血管内皮细胞明显肿胀、脂质空泡形成和溶酶体增多，系膜细胞也有类似变化但程度较轻。基底膜虽无明显增厚，但微细结构紊乱，出现电子密度减低区伴有多数纤维素及基底膜固有成分崩解后产生的颗粒状碎片。免疫荧光可有少量IgG和IgM沉着，为纤维蛋白原及其产物的沉着或受损小球中的非特异沉积。特征性病理改变一般在分娩后4周消失。

在先兆子痫-子痫合并肾病综合征的患者中常可以观察到以上先兆子痫肾脏病例合并局灶节段性肾小球硬化的改变。Nochy认为产后肾病综合征绝大多数都缓解，这种FSGS样改变是由于妊娠期的高灌注和高滤过导致的，并非原发性的FSGS[3]。Nishimoto通过测量研究平均肾小球袢面积、小球面积、细胞外基质面积和系膜细胞计数证明了伴有FSGS样改变的先兆子痫患者的以上指标较不伴有FSGS样改变的患者显著升高，且随产后时间延长，至产后40天，以上指标逐渐恢复正常。该作者的研究亦支持肾小球过度肥大导致FSGS样改变，并随产后消失的假说[4]。另有研究表明，伴有FSGS样改变的患者产后蛋白尿完全消失，而其与无类似病变的孕妇相比，蛋白尿的量和上皮细胞的病变与FSGS样改变相关。妊娠期合并肾脏疾病的病理表现区别可见表35-1。

表35-1 妊娠期合并肾脏疾病的病理表现

病变	子痫前期/子痫	TMA/HUS	FSGS
内疏松层	轻微增加	显著增加	正常
GBM双轨	可能存在	慢性期广泛	无
内皮增生	大量	无	无
小动脉/肾小球纤维蛋白	严重病例中	常见	无
节段性硬化	可能发生，多在尖端	发生在慢性期	存在，位置不定
足突融合	局限	局限	大量

对于先兆子痫-子痫伴有肾病综合征的患者在产后即刻行肾活检有助于明确先兆子痫的诊断和发现潜在的其他肾脏疾病，其操作危险性并不大于非妊娠妇女。

（三）病理生理

1. 全身小动脉痉挛 是基本的病理生理改变和血压升高的原因。单纯眼底动脉痉挛见于80%的患者，其痉挛程度一般与病情平行，但眼底出血、渗出＜2%，不同于慢性高血压的眼底改变。

2. 子宫胎盘低灌注 急性动脉粥样硬化和小动脉痉挛使绒毛间灌注量明显减少，仅为正常妊娠的35%～50%，卧床休息虽可使高血压好转，但灌注量并无改善，若过度利尿和降压可进一步减少灌注，危及胎儿。

3. 血容量减少 正常妊娠血浆容量增加量达500～1000ml，较非妊娠时增加40%～50%，但先兆子痫时血容量减少，尤其在妊娠晚期，重症可比非妊娠时减少10%～20%，血液呈浓缩状态。血容量减少程度与病情平行，其原因是血管痉挛缩窄而非充盈不足。

4. 凝血机制改变 妊娠本身处于生理性高凝状态，遇有血管病变、血管痉挛缺血容易发生血管内凝血，缺血和凝血互为因果形成恶性循环。节段性血管痉挛和痉挛后扩张可造成血管内皮损伤，导致血小板聚集和纤维蛋白原沉积，亦促发凝血。

5. 妊娠期肾病综合征对围生儿的影响 主要是动脉痉挛引起子宫胎盘局部血流灌注不足，妊娠期肾病综合征高脂血症可导致胎盘血管粥样硬化，另外大量蛋白漏出引起低蛋白血症，大量液体渗出，血容量减少。严重的供血不足及低蛋白血症影响胎儿的宫内发育，导致胎儿生长受限、围生儿死亡、新生儿并发症发生率增加。

（四）临床表现

本病为孕妇常见病，多发生于妊娠20周以后至产后7天内，但最多见的时间为妊娠32周至产后24～48小时。先兆子痫约有一半发生在分娩前，1/4发生于分娩中，1/4发生于分娩后。通常在产后10天内恢复。好发的孕产妇为年轻的初产妇和高龄的经产妇（＞40岁），初产妇发生先兆子痫的比例是经产妇的3～4倍，再妊娠可再发生，但很少首发于经产妇。妊娠开始时血压正常，尿蛋白阴性，而后出现高血压、蛋白尿、水肿等。先兆子痫的起病可以很隐匿，表现为头痛、视力障碍、上腹痛或不明原因的焦虑不安。发展至子痫时，患者出现反复、全身强直阵挛性抽搐，随之昏迷，可以持续若干天。

患者通常先出现快速进行的体重增加，继之双手和颜面部水肿、血压升高和蛋白尿。蛋白尿偶尔也可以在高血压发现之前出现。蛋白尿的程度可以从0.5g/d到肾病综合征的水平。水肿、蛋白尿和高血压的程度可以不平行，但是通常不会发生镜下血尿。大量蛋白尿和严重的低蛋白血症会导致孕妇营养不良，易并发感染，影响胎儿生长发育；高脂血症、高凝状态增加妊娠血栓形成的危险；先兆子痫-子痫时GFR和ERPF均显著降低，并有血管内皮病变，当伴有肾病综合征时，肾脏间质高度水肿、利尿剂的过度使用、大量蛋白管型堵塞等情况更容易造成急性肾功能不全。

先兆子痫-子痫时子宫缺血使乳酸产生增加，血中乳酸通过肾小管排泄，增加的乳酸竞争性地抑制了血尿酸的排泄，故血尿酸水平易升高，如有肾功能不全，血尿酸水平升高程度常不成比例地超过血肌酐和尿素氮水平。

肾病综合征时大量尿蛋白加之妊娠高血压综合征肝细胞缺氧缺血坏死、白蛋白生成能力降低导致低蛋白血症、腹水，并且由于组织水肿易发生弛缓性宫缩乏力出血及视网膜剥离。肾病综合征孕妇易合并胎盘早剥，可能与高脂血症、胎盘床血管粥样硬化有关。

（五）诊断及鉴别诊断

具有典型病史和临床表现的病例一般诊断不难。但应根据孕妇的易感因素、早期表现，争取及早发现和诊断。先兆子痫-子痫时血尿酸升高，此是比较重要的实验室指标。

先兆子痫主要需要同妊娠性高血压、妊娠合并原发性高血压、妊娠合并慢性肾炎相鉴别（表35-2）。①妊娠性高血压或妊娠合并原发性高血压的临床表现均为单纯高血压，且后者发生于妊娠初期或更早，产后血压持续升高；两者都无蛋白尿；血尿酸正常。②对于妊娠合并慢性肾炎或妊娠期起病的慢性肾炎，应详细了解孕前有无肾炎、水肿、尿中泡沫增多、高血压等病史。临床表现可以出现于妊娠开始期，肾功能正常时血尿酸正常，且尿检可以有肾性血尿、红细胞管型等。③应高度警惕，对于孕前有原发性高血压及慢性肾炎的妇女，妊娠后更容易伴发先兆子痫-子痫，伴发率可高达20%～40%。特点是临床症状出现早，常常在20～24周前。Fink等回顾研究了169例伴有肾脏基础疾病的妊娠妇女和506例不伴有肾脏疾病的妊娠妇女，情况显示前者发生先兆子痫的危险性显著增多（OR值为7.2）[5]。对于病史不清、临床表现较难判断者，产后即时活检对于鉴别诊断意义重大。

表35-2 先兆子痫的主要鉴别诊断

对比项	先兆子痫	妊娠性高血压	妊娠合并原发性高血压	妊娠合并慢性肾炎
高血压家族史	（–）	（+）	（+）	（–）
高血压既往史	（–）	（–）	（+）	（–）
肾炎既往史	（–）	（–）	（–）	（+）
年龄、胎次	多为年轻初产妇	多为年龄较高经产妇	不定	多在30岁以下
发病时间	妊娠20周后	不定	妊娠20周前	妊娠开始
临床表现	高血压及蛋白尿	单纯高血压	单纯高血压	单纯尿检异常，或伴高血压
血尿酸	可升高，肾功能不全时较肌酐、尿素升高更明显	正常	正常	在肾功能不全时与血肌酐、尿素成比例升高
眼底检查	动脉痉挛	正常或动脉痉挛	动脉痉挛，可伴动脉硬化	正常，血压高和肾功能不全时有相应的变化
肾活检（产后2～4周）	肾小球内皮细胞肿胀	正常	正常	各种病理类型性肾炎
产后恢复情况	1.5～3个月可完全缓解	可遗留慢性高血压	血压持续高	尿检异常持续存在

（六）预防及治疗

1. 预防 必须重视产前检查，杜绝多产、高龄产，做好妊娠高血压综合征的防治工作。对于高危孕妇给予良好的围生期保护，保持正常的体重增长；密切监测血压及尿蛋白量等可以减少该病的发生和减轻严重程度。小剂量阿司匹林（每天40～150mg）可以抑制血小板中血栓素A_2的合成，提高前列腺素I_2/血栓素A_2的比例，减少全身小血管的痉挛和血小板的聚集，针对该病前列腺素I_2和血栓素A_2的比例失调的病因，一项汇集了6项已发表的临床试验荟萃研究显示，小剂量阿司匹林可以显著减少先兆子痫，但对于降低高血压无效。在存在先兆子痫高危因素的孕妇中（即妊娠早期收缩压为120～134mmHg），阿司匹林可以使先兆子痫的发生率从11.9%下降到5.6%[6]。有研究显示，补充钙剂可以降低妊娠期高血压的发生，但仍存在争议，需进一步研究。

2. 治疗 子痫是引起孕产妇和胎婴儿死亡的主要原因之一，而本病只有分娩才能治愈，因此治疗的主要原则是防止先兆子痫和子痫，适时终止妊娠以减少孕产妇和胎婴儿的并发症，使婴儿尽量存活。一旦确诊采取综合治疗，在解痉、镇静、降压等基础上：①补充白蛋白改善低蛋白血症，目前该方案存在一定争议，对于严重低白蛋白合并重度水肿患者，可以输注白蛋白并配合使用利尿剂减轻组织水肿，但应严格掌握适应证以防止利尿后血容量不足；②应用肾上腺皮质激素抑制免疫反应，但妊娠早期应慎用；③发病孕周早、病程长、妊娠期监测中出现腹水或胎盘功能不良、妊娠已达34周且合并严重并发症如心力衰竭、肾衰竭、高血压危象、胎盘早剥等，以及明显的胎儿宫内发育迟缓治疗效果不好者采取剖宫产终止妊娠；④应重视产后监测，提高妊娠诱发肾脏疾病的认识，做到早诊断、早治疗。对于遗留慢性肾损害患者最好行肾活检，应根据病理情况决定进一步治疗方案；⑤一旦分娩，在产褥期使用ACEI（如依那普利）可以有效控制血压并改善蛋白尿。

一旦疑为本病应立即住院，加强护理监护，这样可以减少子痫的危险性及因判断错误造成的不良后果。饮食上无需限盐，但也不可摄入过多。对于症状较轻者（血压＜140/95mmHg，蛋白尿＜0.5g/d，肾功能正常，血尿酸＜268μmol/L，血小板计数正常，无其他合并症），卧床休息（左侧卧位）即是治疗的重要措施，有些可使病情稳定，不发展，应同时了解胎儿大小和成熟度。如病情稳定，妊娠可继续，一旦有恶化的表现都应终止妊娠，特别是在妊娠32周以后。对于血压＞160/105mmHg，蛋白尿＞0.5g/d，肾功能受损，妊娠达32周，即可终止妊娠。降压的控制应兼顾母子两方的安全，血压过高（＞160/105mmHg）会导致危及母亲生命的并发症（如脑出血和心力衰竭），血压过低（＜140/95mmHg）会进一步减少子宫胎盘的灌注，危及胎儿。因此，血压应维持在140～160/90～105mmHg的适当范围内。

降压药物可以选用肼屈嗪、硝苯地平、β受体阻滞剂。紧急情况下可给予硝普钠降压治疗，此外硫酸镁是非常重要的解痉药物。血管紧张素转换酶抑制剂及血管紧张素Ⅱ受体拮抗剂可导致胎儿肾脏不可逆损害，故不推荐应用。

（七）预后

尽管一些合并肾病综合征的子痫患者表现很严重（出现严重的并发症，需要进入重症监护室），但是随着对疾病认知的提高，多学科处置能力的加强，以及综合管理措施，多数女性预后较好。近期一项报告发现，此类女性在产后随访过程中肾病范围的蛋白尿都获得缓解，且在产褥期第12周前达到蛋白尿＜0.3g/d。此外没有患者发生死亡[7]。

由于新生儿学的发展，大多数≥31孕周和超过1200～1500g体重的胎儿在暖箱中生存的机会要比在先兆子痫的母体内大得多，这就使目前在兼顾母子安全、决断核实终止妊娠上增加了很大的周旋余地。

三、肾病患者的妊娠问题

无论患者在妊娠前已患肾脏病还是在妊娠期内初发肾脏病，肾脏病都有可能对孕妇和胎儿的安全产生严重影响。同时，妊娠本身也可能会对肾脏产生永久的不良后果，妊娠期能使原有的慢性肾炎加重，因妊娠期间血液处于高凝状态，易发生纤维蛋白沉积和新月体形成，而且妊娠的某些并发症也会加重肾脏病变程度，因此对于伴有肾脏病的孕妇应该给予足够的重视，并进行全面评估。

（一）肾脏病对胎儿的影响

慢性肾炎对胎儿的影响需视肾炎的严重程度而不同。若疾病早期仅有蛋白尿而无高血压，血肌酐不超过132.6μmol/L（1.5mg/dl）者，对母儿影响不大；但病程长者，由于胎盘绒毛表面有纤维素样物质沉积，滋养层的物质交换受到阻碍，致使胎盘功能减退，影响胎儿宫内生长发育，甚至发生胎死宫内。孕妇已有高血压、氮质潴留、肌酐＞132.6μmol/L时，随着妊娠进展，肾功能恶化的概率增高，流产、死胎、死产的发生率亦随之增多。血压越高，肌酐值越高，对母儿的危害越大。我们已知许多影响肾功能的肾脏病会降低生育能力，特别是当患者的GFR减少到正常值的50%以下时。尽管如此，肾功能严重受损时，甚至是接受长期血液透析治疗的患者偶尔仍然可以妊娠。一项研究显示，在美国2%的处于生育期的血液透析患者会在4年内妊娠[8]。虽然这些血液透析患者中只有1/3成功妊娠，但说明肾脏功能严重受损时仍然可以妊娠。

母亲患有肾脏病会引起胎儿流产、宫内发育迟缓和早产。导致这些不良后果的最重要的因素是高血压。无论是原有的高血压还是妊娠期新发的高血压都会显著增加胎儿的发病率与死亡率，其他危险因素包括肾功能不全和肾病综合征。当同时存在高血压、肾功能不全和肾病综合征时，胎儿的死亡率可以高达80%。在众多的报告中胎儿存活的数值差异很大，其原因是不同的肾脏病和伴随不同的危险因素（特别是高血压）时，对胎儿存活的影响是不同的。影响胎儿存活的基础疾病包括膜增生性肾小球肾炎、局灶节段性硬化性肾炎和膜性肾病等。

（二）妊娠对肾脏疾病进展的影响

影响慢性肾脏疾病进展的最终共同因素是肾

小球毛细血管血流量和肾小球毛细血管内压力的增加。妊娠过程中肾脏及心血管的生理改变引起肾小球的高灌注；妊娠期入球小动脉扩张，使肾血流量增加，也使全身系统的血压很容易、更完全地传导到肾小球内，因此对于已经患病受损的肾小球来说，妊娠合并高血压会导致更加严重的后果，妊娠前已有慢性肾炎者，妊娠期会使病情进一步恶化。肾脏病合并妊娠时会导致肾脏功能受损的危险因素包括未控制的高血压、肾病范围的蛋白尿和已有的肾功能受损。目前公认的认识是肾功能良好的慢性肾脏病患者大多可以耐受妊娠，但肾功能轻到中度受损者（肌酐133～264μmol/L）的妊娠，其中30%～40%的肾功能会在妊娠后发生快速进展。对于伴有中度肾功能不全的患者，是否可以通过积极控制高血压来延缓妊娠所引起的不良影响，目前还不完全清楚。但是专家在治疗妊娠期的肾性高血压时比治疗其他原因的高血压都更为积极。

在各种基础肾病伴妊娠中，膜增生性肾小球肾炎、IgA肾病、局灶节段性硬化性肾炎、硬皮病、结节性多动脉炎和反流性肾病发生不可逆的慢性肾衰竭的危险性最大。一项对于膜增生性肾炎合并妊娠的研究显示，肾病妊娠妇女于妊娠33周因胎儿宫内发育迟缓及宫内窘迫接受剖宫产，产后3个月血肌酐无变化，尿蛋白增加相对稳定，故膜增生性肾炎妊娠妇女若无高血压或肾功能受损，在妊娠期得到肾科及妇产科医生的密切监护下可能产下活胎，但尿蛋白增加可能导致生长迟缓[9]。

（三）肾脏病患者妊娠的条件

肾功能良好（肌酐＜123.7μmol/L）且血压正常的肾病患者的妊娠成功率可高于95%[10]。对于高血压患者，即使肾功能仍正常，妊娠妇女和胎儿的危险增加，但只要将血压控制在正常水平，妊娠的成功率可以接近无高血压患者的水平。

肾功能中度受损（肌酐133～264μmol/L）时合并妊娠，虽然胎儿成活率可以达到90%，但是早产和低体重的发生率可达50%；并有大于1/3的患者会发生肾功能恶化，而其中的25%会永久性受损；30%的患者在妊娠中后期发生难以控制的高血压[10]。因此，对于这类患者，建议避免妊娠。

肾功能重度受损的患者妊娠，近20年的资料显示其胎儿存活率是50%[10]。孕妇的危险更为突出，包括发生急进性高血压、心力衰竭、腹腔出血，甚至死亡。

早在20世纪80年代初，Katz等报道了来自多个中心的、伴有不同肾脏病的89例妇女的121次妊娠的情况。其中所有人的肾功能均正常，妊娠前有高血压的占20%，有肾病综合征的仅有4例。该研究的结果令人鼓舞，90%的妊娠成功，75%的胎儿足月出生并达到正常体重。虽然在观察中仍有20%的发生早产，24%的新生儿低体重，12%的妊娠妇女发生了先兆子痫，围生期的死亡率为9%，其中有16%的患者发生了轻到中度的肾功能减退，但是大多数为一过性的变化。在3个月至23年的随访结束时仅有5例发展为终末期肾病[11]。近20年来又有近2000例肾脏病合并妊娠的报道。一项通过对171例慢性肾炎患者和189例对照组人员的25年的对照研究发现，妊娠并不改变肾脏的远期预后[12]。目前，在围生期及新生儿的监护领域已有巨大进展，因此应该认识到，对于肾功能良好的肾脏病患者，妊娠虽然是高危、高风险的，但是大多数的结果是好的；肾脏疾病可以在妊娠期加重，但是一般不会改变其自然病程。然而，对肾功能有损害的患者，其妊娠的后果及对病情的影响仍然不容乐观。

（四）妊娠合并肾病综合征的预后

妊娠合并FSGS的患者，对其胎儿不良结果的分析显示，自然流产（5.9%～28.6%）、早产（5.9%～58.8%）和围生期死亡（11.7%～45.2%）的发生率很高。关于孕产妇的肾脏预后，20%～71%妊娠期间出现高血压，4%～66%的妇女在分娩后持续存在[13]。在一项报告中，妊娠合并肾病综合征发生AKI的患者，其中FSGS占一半[14]，需要引起重视。

在没有其他风险因素的情况下（如大量蛋白尿），妊娠合并膜性肾病对流产和死胎发生率的影响较小[13]。Packham等报道称，胎儿流产发生率为24%，早产率为43%，9%的CKD进展，46%的妊娠患者出现高血压，54.5%的患者蛋白尿进展[15]。我国近期一项回顾性研究表明，妊娠合并膜性肾病患者肾功能预后较好，但母体胎儿并发症升高，包括胎儿流失（11%）、早产（26%）和严重的子痫前期（15%）[16]。20周前的时间平均尿蛋白（$P<0.001$）和血清白蛋白（$P<0.001$）、最大尿蛋白（$P=0.001$）和最低血清白蛋白（$P=0.01$）、抗磷脂酶A2受体（PLA2R）阳性（$P=0.03$）和妊娠期间无缓解（$P=0.004$）是孕产妇-胎儿不良后果的风险因素。特别是，时间平均蛋白尿和血清白蛋白与新生儿出生体重百分位数有关。此外，抗PLA2R抗体阳性（$P=0.03$）是妊娠膜性肾病患者的特定风险因素。

四、妊娠相关血栓性微血管病

血栓性微血管病（thrombotic microangiopathy，TMA）是一类可导致妊娠期AKI的严重疾病，部分患者可以同时合并肾病综合征，甚至是首发表现[17]。其中最经典的类型为血栓性血小板减少性紫癜（thrombotic thrombocytopenic purpura，TTP）/溶血尿毒症综合征（hemolytic uremic syndrome，HUS）。故现一般统称为TTP-HUS综合征。在妊娠期或产后发生的TTP-HUS被称为妊娠相关TTP-HUS或妊娠相关TMA。鉴于近期有研究将子痫前期、子痫、HELLP综合征及妊娠期急性脂肪肝统一归类为妊娠相关TMA范畴，本文所指妊娠相关TMA特指妊娠相关TTP-HUS。根据病因，TMA可分为补体缺陷相关TMA、ADAMTS13缺陷相关TMA、其他因素导致的TMA。妊娠相关TMA的发病率低，在产妇中发病率为1/25 000[18]。但其死亡率高，未经有效治疗时约50%的患者死亡，存活患者中约2/3可进展至终末期肾病[19]，需长期依赖透析治疗。近年来，由于血浆置换治疗的有效进行，患者死亡率有所下降。

（一）病因及发病机制

发病机制的核心为微血管内皮细胞损伤。血管内皮损伤后，血小板黏附聚集并形成微血栓，当红细胞通过狭窄的管腔时发生变形及破裂而导致溶血及贫血；同时，血小板由于大量消耗而减少。参与造成内皮细胞损伤的因素主要包括以下情况：

（1）补体系统异常：是TMA发生的重要原因，补体异常活化可导致内皮细胞损伤，继而局部微血栓形成[20]。补体H因子（CFH）、I因子（CFI）、膜辅助蛋白（membrance cofactor protein，MCP）和补体固有成分B因子、C3发生基因突变，或抗H因子自身抗体阻断H因子正常功能，这些均可导致补体系统旁路途径过度激活引发TMA[21]。最近发现，血栓调节蛋白（thrombomodulin，THBD）基因突变导致其对补体负向调节作用减弱，也可引发HUS[22]。

（2）凝血及其他因素：遗传性或获得性*ADAMTS13*缺陷，可导致循环中超大vWF多聚体形成，vWF可网罗血小板后在内皮损伤局部形成微血栓[23]。

（3）妊娠期生理改变：妊娠状态下，TMA可能更容易发生[24]。可能与妊娠期激素水平波动、生产过程中胎儿胎盘物质进入母体循环等因素有关。妊娠期间补体异常活化状态也可能参与该病发生[25]。

（二）临床表现及实验室检查

妊娠相关TMA可发生于妊娠过程中及产后一段时间，临床表现类似于不合并妊娠的TTP-HUS。在临床上主要表现为微血管病性溶血性贫血、血小板减少，以及微血栓形成所致各脏器供血不足及功能障碍，以神经系统、肾脏系统及心血管系统受累最为常见。检查可发现贫血、血小板减少、外周血涂片上有破碎红细胞、网织红细胞计数升高、乳酸脱氢酶升高、直接Coombs试验阴性。

（三）肾脏病理学改变

急性期光镜下可见毛细血管腔内微血栓形成，肾小球内皮细胞肿胀、增生；内皮下疏松层增宽，GBM可呈双轨样改变；纤维素样坏死；系膜水肿，可有溶解；可有新月体形成。肾脏小动脉表现为内皮水肿和内皮下间隙增宽；纤维素样坏死；小动脉血栓形成。慢性期可见系膜硬化；GBM双轨征等病变。受累小动脉可出现黏液样变和葱皮样变。电镜观察可见毛细血管内疏松层增宽；内皮下和基底膜之间无定形的绒毛样物质聚集。免疫荧光检查可见沿肾小球毛细血管袢、系膜区及小动脉和微动脉壁分布的纤维蛋白原/纤维蛋白呈颗粒状沉积，偶见IgM、C3或C1q沿毛细血管袢分布。TMA与先兆子痫/子痫，以及妊娠期病理鉴别可见表35-1。

（四）诊断

TMA的诊断须符合以下标准：微血管病性溶血性贫血；血红蛋白＜100g/L；外周血涂片显微镜下有红细胞碎片；Coombs试验阴性；乳酸脱氢酶升高，＞460U/L，血小板计数＜150×10^9/L；急性肾损伤。出于治疗和预后考虑，必须区分TTP-HUS和有严重表现的子痫前期/HELLP综合征。这是因为血浆置换是妊娠期获得性TTP的首选挽救生命的疗法，但对有严重表现的子痫前期/HELLP综合征无效。

（五）治疗

由补体调节蛋白基因突变引起的HUS，首选血浆置换及定期血浆输注治疗；由抗补体调节蛋白抗体引起的HUS，可选择血浆置换、糖皮质激素和免疫抑制剂剂治疗，如上述治疗效果差，或考虑合并TTP（存在TTP抗体），可考虑使用利妥昔单抗（抗CD20单克隆抗体）治疗。但利妥昔单抗可进入胎儿循环，目前使用安全性有待进一步研究。抗C5单抗（依库利单抗，eculizumab）治疗产后HUS有成功的报道[26]。

五、妊娠合并肾病综合征肾活检

在临床实践中，临床医生对于妊娠期肾活检有较大顾虑，因此开展较少。

根据病史、体格检查及血清学检查能够进行临床诊断。需要通过血清学检查评估有无下述疾病：狼疮肾炎（即抗核抗体及抗双链DNA抗体滴度和补体水平）、膜性肾病（抗PLA2R抗体）、伴发肾小球疾病的感染（如HIV、HCV），还可进行血尿免疫固定电泳（妊娠期MGRS罕见）、血栓性微血管病（TMA）病因筛查等。

对于临床不能明确诊断的病例，需要综合考虑孕龄、肾病严重程度、肾活检并发症，以及怀疑的基础疾病类型综合判断肾活检利弊。

妊娠期肾活检安全性数据不多，主要并发症是出血。一篇系统评价显示，妊娠期肾活检的出血风险高于产后活检[8.1%（16/197）vs. 1%（3/268）]，且多发生在妊娠23～26周[27]。在妊娠早期行肾活检有助于准确诊断并制订随后的个体化管理方案，故利大于弊。但是妊娠早期部分患者孕吐明显，难以配合，可以适当延后肾活检。而在妊娠较晚期（妊娠32周以后），子宫增大使孕妇难以采取行活检的标准体位俯卧位，风险较高。如有必要，此时可取侧卧位，或推迟至产后情况稳定时。笔者所在医院，多数患者妊娠中期接受肾活检，总体安全性较高，未发生严重大出血并发症。

六、妊娠合并肾病综合征患者抗凝

在妊娠合并肾病综合征患者中，预防性抗凝方法与未妊娠的肾病综合征患者相似，基于评估出血风险和血清白蛋白浓度。但是，由于前述原因，妊娠患者处于一种血栓前状态，需要相对积极使用预防性抗凝以预防静脉血栓栓塞。①如果抗凝出血风险较高，或血清白蛋白水平≥3.0g/dl，可以不给予预防性抗凝。②如果抗凝出血风险较低且血清白蛋白水平＜25g/L，无论病因如何，可以给予低分子量肝素抗凝。③如果患者存在膜性肾病，抗凝相关的出血风险较低且血清白蛋白水平＜3.0g/dl，可以给予低分子量肝素。

妊娠期可采用低分子量肝素或普通肝素进行预防性抗凝。应避免使用华法林，因为它会穿过胎盘并对胎儿产生不良影响。妊娠期和哺乳期都应避免使用直接口服抗凝药（DOAC）。

七、妊娠合并原发性肾病综合征的免疫抑制治疗原则

妊娠女性原发性肾病综合征常见病理类型的最佳治疗方法尚不明确。如果是微小病变或者局灶节段性肾小球硬化，可以首选糖皮质激素治疗或者环孢素/他克莫司。环孢素和他克莫司似乎是安全的，并已成功用于妊娠期患者。对于膜性肾病患者，与未妊娠的原发性膜性肾病患者一样，建议对这类患者进行初步评估以确定疾病进展的风险。但是多数学者主张开始免疫抑制治疗。对于肾功能正常患者，首选CNI（环孢素或他克莫司）。妊娠患者应避免使用利妥昔单抗和环磷酰胺，以及吗替麦考酚酯。妊娠期药物安全性可见表35-3。

表35-3　妊娠期药物安全性

药物种类	安全	不安全
降压药物	拉贝洛尔	ACEI
	钙通道阻滞剂	ARB
	甲基多巴	米诺地尔
	肼屈嗪	
	呋塞米或氢氯噻嗪	
免疫抑制剂	他克莫司	吗替麦考酚酯
	环孢素	环磷酰胺
	糖皮质激素	利妥昔单抗
	硫唑嘌呤	
	羟氯喹	
免疫抑制患者所用抗生素	阿昔洛韦	更昔洛韦
	缬昔洛韦	缬更昔洛韦
	拉米夫定	复方磺胺甲噁唑
	替诺福韦	喹诺酮类
	异烟肼	
	制霉菌素	
其他慢性肾脏病并发症用药	促红素	钙结合剂（碳酸镧、司维拉姆）
	静脉铁剂	
	碳酸氢钠	
	钙结合剂（碳酸钙）	

八、病例介绍及点评

（一）主诉

双下肢进行性水肿1周。

（二）病史

患者，女性，24岁，G_1P_0。因妊娠22周双下肢进行性水肿1周入院。既往体健，否认高血压、慢性肾脏病等病史，否认美容化妆品等接触史。产前尿检正常。

（三）入院查体

BP 140/90mmHg，P 90次/分，神清，心肺未见异常，双下肢重度凹陷性水肿。产科检查：未见明显异常。入院诊断：妊娠合并肾病综合征。

（四）实验室检查

检验结果示血红蛋白111g/L，白细胞计数7.5×10^9/L，血小板计数146×10^9/L。尿蛋白（+++），红细胞0～1/HPF。24小时尿蛋白定量6.1g。生化检查：总蛋白42.7g/L，白蛋白16.7g/L，肌酐54.1μmol/L，总胆固醇8.9mmol/L，甘油三酯4.43mmol/L。免疫学检查：ANA、dsDNA、ENA抗体谱均阴性，C3 1.53g/L，C4 0.61g/L，IgG 3.91g/L。抗磷脂抗体阴性。磷脂酶受体抗体阴性。感染筛查阴性。

（五）入院经过

入院后给予利尿对症处理，行肾活检，手术顺利。病理提示微小病变。给予醋酸泼尼松50mg，每天1次，同时给予低分子量肝素抗凝治疗。开始治疗10天后，体重下降，水肿明显好转，蛋白尿完全缓解。激素使用1个月后，逐渐减量。妊娠37周时（维持醋酸泼尼松龙10mg，每天1次）顺产男婴1名，体重2.7kg，Apgar评分：1分钟、5分钟、15分钟均为10分。产后45天复查，尿蛋白（–），血脂正常。激素逐渐停用。病情未复发。

（六）点评

该患者属典型的妊娠过程中合并原发性肾病综合征，病理为微小病变。对于妊娠期患者，合并肾病综合征，如果临床指标不能明确诊断，肾活检是合理的选择。尽管此前报告，妊娠中期肾活检并发症可能升高，但是权衡利弊及根据笔者所在科室既往经验，给予患者肾活检，最终明确了诊断，指导后继激素治疗和预后的判断。对于肾病综合征的对症处理，并不建议常规输注白蛋白，该患者不存在有效循环容量低下问题，因此没有持续输注白蛋白。患者水肿较重，可以合理使用袢利尿剂，但是需要警惕患者使用过程中出现低容量问题。此外，妊娠女性本身处于高凝状态，该患者白蛋白低于25g/L，因此给予患者低分子量肝素抗凝治疗来预防血栓风险。患者处于妊娠状态，不能使用血管紧张素转换酶抑制剂或血管紧张素Ⅱ受体拮抗剂。妊娠期使用糖皮质激素可能增加婴儿腭裂的风险，增加胎膜早破和胎儿宫内生长受限的风险，还会增加孕妇的妊娠期高血压、妊娠期糖尿病、骨质疏松和感染风险。但是并不会显著增加母体及胎儿的严重并发症。因此，权衡利弊，为该患者给予了糖皮质激素治疗，取得了较好的效果。而环孢素或他克莫司也可以作为备选方案。

（刘立军）

参考文献

[1] Roberts J M，Redman C W G. Pre-eclampsia：more than pregnancy-induced hypertension[J]. Lancet，1993，341（8858）：1447-1451.

[2] Konijnenberg A，Stokkers E W，van der Post J A M，et al. Extensive platelet activation in preeclampsia compared with normal pregnancy：enhanced expression of cell adhesion molecules[J]. Am J Obstet Gynecol，1997，176（2）：461-469.

[3] Nochy D，Heudes D，Glotz D，et al. Preeclampsia associated focal and segmental glomerulosclerosis and glomerular hypertrophy：a morphometric analysis[J]. Clin Nephrol，1994，42（1）：9-17.

[4] Nishimoto K，Shiiki H，Nishino T，et al. Glomerular hypertrophy in preeclamptic patients with focal segmental glomerulosclerosis. A morphometric analysis[J]. Clin Nephrol，1999，51（4）：209-219.

[5] Fink J C，Schwartz S M，Benedetti T J，et al. Increased risk of adverse maternal and infant outcomes among women with renal disease[J]. Paediatr Perinat Epidemiol，1998，12（3）：277-287.

[6] Imperiale T F，Petrulis AS. A meta-analysis of low-dose aspirin for the prevention of pregnancy-induced hypertensive disease[J]. JAMA，1991，266（2）：260-264.

[7] Ghelfi A M，Garavelli F，Meres B，et al. Nephrotic syndrome due to preeclampsia：Presentation，management and clinical evolution observed in 5 years experience[J]. Hipertens Riesgo Vasc，2023，40（1）：16-24.

[8] Okundaye I，Abrinko P，Hou S. Registry of pregnancy in dialysis patients[J]. Am J Kidney Dis，1998，31（5）：766-773.

[9] Kurdoglu M，Kurdoglu Z，Adali E，et al. Successful management of membranoproliferative glomerulonephritis type I in pregnancy[J]. Arch Gynecol Obstet，2010，281（1）：105-109.

[10] Lindheimer M D，Davison J M，Katz A I. The kidney and hypertension in pregnancy：twenty exciting years[J]. Semin Nephrol，2001，21（2）：173-189.

[11] Katz A I，Davison J M，Hayslett J P，et al. Pregnancy in women with kidney disease[J]. Kidney Int，1980，18（2）：192-206.

[12] Jungers P，Houillier P，Forget D，et al. Influence of pregnancy on the course of primary chronic glomerulonephritis[J]. Lancet，1995，346（8983）：1122-1124.

[13] Siligato R，Gembillo G，Cernaro V，et al. Maternal and fetal outcomes of pregnancy in nephrotic syndrome due to primary glomerulonephritis[J]. Front Med（Lausanne），2020，7：563094.

[14] De Castro I，Easterling T R，Bansal N，et al. Nephrotic syndrome in pregnancy poses risks with both maternal and fetal complications[J]. Kidney Int，2017，91（6）：1464-1472.

[15] Packham D K，North R A，Fairley K F，et al. Membranous glomerulonephritis and pregnancy[J]. Clin Nephrol，1987，28（2）：56-64.

[16] Liu Z N，Cui Z，He Y D，et al. Membranous nephropathy in pregnancy[J]. Am J Nephrol，2020，51（4）：304-317.

[17] Noda R，Kakinuma Y，Suzuki K，et al. Pregnancy-onset thrombotic thrombocytopenic purpura with nephrotic syndrome：a case report[J]. CEN Case Rep，2022，11（2）：203-207.

[18] Dashe J S，Ramin S M，Cunningham F G. The long-term consequences of thrombotic microangiopathy（thrombotic thrombocytopenic purpura and hemolytic uremic syndrome）in pregnancy[J]. Obstet Gynecol，1998，91（5 Pt 1）：662-668.

[19] Fakhouri F，Roumenina L，Provot F，et al. Pregnancy-associated hemolytic uremic syndrome revisited in the era of complement gene mutations[J]. J Am Soc Nephrol，2010，21（5）：859-867.

[20] Fakhouri F，Vercel C，Frémeaux-Bacchi V. Obstetric nephrology：AKI and thrombotic microangiopathies in pregnancy[J]. Clin J Am Soc Nephrol，2012，7（12）：2100-2106.

[21] Zheng X L，Sadler J E. Pathogenesis of thrombotic microangiopathies[J]. Annu Rev Pathol，2008，3：249-277.

[22] Delvaeye M，Noris M，De Vriese A，et al. Thrombomodulin mutations in atypical hemolytic–uremic syndrome[J]. N Engl J Med，2009，361（4）：345-357.

[23] Lotta L A，Garagiola I，Palla R，et al. ADAMTS13 mutations and polymorphisms in congenital thrombotic thrombocytopenic

purpura[J].Hum Mutat，2010，31（1）：11-19.
[24] Sánchez-Luceros A，Farías C E，Amaral M M，et al. von Willebrand factor-cleaving protease（ADAMTS13）activity in normal non-pregnant women，pregnant and post-delivery women[J]. Thromb Haemost，2004，92（6）：1320-1326.
[25] He Y D，Xu B N，Song D，et al. Normal range of complement components during pregnancy：a prospective study[J]. Am J Reprod Immunol，2020，83（2）：e13202.
[26] Garlo K，Dressel D，Savic M，et al. Successful eculizumab treatment of recurrent postpartum atypical hemolytic uremic syndrome after kidney transplantation[J]. Clin Nephrol Case Stud，2015，3：8-13.
[27] Piccoli G B，Daidola G，Attini R，et al. Kidney biopsy in pregnancy：evidence for counselling? A systematic narrative review[J]. BJOG，2013，120（4）：412-427.

第六篇　治疗肾病综合征常用药物

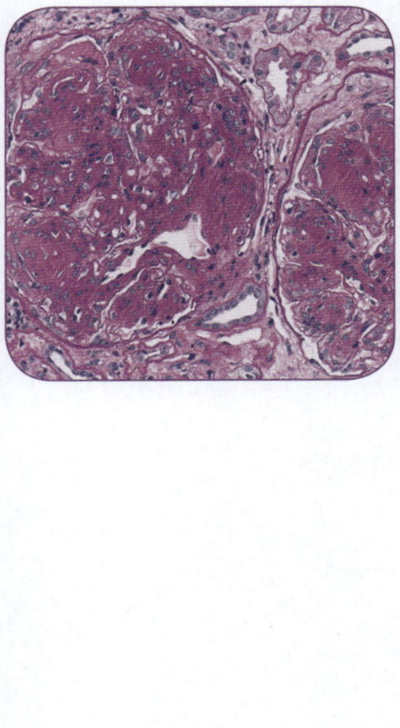
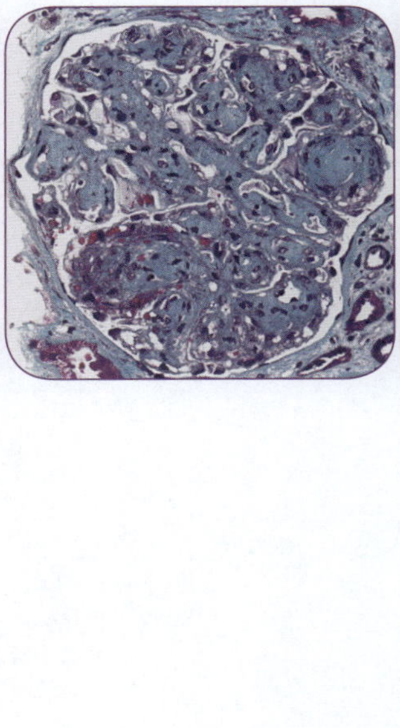
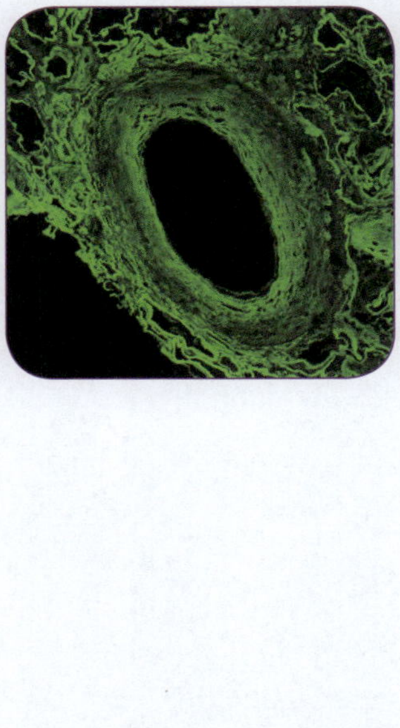
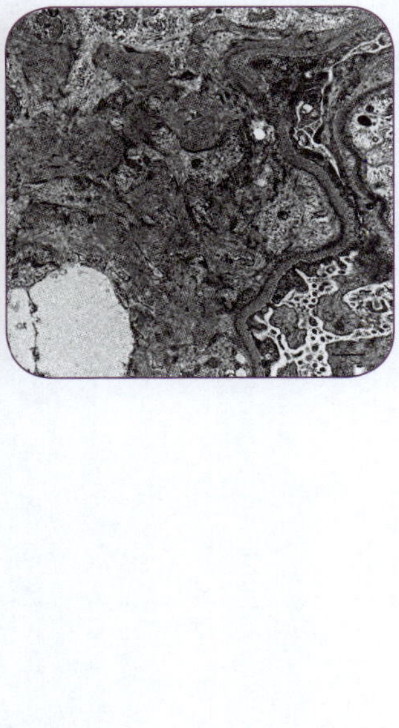

第三十六章　糖皮质激素

糖皮质激素（glucocorticoids，GC）是由肾上腺皮质束状带合成和分泌的一种类固醇激素，调节体内糖、脂肪和蛋白质的生物合成及代谢，并具有抗炎、抗毒、抗休克和免疫抑制作用[1]。糖皮质激素包括天然糖皮质激素和合成糖皮质激素两大类。天然糖皮质激素包括皮质醇（氢化可的松）和可的松。合成糖皮质激素种类较多，主要有泼尼松、泼尼松龙、甲泼尼龙、地塞米松、倍他米松等。糖皮质激素根据生物半衰期的长短，可分为短效（如氢化可的松、可的松）、中效（如泼尼松、泼尼松龙、甲泼尼龙）、长效（如地塞米松、倍他米松）3类[2, 3]。

一、糖皮质激素的分子结构

糖皮质激素的基本结构是具有21个碳原子的典型四环甾核，C3位的酮基、C17位上的二碳侧链和C4═C5双键是保持生理活性的必需基团。为了提高糖皮质激素的临床疗效，对基本的四环甾核结构进行改造，在基础甾环结构的不同部位引入双键、甲基、羟基或氟原子等，从而产生作用不同的合成糖皮质激素。主要结构改变分为以下几点：①C1═C2双键。泼尼松、泼尼松龙、地塞米松、甲泼尼龙的C1═C2为双键结构，使糖皮质激素作用增强而盐皮质激素作用下降，抗炎活性增强。②C6位甲基化（如甲泼尼龙）。增加药物的亲脂性和组织渗透性，从而使药物快速达到作用靶位，提高药物在靶器官的浓度，使药物起效迅速、抗炎活性增加。③C11位羟基化。C11位羟基化（泼尼松龙、甲泼尼龙和氢化可的松等）成为活性形式，无需肝脏转化，肝脏疾病时使用一方面不会增加肝脏负担，另一方面也不会因肝脏转化减少而影响药物的作用；泼尼松C11位为酮基，未羟基化，必须通过肝脏转化，在肝功能损害时应避免使用。④C9位氟基化（如地塞米松）。增强抗炎活性，但同时增加对肾上腺皮质轴（HPA）的抑制作用和肌肉毒性，因此增加抗炎疗效的同时也增加了药物的不良反应，而泼尼松、泼尼松龙、甲泼尼龙C9位无氟化[4-6]。临床常用糖皮质激素的结构见图36-1。

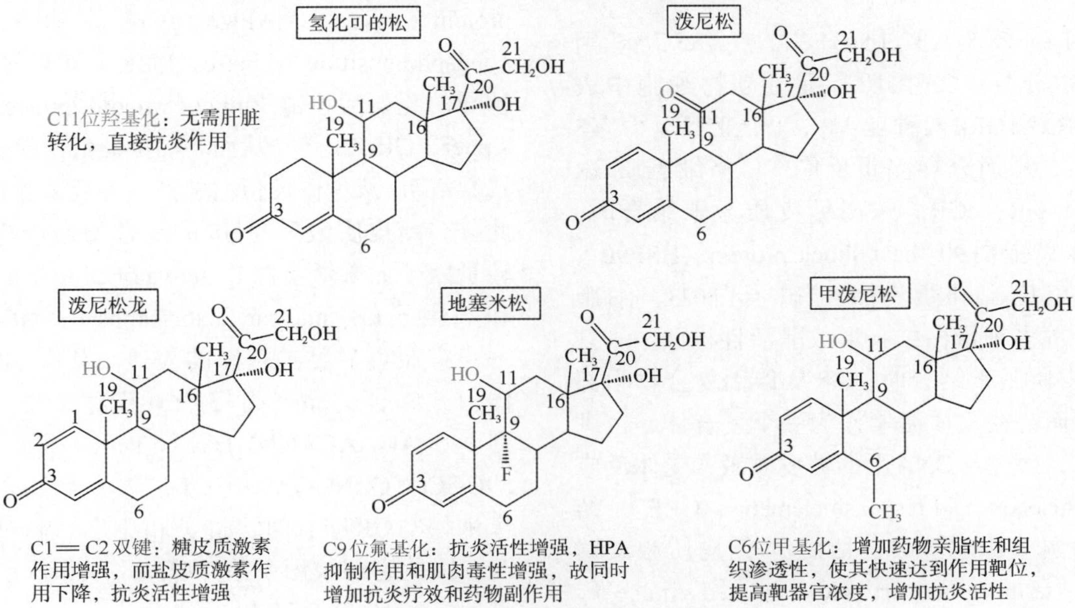

图36-1　临床常用糖皮质激素的结构

二、糖皮质激素的作用机制

糖皮质激素的剂量和用法不同，作用机制和途径不完全相同，其治疗作用主要通过激活广泛表达的糖皮质激素受体（glucocorticoid receptor，GR）产生基因组效应和非基因组效应而介导，见图36-2。

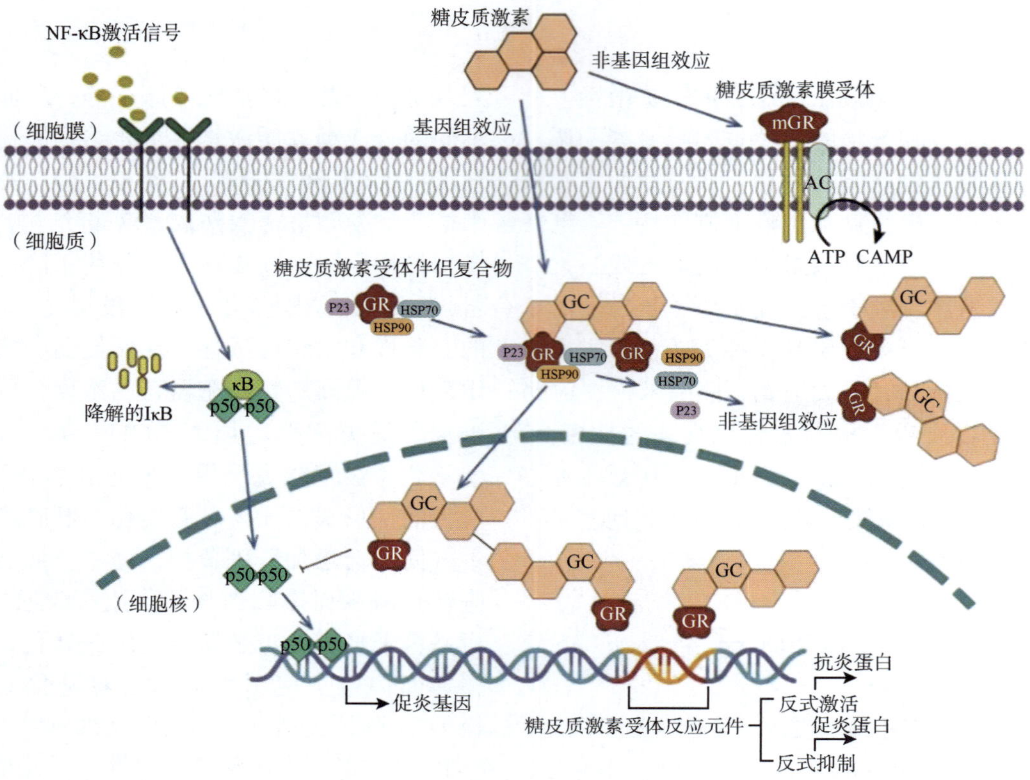

图36-2 糖皮质激素的作用机制示意图

（一）基因组效应

基因组效应通过5q31.3位点*NR3C1*基因编码的GR介导。GR在所有哺乳动物细胞中表达，有GRα和GRβ两种亚型，每个亚型至少有8个亚变型，从而介导多重反应[7]。当细胞质GR（cytoplasm GR，cGR）未与糖皮质激素结合时，它与热休克蛋白90（heat shock protein，HSP90）、HSP70、免疫亲和蛋白p59、磷蛋白p23、细胞因子结合等多种蛋白结合形成非活性构象。一旦GR与糖皮质激素结合时，GR从伴侣复合物中部分解离，而与糖皮质激素作为一个复合体易位进入细胞核，通过与DNA上的糖皮质激素受体反应元件（glucocorticoid response elements，GRE）结合，从而调节特定基因包括血清/糖皮质激素调节激酶1（serum/glucocorticoid regulated kinase 1，SGK1）、丝裂原活化蛋白激酶1（mitogen-activated protein kinase 1，MAPK1）、磷酸肌醇3-激酶（phosphoinositide 3-kinase，PI3K）和糖皮质激素诱导的亮氨酸拉链（glucocorticoid-induced leucine zipper，GILZ）等，从而增加抗炎蛋白的表达（反式激活），减少促炎蛋白的产生（反式抑制）[7, 8]。此外，糖皮质激素与GR的复合物通过招募其他转录因子如激活蛋白1（activator protein 1，AP-1）和核因子κB（nuclear factor-kappa B，NF-κB）进一步抑制炎症相关基因的表达。其中GR以二聚体形式结合的序列为15个碱基对序列，正向序列为5′-AGAACANNNTGTTCT-3′，反向序列为5′-CGCCTCCNGGAGAGCT-3′[9]。当皮质醇或地塞米松与GR结合时，抗炎和免疫抑制过程被激活，因此它们被用于治疗哮喘、关节炎、自身免疫性疾病等[9-11]。

（二）非基因组效应

GR不仅能够通过基因组效应发挥作用，而且还能够通过快速的、非基因组效应发挥作用。GC非基因组效应的特征是起效快（从秒到分钟），作用时间短（60～90分钟），不需要转录或蛋白质合成[12]。目前，关于非基因组GC/GR作用的研究和认识还很有限。涉及非基因组效应的GC作用机制主要涉及以下途径：GC与细胞膜的非特异性相互作用；由GR多蛋白复合体解离介导的非基因组效应；GC与膜定位GR（membrane-localized GR，mGR）的特异性反应。第一类非基因组效应是指GC直接与细胞膜上的糖皮质激素受体（mGR）结合，迅速触发信号通路，如Src激酶、MAPK级联信号，并调控细胞内钙稳态，从而介导快速的免疫调节作用。这可能是大剂量糖皮质激素冲击治疗的可能机制[3, 13]。

高剂量时，GC浓度可显著影响质膜和线粒体膜等生物膜的理化性质，从而导致膜相关蛋白的功能和活性改变，如影响免疫细胞中的离子通道蛋白，可导致钙和钠的跨膜转运，从而发挥免疫抑制和减轻炎症的作用[12]。第二类非基因组效应是由GC与其受体结合后，从GR伴侣复合物中分离出来的蛋白质介导的。这些蛋白包括热休克蛋白（如HSP90、HSP70）、免疫蛋白和丝裂原活化蛋白激酶（mitogen-activated protein kinase，MAPK）等，其进一步参与下游级联反应事件，从而抑制花生四烯酸的合成和释放；还可以通过类似的机制快速活化内皮一氧化氮合酶（endothelial nitric oxide synthase，eNOS），促进一氧化氮的合成，起到扩张血管、减轻缺血性损伤及抗炎的作用[14]。第三类非基因组效应由GC与mGR的特异性相互作用介导。这类非经典的mGR可能是G蛋白偶联受体，通过cAMP发出信号，并以高亲和力结合内源性GC[13]。

目前研究还支持一种对线粒体功能产生影响的非基因组作用机制。GR可以易位并最终定位在线粒体中[15, 16]。这种线粒体GR则通过单独与GRE类元素结合或与其他因子结合来调节线粒体染色体上的基因转录。这一作用已在使用肝癌细胞系、小鼠和大鼠脑细胞的体外研究中得到证实[17-19]。另外，还有研究发现一种位于线粒体中新的GR亚型，主要以与配体无关的方式在调节细胞能量代谢中发挥作用[20]。总之，更好地理解非基因组途径可能为糖皮质激素治疗策略的发展开辟新的前景。

三、糖皮质激素的作用

糖皮质激素作用广泛而复杂，几乎影响全身各种组织和细胞，在体内平衡和维系正常器官功能中发挥着重要作用。糖皮质激素在剂量和浓度不同时产生的作用不同；不仅有量的差别，而且有质的差别。小剂量或生理水平时，主要产生生理作用；大剂量或高浓度超生理水平时，则产生药理作用。

（一）糖皮质激素的生理作用[1]

1. 调节物质代谢

（1）对糖代谢的影响：糖皮质激素使血糖升高，糖耐量下降。①抑制外周组织对葡萄糖的摄取和利用。②促进糖原异生：糖皮质激素诱导肝脏中与糖原异生有关酶的基因转录、活性增高；促进外周组织释放氨基酸，特别是丙氨酸，在肝脏酶的作用下，转变为丙酮酸，再进一步转变为葡萄糖分解释放出甘油和游离脂肪酸，为糖原异生提供原料和能量；糖皮质激素的“允许作用”促进了胰高血糖素和肾上腺素刺激肝糖原异生的作用。

（2）对蛋白质代谢的影响：糖皮质激素使肌肉、皮肤、结缔组织和淋巴组织等许多组织的蛋白质分解增加，并减少氨基酸向细胞内转运，抑制了蛋白质的合成，增加尿中氮的排泄，导致负氮平衡。由于合成障碍、分解增加，致皮肤变薄，伤口不易愈合。骨骼肌中氨基酸在细胞内转移减少的同时，经血液循环的消除增加，肌肉质量减少，导致明显的肌萎缩，骨基质的蛋白质分解增加，骨盐沉积困难而引起成人骨质疏松、儿童骨骼发育停滞。但糖皮质激素促进肝脏的RNA与蛋白质合成。

（3）对脂肪代谢的影响：糖皮质激素促进脂肪分解，使血浆中游离脂肪酸浓度升高。其直接作用抑制葡萄糖的摄取和代谢，甘油生成减少，脂肪水解后的再酯化减少；在糖皮质激素“允许作用”下，儿茶酚胺类、生长激素、甲状腺素和胰高血糖素的脂解作用增强。大剂量糖皮质激素还可抑制脂肪的合成，肾上腺皮质功能亢进或长期、大量应用糖皮质激素类药物时，可因脂肪再分布而导致满月脸和向心性肥胖，表现为四肢脂肪分布少而面部和躯干脂肪分布多。

（4）对钙代谢的影响：糖皮质激素使肠道吸收钙减少，尿中钙丢失增加，产生负钙平衡，引起继发性甲状旁腺功能亢进；各种基质破坏及矿物质可利用表面积减少；抑制成骨细胞活性致骨骼生成减少。

（5）对水盐代谢的影响：糖皮质激素对盐代谢的影响显著弱于盐皮质激素，有轻度的致水钠潴留和排钾的作用。但大剂量应用时也可引起明显的水钠潴留及排钾增加，导致血压升高和低钾血症。此外，一定量的糖皮质激素可以促进肾脏对水的排出，当体内糖皮质激素分泌不足时亦可产生水钠潴留、低钠血症。

2. 促进胚胎发育，促进胎儿肺成熟。

3. 调节免疫及抗炎作用。

4. 促进周围血管对血管活性物质的敏感性，调节血管内皮的通透性，维持血压。

5. 调节中枢神经功能。对于记忆、情绪等高级中枢活动起重要作用。

糖皮质激素的使用与认知能力下降之间存在相关性，主要影响海马体依赖功能，如记忆，而不影响执行功能和注意力[21, 22]。

（二）糖皮质激素的药理作用

超过生理剂量使用糖皮质激素时所起到的对疾病的治疗作用即为糖皮质激素的药理作用。

1. 抗炎作用 糖皮质激素对炎症过程的各个阶段几乎均有作用，具体包括抑制IL-2等合成，阻止T细胞活化；降低毛细血管通透性而阻断炎症反应，促使水肿消退及组织中各种活性物质释放减少；减少巨噬细胞和粒细胞与受损的毛细血管内皮的粘连，抑制诱导细胞分裂的趋化因子的产生；干扰巨噬细胞吞噬抗原及其在细胞内的转化。抑制磷脂酶2，减少前列腺素和白三烯的合成；阻断受伤和炎症组织所释放的缓激肽的活化。抑制中性蛋白酶、胶原酶和弹性蛋白酶的作用。因此，糖皮质激素具有快速、强大而非特异性的抗炎作用。在炎症初期，糖皮质激素抑制毛细血管扩张，减轻渗出和水肿，又抑制白细胞的浸润和吞噬，从而减轻炎症症状。在炎症后期，抑制毛细血管和成纤维细胞的增生，延缓肉芽组织的生成，从而减轻瘢痕和粘连等炎症后遗症。

2. 免疫抑制作用 ①抑制巨噬细胞对抗原的吞噬和处理；②阻碍淋巴母细胞转化，降低淋巴细胞数；③抑制淋巴因子所引起的排斥反应；④小剂量主要抑制细胞免疫，大剂量抑制体液免疫。糖皮质激素对不同免疫细胞的作用见表36-1[23]。

表36-1 糖皮质激素对不同免疫细胞的作用

单核/巨噬细胞
循环细胞数下降（骨髓组织生成减少，释放减少）
表达MHC Ⅱ子和Fc受体下降
合成前炎症因子（如IL-2、IL-6、TNF）和前列腺素减少
T细胞
循环细胞数减少（重新分布作用）
降低IL-2的产生和激活（最重要）
粒细胞
嗜酸性粒细胞和嗜碱性粒细胞减少
循环中性粒细胞减少
内皮细胞
血管通透性下降
黏附分子表达减少
产生IL-1和前列腺素下降
成纤维细胞
增生减少
产生纤维连接素和前列腺素下降

3. 抗休克作用 ①抑制炎症因子的产生，减轻全身炎症反应及组织损伤。②稳定溶酶体膜，减少心肌抑制因子的生成，加强心肌收缩力。③抗毒作用，糖皮质激素本身为应激激素，可大大提高机体对细菌内毒素的耐受能力，从而保护机体渡过危险期而赢得抢救时间，但对细菌外毒素无效。④解热作用：糖皮质激素可直接抑制体温调节中枢，降低其对致热原的敏感性，又能稳定溶酶体膜而减少致热原的释放，而对严重感染，如败血症、脑膜炎等具有良好退热和改善症状的作用。⑤降低血管对某些缩血管活性物质的敏感性，使微循环血流动力学恢复正常，改善休克。

4. 其他作用

（1）造血系统：糖皮质激素刺激骨髓造血功能，使红细胞、血红蛋白、血小板增多，能使中性粒细胞数量增多，但却抑制其功能。使单核细胞、嗜酸性细胞和嗜碱性细胞减少。对肾上腺皮质功能亢进者，可使淋巴组织萎缩，减少淋巴细胞数；但对肾上腺皮质功能减退者，则促进淋巴组织增生而增加淋巴细胞数。

（2）中枢神经系统：糖皮质激素兴奋中枢神经系统，出现兴奋、激动、失眠、欣快等，可诱发精神病和癫痫。

（3）消化系统：糖皮质激素促进胃酸和胃蛋白酶的分泌，抑制黏液的分泌，可诱发或加重溃疡病。

（4）骨骼：长期大量应用糖皮质激素类药物可引起骨质疏松。

四、糖皮质激素分泌的调节[24, 25]

糖皮质激素的合成受下丘脑-垂体-肾上腺轴（hypothalamic-pituitary-adrenal axis，HPA）的调控，其中HPA轴的最终产物皮质醇是人类主要的糖皮质激素。下丘脑轴由刺激信号和负反馈回路组成，这些信号和负反馈回路对于维持静息和应激相关的内稳态，以及维持器官系统和几乎所有生理、细胞和分子网络的正常运行都很重要。

糖皮质激素的分泌一方面受下丘脑-腺垂体调节，另一方面受糖皮质激素在血中浓度的负反馈调节。①下丘脑-腺垂体的调节：下丘脑促垂体区细胞分泌促肾上腺皮质激素释放激素（corticotropin releasing hormone，CRH），经垂体门脉运送到腺垂体，促进腺垂体分泌促肾上腺皮质激素（adrenocorticotropic hormone，ACTH），后者随体循环血液到达肾上腺皮质束状带，促进糖皮质激素的分泌。下丘脑促垂体区与神经系统其他部位有联系。因此，体内外环境的变化，如创伤、精神紧张等，可通过一定的途径引起下丘脑促垂体区细胞释放促肾上腺皮质激素释放因子以加强腺垂体和肾上腺皮质的活动。②反馈调节：血中糖皮质激素达到一定水平时，它反过来抑制下丘脑促垂体区细胞分泌CRH，同时抑制腺垂体分泌ACTH。通过这种负反馈作用使肾上腺皮质激素在血中的浓度保持相对稳定。此外，腺垂体ACTH也能抑制下丘脑CRH分泌。负反馈作用在应激状态下会暂时失效，于是血中ACTH和糖皮质激素的浓度显著升高，增强了机体对有害刺激的抵抗力。

人类每天分泌的皮质醇为10～20mg。正常人皮质激素的分泌有昼夜节律性，主要由ACTH的节律变化引起。早晨8：00分泌水平最高，夜间12：00则处于低谷。寒冷、运动、感染、外伤等应激原会刺激HPA轴而增加皮质醇的合成释放。皮质醇水平上升或糖皮质激素合成增加又对HPA轴产生负反馈抑制作用，抑制CRH和ACTH的合成与释放，从而减少皮质醇的产生。当长期使用糖皮质激素药物治疗后会严重抑制HPA轴，导致肾上腺皮质萎缩，从而机体在应激反应中对ACTH的刺激反应能力下降，产生糖皮质激素的能力降低。

五、糖皮质激素的代谢和临床选择

（一）糖皮质激素类药物的吸收

糖皮质激素口服、肌内、滑膜内和局部给药的吸收都很好。口服泼尼松或泼尼松龙，50%～90%的剂量可被吸收。泼尼松C11位为酮基，需在肝脏转化成羟基才成为有活性的泼尼松龙。这种转换快速高效，给予等剂量的泼尼松或泼尼松龙，最后血浆中活性药物泼尼松龙的浓度几乎相等。但在肝功能受损时泼尼松转化受限。

（二）血浆转运蛋白

生理情况下，血浆中80%皮质醇与皮质激素结合球蛋白（CBG）可逆性结合，10%与白蛋白结合，另10%为游离的皮质醇，具有生理活性。

（三）代谢和排泄

糖皮质激素类药物主要在肝脏代谢。首先，进行羟化；其次，与葡萄糖醛酸或硫酸结合，成为水溶性代谢产物，自尿中排出。通过粪便和胆汁的排泄很少。服用泼尼松后，1%～2%的泼尼松和6%～12%的泼尼松龙从尿中排泄。透析患者一般不需调整糖皮质激素用量。

（四）半衰期和临床药物选择

糖皮质激素的种类繁多，半衰期也不同，根据半衰期不同分为短效糖皮质激素、中效糖皮质激素和长效糖皮质激素3种。

1. 短效糖皮质激素 生物半衰期6～12小时，如可的松、氢化可的松。

2. 中效糖皮质激素 生物半衰期12～36小时，如泼尼松、泼尼松龙、甲泼尼龙。

3. 长效糖皮质激素 生物半衰期48～72小时，如地塞米松、倍他米松。

短效糖皮质激素生物半衰期比较短，要达到相同的作用效果，其使用频率必然要增大，必然会导致其不良反应的发生概率大大升高。特别是激素本身就有很强的水钠潴留作用，将造成其在通过抗炎作用降低血管通透性而减轻水肿的同时，也会由于水钠潴留作用而增加水肿的发生。且临床上需多次给药，不适于维持期治疗的患者。长效糖皮质激素虽然作用时间延长，但同时不良反应也增加，如持续地抑制 HPA 轴等。因此，在肾脏病临床治疗上最为常用的是中效糖皮质激素，即泼尼松、泼尼松龙、甲泼尼龙。不同种类糖皮质激素的作用特点比较见表36-2。其中甲泼尼龙具有以下药理学特性和优点，是较为理想的糖皮质激素制剂之一。①C6位甲基化使甲泼尼龙的亲脂性增强，能快速到达作用部位；②甲泼尼龙属活性药物，不需经肝脏转化；③与血浆蛋白结合较少，血浆游离成分较多，而只有游离的糖皮质激素才有药理学活性，因此甲泼尼龙有效药物浓度较高，有利于发挥治疗作用；④与受体的亲和力最高，通常情况下糖皮质激素的抗炎和免疫调节等作用主要是通过糖皮质激素受体介导的；⑤与蛋白的结合为一种恒定的线性关系，其游离部分始终与剂量成正比，对一个确定的剂量，有效浓度是已知的，因此可以通过这一线性关系来预测激素剂量的改变而造成的血浆游离糖皮质激素的变化，并进一步预估对患者病情所带来的影响。但泼尼松龙只有在＞10mg以上时由于血浆蛋白结合已达到饱和才出现剂量与游离浓度的对应性；＜10mg时，由于血浆蛋白结合率的变化，不能由临床用量来预估其体内游离浓度。当泼尼松龙长期治疗并减量至10mg左右维持时就比较危险。可能临床上仅仅只减了一点量，但体内有效游离成分却大大降低，从而增加疾病复发的危险；⑥甲泼尼龙的血浆清除率稳定，不会随着用药时间的延长而增加，而泼尼松龙的血浆清除率会随着用药时间的延长而明显增加，因此长期用药时泼尼松的有效血药浓度下降[26]；⑦盐皮质激素样作用弱，水钠潴留不良反应较小。糖皮质激素分子结构和药理学特性的不同可能会造成临床疗效及安全性的差异。

表36-2 不同种类糖皮质激素的作用特点比较

药物	抗炎强度	等效剂量（mg）	糖皮质激素作用	盐皮质激素作用	血浆半衰期（分钟）	与胎儿肺部受体亲和力（2℃时）	对HPA轴抑制作用	对HPA轴抑制时间（天）
氢化可的松	1	20	1	1	90	100	1	1.25～1.50
泼尼松	4	5	4	0.8	60	5	4	1.25～1.50
泼尼松龙	4	5	4	0.8	200	220	4	1.25～1.50
甲泼尼龙	5	4	5	0.5	180	1190	5	1.25～1.50
氟羟泼尼松龙	5	4				190	5	2.25
倍他米松	25	0.75	20～30	0	100～300	710	50	3.25
地塞米松	25	0.75	20～30	0	100～300	540	50	2.75

注：本表各项作用指标均以氢化可的松为参照，其中抗炎强度、糖皮质激素与盐皮质激素作用、对HPA轴抑制作用以“1”为基准，与胎儿肺受体亲和力则以“100”为对照。

（五）特殊情况下的药代动力学

肝脏疾病可能会影响肝脏对糖皮质激素药物的转化和清除。因此，在有明显肝脏疾病时，可选择不需肝脏转化的药物如甲泼尼龙。年龄与泼尼松龙的肝、肾清除率呈明显的负相关。甲状腺功能亢进时，患者的吸收减少，肝脏清除率增加，其血浆中游离型和结合型泼尼松龙的浓度均明显低于正常人。对于伴有哮喘、系统性红斑狼疮、肾移植后的妊娠妇女，也广泛应用糖皮质激素治疗。近来对一些胎儿先天性疾病，也应用糖皮质激素治疗。糖皮质激素为脂溶性物质，可以通过胎盘，但胎儿体内的糖皮质激素水平远低于母体水平。这是由于胎盘上表达丰富的11β-羟类固醇脱氢酶2（11β-hydroxysteroid dehydrogenase-2，11β-HSD2），它可以灭活可的松活性，降低胎儿血中糖皮质激素的水平。11β-HSD2对泼尼松龙和倍他米松的灭活程度高于地塞米松和倍氯米松，但也有研究认为倍他米松可以通过胎盘，很少被灭活，胎儿与母亲血药浓度相似。对于妊娠妇女，治疗剂量的泼尼松不是致畸的主要危险因素，移植后应用皮质激素的妊娠妇女，胎儿致畸率约为3.5%，与正常的妊娠妇女一致，但泼尼松可能会使腭裂的风险增加3.4倍[27-29]。

（六）药物相互作用

1. 肝微粒体酶诱导药 许多诱导肝微粒体酶的药物如苯妥英钠、利福平、巴比妥和卡马西平等能够快速诱导肝微粒体的药物代谢能力，使糖皮质激素的清除率增加。当与这些药物联用时最好能监测糖皮质激素的血药浓度，必要时需加量药物。

2. 肝微粒体酶抑制药 西咪替丁、大环内酯类抗生素、酮康唑、环孢素等是肝微粒体酶的抑制剂，对泼尼松龙的代谢有抑制作用。口服雌激素避孕药将使泼尼松龙的代谢减少大约50%。

六、糖皮质激素应用的注意事项

（一）治疗注意事项[30]

1. 在确保达到治疗目标情况下使用最小剂量和最短持续时间。

2. 治疗已有的合并症，避免因合并症的存在加剧激素不良反应的发生风险。

3. 药物使用期间严密监测相关不良反应，及时处理。

（二）评估危险因素

下列情况一般不使用糖皮质激素，包括活动性消化性溃疡、肝硬化和门静脉高压引起的消化道大出血、新近接受胃肠吻合术。

有以下情况时使用糖皮质激素应严格掌握指征，用药过程中密切随访，及时防治不良反应，包括严重感染（如病毒、细菌、真菌感染和活动性结核等），严重的骨质疏松，严重糖尿病，严重高血压，精神病，白内障或青光眼，病毒性肝炎。

（三）停药反应

长期使用大剂量糖皮质激素会抑制体内HPA轴，自身糖皮质激素分泌能力严重下降。因此，减量过快或突然停用可出现肾上腺皮质功能减退样症状，轻者表现为精神萎靡、乏力、食欲减退、骨骼和肌肉疼痛，重者可出现发热、恶心、呕吐、低血压等，危重者甚至发生肾上腺皮质危象，须及时抢救。

（四）反跳现象

长期使用糖皮质激素时，突然停药或减量过快导致原发病复发或加重，应恢复糖皮质激素治疗并重新调整剂量。

七、糖皮质激素的应用方法

（一）口服用药

成人口服剂量一般不超过1mg/（kg·d）泼尼松/泼尼松龙，最大剂量不超过80mg/d，或甲泼尼龙0.8mg/（kg·d），可以清晨顿服或分次服用。清晨1次顿服可以最大限度地减少对HPA轴的抑制作用。逐步减量，减量时也可采取隔日清晨顿服。

（二）静脉用药

严重水肿时，因胃肠道水肿影响糖皮质激素的吸收，可采用静脉用药。病情严重时也可应用甲泼尼龙静脉冲击治疗，剂量500～1000mg/d，连续3天，必要时重复1～2个疗程。甲泼尼龙静脉冲击的生物利用度高于口服泼尼松龙治疗[31]。

八、糖皮质激素治疗反应的判断

在肾病综合征时，根据应用糖皮质激素后患者尿蛋白量的变化判断治疗反应。

（一）激素敏感

足量泼尼松（龙）1mg/（kg·d）或甲泼尼龙

0.8mg/(kg·d)治疗8周内连续3天尿蛋白＜0.3g/d。局灶节段性肾小球硬化患者对糖皮质激素的治疗反应较慢，判断激素疗效的时间可延长到16周。

（二）激素依赖

激素治疗有效，激素减量过程中或停药后2周内复发，连续2次以上。

（三）激素抵抗

使用足量泼尼松（龙）1mg/(kg·d)或甲泼尼龙0.8mg/(kg·d)8周无效，局灶节段性肾小球硬化的判断时间应延长为16周。

九、糖皮质激素的不良反应

糖皮质激素的不良反应取决于剂量和时间。一般大剂量或长期应用易出现以下不良反应[32, 33]。

1. 肾上腺 如肾上腺萎缩、库欣综合征。

2. 心血管系统 如高脂血症、高血压、动脉粥样硬化、血栓形成、血管炎。

3. 中枢神经系统 如行为、认知、记忆和精神改变，脑萎缩。

4. 胃肠道系统 如胃肠道出血、胰腺炎、消化性溃疡、中毒性肝损伤。

5. 免疫系统 如免疫力低下，易感染，尤其是重症感染。

6. 皮肤 如萎缩，伤口愈合延迟，红斑，多毛，口周皮炎，糖皮质激素诱发的痤疮、紫纹和毛细血管扩张等。

7. 骨骼肌肉系统 如骨坏死、肌肉萎缩、骨质疏松症、长骨生长延缓。

8. 眼 如白内障、青光眼，还可能出现眼球突出和中心性浆液性脉络膜视网膜病变等罕见眼科并发症。

9. 肾 如水钠潴留、低钾血症。

10. 内分泌系统 如引发糖代谢紊乱而造成糖耐量受损或糖尿病，还可因增高血浆胆固醇和促使皮下脂肪分解而影响脂肪代谢。

11. 生殖系统 出现青春期延迟、胎儿发育迟缓、性腺功能减退等改变。

十、糖皮质激素在常见肾脏疾病中的应用

糖皮质激素具有强大的抗炎和免疫抑制作用，是治疗肾病综合征、进展期肾病或病理有活动性病变的免疫介导性肾病的主要药物。但糖皮质激素使用不当会导致严重不良反应，故应结合病因、发病机制和临床特点在肾活检明确病理诊断的基础上评估是否使用，其使用种类、剂量、方法及疗程也应遵循循证医学证据，在获得肾脏病临床缓解的同时尽可能减少不良反应。

（一）适应证

1. 原发性肾小球疾病 ①微小病变肾病（MCD）；②局灶节段性肾小球硬化（FSGS）；③膜性肾病（MN）；④IgA 肾病（IgAN）和非IgA系膜增生性肾炎（MsPGN）；⑤特发性免疫复合物肾小球肾炎（ICGN）。

2. 继发性肾小球疾病 ①狼疮肾炎（LN）；②抗中性粒细胞胞质抗体相关血管炎（AAV），如MPA、GPA、EGPA；③抗肾小球基底膜抗体性肾小球肾炎；④紫癜性肾炎。

3. 肾小管-间质疾病 如特发性间质性肾炎、药物引起的小管间质性肾炎、自身免疫性疾病所致的小管间质性肾炎。

4. 肾移植排斥反应的防治

（二）用法及疗程

1. 原发性肾小球疾病

（1）微小病变肾病（MCD）[34-37]：糖皮质激素对微小病变肾病的治疗效果总体较好，但部分患者会出现停药后频繁复发和激素依赖，且随着患者年龄的增长，糖皮质激素的有效率有下降趋势。

对于儿童患者，80%的新发肾病综合征病理类型为MCD，治疗首选口服糖皮质激素，剂量为60mg/(m^2·d)或2mg/(kg·d)，最大剂量60mg/d，持续4周或6周。4～6周后（患儿达到完全缓解至少3天），每隔1天给予泼尼松/泼尼松龙 40mg/m^2或1.5mg/(kg·d)，隔日最大剂量40mg，持续至少4周，标准疗程为8～12周。隔日疗法治疗4周后，每月减少隔日治疗剂量的25%，总疗程延长

至16～24周，可能有助于减少复发率或延迟首次复发的时间，但需要密切监测不良反应。对于频复发和激素依赖型MCD儿童，如果目前正在隔日服用糖皮质激素或已停用糖皮质激素，建议在上呼吸道感染和其他感染发作期间每天口服0.5mg/kg糖皮质激素5～7天，以降低复发风险。对于频繁复发并出现严重糖皮质激素相关不良反应的患儿和所有激素依赖型肾病综合征儿童，建议加用免疫抑制剂或生物制剂，而不是继续单独使用糖皮质激素。对于激素抵抗型肾病综合征，首先考虑基因突变的可能性，而不是立即使用免疫抑制剂。

成人10%～25%肾病综合征患者病理诊断为MCD，如果没有使用禁忌证，均建议口服糖皮质激素进行MCD的初始治疗。尽管每天口服糖皮质激素最常用于治疗MCD，但给药途径（静脉滴注或口服）和频率可根据患者情况进行个体化选择。治疗起始剂量为口服泼尼松（龙）1mg/（kg·d），最大剂量不超过80mg/d；或甲泼尼龙0.8mg/（kg·d），也可以采用隔日2mg/kg，最大剂量不超过120mg/2d口服的方法，足量糖皮质激素治疗至少持续4周。与儿童相比，成人可能需要更长的疗程。进行糖皮质激素治疗4周后，仅有50%的患者会产生应答，但进行16周的治疗后应答率可再增加10%～25%。在16周基础上再延长足量糖皮质激素使用时长可能在不增加应答率的情况下明显增加药物不良反应。因此，大剂量糖皮质激素治疗MCD的时间不得超过16周。疾病完全缓解2周后，每2周左右减量5mg，并以每日或隔日5～10mg维持一段时间后停药，总暴露时间至少24周。对于激素依赖型或频复发的患者，需加用免疫抑制剂或生物制剂进行治疗。

（2）局灶节段性肾小球硬化（FSGS）[34, 37-39]：对于表现为肾病综合征的局灶节段性肾小球硬化患者，如果无使用禁忌证，糖皮质激素仍然是一线治疗药物。治疗方案可参照MCD，但维持治疗时间需酌情延长。初始足量糖皮质激素治疗应持续至少4周，直至实现完全缓解；若4周后未缓解且患者耐受良好，治疗可延长至16周，以率先达到的时间节点为界限。对激素有反应者至少接受6个月糖皮质激素治疗。对非肾病综合征且排除继发性、遗传性因素的FSGS患者是否应用免疫抑制治疗尚存争议。我国文献报道，尿蛋白定量1.0～3.5g/d的FSGS患者，使用中等剂量糖皮质激素联合血管紧张素转换酶抑制剂（ACEI）/血管紧张素受体拮抗剂（ARB）治疗可降低尿蛋白，延缓肾功能下降。如果患者出现了糖皮质激素抵抗或明显的药物毒性，糖皮质激素应该快速减量至耐受剂量且考虑使用免疫抑制剂或生物制剂。

（3）膜性肾病（MN）[34, 40-44]：单用糖皮质激素治疗以肾病综合征为表现的特发性膜性肾病的效果并不优于支持治疗。因40%～50%膜性肾病呈良性进展，25%有自愈倾向，而任何免疫抑制疗法都有风险。因此，免疫抑制治疗仅用于严重肾病综合征、肾功能迅速恶化及自发缓解可能性较低的患者。既往经典的膜性肾病治疗方案为糖皮质激素联合环磷酰胺每月交替使用，共6个月。其中，在第1个月、3个月、5个月开始的3天连续甲泼尼龙静脉滴注1g，然后给予泼尼松0.5mg/（kg·d）口服。近年来，有研究支持中等剂量糖皮质激素0.4～0.5mg/（kg·d）联合钙调磷酸酶抑制剂治疗膜性肾病，总疗程至少6～12个月，疗效不劣于糖皮质激素联合环磷酰胺，且有助于减少药物不良反应。但对于极高风险的特发性膜性肾病患者，仍然推荐糖皮质激素联合环磷酰胺。最新的KDIGO指南也将利妥昔单抗列为特发性膜性肾病（IMN）的主要治疗药物之一，但由于价格昂贵，在我国现有的医疗条件下，其可能暂时并不适合作为一线用药。

（4）IgA肾病和非IgA系膜增生性肾炎[34, 45-47]：IgA肾病是我国最常见的原发性肾小球疾病，是引起CKD和肾衰竭的常见原因。部分IgA肾病患者不表现出症状，且疾病进展缓慢，以支持治疗为主。部分患者起病时症状明显，表现为肾病综合征，甚至急进性肾炎综合征，需根据肾脏病理和临床情况选择适当的免疫抑制方案。队列研究显示，25%～30%的IgA肾病患者在就诊后20～25年进展为终末期肾病。使用时要注意以下方面：①临床表现为单纯性镜下血尿，或尿蛋白＜1.0g/d的患者，不主张用激素治疗。②肾功能明显减退，且病理表现为重度慢性硬化性病变，不建议激素治疗。③接受最大支持治疗3～6个月后仍存在发生进展性CKD高风险的IgA肾病患者（尿蛋白持续＞1.0g/d，肾功能减退），考虑使用6个月糖皮质激素治疗，但需充分和患者讨论药物不良反应风险，尤其是那些eGFR＜50ml/（min·1.73m^2）的患者。近期完成的TESTING研究纳入的受试者主要为亚裔人群，与甲泼尼龙0.6～0.8mg/（kg·d）相比，甲泼尼龙0.4mg/（kg·d）应用2个月后每月减量4mg，直至停用，并联合磺胺药预防感染，结果显示，减量方案在激素疗效不受影响情况下，副作用减少70%，提示该减量方案可能更为安全有效。布地奈德肠溶胶囊是一种靶向释放于回盲部派尔集合淋巴结的口服激素，可部分抑制致病性IgA1的产生。Ⅲ期临床试验发现布地奈德缓释胶囊在降低尿蛋白和维持eGFR稳定方面均优于安慰剂组，且总体安全性良好，感染、骨折和糖耐量异常风险无明显增加，有望尽快在我国正式用于治疗具有进展风险的原发性IgA肾病成人患者。④尿蛋白定量≥3.5g/d，临床为肾病综合征、病理表现轻微者，治疗同MCD。⑤急进性IgA肾病病理表现为新月体性肾小球肾炎，建议使用甲泼尼龙冲击治疗，并联合免疫抑制剂。甲泼尼龙500～1000mg/d冲击3天，根据病情可重复1～2个疗程，然后给予泼尼松（龙）0.6～1.0g/kg或甲泼尼龙0.5～0.8g/kg口服治疗，根据病情及时减量，总疗程为6个月或更长。⑥非IgA系膜增生性肾炎（MsPGN）的治疗建议参照IgA肾病。

（5）特发性免疫复合物肾小球肾炎（ICGN）[34]：①对于eGFR正常或接近正常的特发性ICGN伴肾病综合征患者，可尝试短时间的糖皮质激素治疗。起始泼尼松（或其等价药物）可以按照1mg/（kg·d），最大剂量60～80mg/d，维持12～16周。如果有效，可以在6～8个月逐渐减为隔天用药。如果用药12～16周后蛋白尿降低水平＜30%，建议逐渐减量和停药。②对于存在肾功能异常（但无新月体形成）、活动性尿沉渣、伴或不伴肾病范围的特发性ICGN患者，在支持治疗基础上加用糖皮质激素和免疫抑制剂。起始泼尼松（或其等价药物）可以按照1mg/（kg·d），最大剂量60～80mg/d，维持12～16周。如果患者肾功能稳定或改善，或者尿蛋白降低水平≥30%，则认为起始治疗反应良好，便逐渐减量和停止使用泼尼松。如果用药12～16周后，患者肾功能恶化和（或）蛋白尿降低水平＜30%，则认为治疗反应不佳，需要减量泼尼松至20mg/d并添加免疫抑制剂（如吗替麦考酚酯）。如果联合治疗6～12个月后，肾功能、血尿或蛋白尿仍无改善，终止治疗并考虑重复肾活检。③对于急进性新月体性特发性ICGN，采用糖皮质激素冲击作为起始治疗，随后应用激素联合免疫抑制剂如环磷酰胺控制病情进展。

2. 继发性肾小球疾病

（1）狼疮肾炎（LN）：虽然目前倾向于在狼疮肾炎诱导缓解和维持治疗方案中减少糖皮质激素的用量，但它仍然是治疗狼疮肾炎的基础用药，其用法和剂量应根据肾脏病理类型、活动性、严重程度及其他脏器受累情况个体化使用，同时定期评价治疗效果，必要时应用糖皮质激素冲击治疗或加用其他免疫抑制剂或生物制剂[34, 48-50]。

Ⅰ型：建议根据肾外表现来决定糖皮质激素应用剂量及是否需要联合应用免疫抑制剂。

Ⅱ型：对无蛋白尿患者，激素剂量和其他免疫抑制药物的使用根据其他器官损伤和狼疮活动性而定。蛋白尿＞0.5g/d，但＜3.0g/d的Ⅱ型狼疮肾炎，采用口服激素0.5～0.6mg/（kg·d），或激素联合免疫抑制剂诱导，缓解后激素联合免疫抑制剂［硫唑嘌呤（AZA）、吗替麦考酚酯（MMF）］维持。蛋白尿＞3.0g/d的患者，推荐先激素单药诱导，激素单药诱导无效、复发或肾小球病变类似于FSGS者，应联合其他免疫抑制剂诱导治疗，获得缓解后推荐采用激素联合免疫抑制剂维持。

增生性狼疮肾炎（Ⅲ型、Ⅳ型）和增生性狼疮肾炎伴Ⅴ型（Ⅲ/Ⅳ+Ⅴ型）：先给予大剂量甲泼尼龙静脉冲击治疗（250mg/d或500mg/d，静脉滴注，连续3天），后续口服泼尼松0.6～1.0mg/（kg·d）（不超过80mg/d）联合免疫抑制剂治疗。肾脏病变特别严重（如急性和严重肾功能恶化，新月体比例超过50%）或存在严重肾外疾病的患者，甲泼尼龙静脉冲击治疗可重复1个疗程。4～6周后逐步减量，每1～2周减量10%至7.5mg/d以内维持。狼疮肾炎完全缓解后维持治疗持续最少3年，随后可尝试逐渐减停药物，一般先停激素（如患者维持肾脏完全临床缓解12个月时），后停免疫抑制剂，但停药后仍需密切观察，如有复发，需及时治疗。

Ⅴ型：在使用足量ACEI或ARB治疗3个月后尿蛋白仍＞1.0g/d时应进行免疫抑制治疗。当尿蛋白＜2g/d时，采用激素和肾素-血管紧张素系统抑制剂减少蛋白尿。当尿蛋白≥2g/d时，常用中等剂量激素联合吗替麦考酚酯或钙调磷酸酶抑制剂或环磷酰胺诱导缓解，维持期可应用小剂量激素联合吗替麦考酚酯或硫唑嘌呤。

Ⅵ型：一般不使用激素治疗。如有狼疮肾炎以外的SLE活动可用糖皮质激素或联合免疫抑制剂治疗。

狼疮相关血栓性微血管病（TMA）：如果肾功能进行性减退，或严重肾功能不全需肾脏替代治疗，需大剂量甲泼尼龙静脉冲击（500mg/d或750mg/d，静脉滴注，连续3天）并联合免疫抑制剂及血浆置换。甲泼尼龙静脉冲击治疗必要时可重复1个疗程，后续口服泼尼松0.6～1.0mg/（kg·d）（不超过80mg/d）。获得缓解后给予小剂量激素联合吗替麦考酚酯或硫唑嘌呤维持。如果诱导治疗 3 个月后仍不能摆脱肾脏替代治疗，则先停用其他免疫抑制药物，继续给予激素维持治疗，以减少治疗合并症。

妊娠期狼疮肾炎：可使用泼尼松或甲泼尼龙联合硫酸羟氯喹维持，复发时可增加激素剂量，病情严重者权衡利弊并密切监测下可考虑行甲泼尼龙冲击治疗。

（2）抗中性粒细胞胞质抗体相关血管炎（AAGN）：需要应用激素，其用法和用量取决于脏器损伤的严重程度、肾脏病理改变及是否存在合并症[34, 51, 52]。①对于局灶或早期系统性 ANCA相关性血管炎，可给予口服激素方案［口服泼尼松1mg/（kg·d），最大剂量60mg/d）］，4周后逐渐减量。②临床表现为快速进展性肾小球肾炎、肾活检为新月体型或混合型 AAGN或伴肺出血，先使用甲泼尼龙静脉冲击治疗（500mg/d，静脉滴注，连续 3天），后续口服泼尼松0.6～0.8mg/（kg·d）（最大剂量60mg/d），同时合用免疫抑制剂，必要时联合血浆置换或免疫吸附。泼尼松2～4 周后逐步较快减量，可在3个月后减量至 7.5～10.0mg/d，在6个月内减少至 5mg/d。PEXIVAS 试验已证明，GFR＜50ml/（min·1.73m^2）患者中，与“标准”糖皮质激素逐渐减量方案相比，快速减量方案治疗效果与标准方案类似，但更安全。因此，若病情许可，应争取尽早减少激素剂量。AAGN 的维持治疗时间至少为 24 个月，低剂量激素维持的最佳剂量及持续时间尚不确定。临床实践中，在减少免疫抑制剂前，应先减少激素。使用利妥昔单抗或利妥昔单抗联合环磷酰胺可能会减少糖皮质激素治疗需要量，尤其可用于存在糖皮质激素不良反应风险高的患者。

（3）抗肾小球基底膜（GBM）抗体性肾小球肾炎[34]：该病可以是单独的肾脏病，也可以表现为肺肾综合征，进展迅速，若不及时治疗，预后差。还未确诊但临床怀疑抗GBM病，不需要等待肾穿刺结果而应立刻启动免疫抑制治疗（24小时内），建议给予糖皮质激素联合环磷酰胺和血浆置换治疗。先给予甲泼尼龙7～15mg/（kg·d）（最大剂量1g/d）静脉滴注，连续3天，可根据病情重复使用甲泼尼龙冲击，继之给予足量糖皮质激素［泼尼松1mg/（kg·d）］联合环磷酰胺治疗，同时进行血浆置换（对于血浆置换的疗程，如条件允许，直至循环抗GBM抗体转阴）。免疫抑制剂疗程3个月，糖皮质激素逐渐减量，至第6周时为20mg/d，总疗程6个月。以上方案适用于大多数患者来阻止新抗体的产生。

（4）紫癜性肾炎[34]：多见于儿童，常表现为肾炎综合征，口服或静脉使用足量糖皮质激素作为起始治疗，随后逐渐减量，监测治疗效果和不良反应，若频繁复发或激素抵抗，需联合免疫抑制剂治疗。成人患者可表现为更严重的复发性疾病，需结合肾脏病理损伤情况来决定免疫抑制治疗方案。对于紫癜性肾炎伴新月体性肾小球肾炎或肾功能迅速恶化者，需采取和急进性IgA肾病相同的方法治疗。对于只存在肾外表现的过敏性紫癜患者，不推荐使用糖皮质激素来预防肾炎的发生。

3. 肾小管-间质疾病

（1）特发性间质性肾炎[53]：是一种原因不明的急性间质性肾炎，临床以非少尿型急性肾衰竭为主要特征，多见于女性、中青年患者，部分病例伴有单侧或双侧的眼葡萄膜炎病史。一般认为特发性间质性肾炎由变态反应所导致，故可采用激素治疗，且多数患者单给予激素治疗就可获得显著的疗效，激素治疗1～2个月后肾功能多能恢复正常。可给予泼尼松1mg/（kg·d）或甲泼尼龙0.8mg/（kg·d），2～4周病情好转后逐渐减量和维持治疗，部分患者治疗4～6周可以停药。如单纯激素治疗反应不佳，可考虑联合免疫抑制剂进行治疗。

（2）药物引起的肾小管间质性肾炎[54, 55]：首先应停用可疑药物，并避免再次应用。若有明显肾功能损伤，或肾活检病理显示间质炎症细胞浸润较严重、有肉芽肿形成等，应尽早给予激素治疗。可给予泼尼松（龙）0.5～1mg/（kg·d）或甲泼尼龙0.4～0.8mg/（kg·d）治疗，2～4周病情好转后逐渐减量，一般总疗程1～4个月。若出现明显肾衰竭可考虑给予激素冲击治疗。如单纯激素治疗2～3周仍无好转，可考虑联合环磷酰胺等其他免疫抑制剂进行治疗。

（3）自身免疫性疾病所致肾小管间质性肾炎：某些自身免疫性疾病如干燥综合征、类风湿关节炎等可能合并免疫性肾小管间质损伤，可考虑行激素治疗，具体剂量及疗程需结合临床指标及病理情况进行评估。

4. 肾移植排斥反应[56, 57] 由于排斥反应的复杂性，糖皮质激素治疗仍是目前的免疫抑制剂所不能完全替代的，尤其针对细胞介导的（细胞性）急性排斥反应，糖皮质激素为首选治疗。术中予以甲泼尼龙1000mg静脉滴注，术后每天予以甲泼尼龙500mg静脉滴注，3天后改为口服制剂。以后很快减量，口服维持，术后1周左右减为每天泼尼松30mg或甲泼尼龙24mg。术后1～6个月剂量为泼尼松10～20mg/d或甲泼尼龙8～12mg/d。如病情稳定，6～12个月时，至泼尼松可逐渐减为10～15mg每日或隔日维持或甲泼尼龙可逐渐减为8～12mg每日或隔日维持。1年后维持剂量为泼尼松5～10mg/d或甲泼尼龙4～8mg/d。需同时应用其他免疫抑制剂如环孢素或他克莫司、吗替麦考酚酯或硫唑嘌呤等。维持治疗期间再次发生排斥反应时糖皮质激素可增加至10～15mg/d，一般不超过20mg/d。常规术后3天静脉滴注大剂量甲泼尼龙有利于减少早期发生的排斥反应。甲泼尼龙对淋巴细胞的抑制作用最敏感且明显，而肾移植术后发生排斥反应时应选择使用敏感性高的激素，以免耐药影响治疗效果。肾移植发生急性排斥反应，经激素冲击治疗未能控制或再次出现排斥反应者不可反复进行冲击治疗，以免引发难以控制的严重感染。有明显激素并发症的患者可考虑停用激素，但应加强随访观察，激素减量应缓慢，每次减量2.5mg/d，并观察1～2个月及以上。

（查　艳　俞佳丽　杨　霞　田茂露　达静静）

参考文献

[1] Rhen T，Cidlowski J A. Antiinflammatory action of glucocorticoids—new mechanisms for old drugs[J]. N Engl J Med，2005，353（16）：1711-1723.
[2] Chourpiliadis C，Aeddula N R.Physiology，Glucocorticoids[M]. Tampa：Stat Pearls Publishing，2023.
[3] Timmermans S，Souffriau J，Libert C. A general introduction to glucocorticoid biology[J]. Front Immunol，2019，10：1545.
[4] Adcock IM，Mumby S. Glucocorticoids[J]. Handb Exp Pharmacol，2017，237：171-196.
[5] Czock D，Keller F，Rasche F M，et al. Pharmacokinetics and pharmacodynamics of systemically administered glucocorticoids[J]. Clin Pharmacokinet，2005，44（1）：61-98.
[6] Pofi R，Caratti G，Ray D W，et al. Treating the side effects of exogenous glucocorticoids；can we separate the good from the bad?[J]. Endocr Rev，2023，44（6）：975-1011.
[7] Kadmiel M，Cidlowski J A. Glucocorticoid receptor signaling in health and disease[J]. Trends Pharmacol Sci，2013，34（9）：518-530.
[8] Mitre-Aguilar I B，Moreno-Mitre D，Melendez-Zajgla J，et al. The role of glucocorticoids in breast cancer therapy[J]. Curr Oncol，2022，30（1）：298-314.
[9] McNamara K M，Kannai A，Sasano H. Possible roles for glucocorticoid signalling in breast cancer[J]. Mol Cell Endocrinol，2018，466：38-50.
[10] Ponticelli C，Locatelli F. Glucocorticoids in the treatment of glomerular diseases：pitfalls and pearls[J]. Clin J Am Soc Nephrol，2018，13（5）：815-822.
[11] Deng J H，Chalhoub N E，Sherwin C M，et al. Glucocorticoids pharmacology and their application in the treatment of childhood-onset systemic lupus erythematosus[J]. Semin Arthritis Rheum，2019，49（2）：251-259.
[12] Panettieri R A，Schaafsma D，Amrani Y，et al. Non-genomic effects of glucocorticoids：an updated view[J]. Trends harmacol Sci，2019，40（1）：38-49.
[13] Strehl C，Spies C M，Buttgereit F. Pharmacodynamics of glucocorticoids[J]. Clin Exp Rheumatol，2011，29（5 Suppl 68）：S13-S18.
[14] Mitre-Aguilar I B，Cabrera-Quintero A J，Zentella-Dehesa A. Genomic and non-genomic effects of glucocorticoids：implications for breast cancer[J]. Int J Clin Exp Pathol，2015，8（1）：1-10.
[15] Scheller K，Sekeris C E，Krohne G，et al. Localization of glucocorticoid hormone receptors in mitochondria of human cells[J]. Eur J Cell Biol，2000，79（5）：299-307.
[16] Moutsatsou P，Psarra A M G，Tsiapara A，et al. Localization of the glucocorticoid receptor in rat brain mitochondria[J]. Arch Biochem Biophys，2001，386（1）：69-78.
[17] Psarra A M G，Sekeris C E. Glucocorticoids induce mitochondrial

gene transcription in HepG2 cells Role of the mitochondrial glucocorticoid receptor[J]. Biochim Biophys Acta，2011，1813（10）：1814-1821.
[18] Du J，Wang Y，Hunter R，et al. Dynamic regulation of mitochondrial function by glucocorticoids[J]. Proc Natl Acad Sci U S，2009，106（9）：3543-3548.
[19] Du J，McEwen B，Manji H K. Glucocorticoid receptors modulate mitochondrial function：A novel mechanism for neuroprotection[J]. Commun Integr Biol，2009，2（4）：350-352.
[20] Morgan D J，Poolman T M，Williamson A J K，et al. Glucocorticoid receptor isoforms direct distinct mitochondrial programs to regulate ATP production[J]. Sci Rep，2016，6：26419.
[21] 杨藻宸 . 医用药理学 [M]. 4 版 . 北京：人民卫生出版社，2005.
[22] Spannenburg L，Reed H. Adverse cognitive effects of glucocorticoids：a systematic review of the literature[J]. Steroids，2023，200：109314.
[23] Buttgereit F，Saag K G，Cutolo M，et al. The molecular basis for the effectiveness，toxicity，and resistance to glucocorticoids：focus on the treatment of rheumatoid arthritis[J]. Scand J Rheumatol，2005，34（1）：14-21.
[24] Aguilera G. HPA axis responsiveness to stress：implications for healthy aging[J]. Exp Gerontol，2011，46（2-3）：90-95.
[25] Dickmeis T. Glucocorticoids and the circadian clock[J]. Journal of Endocrinology，2009，200（1）：3-22.
[26] Rohatagi S，Barth J，Möllmann H，et al. Pharmacokinetics of methylprednisolone and prednisolone after single and multiple oral administration[J]. J Clin Pharmacol，1997，37（10）：916-925.
[27] Lunghi L，Pavan B，Biondi C，et al. Use of glucocorticoids in pregnancy[J]. Curr Pharm Des，2010，16（32）：3616-3637.
[28] Park-Wyllie L，Mazzotta P，Pastuszak A，et al. Birth defects after maternal exposure to corticosteroids：prospective cohort study and meta-analysis of epidemiological studies[J]. Teratology，2000，62（6）：385-392.
[29] Danesi R，Del Tacca M. Teratogenesis and immunosuppressive treatment[J]. Transplant Proc，2004，36（3）：705-707.
[30] 中华医学会内分泌学分会，中国内分泌代谢病专科联盟 . 糖皮质激素类药物临床应用指导原则（2023 版）[J]. 中华内分泌代谢杂志，2023，39（4）：289-296.
[31] Rouster-Stevens K A，Gursahaney A，Ngai K L，et al. Pharmacokinetic study of oral prednisolone compared with intravenous methylprednisolone in patients with juvenile dermatomyositis[J]. Arthritis Rheum，2008，59（2）：222-226.
[32] Schäcke H，Döcke W D，Asadullah K. Mechanisms involved in the side effects of glucocorticoids[J]. Pharmacol Ther，2002，96（1）：23-43.
[33] Longui C A. Glucocorticoid therapy：minimizing side effects[J]. J Pediatr（Rio J），2007：83（5 Suppl）：S163-S177.
[34] Kidney Disease：Improving Global Outcomes（KDIGO）Glomerular Diseases Work Group. KDIGO 2021 clinical practice guideline for the management of glomerular diseases[J]. Kidney Int，2021，100（4S）：S1-S276.
[35] Trautmann A，Boyer O，Hodson E，et al. IPNA clinical practice recommendations for the diagnosis and management of children with steroid-sensitive nephrotic syndrome[J]. Pediatr Nephrol，2023，38（3）：877-919.
[36] 中华医学会儿科学分会肾脏学组 . 儿童激素敏感、复发 / 依赖肾病综合征诊治循证指南（2016）[J]. 中华儿科杂志，2017，55（10）：729-734.
[37] Wada T，Ishimoto T，Nakaya I，et al. A digest of the evidence-based clinical practice guideline for nephrotic syndrome 2020[J]. Clin Exp Nephrol，2021，25（12）：1277-1285.
[38] 上海市医师协会肾脏内科医师分会局灶节段性肾小球硬化专家协作组 . 成人局灶节段性肾小球硬化诊治专家共识 [J]. 中华内科杂志，2021，60（9）：791-796.
[39] Huang J N，Lin L，Xie J Y，et al. Glucocorticoids in the treatment of patients with primary focal segmental glomerulosclerosis and moderate proteinuria[J]. Clin Exp Nephrol，2018，22（6）：1315-1323.
[40] Shiiki H，Saito T，Nishitani Y，et al. Prognosis and risk factors for idiopathic membranous nephropathy with nephrotic syndrome in Japan[J]. Kidney Int，2004，65（4）：1400-1407.
[41] 马红珍 . 特发性膜性肾病的免疫治疗进展 [J]. 浙江医学，2022，44（7）：675-678，689.
[42] 徐平，何雨荻，于泽铭，等 . 环孢素 A 和他克莫司治疗特发性膜性肾病的有效性及安全性比较：网状 Meta 分析 [J]. 中国医学科学院学报，2018，40（1）：41-51.
[43] 刘芳，付淑丽，张春霞，等 . 不同剂量激素联合环孢素治疗特发性膜性肾病的临床研究 [J]. 中华肾脏病杂志，2016，32（12）：905-912.
[44] Zhang X J，Ji C F，Yuan J Z，et al. Efficacy and safety of tacrolimus-based treatment for nephrotic idiopathic membranous nephropathy in young adults：a retrospective study[J]. Kaohsiung J Med Sci，2019，35（10）：633-639.
[45] Lv J C，Wong M G，Hladunewich M A，et al. Effect of oral methylprednisolone on decline in kidney function or kidney failure in patients with IgA nephropathy：the TESTING randomized clinical trial[J]. JAMA，2022，327（19）：1888-1898.
[46] Fellström B C，Barratt J，Cook H，et al. Targeted-release budesonide versus placebo in patients with IgA nephropathy（NEFIGAN）：a double-blind，randomised，placebo-controlled phase 2b trial[J]. Lancet，2017，389（10084）：2117-2127.
[47] Lafayette R，Kristensen J，Stone A，et al. Efficacy and safety of a targeted-release formulation of budesonide in patients with primary IgA nephropathy（NefIgArd）：2-year results from a randomised phase 3 trial[J].Lancet，2023，402（10405）：859-870.
[48] 张辉，杨念生，鲁静，等 . 狼疮肾炎诊疗规范 [J]. 中华内科杂志，2021，60（9）：784-790.
[49] 中华医学会风湿病学分会，国家皮肤与免疫疾病临床医学研究中心，中国系统性红斑狼疮研究协作组 . 2020 中国系统性红斑狼疮诊疗指南 [J]. 中华内科杂志，2020，59（3）：172-185.
[50] 中国狼疮肾炎诊断和治疗指南编写组 . 中国狼疮肾炎诊断和治疗指南 [J]. 中华医学杂志，2019，99（44）：3441-3455.
[51] 中华医学会肾脏病学分会专家组 . 抗中性粒细胞胞质抗体相

关肾炎诊断和治疗中国指南［J］. 中华肾脏病杂志，2021，37（7）：603-620.
[52] Walsh M，Merkel PA，Peh CA，et al. Plasma exchange and glucocorticoids in severe ANCA-Associated vasculitis[J]. N Engl J Med，2020，382（7）：622-631.
[53] 俞国庆 . 特发性急性间质性肾炎［J］. 新医学，2007，38（5）：348.
[54] Coca S G，Perazella M A. Early steroid treatment for drug-induced acute interstitial nephritis[J]. Nat Clin Pract Nephrol，2008，4（6）：298-299.
[55] 陈楠 . 急性间质性肾炎的诊治进展［J］. 临床肾脏病杂志，2002，2（1）：36-38.
[56] 黄绍宽，李黔生 . 糖皮质激素在肾移植中的应用［J］. 国外医学（移植与血液净化分册），2004，2（3）：41-43.
[57] 中华医学会器官移植学分会，中国医师协会器官移植医师分会 . 中国肾移植排斥反应临床诊疗指南（2016 版）［J］. 实用器官移植电子杂志，2017，5（2）：81-87.

第三十七章　布地奈德

布地奈德是一种具有强效糖皮质激素活性和弱盐皮质激素活性的抗炎性皮质类固醇，可抑制肥大细胞、嗜酸性粒细胞、中性粒细胞、巨噬细胞和淋巴细胞功能，降低炎症介质如组胺、类二十烷酸、白三烯水平。布地奈德口服给药的生物利用度低，目前多用于呼吸道局部给药，肠道给药治疗炎症性肠病。近来新型的布地奈德肠溶胶囊获批上市，用于IgA肾病（IgAN）的治疗，作为历史上首个拥有IgAN适应证的药物，为治疗该疾病提供了新手段。

一、作用机制

布地奈德肠溶胶囊通过特殊的迟释技术将完整的胶囊输送到回肠末端，然后崩解释放缓释微丸。布地奈德抑制位于回肠派尔集合淋巴结中黏膜B细胞的增生，阻止其向浆细胞的分化，从而抑制半乳糖缺陷的IgA1抗体（Gd-IgA1）的产生，通过减少体循环中的Gd-IgA1抗体和免疫复合物的形成，从而减少肾小球系膜区免疫复合物的沉积，减轻肾小球肾炎，延缓肾功能下降。

二、药代动力学特点

（一）吸收

健康受试者单次口服布地奈德16mg后，Cmax（最大血药浓度）的几何均值[变异系数（CV）]为4.4ng/ml（58.3%），$AUC_{0\sim24}$（0～24小时曲线下面积）的几何均值为24.1h·ng/ml（49.7%）。Tlag（达峰前滞后时间）中位数为3.1小时（0～6小时），Tmax（达峰时间）中位数为5.1小时（4.5～10小时）。

（二）分布

在0.43～99ng/ml的浓度范围内，布地奈德与血液中的血浆蛋白结合率约为85%～90%，稳态分布容积量为3～4L/kg。

（三）代谢

布地奈德由肝脏（其次是肠道）代谢，主要通过CYP3A4氧化途径生成两种主要代谢物：16α-羟基泼尼松龙和6β-羟基布地奈德，二者的皮质类固醇活性不到布地奈德的1%。

（四）清除

布地奈德具有较高的血浆清除率，在健康成人中为0.9～1.8L/min，接近预估肝血流量，因此表明布地奈德是一种肝清除率较高的药物。健康受试者单次口服布地奈德肠溶胶囊16mg后，半衰期（$t_{1/2}$）为5.0～6.8小时。

三、不良反应和注意事项

（一）不良反应

布地奈德肠溶胶囊最常见的药物不良反应包括痤疮（约10%）、高血压、外周水肿、面部水肿和消化不良（各约5%）；这些反应的严重程度主要为轻度或中度且可逆，表明布地奈德口服给药后的全身暴露量较低[1]（表37-1）。

（二）注意事项

1. 皮质醇增多症和肾上腺轴抑制　当长期使用布地奈德肠溶胶囊时，可能会发生全身效应，如皮质醇增多症和肾上腺轴抑制。皮质类固醇可以降低下丘脑-垂体-肾上腺（HPA）轴对应激的反应。在患者接受手术或其他紧急状态的情况下，建议补充全身性皮质类固醇。当停止治疗或在全身皮质类固醇之间转换时，需要监测肾上腺轴抑制的征象。

表37-1 按发生频率和系统器官分类列出的药物不良反应

系统器官分类	频率	不良反应
内分泌系统疾病	常见	类库欣综合征
代谢及营养类疾病	常见	糖尿病
呼吸系统疾病	常见	呼吸困难
血管与淋巴管类疾病	常见	高血压
胃肠系统疾病	常见	消化不良
皮肤和皮下组织疾病	常见	皮肤反应（痤疮、皮炎、多毛症）
各种肌肉骨骼及结缔组织疾病	常见	肌肉痉挛
全身性疾病和给药部位反应	常见	外周水肿 体重增加 疲乏
眼部疾病	罕见	视物模糊

注：发生频率的等级如下：非常常见（＞1/10）；常见（＞1/100至＜1/10）；不常见（＞1/1000至＜1/100）；罕见（＞1/10 000至＜1/1000）；非常罕见（＜1/10 000）。

2. 肝损害 中度至重度肝损害患者（分别为Child-Pugh B级和C级）可能口服布地奈德后的全身暴露增加导致皮质醇增多症和肾上腺轴抑制的风险增加。该药应避免用于严重肝损害患者（Child-Pugh C级）。对于中度肝损害（Child-Pugh B级）患者，需要监测皮质醇增多症的体征和（或）症状有无增加。

3. 免疫抑制风险 既往使用皮质类固醇（泼尼松/甲泼尼龙）治疗IgAN的大型临床试验都发现可能引发严重的感染，甚至造成患者死亡[2, 3]。布地奈德肠溶胶囊在Ⅲ期临床试验中没有增加患者严重感染或者死亡[1]，这是布地奈德在肠道发挥作用，而生物利用度很低的结果。

即便如此，对于活动期或静止期结核感染患者，未经治疗的真菌、细菌、全身性病毒或寄生虫感染患者，以及眼部单纯疱疹患者，应避免使用。

4. 与强效CYP3A4抑制剂合并治疗 包括酮康唑和含可比司他产品的合并治疗，预期可增加布地奈德所致全身不良反应的风险。除非获益超过不良反应增加的风险，否则应避免合并用药。如无法避免合并用药，应尽可能延长治疗间隔，并可考虑将布地奈德剂量减至每天8mg。大量摄入葡萄柚（主要在肠黏膜中抑制CYP3A4活性）后，口服给药后布地奈德的全身暴露量可增加约2倍，在给药时应避免摄入葡萄柚。

四、适应证及禁忌证

（一）适应证

截至2023年，布地奈德肠溶胶囊已被中国国家药品监督管理局（NMPA）[4]、美国食品药品监督管理局（FDA）[5]、欧洲药品管理局（EMA）[6]批准用于治疗有进展风险的IgAN患者。

（二）禁忌证

布地奈德肠溶胶囊禁用于对布地奈德或该药品中任何成分过敏的患者，包括应用其他布地奈德剂型曾发生包括过敏反应在内的严重超敏反应的患者。

五、应用原则

在布地奈德肠溶胶囊Ⅲ期临床试验中，经过9个月的治疗和长达15个月的停药观察，接受布地奈德肠溶胶囊治疗的患者不但UPCR比对照组降低了41%，更重要的是eGFR损失减少了5.05ml/（min·1.73m^2），肾功能得到了有效的保护[1]。

基于上述证据，2023年中国中西医结合学会、中华中医药学会、中华医学会发布的《IgA肾病中西医结合诊疗指南》推荐布地奈德肠溶胶囊用于治疗有高进展风险的IgA患者[7]。在2023年发布的对KDIGO 肾小球疾病诊疗指南（2021）中

IgAN治疗部分的改良建议中[8]，作者建议经过90天优化支持治疗后蛋白尿仍然大于0.75g/d的患者，如果eGFR ≥30ml/（min·1.73m²），应优先考虑使用布地奈德肠溶胶囊，如果eGFR＜30ml/（min·1.73m²），也可以考虑使用布地奈德肠溶胶囊。

综上所述，布地奈德缓释胶囊作为首个获批IgAN适应证的药物，被国内外肾脏病专家认可，但IgAN在发展至终末期前是需要终身治疗的疾病，其更长期的有效性和安全性还有待临床实践的验证。

（杨 博）

参考文献

[1] Lafayette R，Kristensen J，Stone A，et al. Efficacy and safety of a targeted-release formulation of budesonide in patients with primary IgA nephropathy（NefIgArd）：2-year results from a randomised phase 3 trial[J]. Lancet，2023，402（10405）：859-870.

[2] Rauen T，Eitner F，Fitzner C，et al. Intensive supportive care plus immunosuppression in IgA nephropathy[J]. N Engl J Med，2015，373（23）：2225-2236.

[3] Lv J，Wong M G，Hladunewich M A，et al. Effect of oral methylprednisolone on decline in kidney function or kidney failure in patients with IgA nephropathy：the TESTING randomized clinical trial[J]. JAMA，2022，327（19）：1888-1898.

[4] 国家药品监督管理局 . 2023 年 11 月 14 日药品批准证明文件送达信息发布［2025-4-8］. https://www.nmpa.gov.cn/directory/web/nmpa//wfw/sdxx/sdxxyp/yppjfb/20231114152808142.html.

[5] Calliditas Therapeutics AB. Calliditas Therapeutics announces full FDA approval of TARPEYO®, the only FDA-approved treatment for IgA nephropathy to significantly reduce the loss of kidney function［2025-4-8］. https://www.prnewswire.com/news-releases/calliditas-therapeutics-announces-full-fda-approval-of-tarpeyo-the-only-fda-approved-treatment-for-iga-nephropathy-to-significantly-reduce-the-loss-of-kidney-function-302020478.html.

[6] Calliditas Therapeutics AB. European Commission approves Kinpeygo® for adults with primary IgA nephropathy［2025-4-8］. https://www.prnewswire.com/news-releases/european-commission-approves-kinpeygo-for-adults-with-primary-iga-nephropathy-301587501.html.

[7] 中国中西医结合学会，中华中医药学会，中华医学会 . IgA 肾病中西医结合诊疗指南 . 2023.

[8] Stamellou E，Seikrit C，Tang S C W，et al. IgA nephropathy[J]. Nat Rev Dis Primers，2023，9（1）：67.

第三十八章　免疫抑制剂

第一节　环磷酰胺

环磷酰胺（cyclophosphamide，CTX）作为一种免疫抑制剂，于20世纪60年代开始用于治疗血管炎、类风湿关节炎、系统性红斑狼疮及原发性肾病综合征，在上述疾病的治疗中其具有划时代的意义，至今仍是治疗原发性和继发性肾脏疾病常用且有效的药物，但是它的不良反应也使其长期应用受到了限制。

一、作用机制

环磷酰胺属于烷化剂，在体外无活性，进入体内可被肝脏或肿瘤内存在的过量磷酰胺酶或磷酸酶水解，迅速转化为活性代谢产物磷酰胺氮芥，与DNA交联使其烷基化，少数与RNA交联，从而破坏细胞的转录和翻译过程，免疫抑制作用强而持久，既可影响增殖的细胞，也可影响处于静止期的细胞。其对B淋巴细胞的抑制作用比对T淋巴细胞强，对NK细胞也有抑制作用，从而抑制细胞免疫和体液免疫[1]。

二、药代动力学特点

环磷酰胺既可静脉应用，也可口服应用，生物利用度至少为75%。口服和静脉给药的代谢过程相似，其代谢产物水平没有显著性差异。环磷酰胺主要在肝脏内代谢活化，释放出磷酰胺氮芥，此外有少量药物也可以在肺和肾内活化。活性代谢产物为4-醛磷酰胺、氮芥和丙烯醛。约95%的环磷酰胺及其代谢产物从肾脏排泄，用药后2～4小时尿中药物浓度最高，可引起尿路刺激。其中丙烯醛具有膀胱毒性，可能是导致出血性膀胱炎的主要原因。少部分药物以原形随粪便排出，此外，极少量环磷酰胺还可出现于呼出的气体、脑脊液、汗液、乳汁、唾液和滑液中。因此，用药期间禁忌哺乳。在肾功能不全时，其排泄受到影响，可致毒性增加。而透析可以清除约3/4的环磷酰胺。因此，肾衰竭的患者应在透析后再用药。

三、不良反应

环磷酰胺的不良反应与剂量有关。不良反应：①骨髓抑制，白细胞减少较血小板减少常见，最低值多出现于用药后1～2周，多在2～3周后恢复。白细胞计数＜3.0×10^9/L时，应调整剂量。骨髓抑制患者易发生病毒、细菌和真菌感染。②胃肠道反应，包括食欲减退、恶心及呕吐，一般停药1～3天即可消失。③泌尿道反应，出血性膀胱炎和移行上皮癌是环磷酰胺治疗的严重并发症，是其代谢产物丙烯醛刺激膀胱所致。静脉应用环磷酰胺冲击治疗前后应静脉水化，可同时静脉给予美司钠（巯乙磺酸钠，Mesna）以中和丙烯醛。口服患者应每天多饮水。致癌的风险呈剂量依赖性，治疗期间需要每月监测尿常规，停药后仍需要每3～6个月监测尿常规，以除外非肾小球源性血尿，必要时行膀胱镜检查除外膀胱肿瘤。④其他反应，包括脱发、中毒性肝炎、性腺受损等，卵巢和睾丸功能受损较为常见，其发生率随剂量和年龄增加而增加。

四、环磷酰胺治疗肾病综合征的适应证

对糖皮质激素抵抗、依赖、无效的肾病综合征患者和糖皮质激素治疗缓解后反复复发的肾病综合征患者适合应用环磷酰胺治疗。就肾病的病理类型而言，反复复发和激素抵抗的微小病变、伴有肾功能恶化危险的膜性肾病、激素依赖和

（或）激素抵抗的系膜增生性肾小球肾炎、新月体性肾小球肾炎及狼疮肾炎等继发于结缔组织病的肾损害均为环磷酰胺治疗的适应证[2]。对于局灶节段性肾小球硬化及IgA肾病患者，诱导治疗阶段不主张合用细胞毒性药物，而单独使用糖皮质激素治疗；对激素依赖、抵抗及疗效不佳者，推荐使用环孢素A治疗。但近年来也有报道认为环磷酰胺静脉冲击治疗可明显提高糖皮质激素抵抗型局灶节段性肾小球硬化患者肾病综合征的缓解率，保护肾功能[3]。

五、环磷酰胺的禁忌证

血白细胞计数小于4×10^9/L时应慎用，小于3×10^9/L时禁用；合并明显肝功能损害者、妊娠患者禁用；青春期患者应用剂量不宜过大。

六、应用原则

环磷酰胺的应用剂量在不同疾病和患者应个体化，其免疫抑制程度与剂量和疗程呈正相关。间断静脉滴注很少引发出血性膀胱炎，但胃肠道症状较重，每天口服耐受性好，然而出血性膀胱炎的危险性增加。作为经典的细胞毒性药物，其在难治性肾病综合征中常与激素联合应用。

（一）口服或小剂量连续静脉注射

口服剂量＜1mg/（kg·d）时不良反应小，但疗效较差，对于部分韦格纳肉芽肿患者，有时需要达到4mg/（kg·d）。常用剂量为1～2mg/（kg·d），分2次口服；或静脉注射，环磷酰胺200mg溶于20ml生理盐水中，隔天或每周2次缓慢静脉注射。儿童患者单位体重的每次剂量可较成人稍大，但儿童和成人的累积总剂量均不应超过150mg/kg。口服环磷酰胺时应注意充分水化。

（二）静脉冲击疗法

静脉冲击剂量为0.5～1.0g/m^2体表面积，将冲击剂量加入100～200ml生理盐水中，1～2小时静脉滴注，同日口服或静脉补充液体2～3L，必要时给予呋塞米20mg口服或注射。如应用美司钠预防出血性膀胱炎，则其每次剂量为环磷酰胺剂量的20%，分别为应用环磷酰胺前1次，之后每3小时1次，共4次。

美国NIH推荐方案：0.5～1.0g/m^2体表面积，每月1次，连续6个月后，同剂量每3个月1次，持续2年。对于弥漫增生性狼疮肾炎，美国NIH的前瞻、随机对照研究证明，在应用糖皮质激素的基础上每月静脉滴注环磷酰胺的疗效优于单独使用甲泼尼龙和口服环磷酰胺，其能更有效地诱导缓解、预防疾病进展和保护肾功能[4]。病情极为活跃者同时使用甲泼尼龙冲击可更快诱导缓解。

肾功能不全的患者应减少环磷酰胺用量。GFR在10～50ml/（min·1.73m^2）时调整为正常剂量75%；GFR＜10ml/（min·1.73m^2）时剂量减半。依赖透析的患者静脉冲击剂量为0.5g/m^2体表面积，并建议在用药后12小时血液透析。

七、用法用量

（一）微小病变

对于频繁复发或激素依赖的微小病变（MCD）患者，口服环磷酰胺2～2.5mg/（kg·d），疗程8周，或每月10～16mg/kg静脉滴注，每月1次，一般累积总量为6～8g。

（二）局灶节段性肾小球肾炎

对于局灶节段性肾小球硬化（FSGS）患者，应联合应用糖皮质激素，每次环磷酰胺静脉注射750mg/m^2，每月1次，连用6次，以后每3～6个月1次，总累积量≤12g，但目前仍缺乏强的循证医学证据。

（三）特发性膜性肾病

特发性膜性肾病（IMN）：①初始治疗，糖皮质激素+环磷酰胺静脉治疗，初始治疗至少需要6个月。每月静脉滴注环磷酰胺0.5～0.75g/m^2体表面积，每月1次，连用6个月，后6个月每2个月1次。②IMN复发治疗，使用初始诱导缓解的相同药物；若初始治疗方案为6个月的激素联合烷化剂，可重复采用该方案1次。

（四）IgA肾病

对于高危IgA肾病（IgAN）患者（肾功能恶

化，大量蛋白尿，肾脏病理显示有明显细胞增殖、炎症细胞浸润、坏死等活动性病变），可采用糖皮质激素联合免疫抑制剂环磷酰胺治疗。

（五）狼疮肾炎

1. 在诱导缓解治疗中需要糖皮质激素与环磷酰胺联合治疗。环磷酰胺用法：①大剂量静脉使用环磷酰胺诱导治疗（美国NIH方案），0.5～1g/m^2，每月冲击1次，共6个月；②小剂量静脉使用环磷酰胺诱导治疗（欧洲狼疮方案），每2周500mg×6次，共3个月；③口服环磷酰胺，1～1.5mg/（kg·d），最高至150mg/d，共2～4个月。

2. 对于严重的增生性狼疮肾炎患者（快速进展至肾功能不全，常伴有广泛的新月体形成和肾小球毛细血管袢坏死），采用足量间断环磷酰胺静脉冲击治疗。

3. 对于轻、中度狼疮肾炎患者，采用小剂量静脉应用环磷酰胺方案。

4. 对于狼疮肾炎复发患者，建议采用原始治疗方案诱导缓解治疗1次；对于曾接受环磷酰胺治疗，且累积剂量超过10～12g无效者，考虑应用其他免疫抑制剂治疗。

（六）ANCA相关性血管炎

激素联合细胞毒性药物是治疗ANCA相关性血管炎的基础，包括诱导治疗和维持治疗。诱导治疗：糖皮质激素联合环磷酰胺治疗，其中泼尼松初始治疗剂量为1mg/（kg·d），连服4周，最高剂量不超过60mg/d，4周后或3～4个月减量，每月减5mg；治疗初期，对于重症患者，也可加用甲泼尼龙冲击治疗：每次0.5～1.0g，静脉滴注，每天1次，连用1～3天。环磷酰胺静脉剂量为每月0.75g/m^2，若患者年龄＞60岁或GFR＜20ml/（min·1.73m^2），可适当减量，根据白细胞计数调整剂量（保持白细胞计数＞3.0×10^9/L），一般减量为每月0.5g/m^2；口服剂量为1.5～2mg/（kg·d），如患者年龄＞60岁或GFR＜20ml/（min·1.73m^2），则应适当减量。对于环磷酰胺治疗3个月后患者仍依赖透析及无肾外受累者，停用环磷酰胺。

（七）过敏性紫癜性肾炎

肾病范围的蛋白尿、肾病综合征、急进性肾炎或病理表现为Ⅲb、Ⅳ级的可采用激素联合免疫抑制剂治疗，首选方案为糖皮质激素联合环磷酰胺。

八、注意事项

肾功能不全患者应减少环磷酰胺用量，GFR为10～15ml/（min·1.73m^2）时，调整为正常量的75%；GFR＜10ml/（min·1.73m^2）时，剂量减半。环磷酰胺代谢产物丙烯醛可引起出血性膀胱炎和移行上皮癌，应用环磷酰胺时应静脉水化及利尿，并给予尿路保护剂美司钠，以中和丙烯醛。长期给予环磷酰胺可产生继发性肿瘤，对新发生的非肾小球源性血尿应行膀胱镜检查以除外肿瘤。骨髓可受到抑制，常呈剂量依赖性，应监测血常规。卵巢和睾丸功能受损程度随剂量累积和年龄增加而增加，患者可出现月经紊乱、闭经、无精子或精子减少等。孕妇用药有致畸胎作用，应禁用。其对消化系统可引起食欲减退、恶心呕吐及肝功能受损。其他不良反应有脱发、口腔炎、皮肤色素沉着、荨麻疹等。环磷酰胺可使血清中假胆碱酯酶减少，导致血清尿酸水平升高，所以其与抗痛风药同时应用时应调整药物剂量。

（梅淑钦）

参考文献

[1] Madondo M T，Quinn M，Plebanski M. Low dose cyclophosphamide：mechanisms of T cell modulation[J]. Cancer Treat Rev，2016，42：3-9.

[2] Ponticelli C，Escoli R，Moroni G. Does cyclophosphamide still play a role in glomerular diseases[J]. Autoimmun Rev，2018，17（10）：1022-1027.

[3] Oliveira L，Wang D，McCormick B B. A case report of plasmapheresis and cyclophosphamide for steroid-resistant focal segmental glomerulosclerosis：recovery of renal function after five months on dialysis[J]. Ther Apher Dial，2007，11（3）：227-231.

[4] Gourley M F，Austin H A， Scott D. Methylprednisolone and cyclophosphamide，alone or in combination，in patients with lupus nephritis[J]. Ann Intern Med，1996，125（7）：549-557.

第二节 钙调磷酸酶抑制剂

钙调磷酸酶抑制剂（calcineurin inhibitor，CNI）是一类可与钙调磷酸酶结合并抑制其活性，从而发挥免疫抑制作用的药物，主要包括环孢素A（cyclosporin A，CsA）和他克莫司（FK506）。

1976年瑞士山德士药厂发现并首次报道CsA具有免疫抑制作用。同年，英国剑桥大学Calne证实CsA抑制动物器官移植的排斥反应，并于1978年成功地将CsA用于临床肾移植和骨髓移植患者。1985年，CsA被用于治疗儿童难治性肾病综合征，其后被陆续用于治疗多种肾小球疾病和自身免疫性疾病，并取得良好的疗效。

1987年，Fujisawa等从真菌中分离出一种大环内酯类免疫抑制剂，即FK506。1989年FK506作为一线抗排异反应药物用于临床器官移植，近20年来，逐渐用于自身免疫性疾病和多种肾小球疾病。

一、作用机制

CsA为11个氨基酸组成的环形多肽，是从土壤真菌中分离出来的一种选择性强效免疫抑制剂[1]。CsA可结合多种免疫亲和蛋白，其中18kDa的可溶性免疫亲和蛋白A（CyP-A）是CsA的主要靶点。CsA和CyP-A在细胞质中形成高亲和力的复合体，通过特异性抑制T细胞的信号通路而发挥免疫抑制效应[2]。

与FK506结合的免疫亲和蛋白被称为FK506结合蛋白（FKBP）。其中12kDa的可溶性蛋白（FKBP12）是FK506在T细胞上的主要靶点[3]。

CsA和FK506主要通过以下机制发挥作用：①CsA-CyP-A和FK506-FKBP复合物通过抑制钙调磷酸酶而发挥免疫抑制作用，故CsA和FK506又称为钙调磷酸酶抑制剂[4, 5]。钙调磷酸酶是T细胞信号通路中的关键分子，转录因子核因子AT（NF-AT）在细胞质中被钙调磷酸酶去磷酸化后进入细胞核，与一系列编码促炎症细胞因子（如IL、IFN-γ等）基因的启动子相结合而使其活化。CsA和FK506复合物通过抑制钙调磷酸酶活性而抑制了促炎症细胞因子基因表达，也可抑制Ca^{2+}依赖的T细胞活化，在分子水平上干扰转录因子与IL-2助催化剂的结合，抑制IL-2 mRNA转录，进而抑制IL-2生成及其受体表达，使细胞毒性T细胞的聚集作用减弱，从而减少其他细胞因子的产生与聚集，使炎症反应减轻或消失。②通过非免疫介导的机制发挥作用，如减少肾血流量，降低肾小球有效滤过压。③钙调磷酸酶抑制剂还能够阻断synaptopodin（突触孔蛋白）去磷酸化，从而稳定足细胞骨架，达到减少蛋白尿的目的。④FK506还能通过CsA不敏感途径发挥免疫抑制作用，其抑制T细胞活化的作用较CsA强10～100倍。

二、药代动力学特点

CsA和FK506的药代动力学特点：①口服吸收不规则、不完全，个体差异较大；②同一个体在不同的病程中药代动力学也会发生变化，与血浆白蛋白浓度、肾功能变化和联合用药有关；③治疗窗较窄，因此必须规律监测患者血药浓度。CsA的生物利用度通常为20%～50%，随着治疗时间延长和药物剂量增多而增加。CsA与血浆蛋白结合率可高达90%，主要与脂蛋白结合。口服达峰时间约为3.5小时，全血浓度为血浆的2～9倍，成人血浆半衰期约为19小时，而儿童仅为7小时。在血液中33%～47%分布于血浆中，41%～58%分布于红细胞中。CsA主要经肝脏代谢，随胆汁排泄至肠道，仅6%经肾脏排泄，其中0.1%以原形排出。使用微乳剂型后CsA吸收加快，平均达峰时间提前1小时，平均峰浓度提高近60%。

FK506在人体胃肠道吸收变异很大，用药后达峰时间为1～3小时，空腹服药时吸收速率和程度最大，与食物同服或进食含中等量脂肪的食物时，FK506的生物利用度会降低，吸收速度也会减慢。FK506平均口服生物利用度范围为20%～25%。FK506吸收后与红细胞强力结合，全血/血浆浓度比为20∶1。在血浆中，FK506与血浆蛋白高度结合（＞98.8%），主要与血清白蛋白和α_1-酸性糖蛋白结合。FK506主要在肝脏中代谢，主要代谢酶为P450 3A4，也有相当一部分在肠壁代谢；FK506有几种确定的代谢产物，其中只有一种在体外表现出与其药物原形相似的免疫抑制活性，其他代谢产物只有微弱或几乎没有免疫抑制活性。胆道为其主要排泄途径，绝大部分代谢产物随粪便排泄，约2%随尿液排泄，仅1%的原形药物在尿液和粪便中检出，表明FK506在消除前几乎被完全代谢。

三、不良反应

CsA和FK506不良反应有一些重叠，但并不完全一致。最常见的不良反应是肾毒性、神经毒性和高血压。

（一）肾毒性

急性肾毒性与肾血流量下降有关，多呈剂量依赖性，这种功能性肾毒性通常不会引起永久性肾损害，药物减量或停药后可以恢复。由于目前用于原发性或继发性肾脏疾病治疗的钙调磷酸酶抑制剂浓度较低，故急性肾毒性主要出现在移植后抗排异治疗中。目前有报道钙调磷酸酶抑制剂在急性期甚至会导致血栓性微血管病（TMA），其可能继发于血管收缩所致缺血引起的血管内皮损伤[6]。慢性肾毒性是CsA 和FK506治疗的主要不良反应，主要表现为肾内小动脉壁透明变性、增厚和条索状间质纤维化，这是确定钙调磷酸酶抑制剂慢性肾毒性诊断最具特征性表现，也是最敏感、最早的组织学表现[7]。除此之外，钙调磷酸酶抑制剂相关肾损伤可能合并某些生物标志物的表达变化，如EPC、BiP、KIM-1、CyPB、tRNA合成酶和CD127，其对钙调磷酸酶抑制剂相关肾损伤的早期诊断有着重要意义。

（二）神经毒性

神经系统的不良反应包括头痛、震颤、睡眠障碍，最为严重的是发生脑病导致昏迷[8]。

（三）其他不良反应

其他不良反应包括胃肠道不适及腹泻，高尿酸血症及痛风，血糖升高，肝损伤，感染及疼痛综合征等，多数不良反应在药物减量或停药后可恢复[9]。对于肾功能不全、严重高血压患者或有明显肾小管间质损伤者，应用CsA和FK506治疗要慎重。长期使用应注意监测肝肾功能和血药浓度。CsA特有的常见不良反应还包括多毛、齿龈增生和痤疮。

四、应用原则

CsA和FK506已批准用于治疗和预防器官移植排斥反应，在自身免疫性疾病和肾小球疾病中也得到越来越广泛的应用。CsA可导致孕妇早产风险增加，故妊娠期间不宜使用CsA；临床数据表明，FK506可通过胎盘，但不会增加妊娠过程中的流产、早产、胎儿生长受限（FGR）、子痫前期等妊娠相关并发症的风险，也不会显著提高不良妊娠结局的发生率，当没有其他更安全的疗法且只有在母体潜在受益大于胎儿潜在风险时才可使用。对于哺乳期女性，由于CsA及FK506均可分泌入乳汁，故使用CsA和FK506的女性不应哺乳；对于儿童患者，所需CsA和耐受剂量均高于成人，而FK506通常需要用成人推荐剂量的1.5～2倍才能达到成人相同的血药浓度，肝功能或肾功能受损者除外。

（一）原发性肾病综合征

钙调磷酸酶抑制剂主要用于难治性肾病综合征或对肾上腺皮质激素有效而不良反应较大者。对于肾病综合征儿童或对使用肾上腺皮质激素有顾虑者，其也可作为一线药物。钙调磷酸酶抑制剂治疗原发性肾病综合征有一定疗效，但对于治疗前已有血清肌酐（Scr）升高者（＞200μmol/L）和（或）肾活检有明显肾小管间质病变者应慎用。钙调磷酸酶抑制剂过敏者及＜1岁儿童禁用。对于难治性MCD患者，应用钙调磷酸酶抑制剂常有效，不良反应较少；肾上腺皮质激素依赖者，使用钙调磷酸酶抑制剂后大部分病例可取得完全或部分缓解；而肾上腺皮质激素抵抗者也有部分取得部分或完全缓解；钙调磷酸酶抑制剂与泼尼松[0.5mg/（kg·d）]合用，可显著提高缓解率。对于激素抵抗的FSGS患者，建议钙调磷酸酶抑制剂给药应达到目标谷浓度的剂量，持续使用至少6个月，而后再考虑患者是否对钙调磷酸酶抑制剂耐药；若患者能够部分或完全缓解，需要继续使用达到目标谷浓度的钙调磷酸酶抑制剂剂量，维持至少12个月以减少复发。存在基因突变的难治性肾病综合征患者一般对激素反应较差，但携带*PLCE1*、*TRPC6*或*WT1*突变基因的患者可能对钙调磷酸酶抑制剂治疗反应较好[9]。钙调磷酸酶抑制剂是MN 治疗的选择药物之一。对于中风险及高风险MN患者，可在10mg/d泼尼松给药的基础上，选择同时给予CsA 3.5mg/（kg·d）或

FK506 0.05～1.0mg/（kg·d）免疫抑制治疗。对于肾活检提示为组织学病变轻微的IgA肾病及非IgA系膜增殖性肾小球肾炎患者，如果肾上腺皮质激素和环磷酰胺治疗失败，可使用钙调磷酸酶抑制剂治疗[10]，但目前仍缺乏大型随机对照试验支持。

（二）狼疮肾炎

对于肾活检提示Ⅲ/Ⅳ±Ⅴ型狼疮肾炎诱导治疗的患者来说，在激素和低剂量霉酚酸类似物（MPAA）基础上联用FK506（谷浓度约5.5ng/ml）可提高缓解率；对于Ⅲ/Ⅳ型狼疮肾炎患者来说，当泼尼松减量至＜5～7.5mg/d，并且无法耐受霉酚酸类似物或硫唑嘌呤时，可选择联用FK506（谷浓度4～6ng/ml）或CsA（谷浓度60～100ng/ml）进行维持治疗。

（三）用量和浓度监测

1. CsA治疗儿童激素抵抗的MN时剂量应从4～5mg/（kg·d）开始，分2次给药，目标12小时谷浓度达60～150ng/ml。治疗成人MN时，CsA开始剂量为3.5mg/（kg·d），分2次给药，使目标谷浓度达125～225ng/ml；治疗成人FSGS时，CsA起始剂量为3～5mg/（kg·d），分2次给药，使目标谷浓度达100～175ng/ml。

FK506治疗儿童激素抵抗MN时，起始剂量为0.1mg/（kg·d），分2次给药，目标12小时谷浓度为5～10ng/ml；治疗成人MN时，起始剂量为0.05～0.1mg/（kg·d），分2次给药，目标12小时谷浓度为3～8ng/ml；治疗成人FSGS时，FK506起始剂量为0.05～0.1mg/（kg·d），分2次给药，使其目标谷浓度达5～10ng/ml。

治疗成人频繁复发（FR）/激素依赖（SD）MCD时，已经使用过环磷酰胺或患者不希望使用环磷酰胺时，可考虑使用钙调磷酸酶抑制剂。

治疗目标：蛋白尿部分或完全缓解，维持稳定的GFR（±20%治疗前水平），在3个月稳定缓解后，应缓慢减量，逐渐达到可维持缓解的最小剂量。如果出现非肾病性蛋白尿，应增加钙调磷酸酶抑制剂剂量并使用1～2个月，直至获得缓解，之后再如前逐渐减量。大部分情况下单用钙调磷酸酶抑制剂可维持缓解，一些病例在应用钙调磷酸酶抑制剂同时需要应用低剂量泼尼松来维持缓解[11]。蛋白尿完全缓解后，应继续应用钙调磷酸酶抑制剂1～2年，在这期间应逐渐减量，维持一个最小的目标剂量。

治疗注意事项：当患者血清肌酐水平较基础值上升30%或伴肾小管功能异常时，应将钙调磷酸酶抑制剂剂量下调25%～50%或停药；当肾功能迅速下降、血肌酐升高与蛋白尿减少相分离、钙调磷酸酶抑制剂治疗持续2年以上时可考虑行肾活检以明确是否存在钙调磷酸酶抑制剂肾毒性病理改变。当eGFR下降至30ml/（min·1.73m^2）以下时，考虑停用钙调磷酸酶抑制剂。已知的经验表明，如果成年患者在环孢素治疗6个月后仍无效，应停药[12]。

2. 应综合考虑使用药物剂量与血药浓度2个参数指导剂量调整，成人CsA用量达5mg/（kg·d），儿童达200mg/（m^2·d），即使血药浓度低，增加CsA剂量也会增加毒性。CsA血药浓度在正常治疗范围内并不能排除发生肾毒性的可能。

3. 使用CsA时，应调整血总胆固醇在6.5mmol/L以下，胆固醇水平正常时CsA用量为4～5mg/（kg·d）；血胆固醇为7.8mmol/L时，很难达到有效组织浓度。

4. 对于不接受CsA容貌相关不良反应的患者来说，FK506优于CsA；对于有糖尿病并发症风险的患者，可首选CsA。

5. 在FSGS治疗中，CsA或FK506应以达到目标谷浓度的剂量持续使用至少4～6个月，再考虑患者是否对钙调磷酸酶耐药；对于部分或完全缓解的患者，CsA或FK506应以达到目标谷浓度的剂量至少持续12个月以减少复发，在能够耐受的情况下，钙调磷酸酶的缓慢减量时长应持续6～12个月。

（吕佳颐）

参考文献

[1] Borel J F，Kis Z L. The discovery and development of cyclosporine（Sandimmune）[J]. Transplant Proc，1991，23（2）：1867-1874.

[2] Schreiber S L. The rise of molecular glues[J]. Cell，2021，184（1）：3-9.

[3] Schreiber S L，Crabtree G R. The mechanism of action of cyclosporin A and FK506[J]. Immunol Today，1992，13（4）：136-142.

[4] Liu J, Farmer J D, Lane W S, et al. Calcineurin is a common target of cyclophilin-cyclosporin A and FKBP-FK506 complexes[J]. Cell, 1991, 66（4）: 807-815.

[5] Huai Q, Kim H Y, Liu Y D, et al. Crystal structure of calcineurin-cyclophilin-cyclosporin shows common but distinct recognition of immunophilin-drug complexes[J]. Proc Natl Acad Sci USA, 2002, 99（19）: 12037-12042.

[6] Ponticelli C. *De novo* thrombotic microangiopathy. An underrated complication of renal transplantation[J]. Clin Nephrol, 2007, 67（6）: 335-340.

[7] Nankivell B J, Chapman J R. Chronic allograft nephropathy: current concepts and future directions[J]. Transplantation, 2006, 81（5）: 643-654.

[8] Gijtenbeek J M M, van den Bent M J, Vecht C J. Cyclosporine neurotoxicity: a review[J]. J Neurol, 1999, 246（5）: 339-346.

[9] Huang Y Y, Chen S R, Chen H, et al. Calcineurin inhibition causes $\alpha_2\delta$-1–mediated tonic activation of synaptic NMDA receptors and pain hypersensitivity[J]. J Neurosci, 2020, 40(19): 3707-3719.

[10]《环孢素A在肾内科的应用》专家协作组. 环孢素A治疗肾小球疾病的应用共识. 中华肾脏病杂志, 2005, 21（9）: 556-557.

[11] Cattran D C, Alexopoulos E, Heering P, et al. Cyclosporin in idiopathic glomerular disease associated with the nephrotic syndrome: workshop recommendations[J]. Kidney Int, 2007, 72（12）: 1429-1447.

[12] Meyrier A, Noël L H, Auriche P, et al. Long-term renal tolerance of cyclosporin A treatment in adult idiopathic nephrotic syndrome[J]. Kidney Int, 1994, 45（5）: 1446-1456.

第三节 硫唑嘌呤

硫唑嘌呤是6-巯基嘌呤的咪唑衍生物，在体内分解为6-巯基嘌呤而起作用，属于抗代谢类免疫抑制剂，于1957年合成，1964年开始用于治疗类风湿关节炎，并于1981年获美国FDA批准。目前其主要用于预防器官移植患者发生排异反应及类风湿关节炎、系统性红斑狼疮、血管炎、炎症性肠病、自身免疫性肝炎等疾病的治疗。

一、作用机制

硫唑嘌呤属于抗代谢类免疫抑制剂，具有嘌呤拮抗作用。由于免疫活性细胞在抗原刺激后的增殖期需要嘌呤类物质，此时给予嘌呤拮抗剂能抑制DNA、RNA及蛋白质合成，从而抑制淋巴细胞增殖，阻止抗原敏感的淋巴细胞转化为免疫母细胞产生免疫作用。硫唑嘌呤主要代谢物包括6-巯基嘌呤（6-mercaptopurine，6-MP）、去氧硫鸟嘌呤单磷酸盐和硫鸟嘌呤单磷酸盐。硫唑嘌呤被谷胱甘肽转移酶在体内分解为6-MP，6-MP在体内有3条互相竞争的代谢途径：①在硫代嘌呤甲基转移酶（thiopurine methyltransferase，TPMT）作用下，生成6-甲基巯嘌呤；②经黄嘌呤氧化酶转换为无活性的代谢产物6-硫尿酸，其是最终代谢产物，经肾脏排出体外；③在次黄嘌呤磷酸核糖基转移酶、碱性磷酸酶、5-核苷酸酶、嘌呤核苷酸磷酸化酶等一系列酶的作用下，生成6-硫鸟嘌呤核苷酸，其是硫唑嘌呤的有效活性产物，通过影响细胞核苷酸的代谢，进而对活化的自然杀伤细胞及T淋巴细胞产生抗增生作用，发挥抗炎及免疫抑制作用。而代谢过程中产生的去氧硫鸟嘌呤三磷酸盐和硫鸟嘌呤三磷酸盐与细胞DNA、RNA整合，通过错配修复途径引起凋亡。代谢生成的6-甲基巯次黄嘌呤核苷一磷酸抑制嘌呤类物质的从头合成，从而对有丝分裂S期的细胞产生毒性作用。此外，硫唑嘌呤可减少T淋巴细胞和B淋巴细胞的数量并抑制抗体产生，还可抑制NK细胞活性、减少中性粒细胞迁移和抑制内皮细胞增殖。另有研究显示，硫唑嘌呤通过调节Rac1的活性，影响Rac1下游靶基因如*MEK*、*NK-κB*、*bcl-xL*等表达，将CD28的共刺激信号转化为细胞凋亡信号而发挥作用。

二、药代动力学特点

硫唑嘌呤口服容易吸收，生物利用度为45%，约30%与血浆蛋白结合。口服1～2小时后血药浓度达到最高峰，半衰期为4～6小时。TPMT是硫唑嘌呤和6-MP代谢的关键酶，具有遗传多态性，其活性高低会直接影响体内6-MP的浓度，TPMT缺乏者，使用标准剂量的硫唑嘌呤或6-MP治疗，可能导致严重血液系统不良反应甚至死亡[1]。绝大多数硫唑嘌呤经黄嘌呤氧化酶转换为无活性的代谢产物6-硫尿酸，从肾脏排出，约10%以原形从肝脏排泄。

三、不良反应

硫唑嘌呤一般耐受性良好。不良事件呈现剂

量依赖性和非剂量依赖性。硫唑嘌呤不良事件可能与其代谢酶的变异相关，如TPMT、三磷酸肌苷焦磷酸酶和次黄嘌呤鸟嘌呤磷酸核糖转移酶等基因突变[2]。建议有条件的医疗机构在使用硫唑嘌呤前应尽量完善基因多态性检测，做好剂量调整，或避免使用，尤其应注意老年、儿童等特殊人群的使用。常见不良反应包括骨髓抑制、胃肠道反应、肝毒性、生殖毒性和感染等[3, 4]，可累及人体多个系统，其中骨髓抑制、肝毒性和感染等具有潜在致死性，临床应高度重视，用药期间需要观察患者临床表现并密切监测患者各项检验指标，尤其是老年患者，一旦出现异常，应立即停药，并给予对症治疗。

1. 骨髓抑制 常见且较为严重，三系均可受累，但以白细胞减少更为常见，药物疗效与白细胞减少程度不相关。个别患者可出现再生障碍性贫血。临床结果显示，硫唑嘌呤所致的血液系统毒性主要与6-硫代鸟嘌呤核苷酸水平相关，当TPMT活性低时，6-硫代鸟嘌呤核苷酸增多，从而导致骨髓毒性。该不良反应可逆且呈剂量依赖性，加强临床监测并及时减量或停药，或进行升白细胞治疗，可避免血液系统危象出现。

2. 胃肠道反应 包括食欲减退、味觉改变，恶心、呕吐、腹泻、腹痛等，上述症状可通过分次给药（每天2～3次）或饭后服用得到改善。

3. 过敏反应 硫唑嘌呤使用者可出现发热、寒战、关节痛、肌肉痛和结节性红斑等过敏反应。

4. 肝毒性 包括胆汁淤积、肝紫癜、肝窦周围纤维化、静脉闭塞性疾病和结节性再生性增生。肝毒性与硫唑嘌呤产物甲基化的6-甲基巯基嘌呤的产生有关，TPMT活性高，导致大量的6-甲基巯基嘌呤生成，从而导致肝毒性增加。临床使用时应密切监测肝酶变化并及时调整给药方案，停药后多可恢复。

5. 生殖毒性 硫唑嘌呤具有明确的生殖毒性，可致畸、致突变，孕妇或近期准备妊娠的妇女禁用硫唑嘌呤。

6. 感染 总体发生率高达9%，细菌感染通常发生于白细胞减少的情况下，6%的患者会发生病毒感染，尤其是带状疱疹。硫唑嘌呤和糖皮质激素联合使用会增加白细胞减少患者患肺孢子菌肺炎的风险。

7. 致癌性 长期使用硫唑嘌呤或6-MP单一或联合治疗超过2年，可能会增加淋巴增生性疾病、尿道肿瘤和非黑色素瘤性皮肤癌的发生风险。

8. 其他不良反应 长期使用硫唑嘌呤可致脱发、震颤、视网膜出血等，有时可致药物性胰腺炎。

四、硫唑嘌呤治疗肾病综合征的适应证

硫唑嘌呤可用于任何需要免疫抑制的疾病，一般而言，其对原发性肾病综合征的治疗效果不如环磷酰胺，且不良反应较大。因此，硫唑嘌呤通常仅用于对糖皮质激素抵抗、依赖及反复复发，并伴有环磷酰胺抵抗或因药物不良反应不能继续使用的原发性肾病综合征患者。目前硫唑嘌呤主要用于狼疮肾炎（lupus nephritis，LN）和ANCA相关性小血管炎的维持治疗。

1. LN 硫唑嘌呤联合皮质类固醇一般不用于LN的诱导治疗，仅在患者不耐受、缺乏有效性和（或）标准方案药物费用过高的情况下，可考虑作为增生性LN的初始药物。硫唑嘌呤对早期LN、系膜增生性LN、膜性LN、LN血栓性微血管病的维持治疗更具优势，指南推荐维持治疗阶段硫唑嘌呤初始剂量为1～3mg/（kg·d），维持剂量为50～100mg/d[5, 6]。关于硫唑嘌呤和吗替麦考酚酯作为LN维持期治疗的效果目前报道有分歧。有研究随访10年发现，两者对患者复发率和复发时间的影响无差异，对延长肾功能稳定期、减少蛋白尿发生率、延长肾脏存活率、最小化糖皮质激素的毒性、减少终末期肾病发生率无统计学意义，但经济学方面硫唑嘌呤更合适[7]。而部分研究则认为，吗替麦考酚酯可能比硫唑嘌呤能更有效地预防肾病复发，且白细胞减少风险更低，但在其他结果上可能没有差异，如感染、脱发和胃肠道不良反应，但在维持缓解阶段使用硫唑嘌呤复发风险高于吗替麦考酚酯。硫唑嘌呤作为LN诱导缓解治疗药物，效果劣于环磷酰胺及钙调磷酸酶抑制剂，但诱导治疗后作为维持治疗有效，有学者认为LN患者在环磷酰胺冲击治疗后改用硫唑嘌呤[2～2.5mg/（kg·d）]进行维持治疗安全性较高，仅有少数患者会发生轻微的骨髓抑制和肝毒性。目前尚无证据支持硫唑嘌呤在蛋白尿定量、肌酐清除率、SLEDAI评分、血肌酐升高、主要感染事

件、白细胞减少、膀胱毒性及胃肠道功能紊乱方面劣于环磷酰胺及钙调磷酸酶抑制剂[8]。

2. 血管炎 硫唑嘌呤可用于治疗变应性肉芽肿性血管炎、ANCA相关性血管炎、韦格纳肉芽肿，大部分患者的起始剂量为2mg/（kg·d），1年时可减量为1.5mg/（kg·d），但减量与复发率增加有关。改善全球肾脏病预后组织（KDIGO）指南推荐[9]，ANCA相关性血管炎患者在环磷酰胺诱导治疗后，应使用硫唑嘌呤联合小剂量糖皮质激素或不含糖皮质激素的利妥昔单抗预防复发。如患者低基线IgG＜300mg/dl或为乙型肝炎病毒暴露者（HBsAg阳性），则首选硫唑嘌呤作为ANCA相关性血管炎的维持阶段治疗。硫唑嘌呤联合小剂量糖皮质激素的最佳疗程尚不清楚，但应在诱导缓解后的18个月至4年。指南推荐，ANCA相关性血管炎完全缓解后继续使用硫唑嘌呤4年，从1.5～2mg/（kg·d）开始维持18～24个月，然后减少至1mg/（kg·d），维持4年，然后每3个月减少25mg。皮质类固醇也应继续使用2年，剂量为5～7.5mg/d，然后每2个月缓慢减少1mg。

3. IgA肾病 硫唑嘌呤适用于糖皮质激素治疗效果不佳或依赖者，在进展的慢性肾衰竭患者中，硫唑嘌呤联合激素能减缓病情进展，降低蛋白尿，并推迟进入肾脏替代治疗的时间。有研究显示[10]，对于进展性慢性肾功能不全的IgA患者，硫唑嘌呤治疗6个月后蛋白尿水平下降，随访12个月后24小时蛋白尿＜1g，但进一步后续观察发现，这部分患者中仅eGFR＞60ml/min的患者出现持续性蛋白尿下降，而eGFR≤60ml/min的患者获益较少，其蛋白尿随着时间延长而增加，但24小时蛋白尿定量仍维持在1.5g以下。也有研究报道对于蛋白尿持续不缓解的、有较高进展风险的IgA患者，肾素-血管紧张素系统抑制剂（RASi）联合硫唑嘌呤相较于单用ACEI治疗在临床缓解方面有较高的疗效，但在改善肾功能方面没有帮助，而且不良反应明显增加[11]。

五、禁 忌 证

硫唑嘌呤禁用于孕妇及哺乳期妇女，应用于肾功能不全患者时应适当减量，肝功能异常患者禁用。硫唑嘌呤与环磷酰胺、他克莫司、来氟米特等其他免疫抑制剂联用时会增加肝毒性、骨髓抑制风险和感染风险，因此需要加强监测。与生物制剂联用时硫唑嘌呤或生物制剂的免疫抑制作用可增强，骨髓抑制、感染、肿瘤发生风险可能增加。联用利巴韦林、磺胺甲噁唑、甲氧苄啶等药物时，硫唑嘌呤的骨髓抑制作用也可增强。应用别嘌醇时黄嘌呤氧化酶活性下降，可大量增加硫唑嘌呤代谢产物蓄积而中毒，故其不宜与别嘌醇合用，如确需要联用，应调整硫唑嘌呤剂量，一般为常规剂量的1/4～1/3。此外还有很多药物会影响硫唑嘌呤代谢，如与ACEI合用可增加白细胞减少及贫血风险，与华法林合用时可降低维生素K拮抗剂的抗凝血作用，出现华法林抵抗，非布司他可增加硫唑嘌呤的血清浓度。此外，硫唑嘌呤还能增强活疫苗的毒性作用，并降低其疗效，也可能降低灭活疫苗的效果，因此建议在使用硫唑嘌呤前至少2周完成疫苗接种，如果治疗期间接种了疫苗，则应在停用硫唑嘌呤至少3个月后再次接种疫苗。

六、应 用 原 则

硫唑嘌呤可静脉用药，也可口服，对于自身免疫性疾病，起始剂量为1mg/（kg·d），分2次口服，然后每4周增加0.5mg/（kg·d），理想的有效剂量为2.5mg/（kg·d）。GFR＞50ml/（min·1.73m^2）时不需要调整剂量，GFR为10～50ml/（min·1.73m^2）时调整为正常剂量的75%，GFR＜10ml/（min·1.73m^2）时剂量减半。老年人常合并不同程度的肝肾功能减退，应根据实际情况调整硫唑嘌呤剂量，监测用药后血药浓度、肝肾功能及血常规。硫唑嘌呤不应与烷化剂合用，否则可增加血液系统严重不良反应及恶性肿瘤发生的危险。

建议用药前评估患者有无硫唑嘌呤代谢的遗传异常，检测TPMT活性，根据TPMT活性调整剂量。具体而言，TPMT无活性者不应使用硫唑嘌呤；TPMT＜5U/ml pRBC可接受小剂量硫唑嘌呤[1mg/（kg·d）]治疗，并密切监测血常规、肝功能；TPMT活性为5～12U/ml pRBC者，可接受中等剂量硫唑嘌呤[1.5mg/（kg·d）]治疗；TPMT活性＞12U/ml pRBC者可接受高剂量硫唑嘌呤[2mg/

(kg·d)]治疗；对于部分酶活性极高患者，硫唑嘌呤剂量可增加至3.0mg/(kg·d)。接受高剂量硫唑嘌呤治疗的患者在开始用药后，需要密切观察药物疗效及不良反应，并根据需要随时调整用药剂量。2014年在亚洲人群中发现了*NUDT15*变异，这可能与硫唑嘌呤的代谢相关[12]。*NUDT15*编码一种酶，其可将6-硫鸟嘌呤核苷酸水解为非活性代谢物。因此，携带*NUDT15*变异基因型的患者使用硫唑嘌呤产生不良反应的风险增加，用药前检查该基因的基因型也很重要。此外，建议用药前进行乙型肝炎病毒、丙型肝炎病毒检测及结核菌素试验和妊娠试验。如用药期间出现腹痛或严重恶心呕吐，应进行血清淀粉酶检测以排除胰腺炎。

在治疗的最初4～8周，应每2周监测血常规、肝功能，以后每4周监测1次，当到达维持剂量后应每3个月监测1次。老年人或合并肾脏疾病患者使用高剂量硫唑嘌呤或TPMT活性低时，需要更频繁监测血常规、肝功能。如白细胞计数＜3.0×10^9/L、血小板计数＜120×10^9/L或转氨酶升高超过正常上限50%时，应停药。每半年应进行1次淋巴结和皮肤检查。

（崔琳琳）

参考文献

[1] Rucci F, Cigoli M S, Marini V, et al. Combined evaluation of genotype and phenotype of thiopurine *S*-methyltransferase(TPMT) in the clinical management of patients in chronic therapy with azathioprine[J]. Drug Metab Pers Ther, 2019, 34(1): 1021-1028.

[2] 刘跃平，徐含青，杨翔，等. TPMT基因型在中国人群中的分布[J]. 临床检验杂志，2015，33(9)：711-714.

[3] FDA. FDA Adverse Event Reporting System (FAERS): Latest Quarterly Data Files. [2019-07-11].https://www.fda.gov/drugs/fdas-adverse-event-reporting-system-faers/fda-adverse-event-reporting-system-faers-latest-quarterly-data-files.

[4] Xu H, Stenner S P, Doan S, et al. MedEx: a medication information extraction system for clinical narratives[J]. J Am Med Inform Assoc, 2010, 17(1): 19-24.

[5] Bertsias G K, Tektonidou M, Amoura Z, et al. Joint European League Against Rheumatism and European Renal Association–European Dialysis and Transplant Association (EULAR/ERA-EDTA) recommendations for the management of adult and paediatric lupus nephritis[J]. Ann Rheum Dis, 2012, 71(11): 1771-1782.

[6] Ordi-Ros J, Sáez-Comet L, Pérez-Conesa M, et al. Enteric-coated mycophenolate sodium versus azathioprine in patients with active systemic lupus erythematosus: a randomised clinical trial[J]. Ann Rheum Dis, 2017, 76(9): 1575-1582.

[7] Pons-Estel B A, Bonfa E, Soriano E R, et al. First Latin American clinical practice guidelines for the treatment of systemic lupus erythematosus: Latin American Group for the study of lupus (GLADEL, Grupo Latino americano de estudio del lupus)-pan-American league of associations of rheumatology (PANLAR)[J]. Ann Rheum Dis, 2018, 77(11): 1549-1557.

[8] Tunnicliffe D J, Palmer S C, Henderson L, et al. Immunosuppressive treatment for proliferative lupus nephritis[J]. Cochrane Database Syst Rev, 2018, 6(6): CD002922.

[9] Kidney Disease: Improving Global Outcomes (KDIGO) Glomerular Diseases Work Group. KDIGO 2021 clinical practice guideline for the management of glomerular diseases[J]. Kidney Int, 2021, 100(4S): S1-S276.

[10] Pozzi C. Treatment of IgA nephropathy[J]. J Nephrol, 2016, 29(1): 21-25.

[11] Yang P P, Wang Q, Xie C, et al. Efficacy and safety of agents in IgA nephropathy: an update network meta-analysis[J]. KidneyBlood Press Res, 2018, 43(6): 1890-1897.

[12] Kim H T, Choi R, Won H H, et al. NUDT15 genotype distributions in the Korean population[J]. Pharmacogenet Genomics, 2017, 27(5): 197-200.

第四节　吗替麦考酚酯

吗替麦考酚酯（mycophenolate mofetil，MMF）是一种抗代谢免疫抑制剂，最初应用于实体器官移植的急性和慢性排斥反应。20世纪90年代后期MMF逐渐应用于自身免疫性疾病，如系统性红斑狼疮、血管炎、皮肌炎等。其对肾脏疾病的免疫治疗效果也越来越获得认可。

一、作用机制

MMF是麦考酚酸（MPA）的酯类衍生物。MPA是高效、选择性、可逆的次黄嘌呤单核苷酸脱氢酶（IMPDH）抑制剂，而IMPDH是鸟嘌呤核苷酸从头合成的关键酶。体内多数细胞增殖时其嘌呤核苷酸有从头合成和补救合成2条途径，但增殖的淋巴细胞主要依赖从头合成途径。因此，MPA可以选择性抑制淋巴细胞增殖而对其他类型的细胞影响较小，还可抑制B淋巴细胞产生抗体，抑制淋巴细胞和单核细胞糖蛋白的糖基化。

二、药代动力学特点

MMF经胃肠道吸收迅速，可以完全被水解

为有活性的MPA，其生物利用度为94%。MPA主要通过葡萄糖醛酸转化酶形成葡萄糖醛酸化霉酚酸（MPAG），胆道中的MPAG通过肝肠循环被转化成MPA。因此服药后6～12小时可观察到血浆MPA浓度第2个峰值。MPA生物半衰期为17小时。MMF只有少量以MPA形式从尿液中排出，大多数（约87%）药量以MPAG的形式随尿液排出，约6%从胆道清除。肾功能受损患者应用MMF，因MPAG肾脏清除比例下降，胆道清除增加，可能增加肝肠循环并最终增加血药浓度。MPA基本上与血清白蛋白完全结合，因此MPA和MPAG通常不能通过血液透析清除。

三、不良反应

（一）感染

1. 细菌感染 免疫系统的过度抑制可增加对感染的易感性，与其他免疫抑制剂合用可能导致结核复发及扩散。细菌感染后需要及时选用敏感抗生素治疗；结核复发及扩散后需要规范抗结核治疗。

2. 病毒感染 ①多为疱疹病毒、巨细胞病毒、EB病毒感染，加用抗病毒药物均能获得良好的疗效；②潜伏病毒再激活，如乙型肝炎病毒或丙型肝炎病毒，用药前需要评估病毒载量，必要时预防性加用抗病毒药物；③多瘤病毒引起的感染，甚至有JC病毒相关的进行性多病灶脑病的病例报道，多病灶脑病通常表现为轻偏瘫、冷淡、意识模糊、认知障碍和共济失调等，服药期间需要关注患者神经症状。

3. 真菌感染 MMF可致念珠菌、曲霉菌、肺孢子菌等真菌感染。尤其需要注意卡氏肺孢菌感染，患者通常病情重，病死率高。严重感染时应及时减药或停药，选择抗真菌治疗。

（二）胃肠道症状

患者可出现消化道症状，包括恶心、呕吐、腹痛、腹胀、腹泻、食欲减退、便秘等，罕见发生胃肠道溃疡、出血、穿孔等。一般症状较轻，无须特殊处理。必要时可减少药物剂量，或给予抑酸、护胃、止吐等对症治疗。MMF的胃肠道不良反应与MPA的全身和局部暴露有关。此外，MMF还具有抗菌作用，改变肠道正常菌群，促进细菌移位，导致肠道炎症反应及功能紊乱[1]。

（三）骨髓抑制

用药过程中患者可出现白细胞减少，甚至出现严重中性粒细胞减少症（$<0.5\times10^9/L$），需要及时减药或停药；还可出现贫血，有报道发生单纯红细胞再生障碍性贫血，部分患者减药或停药后，贫血可逆；可见血小板减少。必要时还可注射粒细胞集落刺激因子治疗。

（四）淋巴增生性疾病和恶性肿瘤

MMF可能促进淋巴瘤及其他恶性肿瘤发生，尤其皮肤癌发生率增加，建议防晒减少紫外线暴露。

（五）其他

少数患者可能出现血清转氨酶一过性升高。转氨酶轻度升高患者，可继续服药，同时加用保肝药物，多数患者转氨酶可在2～4周降至正常范围。

四、适 应 证

近年来，MMF已被广泛应用于自身免疫性疾病及肾脏疾病的治疗。多中心随机对照研究证实，MMF联合糖皮质激素可用于狼疮肾炎的诱导及维持治疗，其疗效与安全性与环磷酰胺相当。多靶点治疗方案包括MMF联合他克莫司及糖皮质激素，相比于静脉注射环磷酰胺联合激素方案，诱导治疗更为有效[2]。同时多靶点方案在Ⅴ+Ⅳ期狼疮肾炎诱导治疗中缓解率更高，且耐受性良好[3]。

随机对照研究证实，在儿童激素敏感性肾病综合征的治疗中，尽管MMF的疗效劣于环孢素A，但肾毒性更小[4]。此外，在复发或激素依赖性肾病综合征的患儿中，经利妥昔单抗治疗后可使用MMF维持，避免疾病复发，且相较于环孢素A维持，不良反应更小[5]。

MMF对特发性膜性肾病、IgA肾病、乙型肝炎相关性肾病具有一定的治疗效果[6]。

五、禁　忌　证

MMF禁用于对MMF、麦考酚酸或药物中的其他成分过敏的患者。MMF禁用于孕妇、哺乳期妇女及未使用高效避孕方法的育龄期妇女。MMF慎用于有活动性消化系统疾病的患者。

六、应用原则

成人推荐起始应用剂量为每天总量1.0～2.0g，分2次口服。增加药物剂量，治疗效果无明显优势，但可能增加不良反应。食物对MPA的生物利用度（AUC）无影响，但使MPA的最大血药浓度下降40%。因此推荐本品空腹服用。如消化道症状较重，其可以和食物同服。

（一）狼疮肾炎

狼疮肾炎的治疗分为诱导期及维持期。活动性Ⅲ型或Ⅳ型狼疮肾炎伴或不伴膜性肾病的患者，诱导期可使用糖皮质激素联合MMF治疗。以MMF为基础的方案是增殖性狼疮肾炎的首选诱导治疗方案，适用于不孕高风险患者、既往曾接受中至大量环磷酰胺治疗的患者及亚洲裔患者。服用MMF 2.0～3.0g/d，分2次服用，至少6个月。

对于无法耐受标准剂量MMF或不适合或不愿采用以环磷酰胺为基础方案的患者，可使用包括减量的MMF、糖皮质激素和钙调磷酸酶抑制剂（CNI）的三联方案作为诱导免疫抑制治疗。对于基线eGFR≥45ml/（min·1.73m^2）的患者，可在MMF和糖皮质激素基础上起始加用伏环孢素治疗1年。

维持期治疗推荐采用MMF方案。泼尼松逐渐减量至5～7.5mg/d，首选MMF维持，剂量为1～2g/d，分2次服用。在维持治疗早期，MMF剂量为1.5～2.0g/d，分2次服用。

对于无法耐受或使用MMF或计划妊娠的患者，完成诱导治疗后，可选用硫唑嘌呤替代MMF。若MMF无法用于维持治疗，应考虑使用CNI或咪唑立宾。

对于增殖性LN，诱导免疫治疗和维持免疫治疗的总持续时间不应少于36个月。

单纯Ⅴ型狼疮肾炎，根据尿蛋白水平，如诊断肾病综合征，可考虑使用激素联合MMF治疗。

（二）抗中性粒细胞胞质抗体相关性血管炎肾损害

抗中性粒细胞胞质抗体相关性血管炎（AAV）肾损害的治疗也分为诱导期及维持期治疗。经过对疾病评估，若无重要器官受累，可考虑用MMF诱导缓解。诱导治疗每天总量为2.0g，分2次服用，如果疗效不佳，可增加剂量至每天3.0g。

若疾病完全缓解，进入维持治疗阶段，MMF每天服用2.0g，分2次服用，持续2年。

（三）儿童肾病综合征

诊断肾病综合征的儿童，最好已经通过激素治疗获得了缓解，再选用MMF，并且建议MMF联合激素治疗≥2周。MMF可能更偏向用于激素依赖性肾病综合征的儿童，起始剂量为1.2g/m^2，分2次服用，注意目标AUC＞50μg·h/ml，维持治疗至少12个月，避免停药后复发。

对于激素抵抗性肾病综合征儿童，推荐使用CNI作为二线治疗药物，待病情稳定后，可使用MMF维持缓解，而不累积肾毒性。具体用药方案如下：起始剂量1.2g/m^2，分2次服用，并维持1年。

（四）微小病变

成人明确诊断微小病变（MCD），在初始治疗方案中若存在糖皮质激素禁忌证，可考虑选用MMF联合小剂量糖皮质激素治疗。

在成人频繁复发或激素依赖性MCD治疗中，若患者既往使用过环磷酰胺，不希望继续使用，可考虑换用MMF。

（五）IgA肾病

在考虑使用糖皮质激素的我国患者中，MMF可替代糖皮质激素。MMF联合低剂量糖皮质激素治疗效果不劣于标准量糖皮质激素，且联合治疗组糖皮质激素的相关不良反应明显减少。在非我国患者中，未证明单药MMF治疗有效。

（六）其他

有相关报道其他类型肾病包括膜性肾病、乙

型肝炎相关性肾病等可使用MMF治疗，目前缺少大规模随机对照研究证实其作用。

七、注意事项

1. 注意监测血常规，评估中性粒细胞数量。用药第1个月，每周检测；用药第2～3个月，每月需要检测2次；用药1年内，每月检测1次。

2. 使用MMF治疗过程中进行疫苗接种可能效果欠佳，而且应避免使用减毒活疫苗。肾病患者病情稳定时可接种流感疫苗，其可起保护作用。

3. 免疫介导肾病患者使用MMF治疗的同时接种新冠疫苗，可影响体液免疫应答[7]。Pim Bouwmans等对来自荷兰的慢性肾衰竭4/5期的患者，包括所有透析患者和肾移植受者，在接种第二、三针新冠疫苗后对抗体产生水平进行比较，结果显示使用MMF的患者抗体水平显著较低，但重复接种疫苗可提高抗体水平[8]。一项单中心前瞻性观察性队列研究证实风湿性疾病病情稳定情况下接种新冠疫苗，停用MMF 1周，可增强体液免疫反应[9]。

4. 不推荐本品和硫唑嘌呤联合使用，因为两者都可能引起骨髓抑制。若病情需要，可停用MMF后继续应用硫唑嘌呤。

5. 治疗期间及本品停药后至少 6 周内不应献血。

6. 男性患者在治疗期间及停用本品后 90 天内不得捐精。

（阮梦娜）

参考文献

[1] 杨其顺，张琳，托娅，等. 吗替麦考酚酯相关性胃肠炎研究进展 [J]. 中华移植杂志（电子版），2021，15（1）：55-59.
[2] Liu Z H，Zhang H T，Liu Z S，et al. Multitarget therapy for induction treatment of lupus nephritis：a randomized trial[J]. Ann Intern Med，2015，162（1）：18-26.
[3] Bao H，Liu Z H，Xie H L，et al. Successful treatment of class Ⅴ + Ⅳ lupus nephritis with multitarget therapy[J]. J Am Soc Nephrol，2008，19（10）：2001-2010.
[4] Gellermann J，Weber L，Pape L，et al. Mycophenolate mofetil versus cyclosporin A in children with frequently relapsing nephrotic syndrome[J]. J Am Soc Nephrol，2013，24（10）：1689-1697.
[5] Assadi F，Mazaheri M，Sadeghi-Bodj S. Randomized controlled trial to compare safety and efficacy of mycophenolate vs. cyclosporine after rituximab in children with steroid-resistant nephrotic syndrome[J]. Pharmacotherapy，2022，42（9）：690-696.
[6] Zheng Q Y，Yang H S，Liu W J，et al. Comparative efficacy of 13 immunosuppressive agents for idiopathic membranous nephropathy in adults with nephrotic syndrome：a systematic review and network meta-analysis[J]. BMJ Open，2019，9（9）：e030919.
[7] Stevens K I，Frangou E，Shin J I L，et al. Perspective on COVID-19 vaccination in patients with immune-mediated kidney diseases：consensus statements from the ERA-IWG and EUVAS[J].Nephrol Dial Transplant，2022，37（8）：1400-1410.
[8] Bouwmans P，Messchendorp A L，Imhof C，et al. Impact of immunosuppressive treatment and type of SARS-CoV-2 vaccine on antibody levels after three vaccinations in patients with chronic kidney disease or kidney replacement therapy[J]. Clin Kidney J，2022，16（3）：528-540.
[9] Connolly C M，Chiang T P Y，Boyarsky B J，et al. Temporary hold of mycophenolate augments humoral response to SARS-CoV-2 vaccination in patients with rheumatic and musculoskeletal diseases：a case series[J]. Ann Rheum Dis，2022，81（2）：293-295.

第五节 来氟米特

来氟米特（leflunomide，LEF）属异噁唑类化合物，有一定的免疫抑制和抗增殖能力，是第一个被美国FDA批准的能改变类风湿关节炎病程及减轻骨质破坏的药物。从21世纪初，LEF逐渐在肾脏疾病领域中得到应用，展现了一定的治疗效果。

一、作用机制

（一）免疫调节作用

LEF是嘧啶从头合成途径的选择性抑制剂，主要从以下几个方面起到调节免疫和抑制炎症因子表达的作用[1-3]：①可逆性抑制嘧啶从头合成途径的限速酶二氢乳酸脱氢酶，导致细胞生长停滞；②抑制细胞生长及分裂的信号转导过程中的关键酶酪氨酸激酶活性，从而阻断白介素（IL）-2、IL-6等多种细胞因子介导的信号转导，使T、B淋巴细胞的活化受抑制；③通过干扰细胞周期依赖激酶活性，减少抗体产生和分泌；④调节具有促炎作用的1型辅助性T细胞（Th1）向2型辅助性T细胞（Th2）分化，从而产生对T淋巴细胞增殖的抑制作用，并显著减少Th1分泌干扰素7，减轻炎症反应；⑤阻断各种炎症刺激诱导的核因子κB（NF-κB）活化；⑥抑制外周血单核细胞的跨内皮细胞游走，减少单核细胞在炎症部位聚集。

（二）LEF对肾小球疾病的作用机制

动物实验提示LEF可能对肾脏存在多种作用机制，包括：①减少免疫复合物在肾脏沉积。LEF能减少IgA肾病[4]、狼疮肾炎[5]等模型小鼠免疫复合物在肾小球内的沉积，缓解病理损伤；②影响足细胞功能。研究显示，LEF可能通过上调足细胞WT1表达而影响WT1下游的*nephrin*、*podocalyxin*等基因表达，从而起到维持足细胞功能，减少尿蛋白排出的作用[6]；③抗纤维化作用。在人肾小管上皮细胞的体外试验发现，LEF活性代谢产物可抑制白蛋白诱导的肾小管上皮细胞内NF-κB的活性及TNF-α mRNA的表达[7]。IgA肾病[4]、糖尿病肾病[8]的动物试验显示，LEF能够通过抑制肾组织转化生长因子-β_1（TGF-β_1）表达，减轻肾间质纤维化。

二、药代动力学

LEF口服后易吸收，在胃肠黏膜与肝中迅速转变为活性代谢产物特立氟胺，既往称为A771726。口服后6～12小时特立氟胺的血药浓度达峰值，口服生物利用度约为80%，吸收不受高脂肪饮食影响。特立氟胺血浆浓度较低，血浆蛋白结合率大于99%，稳态分布容积为0.13L/kg。特立氟胺在体内进一步代谢，并从肾脏（43%）与胆汁（48%）排泄，其半衰期长达15～18天。血药浓度与药物剂量呈正相关，且不受血液透析和肾功能的影响。肝功能不全有可能影响LEF转化为特立氟胺并影响其清除。服用利福平可使特立氟胺水平增加40%，与甲氨蝶呤联合使用可使转氨酶水平上升。

三、来氟米特在肾小球疾病中的应用

（一）IgA肾病

目前，有一些小型临床研究显示LEF可以减少肾小球自身抗体和免疫复合物沉积，减轻IgA肾病患者的肾损伤，与小剂量糖皮质激素联用的疗效优于单用糖皮质激素治疗。2006年Lou等在其LEF治疗IgA肾病随机对照试验（RCT）中提出LEF与血管紧张素转换酶抑制剂（ACEI）降低尿蛋白的效果相似，而延缓肾功能进展方面更优于ACEI的效果[9]。Cheng等在2015年通过对168例患者进行双盲RCT显示LEF联合缬沙坦、氯吡格雷治疗IgA肾病可提高疾病的治愈率，尤其在降低尿蛋白、延缓肾功能进展方面，此外还可显著降低不良反应发生率[10]。Min等通过对85例患者进行RCT证实LEF联合小剂量糖皮质激素治疗IgA肾病的临床效果与大剂量糖皮质激素相似，但其严重、长期不良反应的发生率更低[11]。一项包括了623例IgA肾病患者、13个RCT的荟萃分析显示，与糖皮质激素相比，LEF或联合糖皮质激素治疗IgA肾病能更好地缓解或完全缓解蛋白尿[12]。

（二）狼疮肾炎

国内有一些研究显示LEF治疗狼疮肾炎的缓解率提高，复发指数降低[13, 14]。2015年，我国一项关于狼疮肾炎患者的荟萃分析提示，LEF的安全性较环磷酰胺更高，药物的不良反应如肝损伤、白细胞降低等发生率更低[13]。2019年，我国的一项RCT纳入100例增殖性狼疮肾炎患者，比较糖皮质激素联合LEF和糖皮质激素联合环磷酰胺的疗效，显示两者在24周时的疗效相当[15]。然而，2023年的一项荟萃分析显示，糖皮质激素联合LEF治疗狼疮肾炎的完全缓解率仅为19.33%，与经典的免疫抑制治疗方案相比，在有效性方面未显示出明显的优势[16]。

（三）难治性肾病综合征

既往有一系列小规模临床研究显示LEF联合糖皮质激素治疗原发性肾病综合征及其难治性肾病综合征有效，与环磷酰胺或吗替麦考酚酯联合糖皮质激素疗效近似[17]。Zhou等通过对LEF治疗的对糖皮质激素存在抵抗及依赖的16例患者进行回顾性分析发现，与大剂量糖皮质激素结合环磷酰胺相比，LEF可减少糖皮质激素的用量，且患者的复发率相对更低，在治疗的过程中有更好的耐受性[18]。2019年的一项纳入特发性膜性肾病的荟萃分析显示，单纯使用LEF与保守治疗相比，在缓解率和改善尿蛋白方面无明显优势[19]。然而，相较于糖皮质激素联合环磷酰胺方案，糖皮质激素联合LEF方案的性价比更高[20]。

整体而言，LEF在肾小球疾病中的应用尚缺乏足够的临床试验及理论基础。近20年来的实验研究主要是中国的小样本单中心研究，随访时间均较短。因此，在临床上使用LEF需要结合患者的病情谨慎选择。此外，特立氟胺的药代动力学研究显示，表观清除率可以达到50%的变异系数，提示LEF剂量的2倍差异可能会出现相似的稳态浓度，这可能部分解释了LEF在不同临床研究中有效性的差异[21]。

四、应用原则

参考现有临床研究的经验，LEF的负荷剂量为40～60mg/d，连续应用3天，维持剂量为20～30mg/d。如不良反应不能耐受，包括严重腹泻、肝酶升高至正常值3倍以上，剂量可降为10mg/d。老年人和肾功能不全者不需要调整剂量。用药之初应密切监测肝功能，每4周复查1次，稳定后可延长监测周期。

五、不良反应

由于LEF药物半衰期较长，长时间服药有可能出现不良反应。据目前研究报道，不良反应主要有以下几个方面：①高血压，少数类风湿关节炎患者在同时服用非甾体抗炎药及LEF后出现高血压；②肝损害，主要表现为血清转氨酶升高、皮肤瘙痒、黄疸、凝血功能障碍等，减药或停药症状可好转；③消化系统，主要包括腹泻、腹痛、恶心、呕吐、便秘、胃肠胀气、胃炎等，通常临床症状较轻；④皮肤系统，包括接触性皮炎、真菌性皮炎、带状疱疹、皮肤结节、脉管炎等；⑤血液系统，主要表现为白细胞减少，由其活性代谢产物的直接毒性所致；⑥呼吸系统，其可致肺炎、肺弥漫性出血、间质性肺炎等，表现为呼吸困难、咳嗽、发热、疲倦、乏力等，严重者可进展为呼吸窘迫综合征，早期诊断尤为重要；⑦神经系统，有周围神经病变的风险[22]。

妊娠期和哺乳期妇女禁用LEF。由于高血清蛋白结合率和存在肝肠循环，LEF可在体内蓄积较长时间。对于接受LEF治疗的女性，如准备妊娠，可采用考来烯胺洗脱治疗（连续11天服用考来烯胺，每8小时8g）。一旦血清中检测不到代谢物，妊娠失败和出生缺陷的风险就不会升高[23]。

（汤晓静）

参考文献

[1] Hsieh C H, Huang Y W, Tsai T F. Oral conventional synthetic disease-modifying antirheumatic drugs with antineoplastic potential: a review[J]. Dermatol Ther(Heidelb), 2022, 12(4): 835-860.

[2] Breedveld F C, Dayer J M. Leflunomide: mode of action in the treatment of rheumatoid arthritis[J]. Ann Rheum Dis, 2000, 59(11): 841-849.

[3] Tomita N, Morishita R, Lan H Y, et al. *In vivo* administration of a nuclear transcription factor-kappaB decoy suppresses experimental crescentic glomerulonephritis[J]. J Am Soc Nephrol, 2000, 11(7): 1244-1252.

[4] 张建荣，张艳霞，张承英，等. IgA肾病大鼠血管免疫炎症病变的保护作用探讨[J]. 中国急救复苏与灾害医学杂志，2016，11(2)：136-141.

[5] He C Y, Lu X H, Yan Z W, et al. Therapeutic effect of leflunomide on the development of experimental lupus nephritis in mice[J]. Rheumatol Int, 2012, 32(3): 633-638.

[6] 何雪晴，邢昌赢，庄凌，等. 来氟米特对被动型Heymann肾炎大鼠肾组织WT-1表达的影响[J]. 江苏医药，2007，33(2)：171-174.

[7] 罗昌霞，张建鄂，丁国华，等. 来氟米特活性代谢产物对白蛋白诱导肾小管上皮细胞内NF-κB活性及TNF-α mRNA表达的影响[J]. 中国药学杂志，2005，40(7)：508-511.

[8] Zhang Q, Ji Y Q, Lv W, et al. Protective effects of leflunomide on renal lesions in a rat model if diabetic nephropathy[J]. Ren Fail, 2016, 38(1): 124-130.

[9] Lou T Q, Wang C, Chen Z J, et al. Randomised controlled trial of leflunomide in the treatment of immunoglobulin A nephropathy[J]. Nephrology(Carlton), 2006, 11(2): 113-116.

[10] Cheng G Y, Liu D W, Margetts P, et al. Valsartan combined with clopidogrel and/or leflunomide for the treatment of progressive immunoglobulin A nephropathy[J]. Nephrology(Carlton), 2015, 20(2): 77-84.

[11] Min L L, Wang Q, Cao L O, et al. Comparison of combined leflunomide and low-dose corticosteroid therapy with full-dose corticosteroid monotherapy for progressive IgA nephropathy[J]. Oncotarget, 2017, 8(29): 48375-48384.

[12] Liu Y L, Xiao J, Shi X T, et al. Immunosuppressive agents versus steroids in the treatment of IgA nephropathy-induced proteinuria: a meta-analysis[J]. Exp Ther Med, 2016, 11(1): 49-56.

[13] Cao H, Rao Y F, Liu L, et al. The efficacy and safety of leflunomide for the treatment of lupus nephritis in Chinese patients: systematic review and meta-analysis[J]. PLoS One,

2015，10（12）：e0144548.
[14] Wang H Y，Cui T G，Hou F F，et al. Induction treatment of proliferative lupus nephritis with leflunomide combined with prednisone：a prospective multi-centre observational study[J]. Lupus，2008，17（7）：638-644.
[15] Zhang M F，Qi C J，Zha Y，et al. Leflunomide versus cyclophosphamide in the induction treatment of proliferative lupus nephritis in Chinese patients：a randomized trial[J]. Clin Rheumatol，2019，38（3）：859-867.
[16] Dong Y Q，Shi J M，Wang S S，et al. The efficacy of immunosuppressive drugs induction therapy for lupus nephritis：a systematic review and network meta-analysis[J]. Ren Fail，2023，45（2）：2290365.
[17] 周君华 . 来氟米特治疗原发性肾病综合征的现状 [J]. 临床肾脏病杂志，2011，11（2）：94-96.
[18] Zhou J H，Zhang Y M，Liu G，et al. Efficacy and safety of leflunomide in treatment of steroid-dependent and steroid-resistant adult onset minimal change disease[J]. Clin Nephrol，2013，80（8）：121-129.
[19] Zheng Q Y，Yang H S，Liu W J，et al. Comparative efficacy of 13 immunosuppressive agents for idiopathic membranous nephropathy in adults with nephrotic syndrome：a systematic review and network meta-analysis[J]. BMJ Open，2019，9(9)：e030919.
[20] Dai P Y，Xie W H，Yu X J，et al. Efficacy and cost of different treatment in patients with idiopathic membranous nephropathy：a network meta-analysis and cost-effectiveness analysis[J]. Int Immunopharmacol，2021，94：107376.
[21] Keen H I，Conaghan P G，Tett S E. Safety evaluation of leflunomide in rheumatoid arthritis[J]. Expert Opin Drug Saf，2013，12（4）：581-588.
[22] 王鑫，王欠欠，吴玉梅 . 来氟米特在慢性肾小球肾炎中的研究进展 [J]. 中国实用内科杂志，2018，38（S1）：39-41.
[23] Sammaritano L R，Bermas B L，Chakravarty E E，et al. 2020 American college of rheumatology guideline for the management of reproductive health in rheumatic and musculoskeletal diseases[J]. Arthritis Rheumatol，2020，72（4）：529-556.

第六节 羟 氯 喹

奎宁（quinine）作为抗疟药物使用已有近400年的历史，氯喹（chloroquine，CQ）作为首个人工合成的奎宁类似物曾被广泛应用，但由于CQ的不良反应（如消化道及皮肤病变、视网膜病变及心脏毒性等），目前已被不良反应更低的羟氯喹（hydroxychloroquine，HCQ）所替代[1]。第二次世界大战期间，士兵们服用CQ或HCQ预防疟疾，然而却意外发现皮疹及关节炎的症状得以改善，开启了CQ或HCQ用于治疗风湿免疫性疾病的先河。HCQ可缓解系统性红斑狼疮患者全身症状，改善肌肉骨骼和皮肤黏膜表现，降低发作率，减少血栓形成、器官损伤和死亡事件的发生[2]。目前，推荐所有系统性红斑狼疮患者在无禁忌的情况下均应接受HCQ治疗，不论疾病程度和活动度。此外，有研究证实HCQ在类风湿关节炎、原发性干燥综合征等其他风湿免疫性疾病中也有治疗作用[3, 4]。近年来，HCQ的药用价值得以深入探究，其在病毒感染、肿瘤、糖尿病、系统性硬化病、IgA肾病、心肌梗死等疾病中的治疗作用也在不断获得临床验证[5]。

一、作用机制

CQ或HCQ发挥作用主要通过以下3个方面[6-8]：①抑制溶酶体活性及自噬，CQ和HCQ呈弱碱性，其在酸性的亚细胞器（如内体和溶酶体）中累积，可破坏亚细胞器内的酸碱平衡，促使pH升高，从而抑制亚细胞器活性，导致自噬抑制；②抑制促炎症细胞因子产生和释放，HCQ通过抑制抗原提呈、B淋巴细胞和T淋巴细胞活化及NADPH氧化酶（NADPH oxidase，NOX）信号转导，并通过再平衡Treg/Th17细胞比例等多方面调节免疫细胞功能，减少促炎症细胞因子产生和释放；③抑制Ca^{2+}信号通路，CQ和HCQ干扰内质网中Ca^{2+}释放，导致Ca^{2+}依赖性信号通路抑制，从而抑制免疫细胞激活。

二、药物吸收、代谢及相互作用

HCQ口服后可快速吸收，平均生物利用度约为70%，并且不受腹泻影响。其蛋白结合率为30%～40%，组织分布非常广泛，可蓄积在肌肉、肝、脾、肾、肺、眼、血细胞、肾上腺和垂体等，以及含有黑色素的组织。其主要排泄途径为肾脏清除，因此，肾功能不全患者应减小剂量，其也可通过胆汁清除。HCQ达到药物浓度稳态时间较长，但基本在6个月内达到浓度平衡，其清除也较为缓慢，终末半衰期为1～2个月。抗酸剂可减少HCQ吸收，一起服用时生物利用度会降低，应间隔至少4小时。CQ由CYP2D6和CYP3A4代谢，但HCQ不依赖CYP2D6和CYP3A4代谢，其发生显著药物相互作用的概率更低。CQ可延长QT间期，偶可引发致死性心律失常（尖端扭转型室性心动过速），而大多数证据表明HCQ延长QT间期的风险更低[9-13]，但与其他可导致QT间期延长药物同时使用时仍需要谨慎（如ⅠA和Ⅲ类抗心律失常药、抗精神病药物、莫西沙星等）。HCQ可增加环孢素和地高辛的血药浓度，同时使用时应严密监测相关药物浓度。与降血糖药联用（如磺酰脲类、胰岛素等），可增加低血糖发生风险，注意监测血糖。因其可导致眼毒性，应尽量避免与其他具有眼毒性的药物（如他莫昔芬）联用。

三、药物用法、用量和监测

目前，国内HCQ有100mg及200mg两种剂型，可根据治疗目的选择合适剂量剂型。对于需要长期使用HCQ治疗系统性风湿性疾病（系统性红斑狼疮、类风湿关节炎等）的患者，建议最大日剂量不超过5mg/kg（以实际体重计）。如果患者耐受，可每天给药1次，也可分2次使用。体重＞80kg的患者可接受HCQ的标准日剂量为400mg/d。为满足推荐的剂量限制，可能需要掰开片剂或采用变动的给药方案（如在1周中的某几日少服1次药）。近年来，我国学者探究了HCQ治疗IgA肾病的作用，其治疗剂量根据肾功能调整，控制在200～400mg，小样本的随机对照研究显示，HCQ治疗能降低患者的蛋白尿水平，但因纳入患者数较少，观察期较短，HCQ在IgA肾病中的治疗作用需要大样本随机对照试验加以验证[14]。

除了针对视网膜病变的眼科检查外，其他不良反应通常采用临床监测，不需要进行定期实验室检查监测。虽然通过减少用药剂量可降低视网膜毒性的发生率，但为了避免发生永久性视力丧失，有必要采用相关眼科检查进行监测，以便在视力受损前及时发现视网膜毒性。眼科检查应包括自动视野检查和光谱域光学相干层析术（spectral domain optical coherence tomography，SD-OCT）。因亚洲患者通常会出现中央黄斑外的视网膜早期损伤，故该部分人群的影像学检查应包含中央黄斑以外的区域[15, 16]。使用HCQ治疗前，应进行相关眼科评估，以排查有无眼部基础疾病，开始应用HCQ治疗后每年应至少进行眼科筛查1次。中毒性视网膜病变的主要危险因素包括HCQ日剂量＞5mg/kg（以实际体重计）、使用HCQ超过5年、存在肾功能异常、联用他莫昔芬和（或）存在黄斑病变。研究发现，HCQ导致视网膜病变后应及时停药，停药时病变较轻者后续进展风险较小，而停药时病变较重者后续进展风险较高。故提倡定期筛查，警惕任何视力变化，如发现有任何视力受损，应立即就诊；疑似有视网膜病变时，应立即停药。

四、不良反应

HCQ是治疗系统性风湿性疾病最安全的药物，严重不良反应极为罕见。最常见的不良反应主要是胃肠道、皮肤和中枢神经系统不良反应，临床上顾虑较多的中毒性视网膜病变可通过常规眼科监测加以避免。

胃肠道症状是迫使停用HCQ的最常见不良反应[17]。恶心最为常见，可伴有呕吐和腹泻。一般不会导致消化道溃疡或危及生命的胃肠道并发症。睡前服用可减少胃肠道不适。此外，从低剂量起始，逐步增加至治疗剂量，可提高患者耐受性。HCQ引起肝毒性极为少见。

使用HCQ治疗的患者中，约10%出现皮肤反应，其本质上是超敏反应。最常表现为瘙痒性斑丘疹皮损。长期使用HCQ的患者可能出现色素过度沉着，通常发生于口腔黏膜、胫前、指（趾）甲和前臂等部位[18]。

中枢神经系统不良反应通常不严重。头痛最常见，其次为头晕目眩，多数在数周内自行消失。患者也可表现为耳鸣、失眠和神经质加重。罕见精神病性症状和惊厥表现。使用HCQ治疗可导致中毒性神经病，也可导致药物诱发性骨骼肌病、心肌病。HCQ可导致QT间期延长，严重时患者可发生尖端扭转型室性心动过速和室性心律失常，因此，HCQ应避免用于有以下情况的患者：先天性长QT间期综合征、QT间期测量值持续＞500毫秒、心动过缓、室性心律失常病史、未纠正的低钾血症和（或）低镁血症、近期心肌梗死或失代偿性心力衰竭。

HCQ主要累及角膜（通常可逆）和视网膜（不可逆）。HCQ剂量不超过400mg/d时很少发生角膜沉积，沉积不影响视力，但可导致短暂晕轮效应或光敏性增强，停药后可逆转。危及视力的中毒性视网膜病变是HCQ最严重的眼科并发症。HCQ导致视网膜病变的确切机制尚未完全明确。有假说认为，其与视网膜色素上皮（retinal pigment epithelium，RPE）中的黑色素结合，损伤光感受器，造成永久性视力丧失。近年来研究发现，HCQ相关视网膜病变的总患病率为7.5%，远高于之前报道的2%，可能与采用更敏感的筛查方法有关[19, 20]。视网膜病变的发生风险随HCQ剂量增加和疗程延长而增加。对于使用4～5.0mg/kg HCQ治疗的患者，视网膜毒性的患病率在用药10年内不足2%，但在用药20年后增至将近20%。对于使用≤5mg/kg HCQ治疗的患者，一次检查显示无中毒证据后，每年发生视网膜毒性的风险在用药10年内小于1%，但在用药20年后增至将近4%。最早期的视网膜病变通常没有临床症状，仅可通过眼科检查发现，如黄斑水肿、色素沉着增多、颗粒度增加及中心凹光反射丧失。在RPE出现生物显微镜可见的变化之前，旁中心视网膜即可发生轻微功能丧失，通常不伴视力丧失，且部分视网膜病变可能在停药后完全逆转。较晚期的视网膜病变可表现为阅读单词时遗漏字母、畏光、远距离视物模糊、夜间视力降低、视野缺损和闪光感等，其特征为黄斑区周围出现环形色素脱失（“牛眼样”病变），这个阶段的症状通常不可逆。严重的视网膜病变在停药后可继续进展至少3年，色素脱失和功能丧失在停药后可持续至少1年。除了典型“牛眼样”病变外，也有部分患者表现为中央黄斑外的视网膜早期损伤，这一点在亚洲患者较为常见。

HCQ可引起多种血液系统异常，如粒细胞缺乏、再生障碍性贫血等，但均较为罕见，仅见于应用HCQ剂量≥7mg/（kg·d）的患者。在存在葡萄糖-6-磷酸脱氢酶（G-6-PD）缺陷的患者中使用HCQ可能导致溶血表现。

综上，HCQ具有免疫调节及抗炎作用，已在多种系统性风湿性疾病的治疗中显示出疗效。对于需要使用HCQ治疗的患者，建议根据实际体重给予5mg/（kg·d），最大剂量不超过400mg/d。长期使用HCQ治疗前后需要注意加强眼科筛查。HCQ治疗相对安全，严重不良反应罕见，最常见的不良反应主要涉及胃肠道、皮肤和中枢神经系统，中毒性视网膜病变可通过减少药物剂量及定期进行眼科监测加以避免。

（徐德超）

参考文献

[1] Nirk E L，Reggiori F，Mauthe M. Hydroxychloroquine in rheumatic autoimmune disorders and beyond[J]. EMBO Mol Med，2020，12（8）：e12476.

[2] Fanouriakis A，Tziolos N，Bertsias G，et al. Update on the diagnosis and management of systemic lupus erythematosus[J]. Ann Rheum Dis，2021，80（1）：14-25.

[3] Smolen J S，Landewé R，Breedveld F C，et al. EULAR recommendations for the management of rheumatoid arthritis with synthetic and biological disease-modifying antirheumatic drugs：2013 update[J]. Ann Rheum Dis，2014，73（3）：492-509.

[4] Fauchais A L，Ouattara B，Gondran G，et al. Articular manifestations in primary Sjögren’s syndrome：clinical significance and prognosis of 188 patients[J]. Rheumatology（Oxford），2010，49（6）：1164-1172.

[5] Al-Bari M A A. Chloroquine analogues in drug discovery：new directions of uses，mechanisms of actions and toxic manifestations from malaria to multifarious diseases[J]. J Antimicrob Chemother，2015，70（6）：1608-1621.

[6] Wallace D J，Gudsoorkar V S，Weisman M H，et al. New insights into mechanisms of therapeutic effects of antimalarial agents in SLE[J]. Nat Rev Rheumatol，2012，8：522-533.

[7] Venuturupalli S，Gudsoorkar V，Wallace D. Reconsidering antimalarials in systemic lupus erythematosus：developments of translational clinical interest[J]. J Rheumatol，2012，39（9）：1769-1771.

[8] Feske S. Calcium signalling in lymphocyte activation and disease[J]. Nat Rev Immunol，2007，7（9）：690-702.

[9] Mzayek F，Deng H Y，Mather F J，et al. Randomized dose-ranging controlled trial of AQ-13，a candidate antimalarial，and chloroquine in healthy volunteers[J]. PLoS Clin Trials，2007，2（1）：e6.

[10] Miller A K，Harrell E，Ye L，et al. Pharmacokinetic interactions and safety evaluations of coadministered tafenoquine and chloroquine in healthy subjects[J]. J Clin Pharmacol，2013，76（6）：858-867.

[11] Valecha N，Savargaonkar D，Srivastava B，et al. Comparison of the safety and efficacy of fixed-dose combination of arterolane maleate and piperaquine phosphate with chloroquine in acute，uncomplicated *Plasmodium vivax* malaria：a phase Ⅲ，multicentric，open-label study[J]. Malar J，2016，15（1）：42.

[12] McGhie T K，Harvey P，Su J D，et al. Electrocardiogram abnormalities related to anti-malarials in systemic lupus erythematosus[J]. Clin Exp Rheumatol，2018，36（4）：545-551.

[13] Costedoat-Chalumeau N，Hulot J S，Amoura Z，et al. Heart conduction disorders related to antimalarials toxicity：an analysis of electrocardiograms in 85 patients treated with hydroxychloroquine for connective tissue diseases[J]. Rheumatology（Oxford），2007，46（5）：808-810.

[14] Liu L J，Yang Y Z，Shi S F，et al. Effects of hydroxychloroquine on proteinuria in IgA nephropathy：a randomized

controlled trial[J]. Am J Kidney Dis, 2019, 74(1): 15-22.
[15] Marmor M F, Kellner U, Lai T Y Y, et al. Recommendations on screening for chloroquine and hydroxychloroquine retinopathy (2016 revision)[J]. Ophthalmology, 2016, 123(6): 1386-1394.
[16] Lee D H, Melles R B, Joe S G, et al. Pericentral hydroxychloroquine retinopathy in Korean patients[J]. Ophthalmology, 2015, 122(6): 1252-1256.
[17] Ruiz-Irastorza G, Ramos-Casals M, Brito-Zeron P, et al. Clinical efficacy and side effects of antimalarials in systemic lupus erythematosus: a systematic review[J]. Ann Rheum Dis, 2010, 69(1): 20-28.
[18] Bahloul E, Jallouli M, Garbaa S, et al. Hydroxychloroquine-induced hyperpigmentation in systemic diseases: prevalence, clinical features and risk factors: a cross-sectional study of 41 cases[J]. Lupus, 2017, 26(12): 1304-1308.
[19] Melles R B, Marmor M F. The risk of toxic retinopathy in patients on long-term hydroxychloroquine therapy[J]. JAMA Ophthalmol, 2014, 132(12): 1453.
[20] Ding H J, Denniston A K, Rao V K, et al. Hydroxychloroquine-related retinal toxicity[J]. Rheumatology (Oxford), 2016, 55(6): 957-967.

第七节 单克隆抗体

肾病综合征是免疫性肾小球疾病常见的临床类型，也是导致终末期肾病的主要原因之一。目前原发性肾病综合征的一线治疗药物主要包括糖皮质激素和免疫抑制剂，但部分患者疗效不佳或无法耐受，迫切需要新型靶向药物。近年来，生物制剂在肾病综合征中的应用越来越广泛，尤其在激素抵抗、激素依赖等难治性肾病综合征中发挥了重要作用。

生物制剂是应用生物技术制成的特殊抗体或者机体免疫或炎症调节分子天然抑制剂的重组产物，这些药物直接靶向参与免疫性肾小球疾病发病机制的不同介质和途径，以炎症过程或免疫反应中的特定分子或受体为靶目标，为免疫性肾小球疾病的治疗提供了更多的选择。目前在我国获批并已经广泛用于临床治疗肾病综合征的生物制剂包括抗CD20单克隆抗体、B细胞刺激因子（BLyS）特异性抑制剂。此外，抗CD38单克隆抗体、补体抑制剂等新型生物制剂在免疫性肾小球疾病中的临床研究也取得了令人鼓舞的结果，有望为肾病综合征的精准靶向治疗提供更多选择（图38-1）。

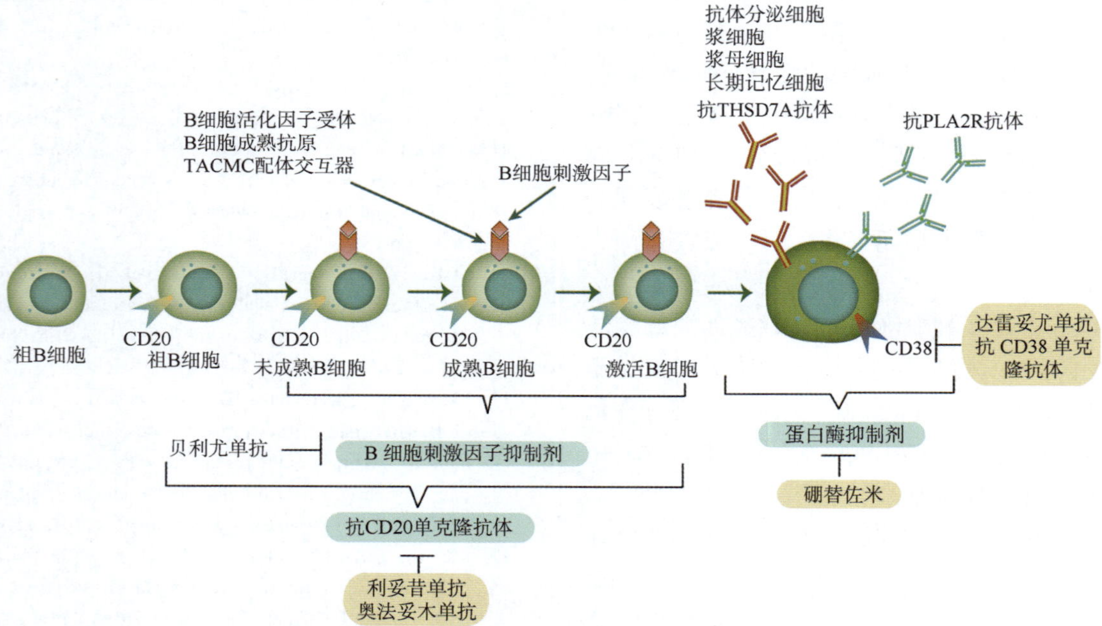

图38-1 靶向参与免疫性肾小球疾病发病机制的不同介质和途径

一、抗CD20单克隆抗体

CD20是B细胞表面分化抗原，特定表达于前B细胞及成熟B细胞表面，但在造血干细胞、祖B细胞、正常浆细胞及其他正常组织中并无表达[1]。根据人源化程度及Fc片段修饰，抗CD20单克隆抗体可以分为三代。第一代是主要以利妥昔单抗（rituximab，RTX）为代表的嵌合或者鼠源性单抗；第二代是以奥法妥木单抗（ofatumumab）为代表的人源化单抗；第三代以奥妥珠单抗（obinutuzumab）为代表，其抗体的Fc片段经过糖基化修饰。三代抗CD20单克隆抗体的异同点见表38-1[2]。

表38-1　三代抗CD20单克隆抗体的异同点

	抗CD20单克隆抗体	分子结构	ADCC	CDC	ADCP
第一代	利妥昔单抗	人/鼠嵌合抗IgG1	++	++	++
第二代	奥法妥木单抗	全人源抗IgG1	++	++++	+++
第三代	奥妥珠单抗	人源抗IgG1	++++	+	++++

注：ADCC，抗体依赖性细胞介导的细胞毒作用；CDC，补体依赖的细胞毒性；ADCP，抗体依赖性细胞吞噬作用。

近年来，抗CD20单克隆抗体在肾脏疾病中的应用不断增加，表现出一定的疗效和稳定的安全性。2021年改善全球肾脏病预后组织（Kidney Disease：Improving Global Outcomes，KDIGO）肾小球疾病临床实践指南[3]、2022年《免疫性肾小球疾病生物制剂治疗中国专家共识》[4]及2022年《利妥昔单抗在肾小球肾炎中应用的专家共识》[5]建议RTX在免疫性肾小球疾病中的临床应用包括：①原发性肾小球疾病，如膜性肾病（membranous nephropathy，MN）、微小病变肾病（minimal change disease，MCD）和局灶节段性肾小球硬化（focal segmental glomemlosclerosis，FSGS）；②继发性肾小球疾病，如狼疮肾炎（lupus nephritis，LN）、ANCA相关性血管炎（ANCA-associated vasculitis，AAV）肾损害等。

第二代抗CD20单克隆抗体通过人源化或全人源结构改造后，降低了免疫原性，减少了药物不良反应。目前奥法妥木单抗的治疗领域仅限于慢性淋巴细胞白血病（chronic lymphocytic leukemia，CLL）。另外一个第二代抗CD20单克隆抗体奥瑞珠单抗（ocrelizumab）与RTX结合的CD20表位不同但重叠，其Fc片段对效应细胞上IgG-Fc片段低亲和力受体Ⅲa（FcgR3a）变体的结合亲和力增强。由于FcgR3a变体与RTX治疗的较低有效性相关，因此奥瑞珠单抗可能可以用于某些RTX耐药疾病的替代治疗。但目前第二代抗CD20单克隆抗体在治疗肾病综合征的临床研究中并未显示出优于RTX的作用。

第三代抗CD20单克隆抗体的Fc段经过了糖基化修饰，增强了其与FcgR3a的结合亲和力，从而提高了抗体的特异性及其与抗原结合的亲和力，因此比RTX更能诱导直接细胞死亡（direct cell death，DCD）和抗体依赖性细胞介导的细胞毒作用（antibody-dependent cell mediated cytotoxicity，ADCC），而补体依赖的细胞毒性（complement dependent cytotoxicity，CDC）作用较RTX显著降低。目前奥妥珠单抗在针对活动性LN患者的临床研究中显示出一定的疗效[6]，其在原发性肾病综合征如MN中的临床研究也正在陆续开展。本节主要介绍RTX在肾病综合征中的作用。

（一）作用机制

RTX是一种人/鼠嵌合的IgG1型单克隆抗体，是靶向CD20的第一种也是应用最广泛的单克隆抗体。RTX能特异性结合B细胞上的CD20抗原，通过ADCC、抗体依赖性细胞吞噬作用（antibody-dependent cell-mediated phagocytosis，ADCP）和CDC作用等途径消耗$CD20^+$ B细胞[2]。

近年来，RTX逐渐用于肾病综合征的治疗，其治疗机制可能是通过降低B细胞水平，减少循环抗体的产生，阻止肾小球上皮下免疫复合物形成，减轻肾小球滤过屏障损伤，进而缓解肾病[7]。有研究者提出RTX也可能通过阻断B细胞与T细胞的相互作用或者直接或间接调节T细胞亚群的稳态，减少$CD4^+$ T细胞、抑制辅助性T细胞17（Th17）反应并恢复调节性T细胞的功能，从而起到治疗作用[8, 9]。RTX可能会耗尽某些表达低水平CD20的T细胞和自然杀伤细胞（NK细胞），然而，这种效应是否与RTX的治疗作用有关尚未阐明[10]。由于CD20抗原在造血干细胞、正常浆细胞或其他正常组织不表达，因此RTX选择性地减少B细胞，既可抑制自身抗体产生，又不具有非特异性免疫抑制的毒性[11]。

除了免疫抑制作用外，最近的研究显示，足细胞骨架可能是RTX的直接作用靶点。RTX能够与足细胞上的神经鞘磷脂磷酸二酯酶3B（SMPDL3B）结合，阻止SMPDL3B下调，并通过调节酸性神经鞘磷脂酶（ASMase）活性，稳定足细胞细胞骨架，从而减少足细胞凋亡，减轻蛋白尿[12, 13]。

（二）药代动力学特点

RTX在患者中的药代动力学参数因疾病类型及所应用的药代动力学模型和分析方法不同而异[14, 15]。Bensalem等比较了5种不同疾病的药代动力学特征，发现自身免疫性疾病和血液疾病之间存在明显差异[14]。在大多数自身免疫性疾病中，RTX具有相对稳定的半衰期，而在血液疾病中的半衰期在治疗过程中可能随靶细胞数量减少而延长[16]。

类风湿关节炎（rheumatoid arthritis，RA）患者接受每次1000mg剂量，间隔2周静脉输注RTX 2次后，平均终末半衰期为20.8天（8.58～35.9天），平均系统清除率为0.23L/d（0.091～0.67L/d），平均稳态分布容积为4.6L（1.7～7.51L）。群体药代动力学分析发现，体表面积和性别是药代动力学参数个体间差异最重要的协变量。按体表面积校正后发现男性患者比女性患者有更大的分布容积且清除迅速，表明女性暴露于RTX的时间更长，因此可能治疗反应更好，但并不需要根据性别调整给药剂量。

肾病综合征患者RTX药代动力学受若干临床因素影响，如尿蛋白排泄量、蛋白尿的选择性、性别、体重等[17]。此外，抗RTX抗体可能降低疗效[12, 18]。MN患者使用RTX存在的疗效差异很大程度上可能与该疾病中RTX的药代动力学改变有关。

在MN治疗期间，RTX半衰期与尿蛋白排泄量呈负相关，仅持续11.5天左右，短于其他自身免疫性疾病或血液系统疾病[19, 20]。Fervenza等发现，与非蛋白尿RA患者相比，MN大量蛋白尿患者的RTX水平较低。MN患者间隔2周接受2次1000mg RTX剂量和每周接受4次375mg/m^{2}剂量相比，药物暴露量相似，低于无蛋白尿的RA患者。在治疗开始后的第56天，大多数MN患者的RTX水平低于RA患者测量水平的第5百分位数。6个月后的第2个疗程中，发现RTX水平显著高于第1个疗程，这很可能是蛋白尿减少所致。但该研究中蛋白尿水平和RTX水平之间未达到具有统计学意义的相关性，可能与样本量较小有关（*n*=20）[20]。Chen等对MN治疗的荟萃分析结果也显示蛋白尿减少有更好的治疗应答相关[21]。另一项Boyer-Sauvet等包含43例MN患者的研究显示给药后3个月RTX水平降低、B细胞耗竭不良、高抗磷脂酶A$_2$受体（抗PLA2R）抗体滴度与持续性蛋白尿相关。第3个月时血RTX水平与抗PLA2R抗体滴度呈负相关。因此，在病情活动的患者中，给予较高剂量RTX或重复给药可能有益。为尽快达到临床缓解，建议给药后3个月RTX水平应至少为1mg/L[22]。

Seitz-Polski等比较了2种给药方案（间隔2周各应用1000mg和间隔1周2×375mg/m^2），发现接受2×1000mg剂量的患者起效更快且有效，此外，这些患者在治疗第3个月时RTX水平更高。治疗第3个月时，蛋白尿与残余RTX水平呈负相关。较高剂量组在第6个月时CD 19$^+$ B细胞和抗PLA2R抗体水平低于较低剂量组[23]。

另一项研究观察了接受RTX治疗的MN患者抗药物抗体（anti-drug antibody，ADA）情况。笔者观察到，23% 接受治疗的患者产生ADA，即使在最初对治疗有反应的B细胞耗竭患者中，ADA的形成与疾病复发、蛋白尿增加和B细胞重建更快有关。10例产生ADA患者中有8例出现中和性ADA，其中2例发现与其他抗CD20分子存在交叉反应。使用奥法妥木单抗成功治疗了3例抗RTX抗体患者，使用RTX成功治疗了2例非中和性抗RTX ADA患者[24]。

（三）不良作用

RTX的主要不良事件是输注相关反应[25]。通常输液反应发生在第1次注射时。此类反应多为超敏反应，严重程度不同，通常表现为发热、寒战和肌肉疼痛，但有时可能危及生命。可给予抗组胺药、激素等预处理以防止输液反应发生。

RCT研究显示，应用RTX和其他免疫抑制剂在感染发生率和死亡率方面没有显著差异[26]。回顾性研究发现，严重感染事件的发生率为3.7%，大多发生在RTX治疗启动后的前7个月内。接受

RTX治疗患者的感染风险更多取决于患者的特征、原发疾病和糖皮质激素联合治疗，而不仅仅取决于累积的RTX剂量。

30%接受RTX治疗的患者会出现低丙种球蛋白血症，这与之前的环磷酰胺暴露、激素使用和较低的基线IgG水平有关[26]。IgG水平下降与严重感染相关，应根据低丙种球蛋白血症的严重程度决定是否给予相应治疗。

RTX引起的严重并发症较少，其中包括进行性多灶性白质脑病（progressive multifocal leukoencephalopathy，PML）、肺孢子菌肺炎（pneumocystis carinii pneumonia，PCP）和急性重型肝炎（acute severe hepatitis，ASH）[27-29]。PML是一种罕见却致命的并发症，由病毒引起，表现为进行性认知功能下降、步态不稳和轻微神经功能缺损，狼疮患者和接受其他免疫抑制剂的患者更容易发病。RTX应用后存在乙型肝炎病毒（hepatitis B virus，HBV）感染再激活的风险[30]，应特别关注并及时处理。迟发性中性粒细胞减少症是RTX的一种罕见的不良反应，其定义如下：排除其他原因后，最后一次输注RTX的1个月后，中性粒细胞计数＜1.0×10^9/L，且能自发恢复。通常在最后一次使用RTX后的1～6个月（第38～175天）发生，持续5～77天[31]。RTX应用的不良反应见表38-2[32]。

表38-2　RTX应用的不良反应

不良反应	临床表现
输注相关反应	寒战、发热、瘙痒、面色潮红、皮疹、咽部不适、疲劳、支气管痉挛、喉头水肿等
感染	肺部感染、尿路感染、胃肠道感染等
消化系统反应	腹痛、腹泻、消化不良等
心血管系统反应	高血压、低血压等
精神神经系统反应	头痛、头晕、感觉异常等
骨骼和肌肉系统反应	关节炎等
血液系统反应	中性粒细胞减少、淋巴细胞减少、血小板减少等
其他	脱发、血糖升高等

（四）利妥昔单抗在肾病治疗中的适应证

1. 在MN中，RTX适用于中、高风险或对环磷酰胺不能耐受的MN患者，以及存在疾病进展风险或其他免疫抑制剂治疗后未缓解或复发的MN患者。

近年来关于MN患者的病例对照研究和队列研究显示，RTX具有与环磷酰胺（cyclophosphamide，CTX）相当的完全缓解率和部分缓解率；安全性上，RTX治疗MN的不良反应小于环磷酰胺。GEMRITUX研究纳入75例MN患者，分别给予非免疫抑制性抗蛋白尿治疗（non-immunosuppressive antiproteinuric treatment，NIAT）或NIAT联合RTX治疗。结果显示，随访24个月时NIAT联合RTX组完全缓解率明显高于NIAT组（64.9% vs. 34.2%，$P<0.01$），并且两组间不良反应发生率相当[33]。MENTOR研究纳入130例初治MN患者，分别给予环孢素A或RTX治疗，两组均未联合激素。结果显示，12个月时RTX在诱导完全缓解或部分缓解方面不劣于环孢素A，24个月时维持蛋白尿缓解率优于环孢素A（60% vs. 20%，$P<0.001$）。另外，对于抗PLA2R抗体阳性且治疗后达到缓解的患者来说，RTX组的抗PLA2R抗体水平下降速度比环孢素A组更快、幅度更大、持续时间更长[34]。RI-CYCLO研究对比了RTX与环磷酰胺治疗MN的疗效。该研究入组74例MN患者，随机分为RTX组和糖皮质激素/环磷酰胺交替治疗组（交替方案）。结果显示，RTX与交替方案的疗效无显著差异，RTX组和交替方案组12个月完全缓解率分别为16%和32%[优势比（odds ratio，OR）0.40，95% CI 0.13～1.23]，总反应率（完全缓解与部分缓解）分别为62%和

73%（OR 0.61，95% CI 0.23～1.63）；24个月完全缓解率分别为42%和35%（OR 1.33，95% CI 0.46～3.89），总反应率为85%和81%（OR 1.32，95% CI 0.33～5.29）。两组严重不良事件发生率相似，交替方案组白细胞减少和肺炎发生率较高[35]。

2. 在MCD中，RTX适用于成人频繁复发或激素依赖性MCD。NEPHRUTIX研究是一项随机双盲安慰剂对照研究，纳入23例频繁复发的MCD患者，随机分配接受RTX或安慰剂治疗。结果显示，RTX组10例患者中9例能减少免疫抑制剂使用且肾病维持缓解，而安慰剂组13例患者在中位7.3周即出现复发[36]。一项分析RTX治疗17例成人激素依赖性MCD患者的研究，平均随访29.5个月。第1个疗程结束后，11例（65%）患者在平均26.7个月内未复发，患者复发次数从1.32次/年降至0.21次/年（$P<0.05$），并且糖皮质激素使用量逐渐减少，其中12例患者最终停用免疫抑制剂，无不良事件发生[37]。西班牙一项多中心回顾性研究纳入50例激素依赖/频繁复发成年特发性肾病综合征患者，其中包括42例MCD患者，分别接受RTX联合糖皮质激素或另一种免疫抑制剂联合糖皮质激素治疗。结果显示，RTX组患者完全缓解率为82%，对照组为63%；RTX使用后的年复发率显著降低（$P<0.001$），持续缓解的患者比例高于对照组[38]。对于RTX治疗后复发的MCD患者，再次使用RTX治疗仍有效。

3. 对于激素依赖的原发性FSGS患者，可以考虑应用RTX治疗。在成人原发性FSGS中关于RTX的研究很少，结果存在异质性。一项包含4例FSGS的研究显示，RTX在2例激素依赖患者中有效，单剂量RTX（375mg/m^2）2周后患者完全缓解，但在2例SRNS患者中无效[39]。一项针对5例激素依赖/频繁复发成年MCD/FSGS患者的研究，接受4次RTX治疗，治疗后随访至少14个月。结果显示仅有1例患者在随访23个月后复发，重新使用RTX治疗后达到完全缓解，其他患者均缓解，未见严重不良事件发生[40]。目前认为RTX在激素依赖原发性FSGS中的作用不容忽视，可能在减少复发次数方面有益，但仍需要更多的临床研究证实。

4. RTX适用于ANCA相关性血管炎肾损害初始诱导和维持治疗，尤其对于老年、糖皮质激素需要快速减量、PR3-ANCA阳性、复发性AAV肾损害、硫唑嘌呤过敏AAV患者，可以作为首选。

RITUXVAS和RAVE研究表明，RTX和环磷酰胺在诱导AAV肾损害缓解方面具有相似的作用和安全性[41, 42]。RAVE研究是一项对比RTX与环磷酰胺/硫唑嘌呤诱导治疗严重AAV患者的多中心随机双盲非劣性研究，对累及肾脏的102例患者进行亚组分析，6个月、18个月时RTX组的完全缓解率与环磷酰胺/硫唑嘌呤组均相当。RITUXVAS研究纳入44例AAV肾损害患者，按3∶1随机分组接受RTX联合糖皮质激素和2次环磷酰胺治疗（n=33）或环磷酰胺联合硫唑嘌呤治疗（n=11）。结果显示，两组诱导缓解率相当，严重不良事件发生率无显著差异。一项纳入49例严重AAV患者的前瞻性研究，给予2次RTX、3个月低剂量环磷酰胺和短期（1～2周）糖皮质激素诱导治疗，随访12个月。结果显示所有患者均获得缓解。提示RTX可以减少激素暴露，缩短激素使用时间[43]。

MAINRITSAN和RITAZAREM研究发现，RTX作为维持期治疗药物在有效预防AAV肾损害复发方面存在最佳证据[44, 45]。MAINRITSAN研究纳入115例新诊断的AAV肾损害患者，分别接受RTX和硫唑嘌呤维持治疗。治疗28个月时，RTX组复发率显著低于硫唑嘌呤组（5% vs. 29%，P=0.002），两组严重不良事件发生率相似；治疗60个月时，RTX组相比硫唑嘌呤组在维持缓解方面更具优势，且生存率更高，两组生存率分别为100%和93%（P=0.045）[46]。RITAZAREM研究是一项国际多中心开放标签RCT研究，纳入170例患者，随机分组接受RTX（1000mg/次，每4个月1次，共维持5次）和硫唑嘌呤［2mg/（kg・d）］治疗。结果显示，随访24个月，RTX组有13%（11/85）复发，硫唑嘌呤组有38%（32/85）复发；严重疾病复发患者RTX组18%（2/11），硫唑嘌呤组38%（12/32）。提示RTX较硫唑嘌呤可以显著减少AAV肾损害复发（HR=0.36，95% CI 0.23～0.57，$P<0.001$）。

5. 对于存在持续疾病活动或反复复发的LN患者，可使用RTX治疗。一项关于RTX的单中心前瞻性研究，纳入50例活动性LN患者（22例Ⅴ型，28例Ⅲ/Ⅳ+Ⅴ型），在接受1000mg RTX和500mg

甲泼尼龙静脉注射治疗（第1天、第15天）后仅服用MMF治疗，52周时52%的患者达到完全缓解，34%达到部分缓解[47]，提示RTX可以减少LN患者激素用量。但LUNAR 研究[48]并未显示RTX初始治疗可以改善LN患者（未纳入Ⅴ型LN）的1年临床结局。一项针对15例Ⅴ型LN患者的回顾性研究显示，87%接受RTX单药治疗的患者达到临床缓解（8例患者完全缓解）[49]。

此外，NOBILITY研究[50]是关于奥妥珠单抗治疗活动性LN的Ⅱ期临床研究，结果显示，相比对照组，奥妥珠单抗明显改善LN患者的血清学和蛋白尿指标，疗效持续稳定，且两组间严重不良事件、严重感染及其他不良事件无明显差异。其他生物制剂如B细胞靶向药物（奥瑞珠单抗）、共刺激阻断剂（阿巴西普）或抗IL-6单克隆抗体联合LN标准治疗的Ⅱ期和Ⅲ期临床研究结果并未显示出生物制剂的疗效优势[51-53]。对于标准治疗反应不佳或不耐受、反复发作或尝试激素减量的LN患者，目前建议可以考虑应用生物制剂治疗[54-56]。

（五）利妥昔单抗的禁忌证

RTX禁忌证包括：对活性物质、鼠源蛋白或赋形剂过敏者，有严重的活动性感染，如病毒复制活跃的乙型肝炎、丙型肝炎，免疫功能严重受损的患者，重度心力衰竭或未控制的严重心脏病患者。

（六）利妥昔单抗治疗肾病综合征的注意事项

接受RTX治疗的患者应进行PCP预防，建议所有患者接种流感和肺炎球菌疫苗，避免接种活疫苗，接种最好在RTX治疗开始前4周进行。建议在RTX治疗开始后6个月内使用低剂量磺胺甲噁唑-甲氧苄啶或其他替代药物以预防PCP。对于反复RTX治疗、存在基础肺部疾病或需要持续性免疫抑制或糖皮质激素治疗的患者，可能需要延长预防性抗感染治疗的时间。最好在计划应用RTX前接种灭活新冠疫苗。对于确实因病情需要正在使用RTX的患者，若病情稳定，建议在以下时间窗注射疫苗：①RTX使用后至少 6 个月；②下一次RTX使用之前至少 4 周；③如果病情允许，在接种第 2 剂疫苗后2～4周给予RTX[57]。

建议在RTX治疗开始前检测乙型肝炎表面抗原（HBsAg）、乙型肝炎核心抗体（HBcAb）和乙型肝炎病毒（HBV）DNA水平，必要时启动抗病毒治疗。建议在开始使用RTX前筛查HBV。如果HBsAg或 HBcAb呈阳性，建议应用恩替卡韦或替诺福韦等进行抗病毒治疗，并在停用RTX后持续抗病毒治疗至少12个月[58]。如果患者没有活动性HBV感染的证据（HBsAg和HBcAb阴性）且HBV表面抗体（HBsAb）阴性，则应在开始使用RTX前接种乙型肝炎疫苗。

RTX治疗期间应监测所有患者免疫球蛋白，建议低丙种球蛋白血症患者同时应用RTX和免疫球蛋白治疗。

在AAV肾损害治疗中，对于已经开始接受硫唑嘌呤、吗替麦考酚酯等免疫抑制剂维持治疗的患者，在应用RTX前应停止现有的免疫抑制剂治疗。糖皮质激素可根据情况在RTX治疗开始后6～12个月停用。RTX并不能被血液透析消除，然而，血浆置换可去除RTX。有研究表明，RTX注射24小时后接受血浆置换，可使RTX曲线下面积（AUC）降低26%。因此，建议使用RTX 48小时后才能进行血浆置换。

（七）应用原则

1. RTX在肾病治疗中的推荐剂量　RTX作为MN治疗药物的推荐剂量：方案1：375mg/m^2，每周1次，连续4次；方案2：第1、15天各应用1000mg。建议每6个月重复1剂，总疗程1～2年。

RTX作为MCD治疗药物的推荐剂量如下。①诱导治疗剂量。方案1：375mg/m^2，每周1次，连续4次；方案2：第1、15天各应用1000mg；方案3：375mg/m^2 1剂，1周后若$CD19^+$ B细胞计数≥5/mm^3，则重复应用。②诱导后复发治疗。方案1：375mg/m^2，1剂；方案2：1000mg，1剂。若为频繁复发或激素依赖性MCD，可考虑每6个月重复1剂，总疗程1～2年。

RTX作为AAV肾损害诱导治疗药物的推荐剂量如下。方案1：375mg/m^2，每周1次，连续4次；方案2：第1、15天各1000mg。RTX作为维持治疗药物的用法：RTX维持治疗通常为诱导治疗结束后，建议每4～6个月1次，每次500mg或1000mg的固定方式给药；另外也可以基于抗中性粒细胞胞质抗体（ANCA）滴度给药或者基于$CD19^+$ B淋巴细胞计数个体化给药。如果经过2年的维持治疗后AAV肾损害复发风险仍然较高，包括之前经RTX维持治疗后复发、存在ANCA滴度持续升高或疾病复发危及器官，可考虑延长RTX治疗时间[59]。2年以上的治疗方案尚未统一，可考虑每6～12个月应用RTX 500～1000mg，最多治疗4年。

2. RTX输注方法 RTX输注前给予抗组胺药物等预处理可以显著减少RTX输注不良事件发生。先给予100mg RTX配制成浓度为1mg/ml液体缓慢输注，若无严重不良反应，再输注剩余剂量RTX。初始输注宜缓慢，起始滴速为50mg/h，如无不适，可逐渐增加滴速，建议最快滴速不超过400mg/h，总输注时间不少于5小时。首次输注建议全程心电监护。

二、贝利尤单抗

B细胞激活刺激因子，又称BLyS，是TNF超家族的一种细胞因子，其受体为B细胞活化因子受体（B cell-activating factor receptor，BR3）及跨膜激活物、钙调节物、亲环蛋白配体相互作用物（transmembrane activator and calcium-modulator and cyclophilin ligand interactor，TACI）和B细胞成熟抗原（B cell maturation antigen，BCMA）[60]。TNF通过激活B细胞在自身免疫性疾病中发挥重要作用，其水平过高可引起异常增高的抗体产生[61]。系统性红斑狼疮患者血清中BLyS水平明显升高，并促进B细胞异常活化，中和BLyS后自身抗体滴度下降，提示BLyS水平过高诱导B细胞分化和耐受改变可能是狼疮肾炎发病的重要机制[62, 63]。

贝利尤单抗（belimumab）是首个BLyS特异性抑制剂，能阻断可溶性BLyS与B细胞表面的BLyS受体结合[64, 65]。与抗CD20单克隆抗体不同，贝利尤单抗与B细胞不直接结合，但通过与BLyS结合，可减少B细胞向浆细胞分化[66]。贝利尤单抗可减少系统性红斑狼疮患者异常B淋巴细胞的数量，促进B细胞凋亡[67, 68]。贝利尤单抗与抗CD20单克隆抗体的区别见表38-3。

表38-3 针对B细胞的生物制剂异同点

生物制剂	分子结构	作用靶点	效应细胞
利妥昔单抗	人/鼠嵌合抗IgG1单克隆抗体	细胞表面CD20	所有B细胞，不包括浆细胞和祖B细胞
奥妥珠单抗	人源化IgG1-κ单克隆抗体	细胞表面CD20	所有B细胞，不包括浆细胞和祖B细胞
贝利尤单抗	人源化IgG1-λ单克隆抗体	可溶性B细胞刺激因子（BLyS）	所有表达BLyS受体的B细胞

（一）作用机制

目前认为免疫耐受性丧失导致自身反应性B细胞增殖，从而产生自身抗体是系统性红斑狼疮和狼疮肾炎的发病机制之一[69]。BLyS是B细胞存活的关键细胞因子，通过与其受体结合刺激B细胞增殖分化。狼疮患者循环BLyS升高，与疾病活动度和dsDNA滴度相关，其在调节自身反应性B细胞存活和激活方面具有重要作用[70, 71]，研究发现，狼疮肾炎患者肾小球中的BLyS表达也显著升高[72, 73]。异常升高的BLyS促进免疫复合物在循环中或原位形成，激活补体级联反应并导致肾固有细胞（如内皮细胞、系膜细胞和足细胞）损伤，继而释放炎症细胞因子，导致炎症细胞（包括中性粒细胞和其他白细胞）增加，进一步加重组织损伤，肾小球的局部炎症也会引发肾固有细胞凋亡[74]。

贝利尤单抗是针对可溶性BLyS的特异性人源化IgG1单克隆抗体，是BLyS特异性抑制剂，其通过选择性抑制过量的BLyS，阻止BLyS多聚体形成，有效抑制自身反应性B细胞增殖分化，从而减少导致狼疮患者病情加重的异常B细胞数量，减少体内免疫复合物沉积，进而控制狼疮肾炎疾病进展[75]。并且，贝利尤单抗结合的是可溶性BLyS受体，对晚期B细胞影响较小，从而能够保留机体正常的免疫功能，降低严重感染事件的发生风险。

（二）药代动力学特点

基于2项静脉应用贝利尤单抗的Ⅲ期研究（BEL110751和BEL110752）[76, 77]，收集563例接受贝利尤单抗10mg/kg治疗的系统性红斑狼疮患者的药代动力学数据，进行了群体参数分析。在静脉输液结束时短时间内观察到贝利尤单抗血清峰浓度。采用群体药代动力学模型的典型参数值模拟浓度时间曲线，基于模拟结果，血清峰浓度为313μg/ml（范围为173～573μg/ml）。贝利尤单抗向组织分布的稳态分布容积（Vss）约为5L。分布半衰期为1.75天，终末半衰期为19.4天。系统清除率为215ml/d（范围为69～622ml/d）。

对224例接受贝利尤单抗10mg/kg静脉给药（第0、14、28天，然后每28天1次，直至104周）联合常规治疗的成年狼疮肾炎患者进行了群体药代动力学分析[78]。结果显示，在狼疮肾炎患者中，由于与蛋白尿相关的额外清除率，贝利尤单抗暴露量最初低于系统性红斑狼疮研究中观察到的暴露量，在蛋白尿较高的患者中暴露量较低；当治疗后蛋白尿降至约≤1g/d时，贝利尤单抗的清除率和暴露量与接受10mg/kg静脉给药的系统性红斑狼疮患者的观察结果相似。事后分析表明，贝利尤单抗在基线时蛋白尿较高的狼疮肾炎患者中仍具有疗效，没有足够的信息表明较高剂量会为暴露量较低的患者提供额外益处（如蛋白尿较高），因此现有数据不支持在高蛋白尿患者中调整剂量[79]。

贝利尤单抗在系统性红斑狼疮儿童和成人受试者之间的暴露量相似。群体药代动力学分析发现，在静脉给药总体系统性红斑狼疮研究人群内，年龄并不影响贝利尤单抗的暴露水平[80]。

对于肾损害患者，尚未开展特定研究以考察肾损害对贝利尤单抗药代动力学的影响。临床研究期间，在合并系统性红斑狼疮和肾损害的患者（261例中度肾损害受试者，肌酐清除率为30～60ml/min；14例重度肾损害患者，肌酐清除率为15～30ml/min）中进行群体药代动力学建模，并估计系统清除率。与肌酐清除率中位值为79.9ml/min的患者相比，轻度肾损害（肌酐清除率为75ml/min）患者中，系统清除率下降估计值为1.4%，中度肾损害患者（肌酐清除率为45ml/min）为11.7%，重度肾损害患者（肌酐清除率为22.5ml/min）为24.0%。虽然蛋白尿（≥2g/d）增加了贝利尤单抗的清除率，但肌酐清除率降低又使药物清除率下降。因此，对于肾损害患者，无须调整剂量。

对于肝损害患者，IgG1分子（如贝利尤单抗）由广泛分布的蛋白水解酶分解代谢，并非局限于肝组织，因此肝功能异常不会对贝利尤单抗消除产生影响。另外，不建议对低体重或肥胖患者进行剂量调整。

（三）不良反应

Ⅱ期安慰剂对照试验显示，贝利尤单抗是一种普遍耐受性良好的药物，不良事件和实验室检查指标异常的发生率与安慰剂组相似[81]。最常见的不良事件是输液反应[82, 83]。贝利尤单抗也可能导致呼吸道、泌尿道等感染，尤其是其与吗替麦考酚酯（MMF）联合应用时。对于存在基础严重感染或慢性感染的患者，需要权衡使用贝利尤单抗的风险和获益。贝利尤单抗常见不良反应见表38-4。

表38-4 贝利尤单抗常见不良反应

不良反应	临床表现
感染	肺部感染、尿路感染、胃肠道感染等
消化系统反应	腹泻、恶心等
精神神经系统反应	头痛、失眠、抑郁等
骨骼和肌肉系统反应	肢体疼痛等
血液系统反应	白细胞减少
输注相关反应	静脉输液或注射相关全身反应、发热

（四）贝利尤单抗治疗肾病的适应证

建议贝利尤单抗用于成年活动性狼疮肾炎患者，考虑在诱导期使用贝利尤单抗联合基础免疫抑制剂治疗[84-86]，对于存在持续疾病活动或反复复发的患者，可使用贝利尤单抗和RTX。

贝利尤单抗治疗SLE的证据来自BLISS-52和BLISS-76两项随机双盲多中心Ⅲ期研究[76, 77]，上述研究事后分析显示，贝利尤单抗联合基础免疫抑制剂治疗可改善系统性红斑狼疮患者的肾脏指标。BLISS-LN研究[78]是一项为期2年纳入448例活动性狼疮肾炎患者（Ⅲ型、Ⅳ型、Ⅴ型、Ⅲ＋Ⅴ

型、Ⅳ+Ⅴ型）的国际多中心Ⅲ期临床研究，结果进一步证实诱导期使用贝利尤单抗联合常规治疗，可在诱导期24周实现激素减量≤10mg/d的同时，显著提高活动性狼疮肾炎患者肾脏缓解率，降低肾脏不良事件和死亡风险（HR=0.51，95% CI 0.34～0.77，P=0.001），降低肾脏复发风险55%（HR=0.45，95% CI 28%～72%，P=0.001），并能减少激素应用剂量；安全性结果与贝利尤单抗用于系统性红斑狼疮人群的临床研究一致。

（五）禁忌证

贝利尤单抗尚未在下列患者中进行临床研究，因此不推荐该药用于以下患者：重度活动性中枢神经系统狼疮、人类免疫缺陷病毒感染、活动性乙型肝炎或丙型肝炎、低丙种球蛋白血症（IgG＜4g/L）或IgA缺乏（IgA＜100mg/L）、重要器官移植或造血干细胞/骨髓移植或肾移植等患者。

（六）贝利尤单抗作为狼疮肾炎治疗药物的用法

1. 推荐剂量 对于活动性狼疮肾炎患者，建议贝利尤单抗给药方案为10mg/kg，前3次每2周给药1次，随后每4周给药1次。应持续评估患者的病情，酌情调整后续治疗。

2. 注意事项 应用贝利尤单抗可能出现输液反应，既往有多种药物过敏史或严重过敏反应病史患者的发生风险可能更高，静脉给药前可预防性给予抗组胺药以减少输注不良事件发生。静脉给药前需要复溶和稀释，输液时间＞1小时。若患者发生输液反应，可减缓输液速度或中止输液。若患者发生严重超敏反应，必须立即停止输液。

三、抗CD38单克隆抗体

CD38是一种具有外切酶活性的Ⅱ型跨膜糖蛋白，一方面作为免疫细胞受体，在细胞迁移调控、信号转导和受体介导黏附中发挥作用[87]；另一方面CD38作为胞外酶，催化两种不同钙离子相关信号传导分子（环二磷酸腺苷核糖和烟酰胺腺嘌呤二核苷酸磷酸）代谢影响细胞生长、免疫抑制等功能。在正常情况下CD38在浆母细胞、短寿命和长寿命浆细胞上高表达，在淋巴细胞、髓系细胞和其他非造血组织细胞表达较弱，这种表达分布使CD38成为浆细胞疾病精准治疗的靶标[88]。

达雷妥尤单抗（daratumumab）是全球首个获批的全人源抗CD38单克隆抗体，具有直接作用于骨髓瘤细胞，使骨髓瘤细胞死亡，以及激活免疫，间接辅助杀死骨髓瘤细胞的双重机制。2015年其被美国FDA批准用于多发性骨髓瘤的治疗[89]。

（一）作用机制

抗CD38单克隆抗体的作用机制主要包括：①直接杀伤作用；②通过多种免疫介导的作用机制诱导肿瘤细胞快速死亡，包括补体依赖的细胞毒性（CDC）作用、抗体依赖细胞介导的细胞毒作用（ADCC）、抗体介导的细胞吞噬作用（ADCP），以及细胞凋亡；③免疫调节作用，通过减少$CD38^+$免疫抑制、调节细胞及促进T细胞扩增和活性等免疫调节作用，对骨髓瘤细胞进行调控[90]。

（二）药代动力学特点

在接受达雷妥尤单抗0.1～24mg/kg静脉输注的复发和难治性多发性骨髓瘤患者中评价了达雷妥尤单抗的药代动力学（pharmacokinetics，PK）[91, 92]。在各队列中，首次给药后的血清药物浓度峰值（C_{max}）大致随剂量增加而成比例增加，药物的分布容积与初始分布至血浆房室中的容积一致。采用推荐的治疗方案（剂量为16mg/kg），在每周给药周期结束时，给药前血清浓度为（573±331.5）μg/ml，平均血清C_{max}为（15±410.3）μg/ml。群体PK分析结果表明，按照每4周给药进入约第5个月时（到第21次输注时），达雷妥尤单抗血清浓度达到稳态，稳态时C_{max}与首次给药后的C_{max}比值为1.6±0.5。中央室分布容积为（56.98±18.07）ml/kg。

终末半衰期随着剂量增加和重复给药而增加。首次给予16mg/kg剂量后，估计达雷妥尤单抗的终末半衰期为（9±4.3）天，该终末半衰期也是达雷妥尤单抗重复给药后的半衰期。体重是对达雷妥尤单抗清除率有统计学意义的协变量，根据体重给药是适合多发性骨髓瘤患者的给药策略。在1309例多发性骨髓瘤患者中，对推荐给药方案进行了达雷妥尤单抗药代动力学模拟。模拟结果证实，首次给药时分2次给药和单次给药的PK特征相似。年龄、性别对达雷妥尤单抗暴露量无明显影响。

目前尚未在肾损害受试者中开展达雷妥尤单抗的正式研究。基于已有的患者肾功能数据，未观察到肾损害患者和肾功能正常患者的达雷妥尤单抗暴露量存在有临床意义的差异[93]。

（三）不良反应

达雷妥尤单抗最常见的不良反应为输注相关反应（46%）。其他常见的不良反应包括疲乏（35%）、贫血（30%）、中性粒细胞减少（28%）、恶心（24%）、背痛（22%）、咳嗽（21%）、发热（21%）、上呼吸道感染（21%）和血小板减少（20%）。表38-5总结了4项开放性临床研究中接受达雷妥尤单抗治疗后常见的不良反应[94, 95]。

表38-5 达雷妥尤单抗常见不良反应

不良反应	临床表现
感染	肺部感染、上呼吸道感染、鼻咽炎等
消化系统反应	腹泻、恶心、便秘、呕吐等
呼吸系统反应	咳嗽、鼻充血、呼吸困难等
心血管系统反应	高血压等
精神神经系统反应	头痛等
骨骼和肌肉系统反应	背痛、肢体疼痛等
血液系统反应	贫血、中性粒细胞减少、血小板减少、淋巴细胞减少等
输注相关反应	静脉输液或注射相关全身反应、发热、寒战等

（四）达雷妥尤单抗的适应证

达雷妥尤单抗主要适用于成年复发和难治性多发性骨髓瘤患者，尤其对于既往接受过包括蛋白酶体抑制剂和免疫调节剂治疗且最后一次治疗时出现疾病进展的患者。按照2022年《中国多发性骨髓瘤诊治指南（2022年修订）》[96]，建议在以蛋白酶体抑制剂联合免疫调节剂及地塞米松的三药联合诱导方案的基础上，可加入达雷妥尤单抗，以达到更好的诱导后疗效，提高微小残留病灶转阴率。另外，达雷妥尤单抗可以联合硼替佐米、美法仑及泼尼松（Dara-VMP方案），用于不适合进行自体造血干细胞移植（autologous hematopoietic stem cell transplantation，ASCT）的新诊断成年多发性骨髓瘤患者；达雷妥尤单抗也可以联合来那度胺、地塞米松（DRd方案）用于上述患者。

此外，系统性轻链型（AL型）淀粉样变性的特征是克隆性$CD38^+$浆细胞扩增，分泌错误折叠的轻链，形成沉积在组织中的淀粉样原纤维导致器官损伤，常见的部位是心脏和肾脏。而达雷妥尤单抗是人源化IgG1单克隆抗体，靶向浆细胞上的CD38发挥作用。一项旨在评估皮下注射达雷妥尤单抗联合硼替佐米、环磷酰胺和地塞米松在新诊断的AL型淀粉样变性患者中的安全性和有效性的前瞻性随机研究[97]，纳入388例患者，患者中位年龄为64岁（34～87岁），自诊断以来的中位时间为43天（5～1611天），254例患者（65.5%）有两个或更多器官受累，71.4%的患者有心脏受累，59.0%的患者有肾脏受累。结果显示达雷妥尤单抗组53.3%患者实现血液学缓解，明显优于对照组（18.1%）（相对风险比2.9，$P<0.001$）；亚组分析显示，达雷妥尤单抗组血液学完全缓解的患者百分比高于对照组；游离轻链水平≤20mg/L的比率在达雷妥尤单抗组高于对照组（70.5% vs. 20.2%）。另外，达雷妥尤单抗组53.0%患者在6个月时出现肾脏反应，高于对照组（23.9%）。与对照组相比，达雷妥尤单抗组无主要器官恶化或血液学进展的生存期更长（相对风险比为0.58，P=0.02）。2021年美国FDA批准达雷妥尤单抗作为AL型淀粉样变性的首个一线治疗药物。

抗CD38单克隆抗体清除表达抗体的浆细胞的作用机制，提示其也可以用于治疗免疫性肾小球疾病。M-PLACE研究是一项Ⅰb/Ⅱa期、开放标签、多中心、多国家参与的研究。研究对象是需要接受免疫抑制治疗的、抗PLA2R抗体相关膜性肾病成年患者。分为两个队列：队列1为新诊断或复发性膜性肾病患者；队列2为难治性膜性肾病患者。患者在6个月内接受9次抗CD38单克隆抗体菲泽妥单抗（felzartamab）16mg/kg输注，随访28周。研究共纳入31例患者，队列1有18例，队列2有13例。年龄（57.5±11.8）岁，77.4%为男性。基线时，患者的抗PLA2R抗体滴度为（247.1±259.3）U/ml，UPCR为（6.4±2.2）g/g，eGFR为（60.2±20.0）ml/（min·1.73m^2）。研究结果显示，31例患者中23例（74%）获得了抗PLA2R抗体降低＞50%的免疫应答，其中8例

（26%）获得了完全免疫应答。C1组47%和C2组18%的患者在12个月实现了蛋白尿部分缓解，没有患者达到完全缓解。最常见的药物相关不良事件为输液反应（29.0%）[98]。目前抗CD38单克隆抗体在膜性肾病、IgA肾病治疗中的研究正陆续开展，前景值得期待。

（五）禁忌证

对达雷妥尤单抗活性成分或辅料成分过敏的患者禁用。应用达雷妥尤单抗存在乙型肝炎病毒（HBV）再激活甚至致死的风险，若治疗期间发生HBV再激活，应暂停用药。

（六）应用原则

1. 用法 达雷妥尤单抗的推荐剂量为16mg/kg，静脉输注，给药时间（4周为1个周期的给药方案）安排见表38-6。

表38-6 达雷妥尤单抗治疗的标准给药方案

时间	给药方案
第1～8周	每周1次（共给药8次）
第9～24周	每2周1次（共给药8次）
从第25周起直至疾病进展	每4周1次

建议按照表38-7列出的初始输注速率静脉滴注，若无输注相关不良反应，才考虑递增输注速率。第1周的首剂药物（剂量16mg/kg）可以分成连续2天给予，即第1天和第2天分别给予8mg/kg。

表38-7 达雷妥尤单抗（16mg/kg）输注速率

	稀释体积	初始速率（第1小时）	速率增量	最大速率
第1周输注				
方案1（单次输注）				
第1周第1天（16mg/kg）	1000ml	50ml/h	50ml/h，每小时	200ml/h
方案2（分次输注）				
第1周第1天（8mg/kg）	500ml	50ml/h	50ml/h，每小时	200ml/h
第1周第2天（8mg/kg）	500ml	50ml/h	50ml/h，每小时	200ml/h
第2周（16mg/kg）输注	500ml	50ml/h	50ml/h，每小时	200ml/h
后续（第3周开始，16mg/kg）输注	500ml	100ml/h	50ml/h，每小时	200ml/h

2. 达雷妥尤单抗输注前给予激素及抗组胺药物等预处理可以显著减少输注不良事件发生。输注后应酌情给予小剂量激素，以降低迟发性输注相关反应。首次输注建议心电监护。

（郭云珊 袁伟杰）

参考文献

[1] Dalle S，Dumontet C. Rituximab：mechanism of action and resistance[J]. Bull Cancer，2007，94（2）：198-202.
[2] Basu B，Angeletti A，Islam B，et al. New and old anti-CD20 monoclonal antibodies for nephrotic syndrome. where we are[J]. Front Immunol，2022，13：805697.
[3] Kidney Disease：Improving Global Outcomes（KDIGO）Glomerular Diseases Work Group. KDIGO 2021 clinical practice guideline for the management of glomerular diseases[J]. Kidney Int，2021，100（4S）：S1-S276.
[4] 免疫性肾小球疾病生物制剂治疗专家组．免疫性肾小球疾病生物制剂治疗中国专家共识[J]. 中华肾脏病杂志，2022，38（9）：850-864.
[5] 中华医学会肾脏病学分会专家组．利妥昔单抗在肾小球肾炎中应用的专家共识[J]. 中华肾脏病杂志，2022，38（2）：151-160.
[6] Freeman C L，Sehn L H. A tale of two antibodies：obinutuzumab versus rituximab[J]. Br J Haematol，2018，182（1）：29-45.
[7] Kattah A G，Fervenza F C. Rituximab：emerging treatment strategies of immune-mediated glomerular disease[J]. Expert Rev Clin Immunol，2012，8（5）：413-421.
[8] Stroopinsky D，Katz T，Rowe J M，et al. Rituximab-induced direct inhibition of T-cell activation[J]. Cancer Immunol Immunother，2012，61（8）：1233-1241.
[9] Bhatia D，Sinha A，Hari P，et al. Rituximab modulates T- and B-lymphocyte subsets and urinary CD80 excretion in patients with steroid-dependent nephrotic syndrome[J]. Pediatr Res，2018，84（4）：520-526.
[10] Leandro M J，Cambridge G，Ehrenstein M R，et al. Reconstitution of peripheral blood B cells after depletion with rituximab in patients

with rheumatoid arthritis[J]. Arthritis Rheum, 2006, 54(2): 613-620.

[11] Remuzzi G, Chiurchiu C, Abbate M, et al. Rituximab for idiopathic membranous nephropathy[J]. Lancet, 2002, 360(9337): 923-924.

[12] Fornoni A, Sageshima J, Wei C, et al. Rituximab targets podocytes in recurrent focal segmental glomerulosclerosis[J]. Sci Transl Med, 2011, 3(85): 85ra46.

[13] Takahashi Y, Ikezumi Y, Saitoh A. Rituximab protects podocytes and exerts anti-proteinuric effects in rat adriamycin-induced nephropathy independent of B-lymphocytes[J]. Nephrology, 2017, 22(1): 49-57.

[14] Bensalem A, Cartron G, Specks U, et al. The influence of underlying disease on rituximab pharmacokinetics may be explained by target-mediated drug disposition[J]. Clin Pharmacokinet, 2022, 61(3): 423-437.

[15] Wang X X, Du W W, Zhang X L, et al. The influence of different disease states on rituximab pharmacokinetics[J]. Curr Drug Metab, 2020, 21(12): 938-946.

[16] Salles G, Barrett M, Foà R, et al. Rituximab in B-cell hematologic malignancies: a review of 20 years of clinical experience[J]. Adv Ther, 2017, 34(10): 2232-2273.

[17] Rosenzwajg M, Languille E, Debiec H, et al. B- and T-cell subpopulations in patients with severe idiopathic membranous nephropathy may predict an early response to rituximab[J]. Kidney Int, 2017, 92(1): 227-237.

[18] Colucci M, Corpetti G, Emma F, et al. Immunology of idiopathic nephrotic syndrome[J]. Pediatr Nephrol, 2018, 33(4): 573-584.

[19] Fogueri U, Cheungapasitporn W, Bourne D, et al. Rituximab exhibits altered pharmacokinetics in patients with membranous nephropathy[J]. Ann pharmacother, 2019, 53(4): 357-363.

[20] Fervenza F C, Abraham R S, Erickson S B, et al. Rituximab therapy in idiopathic membranous nephropathy: A 2-year study[J]. Clin J Am Soc Nephrol, 2010, 5(12): 2188-2198.

[21] Chen M M, Liu J R, Xiong Y, et al. Treatment of idiopathic membranous nephropathy for moderate or severe proteinuria: a systematic review and network meta-analysis[J]. Int J Clin Pract, 2022, 2022: 4996239.

[22] Boyer-Suavet S, Andreani M, Cremoni M, et al. Rituximab bioavailability in primary membranous nephropathy[J]. Nephrol Dial Transpl, 2019, 34(8): 1423-1425.

[23] Seitz-Polski B, Dahan K, Debiec H, et al. High-dose rituximab and early remission in PLA2R1-related membranous nephropathy[J]. Clin J Am Soc Nephrol, 2019, 14(8): 1173-1182.

[24] Podestà M A, Trillini M, Portalupi V, et al. Ofatumumab in rituximab-resistant and rituximab-intolerant patients with primary membranous nephropathy: a case series[J]. Am J Kidney Dis, 2024, 83(3): 340-349.

[25] Tony H P, Burmester G, Schulze-Koops H, et al. Safety and clinical outcomes of rituximab therapy in patients with different autoimmune diseases: experience from a national registry (GRAID)[J]. Arthritis Res Ther, 2011, 13(3): R75.

[26] Besada E, Koldingsnes W, Nossent J C. Serum immunoglobulin levels and risk factors for hypogammaglobulinaemia during long-term maintenance therapy with rituximab in patients with granulomatosis with polyangiitis[J]. Rheumatology (Oxford), 2014, 53(10): 1818-1824.

[27] Carson K R, Evens A M, Richey E A, et al. Progressive multifocal leukoencephalopathy after rituximab therapy in HIV-negative patients: a report of 57 cases from the research on adverse drug events and reports project[J]. Blood, 2009, 113(20): 4834-4840.

[28] Bohra C, Sokol L, Dalia S. Progressive multifocal leukoencephalopathy and monoclonal antibodies: A Review[J]. Cancer Control, 2017, 24(4): 1073274817729901.

[29] Elsegeiny W, Eddens T, Chen K, et al. Anti-CD20 antibody therapy and susceptibility to *Pneumocystis* pneumonia[J]. Infect Immun, 2015, 83(5): 2043-2052.

[30] Kronbichler A, Windpessl M, Pieringer H, et al. Rituximab for immunologic renal disease: what the nephrologist needs to know[J]. Autoimmun Rev, 2017, 16(6): 633-643.

[31] Tesfa D, Ajeganova S, Hägglund H, et al. Late-onset neutropenia following rituximab therapy in rheumatic diseases: association with B lymphocyte depletion and infections[J]. Arthritis Rheum, 2011, 63(8): 2209-2214.

[32] Chung C H. Managing premedications and the risk for reactions to infusional monoclonal antibody therapy[J]. Oncologist, 2008, 13(6): 725-732.

[33] Dahan K, Debiec H, Plaisier E, et al. Rituximab for severe membranous nephropathy: a 6-month trial with extended follow-up[J]. J Am Soc Nephrol, 2017, 28(1): 348-358.

[34] Fervenza F C, Appel G B, Barbour S J, et al. Rituximab or cyclosporine in the treatment of membranous nephropathy[J]. N Engl J Med, 2019, 381(1): 36-46.

[35] Scolari F, Delbarba E, Santoro D, et al. Rituximab or cyclophosphamide in the treatment of membranous nephropathy: the RI-CYCLO randomized trial[J]. J Am Soc Nephrol, 2021, 32(4): 972-982.

[36] Boumediene A, Vachin P, Sendeyo K, et al. NEPHRUTIX: a randomized, double-blind, placebo vs Rituximab-controlled trial assessing T-cell subset changes in Minimal Change Nephrotic Syndrome[J]. J Autoimmun, 2018, 88: 91-102.

[37] Munyentwali H, Bouachi K, Audard V, et al. Rituximab is an efficient and safe treatment in adults with steroid-dependent minimal change disease[J]. Kidney Int, 2013, 83(3): 511-516.

[38] DaSilva I, Huerta A, Quintana L, et al. Rituximab for steroid-dependent or frequently relapsing idiopathic nephrotic syndrome in adults: a retrospective, multicenter study in Spain[J]. BioDrugs, 2017, 31(3): 239-249.

[39] Ochi A, Takei T, Nakayama K, et al. Rituximab treatment for adult patients with focal segmental glomerulosclerosis[J]. Intern Med, 2012, 51(7): 759-762.

[40] Kronbichler A, König P, Busch M, et al. Rituximab in adult patients with multi-relapsing/steroid-dependent minimal change disease and focal segmental glomerulosclerosis: a report of 5 cases[J]. Wien Klin Wochenschr, 2013, 125(11-12): 328-333.

[41] Stone J H, Merkel P A, Spiera R, et al. Rituximab versus cyclophosphamide for ANCA-associated vasculitis[J]. N Engl J

Med，2010，363（3）：221-232.

[42] Jones R B，Cohen Tervaert J W，Hauser T，et al. Rituximab versus cyclophosphamide in ANCA-associated renal vasculitis[J]. N Engl J Med，2010，363（3）：211-220.

[43] Geetha D，Specks U，Stone J H，et al. Rituximab versus cyclophosphamide for ANCA-associated vasculitis with renal involvement[J]. J Am Soc Nephrol，2015，26（4）：976-985.

[44] Guillevin L，Pagnoux C，Karras A，et al. Rituximab versus azathioprine for maintenance in ANCA-associated vasculitis[J]. N Engl J Med，2014，371（19）：1771-1780.

[45] Smith R，Jayne D，Merkel P A. OP0026A randomized，controlled trial of rituximab versus azathioprine after induction of remission with rituximab for patients with anca-associated vasculitis and relapsing disease[J]. Ann Rheum Dis，2020，79（Suppl 1）：19-20.

[46] Charles P，Terrier B，Perrodeau É，et al. Comparison of individually tailored versus fixed-schedule rituximab regimen to maintain ANCA-associated vasculitis remission：results of a multicentre，randomised controlled，phase Ⅲ trial（MAINRITSAN2）[J]. Ann Rheum Dis，2018，77（8）：1143-1149.

[47] Condon M B，Ashby D，Pepper R J，et al. Prospective observational single-centre cohort study to evaluate the effectiveness of treating lupus nephritis with rituximab and mycophenolate mofetil but no oral steroids[J]. Ann Rheum Dis，2013，72（8）：1280-1286.

[48] Rovin B H，Furie R，Latinis K，et al. Efficacy and safety of rituximab in patients with active proliferative lupus nephritis：the lupus nephritis assessment with rituximab study[J]. Arthritis Rheum，2012，64（4）：1215-1226.

[49] Chavarot N，Verhelst D，Pardon A，et al. Rituximab alone as induction therapy for membranous lupus nephritis：a multicenter retrospective study[J]. Medicine（Baltimore），2017，96（27）：e7429.

[50] Furie R A，Aroca G，Cascino M D，et al.B-cell depletion with obinutuzumab for the treatment of proliferative lupus nephritis：a randomised，double-blind，placebo-controlled trial[J]. Ann Rheum Dis，2022，81（1）：100-107.

[51] Mysler E F，Spindler A J，Guzman R，et al. Efficacy and safety of ocrelizumab in active proliferative lupus nephritis：results from a randomized，double-blind，phase Ⅲ study[J]. Arthritis Rheum，2013，65（9）：2368-2379.

[52] Furie R，Nicholls K，Cheng T T，et al. Efficacy and safety of abatacept in lupus nephritis：a twelve-month，randomized，double-blind study[J]. Arthritis Rheumatol，2014，66（2）：379-389.

[53] Wofsy D，Hillson J L，Diamond B. Abatacept for lupus nephritis：Alternative definitions of complete response support conflicting conclusions[J]. Arthritis & Rheum，2012，64（11）：3660-3665.

[54] Peterknecht E，Keasey M P，Beresford M W. The effectiveness and safety of biological therapeutics in juvenile-onset systemic lupus erythematosus（JSLE）：a systematic review[J]. Lupus，2018，27（13）：2135-2145.

[55] Lee Y H，Song G G. Comparative efficacy and safety of intravenous or subcutaneous belimumab in combination with standard therapy in patients with active systemic lupus erythematosus：a Bayesian network meta-analysis of randomized controlled trials[J]. Lupus，2018，27（1）：112-119.

[56] Duxbury B，Combescure C，Chizzolini C. Rituximab in systemic lupus erythematosus：an updated systematic review and meta-analysis[J]. Lupus，2013，22（14）：1489-1503.

[57] 中华医学会感染病学分会，中华医学会风湿病学分会．特殊人群（慢性肝病、结核病和风湿免疫病患者）新型冠状病毒疫苗接种专家建议 [J]. 中华传染病杂志，2021，39（7）：398-403.

[58] Terrault N A，Lok A S F，McMahon B J，et al. Update on prevention，diagnosis，and treatment of chronic hepatitis B：AASLD 2018 hepatitis B guidance[J]. Hepatology，2018，67（4）：1560-1599.

[59] Charles P，Perrodeau É，Samson M，et al. Long-term rituximab use to maintain remission of antineutrophil cytoplasmic antibody–associated vasculitis：a randomized trial[J]. Ann Intern Med，2020，173（3）：179-187.

[60] Marinov A D，Wang H，Bastacky S I，et al. The type Ⅱ Anti-CD20 antibody obinutuzumab （GA101）is more effective than rituximab at depleting B cells and treating disease in a murine lupus model. Arthritis Rheumatol，2021 ，73（5）：826-836.

[61] Day E S，Cachero T G，Qian F，et al. Selectivity of BAFF/BLyS and APRIL for binding to the TNF family receptors BAFFR/BR3 and BCMA[J]. Biochemistry，2005，44（6）：1919-1931.

[62] Jang D I，Lee A H，Shin H Y，et al. The role of tumor necrosis factor alpha（TNF-α）in autoimmune disease and current TNF-α inhibitors in therapeutics[J]. Int J Mol Sci，2021，22（5）：2719.

[63] Sun C Y，Shen Y，Chen X W，et al. The characteristics and significance of locally infiltrating B cells in lupus nephritis and their association with local BAFF expression[J]. Int J Rheumatol，2013，2013：954292.

[64] Mosak J，Furie R. Breaking the ice in systemic lupus erythematosus：belimumab，a promising new therapy[J]. Lupus，2013，22（4）：361-371.

[65] Basta F，Fasola F，Triantafyllias K，et al. Systemic lupus erythematosus（SLE）therapy：the old and the new[J]. Rheumatol Ther，2020，7（3）：433-446.

[66] Ramsköld D，Parodis I，Lakshmikanth T，et al. B cell alterations during BAFF inhibition with belimumab in SLE[J]. EBioMedicine，2019，40：517-527.

[67] Stohl W，Hiepe F，Latinis K M，et al. Belimumab reduces autoantibodies，normalizes low complement levels，and reduces select B cell populations in patients with systemic lupus erythematosus[J]. Arthritis Rheum，2012，64（7）：2328-2337.

[68] Chugh P K，Kalra B S. Belimumab：targeted therapy for lupus[J]. Int J Rheum Dis，2013，16（1）：4-13.

[69] Mok C C，Lau C S. Pathogenesis of systemic lupus erythematosus[J]. J Clin Pathol，2003，56（7）：481-490.

[70] Cancro M P，D'Cruz D P，Khamashta M A. The role of B lymphocyte Stimulator（BLyS）in systemic lupus erythematosus[J]. J Clin Invest，2009，119（5）：1066-1073.

[71] Cheema G S，Roschke V，Hilbert D M，et al. Elevated

serum B lymphocyte Stimulator levels in patients with systemic immune-based rheumatic diseases[J]. Arthritis Rheumatol, 2001, 44 (6): 1313-1319.

[72] Neusser M A, Lindenmeyer M T, Edenhofer I, et al. Intrarenal production of B-cell survival factors in human lupus nephritis[J]. Mod Pathol, 2011, 24 (1): 98-107.

[73] Suso J P, Posso-Osorio I, Jiménez C A, et al. Profile of BAFF and its receptors' expression in lupus nephritis is associated with pathological classes[J]. Lupus, 2018, 27 (5): 708-715.

[74] Liu Z, Davidson A. Taming lupus—a new understanding of pathogenesis is leading to clinical advances[J]. Nat Med, 2012, 18: 871-882.

[75] Phan T, Toong C, Adelstein S. Clearing the complexity: immune complexes and their treatment in lupus nephritis[J]. Int J Nephrol Renovasc Dis, 2011, 4: 17-28.

[76] Navarra S V, Guzmán R M, Gallacher A E, et al. Efficacy and safety of belimumab in patients with active systemic lupus erythematosus: a randomised, placebo-controlled, phase 3 trial[J]. Lancet, 2011, 377 (9767): 721-731.

[77] Furie R, Petri M, Zamani O, et al. A phase Ⅲ, randomized, placebo-controlled study of belimumab, a monoclonal antibody that inhibits B lymphocyte Stimulator, in patients with systemic lupus erythematosus[J]. Arthritis Rheum, 2011, 63 (12): 3918-3930.

[78] Furie R, Rovin B H, Houssiau F, et al. Two-year, randomized, controlled trial of belimumab in lupus nephritis[J]. N Engl J Med, 2020, 383 (12): 1117-1128.

[79] Liu T, Neuner R, Thompson A, et al. Clinical pharmacology considerations for the approval of belimumab for the treatment of adult patients with active lupus nephritis: a regulatory perspective[J]. Lupus, 2022, 31 (4): 424-432.

[80] Brunner H I, Abud-Mendoza C, Viola D O, et al. Safety and efficacy of intravenous belimumab in children with systemic lupus erythematosus: results from a randomised, placebo-controlled trial[J]. Ann Rheum Dis, 2020, 79 (10): 1340-1348.

[81] Merrill J T, Ginzler E M, Wallace D J, et al. Long-term safety profile of belimumab plus standard therapy in patients with systemic lupus erythematosus[J]. Arthritis Rheum, 2012, 64 (10): 3364-3373.

[82] Sheikh S Z, Scheinberg M A, Wei J C C, et al. Mortality and adverse events of special interest with intravenous belimumab for adults with active, autoantibody-positive systemic lupus erythematosus (BASE): a multicentre, double-blind, randomised, placebo-controlled, phase 4 trial[J].Rheumatol, 2021, 3 (2): e122-e130.

[83] Wallace D J, Atsumi T, Daniels M, et al. Safety of belimumab in adult patients with systemic lupus erythematosus: results of a large integrated analysis of controlled clinical trial data[J]. Lupus, 2022, 31 (13): 1649-1659.

[84] Iaccarino L, Andreoli L, Bocci E B, et al. Clinical predictors of response and discontinuation of belimumab in patients with systemic lupus erythematosus in real life setting. Results of a large, multicentric, nationwide study[J]. J Autoimmun, 2018, 86: 1-8.

[85] Manzi S S, Sánchez-Guerrero J, Merrill J T, et al. Effects of belimumab, a B lymphocyte Stimulator-specific inhibitor, on disease activity across multiple organ domains in patients with systemic lupus erythematosus: combined results from two phase Ⅲ trials[J]. Ann Rheum Dis, 2012, 71 (11): 1833-1838.

[86] van Vollenhoven R F, Petri M A, Cervera R, et al. Belimumab in the treatment of systemic lupus erythematosus: high disease activity predictors of response[J]. Ann Rheum Dis, 2012, 71(8): 1343-1349.

[87] Li W T, Liang L, Liao Q J, et al. CD38: an important regulator of T cell function[J]. Biomed Pharmacother, 2022, 153: 113395.

[88] Notarfranchi L, Accardi F, Mancini C, et al. CD38 expression by plasma cells in extramedullary multiple myeloma[J]. Haematologica, 2024, 109 (4): 1297-1300.

[89] Bhatnagar V, Gormley N J, Luo L, et al. FDA approval summary: daratumumab for treatment of multiple myeloma after one prior therapy[J]. Oncologist, 2017, 22 (11): 1347-1353.

[90] Offidani M, Corvatta L, Morè S, et al. Daratumumab for the management of newly diagnosed and relapsed/refractory multiple myeloma: current and emerging treatments[J]. Front Oncol, 2021, 10: 624661.

[91] Li X, Dosne A G, Pérez Ruixo C, et al. Pharmacodynamic-mediated drug disposition (PDMDD) model of daratumumab monotherapy in patients with multiple myeloma[J]. Clin Pharmacokinet, 2023, 62 (5): 761-777.

[92] Kim K, Phelps M A. Clinical pharmacokinetics and pharmacodynamics of daratumumab[J].Clin Pharmacokinet, 2023, 62 (6): 789-806.

[93] Yan X Y, Clemens P L, Puchalski T, et al. Influence of disease and patient characteristics on daratumumab exposure and clinical outcomes in relapsed or refractory multiple myeloma[J]. Clin Pharmacokinet, 2018, 57 (4): 529-538.

[94] Tzogani K, Penninga E, Schougaard Christiansen M L, et al. EMA review of daratumumab for the treatment of adult patients with multiple myeloma[J]. Oncologist, 2018, 23 (5): 594-602.

[95] Usmani S Z, Nahi H, Plesner T, et al. Daratumumab monotherapy in patients with heavily pretreated relapsed or refractory multiple myeloma: final results from the phase 2 GEN501 and SIRIUS trials[J]. Lancet Haematol, 2020, 7(6): e447-e455.

[96] 中国医师协会血液科医师分会，中华医学会血液学分会. 中国多发性骨髓瘤诊治指南（2022 年修订）[J] 中华内科杂志，2022，61（5）：480-487.

[97] Kastritis E, Palladini G, Minnema M C, et al. Daratumumab-based treatment for immunoglobulin light-chain amyloidosis[J]. N Engl J Med, 2021, 385 (1): 46-58.

[98] Rovin B H, Adler S G, Hoxha E, et al. Felzartamab in patients with anti-phospholipase A2 receptor autoantibody positive (anti-PLA2R+) membranous nephropathy (MN): interim results from the M-PLACE study[J]. J Am Soc Nephrol, 2021, 32 (10S): 513-514.

第八节 补体抑制剂

补体系统是固有免疫系统的重要组成部分，同时也是连接固有免疫系统和适应性免疫系统的桥梁。补体系统几乎参与了免疫反应的全过程，其由40多种蛋白质组成，包括补体固有成分C1～C9、多种调节因子和补体受体等[1]。补体系统有3条激活途径：固有成分C1、C2、C4参与的经典途径（classical pathway，CP），甘露糖结合凝聚素（mannose binding lectin，MBL）和丝氨酸蛋白酶参与的凝集素途径（lectin pathway，LP），以及调节因子B（factor B，FB）、调节因子D（factor D，FD）等参与的旁路途径（alternative pathway，AP）。

补体系统在维持宿主体内稳态和消除病原体方面起着重要作用。但补体系统的异常激活也会引起严重疾病[2, 3]。最近的研究表明，补体广泛参与肾脏疾病的发病机制，包括抗体相关的肾小球疾病和非抗体介导的肾脏疾病，如C3肾小球疾病、非典型溶血尿毒症综合征（aHUS）、抗中性粒细胞胞质抗体（ANCA）相关性血管炎、免疫球蛋白A（IgA）肾病、局灶节段性肾小球硬化症、膜性肾病、狼疮肾炎（LN）[4]。补体在肾脏疾病发病机制中的关键作用使靶向补体成分并阻止其激活成为一种治疗策略。目前靶向补体系统并获批上市的治疗药物包括C5抑制剂依库珠单抗（eculizumab）、B因子抑制剂iptacopan、C5a受体拮抗剂阿伐可泮（avacopan），这些药物针对补体系统受累相关肾病的关键驱动因素，用于aHUS、ANCA相关性血管炎、IgA肾病和膜性肾病等疾病的治疗，展现出积极的疗效，有望解决此类疾病的迫切临床需求（图38-2）。

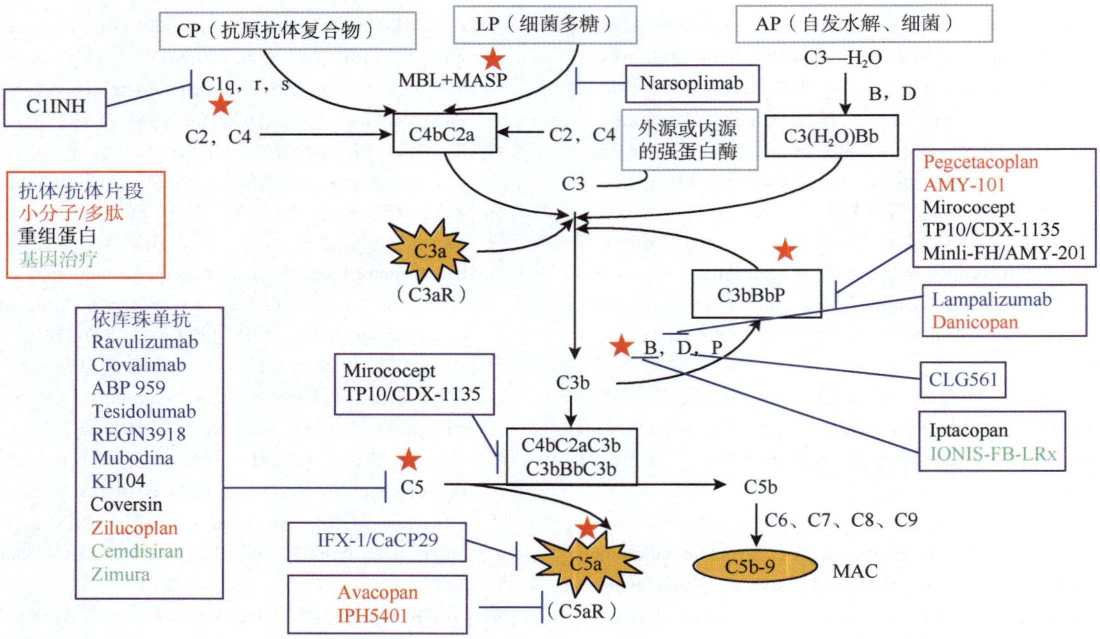

图38-2 补体系统靶点及药物

CP，经典途径；LP，凝集素途径；AP，旁路途径；MASP，补体系统的丝氨酸蛋白酶；MBL，甘露糖结合凝聚素；MAC，攻膜复合物；C5aR，C5a受体；C1INH，补体第1成分抑制因子

一、依库珠单抗

依库珠单抗（eculizumab）是一种人源化抗C5单克隆抗体，其以高亲和力结合人C5并防止其裂解，阻止C5a产生及末端补体复合物C5b-9形成。由于依库珠单抗在C3激活的下游发挥作用，因此其对依赖三种补体途径过度激活的疾病都具有治疗潜力。依库珠单抗经过生物工程设计，可将免疫原性降至最低。

（一）作用机制

依库珠单抗是一种末端补体抑制剂，以高亲和力与补体蛋白C5特异性结合，从而抑制C5裂解为C5a和C5b，并防止末端补体复合物C5b-9形成。依库珠单抗对补体活化途径的上游成分没有影响，保留了机体对免疫复合物的清除效应。所有接受依库珠单抗治疗的患者在按照建议剂量方案用药后均可见末端补体活性快速且持续降低。依库珠单抗的血清浓度在50～100μg/ml时即可达到末端补体活性的完全抑制，长期应用可持续减轻补体介导的肾病疾病[5]。

（二）药代动力学特点

在C08-002A/B和C08-003A/B试验中，收集37例按推荐剂量接受依库珠单抗给药的aHUS患者的药代动力学（PK）数据，通过标准的单室模型进行了二级群体药代动力学分析。在该模型中，体重为70kg的典型aHUS患者的依库珠单抗清除率为0.0139L/h，分布容积为5.6L。消除半衰期为297小时（约12.4天）[6]。在C10-003试验中，接受依库珠单抗方案的22例儿童aHUS患者药代动力学数据显示，依库珠单抗的清除率和分布容积具有体重依赖性，这为儿童患者中基于体重分类的剂量方案提供了依据。在体重为70kg、30kg和10kg的儿童aHUS患者中，依库珠单抗的清除率分别为10.4ml/h、5.3ml/h和2.2ml/h，相应的分布容积分别为5.23L、2.76L和1.21L[5]。在aHUS患者中，肾功能及年龄对依库珠单抗的药代动力学无明显影响。

血浆置换影响依库珠单抗的清除率和半衰期。血浆置换1小时之后依库珠单抗浓度降低约50%，消除半衰期降至1.3小时。因此，接受血浆输注或血浆置换的aHUS患者需要补充依库珠单抗剂量[7]。

（三）不良反应

使用依库珠单抗最常见的不良反应是上呼吸道感染、腹泻、恶心、呕吐、头痛、高血压和发热，最严重的不良反应是脑膜炎球菌败血症[8, 9]。应用依库珠单抗的临床试验中所常见的不良反应如表38-8所示[8, 9]。

表38-8　依库珠单抗常见不良反应

不良反应	临床表现
感染	肺部感染、上呼吸道感染、鼻咽炎、尿路感染等
消化系统反应	腹泻、恶心、呕吐、腹痛等
呼吸系统反应	咳嗽、咽喉疼痛等
心血管系统反应	高血压
精神神经系统反应	头痛、失眠、头晕、震颤等
骨骼和肌肉系统反应	关节痛、肌痛、肢体疼痛等
血液系统反应	贫血、白细胞减少等
皮肤疾病	皮疹、脱发、瘙痒
输注相关反应	静脉输液或注射相关全身反应、发热、寒战等

（四）依库珠单抗治疗肾病的适应证

在肾脏疾病中，依库珠单抗主要用于aHUS及C3肾小球病的治疗。

aHUS多由补体因子基因突变引起，小部分患者存在抗补体蛋白抗体所致的获得性补体调节异常，这些补体蛋白包括补体因子H、补体因子I、补体因子B、C3、CD46及血栓调节蛋白（THBD）[10-12]。在触发事件作用下，补体替代途径持续激活，形成攻膜复合物（MAC），导致肾脏内皮损伤，激活凝血级联反应，导致血栓性微血管病（TMA）和严重器官损害[13]。C5激活是aHUS发病机制的关键点，这为依库珠单抗在aHUS中的应用提供了依据[14]。对于诊断为aHUS，并排除血栓性血小板减少性紫癜（TTP）和继发性TMA的患者，应考虑将依库珠单抗作为一线治疗[15, 16]；尤其推荐用于不能进行血浆置换、多器官受累的aHUS患者或者血浆置换治疗无效的患者[17]。

依库珠单抗对存在终末期肾病（ESRD）、死亡或移植后复发风险的aHUS患者有效，推荐依库珠单抗作为aHUS的初始治疗[18]。依库珠单抗的初始疗效评估基于两项针对成年患者的前瞻性、开放标签、单臂研究，研究结果显示，接受依库珠单抗治疗明显改善了患者血液学参数、临床症状及肾功能[6]。在2年的随访中，依库珠单抗的治疗效果持续稳定[19]。后续研究也证实了依库珠单抗治疗对成年和儿童aHUS患者的益处[20]。

C3肾小球病（C3G）定义为肾活检免疫荧光检查以C3沉积为主的肾小球疾病，包括电子致密物沉积病（dense deposit disease，DDD）和C3肾小球肾炎（C3 glomeru-lonephritis，C3GN）。补体替代途径失调是C3G的主要发病机制，补体途径的持续激活可能是由遗传引起的补体基因异常或针对补体成分的自身抗体所致[11]。依库珠单抗通过阻止C5裂解抑制补体旁路途径，有助于治疗C3G[21]。无单克隆丙种球蛋白病情况下，对于吗替麦考酚酯治疗无效的中度至重度C3G患者，建议使用依库珠单抗。依库珠单抗可阻断末端补体成分，但在C3G中的获益尚未明确。一项包括6例患者的Ⅰ期临床试验（3例DDD和3例C3GN），接受依库珠单抗治疗1年，随访结束时，2例患者肾功能明显改善，1例实验室指标稳定的患者在组织病理学上有所改善[22]。研究提示，对于基线时可溶性C5b-9等末端补体成分活性较高的患者，依库珠单抗似乎治疗效果更好[22]。目前是否应在C3G患者中使用依库珠单抗尚未达成共识，基于有限的数据，建议对肾功能恶化或存在重度肾病综合征或其他治疗无效的DDD和C3GN患者，可以使用依库珠单抗，尤其是sMAC水平升高者。

（五）禁忌证

对依库珠单抗、小鼠蛋白或任一辅料过敏者禁用。若患者存在未控制的脑膜炎双球菌感染，或者目前未针对脑膜炎双球菌进行免疫接种，应延迟启动依库珠单抗治疗。

（六）依库珠单抗治疗非典型溶血尿毒症综合征的用法

1. 推荐剂量 治疗方案包括诱导治疗和维持治疗，儿童剂量由成人数据推导出的药代动力学模型计算而得[8]。

（1）诱导剂量：根据患者体重而定，见表38-9。

表38-9 依库珠单抗诱导治疗非典型溶血尿毒症综合征的剂量[8]

体重	剂量	时间
5kg≤体重＜10kg	300mg/周	第1周
10kg≤体重＜20kg	600mg/周	第1周
20kg≤体重＜30kg	600mg/周	2周1次
30kg≤体重＜40kg	600mg/周	2周1次
体重≥40kg	900mg/周	4周1次

（2）维持剂量：根据患者体重而定，见表38-10。

表38-10 依库珠单抗维持治疗非典型溶血尿毒症综合征的剂量[8]

体重	剂量	时间
5kg≤体重＜10kg	300mg/3周	自第2周开始
10kg≤体重＜20kg	300mg/2周	自第2周开始
20kg≤体重＜30kg	600mg/2周	自第3周开始
30kg≤体重＜40kg	900mg/2周	自第3周开始
体重≥40kg	1200mg/2周	自第5周开始

2. 注意事项 依库珠单抗已被证明会增加脑膜炎球菌感染的风险，患者应在接受依库珠单抗至少2周前使用脑膜炎球菌疫苗进行免疫[23]。如果病情需要，未接受脑膜炎球菌疫苗接种的患者需要立即应用依库珠单抗治疗，医师必须预防性给予适当的抗生素[23]。依库珠单抗停止治疗60天内酌情考虑预防性使用抗生素。

依库珠单抗治疗期间需要进行补体活性监测，如定期监测总补体活性（CH50），完全抑制者的CH50应小于10%[24, 25]。如果能维持充分的补体阻滞，可以延长给药间隔。不过，CH50检测不能用于补体因子H完全缺乏的患者。血依库珠单抗水平≥100mg/ml可显著降低CH50活性，而＜50mg/ml则不会降低CH50活性[8]。

终止治疗后应注意定期检测血红蛋白、血小板、乳酸脱氢酶（LDH）、尿素氮、肌酐和电解质、破碎红细胞、胆红素、结合珠蛋白、尿常规等指标，注意血压监测。

二、C5a受体拮抗剂

阿伐可泮（avacopan）是补体C5a受体C5aR1的选择性抑制剂。C5a为补体下游的炎症放大信号分子，C5a受体作为跨膜受体，存在于免疫细胞如中性粒细胞的细胞膜上[26]。阿伐可泮通过靶向阻断促炎性补体系统片段C5a受体，阻止C5a激活引发的器官损害。目前，美国FDA已授予阿伐可泮治疗ANCA相关性血管炎、C3G、aHUS的孤儿药资格[27-30]。

（一）作用机制

阿伐可泮是一种C5a受体拮抗剂，抑制C5a受体和过敏毒素C5a之间的相互作用，通过阻断炎症细胞如中性粒细胞表面的促炎性补体系统片段C5a受体，从而阻止C5a介导的中性粒细胞激活和迁移，而C5a激活是ANCA相关性血管炎的驱动因素[31, 32]，但阿伐可泮对ANCA相关性血管炎患者发挥治疗作用的确切机制尚未明确。阿伐可泮不抑制补体系统上游因子，且不直接影响C5b-9生成，保留了补体系统的防御机制。此外，由于C5L2（C5aR2）在抗炎等方面的重要作用，阿伐可泮选择性靶向作用于C5aR1（C5aR1/CD88），使有益的C5a通路可以通过C5L2受体发挥作用。

（二）药代动力学特点

阿伐可泮在宽剂量范围（1～100mg）中显示出良好的耐受性，并且显示出剂量依赖性药代动力学。每天2次口服30mg阿伐可泮在24小时内阻止C5a诱导的循环中性粒细胞中CD11b的上调达94%以上。在口服0.03mg/kg阿伐可泮的小鼠中，血浆阿伐可泮浓度为15nmol/L（8.7ng/ml），可使循环白细胞的下降从53%减少至25%。给予小鼠0.3mg/kg阿伐可泮，血浆阿伐可泮浓度为75nmol/L（44ng/ml），可使循环白细胞从相对于基线的53%降低至仅10%。口服3mg/kg或30mg/kg阿伐可泮可完全阻断小鼠C5a诱导的白细胞减少。口服avacopan 30mg/（kg·d），肾小球新月体从30.4%降至3.3%。在接受阿伐可泮30mg/（kg·d）的小鼠中尿常规显示血尿、蛋白尿和白细胞尿减少。肾脏病理显示阿伐可泮可减少新月体和毛细血管袢坏死[33]。

（三）阿伐可泮适应证

阿伐可泮适用于严重的活动性ANCA相关性血管炎（包括肉芽肿性多血管炎和显微镜下多血管炎）的成年患者，可与包括糖皮质激素在内的标准疗法联合使用[27-30, 32, 33]。

ADVOCATE研究是关于阿伐可泮治疗ANCA相关性血管炎的Ⅲ期随机、对照研究。患者1∶1随机分组，分别口服阿伐可泮（每天2次，每次30mg）或口服泼尼松（减量方案），所有患者均接受环磷酰胺（之后接受硫唑嘌呤）或利妥昔单抗治疗。研究结果显示，根据伯明翰血管炎活动度评分（BVAS）评价，阿伐可泮治疗组在第26周疾病缓解方面不劣于泼尼松组，第52周持续缓解方面优于泼尼松组。该试验中，与泼尼松治疗组相比，阿伐可泮治疗组的糖皮质激素毒性显著降低、肾功能得到更大改善、与健康相关的生活质量指标也有较大改善。ADVOCATE试验的结果表明，AAV患者可以使用阿伐可泮作为糖皮质激素的替代治疗药物，减少激素暴露，降低不良事件发生[30]。

（四）阿伐可泮禁忌证

阿伐可泮禁用于对阿伐可泮或任何辅料严重过敏的患者。

（五）不良反应

最常见的不良反应（≥5%）为恶心、头痛、高血压、腹泻、呕吐、皮疹、疲劳、上腹痛、头晕、血肌酐升高和感觉异常[33]。

在服用阿伐可泮的患者中观察到严重的肝损伤及乙型肝炎病毒（HBV）再激活，在对照试验中，阿伐可泮治疗组转氨酶升高和肝胆事件的发生率较高，包括严重的危及生命的事件。如果使用阿伐可泮治疗的患者ALT或AST升高至正常上限的3倍以上，应根据临床指标考虑暂停治疗[34]。

阿伐可泮可能导致血管性水肿。在临床试验中发生了2例血管性水肿，包括一次需要住院治疗的严重事件。如果发生血管性水肿，应立即停用阿伐可泮，给予对症治疗，不得再次使用。服用阿伐可泮可能引起皮疹等过敏反应，出现过敏反应时应立即就医。接受阿伐可泮治疗的患者可能出现严重感染，包括致命感染。阿伐可泮组报道的最常见的严重感染是肺炎和尿路感染[33]。

（六）阿伐可泮的用法

1. 推荐剂量　阿伐可泮的推荐剂量为30mg，每天2次，随餐服用。建议患者不要压碎、咀嚼或打开胶囊。如果错过一剂，不需要补充，可在预定时间再服用下一剂常规药物。

2. 注意事项　在服用阿伐可泮之前，建议检测肝功能（包括血清ALT、AST、碱性磷酸酶和总胆红素），对于活动性、未治疗和（或）未控制的慢性肝病（如慢性活动性乙型肝炎、未治疗的丙型肝炎、未控制的自身免疫性肝炎）及肝硬化患者，不建议使用阿伐可泮。建议检测乙型肝炎表面抗原和抗乙型肝炎病毒抗体筛查乙型肝炎病毒感染患者，对于既往或当前感染乙型肝炎病毒的患者，在使用阿伐可泮治疗前或治疗期间，建议咨询专科医生进行乙型肝炎病毒抗病毒治疗[34]。

当与强效CYP3A4抑制剂如伊曲康唑同时使用时，阿伐可泮暴露量增加，建议将阿伐可泮的剂量减少至每天1次30mg。当与强CYP3A4酶诱导剂如利福平同时使用时，阿伐可泮暴露量减少，应避免将强效和中效CYP3A4酶诱导剂与阿伐可泮合用。

对于活动性严重感染（包括局部感染）患者，避免使用阿伐可泮。以下患者在开始使用阿伐可泮之前考虑治疗的风险和获益：存在慢性或复发性感染、曾接触过结核病患者、有严重或机会性感染史、曾在地方性结核病或地方性真菌病地区居住或旅行过的患者及存在容易感染的潜在疾病。如果患者出现严重或机会性感染，暂停使用阿伐可泮。在阿伐可泮治疗过程中出现新感染的患者应启动适当的抗感染治疗，如果患者对抗感染治疗无反应，应停用阿伐可泮。若感染得到控制，可以恢复使用阿伐可泮。

三、B因子抑制剂

iptacopan是针对补体旁路途径高效且高选择性B因子靶向抑制剂，目前主要用于治疗补体系统受累的肾脏疾病，包括IgA肾病、aHUS和膜性肾病[35, 36]。基于疾病流行病学和Ⅱ期研究的阳性数据，2020年10月欧洲药品管理局分别授予iptacopan治疗IgAN的孤儿药资格及治疗C3G的优先药物资格，2020年12月美国FDA授予iptacopan治疗C3G的罕见儿科疾病资格和治疗阵发性睡眠性血红蛋白尿症（PNH）的突破性药物资格。

（一）作用机制

iptacopan通过抑制补体B因子（FB）活性阻断旁路途径。B因子是一种胰蛋白酶样丝氨酸蛋白酶，以酶原形式存在于血液循环中，浓度约为3μmol/L[37-40]。FB是激活旁路途径的主要成分，激活后与C3b结合，随后被D因子（FD）裂解产生一种含FB催化亚基（Bb）的C3转化酶复合物（C3bBb），C3bBb继续切割C3以产生更多的C3b，从而对整个补体系统激活起到扩增放大作用[41]。大量活性C3b及末端补体因子沉积于肾小球，引起肾小球结构及功能改变，进一步引发补体系统受累相关肾病[41]。

iptacopan高亲和力结合C3或C5转换酶复合物中的活性FB亚基，能够在较低浓度抑制FB活性[42, 43]。iptacopan对FB的半抑制浓度（IC50）值为（0.010±0.006）μmol/L[42]。同时iptacopan对FB具有高度选择性，对FD无抑制作用，在100μmol/L浓度下对补体经典途径或凝集素途径激活无抑制作用，在10μmol/L浓度下对受体、离子通道、激酶和蛋白酶功能没有显著影响[42]。

（二）药代动力学特点

在药代动力学研究中，大鼠以1mg/kg的单剂量口服给药，iptacopan迅速吸收入血，并在给药后0.5～1小时达到最大血浆浓度，C_{max}为（573.3±138.7）ng/ml；半衰期为（3.7±0.2）小时，总清除率为（10.9±4.3）ml/（min·kg）。iptacopan的绝对生物利用度为62.2%[44]。

Ⅱ期临床试验（NCT03439839）表明，iptacopan口服后具有良好的生物利用度，在受试者中具有相似的药物代谢性质，给予每天2次200mg iptacopan，第29天iptacopan的平均C_{max}为3500ng/ml，0～6小时的药物浓度-时间曲线下面积为15 000ng/（h·ml），终末半衰期约为20小时[45]。

（三）iptacopan在肾脏疾病中的临床研究

目前，Iptacopan在肾脏及相关疾病中的应用正在进行广泛的临床研究，涵盖IgA肾病（IgAN）、C3肾小球病（C3G）、膜性肾病（MGN）、非典型溶血尿毒症综合征（aHUS）及阵发性睡眠性血红蛋白尿症（PNH）等。已有6项Ⅱ期试验和5项Ⅲ期试验完成，另有2项Ⅲ期试验正在进行中，试验详情见表38-11。

表38-11　已完成及进行中的iptacopan临床试验

注册号	受试药物	临床阶段	受试者例数	适应证	开始时间	完成时间
NCT03373461	iptacopan	Ⅱ	112	IgAN	2018年2月	2021年6月
NCT03439839	iptacopan	Ⅱ	15	PNH	2018年4月	2023年7月
NCT03832114	iptacopan	Ⅱ	27	GN	2019年2月	2021年5月
NCT03896152	iptacopan	Ⅱ	13	PNH	2019年4月	2022年3月
NCT04154787	iptacopan、rituximab	Ⅱ	52	MGN	2019年10月	2023年7月
NCT03955445	iptacopan	Ⅱ	27	C3G	2019年10月	2024年1月
NCT04558918	iptacopan，eculizumab、ravulizumab	Ⅲ	91	PNH	2021年1月	2023年1月
NCT04578834	iptacopan	Ⅲ	450	IgAN	2021年1月	2025年1月
NCT04820530	iptacopan	Ⅲ	40	PNH	2021年6月	2023年7月
NCT04747613	iptacopan	Ⅲ	167	PNH	2021年6月	2026年6月
NCT04817618	iptacopan	Ⅲ	68	C3G	2021年6月	2023年8月
NCT04889430	iptacopan	Ⅲ	50	aHUS	2021年8月	2024年1月
NCT04557462	ptacopan	Ⅲ	410	IgAN	2021年8月	2028年1月

注：IgAN，免疫球蛋白A肾病；PNH，阵发性睡眠性血红蛋白尿症；GN，肾小球肾炎；MGN，膜性肾小球肾炎；C3G，C3肾小球病；aHUS，非典型溶血尿毒症综合征。

NCT03373461是一项随机、双盲、安慰剂对照、剂量范围、平行组、适应性设计的Ⅱ期试验，旨在评估iptacopan治疗原发性IgA肾病的疗效和安全性[46]。该研究中，112例IgA肾病患者被随机分配至安慰剂组或不同剂量的iptacopan组，每天给药2次。主要终点是治疗90天后，iptacopan与安慰剂相比对尿蛋白-肌酐比值（urinary protein-creatinine ratio，UPCR）的降低作用。次要终点包括iptacopan的安全性和耐受性，以及反映补体替代途径活性的生物标志物。结果显示，与安慰剂相比，每天2次服用200mg iptacopan治疗90天后蛋白尿减少23%（P=0.038），达到主要终点。此外，iptacopan显示出良好的安全性和耐受性。

一项开放标签、非随机Ⅱ期临床试验（NCT03832114）评估了iptacopan在C3G患者和接受肾移植并有C3G复发患者中的疗效和安全性[47]。第1～3周每天2次口服10～100mg iptacopan，第4～12周每天2次口服200mg iptacopan。主要终点是12周时UPCR与基线UPCR的比率。最终7例患者完成治疗，12周内UPCR水平整体下降了53%（P=0.0035），其中5例患者治疗12周后血浆C3水平完全正常。治疗中未出现严重不良事件（SAE）。提示iptacopan具有良好的安全性和耐受性。此外，药代动力学研究显示，肾功能下降对iptacopan的全身暴露几乎没有影响。研究完成后，7例患者接受了iptacopan长期扩展Ⅱ期临床试验（NCT03955445），治疗25周后，患者eGFR持续稳定，表明延长iptacopan治疗时间可能会延缓疾病进展及预防肾功能恶化[48]。

此外，1项针对IgA肾病的Ⅲ期临床研究已公布结果。NCT04578834是iptacopan治疗IgA肾病的关键临床试验，其目的是评价iptacopan在原发性IgA肾病患者减少蛋白尿和延缓疾病进展方面的有效性和安全性[49]。研究共纳入450例患者，包括430例经肾活检病理证实的IgA肾病患者[eGFR≥30ml/（min·1.73m^2）]和20例严重肾功能损伤患者[20ml/（min·1.73m^2）≤eGFR＜30ml/（min·1.73m^2）]。主要检测指标为给药9个月时UPCR较基线变化，24个月时与基线相比eGFR变化。另一项Ⅲ期临床研究NCT04557462旨在评估iptacopan在已完成临床试验（CLNP023X2203或CLNP023A2301）的IgA肾病受试者中的长期安全性和耐受性，并且每6个月进行1次疗效评估以验证iptacopan的长期疗效[50]。

NCT04889430是一项多中心、开放性的Ⅲ期临床试验，旨在评估iptacopan对未接受过补体抑制剂治疗的aHUS成年患者的有效性和安全性[51]。该研究评估的主要目的是观察iptacopan的疗效和安全性。另一项多中心、随机、双盲、平行组、安慰剂对照的Ⅲ期临床试验（NCT04817618）用于评估iptacopan治疗C3G患者的疗效和安全性[52]。该研究旨在确定与安慰剂相比，iptacopan治疗后UPCR减少、eGFR改善及达到由eGFR和UPCR评估的复合肾脏终点患者的比例。研究设计对所有参与者进行肾活检病理检查，评估免疫荧光和光镜下的组织病理学改变，以支持iptacopan的疗效判断。

目前，iptacopan用于治疗补体相关肾脏疾病包括IgA肾病、C3G、aHUS、膜性肾病（MN）等的研究正在广泛开展，期待能够为肾病患者提供更多的治疗选择。

（王 玲 袁伟杰）

参考文献

[1] Holers V M. Complement and its receptors：new insights into human disease[J]. Annu Rev Immunol，2014，32：433-459.

[2] Ricklin D，Barratt-Due A，Mollnes T E. Complement in clinical medicine：Clinical trials，case reports and therapy monitoring[J]. Mol Immunol，2017，89：10-21.

[3] Lintner K E，Wu Y L，Yang Y，et al. Early components of the complement classical activation pathway in human systemic autoimmune diseases[J]. Front Immunol，2016，7：36.

[4] Java A，Atkinson J，Salmon J. Defective complement inhibitory function predisposes to renal disease[J]. Annu Rev Med，2013，64：307-324.

[5] Cofiell R，Kukreja A，Bedard K，et al. Eculizumab reduces complement activation，inflammation，endothelial damage，thrombosis，and renal injury markers in aHUS[J]. Blood，2015，125（21）：3253-3262.

[6] Legendre C M，Licht C，Muus P，et al. Terminal complement inhibitor eculizumab in atypical hemolytic-uremic syndrome[J]. N Engl J Med，2013，368（23）：2169-2181.

[7] Loirat C，Fakhouri F，Ariceta G，et al. An international consensus approach to the management of atypical hemolytic uremic syndrome in children[J]. Pediatr Nephrol，2016，31（1）：15-39.

[8] Konar M，Granoff D M. Eculizumab treatment and impaired opsonophagocytic killing of meningococci by whole blood from immunized adults[J]. Blood，2017，130（7）：891-899.

[9] Socié G，Caby-Tosi M P，Marantz J L，et al. Eculizumab in paroxysmal nocturnal haemoglobinuria and atypical haemolytic uraemic syndrome：10-year pharmacovigilance analysis[J]. Br J Haematol，2019，185（2）：297-310.

[10] Noris M，Caprioli J，Bresin E，et al. Relative role of genetic complement abnormalities in sporadic and familial aHUS and their impact on clinical phenotype[J]. Clin J Am Soc Nephrol，2010，5（10）：1844-1859.

[11] Smith R J H，Appel G B，Blom A M，et al. C3 glomerulopathy—understanding a rare complement-driven renal disease[J]. Nat Rev Nephrol，2019，15（3）：129-143.

[12] Noris M，Remuzzi G. Genetics of immune-mediated glomerular diseases：focus on complement[J].Semin Nephrol，2017，37（5）：447-463.

[13] Takano T，Elimam H，Cybulsky A V. Complement-mediated cellular injury[J]. Semin Nephrol，2013，33（6）：586-601.

[14] de Jorge E G，Macor P，Paixão-Cavalcante D，et al. The development of atypical hemolytic uremic syndrome depends on complement C5[J]. J Am Soc Nephrol，2011，22（1）：137-145.

[15] Lee H，Kang E，Kang H G，et al. Consensus regarding diagnosis and management of atypical hemolytic uremic syndrome[J]. The Korean J Intern Med，2020，35（1）：25-40.

[16] Azoulay E，Knoebl P，Garnacho-Montero J，et al. Expert statements on the standard of care in critically ill adult patients with atypical hemolytic uremic syndrome[J]. Chest，2017，152（2）：424-434.

[17] Bagga A，Khandelwal P，Mishra K，et al. Hemolytic uremic syndrome in a developing country：consensus guidelines[J]. Pediatr Nephrol，2019，34（8）：1465-1482.

[18] Fakhouri F，Hourmant M，Campistol J M，et al. Terminal complement inhibitor eculizumab in adult patients with atypical hemolytic uremic syndrome：a single-arm，open-label trial[J]. Am J Kidney Dis，2016，68（1）：84-93.

[19] Licht C，Greenbaum L A，Muus P，et al. Efficacy and safety of eculizumab in atypical hemolytic uremic syndrome from 2-year extensions of phase 2 studies[J]. Kidney Int，2015，87（5）：1061-1073.

[20] Greenbaum L A，Fila M，Ardissino G，et al. Eculizumab is a safe and effective treatment in pediatric patients with atypical hemolytic uremic syndrome[J]. Kidney Int，2016，89（3）：701-711.

[21] Lebreton C，Bacchetta J，Dijoud F，et al. C3 glomerulopathy and eculizumab：a report on four paediatric cases[J]. Pediatr Nephrol，2017，32（6）：1023-1028.

[22] Bomback A S，Smith R J，Barile G R，et al. Eculizumab for dense deposit disease and C3 glomerulonephritis[J]. Clin J Am Soc Nephrol，2012，7（5）：748-756.

[23] Patriquin C J，Kiss T，Caplan S，et al. How we treat paroxysmal nocturnal hemoglobinuria：a consensus statement of the Canadian PNH network and review of the national registry[J]. Eur J Haematol，2019，102（1）：36-52.

[24] Ardissino G，Tel F，Sgarbanti M，et al. Complement functional tests for monitoring eculizumab treatment in patients with atypical hemolytic uremic syndrome：an update[J].Pediatr Nephrol，2018，33（3）：457-461.

[25] Cugno M，Gualtierotti R，Possenti I，et al. Complement functional tests for monitoring eculizumab treatment in patients with atypical hemolytic uremic syndrome[J]. J Thromb Haemost，2014，12（9）：1440-1448.

[26] Hawksworth O A，Li X X，Coulthard L G，et al. New concepts on the therapeutic control of complement anaphylatoxin receptors[J]. Mol Immunol，2017，89：36-43.

[27] Jayne D R W，Bruchfeld A N，Harper L，et al. Randomized trial of C5a receptor inhibitor avacopan in ANCA-associated vasculitis[J]. J Am Soc Nephrol，2017，28（9）：2756-2767.
[28] Merkel P A，Niles J，Jimenez R，et al. Adjunctive treatment with avacopan，an oral C5a receptor inhibitor，in patients with antineutrophil cytoplasmic antibody–associated vasculitis[J]. ACR Open Rheumatol，2020，2（11）：662-671.
[29] Jayne D R W，Merkel P A，Schall T J，et al. Avacopan for the treatment of ANCA-associated vasculitis[J].N Engl J Med，2021，384（7）：599-609.
[30] Geetha D，Dua A，Yue H B，et al. Efficacy and safety of avacopan in patients with ANCA-associated vasculitis receiving rituximab in a randomised trial[J]. Ann Rheum Dis，2024，83（2）：223-232.
[31] Camous L，Roumenina L，Bigot S，et al. Complement alternative pathway acts as a positive feedback amplification of neutrophil activation[J]. Blood，2011，117（4）：1340-1349.
[32] Roccatello D，Fenoglio R，Oddone V，et al. How the availability of anti-C5a agents could change the management of antineutrophil cytoplasmic antibody-associated vasculitis[J]. Kidney Blood Press Res，2022，47（8）：506-513.
[33] Brilland B，Garnier A S，Chevailler A，et al. Complement alternative pathway in ANCA-associated vasculitis：two decades from bench to bedside[J]. Autoimmun Rev，2020，19（1）：102424.
[34] Kojima K，Fukui S，Tanigawa M，et al. Severe prolonged liver abnormality with jaundice during treatment for granulomatosis with polyangiitis with rituximab and avacopan[J]. Rheumatology（Oxford），2024，63（3）：e101-e103.
[35] Wong E，Nester C，Cavero T，et al. Efficacy and safety of iptacopan in patients with C3 glomerulopathy[J]. Kidney Int Rep，2023，8（12）：2754-2764.
[36] Vivarelli M，Bomback A S，Meier M，et al. Iptacopan in idiopathic immune complex–mediated membranoproliferative glomerulonephritis：protocol of the APPARENT multicenter，randomized phase 3 study[J]. Kidney Int Rep，2024，9（1）：64-72.
[37] Dunkelberger J R，Song W C. Complement and its role in innate and adaptive immune responses[J]. Cell Res，2010，20（1）：34-50.
[38] Mathern D R，Heeger P S. Molecules great and small：the complement system[J]. Clin J Am Soc Nephrol，2015，10（9）：1636-1650.
[39] Reynolds R，Hartnett M E，Atkinson J P，et al. Plasma complement components and activation fragments：associations with age-related macular degeneration genotypes and phenotypes[J]. Invest Ophthalmol Vis Sci，2009，50（12）：5818-5827.
[40] Silva A S，Teixeira A G，Bavia L，et al. Plasma levels of complement proteins from the alternative pathway in patients with age-related macular degeneration are independent of Complement Factor H Tyr^{402}His polymorphism[J]. Mol Vis，2012，18：2288-2299.
[41] Taylor R P，Lindorfer M A. Mechanisms of complement-mediated damage in hematological disorders[J]. Semin Hematol，2018，55（3）：118-123.
[42] Schubart A，Anderson K，Mainolfi N，et al. Small-molecule factor B inhibitor for the treatment of complement-mediated diseases[J].Proc Natl Acad Sci U S A，2019，116（16）：7926-7931.
[43] Mainolfi N，Ehara T，Karki R，et al. Discovery of 4-（（2S，4S）-4-Ethoxy-1-（（5-methoxy-7-methyl-1H-indol-4-yl）methyl）piperidin-2-yl）benzoic acid（LNP023），a factor B inhibitor specifically designed to be applicable to treating a diverse array of complement mediated diseases[J]. J Med Chem，2020，63（11）：5697-5722.
[44] Jiang X L，Pan R R. Pharmacokinetics and metabolism of LNP023 in rats by liquid chromatography combined with electrospray ionization–tandem mass spectrometry[J]. Biomed Chromatogr，2021，35（3）：e5006.
[45] Risitano A M，Röth A，Soret J，et al. Addition of iptacopan，an oral factor B inhibitor，to eculizumab in patients with paroxysmal nocturnal haemoglobinuria and active haemolysis：an open-label，single-arm，phase 2，proof-of-concept trial[J]. Lancet Haematol，2021，8（5）：e344-e354.
[46] Novartis.Novartis announces iptacopan met Phase Ⅱ study primary endpoint in rare kidney disease IgA nephropathy（IgAN）[EB/OL].（2021-06-06）[2021-07-12]. https://www. novartis. com/news/media-releases/novartis-announces-iptacopan-met-phase-ii-study-primary-endpoint-rare-kidney-disease-iga-nephropathy-igan.
[47] American Society of Nephrology. LNP023：a novel oral complement alternative pathway factor B inhibitor safely and effectively reduces proteinuria in C3 glomerulopathy[EB/OL].（2020-10-25）[2021-07-12].https://www. asn-online. org/education/kidneyweek/2020/program-abstract. aspx?controlId=3442221.
[48] Novartis.Novartis announces new interim analysis phase Ⅱ data for iptacopan in rare kidney disease C3 glomerulopathy（C3G）[EB/OL].（2021-06-07）[2021-07-12]. https:/www. novartis. com/news/media-releases/novartis-announces-newinterim-analysis-phase-ii-data-iptacopan-rare-kidney-diseasec3-glomerulopathy-c3g.
[49] ClinicalTrials. gov. Study of efficacy and safety of LNP023 in primary IgA nephropathy patients（APPLAUSE-IgAN）[EB/OL].（2020-10-08）[2021-07-12].https://clinicaltrials. gov/ct2/show/NCT04578834?cond=NCT04578834&draw=2&rank=1.
[50] Clinical Trials.gov.A rollover extension program（REP）to evaluate the long-term safety and tolerability of open label LNP023 in patients with primary IgA nephropathy[EB/OL].（2020-09-21）[2021-07-12]https://clinicaltrials.gov/ct2/show/NCT04557462? term=NCT04557462&draw=2&rank=1.
[51] ClinicalTrials. gov. Efficacy and safety of iptacopan（LNP023）in adult patients with atypical hemolytic uremic syndrome naive to complement inhibitor therapy（APPELHUS）[EB/OL].（2021-05-17）[2021-07-12].https://clinicaltrials. gov/ct2/show/NCT04889430?term=NCT04889430&draw=2&rank=1.
[52] ClinicalTrials.gov. Study of efficacy and safety of iptacopan in patients with C3 glomerulopathy.（APPEAR-C3G）[EB/OL].（2021-06-26）[2021-07-12].https://clinicaltrials.gov/ct2/show/NCT04817618?term=NCT04817618&draw=1&rank=1.

第三十九章　肾素-血管紧张素-醛固酮系统抑制剂

肾素-血管紧张素-醛固酮系统（renin-angiotensin-aldosterone system，RAS）是一个自分泌与旁分泌系统，不仅在高血压的发生发展过程中起重要作用，也参与了心脏、肾脏和血管等多个组织器官的生理功能。传统观念认为，肝脏是血管紧张素原的主要组织来源，肾脏是产生肾素的主要器官，血管紧张素转换酶则主要来源于肺。肾素-血管紧张素系统始于肾素将血管紧张素原转化为血管紧张素Ⅰ，血管紧张素Ⅰ在血管紧张素转换酶的作用下转化为血管紧张素Ⅱ，血管紧张素Ⅱ通过与其受体结合发挥其生物学效应。随着研究进一步深入，人们发现组织型纤溶酶原激活物（tissue-type plasminogen activator，t-PA）、紧张肽（tonin）、组织蛋白酶、胰蛋白酶等物质可直接将血管紧张素原转化为血管紧张素Ⅱ，除了血管紧张素转换酶之外，紧张肽、组织蛋白酶G、糜蛋白酶等也可将血管紧张素Ⅰ转化为血管紧张素Ⅱ，而且非血管紧张素转换酶途径产生的血管紧张素Ⅱ占血管内血管紧张素Ⅱ总量的60%以上。

近年来在RAS中发现了许多新成员，如血管紧张素转换酶2（angiotensin converting enzyme，ACE2），其是血管紧张素转换酶的第一个同源体，是RAS重要的负向调节酶，其不仅可以降低局部血管紧张素Ⅱ的浓度，其产物血管紧张素1-7已被证实是RAS中一个关键的血管保护肽，可以拮抗血管紧张素Ⅱ导致的血管收缩、细胞增生、细胞外基质增多、巨噬细胞向内皮细胞趋化等不利作用；除此之外，它还有一些特殊的生物学效应，如通过诱导NO释放抑制血管生成；促进内皮细胞和平滑肌细胞释放NO和前列腺素，从而导致血管舒张和抑制炎症，尽管血管紧张素1-7可能存在其他受体，但目前公认的受体仍然是Mas受体。Mas受体是由*Mas*原癌基因编码的7个跨膜结构的G蛋白偶联受体，其包含325个氨基酸残基，在人类、大鼠和小鼠的肾脏，主要分布于肾皮质。它作用于拮抗经典的RAS途径，ACE2-Ang 1-7-Mas轴也可能是肾小球硬化防治中重要的治疗靶点。此外，还发现了与肾素和前肾素高亲和力结合的肾素/前肾素受体。除了经典的水钠平衡调节外，RAS的重要成员醛固酮还以血流动力学和非血流动力学方式独立参与多个器官纤维化的发生和发展。对RAS新成员的不断研究加深了我们对RAS的全面认识。

一、肾素及肾素抑制剂

（一）肾素的结构及其分布、功能

肾素是一种糖基化单链蛋白酶，它由细胞内合成前肾素原（pre-prorenin）在翻译后首先去除信号肽（人的前肾素原含有23个氨基酸的信号肽）形成肾素原（prorenin），随后进一步加工去除前肽后成为活性肾素。一部分肾素原直接释放到血液循环中，一部分经过细胞内加工，去掉若干氨基酸转变为单链活性肾素，储存于分泌颗粒内。有研究发现，ACEI或ARB治疗后会导致血浆中肾素水平升高，这是阻断RAS后肾素代偿分泌增多的结果。但是后来发现了肾素/前肾素受体，其是从人肾脏克隆出的含350个氨基酸的细胞膜相关多肽，可与肾素和前肾素高亲和力结合，并激活一系列的细胞间的信号通路，到目前为止共发现3种肾素/前肾素受体。一种肾素/前肾素特异性的受体最初是在人肾小球系膜细胞上发现的，而甘露糖-6-磷酸受体（mannose-6-phosphate receptor）则参与了在新生鼠的心肌细胞上和肾素/前肾素的结合，还有一种受体则在成年鼠的心肌细胞发挥作用[1]。

研究发现，肾素/前肾素受体分布于肾小球系膜细胞和肾皮质血管及冠状动脉血管平滑肌细胞，以及肾脏远曲小管和集合管上皮细胞。在肾小球系膜细胞、心脏和视网膜等多个器官，肾素和前肾素均可与肾素受体结合，经受体依赖性及非受体依赖性两种方式发挥作用：①对血管紧张素原转化为血管紧张素Ⅰ的作用明显加强；②在培养的系膜细胞中肾素与其受体结合，即使在充足ACEI或ARB作用下，仍可导致纤维连接蛋白（fibronectin）及纤溶酶原激活物抑制物-1（plasminogen activator inhibitor-1，PAI-1）表达增加，而肾素本身在此背景下并不经蛋白水解作用，称为非水解性（non proteolytic）作用；③肾素受体还可以和液泡质子三磷酸腺苷酶（vacuolar proton ATPase）相结合，不依赖RAS而独立发挥作用。

（二）肾素抑制剂

肾素抑制剂对高血压导致的心、肾损伤具有保护作用，有研究表明，肾素抑制剂在双肾切除、钠充盈及钠耗竭动物模型都有降压作用，且无论基础肾素水平和钠平衡状况如何，都不影响肾素的降压作用。但在高肾素条件下降压作用更明显，钠耗竭可以增强降压效果。Pilz等证实了肾素抑制剂阿利吉仑（aliskiren）可以改善双转基因大鼠（人肾素和血管紧张素原基因）心脏及肾脏的损伤[2]。肾素抑制剂对肾脏的保护作用是由于抑制了RAS的激活，从而降低了血管紧张素Ⅱ水平，因此改善了靶器官的炎性反应和细胞增殖抑制，还有部分不依赖于RAS而改善了肾脏的血流动力学和远曲小管的功能。

第一代肾素抑制剂是拟肽类和肽类，该类药物降压效果与ACEI相似，肾素的酶解作用只与血管紧张素原的N端氨基酸有关，雷米克林（remikiren）是其中之一，该类肾素抑制剂在动物实验中显示出了剂量依赖性抑制血浆肾素活性和降低血压的作用，但该类药物相对分子质量大，口服时不易被肠道吸收，进入体内首过消除作用明显，口服生物利用度不高，且消除半衰期较短，临床应用价值受限。

第二代非肽类口服直接肾素抑制剂阿利吉仑于2018年在我国上市，获批的首要适应证是用于治疗原发性高血压，它能在第一个环节阻断RAS系统，降低肾素活性，减少血管紧张素Ⅱ和醛固酮生成，且不影响缓激肽和前列腺素的代谢，起到降血压和治疗心血管疾病的作用。研究结果显示阿利吉仑是强效、有高度选择性、口服有效且长效的新一代降压药物。该药物作用有肾素依赖性，因此加大剂量给药只会延长作用时间，不会导致血压骤降，不良反应的发生率与安慰剂组相比无显著差异。AGE-LESS研究结果显示阿利吉仑降压效果优于雷米普利，而且年龄基线越高，阿利吉仑对收缩压的降压幅度越大，降压的同时不影响交感神经活性，也不会出现“停药反跳”现象[3]。阿利吉仑还具有血管保护作用，可改善轻中度高血压患者的动脉僵硬度，增强高血压患者血管内皮细胞的修复能力[4]。阿利吉仑克服了其他RAS抑制剂导致的“血管紧张素Ⅱ逃逸”现象和缓激肽水平升高所致咳嗽等不良反应的影响，且可下调血管紧张素转换酶2水平，特别是可有效降低作为血管紧张素转换酶1和血管紧张素转换酶2底物的血管紧张素Ⅰ的组织浓度，有可能成为新型冠状病毒感染合并高血压患者的优势选择，未来对高血压初选治疗和对RAS抑制受限所致难治性高血压治疗及上述特殊情况下的高血压治疗具有重要意义。

二、血管紧张素及血管紧张素转换酶抑制剂

（一）血管紧张素原

血管紧张素原是一种分子量为54～60kDa的糖化α_2球蛋白，它是肾素唯一的底物，人、大鼠和小鼠的血管紧张素原基因均已被克隆。大鼠血管紧张素原基因长约11.8kb，由5个外显子和4个内含子组成。人血管紧张素原基因的多态性如M235T变异与人家族性高血压、妊娠高血压有关，具有此变异者具有高血管紧张素原水平，因而血管紧张素Ⅱ水平也高，推断此是高血压发病率高的机制。血管紧张素原主要在肝脏内合成和储存，但是它的mRNA和蛋白质在脑、心脏、肾脏、肾上腺、卵巢和睾丸等器官中均有发现。应激如细菌感染、妊娠、低肾素如双侧肾切除、糖皮质激素、性激素、甲状腺素及血管紧张素Ⅱ等均可刺激血管紧张素原合成和释放。肝脏疾病、肾上腺皮质功能不全、肾病综合征及ACEI治疗等均可使循环血血管紧张素原水平下降，肾脏中的血管紧

张素原mRNA水平对钠水平比较敏感，钠摄入增加使血管紧张素原mRNA水平下降，而钠摄入减少则相反。

（二）血管紧张素转换酶

血管紧张素转换酶（angiotensin converting enzyme，ACE）是一种含1306个氨基酸、分子量为150kDa、由两个同源区构成的金属肽酶，其两个同源区均具有催化活性，各含357个氨基酸，同源性为68%，中心保守区域的同源性可达89%。其是一种胞外酶，在其分子接近羧基端和氨基端两处的胞外部分分别形成两个含锌的底物结合部位，即活性中心，但有证据显示这两个活性中心可能是不同的，提示每一个活性中心可能有它自己的特异性底物。ACE最主要的内源性底物血管紧张素Ⅰ和缓激肽在两个活性中心均可被催化，ACE活性中心的特异性不高，除了血管紧张素Ⅰ外，缓激肽、脑啡肽、一些性腺肽类激素、P物质和胰岛素的β链等都是ACE的底物。

人的体细胞*ACE*基因位于第17号染色体上，长度为21kb，含25个外显子，每个同源区含8个外显子（外显子4～11和16～23），编码了1312个氨基酸的蛋白质分子。*ACE*基因在DNA结构上与中性内肽酶、胶原酶等有许多相似之处。ACE主要分布在血管内皮细胞上，由内皮细胞分泌，肺、肾脏近端小管的刷状缘、心脏二尖瓣和三尖瓣、肾上腺皮质和髓质、中枢神经系统和生殖系统都有ACE分布。ACE除可催化血管紧张素Ⅰ转化为血管紧张素Ⅱ外，还可抑制激肽释放酶的作用，使缓激肽形成减少，从而一方面削弱了缓激肽B2受体的作用，表现为一氧化氮、前列腺素减少，另一方面抑制了纤溶酶原活化因子，表现为纤溶系统的抑制和金属蛋白酶活性的抑制，后者可使细胞外基质降解减少。

（三）血管紧张素转换酶抑制剂

血管紧张素转换酶抑制剂（ACEI）是最早被引入用于治疗高血压的RAS抑制剂。1981年，第一代血管紧张素转换酶抑制剂卡托普利的问世被认为是高血压药物治疗史上的重大突破，多数轻中度原发性高血压患者单用此药即可控制血压。至今已获批上市的ACEI类药物达20余种，除卡托普利外，临床常用的有依那普利、贝那普利、赖诺普利、雷米普利、福辛普利、培哚普利等，此类药物已广泛作为早期高血压的初始和首选用药。由于同时具有靶器官保护作用，ACEI已广泛用于冠心病、心力衰竭、心律失常、糖尿病和蛋白尿等心血管及其他各领域，其对循环和组织RAS双重抑制所带来的巨大临床获益已被高血压及其他专业指南认定和广泛推荐。ACEI不仅作用于循环RAS，也作用于组织RAS，主要通过阻断ACE的活性，高度选择性抑制血管紧张素Ⅰ转化为血管紧张素Ⅱ而发挥降压作用和组织器官保护作用[5]。其在抑制ACE的同时，还通过提高ACE2活性增加血管内皮细胞生成的血管紧张素1-7的血浆浓度，后者通过Ang1-7-Mas受体信号通路发挥扩张血管和抗细胞增殖作用，这一发现为血管紧张素1-7激动剂作为心血管疾病治疗新药的开发研制提供了理论依据[6, 7]。

由于长期使用ACEI会造成血管紧张素Ⅰ水平反应性升高，后者会通过血管紧张素转换酶非依赖性途径（如糜酶、胰凝乳蛋白酶途径）在组织中形成血管紧张素Ⅱ，这种“血管紧张素转换酶抑制剂逃逸”现象的存在可能影响了单药治疗高血压的长期效果[8]。此外ACEI由于抑制缓激肽降解致使支气管上皮内缓激肽、P物质、前列腺素增加及遗传变异等因素诱发咳嗽[9, 10]。还有极少数人群尤其年龄在65岁以上、黑种人、有皮疹病史、季节性过敏史者有发生血管神经性水肿的风险。因此，使用ACEI时需要充分发挥RAS“上中下游”各阻滞靶点的作用[11]。

三、血管紧张素Ⅱ及其受体拮抗剂

研究发现血管紧张素（Ang）Ⅱ的受体可能有4种，其中作用最明确的有2种：Ⅰ型受体（AT1R）和Ⅱ型受体（AT2R）[12]。人和其他一些哺乳动物的AT1和AT2基因相继被克隆，通过对它们的基因进行干预研究，现在对血管紧张素受体也由此有了更深入的认识[13]。

（一）血管紧张素Ⅱ受体及其生物学作用

1. AT1受体介导的AngⅡ的生物学作用 ①高血压：是AngⅡ的主要生物学效应，AngⅡ和

AT1受体结合后可以通过多种分子信号机制收缩血管，升高血压。②活性氧（reactive oxygen species，ROS）：是指一批由氧衍生而来的小分子物质，包括超氧、过氧化氢、Peroxyl（RO_2），以及另一些虽不是基团，但可氧化的物质，如次氯酸（HOCL）、单线态氧（$^1O_2$）等。ROS与小分子物质和蛋白、脂质等结合可直接造成损害，某些ROS可以刺激NF-κB，促使细胞核内基因表达出众多细胞因子和炎症介质。Ang Ⅱ通过刺激还原型烟酰胺腺嘌呤二核苷酸磷酸（NADPH）氧化酶造成的血管损害可以通过ROS依赖性机制和非ROS依赖性机制，造成血管损害、细胞增殖和炎症反应等，最终导致靶器官血管供血不足[11]。③干扰细胞周期造成细胞肥大：细胞周期的演化是由周期蛋白（cyclin）、cyclin激酶和调节各种cyclin的调节蛋白所控制的，研究表明，Ang Ⅱ过多可促使细胞周期调节蛋白p27/p21分泌过多，细胞停留在G_1期造成细胞肥大。④刺激转化生长因子（TGF）-β_1产生、促使细胞外基质积聚：细胞外基质（extracellular matrix，ECM）是细胞和细胞之间的连接，主要由胶原、糖蛋白、蛋白聚糖等物质构成，正常情况下ECM处于合成和降解的动态平衡，ECM进行性积聚是慢性肾脏疾病不可逆进展的根本原因。Ang Ⅱ可通过刺激TGF-β_1产生，与其受体相结合，促进ECM积聚。Ang Ⅱ还通过刺激TGF-β_1，作用于成纤维细胞，促进细胞增殖和细胞外基质（ECM）积聚；作用于血管平滑肌细胞和内皮细胞，促使细胞增殖和迁移，造成病理性血管增殖；作用于免疫细胞而形成免疫抑制，造成自身免疫性疾病；作用于上皮细胞，使其细胞周期受抑制而形成肿瘤，或促进上皮细胞间充质细胞转分化（epithelial-mesenchymal transition，EMT）。正常情况下ECM处于合成和降解动态平衡状态，Ang Ⅱ还可通过刺激TGF-β_1产生而使金属蛋白酶合成减少，金属蛋白酶抑制剂合成增多，从而使胶原降解减少，打破ECM合成和降解平衡，造成ECM过多积聚。⑤促进炎症介质释放：Ang Ⅱ可促进多种炎症介质释放，如血管细胞黏附分子（VCAM）-1、细胞间黏附分子（ICAM）-1、选择素、整合素、化学趋化因子、细胞因子、生长因子及内皮素（ET）-1、甲状旁腺激素相关蛋白（PTHrP）、脂质等。⑥化学趋化蛋白产生明显增加：化学趋化蛋白的共同特性是能够募集一类细胞，可以改变血管壁通透性。Ang Ⅱ参与促进化学趋化蛋白产生，有证据表明*AT1*基因敲除小鼠MCP-1表达较*AT1*基因存在者明显减少，说明局部RAS参与了化学趋化蛋白的产生。

2. AT2及肾素受体介导的生物学效应　以往认为AT2R主要分布于胎儿的组织器官中，出生后表达水平下降，仅以低水平表达于心肌、血管、肾脏、脑、卵巢等器官中。但是近来由于单克隆抗体研制及原位PCR技术的发展，人们发现AT2受体也表达于很多成熟组织中，如在肾上腺皮质、大血管、中枢系统中都有AT2受体分布，多种方法证明AT2受体在肾脏皮质、髓质中都有表达，在肾小管和肾小球中也有表达，并且在病理条件下其表达量可以发生变化。

与AT1受体的血管收缩和生长活性相反，AT2受体兴奋主要通过多种机制拮抗部分由AT1受体所激发的血管收缩、细胞肥大、间质纤维化等不良作用，参与介导血管舒张和细胞的凋亡等效应而保护心脏、肾脏等靶器官。其分子机制如下：①一系列蛋白磷酸酶活化，使不同的信号分子［如胞外信号调节激酶（ERK）等］去磷酸化，关闭和阻止组织增殖信号通路，如阻止肌球蛋白轻链激酶（MLCK）活化，在心肌可直接关闭T型钙通道，使细胞外钙离子进入细胞内而起到负性肌力和扩张血管的作用；②AT2受体诱导的凋亡可能与其诱导的磷脂代谢物（可能为N-脂酰鞘氨醇）积聚有关；③诱导激肽（kinin）和NO系统活化，使缓激肽和NO合成增多，血管舒张。在Agtr2^{-}/YAT2小鼠和野生型缺乏AT2受体的野生型小鼠的实验中证实，心脏病理表现经病理诱导后病变更重，提示AT2受体在正常情况下有保护作用。

（二）血管紧张素Ⅱ受体拮抗剂

第一种可用于治疗高血压的血管紧张素Ⅱ受体拮抗剂（angiotensin receptor blocker，ARB）氯沙坦于20 世纪90 年代末诞生，自此开始了ARB的时代[12]。氯沙坦主要作用于血管紧张素Ⅱ受体的2 种亚型（AT1受体、AT2受体），其中AT1受体亚型主要涉及血管紧张素Ⅱ致病的调节[13]。一方面通过与AT1受体结合抑制血管紧张素Ⅱ介导的全身性血管收缩及肾小管水、钠重吸收，抑制

RAS对压力感受器反射的调控，从而有效降低血压；另一方面由于ARB 抑制了血管紧张素Ⅱ与AT1受体的结合，可能会导致血管紧张素Ⅱ与AT2受体结合而发挥血管紧张素Ⅱ的保护作用[14]。ARB已广泛应用于临床20多年，目前国内外使用较多且已明确被各指南推荐作为治疗高血压的一线用药之一的ARB 类药物包括氯沙坦、缬沙坦、厄贝沙坦、替米沙坦、坎地沙坦、奥美沙坦等，此类药物单用即可有效控制血压。近年来随着ARB与噻嗪类利尿剂、钙离子通道阻滞剂联用又进一步增强了其降压效果，特别是单片复方制剂的运用，有效改善了患者的依从性[15]。

复方制剂沙库巴曲缬沙坦钠片拥有双靶点效应，在抑制RAAS 活性的同时，又可增强利尿钠肽系统的作用，较ARB或ACEI单药具有更好的降压效果和安全性、耐受性[16]。其可降低高血压合并心力衰竭患者的NT-proBNP 水平、延缓慢性肾脏病患者蛋白尿进展、抗动脉粥样硬化、改善肥胖高血压患者的脂肪代谢、降低尿酸等。

20余年的临床实践不仅改善了人们对心血管疾病预后的全面认识，也完善了人们对RAS抑制剂的全新认识，目前有大量对ACEI和ARB两者在改善心血管疾病患者预后、降低住院率和死亡率方面的研究，但还无确定可靠数据支持ARB类药物优于ACEI类药物，但在改善心血管疾病患者预后、降低住院率和死亡率方面，ARB至少不劣于ACEI，因此各专业指南均推荐ARB作为不能耐受ACEI的患者的替代药物。

四、醛固酮及醛固酮受体拮抗剂

（一）醛固酮的合成和生物学作用

传统观念认为醛固酮仅产生于肾上腺皮质球状带细胞，多项研究证实生物体产生醛固酮的部位并不只限于球状带细胞，醛固酮可产生于肾上腺之外，包括血管、肝、肺、肾、脑等。醛固酮在体内的作用方式有两种：①基因方式（genomic actions of aldosterone），又称经典作用方式，通过盐皮质激素受体（MR）介导。这一作用方式特点是作用时间长，能被醛固酮受体拮抗剂螺内酯（spironolactone）所抑制；非活化的MR 主要位于细胞质中，与两分子热休克蛋白相结合，一旦醛固酮与MR结合，即可引起受体构型发生改变，脱去热休克蛋白，形成二聚体，并激活核定位信号，使活化的受体配体复合物迅速转移至核内。随后DNA 结合区暴露，锌指顶端与靶基因上磷酸基团结合，识别特异性DNA 序列并与之紧密结合，通过RNA 聚合酶Ⅱ直接影响基因转录；或者通过与其他转录因子的作用，间接调节基因转录，进而产生一系列醛固酮诱导蛋白发挥作用。②非基因方式（non-genomic action of aldorterone），这一作用方式是醛固酮与细胞膜受体结合发挥作用，体内许多上皮细胞（如集合管和结肠上皮细胞）及非上皮细胞（如动脉平滑肌细胞、乳腺细胞、单核细胞和淋巴细胞）等的细胞膜上都存在对醛固酮具有高亲和力的膜受体。这一作用方式的特点是作用迅速（数分钟内），不被醛固酮受体拮抗剂螺内酯所抑制。所起的作用主要是调节上皮钠通道。

目前新的发现证实醛固酮是有丝分裂和胶原合成的强烈刺激剂之一，可以促进心血管和肾脏纤维化。具体作用机制尚不清楚，已被证明的可能机制如下：①血管平滑肌细胞的试验提示，醛固酮有促进AngⅡ受体AT1R表达增加的作用，随后研究发现醛固酮-MR复合物可以与心肌中AngⅡ受体AT1R基因启动子部分的缺氧反应元件结合，AT1R上调，最终增强AngⅡ促心肌纤维化的作用；②研究发现醛固酮可以刺激TGF-β_1表达，目前已证实组织损伤和纤维化与TGF-β_1有关；③醛固酮促进PAI-1表达增加，抑制纤溶酶产生，造成体内细胞外基质（ECM）堆积；④醛固酮可以激活核转录因子AP-1、NF-κB，尤其是AP-1，两者都能促进ECM基因转录、翻译；⑤组织培养研究发现，醛固酮能降低白介素-1β 诱导的NO生物活性，螺内酯又能刺激它的活性，改善内皮细胞的血管舒张功能，抑制AngⅡ和AT1R的结合；⑥醛固酮可能诱导氧自由基和过氧化氢生成增多，从而参与组织损害。

大量研究已经证实，醛固酮可以促进心肌纤维化、心室重构。近年无论是动物还是临床证据均提示，慢性肾脏病进展中醛固酮也占有重要地位[17-19]。5/6肾切除模型和阿霉素肾病综合征模型的大鼠都表现出明显的高醛固酮血症，成模动物表现为高血压、蛋白尿和肾小球硬化。使用ACEI或ARB类药物后伴随着醛固酮水平下降，肾脏的慢性病变明显减轻。外源再给予醛固酮，以上症状和肾脏慢性病变加重，临床研究同样有不少证据显示醛固酮在肾脏疾病进展中的重要作用。

（二）醛固酮受体拮抗剂

醛固酮受体拮抗剂（mineralocorticoid receptor antagonist，MRA）可显著对抗“醛固酮逃逸”、对抗高醛固酮血症、降低交感神经活性、改善内皮功能、抑制动脉硬化与血管重构、改善胰岛素抵抗等。醛固酮受体拮抗剂有三代，第一代为螺内酯（spironolactone），是非选择性甾体类醛固酮受体拮抗剂；第二代为依普利酮（eplerenone），是选择性甾体类醛固酮受体拮抗剂；第三代为非奈利酮（finerenone）和艾沙利酮（esaxerenone），是选择性非甾体类醛固酮受体拮抗剂。

螺内酯于1960年上市被批准作为利尿剂用于水肿、原发性醛固酮症和原发性高血压患者。随后又有临床试验数据显示螺内酯用于严重心力衰竭患者可以显著降低总死亡率、心脏病死率、心力衰竭恶化致死率、猝死率及心力衰竭住院率。但是由于其在一定程度上结合雄激素受体和黄体酮受体从而分别导致男性女型乳房和女子月经不调，另外还有引发高钾血症的潜在风险。

与螺内酯不同的是，依普利酮在9、11位以环氧基取代，7位以甲氧甲酰基取代，是一类新型的醛固酮受体拮抗剂，这种环氧结构的修饰使这个化合物呈现凹面的立体结构，因而它能选择性地阻滞盐皮质激素受体而对糖皮质激素受体和孕酮受体或雄激素受体无明显影响[20]。该药物半衰期较长，每天口服1次即可有效控制高血压，减轻心、脑和肾等靶器官损害，改善2型糖尿病患者微量蛋白尿，不良反应发生率除了血钾水平升高外与安慰剂相似，耐受良好。另外，依普利酮还可以提高左心室功能紊乱（射血分数≤ 40%）患者的生活质量，临床试验数据显示对于急性心肌梗死后心力衰竭的治疗，与标准治疗药物联合使用可以使治疗组总死亡率降低15%，证明该药物可以用于急性心肌梗死后心力衰竭的治疗[21]。

艾沙利酮可以抑制高盐饮食诱发的蛋白尿和肾肥大[22]。对肾脏的组织病理学检查表明其可以显著减缓肾小球硬化症、肾小管损伤和肾小管间质纤维化。另外有研究表明艾沙利酮可以抑制左心室肥大及降低血浆脑利尿钠肽水平[23]。艾沙利酮已于2019年1月在日本被批准用于治疗高血压，由于其高膜渗透性，艾沙利酮在口服后可被迅速吸收，具有较高的生物利用度。它可以通过多种途径代谢，如氧化、水解和葡糖醛酸化，因此认为该药作为受变药与酶抑制剂发生药物-药物相互作用的程度有限。ESAX-HTN试验（Ⅲ期试验）是一项比较艾沙利酮和依普利酮对原发性高血压患者的降压作用的试验，该试验验证了艾沙利酮相对于依普利酮降压效果的非劣效性[24]。ESAX-DN试验是一项纳入2型糖尿病合并高蛋白尿患者的Ⅲ期临床试验，研究结果显示，艾沙利酮的治疗降低了蛋白尿，同时其升高血钾幅度不大[25]。

非奈利酮是德国拜耳集团研发的第3代MRA。相较于第一代螺内酯和第二代依普利酮的甾体结构，非奈利酮独特的非甾体结构在保证受体高选择性的同时，还极大地规避传统甾体MRA导致的不良事件风险[26]。2021年7月9日，美国FDA批准非奈利酮在美国上市，用于治疗合并2型糖尿病的慢性肾脏病患者。2021年2月，非奈利酮薄膜衣片在我国申请上市，已被国家药品监督管理局药品审评中心受理。该药最新公布的Ⅲ期临床试验（FIDELIO研究、FIGARO研究）进一步证实非奈利酮可为2型糖尿病肾病患者带来心、肾双重获益，且安全性良好。鉴于此，我国2021年发布的《糖尿病肾脏疾病临床诊疗中国指南》已推荐非奈利酮作为慢性肾脏病患者降低尿白蛋白及合并脑血管疾病并发症患者的治疗药物[27]，标志着非奈利酮已成为继肾素-血管紧张素系统抑制剂（renin-angiotensin system inhibitor，RASi）和钠-葡萄糖协同转运蛋白2抑制剂（sodium glucose cotransporter 2 inhibitor，SGLT-2i）之后的合并2型糖尿病的慢性肾脏病患者治疗的新型药物。

五、醛固酮合成酶抑制剂

醛固酮受体拮抗剂可以降低充血性心力衰竭和急性后期心肌梗死患者的致死率，但也有研究显示，该药物对醛固酮受体的拮抗作用会使血浆中醛固酮浓度上升及醛固酮合成增加。另有研究表明盐皮质激素受体拮抗剂无法拮抗独立于受体的醛固酮的非基因组活性[27]。此外，盐皮质激素受体拮抗剂存在的另一缺陷是高钾血症，需要对患者血钾水平进行监测。因此，直接抑制醛固酮生成的新化合物，逐渐成为这一领域研究的热点。醛固酮合成酶抑制剂主要包括先导化合物、苯并吡唑衍生物、嘧啶化合物、四氢异喹啉化合物等，这些醛固酮合成酶抑制剂可显著降低血浆中醛固酮水平，减少靶器官损害。

六、肾素–血管紧张素–醛固酮系统抑制药物的联合应用

肾素-血管紧张素-醛固酮系统抑制药物如肾素抑制剂、ACEI、ARB和醛固酮拮抗药作用于不同环节，那么其联合应用是否会有更好的疗效呢？这是目前研究的热点，也是争议颇多、尚无定论的一个领域。

（一）ACEI 和 ARB 联用

阻断肾素-血管紧张素系统（RAS）可以延缓蛋白尿性肾脏疾病进展。但是，无论是单用血管紧张素转换酶抑制剂（ACEI）还是单用血管紧张素受体拮抗剂（ARB）都不能阻止肾脏疾病进展。联合使用 ACEI 和 ARB 双重阻断RAS的治疗较其中任意一种的单药治疗更显著降低蛋白尿，因此有假设认为两者联合治疗能有效延缓肾脏疾病进展。但是，RAS 阻断的强度与更多的不良反应（如高钾血症和急性肾损伤）有关。大规模的ONTARGET研究使用雷米普利、替米沙坦及两者联用治疗心脑血管疾病和糖尿病的高危患者，结果显示在治疗4.7年后，各组的主要预后并无差别[28]。联合用药组反而肾功能下降、高钾血症、晕厥及低血压的发生率更高。随后的肾脏预后分析更显示，虽然联合用药能减少蛋白尿，但联合用药组主要终点（透析、血清肌酐水平翻倍、死亡）的风险比单药组高9%。VA NEPHRON-D研究是美国退伍军人事务部主导的一项多中心、双盲、随机对照研究[29]，旨在比较 ARB（氯沙坦）和 ACEI（赖诺普利）联合治疗与 ARB（氯沙坦）单药治疗在延缓伴有 2 型糖尿病的蛋白尿性肾脏疾病患者疾病进展方面的有效性，该研究由于联合治疗组的高钾血症和急性肾损伤（acute kidney injury，AKI）的发生率增高而被迫提前终止。

（二）肾素抑制剂与 ACEI/ARB 的联合应用

已有研究证明肾素抑制剂阿利吉仑单独使用或与ARB联合用于糖尿病患者，比单独使用ARB可减轻蛋白尿发生，并且有降压之外的心、肾额外保护作用。例如，AVOID研究显示在糖尿病肾病患者阿利吉仑联合氯沙坦的降尿蛋白能力比单用氯沙坦高20%[30]。Persson 等的研究显示在糖尿病肾病患者单用厄贝沙坦和阿利吉仑可分别降低蛋白尿水平58%和48%，而联合应用者蛋白尿降低幅度可达71%[31]。但是在ALTITUDE研究中并未发现阿利吉仑与ACEI/ARB联合应用可带来更多心肾获益[32, 33]，并且高钾血症的风险显著增加，因此第二次中期疗效分析后该临床研究被提前终止。因此肾素抑制剂与ACEI/ARB联合应用并未带来靶器官的进一步获益，且风险较大。

（三）醛固酮受体拮抗剂和 ACEI/ARB 联合应用

新型MRA非奈利酮可为糖尿病相关慢性肾脏病患者带来心肾双重获益，其循证医学证据主要来自Ⅲ期临床研究（FIDELIO研究、FIGARO研究）及这两项研究的预设汇总分析FIDELITY研究[26, 34, 35]。研究结果证实，在患者基线危险因素控制良好且给予标准治疗（最大耐受剂量的RAS抑制剂）基础上，给予非奈利酮治疗可为糖尿病相关慢性肾脏病患者带来显著获益。

目前已有多个权威指南纳入非奈利酮，包括2023年美国糖尿病学会（ADA）的糖尿病诊疗指南（A级推荐）、2022年KDIGO指南（A级推荐）及2022年ADA/KDIGO 糖尿病慢性肾脏病管理联合共识等一致建议：当糖尿病合并慢性肾脏病患者在使用最大可耐受剂量的RAS抑制剂后，若仍存在白蛋白尿，则应联合使用非奈利酮，以降低心肾不良事件的风险，为临床实践中非奈利酮联合ACEI/ARB的使用提供了重要的依据和指导。

（张敏敏　陈　靖）

参考文献

[1] Sun Y, Goes Martini A, Janssen M J, et al. Megalin: a novel endocytic receptor for prorenin and renin[J]. Hypertension, 2020, 75（5）: 1242-1250.

[2] Pilz B, Shagdarsuren E, Wellner M, et al. Aliskiren, a human renin inhibitor, ameliorates cardiac and renal damage in double-transgenic rats[J]. Hypertension, 2005, 46（3）: 569-576.

[3] Shen L, Ramires F, Martinez F, et al. Contemporary characteristics and outcomes in chagasic heart failure compared with other nonischemic and ischemic cardiomyopathy[J]. Circulation: Heart Failure, 2017, 10（11）: e004361.

[4] Yao S, Su C, Wu S H, et al. Aliskiren improved the endothelial repair capacity of endothelial progenitor cells from patients with hypertension *via* the Tie2/PI3k/Akt/eNOS signalling pathway[J]. Cardiol Res Pract, 2020, 2020: 6534512.

[5] Ames M K, Atkins C E, Pitt B. The renin-angiotensin-aldosterone system and its suppression[J]. J Vet Intern Med, 2019, 33（2）: 363-382.

[6] Gaidarov I, Adams J, Frazer J, et al. Angiotensin（1–7）does not interact directly with MAS1, but can potently antagonize signaling from the AT1 receptor[J]. Cell Signal, 2018, 50: 9-24.

[7] Sharma R K, Verma M, Tiwari R M, et al. Prevalence and real-world assessment of central aortic blood pressure in adult patients with essential hypertension uncontrolled on single anti-hypertensive agents[J]. Indian Heart J, 2018, 70: S213-S220.

[8] Tamargo M, Tamargo J. Future drug discovery in renin-angiotensin-aldosterone system intervention[J]. Expert Opin Drug Discov, 2017, 12（8）: 827-848.

[9] Hallberg P, Nagy J, Karawajczyk M, et al. Comparison of clinical factors between patients with angiotensin-converting enzyme inhibitor–induced angioedema and cough[J]. Ann Pharmacother, 2017, 51（4）: 293-300.

[10] Hallberg P, Persson M, Axelsson T, et al. Genetic variants associated with angiotensin-converting enzyme inhibitor-induced cough: a genome-wide association study in a Swedish population[J]. Pharmacogenomics, 2017, 18（3）: 201-213.

[11] Haddad F S, Paton B M, Plastow R, et al. Basics must improve to reduce the burden of hamstring muscle injuries[J]. Br J Sports Med, 2023, 57（5）: 252-253.

[12] Laurent S. Antihypertensive drugs[J]. Pharmacol Res, 2017, 124: 116-125.

[13] Lincevicius G S, Shimoura C G, Nishi E E, et al. Aldosterone contributes to sympathoexcitation in renovascular hypertension[J]. Am J Hypertens, 2015, 28（9）: 1083-1090.

[14] Hallberg M, Sumners C, Steckelings U M, et al. Small-molecule AT2 receptor agonists[J]. Med Res Rev, 2018, 38(2): 602-624.

[15] Park J W, Kim K A, Kim Y, et al. Pharmacokinetic and haemodynamic interactions between amlodipine and losartan in human beings[J]. Basic Clin Pharmacol Toxicol, 2019, 125(4): 345-352.

[16] Kjeldsen S E, Hedner T, Narkiewicz K, et al. Angiotensin receptor-- neprilysin inhibiton（ARNI）--a novel therapeutic concept for management of hypertension and heart failure[J]. Blood Press, 2012, 21（6）: 329-330.

[17] Izumi-Nakaseko H, Sakamoto K, Goto A, et al. Characterization of pathological remodeling in the chronic atrioventricular block cynomolgus monkey heart[J]. Front Pharmacol, 2023, 14: 1055031.

[18] Mamazhakypov A, Lother A. Therapeutic targeting of mineralocorticoid receptors in pulmonary hypertension: insights from basic research[J].Front Cardiovasc Med, 2023, 10: 1118516.

[19] Wu Y, Yang H, Xu S J, et al. AIM2 inflammasome contributes to aldosterone-induced renal injury *via* endoplasmic reticulum stress[J]. Clin Sci（Lond）, 2022, 136（1）: 103-120.

[20] Chin K L, Collier T, Pocock S, et al. Impact of eplerenone on major cardiovascular outcomes in patients with systolic heart failure according to baseline heart rate[J].Clin Res Cardiol, 2019, 108（7）: 806-814.

[21] Zannad F, McMurray J J V, Krum H, et al. Eplerenone in patients with systolic heart failure and mild symptoms[J]. N Engl J Med, 2011, 364（1）: 11-21.

[22] Arai K, Tsuruoka H, Homma T. CS-3150, a novel non-steroidal mineralocorticoid receptor antagonist, prevents hypertension and cardiorenal injury in Dahl salt-sensitive hypertensive rats[J]. Eur J Pharmacol, 2015, 769: 266-273.

[23] Arai K, Morikawa Y, Ubukata N, et al. CS-3150, a novel nonsteroidal mineralocorticoid receptor antagonist, shows preventive and therapeutic effects on renal injury in deoxycorticosterone acetate/salt-induced hypertensive rats[J]. J Pharmacol Exp Ther, 2016, 358（3）: 548-557.

[24] Kario K, Ito S, Itoh H, et al. Effect of the nonsteroidal mineralocorticoid receptor blocker, esaxerenone, on nocturnal hypertension: a post hoc analysis of the ESAX-HTN study[J]. Am J Hypertens, 2021, 34（5）: 540-551.

[25] Okuda Y, Ito S, Kashihara N, et al. The renoprotective effect of esaxerenone independent of blood pressure lowering: a post hoc mediation analysis of the ESAX-DN trial[J].Hypertens Res, 2023, 46（2）: 437-444.

[26] Bakris G L, Agarwal R, Anker S D, et al. Effect of finerenone on chronic kidney disease outcomes in type 2 diabetes[J].N Engl J Med, 2020, 383（23）: 2219-2229.

[27] Wendler A, Albrecht C, Wehling M. Nongenomic actions of aldosterone and progesterone revisited[J]. Steroids, 2012, 77（10）: 1002-1006.

[28] Mann J F E, Anderson C, Gao P, et al. Dual inhibition of the renin–angiotensin system in high-risk diabetes and risk for stroke and other outcomes[J]. J Hypertens, 2013, 31（2）: 414-421.

[29] Fried L F, Emanuele N, Zhang J H, et al. Combined angiotensin inhibition for the treatment of diabetic nephropathy[J]. N Engl J Med, 2013, 369（20）: 1892-1903.

[30] Parving H H, Persson F, Lewis J B, et al. Aliskiren combined with losartan in type 2 diabetes and nephropathy[J].N Engl J Med, 2008, 358（23）: 2433-2446.

[31] Persson F, Rossing P, Schjoedt K J, et al. Time course of the antiproteinuric and antihypertensive effects of direct renin inhibition in type 2 diabetes[J]. Kidney Int, 2008, 73 (12): 1419-1425.
[32] Heerspink H J L, Persson F, Brenner B M, et al. Renal outcomes with aliskiren in patients with type 2 diabetes: a prespecified secondary analysis of the ALTITUDE randomised controlled trial[J]. Lancet Diabetes Endocrinol, 2016, 4 (4): 309-317.
[33] Othman S S, Austin P C, Tu J V, et al. Effect of prepublication results on trends in prescribing of antihypertensive medication[J]. Circ Cardiovasc Qual Outcomes, 2017, 10(1): e003152.
[34] Pitt B, Filippatos G, Agarwal R, et al. Cardiovascular events with finerenone in kidney disease and type 2 diabetes[J]. N Engl J Med, 2021, 385 (24): 2252-2263.
[35] Agarwal R, Filippatos G, Pitt B, et al. Cardiovascular and kidney outcomes with finerenone in patients with type 2 diabetes and chronic kidney disease: the FIDELITY pooled analysis[J]. Eur Heart J, 2022, 43 (6): 474-484.

第四十章 利 尿 剂

一、概 述

在临床实践中利尿剂的应用非常广泛，特别是各种心脏、肝脏及肾脏疾病所引起的水钠潴留的治疗。本章主要阐述几种常用利尿剂的作用部位及机制、药代动力学、临床适应证、不良反应、利尿剂抵抗及其在肾病综合征中的应用。袢利尿剂和噻嗪类利尿剂是最为广泛应用的利尿剂。在实际应用过程中临床医师要重视利尿剂的综合应用策略，以最小的不良反应获得最大的治疗效果。

二、利尿剂的分类

根据利尿剂作用部位和机制的不同，可以将利尿剂分成以下几类：袢利尿剂、噻嗪类利尿剂、保钾类利尿剂、碳酸酐酶抑制剂和渗透性利尿剂等（图40-1），下面分别予以阐述。

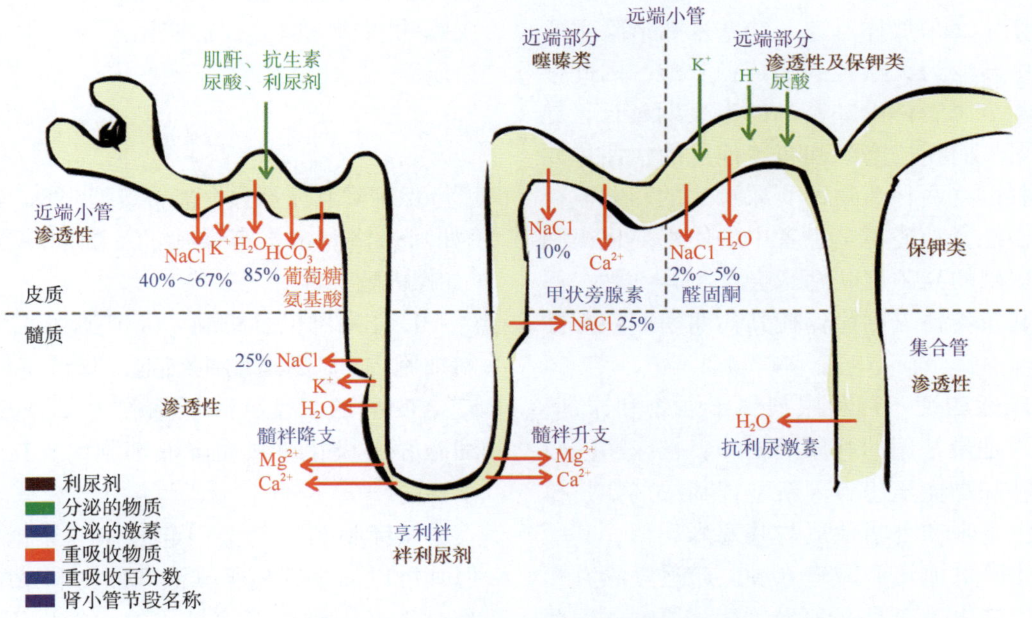

图40-1 利尿剂的作用部位和肾脏生理

（一）袢利尿剂

1. 作用部位及机制 袢利尿剂主要作用于髓袢升支粗段（TAL）细胞膜上的钠钾氯协同转运蛋白2（NKCC2）[1,2]。转运蛋白的钾离子高通透性允许K^+自由通过细胞膜，其产生的能量通过Na^+-K^+-ATP酶作用维持细胞内的低钠环境。*NKCC2*基因已被克隆，主要表达于髓质的顶端膜、皮质的TAL和致密斑。长期输注高渗盐水或服用强效利尿剂可使NKCC2增多[3-5]。

精氨酸加压素（AVP）刺激cAMP表达增多，增强了TAL的重吸收能力及对袢利尿剂的敏感性。而一氧化氮及心房利尿钠肽（ANP）刺激cGMP表达增多，增加了细胞内Ca^{2+}浓度，通过激活Ca^{2+}敏感蛋白而抑制TAL重吸收，并降低对袢利尿剂的敏感性[6]。

正常情况下使用袢利尿剂时肾血流量不变或增加，肾小球滤过率也几乎没有变化。袢利尿剂轻度降低近端小管的重吸收能力，类似于碳酸酐酶抑制剂的作用；能增加30% Ca^{2+}的排泄[7]。髓袢是肾单位中Mg^{2+}重吸收的主要部位，袢利尿剂通过抑制电压依赖性转运通道能增加约60% Mg^{2+}的排泄。袢利尿剂还抑制近端小管尿酸盐的吸收而增加尿酸盐的排泄。

2. 药代动力学及药物之间的差异 呋塞米（速尿）吸收率很高，平均生物利用度可达50%，大部分呋塞米与白蛋白结合。约50%的呋塞米在肾脏通过代谢转变为无活性的葡萄糖苷酸，只有小部分未被代谢和分泌的呋塞米用来抑制氯化钠重吸收。托拉塞米的生物利用度明显强于呋塞米，其作用持续时间是呋塞米的2倍，但两种药物在临床使用时导致的电解质紊乱程度无明显差异。

慢性肾功能不全患者对呋塞米的清除不如布美他尼和托拉塞米那样迅速，呋塞米的清除主要是在肾脏中转变为无活性的葡萄糖苷酸，因此慢性肾功能不全患者体内呋塞米的半衰期延长，导致药物积聚。而托拉塞米和布美他尼的代谢主要发生于肝脏，这两种药物不受尿毒症的影响。袢利尿剂在慢性肾功能不全患者中的使用要权衡利弊，体内积聚的高浓度呋塞米会产生耳毒性，而托拉塞米和布美他尼则能保持其代谢率而使毒性减少。

3. 临床适应证 袢利尿剂属于强效利尿剂，其中呋塞米是最常用的利尿剂之一，常应用于较严重的水肿和高血压患者。新型袢利尿剂如托拉塞米、阿佐塞米和吡咯他尼与呋塞米类似，其缓释剂有利于降低血压和减轻水肿。茚达立酮有两个异构体，其中一个是一种强效袢利尿剂，但两者都具有排尿酸作用。托拉塞米作用时间长，但对肝硬化、腹水的疗效差。布美他尼和托拉塞米的吸收率（＞80%）要高于呋塞米，应用呋塞米时剂量最好加倍，而使用布美他尼或托拉塞米时则不需要。

（二）噻嗪类利尿剂

1. 作用部位及机制 噻嗪类利尿剂主要作用于近端小管，能减少40% Na^+和Cl^-的重吸收[8]。水溶性噻嗪类利尿剂还能够抑制近端小管的碳酸酐酶活性。远曲小管和连接管存在Na^+/Cl^-敏感的协同转运蛋白表达。盐皮质激素、糖皮质激素和雌激素能够增强噻嗪类利尿剂对肾小管的作用。

噻嗪类利尿剂能减少Ca^{2+}的排泄，可能的机制如下：Na^+、Cl^-转运通道被抑制后促进了Na^+/Ca^{2+}交换；噻嗪类利尿剂还能提高钙渗透率；噻嗪类利尿剂导致的细胞外容量减少增强了Ca^{2+}重吸收[9]。

2. 药代动力学及剂量 噻嗪类利尿剂易于吸收，吸收后大多数与血浆蛋白结合，最后大部分利尿剂被近端小管的S2段分泌排出。肾衰竭患者和老年人的半衰期会相应延长。脂溶性越高的药物（如苄氟噻嗪和泊利噻嗪），药效越强，作用时间也越长。氯噻酮的药效作用时间很长，而吲达帕胺代谢很迅速，即使在肾衰竭患者体内也很少有积聚。

3. 临床适应证 噻嗪类利尿剂属于中效利尿剂，包括氢氯噻嗪（双氢克尿噻）、三氯噻嗪、环戊噻嗪和苄噻嗪等，常应用于轻、中度水肿和高血压等。

（三）保钾类利尿剂

保钾类利尿剂包含能直接抑制Na^+通道的药物（如阿米洛利、氨苯蝶啶）及醛固酮受体拮抗剂（如螺内酯）等。

1. 作用部位及机制 保钾类利尿剂作用于抑制细胞内Na^+通道的主细胞，降低基底膜侧Na^+-K^+-ATP酶的活性，降低细胞内K^+浓度，使顶端细胞膜去极化，从而降低细胞内外K^+和H^+电化学梯度[10]。

保钾类利尿剂会引起轻微的尿钠排泄增加，但其可以减少钾离子排泄和体内剩余酸量，特别是对于醛固酮增多症导致的远端小管分泌K^+增多，阿米洛利可以减少Ca^{2+}和Mg^{2+}的排泄。

2. 药代动力学及剂量 氨苯蝶啶易于吸收，其后被快速羟化发挥利尿作用。半衰期为3～5小时，其代谢物从近端小管分泌。肝硬化患者由于胆汁分泌减少，氨苯蝶啶及其活性代谢产物在患者体内大量积聚。老年人和肾脏疾病患者由于肾脏排泄能力降低，药物在体内也可以积聚。阿米洛利不能被完全吸收，其药效作用时间大于18小时。肾衰竭时，药物可在患者体内累积，加重肾功能损害，并导致恶性循环。

螺内酯易于吸收，并与血浆蛋白结合。药物进入体内后通过细胞色素P4503A代谢为具有活性的化合物，随血液进入远端肾小管[11]。螺内酯半衰期为20小时，需要10～48小时才能发挥最大效能。若与氢化可的松合用，25～100mg的螺内酯就能导致尿钠排泄增加、尿钾排泄降低，若继续增加剂量，则其作用效果不增加。依普利酮半衰期为4～6小时，主要通过CYP3A4介导代谢。非奈利酮和艾沙利酮是新一代的非类固醇类盐皮质受体拮抗剂，主要由CYP3A4介导代谢。非奈利酮的半衰期为1.7～4小时[12, 13]。艾沙利酮的半衰期为16～19小时[14, 15]。

3. 临床适应证　保钾类利尿剂属于低效利尿剂，螺内酯临床上常用于醛固酮升高相关的顽固性水肿，对肝硬化和肾病综合征的患者疗效也较好。氨苯蝶啶常用于治疗心力衰竭、慢性肾炎等引起的顽固性水肿或腹水，也用于对氢氯噻嗪或螺内酯无效的患者。保钾类利尿剂还应用于低钾性碱中毒。阿米洛利一般不单独应用，但能增强氢氯噻嗪等利尿剂的作用，并减少钾丢失，也可以预防两性霉素导致的低钾血症和低镁血症。非奈利酮用于与2型糖尿病相关的慢性肾脏病患者，可降低eGFR持续下降、终末期肾脏病的风险，应用的前4周应监测血钾。艾沙利酮能显著降低血压，因而用于高血压的治疗。

（四）碳酸酐酶抑制剂

碳酸酐酶在红细胞、肾脏、肠道、脉络丛及神经胶质细胞中均存在。碳酸酐酶Ⅳ和XⅣ在近端肾小管和髓袢升支粗段（TAL）的管腔边缘均有分布，碳酸酐酶Ⅳ也表达于集合管（CD）的插入细胞[16]。碳酸酐酶抑制剂（carbonic anhydrase inhibitors，CAI）阻断了近端肾小管刷状缘的碳酸催化脱水作用，减少了转运Na^+所需要的细胞内H^+的产生，同时也减少了小管周围毛细血管液体的摄取。CAI也有较弱的抑制TAL重吸收的作用。CAI作为利尿剂的应用，因其作用较短暂、出现代谢性酸中毒及一系列的不良反应而受到限制。由于CAI能够抑制睫状突对HCO_3^-和Na^+的转运，能降低眼内压，因而常被用于治疗青光眼。

（五）渗透性利尿剂

甘露醇是一种常用的低张性、渗透性利尿剂，可以从细胞中吸取水分，甘露醇能自由滤过，但很少被吸收。在水通透的近端肾小管和髓袢细支段，液体重吸收后，滤过的甘露醇被浓缩，从而减少了肾小管液体的重吸收，而Na^+的重吸收不受影响，钠的不间断重吸收使小管下游的浓度梯度增加。用于利尿时，每天可静脉注射浓度为15%或20%的甘露醇50～200g。用于治疗眼内压或颅内压升高时，可以用20%的甘露醇按照1.5～2.0g/kg的用量在30～60分钟进行静脉注射[17]。

钠-葡萄糖协同转运蛋白2抑制剂（SGLT-2i）能抑制近曲小管葡萄糖的重吸收，促进Na^+向远曲小管输送，产生渗透性利尿效果，但利尿程度仍有待确定。SGLT-2i能预防慢性肾脏病患者发生肾脏相关不良事件，有良好的肾脏保护作用[18]。

（六）其他利尿剂

1. 多巴胺受体拮抗剂　应用低剂量多巴胺［1～3μg/（kg・min）］能促进尿钠排泄，主要是通过增加肾小球滤过率及激活cAMP近端小管、抑制Na^+/H^+逆向转运，从而减少近端小管对Na^+的重吸收。非诺多泮是选择性多巴胺受体基因1型（DA1）激动剂，并有较弱的强心作用，但用于充血性心力衰竭和酒精性肝硬化患者时，其排钠作用很弱[19]。

2. 腺苷受体拮抗剂　茶碱是一种腺苷受体拮抗剂，能够在近端小管抑制氯化钠重吸收，并引起肾小球滤过率轻度升高。氨茶碱对正常人及充血性心力衰竭患者都有降压和增强排尿作用，氨茶碱（400mg）用于已经使用呋塞米的充血性心力衰竭患者可以引起额外的尿钠排泄。腺苷（A1）受体拮抗剂可影响球管平衡、降低近端小管重吸收，增加肾小球滤过率。高度选择性腺苷（A1）受体拮抗剂能产生排尿作用[20, 21]。

3. 抗利尿激素受体拮抗剂　在人体脱水时，口服抗利尿激素受体拮抗剂可以利尿且不引起电解质丢失。抗利尿激素受体拮抗剂可以增加尿量，增高抗利尿激素分泌失调综合征患者的血钠浓度[22]。

三、激素和神经系统对利尿剂的调节作用

1. 肾素-血管紧张素-醛固酮系统 应用利尿剂后血浆肾素活性增强，血浆醛固酮浓度升高。首次使用髓袢利尿剂对肾素活性的增强不受体液灌注不足和交感神经系统的影响，但与流经致密斑的血液氯化钠浓度有关。患者在限盐和应用利尿剂治疗水肿期间，RAAS的激活常会降低疗效。一项针对充血性心力衰竭患者的研究发现，ACEI类药物不仅能降低血压，还能加强呋塞米的利尿作用。利尿剂和ACEI联合应用时，可能有较好的利尿效果，但需要严密监测治疗过程中不良反应的发生。

2. 前列腺素 前列腺素E_2作用于管腔EP4受体，通过抑制钠钾氯协同转运蛋白而减少钠的重吸收[23]，另外，还可影响cAMP，从而抑制水、钠在集合管的重吸收[24]。

噻嗪类利尿剂和螺内酯能刺激前列腺素分泌，而非甾体抗炎药（如类固醇）可以抑制前列腺素分泌，进而减少尿钠排泄，与噻嗪类利尿剂、螺内酯、氨苯蝶啶等的作用相拮抗。非甾体抗炎药能降低肾脏对呋塞米的敏感性、舒张血管和刺激肾素分泌。对经非甾体抗炎药处理过的大鼠应用微灌注技术灌注前列腺素E_2后，大鼠对呋塞米的敏感性恢复正常。最近针对大鼠的一项研究也证明环氧合酶（COX）-2阻断剂能减少呋塞米的利尿作用。

3. 抗利尿激素 发生脱水的受试者及应用呋塞米后大鼠体内分泌的抗利尿激素（AVP）增加，这可能是血容量降低的反应，但并不能纠正体内缺水状态。在水肿时血浆AVP也可增加，特别是应用噻嗪类利尿剂导致低钠血症时。AVP能刺激肾远端小管分泌K^+，利尿剂引起的AVP释放可导致低钾血症。AVP也能拮抗呋塞米引起的周围血管阻力降低。

4. 儿茶酚胺和交感神经系统 首次应用呋塞米可使心率增快、血浆儿茶酚胺浓度增加。有意识的大鼠应用呋塞米后能刺激压力感受器，增加血浆中去甲肾上腺素浓度、刺激肌肉及肾交感神经兴奋，以稳定血压。虽然阻断α肾上腺素受体能减少近端小管对液体的重吸收，但这种作用能被远端小管重吸收增加所抵消，因此总尿钠排泄量无明显变化[25]。肾交感神经兴奋或循环血中儿茶酚胺作用于近端小管能拮抗利尿剂造成的体液流失，但其并不是使用利尿剂期间保持体内稳态所必需的物质。

5. 心房利尿钠肽 利尿剂常用来治疗高血容量和高血浆利钠肽。发生充血性心力衰竭的犬，应用呋塞米后其体内心房利尿钠肽水平下降，对此种犬输注利钠肽则能增加呋塞米的排尿作用、阻断RAAS和增加肾小球滤过率[26]。

6. 一氧化氮和缓激肽 呋塞米能促进内皮细胞释放一氧化氮和前列腺素。使用缓激肽B2受体拮抗剂会抑制呋塞米的利尿作用、增加肾血管阻力[27]。

四、利尿剂的“刹车”现象及耐受

初次应用利尿剂通常会产生较强的利尿作用，但正常受试者很快会达到新的水钠平衡，保持稳定的体重、液体和电解质排泄量。

有研究表明，在高钠摄入量（280mmol/24h）期间，正常人应用袢利尿剂后6小时内是负钠平衡期，紧随其后的18小时，钠的排泄慢慢减少至低于摄入（钠盐潴留）。如果第3天的用药剂量和首剂量相同，尿钠排泄量已经相当于钠平衡恢复后的量。因此，在高水平的钠摄入状态，受试者应用呋塞米后会在24小时内恢复钠平衡，患者保持其原有的体重不变，钠的排泄量减少，这种现象类似于“刹车”现象[28]。

显微穿刺研究证实呋塞米的耐受可能由3个方面作用引起：呋塞米作用部位的氯化钠转运能力降低；呋塞米对氯化钠重吸收的抑制作用；近端小管氯化钠的大量丢失使远端小管对氯化钠的重吸收作用慢慢增强[29]。噻嗪类利尿剂的耐药作用主要发生于肾单位中对噻嗪类利尿剂敏感的部位。代谢性碱中毒会导致利尿剂耐药，严重的代谢性酸中毒也可能抑制利尿剂的药效。

高血压或轻度水肿的患者，每天饮食中钠摄入量必须控制在100～120mmol，而对于利尿剂耐药的患者，则更需要严格限制饮食中的钠盐摄入量，专家建议每天钠摄入量应在80～100mmol。

应用强利尿剂时，也要注意限制钠的摄入，以减轻水钠潴留、保持负钠平衡。利尿剂产生耐药时，应考虑使用另外一类作用机制不同的利尿剂，因为患者可能对其他类型的利尿剂有较高的敏感性。有研究表明，呋塞米和布美他尼作用时间只有3～6小时，总剂量相同时，两次分开用药比一次使用能产生更好的利尿效果，因此可通过增加用药次数提高排尿量，从而改善水钠潴留。此外，预防或纠正代谢性碱中毒、代谢性酸中毒也可提高利尿效果。

五、利尿剂的联合应用

作用机制相同的利尿剂联合应用时，相互之间会产生竞争，但作用机制不同的利尿剂联合应用时则可以产生协同作用，尤其在顽固性水肿时，不同作用部位的利尿剂联合应用可产生较好的利尿作用[30]。

1. 袢利尿剂和噻嗪类利尿剂 针对正常人群、水肿或肾功能不全受试者的临床研究发现袢利尿剂和噻嗪类利尿剂之间产生协同作用。长期使用呋塞米治疗的患者对噻嗪类利尿剂的反应是增强的。慢性肾衰竭且对噻嗪类利尿剂不敏感的患者（GFR＜30ml/min），若加用袢利尿剂，可以增强治疗效果，原因可能是远端肾小管钠的重吸收能力被抑制了[31]。袢利尿剂和噻嗪类利尿剂联合应用很容易引起低钾血症、细胞外容量减少和氮质血症等不良反应，应用时必须严密监测[32]。

2. 袢利尿剂、噻嗪类利尿剂和保钾类利尿剂 阿米洛利或氨苯蝶啶能轻度增加呋塞米、噻嗪类利尿剂的排钠作用，但具有保钾和减少酸丢失的作用。保钾类利尿剂可能会导致酸中毒和高钾血症发生，一般不单独应用于肾衰竭患者，但非奈利酮的出现打破了这一限制。

六、利尿剂的不良反应

在应用利尿剂前，首先要排除一些特殊的水肿原因，如淋巴或静脉阻塞引起的水肿，另外还要考虑患者是否存在血容量不足。虽然患者一般对利尿剂治疗的耐受性较好，但也常有一些不良反应发生。临床研究显示应用噻嗪类利尿剂的不良反应比应用镇静剂发生的频率还要高，如痛风、阳痿、嗜睡、呕吐、头晕、头痛、便秘等。以下是应用利尿剂后多种较常见的不良反应，值得在临床工作中注意。

（一）水电解质异常

1. 细胞外容量减少和氮质血症 利尿剂通常不会降低肾小球滤过率，但强效利尿剂应用于肾功能不全、严重水肿、肝硬化或腹水患者时，可能会导致肾衰竭。血中尿素氮和肌酐升高通常提示细胞外容量减少。

2. 低钠血症 应用利尿剂后，如果存在不适当补液或机体摄入大量水的情况，可引起低钠血症。据报道低钠血症常发生于使用噻嗪类利尿剂治疗的前2周内，噻嗪类利尿剂导致低钠血症的可能性比袢利尿剂要大12倍[33]。

有一项研究显示，严重低钠血症并伴有神经系统症状的8例老年患者（平均血钠浓度为110mmol/L），以每小时35～50ml的速度输入3%的生理盐水，并在6～24小时后静脉滴注20mg的呋塞米，血钠可在29小时后以0.8mmol/（L·h）的速度纠正至平均血钠浓度132mmol/L，7例患者的神经系统症状得到缓解，但低钠血症的临床表现在18～56小时才得到缓解[34, 35]。因此对于有神经系统症状的低钠血症患者，推荐使用3%的生理盐水2ml/（kg·h）静脉滴注3小时，当血钠增加6～8mmol/L、症状缓解时要立刻减量。

3. 低钾血症 正常情况下，人体摄入过多水分后引起的远端小管泌钾增多可以被AVP血液浓度降低导致的保钾作用抵消。但在使用利尿剂后此作用就消失了，因为利尿剂能增加尿量和AVP释放，使用利尿剂后远端肾小管还能直接增加钾的分泌。醛固酮也能促进远端小管分泌钾，尤其是在流量增加时。在应用利尿剂时，尿量增加，同时AVP和醛固酮分泌也会增加，造成钾流失增多[36]。低盐饮食时AVP分泌增多，也能增强呋塞米排钾作用，并能抑制肾对钾的重吸收。利尿剂造成的碱中毒也会促进钾排泄。

在没有外来氯化钾补充的情况下，使用呋塞米会使患者的血清钾离子浓度平均下降0.3mmol/L，给予噻嗪类利尿剂可使其下降0.6mmol/L[37]。许多研究显示全身的失钾无法准确估计，尤其是利尿剂造成的细胞内、单核细胞和肌肉的失钾更难估计。利尿剂造成血钾过低的主要原因是钾在体内重新分配，使用袢利尿剂和噻嗪类利尿剂能使钾进入细胞内，从而导致血浆HCO_3^-浓度增加2～3mmol/L，这也会造成轻微的代谢性碱中毒。

应用利尿剂所造成的低钾血症较易被纠正，但低钾血症引起的临床后果必须引起重视，在临床实践中必须尽力避免低钾血症发生。

4. 高钾血症 利尿剂作用于集合管能减少钾分泌，从而导致高钾血症发生。氨苯蝶啶和阿米洛利能抑制小管腔钠进入集合管上皮细胞，从而减少细胞内钠。细胞内低钠能抑制Na^+-K^+-ATP酶活性，进而促使钾在细胞中积聚。钠通道被抑制能降低膜电位水平，进而降低了电化学梯度，影响K^+和H^+的分泌。

5. 低镁血症 袢利尿剂能在TAL抑制Mg^{2+}重吸收。噻嗪类利尿剂在治疗前期能提高Mg^{2+}在远端肾小管的吸收，但随着治疗时间延长，噻嗪类利尿剂又能促进肾对Mg^{2+}的排泄，原因是细胞内钠的减少刺激了Na^+-Mg^{2+}和Na^+-Ca^{2+}的交换。长期使用噻嗪类利尿剂和袢利尿剂，血镁能降低5%～10%[38]。低镁血症的并发症有神情沮丧、肌无力和心房颤动。服用氧化镁和硫酸镁能纠正低镁血症。

6. 高钙血症 噻嗪类利尿剂能使血液浓缩、血钙浓度增加，血钙浓度增加可抑制甲状旁腺激素分泌。如果患者存在顽固的血钙增多，一定要寻找其他原因，如甲状旁腺腺瘤或在疾病治疗过程中应用了过多的钙盐。

7. 酸碱变化 噻嗪类利尿剂和袢利尿剂导致的代谢性碱中毒对肝硬化和腹水患者影响较大，碱中毒能抑制氨类物质排泄，从而导致肝性脑病发生。碱中毒还能使呼吸变浅变慢，对肺功能不全患者也影响较大。代谢性碱中毒还能降低袢利尿剂的排钠能力，抑制利尿剂药效的发挥。袢利尿剂导致的代谢性碱中毒产生机制是细胞外HCO_3^-减少和HCO_3^-随尿流失。利尿剂导致的代谢性碱中毒可以通过服用氯化钾来治疗。

CAI能引起代谢性酸中毒。螺内酯和保钾利尿剂能引起高钾性代谢性酸中毒，肾功能不全、老年和接受氯化钾补充的患者最易发生。

（二）代谢异常

1. 高糖血症 利尿剂治疗，特别是应用噻嗪类利尿剂，可以减少肌肉和肝脏对葡萄糖的摄取，干扰糖耐量，偶尔会引起糖尿病。血糖升高是使用利尿剂治疗期间的一种严重并发症，但此种高血糖在停药后会很快得到纠正，即使已经使用了十多年噻嗪类利尿剂的患者，也是这样。但若同时使用β受体阻滞剂，噻嗪类利尿剂造成的血糖升高则会恶化。

针对大鼠的一项研究发现，应用高剂量呋塞米能够抑制运载葡萄糖的转运蛋白，从而抑制脂肪细胞摄取葡萄糖[39]。噻嗪类利尿剂能降低心排血量、降低交感神经反射敏感性、降低血液儿茶酚胺类物质浓度导致肝脏和肌肉的血液灌注减少，肌肉和肝脏对葡萄糖的摄取也相应减少，这种效应在治疗前期更为明显。噻嗪类利尿剂引起的血糖升高程度与患者的肥胖程度、血钾和血镁的高低有关。使用噻嗪类利尿剂治疗期间必须严密监控血糖，尤其是肥胖和糖尿病患者。

噻嗪类利尿剂导致的高血糖可以预防，如可以换用保钾类利尿剂、ACEI或ARB类药物、适当补充氯化钾或直接减少噻嗪类利尿剂的用量。

2. 高脂血症 长期使用噻嗪类利尿剂和袢利尿剂会增加血浆总胆固醇、甘油三酯和低密度脂蛋白（LDL）水平，还能降低高密度脂蛋白胆固醇水平，这些改变发生率为5%～20%，其发生机制目前还不十分清楚，可能与细胞外容量减少有关[40]。噻嗪类利尿剂加用螺内酯能使血清胆固醇回到基线，并维持3～12个月。

3. 高尿酸血症 长期使用噻嗪类利尿剂能使血清尿酸盐浓度增加约35%，其原因是肾脏尿酸盐的分泌和利尿之间产生竞争，尿酸盐重吸收增加。但一项纳入3693例无痛风、高血压患者的研究显示，应用利尿剂降压未引起明显的高尿酸血症不良反应[41]。

（三）其他不良反应

1. 阳痿 纳入15 000例高血压患者的研究显示，应用噻嗪类利尿剂后阳痿的发生率增高。另有研究也发现应用噻嗪类利尿剂治疗轻度高血压，其引起的勃起功能障碍发生率是应用其他降压药物的2倍。

2. 耳毒性 袢利尿剂能抑制耳中钠钾氯协同转运蛋白，引起暂时性耳毒性，但有时也造成永久性损害。依他尼酸与其他耳毒性药物（如氨基糖苷类药物）一起使用时，耳毒性的风险会更大。肾衰竭患者进行大剂量静脉滴注时，耳毒性药物在血浆内的上升速度会很快。一项针对充血性心力衰竭患者的临床试验发现，＞8小时的时间静脉滴注完250～2000mg的呋塞米，并没有耳毒性症状发生，但如果一次性大剂量输入药物，可逆性耳毒性发生率为25%[42]。

3. 孕妇和新生儿的危险 利尿剂虽然并不能预防妊高征发生，但对围生期死亡率的影响也不大，因此可以用来治疗妊娠高血压，同样也可以用来治疗妊娠时发生的肺水肿。

袢利尿剂可用于治疗新生儿呼吸窘迫综合征，但有可能增加动脉导管未闭的发生率。袢利尿剂能刺激体内前列腺素产生，因而增加胆石症、继发性甲状旁腺功能亢进症、骨质疏松、药物性发热的发生率。长期对早产婴儿应用呋塞米也会导致肾结石发生。若哺乳期的母亲使用利尿剂，药物会通过乳汁进入婴儿体内，引起婴儿水、电解质异常。

4. B族维生素缺乏 利尿剂能增加水溶性维生素排泄，长期使用利尿剂治疗充血性心力衰竭和高血压患者，其体内的叶酸与维生素B_1水平会明显下降，而同型半胱氨酸水平会升高。

5. 药物过敏反应 应用袢利尿剂和噻嗪类利尿剂的患者一般不会发生光敏性皮肤病。肾衰竭患者应用大剂量呋塞米时会发生大疱性皮炎。利尿剂引起的皮肤病种类很多，同时会存在嗜酸性细胞增多、紫癜等，有时也会有坏死性血管炎发生。

急性间质性肾炎、发热合并皮疹、嗜酸性细胞增多可能在使用噻嗪类利尿剂几个月后突然发生，使用呋塞米后短时间内也可发生。

6. 恶性肿瘤 曾经认为长期应用利尿剂能使肾细胞癌发生率增加50%，但现在已证明这是由高血压引起的，而并不是因为使用了利尿剂[43, 44]。但仍有研究显示利尿剂能增加结肠癌的发生率，所以用药还需要谨慎。

7. 药物联合应用的不良反应 高钾血症患者在应用保钾利尿剂时，如联合应用氯化钾、ACEI、肝素、酮康唑、甲氧苄啶和戊烷脒，高钾血症会加重。因此，这些药物最好不要联合应用，尤其是肾功能不全和合并糖尿病的患者。袢利尿剂、氨基糖苷类药物都存在耳毒性和肾毒性，最好不要联合应用。利尿剂引起的低钾血症能使洋地黄中毒的发生率增加4倍。噻嗪类利尿剂还能使锂重吸收增加而导致血锂水平升高。非甾体抗炎药可能削弱利尿剂的利尿、排钠和降压等作用，引起肾血管收缩、降低肾小球滤过率。吲哚美辛和氨苯蝶啶合用可能会加重肾衰竭。

七、肾病综合征中利尿剂的应用

肾病综合征患者血清白蛋白不断从尿液中丢失，肝脏合成白蛋白的能力也降低，最终导致了低白蛋白血症发生，引起血胶体渗透压降低，血浆中的水分进入组织间隙，从而引起水肿。一般来说，这种机制引起的水肿相对较轻，而肾性水钠潴留所引起的水肿一般较重，但顽固性低白蛋白血症所引起的水肿也非常严重，治疗很棘手。

对肾病综合征的动物模型进行微穿刺研究，证实远端小管和TAL有明显的氯化钠重吸收作用[45, 46]。大鼠模型显示单纯的肾病综合征会增强集合管对钠的重吸收，且对心房利尿钠肽反应性降低[47, 48]。肾病综合征患者的肾素和醛固酮水平升高，而高醛固酮血症也能增强氯化钠的重吸收能力。

肾病综合征水肿患者常存在低白蛋白血症，从而引起了一系列病理生理改变。低白蛋白血症能使呋塞米和血浆白蛋白的结合量减少，导致有效血药浓度降低，减轻了呋塞米药效的发挥。有研究显示联合应用呋塞米和25g白蛋白进行静脉注射，能显著增强呋塞米的利尿效果[49]。另有研究表明近端小管能摄取袢利尿剂并将其葡萄糖苷化而产生灭活作用，低蛋白血症能增强呋塞米的代谢清除能力，输注白蛋白则能抑制这种灭活作用而加强疗效。最近的一项研究表明肾功能正常的肾病综合征水肿患者同时应用白蛋白和呋塞米，增加了肾小球滤过率，从而增加了尿钠和尿量的排泄[50]。

根据水肿的轻、中、重程度对肾病综合征患者进行分级治疗。轻度水肿时（液体潴留达体重的3%），食盐摄入量限制为＜4g/d，可以应用氢氯噻嗪2.5～50mg/d或呋塞米40～80mg/d。中度水肿时（液体潴留一般占体重的6%）或重度水肿时（液体潴留占体重的10%以上），需要进一步限钠（食盐摄入量＜2g/d），呋塞米用量可增加至160～480mg或使用布美他尼1～2mg/d等。

肾病综合征患者的水肿治疗有其独特的一面：肾病综合征时低白蛋白血症使利尿剂的运送能力下降，从而导致利尿效果欠佳，因此在应用利尿剂的同时可以考虑输注白蛋白。另外，血液中白蛋白减少增强了肾脏对呋塞米的葡萄糖苷化，加快了呋塞米的灭活而降低了呋塞米的利尿效果，因此在治疗时可加用托拉塞米和布美他尼。较长时间应用呋塞米后，远端小管的功能和结构发生了改变，增强了氯化钠的重吸收能力，因此需要加用保钾利尿剂和噻嗪类利尿剂。如果各种利尿剂应用后效果不佳，可考虑进行缓慢连续性超滤（SCUF）或血液透析治疗。

ACEI和ARB类药物能减少白蛋白丢失，也能减少高凝、高血脂、水肿、肾功能恶化的发生率，可以考虑和呋塞米合用。但两者联合应用时，因ACEI和ARB类药物会影响肾小球滤过率，而呋塞米会使血容量减少，需要密切监测肾功能的变化。

肾病综合征引起的低白蛋白血症会导致有效血容量不足，而应用利尿剂治疗后可能会加重血容量的不足，从而加重肾功能恶化，因此肾病综合征水肿患者在应用利尿剂时一定要谨慎，要正确评估患者的有效血容量，必要时应使用白蛋白等增加胶体渗透压以使液体回流至血管内，从而达到足够的有效血容量，以减少利尿剂不良反应的发生。

八、慢性肾脏病中利尿剂的应用

慢性肾脏病（chronic kidney disease，CKD）患者常因为体液过载而导致高血压，需要应用利尿剂减轻水肿，降低血压和血钾。对于CKD患者，袢利尿剂是最常见的选择，特别是CKD 3～5期患者。过去的观点认为在中度至重度的CKD患者[eGFR＜30ml/（min·1.73m^2）]中，袢利尿剂疗效优于噻嗪类利尿剂。但最近的临床研究发现噻嗪类利尿剂对CKD患者的降压和诱导尿钠有效[51]。一项针对血压控制不佳的CKD 4期患者的随机双盲临床试验发现，与安慰剂组相比，氯沙利酮有效降低了24小时动态血压和尿白蛋白-肌酐比值。但氯沙利酮组低钾血症、血肌酐水平可逆性升高，高血糖、头晕和高尿酸血症的发生率更高[52]。SGLT-2i是新一类糖尿病治疗药物，具有渗透性利尿和增加尿钠的作用，可应用于CKD患者，降低终末期肾脏病和心血管事件发生的风险。在与袢利尿剂联合应用的情况下，渗透性利尿可改善心力衰竭患者的结局，但机制尚不清楚。噻嗪类利尿剂与SGLT-2i联合应用发生急性肾损伤的风险低于与二肽激酶4抑制剂（DPP-4i）联合应用。袢利尿剂与SGLT-2i联合应用发生急性肾损伤的风险不高于与DPP-4i联合应用[53]。不论是否联合应用利尿剂，SGLT-2i均能发挥肾脏保护作用。

盐皮质激素受体拮抗剂有减轻炎症和抗纤维化的作用，能保护CKD患者的肾功能和心血管功能。但其作为保钾利尿剂有升高血钾的作用，因此很少应用于CKD的患者。非奈利酮是非类固醇盐皮质激素受体拮抗剂，与螺内酯相比有心肾分布均衡、盐皮质激素受体特异等特征，目前被美国FDA批准应用于与2型糖尿病相关的CKD成年患者[25ml/（min·1.73m^2）≤eGFR＜75ml/（min·1.73m^2）]，在使用前后应监测血钾[54]。

（郁胜强　刘雯瑜）

参考文献

[1] Hannaert P，Alvarez-Guerra M，Pirot D，et al. Rat NKCC2/NKCC1 cotransporter selectivity for loop diuretic drugs[J]. Naunyn Schmiedebergs Arch Pharmacol，2002，365（3）：193-199.

[2] Isenring P，Forbush B. Ion transport and ligand binding by the Na–K–Cl cotransporter，structure–function studies[J]. Comp Biochem Physiol A Mol Integr Physiol，2001，130（3）：487-497.

[3] Hebert S C，Gamba G，Kaplan M. The electroneutral Na^+-（K^+）-Cl^- cotransport family[J]. Kidney Int，1996，49（6）：1638-1641.

[4] Ecelbarger C A，Terris J，Hoyer J R，et al. Localization and regulation of the rat renal Na^+-K^+-$2Cl^-$ cotransporter，BSC-1[J]. Am J Physiol，1996，271（3 Pt 2）：F619-F628.

[5] Glanville M，Kingscote S，Thwaites D，et al. Expression and role of sodium，potassium，chloride cotransport（NKCC1）in mouse inner medullary collecting duct（mIMCD-K2）epithelial cells[J]. Pflugers Arch，2001，443（1）：123-131.

[6] Bailly C. Transducing pathways involved in the control of NaCl reabsorption in the thick ascending limb of Henle’s loop[J]. Kidney Int Suppl，1998，65：S29-S35.

[7] Quamme G A. Effect of furosemide on calcium and magnesium transport in the rat nephron[J]. Am J Physiol，1981，241（4）：F340-F347.
[8] Ellison D H，Velazquez H，Wright F S. Thiazide-sensitive sodium chloride cotransport in early distal tubule[J].Am J Physiol，1987，253（3 Pt 2）：F546-F554.
[9] Giles T D，Sander G E，Roffidal L E，et al. Comparative effects of nitrendipine and hydrochlorothiazide on calciotropic hormones and bone density in hypertensive patients[J]. Am J Hypertens，1992，5（12 Pt 1）：875-879.
[10] Gesek F A，Friedman P A. Sodium entry mechanisms in distal convoluted tubule cells[J].Am J Physiol，1995，268（1 Pt 2）：F89-F98.
[11] Cook C S，Hauswald C，Oppermann J A，et al. Involvement of cytochrome P-450ⅢA in metabolism of potassium canrenoate to an epoxide：mechanism of inhibition of the epoxide formation by spironolactone and its sulfur-containing metabolite[J]. J Pharmacol Exp Ther，1993，266（1）：1-7.
[12] Lentini S，Heinig R，Kimmeskamp-Kirschbaum N，et al. Pharmacokinetics，safety and tolerability of the novel，selective mineralocorticoid receptor antagonist finerenone–results from first-in-man and relative bioavailability studies[J]. Fundam Clin Pharmacol，2016，30（2）：172-184.
[13] Snelder N，Heinig R，Drenth H J，et al. Population pharmacokinetic and exposure–response analysis of finerenone：insights based on phase IIb data and simulations to support dose selection for pivotal trials in Type2 diabetes with chronic kidney disease[J]. Clin Pharmacokinet，2020，59（3）：359-370.
[14] Kurata A，Furuie H，Ishizuka T，et al. Absolute bioavailability of esaxerenone and food effects on its pharmacokinetics after a single oral dose in healthy Japanese subjects：an open-label crossover study[J]. Adv Ther，2019，36（7）：1618-1627.
[15] Kurata A，Eto T，Tsutsumi J，et al. Bioequivalence of esaxerenone conventional tablet and orally disintegrating tablet：two single-dose crossover studies in healthy Japanese men[J]. Clin Pharmacol Drug Dev，2022，11（8）：957-965.
[16] Kaunisto K，Parkkila S，Rajaniemi H，et al. Carbonic anhydrase XIV：Luminal expression suggests key role in renal acidification[J]. Kidney Int，2002，61（6）：2111-2118.
[17] Better O S，Rubinstein I，Winaver J M，et al. Mannitol therapy revisited（1940–1997）[J]. Kidney Int，1997，52（4）：886-894.
[18] Heerspink H J L，Stefánsson B V，Correa-Rotter R，et al. Dapagliflozin in patients with chronic kidney disease[J]. N Engl J Med，2020，383（15）：1436-1446.
[19] Singer I，Epstein M. Potential of dopamine A-1 agonists in the management of acute renal failure[J]. Am J Kidney Dis，1998，31（5）：743-755.
[20] Wilcox C S，Welch W J，Schreiner G F，et al. Natriuretic and diuretic actions of a highly selective adenosine A1 receptor antagonist[J]. J Am Soc Nephrol，1999，10（4）：714-720.
[21] Welch W J. Adenosine A1 receptor antagonists in the kidney：effects in fluid-retaining disorders[J]. Curr Opin Pharmacol，2002，2（2）：165-170.
[22] Saito T，Ishikawa S E，Abe K，et al. Acute aquaresis by the nonpeptide arginine vasopressin（AVP）antagonist OPC-31260 improves hyponatremia in patients with syndrome of inappropriate secretion of antidiuretic hormone（SIADH）[J]. J Clin Endocrinol Metab，1997，82（4）：1054-1057.
[23] Kaji D M，Chase H S J，Eng J P，et al. Prostaglandin E2 inhibits Na-K-2Cl cotransport in medullary thick ascending limb cells[J]. Am J Physiol，1996，271（1）：C354-C361.
[24] Sakairi Y，Jacobson H R，Noland T D，et al. Luminal prostaglandin E receptors regulate salt and water transport in rabbit cortical collecting duct[J]. Am J Physiol，1995，269（2 Pt2）：F257-F265.
[25] Petersen J S，Shalmi M，Abildgaard U，et al. Renal effects of α-adrenoceptor blockade during furosemide diuresis in conscious rats[J]. Pharmacol Toxicol，1992，70（1）：3-12.
[26] Fett D L，Cavero P G，Burnett J C. Low-dose atrial natriuretic factor and furosemide in experimental acute congestive heart failure[J]. J Am Soc Nephrol，1993，4（2）：162-167.
[27] Madeddu P，Glorioso N，Pinna Parpaglia P，et al. Kinin antagonist blunts the diuretic effect of furosemide in deoxycorticosterone-treated rats[J]. Agents Actions Suppl，1992，38（Pt 3）：156-162.
[28] Loon N R，Wilcox C S，Unwin R J. Mechanism of impaired natriuretic response to furosemide during prolonged therapy[J]. Kidney Int，1989，36（4）：682-689.
[29] Shirley D G，Walter S J，Unwin R J. Mechanism of the impaired natriuretic response to frusemide during sodium depletion：a micropuncture study in rats[J]. Clin Sci，1996，91（3）：299-305.
[30] Ernst M E，Gordon J A. Diuretic therapy：key aspects in hypertension and renal disease[J]. J Nephrol，2010，23（5）：487-493.
[31] Fliser D，Schröter M，Neubeck M，et al. Coadministration of thiazides increases the efficacy of loop diuretics even in patients with advanced renal failure[J].Kidney Int，1994，46（2）：482-488.
[32] Wollam G L，Tarazi R C，Bravo E L，et al. Diuretic potency of combined hydrochlorothiazide and furosemide therapy in patients with azotemia[J]. Am J Med，1982，72（6）：929-938.
[33] Spital A. Diuretic-induced hyponatremia[J].Am J Nephrol，1999，19（4）：447-452.
[34] Ashraf N，Locksley R，Arieff A I. Thiazide-induced hyponatremia associated with death or neurologic damage in outpatients[J]. Am J Med，1981，70（6）：1163-1168.
[35] Ashouri O S. Severe diuretic-induced hyponatremia in the elderly[J]. Arch Intern Med，1986，146（7）：1355-1357.
[36] Wilcox C S，Mitch W E，Kelly R A，et al. Factors affecting potassium balance during frusemide administration[J]. Clin Sci（Lond），1984，67（2）：195-203.
[37] Morgan D B，Davidson C. Hypokalaemia and diuretics：an analysis of publications[J]. Br Med J，1980，280（6218）：905-908.
[38] Dyckner T，Wester P O. Effects of magnesium infusions in diuretic induced hyponatraemia[J]. Lancet，1981，1（8220 pt 1）：585-586.
[39] Jacobs D B，Mookerjee B K，Jung C Y. Furosemide inhibits glucose transport in isolated rat adipocytes *via* direct inactivation of carrier proteins[J].J Clin Invest，1984，74（5）：1679-1685.

[40] Ames R P. The effects of antihypertensive drugs on serum lipids and lipoproteins. II. Non-diuretic drugs[J]. Drugs, 1986, 32(4): 335-357.

[41] Langford H G, Blaufox M D, Borhani N O, et al. Is thiazide-produced uric acid elevation harmful? Analysis of data from the Hypertension Detection and Follow-up Program[J]. Arch Intern Med, 1987, 147 (4) : 645-649.

[42] Dormans T P J, Gerlag P G G. Combination of high-dose furosemide and hydrochlorothiazide in the treatment of refractory congestive heart failure[J]. Eur Heart J, 1996, 17 (12) : 1867-1874.

[43] Grossman E, Messerli F H, Goldbourt U. Antihypertensive therapy and the risk of malignancies[J]. Eur Heart J, 2001, 22 (15) : 1343-1352.

[44] Shapiro J A, Williams M A, Weiss N S, et al. Hypertension, antihypertensive medication use, and risk of renal cell carcinoma[J]. Am J Epidemiol, 1999, 149 (6) : 521-530.

[45] Bernard D B, Alexander E A, Couser W G, et al. Renal sodium retention during volume expansion in experimental nephrotic syndrome[J]. Kidney Int, 1978, 14 (5) : 478-485.

[46] Kirchner K A, Voelker J R, Brater D C. Tubular resistance to furosemide contributes to the attenuated diuretic response in nephrotic rats[J]. J Am Soc Nephrol, 1992, 2 (7) : 1201-1207.

[47] Ichikawa I, Rennke H G, Hoyer J R, et al. Role for intrarenal mechanisms in the impaired salt excretion of experimental nephrotic syndrome[J]. J Clin Invest, 1983, 71 (1) : 91-103.

[48] Humphreys M H. Mechanisms and management of nephrotic edema[J]. Kidney Int, 1994, 45 (1) : 266-281.

[49] Inoue M, Okajima K, Itoh K, et al. Mechanism of furosemide resistance in analbuminemic rats and hypoalbuminemic patients[J]. Kidney Int, 1987, 32 (2) : 198-203.

[50] Ghafari A, Mehdizadeh A, Alavi-Darazam I, et al. Co-administration of albumin-furosemide in patients with the nephrotic syndrome[J]. Saudi J Kidney Dis Transpl, 2011, 22 (3) : 471-475.

[51] Bovée D M, Visser W J, Middel I, et al. A randomized trial of distal diuretics versus dietary sodium restriction for hypertension in chronic kidney disease[J]. J Am Soc Nephrol, 2020, 31(3): 650-662.

[52] Agarwal R, Sinha A D, Cramer A E, et al. Chlorthalidone for hypertension in advanced chronic kidney disease[J]. N Engl J Med, 2021, 385 (27) : 2507-2519.

[53] Satoru M, Kaseda R, Narita I. Association between the use of sodium-glucose cotransporter-2 inhibitors and drug-induced acute kidney injury: analysis of 2 databases[J].J Clin Pharmacol, 2022, 62 (5) : 631-635.

[54] Bakris G L, Agarwal R, Anker S D, et al. Effect of finerenone on chronic kidney disease outcomes in type 2 diabetes[J].N Engl J Med, 2020, 383 (23) : 2219-2229.

第四十一章　其他抗高血压药物

高血压是慢性肾脏病（CKD）的常见症状，也是加速CKD进展的重要因素之一。控制血压有助于减少蛋白尿，延缓肾脏疾病进展。即使是轻度高血压，也必须进行治疗。2012年，改善全球肾脏病预后组织（Kidney Disease：Improving Global Outcomes，KDIGO）发布了CKD患者血压管理指南。2021年KDIGO以2012年指南为基础，结合大量的研究证据，对这部分进行了更新。分述5部分内容：第一部分为血压的测量，包括标准化诊室血压测量、动态血压监测、家庭血压测量等；第二部分为生活方式的干预，如低钠饮食和适当的体力运动；第三部分为未透析的CKD患者的血压监测，无论是否合并糖尿病，其中尤其强调ACEI/ARB的使用；第四部分为肾移植患者的血压管理；第五部分为儿童患者血压管理。目前常用的抗高血压药物包括血管紧张素Ⅱ转换酶抑制剂（ACEI）、血管紧张素受体拮抗剂（ARB）、钙通道阻滞剂、β受体阻滞剂、α受体阻滞剂和中枢降压药、利尿剂。ARB/ACEI和利尿剂在前面章节已经阐述，本章将重点介绍其他一些常见的抗高血压药物[1]（钙通道阻滞剂、β受体阻滞剂、α受体阻滞剂、中枢降压药等）。

一、钙通道阻滞剂

（一）作用机制

钙离子通道是细胞外钙离子内流的通道，主要调节细胞内钙离子浓度，进而影响细胞功能[2]。临床常用的电压门控钙离子通道可分为L、N、T、P、Q、R 6个亚型。其中L型钙离子通道普遍存在于机体各种组织细胞，特别是骨骼肌、血管平滑肌等细胞膜上。临床上常用的二氢吡啶类钙通道阻滞剂、苯烷胺类、地尔硫䓬类等均为特异性钙通道阻滞剂。T型钙离子通道主要分布于心脏起搏细胞和血管平滑肌细胞。N型钙离子通道主要存在于神经组织中，与触发神经递质释放有关。P型钙离子通道存在于脑浦肯野细胞中，调控神经递质释放。Q型钙离子通道主要分布于小脑颗粒细胞、海马三角细胞等。R型钙离子通道存在于神经细胞。

钙离子通道是一类跨膜糖蛋白，在细胞膜上形成一种漏斗状亲水性小孔。允许钙离子按电化学梯度方向在小孔中移动。药物与通道中相关位点结合导致构象发生改变，进而影响通道功能。钙通道阻滞剂是一类选择性阻滞电压门控钙离子通道，抑制细胞外钙离子内流，降低细胞内钙离子浓度的药物。L型钙离子通道是一种由5个亚单位（α_1、α_2、β、γ、δ）组成的复合体，其中α_1亚单位是L型钙离子通道的主要功能单位和药物作用靶单位。当钙离子进入心肌细胞与肌钙蛋白结合后解除肌钙蛋白对收缩蛋白的抑制作用，使机动蛋白细丝和肌球蛋白粗丝相对滑行而引起收缩。而钙通道阻滞剂阻止钙离子从细胞外进入细胞内，使细胞内钙离子减少，从而降低心肌收缩性。并且通过降低细胞内钙离子浓度，引起血管平滑肌松弛。其中，其主要影响小动脉和前毛细血管括约肌，而对静脉平滑肌影响较小，主要减轻心脏后负荷。同时其使冠状动脉扩张，可用于抗心绞痛治疗。肾血流阻力增加时，维拉帕米、地尔硫䓬可扩张入球小动脉和出球小动脉。钙通道阻滞剂还可抑制肾脏肥大，特别是抑制肾小球系膜增生、改善肾小球和肾系膜的微循环。减轻尿毒症患者肾钙质沉着，减少压力诱导的钙离子内流和自由基产生，缓解糖尿病并发的早期肾病进展，减少蛋白尿[3]。

（二）常用制剂及降压作用

根据化学结构和药理作用，钙通道阻滞剂可

分为二氢吡啶类及非二氢吡啶类（地尔硫䓬和维拉帕米）两大类；硝苯地平是二氢吡啶类钙通道阻滞剂的代表药物。硝苯地平缓释片有30mg、60mg两种，通常治疗初始剂量为30mg，1次/天。

尼群地平作为一种钙通道阻滞剂，抑制血管平滑肌和心肌的跨膜钙离子内流，但以血管作用为主，血管选择性强，降压效果以降低舒张压为主，并且有利尿作用。初始剂量为10mg，1次/天，若血压控制不佳，可继续增加剂量，最大剂量为20mg，2次/天。

苯磺酸氨氯地平是左旋体和右旋体的混合外消旋体，左旋体降压作用大于右旋体。在治疗的第4天可观察到舒张压明显降低，第7天可观察到收缩压明显降低。通常剂量为5mg，1次/天，最大剂量为10mg，1次/天。

拉西地平结构与硝苯地平结构类似，其扩张外周动脉的作用比硝苯地平、尼群地平、氨氯地平更强，对血管有高度选择性，在高于血管扩张作用浓度100倍时，才出现心脏负性肌力作用。

非二氢吡啶类钙通道阻滞剂减慢窦房结和房室传导速度，因此，可以发挥负性变时效应，临床上常用于室上性心动过速的治疗及预防。维拉帕米与地尔硫䓬可以降血压，但是更多用于治疗心房颤动、室上性心动过速等。

（三）主要不良反应

钙通道阻滞剂类抗高血压药物的主要不良反应包括颜面潮红、头痛、眩晕、心悸、胃肠道不适、踝部水肿和直立性低血压、头痛，恶心、厌食、牙龈增生，老年人容易出现便秘，偶有发生麻痹性肠梗阻的报道。偶有视力异常、眼痛、结膜炎、复视。在部分人群中，可出现多尿、尿频、夜尿增多、遗尿等。其可引起不同部位肌肉疼痛和抽搐。同类药物中，尼群地平与硝苯地平相比降压作用起效慢，维持时间长，反射性心率加快等不良反应较少。第三代钙通道阻滞剂（如氨氯地平和拉西地平等）舒张血管和降压起效较慢，作用持久，氨氯地平半衰期长达40～50小时，拉西地平为亲脂性二氢吡啶类药物，它们不增加交感神经活性。短效钙通道阻滞剂血药浓度波动大，相比而言缓释剂型与控释剂型钙通道阻滞剂血药浓度相对较平稳，且使用方便，不良反应少，适用于高血压长期治疗。

非二氢吡啶类钙通道阻滞剂（如地尔硫䓬和维拉帕米）可抑制窦房结功能、抑制心脏传导和心室功能，地尔硫䓬可致齿龈增生，维拉帕米易致便秘。

（四）临床应用

长效钙通道阻滞剂对肾小球入球小动脉的扩张作用超过对出球小动脉的扩张作用，肾小球滤过压降低不明显，但有效降压时，肾小球毛细血管内压力可随之降低，肾血流量及肾小球滤过率增加，肾血管阻力降低，对肾脏有保护作用，可用于糖尿病肾病及高血压肾病的治疗[4]。

近期来自临床试验的数据表明维拉帕米与糖尿病肾病患者蛋白尿减少有关。特别提出的是，在减少尿蛋白排泄和缓解糖尿病肾病进展方面，维拉帕米已被证实具有与ACEI一样的效果。当ACEI/ARB被禁止使用时，维拉帕米应该被考虑使用。一项随机对照试验表明，联合使用群多普利和维拉帕米比群多普利单药治疗降低蛋白尿及舒张压更有优势。维拉帕米具有抗氧化作用，被证实可以通过抑制细胞死亡减轻肾脏缺血再灌注损伤。当然也有试验未提示维拉帕米在治疗糖尿病肾病的益处。值得一提的是，肾脏疾病对维拉帕米的代谢没有影响，实际上，在合并高血压的慢性肾脏病患者中，维拉帕米具有良好的耐受性及有效性。在慢性肾脏病的任何分期或者患者接受的任何透析模式中，维拉帕米的剂量及使用方式没有变化。另有一项Ⅱ期随机研究提示接受维拉帕米治疗的1型糖尿病患者的β细胞功能能够得到改善，胰岛素的需求更低，与标准胰岛素方案中添加安慰剂的个体相比，低血糖事件发生率更低。

大量的证据表明电压门控钙离子通道，包括L、T、N、P/Q型，存在于肾血管及肾小管组织，而这些通道的阻滞剂可能会改善肾脏微循环。例如，T型钙通道阻滞剂存在于入球小动脉及出球小动脉，可以降低肾小球压力，并且可以抑制肾小球炎症过程[5,6]。

与ACEI及ARB比较，二氢吡啶类钙通道阻滞剂还有如下优点：降压效果强，疗效不受食盐摄入量的影响（反而有不同程度的利钠效应），故当ACEI或ARB降压效果不佳时，常需要并用钙通道阻滞剂；此外钙通道阻滞剂类药物无咳嗽不良反应，不会诱发高血钾，不影响血肌酐，肾功能不全或双侧肾动脉狭窄患者仍可应用，故在ACEI及ARB用药禁忌时，仍可选用钙通道阻滞剂。这些优点使钙通道阻滞剂在治疗肾实质性高血压时应用十分广泛。此外，在成年肾移植患者中，推荐二氢吡啶类钙通道阻滞剂作为一线降压药。

动物实验提示钙通道阻滞剂能抑制多种动物的动脉粥样硬化斑块形成，降低斑块厚度和缩小斑块面积，但是对已形成的斑块无明显作用。钙通道阻滞剂中的维拉帕米和地尔硫䓬有抗心律失常的作用，主要作用于窦房结和房室结。选择性扩张脑血管的该类药物如尼莫地平、氟桂利嗪等已被广泛用于治疗脑血管痉挛性疾病。

（五）禁忌证

对二氢吡啶类钙通道阻滞剂过敏者禁用；其禁用于心源性休克患者。地尔硫䓬禁用于病态窦房结综合征、二度或三度房室传导阻滞未安装起搏器者及充血性心力衰竭患者。维拉帕米还禁用于心房扑动或心房颤动合并房室旁路通道，室性心动过速，洋地黄中毒等患者。

（六）药物相互作用

长期应用钙通道阻滞剂或联合使用利尿剂、β受体阻滞剂、血管紧张素转换酶抑制剂等在有效控制血压的同时，还能降低心脑血管并发症发生率和病死率。

体外代谢研究表明，维拉帕米由细胞色素P450 CYP3A4、CYP1A2、CYP2C8、CYP2C9和CYP2C18代谢。同时，其也是CYP3A4酶和P糖蛋白的抑制剂，在使用中，患者需要监测药物相互作用。维拉帕米、地尔硫䓬、尼卡地平和氨氯地平可以增高环孢素的血浆水平；维拉帕米和地尔硫䓬可增高地高辛血浆水平，在同时用药时应注意调整药物的剂量。

地尔硫䓬、西咪替丁、环孢素可使硝苯地平血药浓度升高，毒性增大。硝苯地平可改变茶碱浓度，两者合用需要监测茶碱浓度。尼群地平可增高非甾体抗炎药和华法林的药物浓度。

二、β受体阻滞剂

（一）作用机制

β受体阻滞剂是现代临床药物领域的重要发现，其在临床上有着广泛的应用。人体中该受体分为3种亚型。$β_1$受体主要存在于心脏、肠道、肾脏分泌肾素的组织，部分支气管组织中同样含有。$β_2$受体主要存在于气管和血管平滑肌、胃肠道、子宫、胰腺的胰岛素分泌组织，心脏和冠状动脉也含有少量$β_2$受体。$β_3$受体主要分布于脂肪细胞。一般情况下，$β_1$受体与$β_2$受体构成比为70∶30。$β_1$受体主要调节心率和心肌收缩力。但是在应激情况下，$β_2$受体激动后也可使心率和心肌收缩力增加。β受体阻滞剂的化学结构与异丙肾上腺素类似，由芳香族环状结构和乙醇胺侧链组成。β受体阻滞剂根据选择性可分为选择性$β_1$受体阻滞剂和非选择性β受体阻滞剂。其也可根据是否具有内在拟交感性或膜稳定性加以区分。β受体阻滞剂的内在交感活性是指$β_1$受体阻滞剂在抑制内源性儿茶酚胺与受体结合的同时，反而能轻度激活β受体本身，引起心脏轻度兴奋。具有这种特性的β受体阻滞剂自身的β受体阻滞作用通常被削弱。有些β受体阻滞剂在阻滞β受体的同时还兼有α受体阻滞作用。

根据β受体阻滞剂受体选择性不同，将其分为三代，第一代为非选择性β受体阻滞剂，第二代是选择性$β_1$受体阻滞剂，第三代β受体阻滞剂在阻滞β受体同时，还兼血管扩张作用。不同的β受体阻滞剂具有相似的治疗作用，但其药代动力学却差异很大。芳香族环状结构的不同使不同的亚类别在胃肠道吸收、肝脏首关消除、脂溶性、蛋白结合率等方面存在显著差异。由于β受体阻滞剂从作用组织中的清除速率显著低于从血浆中的清除速率，因此，尽管有些受体阻滞剂的血浆清除半衰期较短，但是实际临床给药的间隔时间却较长。

无内在拟交感活性的β受体阻滞剂初用可致心排血量降低、外周血管阻力反射性升高，而动脉血压可无明显变化，持续用药使心排血量保持低水平，并降低总外周阻力，从而产生降压效应。短期应用β受体阻滞剂大多可致肾血流量减少，非选择性β受体阻滞剂可致肾血流量和肾小球滤过率持续轻度降低，但长期用药很少引起肾功能受损。该类药物起效较缓慢，连续用药数周后才出现充分的疗效。长期应用β受体阻滞剂可降低心、脑血管并发症的发生率和病死率。

β受体阻滞剂的降压作用是由其阻断β受体所致，其降压机制没有被完全确定，可能的机制如下：①阻断心脏β_1受体，降低心肌收缩力，降低心排血量；②阻断肾小球旁器的β_1受体，减少肾素分泌，从而抑制肾素-血管紧张素系统活性；③β受体阻滞剂能通过血脑屏障进入中枢，阻断中枢β受体，抑制中枢的交感输出，使外周交感神经活性降低；④阻断外周去甲肾上腺素能神经末梢突触前膜β_2受体，抑制正反馈调节作用，减少去甲肾上腺素释放；⑤促进前列环素生成；⑥改善血管顺应性；⑦降低血管运动中枢的紧张度；⑧压力感受器重建等。

（二）常用制剂及降压作用

普萘洛尔是最早被发现的β受体阻滞剂之一，非选择性作用于β_1受体和β_2受体，拮抗肾上腺素和去甲肾上腺素的作用，抑制心脏起搏点电位的肾上腺素能兴奋，也可通过中枢、肾上腺素神经元阻滞，抑制肾素释放及心排血量降低等。其有明显的抗血小板聚集作用。控制高血压时初始剂量为10mg，每天3～4次，控制不佳时可逐步加量，日最大剂量为200mg。

美托洛尔是第一个被描述的没有内在拟交感活性的、选择性β受体阻滞剂，高血压患者服用该药物后收缩压迅速下降，但是舒张压下降的最大效应一般需要数周时间。美托洛尔通过降压、减慢静息和运动心率，减少心排血量，从而减少心脏做功，降低心肌耗氧量，发挥重要的抗缺血作用。治疗高血压时，每天100～200mg，分1～2次口服。

阿罗洛尔是第三代β受体阻滞剂，兼具有β受体和α_1受体双重阻断作用。阻断α受体和β受体的比率为1∶8，发生低血压的可能性较小，无膜稳定作用，无内在活性，可使血压降低，心肌耗氧量降低。临床上其适用于轻至中度高血压、心绞痛、快速性心律失常。常用剂量为10mg，每天2次口服。若疗效不充分，可增至每天30mg。拉贝洛尔、艾司洛尔和美托洛尔均有静脉制剂，可用于重症高血压或高血压危象需要迅速降压治疗的患者。

（三）主要不良反应

β受体阻滞剂引起的主要心脏不良反应包括诱发或加重充血性心力衰竭和明显的负性变时作用。其也可抑制房室结传导，可能导致心脏传导阻滞。合并完全或部分房室传导阻滞的患者使用β受体阻滞剂后可出现严重的慢性心律失常。此外突然停用β受体阻滞剂可导致死亡。在已知的冠状动脉疾病的患者中，突然停药可引起缺血症状加重，包括诱发急性心肌梗死。某些情况下停药可能诱发严重室性快速性心律失常，包括心源性猝死。

β受体阻滞剂同样可引起非心脏不良反应。非选择性β受体阻滞剂会通过阻断β_2受体而阻止支气管扩张。对于有支气管痉挛疾病的患者，其可导致气道阻力增加，如果选择具有内在拟交感活性β受体阻滞剂或β_1受体阻滞剂，发生该现象的可能性较小。有研究发现，非选择性β受体阻滞剂的应用可加重外周动脉疾病，如引起患者跛行加重、四肢发凉等。肾上腺素通过β受体作用影响血糖代谢，故需要注意低血糖事件发生。除此之外，儿茶酚胺可影响细胞外液和细胞内钾的分布，肾上腺素刺激β_2受体可促进细胞外钾进入细胞内，从而降低血钾。故高钾血症的发生不容忽视。另外，β受体阻滞剂可导致患者抑郁、乏力等。

（四）临床应用

β受体阻滞剂可减慢心率、降低心肌收缩力，从而降低心排血量，达到控制血压的作用。当存在心绞痛、心肌梗死病史、慢性心力衰竭或交感神经功能亢进、心房颤动，有妊娠计划或妊娠的年轻女性，高血压伴高心排血量（如甲状腺功能亢进症、高肾素型高血压和主动脉夹层）等时，应将β受体阻滞剂作为首选用药。心脏交感神经兴奋时，去甲肾上腺素释放，激动心肌细胞上的β受体。这种兴奋可引起心率增快、心肌等长收缩力和肌纤维缩短最大速率等明显增加，导致心肌做功和心肌耗氧量显著增加。因此，阻滞心脏的β受体可减轻心绞痛症状。β受体阻滞剂减慢心率的益处在于心率和血压下降可使心肌的氧需降低，同时，伴随心率减慢，心肌舒张期的灌注时间延长，从而增加冠状动脉灌注，有利于改善缺血区的血供。同样，β受体阻滞剂在不稳定型心绞痛中的抗缺血地位非常明确。在有效控制这类心绞痛的同时，β受体阻滞剂可预防心肌梗死、复发性缺血发生，改善患者的预后。相比于钙通道阻滞剂，β受体阻滞剂更能减少心肌梗死和其他心血管事件发生。

在抗心律失常方面，β受体阻滞剂通过阻滞β受体后对起搏电位的抑制发挥重要作用。如阿替洛尔、美托洛尔等都是有效的抗心律失常药物。其对自律性增高的心律失常如心肌梗死、洋地黄中毒、甲状腺毒症和嗜铬细胞瘤等效果较好。此外，其可有效治疗肥厚型心肌病和特发性肥厚性主动脉瓣下狭窄，可控制呼吸困难、心绞痛和晕厥等症状，还可降低运动和休息时的心室内压力梯度。

β受体阻滞剂通过降低交感张力能减轻二尖瓣脱垂综合征患者的胸痛和心悸症状。另有研究表明在二尖瓣反流的患者中使用卡维地洛可改善左心室几何形态等。在治疗妊娠合并二尖瓣狭窄的药物中，β受体阻滞剂是关键药物之一。在急性主动脉夹层中，使用β受体阻滞剂可降低心肌收缩的强度，从而减缓夹层血肿进一步发展。在易患主动脉夹层的马方综合征的人群中长期使用该类药物，可降低主动脉夹层的形成危险。在法洛四联症患者中，该阻滞剂可有效治疗低氧血症，长期使用可预防慢性低氧血症发作。先天性遗传性疾病长QT间期综合征的有效治疗药物普萘洛尔可减少大多数患者晕厥的发作频率。在高血压引起的左心室肥厚的患者中，β受体阻滞剂同样可起到积极的意义。长期应用该类药物不能突然停药，以免诱发或加重心绞痛。

最近的临床前证据表明，β受体阻滞剂可能通过改善肿瘤微环境及抑制疾病进展和转移而对肿瘤患者发挥保护作用[7]。

（五）禁忌证

以下情况多不宜使用常用降压剂量的β受体阻滞剂：哮喘、慢性阻塞性肺疾病、充血性心力衰竭、病态窦房结综合征、二度至三度房室传导阻滞、外周动脉病变。1型糖尿病、异常脂质血症、冠状动脉痉挛所致的心绞痛、运动员和从事重体力活动者β受体阻滞剂应慎用。

（六）药物相互作用

β受体阻滞剂可与多种药物发生相互作用，可将其分为药代动力学和药效学之间的相互作用。临床上需要相应的增减药物剂量，减少不良反应发生。其与α受体阻滞剂联用时可增加首剂低血压反应，合用时需要谨慎。其与胺碘酮合用时可增加负性变时作用，可降低华法林清除，需要更加密切监测凝血功能。其与苯妥英钠合用时，因抑制心功能，故需要谨慎使用。当遇到硝酸酯类药物、单胺氧化酶抑制剂、肼屈嗪等时，需要关注低血压反应。其与肾上腺素、麦角生物碱合用时，可导致严重高血压。当需要用洋地黄类药物时，需要警惕心动过缓和房室传导阻滞发生。其与钙通道阻滞剂合用时，虽然不良反应发生率低，但是仍应注意房室传导阻滞、负性肌力、低血压的风险。

三、α受体阻滞剂

（一）作用机制

α受体阻滞剂是一组作用于受体水平的血管扩张剂，α受体可以分为α_1受体和α_2受体。全身动脉壁和静脉壁均有α受体，其在维持血管张力和阻力方面具有重要的作用。该两大类受体在交感神经支配的血管壁上的位置不同，交感神经末梢分布在血管壁外层和中层之间，中层富有血管平滑肌，是α_1受体的所在部位。交感神经通过α_1受体发挥血管平滑肌的收缩功能。α_2受体位于血管壁的内膜层，该层没有交感神经末梢，此处的α_2受体受血管腔内循环血液中儿茶酚胺类物质介导产生生物学效应，也可收缩血管。α受体阻滞剂可按照其与受体结合时间的长短分为短效与长效。前者与α受体结合较弱，维持时间较短，如酚妥拉明、妥拉唑林等。后者作用持续时间较长，降压效果显著而稳定，是目前临床常用的抗高血压药物，代表药为多沙唑嗪、特拉唑嗪等。从药理的角度来看，该受体阻滞剂有非选择性α受体阻滞剂和选择性α_1受体阻滞剂，均有水溶性及脂溶性两种[8]。

α肾上腺素能受体是交感神经发挥作用的两种主要受体之一。阻断位于血管平滑肌细胞上的

α_1受体，可抑制交感神经活性，舒张阻力与容量血管，降低外周血管阻力，减少舒张期心脏负荷，增加器官血流量，改善组织灌注，有效降低血压。α受体阻滞剂可以扩张动脉和静脉，降低心脏前后负荷，而对心率、心排血量、肾血流量和肾小球滤过压无明显影响，对肾功能无影响，不加重已有的肾功能不全的程度。有些α受体阻滞剂如乌拉地尔等兼具兴奋中枢5-羟色胺能神经元抑制交感神经的作用，可双重抑制中枢及外周交感神经活动，具有更显著的降压效果。乌拉地尔还可以轻度阻滞突触后膜β_1受体，故而没有血管扩张后所致的反应性心率加快现象，不增加心肌耗氧量。同时它可以使肾血流量轻度增加，不增加肾素活性，对肾功能无不良影响。

（二）常用制剂及降压作用

目前常用的α_1受体阻滞剂主要分为两大类：喹唑啉类，如哌唑嗪、多沙唑嗪、特拉唑嗪等；尿嘧啶类，如乌拉地尔、酮色林、吲哚拉明等。哌唑嗪用于轻中度高血压，每次0.5～1mg，每天3次口服，逐渐根据血压调整，最大剂量可达每天20mg，分2～3次口服，可引起直立性低血压。

多沙唑嗪常用于轻中度高血压，对于单药难以控制的患者，可与其他类型的降压药一起联用。可从1mg开始口服，最大剂量为16mg。降压作用可持续24小时。

特拉唑嗪同样适用于轻中度高血压，本品主要降低舒张压，对心率影响小。初始剂量为睡前服用1mg。常用剂量为2～10mg，最大可达20mg。

乌拉地尔可用于高血压危象和手术前后的血压控制，也可用于严重的恶性高血压。其缓释片30～60mg/次，每天2次，维持剂量为30～180mg。静脉制剂可用于极重度高血压的控制及难治性高血压的控制。

（三）主要不良反应

主要不良反应为直立性低血压、血压下降过快等首剂现象、眩晕、心率加快，如哌唑嗪，主要出现在用药开始阶段，特别是增加剂量过快时。同时服用利尿剂、β受体阻滞剂及低钠饮食的患者更易发生上述不良反应。其他常见的不良反应包括口干、食欲减退、头痛、鼻塞、性功能障碍、嗜睡、皮疹等。其中，首剂现象多见于首次给药后30～90分钟，表现为严重的直立性低血压、眩晕、晕厥、心悸等，这主要是由于这类药物阻滞了内脏交感神经的收缩血管作用，使静脉舒张，回心血量减少。首剂现象以哌唑嗪较多见，特拉唑嗪较少见。合用β受体阻滞剂、低钠饮食或曾用过利尿剂者较易发生。防治方法是首剂剂量减半，临睡前服用，服用后平卧或半卧休息60～90分钟，并在给药前至少1天停用利尿剂。

（四）临床应用

选择性α_1受体阻滞剂对血脂代谢有良好作用，可以降低总胆固醇、甘油三酯、低密度脂蛋白，并可以升高高密度脂蛋白胆固醇水平。有研究提示，多沙唑嗪可降低载脂蛋白B水平，可能与其可增加低密度脂蛋白受体活性、增加脂蛋白酯酶活性、降低高密度脂蛋白胆固醇分解等有关。该受体阻滞剂可扩张小动脉、增加组织血流量，使周围组织对胰岛素敏感性增加。此外其还可抑制肝糖原分解，降低血糖。多沙唑嗪、特拉唑嗪用于高血压合并代谢性综合征的降压治疗，具有改善糖脂代谢的额外获益。

选择性α_1受体阻滞剂可作用于前列腺和膀胱颈平滑肌上的α_1受体，改善前列腺增生的症状，因此对于合并前列腺增生的高血压患者，使用该阻滞剂更具有优势。

此外，α受体阻滞剂可增加器官灌流量，通过舒张阻力血管，保护高血压合并CKD患者的肾功能。近期有研究发现多沙唑嗪可降低CKD患者的清晨收缩压。

推荐α受体阻滞剂用于嗜铬细胞瘤术前高血压的控制及高血压危象治疗。嗜铬细胞瘤术前加用α受体阻滞剂可使血压下降，减轻心脏负荷，并使原来缩减的血容量扩大，是嗜铬细胞瘤术前控制血压的一线降压药。在继发性高血压的另外一个常见的病因原发性醛固酮增多症患者中，在筛查期间，同样推荐使用α受体阻滞剂。

在治疗高血压急症时，静脉制剂乌拉地尔具有明显的疗效和安全性优势。

（五）禁忌证

α受体阻滞剂的主要不良反应为直立性低血

压、诱发或加剧消化道溃疡等。故直立性低血压、胃肠道梗阻患者禁用。胃炎、胃溃疡、心力衰竭患者慎用。其静脉制剂注射速度过快时可能导致心绞痛的诱发或加剧，故冠心病患者慎用。对相关药物过敏时禁用。

（六）药物相互作用

其与非甾体抗炎药联用时，尤其是与吲哚美辛联用时，可使本品的降压作用减弱。其与拟交感类药物联用时，需要监测血压，可能导致本品的降压作用减弱。其与钙通道阻滞剂联用时，降压作用加强，但是心率可能加快，需要适当调整。

四、中枢降压药

（一）作用机制

可乐定和甲基多巴通过兴奋中枢神经的α_2受体发挥降压作用。可乐定是高脂溶性α_2受体激动药，快速静脉注射时也能激动外周血管α_1受体，引起短暂血压升高，随后发挥降压作用，伴有心率减慢，心排血量减少。目前已知的降压机制是激动延髓孤束核一级神经元突触后膜α_2受体和延髓嘴端腹外侧区的I1-咪唑啉受体，使外周交感神经张力下降，外周血管阻力降低，导致血压下降。此外，降压作用还和内源性阿片肽释放有关。激动中枢α_2受体则是其引起过度镇静等不良反应的原因。大剂量的可乐定也可兴奋外周血管平滑肌上的α_2受体，引起血管收缩，使降压作用减弱[9]。

甲基多巴进入中枢在L-芳香氨基脱羧酶作用下转变为α-甲基多巴胺，进一步转变为α-甲基去甲肾上腺素，后者代替去甲肾上腺素储存于去甲肾上腺素能神经末梢。α-甲基去甲肾上腺素通过激动孤束核的α_2受体，使交感神经传出冲动减少，降低外周阻力而降压。

咪唑啉受体激动剂莫索尼定与利美尼定为新一代中枢降压药，主要作用于延髓嘴端腹外侧区的I1-咪唑啉受体，无显著的镇静作用，降压作用机制与可乐定相似。降压效果低于可乐定。

（二）常用制剂及降压作用

可乐定常用剂量为每天0.3～0.9mg，分2～4次口服，严重高血压需要紧急降压时可口服0.2mg。极量1次0.6mg，每天2.4mg。老年人对降压作用较敏感，需要防止直立性低血压。

甲基多巴维持剂量为0.5～2g/d，分2～4次口服，最大剂量不超过3g/d。在调整降压药阶段，该药逐步加量。一般晚上加量以减少药物的过度镇静作用。

莫索尼定一般从最低剂量开始，逐步加用，常用剂量为1次0.2mg，每天2次，每天最大剂量不超过0.6mg。轻中度肾功能不全者，单次剂量≤0.2mg或日剂量≤0.4mg。

（三）主要不良反应

可乐定由于可作用于胆碱能神经末梢上的α_2受体，导致患者有口干、便秘、食欲减退等症状。此外其可导致患者嗜睡、抑郁等。长期较大剂量服用药物停药时，少数患者可出现短时交感神经功能亢进现象，表现为血压突然升高、失眠等综合征。甲基多巴可导致肝功能异常。

莫索尼定可引起失眠、皮肤潮红，初期可能有口干、头痛，一般1周内自行消退。

（四）临床应用

可乐定降压作用中等偏强，能明显降低肾血管阻力，可抑制交感神经活性，抑制胃肠分泌及运动，适用于伴有胃溃疡患者。其对中枢神经系统有明显的镇静作用。甲基多巴降压效果与可乐定类似，对心率、心排血量影响较小，能扩张肾内动脉血管、使肾血管阻力降低[10]，降压同时不减少肾血流量和肾小球滤过率，适用于中度高血压，特别适用于高血压伴肾功能不全者。并且，甲基多巴无致畸作用，可用于妊娠高血压。

莫索尼定可用于轻中度高血压，有研究发现，使用莫索尼定治疗，可使胰岛素抵抗的患者对胰岛素的敏感性提高，同时对脂质代谢也有益。利美尼定单次给药后可维持24小时，有60%以原形由肾脏排出，肾功能不全要减量。

（五）禁忌证

对可乐定过敏者禁用可乐定。活动性肝脏疾病、直接抗球蛋白试验阳性患者禁用甲基多巴。病态窦房结综合征、窦性心动过缓、恶性心律失常、严重心功能不全、不稳定型心绞痛、严重肝功能疾病、肾功能不全、癫痫、青光眼患者禁用莫索尼定。

（六）药物相互作用

可乐定不可与β受体阻滞剂合用，因当停用本品时，可导致血压反跳。三环类抗抑郁药可拮抗本品的降压作用。当其与乙醇、巴比妥类或镇静药等中枢神经抑制药合用时可加强中枢抑制作用。

甲基多巴可拮抗左旋多巴的药理作用，可增加氟哌啶醇的抗精神病作用，与MAOI同时使用时可引起高血压、头痛。

莫索尼定与苄唑啉合用时，能削弱本品的降压作用。其与乙醇、镇静剂等合用时，也能增强其降压效果。

（邓宇菲）

参考文献

[1] 刘桂剑，程宽，朱文青，等．高血压的药物治疗进展［J］．中国临床药理学与治疗学，2022，27（4）：446-449.

[2] Siragy H M，Major outcomes in high-risk hypertensive patients randomized to angiotensin-converting enzyme inhibitors or calcium channel blocker vs diuretic.The antihypertensive and lipid-lowering treatment to prevent heart attack trial （ALLHAT）[J]. Curr Hypertens Rep，2003，5（4）：293-294.

[3] Xu G，Grimes T D，Grayson T B，et al，Exploratory study reveals far reaching systemic and cellular effects of verapamil treatment in subjects with type 1 diabetes[J]. Nat Commun，2022，13（1）：1159.

[4] 申滢娜，蚩晓娜，丰丽莼，等．盐酸马尼地平对高血压患者肾功能的影响［J］．中国临床药理学杂志，2015，31（23）：2284-2286.

[5] 管瑀，许永德，田野．L/N 型钙通道阻滞剂对于小鼠肾脏足细胞损伤的保护作用［J］．临床和实验医学杂志，2021，20（10）：1018-1021.

[6] 吴禹蒙，李岩，吴玉波．T 型钙离子通道阻滞药治疗慢性肾病合并高血压的系统评价［J］．中国药房，2012，23（40）：3816-3818.

[7] Fumagalli C，Maurizi N，Marchionni N，et al. β-blockers：Their new life from hypertension to cancer and migraine[J]. Pharmacol Res，2020，151：104587.

[8] Cheung A K，Chang T I，Cushman W C，et al. Executive summary of the KDIGO 2021 clinical practice guideline for the management of blood pressure in chronic kidney disease[J]. Kidney Int，2021，99（3）：559-569.

[9] 谌贻璞．慢性肾脏病高血压的治疗目标及药物应用［J］．临床内科杂志，2005，22（11）：726-728.

[10] Nissen S E，Tuzcu E M，Libby P，et al. Effect of antihypertensive agents on cardiovascular events in patients with coronary disease and normal blood pressure：the CAMELOT study：a randomized controlled trial[J]. JAMA，2004，292（18）：2217-2225.

第四十二章 白 蛋 白

一、白蛋白的结构与生理功能

白蛋白是人体内血浆中含量最多、能溶于水的一种简单蛋白质，占血浆蛋白质总量的40%～60%[1]。其完全由肝实质细胞合成，分子量为66 458Da，是由584～590个氨基酸组成的单链多肽。由于它的半胱氨酸含量比较高，分子中含17个二硫键，不含有糖的组分。单体人白蛋白分子由3个区域组成，为心脏形生物分子结构，在结合不同物质分子后可形成双聚体甚至多聚体结构[2, 3]。白蛋白可溶于水，每克水约可溶解18ml白蛋白，等电点为pH 4.6，在体液pH 7.4的环境中，白蛋白为负离子，每分子可以带有200个以上负电荷。白蛋白是血浆中的主要载体蛋白，许多水溶性差的物质可以通过与白蛋白结合而被运输。这些物质包括胆红素、长链脂肪酸（每分子可以结合4～6个分子）、胆汁酸盐、前列腺素、类固醇激素、金属离子（如Cu^{2+}、Ni^{2+}、Ca^{2+}）及药物（如阿司匹林、青霉素等）[4]。

血清白蛋白在人体内发挥重要的生理功能。

（一）维持血浆胶体渗透压的恒定

白蛋白具有很强的水结合能力，1g白蛋白在生理性毛细血管通透性的条件下，体内半衰期为18～21天，在血管内停留4小时左右，可以结合18ml的水[5-7]。它仅占血浆总蛋白含量的50%～60%，但产生了约80%的胶体渗透压，用于平衡血浆渗透压，保持微循环的完整性。胶体渗透压是使毛细血管网静脉侧组织间液重返回血管内的主要动力。血浆白蛋白因病理条件下降时，血浆胶体渗透压也随之下降，可导致血液中的水分过多进入组织液而出现水肿。

（二）多种物质的结合、运输、储存功能

血浆白蛋白能与体内许多难溶或非可溶性小分子有机物和无机离子可逆地结合形成易溶性复合物，成为这些物质在血液循环中的运输形式。其属于非专一性运输蛋白，是实现多种生理功能的基础条件。白蛋白有较高的净电荷，具备与水、钙、钠和其他微量元素完美结合的能力，也是脂肪酸、胆汁酸盐、胆红素和多种激素（如甲状腺素、类固醇激素）的重要转运蛋白，也能与多种药物结合（如华法林、地西泮等）[8]。当具有活性的激素或药物与白蛋白结合时，可以不表现其活性，而视为储存形式，由于这种结合的可逆性和处于动态平衡，在调节这些激素和药物的代谢及药理作用方面，具有重要意义。由于白蛋白具有安全无毒、可生物降解和相容性好的优点，目前，已有多种以修饰后白蛋白为载体的肿瘤靶向药物问世[9]。

（三）白蛋白的其他生理作用

白蛋白对球蛋白起到一种胶体保护的稳定作用。肝功能障碍引起白蛋白合成不足时，可使血浆球蛋白失去胶体保护作用，稳定性下降。血清白蛋白的药物结合能力对多种药物的药代动力学和分布起着关键作用。由于携带负电荷，其是体内维持酸碱平衡的有效缓冲成分之一，有助于维持生理pH水平，并防止叶酸光降解。白蛋白还具有抗氧化作用，参与清除氧自由基[10]；它对含铁血红素清除至关重要，为游离含铁血红素的氧化损伤提供保护。白蛋白是信号分子和循环一氧化氮的重要储存及来源[11]。白蛋白可发挥类似肝素的作用并抑制血小板聚集[10]。白蛋白是具有黏性、胶质性的物质，在人体内遇到重金属离子时，会自动与重金属离子结合，由排泄系统排出体外，起到解毒的作用。此外，白蛋白降低还可以作为反映机体处于疾病状态的重要标志[12]。

在生理状态下，血浆中白蛋白浓度为33～52g/L，其在肝脏实质细胞中合成速度约为

0.2g/（kg·d）。肝脏局部的血管外胶体渗透压是调节白蛋白合成的重要因素，而使用提高胶体渗透压的物质（包括人白蛋白制剂）将抑制体内白蛋白合成。最佳的有效持续升高白蛋白浓度的方法是给予充足的营养支持[13]。生理条件下白蛋白的合成与代谢呈稳定平衡状态，每天代谢量与血清白蛋白浓度相关，约固定在总白蛋白水平的10%[6]。白蛋白半衰期与血清中浓度成反比：下降的白蛋白水平可延长血白蛋白半衰期，而白蛋白水平升高可导致每天代谢率增加，最高可达到总白蛋白水平的50%[13]。白蛋白主要的分解代谢场所为肾脏，包括白蛋白在内的人血清蛋白在肾小球中的滤过量，在生理状态下其量甚微，约为血浆中蛋白质量的0.02%，每天从肾小球滤过液中排出的白蛋白可达1.8g，最终排出体外的仅0.1g左右，超过95%的滤出蛋白被肾小管重吸收[14]。白蛋白在近曲小管中重吸收后，在小管细胞中被溶酶体中的水解酶降解为小分子片段后再次进入血液循环。另有部分白蛋白可以在不同组织中被细胞内吞而摄取，其氨基酸组成可被用于组织修补。

白蛋白在体内分布可以采用二室模型阐述，其中40%存在于血管内，60%位于血管外。血浆与血管外间质内白蛋白水平的平衡取决于血管外白蛋白池的变化情况。总的血管内和血管外的交换率相当于每小时交换血管内白蛋白含量的5%左右。白蛋白经毛细血管漏出率在许多疾病状态下都会增加（表42-1）[5]，这会导致血管内、外渗透压平衡被破坏，是出现组织水肿的重要因素之一。

表42-1 增加白蛋白经毛细血管漏出率的临床因素

相关疾病状态	高血压 糖尿病 甲状腺功能减退症 充血性心力衰竭 血管炎或肾小球肾炎 脓毒血症和休克 液体负荷 缺血或再灌注 烧伤
手术或药物	儿茶酚胺类药物 化学治疗 心肺分流术 大手术和创伤
其他因素	剧烈运动

二、肾病综合征与低白蛋白血症

在肾病综合征患者中，除部分继发性肾病综合征患者外，临床大量蛋白尿主要为大量白蛋白尿，低白蛋白血症见于大部分肾病综合征患者，即血清白蛋白水平在30g/L以下。其主要原因是尿液中丢失白蛋白，但临床可见两者并不完全平行，因为血浆白蛋白值是白蛋白合成与分解代谢平衡的结果。主要受以下几种因素影响：①肝脏合成白蛋白增加，在低蛋白血症和白蛋白池体积减小时，白蛋白分解率的绝对值是正常的甚至下降。肝脏代偿性合成白蛋白量增加，如果饮食中能给予足够的蛋白质及热量，患者肝脏每天可合成白蛋白达20g以上。少数体质健壮和摄入高蛋白饮食的患者可不出现明显的低白蛋白血症。血浆胶体渗透压的改变在调节肝脏合成白蛋白方面也有重要的作用。②肾小管分解白蛋白能力增加，正常人肝脏合成的白蛋白10%在肾小管内代谢。在肾病综合征时，由于近端小管摄取和分解滤过蛋白明显增加，肾内代谢可增加至16%～30%。③严重水肿，胃肠道吸收能力下降，肾病综合征患者常呈负氮平衡状态。年龄、病程、慢性肝病、营养不良均可影响血浆白蛋白水平，单纯给予高蛋白饮食不能显著改善血白蛋白水平。

低白蛋白血症是肾病综合征临床表现的核心病理生理基础之一。

（一）低白蛋白血症导致血浆胶体渗透压下降

白蛋白是维持血液胶体渗透压的重要成分，在肾病综合征状态下，白蛋白经毛细血管渗漏增强，同时低白蛋白血症将导致血浆胶体渗透压下降，同时水结合能力下降，出现有效循环容量下降，血管外组织中水肿明显；而有效循环容量不足也是导致肾病综合征患者肾功能损伤的重要因素之一。

（二）低白蛋白血症导致运输、结合能力下降

白蛋白作为多种物质的转运蛋白，目前尚有疑问：是否低白蛋白血症的患者可能出现游离的、

未结合的、具有生物学活性的药物片段增加？而药物游离片段增加通常会引起代谢加快、排泄增加，尚未见报道在低白蛋白病例中有严重的血清中游离药物浓度升高的表现，并没有由低蛋白血症引起急性中毒反应的风险。因为未结合的药物迅速从血管内迁移至血管外，达到了低水平的平衡[8]，有效药物浓度及维持时间可能随之减少。也没有临床证据显示给予白蛋白治疗能改善脂肪酸、胆红素或激素等物质的转运功能。

（三）低白蛋白血症与凝血功能异常

低白蛋白血症患者血中抗凝血酶Ⅲ及纤溶酶原浓度下降，下降的水平与低白蛋白水平呈正相关；可影响纤溶酶原与纤维蛋白原结合，以及组织型纤溶酶原激活物活性。体内抗凝血因素作用减弱，而促凝血因素中包括Ⅸ、Ⅺ因子下降，Ⅴ因子、Ⅷ因子、Ⅹ因子、纤维蛋白原、β-血栓球蛋白和血小板水平升高，血小板的黏附和凝集力增强。凝血功能平衡破坏，呈高凝状态。

（四）低白蛋白血症与免疫应答能力降低

肾病综合征患者在丢失白蛋白同时伴有球蛋白丢失，尿中丢失大量IgG、转铁蛋白和锌，转铁蛋白为维持正常淋巴细胞功能所必需，锌离子浓度与胸腺素合成有关；长时间低白蛋白血症时，机体非特异性免疫应答能力减弱；胸腔积液、腹水、皮肤组织高度水肿引起的皮肤破裂和严重水肿使局部体液因子稀释、防御功能减弱；以上因素综合作用，加之机体B因子（补体激活替代途径成分）缺乏导致对细菌免疫调理作用缺陷，使患者机体免疫功能受损，易出现感染并发症。

三、人白蛋白制剂治疗肾病综合征

人白蛋白作为药物制剂用于临床已有近50年历史，它采用混合人血浆醇沉淀法制备，使用巴氏消毒法，在60℃至少10小时，以灭活病原体，因此白蛋白不具有传播感染的风险。加入3.2g/L的辛酸钠和4.29g/L的乙酰色氨酸作为稳定剂。白蛋白制剂中含铝量＜200μg/L，不包括同种凝集素或血细胞成分，不需要限制受者血型。人白蛋白制剂有3种浓度供选择，轻度低渗性溶液（4%浓度）、等渗性溶液（5%浓度）或高渗性溶液（20%～25%浓度），白蛋白溶液溶于含154mmol/L的NaCl溶液中[13]。目前，应用生物工程技术制造的重组人血清白蛋白仍处于临床前研究阶段，未来可能取代人血浆来源制备产物[11]。静脉使用人白蛋白能够纠正低容量血症（即容量替代作用）和改善低白蛋白血症，目前已列入人白蛋白制剂使用的适应证包括：①严重感染、创伤所致的低血容量；②肝硬化、肾病、营养不良所致的低蛋白血症；③烧伤，一般认为烧伤24小时以内使用晶体液，24小时后可用人白蛋白制剂[15]。在临床上其还用于外科手术后、急性呼吸窘迫综合征、心肺复苏术后及营养支持治疗[11]。

低白蛋白血症是反映疾病严重状态的一种表现，可能成为评价疾病严重程度的指标[12]，已有研究显示，在慢性肾脏病患者中，血浆白蛋白含量与其死亡危险呈负相关[16, 17]，在肾病综合征中，纠正低白蛋白血症是治疗的主要目标之一，但没有使用白蛋白治疗肾病综合征的循证医学证据。肾病综合征患者使用人白蛋白制剂可以补充血浆中白蛋白成分，提高血浆胶体渗透压，改善组织水肿，提高有效循环容量，增加肾血流，改善肾功能。由于肾病综合征所致低白蛋白血症的机制，静脉输入的白蛋白成分在24～48小时将完全通过肾脏排泄出去，不可能实现长时间维持血管内白蛋白水平的要求。更重要的是，持续静脉补充人白蛋白制剂将显著增加肾小球白蛋白滤过量，增加肾小管重吸收压力，促进局部细胞分泌大量炎症因子和促纤维化因子，诱导细胞凋亡，促进小管间质慢性化病变，这些都是不利于肾脏疾病恢复的重要影响因素。因此，不主张将单独静脉使用人白蛋白制剂作为常规治疗措施，建议短期应用。肾病综合征患者在已经使用激素或免疫抑制剂治疗的基础上，如果因为严重的水肿需要使用利尿剂[11]，而单纯使用利尿剂效果差；或者合并出现胸腔积液、肺水肿甚至因严重肾间质水肿而导致急性肾衰竭时联合使用人白蛋白制剂是有益的[18]。在静脉使用白蛋白的同时应注意输入速度和及时使用袢利尿剂以缓解血管内容量负荷过高的情况出现，期望能使血清白蛋白水平＞20g/L，以维持足够的血管内胶体渗透压，但不能维持性长期静脉应用；儿童患者按照1g/kg的标准输入 25%

浓度的白蛋白制剂，维持8～12小时，根据情况给予0.5～2.0mg/kg的呋塞米静脉注射，密切观察容量负荷变化情况，且该疗法仅用于严重组织水肿的情况下[19]。

白蛋白是从人混合血清中提炼出来的，被看作无变应原物质，使用等渗人白蛋白治疗不会引起凝血功能改变及器官功能异常。一项关于1998～2000年使用白蛋白制品的安全性研究显示，与白蛋白直接相关的不良反应报道极其罕见[20]。其主要的应用禁忌证包括：①对人白蛋白存在变态反应或对其中增溶剂反应[15]；②使用人白蛋白将引起血管内容量增加，任何高血容量状态都应视为禁忌证；③充血性心力衰竭、未给予其他处理的肺水肿、由稀释引起的凝血功能减退；④还需要特别注意使用白蛋白治疗同时存在严重的心功能受限的患者。

目前，人白蛋白在肾脏病临床治疗中的应用指征排名前三的是：血液透析患者低血压、容量替代治疗及纠正低白蛋白血症[21]。但是，已有多项临床研究显示人白蛋白在容量替代治疗及纠正低蛋白血症方面不能带来减少死亡率或改善治疗预后的益处[22-24]。在一项多中心前瞻性研究中，需要液体复苏的休克患者使用高渗性人白蛋白与不良的肾脏影响显著相关[25]。所有这些证据都提示我们，在治疗肾病综合征患者时，人血白蛋白建议短期用于缓解严重低蛋白血症导致的重度水肿，并警惕其带来的肾损伤风险。

（马熠熠）

参考文献

[1] Gonzalez E R，Kannewurf B. The clinical use of albumin. US Pharmacist，1998，23：HS15-HS26.

[2] Putnam F W. The plasma proteins：structure，function，and genetic control[M]. 2d ed. New York：Academic Press，1975.

[3] 贺健，徐延平，杨同华，等 . 人血清白蛋白与锌离子缔合效应的中子小角散射研究 [J]. 原子能科学技术，1997，31（2）：73-77.

[4] Doweiko J P，Nompleggi D J.Role of albumin in human physiology and pathophysiology[J].JPEN J Parenter Enteral Nutr，1991，15（2）：207-211.

[5] Nicholson J P，Wolmarans M R，Park G R. The role of albumin in critical illness[J]. Br J Anaesth，2000，85（4）：599-610.

[6] Margarson M P，Soni N. Serum albumin：touchstone or totem[J]. Anaesthesia，1998，53（8）：789-803.

[7] Mendez C M，McClain C J，Marsano L S. Albumin therapy in clinical practice[J]. Nutr Clin Pract，2005，20（3）：314-320.

[8] Evans T W. Review article：albumin as a drug—biological effects of albumin unrelated to oncotic pressure[J]. Aliment Pharmacol Ther，2002，16（Suppl 5）：6-11.

[9] 施德太，贺晓鹏 . 血清白蛋白：用于肿瘤精准诊疗的多元化载体 [J]. 化学通报，2020，83（3）：195-208.

[10] Gatta A，Verardo A，Bolognesi M. Hypoalbuminemia[J]. Intern Emerg Med，2012，7（Suppl 3）：S193-S199.

[11] Fanali G，di Masi A，Trezza V，et al. Human serum albumin：From bench to bedside[J]. Mol Aspects Med，2012，33（3）：209-290.

[12] Friedman A N，Fadem S Z. Reassessment of albumin as a nutritional marker in kidney disease[J]. J Am Soc Nephrol，2010，21（2）：223-230.

[13] Boldt J. Use of albumin：an update[J].Br J Anaesth，2010，104（3）：276-284.

[14] 黎磊石，刘志红 . 中国肾脏病学 [M]. 北京：人民军医出版社，2008.

[15] 刘芳，翟所迪，田荣萍 . 临床应用人血白蛋白的循证医学评价 [J]. 中国药学杂志，2007，42（6）：478-480.

[16] Menon V，Greene T，Wang X L，et al. C-reactive protein and albumin as predictors of all-cause and cardiovascular mortality in chronic kidney disease[J].Kidney Int，2005，68（2）：766-772.

[17] Iseki K，Miyasato F，Tokuyama K，et al. Low diastolic blood pressure，hypoalbuminemia，and risk of death in a cohort of chronic hemodialysis patients[J]. Kidney Int，1997，51（4）：1212-1217.

[18] Hedin E，Bijelić V，Barrowman N，et al. Furosemide and albumin for the treatment of nephrotic edema：a systematic review[J]. Pediatr Nephrol，2022，37（8）：1747-1757.

[19] Roth K S，Amaker B H，Chan J C M. Nephrotic syndrome：pathogenesis and management[J]. Pediatr Rev，2002，23（7）：237-248.

[20] Vincent J L，Wilkes M M，Navickis R J. Safety of human albumin-serious adverse events reported worldwide in 1998-2000[J].Br J Anaesth，2003，91（5）：625-630.

[21] Fan C，Phillips K，Selin S. Serum albumin：New thoughts on an old treatment[J]. BC Med J，2005，47（8）：438-444.

[22] Alderson P，Bunn F，Lefebvre C，et al. Human albumin solution for resuscitation and volume expansion in critically ill patients[J]. Cochrane Database Syst Rev，2004（4）：CD001208.

[23] Vincent J L，Navickis R J，Wilkes M M. Morbidity in hospitalized patients receiving human albumin：a meta-analysis of randomized，controlled trials[J]. Crit Care Med，2004，32（10）：2029-2038.

[24] Yang B，Xu J，Xu F Y，et al. Intravascular administration of mannitol for acute kidney injury prevention：a systematic review and meta-analysis[J]. PLoS One，2014，9（1）：e85029.

[25] Schortgen F，Girou E，Deye N，et al. The risk associated with hyperoncotic colloids in patients with shock[J]. Intensive Care Med，2008，34（12）：2157-2168.

第四十三章　抗凝药物

肾病综合征患者尿蛋白＞3.5g/d及低白蛋白血症（血白蛋白＜30g/L）时，静脉血栓形成的风险增加，尤其是深静脉血栓（deep venous thrombosis，DVT）和肾静脉血栓形成（renal venous thrombosis，RVT）[1-4]。无症状肺栓塞（pulmonary embolism，PE）发生率也相对升高，另外，脑静脉血栓也有病例报道。肾病综合征患者动脉（肢体和脑动脉）血栓发生率也高于一般人群[3, 5]。血栓栓塞是肾病综合征最严重的并发症之一。

一、流行病学

肾病综合征患者动脉及静脉血栓形成的发病率高于一般人群[5, 6]。在丹麦注册研究中共纳入3967例首发肾病综合征的成年患者，发生动脉和静脉血栓栓塞的1年绝对风险分别为4%和3%，10年绝对风险分别为14%和8%[6]。相比之下，在年龄和性别匹配的对照组中，发生动脉和静脉血栓栓塞的1年风险分别为1%和0.4%，10年风险分别为9%和3%。在肾病综合征患者中，10年血栓栓塞风险最高的是缺血性卒中（8%）和心肌梗死（6%）。

肾病综合征患者发生静脉血栓栓塞的风险高于其他肾病患者。另一项丹麦注册研究评估了肾病和非肾病患者发生血栓栓塞的风险，结果显示高血压肾病患者发生静脉血栓栓塞的校正OR为1.41（95% CI 1.22～1.63），糖尿病肾病患者为1.46（95% CI 1.30～1.64），多囊肾患者为1.48（95% CI 1.22～1.81），无肾病综合征的肾小球肾炎患者为2.03（95% CI 1.76～2.34），而肾病综合征患者为2.89（95% CI 2.26～3.69）[7]。肾病患者在确诊后的前3个月内发生血栓栓塞的风险最高（肾病综合征和肾小球肾炎的校正OR分别为23.23和8.64），此后会降低；但即使在诊断后5年，血栓栓塞的风险依然很高。

血栓形成的风险因肾病综合征病因而异，以膜性肾病（membranous nephropathy，MN）患者的风险为最高[4, 6, 8]。一项纳入1313例特发性肾小球疾病患者的临床研究显示静脉血栓栓塞事件发生率在膜性肾病（7.9%）、局灶节段性肾小球硬化（3.0%）均远高于IgA肾病（0.4%）[8]。膜性肾病和局灶节段性肾小球硬化患者的蛋白尿程度远高于IgA肾病患者，中位值为5.6g/d、3.7g/d和1.6g/d，在校正蛋白尿水平和血清白蛋白浓度后，组织学诊断仍是血栓形成的预测因子。膜性狼疮肾炎（V型）患者出现血栓栓塞的风险也较高。一项纳入66例此类患者的研究表明，平均随访6.9年时15例（23%）患者出现了静脉血栓栓塞[9]。狼疮肾炎患者除病理分型之外还有其他因素可导致血栓栓塞发病率升高，如抗磷脂抗体。微小病变肾病患者发生血栓栓塞的风险也会升高[10, 11]。例如，一项病例系列研究观察了125例成年或青春期后期发病的微小病变肾病患者，其中11例（9%）发生动脉或静脉血栓形成。

除肾病综合征的病理分型之外，血栓形成的风险还与低白蛋白血症的严重程度相关，并通常发生于病程的早期[4, 5, 12]。膜性肾病患者尤其如此，来自肾小球疾病协作网和多伦多大学肾小球肾炎登记系统的898例膜性肾病患者的报道显示患者平均蛋白尿为7.7g/d，平均血清白蛋白为26g/L，其中7.2%患者发生了临床明显且经影像学证实的静脉血栓栓塞事件，患者从诊断到发生首次血栓栓塞事件的中位时间为3.8个月；74%事件发生于诊断后2年内，86%发生于3年内。诊断时低血清白蛋白浓度而非蛋白尿水平可独立预测静脉血栓栓塞事件。与血清白蛋白浓度＞28g/L的患者相比，血清白蛋白浓度≤28g/L的患者发生血栓栓塞事件的风险显著增加（9.4% vs. 3.2%，校正RR 2.5），血清白蛋白每下降10g/L，血栓栓塞风险近乎翻倍[13]。为评估发生动脉和静脉血栓栓塞的绝对风险，一项研究对298例肾病综合征患者平均随访了（10±9）年，这些患者的病因包括原发性肾小球疾病（微小病变肾病、膜性肾病、局灶节段性肾小球硬化、膜增生性肾小球肾炎）、糖尿病肾病或未详细说明的其他病因[5]。静脉和动脉血栓栓塞的年发病率分别为1.0%和1.5%，随访的前6个月发病率最高（9.9%和5.5%）。

一般来说，低血清白蛋白水平可作为肾病综合征患者发生易栓症的替代标志物。应注意的是与溴甲酚紫法或免疫比浊法等其他方法相比，经溴甲酚绿法测定的血清白蛋白水平可能高于实际水平[14]。

肾病综合征患者最常见的血栓栓塞事件是四肢DVT[15]。回顾性研究报道925 000例肾病综合征患者，其中14 000例（1.5%）发生DVT，而确诊的RVT不到5000例。与非肾病综合征患者相比，肾病综合征患者发生DVT的相对危险显著增加（RR 1.72）。

无论肾病综合征患者是否合并DVT或RVT，均有发生肺栓塞的可能[2, 4]。肾病综合征患者无症状性肺栓塞的估计患病率为12%～30%。一项纳入151例肾病综合征患者的研究中，94例接受了肺通气-灌注扫描（即V/Q扫描）[16]，12例（13%）患者发生了肺栓塞，其中5例有肺栓塞伴慢性或急性RVT，7例为单纯性肺栓塞。另一项研究纳入了89例血清白蛋白浓度＜20g/L的肾病综合征患者，19例（21%）患者的V/Q扫描结果高度提示肺栓塞，在另外25例扫描结果为低度或中度可能性的患者中，随后动脉造影证实有10例（40%）肺栓塞[17]。症状性肺栓塞的风险在肾病综合征中也显著升高。美国出院诊断的回顾性研究显示，与非肾病综合征患者相比，肾病综合征患者发生肺栓塞的风险增加了39%[15]。

肾病综合征患者的RVT患病率为5%～60%[1-4]，文献报道的RVT发生率有很大差异。膜性肾病患者的RVT患病率更高，为20%～60%[4-8]。对非膜性肾病患者分析静脉造影的研究显示，RVT的患病率为10%～50%，最常见的原因包括微小病变肾病、膜性肾病和局灶节段性肾小球硬化。

二、发病机制

肾病综合征患者出现高凝状态的原因并不完全清楚。有研究评估了凝血活化的检测指标（如血浆纤维蛋白肽A水平，其由凝血酶裂解纤维蛋白原而成），结果表明，即使是无症状的肾病综合征患者，也存在持续性亚临床高凝状态[18]。肾病综合征存在多种高凝的机制，包括经尿液流失引起的天然抗凝蛋白水平降低（如抗凝血酶Ⅲ、纤溶酶原及蛋白C和蛋白S等）；血小板活化增强；高纤维蛋白原血症；纤溶酶原活化抑制及循环中存在高分子量的纤维蛋白原降解片段[2, 4, 19-22]。经肾小球的液体丢失可能与肾病综合征时肾静脉血栓形成有关[4]，其后发生球后循环的血液浓缩（利尿治疗会加重）可能进一步促使基线高凝患者的血栓形成。

三、预防性抗凝的策略与风险

预防性抗凝临床获益主要取决于3个因素：血栓栓塞的发生率、预防性抗凝降低栓塞的能力及与抗凝相关的出血风险。

目前尚无随机对照试验在肾病综合征患者中比较未确诊静脉血栓形成的相关风险与长期抗凝带来的获益和风险。为数不多的前瞻性非对照研究纳入了30例肾病综合征患者，其中包括14例膜性肾病患者和13例局灶节段性肾小球硬化患者，中位血清白蛋白水平为17g/L，中位尿蛋白排泄量为9g/d，这些患者接受了中位13个月的低分子量肝素治疗[23]。在血清肌酐＞203μmol/L及体重＜40kg的患者中，低分子量肝素治疗的剂量为常用预防剂量的50%。基线时，经肾脏及下肢静脉多普勒超声和肺V/Q扫描评估显示患者均无血栓形成，每3个月重新评估1次，证实整个随访期间无血栓形成，无严重不良事件。但由于这项研究纳入的患者数量较少，上述结果还不足以证明低分子量肝素预防该人群血栓栓塞的效果。

由于缺乏随机试验，目前尚不清楚肾病综合征患者预防性抗凝的最佳方法。此外，尚不清楚膜性肾病中的结果是否适用于其他的肾病综合征。

（一）预防性抗凝的策略

血栓栓塞的风险通常与血清白蛋白水平呈负相关。对于血清白蛋白水平极低，且严重出血风险为低至中度的膜性肾病患者，预防性抗凝可能获益[24-26]。此外，合并妊娠的肾病综合征（无论病因为何）患者发生静脉血栓栓塞的风险升高，可能会从预防性抗凝中获益。在未妊娠但有非膜性肾病（如微小病变肾病或局灶节段性肾小球硬化）所致肾病综合征的患者中，一般需要评估出血风险和血清白蛋白浓度以确定预防性抗凝的方法。与在膜性肾病患者中一样，尚无高质量证据支持使用这些或其他任何血清白蛋白浓度阈值，并且这些阈值主要是基于现有的观察性研究数据[27]及临床经验。一般而言，应避免对出血风险较高的患者采取预防性抗凝治疗。因此，将成人肾病综合征启动预防性抗凝治疗的流程简化为图43-1。

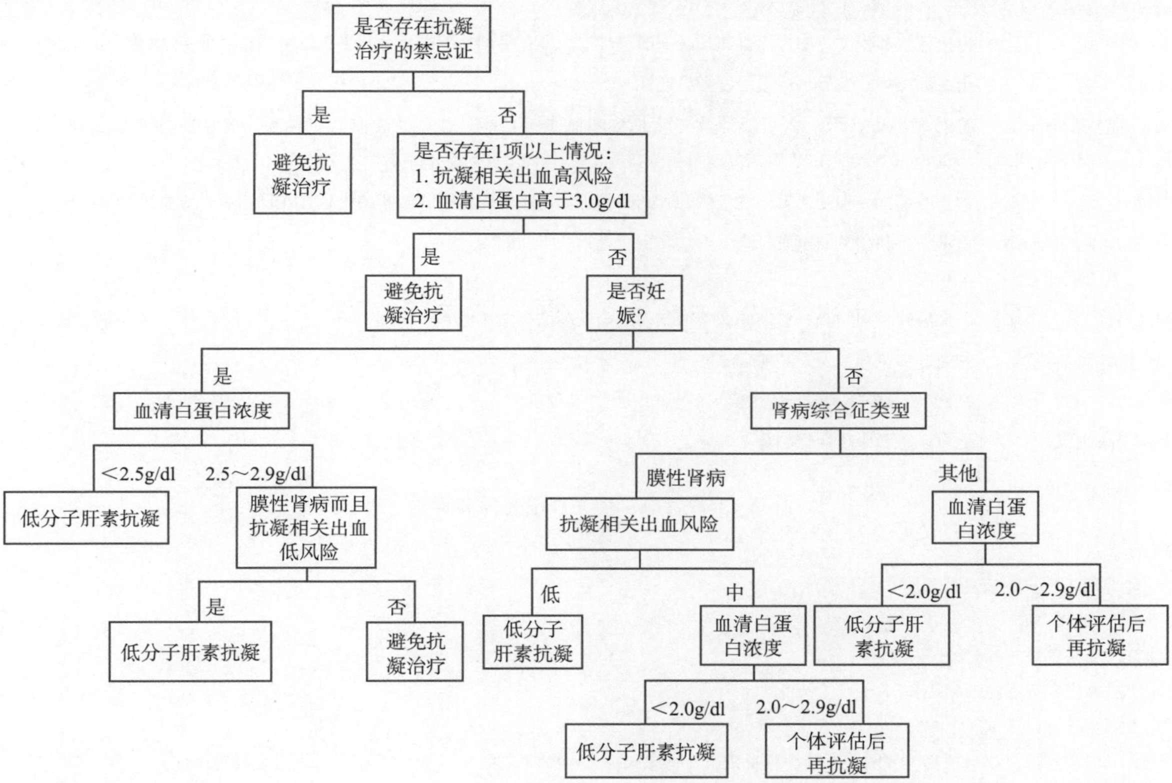

图43-1 成年肾病综合征患者预防性抗凝治疗流程

（二）预防性抗凝措施的指征

肾病性蛋白尿的后果之一是形成高凝状态。肾病综合征患者［蛋白尿＞3.5g/d和低白蛋白血症（＜30g/L）］的血栓风险增加，尤其是深静脉血栓和RVT，但这并不意味着他们必须抗凝。膜性肾病的血栓栓塞事件风险特别高。

2021年KDIGO指南建议，当血栓栓塞的风险超过抗凝诱发的严重出血事件的患者出现特定风险时，对肾病综合征患者进行预防性抗凝治疗。如果血清白蛋白＜20～25g/L，并有以下情况之一，应考虑预防性全剂量抗凝治疗：①蛋白尿＞10g/d；②体重指数＞35kg/m^2；③血栓栓塞的遗传倾向；④美国纽约心脏病协会心功能分级Ⅲ级或Ⅳ级；⑤近期骨科或腹部手术；⑥长期卧床，不活动。

鉴于肾病综合征的血栓形成风险取决于疾病的持续时间，最高风险出现在前6个月，以及严重低蛋白血症的持续时间，持续时间越长，风险越高。其他影响风险的变量是蛋白尿与血清白蛋白的比率和低白蛋白血症的严重程度（两者似乎只对VTE事件起作用）。根据马尔科夫决策模型，所有血清白蛋白水平＜30g/L且出血风险低的患者都可能从抗凝治疗中获益；但是对于血清白蛋白水平＜20g/L，但出血风险高的患者来说，抗凝治疗可能有害而无益。

（三）评估出血风险

所有无抗凝禁忌证的肾病综合征患者（表43-1），决定是否采取预防性抗凝时都必须考虑出血风险。因此，评估出血风险显得尤为重要。当不清楚抗凝相关出血风险时，可采用多种预测模型进行估算，如心房颤动的抗凝及危险因素（anticoagulation and risk factors in atrial fibrillation，ATRIA）风险评分[28]或HAS-BLED出血风险评分（表43-2）。

表43-1　抗凝治疗的可能禁忌证

禁忌证	需要考虑的因素
临床活动性出血	出血部位和程度（如鼻出血和月经一般不是禁忌证；活动性脑内出血几乎总是绝对禁忌证），出血停止后的间隔时间
严重出血性疾病	出血性疾病的性质、严重程度和可逆性
严重血小板减少症（血小板计数＜50×10^9/L）	绝对血小板计数、血小板计数变化趋势和血小板功能（如一些患有特发性血小板减少性紫癜且血小板计数为30～50×10^9/L的人在需要时可耐受抗凝治疗）
重大创伤	创伤的部位和程度，事件发生后的时间间隔（如对于有机械心脏瓣膜的患者，在创伤后可更早进行抗凝）
侵入性手术或产科分娩（近期、紧急或计划）	手术类型和相关的出血风险，手术和抗凝之间的时间间隔
既往颅内出血	出血后的时间间隔和基本原因（如创伤或未控制的高血压）
颅内或脊柱肿瘤	肿瘤的部位和类型，其他合并症
中枢麻醉	脊柱/硬膜外穿刺或导管拔除后的时间间隔，其他麻醉方式；创伤性手术更值得关注
严重未控制高血压	绝对血压和血压变化趋势

表43-2　HAS-BLED出血风险评分

H：高血压（1分） A：肝功能异常（1分）、肾功能异常（1分） S：脑卒中（1分） B：出血倾向或易感性（1分） L：服用华法林患者有不稳定的INR（1分） E：老年人：年龄＞65岁（1分） D：药物，同时服用抗血小板药物（如阿司匹林、氯吡格雷、噻氯匹定、非甾体抗炎药）（1分），同时摄入过量酒精（1分）
对应出血发生率 0分：每100例患者每年有1.13次出血 1分：每100例患者每年有1.02次出血 2分：每100例患者每年有1.88次出血 3分：每100例患者每年有3.74次出血 4分：每100例患者每年有8.70次出血 5～9分：数据不充分 3分及以上为高风险，低于3分为低中风险
注意事项 1. 高血压：指收缩压＞160mmHg 2. 肝功能异常：慢性肝病（如肝硬化）或有肝功能明显受损的生化证据（如胆红素＞正常值上限的2倍加一种或多种肝酶＞正常值上限的3倍） 3. 肾功能异常：慢性透析、肾移植或血清肌酐≥200μmol/L 4. 脑卒中：曾有病史 5. 出血：出血性疾病或以前的出血事件需要住院或输血 6. 不稳定的INR：不稳定/高INR或＜60% INR在治疗范围内

注：INR，国际标准化比值。

（四）给药方案及效果

对于接受抗凝治疗的患者，可选用华法林或低分子量肝素。鉴于评估肾病综合征患者使用直接口服抗凝药（direct oral anticoagulant，DOAC）的数据目前非常有限，因此不常规使用DOAC[29]。如果患者经华法林治疗后出现不良反应或疗效不佳，且不愿意使用低分子量肝素，可考虑给予DOAC。当用于肾病综合征患者的预防性抗凝时，低分子量肝素和华法林的初始给药方案与治疗一般人群静脉血栓栓塞的方案相同。低分子量肝素应慎用于肾功能显著下降和（或）不稳定的患者。使用低分子量肝素时，尤其是长期使用时，建议间歇性监测抗凝血因子Ⅹa活性[30]。

四、常用抗凝药物的特点

在过去几十年中，抗凝治疗的选择已稳步扩展，为血栓栓塞性疾病的预防和治疗提供了更多药物。除了肝素和维生素K拮抗剂（vitamin K antagonist，VKA），现已研制出直接靶向凝血酶和凝血因子Ⅹa活性的抗凝药。合理应用这些药物需要了解其药理作用特征、风险和益处。

（一）抗凝血药物

1. 肝素 是一种内源性产生的直链多糖，由吡喃糖醛酸和葡糖胺残基的重复单元组成[31, 32]。肝素通过与抗凝血酶（antithrombin AT，以前称为AT Ⅲ，也称肝素辅因子Ⅰ）结合而间接发挥作用，并不是直接与凝血因子结合。肝素与AT结合是由肝素链随机分布的独特戊糖序列所介导[33, 34]。AT的肝素结合位点位于其氨基末端[35]。肝素与AT肝素结合位点结合后，AT构象发生改变，从而导致AT由凝血因子[如凝血酶（因子Ⅱa）、因子Ⅹa]的慢速灭活剂转变为快速灭活剂。肝素可使AT的抗凝活性增强1000～4000倍[35, 36]。普通肝素和低分子量肝素都能通过AT有效灭活因子Ⅹa。但普通肝素可明显更有效地灭活凝血酶，因为凝血酶失活需要肝素、AT和凝血酶形成三元复合物，而只有肝素链长度至少为18个糖单位时才能形成这种三元复合物[37]。在低分子量肝素中，这种至少18个糖单位的分子链很少，而磺达肝癸没有这种分子链。因此，普通肝素、低分子量肝素、磺达肝癸都能灭活因子Ⅹa，但普通肝素还能抑制凝血酶[38, 39]。磺达肝癸几乎仅有抗因子Ⅹa活性。肝素在网状内皮系统和肝脏代谢，并通过肾脏排泄。使用治疗剂量时，肾功能不影响肝素清除，但在使用很高剂量时，肾脏清除可能起到一定作用。但是，在肾功能不全或肾衰竭患者中，通常不需要调整剂量。肝素通过静脉给药时即刻起效；而皮下给药后，血浆药物浓度在2～4小时达峰值，个体差异显著。肝素的代谢较为复杂且具有剂量依赖性，其半衰期为45～60分钟[40]。由于其半衰期短，虽然可经皮下途径给药来治疗急性VTE，但通常需要经持续输注达到抗凝的治疗水平；剂量-反应关系变异较大，需要频繁实验室监测；达到和维持治疗浓度（根据活化部分凝血活酶时间或抗因子Ⅹa活性）常较为困难；无口服剂型且有潜在并发症，包括肝素诱导的血小板减少症（heparin-induced thrombocytopenia，HIT）、皮肤反应及长期用药导致的骨质疏松等原因，在肾病综合征中较少用于预防性抗凝治疗。

2. 低分子量肝素 在肝脏代谢并经肾脏排泄。10%～40%的低分子量肝素经肾脏清除。肾损伤患者的低分子量肝素清除率可能降低，轻至中度肾功能不全患者的血浆药物浓度仅轻微升高。肌酐清除率（creatinine clearance，CrCl）＜30ml/min的患者血浆药物浓度会显著升高，约升高65%，通常需要调整剂量。低分子量肝素皮下给药后，血浆浓度在3～5小时达峰值，静脉给药后约2小时达峰值。当皮下给予（最常见的给药途径）低分子量肝素时，若患者肾功能正常，则半衰期为3～7小时。治疗第2～3天达稳态水平。其优势在于生物利用度高于普通肝素；抗凝作用持续时间较长，因此可以一日仅给药1～2次；剂量与抗凝反应之间的相关性更好，可以固定剂量给药，无须实验室监测；HIT和骨质疏松发生率低。但值得注意的是，低分子量肝素起效略慢，20～30分钟，而不像静脉快速给予普通肝素那样立即起效；作用持续时间较长，更难以快速终止治疗；硫酸鱼精蛋白不太容易使其失活；在肾衰竭患者中半衰期延长，尤其是依诺肝素。

3. 磺达肝癸 是一种合成的抗凝药，以戊糖序列为基础，戊糖序列构成了肝素的最小AT结合区域。磺达肝癸与低分子量肝素相似，是因子Xa的间接抑制剂，但完全不抑制凝血酶。磺达肝癸的半衰期比肝素长，且不会与血小板结合。磺达肝癸一次给药剂量的大部分由肾脏清除，以原形随尿液排出。肌酐清除率下降会减慢该药的清除，肌酐清除率＜30ml/min的患者不推荐使用该药。研究者试图研制磺达肝癸的长效类似物，但目前尚无任何临床获批的药物。

4. 华法林和其他维生素K拮抗剂（vitamin K antagonist，VKA，也称香豆素类） 该类药物在体内竞争性拮抗维生素K的作用，抑制维生素K依赖性凝血因子Ⅱ、Ⅶ、Ⅺ和Ⅹ，以及蛋白C和蛋白S的γ-羧基化，从而抑制上述凝血因子和抗凝蛋白的生物活性。其优点是临床使用经验丰富，包括长期使用的经验；对人工心脏瓣膜患者而言，比其他口服抗凝药更有效；价格便宜，广泛普及；在必要时（如严重出血时）用维生素K、新鲜冰冻血浆（FFP）、凝血酶原复合物浓缩物（PCC）逆转其抗凝作用。其缺点是华法林治疗窗比较窄，用于心房颤动患者时，出血和血栓栓塞性并发症的发生率较高；需要频繁监测INR；用法用量受疾病、饮食改变和其与多种药物间相互作用的影响。开始使用华法林之前，需要基线检测凝血酶原时间（PT）、INR及活化部分凝血活酶时间（APTT）、全血细胞计数（CBC）（包括血小板计数）、血清肌酐、eGFR和肝功能，对育龄女性进行尿液（或血清）妊娠试验（因为华法林有致畸风险）。目前不建议采用药物遗传学检测指导华法林或其他VKA的起始剂量，如肝细胞色素P450 2C9（*CYP2C9*）或维生素K环氧化物还原酶复合物（*VKORC1*）基因型，因为出血率和血栓栓塞率并未降低[41, 42]。

（1）起始用法用量：对于开始使用华法林的患者，建议起始每天剂量≤5mg，不应给予更大剂量或“负荷”量，除非根据患者以往的经验已知其需要更大剂量。大剂量一般不能更快实现治疗水平的抗凝，也不能改善结局，反而更易导致INR超治疗范围，这可能增加出血风险[43-46]。对于平素体健的成人，建议起始每天剂量5mg；对体弱、老年（＞70～80岁）、营养不良、有肝或肾疾病或心力衰竭的成人，或使用会增加华法林敏感性药物（如胺碘酮）的成人，给予更低剂量（如2.5mg/d、2.5mg/d与5mg/d交替）[47-50]。

（2）根据INR调整起始剂量：通常，住院患者要每天检测PT和INR，门诊患者可在用药第3天或第3天前后检测PT和INR。根据先前检测的PT和INR结果给予第3天和之后数天的药物。

（3）确定维持剂量：不同患者需要的华法林维持剂量有很大差异，从＜2mg/d到≥10mg/d[51-53]。用法用量取决于PT/INR值，目标INR则视具体临床情况而定。VTE患者的INR目标一般为2～3，与心房颤动患者相当，但低于植入机械心脏瓣膜患者。PT/INR可反映维生素K依赖性凝血消耗而引起的抗凝程度。VKA可与许多药物发生相互作用，这可能需要调整剂量和增加PT/INR监测频率。

5. 直接凝血酶抑制剂（DTI） 能够阻止凝血酶将纤维蛋白原裂解为纤维蛋白。DTI直接与凝血酶结合，而非像肝素那样通过增强抗凝血酶的活性发挥作用[54-56]。胃肠外DTI包括比伐芦定和阿加曲班。目前临床上唯一可以使用的口服DTI是达比加群酯（pradaxa）。

（1）比伐芦定（angiomax）：之前称为水蛭肽，是一种人工合成、由20个氨基酸组成的肽，其与凝血酶催化位点和外结合位点Ⅰ结合，可逆性抑制凝血酶的活性。它的肽序列与水蛭素类似，后者是从医用水蛭唾液腺中提取的蛋白质。用于VTE的预防可参考经皮冠脉介入术（PCI）的方案，首剂静脉推注0.75mg/kg，随后以1.75mg/（kg·h）的速率静脉给予。肾衰竭患者不需要改变静脉推注剂量；CrCl＜30ml/min的患者可能需要减慢输注速率，如1mg/（kg·h）。静脉给药可立即产生抗凝作用。比伐芦定的半衰期约为25分钟；停药后约1小时延长的凝血时间会恢复正常[57]。该药经肝脏、肾脏和其他部位代谢。比伐芦定可经血液透析清除。可通过活化凝血时间（ACT）监测比伐芦定，该药起效迅速，给药后数分钟内即可检测其效果。也可通过活化部分凝血活酶时间（APTT）进行监测，目标值为正常范围的1.5～2.5倍。对于肾功能受损的患者，应通过ACT进行监测。

（2）阿加曲班：是一种人工合成的基于肽的DTI，作用于凝血酶的活性位点[58]。其体内血浆半衰期短（终末消除半衰期为40～50分钟）。用于VTE的预防可以参考PCI的方案，首剂静脉推注350μg/kg阿加曲班（3～5分钟完成），再以25μg/（kg·min）的速率持续输注。利用ACT进行监测。阿加曲班经肝脏代谢，对于肝功能受损患者，建议调整剂量。肾功能受损的患者无须调整剂量。阿加曲班会延长PT/INR。

（3）达比加群酯：一种口服前体药物，在肝脏转化为达比加群，可直接抑制与血凝块结合及循环中的凝血酶[59]。在肾功能正常患者中的半衰期为12～17小时。其吸收不受食物影响。孕妇或有人工机械心脏瓣膜的患者不应使用达比加群酯。达比加群酯通常按固定剂量使用，无须进行监测。应使用恰当的剂量（即避免剂量不足）。使用2～3小时达最大抗凝作用[60]。主要的清除途径是以原形经肾脏排泄，约80%经静脉给予的剂量以原形随尿液排出。剂量取决于临床指征及患者的肾功能，CrCl＜30ml/min的患者避免使用[61, 62]。VTE的治疗和二级预防方案：胃肠外抗凝5～10天后口　服，1次150mg，2次/天（CrCl＞30ml/min）。针对VTE的充分治疗是指全剂量抗凝持续3～6个月。值得注意的是，达比加群酯是P糖蛋白的底物，当达比加群酯和P糖蛋白诱导剂（如利福平）同时使用会降低达比加群酯的抗凝作用。对于肾衰竭患者，同时使用达比加群酯和P糖蛋白抑制剂（如酮康唑、维拉帕米）可能增加达比加群酯的抗凝作用。开始使用达比加群酯前应进行实验室检测，包括血小板计数、PT及APTT，以评估并记录抗凝治疗前的凝血状态；还要测定血清肌酐，以作为基线值及存在CKD时作为剂量调节的依据。

6. 直接抑制因子Ⅹa的药物　可直接抑制循环中及与血凝块结合的因子Ⅹa活性，临床上有几种口服的因子Ⅹa直接抑制剂。

（1）利伐沙班（Xarelto）：是一种口服因子Ⅹa直接抑制剂，半衰期为5～9小时，在年龄较大的患者中可能更长（如11～13小时）。由于CYP-3A4和P糖蛋白的强效双重抑制剂包括全身性酮康唑、伊曲康唑、泊沙康唑和利托那韦，这些药物会与利伐沙班发生相互作用，禁止合用。仅抑制CYP-3A4而不抑制P糖蛋白的药物包括地尔硫䓬、氟康唑和伏立康唑，这些药物也可能增强利伐沙班的作用，但不如双重抑制剂那么明显。CYP-3A4的强效诱导剂包括利福霉素类药物和卡马西平，这些药物可能减弱利伐沙班的作用[63, 64]。开始使用利伐沙班前应进行实验室检测，包括血小板计数、PT及APTT，以评估并记录抗凝治疗前的凝血状态；还要检测血清肌酐浓度及肝功能指标，以作为基线值及在肾功能或肝功能受损时作为调节剂量的依据。使用利伐沙班的患者无须常规监测凝血时间。与所有抗凝药一样，利伐沙班会增加出血风险，用于血栓形成风险升高的患者。VTE治疗和二级预防的方案如下：每次15mg，2次/天（与食物同服），持续21天，随后每次20mg、1次/天（与食物同服）。针对VTE的充分治疗是全剂量抗凝持续3～6个月。若全剂量治疗后考虑二级预防，部分患者可减量至每次10mg，1次/天。然而，若经6个月以上抗凝后VTE风险升高（如VTE发作次数≥2），则应每次20mg，1次/天。值得注意的是，来自日本和亚洲其他的研究结果显示，较低剂量（15mg而非20mg）用于亚洲人群的VTE和二级预防，且得到了药动学研究支持[63, 65-68]。

（2）阿哌沙班（Eliquis）：是一种口服直接因子Ⅹa抑制剂，半衰期约为12小时。在直接因子Ⅹa抑制剂中，阿哌沙班似乎对VTE个体具有更高的有效性和安全性。阿哌沙班通常以固定剂量使用，无须进行监测。VTE的治疗和二级预防：每次10mg，1次/天，持续7天；随后每次5mg，2次/天。针对VTE的充分治疗是全剂量抗凝持续3～6个月。若全剂量治疗后考虑二级预防，则将剂量减至每次2.5mg，1次/天，这是因为一项随机试验显示，该剂量的疗效相当且出血减少。对于同时使用CYP-3A4和P糖蛋白强效双重抑制剂的患者，推荐减少阿哌沙班的剂量。尽管阿哌沙班对肾脏清除的依赖性较小，仍然不推荐将阿哌沙班用于CrCl＜15ml/min的患者。

（3）艾多沙班（Lixiana、Savaysa）：是一种口服直接因子Ⅹa抑制剂，半衰期为10～14小时。艾多沙班经肾脏排泄，为P糖蛋白的底物。

7. 抗凝药之间的转换　转换抗凝药物的目的是维持稳定的抗凝作用。从DOAC转换为VKA治疗时，须谨记尽管PT/INR延长，但在最初数天VKA不能发挥全效。同样，将华法林换成DOAC时，华法林的作用消退可能需要数天[69, 70]。转换口服抗凝药的具体方法可以参考美国血液学会（American Society of Hematology，ASH）2018年的临床实践指南[71]。

（二）抗血小板药物

目前临床上常用于肾脏疾病的抗血小板药物包括：①非甾体抗炎药（阿司匹林）；②血小板P2Y12受体阻滞剂（氯吡格雷、普拉格雷或替格瑞洛）；③磷酸二酯酶抑制剂（双嘧达莫），目前这类药物较少用于预防性抗血小板治疗。

1. 阿司匹林 是乙酰化的水杨酸盐（乙酰水杨酸），属于非甾体抗炎药（nonsteroidal anti-inflammatory drug，NSAID）。这类药物能缓解炎症的症状和体征，药理作用较多，包括镇痛、退热及抗血小板。低剂量（通常为75～81mg/d）足以使COX-1 530位点的丝氨酸发生不可逆的乙酰化[72]。这一作用抑制血小板生成血栓素A_2，从而抗血栓形成。肾病综合征时，血清白蛋白为20～30g/L时给予阿司匹林（75mg/d）治疗。目前推荐用于慢性肾脏病合并妊娠的女性，在孕12～16周启用小剂量阿司匹林，以降低在妊娠后期发生子痫前期的风险[23, 27, 73]。口服抗血小板剂量的阿司匹林很少发生不良反应，但严重肾功能障碍患者有可能发生代谢产物蓄积而导致肾功能损害。对阿司匹林或其他非甾体抗炎药过敏者禁用。

2. 氯吡格雷 是一种抑制二磷酸腺苷（adenosine diphosphate，ADP）依赖性血小板聚集的噻吩并吡啶类药物，作为二磷酸腺苷（ADP）受体拮抗药，特异性、不可逆地抑制血小板ADP与受体结合，进而抑制ADP介导的血小板膜糖蛋白GPⅡb/Ⅲa复合物活化，抑制血小板聚集。氯吡格雷口服吸收迅速，98%与血浆蛋白可逆性结合，用药第1天就可抑制血小板聚集，抑制作用逐步增强并在3～7天达稳态，稳态时血小板平均抑制水平为40%～60%，抗血小板作用半衰期为11天。氯吡格雷主要由肝脏代谢，主要代谢产物是羧酸盐衍生物，其半衰期为8小时。服用氯吡格雷后，5天内约50%随尿液排出，约46%随粪便排出。在严重肾损害患者，氯吡格雷的主要代谢产物羧酸盐衍生物血浆浓度降低，且对ADP诱导的血小板聚集的抑制作用降低，但出血时间延长无变化。主要不良反应是出血、紫癜、皮疹、消化道症状及头痛、眩晕等，偶见血小板减少和过敏反应。常用负荷剂量为300mg，维持剂量为75mg，1次/天，口服。

3. 双嘧达莫 通过抑制腺苷脱氨酶和磷酸二酯酶的活性，导致腺苷、腺嘌呤核苷酸和环磷酸腺苷累积，从而破坏血小板功能。口服吸收迅速，平均达峰浓度时间约为75分钟，血浆半衰期为2～3小时，97%～99%与血浆蛋白结合。其在肝内代谢，与葡萄糖醛酸结合后从胆汁排泌，进入小肠后可在此吸收入血，因此作用较为持久；尿中排泄量很少。不良反应与使用剂量有关，常见头痛、眩晕、皮疹及消化道症状，偶见肝功能异常。一般抗血小板剂量为25～50mg，3次/天，口服；但对于肾小球疾病患者，推荐50～75mg，3次/天，口服。

（三）促纤溶药物

促纤溶药物可激活纤溶酶原形成纤溶酶，加速血栓溶解。促纤溶药物在多种血栓性疾病中都有应用，包括急性心肌梗死、脑卒中、急性肺栓塞和深静脉血栓形成。溶栓治疗能加速血栓溶解并能改善早期血流动力学，但溶栓治疗也会增加大出血的风险，且没有确凿的证据表明其可降低死亡率和血栓栓塞复发率。通常情况下，鉴于溶栓疗法可能造成非常凶险的不良反应，故只对已经确诊的患者考虑采用这种治疗。每例患者都要仔细权衡溶栓适应证和潜在获益与不良事件的风险，还要考虑患者的价值取向和意愿，临床上应非常谨慎。关于促纤溶药物的临床研究主要来自数项回顾性观察性研究和小型随机试验[74, 75]。

促纤溶药物包括重组组织型纤溶酶原激活物（也称阿替普酶）、链激酶（SK）及重组人尿激酶（UK）。其他溶栓剂包括拉诺替普酶、替奈普酶和瑞替普酶。

（潘　瑜　丁　峰）

参考文献

[1] Crew R J，Radhakrishnan J，Appel G. Complications of the nephrotic syndrome and their treatment[J]. Clin Nephrol，2004，62（4）：245-259.

[2] Llach F. Hypercoagulability，renal vein thrombosis，and other thrombotic complications of nephrotic syndrome[J]. Kidney Int，1985，28（3）：429-439.

[3] Rabelink T J，Zwaginga J J，Koomans H A，et al. Thrombosis

and hemostasis in renal disease[J].Kidney Int，1994，46（2）：287-296.

[4] Singhal R，Brimble K S. Thromboembolic complications in the nephrotic syndrome：pathophysiology and clinical management[J]. Thromb Res，2006，118（3）：397-407.

[5] Mahmoodi B K，ten Kate M K，Waanders F，et al. High absolute risks and predictors of venous and arterial thromboembolic events in patients with nephrotic syndrome：results from a large retrospective cohort study[J]. Circulation，2008，117（2）：224-230.

[6] Vestergaard S V，Birn H，Darvalics B，et al. Risk of arterial thromboembolism，venous thromboembolism，and bleeding in patients with nephrotic syndrome：a population-based cohort study[J]. Am J Med，2022，135（5）：615-625.

[7] Christiansen C F，Schmidt M，Lamberg A L，et al. Kidney disease and risk of venous thromboembolism：a nationwide population - based case - control study[J]. J Thromb Haemost，2014，12（9）：1449-1454.

[8] Barbour S J，Greenwald A，Djurdjev O，et al. Disease-specific risk of venous thromboembolic events is increased in idiopathic glomerulonephritis[J]. Kidney Int，2012，81（2）：190-195.

[9] Mercadal L，Montcel S T，Nochy D，et al. Factors affecting outcome and prognosis in membranous lupus nephropathy[J]. Nephrol Dial Transplant，2002，17（10）：1771-1778.

[10] Fenton A，Smith S W，Hewins P. Adult minimal-change disease：observational data from a UK centre on patient characteristics，therapies，and outcomes[J]. BMC Nephrol，2018，19（1）：207.

[11] Maas R J，Deegens J K，Beukhof J R，et al. The clinical course of minimal change nephrotic syndrome with onset in adulthood or late adolescence：a case series[J].Am J Kidney Dis，2017，69（5）：637-646.

[12] Waldman M，Crew R J，Valeri A，et al. Adult minimal-change disease：clinical characteristics，treatment，and outcomes[J]. Clin J Am Soc Nephrol，2007，2（3）：445-453.

[13] Lionaki S，Derebail V K，Hogan S L，et al. Venous thromboembolism in patients with membranous nephropathy[J]. Clin J Am Soc Nephrol，2012，7（1）：43-51.

[14] Garcia Moreira V，Beridze Vaktangova N，Martinez Gago M D，et al. Overestimation of albumin measured by bromocresol green vs bromocresol purple method：influence of acute-phase globulins[J].Lab Med，2018，49（4）：355-361.

[15] Kayali F，Najjar R，Aswad F，et al. Venous thromboembolism in patients hospitalized with nephrotic syndrome[J]. Am J Med，2008，121（3）：226-230.

[16] Llach F，Papper S，Massry S G. The clinical spectrum of renal vein thrombosis：acute and chronic[J].Am J Med，1980，69（6）：819-827.

[17] Cherng S C，Huang W S，Wang Y F，et al. The role of lung scintigraphy in the diagnosis of nephrotic syndrome with pulmonary embolism[J].Clin Nucl Med，2000，25（3）：167-172.

[18] Chen T Y，Huang C C，Tsao C J. Hemostatic molecular markers in nephrotic syndrome[J].Am J Hematol，1993，44（4）：276-279.

[19] López-Alemany R，Longstaff C，Hawley S，et al. Inhibition of cell surface mediated plasminogen activation by a monoclonal antibody against alpha-Enolase[J]. Am J Hematol，2003，72（4）：234-242.

[20] Alkjaersig N，Fletcher A P，Narayanan M，et al. Course and resolution of the coagulopathy in nephrotic children[J]. Kidney Int，1987，31（3）：772-780.

[21] Robert A，Olmer M，Sampol J，et al. Clinical correlation between hypercoagulability and thrombo-embolic phenomena[J]. Kidney Int，1987，31（3）：830-835.

[22] Loscalzo J.Venous thrombosis in the nephrotic syndrome[J].N Engl J Med，2013，368（10）：956-958.

[23] Rostoker G，Durand-Zaleski I，Petit-Phar M，et al. Prevention of thrombotic complications of the nephrotic syndrome by the low-molecular-weight heparin enoxaparin[J].Nephron，1995，69（1）：20-28.

[24] Lin R，McDonald G，Jolly T，et al. A systematic review of prophylactic anticoagulation in nephrotic syndrome[J]. Kidney Int Rep，2020，5（4）：435-447.

[25] Lee T，Biddle A K，Lionaki S，et al. Personalized prophylactic anticoagulation decision analysis in patients with membranous nephropathy[J]. Kidney Int，2014，85（6）：1412-1420.

[26] Glassock R J. Prophylactic anticoagulation in nephrotic syndrome：a clinical conundrum[J].J Am Soc Nephrol，2007，18（8）：2221-2225.

[27] Medjeral-Thomas N，Ziaj S，Condon M，et al. Retrospective analysis of a novel regimen for the prevention of venous thromboembolism in nephrotic syndrome[J]. Clin J Am Soc Nephrol，2014，9（3）：478-483.

[28] Fang M C，Go A S，Chang Y，et al. A new risk scheme to predict warfarin-associated hemorrhage the ATRIA（anticoagulation and risk factors in atrial fibrillation）study[J]. J Am Coll Cardiol，2011，58（4）：395-401.

[29] Derebail V K，Rheault M N，Kerlin B A. Role of direct oral anticoagulants in patients with kidney disease[J]. Kidney Int，2020，97（4）：664-675.

[30] Wei M Y，Ward S M. The anti-factor xa range for low molecular weight heparin thromboprophylaxis[J].Hematol Rep，2015，7（4）：5844.

[31] Masuko S，Linhardt R J. Chemoenzymatic synthesis of the next generation of ultralow MW heparin therapeutics[J]. Future Med Chem，2012，4（3）：289-296.

[32] Muñoz E M，Linhardt R J. Heparin-binding domains in vascular biology[J]. Arterioscler Thromb Vasc Biol，2004，24（9）：1549-1557.

[33] Choay J，Petitou M，Lormeau J C，et al. Structure-activity relationship in heparin：a synthetic pentasaccharide with high affinity for antithrombin Ⅲ and eliciting high anti-factor Ⅹa activity[J]. Biochem Biophys Res Commun，1983，116（2）：492-499.

[34] Hirsh J，Bauer K A，Donati M B，et al. Parenteral anticoagulants American college of chest physicians evidence-based clinical practice guidelines（8th edition）[J]. Chest，2008，133（6Suppl）：141S-159S.

[35] Perry D J. Antithrombin and its inherited deficiencies[J]. Blood Rev，1994，8（1）：37-55.

[36] Marcum J A，McKenney J B，Rosenberg R D. Acceleration

of thrombin-antithrombin complex formation in rat hindquarters *via* heparinlike molecules bound to the endothelium[J]. J Clin Invest, 1984, 74（2）: 341-350.

[37] Danielsson A, Raub E, Lindahl U, et al. Role of ternary complexes, in which heparin binds both antithrombin and proteinase, in the acceleration of the reactions between antithrombin and thrombin or factor X a[J]. J Biol Chem, 1986, 261（33）: 15467-15473.

[38] Jordan R E, Oosta G M, Gardner W T, et al. The kinetics of hemostatic enzyme-antithrombin interactions in the presence of low molecular weight heparin[J]. J Biol Chem, 1980, 255(21): 10081-10090.

[39] Weitz J I. Low-molecular-weight heparins[J]. N Engl J Med, 1997, 337（10）: 688-698.

[40] Baglin T, Barrowcliffe T W, Cohen A, et al. Guidelines on the use and monitoring of heparin[J]. Br J Haematol, 2006, 133(1): 19-34.

[41] Belley-Cote E P, Hanif H, D'Aragon F, et al. Genotype-guided versus standard vitamin K antagonist dosing algorithms in patients initiating anticoagulation[J]. Thromb Haemost, 2015, 114（4）: 768-777.

[42] Stergiopoulos K, Brown D L. Genotype-guided vs clinical dosing of warfarin and its analogues: meta-analysis of randomized clinical trials[J]. JAMA Intern Med, 2014, 174(8): 1330.

[43] Kovacs M J, Rodger M, Anderson D R, et al. Comparison of 10-mg and 5-mg warfarin initiation nomograms together with low-molecular-weight heparin for outpatient treatment of acute venous thromboembolism[J]. Ann Intern Med, 2003, 138(9): 714-719.

[44] Farahmand S, Saeedi M, Seyed Javadi H H, et al. High doses of warfarin are more beneficial than its low doses in patients with deep vein thrombosis[J]. Am J Emerg Med, 2011, 29（9）: 1222-1226.

[45] Crowther M A, Ginsberg J B, Kearon C, et al. A randomized trial comparing 5-mg and 10-mg warfarin loading doses[J]. Arch Intern Med, 1999, 159（1）: 46-48.

[46] Harrison L, Johnston M, Massicotte M P, et al. Comparison of 5-mg and 10-mg loading doses in initiation of warfarin therapy[J]. Ann Intern Med, 1997, 126（2）: 133-136.

[47] Franco V, Polanczyk C A, Clausell N, et al. Role of dietary vitamin K intake in chronic oral anticoagulation: prospective evidence from observational and randomized protocols[J]. Am J Med, 2004, 116（10）: 651-656.

[48] Khan T, Wynne H, Wood P, et al. Dietary vitamin K influences intra-individual variability in anticoagulant response to warfarin[J]. Br J Haematol, 2004, 124（3）: 348-354.

[49] Lubetsky A, Dekel-Stern E, Chetrit A, et al. Vitamin K intake and sensitivity to warfarin in patients consuming regular diets[J]. Thromb Haemost, 1999, 81（3）: 396-399.

[50] Cushman M, Booth S L, Possidente C J, et al. The association of vitamin K status with warfarin sensitivity at the onset of treatment[J]. Br J Haematol, 2001, 112（3）: 572-577.

[51] Wallentin L, Yusuf S, Ezekowitz M D, et al. Efficacy and safety of dabigatran compared with warfarin at different levels of international normalised ratio control for stroke prevention in atrial fibrillation: an analysis of the RE-LY trial[J]. Lancet, 2010, 376（9745）: 975-983.

[52] Jones M. Evaluation of the pattern of treatment, level of anticoagulation control, and outcome of treatment with warfarin in patients with non-valvar atrial fibrillation: a record linkage study in a large British population[J]. Heart, 2005, 91（4）: 472-477.

[53] van Spall H G C, Wallentin L, Yusuf S, et al. Variation in warfarin dose adjustment practice is responsible for differences in the quality of anticoagulation control between centers and countries: an analysis of patients receiving warfarin in the randomized evaluation of long-term anticoagulation therapy（RE-LY）trial[J]. Circulation, 2012, 126（19）: 2309-2316.

[54] Hall S W, Nagashima M, Zhao L, et al. Thrombin interacts with thrombomodulin, protein C, and thrombin-activatable fibrinolysis inhibitor *via* specific and distinct domains[J]. J Biol Chem, 1999, 274（36）: 25510-25516.

[55] Grütter M G, Priestle J P, Rahuel J, et al. Crystal structure of the thrombin-hirudin complex: a novel mode of serine protease inhibition[J]. EMBO Journal, 1990, 9（8）: 2361-2365.

[56] Di Nisio M, Middeldorp S, Büller H R. Direct thrombin inhibitors[J]. N Engl J Med, 2005, 353（10）: 1028-1040.

[57] Warkentin T E, Greinacher A, Koster A.Bivalirudin[J]. Thromb Haemost, 2008, 99（5）: 830-839.

[58] Clarke R J, Mayo G, FitzGerald G A, et al. Combined administration of aspirin and a specific thrombin inhibitor in man[J]. Circulation, 1991, 83（5）: 1510-1518.

[59] Hauel N H, Nar H, Priepke H, et al. Structure-based design of novel potent nonpeptide thrombin inhibitors[J]. J Med Chem, 2002, 45（9）: 1757-1766.

[60] van Ryn J, Stangier J, Haertter S, et al. Dabigatran etexilate–a novel, reversible, oral direct thrombin inhibitor: interpretation of coagulation assays and reversal of anticoagulant activity[J]. Thromb Haemost, 2010, 103（6）: 1116-1127.

[61] Blech S, Ebner T, Ludwig-Schwellinger E, et al. The metabolism and disposition of the oral direct thrombin inhibitor, dabigatran, in humans[J]. Drug Metab Dispos, 2008, 36(2): 386-399.

[62] Stangier J, Rathgen K, Stähle H, et al. Influence of renal impairment on the pharmacokinetics and pharmacodynamics of oral dabigatran etexilate: an open-label, parallel-group, single-centre study[J]. Clin Pharmacokinet, 2010, 49（4）: 259-268.

[63] Okumura Y, Fukuda I, Nakamura M, et al. A multicenter prospective observational cohort study to investigate the effectiveness and safety of rivaroxaban in Japanese venous thromboembolism patients（the J'xactly study）[J]. Circ J, 2020, 84（11）: 1912-1921.

[64] Eikelboom J W, Weitz J I. New oral anticoagulants for thromboprophylaxis in patients having hip or knee arthroplasty[J]. BMJ, 2011, 342: c7270.

[65] Chan Y H, Lee H F, Wang C L, et al. Comparisons of rivaroxaban following different dosage criteria（ROCKET AF or J-ROCKET AF trials）in Asian patients with atrial fibrillation[J]. J Am Heart Assoc, 2019, 8（21）: e013053.

[66] Kaneko M, Tanigawa T, Hashizume K, et al. Confirmation of model-based dose selection for a Japanese phase Ⅲ study of rivaroxaban in non-valvular atrial fibrillation patients[J]. Drug Metab Pharmacokinet, 2013, 28 (4): 321-331.

[67] Tanigawa T, Kaneko M, Hashizume K, et al. Model-based dose selection for phase Ⅲ rivaroxaban study in Japanese patients with non-valvular atrial fibrillation[J]. Drug Metab Pharmacokinet, 2013, 28 (1): 59-70.

[68] Hori M, Matsumoto M, Tanahashi N, et al. Rivaroxaban *vs*. warfarin in Japanese patients with atrial fibrillation- the J-ROCKET AF study[J]. Circ J, 2012, 76 (9): 2104-2111.

[69] Granger C B, Lopes R D, Hanna M, et al. Clinical events after transitioning from apixaban versus warfarin to warfarin at the end of the Apixaban for Reduction in Stroke and Other Thromboembolic Events in Atrial Fibrillation (ARISTOTLE) trial[J]. Am Heart J, 2015, 169 (1): 25-30.

[70] Cairns J A, Weitz J I. Transition from apixaban to warfarin—addressing excess stroke, systemic embolism, and major bleeding[J]. Am Heart J, 2015, 169 (1): 1-3.

[71] Witt D M, Nieuwlaat R, Clark N P, et al. American society of hematology 2018 guidelines for management of venous thromboembolism: optimal management of anticoagulation therapy[J]. Blood Adv, 2018, 2 (22): 3257-3291.

[72] Pillinger M H, Capodici C, Rosenthal P, et al. Modes of action of aspirin-like drugs: salicylates inhibit erk activation and integrin-dependent neutrophil adhesion[J]. Proc Natl Acad Sci U S A, 1998, 95 (24): 14540-14545.

[73] Sarasin F P, Schifferli J A. Prophylactic oral anticoagulation in nephrotic patients with idiopathic membranous nephropathy[J]. Kidney Int, 1994, 45 (2): 578-585.

[74] Kearon C, Akl E A, Ornelas J, et al. Antithrombotic therapy for VTE disease CHEST guideline and expert panel report[J]. Chest, 2016, 149 (2): 315-352.

[75] Kearon C, Akl E A, Comerota A J, et al. Antithrombotic therapy for VTE disease: antithrombotic therapy and prevention of thrombosis, 9th Ed: American college of chest physicians evidence-based clinical practice guidelines[J]. Chest, 2012, 141 (2 Suppl): e419S-e496S.

第四十四章　调脂药物

脂代谢失调导致的血脂紊乱可贯穿肾病综合征的全过程，是肾病综合征患者普遍存在的并发症，但临床实践中得到的重视和关注不足。肾病综合征患者脂代谢紊乱以脂质合成增加和脂质分解减少为主要特征，具体表现如下：①高脂血症，总胆固醇（TC）和甘油三酯（TG）升高，高密度脂蛋白胆固醇（HDL-C）变化与健康人相似；②脂蛋白合成增加，载脂蛋白（Apo）B相关的极低密度脂蛋白（VLDL）和中间密度脂蛋白（IDL）、脂蛋白a（LP-a）升高；③脂质分解减少，脂蛋白脂肪酶（LPL）减少，卵磷脂胆固醇酰基转移酶（LCAT）减少；④脂质运输障碍，枯草杆菌素转化酶9（PCSK9）表达增加使LDL受体降解增加，肝脏摄取LDL减少[1]。TG和TC升高主要依赖于富含TG的脂蛋白分解减少和Apo B在肝脏的合成增加。

这些变化源自肾病综合征启动的调节机制，但体内代偿反应导致的脂代谢紊乱加速肾衰竭进展。高脂血症可以促进肾功能下降，蛋白尿增多，加速肾小球硬化。因此，肾病综合征患者的脂代谢紊乱是导致肾功能向透析进展的高危因素之一[2]。

肾病综合征患者总胆固醇水平几乎均有升高，但LDL/HDL比值变化不尽相同。根据美国肾脏病基金会肾脏病生存质量指导（NKF-K/DOQI）《慢性肾脏病血脂异常管理的临床实践指南》要求，所有成年或青少年慢性肾脏病（包括肾病综合征）患者应该进行脂质代谢紊乱的全面脂谱测定，包括TC、LDL、HDL和TG，要求在发病时、改变治疗方案2～3个月后及随后每年都要进行脂谱复检[3]。

一、血脂管理的风险分层和靶目标值界定

（一）脂蛋白a和载脂蛋白B

除了甘油三酯和胆固醇以外，Lp-a和Apo B在疾病风险分层中的应用不断加强。

Lp-a包括两种多肽成分，即Apo A和低密度脂蛋白样颗粒，两者以二硫键共价结合。Lp-a具有显著的多态性，源于Apo A肽链长度不一。Lp-a与LDL不同，不能由VLDL转化而来，也不能转化为其他脂蛋白，是一类独立的由肝脏合成的脂蛋白。肾病综合征中的LDL氧化可能因Lp-a而增强，脂蛋白水平在肾病综合征患者中也会升高。同时，Lp-a也是动脉粥样硬化性心血管疾病（ASCVD）和钙化性主动脉瓣狭窄的独立危险因素。

Apo B有Apo B48和Apo B100两种亚类，前者主要存在于乳糜微粒（CM）中，后者主要存在于LDL中。血清Apo B主要反映LDL颗粒水平，与血清LDL-C水平呈显著正相关。因此，Apo B与LDL-C同时测定有利于临床ASCVD风险判断[4]。

（二）血脂与动脉粥样硬化性心血管疾病风险分层

依据ASCVD发病风险采取不同强度干预措施是血脂异常防治的核心策略，ASCVD总体风险评估是血脂异常治疗决策的基础，本文参考中国血脂管理指南（2023年）进行风险分层（表44-1，表44-2）。

表 44-1 血清胆固醇水平与 ASCVD 风险分层[4]

危险因素个数*		血清胆固醇水平分层（mmol/L）		
		3.1≤TC＜4.1或1.8≤LDL-C＜2.6	4.1≤TC＜5.2或2.6≤LDL-C＜3.4	5.2≤TC＜7.2或3.4≤LDL-C＜4.9
无高血压	0～1个	低危（＜5%）	低危（＜5%）	低危（＜5%）
	2个	低危（＜5%）	低危（＜5%）	中危（5%～9%）
	3个	低危（＜5%）	中危（5%～9%）	中危（5%～9%）
有高血压	0个	低危（＜5%）	低危（＜5%）	低危（＜5%）
	1个	低危（＜5%）	中危（5%～9%）	中危（5%～9%）
	2个	中危（5%～9%）	高危（≥10%）	高危（≥10%）
	3个	高危（≥10%）	高危（≥10%）	高危（≥10%）

*包括吸烟、低LDL-C及男性≥45岁或女性≥55岁。

表 44-2 ASCVD 风险增强因素[4]

项目	内容
靶器官损害	冠状动脉钙化≥100AU 超声显示颈动脉内膜中层厚度≥0.9mm或存在颈动脉粥样斑块 踝臂血压指数＜0.9 左心室肥厚：心电图 $S_{V_1}+R_{V_5}$（R_{V_6}）电压＞3.8mV，或超声心动图显示左心室质量指数＞109/105g/m^2（男性/女性），或室间隔厚度≥11mm
血清生物标志物	非HDL-C≥4.9mmol/L Apo B≥1.3g/L Lp-a≥500mg/L TG≥2.3mmol/L 高敏C反应蛋白≥2.0mg/L
其他因素	肥胖或腹部肥胖 早发心血管疾病家族史[发病年龄＜55/65岁（男性/女性）]等

（三）血脂干预靶点及靶目标值

临床上，需要综合血脂基础、流行病学、遗传学和临床干预等研究证据，提出血脂管理的首要干预靶点、次要干预靶点及管理建议（表44-3），基于大规模临床研究的结果，为了有效降低ASCVD风险，提出了不同风险等级个体LDL-C的目标值（表44-4）。

表 44-3 血脂干预靶点及管理建议[4]

推荐建议	推荐类别	证据等级
LDL-C作为ASCVD风险干预的首要靶点	Ⅰ	A
非HDL-C作为糖尿病、代谢综合征、高TG、极低LDL-C患者ASCVD风险干预的靶点	Ⅰ	B
Apo B作为糖尿病、代谢综合征及高TG、VLDL-C患者ASCVD风险干预的次要靶点	Ⅱa	C
高TG作为LDL-C达标后ASCVD高危患者管理指标	Ⅱa	B
高Lp-a作为ASCVD高危患者的管理指标	Ⅱa	C
不推荐HDL-C作为干预靶点	Ⅲ	A

表44-4 调脂靶点的目标值[4]

风险等级	LDL-C推荐目标值	推荐类别	证据等级
低危	＜3.4mmol/L	Ⅱa	B
中、高危	＜2.6mmol/L	Ⅰ	A
极高危	＜1.8mmol/L，且较基线降低幅度＞50%	Ⅰ	A
超高危	＜1.4mmol/L，且较基线降低幅度＞50%	Ⅰ	A

二、调脂治疗

（一）生活方式调整

生活方式调整是肾病综合征患者脂代谢紊乱调整的基础，该方法对一般人群的获益明确，安全有效。生活方式干预主要包括饮食调整、运动、减重和限制饮酒等（表44-5）。

表44-5 成年慢性肾脏病患者高甘油三酯血症的生活方式干预措施[5]

治疗方式	非透析患者	透析患者
饮食调整		
总能量摄入	控制在25～35kcal/(kg·d)	控制在25～35kcal(kg·d)
饮食结构	低脂（占总能量15%）、低糖饮食，增加或保证足够水果和蔬菜摄入量；地中海饮食	低脂（占总能量15%）、低糖饮食，增加或保证足够水果和蔬菜摄入量
ω-3多不饱和脂肪酸摄入	慢性肾脏病3～5期患者每天服用至多2g长链ω-3多不饱和脂肪酸	慢性肾脏病5D期患者每天服用1.3～4.0g长链ω-3多不饱和脂肪酸
运动	每周5天，每天30分钟有氧运动	简单的、基于家庭的个体化锻炼，如坚持每2天慢速或中速步行20分钟
减重	超重和肥胖者以减轻体重5%～10%为目标	不建议透析患者减重，但需要控制腹型肥胖
限制饮酒	避免长期过量饮酒	避免长期过量饮酒

（二）药物治疗

肾病综合征降脂药物应用原则：根据血脂监测水平和是否合并心血管危险因素及动脉粥样硬化临床表现，采取病因治疗、非药物治疗及药物治疗，尽快达到并长期维持调脂治疗的目标水平。根据临床实践指南，首选单药治疗；若选择联合用药，应十分慎重，并考虑疗效、不良反应与风险，特别有些药物使用时会增加毒性，引发严重后果，应从小剂量开始。治疗中密切观察患者临床反应，注意询问有无肌无力、肌痛等肌肉症状并监测安全指标，如肌酸激酶（CK）、丙氨酸转氨酶（ALT）、肌酐（Cr）、尿素氮（BUN）；ALT大于正常上限3倍、CK大于正常上限5倍、Cr和BUN明显异常时应立即停药。临床上为了提高血脂达标率，同时降低不良反应的发生率，应按照不同类别调脂药物合理应用，增加安全性、减少其用量并降低死亡率。调脂药物可分为胆汁酸螯合剂、他汀类、贝特类、烟酸类、选择性胆固醇吸收抑制剂等。其中最常使用的是他汀类和贝特类，它们应作为降低非HDL-C的一线药物。这两大类药物调血脂作用可靠、疗效好，可显著减少心血管病事件和病死率。由于他汀类药物作用肯定、不良反应少、可降低总死亡率及有降脂作用外的多效性作用，联合降脂方案多由他汀类药物与另一种降脂药组成。近年来研究发现，贝特类调脂药对降低血浆TG和升高HDL-C等血脂异常疗效较好。

美国肾脏病基金会（NKF）心血管疾病工作组认为慢性肾脏病（包括肾病综合征）患者的动脉粥样硬化性心血管疾病发生率明显高于一般人群。因此，慢性肾脏病患者的调脂治疗对长期预后关系重大。NKF-K/DOQI指南和美国胆固醇教育计划成人治疗策略Ⅲ（NCEPATPⅢ）对此都给出了明确的建议，但两者略有不同（表44-6）。

表44-6　NKF-K/DOQI指南与NCEPATP Ⅲ（成人）指南的不同之处

NKF-K/DOQI指南	NCEPATP Ⅲ指南
1. CKD患者需要归入最高危险组	1. CKD患者没有被区别对待
2. 对脂质代谢紊乱的评价应在CKD开始时、病情变化时及每年进行1次	2. 脂质代谢紊乱的评价需要每5年进行1次
3. LDL水平在2.59～3.34mmol/L时，药物治疗应在治疗性生活方式干预3个月后进行	3. LDL水平在2.59～3.34mmol/L时应进行药物治疗
4. 对LDL升高者，初始的药物治疗应选用他汀类	4. 对LDL升高者，初始药物治疗应选用他汀类、胆汁酸螯合剂或烟酸类
5. 对20岁以下者仍有推荐	5. 对＜20岁患者没有推荐
6. 对CKD 5期患者使用贝特类指征：甘油三酯≥5.65mmol/L；甘油三酯≥2.26mmol/L，且非HDL-C≥3.38mmol/L，不耐受他汀类药物	6. 对CKD 5期患者不宜使用贝特类
7. CKD患者高甘油三酯血症选用贝特类时，首选吉非贝齐	7. 高甘油三酯血症患者选用贝特类时，无建议何为首选

注：NKF-K/DOQI，美国肾脏病基金会肾脏病生存质量指导；NCEPATP Ⅲ，美国胆固醇教育计划成人治疗策略Ⅲ；CKD，慢性肾脏病；LDL，低密度脂蛋白胆固醇；HDL，高密度脂蛋白胆固醇。

1. 他汀类　又称羟甲基戊二酰辅酶A（HMG-CoA）还原酶抑制剂，抑制HMG-CoA转化为甲羟戊酸。尽管这种酶普遍存在于所有组织细胞中，但他汀类主要作用是减少肝细胞合成脂蛋白，同时上调LDL受体，使血浆胆固醇水平下降。目前他汀类药物是肾病综合征伴血脂异常最常用的治疗药物，能显著降低TC、LDL-C和Apo B，也降低TG水平及轻度升高HDL-C，还可能通过抗炎、保护血管内皮功能等作用减少冠心病事件，是当前防治高胆固醇血症和动脉粥样硬化性疾病非常重要的一类药物。他汀类药物降低TC和LDL-C的作用虽与药物剂量有相关性，但不呈直线相关关系。当他汀类药物剂量增加1倍时，其降低TC的幅度仅增加5%～7%（表44-7）。使用他汀类药物应使LDL-C至少降低30%～40%。

表44-7　他汀类药物剂量与降低LDL-C的作用强度

药物	剂量（mg/d）	LDL-C降低（%）
阿托伐他汀	10	39
洛伐他汀	40	31
普伐他汀	40	34
辛伐他汀	20～40	35～41
氟伐他汀	40～80	25～35
瑞舒伐他汀	5～10	39～45

他汀类药物有助于预防肌酐清除率下降，可以减慢中重度肾病患者肾功能的丧失，尤其合并蛋白尿的患者。他汀类药物还可能通过非调脂机制产生组织保护作用，如对细胞凋亡/增殖平衡、炎症因子生成及信号转导的调节。他汀类药物在炎症/免疫反应、凝血过程、血管新生及血压调节中也有重要作用。从肾脏病学的角度来说，他汀类药物的有益作用主要归因于它的调脂作用。

大多数人对他汀类药物的耐受性良好，0.5%～2%的病例发生肝脏转氨酶如ALT和AST升高，呈剂量依赖性，减少他汀类药物剂量常可使升高的转氨酶回落。他汀类药物相关肌病主要包括肌痛、肌炎和横纹肌溶解。在安慰剂对照试验中，不同他汀类药物肌肉不适的发生率不同，一般为5%左右。多数他汀类药物需要与肝细胞色素P450同工酶结合后代谢，若与另一种与细胞色素P450同工酶3A4结合的药物合用，可能发生竞争性结合而影响其代谢，从而增加他汀类肌痛、肌炎发生，甚至引发横纹肌溶解，严重者可诱发急性肾衰竭。在CKD、高龄、瘦小体型及联用其他药物（如贝特类、烟酸类、环孢素、吡咯类抗真菌药、大环内酯类抗生素、蛋白酶抑制剂、奈法唑酮、非二氢吡啶类钙通道阻滞剂和胺碘酮）时，他汀类药物导致肌炎的危险性会增加。他汀类和贝特类联合应用有可能会增加肌病的危险，与非诺贝特联用发生相互作用的危险较其与吉非贝齐联用要小。对于有肌肉酸痛、CK水平正常或轻度升高的患者，应每周检查CK，减少剂量后症状会有所改善。若有肌痛症状，伴CK升高超过正常上限10倍和肌酐升高，或出现肌红蛋白尿，则考虑横纹肌溶解，应立即停药，并给予相关治疗。在使用他汀类药物1个月时，要检测ALT、AST和CK，治疗期间还要定期复查。他汀类药物治疗后仍存在HTG的肾病综合征患者，可使用吉非贝齐、非诺贝特或ω-3类药物进行治疗。

2. 贝特类药物 又称苯氧芳酸类药物，此类药物通过激活过氧化物酶增殖体活化受体α，刺激LPL、Apo AⅠ和Apo AⅡ基因表达，以及抑制Apo CⅢ基因表达，增强LPL的脂解活性，有利于去除血液循环中富含TG的脂蛋白，降低血浆TG和提高HDL-C水平，促进胆固醇逆向转运，并使LDL亚型由小而密颗粒向大而疏松颗粒转变。临床上可供选择的贝特类药物：非诺贝特（片剂0.1g，3次/天；微粒化胶囊0.2g，1次/天）；苯扎贝特0.2g，3次/天；吉非贝齐0.6g，2次/天。贝特类药物平均可使TC降低6%～15%，LDL-C降低5%～20%，TG降低20%～50%，HDL-C升高10%～20%。其适应证为高甘油三酯血症或以TG升高为主的混合型高脂血症和低高密度脂蛋白血症。此类药物的常见不良反应为消化不良、胆石症等，其也可引起肝酶升高和肌病。苯扎贝特、环丙贝特、非诺贝特和吉非贝齐都有引起血肌酐和尿素氮升高的报道，这种作用的机制并不明确。绝对禁忌证为严重肾病和严重肝病。吉非贝齐虽有明显的调脂疗效，但安全性不如其他贝特类药物。针对CKD 3期患者的临床试验表明，贝特类药物联用他汀类药物可降低CKD患者甘油三酯水平38%左右，降低心血管事件风险27%～40%，但同时eGFR下降发生率增加约9%。荟萃分析显示，与他汀类药物单药治疗相比，他汀类药物联用贝特类药物增加肾功能损害风险，因此联用他汀类药物时需要谨慎，必须根据肝肾功能随时调整剂量。

佩玛贝特（pemafibrate）是一种新型过氧化物酶体增殖物激活受体（PPAR）α激动剂，该药通过选择性结合PPARα调控PPARα表达，从而降低血清TG水平[6]。佩玛贝特的大样本国际多中心临床研究以心血管结局为主要终点，未获得预期结果提前终止，推测可能与其同时升高LDL-C（12.3%）和Apo B（4.8%）有关[7]。

3. 选择性胆固醇吸收抑制剂 依折麦布（ezetimibe）是一种胆固醇吸收抑制剂。口服后被迅速吸收，且广泛结合成依折麦布-葡萄糖苷酸，作用于小肠细胞的刷状缘，有效抑制胆固醇和植物固醇吸收，可以减少胆固醇向肝脏输送，促进肝脏LDL受体合成，加速LDL代谢。研究证实依折麦布与他汀类药物联合应用时，相较于安慰剂，LDL-C水平可进一步降低18%～20%。进一步降低终点事件的依折麦布联合辛伐他汀疗效国际试验（Improved Reduction of Outcomes Vytorin Efficacy International Trial，IMPROVE-IT）表明，急性冠脉综合征患者应用辛伐他汀基础上加用依折麦布后心血管事件能够进一步降低[8]。心脏和肾脏保护研究（Study of Heart and Renal Protection，SHARP）显示，依折麦布和辛伐他汀联合治疗可改善CKD患者的心血管预后[9]。常用剂量为10mg/d，使LDL-C降低18%～20%，与他汀类合用对LDL-C、HDL-C和TG的作用进一步增强，未见有临床意义的药代动力学的相互作用，安全性和耐受性良好，与任何药物无相互作用。依折麦布与低剂量他汀类药物联合治疗使降脂疗效显著提高，可达到高剂量他汀类药物的效果，与他汀类药物联合应用使降脂达标率由单用他汀类药物的19%提高到合用的72%，合用不增加他汀类药物的不良反应。

另一种胆固醇吸收抑制剂海博麦布是近期上市的一类国产新药，其作用机制、用法和降脂疗效等与依折麦布相似。

4. 烟酸类 烟酸属B族维生素，当用量超过作为维生素的剂量时，可有明显的降脂作用。烟酸降脂机制尚不十分清楚，可能作用是增加脂肪细胞磷酸二酯酶活性，减少脂肪分解，从而降低血浆游离脂肪酸浓度。已知烟酸增加Apo AⅠ和Apo AⅡ合成。烟酸还有较强的外周血管扩张作用。缓释剂型耐受良好，适用于高甘油三酯血症、低高密度脂蛋白血症或以TG升高为主的混合型高脂血症。起始剂量为0.5g/d，常规剂量为1g/d。烟酸类药物仅有34%随尿液排泄。烟酸类药物的主要不良反应有皮肤潮红、高尿酸血症、胃肠道不良反应等。溃疡、肝功能损害者慎用。

5. 胆汁酸螯合剂 主要为碱性阴离子交换树脂，在肠道内能与胆汁酸呈不可逆结合，因而阻碍胆汁酸的肝肠循环，促进胆汁酸随粪便排出体外，阻断胆汁酸中胆固醇重吸收。通过反馈机制刺激肝细胞膜表面的LDL受体增加，加速血液中

LDL清除，结果使血清LDL-C水平降低。常用的胆汁酸螯合剂有考来烯胺，5g/d，分3次服用；考来替泊，5g/d，分3次服用。胆汁酸螯合剂可使TC降低15%～20%、LDL-C降低15%～30%；HDL-C升高3%～5%；对TG无降低作用甚或使其稍有升高。临床试验证实这类药物能降低主要冠状动脉事件和冠心病死亡。

6. PCSK9抑制剂 PCSK9是肝脏合成的分泌型丝氨酸蛋白酶，可与低密度脂蛋白受体（LDLR）结合并使其降解，从而减少LDLR对血清LDL-C的清除。通过抑制PCSK9，可阻止LDLR降解，促进LDL-C清除。目前PCSK9抑制剂作为一类新型降脂药物已被广泛应用于包括家族性高胆固醇血症在内的心血管疾病患者。已上市的PCSK9抑制剂主要有PCSK9单抗，而PCSK9小干扰RNA，即Inclisiran，在欧美和我国已批准上市。目前获批上市的有2种全人源单抗，分别是依洛尤单抗（evolocumab）和阿利西尤单抗（alirocumab）。研究证实依洛尤单抗和阿利西尤单抗可显著降低平均LDL-C水平达50%～70%，还可降低TG水平26%，降低Lp-a水平30%，升高HDL-C水平9%[10, 11]。依洛尤单抗140mg或阿利西尤单抗75mg，每2周1次皮下注射，安全性和耐受性好，最常见的不良反应包括注射部位瘙痒和流感样症状。Inclisiran是PCSK9小干扰RNA，研究表明，其对LDL-C的降幅与PCSK9单抗相当而作用更持久，注射一剂疗效可维持半年，属超长效PCSK9抑制剂。患者治疗依从性增加为其主要优势。近年来研究表明，PCSK9抑制剂除了血脂调控作用外，还有潜在的抗炎、抗动脉和静脉血栓形成等多效特性。

7. 血液净化血脂分离技术 氧化的LDL、IDL和乳糜微粒可以刺激单核细胞和巨噬细胞释放促炎因子和趋化因子，加重炎症，促进CKD进展，日本POLARIS研究利用血液净化技术进行LDL血脂分离可以降低顽固性肾病综合征患者足细胞损伤和减少蛋白尿，但尚未常规应用于临床治疗。

8. 其他调脂药物 近年来，关于甘油三酯相关靶点的小分子药物研究方兴未艾，包括以血管生成素样蛋白-3和载脂蛋白CⅢ为靶点的单克隆抗体、反义寡核苷酸类药物和小分子干扰核糖核酸类药物，以及以甘油二酯转酰基酶1和乙酰辅酶A羧化酶为靶点的其他药物，它们通过增加血清甘油三酯清除或减少体内脂肪酸和甘油三酯合成，降低甘油三酯，甘油三酯降低幅度可达47%～77%。有望在未来为治疗肾病综合征伴高脂血症提供新的选择。此外，REDUCE-IT研究显示，高纯度鱼油二十碳五烯酸（EPA）鱼油作为非胆固醇途径调脂药物，可以在他汀类药物基础上进一步达到心血管获益，且安全性良好。

（三）降脂药物联合应用

降脂药物联合应用是血脂异常干预策略的基本趋势，主要目的是提高血脂达标率，进一步降低ASCVD风险，减少降脂药物的不良反应发生率。目前可选择的主要联合应用方案见表44-8。

表44-8 降脂药物的联合应用[4]

联合策略	适用情况	血脂降幅或MACE	安全性关注点
他汀类药物＋胆固醇吸收抑制剂	单药LDL-C不达标	LDL-C 50%～60%	常规监测
他汀类药物＋PCSK9单抗	单药LDL-C不达标	LDL-C约75%	常规监测
他汀类药物＋胆固醇吸收抑制剂＋PCSK9单抗	双联LDL-C不达标	LDL-C约85%	常规监测
他汀类药物+高纯度的单一成分的二十碳五烯酸乙酯（IPE）4g/d	LDL-C达标、TG 2.3～5.7mmol/L	MACE风险降低25%	心房颤动、出血
他汀类药物+非诺贝特或ω-3脂肪酸	LDL-C达标、TG 2.3～5.7mmol/L	MACE风险降低	肾功能、心房颤动、出血
贝特类药物＋ω-3脂肪酸	单药TG≥5.7mmol/L	TG 60.8%～71.3%	常规监测
贝特类药物＋烟酸类药物	单药TG≥5.7mmol/L	缺乏数据	常规监测
ω-3脂肪酸＋烟酸类药物	贝特类药物不耐受，且单药TG≥5.7mmol/L	TG＞33%	常规监测

注：MACE，主要不良心血管事件。

（崔方正 许 晶）

参考文献

[1] Agrawal S，Zaritsky J J，Fornoni A，et al. Dyslipidaemia in nephrotic syndrome：mechanisms and treatment[J]. Nat Rev Nephrol，2018，14（1）：57-70.

[2] 慢性肾脏病高甘油三酯血症管理专家共识专家组 . 慢性肾脏病高甘油三酯血症管理专家共识 [J]. 中华肾脏病杂志，2022，38（8）：760-770.

[3] Grundy S M，Stone N J，Bailey A L，et al. 2018 AHA/ACC/AACVPR/AAPA/ABC/ACPM/ADA/AGS/APhA/ASPC/NLA/PCNA guideline on the management of blood cholesterol：a report of the American college of cardiology/American heart association task force on clinical practice guidelines[J]. Circulation，2019，139（25）：e1082-e1143.

[4] 王增武，刘静，李建军，等 . 中国血脂管理指南（2023 年）[J]. 中国循环杂志，2023，38（03）：237-271.

[5] Ferro C J，Mark P B，Kanbay M，et al. Lipid management in patients with chronic kidney disease[J]. Nat Rev Nephrol，2018，14（12）：727-749.

[6] Fruchart J C. Pemafibrate（K-877），a novel selective peroxisome proliferator-activated receptor alpha modulator for management of atherogenic dyslipidaemia[J]. Cardiovasc Diabetol，2017，16（1）：124.

[7] Das Pradhan A，Glynn R J，Fruchart J C，et al. Triglyceride lowering with pemafibrate to reduce cardiovascular risk[J].N Engl J Med，2022，387（21）：1923-1934.

[8] Cannon C P，Blazing M A，Giugliano R P，et al. Ezetimibe added to statin therapy after acute coronary syndromes[J]. N Engl J Med，2015，372（25）：2387-2397.

[9] Sharp Collaborative Group. Study of heart and renal protection（SHARP）：randomized trial to assess the effects of lowering low-density lipoprotein cholesterol among 9，438 patients with chronic kidney disease[J]. Am Heart J，2010，160（5）：785-794.

[10] Doggrell S A，Lynch K A. Is there enough evidence with evolocumab and alirocumab（antibodies to proprotein convertase substilisin-kexin type，PCSK9）on cardiovascular outcomes to use them widely[J]. Expert Opin Biol Ther，2015，15（12）：1671-1675.

[11] Stein E A，Turner T A. Are the PCSK9 inhibitors the *Panacea* of atherosclerosis treatment[J]. Expert Rev Cardiovasc Ther，2017，15（7）：491-494.

第四十五章　降糖药物

糖尿病（diabetes mellitus，DM）是由胰岛素分泌不足和（或）胰岛素作用缺陷所致的一种以慢性高血糖为主要表现的临床综合征，其危害主要为慢性高血糖导致的血管并发症，机体重要器官功能障碍，最终导致患者残疾或寿命缩短。我国仍以2型糖尿病（T2DM）为主，1型糖尿病（T1DM）及其他类型糖尿病少见。近年来，DM的患病率不断上升，已经成为我国的重大公共卫生问题。2015～2017年对我国31个省级行政区的流行病学调查结果显示，我国18岁及以上成人DM患病率为11.2%。

糖尿病最常见的并发症之一是糖尿病肾病（diabetic nephropathy，DN），2007年NKF-K/DOQI建议用糖尿病肾脏病（diabetic kidney disease，DKD）取代DN，其认为DKD是指由糖尿病引起的慢性肾脏病[1]。DKD是糖尿病主要的微血管并发症之一，以持续白蛋白尿和（或）估算肾小球滤过率（eGFR）下降为主要特征，也是目前引起终末期肾脏病（ESKD）的主要原因。近年来，DKD的患病率呈增长趋势，国内外研究报道，糖尿病患者DKD的患病率为20%～40%[2]。随着其发病率逐年上升，给社会带来了沉重的经济负担。在DKD的治疗中，控制血糖是最关键的一个环节，降糖药物分为口服降糖药和注射制剂两大类。

一、口服降糖药

生活方式改善和饮食管理对糖尿病的治疗至关重要，是控制糖尿病高血糖的基本措施，包括适当运动、控制体重、戒烟限酒等。在饮食和运动无法控制血糖达标时，应该及时采取药物治疗以控制血糖。血糖升高的两个主要病理生理改变是胰岛素抵抗和胰岛素分泌受损，降糖药物治疗多基于这两个机制。根据降糖药物作用机制不同，口服降糖药可分为以促进胰岛素分泌为主要作用的药物，以及通过其他机制降低血糖的药物。

（一）以促进胰岛素分泌为主要作用的药物

1. 磺脲类药物（SU）　是最早应用的口服降糖药之一，此类药物通过调节胰岛β细胞膜上ATP依赖性K^+通道的活性而促进胰岛素分泌。此外，SU还可增强组织对胰岛素的敏感性和对葡萄糖的摄取，从而降低血糖[3]。临床上其用于胰岛功能尚存的T2DM且单用饮食控制无效者，目前在我国上市的SU主要为格列本脲、格列美脲、格列齐特、格列吡嗪和格列喹酮。大部分SU经肝脏代谢后通过肾脏排出，使用时需要根据肾功能损害程度进行减量甚至禁用。格列喹酮主要经胆道排出，且半衰期短，适用于eGFR≥30ml/(min·1.73m^2)的患者。由于SU促进胰岛素分泌而增加低血糖风险，其主要的不良反应即低血糖，使用时应注意加强血糖监测，并尽量使用半衰期较短的制剂。其他的不良反应有胃肠道反应、皮肤过敏、肝功能异常、白细胞减少及神经系统反应等。

2. 格列奈类降糖药　又称餐时血糖调节药，是非磺脲类促胰岛素分泌药，与磺脲类受体结合，但结合位点不同。其有以下优点：能模拟人胰岛素的生理分泌模式，刺激餐后快时相胰岛素分泌，抑制餐后游离脂肪酸水平，有利于改善β细胞脂毒性，也有一定的降空腹血糖作用，可使糖化血红蛋白（HbA1c）降低0.5%～1.5%。格列奈类降糖药起效快，低血糖发生少，需要在餐前即刻服用，可单独使用，或与其他降糖药联合应用（除磺脲类）。目前我国上市的有瑞格列奈、那格列奈和米格列奈，主要的不良反应为低血糖和体重增加，但低血糖的风险和程度较磺脲类药物轻。格列奈类降糖药大部分经肝脏代谢，对患者肾功能要求较低，适用范围较广。

3. 二肽基肽酶-4（DPP-4）抑制剂 能抑制二肽基肽酶-4（DPP-4）而减少胰高血糖素样肽-1（GLP-1）在体内失活，使内源性GLP-1水平升高。GLP-1以葡萄糖浓度依赖的方式增加胰岛素分泌，抑制胰高血糖素分泌[4]。目前在国内上市的DPP-4抑制剂有西格列汀、沙格列汀、维格列汀、利格列汀和阿格列汀。其中，利格列汀主要通过肠肝系统排泄，经肾排泄很少，因此用于DKD患者时无须调整剂量；其余均需要根据患者肾功能损伤程度进行剂量调整。单独使用DPP-4抑制剂不增加发生低血糖的风险，不良反应包括鼻塞、流涕、咽喉痛等上呼吸道感染样症状，以及腹泻、头晕、皮疹、血管性水肿、荨麻疹等症状。

（二）不通过促进胰岛素分泌降低血糖的药物

1. 双胍类 目前临床使用的双胍类降糖药主要是盐酸二甲双胍。二甲双胍可促进周围组织中糖无氧酵解，抑制或延缓葡萄糖在胃肠道吸收，抑制肝和肾的糖异生作用，并可抑制脂肪组织分解，降低非酯化脂肪酸水平，减轻其对β细胞的脂毒性，具有一定的胰岛素增敏作用。许多国家和国际组织制定的糖尿病诊治指南均推荐二甲双胍作为T2DM患者控制血糖的一线用药和药物联合中的基本用药。英国前瞻性糖尿病研究（UKPDS）结果证明，二甲双胍还可降低肥胖T2DM患者的心血管事件和死亡风险[5]。单独使用二甲双胍不增加低血糖风险，但二甲双胍与胰岛素或胰岛素促泌剂联合应用时可增加发生低血糖的风险。二甲双胍的常见不良反应有消化道症状，如食欲减退、恶心、呕吐、腹痛、腹泻等，从小剂量开始并逐渐加量可以减少上述不良反应。少见的不良反应包括乳酸酸中毒，其多见于使用苯乙双胍的患者，且在肝肾功能不全或伴有缺氧状态时容易发生。

二甲双胍主要以原形由肾脏排泄，当患者存在肾功能受损时，该药可在体内积聚，引起高乳酸血症或乳酸酸中毒。因此，肾功能损伤［eGFR＜45ml/（min·1.73m^2）］、肝功能不全、严重感染、缺氧或接受大手术的患者禁用二甲双胍。eGFR为45～59ml/（min·1.73m^2）的患者，二甲双胍需要减量。接受血管造影检查，如使用碘化对比剂时，应暂时停用二甲双胍，在检查完至少48小时且复查肾功能无恶化后，才可继续用药。

2. 噻唑烷二酮类（TZD） 又称胰岛素增敏药，主要通过增加靶细胞对胰岛素作用的敏感性而降低血糖。目前在我国上市的TZD主要有罗格列酮和吡格列酮及其与二甲双胍的复方制剂。在我国T2DM患者中开展的临床研究显示，TZD可使HbA1c下降0.7%～1.0%[6]。TZD常见不良反应为体重增加和水肿，这种不良反应在与胰岛素联合应用时表现得更加明显。由于存在体液潴留的不良反应，有潜在心力衰竭危险的患者应用该类药物时可能出现心力衰竭加重。心力衰竭［美国纽约心脏学会（NYHA）心功能分级Ⅱ级以上］、活动性肝病或转氨酶升高超过正常上限2.5倍、严重骨质疏松和有骨折病史的患者应禁用本类药物。近期一项荟萃分析表明，吡格列酮可降低既往有心血管病史患者的主要心血管不良事件风险20%，并降低尿白蛋白18.5%，但对死亡风险无影响，且会增加心力衰竭风险[7]。

3. α-葡萄糖苷酶抑制剂 可以抑制小肠上段的α-葡萄糖苷酶，阻断糖类分解成葡萄糖，延缓吸收，改善餐后血糖的高峰；还具有增加外周组织对胰岛素的敏感性、减轻胰岛素抵抗的作用。α-葡萄糖苷酶抑制剂适用于以碳水化合物为主要食物成分的餐后血糖升高的患者。国内上市的此类药物有阿卡波糖、伏格列波糖和米格列醇。在包括中国人在内的T2DM人群中开展的临床研究的系统评价结果显示，α-葡萄糖苷酶抑制剂可以使HbA1c降低0.5%，并降低体重[6]。不良反应主要为消化道反应，如腹部不适、胀气、排气增多等，坚持服用或减量可减轻这些症状。α-葡萄糖苷酶抑制剂本身并不促进胰岛素分泌，单独使用不会发生低血糖。随着肾功能恶化，其代谢产物的血药浓度显著增加，因此，eGFR＜30ml/（min·1.73m^2）的患者禁用；＜18岁、妊娠及哺乳者禁用。

4. 钠-葡萄糖共转运蛋白2（SGLT2）抑制剂 葡萄糖在肠道的吸收和肾脏的重吸收是通过SGLT进行的，目前已经发现人体内有2种葡萄糖转运蛋白，分别是SGLT1和SGLT2。SGLT1在胃肠道、心脏、骨骼肌、肝脏、肺脏和肾脏表达；而SGLT2几乎仅在肾脏表达，局限于近端肾小管的S1段，90%以上葡萄糖重吸收发生于此。SGLT2抑制剂是一类近年受到高度重视的新型口服降糖药物，其通过抑制肾近端小管葡萄糖重吸收，增加尿葡萄糖排泄，改善高血糖。目前此类药物主要包括达格列净、恩格列净、卡格列净和艾托格列净。SGLT2抑制剂单药治疗能降低HbA1c 0.5%～1.2%，在二甲双胍基础上联合治疗可降低HbA1c 0.4%～0.8%[6]；SGLT2抑制剂还有一定的减轻体重和降压作用。SGLT2抑制剂的不良反应主要是泌尿系统感染、排尿困难等，对于酮症酸中毒高风险患者，应尽量避免使用此类药物[8]。

近年来多项研究表明，SGLT2抑制剂具有独立于降糖之外的肾脏保护作用，能显著降低肾脏复合终点风险[9]。SGLT2抑制剂的降糖作用随肾功能下降而减弱，通常eGFR＜20ml/（min・1.73m^2）不建议使用。

二、注射制剂

（一）胰岛素

大部分口服降糖药物在eGFR＜45ml/（min・1.73m^2）时需要减量甚至禁用，此时胰岛素成为控制血糖的主要手段。另外，对于T1DM患者，必须使用胰岛素控制血糖。根据来源不同，胰岛素可分为动物胰岛素、人胰岛素和胰岛素类似物。动物胰岛素从动物胰腺（主要是猪、牛）提取获得，由于对人体来说其是异种蛋白，其具有免疫原性，随着人胰岛素的开发和广泛使用，动物胰岛素正逐步被重组人胰岛素取代。人胰岛素最初由猪胰岛素β链30位丙氨酸置换为苏氨酸获得，此后，Goeddel和Frank等分别利用基因重组技术合成了完整的人胰岛素分子，其免疫原性显著下降，生物活性高，吸收速率快，注射后很少出现脂肪萎缩[10]。根据作用特点的差异，胰岛素又可分为超短效胰岛素类似物、常规（短效）胰岛素、中效胰岛素、长效胰岛素、长效胰岛素类似物、预混胰岛素、预混胰岛素类似物及双胰岛素类似物。胰岛素类似物与人胰岛素控制血糖的效能相似，但在模拟生理性胰岛素分泌和降低低血糖发生风险方面优于人胰岛素。

皮下注射是目前胰岛素的主要给药途径，常用的部位有臂部、下肢、腹部及臀部皮下脂肪较多部位。腹腔内给药主要有3种方式：携带型泵、植入型泵及腹膜透析中的应用。注射后由门脉系统吸收，15分钟即可发挥作用，30～40分钟出现血浆胰岛素高峰，随即迅速下降，与进餐后内源性胰岛素分泌相似，有助于减轻外周高胰岛素血症。其缺点是易造成腹腔内感染和导管阻塞。DM合并急性并发症或输注葡萄糖时可静脉途径应用，此外，还可以通过肌内注射、口服、直肠、鼻腔等途径给药。

短效胰岛素皮下注射后作用时间快，持续时间短，主要用于降低一餐饭后高血糖，当患者出现糖尿病酮症酸中毒时可静脉使用短效胰岛素。中效胰岛素主要有低精蛋白胰岛素，主要用于提供基础胰岛素，可控制两餐饭后高血糖。长效胰岛素有精蛋白锌胰岛素注射液和长效胰岛素类似物，主要提供基础胰岛素。德谷胰岛素和甘精胰岛素U300（300U/ml）是两种新的长效胰岛素类似物，德谷胰岛素半衰期为25小时，作用时间为42小时；甘精胰岛素U300半衰期为19小时，作用时间为36小时，比甘精胰岛素U100（100U/ml）作用持续时间更长[11]。BRIGHT研究显示，甘精胰岛素U300和德谷胰岛素在HbA1c降幅和低血糖风险方面是相似的[12]。

低血糖是胰岛素应用过程中最常见的并发症，主要见于胰岛素使用不当，剂量过大或混合胰岛素治疗时胰岛素比例不当，或注射胰岛素后饮食减少或未按时进餐或活动量增加、脆性DM、肝肾功能不全、饮酒等。对肾功能不全的患者应用胰岛素期间密切监测血糖，以防止由肾功能减退导致胰岛素灭活不完全，胰岛素蓄积导致低血糖[13]。对于DKD患者，胰岛素使用应遵循个体化原则，从最小剂量开始，以减少低血糖发生。一般当eGFR下降至10～50ml/（min・1.73m^2）时，胰岛素使用剂量减少25%；当eGFR＜10ml/（min・1.73m^2）时，胰岛素使用剂量减少50%[14]。此外，使用胰岛素还可引起过敏反应、水肿、皮下脂肪萎缩或肥厚、屈光不正、视网膜病变加重、高胰岛素血症与肥胖和胰岛素抵抗等。

（二）胰高血糖素样肽-1受体激动剂

GLP-1是由小肠上皮L细胞分泌的一种肽类激素，可刺激胰岛β细胞分泌胰岛素和抑制餐后胰高血糖素过度分泌，减少肝糖原生成，刺激胰岛β细胞增殖和分化，抑制食欲，增加饱食感，延缓胃内容物排空等，可有效降低HbA1c，且有显著的降低体重的作用。GLP-1受体广泛分布于胰岛细胞、胃肠道、肺、肾脏、下丘脑、心血管系统、肝脏、脂肪细胞和骨骼肌等。我国上市的GLP-1受体激动剂分为短效的贝那鲁肽、艾塞那肽、利司那肽及长效的利拉鲁肽、艾塞那肽周制剂、度拉糖肽和洛塞那肽，均需要皮下注射。LEADER研究显示，与安慰剂相比，利拉鲁肽能显著降低肾脏复合终点（新发持续大量蛋白尿、血清肌酐倍增、连续性肾脏替代治疗或肾脏疾病导致死亡）风险22%，降低新发大量白蛋白尿风险26%[15]。

GLP-1受体激动剂的不良反应主要是注射部位反应，以及轻中度胃肠道反应，包括恶心、呕吐、腹泻、腹胀等，应从小剂量起始，逐渐加量。艾塞那肽和利司那肽可在eGFR≥30ml/（min·1.73m²）的患者中使用，而利拉鲁肽、度拉糖肽和司美格鲁肽可在eGFR≥15ml/（min·1.73m²）的患者中使用，且无须调整剂量。合并甲状腺髓样癌、多发性内分泌腺瘤病2型及有急性胰腺炎病史的患者禁用GLP-1受体激动剂。

（三）胰岛淀粉素类似物

胰岛淀粉素是由37个氨基酸残基组成的一种调节血糖的肽类激素，与胰岛素一起储存于β细胞中，具有减慢胃排空、延缓葡萄糖吸收、抑制餐后胰高血糖素分泌、减少餐后肝糖原释放的作用。T2DM患者胰岛淀粉素相对不足。天然人胰岛淀粉素易形成沉积物，不适用于临床治疗，但其类似物普兰林肽（pramlintide）将胰岛淀粉素25位的丙氨酸、28位和29位的丝氨酸用脯氨酸代替形成稳定的、可溶性物质，但其胰岛淀粉素样作用不改变。普兰林肽已获得美国FDA的批准，可用于补充糖尿病进餐时的胰岛素治疗，可以更好地控制血糖及减轻患者体重[16]。目前普兰林肽在世界范围内尚未广泛使用，其主要的不良反应是恶心、呕吐、厌食和低血糖。

综上所述，我国糖尿病患病率高，目前降糖药物种类繁多，但使用半个多世纪的传统药物二甲双胍仍然是T2DM患者控制血糖的一线用药和药物联合中的基本用药；磺脲类药物、格列奈类药物、α-葡萄糖苷酶抑制剂、TZD、DPP-4抑制剂、SGLT2抑制剂、GLP-1受体激动剂和胰岛素是主要联合用药。对于合并慢性肾脏病的糖尿病患者，建议首先联合有获益证据的GLP-1受体激动剂或SGLT2抑制剂[17]；肾功能严重受损者使用胰岛素。近年来新型降糖药物不断问世，为有效控制糖尿病提供了更多的手段，但其在临床上的使用仍需要更长时间的临床经验积累，才可正确评价其在糖尿病治疗中的真正地位。

（卞蓉蓉）

参考文献

[1] KDOQI. KDOQI clinical practice guidelines and clinical practice recommendations for diabetes and chronic kidney disease[J]. Am J Kidney Dis，2007，49（2）：S12-S154.

[2] Afkarian M，Zelnick L R，Hall Y N，et al. Clinical manifestations of kidney disease among US adults with diabetes，1988-2014[J]. JAMA，2016，316（6）：602.

[3] Derosa G，Maffioli P. Effects of thiazolidinediones and sulfonylureas in patients with diabetes[J]. Diabetes Technol Ther，2010，12（6）：491-501.

[4] Mathiesen D S，Bagger J I，Bergmann N C，et al. The effects of dual GLP-1/GIP receptor agonism on glucagon secretion—a review[J]. Int J Mol Sci，2019，20（17）：4092.

[5] Holman R R，Paul S K，Bethel M A，et al. 10-year follow-up of intensive glucose control in type 2 diabetes[J]. N Engl J Med，2008，359（15）：1577-1589.

[6] 中华医学会糖尿病学分会. 中国2型糖尿病防治指南（2020年版）[J]. 中华糖尿病杂志，2021，13（4）：315-409.

[7] Zhou Y，Huang Y J，Ji X Y，et al. Pioglitazone for the primary and secondary prevention of cardiovascular and renal outcomes in patients with or at high risk of type 2 diabetes mellitus：a meta-analysis[J]. J Clin Endocrinol Metab，2020，105（5）：dgz252.

[8] Hamblin P S，Wong R，Ekinci E I，et al. SGLT2 inhibitors increase the risk of diabetic ketoacidosis developing in the community and during hospital admission[J]. J Clin Endocrinol Metab，2019，104（8）：3077-3087.

[9] Skrabic R，Kumric M，Vrdoljak J，et al. SGLT2 inhibitors in chronic kidney disease：from mechanisms to clinical practice[J]. Biomedicines，2022，10（10）：2458.

[10] Falcetta P，Aragona M，Bertolotto A，et al. Insulin discovery：a pivotal point in medical history[J]. Metabolism，2022，127：154941.

[11] Philis-Tsimikas A，Klonoff D C，Khunti K，et al. Risk of

hypoglycaemia with insulin degludec versus insulin glargine U300 in insulin-treated patients with type 2 diabetes: the randomised, head-to-head CONCLUDE trial[J]. Diabetologia, 2020, 63（4）: 698-710.

[12] Rosenstock J, Cheng A, Ritzel R, et al. More similarities than differences testing insulin glargine 300 units/ml versus insulin degludec 100 units/ml in insulin-naive type 2 diabetes: the randomized head-to-head BRIGHT trial[J]. Diabetes Care, 2018, 41（10）: 2147-2154.

[13] Rave K, Heise T, Pfützner A, et al. Impact of diabetic nephropathy on pharmacodynamic and pharmacokinetic properties of insulin in type 1 diabetic patients[J]. Diabetes Care, 2001, 24（5）: 886-890.

[14] Rajput R, Sinha B, Majumdar S, et al. Consensus statement on insulin therapy in chronic kidney disease[J]. Diabetes Res Clin Pract, 2017, 127: 10-20.

[15] Mann J F E, Ørsted D D, Brown-Frandsen K, et al. Liraglutide and renal outcomes in type 2 diabetes[J]. N Engl J Med, 2017, 377（9）: 839-848.

[16] Sherr J L, Patel N S, Michaud C I, et al. Mitigating meal-related glycemic excursions in an insulin-sparing manner during closed-loop insulin delivery: the beneficial effects of adjunctive pramlintide and liraglutide[J]. Diabetes Care, 2016, 39（7）: 1127-1134.

[17] Palmer S C, Tendal B, Mustafa R A, et al.Sodium-glucose cotransporter protein-2（SGLT-2）inhibitors and glucagon-like peptide-1（GLP-1）receptor agonists for type 2 diabetes: systematic review and network meta-analysis of randomized controlled trials[J]. BMJ, 2021, 372: M4573.

第四十六章　纠正贫血药物

肾性贫血是指各种肾脏疾病导致红细胞生成素（erythropoietin，EPO）绝对或相对生成不足，以及尿毒症毒素影响红细胞生成及其寿命而发生的贫血。肾脏疾病合并的炎症反应、继发性甲状旁腺功能亢进症等可促进肾性贫血进展。此外，肾脏疾病患者也可合并营养不良性贫血、溶血性贫血、出血性贫血、地中海贫血、再生障碍性贫血及血液系统肿瘤等疾病导致的贫血。因此，贫血是肾脏疾病患者常见的并发症和合并症。本章阐述目前肾性贫血的主要治疗药物，包括红细胞生成刺激剂（erythropoiesis stimulating agent，ESA）、铁剂和缺氧诱导因子脯氨酰羟化酶抑制剂（hypoxia inducible factor-prolyl hydroxylase inhibitor，HIF-PHI）。

一、肾脏疾病导致贫血的病因和发病机制

从红细胞代谢的角度，肾脏疾病导致贫血的病因与发病机制包括：①红细胞生成减少，EPO生成不足、EPO活性降低、铁缺乏及代谢障碍、营养不良、甲状旁腺功能亢进症、炎症状态、尿毒症毒素等；②红细胞破坏增加，尿毒症毒素、甲状旁腺功能亢进症、红细胞脆性增加等；③红细胞丢失增加，透析失血、化验失血等。

二、红细胞生成刺激剂治疗

（一）红细胞生成刺激剂的种类、药理特点及选择

根据半衰期不同，ESA可分为三代。

1. 第一代ESA　重组人红细胞生成素（recombinant human erythropoietin，rHuEPO），为短效ESA，于1985年研发成功，并于1989年批准上市，是一种免疫学及生物学特性均与人内源性EPO极其相似的唾液酸蛋白激素。皮下注射剂型、静脉注射剂型的半衰期分别为19.4小时、6.8小时，需要每周1～3次给药。临床常用的有rHuEPO - α和rHuEPO - β两种类型。

2. 第二代ESA　达依泊汀α为长效ESA，20世纪90年代上市。达依泊汀α有2条与N端相连的糖基链，这种糖基化结构改变其在体内的药代动力学，增加其在体内的稳定性，其半衰期是第一代ESA的2～3倍，皮下注射剂型、静脉注射剂型的半衰期分别为48.8小时、25.3小时。

3. 第三代ESA　甲氧聚二醇重组人EPO（MPG - EPO）是一种化学合成的持续性EPO受体激活剂，其最大的特点是半衰期长，皮下注射剂型、静脉注射剂型的半衰期分别为133小时、130小时。

上述不同类型的ESA均能明显减少慢性肾脏病（chronic kidney disease，CKD）患者的输血次数及减轻贫血相关症状[1-3]。随机对照研究结果显示，与rHuEPO相比，达依泊汀α能够减少给药次数，且安全性与rHuEPO相似[4]；持续性促红细胞受体激动剂（CERA）每月1～2次皮下给药维持透析患者血红蛋白（hemoglobin，Hb）水平的疗效与达依泊汀α相似，且安全性良好，能够减少给药次数，提高患者依从性，减少Hb变异度。在非透析CKD患者中，目前尚无充分证据表明这3种类型的ESA在提高Hb水平、引起不良反应（包括全因死亡、心脑血管事件、肿瘤、高血压、血栓等）及提高生活质量方面存在差异[5-7]。建议根据患者临床情况、耐受性和依从性、Hb波动情况选择ESA。

（二）红细胞生成刺激剂适应证与治疗时机

1. 适应证　ESA治疗的目的是补充CKD患者

的绝对或相对EPO不足。CKD患者的贫血病因多样，只有排除其他贫血原因后诊断为肾性贫血的CKD患者，才适用ESA治疗。

2. 治疗时机

（1）纠正绝对铁缺乏后Hb＜100g/L的患者，给予ESA治疗。

（2）不建议Hb≥100g/L的非透析CKD患者开始应用ESA治疗。

（3）尽量避免血液透析患者Hb＜90g/L时才开始使用ESA治疗。

（4）ESA治疗前应权衡减少输血及贫血相关症状带来的获益与ESA治疗可能引起的脑卒中、高血压、肿瘤等风险，既往存在脑卒中、恶性肿瘤病史或活动性肿瘤患者应仔细评估肿瘤进展、脑卒中再发风险，谨慎使用ESA。

（三）红细胞生成刺激剂治疗方案

1. 初始剂量 根据CKD患者Hb水平和临床情况决定ESA初始治疗剂量，对于初始Hb偏高的患者，应该降低ESA起始剂量；对于既往患有脑血管病、血栓栓塞、癫痫或高血压者，ESA初始剂量应在较低范围内。具体剂量如下[8-11]。

（1）rHuEPO：每周50～150U/kg，分1～3次给药。

（2）达依泊汀α：0.45μg/kg，每1～2周给药1次。

（3）CERA：0.6μg/kg，每2～4周给药1次。

2. 剂量调整 ESA剂量调整的频率取决于初始治疗期间Hb浓度的上升速率及维持治疗期间Hb浓度的稳定性，ESA剂量调整最小间隔一般为2周。Hb增长速度随着个体对ESA反应性而变化。严重感染或手术等可能影响ESA反应性，需要根据患者的临床状况重新调整ESA剂量。国内外指南及专家共识均推荐根据ESA治疗期间Hb的变化程度，调整ESA的剂量[8-12]。具体剂量调整方法如下。

（1）建议初始治疗时Hb增长速度控制在每月10～20g/L；若每月Hb增长速度＞20g/L，应减少ESA剂量的25%。若每月Hb增长速度＜10g/L，应将rHuEPO的剂量每次增加20U/kg，每周3次，或调整ESA剂量为每次10 000U，每2周3次。

（2）当Hb达到115g/L时，应将ESA剂量减少25%；当Hb升高且接近130g/L时，应暂停ESA治疗，并监测Hb变化，当Hb开始下降时，应将ESA剂量降低约25%后重新给药。

（3）当Hb达到目标值时，推荐减少ESA剂量而非停用ESA。

（4）当出现ESA不良反应或ESA低反应性时，需要重新评估贫血的加重因素，调整ESA剂量。

（四）红细胞生成刺激剂的不良反应

1. 高血压 发生机制主要为ESA治疗后增加的红细胞容积导致外周血管阻力增加，以及ESA治疗升高内皮素-1、前列腺素F2α和血栓素B_2水平，增加外周血管阻力[13, 14]。20%～30%接受ESA治疗的CKD患者发生高血压或高血压加重，血压升高通常在ESA治疗后的2周至4个月发生。初始接受ESA治疗的患者，一旦出现高血压或高血压加重，可给予降压药物治疗，一般不需要停用ESA；但发生难治性高血压，需要ESA减量或停药。难治性高血压患者血压控制在160/100mmHg以下后，可给予推荐范围内最小剂量ESA治疗，并控制Hb上升速度不超过每2周10g/L。

2. 血栓形成 ESA治疗后红细胞生成增多，血细胞比容升高，血液黏度增加，增加血栓形成风险。

3. 癫痫 ESA治疗早期以维持Hb正常水平为目标值时，癫痫发生率为2%～17%；多伴有难以控制的高血压和Hb快速上升[15, 16]。

4. 肌痛及输液样反应 通常发生在应用rHuEPO 1～2小时后，出现肌痛、骨骼疼痛、低热、出汗等症状，可持续12小时，2周后可自行消失。症状较重者可给予非类固醇类抗炎药治疗。

5. 其他 多形性红斑、Stevens - Johnson综合征、中毒性表皮坏死松解症等严重的皮肤反应；过敏症、血管性水肿、支气管痉挛、皮疹及荨麻疹等过敏反应。发生上述情况时应立即停用ESA。

（五）红细胞生成刺激剂治疗的注意事项

1. 既往合并脑卒中的患者慎用ESA，因为应用会增加脑卒中风险。

2. 既往存在恶性肿瘤病史或有活动性肿瘤的CKD患者，应谨慎使用ESA进行治疗以控制症状。Hb≥100g/L的患者不需要使用ESA，Hb

＜100g/L的患者应用ESA治疗，避免Hb＜90g/L[10]。EPO通过与肿瘤细胞的EPO受体结合，可促进肿瘤细胞增殖、降低凋亡；与单核细胞和巨噬细胞的EPO受体结合，诱导免疫抑制；同时改变组织供氧，增加淋巴血管新生[17, 18]。

3. 高剂量ESA增加心血管事件和死亡风险。

三、铁剂治疗

元素铁是骨髓成红细胞向成熟红细胞分化过程中合成Hb的必要物质。CKD贫血患者铁缺乏的发生率高达50%，维持性血液透析患者的铁缺乏率更高。如果机体存在铁缺乏，即使EPO充足，肾性贫血也难以纠正。因此，纠正铁缺乏是肾性贫血关键治疗措施，将机体铁代谢维持在一个合理水平，以确保ESA治疗反应性，降低CKD贫血导致的不良临床预后，改善患者生存率和提高生活质量。

（一）铁剂的种类、药物特点及选择

1. 铁剂的种类 铁剂分为口服铁剂和静脉铁剂两大类。常用口服铁剂主要为二价铁（亚铁）盐，包括多糖铁复合物胶囊、琥珀酸亚铁、硫酸亚铁、乳酸亚铁、富马酸亚铁等，磷结合剂枸橼酸铁为三价铁盐，长期服用可以控制高磷血症并改善铁缺乏[19, 20]。常用静脉铁剂包括蔗糖铁、右旋糖酐铁、葡萄糖酸铁、羧基麦芽糖铁及异麦芽糖酐铁等。

2. 口服铁剂与静脉铁剂的特点

（1）口服铁剂对机体铁代谢状态的影响更接近于生理状态，治疗安全且便捷，发生过敏反应和增加感染的风险低。但是，口服铁剂纠正贫血的速度慢，适合于肾性贫血程度较轻及贫血纠正后维持治疗的CKD患者[21]。口服铁剂主要缺点是引起胃肠道不良反应，慢性炎症状态可上调铁调素表达抑制胃肠道对铁剂的吸收；此外，一些药物和食物可降低铁剂吸收和疗效，如碱性药物、质子泵抑制剂及富含鞣酸和钙、磷的食物等[10]。

（2）静脉铁剂可以避免口服铁剂的胃肠道不良反应和口服药物对铁剂吸收的影响。在多数情况下静脉铁剂治疗安全有效，但仍存在可能引起过敏反应，且持续大剂量静脉铁剂治疗可增加心血管事件和感染风险，同时，静脉铁剂不规范应用可造成铁超载，引起肝脏、心脏等重要器官损害[22]。

3. 铁剂的选择 血液透析患者优先选择静脉铁剂治疗，非透析和腹膜透析患者可选择口服铁剂治疗[23]。血液透析患者每年因透析造成的铁损失约1g或更多，包括透析管路或透析器中的残留血液及血液采样，因此给予静脉铁剂补充可以更有效满足Hb合成的铁需求且确保ESA治疗充分获益。CKD非透析和腹膜透析患者与血液透析患者不同，无血液透析引起的失血等问题，并且由于静脉补铁需要患者频繁就诊，非透析和腹膜透析患者静脉补铁较血液透析患者困难，因此普遍认为非透析和腹膜透析患者优先选择口服补铁治疗。在临床实践中，应结合患者贫血和铁缺乏严重程度、治疗依从性及静脉通路等因素，综合考量决定透析前CKD和腹膜透析患者铁剂治疗选择口服或静脉途径。

（二）铁剂适应证与治疗时机

1. 存在绝对铁缺乏的CKD贫血患者 无论是否接受ESA治疗，均应开始铁剂治疗，以满足红细胞生成的需求并防止铁缺乏加重。一般认为，CKD透析前和腹膜透析患者血清铁蛋白（serum ferritin，SF）＜100μg/L和（或）转铁蛋白饱和度（transferin saturation，TSAT）＜20%，血液透析患者SF＜200μg/L和（或）TSAT＜20%，提示存在绝对缺铁，不能满足成熟红细胞生成的需求[9]。

2. 2012年KDIGO指南推荐 CKD患者TSAT≤30%且SF≤500μg/L时，无论是否接受ESA治疗，为提高Hb水平或减少ESA剂量，建议补充铁剂治疗；CKD贫血患者SF＞500μg/L时原则上不常规进行静脉补铁治疗，但当患者排除急性炎症状态等情况，高剂量ESA仍不能改善贫血时，可试用铁剂治疗[24]。

3. 2013年欧洲肾脏最佳临床实践指南推荐 在未接受ESA治疗时，对绝对铁缺乏的患者进行铁剂治疗，或者仅在TSAT＜25%并且SF＜200μg/L（透析患者＜300μg/L）给予铁剂治疗；对于已经接受ESA治疗的患者，如果TSAT＜30%且SF＜300μg/L，也建议铁剂治疗；血液透析患者SF水平较高但存在ESA低反应性时，如增加

ESA剂量的风险大于获益，则可以考虑给予静脉铁剂治疗[25]。

4. 2015年日本透析医学会肾性贫血指南推荐　对未实施ESA和铁剂治疗的CKD贫血患者，SF≤500μg/L时，建议ESA治疗前先补充铁剂治疗；ESA治疗不能维持Hb目标值的患者，同时SF≤100μg/L且TSAT≤20%，也无引起铁利用率低下的病理生理状态，推荐补充铁剂治疗[26]。

（三）铁剂治疗方案

1. 口服铁剂治疗　口服铁剂剂量为150～200mg/d（元素铁），治疗1～3个月后再次评价铁状态。如果SF、TAST等铁代谢指标及Hb没有达到目标值（每周ESA 100～150U/kg治疗）或口服铁剂不能耐受者，可改为静脉补铁治疗。

2. 静脉铁剂治疗　①初始治疗阶段：每月800～1000mg，1次或多次静脉滴注；若SF＜500μg/L和TAST＜30%，可重复治疗1个疗程。②维持治疗阶段：每1～2周100mg，原则上SF＞500μg/L时应暂停治疗。③青壮年血液透析贫血患者可选择铁剂静脉给药，每月400mg，但应避免SF≥700μg/L且TSAT≥40%。④老年血液透析患者采取限制性静脉铁剂治疗，在血液透析结束后给予静脉铁剂40～50mg/次，兼顾基线Hb水平，给药频率为每周1次，连续3个月；或者连续每次透析1次，累计13次。

羧基麦芽糖铁及异麦芽糖酐铁可以单次大剂量给药，不需要过敏试验，已得到越来越多的应用。

（四）停止铁剂治疗的指征

过度铁剂治疗可引起机体铁代谢正平衡甚至铁超载。过多铁剂治疗后铁元素不能被完全利用合成Hb，而被肝脏网状内皮系统和骨骼肌细胞摄取后与铁蛋白结合成为储存铁，进而促进细胞内活性氧产生并导致细胞损伤。铁元素沉积于肝、脾等组织器官可造成不可逆损害[27, 28]。KDIGO指南推荐：SF 500μg/L且TSAT 35%作为铁剂治疗安全阈值上限[21]。

（五）铁剂的不良反应及处理

1. 口服铁剂的不良反应及处理　不良反应主要为不同程度的消化道症状，发生率约为60%。最常见便秘及恶心，通常比较轻微，因此铁剂应在饭后服用。口服铁剂过敏反应少见，表现为气短、胸痛、血管性水肿和荨麻疹等，严重过敏反应极少见，通常停用口服铁剂，对症处理即可恢复。

2. 静脉铁剂不良反应及处理

（1）过敏反应：严重过敏反应将危及生命。葡萄糖酸铁、蔗糖铁及小分子右旋糖酐铁过敏反应发生率分别为0.9/100万、0.6/100万及3.3/100万[29, 30]。

在静脉铁剂输注前明确患者是否存在发生过敏反应的危险因素：既往应用任何剂型静脉铁剂出现过不良反应；中重度哮喘病史；已有对多种药物超敏或过敏史；存在自身免疫性疾病；肥大细胞激活相关疾病。若患者存在发生过敏反应的高危因素，则充分考虑静脉铁剂治疗潜在的风险，并应在输注时密切监测生命体征。此外，静脉铁剂入血后，右旋糖酐铁释放铁的速度比其他分子小的剂型慢，因此建议蔗糖铁及葡萄糖酸铁单次输注剂量要小，以避免不稳定铁水平过高及潜在不良反应。

发生过敏反应的处置：一旦出现过敏反应，视过敏反应的轻重程度决定处理措施。轻度过敏反应患者，2019年KDIGO肾性贫血指南建议，可停用一段时间后（通常至少15分钟），在适当监测下尝试给予其他剂型的静脉铁剂治疗，再次给予静脉铁剂治疗时输液速度应减慢，若减慢输注过敏症状再现，必须停止输注并使用糖皮质激素及给予补液治疗[29]。对于重度过敏反应患者，必须立即停止输注，使用肾上腺素0.5mg肌内注射或0.1mg静脉注射，同时使用糖皮质激素，如出现气道水肿痉挛引起呼吸困难或哮喘症状，可同时给予雾化吸入β_2受体兴奋剂、补液及面罩吸氧，严重者气管插管。上述处理后仍无好转者需要及时转入重症监护病房（图46-1）。

（2）轻微输液反应：并不少见，一般表现为皮肤潮红、轻度胸部不适、头晕、恶心、瘙痒等。偶尔也会有无症状性低血压，但通常认为是非特异性反应而非过敏反应，除非既往已明确铁剂过敏。部分患者会出现肌痛或关节痛，但通常为自限性，不需要抗组胺药物或者肾上腺素治疗。如果上述症状在暂停输注或减慢输注速度后得到缓解，即可判定为轻微输液反应，一般不需要中止治疗。

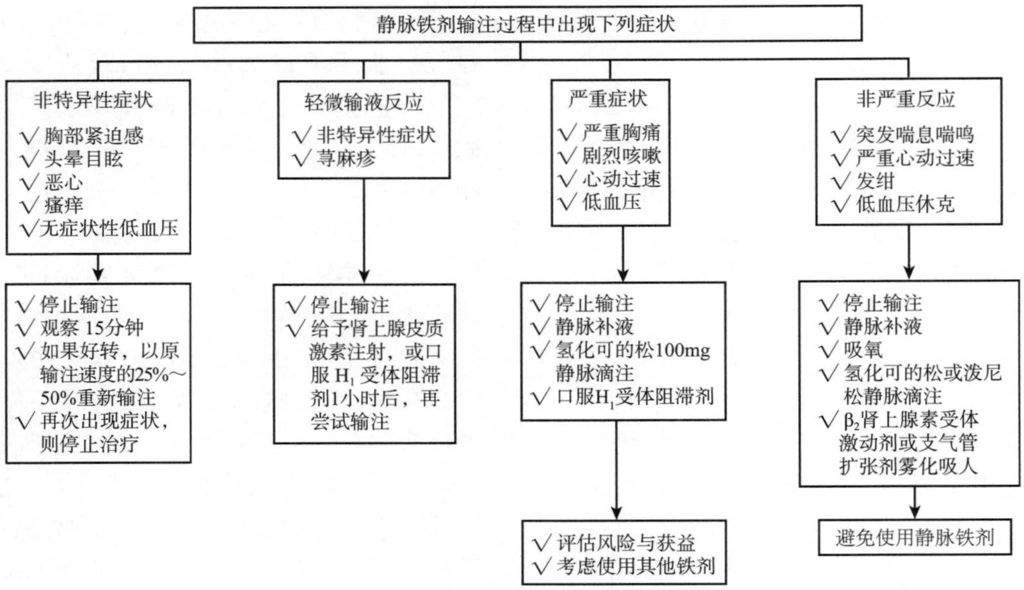

图46-1 静脉铁剂治疗的不良反应与处理流程[31]

（3）低血压反应：输注铁剂可出现低血压，可能与输注过快、预防性使用抗组胺药物（如苯海拉明）有关，通常无须特殊处理；如果不恰当给予升血压药，反而会引起血流动力学异常。

（4）静脉铁剂外渗导致局部皮肤反应：铁剂渗漏至输液处局部组织可引起疼痛、炎症反应、局部褐色变，严重时发生坏死。通常不需要特殊处理，严重时需要外科干预。

（六）铁剂治疗的注意事项

1. 口服铁剂的注意事项

（1）口服铁剂应餐后服用，以减少对胃肠道的刺激。

（2）避免与降低胃液酸度的药物同时服用，因为会降低口服铁剂的吸收，包括碳酸氢钠、氢氧化铝等碱性药物，以及抑制胃酸分泌的质子泵抑制剂和H_2受体阻滞剂类药物。

（3）某些抗菌药物和中成药可以与铁剂发生化学反应，形成难以吸收或溶解度降低的复合物而影响口服铁剂的疗效。不宜与铁剂合用的药物包括四环素、氯霉素；含雄黄的中成药如六神丸、清热解毒丸等；含石膏、明矾、滑石的中成药如牛黄上清丸、明目上清丸等。

（4）避免与影响铁剂吸收的食物或饮料同时服用，包括富含鞣酸的茶叶，含钙、磷丰富的食物如牛奶、花生等。

2. 静脉输注铁剂的注意事项

（1）由于静脉铁剂治疗存在发生危及生命的超敏反应的风险。因此，静脉输注铁剂前应常规评估患者是否存在高危因素。

（2）首次使用静脉铁剂治疗时，应对患者进行生命体征监护，并配备必要的急救药物。此外，由于未与转铁蛋白结合的游离铁可增加铁剂输注不良反应的风险，建议单次透析静脉输注葡萄糖酸铁或蔗糖铁剂量分别≤125mg或≤200mg。

（3）急性活动性感染患者不使用静脉铁剂治疗。多数病原体代谢都需要铁元素，静脉铁剂输注可能使循环游离铁更容易被细菌和其他微生物所利用，促进细菌生长。过量铁元素还可以抑制中性粒细胞和T淋巴细胞功能，降低机体对病原菌的防御能力。

（4）过度静脉铁剂输注可引起氧化应激损伤及机体铁超载导致肝、心脏、脾等重要器官损害。故在铁剂治疗过程中，应动态监测铁代谢指标，避免过度铁剂治疗的不良反应。

四、缺氧诱导因子脯氨酰羟化酶抑制剂治疗

HIF-PHI是一种新型治疗肾性贫血的小分子口服药物，通过抑制HIF脯氨酰羟化酶，稳定体内

HIF水平，进而调控HIF信号通路下游靶基因的转录及表达。HIF - PHI通过促进机体内源性生理浓度的EPO生成及受体表达，促进与铁代谢相关蛋白的表达，同时降低铁调素水平，综合调控机体促进红细胞生成[32, 33]。罗沙司他作为全球第一个HIF - PHI类药物，已经在中国上市使用，为我国肾性贫血患者提供了全新的治疗选择。

（一）肾性贫血的HIF-PHI治疗方案

1. 治疗时机 目前没有针对HIF-PHI起始治疗时机的研究，参考罗沙司他临床研究及结合ESA治疗时机，建议HIF-PHI类药物治疗时机为Hb＜100g/L[33-35]。

2. 起始剂量 透析患者为每次100mg（＜60kg体重）或120mg（≥60kg体重），非透析患者为每次70mg（＜60kg体重）或100mg（≥60kg体重），口服给药，每周3次。给药起始剂量需要结合患者体重、既往使用ESA剂量及基础Hb值、铁代谢及营养状态等多种因素，个体化并以较小的起始剂量开始使用。

3. 剂量调整 起始治疗阶段每2周进行1次Hb检测；根据患者当前的Hb水平及过去4周内Hb的变化，每4周进行1次剂量阶梯调整。若患者Hb在2周内增加20g/L以上且Hb＞90g/L，则提早降低一个阶梯治疗。剂量阶梯包括20mg、40mg、50mg、70mg、100mg、120mg、150mg、200mg；建议最大剂量为2.5mg/kg，剂量调整方法见表46-1。

表46-1 罗沙司他剂量阶梯调整方案

过去4周血红蛋白变化（g/L）	剂量调整时血红蛋白水平（g/L）			
	＜105	105～＜120	120～＜130	≥130
＜-10	增加	增加	无变化	暂停给药，监测血红蛋白 当血红蛋白＜120g/L，降低一个阶梯剂量，恢复给药
-10～10	增加	无变化	降低	
＞10	无变化	降低	降低	

（二）HIF-PHI治疗的不良反应

目前针对罗沙司他已经在20多个国家开展了20项临床研究，但是，由于受HIF调控的下游靶基因众多，并且作为新上市的药物，HIF-PHI安全性尚需要更长时间和更多受试者应用后确定。基于中国患者的2项Ⅲ期临床研究结果发现，发生率＞5%的不良事件包括上呼吸道感染、高血压、高钾血症、外周水肿、代谢性酸中毒、恶心、虚弱及转氨酶异常。

（三）HIF-PHI治疗的注意事项

1. 监测Hb水平 在CKD患者中，建议Hb水平稳定在靶目标110～130g/L。过高Hb水平可能增加血栓栓塞、血管通路血栓形成的风险。

2. 药物相互作用 与他汀类药物联用时，可导致他汀类药物曲线下面积和峰浓度增加，建议与罗沙司他联合用药时应考虑减少他汀类药物剂量并监测他汀类药物的不良反应。与碳酸司维拉姆、醋酸钙联用时，使用前后至少间隔1小时服用罗沙司他。

3. HIF - PHI在特殊人群中的应用 ①轻度或中度肝功能损害患者无须调整起始剂量；对于严重肝功能损害患者，罗沙司他的安全性与有效性目前尚无使用经验。②运动员慎用。③65岁以上患者无须调整起始剂量。④18岁以下患者使用罗沙司他的安全性和有效性尚未确立。⑤孕妇与哺乳期女性禁用罗沙司他。

（关天俊）

参考文献

[1] Provenzano R，Garcia-Mayol L，Suchinda P，et al. Once-weekly epoetin Alfa for treating the Anemia of chronic kidney disease[J].Clin Nephrol，2004，61（6）：392-405.

[2] Agarwal A K，Silver M R，Reed J E，et al. An open-label study of darbepoetin Alfa administered once monthly for the maintenance of haemoglobin concentrations in patients with chronic kidney disease not receiving dialysis[J]. J Intern Med，2006，260（6）：577-585.

[3] Roger S D，Locatelli F，Woitas R P，et al. C.E.R.A. once every 4 weeks corrects anaemia and maintains haemoglobin in patients with chronic kidney disease not on dialysis[J]. Nephrol Dial Transplant，2011，26（12）：3980-3986.

[4] Sinha S D, Bandi V K, Bheemareddy B R, et al. Efficacy, tolerability and safety of darbepoetin Alfa injection for the treatment of Anemia associated with chronic kidney disease(CKD) undergoing dialysis: a randomized, phase- Ⅲ trial[J]. BMC Nephrol, 2019, 20(1): 90.

[5] Palmer S C, Saglimbene V, Mavridis D, et al. Erythropoiesis-stimulating agents for anaemia in adults with chronic kidney disease: a network meta-analysis[J]. Cochrane Database Syst Rev, 2014, 2014(12): CD010590.

[6] Wilhelm-Leen E R, Winkelmayer W C. Mortality risk of darbepoetin Alfa versus epoetin Alfa in patients with CKD: systematic review and meta-analysis[J]. Am J Kidney Dis, 2015, 66(1): 69-74.

[7] Furukawa T, Okada K, Abe M, et al. Randomized controlled trial of darbepoetin α versus continuous erythropoietin receptor activator injected subcutaneously once every four weeks in patients with chronic kidney disease at the pre-dialysis stage[J]. Int J Mol Sci, 2015, 16(12): 30181-30189.

[8] 肾性贫血诊断和治疗共识中国专家组．肾性贫血诊断与治疗中国专家共识 [J]. 中华肾脏病杂志, 2013, 29(5): 389-392.

[9] 中国医师协会肾内科医师分会肾性贫血诊断和治疗共识专家组．肾性贫血诊断与治疗中国专家共识（2014 修订版）[J]. 中华肾脏病杂志, 2014, 30(9): 712-716.

[10] KDIGO Clinical Practice Guideline Working Group. KDIGO clinical practice guideline for anemia in chronic kidney disease[J]. Kidney Int, 2012(Suppl 2): 1-335.

[11] KDOQI. KDOQI clinical practice guideline and clinical practice recommendations for Anemia in chronic kidney disease: 2007 update of hemoglobin target[J]. Am J Kidney Dis, 2007, 50(3): 471-530.

[12] KDOQI, National Kidney Foundation. KDOQI clinical practice guidelines and clinical practice recommendations for anemia in chronic kidney disease[J]. Am J Kidney Dis, 2006, 47(5 Suppl 3): S11-S145.

[13] Inrig J K, Sapp S, Barnhart H, et al. Impact of higher hemoglobin targets on blood pressure and clinical outcomes: a secondary analysis of CHOIR[J]. Nephrol Dial Transplant, 2012, 27(9): 3606-3614.

[14] Agarwal R. Mechanisms and mediators of hypertension induced by erythropoietin and related molecules[J].Nephrol Dial Transplant, 2018, 33(10): 1690-1698.

[15] Beccari M. Seizures in dialysis patients treated with recombinant erythropoietin. review of the literature and guidelines for prevention[J]. Int J Artif Organs, 1994, 17(1): 5-13.

[16] Edmunds M E, Walls J, Tucker B, et al. Seizures in haemodialysis patients treated with recombinant human erythropoietin[J]. Nephrol Dial Transplant, 1989, 4(12): 1065-1069.

[17] Thavarajah S, Choi M J. The use of erythropoiesis-stimulating agents in patients with CKD and cancer: a clinical approach[J]. Am J Kidney Dis, 2019, 74(5): 667-674.

[18] Hazzan A D, Shah H H, Hong S, et al. Treatment with erythropoiesis-stimulating agents in chronic kidney disease patients with cancer[J]. Kidney Int, 2014, 86(1): 34-39.

[19] Ratcliffe L E K, Thomas W, Glen J, et al. Diagnosis and management of iron deficiency in CKD: a summary of the NICE guideline recommendations and their rationale[J]. Am J Kidney Dis, 2016, 67(4): 548-558.

[20] Weiss G, Ganz T, Goodnough L T. Anemia of inflammation[J]. Blood, 2019, 133(1): 40-50.

[21] Fishbane S, Block G A, Loram L, et al. Effects of ferric citrate in patients with nondialysis-dependent CKD and iron deficiency anemia[J]. J Am Soc Nephrol, 2017, 28(6): 1851-1858.

[22] Kuragano T, Matsumura O, Matsuda A, et al. Association between hemoglobin variability, serum ferritin levels, and adverse events/mortality in maintenance hemodialysis patients[J]. Kidney Int, 2014, 86(4): 845-854.

[23] Kliger A S, Foley R N, Goldfarb D S, et al. KDOQI US commentary on the 2012 KDIGO clinical practice guideline for Anemia in CKD[J]. Am J Kidney Dis, 2013, 62(5): 849-859.

[24] Madore F, White C T, Foley R N, et al. Clinical Practice Guidelines for assessment and management of iron deficiency[J]. Kidney Int Suppl, 2008(110): S7-S11.

[25] MacGinley R, Walker R, Irving M. KHA-CARI Guideline: Use of iron in chronic kidney disease patients[J]. Nephrology (Carlton), 2013, 18(12): 747-749.

[26] Tsubakihara Y, Nishi S, Akiba T, et al. 2008 Japanese society for dialysis therapy: guidelines for renal anemia in chronic kidney disease[J]. Ther Apher Dial, 2010, 14(3): 240-275.

[27] Canavese C, Bergamo D, Ciccone G, et al. Validation of serum ferritin values by magnetic susceptometry in predicting iron overload in dialysis patients[J]. Kidney Int, 2004, 65(3): 1091-1098.

[28] Ghoti H, Rachmilewitz E A, Simon-Lopez R, et al. Evidence for tissue iron overload in long-term hemodialysis patients and the impact of withdrawing parenteral iron[J]. Eur J Haematol, 2012, 89(1): 87-93.

[29] Kalantar-Zadeh K, Regidor D L, McAllister C J, et al. Time-dependent associations between iron and mortality in hemodialysis patients[J]. J Am Soc Nephrol, 2005, 16(10): 3070-3080.

[30] Krishnan M, Weinhandl E D, Jackson S, et al. Comorbidity ascertainment from the ESRD medical evidence report and medicare claims around dialysis initiation: a comparison using US renal data system data[J]. Am J Kidney Dis, 2015, 66(5): 802-812.

[31] 中国医师协会肾脏内科医师分会肾性贫血指南工作组．中国肾性贫血诊治临床实践指南 [J]. 中华医学杂志, 2021, 101(20): 1463-1502.

[32] Locatelli F, Del Vecchio L, De Nicola L, et al. Are all erythropoiesis-stimulating agents created equal[J]. Nephrol Dial Transplant, 2021, 36(8): 1369-1377.

[33] Maxwell P H, Eckardt K U. HIF prolyl hydroxylase inhibitors for the treatment of renal anaemia and beyond[J]. Nat Rev Nephrol, 2016, 12(3): 157-168.

[34] Sirken G, Raja R, Rizkala A R. Association of different intravenous iron preparations with risk of bacteremia in maintenance hemodialysis patients[J]. Clin Nephrol, 2006, 66(5): 348-356.

[35] Diskin C J, Stokes T J, Dansby L M, et al. Is systemic heparin a risk factor for catheter-related sepsis in dialysis patients? An evaluation of various biofilm and traditional risk factors[J]. Nephron Clin Pract, 2007, 107(4): c128-c132.

第四十七章　心力衰竭的药物治疗

心力衰竭（简称心衰）是各种原因导致心脏结构和（或）功能异常，使心室收缩和（或）舒张功能发生障碍，是所有心血管疾病发展到中晚期的一组复杂临床综合征，主要表现为呼吸困难、疲乏和液体潴留（肺淤血、体循环淤血及外周水肿）等。目前在全球范围内，心衰影响了近2300万人，且其发病率和死亡率仍在逐年上升。根据《中国心血管健康与疾病报告2020》，我国心衰现患人数约为1210万。

心衰患者根据症状和病情阶段进行分类，《中国心力衰竭诊断和治疗指南（2024年）》[1]中根据左心室射血分数（left ventricular ejection fraction，LVEF），分为射血分数降低的心衰（heart failure with reduced ejection fraction，HFrEF）、射血分数改善的心衰（heart failure with improved ejection fraction，HFimpEF）、射血分数轻度降低的心衰（heart failure with mildly reduced ejection fraction，HFmrEF）和射血分数保留的心衰（heart failure with preserved ejection fraction，HFpEF）（表47-1）。不同射血分数的心衰类型，药物治疗方案不尽相同。根据心衰发生的时间、速度，分为慢性心衰和急性心衰。多数急性心衰患者经住院治疗后症状部分缓解，转为慢性心衰；慢性心衰患者常因各种诱因急性加重而需要住院治疗。根据累及心室的情况分为左心衰竭和右心衰竭。

表47-1　心力衰竭的分类和诊断标准

分类	诊断标准	备注
HFrEF	1. 心衰症状和（或）体征 2. LVEF≤40%	随机临床试验主要纳入此类患者，有效的治疗已得到证实
HFimpEF	1. 病史 2. 既往LVEF≤40%，治疗后随访LVEF＞40%并较基线增加≥10% 3. 存在心脏结构（如左心房增大、左心室肥大）或左心室充盈收缩的超声心动图证据	LVEF改善并不意味着心肌完全恢复或左心室功能正常化；LVEF也可能还会降低
HFmrEF	1. 心衰症状和（或）体征 2. LVEF 41%～49%	此类患者临床特征、病理生理、治疗和预后尚不清楚，单列此组有利于对其开展相关研究
HFpEF	1. 心衰症状和（或）体征 2. LVEF 41%～49% 3. 存在左心室结构或舒张功能障碍的客观证据，以及与之相符合的左心室舒张功能障碍/左心室充盈压升高	需要排除患者症状是由非心脏疾病所致

注：左心室舒张功能障碍/左心室充盈压升高包括血浆利钠肽升高［窦性心律：B型利钠肽（BNP）＞35ng/L和（或）N末端B型利钠肽原（NT-proBNP）＞125ng/L；心房颤动：BNP≥105ng/L或NT-proBNP≥365ng/L］。

一、射血分数降低的心衰的治疗

慢性HFrEF治疗目标是改善临床症状和提高生活质量，预防或逆转心脏重构，减少再住院，降低死亡率。一般性治疗包括去除心衰诱发因素，调整生活方式。限钠（＜3g/d）有助于控制NYHA心功能分级Ⅲ～Ⅳ级心衰患者的淤血症状和体征。HFrEF的治疗主要包括改善液体潴留的利尿治疗、改善重构、控制心率、强心、补铁、扩张血管、中医治疗及器械治疗等，晚期心衰考虑心脏移植。

（一）液体潴留的处理

水钠潴留是心衰出现症状的主要原因，与不良预后相关。利尿剂治疗是重要的关键环节，是有症状心衰治疗的第一步，是心衰治疗中必不可少的组成部分，能有效缓解心衰患者的呼吸困难及水肿，改善运动耐量。若利尿剂用量不足，症状不能缓解，同时会降低对ACEI的反应，增加使用β受体阻滞剂的风险。不恰当大剂量使用利尿剂则会导致血容量不足，增加发生低血压、肾功能不全和电解质紊乱的风险。

1. 适应证和禁忌证 有液体潴留证据的心衰患者均应使用利尿剂。禁忌证：无液体潴留的症状及体征；痛风是噻嗪类利尿剂的禁忌证；托伐普坦禁忌证：低容量性低钠血症、对口渴不敏感或对口渴不能正常反应、与细胞色素P450 3A4强效抑制剂（依曲康唑、克拉霉素等）合用、无尿等情况。

2. 应用方法 根据患者淤血症状和体征、血压及肾功能选择起始剂量（表47-2），根据患者对利尿剂的反应调整剂量，以体重每天减轻0.5～1.0kg为宜。一旦症状缓解、病情控制，即以最小有效剂量长期维持，并根据液体潴留的情况随时调整剂量。每天体重的变化是最可靠的监测指标。可教会患者根据病情需要（症状、水肿、体重变化）调整剂量。利尿剂开始应用或增加剂量1～2周后，应复查血钾和肾功能。

表47-2 慢性HFrEF常用利尿剂及其剂量

药物	起始剂量	每天最大剂量	每天常用剂量
袢利尿剂			
呋塞米	20～40mg，1次/天	120～160mg	20～80mg
布美他尼	0.5～1mg，1次/天	6～8mg	1～4mg
托拉塞米	10mg，1次/天	100mg	10～40mg
噻嗪类利尿剂			
氢氯噻嗪	12.5～25mg，1～2次/天	100mg	25～50mg
美托拉宗	2.5mg，1次/天	20mg	2.5～10mg
吲达帕胺	2.5mg，1次/天	5mg	2.5～5mg
保钾利尿剂			
阿米洛利	2.5mg[a]/5mg[b]，1次/天	20mg	5～10mg[a]/10～20mg[b]
氨苯蝶啶	25mg[a]/50mg[b]，1次/天	200mg	100mg[a]/200mg[b]
血管加压素V_2受体拮抗剂			
托伐普坦	7.5～25mg，1～2次/天	30mg	15mg

a：与ACEI或ARB合用时的剂量；b：不与ACEI或ARB合用时的剂量。

有明显液体潴留的患者，首选袢利尿剂，最常用呋塞米，呋塞米的剂量与效应呈线性关系。托拉塞米、布美他尼口服生物利用度更高。噻嗪类利尿剂仅适用于有轻度液体潴留、伴有高血压且肾功能正常的心衰患者。托伐普坦对顽固性水肿或低钠血症患者疗效更显著，推荐用于常规利尿剂治疗效果不佳、有低钠血症或有肾功能损害倾向患者。

3. 不良反应

（1）电解质丢失：血钾3.0～3.5mmol/L时可口服补钾，而血钾＜3.0mmol/L时应采取口服和静脉结合的方式补钾。低钠血症时应注意区别缺钠性低钠血症和稀释性低钠血症，后者按利尿剂抵抗处理。低钠血症合并容量过多时应限制入量，考虑托伐普坦及超滤治疗。

（2）低血压：应区分容量不足和心衰恶化，若无淤血的症状及体征，应先利尿剂减量。

（3）肾功能恶化：利尿剂治疗中可出现肾功能损伤（血肌酐、尿素氮升高），应分析可能的原因并进行处理。①利尿剂不良反应，如果联合使用袢利尿剂和噻嗪类利尿剂，应停用噻嗪类利尿剂；②心衰恶化，肾脏低灌注和肾静脉淤血都会导致肾功能损害；③容量不足；④某些肾毒性药物，如非甾体抗炎药，会影响利尿剂的药效，并且导致肾功能损害和肾灌注下降，增加ACEI/ARB或醛固酮受体拮抗剂有引起肾功能恶化的风险。

（4）高尿酸血症：对于高尿酸血症患者，可考虑生活方式干预和加用降尿酸药。痛风发作时可用秋水仙碱，避免应用非甾体抗炎药。

（5）托伐普坦的不良反应：主要是口渴和高钠血症。

（二）改善心脏重构，预防疾病进展

21世纪初，在一系列大型随机对照临床试验证据的基础上，形成了以改善心衰远期预后为主要目标的“金三角”[血管紧张素转换酶抑制剂（ACEI）/血管紧张素Ⅱ受体拮抗剂（ARB）+β受体阻滞剂（BB）+盐皮质激素受体拮抗剂（MRA）]治疗模式。近年来，多种能改善HFrEF患者预后的新型心衰治疗药物不断涌现，包括血管紧张素受体脑啡肽酶抑制剂（angiotensin receptor neprilysin inhibitor，ARNI）、钠-葡萄糖协同转运蛋白2抑制剂（SGLT-2i）、伊伐布雷定、可溶性鸟苷酸环化酶刺激剂等。其中ARNI和SGLT-2i的大量临床获益证据使改善HFrEF预后的药物治疗模式从“金三角”晋阶为“新四联”（ARNI或ACEI/ARB+SGLT-2i+BB+MRA），尽早联合应用“新四联”药物治疗，能稳定和（或）逆转心肌重塑，缓解患者症状，进一步降低HFrEF患者全因死亡、心血管死亡风险和因心衰住院的风险，延长无事件生存期。

1. 肾素-血管紧张素系统抑制剂（renin angiotensin system inhibitor，RASI） 推荐在HFrEF患者中应用ARNI（Ⅰ，A）或ACEI（Ⅰ，A）或ARB（Ⅰ，A）抑制肾素-血管紧张素系统降低心衰的发病率和死亡率。

（1）ARNI：有ARB和脑啡肽酶抑制剂的双重作用，后者可升高利钠肽、缓激肽和肾上腺髓质素及其他内源性血管活性肽的水平。ARNI的代表药物是沙库巴曲缬沙坦钠。PARADIGM-HF试验[1]显示，与依那普利相比，沙库巴曲缬沙坦钠使主要复合终点（心血管死亡和心衰住院）风险降低20%，包括心源性猝死减少20%。

适应证：对于NYHA心功能分级Ⅱ～Ⅲ级、有症状的HFrEF患者，若能够耐受ACEI/ARB，推荐以ARNI替代ACEI/ARB，以进一步减少心衰的发病率及死亡率。

禁忌证：有血管神经性水肿病史；双侧肾动脉严重狭窄；妊娠期妇女、哺乳期妇女；重度肝损害（Child-Pugh分级C级），胆汁性肝硬化和胆汁淤积；已知对ARB或ARNI过敏。以下情况须慎用：血肌酐＞221μmol/L（2.5mg/dl）或eGFR＜30ml/（min·1.73m^2）；血钾＞5.4mmol/L；症状性低血压（收缩压＜95mmHg）。

应用方法：小剂量开始，每2～4周剂量加倍，逐渐滴定至目标剂量。起始治疗和剂量调整后应监测血压、肾功能和血钾。患者由服用ACEI转为ARNI前需要停用ACEI 36小时，因为脑啡肽酶抑制剂和ACEI联用会增加血管神经性水肿的风险。

不良反应：①肾功能恶化。如果肌酐较基线升高＞30%，应减量；若升高＞50%，应停用。②高钾血症。血钾＞5.5mmol/L时，应停用ARNI；血钾＞6.0mmol/L时，还应采取降低血钾的措施，如口服钾结合剂。③低血压。对于症状性低血压，可先调整或停用其他有降压作用的药物。④干咳。⑤血管神经性水肿。发生血管神经性水肿的患者终生禁用ARNI。

（2）ACEI：能降低HFrEF患者的住院风险和死亡率，改善症状和运动能力。随机对照试验证实在HFrEF患者中，无论轻度、中度、重度心衰，无论有无冠心病，都能获益[2]。

适应证：所有HFrEF患者均应使用ACEI，除非有禁忌证或不能耐受。

禁忌证：使用ACEI曾发生血管神经性水肿（导致喉头水肿）；妊娠期妇女；双侧肾动脉狭窄。以下情况须慎用：血肌酐＞221μmol/L（2.5mg/dl）或eGFR＜30ml/（min·1.73m^2）；血钾＞5.0mmol/L；症状性低血压（收缩压＜90mmHg）；左心室流出道梗阻（如主动脉瓣狭窄、梗阻性肥厚型心肌病）。

应用方法：尽早使用，从小剂量开始，逐渐递增，每隔2周剂量倍增1次，直至达到最大耐受剂量或目标剂量（表47-3）。滴定剂量及过程需要

个体化，开始服药和调整剂量后应监测血压、血钾及肾功能。调整至最佳剂量后长期维持，避免突然停药。

不良反应：主要是低血压、肾功能恶化、高钾血症和血管神经性水肿，相关处理同ARNI。

表47-3 慢性HFrEF常用的肾素-血管紧张素系统抑制剂及其剂量

药物	起始剂量	目标剂量
ACEI		
卡托普利	6.25mg，3次/天	50mg，3次/天
依那普利	2.5mg，2次/天	10mg，2次/天
福辛普利	5mg，1次/天	20～30mg，1次/天
赖诺普利	5mg，1次/天	20～30mg，1次/天
培哚普利	2mg，1次/天	4～8mg，1次/天
雷米普利	1.25mg，1次/天	10mg，1次/天
贝那普利	2.5mg，1次/天	10～20mg，1次/天
ARB		
坎地沙坦	4mg，1次/天	32mg，1次/天
缬沙坦	40mg，1次/天	160mg，2次/天
氯沙坦	25～50mg，1次/天	150mg，1次/天
ARNI		
沙库巴曲缬沙坦	25～100mg，2次/天	200mg，2次/天

（3）ARB：耐受性好，长期使用可改善血流动力学，降低心衰的死亡率和因心衰再住院率，特别是因干咳等不良反应不耐受ACEI或ARNI的患者。

适应证：推荐用于不能耐受ARNI或ACEI的HFrEF患者；对于因其他适应证已服用ARB的患者，如随后发生HFrEF，可继续服用ARB。

禁忌证：除血管神经性水肿外，其余同ARNI和ACEI。

应用方法与不良反应监测：从小剂量开始，逐渐增至推荐的目标剂量或可耐受的最大剂量。起始治疗和剂量调整后应监测血压、肾功能和血钾。不良反应包括低血压、肾功能恶化和高钾血症等，极少数患者也会发生血管神经性水肿。

2. β受体阻滞剂 临床试验已证实HFrEF患者长期应用β受体阻滞剂（琥珀酸美托洛尔、比索洛尔及卡维地洛），能改善症状和提高生活质量，降低死亡、住院、猝死风险[3]。

适应证：病情相对稳定的HFrEF患者均应使用β受体阻滞剂，除非有禁忌证或不能耐受。

禁忌证：心源性休克、病态窦房结综合征、二度及以上房室传导阻滞（无心脏起搏器）、心率＜50次/分、低血压（收缩压＜90mmHg）、支气管哮喘急性发作期。

应用方法：尽早使用，NYHA心功能分级Ⅳ级患者应在血流动力学稳定后使用。因β受体阻滞剂的负性肌力作用可能诱发和加重心衰，治疗心衰的生物学效应需要持续用药2～3个月才逐渐产生，故起始剂量需小，每隔2～4周可剂量加倍，逐渐达到指南推荐的目标剂量（表47-4）或最大可耐受剂量，并长期使用。滴定的剂量及过程需要个体化，要密切观察心率、血压、体重、呼吸困难情况、淤血的症状及体征。突然停药会导致病情恶化。

表47-4 慢性HFrEF常用β受体阻滞剂及其剂量

药物	初始剂量	目标剂量
琥珀酸美托洛尔	11.875～23.75mg，1次/天	190mg，1次/天
比索洛尔	1.25mg，1次/天	10mg，1次/天
卡维地洛	3.125mg，2次/天	25mg，2次/天
酒石酸美托洛尔	6.25mg，2～3次/天	50mg，2～3次/天

不良反应：心衰恶化，液体潴留加重，先增加利尿剂剂量，如无效或病情严重，β受体阻滞剂应减量。出现明显乏力时，若考虑其与β受体阻滞剂应用或加量相关，则应减量。心动过缓和房室传导阻滞，心率＜50次/分，或出现二度及以上房室传导阻滞时，应减量甚至停药。低血压，一般出现于首剂或加量的24～48小时，处理同ACEI。

3. 醛固酮受体拮抗剂　研究证实，在使用ARNI/ACEI/ARB、β受体阻滞剂的基础上加用醛固酮受体拮抗剂，可使NYHA心功能分级Ⅱ～Ⅳ级的HFrEF患者获益，降低全因死亡、心血管死亡、猝死和心衰住院风险[4]。

适应证：LVEF≤35%、使用ACEI/ARB/ARNI和β受体阻滞剂治疗后仍有症状的HFrEF患者；急性心肌梗死后LVEF≤40%，有心衰症状或合并糖尿病者。

禁忌证：肌酐＞221μmol/L（2.5mg/dl）或eGFR＜30ml/（min·1.73m^2）；血钾＞5.0mmol/L；妊娠期妇女。

应用方法：螺内酯，初始剂量10～20mg，1次/天，至少观察2周后再加量，目标剂量20～40mg，1次/天。依普利酮，初始剂量25mg，1次/天，目标剂量50mg，1次/天。通常醛固酮受体拮抗剂应与袢利尿剂合用，避免同时补钾及食用高钾食物，除非有低钾血症。使用醛固酮受体拮抗剂治疗后3天和1周应监测血钾和肾功能，前3个月每月监测1次，以后每3个月1次。

不良反应：主要是肾功能恶化和高钾血症，血钾＞5.5mmol/L或eGFR＜30ml/（min·1.73m^2）时应减量并密切观察，血钾＞6.0mmol/L或eGFR＜20ml/（min·1.73m^2）时应停用。螺内酯可引起男性乳房疼痛或乳房增生（10%），其为可逆性。

4. SGLT-2i　对于已经接受标准抗心衰治疗、NYHA心功能分级Ⅱ～Ⅳ级、LVEF≤40%的HFrEF患者，使用达格列净或恩格列净能降低心衰加重或心血管死亡风险[5, 6]。达格列净能降低症状性HFrEF患者的全因死亡率和心血管死亡率、缓解心衰症状、改善身体功能和提高生活质量。恩格列净虽未能降低心血管死亡风险，但荟萃分析结果显示，达格列净和恩格列净对全因死亡、心血管死亡和心衰住院率的改善效果是一致的。且无论伴或不伴糖尿病，HFrEF患者均具有类似的获益。

适应证：有症状的HFrEF患者，无论是否伴有糖尿病，均推荐使用SGLT2 i（达格列净或恩格列净）以降低心衰住院率和死亡率，除非有禁忌证或不能耐受。

禁忌证：有已知药物过敏史或不良反应，妊娠期和哺乳期妇女，eGFR＜20（恩格列净）或25（达格列净）ml/（min·1.73m^2），低血压。

应用方法：临床试验中，达格列净和恩格列净的起始剂量和目标剂量均为10mg，1次/天。对于收缩压＜100mmHg的患者，起始剂量可为2.5～5mg。定期检查和监测肾功能、血糖和体液平衡情况，特别是高龄、体弱及糖尿病患者。对于具有代谢性酸中毒症状与体征的患者，无论患者血糖水平如何，均需要评估是否存在酮症酸中毒。

不良反应：SGLT-2i可能增加泌尿生殖系统感染的风险；与利尿剂、RASI合用时可能会导致过度利尿、脱水、症状性低血压和肾前性肾衰竭，需要定期监测液体平衡情况和肾功能，并调整利尿剂的剂量；酮症酸中毒；急性肾损伤和肾功能损伤；低血糖，发生率低，与胰岛素等降糖药物联用时，注意及时调整剂量。

“新四联”药物中，ARNI/ACEI/ARB、MRA、BB均有导致高钾血症的风险，SGLT-2i对血钾是中性效应。高钾血症是导致肾脏病和心血管疾病患者减量、停用甚至不能使用RAASi的主要原因之一，削弱这些药物带来的生存获益[7]。血钾水平对心衰预后的影响呈“U”形曲线，即血钾＞5.0mmol/L和血钾＜3.5mmol/L均导致不良预后的风险增加。新型钾离子结合剂的出现为心衰合并高钾血症患者安全使用RAASi类药物提供了可能。《中国心力衰竭患者高钾血症管理专家共识》中关于心衰患者高钾血症和RAASi用药管理建议见表47-5。

（三）其他药物

除“新四联”药物外，仍有其他作用机制的药物用于改善HFrEF的症状或预后。

1. 伊伐布雷定　通过特异性抑制心脏窦房结起搏电流（If），减慢心率。SHIFT研究[8]显示伊伐布雷定使心血管死亡和心衰恶化住院的相对风险降低18%，患者左心室功能和生活质量均显著改善。

表 47-5 心衰患者高钾血症和RAASi用药管理

血钾水平（mmol/L）	血钾监测	RAASi用法	降钾治疗
4.5～5.0	密切监测血钾水平	逐渐加量至指南推荐的最大耐受剂量	无须降钾治疗
5.1～6.5	密切监测血钾水平	维持原剂量不变，待血钾≤5.0mmol/L后逐渐加量至指南推荐的最大耐受剂量	立即开始降钾治疗，血钾≤5.0mmol/L后维持降钾治疗
＞6.5	密切监测血钾水平	酌情减量甚至停用，待血钾≤5.0mmol/L后逐渐加量至指南推荐的最大耐受剂量	立即开始降钾治疗，血钾≤5.0mmol/L后维持降钾治疗

适应证：窦性心律的HFrEF患者，β受体阻滞剂存在禁忌、不能耐受、已达到目标剂量或最大耐受剂量，心率≥70次/分。

禁忌证：病态窦房结综合征、窦房传导阻滞、二度及以上房室传导阻滞、治疗前静息心率＜60次/分；血压＜90/50mmHg；急性失代偿性心衰；重度肝功能不全；心房颤动/心房扑动；依赖心房起搏。

应用方法：起始剂量2.5mg，2次/天，治疗2周后，根据静息心率调整剂量，每次剂量增加2.5mg，使患者的静息心率控制在60次/分左右，最大剂量7.5mg，2次/天。避免与强效细胞色素P450 3A4抑制剂合用。

不良反应：最常见为光幻症和心动过缓，如发生视觉功能恶化，应考虑停药，心率＜50次/分或出现相关症状时应减量或停用。

2. 可溶性鸟苷酸环化酶（soluble guanylate cyclase，sGC）刺激剂 维立西呱是一种新型口服sGC刺激剂，可直接结合并刺激sGC或可通过与内源性NO协同作用，在心衰患者NO生成相对不足的情况下，增加sGC对内源性NO的敏感性，使环磷酸鸟苷（cGMP）合成增加。研究显示，近期发生过心衰加重事件、NYHA心功能分级Ⅱ～Ⅳ级、LVEF＜45%的心衰患者，在标准治疗基础上服用维立西呱可显著降低患者的心血管死亡或心衰住院风险[9]。

适应证：近期发生过心衰加重事件、NYHA心功能分级Ⅱ～Ⅳ级，LVEF＜45%的心衰患者。

禁忌证：同时使用其他sGC刺激剂的患者；妊娠期妇女；eGFR＜15ml/（min·1.73m^2）；低血压。

应用方法：推荐起始剂量为2.5～5mg，1次/天。根据患者耐受情况，约每2周剂量加倍，以达到10mg、1次/天的目标剂量。

不良反应：常见不良反应为低血压，建议加强监测。维立西呱与5型磷酸二酯酶抑制剂或长效硝酸盐同时服用可能增加低血压的潜在风险，不推荐同时服用。

3. 洋地黄类药物 通过抑制Na^+-K^+-ATP酶，产生正性肌力作用，增强副交感神经活性，减慢房室传导。研究显示，地高辛可改善心衰患者的症状和运动耐量。荟萃分析显示心衰患者长期使用地高辛对死亡率的影响是中性的，但降低住院风险[10]。

适应证：应用指南推荐的标准化治疗仍持续有症状的HFrEF患者。

禁忌证：病态窦房结综合征、二度及以上房室传导阻滞患者；心肌梗死急性期（＜24小时），尤其是有进行性心肌缺血者；预激综合征伴心房颤动或心房扑动患者；梗阻性肥厚型心肌病患者。

应用方法：地高辛0.125～0.25mg/d，老年人、肾功能受损者、低体重患者可0.125mg，1次/天或隔天1次，应监测地高辛血药浓度，建议维持在0.5～0.9μg/L。

不良反应：心律失常，最常见为室性早搏，快速性房性心律失常伴传导阻滞是洋地黄中毒的特征性表现；胃肠道症状；神经精神症状（视觉异常、定向力障碍）。

4. 血管扩张药 对于无法使用ARNI/ACEI/ARB的有症状HFrEF患者，合用硝酸酯与肼屈嗪治疗可能有助于改善症状。

（四）能量代谢

心肌细胞能量代谢障碍在心衰的发生和发展中发挥一定作用，有研究显示使用改善心肌能量代谢的药物如曲美他嗪、辅酶Q10、辅酶Ⅰ、左卡尼汀、磷酸肌酸等可以改善患者心功能，提高生活质量，但对远期预后的影响尚需要进一步研究。

（五）中医中药治疗

芪苈强心胶囊可能通过改善氧化应激、心肌细胞凋亡及促炎和促纤维化途径发挥对心血管有益的作用。研究显示，HFrEF患者联合应用芪苈强心胶囊12周可显著降低NTproBNP水平，改善NYHA心功能分级、心血管复合终点事件、6分钟步行距离及提高生活质量[11]。

（六）其他治疗

1. ω-3多不饱和脂肪酸　对于NYHA心功能分级Ⅱ～Ⅳ级的心衰患者，补充ω-3多不饱和脂肪酸作为辅助治疗或许可减少死亡率和心血管住院率[12]。

2. 钾离子结合剂　服用RASI、MRA等药物的心衰患者发生高钾血症（血清钾≥5.5mmol/L）时，可使用钾离子结合剂（环硅酸锆钠）以维持此类药物长期使用，但对改善心衰患者结局的有效性尚不确定[13]。

3. 器械治疗　近年来，器械治疗越来越多地应用于HFrEF患者，包括心脏植入型电子器械、心脏收缩力调节器、左心辅助装置。

（1）心衰患者的心脏植入型电子器械治疗：主要包括2项内容。①心脏再同步化治疗（cardiac resynchronization therapy，CRT），用于纠正心衰患者的心脏失同步以改善心衰；②植入式心律转复除颤器（implantable cardioverter defibrillator，ICD）治疗，用于心衰患者心源性猝死的一级或二级预防。

（2）心脏收缩力调节器（cardiac contractility modulation，CCM）治疗：是一种在绝对不应期对心室进行非兴奋性的电刺激，以增强收缩期心肌收缩力的器械疗法。多项随机对照试验显示，CCM能安全地提高LVEF在25%～45%的窄QRS心衰患者的运动耐量及提高生活质量。

（3）左心辅助装置（LVAD）置入：主要作为药物和器械治疗无效的终末期心衰患者在心脏移植前的过渡治疗或部分严重心衰患者的替代治疗。由于设计、技术不断改进，终末期心衰患者置入LVAD后的生存时间得到明显延长，生活质量得到明显改善，新型全磁悬浮持续流LVAD可以使终末期患者2年生存率达84.5%。

4. 心脏移植　是终末期心衰的有效治疗方法，主要适用于严重心功能损害而无其他治疗方法的重度心衰患者。

（七）慢性HFimpEF的治疗

随着治疗手段的进步，指南指导的药物治疗（guidline directed medicine treatment，GDMT）可使HFrEF患者的LVEF完全正常（即＞50%）或部分正常（40%～50%）。因此，美国心力衰竭学会牵头制定了心衰通用定义和分类共识声明，提出心衰分类中增加HFimpEF的概念，定义为基线LVEF≤40%，第2次测量LVEF＞40%并较基线增加≥10%[14]。虽然该类患者有更好的临床结果，但LVEF改善并不意味着心肌完全恢复或左心室功能正常化。一项开放标签随机对照试验的结果显示，使用GDMT后LVEF从＜40%恢复至≥50%的扩张型心肌病患者停药后，40%患者在6个月内出现心衰复发[15]。因此，建议治疗后的HFimpEF患者，无论有无症状，应继续使用GDMT预防心衰和左心室功能障碍复发。

二、慢性HFmrEF的治疗

《2016年欧洲心脏病学会急慢性心力衰竭诊断与治疗指南》第一次将LVEF为40%～50%的患者定义为射血分数中间值的心衰（heart failure with mid-range ejection fraction，HFmEF），以期对这组患者的临床特征、病理生理特点和治疗策略进行研究。越来越多的随机对照试验的事后分析发现，其患者在治疗获益方面与HFrEF相似，提示HFmrEF的病理生理特点与HFrEF更为相似。因此，2021年欧洲心脏病学会急慢性心衰诊断与治疗指南将这部分患者重新定义为射血分数轻度降低的心衰（heart failure with mildly reduced ejection fraction，HFmrEF）。HFmrEF占心衰患者的10%～20%，可能包括LVEF从50%下降至此区间的患者，部分HFmrEF也可转变为HFpEF或HFrEF。

目前针对HFmrEF的随机对照试验相对较少。HFmrEF数据大多来自既往心衰研究的事后或亚组分析。HFmrEF患者对药物治疗的反应可能与HFrEF相似，治疗参照HFrEF。EMPERORPreserved和Deliver研究中，事先设定的HFmrEF患者亚组分析结果显示，恩格列净和达格列净均显著减少患者的心血管死亡或心衰住院复合终点事件的风险[16, 17]。推荐在HFmrEF患者中应用SGLT-2i降低心衰住院和心血管死亡的风险。

三、慢性HFpEF的治疗

HFpEF的病因复杂，病理生理机制差异很大。在2020年之前，与HFrEF相比，HFpEF患者缺乏能改善预后的治疗选择，其治疗主要针对症状、心血管基础疾病和合并症、心血管疾病危险因素，采取综合性治疗手段。临床研究未能证实ACEI/ARB、β受体阻滞剂能改善HFpEF患者的预后和降低病死率。PARAGON-HF研究结果显示ARNI较缬沙坦能降低（首次和复发）心衰住院和心血管死亡风险，但两组差异未达到统计学意义。鉴于HFpEF治疗领域的空白，2020年12月15日，美国FDA心血管和肾脏药物咨询委员会投票，以12票对1票支持ARNI用于HFpEF的治疗。而后多项研究显示SGLT-2i（达格列净、恩格列净、卡格列净等）可以降低HFpEF患者的心衰住院或心血管死亡风险，为该类患者的治疗带来曙光。HFpEF患者的治疗主要使用利尿剂和SGLT-2i，以及针对心血管基础疾病、合并症和心血管疾病危险因素采取综合性治疗手段。

（一）利尿剂

有液体潴留的HFpEF患者应使用利尿剂以减轻症状和体征，具体使用方法见HFrEF的药物治疗中利尿剂部分。

（二）钠-葡萄糖共转运蛋白2抑制剂

EMPEROR-Preserved研究结果显示，恩格列净使HFpEF患者的心衰住院或心血管死亡复合终点事件风险降低21%，其中心衰住院减少29%，心血管死亡或全因死亡无显著减少[16]。同样，DELIVER研究结果显示，达格列净可使HFpEF患者的心衰住院或心血管死亡复合终点风险降低18%，其中心衰恶化减少21%，心血管死亡无显著减少[17]。推荐HFpEF患者使用SGLT-2i降低心衰住院或心血管死亡复合终点风险。

（三）基础疾病及合并症的治疗

建议对HFpEF患者进行病因、心血管（如心房颤动、高血压、冠心病、肺源性高血压、心肌病）和非心血管合并症（如肥胖、糖尿病、慢性肾脏病及睡眠呼吸暂停综合征等）的筛查和治疗。

1. 高血压 是最重要和最常见的HFpEF病因，有效控制血压可降低因心衰住院风险、心血管事件发生率及死亡率。目前推荐将血压控制在130/80mmHg以下。降压药物推荐优选ACEI/ARB、β受体阻滞剂。存在容量负荷过重的患者首选利尿剂。

2. 冠心病 合并冠心病的HFpEF患者应按冠心病进行治疗，经规范的药物治疗后仍有心绞痛症状或存在心肌缺血的，应考虑行冠状动脉血运重建术。

3. 心房颤动 合并心房颤动的HFpEF患者根据相关指南进行治疗可改善心衰症状。心房颤动是心衰患者最常合并的心律失常，两者具有共同的危险因素，常同时存在，相互促进，互为因果。其治疗包括预防血栓栓塞、节律控制、室律控制等。

4. 其他 积极治疗糖尿病和控制血糖，肥胖者要减轻体重。

（四）RASI

临床研究未能证实ACEI/ARB/ARNI降低HFpEF患者病死率和心衰住院风险[18, 19]。基于ARB和ARNI在HFpEF中的研究，可以在部分LVEF介于45%～57%的HFpEF患者中使用这两种药物，降低心衰住院风险。

（五）醛固酮受体拮抗剂

TOPCAT研究显示，螺内酯未能降低HFpEF患者心血管死亡、心搏骤停和心衰住院的复合终点风险，但可使心衰住院风险降低17%[20]。因此，可考虑在一些特定HFpEF患者中（LVEF＜55%～60%，BNP升高或1年内因心衰住院）使用MRA以降低住院风险。

（六）其他

不推荐常规使用β受体阻滞剂，除非有适应证。不推荐常规使用伊伐布雷定、外源性硝酸盐和5型磷酸二酯酶抑制剂。

四、急性心衰的治疗

急性心衰是由多种病因引起的急性临床综合征，心衰症状和体征迅速发生或急性加重，伴血浆利钠肽水平升高，常危及生命，需要立即进行医疗干预，通常需要紧急入院。其中15%～20%为新发心衰，大部分为原有慢性心衰急性加重。急性心衰预后很差，住院病死率为12%，1年再住院率约为45%，1年病死率高达22%[21]。急性心衰分为急性左心衰竭和急性右心衰竭，前者最常见，属本部分重点讨论范畴。

急性心衰治疗目标：稳定血流动力学状态，纠正低氧，维护器官灌注和功能；纠正急性心衰的病因和诱因，预防血栓栓塞；改善急性心衰症状；避免急性心衰复发；提高生活质量，改善远期预后。治疗原则为减轻心脏前后负荷、改善心脏收缩和舒张功能、积极治疗诱因和病因。

（一）治疗流程

急性心衰危及生命，对疑诊急性心衰的患者，应尽量缩短确立诊断及开始治疗的时间，在完善检查的同时即应开始药物和非药物治疗。在急性心衰的早期阶段，如果患者存在心源性休克或呼吸衰竭，需要尽早提供循环支持和（或）通气支持。应迅速识别危及生命的临床情况（急性冠脉综合征、高血压急症、心律失常、急性机械并发症、急性肺栓塞、感染、心脏压塞），并给予相关针对性治疗。在急性心衰的早期阶段，应根据临床评估（如是否存在淤血和低灌注），选择最优化的治疗策略。

1. 一般处理

（1）调整体位：静息时呼吸困难明显者，应取半卧位或端坐位，双腿下垂，以减少回心血量，降低心脏前负荷。

（2）吸氧：无低氧血症的患者不应常规吸氧。当SpO_2＜90%或动脉血氧分压（PaO_2）＜60mmHg时应给予氧疗，使患者SpO_2≥95%（伴COPD者SpO_2＞90%）。方式：①鼻导管吸氧，低氧流量（1～2L/min）开始，若无CO_2潴留，可采用高流量给氧（6～8L/min）；②面罩吸氧，适用于伴呼吸性碱中毒的患者。

（3）镇静：阿片类药物如吗啡可缓解焦虑和呼吸困难，急性肺水肿患者可谨慎使用。应密切观察疗效和呼吸抑制的不良反应。伴明显和持续低血压、休克、意识障碍、COPD等患者禁忌使用。苯二氮䓬类药物是较为安全的镇静抗焦虑药物。

2. 根据急性心衰临床分型确定治疗方案，同时针对心衰病因进行治疗

（1）“干暖”：最轻的状态，机体容量状态和外周组织灌注尚可，只要调整口服药物即可。

（2）“干冷”：机体处于低血容量状态、出现外周组织低灌注，首先适当扩容，如低灌注仍无法纠正，可给予正性肌力药物。

（3）“湿暖”：分为血管型和心脏型两种。前者由液体血管内再分布引起，高血压为主要表现，首选血管扩张药，其次为利尿剂；后者由液体潴留引起，淤血为主要表现，首选利尿剂，其次为血管扩张药，如利尿剂抵抗，可行超滤治疗。

（4）“湿冷”：最危重的状态，提示机体容量负荷重，且外周组织灌注差，如收缩压≥90mmHg，则给予血管扩张药、利尿剂，若治疗效果欠佳，可考虑使用正性肌力药物；如收缩压＜90mmHg，则首选正性肌力药物，若无效，可考虑使用血管收缩药，低灌注纠正后再使用利尿剂。对药物治疗无反应的患者，可行机械循环支持治疗。

（二）容量管理

肺淤血、体循环淤血及水肿明显者应严格限制饮水量和静脉输液速度。无明显低血容量因素（如大出血、严重脱水、大汗淋漓等）者，每天摄入液体量一般宜在1500ml以内，不要超过2000ml。保持每天出入量负平衡约500ml，严重肺水肿者水负平衡量为1000～2000ml/d，甚至可达3000～5000ml/d，以减少水钠潴留，缓解症状。3～5天后，如肺淤血、水肿明显消退，应减少水负平衡量，逐渐过渡至出入量大体平衡。在负平衡下应注意防止发生低血容量、低钾血症和低钠血症等。

（三）药物治疗

1. 利尿剂 有液体潴留证据的急性心衰患者

均应使用利尿剂。首选静脉袢利尿剂，应及早应用。既往没有接受过利尿剂治疗的患者，宜先静脉注射呋塞米20～40mg（或等剂量其他袢利尿剂）。如果平时使用袢利尿剂治疗，最初静脉剂量应等于或超过长期每天所用剂量。需要监测患者症状、尿量、肾功能和电解质。可选择推注或持续静脉输注的方式，根据患者症状和临床状态调整剂量和疗程。有低灌注表现的患者应在纠正后再使用利尿剂。利尿剂反应不佳或抵抗的处理：①增加袢利尿剂剂量；②静脉推注联合持续静脉滴注，静脉持续和多次应用可避免因为袢利尿剂浓度下降引起的水钠重吸收；③2种及以上利尿剂联合使用，如在袢利尿剂基础上加噻嗪类利尿剂，也可加用血管加压素V_2受体拮抗剂（详见慢性HFrEF的药物治疗中的利尿剂部分）；④应用增加肾血流的药物，如小剂量多巴胺或重组人利钠肽，改善利尿效果和肾功能、提高肾灌注，但益处不明确；⑤纠正低血压、低氧血症、代谢性酸中毒、低钠血症、低蛋白血症、感染等，尤其注意纠正低血容量；⑥超滤治疗有助于脱水，但可增加静脉内置管相关的不良反应，其最佳使用策略有待更多研究揭示。当患者的临床状况稳定时，应开始向口服利尿剂过渡。为了充分减轻淤血，需要在出院前确定合适的长期利尿剂剂量。

2. 血管扩张药 可以降低心脏的前、后负荷。收缩压是评估患者是否适宜应用此类药物的重要指标。收缩压＞90mmHg的患者可使用，尤其适用于伴有高血压的急性心衰患者；收缩压＜90mmHg或症状性低血压患者禁用。有明显二尖瓣或主动脉瓣狭窄、左心室肥厚的患者应慎用。HFpEF患者因对容量更加敏感，使用血管扩张药应谨慎。应用过程中需要密切监测血压，根据血压情况调整合适的维持剂量。

硝酸酯类药物适用于急性心衰合并高血压、冠心病心肌缺血、二尖瓣反流的患者。紧急时也可选择舌下含服硝酸甘油。硝酸酯类药物持续应用可能发生耐药。

硝普钠适用于严重心衰、前后负荷增加及伴肺淤血或肺水肿的患者，特别是高血压危象、急性主动脉瓣反流、急性二尖瓣反流和急性室间隔穿孔合并急性心衰等需要快速减轻后负荷的患者。硝普钠（使用应≤72小时）停药应逐渐减量，并加用口服血管扩张药，以避免反跳现象。

重组人利钠肽通过扩张静脉和动脉（包括冠状动脉）降低前、后负荷，同时具有一定的促进钠排泄、利尿及抑制肾素-血管紧张素-醛固酮系统和交感神经系统的作用，适用于急性失代偿性心衰。该药对急性心衰患者安全，可明显改善患者血流动力学和呼吸困难的相关症状。

3. 正性肌力药物 适用于左心室收缩功能不全、低血压（收缩压＜90mmHg）和（或）心排血量低导致组织器官低灌注的患者。短期静脉应用正性肌力药物可增加心排血量，升高血压，缓解组织低灌注，维持重要器官的功能。不推荐将正性肌力药物作为常规治疗，除非患者存在低血压和低灌注的证据。常用药物种类和用法见表47-6。

表47-6 治疗急性心衰常用正性肌力药物和血管收缩药的剂量

药物	剂量	剂量调整与疗程
β肾上腺素能激动剂		
多巴胺	＜3μg/（kg·min）：激动多巴胺受体，扩张肾动脉 3～5μg/（kg·min）：激动心脏β_1受体，发挥正性肌力作用 ＞5μg/（kg·min）：激动心脏β_1受体、外周血管α受体	小剂量起始，根据病情逐渐调节，最大剂量为20μg/（kg·min），＞10μg/（kg·min）时外周血管收缩明显，增加器官缺血风险
多巴酚丁胺	2～20μg/（kg·min）维持：激动β_1受体	一般持续用药时间不超过3～7天
3型磷酸二酯酶抑制剂		
米力农	负荷量25～75μg/kg静脉注射（＞10分钟），继以0.375～0.75μg/（kg·min）静脉滴注维持	一般用药时间为3～5天
奥普力农	负荷量10μg/kg静脉注射（＞5分钟），继以0.1～0.3μg/（kg·min）静脉滴注维持，必要时可以增加至0.4μg/（kg·min）	一般用药时间不超过3小时

续表

药物	剂量	剂量调整与疗程
钙增敏剂		
左西孟旦	负荷量6～12μg/kg静脉注射（＞10分钟），继以0.05～0.2μg/(kg·min)静脉滴注维持24小时	低血压时不推荐给予负荷剂量
血管收缩药		
去甲肾上腺素	0.2～1.0μg/(kg·min)静脉滴注维持	—
肾上腺素	0.05～0.5μg/(kg·min)静脉滴注维持	—

多巴酚丁胺和多巴胺通过兴奋心脏β_1受体产生正性肌力作用，正在应用β受体阻滞剂的患者不推荐应用多巴酚丁胺和多巴胺。磷酸二酯酶抑制剂通过抑制环磷酸腺苷（cyclic adenosine monophosphate，cAMP）降解，升高细胞内cAMP浓度，增强心肌收缩力，同时有直接扩张血管的作用，主要药物为米力农。左西孟旦是钙增敏剂，与心肌肌钙蛋白C结合产生正性肌力作用，不影响心室舒张，还具有扩张血管的作用。

急性心衰患者应用正性肌力药物注意事项：①血压降低伴低心排血量或低灌注时应尽早使用，而当器官灌注恢复和（或）淤血减轻时应尽快停用；②药物的剂量和静脉滴注速度应根据患者的临床反应进行调整，强调个体化治疗；③常见不良反应有低血压、心动过速、心律失常等，用药期间应持续监测心电、血压；④血压正常、无器官和组织灌注不足的急性心衰患者不宜使用；⑤由低血容量或其他可纠正因素导致的低血压患者，需要先去除这些因素再权衡使用。

4. 血管收缩药　为对外周动脉有显著缩血管作用的药物，如去甲肾上腺素、肾上腺素等，适用于应用正性肌力药物后仍出现心源性休克或合并明显低血压状态的患者，升高血压，维持重要器官灌注。SOAP Ⅱ研究[22]显示，去甲肾上腺素治疗组心源性休克患者28天病死率和心律失常发生率均明显低于多巴胺治疗组。心源性休克时首选去甲肾上腺素维持收缩压。血管收缩药可能导致心律失常、心肌缺血和其他器官损害，用药过程中应密切监测血压、心律、心率、血流动力学和临床状态变化，当器官灌注恢复和（或）循环淤血减轻时应尽快停用。常用药物种类和用法见表47-6。

5. 洋地黄类药物　可轻度增加心排血量、降低左心室充盈压和改善症状。主要适应证是心房颤动伴快速心室率（＞110次/分）的急性心衰患者。使用剂量：西地兰0.2～0.4mg缓慢静脉注射，2～4小时后可再用0.2mg。急性心肌梗死后24小时内应尽量避免使用。

6. 预防静脉血栓　建议用于深静脉血栓和肺栓塞发生风险较高且无抗凝治疗禁忌证的患者。可选择低分子量肝素或非维生素K拮抗剂口服抗凝药。

7. 改善预后的药物　慢性HFrEF患者出现失代偿和心衰恶化，如无血流动力学不稳定或禁忌证，应继续原有的GDMT方案，可根据病情适当调整用量。与住院期间停药相比，不间断治疗可降低出院后死亡和再住院的风险。如血流动力学不稳定（收缩压＜85mmHg，心率＜50次/分），血钾＞5.5mmol/L或严重肾功能不全时应停用，在出院前应尽可能重启这些药物。对于新发心衰患者，在血流动力学稳定后，应给予改善心衰预后的药物。

（四）非药物治疗

非药物治疗包括机械通气、超滤治疗和肾脏替代治疗、机械辅助治疗等。高容量负荷如肺水肿或严重外周水肿，且存在利尿剂抵抗的患者，可考虑超滤治疗[23]。难治性容量负荷过重合并以下情况时可考虑肾脏替代治疗：液体复苏后仍然少尿；血钾＞6.5mmol/L；pH＜7.2；血尿素氮＞25mmol/L，血肌酐＞300mmol/L。肾脏替代治疗可能造成与体外循环相关的不良反应，如生物不相容、出血、凝血、血管通路相关并发症、感染、机械相关并发症等。应避免造成新的内环境紊乱。

五、右心衰竭

右心衰竭是指任何原因导致的以右心室收缩

和（或）舒张功能障碍为主，不足以提供机体所需心排血量时出现的临床综合征。其病因包括伴有右心室受累的原发性心肌病、右心室心肌缺血和梗死、各种引起右心室容量负荷增加的疾病（先天性心脏病、心脏瓣膜病）及压力负荷增加的疾病（左心疾病在内的各种原因引起的肺高压、肺动脉瓣狭窄）。根据发生和发展过程，其分为急性和慢性右心衰竭。

由于大部分右心衰竭继发于左心疾病，目前尚未见针对单纯急性或慢性右心衰竭治疗的随机对照试验，且缺乏促进右心室功能稳定和恢复的特异性治疗。右心衰竭的治疗取决于首要的病理生理损伤和潜在的失代偿机制，目前的治疗原则是积极治疗导致右心衰竭的原发病，减轻右心前、后负荷和增强心肌收缩力，维持心脏收缩同步性。同时纠正诱发因素，如感染、发热、劳累、情绪激动、妊娠或分娩、长时间乘飞机或高原旅行等。

（一）急性右心衰竭的治疗

治疗中最关键的是容量管理，在治疗初期应确定患者的容量状态，如患者容量状态不明或存在血流动力学不稳定或肾功能恶化，可采用有创血流动力学监测以帮助确定和维持合适的前负荷。血管活性药物在急性右心衰竭的治疗中具有重要作用，目的在于降低右心室后负荷，增加前向血流及右心室灌注。主要根据血流动力学评估结果选择药物。血管扩张药（硝酸酯类药物和硝普钠）适用于左心收缩和（或）舒张功能不全发展导致的右心衰竭患者。对于肺高压导致的右心衰竭，硝酸酯类药物和硝普钠不能选择性地扩张肺动脉，反而降低主动脉及外周动脉血压而加重右心缺血、缺氧，增加肺动脉阻力，加剧心衰，应避免使用。正性肌力药物多巴酚丁胺、左西孟旦和米力农可以增强心肌收缩力并降低右心室舒张末容积和压力，可以改善心排血量；这些药物可能会加重动脉低血压，如果需要，应与去甲肾上腺素联合使用，且不建议长期应用[24]。若患者存在肺动脉高压，可应用吸入性肺动脉扩张药。顽固性休克患者可进行机械循环支持治疗。

（二）慢性右心衰竭的治疗

利尿剂是治疗充血性慢性右心衰竭的基础，利尿强度根据右心衰竭发病机制和严重程度及是否合并肾脏疾病等因素而定。对于肺动脉高压患者，无论有无右心衰竭，不推荐使用ACEI、ARB和β受体阻滞剂，除非合并高血压、冠状动脉疾病或左心衰竭[25]。荟萃分析显示，地高辛不改善右心室射血分数、运动能力或NYHA心功能分级，长期服用地高辛对右心衰竭的疗效尚不清楚。肺动脉高压合并右心衰竭时，避免应用非选择性血管扩张药。应给予选择性肺血管扩张药，如内皮素受体拮抗剂、5型磷酸二酯酶抑制剂及sGC激动剂、前列环素类似物及前列环素受体激动剂，可减轻右心室后负荷，改善肺高压患者预后。对于左心疾病导致的肺高压，主要是优化控制基础左心疾病，上述选择性肺血管扩张药不推荐使用[26]。药物治疗无效时可以进行机械循环支持，终末期顽固性慢性右心衰竭患者可考虑心脏移植或心肺移植。

六、心衰合并肾功能不全

心衰与慢性肾脏病（chronic kidney disease，CKD）常合并存在，CKD是心衰发病率和死亡率增加的独立危险因素[27]。心衰患者肾功能的短期恶化一般定义为急性肾功能损伤，这不仅是基于疾病的自然进展及病理生理基础发展而成的，还有可能是不恰当的治疗造成的。因此，有必要在整个心衰的治疗过程中进行肾功能评估。

当ACEI/ARB、ARNI或SGLT-2i开始使用时，肾小球滤过压降低可能会使血清肌酐增加，这通常是短暂的，坚持使用药物能够改善患者的预后和降低肾功能恶化速度。此时的处理见表47-7，并需要评估患者是否存在潜在的肾动脉狭窄、血容量过高或过低、其他合并用药所致等因素。急性心衰治疗期间使用利尿剂导致血清肌酐小幅短暂升高与较差的预后无关。在肾功能恶化时，经肾脏排泄的药物（地高辛、胰岛素和低分子量肝素等）需要调整剂量。

选择性、非皮质激素类MRA药物非奈利酮在2型糖尿病合并CKD患者中进行的Ⅲ期临床研究结果显示，其可降低肾脏复合终点事件和心血管复合终点事件（心血管死亡、非致死心肌梗死或卒中及心衰住院）风险[28, 29]。因此推荐为2型糖尿病合并CKD患者使用非奈利酮降低心衰住院风险。

表 47-7 HFrEF治疗起始或期间肾功能指标变化时用药的调整[27]

肾功能指标					有证据的HFrEF治疗药物				
血清肌酐增长（%）	eGFR降低（%）	肌酐最高值（μmol/L）	eGFR最低值[μg/（kg·min）]	血钾最高值（mnol/L）	ACEI/ARB/ARNI	MRA	SGLT-2i	β受体阻滞剂	维立西呱
＜50	＜30	221	30	5.0	继续上调药物，监测肾功能和血钾	继续上调药物，监测肾功能和血钾	继续使用，监测肾功能和血钾	不会引起eGFR/血清肌酐变化。评估其他原因，继续使用	一般不会出现明显的肾功能恶化，评估其他原因，继续使用
50～100	30～50	309	20	5.5	评估临床状况和导致肾功能恶化的其他原因，考虑减量，监测肾功能	评估临床状况和导致肾功能恶化的其他原因，考虑减量，监测肾功能	继续使用，评估其他原因		
＞100	＞50	＞309	＜20	＞5.5（使用ACEI/ARB/ARNI/SGLT-2i时）	评估临床状况和导致肾功能恶化的其他原因，考虑停用，监测肾功能	–	很少引起血清肌酐明显增加，需要评估其他原因；根据具体情况决定继续使用还是减量或停用		
			＜15（对于维立西呱）	＞6.0（使用MRA时）	–	评估临床状况和导致肾功能恶化的其他原因，考虑停用，监测肾功能	–		评估临床状况和导致肾功能恶化的其他原因，考虑停用

注：–表示无相应内容。

七、贫血与铁缺乏症

贫血在心衰、心衰合并肾功能不全患者中很常见，与活动耐力下降、心衰住院和死亡率独立相关。在心衰患者中，铁缺乏更为常见，患者可以不合并贫血。心衰时铁缺乏定义为血清铁蛋白＜100ng/ml 或血清铁蛋白为100～299ng/ml 且转铁蛋白饱和度＜20%，可见于55% 的慢性心衰和80%的急性心衰患者。无论是否合并贫血，铁缺乏会导致心肌和骨骼肌线粒体功能障碍、机体运动耐量减弱、心衰加重并死亡风险增加。

建议对所有心衰患者定期检查全血细胞计数、血清铁蛋白浓度和转铁蛋白饱和度，以判断是否存在贫血或缺铁。对于LVEF＜45%、铁缺乏且有症状的心衰患者，建议静脉补充铁剂，以减轻心衰症状和提高生活质量。对于近期因心衰住院、LVEF＜50%、铁缺乏且有症状的心衰患者，应考虑静脉补充铁剂，以降低因心衰住院的风险[30, 31]。研究表明，静脉铁补充可以降低HFrEF患者的全因死亡率或心血管住院率，以及心血管死亡或心衰住院的复合终点事件[31]。然而，口服铁补充对缺铁状态的改善无明显效果，且不能提高 HFrEF 伴铁缺乏患者的运动耐力，因此不推荐用于心衰患者的铁缺乏治疗。

对于心衰伴贫血的患者，使用红细胞生成素刺激因子不能降低心衰死亡率，反而增加血栓栓塞的风险，因此，在没有其他适应证的情况下，不推荐使用红细胞生成素刺激剂治疗心衰合并贫血[32]。

（厉　娜　梁　春）

参考文献

[1] 中华医学会心血管病学分会，中国医师协会心血管内科医师分会，中国医师协会心力衰竭专业委员会，等．中国心力衰竭诊断和治疗指南 2024[J]. 中华心血管病杂志，2024，52（3）：235-275.

[2] McMurray J J V，Packer M，Desai A S，et al. Angiotensin–neprilysin inhibition versus enalapril in heart failure[J]. N Engl J Med，2014，371（11）：993-1004.

[3] Guo W Q，Li L. Angiotensin converting enzyme inhibitors for heart failure with reduced ejection fraction or left ventricular dysfunction：a complementary network meta-analyses[J]. Int J Cardiol，2016，214：10-12.

[4] Packer M，Coats A J，Fowler M B，et al. Effect of carvedilol on survival in severe chronic heart failure[J]. N Engl J Med，2001，344（22）：1651-1658.

[5] Hernandez A F，Mi X J，Hammill B G，et al. Associations between aldosterone antagonist therapy and risks of mortality and readmission among patients with heart failure and reduced ejection fraction[J]. JAMA，2012，308（20）：2097-2107.

[6] McMurray J J V，Solomon S D，Inzucchi S E，et al. Dapagliflozin in patients with heart failure and reduced ejection fraction[J]. N Engl J Med，2019，381（21）：19952008.

[7] Packer M，Anker S D，Butler J，et al. Cardiovascular and renal outcomes with empagliflozin in heart failure[J].N Engl J Med，2020，383（15）：1413-1424.

[8] 中国医师协会心血管内科医师分会心力衰竭学组，中国心力衰竭患者高钾血症管理专家共识工作组．中国心力衰竭患者高钾血症管理专家共识 [J]. 中华医学杂志，2021，101（42）：3451-3458.

[9] Swedberg K，Komajda M，Böhm M，et al. Ivabradine and outcomes in chronic heart failure（SHIFT）：a randomised placebo-controlled study[J]. Lancet，2010，376（9744）：875-885.

[10] Armstrong P W，Pieske B，Anstrom K J，et al. Vericiguat in patients with heart failure and reduced ejection fraction[J].N Engl J Med，2020，382（20）：1883-1893.

[11] Ziff O J，Lane D A，Samra M，et al. Safety and efficacy of digoxin：systematic review and meta-analysis of observational and controlled trial data[J]. BMJ，2015，315：h4451.

[12] Li X L，Zhang J，Huang J，et al. A multicenter，randomized，double-blind，parallel-group，placebo-controlled study of the effects of Qili Qiangxin capsules in patients with chronic heart failure[J]. J Am Coll Cardiol，2013，62（12）：1065-1072.

[13] Tavazzi L，Maggioni A P，Marchioli R，et al. Effect of n3 polyunsaturated fatty acids in patients with chronic heart failure（the GISSIHF trial）：a randomised，double-blind，placebo-controlled trial[J]. Lancet，2008，372（9645）：1223-1230.

[14] Anker S D，Kosiborod M，Zannad F，et al. Maintenance of serum potassium with sodium zirconium cyclosilicate（ZS-9）in heart failure patients：results from a phase 3 randomized，double-blind，placebo-controlled trial[J].Eur J Heart Fail，2015，17（10）：1050-1056.

[15] Bozkurt B，Coats A J，Tsutsui H，et al. Universal definition and classification of heart failure：a report of the Heart Failure Society of America，Heart Failure Association of the European Society of Cardiology，Japanese Heart Failure Society and Writing Committee of the Universal Definition of Heart Failure[J]. J Card Fail，2021：S10719164（21）0005000056.

[16] Halliday B P，Wassall R，Lota A S，et al. Withdrawal of pharmacological treatment for heart failure in patients with recovered dilated cardiomyopathy（TRED-HF）：an open-label，pilot，randomised trial[J]. Lancet，2019，393（10166）：61-73.

[17] Anker S D，Butler J，Filippatos G，et al. Empagliflozin in heart failure with a preserved ejection fraction[J]. N Engl J Med，2021，385（16）：14511461.

[18] Solomon S D，McMurray J J V，Claggett B，et al. Dapagliflozin in heart failure with mildly reduced or preserved ejection fraction[J].N Engl J Med，2022，387（12）：1089-1098.

[19] Solomon S D，McMurray J J V，Anand I S，et al.Angiotensin-neprilysin inhibition in heart failure with preserved ejection fraction[J]. N Engl J Med，2019，381（17）：1609-1620.

[20] Yusuf S，Pfeffer M A，Swedberg K，et al. Effects of candesartan in patients with chronic heart failure and preserved left-ventricular ejection fraction：the CHARM-preserved trial[J].Lancet，2003，362（9386）：777-781.

[21] Pitt B，Pfeffer M A，Assmann S F，et al. Spironolactone for heart failure with preserved ejection fraction[J].N Engl J Med，2014，370（15）：1383-1392.

[22] Chioncel O，Mebazaa A，Maggioni A P，et al. Acute heart failure congestion and perfusion status–impact of the clinical classification on in-hospital and long-term outcomes；insights from the ESC-EORP-HFA Heart Failure Long-Term Registry[J]. Eur J Heart Fail，2019，21（11）：1338-1352.

[23] de Backer D，Biston P，Devriendt J，et al. Comparison of dopamine and norepinephrine in the treatment of shock[J]. N Engl J Med，2010，362（9）：779-789.

[24] Bart B A，Goldsmith S R，Lee K L，et al. Ultrafiltration in decompensated heart failure with cardiorenal syndrome[J]. N Engl J Med，2012，367（24）：2296-2304.

[25] Léopold V，Gayat E，Pirracchio R，et al. Epinephrine and short-term survival in cardiogenic shock：an individual data meta-analysis of 2583 patients[J]. Intensive Care Med，2018，44（6）：847-856.

[26] Arrigo M，Huber L C，Winnik S，et al. Right ventricular failure：pathophysiology，diagnosis and treatment[J]. Card Fail Rev，2019，5（3）：140-146.

[27] Humbert M，Kovacs G，Hoeper M M，et al. 2022 ESC/ERS Guidelines for the diagnosis and treatment of pulmonary hypertension[J]. Eur Heart J，2022，43（38）：3618-3731.

[28] Beldhuis I E，Lam C S P，Testani J M，et al. Evidence-based medical therapy in patients with heart failure with reduced ejection fraction and chronic kidney disease[J]. Circulation，2022，145（9）：693-712.

[29] Bakris G L，Agarwal R，Anker S D，et al. Effect of finerenone on chronic kidney disease outcomes in type 2 diabetes[J]. N Engl J Med，2020，383（23）：2219-2229.

[30] Pitt B，Filippatos G，Agarwal R，et al. Cardiovascular events with finerenone in kidney disease and type 2 diabetes[J]. N Engl J Med，2021，385（24）：2252-2263.

[31] Ponikowski P，Kirwan B A，Anker S D，et al. Ferric carboxymaltose for iron deficiency at discharge after acute heart failure：a multicentre，double-blind，randomised，controlled trial[J]. Lancet，2020，396（10266）：1895-1904.

[32] kowska E A，Tkaczyszyn M，Suchocki T，et al. Effects of intravenous iron therapy in iron-deficient patients with systolic heart failure：a meta-analysis of randomized controlled trials[J]. Eur J Heart Fail，2016，18（7）：786-795.

第四十八章　治疗钙磷代谢紊乱和骨病药物

慢性肾脏病矿物质骨代谢紊乱（chronic kidney disease-mineral and bone disorder CKD-MBD）是一种综合征，临床出现以下一项或多项表现即可诊断：①钙、磷、甲状旁腺素或维生素D代谢异常；②骨转化、矿化及骨量、骨线性生长或骨强度异常；③血管或其他软组织钙化。临床上，常用来治疗CKD-MBD的药物有降磷剂、补钙剂、纠正继发性甲状旁腺功能亢进症和治疗骨质疏松药物。

一、磷结合剂

慢性肾脏病（CKD）患者血磷水平明显升高时，在低磷饮食基础上，推荐个体化应用磷结合剂。

（一）含铝磷结合剂

氢氧化铝是一种曾被广泛应用的磷结合剂，可有效降低血磷，但铝在肠道吸收增多，可在中枢神经系统、骨骼和造血细胞中大量积聚，引发脑病、肌病、小细胞贫血，甚至不可逆的难治性软骨病，目前已不作为临床一线治疗用药，仅在其他磷结合剂疗效不佳时，或在紧急情况下，特别是当血磷水平高于2.24mmol/L（7mg/dl）时酌情应用，剂量为0.3～0.6g，每天3次，随餐服用，应用时间不超过3～4周，并需要保证透析的充分性[1,2]。

（二）含钙磷结合剂

1. 碳酸钙　在肠道结合磷酸盐，降低血磷、升高血钙，抑制甲状旁腺激素（PTH）分泌。

（1）适应证：①慢性肾脏病所致的高磷血症；②用于预防和治疗钙缺乏症。

（2）药代动力学特点：分子量100.09Da；低于500mg的剂量与食物同服时吸收率最高，口服吸收的生物利用度取决于肠道pH、食物性状；主要由粪便排出；妊娠、哺乳期钙吸收率增高，年龄也可影响钙吸收；钙进入体内除被骨组织迅速吸收外，剩余1%平均分布于细胞内外液中。

不良反应：嗳气、便秘、口渴、恶心、呕吐、腹痛；大剂量服用时可出现高钙血症，表现为肌肉无力、精神障碍、骨痛、多尿和心律失常。

（3）禁忌与慎用：①对本品及钙制剂过敏、高钙血症、有肾结石病史者禁用；②接受强心苷治疗时禁用；③心肾功能不全者慎用。

（4）应用原则：①使用时间＞2周时，应进行血钙、血磷监测；②为防止出现高血钙，由含钙的磷结合剂提供的总钙量不应超过1500mg/d，包含饮食在内的总钙摄入量应低于2000mg/d。

（5）用法用量：碳酸钙片，每次0.5～1.5g，每天3次，餐中嚼服。治疗低钙血症时，每次0.5～1.0g，每天3次，餐后服用。

（6）药物的相互作用：①避免与洋地黄类药物、苯妥英钠、四环素类药物、含铝制剂、噻嗪类利尿剂联用；②与含钾药物联用时易增加心律失常的发生风险；③用药时避免服用含酒精和咖啡因的饮料；④维生素D、避孕药、雌激素能增加钙的吸收。

2. 醋酸钙　在消化道与食物中的磷酸根结合，形成不易吸收的磷酸钙，降低血磷，进而降低体内PTH合成及分泌。

（1）适应证：①用于预防和治疗钙缺乏症；②慢性肾脏病所致的高磷血症。

（2）药代动力学特点：分子量176.18Da；禁食状态下口服吸收率约40%；非禁食状态下约30%。

不良反应：恶心、呕吐；头晕、乏力；大剂量服用可见高钙血症，严重时可见意识障碍、谵妄等神经系统表现。

（3）禁忌与慎用：①高钙血症患者禁用；②心

肾功能不全者慎用。

（4）应用原则：①用药期间需要每2周监测血钙水平，避免与含钙药物联用；②含钙磷结合剂提供的总钙量不应超过1500mg/d，包含饮食在内的总钙摄入量应低于2000mg/d。

（5）用法用量：①醋酸钙片剂/胶囊，1～2g，每天3次，餐中同服；根据血钙及血磷水平每2～3周进行剂量滴定，直至2～3g，每天3次，餐中口服。②醋酸钙口服液，10ml餐中口服，每2～3周滴定直至15～20ml餐中口服。③醋酸钙颗粒，200～400mg，每天3次。

（6）药物相互作用：①避免与洋地黄类药物联合应用；②间隔4小时服用左甲状腺素片、6小时以上服用氟喹诺酮类药物，四环素类药物与本药联用时需要提前1小时以上服用。

（三）非含钙磷结合剂

含钙磷结合剂相关的全身钙负荷增加也可升高心血管和其他软组织钙化的风险。2017年KDIGO指南建议限制含钙磷结合剂用量以减少外源性钙负荷发生[3-10]：

1. 碳酸镧　利用上消化道的酸性环境与食物中的磷酸盐结合，形成不溶性磷酸镧复合物。

（1）适应证：血液透析或持续非卧床腹膜透析的慢性肾衰竭患者高磷血症的治疗。

（2）药代动力学特点：分子量139Da，生物利用度＜0.002%；血浆蛋白结合率＞99%；透析不能清除；药物半衰期为53小时，主要由胆道系统经粪便排泄，通过显微镜和光谱技术确定镧存在于肝细胞的溶酶体中，但不会造成肝细胞或组织损伤；药物不能通过血脑屏障，终末期肾病（ESRD）患者的透析液中也不能测得[11-13]。

（3）不良反应：①恶心、呕吐、腹胀、便秘及食欲减退等；②长期使用可见胃黏膜下镧沉积，易致肠化生或小凹增生[14-18]；③针对镧金属的不良效应尚缺乏远期数据证明[19]。

（4）禁忌与慎用：①对本药过敏者、低磷血症者、肠梗阻患者禁用；②儿童及青少年慎用；③对于妊娠期及哺乳期女性，用药经验不足。

（5）应用原则：①每天服药剂量=每天总剂量/用餐次数，建议随餐或于餐后立即服用，并需要完全咀嚼后吞咽。②口服粉剂不溶于水，推荐用于对咀嚼片使用存在困难的患者，撒在少量苹果酱或类似食物上立即食用，勿以上述方式保存药物；有研究表明，粉剂不比片剂效果优越[20]。

（6）用法用量：750～1500mg/d，随餐/餐后立即服用（最大剂量为3750mg/d）；每隔2～3周逐步增加剂量，直至血磷达标。

（7）药物相互作用：①服药后2小时内，不推荐服用已知可与抗酸剂相互作用的药物；②服药后2小时内，不推荐服用四环素、多西环素、左甲状腺素；③服药后4小时内，不推荐服用氟喹诺酮类药物。

2. 碳酸司维拉姆　为一种阳离子聚合树脂，主要成分为盐酸多聚丙烯胺，于小肠内质子化，通过离子交换和氢键快速结合磷酸根，从而降磷。有文献指出其可降低总胆固醇、低密度脂蛋白及脂溶性维生素水平，但不影响高密度脂蛋白或甘油三酯水平，也可降低C反应蛋白。

（1）适应证：正在接受透析治疗的成年慢性肾衰竭患者高磷血症的控制。

（2）药代动力学特点：口服吸收，但缺乏肾病患者的研究数据。

（3）不良反应：呕吐、恶心、腹泻等消化道症状及皮肤瘙痒、皮疹等。

（4）禁忌与慎用：①对司维拉姆或任何赋形剂过敏者、肠梗阻患者禁用；②吞咽障碍或困难者及重度胃肠功能紊乱、活动性炎症性肠病、胃肠道大手术等患者慎用。

（5）应用原则：①碳酸司维拉姆用药初期出现便秘者应密切监测，根据治疗反应重新评估用药指征。②应用司维拉姆治疗期间，需要定期监测血清维生素A、维生素D、维生素E、维生素K的水平，必要时给予补充；接受腹膜透析治疗并应用司维拉姆的患者，需要监测脂溶性维生素及叶酸水平，并注意预防腹膜炎发生。③CKD患者接受司维拉姆治疗期间，需要定期监测血清碳酸氢盐、血清钙及氯水平。④对同时服用碳酸司维拉姆和左旋甲状腺素片治疗的患者，应监测促甲状腺激素水平。

（6）用法用量：起始剂量0.8g或1.6g，每天3次，随餐服药（药品需要完整吞服）；而后依据血磷水平及临床症状进行调整。剂量调整：1.78mmol/L＜血清磷水平＜2.42mmol/L患者，0.8g，每天3

次，随餐服药；血清磷水平＞2.42mmol/L患者，1.6g，每天3次，随餐服药。每2～4周监测血清磷水平进行药物调整，每次剂量调整幅度为0.8g，控制血磷至目标值。

（7）药物相互作用：①联合使用环丙沙星时，应在服用司维拉姆前至少2小时或推后至少6小时给药；②联合使用吗替麦考酚酯时，应在服用司维拉姆前至少2小时给药；③可能存在与左旋甲状腺素片联合使用时影响促甲状腺激素的情况。

（四）其他磷结合剂

1. 含铁磷结合剂 包括葡萄糖聚铁、麦芽糖铁、柠檬酸铁、右旋糖酐铁等。①氢氧化铁咀嚼片：氢氧化铁是多核氢氧化铁（Ⅲ）、蔗糖和淀粉的稳定混合物。口服后，蔗糖被分解释放多核铁（Ⅲ）-氢氧化物结合磷；有研究表明其与司维拉姆降磷效率相近，但药物用量少。缺点包括腹泻、恶心及费用增加；目前尚不清楚氢氧化铁进入体内后是否会因结构改变释出部分铁离子[21]。②柠檬酸铁：是以水合柠檬酸铁为有效成分的新型磷结合剂，通过与胃肠道中的磷结合抑制其吸收；1g柠檬酸铁可提供210mg单质铁，达到每天理想降磷效果所需的柠檬酸铁片平均为8g。与传统的磷酸盐结合剂相比，柠檬酸铁显著延长了患者住院、死亡、透析开始和移植的时间，并可减少透析患者中红细胞生成素的使用量；也可提供铁；缺点是用药时需要考虑存在铁超载风险[22-24]。柠檬酸铁的缺点是药量大、成本高及有恶心、便秘等胃肠道不良反应。

2. 镁基磷结合剂 氢氧化镁和碳酸镁已被用作含钙磷结合剂的替代品或辅助物，用于治疗高磷血症。优点是有数据表明补充镁可以防止血管钙化进展，并可降低5/6肾切除大鼠的死亡率[25]，实际应用中发现需要使用更大剂量以获得临床预期效果，易致高镁血症和腹泻发生[26-28]。

3. 比萨洛姆 是一种新型树脂基磷结合剂，具有与司维拉姆相似的降磷能力。其双盐聚物的膨胀指数即水吸附能力比司维拉姆低3/4，有效降低了药物的胃肠道反应[29]。

4. 考来替兰（colestilan） 以非金属的阴离子交换树脂为基质的新型磷结合剂，具有口服活性，既往用于高胆固醇血症的治疗，观察发现其可显著降低血清磷酸盐（降低17%）、低密度脂蛋白及尿酸，与司维拉姆疗效相当。约20%的患者可出现恶心、呕吐和腹泻反应[30-32]。

二、补 钙 剂

常用补钙剂分类及代表药物：第一代，氯化钙、碳酸钙、葡萄糖酸钙、枸橼酸钙、醋酸钙；第二代，活性钙；第三代，氨基酸螯合钙、微粉化碳酸钙。常见钙剂性质及药物特点见表48-1[33, 34]。

三、纠正继发性甲状旁腺功能亢进症药物

（一）活性维生素D及其类似物

继发性甲状旁腺功能亢进症（SHPT）的治疗以降低血磷、维持血钙水平在正常范围为目的；除口服磷结合剂外，如全段甲状腺激素（iPTH）仍未达标并呈进行性升高趋势，还需要服用活性维生素D或其类似物（骨化三醇或阿法骨化醇）、拟钙剂等药物治疗，上述两种药物在单独应用治疗效果不佳时也可联合应用，以期纠正体内活性维生素D生成不足。

1. 阿法骨化醇 可在肝脏快速转化为1，25-（OH）$_2$-维生素D_3，增加肠道钙吸收，提高钙敏感性，促进骨矿化，降低PTH浓度，减少骨溶解。

（1）适应证：①肾性骨营养不良；②甲状旁腺功能亢进症引起的骨病；③甲状旁腺功能减退症；④维生素D抵抗性佝偻病和骨软化症。

（2）药代动力学特点：分子量400.6Da，口服后在肝脏迅速转化为1，25-（OH）$_2$-维生素D，在小肠中几乎全部被吸收，半衰期为4小时，作用可持续3～5天。

（3）不良反应：高钙血症、高磷血症；药物使用不当时可见iPTH过度受抑，导致动力缺失型骨病，也可出现急性肾损伤。其他不良反应：胃肠道反应、轻度肝功能异常。

（4）禁忌与慎用：对维生素D及其类似物过敏、高钙血症、有维生素D中毒征象、对花生或大豆过敏、果糖不耐受遗传性疾病等患者禁用。

表 48-1　常见钙剂性质及药物特点

钙剂	元素钙占比（%）	单位制剂和含钙量	经肠吸收率（%）	常见不良反应	禁忌证	特点
碳酸钙	40	750mg/片 含钙300mg	39	胃肠道反应	高钙血症、高尿酸血症、应用强心苷者	含钙量高，补充维生素 D_3 及酸性环境下可促进其吸收
氯化钙	36	10ml/支 含钙300mg	–	全身发热、心律失常、高钙血症	肾功能不全、低钙血症、呼吸性酸中毒患者	与噻嗪类利尿剂联用可致高钙血症
醋酸钙	22	600mg/片 含钙152.1mg	32	偶见便秘	高钙血症、高钙尿症患者	溶解性好，含钙量低，不适用于胃酸多者
枸橼酸钙	21	500mg/片 含钙100mg	30	偶见便秘	高钙血症、高钙尿症患者	含钙量一般，胃酸缺乏者可使用
葡萄糖酸钙	9	500mg/片 含钙45mg	27	偶见便秘	高钙血症、高钙尿症、有结石病史者	溶解性好，含钙量低
氨基酸螯合钙	20	–	80～90	偶见胃部不适	肾功能不全、高钙血症患者	含钙量低，溶解性好，吸收率高

（5）应用原则：①用药期间，尤其儿童、肾功能减退及长期大剂量使用患者，应定期监测血钙、血磷、iPTH水平，出现高钙血症者，应立即停药；血钙恢复至正常范围后，恢复用药的起始剂量为停药前的一半剂量。②孕妇在长期大剂量使用，或与钙剂合用时应注意避免高钙血症、高钙尿症和骨质疏松症。

（6）用法用量：小剂量持续疗法（轻度SHPT治疗或中重度SHPT的维持治疗）：0.25μg，口服，每天1次；大剂量间歇疗法（主要用于中重度SHPT患者）：iPTH为300～500pg/ml时，每次1～2μg，口服，每周2次；iPTH为500～1000pg/ml时，每次2～4μg，口服，每周2次；iPTH ＞ 1000pg/ml时，每次4～6μg，口服，每周2次。

剂量调整：如iPTH能降至目标范围，则逐渐减少原剂量25%～50%，甚或隔日服用；如iPTH水平未降低，则增加原剂量50%，观察治疗4～8周，仍不达标，则每周增加25%～50%，或改给予大剂量间歇疗法。

（7）药物相互作用：①避免与钙剂、磷酸盐制剂及含镁的抗酸剂或泻药联用；②噻嗪类利尿剂与阿法骨化醇联用可诱发高钙血症；③应用洋地黄类药物患者出现高钙血症时可诱发心律失常，使用时需要监测血钙水平；④与巴比妥类药物合用时，阿法骨化醇治疗需要加量；⑤联用考来烯胺或含铝抗酸药时应与阿法骨化醇应用间隔2小时。

2. 骨化三醇 结合肠道中的钙三醇受体结合蛋白，刺激胃肠道钙吸收并促进肠道钙转运；也可通过直接影响PTH基因转录以抑制其产生，并可抑制甲状旁腺细胞增殖以防止甲状旁腺增大。

（1）适应证

1）口服制剂：①慢性肾衰竭患者的肾性骨病；②绝经后和老年性骨质疏松；③各种原因引起的甲状旁腺功能亢进症；④维生素D依赖性佝偻病；⑤低磷血症所致的维生素D抵抗性佝偻病。

2）针剂：适用于透析患者的低钙血症及由此引起的代谢性骨病。

（2）药代动力学特点：分子量416.6Da；口服单剂量0.25～1.0μg的骨化三醇，在2～6小时达到血清浓度峰值；并迅速从肠道被吸收，药物蛋白结合率约为99.9%。药物代谢产物主要经粪便排泄；半衰期在正常受试者为5～8小时，与之相比，终末期肾衰竭和接受血液透析治疗的患者半衰期至少增加2倍；7天左右血药浓度可达稳态。

（3）不良反应：①与高钙血症相关的维生素D中毒症状，晚期可出现心律失常；②其他反应包括体重减轻、营养不良、生长停滞；③可见多形性红斑等过敏反应。

（4）禁忌与慎用：高钙血症与维生素D中毒者、对骨化三醇及其非活性成分过敏者禁用。

（5）应用原则：①用药早期需要每周测定2次血钙水平；透析患者可在高钙血症出现前即出现血清碱性磷酸酶下降。②用药过程中需要同时加强饮食管理，一旦出现高钙血症，应立即停药；并每天测定血钙、血磷水平，恢复至正常水平后可减去0.25μg/d，继续使用骨化三醇治疗。③应用骨化三醇治疗期间需要保持足够的液体摄入以避免脱水。④应用骨化三醇治疗的透析患者应降低透析液中钙离子含量。

（6）用法用量：小剂量持续疗法（轻度SHPT治疗或中重度SHPT的维持治疗），0.25μg，口服，每天1次；大剂量间歇疗法（主要用于中重度SHPT患者），iPTH 300～500pg/ml时，每次1～2μg，口服，每周2次，iPTH 500～1000pg/ml时，每次2～4μg，口服，每周2次，iPTH＞1000pg/ml时，每次4～6μg，口服，每周2次。

剂量调整：如iPTH能降至目标范围，则逐渐减少原剂量的25%～50%，甚或隔日服用；如iPTH水平未降低，则增加原剂量的50%，观察治疗4～8周，仍不达标，则每周增加25%～50%，或改予大剂量间歇疗法。

（7）药物相互作用：①避免与消胆胺联用；②与苯妥英钠/苯巴比妥联用时骨化三醇需要加量；③与噻嗪类利尿剂联用时可诱发高钙血症；④与洋地黄类药物联用时可诱发心律失常；⑤避免与酮康唑、皮质类固醇、磷酸盐结合剂、维生素D等钙补充剂及含镁制剂联用。

3. 帕立骨化醇 结合维生素D受体，选择性活化下游通路，抑制PTH合成与分泌。

（1）适应证：接受血液透析治疗的CKD患者SHPT的治疗。

（2）药代动力学特点：分子量416.6Da；达峰时间为3小时；药物半衰期为4～6小时，血浆蛋白结合率为99.8%以上，可被多种肝酶或非肝酶代谢，主要经肝胆排出。不良反应包括眩晕、便秘、腹泻、恶心、呕吐等。

（3）禁忌与慎用：对帕立骨化醇或其中的辅料成分过敏者、高钙血症患者禁用。

（4）应用原则：①避免同时服用维生素D及其衍生物、含铝制剂；②初次给药或进行药物剂量调整后，应至少每2周监测1次血钙、血磷及血清iPTH水平，持续3个月；其后每月监测上述指标，持续3个月。

（5）用法用量：①口服给药（需要根据基础iPTH水平确定初始剂量），推荐2种给药方案。方案一：每天1次给药，iPTH轻度升高时，初始剂量1μg，每天1次；iPTH明显升高时，初始剂量2μg，每天1次。方案二：每周3次给药，iPTH轻度升高，初始剂量2μg，每周3次；iPTH中重度升高，初始剂量4μg，每周3次，一般服药后2～4周调整剂量。②静脉给药。起始剂量：0.04～0.1μg/kg，经血液透析通路在透析过程中的任何时间单次给药，隔日1次；用药后2～4周调整剂量：调整依据为MHD患者iPTH水平目标范围不超过CKD患者正常范围上限的1.5～3倍。③剂量调整方法。相对于基线的iPTH水平不变或者上升或下降30%，帕立骨化醇增加2～4μg；相对于基线的iPTH水平下降＜30%，帕立骨化醇增加2～4μg；相对于基线的iPTH水平30%≤下降≤60%，维持原剂量；相对于基线的iPTH水平下降＞60%或iPTH＜15.9pmol/L，帕立骨化醇减少2～4μg。用药过程中每月至少监测血钙、血磷水平1次；每3个月监测iPTH水平1次。

（6）药物的相互作用：避免与酮康唑、维生素D类药物、噻嗪类利尿剂、含镁制剂、洋地黄类药物联用。

（二）拟钙剂

1. 西那卡塞　通过激活甲状旁腺表面的钙敏感受体，抑制PTH分泌及甲状旁腺细胞增殖。

（1）适应证：CKD接受透析治疗患者的SHPT。

（2）药代动力学特点：分子量357Da；达峰时间2～6小时，与食物同服时，曲线下面积（AUC）可增加50%～82%。药物呈双相消除，半衰期为30～40小时，7天左右药物浓度达到稳态；血浆蛋白结合率为93%～97%，透析不能清除。西那卡塞通过多种酶代谢，包括CYP3A4、CYP2D6、CYP1A2，80%经肾脏排泄，另约17%经粪便排出[35]。

（3）不良反应：胃肠道反应、低钙血症、上呼吸道感染、QT间期延长、消化道溃疡或出血、意识改变等。

（4）禁忌与慎用：①血清钙低于正常值下限者禁用；②有癫痫发作风险或有癫痫既往史者、肝功能异常、消化道出血或有消化道溃疡病史、妊娠及哺乳期女性、65岁以上老年人慎用。

（5）用法用量：初始剂量，25mg，每天1次，随餐服用或餐后马上服用；需要整片吞服。根据iPTH、血钙、血磷水平，逐渐将剂量递增至75mg每天1次；最大剂量为100mg，每天1次（表48-2）。

表48-2　西那卡塞不同时期给药与血清钙和PTH水平的相关观察频度

	血清钙测定	PTH水平测定
给药初期/剂量调整期	每周1次	每2周1次
维持期	每2周1次	每4周1次

每次调整药物剂量幅度为25mg，药物调整至目标剂量周期不少于3周。

患者血清钙浓度低于2.1mmol/L时，酌情加用钙剂或维生素D制剂，并每周测定至少1次血钙浓度及心电图检查。血清钙浓度低于1.8mmol/L时，应立即停药；血清钙浓度恢复至2.1mmol/L时可考虑从停药前剂量或更低的剂量开始逐渐恢复用药。最大剂量使用8周iPTH未见下降者考虑药物治疗无效。

（6）药物相互作用：①避免与洋地黄类药物、抗真菌药、大环内酯类药物、红霉素、克拉霉素、三环类抗抑郁药、丁酰苯类抗精神病药、氟哌啶醇、地西泮等联用；②与降钙素、双膦酸盐类骨吸收抑制剂、肾上腺皮质激素联用时会诱发低钙血症。

2. 依特卡肽　与钙敏感受体胞外区482位的半胱氨酸形成共价二硫键，使其变构激活，进而降低循环血液中PTH和钙离子浓度；也可在细胞外钙缺乏的情况下直接激活甲状旁腺主细胞上的钙敏感受体，减少PTH分泌。

（1）适应证：CKD及接受透析治疗患者的SHPT治疗。

（2）药代动力学特点：本药血浆蛋白结合率低，单次给药后30分钟内PTH水平发生改变，并呈现剂量依赖性；药物呈三指数衰减，有效半衰期为3～4天，7～8周血浆药物浓度达到稳态；不通过CYP450酶代谢，肾功能正常范围者经肾脏代谢，血液透析可有效清除，另约7%经粪便排出。

（3）不良反应：过敏反应、低钙血症、QT间期延长、室性心律失常等。少数患者可见高钾血症、低磷血症及肌痛。

（4）禁忌与慎用：对本药及任何辅料过敏者禁用；妊娠及哺乳期女性慎用。

（5）用法用量：根据患者PTH及校正钙水平给药，起始剂量5mg 静脉推注，每周3次，透析后静脉给药，加用10ml生理盐水冲洗（单次透析后漏用无须追加；如停药2周及以上，需要由起始剂量或最后维持剂量2.5mg重新给药）；维持PTH及校正血清钙水平稳定于正常范围的最低剂量为2.5mg 每周3次；给药1周后监测校正血清钙浓度，4周后测定PTH浓度（用药前抽血），维持期每4周检测1次；如PTH低于正常范围，或校正血清钙≤1.9mmol/L，需要停药；血钙恢复至正常范围或低钙血症消失，以末次用药的最低剂量重启治疗；对于血钙水平正常且PTH升高患者，依据PTH水平以2.5mg或5mg逐步增量，调整药物剂量幅度≤15mg，每周3次；药物调整间隔不少于4周。

（6）药物相互作用：避免与其他已知会引起血钙降低的药物联用；由西那卡塞改用本药的患者需要洗脱至少7天。

（三）活性维生素D及其类似物与拟钙剂联合使用

联合使用疗效优于活性维生素D及其类似物单用，可避免低钙血症，不增加胃肠道反应。治疗方案推荐（当血清iPTH呈进行性升高趋势时）：①血钙降低，血磷在正常范围，使用活性维生素D及其类似物。②血磷、血钙均在正常范围，使用活性维生素D及其类似物，或联合拟钙剂。③经治疗后仍存在血磷升高，且合并高钙血症（血钙＞2.5mmol/L），使用拟钙剂联合不含钙的磷结合剂。④血磷在正常范围，血钙＞2.5mmol/L时，单用拟钙剂；单用活性维生素D及其类似物效果欠佳，在无低钙血症时，可加用拟钙剂；单用拟钙剂效果欠佳，且不存在高磷/高钙血症时，可加用活性维生素D及其类似物。

四、治疗骨质疏松药物

KDIGO指南建议：积极防治骨质疏松，及时预测骨折等并发症风险，对CKD患者非常重要。治疗骨质疏松药物如下。

1. 双膦酸盐类 诱导成骨细胞凋亡，影响骨髓间充质干细胞参与骨改建；且直接作用于内皮细胞，抑制新生血管生成[36]。

（1）适应证：①CKD G1～2期患者合并骨质疏松及高骨折风险者；②CKD G3～G4期患者，出现CKD-MBD相应指标异常、低BMD、脆性骨折者；③绝经后妇女、成年男性的骨质疏松症。

（2）药代动力学特点：口服双膦酸盐生物利用度仅为1%～3%，且易受食物、咖啡等影响。约50%药物沉积于骨，在骨中的半衰期＞10年，50%经肾排泄。

（3）不良反应：①非典型股骨骨折、下颌骨坏死、肾毒性（急性肾小管坏死、局灶节段性肾小球硬化）、胃肠道反应（反酸、腹痛等）；②一过性“流感”样症状，第1次口服或静脉输注含氮双膦酸盐可出现一过性“流感样”不良反应，如3天内不能缓解，可使用非甾体抗炎药或其他解热镇痛药进行对症处理[37, 38]。

（4）禁忌与慎用：①GFR＜35ml/min、无动力骨病患者禁用；②严重口腔疾病患者或需要接受牙科手术者慎用。

（5）应用原则：①eGFR＜35ml/（min·1.73m^2）时不推荐使用唑来膦酸钠；②eGFR＜30ml/（min·1.73m^2）时需要调整剂量，短期使用；③eGFR＜15ml/（min·1.73m^2）时优先选择利塞膦酸钠 35mg，隔周1次，使用时间不得大于3年。用药过程中需要监测尿蛋白变化。

（6）用法用量：①口服制剂，阿仑膦酸钠，每次75mg，每周1次；或每次10mg，每天1次，空腹服用，服药后30分钟保持坐位或站位，避免进食。帕米膦酸二钠150mg/d，口服。②静脉制剂：帕米膦酸二钠30～90mg/d 静脉滴注，每3～4周1次（静脉滴注时间不少于2小时）；唑来膦酸钠 5mg 静脉滴注，每年1次（连续使用3年，每次滴注至少15分钟，药物使用前需要充分水化）；伊班膦酸钠2mg/d 静脉滴注，每年1次。

（7）药物相互作用：①禁止与卡介苗联用；②避免与显著影响肾功能的药物、氨基糖苷类药物联合使用。

2.降钙素　由甲状腺C细胞分泌，血液中钙离子增加可促进其分泌，抑制骨吸收，降低血钙。

（1）药代动力学特点：静脉给药起效快，作用持续0.5～12小时，肌内注射15分钟起效，半衰期为1小时；皮下注射也为15分钟起效，达峰时间为0.5小时，半衰期为1～1.5小时，绝对生物利用度为70%；本药95%经肾脏排泄，2%以原形排出，可降低血清钙离子水平1～2mg/dl。

（2）不良反应：其可引起全身过敏反应；鼻喷雾剂可引起局部刺激；皮下注射可致腹痛、腹泻、恶心和呕吐；此外还有关节痛、肌肉骨骼疼痛和潮红。

（3）禁忌与慎用：对此类药物过敏者禁用。

（4）应用原则：存在过敏史的患者在用药前需要皮试。方法：抽取0.2ml 药物注射液（50IU/ml），用5%葡萄糖溶液或生理盐水稀释至1ml，充分混匀后在前臂内侧皮内注射0.1ml，观察15分钟，出现中度红斑或水疱者不能使用。

（5）用法用量：①鲑降钙素，每天50IU或隔天100IU皮下注射或肌内注射；②鳗鱼降钙素，每周20IU，缓慢肌内注射。

（6）药物相互作用：避免与含锂制剂同时使用。

（蔡　彦）

参考文献

[1] Molitoris B A，Froment D H，MacKenzie T A，et al. Citrate：a major factor in the toxicity of orally administered aluminum compounds[J]. Kidney Int，1989，36（6）：949-953.

[2] Coburn J W，Mischel M G，Goodman W G，et al. Calcium citrate markedly enhances aluminum absorption from aluminum hydroxide[J]. Am J Kidney Dis，1991，17（6）：708-711.

[3] Coladonato J A. Control of hyperphosphatemia among patients with ESRD[J]. J Am Soc Nephrol，2005，16（suppl 2）：S107-S114.

[4] Sheikh M S，Maguire J A，Emmett M，et al. Reduction of dietary phosphorus absorption by phosphorus binders. A theoretical，in vitro，and in vivo study[J]. J Clin Invest，1989，83（1）：66-73.

[5] Salusky I B，Goodman W G. Adynamic renal osteodystrophy：is there a problem[J]. J Am Soc Nephrol，2001，12（9）：1978-1985.

[6] Kurz P，Monier-Faugere M C，Bognar B，et al. Evidence for abnormal calcium homeostasis in patients with adynamic bone disease[J]. Kidney Int，1994，46（3）：855-861.

[7] Goodman W G，Goldin J，Kuizon B D，et al. Coronary-artery calcification in young adults with end-stage renal disease who are undergoing dialysis[J]. N Engl J Med，2000，342（20）：1478-1483.

[8] Guérin A P，London G M，Marchais S J，et al. Arterial stiffening and vascular calcifications in end - stage renal disease[J]. Nephrol Dial Transplant，2000，15（7）：1014-1021.

[9] Oh J，Wunsch R，Turzer M，et al. Advanced coronary and carotid arteriopathy in young adults with childhood-onset chronic renal failure[J]. Circulation，2002，106（1）：100-105.

[10] London G M，Guérin A P，Marchais S J，et al. Arterial media calcification in end-stage renal disease：impact on all-cause and cardiovascular mortality[J]. Nephrol Dial Transplant，2003，18（9）：1731-1740.

[11] Bervoets A R J，Behets G J，Schryvers D，et al. Hepatocellular transport and gastrointestinal absorption of lanthanum in chronic renal failure[J]. Kidney Int，2009，75（4）：389-398.

[12] Yang Z，Schryvers D，Roels F，et al. Demonstration of lanthanum in liver cells by energy-dispersive X-ray spectroscopy，electron energy loss spectroscopy and high-resolution transmission electron microscopy[J]. J Microsc，2006，223（Pt 2）：133-139.

[13] Spasovski G B，Sikole A，Gelev S，et al. Evolution of bone and plasma concentration of lanthanum in dialysis patients before，during 1 year of treatment with lanthanum carbonate and after 2 years of follow-up[J]. Nephrol Dial Transplant，2006，21（8）：2217-2224.

[14] Awad C，Gilkison K，Shaw E. Lanthanum phosphate binder-induced iron deficiency anaemia[J]. BMJ Case Rep，2019，12（3）：e226157.

[15] Haratake J，Yasunaga C，Ootani A，et al. Peculiar histiocytic lesions with massive lanthanum deposition in dialysis patients treated with lanthanum carbonate[J]. Am J Surg Pathol，2015，39（6）：767-771.

[16] Hoda R S，Sanyal S，Abraham J L，et al. Lanthanum deposition from oral lanthanum carbonate in the upper gastrointestinal tract[J]. Histopathology，2017，70（7）：1072-1078.

[17] Iwamuro M，Urata H，Tanaka T，et al. Frequent involvement of the duodenum with lanthanum deposition：a retrospective observational study[J]. Intern Med，2019，58（16）：2283-2289.

[18] Valika A K，Jain D，Jaffe P E，et al. A nodular foreign body reaction in a dialysis patient receiving long-term treatment with lanthanum carbonate[J]. Am J Kidney Dis，2016，67（1）：

128-132.
[19] Hutchison A J, Wilson R J, Garafola S, et al. Lanthanum carbonate: safety data after 10 years[J]. Nephrology (Carlton), 2016, 21 (12): 987-994.
[20] Keith M, de Sequera P, Clair F, et al. Lanthanum carbonate oral powder: satisfaction, preference and adherence in French and Spanish patients with end-stage renal disease[J]. Drugs Context, 2016, 5: 212300.
[21] Floege J, Covic A C, Ketteler M, et al. A phase Ⅲ study of the efficacy and safety of a novel iron-based phosphate binder in dialysis patients[J]. Kidney Int, 2014, 86 (3): 638-647.
[22] Liu K, Kaffes A J. Iron deficiency anemia: a review of diagnosis, investigation and management[J]. Eur J Gastroenterol Hepatol, 2012, 24 (2): 109-116.
[23] Lewis J B, Sika M, Koury M J, et al. Ferric citrate controls phosphorus and delivers iron in patients on dialysis[J]. J Am Soc Nephrol, 2015, 26 (2): 493-503.
[24] Choi Y J, Noh Y, Shin S. Ferric citrate in the management of hyperphosphataemia and iron deficiency anaemia: a meta-analysis in patients with chronic kidney disease[J]. Br J Clin Pharm, 2021, 87 (2): 414-426.
[25] Diaz-Tocados J M, Peralta-Ramirez A, Rodríguez-Ortiz M E, et al. Dietary magnesium supplementation prevents and reverses vascular and soft tissue calcifications in uremic rats[J]. Kidney Int, 2017, 92 (5): 1084-1099.
[26] Guillot A P, Hood V L, Runge C F, et al. The use of magnesium-containing phosphate binders in patients with end-stage renal disease on maintenance hemodialysis[J]. Nephron, 1982, 30 (2): 114-117.
[27] Morinière P, Vinatier I, Westeel P F, et al. Magnesium hydroxide as a complementary aluminium-free phosphate binder to moderate doses of oral calcium in uraemic patients on chronic haemodialysis: lack of deleterious effect on bone mineralisation[J]. Nephrol Dial Transplant, 1988, 3 (5): 651-656.
[28] Delmez J A, Kelber J, Norword K Y, et al. Magnesium carbonate as a phosphorus binder: a prospective, controlled, crossover study[J]. Kidney Int, 1996, 49 (1): 163-167.
[29] Taniguchi K, Kakuta H. Bixalomer, a novel phosphate binder with a small swelling index, improves hyperphosphatemia in chronic kidney disease rat[J]. Eur J Pharmacol, 2015, 766: 129-134.
[30] Hertel J, Locatelli F, Spasovski G, et al. Randomized, double-blind, placebo-controlled, withdrawal study of colestilan after dose titration in chronic kidney disease dialysis patients with hyperphosphatemia[J]. Nephron, 2015, 130 (4): 229-238.
[31] Locatelli F, Dimkovic N, Spasovski G. Colestilan for the treatment of hyperphosphatemia in chronic kidney disease patients on dialysis[J]. Expert Rev Endocrinol Metab, 2015, 10 (2): 131-142.
[32] Locatelli F, Spasovski G, Dimkovic N, et al. Long-term evaluation of colestilan in chronic kidney disease stage 5 dialysis patients with hyperphosphataemia[J]. Blood Purif, 2016, 41 (4): 247-253.
[33] 秦锐．中国儿童钙营养专家共识（2019 年版）[J]. 中国妇幼健康研究，2019，30（3）：262-269.
[34] Levenson D I, Bockman R S. A review of calcium preparations[J]. Nutr Reviews, 1994, 52 (7): 221-232.
[35] 拟钙剂在慢性肾脏病患者中应用共识专家组．拟钙剂在慢性肾脏病患者中应用的专家共识 [J]. 中华肾脏病杂志，2018，34（9）：703-708.
[36] Kirk B, Zanker J, Duque G. Osteosarcopenia: epidemiology, diagnosis, and treatment-facts and numbers[J]. J Cachexia, Sarcopenia Muscle, 2020, 11 (3): 609-618.
[37] Lafage-Proust M H. Once-yearly intravenous zoledronate does not impair renal function in postmenopausal women[J]. Kidney Int, 2008, 74 (5): 557-559.
[38] Perazella M A, Markowitz G S. Bisphosphonate nephrotoxicity[J]. Kidney Int, 2008, 74 (11): 1385-1393.

第四十九章　治疗肾病综合征的常用中成药

肾病综合征是由多种不同的肾脏病理改变导致的大量蛋白尿及其相关的一系列临床综合征。中医并无此病名，按其临床表现可归属于“水肿”中的水湿浸渍、气虚水溢等范畴。不同证型用药各有不同。但近年临床和实验室研究均证实，多种中药在肾病综合征的治疗中有一定的治疗效果，且其化学成分有相应的免疫抑制作用或循证医学证据，对其药理机制的研究也逐年增加。本章对治疗肾病综合征的常用中成药做一阐述。

一、雷　公　藤

（一）主要化学成分

雷公藤为卫茅科雷公藤属植物，学名 *Tripterygium wilfordii* Hook. F，其根、茎、花均有毒性，药用部分为去二层皮的根木质部，是迄今为止免疫抑制作用最可靠的中药之一。目前，已从雷公藤中分离出80多种成分，主要包括生物碱类、二萜类化合物、三萜类化合物及糖类[1]。生物碱类具有广泛的药理活性，且毒性较小，已被分离出的生物碱单体达22种之多，主要包括倍半萜类生物碱、腈脒类生物碱、卫矛碱、翘卫矛辛宁等化合物。二萜类化合物属于松香烷型，具有α，β-不饱和内酯结构，药理研究证实其是雷公藤主要生物活性成分，但与生物碱类相比其毒性较大，治疗浓度与中毒浓度相近。按化学结构其可分为环氧二萜类、山海棠素型二萜、雷酚萜三类。雷公藤甲素（雷公藤内酯醇，triptolide）是雷公藤的主要有效成分之一，是一种环氧二萜单体，其相关效价比雷公藤总苷高100～200倍[2]。雷公藤多苷从中药雷公藤提取，是一组混合苷，含有雷公藤二萜内酯和少量生物碱成分，在保留疗效的同时减少了不良反应。

（二）药理作用及在肾脏病治疗中的作用机制

雷公藤具有抗炎、免疫抑制、抗肿瘤、减少蛋白尿和影响生殖等多种功能[3]。雷公藤含有多种药理活性成分，一种成分可有多种活性，而不同成分之间也可能具有相似活性。

1. 抗炎及免疫抑制作用　雷公藤能直接抑制多种细胞因子和炎症介质，也能有效抑制一些重要的转录因子表达。首先，雷公藤能直接抑制诱导型一氧化氮合酶（iNOS）表达，抑制炎症介质一氧化氮（NO）产生；能清除组织中的活性氧，也能有效抑制前列腺素E_2产生，抑制作用与雷公藤浓度呈正相关[4, 5]。其次，雷公藤可抑制多种炎症细胞因子合成与分泌，如IL-1、TNF-α、IL-6、IL-8、血管内皮生长因子、粒细胞-巨噬细胞集落刺激因子（GM-CSF）等[4, 5]。雷公藤可通过抑制NF-κB活性，进而抑制NF-κB参与调控的许多重要免疫因子的表达，从而抑制免疫细胞趋化、浸润、活化和增殖[6-9]。

雷公藤具有独特的免疫抑制作用。目前对雷公藤的抗免疫机制研究主要观点如下：①抑制细胞免疫，目前已经肯定雷公藤对刀豆蛋白A（ConA）诱导的T细胞增殖反应有明显抑制作用，能够阻止处于静止状态T细胞活化和增殖，且能明显诱导活化状态T细胞发生凋亡。雷公藤可能通过增加细胞内cAMP水平和蛋白激酶A（PKA）活性实现这些作用[10, 11]。雷公藤还能抑制巨噬细胞、树突状细胞等抗原提呈细胞活化，抑制IL-2、TNF-α等细胞因子产生，从而抑制细胞免疫进一步活化[12, 13]。②抑制体液免疫作用，雷公藤能明显抑制胸腺依赖抗原诱导的体液免疫应答，抑制抗体产生。

2. 保护和修复足细胞损伤　体内和体外研究

发现，雷公藤甲素对足细胞损伤有直接的保护和修复作用。在被动Heymann肾炎大鼠模型中，攻膜复合物C5b-9介导了肾小球足细胞损害及蛋白尿形成。研究发现，雷公藤甲素能够显著降低被动Heymann肾炎大鼠尿中蛋白含量，肾组织病理改变显示，经雷公藤甲素治疗的大鼠，足细胞病变得到了明显的改善，裂孔膜蛋白结构得到了修复[14, 15]。最新的体外研究证实雷公藤甲素在免疫抑制和抗炎的疗效机制外，还可通过抑制C5b-9激活的细胞内p-38 MAPK信号通路发挥直接的足细胞保护作用，雷公藤甲素对足细胞的上述作用可能部分参与了其对膜性肾病的疗效[16]。Heymann肾炎是由于免疫因素介导足细胞损伤而产生的，因此雷公藤甲素对足细胞的治疗作用尚不能完全排除其对免疫抑制活性的影响。雷公藤甲素对氨基核苷嘌呤（PAN）介导的非免疫性足细胞病变的预防和修复进一步证实了雷公藤甲素对足细胞损伤的治疗作用[17, 18]。

3.保护肾小管上皮细胞 雷公藤能显著抑制肾小管上皮细胞炎症介质和炎症细胞因子的产生，减轻肾小管间质损伤。体外研究证实，雷公藤甲素可以明显下调IFN-γ及TNF-α联合诱导的肾小管上皮细胞单核细胞趋化蛋白-1（MCP-1）合成增加[19-21]。此外，雷公藤甲素也能抑制肾小管上皮细胞的抗原提呈功能，抑制对T细胞的活化作用，这可能是雷公藤治疗自身免疫性肾病及减少移植肾排斥反应的机制之一[8, 21]。

4. 抑制系膜细胞增殖 雷公藤可抑制肾小球系膜细胞增殖，抑制其分泌IL-6及内皮素（ET）等细胞因子及细胞外基质积聚[22]。雷公藤多苷可明显抑制可逆性抗Thy1.1抗体肾炎尿蛋白产生，抑制系膜细胞增生和炎症细胞浸润，以及肾小球内细胞因子，如血小板源性生长因子、MCP-1表达[23]。

（三）雷公藤多苷在肾病综合征中的应用

1. 雷公藤的剂量和疗程 过去基于对雷公藤毒性的考虑，提出的雷公藤常规使用剂量为1mg/（kg·d）。近年来的研究证实，作为诱导治疗，使用双倍剂量[2mg/（kg·d）]更为合适[24-26]。多项研究发现，双倍剂量雷公藤多苷治疗肾病综合征具有显著的疗效。在4周的疗程内总缓解率达83.3%。而且对于激素治疗无效的病例，双倍剂量的雷公藤多苷同样有效。双倍剂量雷公藤多苷治疗的时间以8～12周为宜，在减量的过程中，为避免复发，应像激素一样逐渐减量，即先减量至1.5mg/（kg·d），1个月后再减至1mg/（kg·d）维持。肾病综合征患者均能很好耐受双倍剂量的雷公藤多苷治疗，不良反应发生率并无明显增加[27]。

2. 在各种肾脏疾病中的应用 目前研究发现，雷公藤对各种原发性肾病综合征及继发性肾病综合征均有一定的疗效。

（1）原发性肾病综合征（PNS）：有关雷公藤多苷治疗PNS的研究报道均为小型、单中心的研究，大部分与糖皮质激素（简称激素）联合使用，报道有效率为73.1%～96.9%[28-31]。有学者提出，雷公藤多苷的疗效与病理类型有关，病理类型为微小病变肾病（MCD）及系膜增殖性肾炎时疗效较佳，有效率可达90%以上，对于病变较重，尤其是小管间质损害较重者，会影响本药的疗效[31, 32]。2009年刘志红等[26]采用雷公藤多苷（120mg/d）联合小剂量激素（30mg/d）治疗特发性膜性肾病的前瞻性对照研究显示，完全缓解率为37.2%，有效率为76.7%，而单用雷公藤组完全缓解率仅4.88%，有效率为43.9%。对于60岁以上的老年肾病综合征患者，有研究报道雷公藤多苷联合小剂量泼尼松治疗是安全有效的，完全缓解率为58.1%，总缓解率为83.9%，无1例发生重症感染或死亡，提示对于老年肾病综合征患者，使用雷公藤联合激素治疗，可以显著减少大剂量激素带来的不良反应[33]。

（2）狼疮肾炎：雷公藤由于具有抗炎、免疫抑制效应及抑制雌激素水平，早在20世纪80年代即广泛用于治疗狼疮肾炎[34, 35]。国内临床实践证实雷公藤在狼疮肾炎的维持治疗中起着不可忽视的作用。一项比较雷公藤多苷和来氟米特在狼疮肾炎维持期治疗的前瞻性研究[36]发现，雷公藤多苷维持治疗2年的复发率仅为16.1%，低于国外报道的硫唑嘌呤维持治疗的复发率，且因不良反应而退出治疗的比例显著低于来氟米特组（6.0% vs. 20%）。

（3）过敏性紫癜肾炎：肾小球系膜增生是过敏性紫癜肾炎基本病理改变。雷公藤多苷对系膜细胞增殖和炎症因子的产生有良好的抑制作用。

与激素比较，虽然雷公藤不如激素效果迅速，但减少血尿的作用更为明显[25]。对于肾病综合征表现的过敏性紫癜肾炎患者，雷公藤联合激素治疗可以明显减少蛋白尿水平，还可以减少激素用量，减少复发次数[37]。

（4）糖尿病肾病：大量蛋白尿的形成不仅与血流动力学、基底膜增厚有关，足细胞病变也起着重要作用[38]。实验研究已证实雷公藤甲素对足细胞具有直接保护作用。国内临床研究发现雷公藤多苷对糖尿病肾病患者大量蛋白尿有一定的疗效，与单用血管紧张素转换酶抑制剂和（或）血管紧张素Ⅱ受体拮抗剂相比，雷公藤多苷的有效率显著增高[39, 40]。

3. 在难治性肾病综合征中的应用　雷公藤不仅对激素有效的疾病具有较好的反应，对激素无效、抵抗或依赖的肾病综合征也有效。国内有多项研究[41, 42]比较了雷公藤多苷联合激素治疗肾病综合征与单用激素治疗的疗效，发现对于复发难治的肾病综合征患者，应用激素的同时加用雷公藤治疗，可增强激素的疗效，减少复发率，并提高复发病例的治愈率，同时也间接减少了长时间大剂量激素治疗所带来的不良反应。一项包括3个随机对照试验的荟萃分析表明，相比使用激素或激素联合环磷酰胺治疗难治性PNS，激素联合雷公藤治疗的完全缓解率及总有效率更高[43]。

（四）不良反应

雷公藤的主要不良反应[25]：①对性腺的影响。雷公藤多苷对生殖系统有明显的影响，影响女性卵巢功能及男性睾丸精子的发育。育龄妇女一般用药3个月后出现月经紊乱，用药半年后至少半数患者出现闭经，停药后约70%的患者月经可恢复正常。因此对于正处于发育期的青少年或尚未生育的女性，疗程一般不宜超过3个月。男性患者用药1个月后，可使精子失活，数目明显减少甚至完全消失，停药2～3个月后也可逐渐恢复。②肝功能异常。1/4～1/3的患者服用雷公藤多苷后会发生转氨酶升高，多发生在用药后2～4周。多数患者表现为单项肝功能轻度异常或无黄疸型肝炎，在停药并给予保肝降酶治疗后多可恢复正常。应用质量较好的产品，可以避免此种现象。对于已存在病毒性肝炎的患者，须谨慎应用雷公藤。③皮肤改变。患者可出现皮肤色素斑、皮疹、口腔溃疡、痤疮、皮肤瘙痒等，同样与制剂种类有关，只出现于长期用药者，出现于面颊或手指掌之间，一般无不适，停药后可消退。④胃肠道反应。有5%左右的患者在初期服药时可能出现恶心或食欲减退等胃肠道不适，以后可逐步适应，一般无须停药。⑤造血系统毒性。其主要表现为白细胞、红细胞、血小板及全血细胞减少，偶见弥散性血管内凝血和再生障碍性贫血。其发生率报道不一。多数报道应用雷公藤多苷片治疗后，白细胞减少发生率为8%～15%，血小板减少发生率为3%～6%，一般短暂停药即可恢复。个别患者发生粒细胞缺乏和再生障碍性贫血。

总之，雷公藤对肾病综合征有着很好的临床疗效，雷公藤具有激素样治疗作用，长期用药过程中的不良反应要比激素少，损害程度更轻[44]。与激素相比，雷公藤作用缓慢而持久，虽不能取代激素，但丰富了治疗或补充了激素的不足。临床学者采用不同的给药方法如与激素联合应用可取得较好的治疗效果，可以看出雷公藤在肾病领域中有着很大的应用前景，有待进一步挖掘雷公藤治疗肾病综合征的机制和临床应用方式，以取得更好的治疗效果。

二、黄　芪

（一）主要化学成分

黄芪为豆科植物蒙古黄芪[*Astragalus mongholicus*（Bge.）Hsiao]或膜荚黄芪[*Astrgalus membranaceus*（Fisch.）Bge.]的干燥根，主要有效成分为黄芪皂苷、黄芪多糖和黄芪黄酮等[45]。现代药理学研究证实黄芪可通过提高血浆白蛋白水平、调节脂质代谢、改善高凝状态、促进水钠排泄、调整机体免疫力及减轻肾组织损伤等途径治疗肾病综合征。

（二）药理及在肾脏病治疗中的作用机制

1. 调节组织代谢　临床与实验研究表明，黄芪具有促进肝脏合成白蛋白及调节糖、脂代谢的作用。王海燕等[46]通过临床和动物实验，探讨了黄芪当归合剂（A&A）改善肾病综合征蛋白质代谢紊乱的作用机制。结果显示，A&A对肾病综合征的肾小球滤过屏障没有直接修复或减轻损伤的作用，而是通过提高蛋白质净合成率而提高血浆蛋白水平，纠正蛋白质代谢紊乱。A&A通过提高肾病综合征动物肝细胞内核酸-蛋白质的翻译水平，使肝细胞白蛋白基因转录活性明显增高。研究证实单味当归无此作用，而黄芪各组分中以黄芪多糖作用最强。阮诗玮等[47]研究发现，尽管黄芪单药治疗阿霉素肾病大鼠的尿蛋白减少不如激素，但其血清白蛋白水平却高于激素组，可见其改善肾病综合征大鼠蛋白质代谢的作用是独立于降蛋白尿之外的。A&A可通过增加脂蛋白脂肪酶（lipoprotein lipase，LPL）和卵磷脂胆固醇酰基转移酶（lecithin-cholesterol aeyhransferase，LCAT）的活性，增加肝脏低密度脂蛋白受体（LDLR）mRNA表达，促进载脂蛋白降解而起到降脂作用，此外还能降低血清LDL和Apo B100水平，较他汀类降脂药具有多环节的降脂作用且作用更强、更持久。宋卫红等[48]研究发现，黄芪能显著改善糖尿病肾病患者糖代谢，降低糖化血红蛋白（HbA1c），减轻非酶促糖基化。动物实验进一步证实黄芪多糖可降低2型糖尿病大鼠血糖水平，通过提高糖尿病大鼠肾组织中胰岛素受体（IR）、胰岛素受体底物-1（IRS-1）、磷脂酰肌醇3激酶（PI3K）水平，增加组织对胰岛素的敏感性，改善胰岛素信号转导[49]。

2. 调节机体免疫力 黄芪所含生物碱、黄酮类和苷类均有直接抗病毒的作用，黄芪多糖对单核-巨噬细胞系统有显著的刺激作用，可激活巨噬细胞的吞噬功能，增强机体对病毒的杀灭能力。黄芪可增强细胞免疫功能及体液免疫功能，因而对减少感染有明确疗效。张瑾等[50]在激素和（或）细胞毒性药物治疗肾病综合征的基础上，加用黄芪颗粒治疗，不仅有效减少了患者的尿蛋白、提高了血浆白蛋白水平，而且降低了感染事件的发生率。黄芪能够调节T淋巴细胞亚群的比例，CD4及CD4/CD8均较治疗前明显提高，进而减少并发感染，提高激素及免疫抑制剂治疗疗效[51, 52]。黄芪对外周血单个核细胞表达IL-1、IL-6、IL-8和TNF-α mRNA有明显的抑制作用，通过调节NF-κB表达，对炎症反应起到抑制作用[53, 54]。

3. 抗氧化作用 黄芪能抑制自由基产生和清除体内过剩的自由基。有研究显示，肾病综合征患者脂质过氧化物丙二醛（MDA）水平显著升高，而抗氧化酶如红细胞超氧化物歧化酶（SOD）及谷胱甘肽过氧化物酶（GSH-px）活性降低。应用黄芪注射液后MDA浓度显著低于常规治疗组，SOD和GSH-px活性显著升高，表明黄芪具有抑制脂质过氧化物产生，提高SOD及GSH-px活性的作用[55]。

4. 促进水钠排泄 黄芪有利尿的功效，能提高肾小球滤过率，改善多种疾病状态下的水钠潴留。在阿霉素肾病大鼠中存在下丘脑精氨酸加压素（AVP）基因表达增加，肾脏AVP V_2受体和AVP依赖性水通道AQP2 mRNA表达上调，这些变化可能是肾病时尿流率下降、自由水清除减少的重要机制。黄芪可显著改善肾病时AVP系统和AQP2的变化，从而起到提高肾小球滤过率（GFR）和利尿的作用，这可能是黄芪治疗肾病综合征的机制之一[56]。

5. 改善血液高凝状态 黄芪有抗凝、促纤溶作用，黄芪治疗后组织型纤溶酶原激活物（t-PA）活性明显增高，纤溶酶原激活物抑制物（PA-1）活性降低，纤维蛋白原（Fib）及纤维蛋白原降解产物（FDP）含量明显下降[57]。在对血小板活化功能的研究中发现肾病综合征患者外周血血小板P-选择素（$CD_{62}P$）及血小板膜黏附蛋白Fg含量显著高于正常人，加用黄芪治疗后血小板$CD_{62}P$和血小板膜Fg显著降低，说明黄芪能有效降低血小板活化程度，抑制血小板$CD_{62}P$合成，抑制血小板内5-羟色胺的合成和释放，降低血小板的聚集性，从而可减少血栓形成，改善血液高凝状态，达到抗凝、减少尿蛋白排出效果[58]。黄芪尚能通过调节血管活性物质改善肾病综合征患者肾血流动力学异常[59, 60]。

6. 改善肾组织损伤 黄芪可抑制肾小球系膜细胞增殖，减少系膜细胞非生理性凋亡，抑制基质过度增生和下调细胞表面β_1整合素mRNA表达；降低肾小管间质损伤指数，减轻肾小管空泡变性、扩张、萎缩及间质水肿的病变程度；减轻肾间质多灶性或弥漫性单个核细胞浸润，从而抑制局部细胞因子和炎症介质过度分泌[61, 62]。另外，黄芪可明显抑制Ang Ⅱ诱导的肾足细胞Ⅳ型胶原表达及血管内皮生长因子（VEGF）分泌，推测黄芪可以通过降低足细胞Ⅳ型胶原表达减少细胞外基质积聚，延缓肾小球硬化及慢性肾脏病的进展[63, 64]。

（三）黄芪在肾病综合征中的应用

临床上观察到黄芪能减少PNS尿蛋白，改善肾功能，减少PNS复发，并能增强激素疗效，减轻激素的不良反应。一项关于黄芪治疗成人PNS的荟萃分析[65]发现，黄芪有助于提高激素和免疫抑制剂治疗成人PNS的疗效，对临床总有效率、24小时尿蛋白定量、血浆白蛋白水平、血脂水平均具有治疗作用。但在目前所有的文献报道中，黄芪均为激素及免疫抑制剂治疗时的协同用药，至今未发现单独使用黄芪治疗肾病综合征的研究，故不能确定单独使用黄芪治疗肾病综合征的疗效。

（四）不良反应

黄芪是一种相对安全的中药，不良反应报道较少，主要表现为过敏反应。其致过敏反应的机制，主要与黄芪制剂本身的因素有关。因该药为纯中药制剂，成分复杂，常含酶、皂苷等未提纯大分子，易引起过敏反应。另外与患者特异性过敏体质也有关[66]。

三、其他中药

（一）冬虫夏草

冬虫夏草（cordyceps sinensis，简称虫草）为我国传统名贵中药，是麦角菌科真菌冬虫夏草菌寄生于鳞翅目蝙蝠蛾科幼虫体上的菌体子座和充满菌丝的僵死幼虫的复合体[67]。现代药理学证实，虫草具有抗肿瘤、抗菌、清除自由基、免疫调节、调节内分泌、抗疲劳等生物活性，对多种疾病有治疗作用。虫草含有多种化学成分，包括氨基酸、核苷类、类固醇类、多糖及维生素、无机元素等。其中甘露醇是虫草的一个重要质量指标，虫草中D-甘露醇（D-mannitol）的含量为7%～9%[68]。虫草均有严格寄生性，生长于高原、低温环境，资源有限。我国科学家探索从天然虫草中分离出虫草菌种，利用现代低温生物发酵技术培养出人工虫草（虫草菌丝体）以替代天然虫草。虫草菌丝体的主要化学成分和功效，与天然虫草有类似之处，但目前此类药品仍大都属于保健药，与虫草原生药还是存在一定区别。

虫草对免疫功能有多种影响，对单核巨噬细胞、T淋巴细胞、B淋巴细胞及NK细胞都有刺激活化作用，是一种作用面较广的免疫增强剂，且对淋巴细胞转化有一定的作用[68]。戴春等[69]对肾病综合征患者的T细胞亚群进行检测，发现CD3、CD4及CD4/CD8均显著低于正常人，而经过虫草治疗6个月后，上述指标均显著升高。国内一些研究提示虫草提高患者细胞免疫功能、增强抵御感染的能力，减少肾病综合征因感染而复发的概率，但目前缺乏大样本的临床对照研究[70]。

实验研究发现虫草能够抑制肾小球上皮下免疫复合物形成，维护肾小球基底膜负电荷屏障，使蛋白尿明显减少；并且具有保护肾小管上皮细胞、抑制肾间质纤维化等作用[70-73]。

虫草作为传统中药中的瑰宝，传播甚广，但对其药理学及植物化学的研究显然不够充分，这妨碍了在临床上更好地发挥这一药物的独特疗效。

（二）活血化瘀类中药

1. 川芎　为伞形科藁本属植物，含有川芎嗪、阿魏酸钠、川芎内酯、挥发油、挥发性油状生物碱及酚性物质等化学成分。川芎嗪（ligustrazinni/tertram ethylpyrazine，LZ/TMP）是其主要有效活性成分，阿魏酸钠（川芎素）是川芎的另一重要成分，其药理作用同川芎嗪类似。TMP具有扩张血管、改善血液流变性、降低血液黏度、改善全身微循环的作用；能抑制自由基产生、提高内源性SOD活性、清除氧自由基，有效抑制血小板聚集和血栓素A_2（TXA_2）合成作用；抑制平滑肌细胞和成纤维细胞增生，抑制器官纤维化。此外，其还具有调节脂质代谢、抗脂质过氧化及一定的免疫调节等作用。TMP能抑制TXA_2合成，降低红细胞和血小板聚集性，抑制微血栓形成，降低高血凝及全血黏度，改善微循环，且能扩张肾动脉，增加肾血流量及肾小球滤过率，从而起到改善肾功能的作用[74, 75]。一项关于TMP治疗PNS的荟萃分析显示，TMP可改善PNS患者24小时尿蛋白定量、血肌酐、血浆白蛋白水平、总胆固醇水平、血液流变学，特别是对高凝状态和一过性肾功能不全的患者。且未发现严重不良反应，主要是一过性头晕、嗜睡、口干。但由于纳入的文献质量偏低，尚不能做出TMP治疗PNS有效或无效的结论[76]。

2. 丹参 能增加红细胞膜表面电荷，防止红细胞聚集，降低血液黏滞度，防止DIC和抑制纤溶发生，解除血管痉挛，提高微循环灌注量，改善微循环障碍，从而改善肾组织的血氧供应，这对降低血压、减轻肾小球代偿性肥大、延缓肾小球硬化有一定作用。张永来[77]在常规治疗PNS基础上，加用丹参注射液辅助治疗，发现丹参能改善肾脏血液循环，增加肾血流量，降低24小时尿蛋白、尿素氮、肌酐及增高血浆中的白蛋白。鲍华英等[78]发现在常规治疗基础上加用丹参注射液能更有效改善PNS患儿血浆内皮素（ET）、可溶性白介素2受体（sIL-2R）水平，从而减轻肾组织的损害。

3. 云南灯盏花 是从菊科短葶飞蓬属植物灯盏花中提取出来的。其有效成分为灯盏花素（含黄酮类成分），是活血化瘀中药，具有降低血浆黏度、抗血小板聚集的作用，并能改变患者体内脂质的含量，还能扩张毛细血管，特别是毛细血管前后括约肌，从而改善肾小球灌注和滤过[79]。

四、缓解水肿的中药方剂

肾病综合征在中医中称为“水肿病”，分类众多，包括风水泛滥、水湿浸渍、湿热壅盛、气虚水溢、血瘀水阻、脾阳亏虚等[80]，根据不同的证型有不同的药物配伍改善患者症状，具有一定的治疗效果，但由于水肿的病因众多，肾病综合征也可能是继发性疾病所致，故仍建议患者到正规医院的中医科就诊，在医生指导下对症治疗，服用药物时应谨遵医嘱，不可自己盲目服用。

（一）水湿浸渍

代表方：五皮饮合胃苓汤加减。

常用药物：桑白皮、陈皮、大腹皮、茯苓皮、生姜皮化湿行水；苍术、厚朴、陈皮、草果燥湿健脾；桂枝、白术、茯苓、猪苓通阳化气行水。

（二）湿热壅盛

代表方：疏凿饮子。

常用药物：羌活、秦艽、防风、大腹皮、茯苓皮、生姜疏风解表，发汗消肿；猪苓、茯苓、土茯苓、石韦、半枝莲、白花蛇舌草、白木通、椒目、赤小豆清利湿热，利尿消肿；大黄通便消肿。

（三）脾阳亏虚

代表方：实脾散。

常用药物：干姜、附子、草果仁、桂枝温阳利水；白术、茯苓、炙甘草、生姜、大枣健脾补气；茯苓、泽泻、车前子、木瓜利水消肿；木香、厚朴、大腹皮理气行水。

祖国医学博大精深，但从目前的文献资料看，当前完成的临床试验普遍存在着研究病例少、观察时间短及质量欠佳的缺点。所以，欲进一步证实中药在治疗肾脏病上的确切疗效，今后须组织大规模、高质量的前瞻性临床试验，从循证医学基础上获取证据。

（孙丽君　汤晓静）

参考文献

[1] 林光美，张敏，侯长红. 雷公藤研究进展 [J]. 中国农学通报，2009，25（23）：90-93.

[2] 岗艳云，张正行. 雷公藤及其单体的药理作用研究进展 [J]. 中国药科大学学报，1995，（4）：252-256.

[3] Chen B J. Triptolide，a novel immunosuppressive and anti-inflammatory agent purified from a Chinese herb Tripterygium wilfordii Hook F[J]. Leuk Lymphoma，2001，42（3）：253-265.

[4] Lin N，Sato T，Ito A. Triptolide，a novel diterpenoid triepoxide from Tripterygium wilfordii Hook. f.，suppresses the production and gene expression of pro-matrix metalloproteinases 1 and 3 and augments those of tissue inhibitors of metalloproteinases 1 and 2 in human synovial fibroblasts[J]. Arthritis Rheum，2001，44（9）：2193-2200.

[5] Zhao G，Vaszar L T，Qiu D，et al. Anti-inflammatory effects of triptolide in human bronchial epithelial cells[J]. Am J Physiol Lung Cell Mol Physiol，2000，279（5）：L958-L966.

[6] Liu Q Y，Chen T Y，Chen G Y，et al. Immunosuppressant triptolide inhibits dendritic cell-mediated chemoattraction of neutrophils and T cells through inhibiting Stat3 phosphorylation and NF-κB activation[J]. Biochem Biophysi Res Commum，2006，345（3）：1122-1130.

[7] 刘浩，刘志红，章精，等. 雷公藤内酯醇降低T淋巴细胞核因子-κB的活性 [J]. 肾脏病与透析肾移植杂志，1998，7（4）：8-11，105.

[8] Chen Y W，Zhang J B，Li J Y，et al. Triptolide inhibits B7-H1 expression on proinflammatory factor activated renal tubular epithelial cells by decreasing NF-κB transcription[J]. Mol Immunol，2006，43（8）：1088-1098.

[9] Liu H，Liu Z H，Chen Z H，et al. Triptolide：a potent inhibitor of NF-κB in T-lymphocyte[J]. Acta Pharmacol Sin，2000，21（9）：782-786.

[10] 林科雄，王长征，钱桂生．雷公藤甲素对诱导 CD4+、CD8+ T 细胞凋亡的作用 [J]. 免疫学杂志，2000，16（1）：28-30.
[11] Yang Y L，Liu Z H，Tolosa E，et al. Triptolide induces apoptotic death of T lymphocyte[J]. Immunopharmacology，1998，40（2）：139-149.
[12] 朱学军，刘志红，刘栋，等．雷公藤内酯醇对人树突状细胞体外发育及免疫学功能的影响 [J]. 肾脏病与透析肾移植杂志，2001，10（3）：217-222.
[13] Zhu K J，Shen Q Y，Cheng H，et al. Triptolide affects the differentiation，maturation and function of human dendritic cells[J]. Int Immunopharmacol，2005，5（9）：1415-1426.
[14] 陈香美，于力方，张超杰，等．雷公藤在被动性 Heymann 肾炎中抑制沉积物沉积的作用机理．中华肾脏病杂志，1990，6：10-12.
[15] 秦卫松，刘志红，曾彩虹，等．雷公藤甲素对 Heymann 肾炎模型足细胞病变的影响 [J]. 肾脏病与透析肾移植杂志，2007，16（2）：101-109.
[16] Chen Z H，Qin W S，Zeng C H，et al. Triptolide reduces proteinuria in experimental membranous nephropathy and protects against C5b-9-induced podocyte injury *in vitro*[J]. Kidney Int，2010，77（11）：974-988.
[17] Zheng C X，Chen Z H，Zeng C H，et al. Triptolide protects podocytes from puromycin aminonucleoside induced injury in vivo and in vitro[J]. Kidney Int，2008，74（5）：596-612.
[18] 郑春霞，刘志红，孙吉平，等．雷公藤甲素对 PAN 肾病大鼠的疗效和作用机制．肾脏病与透析肾移植杂志，2007，16：101-109.
[19] 刘志红，戴春笋，李恒，等．雷公藤内酯醇对人近端肾小管上皮细胞单核细胞趋化因子合成的影响 [J]. 肾脏病与透析肾移植杂志，2000，9（5）：431-435.
[20] Hong Y Z，Zhou W D，Li K，et al. Triptolide is a potent suppressant of C3，CD40 and B7h expression in activated human proximal tubular epithelial cells[J]. Kidney Int，2002，62（4）：1291-1300.
[21] Li H，Liu Z H，Dai C S，et al. Triptolide inhibits proinflammatory factor-induced over-expression of class Ⅱ MHC and B7 molecules in renal tubular ephithelial cells[J]. Acta Pharmacol Sin，2002，23（9）：775-781.
[22] 丁樱，张红敏．雷公藤多甙对肾小球系膜细胞细胞因子生成的影响 [J]. 中华肾脏病杂志，2002，18（2）：139.
[23] Wan Y G，Gu L B，Suzuki K，et al. Multi-Glycoside of Tripterygium wilfordii hook f. ameliorates proteinuria and acute mesangial injury induced by Anti-Thy1.1 monoclonal antibody[J]. Nephron Exp Nephrol，2005，99（4）：e121-e129.
[24] 胡伟新，唐政，姚小丹，等．双倍剂量雷公藤多甙治疗原发性肾病综合征的近期疗效 [J]. 肾脏病与透析肾移植杂志，1997，6（3）：10-14，103.
[25] 戎殳，胡伟新，刘志红，等．系膜增生性肾炎的新疗法．肾脏病与透析肾移植杂志，1998，7：409-413.
[26] 刘志红，李世军，吴燕，等．雷公藤多苷联合小剂量激素治疗特发性膜性肾病前瞻性对照研究 [J]. 肾脏病与透析肾移植杂志，2009，18（4）：303-309.
[27] 黎磊石，刘志红，秦卫松．雷公藤的药理及其临床应用 // 黎磊石，刘志红．中国肾脏病学．北京：人民军医出版社，2008：1830-1844.
[28] 路艳青．雷公藤多苷联合强的松治疗原发性肾病综合征 26 例．中国民间疗法，2004，12：46.
[29] 翟雪松．雷公藤多苷与强的松合用治疗肾病综合征 32 例疗效分析．现代医药卫生，2004，20：2246-2247.
[30] 朱小利，叶玉燕，陈丽萍．双倍剂量雷公藤多甙加强的松治疗原发性肾病综合征的临床研究 [J]. 浙江医学，2007，2（7）：764-765.
[31] 陈彦，黄建萍，丁洁．对雷公藤治疗原发性肾病综合征不同方案的评价 [J]. 中国医刊，2006，41（2）：41-44.
[32] 李学旺．中药雷公藤在慢性肾脏疾病治疗中的应用 [J]. 肾脏病与透析肾移植杂志，2003，12（3）：251-252.
[33] 许勇芝，黄志清，唐蓉．雷公藤多苷联合泼尼松治疗老年肾病综合征的疗效观察 [J]. 中国基层医药，2009，16（5）：781-782.
[34] 刘正钊，胡伟新，章海涛，等．激素联合雷公藤多苷治疗Ⅴ型狼疮性肾炎的临床疗效 [J]. 肾脏病与透析肾移植杂志，2008，17（6）：512-516.
[35] 刘志红，黎磊石．狼疮肾炎的治疗 [J]. 中国实用内科杂志，2006，26（2）：86-87.
[36] 胡伟新，章海涛，孙海鸥，等．来氟米特维持治疗狼疮性肾炎的临床疗效 [J]. 肾脏病与透析肾移植杂志，2008，17（3）：224-228，255.
[37] 周太光，邓正华，黄善文．雷公藤总苷对肾病型紫癜性肾炎患儿糖皮质激素受体的影响及其临床意义 [J]. 实用儿科临床杂志，2007，22（17）：1315-1316.
[38] 刘志红，李世军，陈朝红，等．糖尿病肾病患者足细胞病变的临床病理特征 [J]. 肾脏病与透析肾移植杂志，2003，12（2）：144-148.
[39] 陈秋牛，周秩权，谢安艳．雷公藤多苷治疗糖尿病肾病的临床疗效观察 [J]. 中国中西医结合肾病杂志，2009，10（8）：717-718.
[40] 刘志红．糖尿病肾病的治疗 [J]. 中国实用内科杂志（临床版），2006，26（5）：322-323.
[41] 赵丽．雷公藤多甙与环磷酰胺治疗难治性肾病综合征的对照观察 [J]. 河北医药，2009，31（16）：2160-2161.
[42] 袁桂芬，袁曙光．雷公藤多苷联合泼尼松治疗难治性肾病综合征的临床观察 [J]. 中国中西医结合肾病杂志，2009，10（3）：246-247.
[43] Xu G S，Tu W P，Jiang D F，et al. Tripterygium wilfordii Hook F. treatment for idiopathic refractory nephrotic syndrome in adults：a meta-analysis[J]. Nephron Clin Pract，2009，111（4）：c223-c228.
[44] 邹爱英，刘秀书．雷公藤多苷片的不良反应及防治对策 [J]. 天津药学，2008，20（1）：25-26.
[45] 卢晓峰，黄海燕．黄芪治疗肾脏疾病的药理研究进展 [J]. 现代中西医结合杂志，2008，17（27）：4369-4370.
[46] 王海燕，李惊子，潘缉圣，等．中药黄芪当归合剂对肾病综合征肾损伤的保护作用及对代谢紊乱的影响 [J]. 北京大学学报（医学版），2002，34（5）：542-552.
[47] 阮诗玮，丘余良，李秋景，等．黄芪对阿霉素肾病大鼠的足细胞影响实验研究 [J]. 中国中西医结合肾病杂志，2009，10（10）：851-853，941.
[48] 宋卫红，陶松桔．黄芪注射液治疗糖尿病肾病的临床研究 [J]. 中国现代医学杂志，2004，14（7）：123-126.
[49] 周云枫，吴勇，欧阳静萍．黄芪多糖对 2 型糖尿病大鼠肾组织胰岛素信号转导的影响 [J]. 武汉大学学报（医学版），

2005, 26（2）: 139-142, 132.
[50] 张瑾，张燕．黄芪颗粒对肾病综合征及其感染并发症的治疗作用 [J]. 中华中医药杂志，2008，23（9）：846-847.
[51] 曲晓璐，张绪生．黄芪对维持性血液透析患者细胞免疫影响的观察 [J]. 中国中西医结合肾病杂志，2000，1（3）：170.
[52] 周逊，华雪艳．黄芪注射液并滋肾调免胶囊对肾病综合征 T 淋巴细胞亚群的影响及疗效观察 [J]. 江苏大学学报（医学版），2003，13（3）：250-251.
[53] 于力，卓美瑛，杨小苏，等．黄芪注射液对肾病综合征细胞因子及其基因表达的影响 [J]. 中国中西医结合肾病杂志，2001，2（9）：523-525.
[54] 王文花，戴恩来，崔笑梅．黄芪注射液对肾炎大鼠肾皮质细胞 NF-κB 表达影响的实验研究 [J]. 中国中西医结合肾病杂志，2001，2（8）：450-452.
[55] 莫湛宇，梁东，司徒玉，等．黄芪对肾病综合征患者氧化应激影响的研究 [J]. 中国中西医结合肾病杂志，2004，5（4）：209-211.
[56] 刘少军，顾勇，蒋殷睿，等．黄芪对肾病综合征大鼠肾脏水通道蛋白的影响 [J]. 中国中西医结合肾病杂志，2004，5（11）：627-630.
[57] 韦先进，朱辟疆．黄芪对难治性肾病综合征凝血纤溶的影响 [J]. 中国中西医结合肾病杂志，2002，3（12）：709-710.
[58] 徐巨海，周蓉，杜丽娟，等．黄芪注射液对肾病综合征患者血小板活化功能的影响 [J]. 中国中西医结合肾病杂志，2002，3（4）：225-230.
[59] 张必祺，孙坚，胡申江，等．黄芪的内皮依赖性血管舒缩作用及其机制 [J]. 中国药理学与毒理学杂志，2005，19（1）：44-48.
[60] 刘志强，李全志，秦贵军．黄芪注射液对早期糖尿病肾病患者血小板功能和血浆内皮素的影响 [J]. 河南大学学报（医学科学版），2001，20（1）：15-17.
[61] 张俊峰，鄂洁，李惊子．黄芪当归合剂对肾病综合征鼠肾组织损伤的影响 [J]. 中医药研究，1999，15（4）：43-44.
[62] 余凌，张俊峰，李惊子．黄芪当归合剂防治肾病综合征鼠进行性肾小管间质损伤，中华肾脏病杂志，2002，22：282-286.
[63] 覃志成，齐悦，李荣山．黄芪对 Ang Ⅱ 诱导人足细胞分泌Ⅳ胶原的影响 [J]. 中国中医药科技，2010，17（1）：42-43.
[64] 覃志成，齐悦，李荣山．黄芪对 Ang Ⅱ 诱导人足细胞分泌 VEGF 的影响 [J]. 中国中医药科技，2009，16（2）：112-113.
[65] Yuan W，Wang J，Wu T. Chinese herbal medicine Huangqi type formulations for nephrotic syndrome [J]. Cochrane Database Syst Rev，2008（2）：CD006335.
[66] 柳先盛，林伟萍，吴明东．黄芪注射液不良反应文献分析 [J]. 中国药业，2007，16（12）：49-50.
[67] 黎磊石，胡伟新，李瑛．冬虫夏草在肾脏病的应用及研究 // 黎磊石，刘志红．中国肾脏病学．北京：人民军医出版社，2008：1861-1867.
[68] 马清泉，王燚，宋增艳．冬虫夏草的药理与临床研究进展 [J]. 现代中西医结合杂志，2009，18（19）：2353-2354.
[69] 戴春，孙建红．百令胶囊对肾病综合征 T 细胞亚群的影响 [J]. 徐州医学院学报，2000，20（1）：72-73.
[70] 邓隆银，文晓冬，樊雷．冬虫夏草制剂对原发性肾病综合征复发的影响及其作用机制的临床研究 [J]. 中国中西医结合肾病杂志，2001，2（6）：335-336.
[71] 林瑞琦，程虹，谌贻璞．冬虫夏草及其制剂在肾脏病中的应用及机制探讨（上）[J]. 中国中西医结合肾病杂志，2009，10（10）：924-926.
[72] 林瑞琦，程虹，谌贻璞．冬虫夏草及其制剂在肾脏病中的应用及机制探讨（下）[J]. 中国中西医结合肾病杂志，2009，10（11）：1016-1018.
[73] 唐荣，周巧玲，舒金勇，等．冬虫夏草提取液对肾小管上皮细胞 Klotho 表达和凋亡的影响 [J]. 中南大学学报（医学版），2009，34（4）：300-307.
[74] 胡国芬，王建平．川芎嗪的药理作用及临床应用进展 [J]. 中国药物与临床，2006，6（10）：773-774.
[75] 简讯，李斌，陈福琼．川芎嗪在肾脏疾病中的临床应用研究进展 [J]. 川北医学院学报，2004，19（4）：259-261.
[76] 简讯，樊均明，李孜，等．川芎嗪治疗原发性肾病综合征的系统评价 [J]. 中国循证医学杂志，2004，4（9）：627-633.
[77] 张永来．丹参注射液辅助治疗原发性肾病综合征 [J]. 甘肃中医学院学报，2003，20（2）：32-33.
[78] 鲍华英，余惠兰，王霖，等．丹参注射液对原发性肾病综合征患儿血浆内皮素和可溶性白介素 -2 受体的影响 [J]. 中国中西医结合杂志，2002，22（1）：28-29.
[79] 付秀兰，陈晓农，陈楠，等．云南灯盏花对肾病综合征血脂、血液流变学的影响 [J]. 中华肾脏病杂志，1997，13（5）：301-302.
[80] 吴勉华，石岩．中医内科学（新世纪第五版）．北京：中国中医药出版社，2021：275-282.